U0301273

米勒麻醉学基础
Basics of Anesthesia

第 7 版

人民卫生出版社
·北京·

Elsevier (Singapore) Pte Ltd.

3 Killiney Road, #08-01 Winsland House I, Singapore 239519

Tel: (65) 6349-0200; Fax: (65) 6733-1817

Basics of Anesthesia, 7/E

Copyright © 2018 by Elsevier, Inc. All rights are reserved, including those for text and data mining, AI training, and similar technologies.

Previous editions copyrighted in 2011, 2007, 2000, 1994, 1989, 1984.

ISBN-13: 978-0-323-40115-9

This translation of Basics of Anesthesia, 7E by Manuel C. Pardo, Jr. and Ronald D. Miller was undertaken by People's Medical Publishing House and is published by arrangement with Elsevier (Singapore) Pte Ltd.

Basics of Anesthesia, 7E by Manuel C. Pardo, Jr. and Ronald D. Miller 由人民卫生出版社进行翻译, 并根据人民卫生出版社与爱思唯尔(新加坡)私人有限公司的协议约定出版。

《米勒麻醉学基础》(第7版)(朱 涛 陈 果 译)

ISBN: 978-7-117-35866-8

Copyright © 2023 by Elsevier (Singapore) Pte Ltd. and People's Medical Publishing House.

All rights reserved. No part of this publication may be reproduced or transmitted in any form or by any means, electronic or mechanical, including photocopying, recording, or any information storage and retrieval system, without permission in writing from Elsevier (Singapore) Pte Ltd. and People's Medical Publishing House.

注　意

　　本译本由 Elsevier(Singapore)Pte Ltd. 和人民卫生出版社完成。相关从业及研究人员必须凭借其自身经验和知识对文中描述的信息数据、方法策略、搭配组合、实验操作进行评估和使用。由于医学科学发展迅速，临床诊断和给药剂量尤其需要经过独立验证。在法律允许的最大范围内，爱思唯尔、译文的原文作者、原文编辑及原文内容提供者均不对译文或因产品责任、疏忽或其他操作造成的人身及/或财产伤害及/或损失承担责任，亦不对由于使用文中提到的方法、产品、说明或思想而导致的人身及/或财产伤害及/或损失承担责任。

Printed in China by People's Medical Publishing House under special arrangement with Elsevier (Singapore) Pte Ltd. This edition is authorized for sale in the Chinese mainland. Unauthorized sale of this edition is a violation of the contract.

米勒麻醉学基础
Basics of Anesthesia

第 7 版

原 著 Manuel C. Pardo, Jr.
Ronald D. Miller

主 译 朱 涛 陈 果

副主译 张伟义 李 崎 杨 磊

人民卫生出版社
·北 京·

版权所有，侵权必究！

图书在版编目（CIP）数据

米勒麻醉学基础 /（美）曼努埃尔·C. 帕尔多
（Manuel C. Pardo, Jr.），（美）罗纳德·D. 米勒
（Ronald D. Miller）主编；朱涛，陈果主译. —北京：
人民卫生出版社，2024.4
　ISBN 978-7-117-35866-8

　Ⅰ. ①米…　Ⅱ. ①曼…②罗…③朱…④陈…　Ⅲ.
①麻醉学　Ⅳ. ①R614

中国国家版本馆 CIP 数据核字（2024）第 022662 号

人卫智网　www.ipmph.com	医学教育、学术、考试、健康，购书智慧智能综合服务平台	
人卫官网　www.pmph.com	人卫官方资讯发布平台	

图字：01-2019-7730 号

米勒麻醉学基础
Mile Mazuixue Jichu

主　　译：朱　涛　陈　果
出版发行：人民卫生出版社（中继线 010-59780011）
地　　址：北京市朝阳区潘家园南里 19 号
邮　　编：100021
E - mail：pmph @ pmph.com
购书热线：010-59787592　010-59787584　010-65264830
印　　刷：北京瑞禾彩色印刷有限公司
经　　销：新华书店
开　　本：787×1092　1/16　　印张：50
字　　数：1584 千字
版　　次：2024 年 4 月第 1 版
印　　次：2024 年 5 月第 1 次印刷
标准书号：ISBN 978-7-117-35866-8
定　　价：398.00 元

打击盗版举报电话：010-59787491　　E-mail：WQ @ pmph.com
质量问题联系电话：010-59787234　　E-mail：zhiliang @ pmph.com
数字融合服务电话：4001118166　　　E-mail：zengzhi @ pmph.com

译者名录

（按姓氏笔画排序）

马　俊	四川大学华西医院	余　海	四川大学华西医院
马尔丽	四川大学华西医院	张　柳	四川大学华西医院
王　晓	四川大学华西医院	张　翔	四川大学华西医院
王　健	四川大学华西医院	张　璐	四川大学华西医院
仇艳华	四川大学华西医院	张亚军	四川大学华西医院
方利群	四川大学华西医院	张伟义	四川大学华西医院
尹芹芹	四川大学华西医院	张孟秋	四川大学华西医院
邓晓倩	四川大学华西医院	陈　果	四川大学华西医院
玉　红	四川大学华西医院	陈　皎	四川大学华西医院
叶　茂	四川大学华西医院	陈泓羊	四川大学华西医院
叶　菱	四川大学华西医院	林　静	四川大学华西医院
吕小兰	四川大学华西医院	林彦俊	四川大学华西医院
吕沛林	四川大学华西医院	罗　俊	四川大学华西医院
朱　涛	四川大学华西医院	周　莉	四川大学华西医院
华玉思	四川大学华西医院	周　棱	四川大学华西医院
刘　飞	四川大学华西医院	郑剑桥	四川大学华西医院
刘光跃	四川大学华西医院	郑寅曦	四川大学华西医院
刘海贝	四川大学华西医院	赵代良	四川大学华西医院
刘新浩	四川大学华西医院	赵雨意	四川大学华西医院
江盈盈	四川大学华西医院	郝学超	四川大学华西医院
许　钊	四川大学华西医院	胡　建	四川大学华西医院
苏永维	四川大学华西医院	姜春玲	四川大学华西医院
杜桂芝	四川大学华西医院	胥明哲	四川大学华西医院
杜润滋	四川大学华西医院	徐宏伟	四川大学华西医院
杜　彬	四川大学华西医院	徐　艳	四川大学华西医院
李方舟	四川大学华西医院	高　蕊	四川大学华西医院
李诗月	四川大学华西医院	黄　焜	四川大学华西医院
李　茜	四川大学华西医院	梁　鹏	四川大学华西医院
李　俊	四川大学华西医院	梁　霄	四川大学华西医院
李　崎	四川大学华西医院	蒋小娟	四川大学华西医院
李雪杰	四川大学华西医院	喻　洁	四川大学华西医院
李雪霏	四川大学华西医院	程　序	四川大学华西医院
杨　静	四川大学华西医院	曾　俊	四川大学华西医院
杨　磊	四川大学华西医院	曾宪政	四川大学华西医院
吴佳慧	四川大学华西医院	蔡晶晶	四川大学华西医院
吴朝萌	四川大学华西医院	廖　刃	四川大学华西医院
邱　燕	四川大学华西医院	谭灵灿	四川大学华西医院
何　裔	四川大学华西医院	滕　翼	四川大学华西医院

主　编

Manuel C. Pardo, Jr., MD

Professor of Anesthesia and Perioperative Care, Residency Program Director, University of California, San Francisco, School of Medicine, San Francisco, California

Ronald D. Miller, MD, MS

Professor Emeritus of Anesthesia, Department of Anesthesia and Perioperative Care, University of California, San Francisco, School of Medicine, San Francisco, California

编者名录

Amr E. Abouleish, MD, MBA
Professor
Department of Anesthesiology
The University of Texas Medical Branch
Galveston, Texas

Meredith C.B. Adams, MD, MS
Assistant Professor
Department of Anesthesiology
Director
Pain Medicine Fellowship
Medical College of Wisconsin
Milwaukee, Wisconsin

Dean B. Andropoulos, MD, MHCM
Professor
Department of Anesthesiology and Pediatrics
Vice Chair
Department of Anesthesiology
Baylor College of Medicine
Houston, Texas

Jeffrey L. Apfelbaum, MD
Professor and Chair
Department of Anesthesia and Critical Care
University of Chicago Medicine
Chicago, Illinois

Sheila R. Barnett, MD
Associate Professor of Anaesthesia
Harvard Medical School
Vice Chair
Perioperative Medicine
Department of Anesthesiology, Critical Care, and Pain Medicine
Beth Israel Deaconess Medical Center
Boston, Massachusetts

Charles B. Berde, MD, PhD
Professor of Anaesthesia (Pediatrics)
Harvard Medical School
Chief
Division of Pain Medicine
Department of Anesthesiology, Perioperative and Pain Medicine
Boston Children's Hospital
Boston, Massachusetts

Michael P. Bokoch, MD, PhD
Clinical Insructor and Liver Transplant Anesthesia Fellow
Department of Anesthesia and Perioperative Care
University of California, San Francisco, School of Medicine
San Francisco, California

Kristine E. W. Breyer, MD
Assistant Professor
Department of Anesthesia and Perioperative Care
University of California, San Francisco, School of Medicine
San Francisco, California

Richard Brull, MD, FRCPC
Professor
Department of Anesthesia
University of Toronto
Toronto, Ontario, Canada

Vincent W.S. Chan, MD, FRCPC, FRCA
Professor
Department of Anesthesia
University of Toronto
Toronto, Ontario, Canada

Tony Chang, MD
Staff Anesthesiologist
Swedish Medical Center
Seattle, Washington

Frances Chung, MBBS, FRCPC
Professor
Department of Anesthesiology
University Health Network
Toronto Western Hospital
Toronto, Ontario, Canada

Neal H. Cohen, MD, MPH, MS
Vice Dean
School of Medicine
Professor
Department of Anesthesia and Perioperative Care
University of California, San Francisco, School of Medicine
San Francisco, California

Daniel J. Cole, MD
Professor of Clinical Anesthesiology
Department of Anesthesiology
Ronald Reagan UCLA Medical Center
Los Angeles, California

Wilson Cui, MD, PhD
Assistant Professor
Department of Anesthesia and Perioperative Care
University of California, San Francisco, School of Medicine
San Francisco, California

Andrew J. Deacon, B Biomed Sci (Hons), MBBS, FANZCA
Staff Specialist
Department of Anaesthesia and Pain Medicine
The Canberra Hospital
Garran, ACT, Australia

David M. Dickerson, MD
Assistant Professor
Department of Anesthesia and Critical Care
University of Chicago Medicine
Chicago, Illinois

Karen B. Domino, MD, MPH
Professor and Vice Chair for Clinical Research
Department of Anesthesiology and Pain Medicine
University of Washington
Seattle, Washington

Kenneth Drasner, MD
Professor Emeritus
Department of Anesthesia and Perioperative Care
University of California, San Francisco, School of Medicine
San Francisco, California

Talmage D. Egan, MD
Professor and Chair
Department of Anesthesiology
University of Utah School of Medicine
Salt Lake City, Utah

Helge Eilers, MD
Professor
Department of Anesthesia and Perioperative Care
University of California, San Francisco, School of Medicine
San Francisco, California

John Feiner, MD
Professor
Department of Anesthesia and Perioperative Care
University of California, San Francisco, School of Medicine
San Francisco, California

Alana Flexman, MD
Clinical Assistant Professor
Anesthesia, Pharmacology, and Therapeutics
The University of British Columbia
Vancouver, British Columbia, Canada

Elizabeth A.M. Frost, MD
Professor
Department of Anesthesiology, Perioperative and Pain Medicine
Icahn School of Medicine at Mount Sinai
New York, New York

William R. Furman, MD, MMHC
Professor and Acting Chair
Department of Anesthesiology
Dartmouth College
Geisel School of Medicine
Vice President
Regional Perioperative Service Line
Dartmouth Hitchcock Medical Center
Lebanon, New Hampshire

Steven Gayer, MD, MBA
Professor of Anesthesiology and Ophthalmology
Department of Anesthesiology
University of Miami Miller School of Medicine
Miami, Florida

Sarah Gebauer, MD, BA
Assistant Professor
Department of Anesthesiology and Critical Care Medicine and
Department of Internal Medicine
Division of Palliative Care
University of New Mexico
Albuquerque, New Mexico

Rebecca M. Gerlach, MD FRCPC
Assistant Professor
Department of Anesthesia and Critical Care
Interim Director for Anesthesia Perioperative Medicine Clinic
University of Chicago Medicine
Chicago, Illinois

David B. Glick, MD, MBA
Professor
Department of Anesthesia and Critical Care
Medical Director
Post-Anesthesia Care Unit
University of Chicago Medicine
Chicago, Illinois

Erin A. Gottlieb, MD
Assistant Professor
Department of Anesthesiology
Baylor College of Medicine
Director of Clinical Operations
Division of Pediatric Cardiovascular Anesthesiology
Texas Children's Hospital
Houston, Texas

Andrew T. Gray, MD, PhD
Professor
Department of Anesthesia and Perioperative Care
University of California, San Francisco, School of Medicine
San Francisco, California

Melissa Haehn, MD
Assistant Professor
Department of Anesthesia and Perioperative Care
University of California, San Francisco, School of Medicine
San Francisco, Califonia

Jin J. Huang, MD
Assistant Professor
Department of Anesthesia and Perioperative Care
University of California, San Francisco, School of Medicine
San Francisco, California

Lindsey L. Huddleston, MD
Assistant Professor
Department of Anesthesia and Perioperative Care
University of California, San Francisco, School of Medicine
San Francisco, California

Robert W. Hurley, MD, PhD
Professor and Vice Chairman
Department of Anesthesiology
Director
F&MCW Comprehensive Pain Program
Medical College of Wisconsin
Milwaukee, Wisconsin

Omar Hyder, MD, MS
Staff Anesthesiologist
Department of Anesthesia, Critical Care, and Pain Medicine
Massachusetts General Hospital
Boston, Massachusetts

Andrew Infosino, MD
Professor
Department of Anesthesia and Perioperative Care
University of California, San Francisco, School of Medicine
San Francisco, California

Ken B. Johnson, MD
Professor
Department of Anesthesiology
University of Utah School of Medicine
Salt Lake City, Utah

Tae Kyun Kim, MD, PhD
Associate Professor
Department of Anesthesia and Pain Medicine
Pusan National University
School of Medicine
Busan, Korea

Kerry Klinger, MD
Assistant Professor
Department of Anesthesia and Perioperative Care
University of California, San Francisco, School of Medicine
San Francisco, California

Anjali Koka, MD
Instructor in Anaesthesia
Harvard Medical School
Department of Anesthesiology, Perioperative and Pain Medicine
Boston Children's Hospital
Boston, Massachusetts

Catherine Kuza, MD
Assistant Professor
Department of Anesthesiology and Critical Care Medicine
Keck School of Medicine of the University of Southern California
Los Angeles, California

Benn Lancman, MBBS, MHumFac, FANZCA
Visiting Clinical Instructor
Department of Anesthesia and Perioperative Care
University of California, San Francisco, School of Medicine
San Francisco, California
Associate Clinical Instructor
School of Medicine
University of Sydney
Sydney, NSW, Australia

Chanhung Z. Lee, MD, PhD
Professor
Department of Anesthesia and Perioperative Care
University of California, San Francisco, School of Medicine
San Francisco, California

Linda L. Liu, MD
Professor
Department of Anesthesia and Perioperative Care
University of California, San Francisco, School of Medicine
San Francisco, California

Jennifer M. Lucero, MD
Assistant Professor
Department of Anesthesia and Perioperative Care
University of California, San Francisco, School of Medicine
San Francisco, California

Alan J.R. Macfarlane, BSc (Hons), MBChB (Hons), MRCP, FRCA
Consultant Anaesthetist
Department of Anaesthesia
Glasgow Royal Infirmary and Stobhill Ambulatory Hospital
Honorary Senior Clinical Lecturer
Department of Anaesthesia, Critical Care, and Pain Medicine
University of Glasgow, Great Britain

Vinod Malhotra, MD
Professor and Vice-Chair for Clinical Affairs
Department of Anesthesiology
Professor of Anesthesiology in Clinical Urology
Weill Cornell Medical College
Clinical Director of the Operating Rooms
New York-Presbyterian Hospital
Weill-Cornell Medical Center
New York, New York

Mitchell H. Marshall, MD
Clinical Professor and Chief of Anesthesiology Service
New York University Langone Hospital for Joint Diseases
Department of Anesthesiology, Perioperative Care, and Pain Medicine
New York University School of Medicine
New York, New York

Mary Ellen McCann, MD, MPH
Senior Associate in Perioperative Anesthesia
Associate Professor of Anaesthesia
Harvard Medical School
Department of Anesthesiology Perioperative and Pain Medicine
Boston Children's Hospital
Boston, Massachusetts

Joseph H. McIsaac, III, MD, MS
Associate Clinical Professor
Department of Anesthesiology
University of Connecticut School of Medicine
Farmington, Connecticut
Chief of Trauma Anesthesia
Department of Anesthesiology
Hartford Hospital
Hartford, Connecticut

Rachel Eshima McKay, MD
Professor
Department of Anesthesia and Perioperative Care
University of California, San Francisco, School of Medicine
San Francisco, California

Lingzhong Meng, MD
Professor of Anesthesiology and Neurosurgery
Chief
Division of Neuro Anesthesia
Department of Anesthesiology
Yale University School of Medicine
New Haven, Connecticut

Ronald D. Miller, MD, MS
Professor Emeritus of Anesthesia
Department of Anesthesia and Perioperative Care
University of California, San Francisco, School of Medicine
San Francisco, California

Cynthia Newberry, MD
Assistant Professor
Department of Anesthesiology
University of Utah School of Medicine
Salt Lake City, Utah

Dorre Nicholau, MD, PhD
Professor
Department of Anesthesia and Perioperative Care
University of California, San Francisco, School of Medicine
San Francisco, California

Shinju Obara, MD
Associate Professor
Surgical Operation Department
Anesthesiology and Pain Medicine
Fukushima Medical University Hospital
Fukushima, Japan

Howard D. Palte, MBChB, FCA(SA)
Assistant Professor
Department of Anesthesiology
University of Miami
Miami, Florida

Anup Pamnani, MD
Assistant Professor of Anesthesiology
Department of Anesthesiology
Weill Cornell Medical College
New York, New York

Manuel C. Pardo, Jr., MD
Professor and Vice Chair
Residency Program Director
Department of Anesthesia and Perioperative Care
University of California, San Francisco, School of Medicine
San Francisco, California

Krishna Parekh, MD
Assistant Professor
Department of Anesthesia and Perioperative Care
University of California, San Francisco, School of Medicine
San Francisco, California

James P. Rathmell, MD
Professor of Anaesthesia
Harvard Medical School
Chair
Department of Anesthesiology, Perioperative and Pain Medicine
Brigham and Women's Health Care
Boston, Massachusetts

Amy C. Robertson, MD, MMHC
Assistant Professor
Department of Anesthesiology
Vanderbilt University Medical Center
Nashville, Tennessee

David Robinowitz, MD, MHS, MS
Associate Professor
Department of Anesthesia and Perioperative Care
University of California, San Francisco, School of Medicine
San Francisco, California

Mark D. Rollins, MD, PhD
Professor
Department of Anesthesia and Perioperative Care
Director
Obstetric and Fetal Anesthesia
University of California, San Francisco, School of Medicine
San Francisco, California

Andrew D. Rosenberg, MD
Professor and Chair and Dorothy Reaves Spatz, MD, Chair
Department of Anesthesiology, Perioperative Care, and Pain Medicine
New York University School of Medicine
New York, New York

Patricia Roth, MD
Professor
Department of Anesthesia and Perioperative Care
University of California, San Francisco, School of Medicine
San Francisco, California

Scott R. Schulman, MD, MHS
Professor of Anesthesia, Surgery, and Pediatrics
Department of Anesthesia and Perioperative Care
University of California, San Francisco, School of Medicine
San Francisco, California

David Shimabukuro, MDCM
Professor
Department of Anesthesia and Perioperative Care
University of California, San Francisco, School of Medicine
San Francisco, California

Mandeep Singh, MBBS, MD, MSc, FRCPC
Assistant Professor
Department of Anesthesiology
Toronto Western Hospital
University Health Network
Toronto, Ontario, Canada

Peter D. Slinger, MD, FRCPC
Professor and Staff Anesthesiologist
Department of Anesthesia
University of Toronto
Toronto General Hospital
Toronto, Ontario, Canada

Sulpicio G. Soriano, II, MD
Professor
Department of Anesthesia, Critical Care, and Pain Medicine
Harvard Medical School
Endowed Chair in Pediatric Neuroanesthesia
Boston Children's Hospital
Boston, Massachusetts

Scott Springman, MD
Professor
Department of Anesthesiology
Medical Director
Outpatient Surgical Services
University of Wisconsin School of Medicine and Public Health
Madison, Wisconsin

Randolph H. Steadman, MD, MS
Professor and Vice Chair of Education
Director
Liver Transplant Anesthesiology
Department of Anesthesiology and Perioperative Medicine
University of California, Los Angeles
David Geffen School of Medicine
Los Angeles, California

Erica J. Stein, MD
Associate Professor
Department of Anesthesiology
Wexner Medical Center at The Ohio State University
Columbus, Ohio

Marc Steurer, MD, DESA
Associate Professor
Department of Anesthesia and Perioperative Care
University of California, San Francisco, School of Medicine
Vice Chief
Department of Anesthesia and Perioperative Care
Zuckerberg San Francisco General Hospital and Trauma Care
San Francisco, California

Bobbie Jean Sweitzer, MD, FACP
Professor of Anesthesiology
Director
Perioperative Medicine
Northwestern University Feinberg School of Medicine
Chicago, Illinois

James Szocik, MD
Clinical Associate Professor
Department of Anesthesiology
University of Michigan
Ann Arbor, Michigan

Magnus Teig, MB, ChB, MRCP, FRCA
Clinical Associate Professor
Department of Anesthesiology
University of Michigan
Ann Arbor, Michigan

Kevin K. Tremper, PhD, MD
Professor and Chair
Department of Anesthesiology
University of Michigan
Ann Arbor, Michigan

Avery Tung, MD, FCCM
Professor and Quality Chief for Anesthesia
Department of Anesthesia and Critical Care
University of Chicago
Chicago, Illinois

John H. Turnbull, MD
Assistant Professor
Department of Anesthesia and Perioperative Care
University of California, San Francisco, School of Medicine
San Francisco, California

Arthur Wallace, MD, PhD

Professor

Department of Anesthesia and Perioperative Care

Chief

Anesthesiology Service

San Francisco Veterans Affairs Medical Center

University of California, San Francisco

San Francisco, California

Stephen D. Weston, MD

Assistant Professor

Department of Anesthesia and Perioperative Care

University of California, San Francisco, School of Medicine

San Francisco, California

Elizabeth L. Whitlock, MD, MSc

Clinical Instructor and Postdoctoral Research Fellow

Department of Anesthesia and Perioperative Care

University of California, San Francisco, School of Medicine

San Francisco, California

Victor W. Xia, MD

Clinical Professor

Department of Anesthesiology and Perioperative Medicine

University of California, Los Angeles

David Geffen School of Medicine

Los Angeles, California

Edward N. Yap, MD

Assistant Professor

Department of Anesthesia and Perioperative Care

University of California, San Francisco, School of Medicine

San Francisco, California

序

由 Robert K. Stoelting 和 Ronald D. Miller 主编的《米勒麻醉学基础》第 1 版是我的第一本麻醉学教科书。作为加州大学旧金山分校（UCSF）的麻醉住院医师，我依靠这本麻醉学基础简明扼要的叙述了解了麻醉的基本原理和发展历程。Stoelting 博士和 Miller 博士对该书的共同编写工作一直持续到第 5 版。第 6 版由 Miller 博士和新任共同主编 Manuel C. Pardo，Jr. 于 2011 年出版。

《米勒麻醉学基础》第 7 版是 Miller 博士对该书 33 年编写过程的巅峰之作。我们应当钦佩他的坚定领导，他编写出版的教科书为麻醉界提供了宝贵的教育资源，反映了麻醉实践的不断发展。这本书象征着 Miller 博士希望所有麻醉学习者和提供者沿着他的道路继续前进，拥有"追求卓越"的坚定信念，这也是他在 2008 年美国麻醉学会年会上进行的 Rovenstine Lecture 的标题。

Michael A. Gropper, MD, PhD
Professor and Chair
UCSF Department of Anesthesia and
Perioperative Care

第 7 版前言

《米勒麻醉学基础》延续了为整个麻醉学习者群体提供最新、简明信息的传统。在第 7 版中，主编 Ronald D. Miller 和 Manuel C. Pardo, Jr. 增加了四个新章，并严格更新了所有内容，以反映该专业不断发展的动态。编者很高兴地欢迎 30 多位新作者的加入，他们大多来自美国，也有来自日本、澳大利亚、加拿大、韩国和英国的作者。

本版标志着向新主编 Manuel C. Pardo, Jr. 的过渡，他是加州大学旧金山分校麻醉与围术期医疗教授兼麻醉住院医师项目主任。Pardo 博士与即将退休的主编 Miller 博士并肩工作，共同发现麻醉医疗领域的新趋势并记录其进展。在本版中，编者删除了历史章节，并增加了四个新章：第 12 章"麻醉药物的神经毒性"、第 49 章"姑息治疗"、第 50 章"睡眠医学与麻醉"和第 51 章"麻醉医疗新模式：围手术期医学、围手术期患者之家与人群健康"。编者选择对上一版中的"创伤、生物恐怖主义和自然灾害"一章进行更深入的阐述，该章被分为两章：第 42 章"创伤麻醉"和第 43 章"人为灾害和自然灾害"。多个章节都进行了结构调整，以提高材料的清晰度和条理性。此外，我们继续大量使用彩色的数字、插图和表格，以重点突出的方式呈现概念。每章都有"思考题"，旨在促进学习者对本章内容的思考。许多问题侧重于理解相关的基本概念以及分析具有挑战性的临床情况。

我们非常感谢《米勒麻醉学基础》当前版本和以前版本的作者，感谢他们的贡献造就了本书的卓越品质。编者还要感谢编写助理 Tula Gourdin 的专业技能，她负责管理与撰稿作者、主编和出版商之间的沟通，确保整个出版过程中没有任何细节被忽视。我们还要感谢出版商爱思唯尔及其员工的奉献精神，包括执行内容战略师 William R. Schmitt 和 Dolores Meloni、高级内容开发专家 Ann Ruzycka Anderson 和高级项目经理 Sharon Corell。

Ronald D. Miller
Manuel C. Pardo, Jr.

目　　录

第一篇 绪 论

I

第1章 麻醉实践的范围

Ronald D. Miller and Manuel C. Pardo, Jr

自19世纪乙醚麻醉首次公开演示以来,麻醉学的发展取得了长足进步。最初,麻醉学的重点完全是为外科手术提供麻醉。随着外科手术种类增多与难度增大,麻醉学其他相关技术也不断发展。例如,对于呼吸衰竭或使用肌松药的患者,需要采用包括气管插管在内的气道管理技术控制呼吸。此种情况下,"恢复室"即后来的"术后或麻醉后复苏室"(postoperative/postanesthesia care unit, PACU)(参见第39章)应运而生。麻醉医师在PACU使用的技术逐渐演化发展成为重症监护室(intensive care unit, ICU)技术,重症医学专业随之诞生(参见第41章)。区域阻滞的发展则为某些慢性疼痛综合征带来新的治疗机会(参见第40章、第44章)。麻醉学也逐渐发展为一门公认的医学专业(由美国医师协会和美国医学专业委员会认证),并基于基础与临床科研进步所带来的新药和新技术,不断提高对患者的诊疗水平。

麻醉学的专业定义

美国麻醉学委员会(American Board of Anesthesiology, ABA)为麻醉学科做出了正式定义[1]:麻醉学作为医学专业之一,主要有以下工作内容(包括但不限于):

1. 评估、会诊及帮助患者做好麻醉准备;
2. 避免或缓解患者在外科手术、分娩、诊断和治疗过程中的痛苦;
3. 在围手术期监测并维持患者正常的生理状态;
4. 管理包括ICU患者在内的危重症患者;
5. 诊断并治疗急、慢性疼痛及癌痛;
6. 参与临终关怀及姑息治疗;
7. 心肺脑复苏的临床实施及教学;
8. 评估患者呼吸功能并提供呼吸治疗;

9. 进行临床、转化及基础科学研究;

10. 对参与围手术期或围检查期、临终关怀及姑息治疗、重症医学、疼痛诊疗工作的医疗人士及相关从业人员的工作进行监督、指导与评估;

11. 按 ABA 的职责要求,参与健康管理机构或组织,医学院校的管理工作。

与其他医学专业一样,麻醉学有专业的学会(美国麻醉医师协会、国际麻醉研究协会),有科学杂志(《麻醉学》及《麻醉与镇痛》),有毕业后医学教育认证委员会(Accreditation Council for Graduate Medical Education,ACGME)授权的住院医师审查委员会负责建立并确保麻醉住院医师培训项目符合已公布的标准。有医学专业委员会——ABA 负责制定麻醉学专科医师的认证标准。同其他专业学会一样,ABA 发展并制定了专业持续认证计划,包括:持续自我评估和终生学习,周期性专业地位评估,临床工作中专业技能认知及提高。以上描述的是美国的情况。其他国家和专业协会有各自的麻醉学专科医师认证系统。还有一些国家遵循共同的麻醉医师教育和认证规则(如欧洲麻醉学协会)。

麻醉学作为多学科医学专业的发展

过去 50 年间,麻醉学逐步将其影响力拓展到了手术室外。最初,麻醉从业人员是在疼痛诊疗(参见第 40 章、第 44 章)和成人重症医学领域(参见第 41 章)治疗非手术患者。自 1980 年开始,麻醉住院医师被要求在以上两个领域轮转。1985 年,ABA 宣布对至少完成了一年重症医学轮转的住院医师进行亚专业认证。重症医学成为麻醉学的首个亚专业。1991 年,ABA 开始对疼痛诊疗学进行认证,麻醉学第二个亚专业随之产生。时至今日,麻醉住院医师需要在多个专业进行轮转,多个领域的专科医师培训计划也已制订。这反映出健康管理的复杂性及越来越细致的医学专业分科。

疼痛诊疗

疼痛诊疗既包括围手术期急性疼痛治疗(参见第 40 章),也包括慢性疼痛治疗(参见第 44 章)。术后功能恢复(如关节置换术后运动能力)与术后镇痛的矛盾使围手术期疼痛治疗颇为棘手。而椎管内麻醉和区域阻滞技术在术后镇痛中的广泛应用(参见第 17 章、第 18 章),使得由麻醉医师主导的急性疼痛治疗越来越专业化。

门诊疼痛诊疗中心通常治疗有慢性疼痛的门诊患者。有时也为住院患者(如合并慢性疼痛的患者手术后的急慢性疼痛)提供治疗。慢性疼痛治疗通常需要包括神经内科、神经外科、内科、精神科、康复医学、康复治疗在内的多学科合作。

重症医学

近 30 年来,重症医学有了很大发展,已被认为是与麻醉学不同的独立学科(参见第 41 章)。越来越多的大型随机对照临床试验结果被用以制订治疗方案 [2]。ICU 收治的患者常常来自多个专业(如内科、普通外科、神经外科、心脏外科等)。由于与如此多的学科交叉,重症医学医师在其住院医师培训之初即需要接受不同专业培训,包括:麻醉学、内科学、普通外科学、神经病学、呼吸病学、肾脏病学、急诊医学等。在许多医疗机构,重症医学科的领导由麻醉医师承担。

小儿麻醉

自 1980 年起,麻醉住院医师培训就包括小儿麻醉(参见第 34 章),独立的小儿麻醉专科医师培训计划也已实施多年。但直到 2013 年,ABA 才宣布对小儿麻醉进行亚专业认证。2009 年,ABA 与美国儿科学会联合推出了包含儿科学和麻醉学的为期 5 年的综合培训计划,替代传统的 6 年培训计划。在儿童医院,小儿麻醉医师的职业定位十分明确。但是,在同时进行成人和儿童手术的医院,麻醉管理(包括人员配置)将变得复杂。典型问题是:究竟多小的儿童需要由小儿麻醉医师(而非主要管理成人患者的其他麻醉医师)来实施麻醉?在一些医院,儿科麻醉医师负责管理儿科 ICU 患者。

心血管麻醉

心血管麻醉作为麻醉住院医师必须轮转的内容已有多年,至少那时起既已有心血管麻醉专科医师培训计划(参见第 25 章、第 26 章)。2006 年 ACGME 开始认证成人心胸麻醉专科医师培训,这增强了该项专科医师培训计划的系统化和标准化程度,包括必须进行超声心动图培训。培训后,麻醉医师可从美国超声心动图学会获得围手术期经食管超声心动图和成人心脏超声心动图认证。心血管麻醉专科医师通常会获得此项认证。

产科麻醉

产科患者独特的生理特点、麻醉管理方式和分娩过程的疼痛,使产科麻醉成为麻醉医师培训计划中不可或缺的部分（参见第 33 章）。同样，产科麻醉专科医师培训也已有数十年历史。2012 年，ACGME 开始认证产科麻醉专科医师培训。与其他经由 ACGME 认证的专科医师培训（如重症医学、疼痛诊疗、小儿麻醉、成人心血管麻醉）发展历程相似，认证使培训更加标准及系统化，有助于培养未来的产科麻醉领导者。目前，ABA 并未对产科麻醉进行亚专业认证。

其他外科领域的麻醉

其他外科的亚专业麻醉并没有进行专门认证，但有非 ACGME 认证的专科医师培训。这些亚专科包括：心胸外科（参见第 27 章）、肠道外科（参见第 28 章、第 29 章）、普通外科、神经外科（参见第 30 章）、眼科（参见第 31 章）、颌面外科、泌尿外科、血管外科、临终关怀与姑息性治疗（参见第 35 章）。上述专业的麻醉通常由接受过标准的麻醉住院医师培训，但未经过专科医师培训的麻醉医师实施。所在医疗机构患者的数量往往决定了是否由专科麻醉医师实施麻醉。例如，具有大型门诊或神经外科手术的机构可以有独立的专科医师团队。

围手术期患者管理

术前评估

围手术期管理包括术前评估、术前准备、术中管理、PACU、术后急性疼痛治疗（参见第 40 章），可能还包括 ICU 治疗。从 20 世纪 90 年代后期到 21 世纪早期，多数手术患者都被要求手术当天而非前一天到达医院。这一变化使麻醉医师通常只能在手术当日早晨进行术前评估。随着患者病情所致风险和手术复杂程度的增加，许多医疗机构都开设了术前麻醉门诊，患者可以在术前一天或数天接受麻醉评估。现在这些门诊已经十分成熟（参见第 13 章），多由麻醉医师负责。患者可由麻醉医师直接评估，或在麻醉医师的指导下由护士来评估。有时，某些患者还需要由全科医师或其他专业医师进行额外评估。

手术室

手术室日益成为管理方面的挑战（参见第 46 章）。将手术室可利用时间与拟行手术的复杂程度及持续时间相匹配便是对智力的一大考验 [1-4]。"运行效率"是用来描述每位患者体验效率的术语。数十年来，外科治疗组被允许在 2 至 3 个手术间内同时开展手术。但近年来，此种做法首次遭到质疑 [5]。有时，运行效率降低并非因为手术间不足，而是 PACU 床位数量不够。围手术期工作中的许多步骤（如术前评估、准确预测手术时间和复杂程度以及患者进入和离开 PACU 的时间）都可能延缓患者的预期周转进度。例如，手术结束后患者仍需要在手术间内等待 PACU 的床位。越来越多的医疗机构任命围手术期或手术室主管，由他们负责手术间管理或协调患者自术前门诊至离开 PACU 的整个围手术期进程。这些岗位在管理上很具挑战性，需要相当多的技能和临床知识。此类工作通常由麻醉医师担任，有时也可由外科医师、护士或医院管理人员担任。

麻醉后恢复室

在三级医院中，PACU 发挥举足轻重的作用（参见第 39 章）。患者不仅在 PACU 完成从麻醉手术中的复苏，还会接受适当的出 PACU 后进入 ICU 至出院期间的护理指导。直至今日，PACU 床位不足仍常常是导致手术室运行效率下降的原因 [1-4]。许多情况都说明了这一基本问题。如果医院常规床位已全部住满，完全清醒的患者便无法从 PACU 转出。这些患者在 PACU 中滞留，将导致完成手术的患者无法转出手术间。若出现此类问题，则手术开始时间会被延迟。未来，随着麻醉医师管理具有更复杂医疗风险的患者，医院将需要更多的 PACU 床位。除了诊疗质量外，对患者的有效安排对于围手术期医疗质量与效率至关重要。

麻醉学的培训与认证

麻醉专业毕业后（住院医师）培训

在美国，麻醉专业毕业后教育指获得医学博士学位或骨科博士学位后，在指定的培训基地接受 4 年的资格培训。其中第 1 年是医学基本临床技能训练，第 2 到 4 年（临床麻醉第 1 到 3 年）则是临床麻醉各个方面的学习，包括在产科麻醉、小儿麻醉、心胸麻醉、神经外科麻醉、门诊手术麻醉、麻醉恢复室、神经阻滞和疼痛诊疗等各个亚专业轮转。除这些亚专业以外，还需要接受 4 个月的重症医学培训。尽管麻醉毕业后教育的持续时间和结构在世界各国不尽相同。但是，关于麻醉学及其围手术期职责培训的构成要件这一点，已成为普遍的国际共识。

临床麻醉培训期间的教育内容反映了麻醉这个医学专业实施范围的广度。事实上，麻醉医生应在手术室内发挥临床药学家、内科医师或儿科医师的作用。而且，麻醉学的范围也早已超出手术室，拓展到了急慢性疼痛诊疗（参见第 40 章、第 44 章）、重症医学（参见第 41 章）、心肺复苏（参见第 45 章）和科研。最近，麻醉培训计划已变得越来越灵活。有的将住院医师培训和专科医师培训整合到一起，并提供大量科研时间的选项。这些更专业的培训计划有助于培养亚专业领域临床和科研领域的领导者。此外，ABA 还支持麻醉与内科、麻醉与儿科，以及最近的麻醉与急诊医学领域开发的住院医师联合培训计划。显然麻醉培训计划正在被鼓励培养能够应对未来挑战的麻醉医师。

美国 ACGME 批准了大约 131 个麻醉专业毕业后培训计划。住院医师审查委员会（Residency Review Committee，RCC）麻醉学专委会每年都会对这些计划进行审查，以确保继续遵守已发布的计划要求。RCC 麻醉学专委会成员由美国医学会、美国麻醉医师协会（American society of anesthesiologists，ASA）及 ABA 委派。

美国麻醉学委员会

美国麻醉学委员会（ABA）于 1938 年作为美国外科委员会的分支机构成立。在首次自愿检测后，87 名医师被认证成为 ABA 认证医师。ABA 在 1941 年被美国医学专业委员会批准为独立委员会。时至今日，在完成官方认可的毕业后培训项目后，通过笔试和口试，并且符合认证要求的基础上，已有超过 3 万名麻醉医师成为 ABA 认证医师。这些医师是"委员会认证麻醉医师"，ABA 认证是初级认证。自 2000 年 1 月起，与大多数其他专业委员会一样，ABA 开始颁发有时限（10 年期）的认证。认证期满后，所有认证医师均需参加"麻醉学持续认证（Maintenance of Certification in Anesthesiology，MOCA）"培训以获得重新认证。2016 年，该培训计划升级为 MOCA 2.0。持无时限证书（2000 年 1 月前颁发的认证）的认证医师可自愿参加 MOCA 培训。MOCA 计划着眼于麻醉医师的持续自我提高（专业卓越的基石）以及对临床技能和操作规范的评估，以确保医疗行为质量和社会责任。组成内容包括：①职业精神和专业地位（不受限的全国执照），②终生学习和自我评估[包括患者安全在内的正式或非正式的医学持续教育（continuing medical education，CME）]，③对知识、判断力和技能的评估（每季度完成 30 分钟 MOCA 的模拟问题），④改进医疗实践。最后一项内容可包含一系列的自主活动，如：模拟培训、质量改进计划或

临床路径开发等[6]。除了其他几个专业外，ABA 还负责认证疼痛诊疗、重症医学、临终关怀和姑息治疗、睡眠医学与小儿麻醉的专科医师认证。上述专科医师可在相应亚专业完成 1 年的额外毕业后培训项目，达到认证要求，并通过笔试后获得为期 10 年的认证证书。作为 ABA 向麻醉学亚专业持续认证计划（Maintenance of Certification in Anesthesiology for Subspecialties Program，MOCA-SUBS）过渡的一部分，重新认证的要求正在不断发展变化。

认证与授权

完成住院医师培训，成为医院医务人员后，麻醉医师必须经过认证与授权这一过程，以使相关机构得以搜集、验证和评估能体现临床医师专业表现的所有数据。近年来，ACGME 与美国医学专业委员会共同提出了 3 个新概念。医务人员使用总体胜任能力（例如，患者诊疗、医学 / 临床知识、基于实践的学习和改进、人际与沟通技能、职业精神及基于系统的实践）来评估临床医师。也可以采用集中的专业实践评估来获取单个临床医师更全面的信息。最后一个新概念是持续的专业实践评估。本质上是需要开发出能够尽快发现问题的流程。

其他麻醉从业者

注册麻醉护士

在美国，注册麻醉护士（certified registered nurse anesthetists，CRNA）注册可能参与了 50% 以上的麻醉管理工作，大多数是在医师的监督下进行的。要成 1 名注册麻醉护士，入选者必须获得注册护士学位，做 1 年的重症医学护士，再按照标准的麻醉护士培训计划，完成 2～3 年的麻醉管理技术教育及临床培训。美国麻醉护士协会负责设置注册麻醉护士培训计划课程，同时负责制定注册麻醉护士的认证标准。注册麻醉护士的工作通常是在麻醉医师的监管（医学指导）下，对麻醉患者实施术中管理。医师 - 护士麻醉团队（麻醉管理团队），这种工作方式，与麻醉管理是医学实践的概念是一致的。但在某些情况下，注册麻醉护士可在无麻醉医师监督或医疗指导下进行麻醉管理。

麻醉助手

麻醉助手需完成一个研究生水平的课程（约 27 个月），由获得授权的培训机构（目前包括凯斯西储

大学、埃默里大学医学院、诺瓦东南大学、南方大学、密苏里大学)[3, 7]颁发麻醉医学科学硕士学位。麻醉助手作为麻醉团队的一员,在麻醉医师的指导下合作完成麻醉医疗任务。

麻醉诊疗质量与麻醉安全

持续质量改进计划

在医疗实践中,质量是一个难以界定的概念。但是,现在普遍认为,关注质量可以提高麻醉患者的安全性和满意度。尽管麻醉学领域长期以来一直在强调该问题,但美国国家科学、工程和医学研究院(以前的医学研究所)2000年发布的报告"To Err Is Human"引起整个医学界对这个问题的关注[4, 8]。新的常用词语(如:胜任程度、持续测量、标准化、清单、暂停、系统方法、练习参数)已成为我们运用的常规词汇的[5, 6, 9, 10]。麻醉质量改进方案通常以联合委员会(以前的卫生组织认证联合委员会,Joint Commission on Accreditation of Healthcare Oorganizations,JCAHO)的要求为导向。麻醉质量可以通过以下三个方面来评估:①结构(提供医疗服务的人员和设施),②过程(诊疗服务的顺序与合理性,如麻醉前评估的实施与记录,麻醉期间的持续参与患者管理与监护),③结果。质量改进方案的重点是测量和改善诊疗过程的这三个基本部分。与旨在识别"外部因素"的质量保证计划相反,持续质量改善(continuous quality improvement,CQI)方案从系统角度认为随机错误本质上是很难预防的,但系统错误应该是可以控制的,应采取措施将该类错误最小化。CQI计划可能将重点放在不良结果上,以此作为一种识别诊疗结构与过程改善机会的方法。

医疗质量的改进通常以不良事件发生率的减少进行衡量(参见第48章)。然而,因为麻醉不良后果相对罕见,所以很难评估质量改进。CQI可通过关注危机事件和预警事件的发生率来弥补此项不足。危机事件(如通气管路脱落)是指如果没有及时发现或马上纠正,会造成损伤或有造成损伤的潜在可能。以严重危机事件的发生率替代罕见的麻醉不良后果可以衡量质量,从而提高患者的安全性。预警事件是可以代表一个系统问题的孤立事件(如标识不清楚导致拿错注射器,麻醉车上堆放过多不必要的药品而导致的给药错误)。

预防麻醉相关损伤的关键是保持警觉、知识更新和严密监测。显然,遵循ASA认可的标准是很重要的。在这方面,ABA一直是有组织的医疗领域内制定、出版和执行正式标准的领导者,这些标准(如操作参数)极大地影响了美国的麻醉实践[6, 10]。

对质量与安全的宣传和强调已经持续了多年,但有时这些标准并没有如预期那样得到迅速和完整地实施。因此,最近有人建议附加对证书授予要求和对不遵守标准时予以处罚[7, 11](参见第48章)。

关注麻醉质量与安全的组织

麻醉患者安全基金会

麻醉患者安全基金会(Anesthesia Patient Safety Foundation,APSF)由Ellison C. Pierce Jr博士在担任美国麻醉医师协会(ASA)主席时成立[8, 12]。ASA为APSF提供了最初的经费支持,并持续资助至今。APSF同时还接受来自公司、专业协会和个人的经济捐赠。APSF的目标是"确保所有患者不会因麻醉而遭受伤害"。为实现这一使命,APSF提供研究经费以支持旨在更好地理解可预防的麻醉伤害的研究课题,并推动国内外有关麻醉伤害的原因及预防方面的信息交流。每季度一次的APSF通讯是世界传阅最广的麻醉刊物,主要讨论麻醉患者的安全问题。麻醉是医学中唯一一个专门研究患者安全问题的专业。美国医学会于1997年模仿APSF成立了国家患者安全基金会。

麻醉质量协会

麻醉质量学会(Anesthesia Quality Institute,AQI)成立于2008年,目的是成为麻醉实践中质量改进的主要信息来源。它维护可用于"评估和提高麻醉质量"的数据。最终,AQI将能够提供满足调控需求的质量与安全数据。AQI已成为以提高麻醉质量作为目标的临床、科研和协会等机构的数据源。AQI网站描述了国家麻醉临床结局注册中心(National Anesthesia Clinical Outcomes Registry,NACOR)的结构以及数据进入和离开AQI的过程[13]。

美国麻醉医师协会结案赔偿项目及其注册处

ASA的结案赔偿项目及其注册处是针对不良结果的所致法律诉讼的回顾性分析数据库。这项持续进行的调查有助于识别存在困难的,并且需要专业人员在质量和安全性方面予以更多关注的患者与诊疗风险。

麻醉教育与科研基金会

尽管与质量和安全性没有直接关系，但是麻醉教育与科研基金会（Foundation for Anesthesia Education and Research，FAER）是支撑麻醉学研究的重要载体。FAER 于 1996 年在 ASA 的经济支持下成立。此外，FAER 也接受来自公司、专业协会和个人的经济捐赠。FAER 的目标是鼓励在麻醉、围手术期医学和疼痛诊疗方面进行科研、教育和创新。多年来，FAER 为众多研究提供了科研基金，并为学术型麻醉医师的成长提供支持。

职业责任

对医疗质量和安全的不懈坚持，使医疗差错导致的索赔在数量和额度上均有下降。因此，近 20 年来，医疗差错险保险金的缴纳也明显减少。但是，我们仍需了解以下基本原则：第一，法律诉讼仍时有发生。例如，1995 年到 2007 年，英国共有 93 起医疗索赔 [9，14]。62 例为用药错误，其中主要为肌松药使用错误。19 例是患者在清醒状态下被给予肌松药（参见第 47 章）。如果能够做好标识并做到二次查对，这类错误可以明显减少。很显然，麻醉医师要对患者的麻醉管理和恢复负责。虽然实施麻醉的医师不会保证患者有良好的结果，但与其他麻醉医师相比，必须进行常规且合理的麻醉管理或处理。预期结果没出现或发生了并发症并不代表麻醉医师疏忽大意（实施低于标准的麻醉管理）。此外，麻醉医师无须为个人判断错误负责，除非其与任一医师的预期技术都不一致。但是，作为专业人士，麻醉医师的责任在于依照国家而非地区的标准做出医疗判断。麻醉医师职业责任（医疗差错）保险可以在应对法院判决时为他们提供经济保障。同样，注册麻醉护士可以对麻醉管理的技术层面承担法律责任。但是，负责监管麻醉的医师，有可能与注册麻醉护士共同承担法律责任。

面对法医学鉴定，对麻醉医师最好的保护在于实施全面和最新的麻醉诊疗手段，并通过对术前访视和术后随访的足够重视，以及对麻醉过程详细的记录（自动信息系统可以记录并收集术中实时的真实数据）等方式体现对患者的关注。同时，所有麻醉从业人员需要做好使用自动信息记录系统的准备。而且，自动麻醉记录系统应该整合到所在医疗机构信息系统之中。不幸的是，电子健康记录（electronic health records，EHR）实施困难、成本高昂、耗时且充满不确定性，包括不符合安全标准等。但是，一项对美国 2008—2014 年全国数据的回顾表明，使用电子病历获益很大，全国已经有 75% 的医院至少拥有了基本的 EHR 系统，高于 2013 年的 59%[15]。在美国，处于实施和使用卫生信息技术最前沿的是卫生信息技术国家协调办公室（Office of the National Coordinator，ONC）。

不良事件

当麻醉相关突发事件或并发症发生时，麻醉医师应该立即在病历上做好记录（见 APSF 不良事件处理方案 [16]）并立即向相关机构报告，从科室层面开始并继续上报至所在医疗中心质量改进与风险管理办公室。应记录患者的治疗过程，必要时请其他专业医师会诊。麻醉医师应该向承担其职业责任保险的医院和公司提供事件的完整说明。有关不良结果和并发症的调查和讨论，应包括所有参与患者诊疗的医师、护士和其他成员合作进行的根本原因分析（root cause analysis，RCA）。

麻醉风险

尽管患者担心麻醉期间死亡，事实上麻醉相关死亡率在过去 20 年间已明显降低 [11，17]。因为麻醉不良事件日渐减少，麻醉医师缴纳的职业责任保险金也随之降低 [12，18]。麻醉（尤其是没有严重合并症和择期手术的患者）安全性的提高归因于麻醉药物和监测手段（血氧饱和度、呼气末二氧化碳监测）的进步，以及接受培训的麻醉医师越来越多。尽管麻醉的安全性得到公认，但不良事件仍有发生，并非所有人都认同麻醉相关死亡率已明显降低。麻醉相关死亡率降低基于一系列接受过麻醉和手术且存活的 24 400 位患者的数据，从中估计麻醉相关死亡率约为 1/250 000[14，19]。以下措施有可能提高麻醉和手术的安全性，择期手术前劝说患者戒烟，控制体重，避免过多的酒精摄入，并实现对原发性高血压、糖尿病和哮喘的最佳医疗控制。

当围手术期不良事件发生时，通常很难找到一个确切的因果联系。许多情况下，不太可能将麻醉医师工作失误（缺乏警惕性、违反常规）与常规操作下仍难以避免的意外（错误发生事件、巧合事件等）区分开来 [15，20]。除死亡以外的不良后果还包括：外周神经损伤、脑损伤、气道损伤（通常由困难气管插管引起的）、术中知晓、眼部损伤、胎儿 / 新生儿损伤、误吸 [21]。困难的气道管理是麻醉医师公认的最大的

知识框 1-1 大型麻醉科中麻醉医师所关注的患者安全问题

1. 手术室内分心
2. 手术量压力
3. 交流问题（交班）
4. 用药安全
5. 术后呼吸功能的监测，神经肌肉阻滞剂的监测

引自：Stoelting RK. Large anesthesia/practice management groups：how can APSF help everyone be safer？ *APSF Newsletter*. 2016；30（3）：45，55-56. http://www.apsf.org.

麻醉安全问题。一项大型麻醉团体的调查还发现了其他影响患者安全的因素（知识框 1-1）。

希望通过改进对麻醉患者的管理，提高麻醉医师的警惕性，从而降低麻醉相关发病率和死亡率中人为错误所占的比例。事实上，人为错误在麻醉不良事件中占有很大比例，而人为错误部分是由于缺乏警惕性。在手术室环境中，很多环境因素都会导致麻醉医师警觉性降低，其中最突出的是影响工作效率和认知功能（监测、临床决策）的失眠和疲劳。麻醉专业 RRC/ 麻醉住院医师审查委员会要求，麻醉住院医师值班 24h 后，次日不得安排临床工作。美国国家科学院的健康与医学部（Health and Medicine Division，HMD）对住院医师工作时间给出具体的建议，毫无疑问将延伸到整个医师群体，并可能最终成为强制规定。手术室内强调提高劳动效率（生产压力），这样可能影响安全，导致错误，危及患者安全。同时，并非所有的麻醉期间不良事件都是人为错误造的结果，也并不都是可以预防的。

手术室内工作风险

麻醉医师长期处于药物（挥发性麻醉药）、电离辐射与感染源（肝炎病毒、人类免疫缺陷病毒）暴露的环境中（手术室）。同时还要承担麻醉管理需时刻保持警惕所产生的心理压力。此外，与手术室内其他工作人员（外科医师、护士）的交流也会产生不同程度的人际关系压力。尽管尚无证据证明麻醉废气

排放系统改善了麻醉工作人员的健康状况，但废气排放降低了高于可测量浓度的药物暴露。建议对所有患者均采取全面防护，以避免血液传播，尤其是意外的针刺伤。药物滥用、精神疾病（抑郁）、自杀等在麻醉医师中的发生越来越频繁，可能侧面反映了职业压力强度。

最后，手术室内对患者和临床工作人员的感染控制，需要对某些特定程序，如洗手等，做越来越严格的规定。

总结与展望

本章主要讲述了仍在持续变化与发展中的麻醉实践。麻醉医师的责任在范围、程度和深度上已有了很大提升。尽管有部分麻醉方法是基于门诊手术患者（参见第 37 章、第 44 章），但麻醉已成为住院患者诊疗，特别是包含重症医学在内的围手术期医学（参见第 41 章）中的引领专业。未来将会有更加复杂的技术工具和系统整合到麻醉实践中。近年来，在手术中使用机器人辅助已成为某些外科手术的标准配置[18, 22]。积极预测应对未来社会的需求[15, 20]，持续追求卓越，将使麻醉学成为医学中愈加有价值的学科[10]。最后，本章介绍了美国的麻醉组织和麻醉实践。世界各国家都已经或应该对本国麻醉实践进行严格的，甚或类似的分析。

思考题

1. 在美国，哪些麻醉专科医师培训项目由毕业后医学教育认证委员会（ACGME）认证？ACGME 认证对专科医师培训体系有何影响？
2. 国家麻醉临床结局注册中心的数据来源是什么？
3. 麻醉教育与科研基金会是如何帮助麻醉专业发展的？
4. 导致过去几十年麻醉事故保险费降低的原因是什么？麻醉从业者可通过采取哪些步骤来减少不良事件发生后被起诉的机会？
5. 麻醉从业者在手术室内工作有哪些潜在危害？

（喻洁 译，姜春玲 审）

参考文献

1. American Board of Anesthesiology. http://www.theaba.org/PDFs/BOI/MOCA-BOI. Accessed April 28, 2016.
2. Matthay MA, Liu KD. New strategies for effective therapeutics in critically ill patients. *JAMA*. 2016;315(8):747-748.
3. Dexter F. A brief history of evidence-based operating room management: then and now. *Anesth Analg*. 2012;115:10-11.
4. Dexter F. High-quality operating room management research. *J Clin Anesth*. 2014;26:341-342.
5. Mello MM, Livingston EH. Managing the risks of concurrent surgeries. *JAMA*. 2016;315:1563-1564.
6. American Board of Anesthesiology. http://www.theaba.org/MOCA/MOCA-2-0-Part-4. Accessed April 28, 2016.
7. American Academy of Anesthesiologist Assistants. http://www.anesthetist.org.
8. Committee on Quality of Health Care in America, Institute of Medicine. *To Err Is Human*. Washington, DC: National Academy Press; 2000.
9. Spiess BD, Wahr JA, Nussmeier NA. Bring your life into FOCUS. *Anesth Analg*. 2010;110:283-287.
10. Miller RD. The pursuit of excellence. The 47th Annual Rovenstine Lecture. *Anesthesiology*. 2008;110:714-720.
11. Apfelbaum JL, Aveyard C, Cooper L, et al. Outsourcing anesthesia preparation. *Anesthesiol News*. 2009:1-6.
12. Pierce EC. The 34th Rovenstine Lecture: 40 years behind the mask: safety revisited. *Anesthesiology*. 1996;84:965-997.
13. Anesthesia Quality Institute. National Anesthesia Clinical Outcomes Registry. https://www.aqihq.org/introduction-to-nacor.aspx.
14. Cranshaw J, Gupta KJ, Cook TM. Litigation related to drug errors in anaesthesia: an analysis of claims against the NHS in England 1995-2007. *Anaesthesia*. 2009;64:1317-1323.
15. Adler-Milstein J, DesRoches C, Kralovec P, et al. Electronic health record adoption in US hospitals: progress continues, but challenges persist. *Health Aff (Milwood)*. 2015;34(12):2174-2180.
16. Anesthesia Patient Safety Foundation (APSF). Clinical Safety. Adverse Event Protocol. http://www.apsf.org/resources_safety_protocol.php.
17. Cooper JB, Gaba DG. No myth: anesthesia is a model for addressing patient safety. *Anesthesiology*. 2002;97:1335-1337.
18. Hallinan JT. Once seen as risky, one group of doctors changes its ways. *The Wall Street Journal*. June 21, 2005.
19. Lagasse RS. Anesthesia safety: model or myth? A review of the published literature and analysis of current original data. *Anesthesiology*. 2002;97:1609-1617.
20. Miller RD. Report from the Task Force on Future Paradigms of Anesthesia Practice. *ASA Newsletter*. 2005;69:2-6.
21. Stoelting RK. APSF survey results identify safety issues priorities. *Spring APSF Newsletter*. 1999:6-7. http://www.apsf.org.
22. Berlinger NT. Robotic surgery: squeezing into tight places. *N Engl J Med*. 2006;354:2099-2101.

随着各专业与医学整体的发展，学习围手术期麻醉管理的挑战已大大增加。麻醉初学者将面对越来越多的专业知识，需要足够的临床麻醉管理经验，并将更加关注患者安全与成本控制[1]。大多数培训项目的最初阶段都是在麻醉主治医生的严密监督下进行的。一些有经验的受训者可能会提出他们的观点和实用的建议。一些培训课程采用模拟人或其他形式的模拟来促进学习[2]。麻醉实践包括掌握灵活的患者管理常规，实践与理论性知识，一些操作技能与流程，及应对环境变化的心理适应能力[3]。

能力与里程碑事件

麻醉实施者必须精通临床多领域知识。毕业后医学教育认证委员会（Accreditation Council for Graduate Medical Education，ACGME）提出的项目成果计划，包括对六项核心能力素养的重点关注：患者管理，医学知识，专业素养，人际关系与沟通技巧，基于体系的实践，基于实践的学习与改进（表 2-1）[4]。最近，ACGME 借助 Dreyfus 技能获取模型推进了核心能力培养的方法，为 4 年麻醉住院医师培训创造了"里程碑"框架[5, 6]。表 2-2 列举了病患管理能力的里程碑范例。这些里程碑涵盖了住院医师培训的许多方面，包括对预期行为的描述，患者和手术的复杂性以及住院医师所需的监管力度。

麻醉管理的构架

麻醉医师为外科手术患者提供术前、术中及术后整个围手术期的医疗服务（知识框 2-1）。对于重要患者的治疗决策体现在对患者的术前评估、麻醉方案的设计、术中麻醉管理、术后监护及治疗结果这几方面。对此框架的理解可以使麻醉学习的过程更加容易。

手术前评估

术前对患者评估的意义主要包括：评估合并症的风险，纠正一些危险因素，解答患者的一些疑虑，同时和患者一起讨论麻醉的方式（参见第13章、第14章）。刚刚开始接受培训的麻醉医师应该学会通过一些最重要的问题，了解患者及即将进行的手术。下面是一些具体问题以及其潜在重要意义。

表2-1 麻醉管理能力

过程事件/问题	能力
术前病史回顾及体格检查	患者管理，沟通技巧
确定插管时神经肌肉阻断剂的用量	医学知识
检查喉镜及气管插管	患者管理
手术室内与外科医师与护士的交流	专业素养，沟通技巧
麻醉维持与苏醒	患者管理
牙齿损伤患者：咨询质量保障委员会	基于体系的实践
术后恶心患者：将预防措施与已发表文献对比	基于实践的学习与改进

知识框2-1 麻醉管理的分期

手术前阶段
术前评估
麻醉方式选择
术前用药

手术中阶段
生理监测以及血管通路
全身麻醉（比如诱导、维持和苏醒方案）
局部麻醉（比如阻滞类型，穿刺针及局部麻醉药物的选择）

手术后阶段
术后疼痛控制方法
基于手术或麻醉而进行的特殊监护或治疗
分流（比如家、术后恢复室、病房、监护病房、二级病房、重症监护室）
随访（麻醉相关并发症与患者预后）

表2-2 麻醉住院医师里程碑示例：患者管理能力，麻醉计划和执行能力

1级	2级	3级	4级	5级
结合临床基础疾病、既往史、患者、医疗和手术危险因素，制订患者管理计划，适应在新环境中管理患者	结合临床基础疾病、既往史、患者本身、麻醉和手术危险因素以及患者的选择，为常规手术患者制订管理计划 在间接监管下，实施常规麻醉，包括处理常见麻醉相关的生理指标变化	结合医疗、麻醉和手术危险因素及患者对麻醉的选择，为亚专业常规手术患者制订管理计划 在间接监管下，实施亚专业麻醉，但对于相对复杂的手术或患者可能需要上级医师直接指导	结合医疗、麻醉和手术危险因素及患者对麻醉的选择，相对独立地为病情复杂且实施复杂手术的患者制订麻醉计划 相对独立地实施复杂麻醉；监管其他人处理复杂临床问题	结合医疗、麻醉与手术危险因素及患者选择，独立为复杂患者及手术制订麻醉计划 独立实施复杂麻醉管理

住院医培训期间与下列时间点相对应的级别：
1级：完成一年毕业后教育的住院医师。
2级：尚不具备亚专业麻醉管理经验的住院医师。
3级：具备亚专业麻醉管理经验的住院医师。
4级：基本达成麻醉住院医师培训预期里程碑的住院医师；定为毕业目标。
5级：超出住院医培训指定的表现目标，同时展示出"理想"目标的住院医师。
引自：麻醉学住院医师审查委员会：麻醉里程碑项目。https://www.acgme.org/Portals/0/PDFs/Milestones/A nesthesiology Milestones.pdf. July 2015. Accessed May 2, 2016.

拟行手术的适应证是什么？是择期手术还是急诊手术？手术的适应证对麻醉有特殊的意义。例如，一个准备进行胃底折叠术的患者，可能存在严重的胃食管反流病，这可能就需要我们对麻醉方案进行相应的调整（如术前给予非颗粒型抗酸剂，术中采用快速顺序诱导麻醉）。

特定的手术方式也可能对麻醉方法的选择产生一定的影响。例如手部手术，我们可以选择局部麻醉、周围神经阻滞、全身麻醉或者复合麻醉来完成。急诊手术（如急性阑尾炎）应该尽量减少因额外检查而耽误时间，避免增加并发症风险（如阑尾穿孔、腹膜炎）。

手术本身会带来什么风险？不同的外科手术操作存在不同的风险性。例如接受冠状动脉搭桥的患者，发生死亡、卒中或心肌梗死的风险极大，而接受白内障摘除手术的患者，重要脏器发生损害的风险则较低。

患者是否存在其他合并症？手术方案或麻醉方案是否需要根据这些合并症进行调整？评估相应的医学问题可能对患者造成的影响，要求麻醉医师必须了解手术和麻醉药物可能对机体产生的生理作用，以及与合并症之间潜在的相互作用。没有得到良好控制的高血压患者在接受直接喉镜气管插管时，可能会出现严重的高血压反应。此时麻醉医师应该对麻醉方案进行调整：例如在建立气道前增加静脉麻醉诱导药物剂量（如丙泊酚），同时给予短效 β- 受体阻滞剂（如艾司洛尔）。麻醉方案可能需要在手术过程中根据患者出现的相应医学问题进行调整。

患者以前是否接受过麻醉？是否存在困难气道管理等并发症？患者是否存在困难气道管理的危险因素？既往手术麻醉记录可以提供非常有用的信息。其中最重要的一条信息是气道管理方法，如直接喉镜暴露的难易。若体格检查提示患者存在一些气道插管的危险因素，但近期手术的麻醉记录明确记录使用直接喉镜没有问题，麻醉医师则可选择常规方法进行气管插管。其他有用的病史信息包括：术中循环、呼吸不稳定与术后恶心、呕吐的发生情况。

制订麻醉方案

完成术前评估后即可完善麻醉方案的制订。麻醉计划应详细列出麻醉药物的选择、剂量以及预期可能出现的问题（知识框 2-2、知识框 2-3）。麻醉方案可能存在很多差异，但受训者和负责监管的麻醉医师应在麻醉实施前对具体的细节问题达成共识。

知识框 2-2　全身麻醉方案范例

病例

47 岁女性，因胆绞痛拟行腹腔镜下胆囊切除术，合并有支气管哮喘，但控制良好

手术前

术前用药：

咪达唑仑 1～2mg 静脉注射（IV），以减轻焦虑

沙丁胺醇，2 喷，预防支气管痉挛

手术期间

血管通路和监护

血管通路：1 根外周静脉通路

监护：指脉搏氧饱和度，呼气末二氧化碳，心电监护，标准成人袖带无创血压，体温

诱导

丙泊酚 2mg/kg IV（使用前可先使用利多卡因 1mg/kg IV）

肌松药便于气管插管（琥珀胆碱 1～2mg/kg IV）或非去极化肌松药（罗库溴铵 0.6mg/kg）

气道管理

面罩：成人中号面罩

直接喉镜：Macintosh 3 号镜片，7.0 号气管导管

麻醉维持

吸入麻醉：七氟烷或地氟烷

阿片类药物：芬太尼总量为 2～4μg/kg IV

肌松药剂根据尺神经的 TOF 监测来调整剂量[a]

麻醉苏醒

拮抗非去极化肌松药作用：根据 TOF 监测结果予以新斯的明 70μg/kg 和格隆溴铵 14μg/kg IV

止吐药：手术开始前予以地塞米松 4mg IV；手术结束时给予昂丹司琼 4mg IV

气管拔管：患者意识清醒，自主呼吸并能遵嘱活动

术中可能发生的问题和处理方法：

支气管痉挛：增加吸入氧浓度和吸入麻醉药浓度，尽量减少手术刺激，从气管导管内喷入 5～10 喷阿布特罗，调整通气至最大呼气流速

手术后

术后疼痛控制：患者自控镇痛（氢吗啡酮 0.2mg IV，锁定时间 6min，无背景剂量

术后去向：先麻醉后恢复室，后回病房

---

[a] 非去极化肌松药的选择包括：罗库溴铵、维库溴铵、泮库溴铵、阿曲库铵和顺式阿曲库铵。

术后随访

患者苏醒后需对其进行再次评估。术后随访包括对麻醉的总体满意度，对并发症的评估，如牙齿损伤、恶心、神经损伤以及术中知晓。麻醉对机体的长期的影响日益受到关注，包括"深"麻醉、低血压及吸入麻醉剂量对术后死亡率的影响[7]。

学习策略

在监管下直接管理患者的学习方式是临床培训的基础。由于麻醉实践的范畴非常广泛（参见第 1 章），而受训者又需要具备多种能力，因此直接管理患者不能作为培训计划的唯一组成部分。其他教学形式包括讲座、小组讨论、模拟教学以及独立阅读。讲座是传递大量信息的有效方式。但讲座形式不利于广泛的观众互动。小规模（参与者人数少于 12 人）且互动很好的小组讨论较是最有效的学习方式。文献讨论会、质量保证会议以及基于问题的病案讨论均可转化为这种形式。一种称为**翻转课堂**的教学方法可以将讲座和小组讨论结合起来[8]。比较流行的翻转课堂授课方法包括课前在线视频讲座，受训者课前预习学习材料，上课时进行小组讨论或采用其他积极的学习形式。模拟教学可采用几种形式：基于任务的模拟器可以练习分散的技术如气管插管或静脉内导管置入；人体模型模拟者可以模拟术中危险情况的发生，如恶性高热或心脏停搏；基于计算机的模拟器可被用于重复进行高级生命支持。独立阅读应包括基础教材与综合教材中的选定部分，以及麻醉专业期刊和普通医学期刊。

新受训者通常一次仅学习管理一名患者的知识，即基于案例的学习。建立制订个体麻醉方案时，受训者也应同时制定学习目标。如知识框 2-2 中的患者有哮喘病史，需要进行腹腔镜手术。几个问题可能成为管理病患或讨论之前定向阅读的主题。腹腔镜手术有哪些并发症？有哪些表现？应如何治疗？如何评估患者哮喘的严重程度？如果患者术前出现喘息合并呼吸困难如何处理？受训者应定期反思自己的行为及如何改善个体患者的管理及机构的患者管理体系。

学习导向与业绩导向

受训者应对学习挑战的方式可描述为"业绩导向"或"学习导向"[9]。以业绩为导向的学员，其目标是验证自己能力，而学习为导向的学员，其目标是提

知识框 2-3　局部麻醉方案范例

病例

27 岁男性，因慢性疼痛拟行右肩关节镜检查，既往史无特殊

手术前

术前用药：咪达唑仑 1～2mg IV，以减轻焦虑

手术期间

阻滞类型：肌间沟阻滞

穿刺针：22 号神经阻滞短针，长 5cm

局部麻醉药：1.5% 甲哌卡因 25mL

辅助设备：线阵探头超声机，无菌保护套，超声凝胶

技术：氯己定消毒皮肤，在颈后三角定位神经，超声引导下进行穿刺和局部麻醉药物的注射

术中镇静与镇痛：

咪达唑仑 0.5～1mg/kg IV，可 5～10min 重复使用

芬太尼 25～50μg IV，可 5～10min 重复使用

手术后

术后疼痛管理：当神经阻滞作用消失后，根据需要予以芬太尼 25～50μg IV

术后去向：麻醉后恢复室观察后回家

手术间的准备

在确定麻醉方案后，住院医师需要做好手术间的准备（表 2-3）。常规手术间准备包括麻醉机的检查（参见第 15 章）。特殊麻醉方案需要准备额外的设备。例如纤维支气管镜插管，这些设备可存放在专门用于困难气道管理的推车里。

术中麻醉的管理

术中麻醉管理通常按照拟定的麻醉方案进行，但是也需要根据患者对手术及麻醉的不同反应来进行适当的调整。麻醉医师必须对多种不同的信息进行评估以决定是否需要调整麻醉方案。受训者必须学会如何处理不同的信息来源，并学会同时进行多项工作。心理活动通常的环路包括观察、决策、执行和再评估。保持警惕性——小心和谨慎对于患者的安全是必须的，但仅仅有警惕性是不够的。麻醉医师必须对每一个发现进行慎重评估，也可能被大量或快速变化的信息所迷惑。术中发生的临床事件可以启发受训者的思考，也会激发受训者与监管者之间的交流讨论（表 2-4）。

表 2-3 手术间的准备

组成	准备任务 / 用品和设备
房间基本的设置	
吸引（S）	检查吸引器连接正确，正常工作，并处于手术床头
氧气（O）	检查供氧压力（中心供氧大约 345kPa，灌装至少 13 793kPa）。检查麻醉机（正压回路检测）
气道（A）	两套喉镜片和镜柄 两根不同大小的气管导管（一根带管芯，一根不带管芯） 两个不同大小喉罩（3 号和 4 号 LMA 喉罩） 两个口咽通气道 两个鼻咽通气道 利多卡因或 K-Y 胶 牙垫和压舌板 胶带
静脉通路（I）	两种不同型号的静脉穿刺针 含有 1% 利多卡因的 1mL 注射器 止血带，酒精贴，纱布，敷贴，胶带
监护（M）	心电图贴片 血压袖带（大小合适） 脉搏氧探头 呼气末二氧化碳监测（吹气检测环路以确保功能正常） 体温探头
常规药物准备	
术前用药	咪达唑仑，2mL，1mg/mL
阿片类药物	芬太尼，5mL，50μg/mL
诱导药物	丙泊酚，20mL，10mg/mL **或** 硫喷妥钠，20mL，25mg/mL 依托咪酯，20mL，2mg/mL
肌松药	琥珀胆碱，10mL，20mg/mL 罗库溴铵，5mL，10mg/mL
血管收缩剂	麻黄碱，10mL，5mg/mL（在 9mL 生理盐水中稀释为 50mg/mL） 去甲肾上腺素，10mL，100μg/mL（在 100mL 生理盐水中稀释 10mg）
避免用药错误	
预防建议	在准备药物前，检查两次药瓶 有些药物看上去比较相似，有些药物名字听上去很相似。药物准备好后立即贴标签。标签上标明药物名称，浓度，配制日期，时间，配制人名字简称 丢弃没有标记的注射器
将 % 换算为 mg/mL	将小数点往右移动一位（1.0% = 10mg/mL） 根据定义，1% = 1g/100mL 1% 利多卡因即 1 000mg/100mL 或 10mg/mL
换算 1∶200 000	记住：1∶200 000 即 5μg/mL（1∶1 000 即 1 000μg/mL 或 1mg/mL）

表 2-4　术中事件探讨范例		
术中事件	**需考虑的问题**	**可讨论的主题**
手术刺激引发的心动过速	麻醉深度是否足够	麻醉深度的评估
	是否有其他引起心动过速的原因	增加麻醉深度的方法
	是窦性心律，还是原发性心律失常	心动过速的诊断
建立气腹后呼气末二氧化碳增高	是否存在危及生命腹腔镜手术并发症，如二氧化碳栓塞	腹腔镜手术并发症
	腹腔镜手术时呼气末二氧化碳预期增高值是多少	机械通气模式
	如何调整呼吸机设置的参数	术中高碳酸血症的原因
手术结束前 15min，周围神经刺激器 TOF 值仍为 0/4	神经刺激器工作是否正常	神经刺激仪的模式
	导致长时间神经肌肉阻滞的原因是什么	肌松药残留的临床意义
	神经肌肉阻滞是否能被安全拮抗	肌松药的药理学基础

高自己的掌控能力。对于以学习为导向的受训者，反馈更有可能被认为是有益的，而对于以业绩为导向的受训者，很可能将反馈仅仅视为凸显其弱点的一种方式。如果培训环境具有挑战性并且严格，那么具备学习导向较强的人更容易成长。

麻醉教学

　　住院医师作为教师在医学生培训中的重要性愈发受到认可 [10]。在住院医师规范化培训中应早期开展带教活动。许多专业已经开发了课程来阐明这种教学的作用，住院医师和医学生均能从中受益。一项已发表的方法包含了一系列针对六大教学技巧的讲习班：提供反馈，围绕病例教学，引导学习者，讲授技能，床旁教学及提供微型讲座 [11]。

　　一种已在多个专业均被描述过的临床教学方法，被称为"**一分钟感知模式**"（one-minute preceptor, OMP）[12]。该模型描述了用于构建简单临床情景的 5 个顺序步骤。表 2-5 列举了麻醉带教相关的步骤与示例。

表 2-5　麻醉 OMP 教学模式范例	
您与一名在麻醉科轮转的医学生共事。一名健康患者正在接受全身麻醉腹腔镜下胆囊切除术。建立气腹后，将患者置于 Trendelenburg（头低）体位后，血氧饱和度从 100% 降至 93%	
教学步骤	**与学生的对话**
第一步：得到问题	为什么您认为血氧饱和度在下降
第二步：寻找支持性的证据	哪些发现提示气管插管位置发生了改变
第三步：讲授一般准则	讨论全身麻醉期间如何处理低氧血症
第四步：强调做得好的	您敏锐地观察到了支气管插管的表现，如气道峰压升高
第五步：纠正错误	除非有更明确的支气管痉挛迹象，否则不能经验性使用支气管扩张剂进行治疗

思考题

1. 麻醉住院医师培训过程中的"里程碑"是什么？

2. 知识框 2-2 中示例的患者，如果哮喘控制不佳且需要急诊行腹腔镜阑尾切除术，您将如何调整全身麻醉计划？

3. 一分钟感知模式教学法由哪几部分组成？

4. 您正与一名麻醉初学者一起工作。您如何利用表 2-4 中的构架针对以下事件提出问题和讨论主题：健康患者麻醉诱导和气管插管后出现低血压？

（何裔 译，姜春玲 审）

参考文献

1. Bould MD, Naik VN, Hamstra SJ. Review article: new directions in medical education related to anesthesiology and perioperative medicine. *Can J Anaesth*. 2012;59(2):136-150.

2. Murray DJ, Boulet JR. Simulation-based curriculum: the breadth of applications in graduate medical education. *J Grad Med Educ*. 2012;4(4):549-550.

3. Smith A, Goodwin D, Mort M, et al. Expertise in practice: an ethnographic study exploring acquisition and use of knowledge in anaesthesia. *Br J Anaesth*. 2003;91:319-328.

4. Leach DC. Competencies: from deconstruction to reconstruction and back again, lessons learned. *Am J Public Health*. 2008;98(9):1562-1564.

5. Khan K, Ramachandran S. Conceptual framework for performance assessment: competency, competence and performance in the context of assessments in healthcare—deciphering the terminology. *Med Teach*. 2012;34(11):920-928.

6. Anesthesiology Residency Review Committee. The Anesthesiology Milestone Project. July 2015. https://www.acgme.org/Portals/0/PDFs/Milestones/AnesthesiologyMilestones.pdf. Accessed May 2, 2016.

7. Willingham MD, Karren E, Shanks AM, et al. Concurrence of intraoperative hypotension, low minimum alveolar concentration, and low bispectral index is associated with postoperative death. *Anesthesiology*. 2015;123(4):775-785.

8. McLaughlin JE, Roth MT, Glatt DM, et al. The flipped classroom: a course redesign to foster learning and engagement in a health professions school. *Acad Med*. 2014;89(2):236-243.

9. Weidman J, Baker K. The cognitive science of learning: concepts and strategies for the educator and learner. *Anesth Analg*. 2015;121(6):1586-1599.

10. Post RE, Quattlebaum RG, Benich 3rd JJ. Residents-as-teachers curricula: a critical review. *Acad Med*. 2009;84(3):374-380.

11. Berger JS, Daneshpayeh N, Sherman M, et al. Anesthesiology residents-as-teachers program: a pilot study. *J Grad Med Educ*. 2012;4(4):525-528.

12. Furney SL, Orsini AN, Orsetti KE, et al. Teaching the one-minute preceptor. A randomized controlled trial. *J Gen Intern Med*. 2001;16(9):620-624.

第 3 章　麻醉和健康信息技术

David Robinowitz and Scott Springman

麻醉医师产生并需要记录大量生理、药理和健康管理信息。从 2011 年本书上一版发行以来，无论是作为独立系统还是作为整个患者电子病历（electronic health record，EHR）的一部分，计算机麻醉信息管理系统（Computerized Anesthesia Information Management Systems，AIMS）的应用呈现指数级增长。在 20 世纪 90 年代后期，仅有少数研究型医疗机构拥有 AIMS，在私立医疗机构就更少了。然而，到 2007 年，约 44% 的研究型医疗机构已经全面应用或者正在实施 AIMS 的过程中。2004 年的一项随访调查研究估计，约 84% 的美国研究型医疗中心将在当年年底配置 AIMS。预计在几年内，很少有麻醉住院医师规范化培训学员在培训期间使用纸质版麻醉记录单[1]。EHR 将有可能纳入日益增多的辅助电子设备和其他软件中，并整合到**健康信息技术**或**健康信息技术**这一全球化的术语中。鉴于健康信息技术对患者诊疗的重要影响，麻醉实施者必须了解这些技术的潜在优势和风险。健康信息技术的学科基础是**医学信息学**（是与卫生保健和生物医学相关的信息科学的分支学科），包含了医学信息学、医学计算机科学和计算机在医学中的应用科学。

鉴于麻醉医师的特殊技能和知识，他们应该在围手术期健康信息技术的开发、评估、决策以及使用中发挥重要作用。当前，麻醉团队需要掌握医学信息学适用理论和实践的应用知识。本章节将围绕AIMS，讨论健康信息技术的几个关键主题，这些主题对于麻醉医师而言也是非常重要的，包括麻醉实践中信息技术系统采购和运营管理的一些需要考虑的问题。

感谢 James Caldwell 为本章上版作出的贡献

麻醉文书和计算机麻醉信息管理系统简史

现代 AIMS 数据的起源可以追溯到 1895 年的纸质版记录,是由神经外科医生和生理学家 Harvey Cushing 以及他的医学院同学 E.A. Codman 共同创立[2]。作为麻醉质量改进的先驱,Codman 和 Cushing 竞相改善麻醉实践质量。为了达到这个目标,在麻醉发明 50 年后,他们首次用手写麻醉记录单收集和回顾生理数据。同期,Cushing 等开始使用新发明的带有纸质记录的自动血流动力学监护仪,可以进行无创动脉血压监测。在随后 50 年中,虽然记录的数据量和类型在缓慢、稳定的增长,但麻醉记录基本保持使用同样的格式来呈现血流动力学参数。麻醉和手术中特殊事件记录和自动实时记录血流动力学生命体征这两大创新奠定了现代 AIMS 的基础。

从 20 世纪 70 年代末到 80 年代初,计算机自动化麻醉记录系统(Computerized Anesthesia Automated Record Keeper,AARK)崭露头角,因为当时条件有限,获得廉价可靠的计算机软硬件较为困难,所以,AARK 的商业化和普及应用较为缓慢[3]。然而,即使在这种困难条件下,该新兴技术的许多优势也显而易见。AARK 弥补了纸质版记录的很多不足,诸如回忆偏差、难以辨认的记录、部分或全部数据缺失(监督管理和诊疗费用问题)以及缺乏医疗/法律方面的审核追踪等。临床研究表明,AARK 比手动描记能更加准确地记录血流动力学参数[4],例如,与 AARK 相比,手动描记增加了"数据平滑"度(数据记录通常是近似的,导致两个记录点的差距变小)。

在 20 世纪 90 年代和 21 世纪早期,高级计算机软硬件大量涌现,如局域网、因特网、数字化血流动力学监护仪、医疗通信协议如国际七级卫生标准(health level seven international,HL7),以及计算机处理能力成本的大幅降低等。而且纸质版记录难以满足浩繁数据记录的强烈需求,相对简单的 AARK 增加了许多辅助功能,并逐渐演化成为成熟的 AIMS。

数据需求

在 2001 年,麻醉患者安全基金(Anesthesia Patient Safety Foundation,APSF)赞同和倡议"通过使用自动化记录系统回顾和分析数据,提高围手术期患者安全性"[5]。另外,诸如合规性文档、研究工作、质控、控费以及行政管理等方面都需要准确记录麻醉和围手术期数据。然而在 21 世纪,美国联邦政府可能对 EHR 在其国内的快速推广起到了最大促进作用。2009 年美国颁布了《美国恢复和再投资法》,其中的《经济和临床健康卫生信息技术法》鼓励通过经济上的奖励和惩罚措施,推进健康信息技术的合理应用。

2011 年,美国卫生与公共服务部(Department of Health and Human Services,HHS)与医疗保险和医疗补助服务中心(Centers for Medicare & Medicaid Services,CMS)共同发起了医疗保险和医疗补助 EHR 激励计划,他们的"有效性使用(meaningful use,MU)"标准鼓励医疗从业者和医疗机构采用不同奖惩措施,激励其分阶段推广使用健康信息技术。为了持续符合 MU 标准,医疗机构必须在 2017 年前满足第 3 阶段条例(第 1 和第 2 阶段要求合并和更新形成),要求所有医疗机构增加安全和隐私措施以及电子化上传临床质控(clinical quality measure,CQM)数据(知识框 3-1)。在 MU 系统中报告依从性是比较复杂的,比如特定报告、激励及非可抗力因素豁免条款等适用于麻醉医师。美国麻醉医师协会(American Society of Anesthesiologists,ASA)、美国健康与社会服务部(United States Department of Health and Human Services,HHS)、美国国家卫生信息技术协调员办公室(Office of the National Coordinator for Health Information Technology,ONC)以及健康信息技术专业人员的建议可以指导完成这些要求[6, 7]。这些要求是动态变化的,在 2016 年早些时候,作为对各方反馈的回应,联邦政府制定改善卫生信息项目(advancing care information),旨在简化和取代 MU 项目,重点提高互操作性(另见后)以及创造更加人性化技术以支撑医生工作流程。有关联邦健康信息技术指南和要求的最新信息可以在网上获取[8]。

知识框 3-1　2017 年及以后 MU 的目标和措施

- 保护患者健康信息安全
- 电子处方(electronic prescribing,eRx)
- 临床决策支持(clinical decision support,CDS)
- 计算机化医嘱录入(computerized provider order entry,CPOE)
- 患者电子化获取健康信息
- 医患协作诊疗
- 医疗信息交互平台(health information exchange,HIE)
- 公共卫生和临床数据注册报告

零散数据的收集和报告通常是促使医疗机构启用健康信息技术的主要因素。数据报告可以支撑工作流程分析、指导改进资源利用、调度和管理工作、便于费用核算，质量和临床结局评估、满足依从性条例、服务科研以及满足对外公共或私立机构的信息需求。重要数据通常存储于多个系统，促使一个或多个独立的数据源汇集而成中央数据库的兴起。

虽然地方数据报告具有很大的潜力，这些地方数据正在促进国家和国际的大型数据库的创建，称之为"数据注册中心"[9]。以下一些观察性数据注册中心主要集中在麻醉和围术期医疗领域：麻醉质量研究所（Anesthesia Quality Institute，AQI），国家麻醉临床结局注册处（National Anesthesia Clinical Outcomes Registry，NACOR），多中心围手术期结局数据组（Multicenter Perioperative Outcomes Group，MPOG），门诊麻醉学会（Society for Ambulatory Anesthesia，SAMBA）结局注册表（SAMBA Outcomes Registry，SCOR），小儿区域麻醉网，心血管麻醉医师学会成人心脏麻醉分会等。这些数据注册中心可以直接从健康信息技术接收数据，但有一些问题导致地方健康信息技术的数据共享比较困难。首先，需要投入大量时间和其他资源将本地临床概念映射到注册表数据模式；其次，充分获取这些数据集包含的信息的另一个障碍是各种临床分类法之间的不一致性——普遍认可的麻醉"数据字典"尚未问世；再次，健康信息技术麻醉文档中存在缺失或不准确数据，需要巨大的资源消耗或技术进步才可能解决这个问题，因为很难指望麻醉医师在做好麻醉工作的同时还能高质量地完成数据录入工作；最后，很多健康信息技术数据是纯文本的，即自然/人类语言式的，而不是离散的、结构化和分类化的数据。除非自然语言处理（natural language processing，NLP；即人工智能领域通过计算机软件理解人类语言）技术成熟，否则很大部分信息难以使用。

尽管存在这些挑战，地方和国家数据注册中心在质量改进和卫生保健研究方面仍有很大的潜力，这些数据有助于对临床医疗现状的描述，允许跨多个组织对流程和结局进行基准化测试以及经验分享。尽管与传统前瞻性随机对照研究相比，观察性、大的队列研究还存在明显的不足，但是可以通过对数据集进行分析，探究特定患者诊疗因素和结局的关系，尤其是这些结局比较少的情况下更加适用[10]。但是，大型数据集——通常称为**大数据**——可以帮助其他领域的大型企业将新客户与产品相互关系数据可视化，并制定出新策略。或许，在麻醉前瞻性干预和基础研究中，大数据技术将成为一种既经济又省时的强化和补充手段，预期可以建立围手术期患者并发症风险模型，将这些信息回传至 HER 系统，提示临床决策规则，并可能提前预测并发症的发生。诸如机器学习或认知推理运算等计算机新技术可能从大数据中得出人类无法得到的结论。

使用健康信息技术报告专业性能数据

健康信息技术数据承担很多报告方案，其中专业质量的电子报告是其一个具体应用。医生质量报告系统（Physician Quality Reporting System，PQRS）为 CMS 收集来自于有资质的专业人员和医疗团队的质量信息数据。PQRS 质量评价系统旨在帮助医疗专业人士和医疗团体评估其在一系列领域中的医疗质量。在 2019 年，CMS 计划将现有的几个基于质量和价值的评估系统（包括 MU 和 PQRS）合并到择优奖励支付系统（Merit-based Incentive Payment Systems，MIPS）或改良替代支付模式（Alternative Payment Models，APM），这些支付模式源自 2015 年的最新的医疗保险准入和儿童健康保险（Children's Health Insurance Program，CHIP）再授权法案（MACRA）[11]。

质量评估报告是 EHR 的重要特征，一些系统允许在 EHR 内部记录质量文档，相反地，这些报告可能更应该在 EHR 之外进行，以减少意外法律披露风险。直接生成质量评估文档的另外一种选择是加入 CMS 认证的**临床数据注册中心**，该注册中心可以选择性收集和提交代表个体的 PQRS 质量评估数据。AQI 目前被指定为"患者安全组织"，符合 HHS 中"患者安全条例"制定的标准，同时也是一个合格的临床数据注册中心。临床质量数据注册中心和患者安全组织通过高水平的医疗法律发现保护机制，鼓励如实上报[12]。由于通过其麻醉性能改进和报告交互注册（Anesthesiology Performance Improvement and Reporting Exchange，ASPIRE），MPOG 在 2005 年成为认证的临床数据注册中心，NACOR 和 MPOG 的注册者可以利用他们参与到在这些数据注册中心来满足联邦政府的报告要求。

麻醉和围手术期医疗电子病历的特征

EHR 是一种纵向电子记录，记录在任何医疗服务环境中一次或多次诊疗过程中患者的健康信息。

对患者、医护人员以及医疗机构而言，EHR 都有显而易见和潜在的优势（知识框 3-2），但也有很多潜在的缺陷。成功和失败的 EHR 的区别在于是否精心设计。因为 EHR 的基本目的是满足临床和管理需求，所以，EHR 应该是直观的，应该指导用户在正确的时间获得正确的信息，以满足现代医疗的需要。

AIM 具体的系统特征包括 AARK 核心功能（从血流动力学监护仪、麻醉机和其他临床设备中永久记录设备数据／设备集成）、诸如病例事件的元数据捕获（例如入室时间、体外转流时间等）、术前评估文书（包括使用结构化数据以支持报告和 CDS）、术前医嘱管理以及与 EHR 和各种健康信息技术系统上其他记录的整合。整合的主要目标如下：

1. 药物数据（需要与药房系统整合，包括患者过敏、医嘱、执行、药物相互作用、处方一览表以及费用等信息）；
2. 实验室和影像系统（检查的医嘱和结果、记录即时监测结果的能力）；
3. 医嘱、病程记录和会诊记录；
4. 护理评估包括"出量和入量"；
5. 计费功能（向患者及其医保计费）；
6. 患者追踪（整合出院／入院／转院申请）；
7. 围手术期管理系统（例如手术计划、排程以及手术室使用管理）。

对于模块化的 AIM（大型 EHR 组成部分），可以通过共享数据库和路径（例如，AIM 模块在药房和其他临床应用软件共享的企业数据库记录用药医嘱和执行情况）实现数据整合。对于独立的 AIM，可能需要多个接口（硬件的和软件）在 AIM 和其他健康信息技术系统之间（如前述）来回传输信息，以避免围手术期信息"黑洞"。

可能 EHR 最重要的特性是可靠性，EHR 必须具备**容错能力**，这意味着应该能抵御软件错误（bug）、黑客、硬件故障、网络错误以及自然灾害。EHR 为故障后的**工作连续性**做准备，包括故障安全工作流程（例如扫描的纸质记录）和冗余数据存储。保护数据的常用模式有以下两种：①**数据镜像**，本地工作站的应用程序通过本地储存数据进行工作，本地数据自动备份到远程存储（或者是**云存储**），②**客户端-服务器模式**，即本地工作站（**客户端**）通过远程计算机（**服务器**）数据进行工作。数据镜像模式的优势在于可以不受短暂网络中断的影响，客户端-服务器架构模式可以通过集中软件和数据来简化维护和备份活动，从而简化系统管理。知识框 3-3 显示了 EHR 应该具备的功能。

健康信息的安全和隐私

医护人员在道义上和法律上都有义务保护患者的隐私以及 EHR 的安全。健康保险可携性与责任法案（HIPAA 法案）（Health Insurance Portability and Accountability Act, HIPAA）隐私、安全和违反告示规则是美国将这一义务编纂为法律的条例[13]。隐私规则规定了何时，如何保护健康信息（protected health information, PHI）的标准，这些健康信息可能在任何媒体上（包括电子、书面和口头形式）使用和公开。PHI 包括任何可用于识别患者的数据，当信息转换为数字信息存储时称之为电子健康信息保护（electronic PHI, ePHI）（知识框 3-4）。安全规则要求采取特定预防措施，以便只有具有合法目的和适当授权的人才能访问卫生信息系统。当发生任何患者隐私泄露或健康信息技术安全事故时，违反告示规则要求医疗从业人员和医疗机构应当向 HHS、患者报告，在某些情况下甚至应该向媒体报告。

知识框 3-2 健康信息技术的潜在优势

- 提供易读的文档
- 便于在医疗机构内外的任何地方获取信息；便于通过移动通信技术获取信息；便于患者和医护获取信息
- 数据输入可回溯（审计追溯）
- 提供更加完整和准确的信息
- 信息保持更新，无论如何访问数据库都可获取相同的信息
- 减少了文书工作
- 可提高医疗质量，减少差错，提高医疗协作性
- 如果构建得当，可提高临床效率
- 最终可能会降低医疗总花费
- 有助于科研
- 可促进教学
- 自动化了许多流程，能将规则和逻辑 100% 应用到文本对话，且不知疲倦
- 提升管理效率，包括改善计费捕捉功能
- 可提供实时预警、提示、通知、提醒
- 患者可获取自己的健康信息
- 健康信息技术供应商由健康技术产品列表（CHPL）认证，并对医护和医疗组织的"有效性使用"认证提供支持

知识框 3-3　健康信息技术中一些理想的功能和特性

- 电子文书管理
- 扫描文书管理
- 电子医嘱（计算机化医嘱录入）
- 生理设备数据导入 EHR
- 与其他医院就诊经历的信息交互：出院 - 入院 - 转院、诊疗计划、影像学、用药、呼吸治疗、实验室检查、血库、影像存档和通信系统（PACS）、急诊就诊
- 与康复中心和长期护理机构的整合与沟通
- 人员配置，并行性检查
- 程序性文书
- 建立模板规范医疗文书，确保符合当地组织、国家专业人员以及政府的指南、操作参数、标准和需求
- CDS 核查表、警告、提示、紧急情况核查表以及协议
- "脚本"或"宏"文档允许设置和重复情况下的多项目文档
- 结构化交班
- 药物管理
- 管理报告
- 移动端整合
- 收费信息的获取
- 远程医疗
- 设施和专业的费用获取、合规检查与报告
- 患者沟通和预约（患者门户、诊疗说明、路径指南及其他）
- 结构化离散数据（流程图、列表、复选框、按钮等）
  - 分类数据而不是自由文本
  - 简报和数据分析
- 质量和结局分析
  - 预测建模 / 分析
  - 能够为数据注册中心及全民健康项目导出数据
  - 数据仓库
  - 患者满意度调查：医院消费者对医护及系统的评价（HCAHAPS），Press-Ganey 及其他
  - 实践管理报告

CDS，临床决策支持。

知识框 3-4　保护健康信息安全（PHI）

- 姓名
- 详细到州级以下的地址
- 和日期相关的所有数据以及 89 岁以上老年患者的年龄
- 电话和传真号、电子邮件或 IP 地址、URL
- 社会保险号、病历号、保健号以及账号
- 设备标识符和序列号
- 生物识别信息（如指纹、声纹）
- 面部或其他可供识别的物体（如文身）的照片
- 任何其他唯一的识别号、特征或编码

HHS 民权办公室负责管理和执行 HIPAA 安全规则，详见在 HHS 网站上的描述 [14]。除了 HIPAA 安全规则外，其他适用的联邦、州和地方法律以及卫生保健组织的政策均可以规范 ePHI 保护。HIPAA 的一些关键条款包括向所有患者在入院登记处或者入院时提供一份正式的隐私权告知书。因此，麻醉管理中常规使用临床数据通常不需要额外签署同意书。然而，向其他实体披露 PHI 可能需要患者的授权。患者有权获取自己的病历，也有权限制他人获取自己的 PHI。还有一些法律限制以欺诈为目的而修改电子病历中的信息。现代 EHR 应该有广泛的审计追踪和完整性检查，以便对修改进行溯源。

数据安全是一个不断发展的领域，随着新的系统能提供更多的功能，新的漏洞就随之出现。HHS 在 ONC 提供的一份关于 ePHI 隐私与安全的文件中，对近期发生的越来越多的侵犯 ePHI 隐私事件发出了警告 [15]。医疗机构和医疗从业人员共同分担防止类似错误的责任。健康信息技术安全值得重点关注，例如，可能有未知的医疗系统黑客窃取 EHR 数据索要赎金。知识框 3-5 总结了针对个人的 ePHI 隐私和安全实践建议。

在医疗机构层面，安全负责人必须进行风险分析，制定风险防范规划，准入诸如 EHR 的电子系统。采购者必须在健康信息技术系统安装和升级过程中进行安全风险分析。医疗机构也可从美国健康信息信托联盟（health information trust alliance，HITRUST）的工作中获得帮助，HITRUST 与卫生保健、技术和信息安全领导人合作建立了一个共同的安全框架。框架包含了一套规范性控件，试图协调多个法规和标准的要求，可供医疗机构用于敏感和受限制信息的创建、访问、存储和交换。MU 第三阶段规定，药品和食品管理局（food and drug administration，FDA）

知识框 3-5 EHR 用户隐私和安全操作推荐意见

- 任何情况下都不能共享密码
- 在所有电脑，包括手机上使用"强"密码（至少 6 个字符，包含大写字母、数字、符号）
- 使用结束后退出登录
- 在碎纸机或上锁的处置柜中销毁所有包含 PHI 纸质版文书
- 不要在身边遗留任何形式 PHI 文书（最好避免打印 PHI）
- 避免使用不安全的电子邮件系统发送 PHI，或避免将 PHI 发到社交媒体，或通过语音信箱发送包含 PHI 的内容

EHR，电子病历；PHI，电子健康信息保护。

将提供新的工具，帮助移动医疗产品开发商管理医疗数据安全。负责健康信息系统监督的三个美国机构概要见表 3-1。

健康信息技术特定的关键主题

互操作性

健康信息数据采集和管理系统通常由核心应用程序（计算机程序）和扩展功能的独立模块应用程序或数据源（包括医疗机构内外）组成。一些医疗机构是采取主导模块协同多个供应商提供的独立模块（如实验室系统、医嘱系统）的工作模式，以满足其对健康信息技术的需求。当功能大部分集中在同一个通用应用程序时，一个组织就可以说是拥有一个企业级系统。各种模块、外部应用程序以及数据源之间的相互沟通能力，称之为互操作性[16, 17]。高水平

的互操作性可以使医疗机构在使用不同类型或不同版本的健康信息技术时共享数据。互操作性可在不同的层次上运用：应用程序软件①可与内置功能共享信息，②可以使用标准化格式（例如，HL7）或应用程序编程接口（application programming interfaces, API）在应用程序之间共享数据，或③可以通过 HIE 进行远程接口，HIE 是一个大型数据存储系统，可以聚合来自各类医疗机构的数据。互操作性可取代低效的纸质工作流程和减少重复检查和用药错误。互操作性也可以促进更好地进行预防保健和慢病管理，同时可以改善医疗从业人员之间的沟通。

为了满足 MU 规则要求，模块化软件应用程序必须能够交换和使用电子健康信息，而无须用户付出特别的努力。ONC 设计了一个"互操作性线路图"，用于指导当前和未来健康系统学习的发展[18]。互操作性还包括多个设备整合，使得 EHR 可以自动捕获来自生理监护仪、麻醉机、呼吸机、静脉输液泵、药品分配器以及其他电子设备的数据。物联网（internet of things, IOT）是互操作性更广泛的外延，许多电子设备（包括家用电器、车辆、个人健康设备）可以互联，快速催生了更多新的功能（同时也增加了安全风险）。互操作性是一个极具挑战性和占用大量资源的过程，但它是未来健康信息技术的一个前途无量的关键特性。

系统设计、用户界面和易用性

HER 包含众多医疗数据，诸如实验室检查和影像结果、人口统计信息、计费和合规性数据、调度、材料管理、药房数据、生理数据和临床医学文书等。为了完成患者的临床评估，用户可能需要在多个屏幕、在同一应用程序中的不同级别或在多个应用程序之间查找信息。"跟着界面来寻找信息"的方法或以妨碍整体理解的方式呈现数据都会给用户造成巨大的

表 3-1 医疗机构 EHR 安全监管的机构概览

联邦办事处 / 机构	网址	健康 IT 相关责任
医疗保险与医疗补助服务中心（CMS）	www.cms.gov	监管 MU 计划
民事权利局（OCR）	www.hhs.gov/ocr	负责和强制执行健康保险可携带性和问责制法案（HIPAA）在隐私、安全以及违反通告条例方面的规定
美国国家健康信息系统协调办公室	www.HealthIt.gov www.healthit.gov/playbook	支撑 EHR 和健康信息交互（HIE）的使用和推广

记忆和认知负担，而且没有考虑**人为因素**。除了降低效率外，糟糕的**用户界面和数据可视化设计**可能会妨碍有效的模式识别、临床评估和准确的文档记录。更广泛地说，糟糕的用户界面和系统设计不仅会妨碍临床医生了解患者的情况，还会妨碍医师汇总信息，预判未来事件并为其做准备，这一现象称为**情景感知**。这个概念最早出现在航空领域描述中，目前已经应用于麻醉，情景感知定义为团队的集体功能，适用于涉及临床医生和围手术期医疗计算机系统的复杂系统[19]。

在计算机科学和信息学中，用户界面呈现出可与用户交互的信息设备的所有特点，包括系统何时、如何邀请以及如何响应交互。良好的健康信息技术用户界面能促进临床医生快速、安全、高效地理解和处理大量信息。用户界面会受到健康信息技术系统总体设计的限制。因此，系统的总体设计必须遵循**人机交互**的原则。人因工程是考虑到技术使用者能力和现实需求的实践——期望人类像人一样行动——也就是说，在与技术的日常互动中会犯错，认知能力和记忆会受限于资源。提高人机系统性能的一种技术是以**用户为中心**的设计——一种迭代的技术开发工作流程——在这种工作流程中，设计和原型开发的周期由早期基于用户评估决定，例如在开发过程中对用户界面的模拟和评估。尽管这样的迭代工程实践前期花费可能会更多，但随着推出用户更易接受的技术和避免了昂贵的"重做"，可能会有很显著的节省。

除计算机科学和航空以外，其他行业的设计原则也可以成功地应用到健康信息技术。**控制层级**的工业安全概念已应用于医疗保健和麻醉信息技术，在这一概念中，按照从最有效到最不有效的顺序描述了消除危害的干预水平[20]。那些简单地**消除**风险的控制是最有效的控制措施，即绝不可能发生不好的结果。一个典型的例子是**强行停止**原则，不允许开具致命剂量的药物医嘱。下一个干预级别是**替换**，即用一个危险程度较低的过程替换危险的过程，例如用标准浓度预充注射器替换麻醉药物，或者在健康信息技术系统中，用特定的复选框或按钮替换自由文本。**控制工程**是指通过系统设计使得规避危险变得更加容易。例如，为了降低在 EHR 中**填错患者信息**（charting on wrong patient in EHR，COWPIE），我们可以在各种 EHR 关键屏幕上显示患者身份照片信息，或在进行关键医疗行为如输血前需要扫描识别腕带条码。下一级危险规避是建立在管理或组织实践和教育基础上，例如执行程序前的检查表（可以

构建到 AIM 工作流程中）。最无效的控制是在个人层面，比如训练员工在开始一个病例之前总是点击一个链接来检查过敏。在可能的情况下，AIM 工程师和管理成员应尽可能在更高控制级别上防止危险（如患者安全、合规性问题、账单问题），并与临床和机构领导合作，消除、替换或设计规避风险[21]。

易用性是指一项技术能在多大程度上，在其工作环境的约束和复杂性范围内，以令人满意、有效和高效的方式帮助用户实现目标。美国医疗信息协会（American Medical Informatics Association，AMIA）推荐了构建 EHR 的易用性原则。其中有些原则尤其适用于在围手术期环境中推出的技术：**极简主义**（快速访问核心功能的能力）、**可逆性**（撤销简单用户错误的功能）和**存储**（减少内存负载，减少操作系统的认知负担，保持核心任务的内存容量）。

AMIA 对**灵活性**的建议强调了系统定制的可用性。显然，根据用户偏好和角色来定制界面可以提高可用性。然而，根据当地和国家规范，标准化用户界面和系统行为也有其好处，所以，健康信息技术开发人员必须谨慎地权衡定制和标准化的好处。尽管目前还没有一个公认的工具来评估健康信息技术的可用性，但标准化的问卷调查、模拟、屏幕和视频记录已经可以用来评估用户满意度、图表准确性、情景感知（有效性），以及在新旧版本 AIM 之间完成一项任务（效率）的"点击"次数。这类测试应在实施前和推出后定期进行，目的是评估和指导改进人员与整个系统的硬件、软件和人工工作流程的交互。

可用性的必然结果涉及用户的**弹性**。当面对低可用性但被授权使用健康信息技术系统时，尽管系统存在局限性，医疗专业人员通常仍会找到实现其目标的方法。在这种情况下，尽管看起来健康信息技术系统可能运行得很成功，但其对用户的记忆和注意力的需求（例如依赖系统"**变通方法**"或将他们的"脸埋在计算机屏幕上"）不仅可能导致操作效率降低，而且会导致情景感知能力、临床工作表现和用户满意度下降[22]。

临床决策支撑

CDS 是有效的现代健康信息技术系统的一个重要特征，也是医疗机构购买健康信息技术系统最受推崇的原因之一：

CDS 为临床医生、工作人员、患者或其他个人提供知识和个性化信息，并在合适的时间进行智能筛选或呈现，以增进健康和医疗。CDS 包含用于增强临床工作流程中的决策的多种工具。这些工具包括

对医疗提供者和患者的计算机化警报和提醒、临床指南、特定条件医嘱集、重点突出的患者数据报告和总结、文档模板、诊断支持以及上下文相关的参考信息和其他工具[8]。

CDS 可能是**被动的**系统，在正确的时间提供正确的信息协助医生做出正确决策。被动 CDS 包括呈现相关实验室结果或生命体征，或提供快速访问适当的核查表、协议、标准链接，或呈现相关政策等，而且 CDS 与用户界面设计紧密相连。被动 CDS 支持情景感知的基本标准：知道患者现在的情况。**主动 CDS**使用逻辑（即规则）来检测特定的临床场景，然后执行操作，例如生成警告、警报或自动操作。例如，EHR 可以自动监测患者生命体征和实验室结果，当检测到明显异常时（如全身炎症反应综合征），EHR 会自动生成弹出警报、向传呼机/智能手机发送警报、点亮监控"控制面板"或给出实验室或用药医嘱建议。主动 CDS 可以解决更高层次的情景感知失败的问题，也就是主动 CDS 系统可以解决无法集成和分析不同来源的数据阐述临床情况的问题。CDS 可以在用户级实现，也可以在多患者级别上实时地或在更长时间内操作（例如，手术室效率仪表板）。

CDS 在管理工作流程、诊疗过程以及最终诊疗结果中具有许多潜在的和已实现的好处。在麻醉中，CDS 改善了心脏检查方案的依从性，在区域阻滞麻醉前警告抗凝状态，在术中和重症护理过程中，近实时地发出提醒和通知，进而减少了一些不良事件的发生，如术后恶心和呕吐等[23, 24]。CDS 的一个明显缺陷是它不能利用无法访问的信息，例如来自另一个非集成的健康系统的病史信息，也不能利用尚未在 EHR 记录的数据。如果因为**不知道**患者的家庭药物，药物-药物相互作用警报没有出现，或者相关药物已经给药后警报才出现，那还有什么用？**自动化导致的自满**描述了这样一种情况：临床医生过度依赖警报或其他 CDS，然后当 CDS 没有警告他们时，他们就无法识别危险并采取相应的措施。确保拥有足够的 EHR 数据和结构，这样才不能使 CDS 被称为一个黑盒子——也就是说，医师们需要了解 CDS 的工作原理以及依赖的数据类型，才可以减少这些错误的发生。

2016 年，旨在减少无益警告和警报的"国家病患安全目标"，正好解决了相反的情况，在这种情况下，过多或无益的 CDS 警报会导致警觉疲劳现象，出现混乱以至于临床医生工作效率下降。考虑到发出警报信号失败或发出不当警告的后果，CDS 尤其是主动 CDS 应进行与血流动力学警报或实验室测试相类

似的评估。这些评估具有可测量的敏感性和特异性，在实践中，加上待检测问题的发生率，也具有正预测值和负预测值，也就是说，CDS 警报的存在（或不存在）反映真实重要情况的存在（或不存在）的概率是多少。为了确定主动 CDS 干预的影响，健康信息技术管理人员应该"在后台"对其进行测试，并确定警告特征，一经推出，就应该测量 CDS 工具对医师行为的影响，如制定新化验或医嘱。常识性的建议是要尽可能地避免使用**强行停止**功能，这可能会意外导致用户无法高效工作，当设计缺陷使不符合规则的**强行停止**出现时，情况会更加糟糕（用户满意度和有效性的重大缺陷）。如果由于重症患者的安全原因必须启用**强行停止**功能，最好首先将规则测试为**警告**或**软停止**，观察适当的性能，并且仅在验证后才能启用**强行停止**功能。

健康信息技术过渡：从纸质记录到麻醉信息管理系统和其他信息系统

当从传统的纸质工作流程过渡到新的健康信息技术系统时，决策应遵循可用性、增加临床工作价值、支持 CDS 和报告功能以及降低风险等原则。这些风险不应该被低估，对任何信息技术系统的评估都应该包括对不良副作用的仔细分析和持续监测，不应该低估风险（知识框 3-6）。

麻醉和围手术期工作的领导，在获取新的 AIM 或围手术期信息管理系统中起着核心作用。在审议新的麻醉和围手术期健康信息技术的过程中，他们应该是领导者，并应直接与潜在的供应商和应用程序开发人员合作。即使他们的医疗机构正在购买整个企业的 EHR，他们仍然要发挥重要作用，分担 AIM 和围手术期模块的评估工作，并评估哪些组成部分可以接受（或不可接受）。知识框 3-7 显示了在选择和实施健康信息技术（例如 AIM）时需要调查的一些问题。大型健康信息技术项目的基本检查表如知识框 3-8 所示。知识框 3-9 总结了围手术期医疗技术的一些可取功能。注意**变更管理**的作用、新技术与组织文化的交叉点、项目沟通和实施计划。项目成功推出所需要的关键"人为因素"包括坚定的领导才能、具有良好的沟通技巧的项目拥护者以及最终用户的早期和频繁参与整个过程（从初始设计到最终评估）。用户可能会由于他们对系统效用的了解——**它能做什么？**——而不是他们对易用性的看法而更喜欢它。但两者都很重要，因此项目培训不仅要包括如何使用系统，而且应该展示新工具如何提高临床医疗或用户的有效性和效率[25]。

知识框 3-6　健康信息技术可能存在的风险或危害

- 技术可能会反常地减少医师之间的直接交流
- 信息技术可以给临床医生产生更多或新的文字性工作
- 临床医生的信息过载可能导致认知错误
- 健康信息技术可能明显改变和分割传统的工作流程
- 错误患者的记录可能会更加容易发生
- 电子工作可能会分散医师对临床工作或与患者互动的注意力
- 过度使用复制粘贴可能会导致信息过时和笔记过多
- 可能会对健康信息技术产生负面态度
- 可能出现患者数据丢失或损坏的情况
- 无法预料的系统功能以及传统工作流程或信息传输中断可能导致新型错误
- 成本过高:包括系统初始成本、硬件和软件许可证的持续成本、网络成本支持、许可证和更新成本、设施信息技术支持成本和进一步开发成本等
- 健康信息技术供应商合同中的"免责"条款可能会使医疗机构对与健康信息技术相关的临床问题承担责任
- 可能存在纸质变通方法
- 过度依赖健康信息系统会导致**自动化自满**
- 隐蔽的相关性会导致医嘱状态、患者电子位置发生不必要的、意外的变化
- 警觉性疲劳、较差的临床相关性或药物特异性或其他警报都是潜在的问题
- 糟糕的用户界面和可用性可能导致错误和较低的用户满意度

知识框 3-7　选择或实施 AIM 或其他大规模健康信息技术之前需要调查的关键健康信息技术问题

- 您与健康信息技术供应商的关系是否具有协作性
- 随时间推移,成本的合理估计是什么? 仔细检查与软件供应商的财务协议,包括采购、维护和升级
- 调查部门级信息技术人员要求和参与情况,以及对由部门和医院对临床医生信息技术职位的需求。临床医生需要花大量时间去规划和持续改进
- 考虑数据、网络和应用程序的可靠性:尽量减少软件或硬件停机时间、本地和远程数据备份策略、电源可靠性和备份电源、数据存储结构和物理位置
- 通过网络查看远程访问的方式:通过互联网访问? 通过移动设备访问? 允许用户携带自己的设备吗?
- 调查应用程序的访问方式:设施工作站编号和位置,以及人体工程学
- 建立信息技术支持:人员配备、全天候支持、现场还是远程支持? 确定重症医疗区域(如手术室和重症 ICU)的问题解决响应时间
- 确定用户登录和访问(又名:登录或身份验证)系统:访问安全是在用户、角色、部门或服务级别定义的吗? 如果有几个独立的应用程序,是否有单点登录(SSO)过程? 有审计线索吗?
- 本地健康信息技术的不同组件集成(互操作)情况如何? 不可避免的局限性是什么?
- 考虑报告能力,包括医师生成的、部门管理报告、医疗保健系统报告以及当地、区域、专业和国家报告要求(包括 MU)
- 确定先前的工作流程必须如何更改。是否可以修改软件以支持现有工作流程? 是否应更改某些工作流程,或者应避免此类自定义以支持标准化?
- 健康信息管理参与文件政策

AIM,麻醉信息管理系统。

　　在启动新的 AIM 或相关的健康信息技术时,请记住,这些系统的主要目标是提高个体患者的健康质量。最基本的是它能支持机构的质量、管理和财务"健康"。然而,为了支持这些次要目标,数据输入的负担变得过重时,系统可用性和提供者的满意度就可能受到影响。美国医师协会最近的一份立场文件强调了这些矛盾:"随着基于价值的医疗和负责任的医疗模式的发展,EHR 的主要目的仍然是促进无缝的患者医疗以改善结局,同时有助于支持必要分析的数据收集。"[26] 尽管各方可能希望在医疗记录中记录更多数据,健康信息技术治理和临床领导的职责是根据医疗机构的事项优先安排这些任务。他们还必须提高整体的可用性,这样使用新技术本身就可以改进而不会降低对患者的医疗。

知识框 3-8 健康信息技术项目的基本检查表	知识框 3-9 围手术期健康信息技术选定的所需特征

实施项目规划
● 资源分配
  ◆ 设备
  ◆ 时间
  ◆ 金钱
  ◆ 人员
● 领导力
  ◆ 信息技术与临床医生合作关系
  ◆ 角色和责任
● 目标
● 特征和差距分析
● 时间表
● 里程碑
● 变更请求管理
● 范围内与范围外决策
● 供应商支持
● 工作流程评估和变更方法
● 医师间沟通评估
  ◆ 组织文化
● 试运行与测试和一般运行
● 对于企业系统：分阶段的应用程序运行与"大爆炸"实施
 	
发布前的培训和测试
● 阴影图表
● 可用性评估
● 模拟使用
● 强制性培训
● 为医师提供初级和继续教育
● "超级用户"和医师项目"冠军"
● 故障模式和影响分析
	● 支持术前门诊和围手术期外科之家
	● 包含日间和住院的手术病例、产科、非手术室麻醉、急慢性疼痛护理、重症护理
	● 强有力的围手术期管理、临床工作流程和财务报告
	● 围手术期管理：
	  ◆ 状态板（"布告板"）跟踪围手术期范围内的计划和进行中的患者流量
	  ◆ 安排患者、病例和地点
	  ◆ 人员分配
	  ◆ 设备和供应管理

法律问题和麻醉信息系统使用者的责任

文献的几个案例描述了使用有设计缺陷或是训练不足和缺乏用户经验的 AIM 的风险，例如其法律责任。当从纸质记录转换到 AIM 时，对 AIM 最常见的理解之一是设备集成。在自动识别记录过程中，可见的较大生命体征变化以及不可避免的人工修饰数据会以某种方式存在法律和医学风险。尽管不准确的自动记录、人工修饰和未被注意到的数据丢失确实会带来一些风险，但没有历史证据表明适当使用 AIM

会对医师产生重大的法律和医学负面影响[27, 28]。事实上，麻醉专业可能会非常喜欢使用生理数据的自动记录功能，因为它消除了已知的人工过滤数据的问题，提高了记录的可信度。然而，EHR 用户必须了解设备数据采集的基本工作流程，并且能够检测和纠正数据采集的错误。HER 还应该允许对人为修饰或数据收集错误进行简单标记。

一个接受开颅手术患者的病例报告说明了这些问题[29]。根据法律记录，责任麻醉医师在休息后返回时，发现设备数据 / 生命体征数据流出现故障，但当时临时负责监护患者的麻醉医师没有注意到这个故障。结果，图表中有 93 分钟的数据没有输入。患者术后出现四肢瘫痪，缺失的麻醉文件可能有助于解决这个案例。麻醉医师没有意识到对数据传输的解释，因为"活动"窗口遮挡了数据的图形显示。本案强调，监测设备偶尔会失灵，麻醉医师需要对此提高警惕。

尽管 AIM 设计因此进行了的改进包括使用 CDS 在数据流中断时显示警报，但最终，健康信息技术用户有责任敦促机构、地方和国家标准来创建完整和准确的麻醉和医疗记录。用户甚至可能需要根据机构政策定期地手动输入丢失的数据或标记数据间隙和人工修饰数据。这种工作流程也适用于系统或网络故障的情况。当出现数据问题时，最好将发生的事情完整而透明地记录下来，并尽快更正记录。审计跟踪是可发现的，它会记录数据源以及数据被修改的时间。很明显，延迟修改麻醉记录看起来是不太合适的。

结论和展望

健康信息技术的使用是随处可见而且不可避免，有证据表明健康信息技术确实具有实际的优势[30]，但是其设计和细节非常关键。健康信息技术应该同时支持医疗从业者和患者的临床需求，以及医疗机构的财政和管理需求。所有的麻醉医师都必须清楚健康信息技术是如何影响到患者的治疗。麻醉医师必须参与到信息技术决策制定与开发过程，以确保当前与未来的系统能支持围手术期医护的特殊需求。确实，麻醉实习生在推进信息技术系统也有作用，他们意识到信息技术系统对教育和学习是有用的[31, 32]。健康信息技术仍然在快速发展，监测和研究其在围手术期和临床医护上的作用是非常关键的。健康信息技术的作用对围手术期外科之家（perioperative surgical home，PSH）（知识框3-9，参见第51章）的概念是必不可少的。

数据的采集和应用将推动每一家医疗机构未来的转变。俗话说，没有监测就没有管理。如果大量医疗机构都将患者数据提交到总数据库，健康信息技术将以远超当前成就的方式转变和改善患者健康。

思考题

1. 电子健康记录（EHR）有哪些潜在优势？
2. 受保护的健康信息（PHI）应该包含哪些种类的信息？
3. 当麻醉实施者使用EHR时，应推荐使用哪些信息隐私和安全的措施？
4. 描述几个在医疗保健上被动和主动的CDS的例子。CDS的潜在益处和危害是什么？
5. 哪些因素成功促进了从纸质记录到电子AIM的转变？

（程序 译，仇艳华 审）

参考文献

1. Stol IS, Ehrenfeld JM, Epstein RH. Technology diffusion of anesthesia information management systems into academic anesthesia departments in the United States. *Anesth Analg.* 2014;118(3):644–650.
2. Molnar C, Nemes C, Szabo S, Fulesdi B. Harvey Cushing, a pioneer of neuroanesthesia. *J Anesth.* 2008;22(4):483–486.
3. Shah NJ, Tremper KK, Kheterpal S. Anatomy of an anesthesia information management system. *Anesthesiol Clin.* 2011;29(3):355–365.
4. Stabile M, Cooper L. Review article: the evolving role of information technology in perioperative patient safety. *Can J Anaesth.* 2013;60(2):119–126.
5. Directors ABO. APSF endorses use of automated record keepers. *Anesth Pat Safety Found Newsletter.* 2001;16(4).
6. Galvez JA, Rothman BS, Doyle CA, et al. A narrative review of meaningful use and anesthesia information management systems. *Anesth Analg.* 2015;121(3):693–706.
7. Centers for Medicare and Medicaid Services. EHR Incentive Programs. https://www.cms.gov/Regulations-and-Guidance/Legislation/EHRIncentivePrograms/index.html; 2016 Accessed 5/1/2016.
8. Office of the National Coordinator for Health Information Technology. Health IT.gov. Office of the National Coordinator for Health Information Technology. http://www.healthit.gov/; 2015 Accessed 5/1/2016.
9. Kheterpal S. In the land of the blind, the one-eyed man is king. *Anesthesiology.* 2014;120(3):523–525.
10. Vetter TR, Redden DT. The power and perils of big data: it all depends on how you slice, dice, and digest it. *Anesth Analg.* 2015;121(3):582–585.
11. Centers for Medicare & Medicaid Services (CMS). PQRS Measures. https://www.cms.gov/medicare/quality-initiatives-patient-assessment-instruments/pqrs/measurescodes.html; 2016 Accessed 8/24/2016.
12. Dutton RP. Making a difference: the Anesthesia Quality Institute. *Anesth Analg.* 2015;120(3):507–509.
13. Centers for Medicare & Medicaid Services (CMS). HIPAA Basics for providers: privacy, security, and breach notification rules. http://www.hhs.gov/hipaa/for-professionals/index.html; 2016 Accessed 5/1/2016.
14. U.S. Department of Health & Human Services (HHS). Health Information Privacy. www.hhs.gov/hipaa/for-professionals/security/laws-regulations/; 2016 Accessed 5/1/2016.
15. ONC. *Guide to Privacy and Security of Electronic Health Information V2.0. Office of the National Coordinator for Health Information Technology*; 2015.
16. HIMSS. What Is Interoperability?. http://www.himss.org/library/interoperability-standards/what-is-interoperability; www.healthit.gov/isa/; 2016 Accessed 5/1/2016.
17. Sittig DF, Wright A. What makes an EHR "open" or interoperable? *J Am Med Inform Assoc.* 2015;22(5):1099–1101.
18. Office of the National Coordinator for Health Information Technology (ONC). *Connecting Health and Care for the Nation. A Shared Nationwide Interoperability Roadmap*; 2015. www.healthit.gov/sites/default/files/hie-interoperability/nationwide-interoper-ability-roadmap-final-version-1.0.pdf.
19. Schulz CM, Endsley MR, Kochs EF, et al. Situation awareness in anesthesia: concept and research. *Anesthesiology.* 2013;118(3):729–742.
20. Nolan T. System changes to improve patient safety. *BMJ.* 2000;320:771–773.
21. Braun BRA, Donofrio K, Hafiz H, Loeb J. *The Joint Commission—Improving Patient and Worker Safety: opportunities for Synergy, Collaboration and Innovation*; 11/19/2012. http://www.jointcommission.org/improving_patient_worker_safety/. Accessed 5/1/2016.
22. Karsh BT, Weinger MB, Abbott PA, Wears RL. Health information technology: fallacies and sober realities. *J Am Med Inform Assoc.* 2010;17(6):617–623.
23. Epstein RH, Dexter F, Patel N. Influencing anesthesia provider behavior using anesthesia information management system data for near real-time alerts and post hoc reports. *Anesth Analg.* 2015;12(3):678–692.
24. Nair BG, Horibe M, Newman SF, et al. Anesthesia information management system-based near real-time decision support to manage intraoperative hypotension and hypertension. *Anesth Analg.* 2014;118(1):206–214.
25. Vigoda MM, Rothman B, Green JA. Shortcomings and challenges of information system adoption. *Anesthesiol Clin.* 2011;29(3):397–412.
26. Kuhn T, Basch P, Barr M, Yackel T. Clinical documentation in the 21st century: executive summary of a policy position paper from the American College of Physicians. *Ann Intern Med.* 2015;162(4):301–303.
27. Vigoda MM, Rembold SD. Implications

of electronic discovery. *ASA Monitor.* 2011;75:20-21.

28. Mangalmurti SS, Murtagh L, Mello MM. Medical malpractice liability in the age of electronic health records. *N Engl J Med.* 2010;363(21):2060-2067.

29. Vigoda MM, Lubarsky DA. Failure to recognize loss of incoming data in an anesthesia record-keeping system may have increased medical liability. *Anesth Analg.* 2006;102(6):1798-1802.

30. Furukawa MF, Eldridge N, Wang Y, et al. Electronic health record adoption and rates of in-hospital adverse events. *J Patient Saf. Epub.* 2016 Feb 6.

31. Xie J. Up to speed: a role for trainees in advancing health information technology. *Pediatrics.* 2015;136(3):412-414.

32. Ehrenfeld JM, McEvoy MD, Furman WR, et al. Automated near-real-time clinical performance feedback for anesthesiology residents: one piece of the milestones puzzle. *Anesthesiology.* 2014;120(1):172-184.

第二篇　药理学及生理学

II

第 4 章　药理学基本原理

Tae Kyun Kim, Shinju Obara, and Ken B. Johnson

　　药理学的基本原理是麻醉医生知识体系的基本要素。本章概述了临床药理学中用于描述麻醉药物特点的主要原则。知识框 4-1 中列出了一些基本药理学术语的定义。药代动力学的概念包括药物的分布、清除、药物在血浆和组织间的转运以及药物与血浆蛋白的结合。药代动力学部分介绍了决定药代动力学的生理过程和阐述剂量 - 效应关系的数学模型。麻醉医生很少使用单一的药物，常常是几种药物联合使用，从而达到镇痛、镇静和肌松的目的。因此，药效学的相互作用在很大程度上影响麻醉效果。在制订准确麻醉药物剂量时需要考虑患者各种因素：年龄、体质、性别、长期使用阿片类、苯二氮䓬类药物或酒精、存在心、肺、肾脏、肝脏疾病以及失血或脱水的程度。其中体质和年龄两个因素，将作为举例讨论患者因素对麻醉药物药理学的影响。

药代动力学原理

　　药代动力学是指用药剂量与其在血浆或效应部位的药物浓度随时间变化之间的关系。药物吸收、分布和清除（代谢和排泄）的过程左右着这种关系。除静脉用药之外，药物吸收与所有其他给药途径密切相关。静脉给药后，药物浓度随时间的变化呈现与分布容积和清除率相关的函数关系。药代动力学参数可以用来描述分布容积和清除率。已知剂量药物经静脉给药后全血或血浆药物浓度随时间变化情况呈特定关系，从而上述药代学参数可由此数学关系推导。

感谢 Steven L. Shafer 为本章上版作出的贡献

第二篇

知识框 4-1　基本药理学术语的定义

- **药代动力学**：在药物作用部位，药物剂量与效应部位药物浓度之间的关系
- **生物相**：血浆药物浓度变化与药效之间的时间延迟
- **效应部位浓度**：用数学推导出麻醉药物发挥作用的虚拟位置
- **前端动力学**：描述静脉给药后即刻的药物行为
- **终末动力学**：描述持续静脉输注给药终止后的药物行为，包括输注停止后的时间
- **时－量相关半衰期**：指药物在连续静脉输注时停止输注后血液或血浆中的浓度下降 50% 所需要的时间
- **药效学**：描述药物对机体产生的作用，包括药物浓度和药理作用之间的关系
- **动态区间**：若药物浓度变化时产生药物作用的变化，则这一浓度变化区间被称为动态区间。药物浓度低于动态区间则药物无效；药物浓度高于动态区间也不会产生额外作用

基本药代动力学概念

分布容积

可以将药物在容器中的稀释过程认为是药物在血浆和组织中分布的一种简化模型。分布容积（volume of distribution，Vd）是当药物在容器内经过充分混合后达到某一可测浓度时的容器尺寸（图 4-1）。分布容积可以用剂量（如 mg）和所测药物浓度（如 mg/L）之间的简单关系来计算，见公式 4-1。

$$分布容积 = \frac{药物总量（mg）}{药物浓度（mg/L）} \qquad 公式 4-1$$

若已知容器容积，则可计算出任意剂量下的药物浓度。就像容器中容积不会因有无药物而改变一样，人体内的分布容积是一种内在属性，而与是否给药无关。

人体并不是水缸。在药物注射后，机体即刻就开始清除药物。在图 4-1 中，向容器中添加一个出口通道，以模拟药物从体内排出（图 4-2）。在不考虑清除因素的情况下通过公式 4-1 估算分布容积会比原始容积稍大。为了更好地定义分布容积，可以将特定时间点的药物剂量除以药物浓度。如果药物清除是一级药代动力学（即清除与当时药物浓度成正比），

则通过公式 4-2 计算的分布容积是一个常数（图 4-2 和 4-3）。

$$分布容积 = \frac{药物总量（t）}{药物浓度（t）} \qquad 公式 4-2$$

静脉内给药时，少量药物会滞留在血管中，但大多数药物会分布到周围组织。该分布通常表示为与中央室（全血或血浆）相连的额外分布室来模拟。外周分布增加了总分布容积（图 4-4）。

图 4-4 显示了血浆容积以及组织容积。周围室代表药物在外周组织中的分布。为更好体现药物在体内的分布情况，可能存在不止一个周围室。周围室容积的大小代表药物相对于血液或血浆在组织中的溶解度。相对于全血或血浆，药物在外周组织中的溶解度越高，周围室的容积就越大。

图 4-4 中所示的一个关键点是，药物不仅通过周围室中的分布而增加分布容积，还会与周围室中的组织相结合。此过程进一步降低了中央室中所测的药物浓度。因此，分布的总容积可能大于两个室的总和。实际上，某些麻醉剂的分布容积很大（例如芬太尼的表观分布容积为 4L/kg），远大于机体的血管容积（0.07L/kg）或细胞外容积（0.2L/kg）。

由于存在额外的分布室，分布容积将不再随时间保持恒定。如图 4-5 所示，在时间 = 0 时，分布容积大约为 4.3L，与图 4-3 所示单室模型相同。在接下来 10min 后，分布容积增加到 48L。分布容积增加是由于药物在外周室中的分布和清除。在药物注射后的最初几分钟，药物在周围组织中的分布量大于

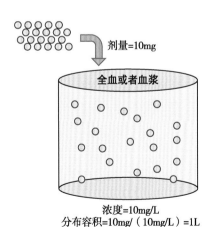

图 4-1　分布容积的单容器模型示意图。左上方的红点表示单次推注剂量药物，当其进入含水容器后均匀分布（引自：Miller RD, Cohen NH, Eriksson LI, et al, eds. *Miller's Anesthesia*. 8th ed. Philadelphia: Saunders Elsevier; 2014: Fig.24.1.）

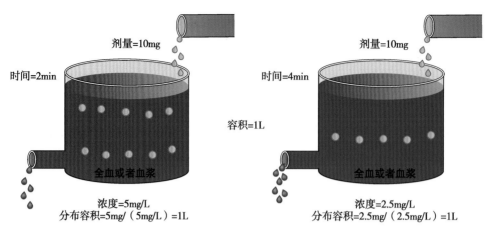

图 4-2　药物清除的单容器模型符合一级药代动力学过程。单次给予 10mg 药物 2min（**左图**）和 4min 后（**右图**），容器内的药物浓度从 5mg/L 降低至 2.5mg/L。为了方便理解药物清除过程，两个时点的药物分布容积设定均为 1L（引自：Miller RD, Cohen NH, Eriksson LI, et al, eds. *Miller's Anesthesia*. 8th ed. Philadelphia：Saunders Elsevier；2014：Fig.24.2.）

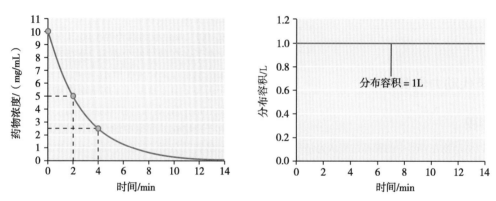

图 4-3　在单室模型中单次注射药物后，药物浓度（**左图**）及分布容积（**右图**）随时间变化的模拟图。任意时点，分布容积均为常数（引自：Miller RD, Cohen NH, Eriksson LI, et al, eds. *Miller's Anesthesia*. 8th ed. Philadelphia：Saunders Elsevier；2014：Fig.24.3.）

图 4-4　双室模型示意图。总分布容积由两个容器的分布容积共同组成。周围室中的椭圆形区域表示与组织结合的药物。单次注射 10mg 药物后，测得的全血或血浆内的药物浓度为 2.5mg/L。得出分布容积为 4L（引自：Miller RD, Cohen NH, Eriksson LI, et al, eds. *Miller's Anesthesia*. 8th ed. Philadelphia：Saunders Elsevier；2015：Fig.24.4.）

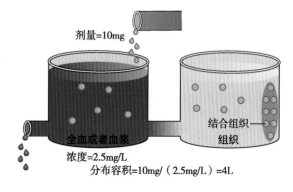

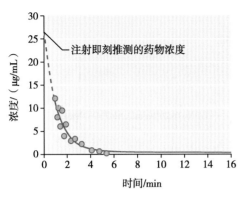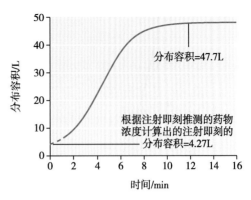

图 4-5　单次给药后药物浓度及表观分布容积随时间变化的模拟曲线（依据两室药代动力学模型）。左图：点代表实测的药物浓度。实线代表与测量浓度相匹配的数学方程。虚线代表根据数学方程（即药代动力学模型）推测得出的注射即刻的药物浓度。右图：表观分布容积与初始分布容积呈现时间依赖性变化，大大小于稳态分布容积。药物注射即刻表观分布容积不能准确反映药物实际分布容积（引自：Miller RD, Cohen NH, Eriksson LI, et al, eds. *Miller's Anesthesia*. 8th ed. Philadelphia: Saunders Elsevier; 2015: Fig.24.5.)

清除率。如图 4-6，丙泊酚单次推注后，不同时间点上药物在周围组织中的分布以及清除情况。最初的 4min 内，周围组织的分布量大于清除量。4min 后，分布量小于清除量。

清除率

清除率是指药物从血浆或者全血中清除的速度。清除率包括两个过程：全身清除（离开容器）和室间清除（容器之间）（图 4-7）。全身清除是指药物从体内永久性清除，包括清除药物原形及转化为代谢产物。室间清除是指药物在血浆及周围组织间的转移。

为方便叙述，**室**与**容器**这两个词在本章中可相互替换使用。

室间清除率（intercompartmental clearance）是指单位时间内完全清除药物的容积，故使用流量单位（如 L/min）。清除率不应与清除速率（如 mg/min）混淆。图 4-8 阐述了清除速率不能代替清除率的原因。利用分布容积，可以在任意时刻根据测得的药物浓度计算出药物总量。虽然间隔时间均为 1min，时间窗口 A 中的浓度变化也大于时间窗口 B 中的浓度变化。时间窗口 A 和 B 的清除速度分别为 27mg/min 和 12mg/min。当再给一剂药物时，两者都会发生变化，都不能作为预测药物浓度的参数。由于清除速率的限制，才发展出清除率的概念，如图 4-8，清除率通过一个简单的数字来表示药物浓度的下降。

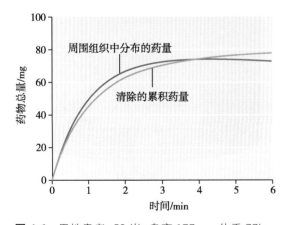

图 4-6　男性患者，53 岁，身高 177cm，体重 77kg，单次静脉注射丙泊酚 2mg/kg 后，按照已有的药代动力学模型参数，模拟丙泊酚在周围组织中的分布（蓝线）及清除量（黄线）[1]（引自：Miller RD, Cohen NH, Eriksson LI, et al, eds. *Miller's Anesthesia*. 8th ed. Philadelphia: Saunders Elsevier; 2015: Fig.24.6.)

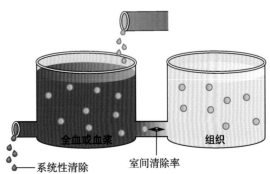

图 4-7　药物在两室模型从中央室（全血或血浆）内清除的两种形式：系统性清除和室间清除（引自：Miller RD, Cohen NH, Eriksson LI, et al, eds. *Miller's Anesthesia*. 8th ed. Philadelphia: Saunders Elsevier; 2015: Fig.24.8.)

第二篇

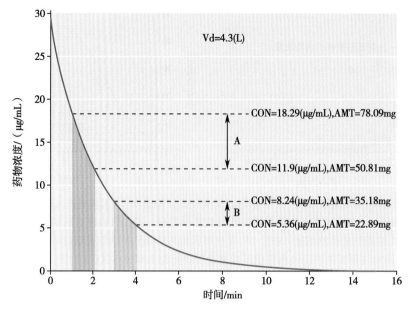

图 4-8 对于符合线性清除的单室模型（参见图 4-2），单次注射给药后的药物浓度的变化。对角线分别标出了 1～2min（时间窗口 *A*）和 3～4min（时间窗口 *B*）内的药物浓度变化。可用每个时间窗口开始和结束时的浓度（CON）计算被清除的药物总量（AMT）。Vd，分布容积（引自：Miller RD, Cohen NH, Eriksson LI, et al, eds. *Miller's Anesthesia.* 8th ed. Philadelphia：Saunders Elsevier；2015：Fig.24.9.）

为了方便讨论，假定浓度是药物从容器内清除所需的动力。浓度越高，清除的药物量越多。为了标准化消除率，将清除的药物量按浓度定标。例如，时间窗口 *A*（27mg/min）中按该时间窗（15μg/mL）的平均浓度换算的清除率为 0.001 807mg/(min·mg·L)。简化后得到 0.002L/min。将时间窗口 *B* 中的消除率也按照浓度标准化可得到与 *A* 相同的结果。如果时间间隔无限缩小，近似为零，则清除率的定义为公式 4-3。

$$清除率 = \frac{dA/dt}{C(t)} \qquad 公式\ 4\text{-}3$$

其中 dA/dt 是在给定时间 t 的药物消除速率，$C(t)$ 是在时间 t 的相应药物浓度。重新排列公式 4-3，可以表示为公式 4-4。

$$清除率 = \frac{Q(C_{in} - C_{out})}{C_{in}} \qquad 公式\ 4\text{-}4$$

其中 Q 是进入代谢器官的血流量，C_{in} 是流入到代谢器官的血中药物浓度，C_{out} 是流出代谢器官的血中药物浓度。器官内的药物清除比例为 $(C_{in} - C_{out})/C_{in}$，称为**摄取率**（extraction ratio，ER）。清除率可以估计为器官血流量乘以 ER。公式 4 可以简化公式 4-5。

$$清除率 = Q \times ER \qquad 公式\ 4\text{-}5$$

总清除率是指所有代谢器官，如肝脏、肾脏等的清除率之和（图 4-9）。

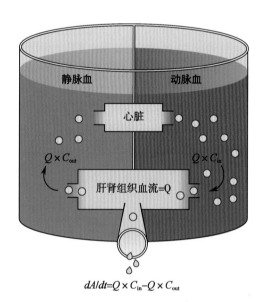

图 4-9 药物摄取示意图。其中，*A* 代表药物总量，C_{in} 和 C_{out} 分别代表流入和流出代谢器官时的血中药物浓度。dA/dt 是药物清除速率，Q 代表血流（引自：Miller RD, Cohen NH, Eriksson LI, et al, eds. *Miller's Anesthesia.* 8th ed. Philadelphia：Saunders Elsevier；2015：Fig.24.10.）

　　肝脏的药物清除非常有特点。如图 4-10 所示清除率、肝血流量和摄取率之间的关系[2]。对于摄取率接近 1 的药物（如丙泊酚），随着肝血流量的变化，清除率会产生几乎成比例的变化。对于摄取率低的药物（例如阿芬太尼），清除率几乎与肝血流量无关。如果将近 100% 的药物被肝脏摄取，则表明肝脏具有极大的药物代谢能力。在这种情况下，新陈代谢的限速步骤是药物进入肝脏，因此这类药物被称为"流量限制型"。任何原因导致的肝血流量减少都有可能降低肝脏清除率，比如全身麻醉。然而，由于肝的代谢能力严重过剩，肝代谢功能的适度变化几乎不会影响清除率。

　　对于许多药物（例如阿芬太尼），其摄取率明显小于 1。对于这些药物，清除率受到肝脏吸收和代谢药物的能力限制。这些药物被称为"能力限制"型药物。清除率会随着肝对药物的代谢能力变化，改变的原因可能是肝脏疾病或者是酶的诱导。然而，麻醉引起的肝血流变化通常对清除率影响很小，因为肝脏只能处理这类药物的小部分。

前端动力学

　　前端动力学是指静脉给药后即刻的药物行为。药物从血液进入周围组织的速度直接影响血浆药物峰值浓度。对于房室模型，重要的假设是静脉推注后药物立即在中央室中混合，并且在注射时出现峰

值浓度，而不会消除或分布到周围组织。出于模拟目的，在假设循环无限快的前提下计算出注射即刻药物的初始浓度和分布容积。当然，这并不符合真实情况。如果将药物注射到手臂静脉中，并在桡动脉中测量初始浓度，药物在注射 30～40s 后在桡动脉出现。延迟的时间实际上是药物通过上臂静脉腔、心脏、大血管和周围动脉循环所需的时间。更复杂的模型（例如，再循环模型）能够解释延迟现象[3]，并可表示单次注射药物后即刻的药物行为，例如诱导药物，起效及持续时间很重要。

房室药代动力学模型

　　房室模型没有生理相关性。它们是通过使用数学表达式来构建的，这些数学表达式描述随时间推移的药物浓度，然后根据**容积和清除率**重新设置参数。图 4-11 所示的单室模型包含一个容积和一个清除率。尽管已用于多种药物，但该模型对于麻醉药物可能过于简化。为了更好地模拟麻醉药物，临床药理学家开发了二室和三室模型，其中包含几个通过管道连接的外周容积。如图 4-11 所示，二室模型中的右室容积，三室模型中的中间室容积，均为中央容积，其余的为周围容积。所有容积的总和即为稳态分布容积（volume of distribution at steady state, Vdss）。由中央室向外的清除称为中央清除或者代谢清除。中央室与外周室之间的清除则为室间清除。

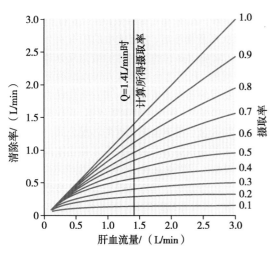

图 4-10　肝血流量（Q），清除率和摄取率之间的关系。高摄取率的药物清除率几乎与肝血流相同；低摄取率的药物，肝血流量的变化几乎对清除率没有影响[2]（引自：Miller RD, Cohen NH, Eriksson LI, et al, eds. *Miller's Anesthesia*. 8th ed. Philadelphia: Saunders Elsevier; 2015: Fig.24.11.）

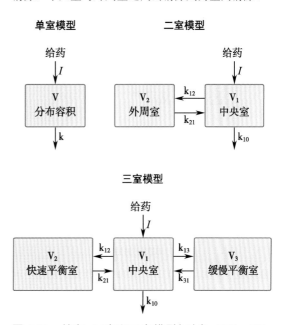

图 4-11　单室、二室和三室模型（引自：Miller RD, Cohen NH, Eriksson LI, et al, eds. *Miller's Anesthesia*. 8th ed. Philadelphia: Saunders Elsevier; 2015: Fig.24.12.）

多室模型

药物静脉推注后血浆浓度随时间的变化类似于图 4-12 中的曲线。该曲线符合大多数药物静脉注射后共有的特征。首先，浓度会随着时间逐渐降低。其次，最初下降的速度最快，后期逐渐变慢，直至符合线性对数关系。

对于多数药物，可以分为三个不同的阶段，如图 4-12 中的芬太尼所示。单次推注后立即出现快速分布相（蓝线）。此阶段的特征是药物从血浆到快速平衡组织的**快速分布**。接下来，第二个**缓慢分布**相（红线），此阶段药物移动到更缓慢平衡的组织或药物从快速平衡组织返回血浆。最后阶段，经过半对数处理后几乎是一条直线。这个最后的阶段通常被称为"清除期"，因为在终末期药物浓度降低的主要机制是从体内清除。清除期的药物显著特征是血浆浓度低于组织浓度，血浆和周围分布容积中药物的相对比例保持恒定。在这个末期阶段，药物从快速和缓慢分布的组织返回血浆，并通过代谢或排泄从血浆中永久清除。

大多数哺乳动物单次给药后的药物分布都符合三室模型[4]。在此模型中包含三个容器，如图 4-12 所示，三个容器对应于（从左到右）缓慢平衡的周围室、中央室（注入药物的血浆）和快速平衡的周围室。水平管道表示室间清除率或代谢清除率（用引流朝向纸面的排出管道代表）。每个容器的容积代表芬太尼在每个腔室的分布容积。管道间交叉区域代表芬太尼的系统性清除与室间清除之间的关系。每个容器的液面高度代表药物浓度。通过使用这种水力模型，我们可以研究单次注射后的药物浓度随时间而下降的过程。最初阶段，药物通过室间清除从中央室进入周围室，或者通过代谢清除从模型完全排出。因为有三个不同的去向，中央室的药物浓度会迅速下降。在蓝线和红线之间的过渡区域，快速平衡室的作用发生了转变。在此过渡过程中，中央室中的浓度降至快速平衡室浓度以下，并且它们之间的流动方向相反。过渡区域（红线）后，血浆中的药物只有两个去向：进入缓慢平衡室或排泄管。在这些过程中，药物从快速平衡室返回血浆中，部分抵消血浆药物浓度的下降。最终结果是，一旦快速平衡室达到平衡，中央室中的浓度下降速度就会较以前显著减慢。

中央室的药物浓度一旦降低到快速和缓慢平衡室以下（绿线），唯一降低血浆药物浓度的方法就是代谢清除，即管道排出。从两个周围室返回中央室的药物大大减慢了血浆药物浓度的降低速度。

曲线随时间持续下降且斜率不断增加（如图 4-12 中的曲线）可以用负指数的总和来描述。在药代动力学中，反应血浆药物浓度随时间变化的指数关系为公式 4-6。

$$C(t) = Ae^{-\alpha t} + Be^{-\beta t} + Ce^{-\gamma t} \qquad 公式\ 4\text{-}6$$

其中，t 是单次给药后的时间，$C(t)$ 是单次注射药物后的药物浓度，A、α、B、β、C 和 γ 是药代动力学模型的参数。A、B 和 C 是系数，而 α、β 和 γ 是指数。药物单次剂量推注后，方程式中的所有六个参数均大于 0。除前面提到的注射后的最初几分钟的模型错误说明外，利用这个多幂次方可以准确反映单次注射药物后的药物血浆浓度。房室药代动力学模型完全是经验模型，并没有解剖学依据，仅仅是基于对已知药物剂量后推测血浆浓度的匹配公式。动力学模型代表的是根据容积和清除率来描述浓度与时间关系的模型。尽管更直观，但没有生理学意义。

最小的指数常常具有特殊意义。该指数决定了最终对数 - 线性曲线的斜率。除非另有说明，当医学文献提到药物的半衰期时均是终末半衰期。但是，药物的终末半衰期很难用一两个指数术语来理解。终末半衰期为单次注射药物后，浓度降低 50% 所需的最长时间。通常，浓度下降 50% 的时间要比这个最高时限更短。

药代动力学房室模型受到普遍认可的部分原因在于可以将非直观的指数模型转换为更直观的房室形式，如图 4-11 所示。微观速率常数表示为 k_{ij}，是指

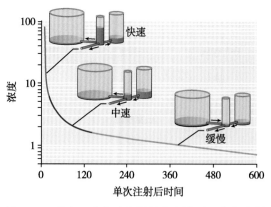

图 4-12　芬太尼药代动力学的水力模型。药物注入中央室，可以分布入两个周围室或进行清除。容器的容积与分布容积成正比关系。管道的横截面积与清除率成正比[4]（引自 Miller RD, Cohen NH, Eriksson LI, et al, eds. *Miller's Anesthesia*. 8th ed. Philadelphia: Saunders Elsevier; 2015: Fig.24.13.）

药物从 i 室到 j 室的转移速度。0 室位于模型外，因此 k_{10} 是通过代谢或消除作用从中央室中不可逆地清除药物的微观速率常数（类似于单室模型中的 k）。房室间的微观速率常数（k_{12}，k_{21} 等）描述了药物在中央室和外周室之间的移动。每个外周室至少有两个微速率常数，分别代表药物的进入和排出。两室和三室模型的微速率常数如图 4-11 所示。

终末动力学

终末动力学是一个非常有用的工具，通过估计分布容积和清除率描述连续静脉给药后的药物代谢过程。终末动力学描述了连续输注药物停止后血浆药物浓度下降情况。例如，衰减时间是指持续给药停止后，达到特定血浆浓度所需的时间，它是输注持续时间的函数。持续靶控输注后的衰减时间就是一个例子（图 4-13）。在此模拟中，以 4μg/mL 的维持浓度将丙泊酚输注 30、60 和 120min，一旦停止输注，可以估计达到 0.5μg/mL 所需的时间。如图所示，持续输注时间越长，达到 0.5μg/mL 所需的时间越长，由此可见，长时间输注后药物在会在周围组织蓄积，会延长该药物的衰减时间。

衰减时间可以作为同类药物（例如阿片类药物）的对比工具。作为对比工具，衰减时间是输注持续时间的函数。当以此方式使用时，衰减时间为持续输注结束后即刻到达目标浓度百分比所需的时

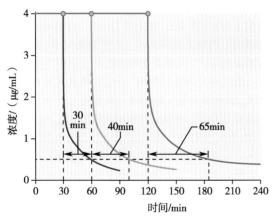

图 4-13 以 4μg/mL 的维持浓度靶控输注丙泊酚 30、60 和 120min 后模拟出的衰减时间。一旦停止输注，达到 0.5μg/mL 的血浆药物浓度分别需要 30、40 和 65min。衰减时间参照文献报道的药代动力学模型[1]（引自：Miller RD, Cohen NH, Eriksson LI, et al, eds. *Miller's Anesthesia*. 8th ed. Philadelphia：Saunders Elsevier；2015：Fig.24.14.）

间。图 4-14 显示所选阿片类药物或镇静药物的 50% 和 80% 衰减时间。值得注意的是，若输注时间较短，两种麻醉药的衰减时间非常接近。若输注时间超过 2h，则衰减时间会有显著差异。常用的是 50% 的衰减时间，也称为时 - 量相关的半衰期[5]。**时 - 量**是指持续输注。**半衰期**是指 50% 衰减时间。

生物相

生物相是指血浆药物浓度变化与药效变化间的时间差。生物相是药物从血浆扩散到作用部位发挥药效所需的时间。图 4-15 显示了不同剂量丙泊酚单次推注后对脑电图（electroencephalogram，EEG）双频指数量表（bispectral index scale，BIS）的预测作用。不同剂量达到峰值作用的时间是相同的（在峰值血浆浓度后约 1.5min）。不同药物剂量之间仅有效应强度与作用持续时间的差异。其中最重要的规律在于，无论药物浓度如何变化（在诱导期与与苏醒期之间），药物作用的变化总是在药物浓度变化之后。血浆浓度和药效之间的这种时间差称为滞后效应，其中两种不同的血浆浓度对应于一种药效，或者一种血浆浓度对应于两种药效的情况。例如，图 4-15 显示 C 和 c 处的不同浓度对应于相同的 BIS 值。

为了消除血浆浓度和药效之间的滞后效应，并使一种血浆浓度与一种药物作用相对应，这种时间差需要用效应室加中央室的模型来表示。用于描述生物相的动力学微速率常数包括 k_{1e} 和 k_{e0}。k_{1e} 表示药物从中央室到效应室的移动，而 k_{e0} 表示药物从效应室的清除。效应室有两个重要的假设：①从中央室至效应室的药物量可忽略不计，反之亦然；②效应室没有**容积**估量。

血浆与**效应位点**间的典型关系可以用效应位点模型来模拟，见图 4-16。药物效应位点与血浆通过一级反应过程相连接。效应室浓度与血浆药物浓度关系的见公式 4-7。

$$dCe = \frac{k_{e0} \times (Cp - Ce)}{dt} \qquad 公式 4-7$$

其中，Ce 是效应室浓度，Cp 是血浆药物浓度。k_{e0} 是药物清除的速率常数。k_{e0} 代表药物作用上升和下降的速率（图 4-17）。

总之，**半衰期**是一个被临床医师所关注的传统药代动力学术语，但不能很好地描述麻醉药物的临床作用，对麻醉实践的帮助有限。本章中讨论的药代动力学原理（例如分布容积、清除率、消除、前端动力学、终末动力学、时 - 量相关半衰期和生物相）更好地描述了麻醉药物发挥作用的原理。

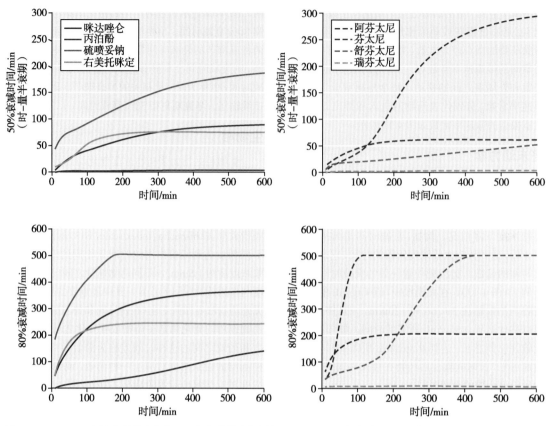

图 4-14　图示所选镇静药物（左）和阿片类药物（右）的 50% 和 80% 衰减时间。纵轴示达到期望衰减的时间。横轴示输注时间。衰减时间的模拟采用各镇静药物和镇痛药物已发表的药代动力学模型[5-10]（From Miller RD, Cohen NH, Eriksson LI, et al, eds. *Miller's Anesthesia*. 8th ed. Philadelphia: Saunders Elsevier; 2015: Fig. 24.15.）

药效动力学原理

简而言之，药代动力学描述了机体对药物的影响，而药效动力学描述了药物对机体的作用。也可以简单地理解为，药效学描述了药物浓度与药理作用之间的关系。

用于描述药物浓度-效应关系的模型与药代动力学模型几乎相同。它们都是基于观察结果而创建的数学模型。为了建立药效学模型，需要同时检测血浆药物浓度及药物效应。例如，对个体单次给药后所测得的血浆药物浓度与脑电图光谱边缘频率（麻醉深度的监测）的相关改变，如图 4-18 所示。血浆浓度达到峰值后不久，光谱边缘频率开始下降，达到最低点，然后在血浆浓度降至接近 0 时返回基线。

结合来自多个样本的数据并用点标记测得的药物浓度与所观察到的效应比（标准化为所有个体中最大效应的百分比）作图，可以整合为一个反映滞后现象的曲线图（图 4-19）。曲线的上升部分代表药物浓度上升（见箭头）。在上升曲线中，药物效应的增加滞后于药物浓度的升高。在下降曲线中，药物效应的减退滞后于药物浓度的降低。

为了创建药效学模型，利用建模技术处理滞后现象，以使其能够反映血浆药物浓度与药物效应之间的滞后时间。在模型技术中，使用 $t_{1/2}k_{e0}$ 评估滞后时间，50% 的药物有效率（C_{50}）评估效应室药物浓度（Ce）。大多数麻醉药物浓度-效应关系都是 S 形曲线。反应 S 型 E_{max} 关系的标准方程被称为 Hill 方程，见公式 4-8。

$$效应 = E_0 + (E_{max} - E_0) \times \left(\frac{C^{\gamma}}{C_{50}^{\gamma} + C^{\gamma}} \right) \quad 公式 4\text{-}8$$

其中是 E_0 是基础值，E_{max} 是最大效应，C 是药物浓度，γ 表示浓度-效应关系的斜率；γ 也称为 Hill 系数。$\gamma < 1$ 时，曲线是双曲线型；$\gamma > 1$ 时，则曲线是 S 型。如图 4-20 所示，芬太尼镇痛作用的浓度-效应曲线，就是这一关系的实例。

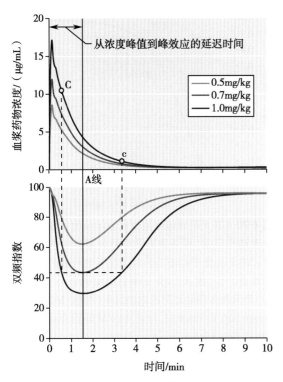

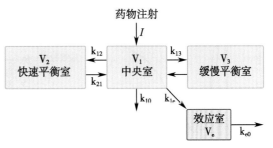

图 4-16 加入了效应室后的三室模型，以解释动脉药物浓度的上升和下降与药效的开始和结束间平衡延迟的原因。假设效应室的容积可以忽略不计（引自：Miller RD, Cohen NH, Eriksson LI, et al, eds. *Miller's Anesthesia*. 8th ed. Philadelphia: Saunders Elsevier; 2015: Fig.24.17. ）

图 4-15 生物相示意图。上图模拟了 3 种不同剂量丙泊酚所对应的血浆浓度。下图模拟了对脑电双频指数量表（BIS）预测效果。这些示意图中，假设无论药物剂量大小其药代动力学均符合线性动力学，并在同一时刻达到药效峰值（A 线）及血浆药物浓度高峰。达到药效高峰的时间为 1.5min。虽然血浆药物浓度分布为 C 点和 c 点，但两个时刻的 BIS 值是相同的。这一发现证明了血浆浓度和 BIS 评分之间的滞后现象。此示意图使用了已有文献报道的药代动力学及药效学模型（引自：Miller RD, Cohen NH, Eriksson LI, et al, eds. *Miller's Anesthesia*. 8th ed. Philadelphia: Saunders Elsevier; 2015: Fig.24.16. ）

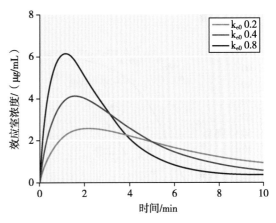

图 4-17 k_{e0} 改变产生的效应。随着 k_{e0} 的降低，达到峰效应的时间会延长 [1, 7, 11]（引自：Miller RD, Cohen NH, Eriksson LI, et al, eds. *Miller's Anesthesia*. 8th ed. Philadelphia: Saunders Elsevier; 2015: Fig.24.18. ）

效能和功效

效能和功效是反映这一关系的两个重要概念。效能是指产生某一效应所需的药物剂量。C_{50} 是用于描述效能的常用参数。如果浓度 - 效能曲线关系左移（C_{50} 较小），药物的效能就较大；如果曲线右移，则相反。如图 4-21 所示，芬太尼衍生物的镇痛作用 C_{50} 最小的是舒芬太尼（0.04ng/mL），最大的是阿芬太尼（75ng/mL）。因此，舒芬太尼比阿芬太尼效能更大。

功效反映了药物占据受体后产生某种作用的效率。即使相似的药物在占据同一受体时的能力也相

似，但其产生功效的程度可能不同。例如，同样是结合 G 蛋白偶联受体，某些药物就能够在占据受体后激活更多的第二信使，从而产生更大的功效。能达到最大功效的药物称为完全激动剂，不能达到最大功效的药物称为部分激动剂。

麻醉药物相互作用

麻醉时很少仅使用单一的药物，常常是几种药物的联合使用以达到催眠、镇痛和肌肉松弛的目的。催眠、镇痛药物（参见第 9 章）和肌松药物（参见第 11 章）之间都相互影响，因此联合用药一定会产生与单

第二篇

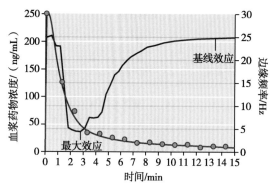

图 4-18 对个体进行单次给药后血浆药物浓度（蓝色圆圈）的示意图及其对应测得的脑电图边缘频率值（红线）的相关变化。注意边缘频率的变化滞后于血浆浓度的变化（引自：Miller RD, Cohen NH, Eriksson LI, et al, eds. *Miller's Anesthesia*. 8th ed. Philadelphia: Saunders Elsevier; 2015: Fig.24.19.）

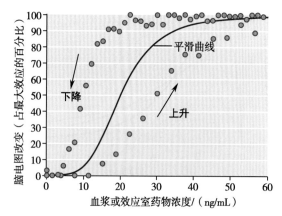

图 4-19 多个样本（蓝色圆圈）的血浆药物浓度与标准化的边缘频谱测量值（以最大效应的百分比表示）的示意图。黑色箭头所示为与药物浓度上升和下降相对应的滞后曲线的上升支和下降支，红线表示基于平滑处理后滞后曲线的上升支与下降支（引自：Miller RD, Cohen NH, Eriksson LI, et al, eds. *Miller's Anesthesia*. 8th ed. Philadelphia: Saunders Elsevier; 2015: Fig.24.20.）

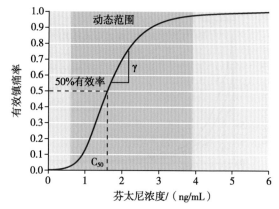

图 4-20 芬太尼镇痛作用的药效学模型。绿色区域代表动态范围，即浓度变化导致效果变化的浓度范围。高于或低于动态范围的浓度不会导致药物作用的改变。C_{50} 表示 50% 的有效镇痛时的药物浓度。（γ）表示曲线在动态范围内的斜率（引自：Miller RD, Cohen NH, Eriksson LI, et al, eds. *Miller's Anesthesia*. 8th ed. Philadelphia: Saunders Elsevier; 2015: Fig.24.21.）

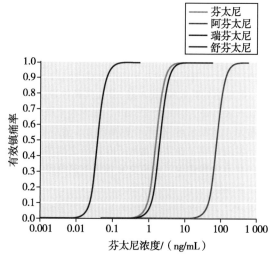

图 4-21 芬太尼衍生物的药效学模型。每种药物的 C_{50} 不同，但斜率和最大效应相似[12]（引自：Miller RD, Cohen NH, Eriksson LI, et al, eds. *Miller's Anesthesia*. 8th ed. Philadelphia: Saunders Elsevier; 2015: Fig.24.22.）

独用药不同的作用。例如，当在有催眠药的情况下使用镇痛药时，会产生超过单一使用镇痛药物所产生的镇痛效果，同时催眠药也会产生比单独使用更强的催眠效果。因此，麻醉过程也是所应用药物间相互作用的过程。这种现象可能的解释是每种药物都是通过不同的受体发挥作用的。

已有大量研究探讨过麻醉药之间的相互作用。如图 4-22 所示，药物之间表现为拮抗、协同与叠加作用。当两种药物同时应用具有叠加作用时，最终效应为二者药效之和。当相互作用为拮抗时，最终效应低于二者药效之和。当相互作用为协同时，最终效应大于二者药效之和。

等效图是多种药物配对使用时（例如 X 与 Y 组合），描述某种药物浓度连续性的术语。等效图是达到某一特定效应的等效曲线。常用的等效图是 50% 等效曲线。它表示使 50% 的患者达到某种特定效应的两种药物效应室浓度组合。还有其他的等效图具有更大的临床意义。例如，95% 意识消失等效图是指使意识消失率达到 95% 的药物浓度组合。类似地，5% 意识消失等效图则提示意识消失率较低（大多数患者有反应）时的药物浓度组合。在制订麻醉剂给药方案时期望能够获得较高的有效率，但也无须过高，95% 等效图所示效果比较理想（图 4-23）。

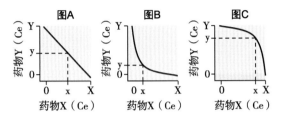

图 4-22　药物间相互作用。对于 *X* 和 *Y* 这两种药物，图 A 为叠加作用，图 B 为协同作用，图 C 为拮抗作用。*Ce* 为效应位点浓度（引自：Miller RD, Cohen NH, Eriksson LI, et al, eds. *Miller's Anesthesia*. 8th ed. Philadelphia: Saunders Elsevier; 2015: Fig.24.26.）

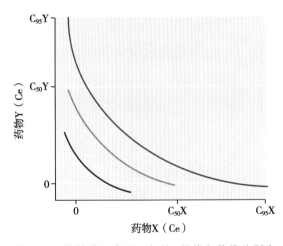

图 4-23　等效线示意图。红线，绿线和蓝线分别表示药物 *X* 和 *Y* 之间协同作用为 5%、50% 和 95% 有效性的等效图。等效是产生同等效应的浓度组合。5%、50% 和 95% 的等效曲线代表获得某个特定效果的药物 *X* 和 *Y* 浓度组合的效应范围。与单个药物的量效曲线一样，理想的浓度配伍应该在 95% 等效线的附近。*Ce* 为效应位点浓度（引自：Miller RD, Cohen NH, Eriksson LI, et al, eds. *Miller's Anesthesia*. 8th ed. Philadelphia: Saunders Elsevier; 2015: Fig.24.27.）

许多研究者创建了三维数学模型来描述麻醉药物的相互作用。这些模型称为反应平面模型，能够体现每种药物的效应室浓度和预期的综合效应。图 4-24 所示，Bouillon 等的研究发表的异丙酚 - 瑞芬太尼对意识消失的相互影响[13]。反应平面包涵了能使反射消失的所有（0%～100%）瑞芬太尼 - 丙泊酚等效图。常用的两个反应平面模型是三维模型和拓扑模型。拓扑模型是以反应平面为横坐标，以药物浓度为纵坐标的俯视图。药物效应以特定的等效线（即 5%、50% 和 95%）表示。

反应平面模型发展到可以表示多种麻醉效应，包括言语反应、触觉反应、痛觉反应、血流动力学、呼吸作用及脑电兴奋性。以对气道仪器的研究为例，将反应平面模型设定为对放置喉罩[14]、喉镜[15, 16]、气管导管[17] 以及食管装置[18] 等刺激反应消失，进而研究特定的麻醉药物组合。尽管存在许多反应表面模型，但在涵盖麻醉药的所有常见组合以及围手术期环境中遇到的各种形式的刺激的可用模型中仍存在很多不足。

特殊人群

实施麻醉时，需要综合考虑患者人口统计学和病史特点，以确定正确的用药剂量。这些因素包括年龄、体型、性别、阿片类、苯二氮䓬类药物及酒精的慢性接触史，存在心脏、肺、肾或肝脏疾病状况，以及失血或脱水的程度等。以上每个因素都会显著影响麻醉药的效果与代谢。大量研究对患者群体的某些特征（例如肥胖）对麻醉药物效果的影响进行讨论，但某些特征（如阿片类药物长期接触史）很难被评估。以下章节简要概括了针对某些特殊人群的药代动力学与药效学的文献报道内容。

肥胖对麻醉药物的影响

肥胖在世界范围内发病率极高，超重的患者常需接受麻醉和手术。因此，麻醉医生应熟悉肥胖个体中麻醉药的药理变化。通常，药物制造商建议用药剂量按照每单位（以 kg 为单位）实际总体重（total body weight, TBW）换算。但是，麻醉医生很少在肥胖患者中使用 mg/kg 的剂量，因为担心药物过量（例如，相同身高的 136kg 患者并不需要两倍于 68kg 患者的药物剂量）。为了避免此类人群的药物过量或不足，医疗界提出了很多体重标准。这些标量包括瘦体重（lean body mass, LBM）、理想体重（ideal body weight, IBW）和去脂体重（fat-free mass, FFM）。表 4-1

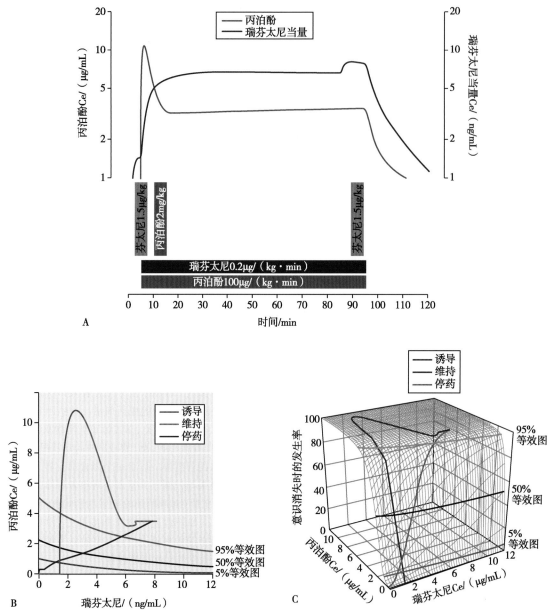

图 4-24　（A）最终的效应室浓度 Ce。（B）运用地形图（俯视图）对反应消失的预测进行描述。模拟 90min 全凭静脉麻醉：单次注射丙泊酚（2mg/kg）和维持量[100μg/（ kg•min ）], 瑞芬太尼维持量[0.2μg/(kg•min)], 间断性追加芬太尼（1.5μg/kg）。（C）三维反应平面图，绿线，黑线和黄线分别表示 5%, 50% 和 95% 的等效图。每个等效点都是能够产生相同效应的丙泊酚 – 瑞芬太尼的组合方式。所有等效图都呈现内收形态，说明药物间的相互协同作用，所有等效图都比较类似，提示从反应良好到反应消失的快速转变（引自：Miller RD, Cohen NH, Eriksson LI, et al, eds. *Miller's Anesthesia*. 8th ed. Philadelphia: Saunders Elsevier; 2015: Fig. 24.29. Author's representation based on data from Bouillon TW, Bruhn J, Radulescu L, et al. Pharmacodynamic interaction between propofol and remifentanil regarding hypnosis, tolerance of laryngoscopy, bispectral index, and electroency phalographic apprpoximate entropy. *Anesthesiology*. 2004; 100(6): 1353-1372.)

表 4-1　常用体重标准

名称	公式
理想体重	男性：$50kg + 2.3kg \times ($身高$cm - 152cm)/2.54$ 女性：$45.5kg + 2.3kg \times ($身高$cm - 152cm)/2.54$
瘦体重	男性：$1.1 \times$总体重$- 128 \times ($总体重$/$身高$)^{[2]}$ 女性：$1.07 \times$总体重$- 148 \times ($总体重$/$身高$)^{[2]}$
去脂体重[19]	男性：$(9.27 \times 10^3 \times$总体重$)/(6.68 \times 10^3 + 216 \times$体重指数$)$ 女性：$(9.27 \times 10^3 \times$总体重$)/(8.78 \times 10^3 + 244 \times$体重指数$)$
药代动力学体重[20, 21]	$52 \div [1 + (196.4 \times e^{-0.025总体重} - 53.66) \div 100]$（仅适用于芬太尼）
校正体重[22, 23]	理想体重$+ 0.4^* \times ($理想体重$-$去脂体重$)$

* 肥胖者使用 IBW、TBW 或 FFM 的剂量 /kg 均低于非肥胖患者使用 TBW 的剂量 /kg。

列出了用于估算这些标准体重的公式。表 4-2 列出了一个消瘦个体和一个肥胖个体根据不同方法转换后的体重样本。通常，校正体重的目的是在于将肥胖患者的剂量方案与正常患者的给药方案相匹配。肥胖患者体重经校正计算后小于总体重，从而有助于避免过度用药（图 4-25）。标准化计算后的体重可用于计算单次推注剂量（mg/kg）、持续输注量[mg/(kg•h)] 以及靶控输注剂量。

　　本节将讨论特定的静脉麻醉药（丙泊酚、瑞芬太尼和芬太尼）在肥胖人群中的药理学改变，包括单次注射和连续输注时使用校正体重的例子和缺点。

丙泊酚

　　肥胖对丙泊酚药代动力学的影响尚不完全清楚（参见第 8 章）。通常，在肥胖患者中，血液在非脂肪组织的分布要多于脂肪组织，因此，在使用 mg/kg 剂量的肥胖患者中，血浆药物的浓度要高于脂肪量较少的正常患者。此外，由于与肥胖相关的肝脏体积和肝血流量增加（以及心输出量增加），丙泊酚清除率增加。分布容积的变化可能会在单次推注时影响药物浓度峰值，而清除率的变化则可能会在输注期间和输注之后影响浓度。以下研究了各种体重标准计算丙泊酚单次推注和持续输注的剂量。

表 4-2　根据不同的体重标准计算出的给药体重

给药标准	给药体重 （身高 176cm 男性）	
	68kg （体重指数为 22）	185kg （体重指数为 60）
总体重	68	185
理想体重	72	72
瘦体重	56	62
去脂体重	55	88
校正体重	60	127

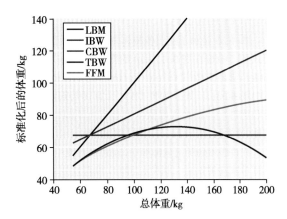

图 4-25　40 岁，身高 176cm，男性，标准化后的体重与总体重（TBW）的关系。该图中的关键点：无论 TBW 多少，IBW 都保持不变，而体重超过 127kg 以后，LBM 开始下降。*CBW*，校正体重；*FFM*，去脂体重；*IBW*，理想体重；*LBM*，瘦体重（引自：Miller RD, Cohen NH, Eriksson LI, et al, eds. *Miller's Anesthesia*. 8th ed. Philadelphia: Saunders Elsevier; 2015: Fig.24.31.）

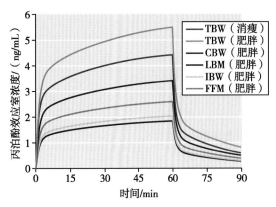

图 4-26 40 岁，身高 176cm，男性患者持续给药 60min [10mg/（kg·h）即 167μg/（kg·min）] 后，丙泊酚的效应室浓度。图中包括以下给药体重：总体重（TBW）分别为 68kg 和 185kg（体重指数分别为 22 和 60），将 185kg 患者分别进行 Servin 校正体重（CBW）、瘦体重（LBM）、理想体重（IBW）和去脂体重（FFM）的标准化计算。关键点：患者 185kg，若按照 TBW 给药，则丙泊酚浓度过高，而在以 IBW 或 LBM 剂量给药时，则会导致浓度过低。按照 CBW 给药所得浓度最接近消瘦患者按照 TBW 的给药浓度（引自：Miller RD, Cohen NH, Eriksson LI, et al., eds. *Miller's Anesthesia*. 8th ed. Philadelphia: Saunders Elsevier; 2014: Fig.24.32.）

丙泊酚的定量标准

图 4-26 显示了使用各种体重标准的丙泊酚输注模式图。模拟在身高 176cm 的肥胖（185kg）和消瘦（68kg）男性患者以 167μg/（kg·min）的剂量持续输注丙泊酚 60min。如果按照 TBW 计算用药剂量，则消瘦和肥胖个体的血浆峰值浓度会有所不同。若按照其他的体重标准计算，给药浓度会更低。

在许多可用的剂量标准中，作者推荐使用 LBM[24] 计算单次注射剂量（即诱导期间），推荐使用 TBW 或校正体重（CBW）计算持续输注剂量[17, 25]。对于持续输注剂量，按照其他标准体重可能会导致剂量不足（尤其是 LBM）。

按照 TBW 计算持续输注剂量需要注意的是药物蓄积。但是，既往的研究不支持此假设。Servin 等使用 TBW 和 CBW 对正常和肥胖患者进行了丙泊酚给药的药代动力学分析[22]。其中，CBW = IBW + 0.4 ×（TBW − IBW）[24]。他们发现两组患者在睁眼时的药物浓度相似，而肥胖患者中没有丙泊酚蓄积。然而，

有报道表明，根据 CBW 标准计算给药剂量，可能使病态肥胖患者用药剂量不足[25]。

其他镇静剂

关于肥胖患者中使用其他镇静剂（如咪达唑仑、氯胺酮、依托咪酯和巴比妥类药物）的药理学文献报道非常有限（参见第 8 章）。虽然尚未在肥胖患者中得到临床验证，但是单次推注剂量应该根据 TBW 计算，其他的体重标准都可能导致用药不足。此外，持续输注速度应该根据 IBW 来计算[26]。

阿片类药物

瑞芬太尼

瑞芬太尼的分布容积和清除率在消瘦和肥胖患者中非常相似，这主要是由于其通过非特异性酯酶的快速代谢[27]。研究者在瑞芬太尼与丙泊酚联合使用时，运用不同的体重标准进行探讨，以优化其单次注射剂量、持续输注及靶控输注方案。

定量标准

与上述的丙泊酚类似，身高 176cm 的肥胖者（185kg，BMI 为 60）和消瘦者（68kg，BMI 为 22），根据不同的标准化体重，瑞芬太尼的预计效应室浓度及镇痛作用（图 4-27）。图示包含的要点如下：

1. 对于肥胖患者，按 FFM 或 IBW 对瑞芬太尼定量，其效应室浓度与消瘦患者根据 TBW 计算的浓度相似。与丙泊酚不同，根据 CBW 进行瑞芬太尼定量（红线，图 4-27A），所得血浆药物浓度高于消瘦患者根据 TBW 所得的浓度。

2. 在肥胖患者中，按 LBM 定量所得的效应室浓度低于消瘦患者按照 TBW 所得的浓度。

3. 对于肥胖患者，根据 TBW 定量瑞芬太尼会导致药物过量。

4. 各项体重标准中，除了 LBM 外，计算所得的效应室浓度均产生较高的镇痛有效率。

如图 4-27 所示，对病理性肥胖患者使用 LBM 进行药物定量具有明显的缺陷[29]。首先，与其他定量标准相比，根据 LBM 计算瑞芬太尼使用剂量所产生的血浆药物浓度所对应的有效镇痛率较低。其次，如果体重过重（体重指数超过 40），则随着 TBW 的增加，LBM 实际上会变小，使相关结果明显与实际不符（如图 4-25）。作为对 LBM 的改良[24]，FFM 避免了单位体重药物剂量明显不足的问题[30]。在此模拟中，IBW 还提供了合适的效应室浓度，当使用仅基于患者身高的体重标量，这并不能适应所有的情况。

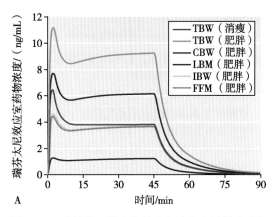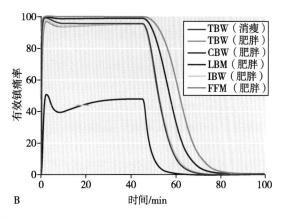

图 4-27　瑞芬太尼效应室浓度（A）和有效镇痛率（B）的模拟图。图示身高 176cm、年龄 40 岁的男性。给予瑞芬太尼首剂量 1μg/kg 单次注射后以 0.15μg/（kg·min）持续输注 60min 的结果模拟图，模拟体重分类如下：总体重（TBW）分别为 68kg 和 185kg（体重指数分别为 22 和 60），将 185kg 患者分别进行 Servin 校正体重（CBW）、瘦体重（LBM）、理想体重（IBW）和去脂体重（FFM）的标准化计算。使用已发表的药代动力学模型估算瑞芬太尼的效应位点浓度和镇痛效果[6, 28]。镇痛定义为对胫骨前压力 206.85kPa（30psi）时患者的反应消失（引自：Miller RD, Cohen NH, Eriksson LI, et al, eds. *Miller's Anesthesia*. 8th ed. Philadelphia: Saunders Elsevier; 2015: Fig.24.34.）

芬太尼

尽管芬太尼在临床上得到了广泛的应用，但很少有研究探索肥胖对芬太尼的药代动力学影响（参见第 9 章）。目前已发表的药代动力学模型[31, 32]，随着 TBW 的升高而对芬太尼的浓度产生过高的估计[22]。研究人员探索了使用已发布的模型通过修改人口统计学数据（例如身高或体重）来改善预测效果的方法[20, 21]，推荐使用校正后的体重，称为**药代动力学体重**，以改善目前许多可用的芬太尼动力学模型。

其他阿片类药物

与瑞芬太尼和芬太尼相比，肥胖对其他阿片类药物的药理学影响相关资料更少。研究人员对肥胖患者中使用舒芬太尼进行了研究，发现舒芬太尼的分布容积随 TBW 呈线性增加[33]，并且清除率和消瘦者相似，推荐使用 TBW 计算单次推注剂量，并谨慎的减少持续输注剂量。

吸入麻醉药

人们普遍认为挥发性麻醉剂（参见第 7 章）在肥胖症患者中的蓄积要多于消瘦患者，因此导致苏醒延迟。但这种观点并未被证实[34]。以下两种现象是导致这一论点的依据：首先，随着肥胖的增加，流向脂肪组织的血流减少[35]，其次，挥发性麻醉药在脂肪组织中达到饱和状态所需的时间非常长。

年龄对药理学的影响

年龄是制订麻醉计划时需要考虑的重要因素之一（参见第 35 章）。与肥胖一样，瑞芬太尼和丙泊酚是用于研究年龄对麻醉药物影响的最佳模型，这些研究阐述了年龄对瑞芬太尼和丙泊酚的影响，并用量化的形式加以描述[1, 6, 7, 36]。

高龄患者只需要较少的瑞芬太尼即可获得阿片样效果。高龄患者药物有效剂量的下降是其药代动力学和药效学改变所引起的[6]。基于已发表的根据实际测量数据建立的各年龄阶段药代动力学与药效学模型[1, 6, 7, 36]，目前能够模拟出年龄对药物剂量的影响。例如，需要使 20 岁和 80 岁的患者中获得相同的药物效果，应将 80 岁的患者剂量降低 55%。对丙泊酚的类似分析，与 20 岁患者相比，80 岁患者的剂量应减少 65%。

这些变化尤其是对于药效学变化的机制尚不清楚。药代动力学改变的可能是由于心输出量减少。高龄患者心输出量减少会导致血液循环及药物分布减慢[27]，这可能会导致峰值浓度较高[27, 37]，并减少药物向代谢器官的转运而降低清除率。很多静脉麻醉药（丙泊酚、硫喷妥钠和依托咪酯）在高龄患者中清除率更低、分布容积更小[1, 38-40]。除了与年龄有关的心输出量变化外，高龄患者其他合并症也可能降低心血管功能[41]。综合考虑，麻醉医生通常需要考虑患者的"生理"年龄，而不仅仅是实际年龄[42, 43]。

对于没有明显合并症、身体状态正常、运动耐力良好的高龄患者，盲目降低给药剂量也是不可取的。

总结

本章主要对麻醉药物的临床药理学原理进行综述，阐述了药代动力学、药效学和麻醉药物之间的相互作用。上述原则为麻醉医生提供了合理选择麻醉药所需的依据。虽然从实践的角度描述了药物强度及持续时间的特点，但是由于运算的复杂性，在日常实践中的临床应用受到了限制。但是，计算机模拟技术的进步使得对患者进行实时监控成为可能。临床药理学的最主要突破是能够建立药物间相互作用的模型，此类模型描述了不同种类的麻醉药的相互作用。麻醉医生很少仅仅使用一种药物进行麻醉，因此这些模型与麻醉医生密切相关。

思考题

1. 在多室药代动力学模型中（例如单次推注芬太尼），可以区分为哪三个阶段？
2. 如何使用衰减时间比较同类药物？如何定义**时-量相关半衰期**？终末消除半衰期与时-量相关半衰期有何不同？
3. 如何定义生物相？效应室在描述麻醉药药理学中的作用？
4. 药物间的拮抗、叠加、协同作用有哪些区别？什么是等效图，如何将其用于确定合适的麻醉方案？
5. 肥胖如何影响丙泊酚的药代动力学？丙泊酚推注剂量与持续输注剂量计算应按照哪种体重标准？
6. 年龄如何影响瑞芬太尼的药理学特点？这些与年龄相关的变化机制是什么？

（叶茂 译，仇艳华 审）

参考文献

1. Schnider TW, Minto CF, Gambus PL, et al. The influence of method of administration and covariates on the pharmacokinetics of propofol in adult volunteers. *Anesthesiology.* 1998;88(5):1170–1182.
2. Wilkinson GR, Shand DG. Commentary: a physiological approach to hepatic drug clearance. *Clin Pharmacol Ther.* 1975;18:377–390.
3. Krejcie TC, Avram MJ, Gentry WB, et al. A recirculatory model of the pulmonary uptake and pharmacokinetics of lidocaine based on analysis or arterial and mixed venous data from dogs. *J Pharmacokinet Biopharm.* 1997;25:169–190.
4. Youngs EJ, Shafer SL. Basic pharmacokinetic and pharmacodynamic principles. In: White PF, ed. *Textbook of Intravenous Anesthesia.* Baltimore: Williams & Wilkins; 1997.
5. Hughes MA, Glass PS, Jacobs JR. Context-sensitive half-time in multicompartment pharmacokinetic models for intravenous anesthetic drugs. *Anesthesiology.* 1992;76(3):334–341.
6. Minto CF, Schnider TW, Egan TD, et al. Influence of age and gender on the pharmacokinetics and pharmacodynamics of remifentanil. I. Model development. *Anesthesiology.* 1997;86(1):10–23.
7. Schnider TW, Minto CF, Shafer SL, et al. The influence of age on propofol pharmacodynamics. *Anesthesiology.* 1999;90(6):1502–1516.
8. Lee S, Kim BH, Lim K, et al. Pharmacokinetics and pharmacodynamics of intravenous dexmedetomidine in healthy Korean subjects. *J Clin Pharm Ther.* 2012;37:698–703.
9. Hudson RJ, Bergstrom RG, Thomson IR, et al. Pharmacokinetics of sufentanil in patients undergoing abdominal aortic surgery. *Anesthesiology.* 1989;70:426–431.
10. Scott JC, Stanski DR. Decreased fentanyl and alfentanil dose requirements with age. A simultaneous pharmacokinetic and pharmacodynamic evaluation. *J Pharmacol Exp Ther.* 1987;240(1):159–166.
11. Doufas AG, Bakhshandeh M, Bjorksten AR, et al. Induction speed is not a determinant of propofol pharmacodynamics. *Anesthesiology.* 2004;101:1112–1121.
12. Egan TD, Muir KT, Hermann DJ, et al. The electroencephalogram (EEG) and clinical measures of opioid potency: defining the EEG-clinical potency relationship ("fingerprint") with application to remifentanil. *Int J Pharm Med.* 2001;15(1):11–19.
13. Bouillon TW, Bruhn J, Radulescu L, et al. Pharmacodynamic interaction between propofol and remifentanil regarding hypnosis, tolerance of laryngoscopy, bispectral index, and electroencephalographic approximate entropy. *Anesthesiology.* 2004;100(6):1353–1372.
14. Heyse B, Proost JH, Schumacher PM, et al. Sevoflurane remifentanil interaction: comparison of different response surface models. *Anesthesiology.* 2012;116(2):311–323.
15. Kern SE, Xie G, White JL, Egan TD. A response surface analysis of propofol-remifentanil pharmacodynamic interaction in volunteers. *Anesthesiology.* 2004;100(6):1373–1381.
16. Manyam SC, Gupta DK, Johnson KB, et al. Opioid-volatile anesthetic synergy: a response surface model with remifentanil and sevoflurane as prototypes. *Anesthesiology.* 2006;105(2):267–278.
17. Mertens MJ, Engbers FH, Burm AG, Vuyk J. Predictive performance of computer-controlled infusion of remifentanil during propofol/remifentanil anaesthesia. *Br J Anaesth.* 2003;90(2):132–141.
18. LaPierre CD, Johnson KB, Randall BR, et al. An exploration of remifentanil-propofol combinations that lead to a loss of response to esophageal instrumentation, a loss of responsiveness, and/or onset of intolerable ventilatory depression. *Anesth Analg.* 2011;113(3):490–499.
19. Janmahasatian S, Duffull SB, Ash S, et al. Quantification of lean bodyweight. *Clin Pharmacokinet.* 2005;44(10):1051–1065.
20. Shibutani K, Inchiosa Jr MA, Sawada K, Bairamian M. Accuracy of pharmacokinetic models for predicting plasma fentanyl concentrations in lean and obese surgical patients: derivation of dosing weight ("pharmacokinetic mass"). *Anesthesiology.* 2004;101(3):603–613.
21. Shibutani K, Inchiosa Jr MA, Sawada K, Bairamian M. Pharmacokinetic mass of fentanyl for postoperative analgesia in lean and obese patients. *Br J Anaesth.* 2005;95(3):377–383.
22. Servin F, Farinotti R, Haberer JP, Desmonts JM. Propofol infusion for maintenance of anesthesia in morbidly obese patients receiving nitrous oxide. A clinical and pharmacokinetic study. *Anesthesiology.* 1993;78(4):657–665.
23. Cortinez LI, Anderson BJ, Penna A, et al. Influence of obesity on propofol pharmacokinetics: derivation of a pharmacokinetic model. *Br J Anaesth.* 2010;105(4):448–456.
24. Albertin A, Poli D, La Colla L, et al. Predictive performance of "Servin's formula" during BIS-guided propofol-remifentanil target-controlled infusion in morbidly obese patients. *Br J*

Anaesth. 2007;98(1):66–75.

25. Igarashi T, Nagata O, Iwakiri H, et al. [Two cases of intraoperative awareness during intravenous anesthesia with propofol in morbidly obese patients]. *Masui.* 2002;51(11):1243–1247.

26. Greenblatt DJ, Abernethy DR, Locniskar A, et al. Effect of age, gender, and obesity on midazolam kinetics. *Anesthesiology.* 1984;61(1):27–35.

27. Upton RN, Ludbrook GL, Grant C, Martinez AM. Cardiac output is a determinant of the initial concentrations of propofol after short-infusion administration. *Anesth Analg.* 1999;89(3):545–552.

28. Johnson KB, Syroid ND, Gupta DK, et al. An evaluation of remifentanil propofol response surfaces for loss of responsiveness, loss of response to surrogates of painful stimuli and laryngoscopy in patients undergoing elective surgery. *Anesth Analg.* 2008;106(2):471–479.

29. La Colla L, Albertin A, La Colla G, et al. No adjustment vs. adjustment formula as input weight for propofol target-controlled infusion in morbidly obese patients. *Eur J Anaesthesiol.* 2009;26(5):362–369.

30. La Colla L, Albertin A, La Colla G, et al. Predictive performance of the "Minto" remifentanil pharmacokinetic parameter set in morbidly obese patients ensu-ing from a new method for calculating lean body mass. *Clin Pharmacokinet.* 2010;49(2):131–139.

31. Anderson BJ, Holford NH. Mechanistic basis of using body size and maturation to predict clearance in humans. *Drug Metab Pharmacokinet.* 2009;24(1):25–36.

32. Duffull SB, Dooley MJ, Green B, et al. A standard weight descriptor for dose adjustment in the obese patient. *Clin Pharmacokinet.* 2004;43(16):1167–1178.

33. Schwartz AE, Matteo RS, Ornstein E, et al. Pharmacokinetics of sufentanil in obese patients. *Anesth Analg.* 1991;73(6):790–793.

34. Cortinez LI, Gambús P, Trocóniz IF, et al. Obesity does not influence the onset and offset of sevoflurane effect as measured by the hysteresis between sevoflurane concentration and bispectral index. *Anesth Analg.* 2011;113(1):70–76.

35. Lesser GT, Deutsch S. Measurement of adipose tissue blood flow and perfusion in man by uptake of ^{85}Kr. *J Appl Physiol.* 1967;23(5):621–630.

36. Minto CF, Schnider TW, Shafer SL. Pharmacokinetics and pharmacodynamics of remifentanil. II. Model application. *Anesthesiology.* 1997;86(1):24–33.

37. Krejcie TC, Avram MJ. What determines anesthetic induction dose? It's the front-end kinetics, doctor! *Anesth Analg.* 1999;89(3):541–544.

38. Arden JR, Holley FO, Stanski DR. Increased sensitivity to etomidate in the elderly: initial distribution versus altered brain response. *Anesthesiology.* 1986;65(1):19–27.

39. Homer TD, Stanski DR. The effect of increasing age on thiopental disposition and anesthetic requirement. *Anesthesiology.* 1985;62:714–724.

40. Stanski DR, Maitre PO. Population pharmacokinetics and pharmacodynamics of thiopental: the effect of age revisited. *Anesthesiology.* 1990;72(3):412–422.

41. Rodeheffer RJ, Gerstenblith G, Becker LC, et al. Exercise cardiac output is maintained with advancing age in healthy human subjects: cardiac dilatation and increased stroke volume compensate for a diminished heart rate. *Circulation.* 1984;69(2):203–213.

42. Avram MJ, Krejcie TC, Henthorn TK. The relationship of age to the pharmacokinetics of early drug distribution: the concurrent disposition of thiopental and indocyanine green. *Anesthesiology.* 1990;72(3):403–411.

43. Williams TF. Aging or disease? *Clin Pharmacol Ther.* 1987;42(6):663–665.

第
二
篇

第 5 章　临床心肺生理学

John Feiner

　　麻醉学是唯一每天直接管理患者心肺生理的专业[1-3]。对呼吸循环生理的理解有助于麻醉团队处理麻醉中的常见情况和紧急情况,如低血压、动脉低氧血症、高碳酸血症和高气道压。

血流动力学

动脉血压

　　麻醉医生通常使用袖带或留置动脉导管监测体循环血压和平均动脉压(mean arterial pressure,MAP)。尽管慢性系统性高血压有时候需要处理,但麻醉医生面对的往往是急性低血压。在全身麻醉或局部麻醉时,低血压轻则出现临床上不明显的 MAP 降低,重则出现危及生命的紧急情况。低血压足以危及器官灌注,导致器官损伤和不良后果。低血压时最需要立即关注的器官是心脏和大脑,其次是肾脏、肝脏和肺。所有器官的典型损伤模式都与长时间的"休克"相关,因此,了解低血压背后的生理学知识对诊断和治疗至关重要。

　　长久以来,都认为术中血流动力学不稳定会导致术后不良结局。在最近大量的回顾性研究发现,术中持续低血压[收缩压(systolic blood pressure,SBP)< 70mmHg,MAP < 50mmHg,舒张压(diastolic blood pressure,DBP)< 30mmHg]即使只有 5min 也可导致术后患病率和死亡率的风险增加[4, 5]。另外,低血压合并低吸入麻醉药浓度和低双频谱指数(bispectral index scale,BIS)会导致术后结局更差。改善麻醉管理是否会降低这些风险,需要进一步研究[6]。

低血压的生理学机制

　　急性低血压的合理处理将 MAP 分成几个生理

学部分：

$$MAP = SVR \times CO$$

SVR（systemic vascular resistance）是外周血管阻力，CO（cardiac output）是心输出量。

虽然我们大部分的注意力都集中在理解 MAP 上，但其他压值［如 SBP、DBP 和脉压（pulse pressure，PP）（PP = SBP − DBP）］也十分重要。脉压是在具有顺应性的血管树形成 DBP 的基础上叠加每搏输出量（stroke volume，SV）而产生的。主动脉是产生顺应性的主要部分。SV 的增加可引发脉压增加，但更常见于伴随衰老而来的主动脉顺应性下降（参见第 35 章）。当血管顺应性差时，低 DBP 对 SBP 的影响更为显著。

外周血管阻力

大多数全身麻醉和神经阻滞麻醉（参见第 17 章）药物都会降低 SVR。一些病理过程，如脓毒症、过敏反应、脊髓休克和器官缺血再灌注，都可以使 SVR 明显降低。SVR 的计算公式如下：

$$SVR = 80 \times (MAP − CVP)/CO$$

其中，MAP 为平均动脉压，CVP（central venous pressure）是中心静脉压，CO 为心输出量，常数 80 将三者计算出的单位 mmHg/（L·min）转换为 dyne/（s·cm^5）。

肺动脉（pulmonary artery，PA）置管可获得计算 SVR 所需的测量值，但其监测仪并不简单易得。当低血压是由低 SVR 引发时，机体有时也可以表现为灌注充足（指端温暖，脉搏血氧饱和度波形良好和灌注指数良好。灌注指数是测量脉冲信号相对于背景吸收的一个指标，是测量信号强度的一个重要指标）。然而，高血压几乎总是伴随着强烈的血管收缩。

SVR 与血管半径的四次方成反比。对单个血管而言，小血管对血流有很高的阻力。然而，当多个血管平行排列时，总体 SVR 就会降低。因此，虽然毛细血管是最小的血管，但其中大部分都是平行排列的，所以它不是产生 SVR 的主要因素。在循环动脉端的血流阻力大部分来源于小动脉。

心输出量

CO 降低导致的低血压比 SVR 下降引发的低血压更难治疗。CO 增加通常不会引起体循环高压，而大多数高血流动力状态，如脓毒症和肝衰竭，反而会导致低血压发生。

心输出量是指心脏在 1min 所泵出的血液总量（升为单位）。除了在某些先天性心脏畸形的情况下，左心和右心的心输出量通常是相等的。心输出量是心率（heart rate，HR）和 SV 的乘积，即心脏在一个周期内排出的净血流量：

$$CO = HR \times SV$$

临床上，心输出量可以通过 PA 导管的热稀释法和经食管超声心动图（transesophageal echocardiography，TEE）进行测量。目前也开发了一些测量心输出量的微创设备，包括食管多普勒和脉冲轮廓分析。因为正常的 CO 是随体型的变化而变化，所以经常使用心脏指数（cardiac index，CI）（CO 除以体表面积）这个指标。

心率

心动过速和心动过缓均可通过减少 CO 而引发低血压。心电图（electrocardiogram，ECG）、脉搏血氧饱和度或体格检查均可识别心动过速或心动过缓。心电图上 P 波的识别是分析心率的关键，窦性心律和心房收缩的消失会导致心室充盈减少，心房收缩对前负荷的形成影响很大，尤其在心室顺应性差的患者中更是如此；心率减慢可使心室充盈和 SV 增加，但心率过慢可导致 CO 降低；心动过速可导致左心室充盈时间不足，导致低心排血量和低血压。

射血分数和每搏输出量

射血分数（ejection fraction，EF）是心脏在单次收缩［SV/ 舒张末期容积（end-diastolic volume，EDV）］中所泵出的血量占心室血容量的百分比，与 SV 不同的是，EF 不会随着体格的大小而变化，EF 的正常值为 60%～70%。高动力状态，如脓毒症和肝硬化，可反映为 EF 升高；而 EF 低则提示心功能差。因 CO 可以通过增加心率来维持，所以计算 SV 可以更好地评估心功能。然而，对于慢性扩张型心肌病，尽管 EF 较小，但 SV 仍然是增加的。

前负荷

前负荷是指心肌收缩前被"拉伸"的程度。前负荷的最佳临床定义为心脏的 EDV，可以直接由 TEE 测量。充盈压［如左房（left atrial，LA）压、肺毛细血管楔压（pulmonary capillary wedge pressure，PCWP），肺动脉舒张（pulmonary artery diastolic，PAD）压］也可以评估前负荷。CVP 测量的是右心的充盈压，对于没有肺部疾病和心功能正常的患者，CVP 与左心的充盈压相关性好；通过使用一个球囊阻断 PA 中流动的血流，可使系统内的压力相等，使得 PCWP 几乎等同于 LA 压力，并反映左心的充盈压。心室顺应性曲线（图 5-1）描述了心脏舒张期压力和容积的关系，

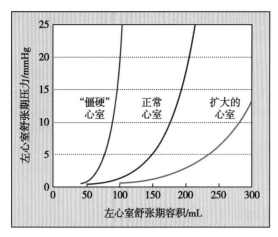

图 5-1 左心室舒张期容积和压力的顺应性曲线显示了心脏舒张期的压力－容积关系。与正常心室相比，随着左心室舒张容积的增加，"僵硬"心室的舒张期压力升高幅度更大，曲线较为陡峭，而扩大的心室则舒张期压力升高幅度较小，曲线较为平缓

当心脏的顺应性差时，正常的充盈压不能提供足够的EDV。同样，试图将"僵硬"的左心室充盈到正常容量，可能会导致心内和肺毛细血管压力的过度增加。

Frank-Starling 机制

Frank-Starling 机制是指心脏随着充盈量增加而泵血功能增强的生理学描述。前负荷增加会使心肌收缩力增加，从而有利于排出增加的心室血液，从而产生更大的 SV 和 EF。心室充盈减少，如低血容量，会导致 SV 降低。前负荷的轻微增加就会对 SV 和 CO 产生显著影响（"容量反应性"）（图 5-2）。而在曲线的较高点上，增加前负荷几乎不会额外增加 SV 和 CO。

前负荷降低的原因

前负荷降低的原因包括低血容量和静脉扩张。低血容量可能由出血或体液丢失导致。全身麻醉，尤其是区域神经阻滞也会引起静脉扩张（参见第 17 章）。导致前负荷降低的其他原因包括张力性气胸和心脏压塞，在这些情况下，尽管血容量和充盈压力足够，但由于心脏周围压力的增加，会使心室充盈受限[7]。前负荷降低时可以表现在收缩压变异（systolic pressure variation，SPV）上，它描述了收缩压随呼吸或通气的变化，可以在动脉血压描记上观察到[8]。它的极端形式是奇脉，一种在呼气时显著变化的脉搏。当同时存在 CVP 正常或增加时，提示可能存在心脏压

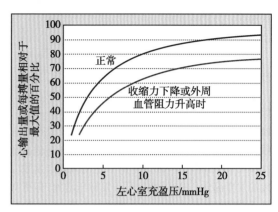

图 5-2 心功能曲线显示了前负荷（左心室充盈压）与心功能（由心输出量或每搏输出量）之间的关系。充盈压可由左房压或肺毛细血管楔压测量。在前负荷较低时，左室充盈增加可显著增加心输出量（即曲线较陡的部分）。在左室充盈压较高时，随着前负荷的增加，心功能几乎没有增加，而随着充盈过度，由于心脏的灌注受损（未显示）会引起心功能的下降。较低的收缩力或较高的外周血管阻力会使曲线向右下移动

塞。另外，脉搏压变异[(PP_peak − PP_nadir)/PP_average]类似于 SPV，但需要计算机计算。高的 SPV 和脉压变异（pulse pressure variation，PPV）也有助于识别低血容量，而且是比充盈压更敏感和更特异的血管内容积反应性指标。

右心的病理问题也会影响左心充盈。肺栓塞和其他导致肺动脉高压的原因会阻碍右心的血泵入左心。另外，室间隔可能会偏向左心室，从而进一步阻碍左心室的充盈。

心肌收缩力

心肌收缩力，或心肌的变力状态，是一种不依赖于负荷条件（前负荷或后负荷）而评价心肌收缩强度的指标。出于研究目的，可以通过心室内压力的变化速度（dP/dT）或收缩压-容积关系（图 5-3）来测量。心肌收缩力降低可能是低血压的原因（知识框 5-1）[9]。

后负荷

后负荷是左心室每次收缩时血液排出的阻力。临床上，后负荷主要由 SVR 决定。当 SVR 增加时，心脏不能完全排空，导致 SV、EF 和 CO 降低（图 5-2）。高 SVR 也会增加心脏充盈压。低 SVR 可以改善 SV 并增加 CO，因此低 SVR 通常与高 CO 相关（图 5-4）。

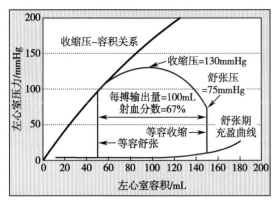

图 5-3　图中闭环（红线）显示一个典型的心动周期。在舒张期充盈，心室容量从 50mL 到舒张末的 150mL，产生了一条典型的舒张曲线，在等容收缩期，左心室（left ventricle，LV）的压力上升到主动脉的压力（舒张压）水平时，主动脉瓣打开，然后左心室射血，容量减小。在射血过程中，左室和主动脉的压力在某个点同时达到峰值（收缩压），然后压力下降，直到主动脉瓣关闭（大致相当于第二波峰）。之后左心室开始舒张，但容积不发生变化（等容舒张期）。当压力低于左心房压力时，二尖瓣开放，舒张期充盈开始。图中显示正常的心动周期，每搏输出量为 100mL，EF 为 SV/EDV = 67%，血压为 130/75mmHg。收缩期压力 – 容积关系（黑线）可以由一系列不同负荷条件（即不同前负荷）下的曲线构成，反映心脏的收缩状态

知识框 5-1　心肌收缩力降低导致低血压的病因
心肌缺血
麻醉药
心肌病
陈旧性心肌梗死
心脏瓣膜病（不依赖前负荷的每搏输出量减少）

低 SVR 会降低心脏充盈压。这一发现可能表明，是前负荷，而不是后负荷导致了低血压的发生。低 SVR 允许更多的血液排出，产生更低的收缩末容积（end-systolic volume，ESV），这是 TEE 上检查低 SVR 的特征之一。在相同的静脉回流下，心脏不会充盈达到相同的 EDV，从而导致左心室充盈压力降低（图 5-4）。当 SVR 增加时，也会发生类似的情况。在心功能不良的患者中，这种由应激导致的心脏充盈压升高更为明显。

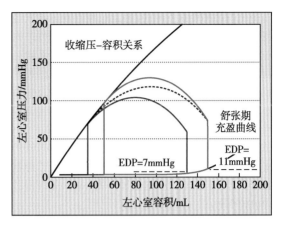

图 5-4　随着血管扩张心动周期的变化。绿色的闭环与图 5-3 所示的相同。红色虚线表示向蓝色的心脏周期的转变，收缩压降至 105mmHg。随着舒张末期容积下降，收缩末期容积也减少了。在本例中，舒张末压（end-diastolic pressure，EDP）从 11mmHg 降至 7mmHg。EF 略有增加，但 SV 可能减少，但随着左室充盈压恢复到原来的水平，SV 可能更高

心脏反射

心血管的调节系统由以下系统组成：外周和中枢的受体系统将监测到的不同生理状态的信息传到位于脑干的中枢整合系统，由神经体液系统将输出信号传至心血管系统。临床上对心脏反射的理解是指脑干中的心血管中枢整合信号并通过自主神经系统做出反应。

自主神经系统

心血管系统由自主神经系统调控。交感和副交感传出神经支配窦房结和房室结。交感神经系统兴奋后可通过激活 β_1 肾上腺素能受体增加心率。副交感神经则通过刺激窦房结和房室结的乙酰胆碱能受体使心率明显减慢，而副交感神经系统抑制则有助于心率的增加。交感神经系统和副交感神经系统可分别增加和减少房室结的传导。交感神经系统兴奋可增加心肌收缩力；副交感神经系统兴奋可轻微降低心肌收缩力，但其主要作用是降低心率。

压力感受器

颈动脉窦和主动脉弓的压力感受器是一种牵张感受器，当血压升高时可被激活，通过迷走神经和舌咽神经向中枢神经系统发送信号。压力感受器对血

压变化的敏感度是不同的，并且长期存在的原发性高血压可显著改变压力感受器的敏感性。急性高血压发生后的典型反应是通过增加副交感神经系统兴奋性，从而降低心率。迷走神经的兴奋和交感神经系统的活动减少也会降低心肌收缩力和引发反射性血管舒张，治疗性的颈动脉窦压力反射通过迷走神经兴奋，成为治疗室上性心动过速的有效方法。

心房和心室受多种交感和副交感感受器系统的支配。心房充盈增加时（即 Bainbridge 反射，或静脉心脏反射）可增加心率，这有助于使心输出量与静脉回流相匹配。

刺激颈动脉窦的化学感受器对呼吸和心血管系统产生双重效应。动脉低氧血症可引起交感神经系统兴奋，但更严重和更持久的动脉低氧血症会通过中枢机制兴奋导致心动过缓。其他各种反射包括眼压增高导致的心率减慢（即眼心反射），腹腔脏器牵拉导致的心率减慢和颅内压升高引发的心动过缓（Cushing 反射）。

许多麻醉药以剂量依赖的方式抑制心脏反射，导致交感神经系统对低血压的反应减弱。这种反射的减弱是麻醉药物导致低血压的另一种机制。

冠状动脉血流

冠状动脉循环的独特之处在于，心脏的氧利用率比任何其他血管床都要多，可高达冠状动脉血氧含量的 60%～70%，而全身的氧利用率仅为 25%。这种生理学的结果是心脏不能通过增加氧摄取率作为一种储备机制。在氧供不足的情况下，扩张血管以增加血流是心脏的主要代偿机制。

冠状动脉储备是冠状动脉比基线状态可以增加血流量的能力。内源性的冠状动脉血流调节因子包括腺苷、一氧化氮和肾上腺素能的刺激。冠状动脉狭窄时，下游血管的代偿性扩张可以维持冠状动脉血流，直到大约狭窄 90% 时，冠状动脉储备开始耗尽。

血管床的灌注压等于 MAP 和静脉压之间的差

值。冠状动脉的瞬时流量在整个心动周期内是变化的，在收缩期达到峰值。心脏与其他器官的灌注有着根本的不同，因为在收缩过程中形成的室壁张力可以完全阻断心内膜下的血流，因此左心室主要在舒张期灌注。左室舒张末压（end-diastolic pressure in the left ventricle，LVEDP）可能超过 CVP，产生可以有效灌注的下游血管压力。因此，左心室大部分的灌注压是舒张压减去左室舒张末压。右心室壁内压较低，在舒张期和收缩期都能得到灌注。

肺循环

肺循环包括右心室、肺动脉、肺毛细血管床和肺静脉，并止于左心房。支气管循环向肺组织提供营养，并汇入肺静脉和左心房。肺循环在调节正常压力（表 5-1）和对药物反应方面与体循环有很大不同。使用肺动脉导管测量肺循环的压力时要对其正常值和意义有基本了解。肺动脉高压有特发性的原因，可能伴随一些常见疾病（如肝硬化、睡眠呼吸暂停），并与麻醉相关的发病率和死亡率显著相关。

肺动脉压

由于肺血管阻力（pulmonary artery pressure，PVR）较低，肺动脉压（pulmonary vascular resistance，PAP）远低于体循环压力。与全身循环一样，肺循环接受整个心输出量，所以必须调整其阻力以适应不同的情况。

肺血管阻力

PVR 的决定因素不同于体循环中的 SVR。血液流经肺循环的阻力存在于大血管、小动脉和毛细血管床中。肺泡内和肺泡外的血管对肺内压力的反应不同。

描述肺循环变化的最有用的生理模型是毛细血管的扩张能力和新毛细血管的开放。毛细血管的扩张和开放解释了各种情况下 PVR 的变化。PAP 增加导致毛细血管扩张和开放，增大了横截面积，而降低

表 5-1　静脉和肺动脉系统正常值

数值	CVP/mmHg	PAS/mmHg	PAD/mmHg	PAM/mmHg	PCWP/mmHg
正常	2～8	15～30	4～12	9～16	4～12
偏高	>12	>30	>12	>25	>12
病理状态	>18	>40	>20	>35	>20

CVP，中心静脉压；*PAD*，肺动脉舒张压；*PAM*，肺动脉平均压；*PAS*，肺动脉收缩压；*PCWP*，肺毛细血管楔压。

PVR。心输出量增加也会通过扩张和开放毛细血管降低 PVR，心输出量和肺动脉压的这种相互作用，即使心输出量在一定范围内变化，也可以保持肺动脉压的相对稳定。

肺容量对肺泡内和肺泡外血管有不同的影响。肺容量高时，肺泡内血管可被压缩，而肺泡外血管阻力较低；肺容量低时则刚好相反。因此，在肺容量高和肺容量低时，PVR 都较高。肺容量低时 PVR 增加有助于分流塌陷肺泡的血流量，例如在进行单肺通气时。

体循环主要通过神经体液调节影响血管张力。交感神经系统兴奋可导致肺血管收缩，但不如体循环一样作用明显，因此，肺循环很难用药物干预。一氧化氮是血管张力的重要调节因子，可通过吸入给药。前列腺素和磷酸二酯酶抑制剂（如西地那非）是肺血管扩张剂，但在肺动脉高压中的作用很有限。

低氧性肺血管收缩

低氧性肺血管收缩（hypoxic pulmonary vasostriction，HPV）是肺血管对低肺泡氧分压（PAO_2）的反应。在许多患者中，HPV 是一种重要的适应性反应，可通过将血液从通气不良的区域转移，从而减少肺内分流，改善气体交换。正常肺区可以很容易地适应额外的血流而不增加 PAP。当全部肺泡存在缺氧时，如发生呼吸暂停或在高原低氧地区，可导致明显的 HPV 和 PAP 的增加。

麻醉药，如强效吸入麻醉剂，可损害 HPV，而常用的静脉药物，如丙泊酚和阿片类，则对 HPV 没有抑制作用。在需要单肺通气的手术中，HPV 可以改善低氧血症，虽然许多其他因素也有调节作用，包括酸碱状态、心输出量、肺不张的发生和相关药物治疗[10]。

肺栓塞

肺栓塞阻塞血管，增加了血液通过肺血管系统的阻力。栓子的常见形式是血凝块和空气，但也包括羊水、二氧化碳和脂肪栓子。

肺动脉增厚

肺动脉增厚可发生在一些临床情况下，与某些长期存在的先天性心脏病有关。原发性肺动脉高压是一种与小动脉增生相关的特发性疾病。肝硬化时也有相似的变化（即门脉肺动脉高压症）。

肺的分区

肺血流动力学中一个非常有用的概念是肺的 West 分区。重力决定了在心脏不同水平下肺血管系统压

力的变化。其中动脉压力受重力的影响很小，但对于静脉压和 PAP，这些差异却具有临床意义。高度每改变 20cm，就会产生 15mmHg 的压差。这会使 PAP 产生显著的体位性差异，而影响不同体位下（如直立和侧位）的肺血流量。

在肺 1 区，气道压力超过 PAP 和肺静脉压，因此，只有通气没有血流。正常情况下，1 区并不存在，但在正压通气或低 PAP 的情况下，比如麻醉状态或失血时，1 区就会出现。在 2 区，气道压大于肺静脉压，但低于 PAP。因此在 2 区，肺血流量与 PAP 和气道压的差值成正比。在 3 区，PAP 和肺静脉压均超过气道压，肺血流模式正常（即肺血流量与 PAP 和肺静脉压之间的差值成正比）。因此，可以采用改变体位的治疗方式降低肺异常区域的血流，如单侧肺炎，从而改善气体交换。当单肺通气时塌陷肺的血流量减少就是这种生理效应。

肺水肿

肺组织的液体平衡取决于静水压。肺毛细血管压力过高会导致液体漏入间质，然后进入肺泡，尽管肺淋巴系统能有效清除多余液体，但它有一定的限度。左心室充盈压过高时可导致静水压增高型肺水肿。当 PCWP 超过 20mmHg 时，会出现肺水肿，但如果这些压力长期存在，患者可能会承受更高的压力。肺水肿也可能发生于肺损伤引起的"毛细血管渗漏"，如胃酸性内容物的吸入、脓毒症或输血。

肺的气体交换

氧气

氧气必须从外界环境中传递到组织中，然后在有氧代谢时被消耗。动脉低氧血症是指动脉血中氧分压的降低（partial pressure of oxygen，PaO_2）。动脉低氧血症（$PaO_2 < 60mmhg$）是人为定义的，较为常用，但不是必要的。有时，低氧血症通常是指当 PaO_2 低于一定吸入氧浓度（fraction of inspiration oxygen，FiO_2）下预期的值。动脉低氧血症区别于缺氧这一更宽泛的术语，缺氧可以包括组织缺氧，更常用于反映循环因素。但动脉低氧血症主要反映肺气体交换。

轻到中度的动脉低氧血症（例如，在高海拔地区）可以被机体很好地耐受，并且通常不会导致实质性损伤和不良后果。而缺氧几乎等于完全缺乏氧气，是具有潜在致命性的，往往会导致永久性神经损伤，这种后果取决于缺氧的持续时间。当发生缺氧时，

比如呼吸暂停，动脉低氧血症则具有显著意义，因为在 1min 之内就可以发现动脉低氧血症的发生。

氧合的测量

动脉血氧水平的测量包括 PaO_2、血氧饱和度（oxyhemoglobin saturation，SaO_2）和动脉血氧含量（arterial oxygen content，CaO_2）。PaO_2 和 SaO_2 的关系可通过氧 - 血红蛋白解离曲线反映（图 5-5）。通过持续测量脉搏血氧饱和度（saturation with pulse oximetry，SpO_2）和动脉血气分析测定的 PaO_2，有助于理解氧 - 血红蛋白离解曲线。

氧 - 血红蛋白解离曲线

氧合 - 血红蛋白解离曲线的左移和右移，是在氧供发生改变时，机体为维持内环境稳定作出的适应性调整。P_{50} 是指血红蛋白与氧结合 50% 时的氧分压，是通过氧解离曲线的位置测量出的值（图 5-5，表 5-2）。正常成人血红蛋白 P_{50} 值为 26.8mmHg。曲线上的其他点，如正常静脉点和 80% 及 90% 氧饱和度点的氧分压，也较具有临床意义。

曲线右移对携氧状态的影响甚微（PO_2 100mmHg 时，氧饱和度基本是相同的），但它可以使更多的氧气从血红蛋白中解离进入组织，从而改善组织供氧；二氧化碳和酸性代谢产物使氧离曲线右移，而碱中毒则使其左移；胎儿血红蛋白是左移的，这是一种适合胎盘生理的适应性改变。动脉血中的氧既可与血红蛋白结合，也可溶解在血浆中，血氧含量是这两种形式的总和，虽然在正常的 PO_2 水平下，溶解氧的数量很少，但在高 FiO_2 水平下，溶解氧则具有明显的生理意义。虽然在正常情况下，血红蛋白上的氧气只利用了一小部分（25%），但在额外氧气补充时，所有的溶解氧都是可以被利用的。

动脉氧含量

动脉氧含量（CaO_2）根据 SaO_2、PaO_2 和血红蛋白浓度计算如下（图 5-6）：

$$CaO_2 = SaO_2(Hb \times 1.39) + 0.003(PaO_2)$$

公式中，Hb 为血红蛋白水平，1.39 为血红蛋白的携氧能力（1g Hb 完全饱和时可结合 1.39mL O_2），血浆中氧的溶解度为 0.003mL/（dL·mmHg）。例如，如果 Hb = 15g/dL，PaO_2 = 100mmHg，氧饱和度约 100%，则计算 CaO_2 的值如下：

$$CaO_2 = 1.00(15 \times 1.39) + 100(0.003)$$
$$= 20.85 + 0.3$$
$$= 21.15mL/dL$$

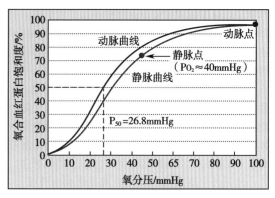

图 5-5 氧合 - 血红蛋白解离曲线呈 S 形，反映了氧分压与血氧饱和度的关系。图中红色曲线表示典型的动脉血氧解离曲线。PCO_2 高和静脉血 pH 值降低会导致曲线右移，血液中的氧更容易解离（**蓝色曲线**）。正常成人 P_{50}，即血氧饱和度为 50% 的 PO_2 为 26.8mmHg。正常情况下，PaO_2 为 100mmHg，对应 SaO_2 为 98%。正常的 PvO_2 约 40mmHg，对应氧饱和度为 75%

表 5-2	影响氧离曲线移动的因素

左移	右移
$P_{50} < 26.8mmHg$	$P_{50} > 26.8mmHg$
碱中毒	酸中毒
低体温	高体温
2, 3-DPG 降低（输注库存血）	2, 3-DPG 增加（慢性动脉低氧血症或贫血）

P_{50}，血氧饱和度为 50% 时的 PO_2 值。

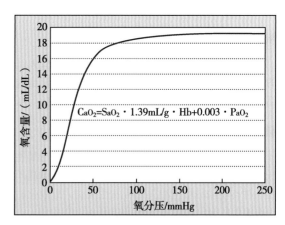

图 5-6 氧分压与氧含量之间的关系也是 S 型的，因为大多数氧与血红蛋白结合。曲线平台处的氧含量（$PO_2 > 100mmHg$）可以继续上升，是因为溶解氧仍贡献少量但不可忽略的量。*Hb*，血红蛋白

溶解氧可以继续提供额外的 CaO_2，当吸入纯氧或高压氧治疗时更具有临床意义的。氧级联图描绘了氧气从空气到组织的过程（图 5-7）。

多波长脉搏血氧饱和度

测量氧参数不仅仅可以采用动脉血气分析（PaO_2），也可以用多波长脉搏血氧饱和度法来测量。血氧饱和度法可以测定高铁血红蛋白（methemoglobin，MetHb）和碳氧血红蛋白（carboxyhemoglobin，COHb）。现在大多数血气机都与光电血氧计结合在一起，因此所提供的 SaO_2 是一个测量值，而不是计算出来的，称为**功能饱和度**。**功能饱和度**是指结合了氧气的血红蛋白的百分比。而**分率性饱和度**则包含了所有被结合了的血红蛋白。因此，**分率性饱和度**是**功能饱和度**减去 MetHb 和 COHb。较新的脉搏氧饱和度仪现在也可以测量 MetHb 和 COHb。

肺泡氧分压的决定因素

肺泡气体方程描述了氧气从外界环境中进入肺泡的过程：

$$PAO_2 = FiO_2 \times (PB - PH_2O) - PCO_2/RQ$$

其中 PB 为大气压，PH_2O 为水蒸气压力（在 37℃ 的正常体温下为 47mmHg），RQ 为呼吸商（二氧化碳生成量与耗氧量之比）。例如，当在海平面（$P_B = 760mmHg$）吸入纯氧（$FiO_2 = 1.0$），在 $PaCO_2 = 40mmHg$，$PH_2O = 47mmHg$ 时，在正常饮食情况下 RQ 通常被假定为大约 0.8，PAO_2 计算如下：

$$PAO_2 = 1.0(760 - 47) - 40/0.8$$
$$= 713 - 50$$
$$= 663mmHg$$

肺泡气体方程可以看出吸入氧气和通气量决定了 PaO_2。还提示补充供氧可以改善氧合。其临床意义在于，补充供氧可以很容易地补偿低通气的不良影响（图 5-8）。

低大气压是高海拔地区动脉低氧血症的一个原因。现代麻醉机具有防止输送低氧混合气体的安全机制。尽管如此，由于在手术室建设或改造过程中的管道连接错误，仍然偶尔会有因输送不含氧的其他气体而死亡的病例报道。目前的麻醉机具有多种安全特性，以防止缺氧气体混合物的输送。但当氧气罐耗尽或自充气袋（加压给氧囊）及氧气源的意外断开且未被识别到时，可能仍会出现缺氧的情况。

呼吸暂停是动脉低氧血症的一个重要原因，而肺中的氧气储备是延缓动脉低氧血症出现的首要因素，血红蛋白上的氧气储存起次要作用，因为要利用这部分氧，需要氧与氧合血红蛋白上解离。主动屏气时，肺中的氧储备来自于总肺活量，而麻醉或镇静期间则主要来自于功能性残气量（functional residual capacity，FRC），后者大大减少了氧合血红蛋白解离开始的时间。

当功能残气量为 2.5L，PaO_2 为 100mmHg 时，SaO_2 降至 90% 的时间是可以估算的。正常情况下人体耗氧量约为 300mL/min，但在麻醉过程中耗氧量会偏低一些，在吸入空气的情况下，只需 30s 就可

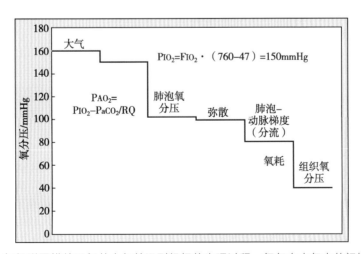

图 5-7　氧级联图描绘了氧从大气转运到组织的生理过程。氧气在大气中的初始浓度为 21%，在水蒸气中稀释到 150mmHg（PiO_2）。肺泡氧分压（PAO_2）由肺泡气体方程确定。氧气在肺泡和毛细血管之间弥散直到平衡（PO_2）。A-a（肺泡-动脉）梯度发生于存在肺内分流和通气灌注（$\dot{V}/\dot{Q}$）失调的情况下。氧气被消耗，PO_2 降低到组织水平（约 40mmHg）

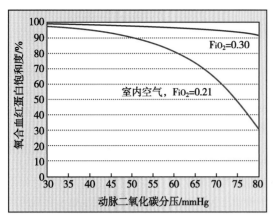

图 5-8 根据肺泡气体方程，通气不足会减少氧合。蓝色曲线表示在室内空气中（$FiO_2 = 0.21$）时的情况。其中高 $PaCO_2$ 会进一步使氧解离曲线右移。然而，即使在氧浓度升高到 30% 的时候，可以完全抵消低通气的影响（**红色曲线**）

发生动脉低氧血症，而吸入纯氧，则需要 7min，氧饱和度才会降至 90%。实际上，在吸入纯氧时，动脉低氧血症的发生时间是变化不定的。氧饱和度开始降低出现于足够数量的肺泡塌陷和肺内分流形成时，而不是氧气储备耗尽时。另外，肥胖患者在呼吸暂停时，比身材偏瘦的患者会更快的出现动脉低氧血症。

静脉混合

静脉混合解释了当 PAO_2 正常时却存在动脉低氧血症的生理原因。肺泡 - 动脉（A-a）氧分压差反映了静脉混合。正常的 A-a 氧分压差为 5～10mmHg，但随着年龄的增长会增加。例如，吸入纯氧时的 PaO_2 测量值为 310mmHg，可以根据前面的示例计算 A-a 氧分压差。

$$\text{A-a 氧分压差} = PAO_2 - PaO_2$$
$$= 663\text{mmHg} - 310\text{mmHg}$$
$$= 353\text{mmHg}$$

在综合肺内分流、补充氧供和氧解离曲线的共同作用后，可以通过数学模型计算出气体交换的情况，以创建"等分流"图（图 5-9）。尽管计算分流分数是量化氧合问题的最精确方法，但它需要肺动脉导管提供的信息，因此在临床上并不经常使用。A-a 氧分压差在临床上更简单，更便于推导，但在不同 FiO_2 水平下，其值会发生变化。A-a 氧分压差在室内空气中可能最有用。P/F 比值（PaO_2/FiO_2）是一种简单而

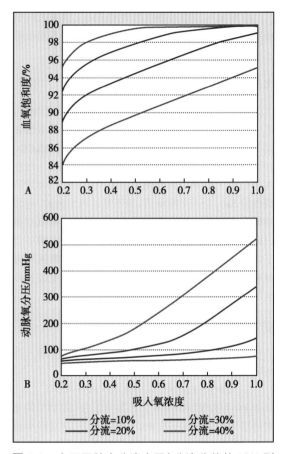

图 5-9 在不同肺内分流水平（分流分数从 10% 到 40%）下，FiO_2 对 SaO_2（A）和 PaO_2（B）的影响。以上计算假设血红蛋白为 14g/dL；$PaCO_2$ 为 40mmHg；动静脉氧含量差，4mL O_2/dL；以及海平面大气压为 760mmHg。增加的 FiO_2 可以显著改善高分流时的氧合，但无法完全纠正

有用的氧合测量方法，并且在高 FiO_2 下其值发生的变化较小（图 5-10）[11]。

肺内分流

肺内分流是导致 A-a 氧分压差升高和动脉低氧血症发生的重要原因之一。在肺内分流的情况下，混合的静脉血不会暴露在肺泡气体中，它会继续通过肺部与来自肺部正常区域的氧合血混合，从而降低了 PaO_2。临床上，分流发生在肺泡不通气的情况下（如肺不张），或肺泡积液的情况下（如肺炎或肺水肿）。分流方程可以定量描述肺内分流：

$$\dot{Q}s/\dot{Q}t = (CC'O_2 - CaO_2)/(CC'O_2 - C\overline{V}O_2)$$

方程中 $\dot{Q}s/\dot{Q}t$ 为相对总流量的分流量（即分流分数），

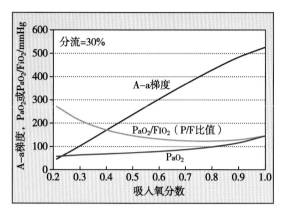

图 5-10 尽管分流分数恒定为 0.3 (30%), 但在高 FiO_2 时 A-a 梯度要高得多, 这表明 A-a 梯度会随不同 FiO_2 值而发生变化而不太适用于评估氧合情况。但 PaO_2 与 FiO_2 的比值 (P/F 比值) 在高 FiO_2 时较为恒定, 因此当不能获取分流分数这一金标准时, 可以使用 P/F 比值判断氧合情况

C 为氧含量, c′ 为末梢毛细血管血 (理论上正常的肺泡), a 为动脉血, $\bar{v}$ 为混合静脉血。

通气灌注比失调

通气血流比 (ventilation-perfusion, $\dot{V}/\dot{Q}$) 失调与肺内分流 ($\dot{V}/\dot{Q}=0$) 类似, 但也有一定差异。在 $\dot{V}/\dot{Q}$ 失调中, 不同肺泡内的通气量和灌注量之间的差异会导致高 $\dot{V}/\dot{Q}$ 区 (通气良好的区域) 或低 $\dot{V}/\dot{Q}$ 区 (通气不佳的区域)。根据氧解离曲线, 在通气良好的区域改善氧合并不能补偿通气不良区域的氧合, 从而最终导致动脉低氧血症。

在 $\dot{V}/\dot{Q}$ 失调的情况下, 即使在通气不佳的肺泡中, 给予纯氧可使 PO_2 达到氧解离曲线的平台期。相反, 在肺内分流的情况下给予纯氧只会在正常灌注的肺泡中增加更多的溶解氧, 如图 5-9 所示, 这可以导致比预想的更明显的氧合改善。如果吸入纯氧后, 动脉低氧血症仍然存在, 通常提示肺内分流的存在。

弥散障碍

弥散障碍并不等同于扩散能力降低。弥散障碍会使肺泡 PO_2 与肺毛细血管 PO_2 之间难以平衡, 造成 A-a 氧分压差。但即使在扩散能力有限的患者中, 这种情况也很少发生。因为弥散障碍而导致的小 A-a 氧分压差会很容易被增加的氧浓度消除, 因此并不会在临床上造成重要影响。但在极端海拔地区运动时, 由于驱动氧分压较小, 而且血液通过肺毛细血管

的传输速度快, 平衡时间有限, 则可能会出现临床上显著的弥散损伤。

静脉血氧饱和度

当肺内分流存在时, 低 $S\bar{v}O_2$ 会引起重要的影响[12]。分流是静脉血和正常肺区血液的混合。如果 $S\bar{v}O_2$ 较低, 则生成的混合血的 PaO_2 更低。低 CO 可显著降低 $S\bar{v}O_2$。这改变了我们在不同临床条件下解读肺内分流术的方式。例如, 在脓毒症中, $S\bar{v}O_2$ 可能会很高, 而此时分流比例可能高于预期, 因此高的 $S\bar{v}O_2$ 可能会掩盖高分流比例。

二氧化碳

二氧化碳在组织中产生, 通过通气从肺部排出。二氧化碳在血液中以溶解气体、碳酸氢盐和少量的与血红蛋白结合成**氨基甲酰血红蛋白**的形式携带在血液中。与氧解离曲线不同, 二氧化碳的解离曲线是线性的。

高碳酸血症

高碳酸血症 (即高 $PaCO_2$) 可能是呼吸困难或阿片类药物过度镇静的征象。尽管高碳酸血症本身危害不大, 但 $PaCO_2$ 大于 80mmHg 可能引起二氧化碳麻醉, 导致患者在麻醉后复苏的苏醒延迟。高碳酸血症最令人担忧的是, 它可能预示即将发生的呼吸衰竭和呼吸暂停, 在这些情况下, 动脉低氧血症会很快来临。尽管从二氧化碳波形图中很容易发现高碳酸血, 但这种监护仪并不是随处都有, 因此相当多的高碳酸血症可能被忽视。即使在有严重的高碳酸血症的情况下, 吸入高浓度氧也可以防止动脉低氧血症的发生。对于尚未怀疑有高碳酸血症的患者, 动脉血气分析并不一定要做 (图 5-8)。

影响高碳酸血症的器官包括肺 (肺血管收缩、氧解离曲线右移)、肾脏 (肾碳酸氢盐重吸收)、中枢神经系统 (嗜睡、脑血管舒张) 和心脏 (冠状动脉舒张、心肌收缩力下降)[13, 14]。

动脉二氧化碳分压的决定因素

$PaCO_2$ 是二氧化碳产生和清除的综合结果。如果清除量超过产生量, $PaCO_2$ 就会降低。如果产生量超过清除量, $PaCO_2$ 就会增加。所产生的 $PaCO_2$ 由肺泡二氧化碳方程表示:

$$PaCO_2 = k \times \dot{V}CO_2 / \dot{V}_A$$

在公式中, k 是换算单位的常数 (0.863), $\dot{V}CO_2$ 是二氧化碳的产生量, $\dot{V}_A$ 是肺泡通气量。

重吸收

由于麻醉过程中经常使用具有重吸收特性的呼吸回路，因此吸入 PCO_2 高的气体是高碳酸血症的潜在原因。在麻醉输送回路中二氧化碳吸收剂的耗尽和呼气阀的功能障碍是在手术室中发生重吸收的可能原因，而且这很容易被二氧化碳监测仪监测到。使用某些转运时用的呼吸回路也可能是导致二氧化碳重吸收的常见原因，并且不容易被发现，因为在患者从手术室转运期间，不会常规监测二氧化碳。

二氧化碳产量增加

麻醉状态下几种重要的生理原因会导致二氧化碳的增加，导致高碳酸血症（知识框 5-2）。麻醉医生不应将二氧化碳的增多认为仅仅是细胞产生二氧化碳增多，而且应该看成肺排出二氧化碳也增多，这是人体自身稳态调控的结果。当输注的碳酸氢钠转化为二氧化碳时，或释放止血带后腿部组织积聚的二氧化碳返回全身循环时，都会引起二氧化碳的生成增加。

无效腔增加

无效腔，或"无效通气"，是指接受通气的区域不参与气体交换，无效腔又分为解剖性、肺泡性和生理性（总）无效腔。解剖无效腔是指气管支气管树中这些不参与气体交换的区域，也包括设备无效腔，例如麻醉呼吸回路中 Y 形接头连接管远端的导管和气管导管；肺泡无效腔是指由于缺乏血流而不参与气体交换的肺泡；生理性（总）无效腔是解剖和肺泡无效腔的总和。大多数病理情况下增加的无效腔都是肺泡无效腔。

在许多临床情况下无效腔量会增加。肺气肿和其他终末期肺病，如囊性纤维化，常以大量无效腔为特征。肺栓塞也可以导致无效腔量的显著增加。某些使 PAP 降低的病理过程，如失血性休克，也可能会增加无效腔（增加的 1 区）。增加气道压力和呼气末正压（positive end-expiratory pressure，PEEP）也能增加无效腔。

无效腔的定量描述可使用 Bohr 方程，该方程表示无效腔通气量（$\dot{V}_D$）与潮气量（$\dot{V}_T$）的比值：

$$\dot{V}_D/\dot{V}_T=(PaCO_2-P\bar{E}CO_2)/PaCO_2$$

$P\bar{E}CO_2$ 是呼气二氧化碳分压。

例如，在控制性通气的情况下，如果 $PaCO_2=40mmHg$，$P\bar{E}CO_2=20mmHg$，则 $\dot{V}_D/\dot{V}_T$ 可计算如下：

$$\dot{V}_D/\dot{V}_T=(40-20)/40=20/40=0.5$$

知识框 5-2　二氧化碳生成增加的原因

发热

恶性高热

腹腔镜手术中的全身吸收（生理上类似于产量增加）

甲状腺危象

止血带释放

碳酸氢钠给药

正常的生理无效腔量为 25%～30%，因为解剖无效腔一直存在。$PaCO_2-PETCO_2$ 梯度是评估肺泡无效腔的一个有用指标。然而，即使无效腔是恒定的，这种梯度也会随着高通气或低通气时 $PaCO_2$ 的改变而改变。

低通气

分钟通气量减少是高碳酸血症最重要和最常见的原因（图 5-11）。这可能是由于潮气量减少，呼吸频率降低，或两者兼有之。肺泡通气量（$\dot{V}_A$）等于分钟通气量减去无效腔通气量（$\dot{V}_A=\dot{V}_T-\dot{V}_D$）；明确这个定义在临床上很有用。麻醉药物的呼吸抑制作用是导致低通气的常见原因。增加分钟通气量通常可以完全补偿二氧化碳的产生增多、重吸收或无效腔的增多，因此如果分钟通气量不足，就不能发挥有效的代偿作用。

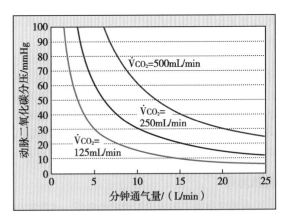

图 5-11 二氧化碳与通气呈双曲线关系。此曲线是模拟正常二氧化碳生成量（250mL/min）、低二氧化碳生成量（125mL/min，如麻醉期间）和高二氧化碳生成量（500mL/min，如在适度运动期间）的情况下，动脉二氧化碳与通气的关系。其中假设生理无效腔量为 30%

如果肺泡通气量减少一半,$PaCO_2$ 就会增加一倍(图 5-11)。随着一种新的稳定状态的发展,这种变化在几分钟内发生,并会维持一个稳定的水平。呼吸暂停期间二氧化碳的变化更为复杂。在呼吸暂停的第一分钟,$PaCO_2$ 从正常的 40mmHg 增加到 46mmHg(正常的 $PvCO_2$)。

在肺容积较小或动静脉二氧化碳梯度较高的患者中,$PaCO_2$ 的增加会更高和更快。第 1min 后,随着二氧化碳与血液的结合,$PaCO_2$ 的上升会变慢一些,大约 3mmHg/min。

动脉二氧化碳分压增高的鉴别诊断

$PaCO_2$ 增高的原因可通过评估分钟通气量、二氧化碳波形图和动脉血气仪来分析。二氧化碳波形图可以很容易地分析出二氧化碳的重吸收。通过体格检查和大多数呼吸机均可测量分钟通气量。将呼气末 PCO_2 与 $PaCO_2$ 比较可发现肺泡异常无效腔,二氧化碳的异常生成也是容易推断出来的。然而,当 $PaCO_2$ 正常时,二氧化碳异常增加往往不易发现,因为增加的分钟通气量可以弥补无效腔和二氧化碳生成的大幅增加。当分钟通气量增加而 $PaCO_2$ 仅为 40mmHg 时,应该同分钟通气量正常但 $PaCO_2$ 为 80mmHg 时一样,两种情况下都应该警惕无效腔量的增加。

呼吸力学

呼吸力学关注肺和支气管树中的压力、容量和气流的关系(图 5-12)。对呼吸力学的了解对于管理通气患者是必要的。在正压通气时,麻醉医生会常规监测气道内的压力。

静态特性

肺是由弹性组织构成,在压力作用下可以伸展(图 5-13)。由于肺泡内存在气液界面,表面张力对肺顺应性有重要影响。表面活性物质可以降低表面张力,稳定小肺泡,防止小肺泡塌陷。

胸壁有自己独特的顺应性曲线。在肺处于功能残气量时,胸壁倾向于扩张,但胸膜腔内负压使胸壁保持塌陷。肺有塌陷的趋势,但气道内正压和胸膜腔内负压使其保持扩张。功能残气量是肺倾向于塌陷与胸壁倾向于扩张之间的自然平衡点。

动态特性与气道阻力

气道阻力主要由气道半径决定,但气流的湍流会使阻力增大。许多临床过程会影响气道阻力(知识

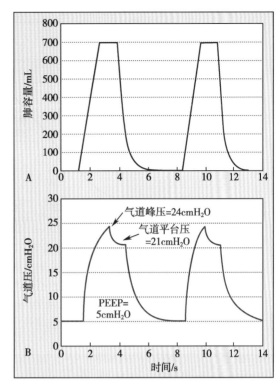

图 5-12 A 图显示了恒定气流速率的容量控制通气模式下肺容积随时间的变化。在吸气过程中,由于流量恒定,肺容积以恒定速率增加,而呼气出现被动松弛曲线。下面的 B 图显示了气道压随时间的变化。压力变化是静态顺应性(图 5-13)和气道阻力综合作用的结果。如果流量保持在平台上,则达到平台压力,此时没有阻力的影响。在本例中,气道压力峰值(PAP)为 24cmH₂O,呼气末正压(PEEP)为 5cmH₂O。动态顺应性为潮气量(V_T)/(PAP−PEEP)=37mL/cmH₂O。平台压力($P_{平台}$)为 21cmH₂O,静态顺应性为 V_T/($P_{平台}$−PEEP)=44mL/cmH₂O

框 5-3)。在生理上小气道阻力有所不同,因为它们没有软骨结构或平滑肌。不同于毛细血管,毛细血管内部有正压以保持其开放,小气道在自主呼吸时内部压力为零(大气)。然而,气道和毛细血管能保持开放的原理类似(是因其内部压力大于外部压力)。胸膜腔传来的负压与肺内压力差保持着小气道开放。在疾病状态下,如肺气肿会使胸膜腔内负压减小,小气道阻力增加,从而使呼气时产生动态挤压。

在正压通气过程中,因为气流遇到阻力会引起压力的变化,麻醉呼吸设备或气道中的阻力表现为气道压力升高。区分气道阻力和静态顺应性是鉴别

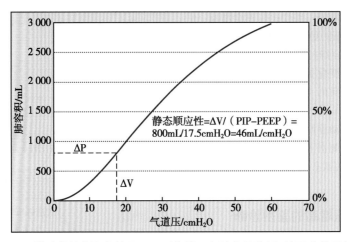

图 5-13 正常肺的静态顺应性呈平 S 形曲线。在肺容量较低时（即曲线开始时），需要稍高的压力才能打开肺泡，而当肺过度扩张时，则需要更高的扩张压力。静态顺应性的测量值为压力的变化[吸气压力(PIP)− 呼气末正压(PEEP)]引起的体积变化(Δ)，在本例中为 46mL/cmH₂O

知识框 5-3　决定气道阻力的因素

气道半径

平滑肌张力

　支气管痉挛

　呼吸道炎症（哮喘、慢性支气管炎）

异物

气道受压

气流湍流（利用氦测定）

麻醉设备

诊断气道高峰值压力原因的第一步。在正压通气时，麻醉机产生吸气暂停，可区分两者。在通气过程中，气道压力会达到一个吸气峰压，但当通气暂停时，气流和阻力产生的压力成分消失，气道压会降至平台压（图 5-12）。

呼吸控制

大多数用于镇静和麻醉药物会抑制呼吸，因此麻醉医生要扮演重要的控制通气的角色。

中枢整合与节律

脑干的特定区域参与呼吸节律的产生、传入信号的处理以及传出信号来控制呼吸肌。

中枢化学感受器

延髓腹外侧的浅表区域可感知 pH 和 PCO₂ 的变化。二氧化碳与碳酸氢钠可迅速平衡，因此立即影响中枢化学感受器周围局部的 pH 值。虽然信号是通过氢离子而不是二氧化碳直接传导的，但在临床上还是普遍把这些感受器称为二氧化碳反应性化学感受器。血 - 脑屏障可以防止中枢化学感受器免受代谢导致的 pH 值迅速变化的影响。

外周化学感受器

颈动脉体是人类主要的外周化学感受器；而主动脉体没有明显的作用。低 PO₂ 值，高 PCO₂ 值和低 pH 值会刺激颈动脉体[15]。与中枢化学感受器不同，代谢性酸性产物可以直接影响外周化学感受器。由于动脉血流量很高，因此外周化学感受器暴露在动脉血而不是静脉血。

高碳酸血症通气反应

随着 PaCO₂ 的增加，通气量会显著增加。在高 PO₂ 值的情况下，这种通气反应大部分来自中央化学感受器，而在室内空气的情况下，大约 1/3 的反应来自外周化学感受器。二氧化碳的通气反应是接近线性的，但是当 PaCO₂ 低于静息水平时，分钟通气量也不会减少至零，因为有"觉醒"驱动呼吸（图 5-14）。在高 PaCO₂ 值时，分钟通气量最终也只能达到一个最大值，不会无限制增加。

在麻醉期间，由于辅助通气所致的低 $PaCO_2$，会导致在某一点通气停止，称为**呼吸暂停阈值**。随着二氧化碳上升，当达到呼吸暂停阈值时，呼吸恢复，并将其维持在比呼吸暂停阈值高出约 5mmHg 的 $PaCO_2$ 调定点上。

脑干对二氧化碳的反应是缓慢的，大约需要 5min 才能达到稳态通气的 90%。对于呼吸暂停患者，$PaCO_2$ 的升高如果仅是通过呼吸中枢通气驱动作用使分钟通气量稳定，那么就需要很长的时间。

低氧通气反应

PaO_2 和 SaO_2 的降低会刺激外周化学感受器而使通气量增加。而低氧血症的中枢反应是会导致分钟通气量减少，称为**低氧性通气下降**（hypoxic ventilatory decline，HVD）。这些效应的时间和综合效应是，在长时间的动脉低氧血症时，外周化学感受器快速反应导致通气量增加并迅速达到高峰，而随后在 15～20min 内下降到一个中间平台期，反映了 HVD 的缓慢效应。

虽然作用于颈动脉体的是 PO_2，但由于分钟通气量与 SaO_2 呈线性变化（图 5-15），所以根据氧合血红蛋白的去饱和，很容易理解 HVD。低氧和高碳酸血症对颈动脉体的影响是协同的。在高 $PaCO_2$ 水平，颈动脉体对缺氧的反应要大得多，而低 $PaCO_2$ 水平可以显著降低这种反应性。与高碳酸血症通气反应不同，HVD 反应是迅速的，仅需几秒就会表现出来。

麻醉的影响

阿片类药物、镇静催眠药和挥发性麻醉药对通气和通气控制系统有剂量依赖性的抑制作用。阿片受体存在于产生呼吸节律的神经元上；镇静催眠药主要作用于 γ- 氨基丁酸 A 受体（γ-aminobutyric acid A receptors，$GABA_A$），会抑制呼吸系统的多个神经元的传入神经；挥发性麻醉剂减少兴奋性神经冲动的传导。所有这些药物都是作用于呼吸中枢整合区发挥大部分的呼吸抑制作用，表现为降低低氧和高碳酸血症通气反应。一些药物会对外周化学感受器产生特异性作用，包括多巴胺的抑制作用和氟哌啶醇等多巴胺能阻滞剂的轻微兴奋作用。

通气控制紊乱

有早产史且年龄低于 60 周的新生儿在麻醉后可能出现呼吸暂停。同样，婴儿猝死综合征可能是由于呼吸控制系统的不成熟发育。Ondine 呼吸困扰，最初描述的就是上颈髓手术的患者，术后在睡眠及

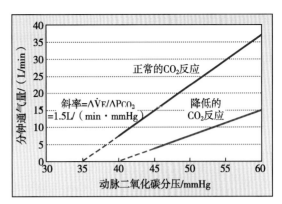

图 5-14　高碳酸血症通气反应（hypercapnic ventilatory response，HCVR）是测量 PCO_2 与分钟通气量（$\dot{V}_E$）曲线的斜率。在临床研究中，呼吸末 PCO_2 常用 $PaCO_2$ 代替。呼吸暂停阈值是通气量为零时的 PCO_2 水平，它可以通过延长曲线得到，尽管在全身麻醉患者中很容易观察到，但在清醒的志愿者中很难测量。阿片类药物会降低 CO_2 反应性，使曲线斜率降低，呼吸暂停阈值增加

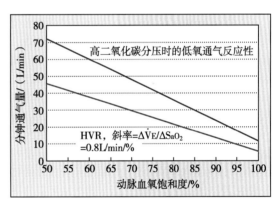

图 5-15　低氧通气反应（HVR）与 SaO_2 的关系近似一条直线，这比使用 PaO_2 表示更简单。HVR 就是该直线的斜率。在较高的二氧化碳浓度下，HVR 增高，分钟通气量和斜率都发生了变化。同样地，低 $PaCO_2$ 会降低 HVR

麻醉状态下出现的低通气，其原因可能是由于中央整合系统的异常，而抑制了低氧和高碳酸血症通气反应。目前已经在儿童中发现了有关 Ondine 呼吸困扰的多种先天变异，被称为**原发性中枢肺泡低通气综合征**。病理性肥胖患者和睡眠呼吸暂停患者也可能存在呼吸控制异常。

在使用镇静药时，通常可以观察到周期性呼吸。在机制上，这可能是由于外周化学感受器被轻度动

脉低氧血症激活。持续的 PaO_2 校正过度和校正不足会导致 $PaCO_2$ 和 SaO_2 波动。在高海拔地区睡眠的状态下，也可以观察到周期性呼吸。

心肺功能整合

心肺的整合作用可以使用 Fick 方程表示，它描述了组织水平氧供和氧耗的关系：

$$\dot{V}O_2 = CO \times (CaO_2 - C\bar{V}O_2)$$

$\dot{V}O_2$ 为耗氧量，CO 为心输出量，CaO_2 为动脉氧含量，$C\bar{V}O_2$ 为混合静脉氧含量。

氧输送

氧输送（oxygen delivery，DO_2）是供给组织的氧气总量，由 CO 和 CaO_2 决定：

$$DO_2 = CO \times CaO_2$$

CO 或 CaO_2 的下降会引起 DO_2 的降低，贫血或低氧血症会使 CaO_2 降低。

氧摄取

不同的指标可以用来评估组织从血液中提取多少氧气以满足其代谢需求。混合静脉血氧饱和度（$S\bar{V}O_2$）通常约为 75%。如果组织提取更多的氧气，$S\bar{V}O_2$ 就会降低。然而，在高 FiO_2 的情况下，溶解氧会增加，虽然真正的摄氧量没有变，但 $S\bar{V}O_2$ 可能会因为溶解氧的补充而增加。动静脉氧含量差（$CaO_2 - C\bar{V}O_2$）与 FiO_2 的变化无关，因此是氧供需平衡的一个有用的测量指标。另一方面，贫血患者的动静脉血氧含量差值减小，因为摄取相同百分比的氧意味着获取的氧量较少，因为血红蛋白浓度较低。因此最可靠的评价氧提取量的指标是氧摄取率：

$$氧摄取率 = (CaO_2 - C\bar{V}O_2)/CaO_2$$

贫血

贫血是威胁氧供的一个因素。为了适应贫血，机体会增加 CO 或摄取更多的氧气。正常的生理反应一般就是增加 CO 以维持正常氧的输送，而 CO 一般通过增加 HR 和 SV 代偿；然而，在几乎没有 HR 反射的麻醉期间，增加吸氧是一个更重要的补偿机制[16]。

代谢需求

增加耗氧量通常伴随着 CO 的增加和氧摄取量的增加。虽然在麻醉状态下耗氧量通常是恒定的且相对较低，但在麻醉苏醒时由于代谢升高，氧耗显著增加。门诊手术后的寒战和早期下床活动是一种应激，可能对麻醉苏醒期和严重失血后的患者影响较大。此时，需要增加分钟通气量以满足增加的氧供需求并排出额外产生的二氧化碳。

思考题

1. 哪些临床情况会导致前负荷降低？全身血管阻力是如何影响心脏充盈压的？
2. 哪些生理模型可以用来描述肺循环的变化？肺容积在较大和较小的情况下是如何影响肺血管阻力的？
3. 如何使用 A-a 氧分压差、PaO_2/FiO_2 比值或等分流图来量化氧合异常？其中哪个测量指标最依赖 FiO_2？
4. 动脉二氧化碳分压的决定因素是什么？全身麻醉时哪些情况会导致高碳酸血症？
5. 高碳酸血症通气反应和低氧通气反应的生理基础是什么？这些反应的典型时间曲线是什么样的？

（玉红 译，徐宏伟 审）

参考文献

1. Berne RM, Levy MN. *Cardiovascular Physiology*. 8th ed. St. Louis: Mosby; 2001.
2. Nunn JF. *Nunn's Applied Respiratory Physiology*. 5th ed. Boston: Butterworth-Heinemann; 2000.
3. West JB. *Respiratory Physiology: The Essentials*. 8th ed. Philadelphia: Lippincott Williams & Wilkins; 2007.
4. Walsh M, Devereaux PJ, Garg AX, et al. Relationship between intraoperative mean arterial pressure and clinical outcomes after noncardiac surgery: toward an empirical definition of hypotension. *Anesthesiology*. 2013;119(3):507–515.
5. Monk TG, Bronsert MR, Henderson WG, et al. Association between intraoperative hypotension and hypertension and 30-day postoperative mortality in noncardiac surgery. *Anesthesiology*. 2015;123(2):307–319.
6. Willingham MD, Karren E, Shanks AM, et al. Concurrence of intraoperative hypotension, low minimum alveolar concentration, and low bispectral index is associated with postoperative death. *Anesthesiology*. 2015;123(4):775–785.
7. Gelman S. Venous function and central venous pressure. A physiologic story. *Anesthesiology*. 2008;108:735–748.
8. Michard F. Changes in arterial pressure during mechanical ventilation. *Anesthesiology*. 2005;103:419–428; quiz 449–445.
9. Topalian S, Ginsberg F, Parrillo JE. Cardiogenic shock. *Crit Care Med*. 2008;36:S66–S74.
10. Lumb AB, Slinger P. Hypoxic pulmonary vasoconstriction: physiology and anesthetic implications. *Anesthesiology*. 2015;122(4):932–946.
11. Feiner JR, Weiskopf RB: Evaluating Pulmonary Function: An Assessment of PaO2/FIO2. *Crit Care Med*. 2017;45:e40–48.
12. Shepherd SJ, Pearse RM. Role of central

and mixed venous oxygen saturation measurement in perioperative care. *Anesthesiology*. 2009;111:649–656.

13. Weinberger SE, Schwartzstein RM, Weiss JW. Hypercapnia. *N Engl J Med*. 1989;321(18):1223–1231.

14. Crystal GJ. Carbon dioxide and the heart: physiology and clinical implications. *Anesth Analg*. 2015;121(3):610–623.

15. Weir EK, Lopez-Barneo J, Buckler KJ, et al. Acute oxygen-sensing mechanisms. *N Engl J Med*. 2005;353:2042–2055.

16. Weiskopf RB, Viele MK, Feiner J, Kelley S, Lieberman J, Noorani M, Leung JM, Fisher DM, Murray WR, Toy P, Moore MA: Human cardiovascular and metabolic response to acute, severe isovolemic anemia. JAMA. 1998;279:217–221.

第
二
篇

第 **6** 章 自主神经系统

Erica J. Stein and David B. Glick

自主神经系统（autonomic nervous system，ANS）负责机体的不自主活动，如心血管、胃肠和体温调节稳态，对于生存至关重要。自主神经系统分为两个主要分支：交感神经系统（sympathetic nervous system，SNS）和副交感神经系统（parasympathetic nervous system，PNS）。交感神经系统控制"应激和逃逸"反应，而副交感神经管控包括消化等机体生理功能的维持。疾病和手术均能致自主神经系统发生变化，从而产生潜在的有害影响。因此，麻醉管理的首要目标是调节机体的自主反应。现代麻醉使用的药物对自主神经活动产生很大的影响，因而，全面了解自主神经系统的解剖学和生理学是非常重要的。

自主神经系统的解剖

交感神经系统

交感神经系统的节前纤维来源于脊髓的胸腰段（T$_1$～L$_2$/L$_3$）（图 6-1）。交感神经元细胞位于脊髓灰质，神经纤维延伸至成对神经节，这些神经节紧邻脊柱外侧形成交感神经链，或者延伸至非成对远端神经丛（如腹腔丛和肠系膜丛）。交感神经节前纤维在其脊髓起源水平的神经节处形成突触联系，而且与其邻近的成对上下神经节之间也会形成突触联系，因此，来源于单一部位的交感刺激反应会被放大和扩散；所以，交感神经反应并不局限于刺激起源的部位；随后，交感神经节后神经纤维延伸至靶器官。由于交感神经节通常靠近中枢神经系统（central nervous system，CNS），因此交感神经节前纤维相对较短；与之相反，节后纤维需行进一长段距离才能到达支配的效应器官（图 6-2）。

交感神经节前神经纤维释放的神经递质是乙酰

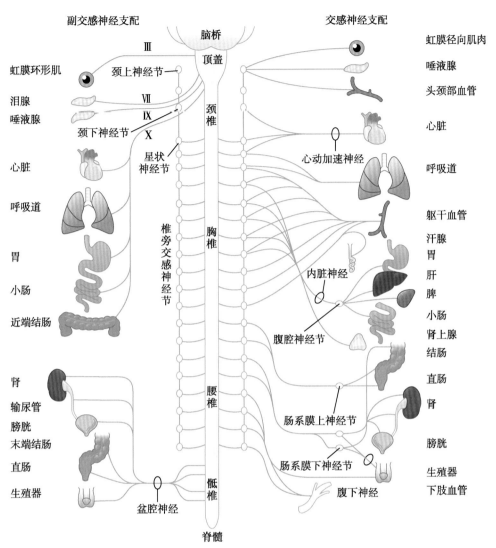

图 6-1 自主神经系统示意图，描绘的是自主神经所支配的效应器官和来源于脊髓的外周神经的解剖起源。图中虽然呈现了两个椎旁交感神经节链，交感神经支配的外周效应器官仅显示在图的右侧，而副交感神经支配的外周效应器官显示在图的左侧。在来源于脑干顶盖区的脑神经在图中用罗马数字标出，这些脑神经传出的副交感神经纤维支配头部、颈部和躯干的效应器官（引自：Ruffolo R. Physiology and biochemistry of the peripheral autonomic nervous system. In Wingard L, Brody T, Larner J, et al, eds. *Human Pharmacology*: *Molecular to Clinical*. St. Louis: Mosby-Year Book; 1991: 77. ）

胆碱（ACh），节后神经元上的胆碱能受体是烟碱样受体；去甲肾上腺素是在节后神经纤维与靶器官的突触处释放的主要神经递质（图6-3），交感神经系统的其他典型神经递质还包括肾上腺素和多巴胺，还有三磷酸腺苷（adenosine triphosphate，ATP）和神经肽Y等共存递质调节交感神经活动。去甲肾上腺素和肾上腺素与突触后膜上的肾上腺素能受体（如 α_1-、β_1-、β_2- 和 β_3- 受体）结合，当去甲肾上腺素与在交感

神经节后纤维的突触前膜上的 α_2- 受体结合后，去甲肾上腺素释放即减少（负反馈）；多巴胺（dopamine，D）与突触后膜的 D_1 受体结合，或与突触前膜的 D_2 受体结合。

交感神经递质是由交感神经节后末梢的酪氨酸合成（图6-4）。限速步骤是由酪氨酸羟化酶催化，酪氨酸转化成二羟基苯丙氨酸（dihydroxyphenylala-nine，DOPA），然后DOPA被转化为多巴胺，一旦进

入神经末梢的储存囊泡时,再经 β- 羟化转化为去甲肾上腺素。在肾上腺髓质中,去甲肾上腺素被甲基化转化为肾上腺素。神经递质储存在囊泡中,当节后神经受到刺激时,囊泡与细胞膜融合,将其内容物释放到突触中(图6-5)。一般来说,每次去极化只有总储存1%的去甲肾上腺素被释放,因此,这里是一

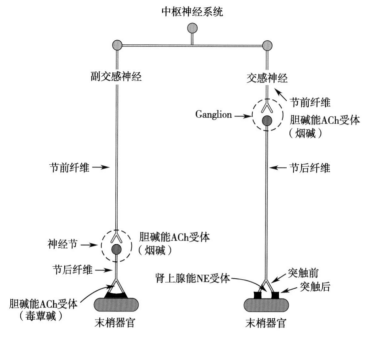

图 6-2 周围自主神经系统示意图。副交感神经系统的神经节前纤维和节后纤维释放乙酰胆碱(ACh)作为神经递质。交感神经系统的神经节后纤维释放去甲肾上腺素(NE)作为神经递质(汗腺的纤维例外,其释放的是 ACh)(引自: Lawson NW, Wallfisch HK. *Cardiovascular pharmacology*: a new look at the pressors. In Stoelting RK, Barash J, eds. *Advances in Anesthesia*. Chicago: Year Book Medical Publishers; 1986: 195-270.)

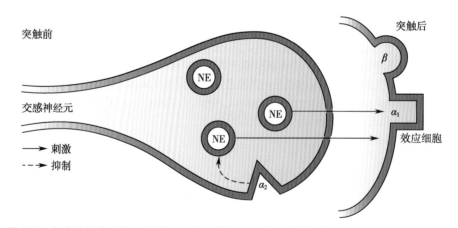

图 6-3 交感神经节后神经末梢示意图。从神经末梢释放神经递质去甲肾上腺素(NE)会刺激突触后受体(分为 α_1、β_1 和 β_2 受体)。突触前 α_2- 受体受到刺激,抑制神经末梢释放 NE (改编自: Ram CVS, Kaplan NM. Alpha- and beta-receptor blocking drugs in the treatment of hypertension. In Harvey WP, ed. *Current Problems in Cardiology*. Chicago: Year Book Medical Publishers; 1970.)

个巨大的功能储备库；被释放的去甲肾上腺素与突触前膜和突触后膜上的肾上腺素能受体结合；突触后膜受体通过 G 蛋白偶联相关活动激活突触后细胞中的第二信使系统，接着去甲肾上腺素从这些受体中释放出来，大多数在突触前神经末梢被摄取，再运输到储存囊泡中再使用，有的去甲肾上腺素脱离再摄取过程并进入循环，通过血液、肝脏或肾脏中的单胺氧化酶（monoamine oxidase，MAO）或儿茶酚甲基转移酶（catechol-O-methyltransferas，COMT）进行新陈代谢。

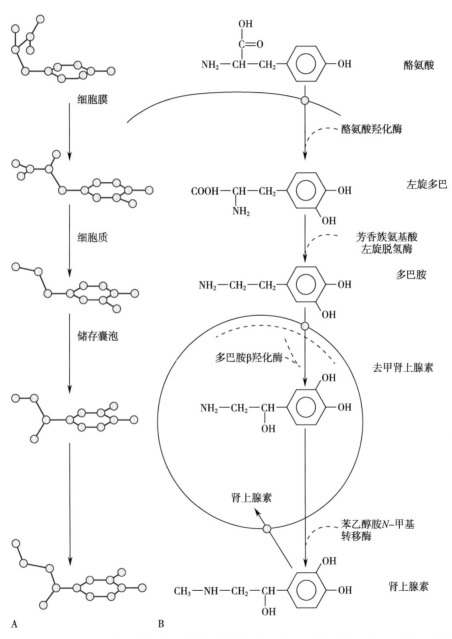

图 6-4　去甲肾上腺素和肾上腺素在交感神经末梢（和肾上腺髓质）的生物合成。（A）分子透视图。（B）酶促过程（引自：Tollenaeré JP. *Atlas of the Three-Dimensional Structure of Drugs*. Amsterdam: Elsevier North-Holland; 1979, as modified by Vanhoutte PM. Adrenergic neuroeffector interaction in the blood vessel wall. *Fed Proc*. 1978; 37: 181.)

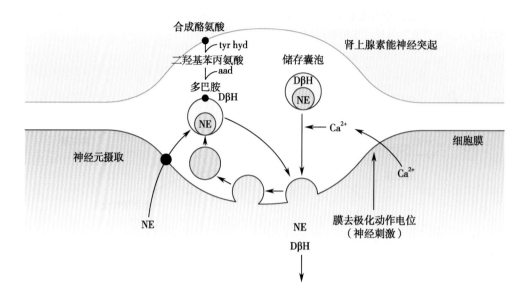

图 6-5 在交感神经末梢去甲肾上腺素的释放和再摄取（稳定的循环方式）。圆圈表示活性载体；aad，芳香族氨基酸左旋脱羧酶；DβH，多巴胺 β- 羟化酶；NE，去甲肾上腺素；tyr hyd，酪氨酸羟化酶（引自：Vanhoutte PM. Adrenergic neuroeffector interaction in the blood vessel wall. *Fed Proc*. 1978；37：181, as modified by Shepherd J, Vanhoutte P. Neurohumoral regulation. In Shepherd S, Vanhoutte P, eds. *The Human Cardiovascular System*：*Facts and Concepts*. New York：Raven Press；1979：107.)

副交感神经系统

　　副交感神经系统起源于脑神经Ⅲ、Ⅶ、Ⅸ和Ⅹ以及骶段 $S_1 \sim S_4$（图 6-1）。与交感神经系统的神经节不同，副交感神经系统的神经节极为靠近其靶器官，甚至在靶器官中（图 6-2）。与交感神经系统类似，节前神经末梢释放 ACh 到突触中，节后细胞通过烟碱样受体与 ACh 结合，然后节后神经末梢释放 ACh 到突触中，并作用于靶器官细胞，靶器官的 ACh 受体是毒蕈碱样受体。与肾上腺素能受体类似，毒蕈碱样受体与 G 蛋白偶联激活第二信使系统。ACh 在突触中因胆碱酯酶而迅速失活。刺激肾上腺素能受体和胆碱能受体对机体的影响见表 6-1。

肾上腺素药物

内源性儿茶酚胺

　　表 6-2 汇总了儿茶酚胺的药理效应和治疗剂量。

去甲肾上腺素

　　去甲肾上腺素是主要的肾上腺素能神经递质，与 α- 和 β- 受体结合。其主要的是 α_1- 肾上腺素能效应，增加全身血管阻力。如同所有内源性儿茶酚胺，去甲肾上腺素的半衰期很短（2.5min），通常以 3μg/min 或以上速度持续输注并滴定到预期效果。全身阻力增加能够导致反射性心动过缓。此外，由于去甲肾上腺素收缩肺、肾和肠系膜循环血管，因此必须仔细监测灌注情况，以防止重要器官损伤。长时间输注去甲肾上腺素还会因末梢血管明显收缩而导致手指和脚趾缺血。

肾上腺素

　　与去甲肾上腺素类似，肾上腺素能与 α- 和 β- 肾上腺素能受体结合。外源性肾上腺素通过静脉注射用于危及生命的情况，治疗心搏骤停、循环衰竭和过敏性反应，通常也用于局部，减少局麻药的全身吸收和手术失血量。肾上腺素的疗效包括正性肌力性、

表 6-1　效应器官因交感神经和副交感神经受到刺激而产生的反应

效应器官	肾上腺素能反应	涉及受体	胆碱能反应	涉及受体	主要反应
心脏					
收缩率	增加	β_1	减少	M_2	C
收缩力	增加	β_1	减少	M_2	C
血管					
动脉（最多）	血管收缩	α_1			A
骨骼肌	血管舒张	β_2			A
静脉	血管收缩	α_2			A
支气管树	支气管扩张	β_2	支气管收缩	M_3	C
脾脏	收缩	α_1			A
子宫	收缩	α_1	多变		A
输精管	收缩	α_1			A
胃肠道	松弛	α_2	收缩	M_3	C
眼睛					
瞳孔开大肌	收缩（瞳孔放大）	α_1			A
瞳孔括约肌			收缩（瞳孔缩小）	M_3	C
睫状肌	松弛	β_2	收缩（调节）	M_3	C
肾	肾素分泌物	β_1			A
膀胱					
逼尿肌	松弛	β_2	收缩	M_3	C
膀胱三角区和括约肌	收缩	α_1	松弛	M_3	A, C
输尿管	收缩	α_1	松弛		A
胰腺释放胰岛素	减少	α_2			A
脂肪细胞	脂肪分解	$\beta_1(\beta_3)$			A
肝糖原分解	增加	$\alpha_1(\beta_3)$			A
立毛肌	收缩（立毛）	α_1			A
鼻分泌物	减少	α_1	增加		C
唾液腺	增加分泌	α_1	增加分泌		C
汗腺	增加分泌	α_1	增加分泌		C

A, 肾上腺素能；C, 胆碱能；M, 毒蕈碱（引自：Bylund DB. Introduction to the autonomic nervous system. In Wecker L, Crespo L, Dunaway G, et al, eds. *Brody's Human Pharmacology: Molecular to Clinical*. 5th ed. Philadelphia: Mosby; 2010: 102.）

正性变时和增强心脏传导（β_1），血管和支气管树的平滑肌松弛作用（β_2）和血管收缩（α_1）。主要的疗效取决于注射肾上腺素的剂量。肾上腺素对内分泌和新陈代谢有影响，可以提高血糖、乳酸盐和游离脂肪酸的水平。

对于心血管性虚脱、心搏停止、心室纤颤、无脉性电活动或过敏性休克，可静脉注射 1mg 肾上腺素，以收缩周围血管并维持心肌和脑灌注。若情况不太严重，可以持续输注肾上腺素。由于不同患者对肾上腺素的反应各有不同，因此在监测患者是否有肾

表 6-2　儿茶酚胺的药理作用和治疗剂量

儿茶酚胺	平均动脉压	心率	心输出量	全身血管阻力	肾血流量	致心律失常性	制剂 /（mg/250mL）	静脉注射剂量 /[μg/(kg·min)]
多巴胺	+	+	+++	+	+++	+	200(800μg/mL)	2～20
去甲肾上腺素	+++	−	−	+++	−−−	+	4(16μg/mL)	0.01～0.1
肾上腺素	+	++	++	++	−−	+++	1(4μg/mL)	0.01～0.15
异丙肾上腺素	−	+++	+++	−−		+++	1(4μg/mL)	0.03～0.15
多巴酚丁胺	+	+	+++	−	++		250(1 000μg/mL)	2～20

+，轻度增加；++，中度增加；+++，显著增加；−，轻度减少；−−，中度减少；−−−：显著减少。

脏、大脑或心肌灌注受损的迹象时，必须用滴定法达到输液效果。一般而言，1～2μg/min 的输注速率主要刺激 β_2- 受体，降低气道阻力和血管紧张度。2～10μg/min 的输注速率增加心率、收缩力和加快房室结传导。当输注剂量大于 10μg/min 时，α_1- 肾上腺素能效应会占主导地位，从而导致普遍血管收缩，造成反射性心动过缓。

肾上腺素还可用作气雾剂，治疗严重哮喘或气道水肿。治疗支气管痉挛，每 20 分钟皮下注射 300μg 剂量肾上腺素，最多三剂。肾上腺素作为支气管扩张剂通过直接作用来治疗支气管痉挛，同时还能通过稳定释放支气管痉挛物质（可能在过敏性反应期间出现）的肥大细胞，减少抗原诱导的这些物质的释放。

肾上腺素会缩短心肌的不应期，因此，使用肾上腺素会增加氟烷麻醉过程中心律失常的风险。儿童发生心律失常的风险似乎较低，但若患者存在低碳酸血症，则心律失常风险会增加（参见第 34 章）。

多巴胺

多巴胺不仅能与 α- 和 β- 受体结合，还与多巴胺能受体结合。除了直接作用，多巴胺还可通过刺激储存囊泡释放去甲肾上腺素而间接发挥作用。多巴胺的独特之处在于，通过与突触后 D_1 受体结合，来提高休克状态下通过肾脏和肠系膜床的血流速度。多巴胺通过单胺氧化酶和儿茶酚氧化甲基转移酶迅速代谢，且半衰期为 1min，因此，必须持续输注给药。剂量为 0.5 和 2.0μg/(kg·min) 时，D_1 受体受到刺激，肾脏和肠系膜血管床增加；输注剂量增加到 2～10μg/(kg·min)，β_1- 受体受到刺激，心肌收缩性和心输出量增加；剂量为 10μg/(kg·min) 或更大时，主要

与 α_1- 受体结合，并导致血管普遍明显收缩，不利于肾脏灌注。

以前，多巴胺常用于治疗休克患者，人们认为输注多巴胺能提高肾血流量，从而能保护肾脏并有助于利尿；但后来发现多巴胺对休克状态下肾功能并无有益效果。

多巴胺对休克患者的常规使用存在争论，因为多巴胺可能会增加死亡率和心律失常的风险[1-2]。

合成的儿茶酚胺

异丙肾上腺素

异丙肾上腺素提供相对单一、非选择性 β- 肾上腺素能刺激反应。它对 β_1- 肾上腺素能刺激大于 β_2- 肾上腺素能效应。由于异丙肾上腺素有心动过速和心律失常等不良反应，已减少其使用。异丙肾上腺素不再是高级心脏生命支持方案（参见第 45 章）的一部分，现在主要用于心脏移植术后作为变时性的药物，并在心脏电生理消融手术过程中引发房颤或其他心律失常状况。大剂量异丙肾上腺素可以通过 β_2- 肾上腺素能的刺激引发血管舒张。异丙肾上腺素未被肾上腺素能神经末梢摄取，因此它的半衰期比内源性儿茶酚胺的半衰期长。

多巴酚丁胺

多巴酚丁胺是一种合成的多巴胺类似物，主要具有 β_1- 肾上腺素能效应。与异丙肾上腺素相比，在使用多巴酚丁胺的情况下，其正性肌力作用较正性变时作用大。

多巴酚丁胺对 β_2- 型受体的影响较异丙肾上腺素小，对 α_1- 型受体的影响较去甲肾上腺素小；与多

巴胺不同,它不影响内源性去甲肾上腺素的释放,而多巴酚丁胺不会作用于多巴胺受体。

多巴酚丁胺对低心输出量并发充血性心力衰竭(congestive heart failiure,CHF)或心肌梗死患者可能有用,剂量小于 20μg/(kg•min)时通常不会引发心动过速。由于多巴酚丁胺直接刺激 β_1- 受体,因此它的作用并不依赖于内源性去甲肾上腺素储备,即使在儿茶酚胺耗竭状态(如慢性充血性心力衰竭)它仍然有用。然而,长时间使用多巴酚丁胺治疗会引起 β- 肾上腺素能受体下调。如果给药三天以上,耐药性以及快速抗药反应可能会出现,但通过间歇输注多巴酚丁胺可避免这种情况。但是尚无对照试验表明存活率可以提高 [3]。

非诺多泮

非诺多泮是一种选择性 D_1 激动剂和有效血管舒张药,能促进肾血流量和利尿。由于临床试验的不同结果,非诺多泮不再用于治疗慢性高血压或充血性心力衰竭,但是被批准以 0.1~0.8μg/(kg•min)的速度静脉输注非诺多泮用于治疗严重高血压。非诺多泮是硝普钠的替代品,副作用少(如无硫氰酸盐毒性、反弹效应或冠脉窃流),可改善肾功能。它的峰值效应需要 15min。

非儿茶酚胺拟交感胺类药物

大多数非儿茶酚胺拟交感胺类药物通过直接(肾上腺素能受体结合药物)和间接(释放内源性去甲肾上腺素储备)活动作用于 α- 和 β- 受体。美芬丁胺和间羟胺当前很少使用,此时广泛使用的唯一一种非儿茶酚胺拟交感胺类药物是麻黄素。

麻黄素

麻黄素增加动脉血压,有正性肌力作用。由于在动物模型中麻黄素对子宫血流量无有害影响,因此它作为升压药广泛用于低血压孕妇患者。然而,苯肾上腺素会降低胎儿酸中毒的风险,是目前治疗产妇低血压的首选方法(参见第 33 章)。由于麻黄素具有 β_1- 肾上腺素刺激效应,麻黄素有助于治疗中度低血压,尤其在伴有心动过缓的情况下。静脉注射的常用剂量为 2.5~10mg,肌内注射的常用剂量为 25~50mg。

当去甲肾上腺素储备耗尽时,可能出现麻黄素间接作用的快速抗药反应。此外,虽然间接作用的药物被广泛用于一线治疗术中低血压,但在危及生命的事件中重复注射麻黄素(而不改用肾上腺素)可能会致病 [4]。

选择性 α- 肾上腺素能受体激动剂

α₁- 肾上腺素能受体激动剂

苯肾上腺素

苯肾上腺素(盐酸苯福林)是一种选择性 α_1- 受体激动剂,经常在心输出量充足时(如在脊髓麻醉中可能出现的低血压情况下)用于周围血管收缩。此药还用于维持主动脉瓣狭窄患者的后负荷,此类患者的冠状动脉灌注受到全身血管阻力下降影响。静脉注射苯肾上腺素,起效快,作用持续时间相对较短(5~10min)。可以 40~100μg 推注或输注(开始速率 10~20μg/min)给药。更大的剂量,达 1mg 时可通过反射性作用来减慢室上性心动过速。苯肾上腺素也是一种散瞳药和鼻腔血管收缩药,经鼻腔表面单独使用苯肾上腺素或与局部麻醉药联合使用,为经鼻插管术做好准备。

α₂- 肾上腺素能受体激动剂

α_2- 受体激动剂作为麻醉辅助药和镇痛剂具有比较重要的作用。此类激动剂的主要作用是阻滞交感神经,通过刺激突触前的抑制性 α_2- 受体,减少周围去甲肾上腺素释放。长久以来,α_2 受体 - 激动剂被作为降压药使用,但基于有镇静、抗焦虑和镇痛作用,其应用愈加普遍。

可乐定

可乐定是一种 α_2- 肾上腺素能受体的选择性激动剂的经典药物,它的降压作用是通过减弱中枢和外周交感神经活动实现的。停用可乐定可能会引发高血压危象,因此,在整个围手术期内应持续使用,如果患者无法口服可乐定,可使用皮肤药贴。如果围手术期内不持续使用可乐定,应密切监测动脉血压,随时治疗高血压。拉贝洛尔可用于治疗可乐定停药综合征。

虽然 α_2- 受体激动剂单独作为麻醉剂(参见第 8 章)的经验不多,但在全身或局部麻醉技术中,使用这些药物能减少对其他静脉麻醉药或吸入麻醉剂的需求 [5]。2003 年一项 Meta 分析结果显示,围手术期使用可乐定和其他 α_2- 激动剂右旋美托咪啶以及米伐折醇会降低血管外科手术患者的心肌梗死发病率和围手术期死亡率 [6]。然而,2014 年的一项大型围手术期可乐定随机试验并未表明在非心脏手术 30d 内的死亡率或非致死性心肌梗死发病率降低 [7]。

除了在手术中使用，α_2-激动剂还可对急性和慢性疼痛进行有效镇痛，尤其作为局部麻醉药和阿片类药物的辅助药。经硬膜外使用可乐定可用于治疗顽固性疼痛是美国批准可乐定作为孤儿药肠外给药的基础（参见第 44 章）。可乐定还用于治疗患有反射性交感神经营养不良和其他神经病理性疼痛综合征的患者。

右旋美托咪啶

与可乐定一样，右旋美托咪啶对 α_2-受体具有高选择性。其半衰期为 2.3h，分布半衰期不足 5min，故临床效果相当短暂。但与可乐定不同，右旋美托咪啶在美国可用作静脉输注。输注的常用剂量为 0.3～0.7μg/(kg·h)，可选择给予或不给予 1μg/kg 初始剂量输注超过 10min。

对于健康志愿受试者，右旋美托咪啶具有增强镇静、镇痛和遗忘等作用，其降低心率、心输出量和循环系统中的儿茶酚胺水平具有剂量依赖关系。在临床前期和志愿受试者研究中显示的减少吸入麻醉药用量及镇静、镇痛作用已在临床实践中得到证实。α_2-受体诱导的镇静对呼吸功能的影响相对较小，加上右旋美托咪啶的作用时间短，因此其可用于清醒的纤维气管插管术[8]。右旋美托咪啶输注用于阻塞性睡眠呼吸暂停肥胖患者的围手术期治疗，最大程度降低了对麻醉药的需求，同时达到足够镇痛效果[9]。

β_2-肾上腺素能受体激动剂

β_2-激动剂用于治疗反应性气道疾病。大剂量使用，β_2-受体选择性可能丧失，且可能产生与 β_1-肾上腺素能刺激有关的严重副作用。常用激动剂包括异丙喘宁（Alupent，Metaprel），特布他林（Brethine，Bricanyl）和沙丁胺醇（Proventil，Ventolin）。

β_2-激动剂还用于阻止早产（参见第 33 章）。利托君（羟苄羟麻黄碱）因而问世。遗憾的是，β_1-肾上腺素能不良反应很常见，尤其是在静脉注射该药的情况下。

α-肾上腺素能受体拮抗剂

α_1-拮抗剂长期被用作降压药，但其副作用包括明显直立性低血压和体液潴留等，因此，与其他控制动脉血压药物相比，其副作用更为明显，α_1-拮抗剂的使用不太普遍。

酚苄明

酚苄明（酚苄胺）是典型的 α_1-肾上腺素拮抗剂（但也有 α_2-拮抗剂效应）。由于它与 α_1-受体结合是不可逆的，新的受体必须在完全恢复之前合成。酚苄明降低周围阻力，增加心输出量。其主要不良反应是直立性低血压，当患者从仰卧位转换到站立位，会因快速体位变化而导致晕厥；另一不良反应是鼻塞。酚苄明常用于治疗嗜铬细胞瘤，在手术切除儿茶酚胺分泌肿瘤前，它建立了"交感神经化学切除术"，以降低嗜铬细胞瘤手术期间动脉血压的波动。在 α_1-受体阻滞之后给予外源性拟交感神经药，其血管收缩作用会被抑制。尽管酚苄明与受体结合不可逆，但由于用药过量的情况下仍有部分受体未与药物结合，因此酚苄明过量的建议治疗方法是输注去甲肾上腺素。在此情况下使用血管加压素也是有效的。

哌唑嗪

哌唑嗪（脉宁平）是一种有效的选择性 α_1-阻滞剂，可拮抗去甲肾上腺素和肾上腺素的血管收缩作用。哌唑嗪的主要不良反应为直立性低血压。不同于其他抗高血压药物，哌唑嗪通过降低低密度血脂水平和提高高密度血脂水平而改善血脂状况。由于存在直立性低血压的风险，哌唑嗪的常用起始剂量为 0.5～1mg，睡前用药。多沙唑嗪（可多华）和特拉唑嗪（高特灵）的药理效应与哌唑嗪的药理效应相似，但其药代动力学半衰期更长。由于酚苄明成本较高，嗜铬细胞瘤患者的术前准备更多采用此类药剂。然而，由于这些药剂产生竞争性的拮抗作用，而不是与 α-受体永久结合，因而与使用酚苄明的患者相比，使用此类药剂的患者术中发生中度高血压更常见。坦索罗辛（Flomax）等药剂对 α_{1A}-受体亚型有选择性，可有效治疗良性前列腺肥大而无降压作用，可当非选择性 α_1-阻滞剂用于治疗这种疾病。

育亨宾碱

育亨宾等 α_2-拮抗剂可增加去甲肾上腺素释放，但发现其在麻醉方面的临床效应不大。

β-肾上腺素能受体拮抗剂

β-肾上腺素能受体拮抗剂（即 β-阻滞剂）经常为即将接受手术的患者服用。β-肾上腺素能受体阻滞剂的临床适应证包括局部缺血性心脏病、梗死后管理、心律失常、肥厚型心肌病、高血压、心力衰竭、偏头痛预防、甲状腺中毒和青光眼。对于心力衰竭和射血分数降低的患者，已证实 β- 阻滞剂治疗可逆转心室重塑，降低死亡率 [10]。在 20 世纪 90 年代，一项由围手术期缺血研究团体试验证实在有冠状动脉疾病风险的患者围手术期使用 β- 阻滞剂的价值 [11]。围手术期给予 β- 阻滞剂的受试者，其 2 年的全因死亡率显著降低（安慰剂组生存率 68%，阿替洛尔治疗组生存率 83%）。此种提高生存率的机制可能是 β- 阻滞剂减少了手术应激反应。这个及其他一些经证实了的研究结果，导致了巨大的政治和行政压力，来增加 β- 阻滞剂在围手术期的使用。然而，后来的研究质疑了围手术期 β- 阻滞剂的价值，其中一项在手术当天开始且持续 30d 口服美托洛尔的大型研究（POISE 试验），β- 阻滞剂组的死亡率更高 [12]。美国心脏病学会 / 美国心脏协会（American college of cardiology/American heart association，ACC/AHA）对围手术期 β- 阻滞剂的系统评价表明，尽管高风险患者在进行非心脏手术之前 1d 或更早开始持续在围手术期使用 β- 阻滞剂，预防非致死性心肌梗死，但它会增加死亡率、低血压、心动过缓和卒中的发病率。另外，在非心脏手术前 2d 或更早开始持续 β- 阻滞剂的相关资料不足 [13]。《2014 年美国心脏病学会 / 美国心脏协会对接受非心脏手术患者的围手术期心血管评价和管理指南》建议，长期使用 β- 阻滞剂治疗的患者在围术期间应继续接受这种治疗，但在手术当天不得进行 β- 阻滞剂治疗 [14]（参见第 13 章）。

麻醉过程中使用最广泛的 β- 受体阻滞剂有普萘洛尔、美托洛尔、拉贝洛尔和艾司洛尔，均可用做静脉注射制剂，且具有明显效果。这些阻滞剂的最重要区别在于心脏选择性和作用持续时间。非选择性 β- 阻滞剂作用于 β_1- 和 β_2- 受体。相对于 β_2- 肾上腺素能受体，心脏选择性 β- 阻滞剂与 β_1- 肾上腺素能受体的亲和性更强。当对 β_1- 受体选择性阻滞时，房室传导速度、心率和心脏收缩力均降低。肾小球旁器释放肾素减少，脂肪细胞的脂解作用降低。若使用更大剂量，β_1- 受体的相对选择性丧失，β_2- 受体被阻断，且可能出现支气管收缩、末梢血管收缩和糖原分解减少。

β- 肾上腺素能受体阻滞剂的不良反应

β- 肾上腺素能受体阻滞剂可能引起危及生命的心动过缓甚至心搏骤停，且降低收缩性，从而促使心脏功能受损的患者发生心力衰竭。对于支气管痉挛性肺部疾病患者，β_2- 阻滞可能是致命的。糖尿病患者不能长期使用 β- 肾上腺素拮抗剂，原因是低血糖症的警告症状（心动过速和震颤）可被掩盖，且代偿性糖原分解被减弱。为了避免高血压加重，对嗜铬细胞瘤患者应避免使用 β- 阻滞剂治疗，除非 α- 受体已经被阻断。可以使用阿托品治疗 β- 阻滞剂药物过量，但还需要根据心脏起搏情况使用异丙肾上腺素、多巴酚丁胺或胰高血糖素等药物，以维持足够收缩心率。

对于 β- 阻滞剂，可能有不良药物相互作用。异搏定能增加 β- 阻滞剂对心率和心肌收缩力的影响，因此，与之合用时必须谨慎小心。同样，地高辛和 β- 阻滞剂联合使用时对于心率和传导系统的影响也非常强，所以必须特别谨慎。

特异性的 β- 肾上腺素能受体阻滞剂

普萘洛尔

普萘洛尔（心得安，Ipran）是典型的 β- 阻滞剂，非选择性 β- 阻滞药物。由于它具有高脂溶性，因此，大多在肝脏中代谢，但不同患者间陈代谢的差异很大。该药物的清除会受到肝病或肝血流量变化的影响。普萘洛尔现在可静脉注射给药，初期给药可推注或输注，在大多情况下普萘洛尔输注已被短效的艾司洛尔所替代。当推注给药时，初始剂量可以为 0.1mg/kg，但大多数医生以更小剂量（通常 0.25～0.5mg）开始应用，再滴定达到效果。普萘洛尔使氧合血红蛋白分离曲线右移，这可能是因为它对血管痉挛疾病的疗效 [15]。此外，普萘洛尔常用于治疗甲状腺功能亢进，以缓解甲状腺功能亢进引发的心动过速。

美托洛尔

美托洛尔（Lopressor）是一种心脏选择性 β- 肾上腺素能神经阻断药，经批准用于治疗心绞痛和急性心肌梗死。对于肝功能衰竭的患者，无须调整剂量。常用口服剂量为每天 100～200mg，高血压患者每天服用一次或两次，而心绞痛患者每天服用两次。静脉注射剂量为 2.5～5mg，每 2～5 分钟一次，根据心率和血压滴定，直到总剂量 15mg。

拉贝洛尔

拉贝洛尔（Trandate，Normodyne）作为竞争性拮抗药作用于 α_1- 和 β- 肾上腺素能受体。因通过肝脏代谢，故其清除受到肝脏灌注影响。拉贝洛尔可以静脉注射给药，每 5 分钟一次，每次 5～10mg，或以 2mg/min 输注。此药能够有效治疗主动脉夹层 [16] 和高血压危象的患者,因其在血管舒张的同时不会造成心动过速,拉贝洛尔已经被用于心脏病患者术后的治疗。此药还可用于长期或在急性情况下治疗妊娠期高血压[17],即使血压显著下降,子宫血流量亦不受影响[18](参见第33章)。

艾司洛尔

艾司洛尔可被血液中的酯酶水解,因此,它的半衰期非常短暂,仅9~10min,这使其在临床麻醉中特别有用。当需要短期β-阻断或者危重病患者因心动过缓、心力衰竭或低血压等不良反应而需要快速停药时,可使用该药。艾司洛尔是心脏选择性药物,负荷剂量的峰值效应会在5~10min内出现,在20~30min内消失。可以0.5mg/kg推注或输注给药。当治疗室上性心动过速时,先以500μg/kg推注1min以上,再以50μg/(kg·min)的速度输注4min,如果心率不受控制,先重复给予负荷剂量,再以100μg/(kg·min)的速度输注该药4min。若需要,可以50μg/(kg·min)增量重复上述步骤,直到达到300μg/(kg·min)。艾司洛尔可安全有效治疗术中及术后高血压、心动过速。如果需要持续使用,则需要使用美托洛尔等更长效的心脏选择性β-阻滞剂代替该药。

胆碱能药物

与控制肾上腺素能反应的药物选择丰富相对比,影响胆碱能传递的药物相对缺乏。少数胆碱能药直接外用于治疗青光眼或用于修复肠胃或泌尿功能。与麻醉相关的这类药物有抗胆碱能药(毒蕈碱拮抗剂)和抗胆碱酯酶药。

毒蕈碱拮抗剂

毒蕈碱拮抗剂与神经释放的ACh竞争地与毒蕈碱胆碱能受体结合,从而阻断ACh的作用,其作用结果是心跳加速、镇静和口干。除了季铵化合物不易通过血-脑屏障,对中枢神经系统几乎无作用以外,这些药物作用间无明显特异性;它们能等效地阻断所有毒蕈碱作用,虽然它们在作用时有些数量的差异(表6-3)。

在乙醚麻醉时代,毒蕈碱受体拮抗剂作为麻醉前用药,以减少分泌物和防止有害迷走神经反射。但对于现代吸入麻醉药,这种术前用药不那么重要了,仅在某些儿科和耳鼻喉科病例或计划进行支气管镜插管时,术前仍在使用这些药物。

只有三级结构的阿托品可以穿过血-脑屏障,大

表6-3	肌内注射抗胆碱能药作为术前用药的作用对比		
作用	阿托品	东莨菪碱	格隆溴铵
止涎作用	+	+++	++
镇静和遗忘作用	+	+++	0
胃液pH增加	0	0	0/+
中枢神经系统毒性	+	++	0
食管下端括约肌松弛	++	++	++
瞳孔放大和睫状肌麻痹	+	+++	0
心率	++	0/+	+

0,无;+,轻度;++,中度;+++,显著。

剂量(1~2mg)使用会影响中枢神经系统。相反,合成的抗毒蕈碱样药物格隆溴铵(胃长宁)拥有四级结构,不能透过血-脑屏障。格隆溴铵作用时间比阿托品长,很大程度上取代了阿托品,以阻断抗胆碱酯酶药逆转神经肌肉阻滞时的毒蕈碱样不良反应(心动过缓)。此外,东莨菪碱同样能透过血-脑屏障,对中枢神经系统产生较大的影响。东莨菪碱可用于预防术后恶心呕吐,但可能会有眼睛、膀胱、皮肤和精神方面的相关不良反应。阿托品、东莨菪碱治疗后出现的精神功能异常(妄想或精神错乱)需使用毒扁豆碱治疗,毒扁豆碱是一种能穿过血-脑屏障的抗胆碱酯酶药。

胆碱酯酶抑制剂

抗胆碱酯酶药通过胆碱酯酶而减少ACh失活,并在烟碱和毒蕈碱受体处维持胆碱能激动。这些药物用于逆转神经肌肉阻滞(参见第11章)及治疗重症肌无力。这些药物最显著的副作用是心动过缓。常用的胆碱酯酶抑制剂是毒扁豆碱、新斯的明、吡啶斯的明和依酚氯铵。胆碱酯酶抑制剂除了通过增加肌肉神经接处的ACh浓度来逆转神经肌肉阻滞药的作用外,还可用来刺激肠道功能或作为缩瞳剂外用于眼睛。一种外用药物(碘依可酯)与胆碱酯酶不可逆结合,能干扰琥珀酰胆碱的代谢(因为抗胆碱酯酶药同样会损害假胆碱酯酶的功能)。

思考题

1. 肾上腺素对心血管、呼吸、内分泌和代谢有什么

作用？随着静脉输注肾上腺的剂量增加，对心血管的预期效应是什么？

2. 苯肾上腺素的心血管作用机制与麻黄素有何不同？

3. 输注右旋美托咪啶对中枢神经系统、心血管和呼吸系统有什么作用？

4. 静脉注射使用的 β- 受体阻滞药在心脏选择性和持续时间存在何种不同？

5. 毒蕈碱拮抗剂阿托品、格隆溴铵和莨菪碱的副作用的最重要区别是什么？

（滕翼 译，徐宏伟 审）

参考文献

1. Holmes CL, Walley KR. Bad medicine: low-dose dopamine in the ICU. *Chest*. 2003;123:1266–1275.
2. DeBacker D, Aldecoa C, Nijimi H, et al. Dopamine versus norepinephrine in the treatment of septic shock: a meta-analysis. *Crit Care Med*. 2012;40(3):725–730.
3. Krell MJ, Kline EM, Bates ER, et al. Intermittent, ambulatory dobutamine infusions in patients with severe congestive heart failure. *Am Heart J*. 1986;112:787–791.
4. Caplan RA, Ward RJ, Posner K, et al. Unexpected cardiac arrest during spinal anesthesia: a closed claims analysis of predisposing factors. *Anesthesiology*. 1988;68:5–11.
5. Maze M, Tranquilli W. Alpha-2 adrenergic agonists: defining the role in clinical anesthesia. *Anesthesiology*. 1991;74:581–605.
6. Wijeysundera DN, Naik JS, Beattie WS. Alpha-2 adrenergic agonists to prevent perioperative cardiovascular complications—a meta-analysis. *Am J Med*. 2003;114:742–752.
7. Devereaux PJ, Sessler DI, Leslie K, et al. Clonidine in patients undergoing noncardiac surgery. *N Engl J Med*. 2014;16:1504–1513.
8. Bergese SD, Khabiri B, Roberts WD, et al. Dexmedetomidine for conscious sedation in difficult awake fiberoptic intubation cases. *J Clin Anesth*. 2007;19:141–144.
9. Ramsay MA, Saha D, Hebeler RF. Tracheal resection in the morbidly obese patient: the role of dexmedetomidine. *J Clin Anesth*. 2006;18:452–454.
10. Florea VG, Cohn JN. The autonomic nervous system and heart failure. *Circ Res*. 2014;114:1815–1826.
11. Mangano DT, Layug EL, Wallace A, et al. Effect of atenolol on mortality and cardiovascular morbidity after noncardiac surgery. Multicenter Study of Perioperative Ischemia Research Group. *N Engl J Med*. 1996;335:1713–1720.
12. POISE Study Group. Effects of extended-release metoprolol succinate in patients undergoing non-cardiac surgery (POISE trial): a randomised controlled trial. *Lancet*. 2008;371:1839–1847.
13. Wijeysundera DN, Duncan D, Nkonde-Price C, et al. Perioperative beta blockade in noncardiac surgery: a systematic review for the 2014 ACC/AHA guideline on perioperative cardiovascular evaluation and management of patients undergoing noncardiac surgery. *J Am Coll Cardiol*. 2014;64:2406–2425.
14. Fleisher LA, Fleischmann KE, Auerbach AD, et al. ACC/AHA guideline on perioperative cardiovascular evaluation and management of patients undergoing noncardiac surgery: a report of the American College of Cardiology/American Heart Association Task Force on practice guidelines. *J Am Coll Cardiol*. 2014;64:e77–e137.
15. Pendleton RG, Newman DJ, Sherman SS, et al. Effect of propranolol upon the hemoglobin-oxygen dissociation curve. *J Pharmacol Exp Ther*. 1972;180:647–656.
16. DeSanctis RW, Doroghazi RM, Austen WG, et al. Aortic dissection. *N Engl J Med*. 1987;317:1060–1067.
17. Lavies NG, Meiklejohn BH, May AE, et al. Hypertensive and catecholamine response to tracheal intubations in patients with pregnancy-induced hypertension. *Br J Anaesth*. 1989;63:429–434.
18. Jouppila P, Kirkinen P, Koivula A, et al. Labetalol does not alter the placental and fetal blood flow or maternal prostanoids in pre-eclampsia. *Br J Obstet Gynaecol*. 1986;93:543–547.

历史

　　吸入麻醉药由美国、英国的临床医生和科学家发现（图 7-1）[1]。现代麻醉中最常用的吸入麻醉药包括挥发性液体（如氟烷、恩氟烷、异氟烷、地氟烷和七氟烷）和气体（如氧化亚氮）（图 7-2 和图 7-3）。目前，氟烷、恩氟烷和异氟烷临床已不再常用。然而这些吸入麻醉药均未达到"理想"吸入麻醉药的所有标准，并且每种药的化学特性也不同（表 7-1）。

最早的吸入麻醉药

氧化亚氮

　　1772 年英国化学家、作家、牧师 Joseph Priestley 首次合成氧化亚氮。27 年后 Humphry Davy 将其用于牙科手术镇痛，尽管他在当时已经猜测氧化亚氮可能用于缓解手术的疼痛，但直到 42 年后 29 岁牙医 Horace Wells 自己使用氧化亚氮并发现氧化亚氮缓解了他的疼痛。特别的是，1942 年在康涅狄格州哈特福德的一次公开演示中 Horace Wells 注意到了氧化亚氮的催眠和镇痛作用。第二天，Wells 本人接受拔牙手术时使用了氧化亚氮，他几乎未感觉疼痛，之后他学习了氧化亚氮的合成方法并用于自己的患者。2 年后，Wells 在麻省总医院使用氧化亚氮进行牙科无痛手术演示，这次演示手术没能完全成功，使他名誉扫地。

乙醚

　　波士顿牙医 William Morton 注意到乙醚在"乙醚狂欢"聚会（人们通过吸入乙醚产生欣快感）中具有与氧化亚氮相似的作用。像 Wells 一样，Morton 在他的

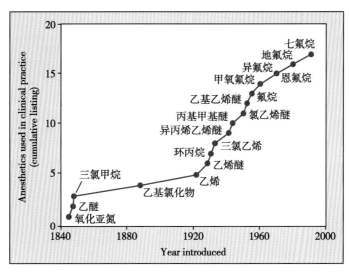

图 7-1 临床上应用的麻醉药物。麻醉的历史开始于氧化亚氮、乙醚、三氯甲烷的使用。1950 年以后所使用的药物（除外乙醚）都含氟。自氟烷开始，所使用的麻醉药都是不易燃的（引自：Eger EI. *Desflurane*（*Suprane*）：*A Compendium and Reference.* Nutley，NJ：Anaquest；1993：1-11，used with permission.）

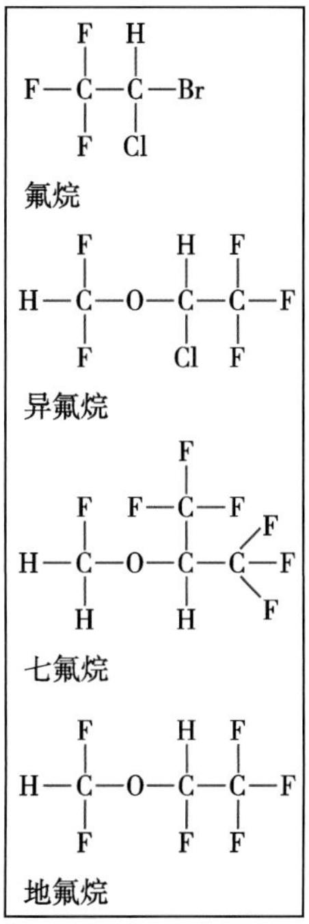

第二篇

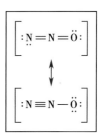

图 7-3 氧化亚氮的分子结构。氧化亚氮是存在两个共价结构的线性分子。黑点代表未结合电子

牙科手术中使用了乙醚，并于 1846 年 10 月 16 日（"乙醚日"）在麻省总医院展示了其麻醉特性。与 Wells 相反，Morton 的演示大获成功。乙醚麻醉的成果很快发表在波士顿医学和外科杂志上。尽管 Crawford Long 于 1842 年就在一名患者身上使用过乙醚，比 Morton 早 4 年，但前者并未公开其工作，因此传统意义上认为 Morton 是乙醚麻醉作用的发现者。

三氯甲烷

苏格兰爱丁堡妇产科医生 James Simpson 发现了三氯甲烷的麻醉作用，乙醚诱导时间长、易燃、术后患者伴有恶心，三氯甲烷则没有这些问题。尽管乙醚在北美的临床实践中占主导地位，三氯甲烷很快在英国成为一种普遍使用的吸入麻醉药。不幸的是，

图 7-2 吸入麻醉药的分子结构。卤代烷类麻醉药在室温下呈液态。所有挥发性麻醉药中，氟烷是烷烃类衍生物，其他的都是甲基乙醚的衍生物。异氟烷是恩氟烷的同分异构体

表 7-1　吸入麻醉药特性的比较

特性	异氟烷	恩氟烷	氟烷	地氟烷	七氟烷	氧化亚氮
分配系数						
血 – 气分配系数	1.46	1.9	2.54	0.45	0.65	0.46
脑 – 血分配系数	1.6	1.5	1.9	1.3	1.7	1.1
肌肉 – 血分配系数	2.9	1.7	3.4	2.0	3.1	1.2
脂肪 – 血分配系数	45	36	51	27	48	2.3
1 个大气压下的 MAC（30～50 岁）/%	1.15	1.63	0.76	6.0	1.85	104
在 20℃时的蒸气压 /mmHg	240	172	244	669	160	
分子量	184.5	184.5	197.4	168	200	44
在水合二氧化碳吸附剂中具有稳定性	是	是	否[a]	是	否[a]	是
在干燥二氧化碳吸附剂中具有稳定性	否		否[ab]	否[b]	否[abc]	是
代谢量	0～0.2		15～40	0～0.2	5～8	

[a] 复合物 A；
[b] 一氧化碳；
[c] 强烈的放热反应；
MAC，最低肺泡有效浓度。

三氯甲烷与一些健康患者无法解释的术中死亡以及许多肝毒性病例相关。

1920—1940 年间的吸入麻醉药

　　1920—1940 年间，乙烯、环丙烷和二乙烯醚被用做麻醉药，与最早的吸入麻醉药（氧化亚氮除外）相比，它们的麻醉诱导速度快、舒适度高并且手术结束后苏醒速度快。但是，每个药物都有严重的缺点。其中，许多都易燃（如乙醚、乙烯醚、乙烯和环丙烷），其他含氯卤化物具有毒性（如三氯甲烷、氯乙烷和三氯乙烯）。

氟化学与现代吸入麻醉药

　　伴随着原子弹武器研制而发展起来的氟化学技术，偶然地为现代吸入麻醉药的合成提供了一种新方法[2, 3]。现代吸入麻醉药被氟元素部分或全部卤化（图 7-2）。氟化的结果是更高的稳定性和更低的毒性。

氟烷

　　氟烷于 1956 年引入临床并广泛使用。与之前的麻醉药相比，它具有以下优点：不易燃，气味宜人，器

官毒性较小以及比乙醚快得多的麻醉诱导速度。不幸的是，经过 4 年的商业使用，开始出现患者在氟烷麻醉后发生暴发性肝衰竭的报道，而这些患者的肝损害并没有其他明确原因。不可预知的肝损害问题促使人们寻求其他挥发性麻醉药。氟烷也会提高心肌对儿茶酚胺的敏感性从而增加心律失常的发生。

甲氧氟烷

　　甲氧氟烷于 1960 年首次引入临床。在其引入的最初十年中，出现了甲氧氟烷麻醉导致肾衰竭的报道，研究证实，剂量相关的肾毒性是由甲氧氟烷代谢产生的无机氟化物所致。

恩氟烷

　　恩氟烷于 1972 年引入临床。与氟烷不同，它不会增加心脏对儿茶酚胺的敏感性，并且无肝毒性。然而，恩氟烷代谢产生的无机氟化物可导致脑电图（electroencephalogram，EEG）出现癫痫样电活动，在高浓度吸入和低碳酸血症情况下更易发生。

异氟烷

　　异氟烷于 1980 年引入临床并广泛使用。它不会导致心律失常，且由于不像氟烷和恩氟烷那样容易代谢，因此毒性较小。与之前的药物相比，异氟烷的

麻醉起效与苏醒都更迅速。

七氟烷和地氟烷

七氟烷和地氟烷仅使用氟卤化，分别在 20 世纪 60 年代和 70 年代首次合成[2, 3]。两者都很昂贵且难以合成，因此没有立即商业化。在 20 世纪 80 年代，由于门诊患者麻醉的比例越来越高，七氟烷和地氟烷的发展迎来新的契机。它们在血液和组织中的溶解度较低，因此可以更快地唤醒和恢复（图 7-1，表 7-1 和知识框 7-1，参见第 37 章）。

作用机制

吸入麻醉药的作用机制仍存在很多疑问，包括中枢神经作用位点，与之相互作用的分子以及这种生物作用的本质。要回答这些问题，需要量化麻醉效果[4]。尽管吸入麻醉药在外科手术中已有近 160 年的应用历史，但对于麻醉状态仍然没有一个公认的定义。从实践出发，人们将其定义为患者对手术刺激无反应和术中事件无记忆。

可测量特征

所有吸入麻醉药普遍存在的可测量特征包括制动和遗忘效应。制动效应是通过使 50% 的患者在切皮时无体动所需吸入麻醉药的最低肺泡有效浓度（minimum alveolar concentration，MAC）来测量（知识框 7-1）[2, 5]。然而，遗忘或知晓状态很难被确认（参见第 20 章和第 47 章）。尽管镇痛是麻醉状态的一部分，但对于没有记忆的制动患者其镇痛效果也无法测量。疼痛的间接指标（如心率加快或血压升高）提示吸入麻醉药并不抑制疼痛刺激的感知。一些吸入麻醉药在低浓度下具有痛觉过敏（疼痛增强）效应。骨骼肌松弛是吸入麻醉药常见但非普遍存在的中枢效应，如氧化亚氮可以增加骨骼肌张力。

制动效应

强效吸入麻醉药主要通过作用于脊髓而产生制动效应，在去大脑动物实验的 MAC 测定中这一机制得到了验证[6]。对啮齿动物的研究表明，氧化亚氮激活了源自中脑导水管周围灰质的下行去甲肾上腺素能通路，继而抑制脊髓背角的伤害性输入[7, 8]。

遗忘效应（参见第 47 章）

诸如杏仁核、海马和皮质等脊髓上脑结构极有可能是麻醉药遗忘效应的作用靶点。

知识框 7-1 增加或降低吸入麻醉药用量的因素

增大 MAC 的因素

药物
苯丙胺（短期使用）
可卡因
麻黄素
乙醇（长期使用）

年龄
6 个月时值最大

电解质
高钠血症
高热

红头发

降低 MAC 的因素

药物
异丙酚
依托咪酯
巴比妥类
苯二氮䓬类
氯胺酮
α_2- 受体激动剂（可乐定、右旋美托咪定）
乙醇（短期使用）
局部麻醉药
阿片类
苯丙胺（长期使用）
锂
维拉帕米

年龄
老年患者

电解质紊乱
低钠血症

其他因素
贫血（Hb < 50g/L）
高碳酸血症
低温
缺氧
妊娠

MAC，最低肺泡有效浓度。

中枢神经系统抑制和离子通道

吸入麻醉药通过作用于离子通道来控制神经系统的电活动，从而抑制中枢神经系统[4]。吸入麻醉药可能通过增强抑制性离子通道的功能和阻断兴奋性离子通道的功能而产生麻醉作用。增强抑制性离子通道的功能会导致神经元超极化。氯离子通过 γ- 氨基丁酸 A（γ-aminobutyric acid A，GABA$_A$）受体或甘氨酸受体进入神经元时，或者钾离子通过钾离子通道从神经元中流出时，就会发生超极化。阻断兴奋性离子通道的功能可以通过防止正电荷通过进入神经元［如：钠离子通过 N- 甲基 -D 天冬氨酸（N-methyl-D-aspartate，NMDA）受体或钠离子通道进入神经元］来防止神经元去极化。麻醉药也可能影响神经递质的释放，这种作用可能部分由调节神经递质释放的离子通道介导。

物理特性

分子结构

除氧化亚氮外，现代吸入麻醉药均为卤代烃（图 7-2 和 7-3）。氟烷缺乏异氟烷、七氟烷和地氟烷上的醚基团，其容易使患者产生室性心律失常。异氟烷和地氟烷的区别仅在于用 1 个氯原子取代氟原子。氟原子赋予其更好的稳定性和抗代谢性。

蒸气压和给药

氧化亚氮在常温下以气体形式存在，高压时才会变为液体。其余吸入麻醉药在常温下呈液态。

可调旁路挥发罐（参见第 15 章）

氟烷、异氟烷和七氟烷通过可调旁路挥发罐（Tec 4，5，and 7；North American Draeger 19.n and 20.n）给药。进入该装置的新鲜气流有两股，一股流入装有液体麻醉药的挥发室，另一股流入旁路腔。麻醉药的饱和蒸气压决定了从挥发室底部的麻醉药贮液槽穿过，形成饱和蒸汽的浓度。由于挥发性麻醉药在远低于其饱和蒸气压的分压下产生临床作用，因此离开贮液槽的气体必须用未与麻醉药接触的气体稀释。离开挥发罐的气体中麻醉药的浓度取决于通过挥发罐底部与旁路的新鲜气流量比（即分流比）。临床医生通过调整挥发罐刻度盘或电子控制装置来调整麻醉药的输出浓度。可调旁路式挥发罐经过温度补偿，可在很宽的温度范围内保持恒定的输出，并根据每种麻醉药的不同蒸汽压进行校准（表 7-1）。挥发罐倾斜或装药过量可使麻醉气体进入旁路腔，从而导致用药过量。

Datex-Ohmeda 的 Aladin 盒式挥发罐用于麻醉输送单元型（Anesthesia Delivery Unit，ADU）的麻醉机，该挥发罐只能电控制，其旁路在 ADU 内，贮液槽位于可互换的磁性编码盒中，可用于输送氟烷、恩氟烷、异氟烷、七氟烷和地氟烷。该挥发罐通过中央处理器控制旁路从而调节输出浓度。中央处理器接收来自多个来源的输入信息，包括浓度设置、流量计、内部压力和温度传感器，进而调节挥发罐出口处的流量控制阀。如果使用地氟烷期间室温超过 22.8℃，贮液罐中的压力超过旁路，则单向阀关闭，以防止麻醉药饱和气体逆流造成麻醉药过量。

加热挥发罐

地氟烷在海平面 20℃时的蒸气压为 700mmHg（室温下接近沸腾），通过可调旁路挥发罐进行给药将不可预测药物浓度。因此，专门设计了一种特殊挥发罐（Tec 6，Datex-Ohmeda）可将地氟烷加热到 2 个大气压，麻醉医生可通过调节刻度精确控制给药浓度。与可调旁路挥发罐相比，Tec 6 的地氟烷输出浓度在一定的大气压范围内保持恒定[9]。在高海拔地区，若 Tec 6 挥发罐的设定输出（体积百分比）保持不变，地氟烷的分压会降低，从而导致麻醉药剂量不足。此时需要针对高海拔进行调整：所需挥发罐设置 =（海平面理想设置 × 760mmHg）/ 当地大气压力（单位为 mmHg）[10]。使用可调旁路挥发罐则情况相反（输出增加）。然而麻醉使用的药理学相关定量参数是分压而非体积百分比，因此尽管高海拔会增加挥发罐输出，但是输出分压和麻醉作用 2 个挥发罐的设定值是不变的。

经济和环境因素

新鲜气流量直接决定挥发性液体的用量，从而影响麻醉药的给药成本。较高的新鲜气流量（高于或等于分钟通气量）可最大程度地减少重吸收，并使吸入气体和中枢神经系统（central nervous system，CNS）之间的分压更快达到平衡。但是重吸收减少会导致麻醉药浪费，应仅限于麻醉诱导期间或手术开始前需迅速加深麻醉时使用几分钟。如今人们日益关注吸入麻醉药排放对温室效应和气候变化的影响。这种潜在的环境影响可能与每种麻醉药的大气寿命以及各自特有的红外吸收光谱相关。不同吸入麻醉药在大气的寿命差异很大（氧化亚氮、地氟烷、七氟烷和异氟烷的预计寿命分别为114、10、3.6和1.2年）。各自的红外吸收光谱也有所不同，地氟烷的二氧化碳当量最高，而七氟烷最低。尽管吸入麻醉药对气候变化的影响仍是一个有争议的话题，但有几点需要考虑。第一点，使用低新鲜气流量（0.5～1L/min）将降低成本并减少环境释放。第二点，开发回收和再利用麻醉药的系统有望进一步降低其环境影响并节约成本[11]。

稳定性

吸入麻醉药通过代谢或二氧化碳吸附（特别是干燥时）降解可能产生一些潜在的有毒化合物[11]。

代谢与降解

甲氧氟烷代谢产生无机氟化物，在长时间麻醉后造成散在的肾毒性（如多尿性肾衰竭）。七氟烷降解复合物A（如三氟乙基乙烯醚）和氟烷降解生产的类似复合物长时间接触后对动物具有肾毒性。在低新鲜气体流量（1L/min）下，人体长时间吸入七氟烷可产生复合物A，足以造成一过性蛋白尿、酶尿和糖尿，但没有证据表明其导致血清肌酐浓度升高或长期肾功能损害。但是，七氟烷的说明书建议将低新鲜气体流量（<2L/min）时间限制在2MAC小时（即MAC浓度×给药时间）以内。

二氧化碳吸附剂和放热反应

吸入麻醉药暴露于二氧化碳吸附剂后的降解量及其临床相关性受多种因素影响，包括条件（如水合和温度）、吸附剂的化学成分、新鲜气体流量、分钟通气量，最重要的麻醉药本身[12]。尽管地氟烷和异氟烷在温度超过60℃的水合二氧化碳吸附剂中非常稳定，但常用的完全干燥的二氧化碳吸附剂所含的氢氧化钠和氢氧化钾可使挥发性麻醉药降解并生成一氧化碳（表7-1）。高流量的新鲜气体（尤其是超过正常分钟通气时）会加速吸附剂的干燥，从而导致降解加速。由于降解是放热反应，因此吸附剂的温度可能会急剧上升。

干燥的二氧化碳吸附剂和挥发性麻醉药（特别是七氟烷）相互作用而产生的放热反应会在吸附剂罐内部产生极高的温度[13,14]。温度升高可能会导致挥发罐或麻醉药回路爆炸和着火。放热反应的风险可以通过确保二氧化碳吸附剂的完全水合（如定期更换吸附剂，麻醉机减小或关闭新鲜气体流，限制新鲜气流以及怀疑吸附剂的水合作用时及时更换）。市售的二氧化碳吸附剂没有或只有很少的单价基团

（如氢氧化钠和氢氧化钾），不管水合程度如何，暴露于挥发性麻醉药后均不会发生广泛降解。

吸入麻醉药的相对效价

吸入麻醉药的相对效价通常使用让50%的患者切皮不动时的肺泡浓度来描述[5]。该浓度（量效曲线上的一个点）被称为最低肺泡有效浓度（MAC）。由于MAC的标准差约为10%，因此95%的患者在吸入麻醉药浓度为1.2MAC时切皮不动，而99%的患者在1.3MAC时切皮不动。MAC受多个变量影响，但与性别、手术和麻醉时间无关（知识框7-1）[5]。

MAC可用于不同麻醉药之间效价比较（表7-1）；在年龄和体温相同的患者中，1.15%的异氟烷与6%的地氟烷等效。值得注意的是，不同吸入麻醉药的MAC值可以相加。例如，将0.5MAC的氧化亚氮与0.5MAC的异氟烷一起使用具有与任何1MAC吸入麻醉药相同的作用，即切皮不动（反映麻醉药在脊髓水平的反射抑制）[6]。要抑制切皮时的体动反应，大脑的麻醉药浓度很可能大于MAC。

产生遗忘效应所需的麻醉剂量比MAC的变异性更大。阻止语言记忆的异氟烷肺泡浓度在50%的受试者处于0.20MAC，在95%的受试者为0.40MAC[15]。假定剂量反应按照标准正态分布，则产生遗忘效应的最低浓度标准差应为平均值（0.1MAC）的一半。参照标准正态曲线，我们可以计算出在100 000名受试者中阻止语言记忆所需的最大麻醉药浓度应为平均值＋4.27倍的标准偏差（即大于0.627MAC）。但须谨慎将此计算值运用于手术中，因为阻止疼痛记忆所需的麻醉药量可能比阻止语言记忆所需的大得多[16]。切皮不动所需的麻醉药浓度（即MAC值）与防止术中知晓所需的浓度在不同的吸入麻醉药以及氧化亚氮中略有不同。受试者给予0.45MAC的异氟烷就没有出现知晓，而给予高达0.6MAC的氧化亚氮仍出现了知晓[17]。

吸入麻醉药的药代动力学

吸入麻醉药的药代动力学是指它们从肺泡吸收进入循环，在体内分布最终经肺清除或由肝脏代谢的全过程（知识框7-2）[18]。通过控制吸入麻醉药的吸入气分压（P_I）（气态时等同于浓度）可建立浓度梯度，麻醉药顺梯度到达其作用位点——大脑。吸入麻醉的主要目的就是使麻醉药维持最佳大脑气体分压（P_{br}）。

知识框 7-2　　决定达到麻醉状态所需分压梯度的因素

吸入麻醉药从呼吸机进入肺泡的过程
　　吸入气分压
　　肺泡通气
　　麻醉呼吸环路的特性
吸入麻醉药从肺泡进入动脉血的过程
　　血气分配系数
　　心输出量
　　肺泡–静脉分压差
吸入麻醉药从动脉血进入大脑的过程
　　血脑分配系数
　　大脑血流
　　动脉–静脉分压差

大脑和其他组织的麻醉药分压可与到达该处的麻醉药动脉血分压（P_a）达到平衡。同样，血液中的麻醉药分压也与麻醉药肺泡气分压（P_A）保持平衡：

$$P_A \rightleftarrows P_a \rightleftarrows P_{br}$$

维持恒定的最佳肺泡气分压（P_A）能够间接有效控制大脑气体分压（P_{br}）。吸入麻醉药的肺泡气分压（P_A）值能反映大脑气体分压（P_{br}）值，可用于监测麻醉深度、反映诱导和苏醒速度、评估效价（参阅"吸入麻醉药的相对效价"）。理解了肺泡气分压（P_A）和大脑气体分压（P_{br}）的决定因素，麻醉医生就可以熟练地控制和调节到达大脑的吸入麻醉药量。

决定肺泡气分压的因素

吸入麻醉药的肺泡气分压（P_A）和最终的大脑气体分压（P_{br}）取决于进入肺泡的药量（获得的）减去从肺泡进入肺动脉的药量（丢失的）。吸入麻醉药的获得量取决于吸入麻醉药的吸入气分压（P_I）、肺泡通气量（$\dot{V}_A$）和麻醉呼吸环路特性。吸入麻醉药的摄取取决于药物溶解度、心输出量（CO）和肺泡 - 静脉分压差（$P_A - P_v$）。这六个因素同时作用决定了肺泡气分压（P_A）。吸入麻醉药代谢和经皮丢失在麻醉诱导和维持期间对肺泡气分压（P_A）的影响不明显。

吸入气分压

开始给予吸入麻醉药时需要较高的吸入气分压（P_I）。这个初始的高吸入气分压（P_I）（即获得量）可以抵消血流对药物吸收的影响，从而加速麻醉的诱导，这可以通过肺泡气分压（P_A）升高的速率来反映。

吸入气分压（P_I）的这种作用称为浓度效应。临床上只有氧化亚氮具有可以产生浓度效应的浓度范围（图 7-4）[19]。

随着时间推移，血流的摄入量的减少，这时吸入气分压（P_I）也应适当调低以适应麻醉药摄入量的降低。如果麻醉医生要维持恒定的最佳大脑气体分压（P_{br}）值，随时间把吸入气分压（P_I）值降到与减少的摄取量相匹配至关重要。如果吸入气分压（P_I）保持恒定，由于随时间血流摄取麻醉药量减少，肺泡气分压（P_A）[由大脑气体分压（P_{br}）反映的麻醉深度]将进行性增加。

第二气体效应

第二气体效应是独立于浓度效应的一种独特现象。第一气体被血流大量摄取使得同时给予的另一种气体（第二气体）的肺泡气分压（P_A）上升速率明显加快的现象称为第二气体效应。例如，氧化亚氮的大量摄取将加速伴随气体如挥发性麻醉药和氧气的摄取。氧化亚氮使用初期伴随动脉血氧分压（PaO_2）的一过性的增加（约 10%）反映了氧化亚氮对氧气的第二气体效应。这种 PaO_2 的增加称为肺泡的过度氧合。由于第一气体的大量摄取，所有吸入气体（包括

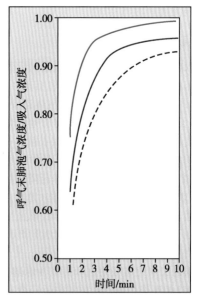

图 7-4　吸入气浓度（F_I）对呼气末肺泡气浓度（F_E）增加速率的影响，即为浓度效应。图中三条线表示的浓度分别为 85%（绿线），50%（蓝线）和 10%（红虚线）（引自：Eger EI. Effect of inspired anesthetic concentration on the rate of rise of alveolar concentration. *Anesthesiology*, 1963; 24: 153-157, used with permission.）

第一和第二气体)的气管内流量增加，第二气体在更小的肺容量内浓度升高(即浓缩作用)，这是其产生机制。尽管第二气体效应已被药代动力学证实，其临床意义尚不明确。

肺泡通气量

与吸入气分压(P_I)一样，增加肺泡通气量($\dot{V}_A$)会促进吸入麻醉药的摄取以抵消血流的吸收作用。其净效应是加快肺泡气分压(P_A)升高的速率，加速麻醉诱导。由此可知，通气不足的作用相反，可减慢麻醉的诱导。

控制通气可引起过度通气和静脉回流减少，通过增加摄取量(即 $\dot{V}_A$ 增加)和减少丢失量(即 CO 降低)来达到加速肺泡气分压(P_A)升高的目的。因此，控制通气可能会增加麻醉药过量的风险。从自主呼吸变为控制通气时，要想维持稳定的肺泡气分压(P_A)，应降低挥发性麻醉药的吸入气分压(P_I)。

过度通气的另一个效应是使脑血量流随动脉二氧化碳分压($PaCO_2$)的降低而降低。可以想象，麻醉药摄取量增加对于加快肺泡气分压(P_A)升高速率的作用因到达大脑的麻醉药的减少而抵消。从理论上讲，冠状动脉血流保持不变，增加麻醉药摄取会导致心肌抑制，而脑血流量的下降可延缓中枢神经系统抑制的发生。

麻醉呼吸环路(参见第 15 章)

麻醉呼吸环路中影响肺泡气分压(P_A)升高速度的因素包括：呼吸环路容积、吸入麻醉药在环路的橡胶塑料组件中的溶解度以及麻醉机的进气量。麻醉呼吸环路的容积起到缓冲作用，可减慢肺泡气分压(P_A)的升高。高的进气量将抵消这种缓冲作用。吸入麻醉药在麻醉环路组件中的溶解将减慢肺泡气分压(P_A)最初的上升速度。麻醉结束时，麻醉药分压梯度的逆转导致药物从麻醉环路组件中释放，从而减慢了肺泡气分压(P_A)降低的速度。

溶解度

吸入麻醉药在血液和组织中的溶解度用分配系数表示(表 7-1)。分配系数是指分布达到平衡(即在两相的分压相同)后吸入麻醉药在两相中的分配比值。例如，血 - 气分配系数为 10 表示当麻醉药分压在两相中相同时，其在血液中的浓度为 10，而在肺泡气中的浓度为 1。分配系数受温度影响。例如，液体温度降低时，气体在其中的溶解度增加。除非另有说明，通常所说的分配系数是指 37℃时的溶解度。

血 - 气分配系数

血液溶解度高意味着血液相与气相达到平衡之前，血液中需要溶解大量的麻醉药。血液可以被认为是无药理活性的储存器，其大小由麻醉药在血液中的溶解度决定。当血 - 气分配系数高时，在动脉血分压(P_a)和肺泡气分压(P_A)达到平衡以前需要有大量的麻醉药溶解于血液中(图 7-5)[18]。临床上，增加吸入气分压(P_I)在一定程度上可减轻高血液溶解度对肺泡气分压(P_A)升高速度的影响。当血液溶解度低时，血液中只需溶解少量麻醉药即可达到平衡，这样肺泡气分压(P_A)、动脉血分压(P_a)和大脑气体分压(P_{br})都可迅速升高(图 7-5)[20]。

组织 - 血液分配系数

组织 - 血液分配系数决定了药物在组织和动脉血间达到平衡所需时间(表 7-1)。该时间可以通过计算每种组织的时间常数(即可溶于组织中麻醉药总量 / 组织血流量)来预测。对于挥发性麻醉药(如异氟烷)，根据其脑血分配系数计算得出的时间常数为 3~4min。所有组织包括大脑要与动脉血分压(P_a)完全达到平衡至少需要三倍的时间常数。这就是在确保大脑气体分压(P_{br})与肺泡气分压(P_A)达到平衡前需维持挥发性麻醉药肺泡气分压(P_A)稳定 10~15min 的原因。对于溶解度低的麻醉药如氧化亚氮、地氟烷和七氟烷，它们的时间常数约为 2min，要完全达到平衡需要约 6min(即 3 倍的时间常数)。

组织间扩散转移

越来越多的证据表明部分麻醉药的摄取可能不是经由血流输送至不同组织，而是直接从对麻醉药亲和力较低的组织扩散转移至亲和力较高组织(即从含脂量低的组织转移到含脂量高的组织)，例如从内脏到网膜脂肪(参见"时 - 量相关半衰期")。体格更大的人[21]和动物[22]可能有更大的瘦肉 - 脂肪界面，对七氟烷和异氟烷的吸收越多。由于脂肪组织的血流量相对小而体积相对大，在现实的临床麻醉时长下(少于 12~24h)，如果麻醉药仅通过血液转运至脂肪组织，将无法解释这种差异。

氧化亚氮和甲硫氨酸合成酶失活

氧化亚氮是唯一可以使甲硫氨酸合成酶失活的麻醉药，该酶调节维生素 B_{12} 和叶酸代谢。尽管在多数人身上这种影响无临床表现，但是对于危重症患者或存在维生素 B_{12} 缺乏症的患者可能会导致神经或血

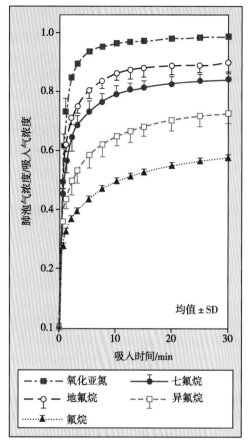

图 7-5 血 - 气分配系数是肺泡气浓度（F_A）升高直至接近恒定吸入气浓度（F_I）的速度的主要决定因素。麻醉诱导的速度与肺泡气浓度（F_A）升高速度相平行。虽然血液溶解度相似（表 7-1），但氧化亚氮肺泡气浓度升高速度（棕色虚线）要比地氟烷（紫色虚线）或七氟烷（蓝色实线）快得多，反映了氧化亚氮的浓度效应（图 7-4）。地氟烷和七氟烷更大的组织溶解度可能也是导致它们肺泡气浓度升高速度低于氧化亚氮的原因。SD，标准差（引自：Yasuda N，Lockhart SH，Eger EI Ⅱ，et al. Comparison of kinetics of sevoflurane and isoflurane in humans. *Anesth Analg*. 1991；72：316-324，used with permission.）

液系统后遗症。血液中同型半胱氨酸的浓度升高与冠状动脉事件风险增加相关，而同型半胱氨酸需要甲硫氨酸合成酶才能转换成甲硫氨酸[23]。对于行颈动脉内膜剥离术的患者，术中使用氧化亚氮明显增加血浆同型半胱氨酸浓度和心肌缺血发作频率[24]。

氧化亚氮进入密闭空腔

氧化亚氮的血 - 气分配系数（0.46）是氮气（0.014）

的 34 倍。这种溶解度的差异意味着氧化亚氮离开血液进入含空气的空腔的速度是氮气的 34 倍。这种优先转移导致空腔的容积或压力升高。氧化亚氮进入具有顺应性腔壁且充满空气的腔室（如小肠、气胸、肺大疱、空气栓子）将导致气体容积增大。相反，氧化亚氮进入由无顺应性腔壁的腔室（如中耳、颅腔、幕上硬膜下腔）将导致压力升高。

空腔容积或压力增加程度取决于氧化亚氮的肺泡气分压、到达空腔的血流以及氧化亚氮的吸入时间。在动物模型中，吸入 75% 的氧化亚氮 10min 可使气胸的容积增加 1 倍[25]。因此，存在闭合性气胸是使用氧化亚氮的禁忌证。有胸部创伤史（如肋骨骨折）的患者使用氧化亚氮后肺的顺应性降低可能是氧化亚氮导致未识别的气胸加重。同样，吸入氧化亚氮会使静脉气栓的气泡迅速增大。不同于静脉气栓的气泡或气胸的迅速膨胀，氧化亚氮所致的肠道中气体容积增加缓慢。如果手术时间短，是否对腹腔内手术患者使用氧化亚氮就不那么重要。但是，术前肠道气体容积已增加（如肠梗阻）时，建议将氧化亚氮浓度限制在 50% 以内。遵照这种建议，即使是长时间手术，肠道内的气体容积最多增加 1 倍[25]。

心输出量

心输出量通过带走肺泡内麻醉药的多少来影响肺动脉血液的摄取，从而影响肺泡气分压。高心输出量（如恐惧）导致摄取加速，使得肺泡中麻醉药分压增加的速度和诱导速度都减慢。低心输出量（如休克）时由于摄取到血液的麻醉药减少，加快了肺泡中麻醉药分压的增加速度。因此临床上休克患者的麻醉诱导普遍都很迅速。

分流

右向左的心内或肺内分流会减慢麻醉诱导速度。这是因为不含麻醉药的右向左分流血液对已流经通气肺泡的血中的麻醉药有稀释作用。右向左分流时动脉氧分压（PaO_2）的降低也是类似机制。

左向右分流（如动静脉瘘、挥发性麻醉药使皮肤血流增加）导致流入肺的静脉血液比从组织流回的静脉血含有更高的麻醉药分压。因此左向右分流抵消了右向左的分流对动脉血麻醉药分压的稀释作用。只有伴随右向左分流时才能检测出左向右分流对动脉血麻醉药分压增加速度的影响。同样，没有左向右分流时右向左分流的稀释作用最为明显。综上所述，临床上右向左分流的影响并不明显。

无效通气

无血流灌注的肺泡通气对动脉血麻醉药分压不存在稀释效应，因此不会影响麻醉诱导速度。无效通气的主要影响是在肺泡气和动脉血麻醉药分压间产生了分压差。呼气末二氧化碳分压和动脉血二氧化碳分压之间的差异也是同样的道理。

肺泡 - 静脉压差

肺泡 - 静脉压差反映了组织摄取吸入麻醉药的量。高血流灌注组织（如大脑、心脏、肾脏和肝脏）占体重的不到 10%，但其血流量却占总心输出量的 75%（表 7-2）。因而这些高灌注组织中的麻醉药分压迅速与动脉血中的分压达到平衡。经过 3 倍的时间常数（吸入麻醉药需 6～12min）后，约 75% 的回心静脉血的麻醉药分压和肺泡气分压相同（即肺泡 - 静脉压差很小）。因此，从肺泡摄取的麻醉药在 6～12min 后迅速降低，表现为吸入麻醉药分压和肺泡分压差减小。在此之后，由于摄取量的下降，需减低麻醉药的吸入浓度来维持稳定的肺泡气分压。

骨骼肌和脂肪约占体重的 70%，但只占了心输出量的不足 25%（知识框 7-3）。这些组织接下来的数小时内继续充当麻醉药无活性储存器。因此脂肪组织和动脉血中的吸入麻醉药分压可能永远也无法达到平衡。

麻醉苏醒

麻醉苏醒的过程可以定义为肺泡中的麻醉药分压随时间降低的过程（图 7-6）[20]。从许多方面看，麻醉恢复是麻醉诱导的逆过程。例如肺泡通气量、麻醉药物在血中的溶解度和心输出量决定了肺泡分压降低的速度。停止给药后，麻醉药物通过肺部通气排出体外。随着肺泡分压的降低，麻醉药不断从组织（包括大脑）转移到肺泡中。换气不足或新鲜气流量不足导致麻醉药重吸收，将使麻醉药转移回组织（包括大脑）中，从而导致患者苏醒延迟。

知识框 7-3　吸入麻醉药所致循环系统影响的可能机制

直接的心肌抑制作用
中枢神经系统和交感神经系统的传出被抑制
抑制自主神经节的冲动传递
减少颈动脉窦的反射活动
减少环磷酸腺苷的形成
抑制心肌细胞的肌质网对 Ca^{2+} 的再摄取
减少 Ca^{2+} 通过慢通道的内流

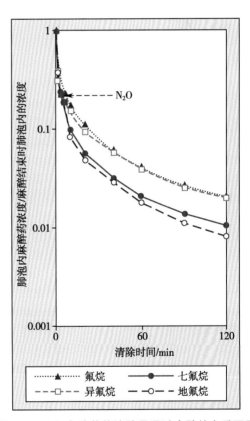

图 7-6　吸入麻醉药的清除是通过麻醉结束后不同时点的肺泡内麻醉药浓度（F_A）与麻醉结束时肺泡内的浓度（F_{AO}）相比下降的程度来反映的。麻醉苏醒的过程与这些曲线是平行的（引自：Yasuda N, Lockhart SH, Eger EI II, et al. Comparison of kinetics of sevoflurane and isoflurane in humans. *Anesth Analg.* 1991；72：316-324，used with permission. ）

表 7-2　机体的组织构成

组织	体重比例（70kg 成年男性的占比）	血流比例（70kg 成年男性的心输出量）
血供丰富的组织	10%	75%
肌肉	50%	19%
脂肪	20%	5%
血供少的组织	20%	1%

麻醉苏醒与麻醉诱导有何不同？

麻醉苏醒与麻醉诱导的区别在于对苏醒期不存在浓度效应（吸入麻醉药分压不能小于零），各种组织在苏醒开始时的麻醉药浓度不同，且麻醉药的代谢对肺泡麻醉药分压的降低有潜在作用。

麻醉药的组织浓度

麻醉结束时吸入麻醉药分压降至或接近 0，分压梯度发生逆转，此时麻醉药浓度更高的组织成为维持肺泡分压的储存器。组织存储的效应取决于麻醉的持续时间和麻醉药在各种组织中的溶解度。例如，对于溶解度较高的麻醉药（如异氟烷），苏醒时间与麻醉时间成正比延长，而对于溶解度较低的麻醉剂药（如七氟烷、地氟烷），用药时间对苏醒时间的影响很小（图 7-7）[1]。与麻醉诱导时所有组织中的药物浓度均为 0 不同，麻醉结束时不同组织中的麻醉药浓度各不相同。

麻醉药的代谢

麻醉诱导与麻醉苏醒之间的重要区别是，在麻醉结束时，代谢对肺泡内麻醉药分压降低率的潜在影响。因此对高脂溶性的甲氧氟烷，代谢是决定其肺泡分压的主要因素。对氟烷而言，代谢和肺泡通气量对肺泡分压下降的影响相同。对于脂溶性较低的异氟烷、地氟烷和七氟烷，肺泡分压的下降主要取决于肺泡通气量[26]。

时-量相关半衰期（参见第 4 章）

吸入麻醉药清除的药代动力学取决于给药时间和吸入麻醉药在血液和组织中的溶解度。与静脉麻醉药一样，可以使用计算机模拟来确定挥发性麻醉药的时-量相关半衰期（将中枢神经系统中的麻醉药浓度降低到指定值所需的时间）。动力学建模基于体内组织室（如血液，富含血管的组织、肌肉、脂肪）的存在，包括每个室的相对大小，每个室接收的成比例血流量以及不同麻醉药在每个室的溶解度。在麻醉管理过程中，需持续给药直至组织浓度与肺泡浓度一致才达到平衡。这种平衡在肺泡与血流量大、体积小（小于体重的 10%）的组织室（如心脏、肾脏、大脑）仅需 10~15min 就能达到。而对于体积大、血流量小的组织室（如骨骼肌和脂肪），需要更长时间（数小时）才能达到平衡。异氟烷、地氟烷和七氟烷浓度下降 50% 所需时间少于 5min，并且不会随着麻醉持续时间的延长而显著增加[27]。这种现象可能是清除

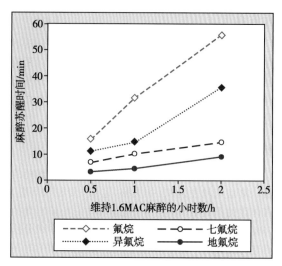

图 7-7 在持续给予麻醉药（1.6MAC）时麻醉时间的增加与麻醉苏醒（例如动物模型的运动协调性）时间的延长有关。血液溶解度最高的麻醉药的苏醒时间延长最多（引自：Eger EI Ⅱ. *Desflurane*（*Suprane*）: *A Compendium and Reference*. Nutley, NJ: Anaquest; 1993: 1-11, used with permission.）

初始阶段的表现，主要反映肺泡的通气功能。清除时长（≥80%）更多取决于各种吸入麻醉药之间的差异，尤其是在麻醉时间较长时（图 7-8）。模拟可能会低估麻醉药的吸收，尤其是在使用更易溶解的麻醉药时，因为它没有将麻醉药从瘦肉扩散进入脂肪组织计算在内。

在患者恢复协调性保护功能（如吞咽和呼吸）之前，必须将麻醉药浓度降低至患者能遵从指令的程度。麻醉时间越长、麻醉药溶解度越高（七氟烷较之地氟烷），手术患者需要更长的时间苏醒和恢复有效吞咽的能力。试验证明清醒受试者接受低浓度七氟烷和异氟烷时会发生咽反射失调[28]和化学性呼吸驱动力消失[29]。

弥散性缺氧

在氧化亚氮麻醉结束后如果吸入空气，患者可能发生弥散性缺氧。在停止吸入该气体的初期，大量氧化亚氮从患者血液进入肺泡，稀释了肺泡内氧分压而使得动脉氧分压降低。因此，在停止给予氧化亚氮后要给患者吸入纯氧以预防弥散性缺氧的发生。

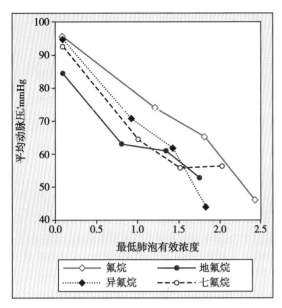

图 7-8 健康志愿者吸入氟烷、异氟烷、地氟烷和七氟烷，逐渐增加吸入浓度（MAC）对平均动脉压（mmHg）的影响（引自：Cahalan MK. *Hemodynamic Effects of Inhaled Anesthetics. Review Courses.* Cleveland：International Anesthesia Research Society；1996：14-18，used with permission.）

对器官系统的影响

循环系统

等效浓度的吸入麻醉药具有相似的循环影响，特别是在健康受试者的麻醉维持期（知识框 7-3）[32]。但是，接受手术治疗的患者对药物的反应可能与健康受试者有所不同。合并疾病、极端年龄、容量不佳、手术刺激以及当前使用的药物等因素可能会改变、减弱或放大对药物的反应，而与健康受试者不同。

麻醉维持期的反应

平均动脉压

随着地氟烷、七氟烷、异氟烷和氟烷浓度的增加，平均动脉压（mean arterial pressure，MAP）呈剂量依赖性降低（图 7-8）[17, 18]。除氟烷外，MAP 的降低主要反映全身血管阻力（systemic vascular resistance，SVR）降低而非心输出量降低（图 7-9 和图 7-10）[32, 33]。相反，氟烷通过部分或完全降低心输出量影响平均动脉压，而全身血管阻力相对不变。这些结论通过测量体外循环患者接受地氟烷、七氟烷或异氟烷麻醉

吸入麻醉药在重症监护病房镇静的可行性

AnaConDa（麻醉药存储设备）是一种便于吸入麻醉药（异氟烷、七氟烷）在重症监护病房（intensive care unit，ICU）使用的工具（参见第 41 章）。液态麻醉药通过注射泵被输送到连在气管导管和 Y 形管之间的呼吸回路上的一个腔室内。注射器以非常缓慢的速度将麻醉药输送到腔室内的多孔塑料棒中，在那里蒸发并与回路吸气管中的新鲜气体混合，而呼出气体通过活性炭过滤器吸附和回收大约 90% 呼出气中的吸入麻醉药，随后，新鲜气流通过过滤器并与重吸收的吸入麻醉药混合。

大家对于患者术后在 ICU 使用吸入麻醉药越来越关注，并且越来越多的证据表明，这样做是可行且可能是有益的[30, 31]。然而，吸入麻醉药在 ICU 应用所面临的问题包括：气管导管和回路之间加入麻醉药输送装置，而增加的死腔和呼吸做功；频繁气管内吸引造成的麻醉药损失；以及是否备适当设备，医护人员对该设备输送吸入麻醉药具备足够专业知识和技术。

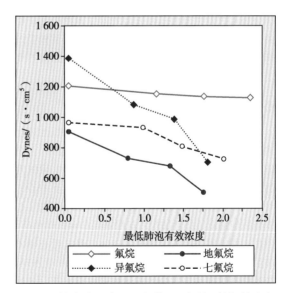

图 7-9 健康志愿者吸入氟烷、异氟烷、地氟烷和七氟烷，逐渐增加吸入浓度（MAC）对外周血管阻力[dynes/（s•cm⁵）]的影响（引自：Cahalan MK. *Hemodynamic Effects of Inhaled Anesthetics. Review Courses.* Cleveland：International Anesthesia Research Society；1996：14-18，used with permission.）

第二篇

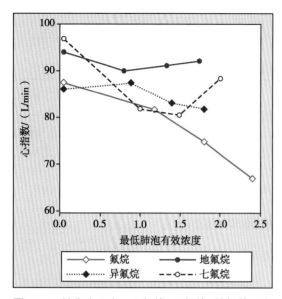

图 7-10 健康志愿者吸入氟烷、异氟烷、地氟烷和七氟烷，逐渐增加吸入浓度（MAC）对心指数（L/min）的影响（引自：Cahalan MK. *Hemodynamic Effects of Inhaled Anesthetics. Review Courses.* Cleveland：International Anesthesia Research Society；1996：14-18, used with permission.）

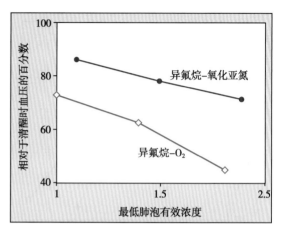

图 7-11 与单纯吸入同等剂量的挥发性麻醉药相比，用氧化亚氮部分替代异氟烷吸入后血压下降程度更低（引自：Eger EI II. *Isoflurane（Forane）: A Compendium and Reference.* Madison, WI: Ohio Medical Products；1985：1-110, used with permission.）

后所测量的全身血管阻力得到验证。使用氧化亚氮部分替代挥发性麻醉药可以最大程度地减少剂量相关性全身血管阻力的降低（图 7-11）[34]。与其他吸入麻醉药相比，氧化亚氮可使 MAP 轻度升高或不变（知识框 7-4）。

心率

尽管浓度不同，异氟烷、地氟烷和七氟烷的浓度递增均可增加患者和志愿者的心率（图 7-12）[33]。在低至 0.25MAC 的浓度下，异氟烷也会产生呈线性的剂量依赖性心率加快。当地氟烷浓度低于 1MAC 时，心率增快较小，当地氟烷浓度超过 1MAC 时，心率呈线性剂量依赖性加快。与地氟烷和异氟烷相反，使用七氟烷时直至浓度超过 1.5MAC 受试者心率才加快[35]。然而，8% 的七氟烷诱导（即单次呼吸诱导）在控制性过度通气时会导致儿童和成年患者心动过速。这种心动过速可能是由与癫痫样脑电活动相关的交感神经刺激引起[36]。

使用 β- 受体阻滞剂（艾司洛尔）、阿片类药物（芬太尼）和在 10～15min 内缓慢增加吸入麻醉药浓度可减轻地氟烷的循环兴奋（即平均动脉压升高和心率加快）作用（另参阅"浓度迅速增加的循环效应"）。

知识框 7-4 单纯给予氧化亚氮或联合给予恒定浓度的挥发性麻醉药的拟交感反应的表现
出汗
体温升高
血浆中儿茶酚胺浓度升高
右心房压力升高
瞳孔散大
体循环和肺循环的血管收缩

地氟烷浓度超过 1MAC 时，使用氧化亚氮部分替代不能减弱其剂量相关性心率增加。与氟烷一样，异氟烷、七氟烷和地氟烷以浓度递增导致依赖性心率增加的方式降低了压力感受器反射的调节作用。使用 1MAC 以上地氟烷时，一过性心率增快是由交感神经兴奋而非压力感受器对 MAP 降低的反射性活动引起[37]。

心指数

在健康年轻人中，地氟烷、七氟烷或异氟烷在较大范围内波动均对心指数影响甚小（图 7-10）[32]。经食管超声心动图检测的数据表明，与清醒状态时相比，地氟烷能轻度提高射血分数与左室周向收缩速度。

浓度迅速增加的循环效应

浓度低于 1MAC 时，地氟烷不会增加心率或血压。但是在不使用阿片类药物、肾上腺素能阻滞剂或其他镇痛药的情况下过快吸入高于 1MAC 的地氟烷会引起一过性循环兴奋（图 7-13）[38]。异氟烷具有类似的增加心率和血压的作用，但程度不及地氟烷。与此相伴的是血浆肾上腺素和去甲肾上腺素浓度的升高以及交感神经系统活动增加。吸入七氟烷浓度从 1MAC 突然增加到 1.5MAC 会导致心率轻微下降。

在 1min 内将呼出气体的地氟烷浓度从 4% 逐步增加到 8% 可能会致使心率和血压较基线水平增加 1 倍。给予小剂量的阿片类药物、可乐定或艾司洛尔会大大降低地氟烷浓度逐步增加时的心率和血压反应。30min 后再次快速将地氟烷浓度从 4% 增加到 8%，心率血压的变化很小，这表明介导这些循环变化的受体已经适应重复刺激。在七氟烷、氟烷和安氟烷的浓度增加至 2 个 MAC 时，这种循环兴奋未见发生（图 7-13）[38]。

七氟烷和氟烷由于没有气道刺激作用，经常在麻醉诱导时使用。儿童麻醉诱导时使用氟烷会抑制心肌收缩力，而七氟烷则不会（参见第 34 章）。成人使用 1MAC 的七氟烷或氟烷加 67% 的氧化亚氮维持麻醉会降低心肌收缩力。成人控制性通气时七氟烷可一过性增加心率。

联合给予氧化亚氮 + 氧气与给予 100% 氧气

地氟烷、异氟烷、七氟烷与氧化亚氮、氧气联合使用可剂量依赖性降低平均动脉压、外周血管阻力、心指数和左室做功指数（left ventricular stroke work index，LVSWI），而心率、肺动脉压和中心静脉压升高，这一结果与上述挥发性麻醉药仅与氧气联用时一致（图 7-11）[32, 33]。在 MAC 倍数基本相同的情况下，地氟烷与氧气联合使用时患者的平均动脉压、外

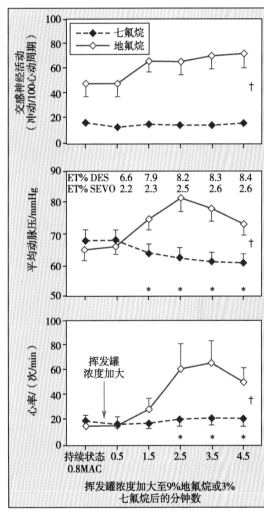

图 7-13 七氟烷的吸入浓度从 0.8MAC 迅速增加到 3% 时，并不改变交感神经活动、平均动脉压或心率。相反地，地氟烷的吸入浓度从 0.8MAC 迅速增加到 9% 时，则明显增加了交感神经活动、平均动脉压和心率（mean ± SE，*$P < 0.05$）（引自：Ebert TJ, Muzi M, Lopatka CW. Neurocirculatory responses to sevoflurane in humans: a comparison to desflurane. *Anesthesiology*, 1995; 83: 88-95, used with permission.）

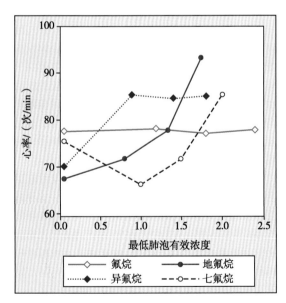

图 7-12 健康志愿者吸入氟烷、异氟烷、地氟烷和七氟烷，逐渐增加吸入浓度（MAC）对心率（次 /min）的影响（引自：Cahalan MK. *Hemodynamic Effects of Inhaled Anesthetics. Review Courses*. Cleveland: International Anesthesia Research Society; 1996: 14-18, used with permission.）

周血管阻力、心指数和左室做功指数下降较地氟烷与氧化亚氮联合使用时更明显，而心率和心输出量增加也更多[34]。

心肌传导和心律失常

异氟烷、七氟烷和地氟烷不易诱发室性早搏[39]。相反，氟烷增加心肌敏感性而易发生室性早搏，尤其是存在儿茶酚胺时，这种效应在高碳酸血症时会更明显。吸入麻醉药可通过延长有效不应期抑制心肌缺血时的室性心律失常。

选择不同的吸入麻醉药会影响迷走神经刺激引起的反射性心率减慢。与氟烷相比，用七氟烷麻醉的儿童较少发生因眼外肌牵拉而出现心动过缓或窦性停搏（参见第31章和第34章）。

QT 间期

吸入麻醉药会延长心电图的 QT 间期[40]。尽管尚未系统地比较每种麻醉药延长 QT 间隔的相对趋势，但对于先天性长 QT 综合征（long QT syndrome，LQTS）患者应避免使用七氟烷。尽管七氟烷和丙泊酚会导致儿童 QT 间隔延长，但是在动作电位 2 期和 3 期测得的心肌细胞复极化速率差别显示两者都不延长心肌复极化的跨壁扩散[41]。七氟烷和其他吸入麻醉药延长 QT 间期对易感患者的临床意义尚不清楚。β- 受体阻滞剂是治疗 LQTS 的主要手段。LQTS 患者在接受 β- 受体阻滞剂治疗的同时使用所有吸入麻醉药均安全。氟烷麻醉患者术中发生的许多恶性心律失常后来被归因于未确诊的 LQTS，且这些患者均未接受过 β- 受体阻滞剂治疗[40]。

冠心病患者（参见第 25 章）

大量针对接受冠脉搭桥术或有冠脉疾病风险患者的研究均未能得出吸入麻醉药（如地氟烷）与静脉麻醉药（如芬太尼或舒芬太尼）之间，以及不同吸入麻醉药（如地氟烷对异氟烷或七氟烷对异氟烷）之间的优劣[42]。关于异氟烷能扩张小动脉而导致冠脉窃血，即具有解剖易感性的患者由于冠脉扩张而导致局部心肌缺血的说法是没有根据的。相反挥发性麻醉药有心脏保护作用，其限制了心肌缺血损伤的区域且能保存心肌功能。

麻醉预处理

挥发性麻醉药对心肌缺血的保护作用被称为麻醉预处理，它不能用心肌氧供 - 需比的变化进行解释。有证据表明，挥发性麻醉药对局部灌注受损区域

的心肌具有保护作用。在接受冠脉搭桥术（coronary artery bypass graft，CABG）的患者中，使用 0.2～1MAC 的地氟烷或七氟烷维持麻醉可以降低肌钙蛋白水平异常升高的发生率[43]。与仅在体外循环前或后使用七氟烷相比，冠脉搭桥术中全程使用七氟烷术后心肌梗死的发生率更低，而与使用丙泊酚麻醉相比，体外循环前或后使用七氟烷术后心肌梗死的风险也更低[44]。

缺血预处理机制

缺血预处理是存在于所有物种的所有组织中的基本保护机制。在缺血预处理中，单次或多次短暂的缺血可赋予心肌保护作用，以抵抗之后长时间缺血所致的可逆或不可逆损伤。短暂的缺血后有两个时期可以产生心肌保护作用。第一阶段发生在缺血发作后的 1～2h 内继而消失。第二阶段发生在缺血 24h 后并可持续长达 3d。线粒体三磷酸腺苷（adenosine triphosphate，ATP）敏感钾通道（ATP-sensitive potassium channels，K_{ATP}）的开放是保护作用的关键，这是由各种配体与 G 蛋白偶联受体结合所致。挥发性麻醉药可增强缺血预处理或直接产生心肌保护作用，K_{ATP} 通道在其中起着核心作用[45]。

呼吸系统

吸入麻醉药浓度增加时呼吸频率加快，潮气量降低。尽管分钟通气量保持不变，但潮气量的减少导致死腔通气与肺泡通气的比值升高。麻醉越深气体交换的效率越低，$PaCO_2$ 与麻醉药浓度成正比增加（图 7-14）[1]。在给予相同倍数的 MAC 时强效麻醉药的作用相似。更深麻醉状态时用 60% 的氧化亚氮部分代替等量的挥发性麻醉药可减少 $PaCO_2$ 的增加。

志愿者和患者吸入地氟烷（和其他挥发性麻醉药）后表现出剂量相关的二氧化碳反应钝化，这导致受试者吸入含有 1.7MAC 地氟烷的氧气后出现呼吸暂停（图 7-15）[1]。与志愿者相比，手术患者吸入麻醉药出现呼吸抑制的情况较少，这反映了手术对呼吸的刺激作用（图 7-16）[1]。挥发性麻醉药均可抑制缺氧引起的通气反应[46]。

胸壁变化

吸入麻醉药可导致胸壁构象改变，从而影响通气机制。呼气肌活动的增强导致膈肌的头向运动和胸廓向内移位，从而导致功能残气量减少。肺不张常发生于肺的下部，且在自主呼吸时更明显。

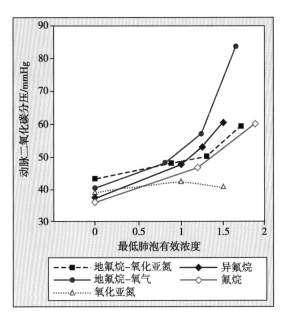

图 7-14　吸入麻醉药产生药物特异和剂量依赖的 $PaCO_2$ 的升高（引自：Eger EI Ⅱ. *Desflurane*（*Suprane*）: *A Compendium and Reference*. Nutley, NJ: Anaquest: 1993; 1-119.）

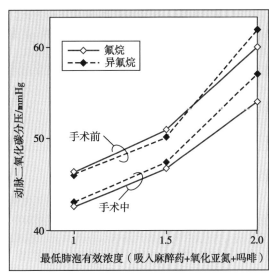

图 7-16　手术刺激对吸入异氟烷或氟烷患者的静息 $PaCO_2$（mmHg）的影响（引自：Eger EI Ⅱ. *Desflurane* (*Suprane*): *A Compendium and Reference*. Nutley, NJ: Anaquest; 1993: 1-119.）

低氧性肺血管收缩

　　吸入麻醉药会改变肺血流量，但对低氧性肺血管收缩的抑制作用却很小。例如单肺通气麻醉中，异氟烷与地氟烷麻醉相比或七氟烷与丙泊酚麻醉相比，患者的动脉血氧饱和度相同[47]。

气道阻力

　　在没有支气管收缩的情况下，吸入麻醉药的支气管扩张作用很小。异氟烷、氟烷和七氟烷均可降低志愿者气管插管后的气道阻力，而氧化亚氮和硫喷妥钠则无此作用。不吸烟者气管插管后使用地氟烷进行麻醉，气道阻力无变化，而使用七氟烷则气道阻力轻度下降。吸烟者气管插管后使用地氟烷麻醉，气道阻力轻度一过性上升[48]。气道阻力的变化可能由气体密度的变化所介导的。

气道刺激作用

　　不同吸入麻醉药引起的气道刺激程度不同。七氟烷、氟烷和氧化亚氮是非刺激性的，在很大的浓度范围内均无气道刺激或刺激极小。地氟烷和异氟烷在浓度超过 1MAC 时具有气道刺激性，尤其是在不使用能降低气道刺激感知的静脉药物（如阿片类药物，镇静催眠药）时。

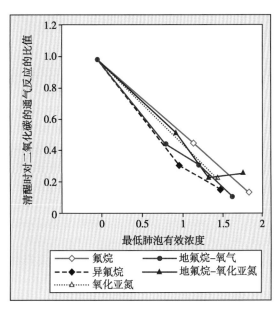

图 7-15　所有吸入麻醉药对 CO_2 的通气反应产生了相同的剂量依赖性的降低（引自：Eger EI Ⅱ. *Desflurane* (*Suprane*): *A Compendium and Reference*. Nutley, NJ: Anaquest; 1993: 1-119.）

当需要进行吸入麻醉诱导时，最常选择七氟烷或氟烷。但是使用喉罩建立人工气道的患者，使用地氟烷和异氟烷相较七氟烷或丙泊酚并不会引起更多的气道刺激反应（例如咳嗽、屏气、喉痉挛、动脉血氧饱和度降低），因为术中维持所需吸入麻醉药浓度通常不超过1MAC（即无刺激性浓度）[49]。

中枢神经系统

脑血流量（参见第30章）

在不使用挥发性麻醉药的情况下仅使用氧化亚氮会导致脑血管扩张并增加脑血流量，适度增加氧气在脑中的代谢率[脑氧代谢率（cerebral metabolic rate for oxygen，$CMRO_2$）]。同时给予阿片类药物、巴比妥类药物或丙泊酚（氯胺酮除外）可抵消这些作用[50]。吸入麻醉药不会消除脑血管对$PaCO_2$变化的反应性[51]。

氟烷、异氟烷、七氟烷和地氟烷降低$CMRO_2$。在正常人中这些挥发性麻醉药浓度在0.6MAC以上可使脑血管舒张，且对脑血流有双相剂量依赖性作用。在0.5MAC时，$CMRO_2$的下降会抵消血管舒张的作用，因而脑血流量改变不明显。在超过1个MAC的浓度下，尤其是体循环血压维持在清醒水平时，血管舒张作用占主导地位，脑血流量增加。与异氟烷、七氟烷或地氟烷相比，氟烷的脑血流量增加更明显。

颅内压（参见第30章）

当所有挥发性麻醉药的用量超过1MAC时，颅内压都会升高。当用量低于1MAC时，自动调节机制（即清醒患者动脉血压在一个较大范围内波动时脑血流均可维持在正常水平的自我调节机制）会受到损害。用1个MAC的异氟烷或地氟烷进行幕上肿瘤患者的开颅手术，患者脑灌注压降低、动静脉血氧差降低，但颅内压无变化[52]。然而用1个MAC的地氟烷、异氟烷或七氟烷进行垂体瘤切除术，患者颅内压小幅升高、脑血流减少。对于神经外科手术患者，使用50%氧化亚氮加0.5MAC地氟烷或异氟烷明显比仅使用1MAC地氟烷或异氟烷具有更强的脑松弛作用。吸入麻醉药不会消除脑血流对$PaCO_2$变化的反应性[51]。

诱发电位

所有挥发性麻醉药和氧化亚氮都以剂量依赖的形式抑制电位幅度并延长体感诱发电位的潜伏期。单独使用1MAC挥发性麻醉药或使用0.5MAC挥发性麻醉药加50%的氧化亚氮时，诱发电位消除。低浓度的挥发性麻醉药（0.2～0.3MAC）会降低运动诱发电位监测的可靠性，尽管使用多脉冲刺激可部分抵消这种影响[53]。

脑电图

挥发性麻醉药引起特征性、剂量依赖性的脑电图变化。从清醒状态开始麻醉深度的加深伴随特征性的电位幅度和同步性增加。随着麻醉深度的加深，脑电静默期的所占比例逐渐增加（即爆发性抑制）。在1.5～2.0MAC范围内等电模式在脑电图上占主导地位。

七氟烷和恩氟烷可能与脑电图上的癫痫样活动有关，尤其是在较高浓度或控制性过度通气时。有报道指出在七氟烷诱导过程中儿童中出现了癫痫样活动，但其临床意义尚不清楚[54]。

神经肌肉

挥发性麻醉药可引起剂量相关的骨骼肌松弛，并增强肌松药的活性（参见第11章）。与静脉麻醉药（如异丙酚和芬太尼）相比，尽管所有挥发性麻醉药均能增强骨骼肌的松弛作用，但地氟烷对罗库溴铵的协同肌松作用要强于七氟烷或异氟烷。消除挥发性麻醉药可加速肌松的恢复。与相同浓度降低的异氟烷相比，地氟烷浓度降至0.25MAC更有助于维库溴铵给药后的肌松逆转。

恶性高热

恶性高热（malignant hyperthermia，MH）一直是麻醉最严重的并发症之一。它是一种遗传性疾病，由使用挥发性麻醉药（尤其是氟烷和/或琥珀胆碱）引起骨骼肌代谢增加所致。尽管所有挥发性吸入麻醉药都可能诱发MH，但对地氟烷、七氟烷和异氟烷的研究表明，其风险低于氟烷。临床上男性似乎比女性的发病率更高[55, 56]。小儿占所有MH反应的52.1%[57, 58]。MH的症状表现为代谢增高，包括心动过速、呼气末二氧化碳增加、肌肉强直和体温升高。

近年来MH病例的严重程度有所减轻，这得益于诊断意识的提高、呼气末二氧化碳监测的普及、易诱发MH药物使用的减少以及特效药的使用。

管理的关键要点包括：停止使用挥发性麻醉药和琥珀酰胆碱，立即静脉注射丹曲林，纠正可能威胁生命的电解质异常（如高钾血症）。美国恶性高热协会（MHAUS）在其网站（http://www.mhaus.org/

healthcare-professionals）上提供了详细的治疗建议。MHAUS 还设有 24h 热线电话以提供紧急帮助（美国为 1-800-644-9737；美国以外为 001-209-417-3722）。

肝脏

麻醉后的肝损伤可分为重度（免疫介导）或轻度[59]。

免疫介导的肝损伤

氟烷、异氟烷、七氟烷和地氟烷都可导致重度肝损伤。其可能造成大量肝细胞坏死，导致死亡或必须进行肝移植。这种严重损害的机制是免疫介导的，前提是曾经接触过挥发性麻醉药。氟烷、异氟烷和地氟烷都通过细胞色素 P-450 酶进行氧化代谢，生成三氟乙酸盐。三氟乙酸盐可以共价结合肝细胞蛋白质。三氟乙酰基肝细胞基团可以充当半抗原，被人体识别为异物，免疫系统对其形成抗体。后续暴露于任何能够产生三氟乙酸盐的麻醉药中，都可能会引起免疫反应，导致严重的肝坏死[60]。七氟烷代谢为六氟异丙醇，这种化合物的抗原特性不如三氟乙酸盐[61]。

轻度肝损伤

氟烷的使用可导致轻度肝损伤。主要特征是血清转氨酶水平的升高。这种轻度的肝损伤被认为是由氟烷的还原代谢所介导的，并且在肝脏缺血缺氧时更易发生。

既往麻醉相关肝功能不全病史

对于以前使用吸入麻醉药后出现过无法解释的肝功能不全的患者在临床上通常不会再给予挥发性麻醉药。挥发性麻醉药可能对与麻醉无关的既往肝病患者无害。

肾脏

甲氧氟烷是引入临床的首个不可燃挥发性麻醉药。它的使用可能导致肾损伤。随后的研究表明，其广泛的代谢，尤其是来自 O- 去甲基化的无机氟化物和二氯乙酸，可能是造成肾损伤的原因。而其他吸入麻醉药代谢产生的氟化物则与肾损伤无关，尤其是七氟烷[62]。

思考题

1. 地氟烷的哪项物理属性导致其需要使用专门设计的挥发罐进行管理？高海拔对地氟烷挥发罐的输出造成何影响？
2. 就"二氧化碳当量"和大气寿命而言，哪种吸入麻醉药对环境影响最大？
3. 与切皮不动所需剂量相比，产生遗忘所需吸入麻醉药的剂量是多少？手术切皮 MAC 的标准差是多少？哪些药物会增加或减少吸入麻醉药的用量？
4. 吸入麻醉药的管理中，哪六大因素决定了麻醉药的肺泡分压？
5. 吸入麻醉药洗出期间，哪些因素最能导致麻醉药分压降低？
6. 与异氟烷和七氟烷相比，地氟烷浓度快速增加对循环的影响如何？如何将这些影响降至最低？

（蔡晶晶 译，罗俊 审）

参考文献
1. Eger EI. *Desflurane (Suprane): A Compendium and Reference.* Nutley, NJ: Anaquest; 1993.
2. Eger EI II. *History of Modern Inhaled Anesthetics: The Pharmacology of Inhaled Anesthetics.* San Antonio, TX: Dannemiller Memorial Educational Foundation; 2000.
3. Eger II EI. New inhaled anesthetics. *Anesthesiology.* 1994;80:906–922.
4. Eger EI II, Koblin DD, Harris RA, et al. Hypothesis: inhaled anesthetics produce immobility and amnesia by different mechanisms at different sites. *Anesth Analg.* 1997;84:915–918.
5. Quasha AL, Eger EI II, Tinker JH, et al. Determination and application of MAC. *Anesthesiology.* 1980;53(4):315–334.
6. Rampil IJ. Anesthetic potency is not altered after hypothermic spinal cord transection in rats. *Anesthesiology.* 1994;80:606–610.
7. Guo TZ, Poree L, Golden W, et al. Antinociceptive response to nitrous oxide is mediated by supraspinal opiate and spinal alpha 2 adrenergic receptors in the rat. *Anesthesiology.* 1996;85(4):846–852.
8. Sawamura S, Kingery WS, Davies MF, et al. Antinociceptive action of nitrous oxide is mediated by stimulation of noradrenergic neurons in the brainstem and activation of [alpha]2B adrenoceptors. *J Neurosci.* 2000;20(24):9242–9251.
9. Weiskopf RB, Sampson D, Moore MA. The desflurane (Tec 6) vaporizer: design, design considerations and performance evaluation. *Br J Anaesth.* 1994;72(4):474–479.
10. Brockwell RC, Andrews JJ. Vaporizers (in delivery systems for inhaled anesthetics). In: Barash PG, Cullen BF, Stoelting RK, Cahallan M, eds. *Clinical Anesthesia.* 6th ed. Philadelphia: Lippincott Williams & Wilkins; 2009:667–669.
11. Carpenter RL, Eger EI II, Johnson BH, et al. The extent of metabolism of inhaled anesthetics in humans. *Anesthesiology.* 1986;65:201–205.
12. Wissing H, Kuhn I, Warnken U, et al. Carbon monoxide production from desflurane, enflurane, halothane, isoflurane, and sevoflurane with dry soda lime. *Anesthesiology.* 2001;95:1205–1212.

13. Laster MJ, Roth P, Eger EI II. Fires from the interaction of anesthetics with desiccated absorbent. *Anesth Analg.* 2004;99:769–774.

14. Wu J, Previte JP, Adler E, et al. Spontaneous ignition, explosion, and fire with sevoflurane and barium hydroxide lime. *Anesthesiology.* 2004;101: 534–537.

15. Chortkoff BS, Bennett HL, Eger EI II. Subanesthetic concentrations of isoflurane suppress learning as defined by the category-example task. *Anesthesiology.* 1993;79(1):16–22.

16. Sonner JM, Gong D, Eger EI II. Naturally occurring variability in anesthetic potency among inbred mouse strains. *Anesth Analg.* 2000;91(3):720–726.

17. Dwyer R, Bennett HL, Eger EI II, et al. Effects of isoflurane and nitrous oxide in subanesthetic concentrations on memory and responsiveness in volunteers. *Anesthesiology.* 1992;77(5):888–898.

18. Eger EI II. Uptake of inhaled anesthetics: the alveolar to inspired anesthetic difference. In: Eger EI II, ed. *Anesthetic Uptake and Action.* Baltimore: Williams & Wilkins; 1974:77–96.

19. Eger EI. Effect of inspired anesthetic concentration on the rate of rise of alveolar concentration. *Anesthesiology.* 1963;24:153–157.

20. Yasuda N, Lockhart SH, Eger EI II, et al. Comparison of kinetics of sevoflurane and isoflurane in humans. *Anesth Analg.* 1992;72:316–324.

21. McKay RE, Malhotra A, Cakmakkaya OS, et al. Effect of increased body mass index and anaesthetic duration on recovery of protective airway reflexes after sevoflurane vs desflurane. *Br J Anaesth.* 2010;104:175–182.

22. Wahrenbrock EA, Eger EI II, Laravuso RB, et al. Anesthetic uptake—of mice and men (and whales). *Anesthesiology.* 1974;40(1):19–23.

23. Aronow WS, Ahn C. Increased plasma homocysteine is an independent predictor of new coronary events in older persons. *Am J Cardiol.* 2000;86(3):346–347.

24. Badner NH, Beattie WS, Freeman D, et al. Nitrous oxide-induced increased homocysteine concentrations are associated with increased postoperative myocardial ischemia in patients undergoing carotid endarterectomy. *Anesth Analg.* 2000;91(5):1073–1079.

25. Eger EI II, Saidman JL. Hazards of nitrous oxide anesthesia in bowel obstruction and pneumothorax. *Anesthesiology.* 1965;26:61–66.

26. Ryan S, Neilsen CJ. Global warming potential of inhaled anesthetics: application to clinical use. *Anesth Analg.* 2010;111:92–98.

27. Bailey JM. Context-sensitive half-times and other decrement times of inhaled anesthetics. *Anesth Analg.* 1997;85: 681–686.

28. Sundman E, Witt H, Sandin R, et al. Pharyngeal function and airway protection during subhypnotic concentrations of propofol, isoflurane, and sevoflurane: volunteers examined by pharyngeal videoradiography and si-

multaneous manometry. *Anesthesiology.* 2001;95(5):1125–1132.

29. Dahan A, Teppema LJ. Influence of anaesthesia and analgesia on the control of breathing. *Br J Anaesth.* 2003;91:40–49.

30. Bellgardt M, Bomberg H, Herzog-Niescery J, et al. Survival after long-term isoflurane sedation as opposed to intravenous sedation in critically ill surgical patients: retrospective analysis. *Eur J Anaesthesiol.* 2016;33(1):6–13.

31. Sackey PV, Martling CR, Granath F, Radell PJ. Prolonged isoflurane sedation of intensive care unit patients with the anesthetic conserving device. *Crit Care Med.* 2004;32(11):2241–2246.

32. Cahalan MK. *Hemodynamic Effects of Inhaled Anesthetics. Review Courses.* Cleveland: International Anesthesia Research Society; 1996.

33. Cahalan MK, Weiskopf RB, Eger EI II, et al. Hemodynamic effects of desflurane/nitrous oxide anesthesia in volunteers. *Anesth Analg.* 1991;73:157–164.

34. Eger EI. *Isoflurane (Forane): A Compendium and Reference.* Madison, WI: Ohio Medical Products; 1985.

35. Malan TP Jr, DiNardo JA, Isner RJ, et al. Cardiovascular effects of sevoflurane compared with those of isoflurane in volunteers. *Anesthesiology.* 1995;83:918–928.

36. Yli-Hankala A, Vakkuri AP, Sarkela M, et al. Epileptiform electroencephalogram during mask induction of anesthesia with sevoflurane. *Anesthesiology.* 1999;91:1596.

37. Ebert TJ, Perez F, Uhrich TD, et al. Desflurane-mediated sympathetic activation occurs in humans despite preventing hypotension and baroreceptor unloading. *Anesthesiology.* 1998;88:1227–1232.

38. Ebert TJ, Muzi M, Lopatka CW. Neurocirculatory responses to sevoflurane in humans: a comparison to desflurane. *Anesthesiology.* 1995;83:88–95.

39. Navarro R, Weiskopf RB, Moore MA, et al. Humans anesthetized with sevoflurane or isoflurane have similar arrhythmic response to epinephrine. *Anesthesiology.* 1994;80:545–549.

40. Booker PD, Whyte SD, Ladusans EJ. Long QT syndrome and anaesthesia. *Br J Anaesth.* 2003;90:349–366.

41. Whyte SD, Booker PD, Buckley DG. The effects of propofol and sevoflurane on the QT interval and transmural dispersion of repolarization in children. *Anesth Analg.* 2005;100:71–77.

42. Grundmann U, Muler M, Kleinschmidt S, et al. Cardiovascular effects of desflurane and isoflurane in patients with coronary artery disease. *Acta Anaesthesiol Scand.* 1996;40:1101–1107.

43. DeHert SG, Cromheecke S, ten Broecke PW, et al. Effects of propofol, desflurane, and sevoflurane on recovery of myocardial function after coronary surgery in elderly high-risk patients. *Anesthesiology.* 2003;99:314–323.

44. DeHert SG, Van der Linden PJ, Cromheecke S, et al. Cardioprotective properties of sevoflurane in patients undergoing coronary surgery and cardiopulmonary bypass are related to the modalities of its administration. *Anes-

thesiology.* 2004;101:299–310.

45. Zaugg M, Lucchinetti E, Spahn D, et al. Volatile anesthetics mimic cardiac preconditioning by priming the activation of the mitoKATP channels via multiple signaling pathways. *Anesthesiology.* 2002;97:4–14.

46. Sjögren D, Lindahl SG, Sollevi A. Ventilatory responses to acute and sustained hypoxia during isoflurane anesthesia. *Anesth Analg.* 1998;86:403–409.

47. Beck DH, Doepfmer UR, Sinemus C, et al. Effects of sevoflurane and propofol on pulmonary shunt fraction during one-lung ventilation for thoracic surgery. *Br J Anaesth.* 2001;86:38–43.

48. Goff MJ, Arain SR, Ficke DJ, et al. Absence of bronchodilation during desflurane anesthesia: a comparison to sevoflurane and thiopental. *Anesthesiology.* 2000;93:404–408.

49. Eshima R, Maurer A, King T, et al. A comparison of upper airway responses during desflurane and sevoflurane administration via a laryngeal mask airway. *Anesth Analg.* 2003;96:701–705.

50. Petersen KD, Landsfeldt U, Cold GE, et al. Intracranial pressure and cerebral hemodynamics in patients with cerebral tumors: a randomized prospective study of patients subjected to craniotomy in propofol-fentanyl, isoflurane-fentanyl, or sevoflurane-fentanyl anesthesia. *Ancsthesiology.* 2003;98:329–336.

51. Mielck F, Stephen H, Buhre W, et al. Effects of 1 MAC desflurane on cerebral metabolism, blood flow and carbon dioxide reactivity in humans. *Br J Anaesth.* 1998;81:155–160.

52. Fraga M, Rama-Maceiras P, Rodino S, et al. The effects of isoflurane and desflurane on intracranial pressure, cerebral perfusion pressure, and cerebral arteriovenous oxygen content difference in normocapnic patients with supratentorial brain tumors. *Anesthesiology.* 2003;98:1085–1090.

53. Lotto ML, Banoub M, Schubert A. Effects of anesthetic agents and physiologic changes on intraoperative motor evoked potentials. *J Neurosurg Anesthesiol.* 2004;16:32–42.

54. Akeson J, Didricksson I. Convulsions on anaesthetic induction with sevoflurane in young children. *Acta Anaesthesiol Scand.* 2004;48:405–407.

55. Sumitani M, Uchida K, Yasunaga H, et al. Prevalence of malignant hyperthermia and relationship with anesthetics in Japan: data from the diagnosis procedure combination database. *Anesthesiology.* 2011;114:84–90.

56. Brady JE, Sun LS, Rosenberg H, et al. Prevalence of malignant hyperthermia due to anesthesia in New York state, 2001–2005. *Anesth Analg.* 2009;109:1162–1166.

57. Rosenberg H, Shutack JG. Variants of malignant hyperthermia. Special problems for the paediatric anesthesiologist. *Paediatr Anaesth.* 1996;6:87–93.

58. Rosenberg H, Davis M, James D, et al. Malignant hyperthermia. *Orphanet J Rare Dis.* 2007;2:21.

59. Martin JL. Volatile anesthetics and liver injury: a clinical update or what every anesthesiologist should know.

Can J Anesth. 2005;52:125-129.

60. Njoku D, Laster MJ, Gong DH, et al. Biotransformation of halothane, enflurane, isoflurane and desflurane to trifluoroacetylated liver proteins: association between protein acetyla-tion and hepatic injury. *Anesth Analg.* 1997;84:173-178.

61. Frink EJ, Ghantous H, Malan TP, et al. Plasma inorganic fluoride with sevoflurane anesthesia: correlation with indices of hepatic and renal function. *Anesth Analg.* 1992;74:231-235.

62. Kharasch ED. Adverse drug reactions with halogenated anesthetics. *Clin Pharmacol Ther.* 2008;84:158-162.

第二篇

第8章　静脉麻醉药

Michael P. Bokoch and Helge Eilers

在现代麻醉实践中,非阿片类静脉麻醉药扮演着重要角色(知识框 8-1)[1-7]。它们被广泛用于全身麻醉的快速诱导,以及监测下麻醉管理(monitored anesthesia care,MAC)和重症监护病房(intensive care unit,ICU)内镇静(参见第 41 章)。随着丙泊酚的问世,静脉麻醉药也越来越多的应用于麻醉维持。然而,与吸入麻醉药相似,目前可使用的静脉注射药物并不只产生使用者想要的效果(催眠、遗忘、镇痛、无体动等)。因此,"平衡麻醉"的概念逐渐形成,即在同一麻醉过程中同时或先后应用更小剂量的多种

知识框 8-1　静脉麻醉药分类

异丙基酚类
　丙泊酚
　磷丙泊酚
巴比妥类
　硫喷妥钠
　美索比妥
苯二氮䓬类
　地西泮
　咪达唑仑
　劳拉西泮
　瑞马唑仑
苯环己哌啶
　氯胺酮
咪唑羧化物
　依托咪酯
α_2-肾上腺素受体激动药
　右美托咪定

药物而不是使用更大剂量的一种或两种药物。平衡麻醉（又叫复合麻醉）使用的基本药物包括吸入麻醉药、镇静 / 催眠药、阿片类药物和神经肌肉阻滞剂（参见第 7 章、第 9 章、第 11 章）。

用于全身麻醉诱导的静脉麻醉药是亲脂性的，优先分布于高灌注的富含脂质的组织（大脑、脊髓），因此起效迅速。单次给药后药效消失的原因是药物再分布于低灌注、活性低的组织，如骨骼肌和脂肪，与药物代谢程度和速度无关。因此，所有用于麻醉诱导的药物尽管它们在代谢上有显著的差异，但单次给药后持续时间类似。

丙泊酚

丙泊酚是麻醉诱导中最常用的静脉麻醉药[2, 3, 6]。此外，丙泊酚还常用于麻醉维持、手术室内及 ICU 的镇静。丙泊酚也越来越多的用于手术室外例如放射介入科和急救室内的镇静以及短时间全身麻醉（参见第 38 章）。

理化特性

丙泊酚（2，6- 二异丙基苯酚）属于具有催眠特性的烷基酚类化合物，其化学结构不同于其他类型静脉麻醉药（图 8-1）。它不溶于水，药品呈乳剂，其配方中含有 10% 大豆油、2.25% 甘油、1.2% 卵磷脂

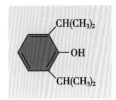

图 8-1 2，6- 二异丙基苯酚的化学结构（丙泊酚）

（蛋黄磷脂的主要成分）。由于该制剂容量滋生细菌，所以无菌技术很重要。尽管不同的药企向乳剂中选择性加入依地酸二钠（0.05mg/mL）、焦亚硫酸盐（0.25mg/mL）或苯甲醇（1mg/mL）来抑制细菌生长，但丙泊酚仍应在开瓶后尽快用完，最长不超过 12h。丙泊酚溶液呈乳白色，略显黏稠，pH 约为 7，浓度为 1%（10mg/mL），在一些国家，也有 2% 的制剂。丙泊酚的过敏反应罕见，没有证据表明其在发生免疫球蛋白 E 相关过敏如对鸡蛋、大豆或花生过敏的患者中使用会出现交叉反应[8]。加入焦亚硫酸盐的某种制剂在应用于气道高反应性（哮喘）或亚硫酸盐过敏患者时，需关注其不良反应。

药代动力学

丙泊酚在肝脏内被快速代谢，其水溶性代谢产物被认为是无活性的，并从肾脏排泄（表 8-1）。其血浆清除率高并超过了肝脏的血流量，提示存在肝外

表 8-1 静脉麻醉药的药代动力学参数

药物	诱导剂量 / (mg/kg 静脉注射)	作用时间 / min	Vd$_{ss}$/(L/kg)	T$_{1/2}\alpha$/min	蛋白结合率 /%	清除率 /[mL/(kg·min)]	T$_{1/2}\beta$/h
丙泊酚	1 ~ 2.5	3 ~ 8	2 ~ 10	2 ~ 4	97	20 ~ 30	4 ~ 23
硫喷妥钠	3 ~ 5	5 ~ 10	2.5	2 ~ 4	83	3.4	11
米索比妥	1 ~ 1.5	4 ~ 7	2.2	5 ~ 6	73	11	4
咪达唑仑	0.1 ~ 0.3	15 ~ 20	1.1 ~ 1.7	7 ~ 15	94	6.4 ~ 11	1.7 ~ 2.6
地西泮	0.3 ~ 0.6	15 ~ 30	0.7 ~ 1.7	10 ~ 15	98	0.2 ~ 0.5	20 ~ 50
劳拉西泮	0.03 ~ 0.1	60 ~ 120	0.8 ~ 1.3	3 ~ 10	98	0.8 ~ 1.8	11 ~ 22
氯胺酮	1 ~ 2	5 ~ 10	3.1	11 ~ 16	12	12 ~ 17	2 ~ 4
依托咪酯	0.2 ~ 0.3	3 ~ 8	2.5 ~ 4.5	2 ~ 4	77	18 ~ 25	2.9 ~ 5.3
右美托咪定	N/A	N/A	2 ~ 3	6	94	10 ~ 30	2 ~ 3

注：上述数据为成年患者平均参数，作用时间反映单次静脉注射后的持续时间。

N/A，不适用；T$_{1/2}\alpha$，分布半衰期；T$_{1/2}\beta$，消除半衰期；Vd$_{ss}$，稳态分布容积。

代谢的重要性，并已在肝移植手术的无肝期得到证实。肺在肝外代谢中起重要的作用，单次注射丙泊酚后，肺脏清除率可达到30%。丙泊酚具有高血浆清除率，故与硫喷妥钠相比，丙泊酚苏醒更完全，且宿醉感更小。然而，同其他静脉麻醉药相似，丙泊酚也存在中央室的转移，单次静脉注射后药效的迅速消退与药物从高灌注组织（如脑）再分布于灌注不良组织（如骨骼肌）相关。单次注射丙泊酚后其苏醒时间为8～10min，这也是单次注射后血浆浓度的清除时间（图8-2）[2, 6]。

持续静脉输注

丙泊酚具有两种药代动力学特性：①代谢迅速且血浆清除率高；②从血液灌注低的外周室返回中央室的速度缓慢，所以适合持续静脉输注。时 - 量相关半衰期描述的是持续静脉输注后的清除半衰期与输注时间的函数关系（图8-3）[9, 10]。这个时间取决于输注药物作用的持续时间。丙泊酚即使在长时间输注后，其时 - 量相关半衰期也非常短，苏醒也比较迅速。

效应室模型

单次静脉注射以及持续输注丙泊酚（包括其他静脉麻醉药）后其药代动力学可由三室开放模型来描述（参见第 4 章）。这种数学模型是靶控输注系统发展的一个基础[11]。

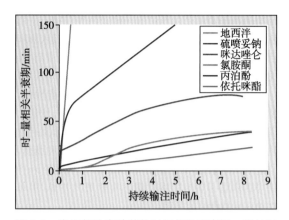

图 8-3　常用静脉麻醉药物时量相关半衰期。当长时间输注时，丙泊酚、依托咪酯和氯胺酮的时 - 量相关半衰期延长得最短，因此更适合于长时间持续输注（引自：Vuyk J, Sitsen E, Reekers M. Intravenous anesthetics. In: Miller RD, ed. *Miller's Anesthesia*. 8th ed. Philadelphia: Elsevier; 2015: 821-863.）

药效动力学

丙泊酚的作用机制可能是通过与 γ- 氨基丁酸 A（γ-aminobutyric acid type A, GABA$_A$）受体复合物结合增强氯离子电流[12]。

中枢神经系统

在中枢神经系统，丙泊酚的主要作用为催眠，没有镇痛作用。丙泊酚可以降低脑氧代谢率（cerebral metabolic rate for oxygen, CMRO$_2$），并通过保留流量 - 代谢耦联机制同时降低脑血流量，导致脑血流量、颅内压以及眼内压下降，其作用程度与硫喷妥钠相似。虽然丙泊酚可使颅内压降低，但脑血流量的减少以及由于外周动脉扩张导致的平均动脉压下降会使脑灌注压严重降低（参见第 30 章）。

丙泊酚对局灶性脑缺血的神经保护作用与硫喷妥钠和异氟烷相似。单次大剂量静脉注射丙泊酚可对脑电图产生暴发抑制[13]，在神经外科手术中采用静脉麻醉药物输注进行中枢神经系统保护，脑电图暴发抑制是终点指标。偶尔，在丙泊酚诱导时可能会出现兴奋性作用如肌阵挛或非自主性运动。虽然这些现象类似于癫痫发作，但实际上丙泊酚是一种抗惊厥药物，癫痫患者使用丙泊酚是安全的[6]。虽然动物实验和细胞培养显示丙泊酚可能对神经细胞发育有毒害作用，但仍没有人类研究证实接受丙泊酚麻醉的孩子有长期的认知或记忆问题[14]。

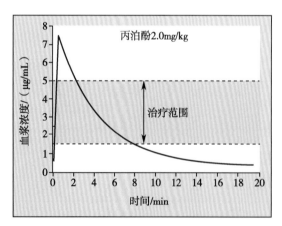

图 8-2　单次注射丙泊酚 2.0mg/kg 时血浆药物浓度时程图。虽然弧度与绝对浓度的数值不同，但丙泊酚血药浓度曲线的形状与其他诱导药物相似（引自：Reves JG, Glass PSA, Lubarsky DA, et al. Intravenous nonopioid anesthetics//Miller RD. *Miller's Anesthesia*. 6th ed. Philadelphia: Churchill Livingstone, 2005.）

心血管系统

与其他用于麻醉诱导的药物相比，丙泊酚降低体循环压力的幅度最大。异丙酚可致血管舒张，而其直接的心肌抑制作用尚不清楚。丙泊酚既能扩张动脉，也能扩张静脉系统，因此同时降低了前后负荷。高龄、血容量不足的患者在快速输注丙泊酚时血压下降更明显（另参见第 35 章）。糖尿病、高血压以及肥胖患者的血管舒张程度可能也不同[15]。丙泊酚明显抑制压力感受器反射，导致心率增加幅度很小，从而加剧了低血压的发生。即使预先使用过抗胆碱药物的健康成人，在静脉推注丙泊酚时仍可能出现明显的心动过缓甚至心脏停搏[16]。

呼吸系统

丙泊酚是一种呼吸抑制剂，诱导剂量的丙泊酚可致呼吸暂停。维持剂量的丙泊酚可使潮气量降低以及呼吸频率下降从而导致分钟通气量下降，其中潮气量的降低更为显著。与此同时，也降低了呼吸系统对低氧以及高二氧化碳的反应。丙泊酚抑制上呼吸道反射的效果较硫喷妥钠更为显著，因此更适用于气道操作，如放置喉罩。丙泊酚可以松弛颏舌肌和其他肌肉从而导致上呼吸道更易塌陷[17]，而且，在镇静剂量下或丙泊酚麻醉苏醒期间也可发生气道阻塞。与硫喷妥钠相比，在健康人群以及哮喘患者中使用丙泊酚诱导插管，可减少哮鸣的发生率[18]。

其他作用

丙泊酚有止吐作用，此点有异于其他麻醉药物。与硫喷妥钠类似而与吸入麻醉药相反的是，丙泊酚没有神经肌肉阻滞作用。然而，单纯使用丙泊酚而不合用肌松药诱导，也可获得良好的插管条件。对于在丙泊酚麻醉中出现的意外心律失常或心电图改变，其原因需要实验室研究来证明，可能存在着代谢性酸中毒、横纹肌溶解或者高钾血症（丙泊酚输注综合征）[19]。

临床应用

丙泊酚所致的注射痛常被患者抱怨，导致患者痛苦或不满。减轻注射痛最有效和方便的办法是选择肘前静脉（更大、更快的静脉流量）来注射[20]。或者，如果选择手部静脉，在注射丙泊酚前，注射小剂量利多卡因（20～40mg 静脉注射）并且扎紧近端静脉 15～60s 同样有效。其他有效和简便的方法包括，预先使用小剂量的阿片类药物，预先使用更大剂量

的利多卡因（40～100mg 静脉注射）而不进行静脉结扎，以及将利多卡因和丙泊酚混合使用[21]。

全身麻醉诱导和维持

丙泊酚全身麻醉诱导剂量通常为 1～2.5mg/kg 静脉注射。高龄患者，特别是心血管储备功能差以及预先使用了阿片类或苯二氮䓬类药物的患者，丙泊酚的诱导剂量要减少。儿童则通常需要更大的剂量（2.5～3.5mg/kg 静脉注射）。肥胖患者相较于相同身高和年龄的非肥胖患者需要更大的总量，但是对病态肥胖患者而言，单次注射剂量需要以去脂体重来计算而不是总体重，以避免发生过度低血压[22]。通常，诱导时采取滴定（或泵注）某一剂量丙泊酚（即，而不是一个随意的单次剂量）可预防血流动力学的剧烈波动。丙泊酚也常配合吸入麻醉药、镇静催眠剂及阿片类药物用于平衡麻醉的维持，也可配伍使用阿片类药物用于全静脉麻醉（total intravenous anesthetic，TIVA）技术。一些临床研究显示，基于丙泊酚的全静脉麻醉与吸入麻醉相比可以降低患者的术后疼痛评分和减少阿片类药物用量，但是由于试验规模小且患者异质性明显，很难得到令人信服的结论[23]。当联合一氧化亚氮或阿片类药物使用时，丙泊酚的有效血药浓度为 3～8μg/mL[通常需要持续输注速度为 100～200μg/(kg·min)]。

镇静

丙泊酚常用于 ICU 机械通气患者的镇静（参见第 41 章）以及手术室内、手术室外操作的镇静。镇静所需有效血药浓度为 1～2μg/mL，输注速度为 25～75μg/(kg·min)。丙泊酚有较强的呼吸抑制作用及较窄的治疗窗，因此使用者必须经过气道管理培训。在较快速率[200～250μg/(kg·min)]的丙泊酚注射时，儿童通常能保持自主通气，这对于像磁共振成像扫描这样的儿科操作，是一个很好的选择[24]（参见第 34 章）。

止吐

亚麻醉剂量的丙泊酚单次注射或持续输注可以治疗术后恶心呕吐（postoperative nausea and vomiting，PONV）[10～20mg 静注或 10～20μg/(kg·min)持续输注][25, 26]。丙泊酚全静脉麻醉相较于吸入麻醉，能减少术后恶心呕吐[27]，但可能不会减少非计划再入院患者出院后的恶心呕吐，或者门诊手术的麻醉费用[28]。

磷丙泊酚

丙泊酚是麻醉诱导和维持最常用的静脉麻醉药，也可用于 MAC 和清醒镇静。就像前文所述，丙泊酚的脂肪乳制剂有以下几个缺点，包括注射痛、细菌污染风险和长期输注时高甘油三酯血症。因此，为了寻找替代配方或相关药物以解决这些问题，人们进行了大量的研究。磷丙泊酚是丙泊酚的水溶性前体，被研发出来作为一种替代物，并在 2008 年被美国食品药品监督管理局（Food and Drug Administration，FDA）批准在 MAC 期间作为一种镇静麻醉剂使用[29]。

理化特性

磷丙泊酚，最初被命名为 GPI15715，是一种丙泊酚的水溶性磷酸酯前体，化学描述为磷酸 2,6-二异丙基苯氧甲基单酯二钠盐（图 8-4）。它被碱性磷酸酶代谢，生成丙泊酚、磷酸盐和甲醛。甲醛被肝脏和红细胞中的乙醛脱氢酶迅速代谢生成甲酸，甲酸进一步被 10-甲酰基四氢叶酸脱氢酶代谢[29]。现有的磷丙泊酚制剂是一种无菌、水剂、无色透明溶液，单剂浓度为 35mg/mL，商标名为 Lusedra。

药代动力学

因为磷丙泊酚是前药，需要代谢形成活性产物丙泊酚，所以它的药代动力学复杂。它的起效时间和恢复时间都比丙泊酚长。多室模型中可用二室模型模拟磷丙泊酚的药代动力学，而丙泊酚需要三室模型。理论上，单次剂量的磷丙泊酚其血浆峰值应低于丙泊酚，且达峰时间也会延迟。然而，以往针对磷丙泊酚的药代动力学、药效动力学和耐受性的研究都建立在不准确的分析测定上，因此，缺乏可靠的药代动力学数据[29]。先前发表的六项研究，在 2010 年，均为回顾性[30]。

药效动力学

其效果与异丙酚相似。鉴于药代动力学的描述，在理论上磷丙泊酚所致的低血压和呼吸抑制应该比丙泊酚少[31]。然而，这些益处还没有在人体试验中得到证实。

临床应用

磷丙泊酚目前已被批准用于 MAC 期间的镇静。单次剂量（6.5mg/kg 静脉注射）与丙泊酚的相同当量剂量相比，镇静起效较慢（4~8min），持续时间较

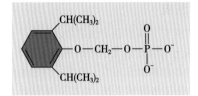

图 8-4　磷丙泊酚的化学结构

长（5~18min）[32]。如果需要还可以给予起始剂量的 25% 来维持镇静。指南只推荐体重 60~90kg 的患者使用上述剂量，对于老年人（年龄 >65 岁）或美国麻醉师协会（American Society of Anesthesiologists，ASA）分级Ⅲ~Ⅳ级患者，建议减少 25% 的剂量。磷丙泊酚常见的副作用包括会阴部烧灼感和瘙痒。

小型临床试验已经证明了磷丙泊酚在结肠镜检查、支气管镜检查和小型外科手术中使用的安全性和有效性[32]。对磷丙泊酚用于冠状动脉旁路移植术的全静脉麻醉[33]和 ICU 机械通气患者的镇静也开展了单中心研究[34]。与丙泊酚相似，气道塌陷仍然是一个主要问题，因此，磷丙泊酚应该由受过呼吸道管理训练的人员给药。

巴比妥类

在丙泊酚问世以前，麻醉诱导时最常用的静脉麻醉药是巴比妥类（硫喷妥钠、美索比妥）[2,4]。

理化特性

巴比妥类药物是从无催眠特性的巴比妥酸盐中提取而其 N_1、C_2、C_5 基团被替代后的衍生物（图 8-5）。用于诱导的巴比妥类药物是硫代巴比妥酸盐，在第 2 位上的替代物是硫原子（硫喷妥钠）；羟基巴比妥酸盐在第 2 位上的替代物是氧原子（美索比妥）。替代基团的类型和位置决定其催眠、镇静、抗惊厥效果及脂溶性。

硫喷妥钠和美索比妥均是与无水碳酸钠混合后的钠盐制剂。2.5% 的硫喷妥钠和 1% 的美索比妥在水或生理盐水中重构后形成碱性溶液，pH 大于 10。虽然这种特性可防止细菌生长，并且在重构后可增加贮存期限，但当其与酸性药物如肌松药混合后会产生沉淀。如果在给药时发生了混合，这些沉淀会不可逆地堵塞静脉通道。此外，如果误入动脉或渗透到静脉周围组织时会出现剧烈疼痛并可能导致严重的组织损伤。

包括硫喷妥钠和美索比妥在内的许多巴比妥类

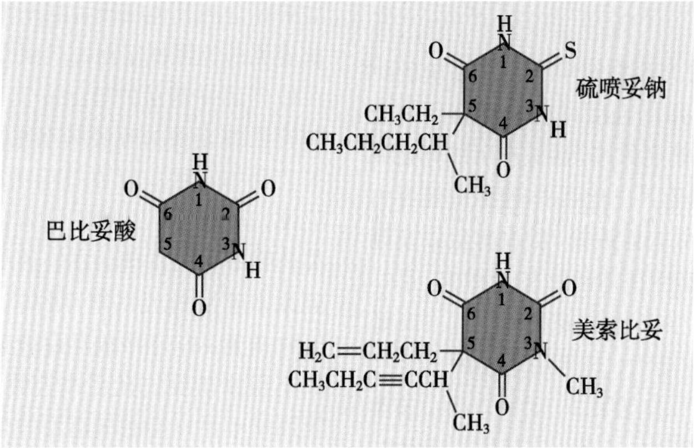

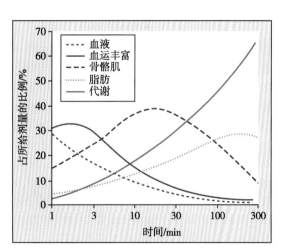

图 8-5 巴比妥酸的化学结构及其衍生物

药物都具有不同特性的光学异构体。然而，目前的制剂均为消旋体的混合物，因此其效能为单个同分异构体的效能总和。

药代动力学

除苯巴比妥外，巴比妥类药物经肝脏代谢。肝脏代谢的主要方式为氧化作用，同时也存在经 N- 脱烷基、脱硫基以及巴比妥酸环结构失活的代谢方式，代谢产物不具有活性，经尿排出，也可结合后经胆道排出。而苯巴比妥则主要是经肾脏以原形排出。长时间输注或与能诱导氧化微粒体酶（酶诱导）的药物同时输注时，巴比妥类药物的代谢增强。巴比妥类药物可通过刺激氨基酸合成酶的活性，使卟啉生成增加，因此，巴比妥类药物不能用于急性间歇性卟啉病患者。

美索比妥在肝脏代谢比硫喷妥钠更快，因此其消除半衰期更短，这使得患者在注射美索比妥后应比注射硫喷妥钠者清醒更快、更完全。然而，虽然硫喷妥钠代谢缓慢，消除半衰期长，但是由于其药效消失机制主要取决于再分布而非代谢，所以，单次注射后清醒速度与美索比妥和丙泊酚相似（图 8-6）[35]。对某些患者来说即使是单次注射剂量的硫喷妥钠也可能导致几个小时的精神障碍。如果硫喷妥钠反复使用或持续输注，特别是大剂量使用，导致脑电图暴发抑制时，其恢复时间将明显延长，这是其时 - 量相关半衰期相应延长所致（图 8-3）。

药效动力学

硫喷妥钠对中枢神经系统的作用机制可能是同时增强了抑制性神经递质的传导以及对兴奋性神经递质的抑制。硫喷妥钠增强抑制性神经递质传导的作用可能源于对 GABA$_A$ 受体的激活，而对兴奋性神经递质的抑制作用机制尚不清楚。五聚体 GABA$_A$ 受体可以由不同的子单元组合组成（参见苯二氮䓬类药物部分），受体可能是在突触和突触外都有[36]。所在位置和结构的多样性或许能够解释为什么中枢神经系统中有几种不同类型的 GABA$_A$ 介导的电流（快对慢，相位对强直）。不同的静脉麻醉药对某些类型的 GABA$_A$ 受体可能有一定的选择性[37]。

图 8-6 静脉快速注射硫喷妥钠后，当药物从血中分布至血运丰富的组织特别是脑组织时（蓝线），血中剩余硫喷妥钠的比例（棕色虚线）迅速降低，然后硫喷妥钠再分布于骨骼肌（红色虚线）以及脂肪（粉色虚线），最后大多数硫喷妥钠经肝脏代谢（绿线）（引自：Said man LJ. Uptake, distribution, and elimination of barbiturate//Eger El. *Anesthetic Uptake and Action*. Baltimore; Williams & Wilkins, 1974: 264-284, used with permission）

中枢神经系统

诱导剂量的巴比妥类药物对中枢神经系统的抑制作用是剂量依赖性，作用强度可从镇静作用到全身麻醉[4]。该类药物无镇痛作用，甚至有可能降低痛阈，因此被归为抗镇痛药。巴比妥类药物是强有力的脑血管收缩药，可降低脑血流量、脑血容量以及颅内压，因此，可剂量依赖性地抑制脑氧代谢率，最终可使脑电图成一直线。鉴于巴比妥类药物具有降低颅内压及脑氧代谢率的能力，其常用于颅内占位性病变患者的治疗管理[38]（参见第30章）。另外，该类药物对局灶性脑缺血（卒中、手术、动脉瘤术中暂时性夹闭动脉）有神经保护作用，但对心搏骤停所导致的全脑缺血可能无效。然而，颅脑损伤后却不太适合应用巴比妥类药物来降低颅内压，因为低血压可能降低脑灌注压，并使患者预后恶化[39]。巴比妥类药物几乎均可降低脑电图的电活动反应，并且静脉输注可能对于在重症监护室内治疗难治性持续癫痫状态（特别是咪达唑仑和异丙酚三线治疗失败后）有帮助[40]。但美索比妥是一个例外，它激活了癫痫病灶，因此常用于癫痫切除手术的病灶定位。同时，美索比妥也常用于电休克治疗的麻醉（参见第38章）。

心血管系统

诱导剂量的巴比妥类药物可适度降低体循环血压，但程度较丙泊酚轻。巴比妥类药物降低体循环血压的主要原因可能为外周血管扩张、药物导致的延髓血管运动中枢抑制以及中枢神经系统的交感传出神经抑制。虽然巴比妥类药物降低了压力感受器的反射，但代偿性的心率增快使血压呈一过性下降且程度有限。外周容量血管的扩张可使血液在静脉系统淤滞，导致回心血量减少，因此心输出量减少，体循环血压下降，正常情况下，机体具有一定的代偿能力。低血容量、心脏压塞、心肌病、冠心病患者以及心脏瓣膜病变患者在使用巴比妥类药物后的确能导致血压显著降低，原因是这些患者通常对外周血管的扩张不能代偿。快速大量的注射巴比妥类药物也可导致血流动力学的剧烈变化。离体心脏实验证实，巴比妥类药物具有负性肌力作用，但在活体应用时此作用通常被压力感受器介导的反射所掩盖。

呼吸系统

巴比妥类药物是呼吸抑制剂，可通过降低潮气量和减少呼吸频率从而降低分钟通气量。诱导剂量的硫喷妥钠和美索比妥通常导致一过性的呼吸暂停，如果在合用其他呼吸抑制药物时则更明显。同时，巴比妥类药物降低了对高二氧化碳和低氧的通气反应。在使用诱导剂量的巴比妥类药物后当自主呼吸恢复时特征性表现为呼吸频率减慢和潮气量减小。巴比妥类药物对喉反射以及呛咳反射的抑制程度不如丙泊酚，因此在缺乏肌松药且需要进行气道管理时此类药物不作为首选。在气道反射没有被充分抑制时，刺激上呼吸道或气管（吸痰、直接喉镜检查、喉罩或气管插管）容易导致喉痉挛或支气管痉挛。这一现象不仅出现在巴比妥类药物的麻醉中，任何麻醉药物剂量不足以抑制气道反射时均可出现这一现象。

副作用

巴比妥类药物误入动脉可引发剧烈疼痛以及动脉的强烈收缩，常导致坏疽等严重的组织损伤。积极的治疗原则为解除血管收缩、保持灌注以及通过稀释降低药物浓度。累及区域的肢端交感神经系统阻滞（星状神经节阻滞）也是一种治疗方法。巴比妥类药物的结晶体会阻塞远端小动脉及微动脉，而对静脉系统阻塞的危害性较小，原因在于静脉系统直径可以随时增大。巴比妥类药物误入皮下（渗出）可能导致局部组织的刺激反应，因此强调使用巴比妥类药物时应进行稀释（2.5%硫喷妥钠，1%美索比妥）。如果发生皮下渗漏，建议局部注射0.5%利多卡因（5~10mL）以降低巴比妥类药物浓度。

巴比妥类药物导致危及生命的过敏反应极少出现，其发生概率为1/30 000。然而，偶可见巴比妥类药物介导的组胺释放。

临床应用

巴比妥类药物主要用于快速静脉麻醉诱导，以及治疗局灶性脑缺血患者的颅内压升高及脑保护[4]。巴比妥类药物如硫喷妥钠很少持续输注用于麻醉维持，这是由于其时量相关半衰期长以及术后恢复时间延长（图8-3）[10]。为了神经保护而长时间输注以达到"巴比妥盐类昏迷"可能会导致免疫抑制、低钾和高钾血症以及低体温[38]。

麻醉诱导

静脉注射硫喷妥钠3~5mg/kg或美索比妥1~1.5mg/kg可在30s内使患者意识消失。在诱导过程中患者可能感觉有大蒜味或洋葱味。当用于电休克治疗的麻醉时，与丙泊酚相比，美索比妥可获得更长的抽搐时间[41]。随着舒更葡糖钠作为罗库溴铵神经肌肉阻滞剂逆转药的问世，美索比妥联合罗库溴铵，可能会成为用于电休克治疗的一种更常见的麻醉鸡尾酒疗法（参见第 11 章）。

巴比妥类药物的功效可以通过几种不同的麻醉诱导技术来说明。在静脉注射巴比妥类药物后，通常会给予氯化琥珀胆碱或非去极化肌松药来松弛骨骼肌，便于气管插管。在某些情况下，尤其是当患者胃内容物误吸风险增加时，麻醉实施者会选择进行"快速顺序诱导"麻醉。经典的快速顺序诱导用药方案是先静脉注射巴比妥类，通常是硫喷妥钠，紧接着给予琥珀胆碱。该诱导方式的优点是避免了面罩通气以及能尽快用带套囊的气管导管行气管插管。虽然硫喷妥钠是传统的快速顺序诱导药物，但现在丙泊酚也可作为常规选择。

对于胃内容物误吸风险性不高的患者，巴比妥类药物可应用于分步骤式复合麻醉诱导，即在吸入麻醉诱导前或起始阶段静脉注射巴比妥类药物。小剂量的硫喷妥钠（0.5～1mg/kg 静脉注射）能提高患者对面罩的耐受力，并使患者对吸入麻醉药的刺激性产生遗忘效应，然后就可以用七氟烷等吸入麻醉药完成诱导。这种慢诱导方式可以更仔细地评估麻醉药物的效果，因此也避免了血流动力学的剧烈波动。另外一种可控的慢诱导方式即全静脉麻醉，通常丙泊酚是合理的选择，因为它的时 - 量半衰期更短（图 8-3）[10]。在对有精神障碍的患者和不合作的儿童诱导时，可应用巴比妥类药物如美索比妥（20～30mg/kg）直肠内给药。

神经保护（参见第 30 章）

依循惯例，巴比妥类滴定到脑电图等电位，该终点指标提示最大程度的 $CMRO_2$ 的降低。有数据表明，更小剂量巴比妥类药物可产生相同的脑保护作用，从而对上述认识产生挑战[4]。大剂量巴比妥类药物降低颅内压以及保护局灶性脑缺血（体外循环、颈动脉内膜剥离术、胸主动脉瘤切除术）的同时可能合并低血压的风险，可明显降低脑灌注压，因此常常需要使用血管收缩剂保持足够的灌注压力。一个纳入急性 A 型主动脉夹层修补术患者的数据库显示，巴比妥类药物对患者发生永久性神经功能障碍无预防作用[42]，并且在心脏手术中这些药物益处不大。

苯二氮䓬类

常用于围手术期的苯二氮䓬类药物包括地西泮、咪达唑仑、劳拉西泮以及选择性拮抗剂氟马西尼[1, 5]。苯二氮䓬类药物不同于其他静脉麻醉药的一个特征是其作用可被选择性拮抗剂（氟马西尼）所阻断。苯二氮䓬类药物最佳的作用为抗焦虑及顺行性遗忘，因此可作为术前用药。

理化特性

苯二氮䓬类药物的化学结构包含一个由苯环融合成的 7 个分子的二氮唑环，并以此命名（图 8-7）。三个常用于围手术期的苯二氮䓬类药物都是高脂溶性的，其中咪达唑仑的脂溶性最高。它们与蛋白，主要是与血清白蛋白有高度亲和力。虽然这些药物都是非肠道制剂，但口服药物也吸收完全。其他可能的给药方式包括肌肉注射、经鼻给药以及舌下给药。咪达唑仑的酸性制剂溶于 pH 正常的血液中，其苯环结构发生改变，药物的脂溶性增加，可以通过血 - 脑屏障，使起效时间更快。

药代动力学

苯二氮䓬类药物的高脂溶性使其进入中枢神经系统的速度很快，因此该类药物起效迅速，接着再分

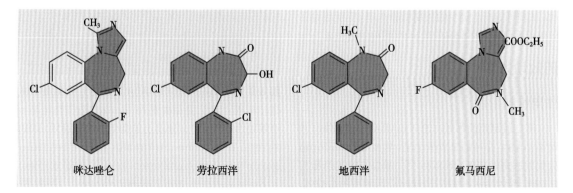

图 8-7 常用的苯二氮䓬类药物及其拮抗剂氟马西尼的化学结构

布于无活性组织中并最终药效消除（表 8-1）。苯二氮䓬类药物在肝脏内代谢，其途径主要为肝微粒体酶氧化（N- 脱烷基及脂肪族羟基化）或与葡糖醛酸结合。咪达唑仑及地西泮的主要代谢途径为肝微粒体酶氧化，这一途径更易受外来因素影响，如年龄、疾病（肝硬化）以及合用其他能改变酶活性的药物。劳拉西泮是不经历氧化代谢，而单次与葡糖醛酸结合后经肾脏排泄的少数几种苯二氮䓬类药物之一。

地西泮经肝脏代谢为有活性的产物（奥沙西泮和去甲基地西泮），从而延长了药效。与此相反，咪达唑仑选择性经肝脏 CYP450 3A4 代谢为单一显性代谢产物，1- 羟基咪达唑仑。1- 羟基咪达唑仑与其母体化合物相似，具有镇静作用，它迅速被葡糖醛酸化而被清除[2]。除长期输注咪达唑仑外，这种代谢物不会对肝肾功能正常的患者有明显的镇静作用功能。单次注射咪达唑仑后其作用时间短的主要原因是药物具有脂溶性以及前面所述快速再分布的特点。尽管咪达唑仑能迅速进入到脑内，但其有效作用消除时间仍长于丙泊酚及硫喷妥钠。因此，临床应用咪达唑仑时应在上次使用的药效高峰结束后追加。

地西泮的消除半衰期较咪达唑仑长，因此其中枢神经系统效应比咪达唑仑更长，该现象在老年患者更明显。咪达唑仑的时 - 量半衰期在三种药物中最短，因此是苯二氮䓬类药物唯一适合于持续输注的药物（图 8-6）[10]。

最近，一种被命名为瑞马唑仑（CNS-7056）的新型超短效苯二氮䓬类药物已经进入临床试验。瑞马唑仑含有一个类似瑞芬太尼的羧酸酯基，能被组织酯酶迅速水解[32]（参见第 9 章）。与咪达唑仑相比，瑞马唑仑的分布体积更小，清除速率更快，且清除速率与体重无关[43]。瑞马唑仑的代谢物与 GABA$_A$ 亲和性极低（比 CNS-7056 低超过 400 倍），不太可能产生临床相关的镇静作用。瑞马唑仑的动力学属性使之成为一种很有前途的静脉麻醉剂。与咪达唑仑相比，该药可能产生较少的长期镇静作用，特别是对有肝脏疾病或者服用细胞色素 P450 酶抑制剂患者。

药效动力学

作用机制

苯二氮䓬类药物通过激活 GABA$_A$ 受体起效，并增强 GABA 介导的氯离子电流，从而导致神经元超极化其兴奋性降低（图 8-8）[44]。苯二氮䓬类药物与 GABA$_A$ 受体的 γ 亚基特异性结合，因此最初 GABA$_A$ 受体被称为苯二氮䓬受体。咪达唑仑与苯二氮䓬受体的亲和力几乎是地西泮的两倍，因此其效能更强。

与苯二氮䓬类药物结合的 GABA$_A$ 受体几乎只存在于中枢神经系统的突触后神经末梢，且在大脑皮质的密度最高。GABA$_A$ 受体在中枢神经系统内集中分布这一解剖特性是苯二氮䓬类药物在中枢神经系统外效能低的主要原因。诱导时静脉注射苯二氮䓬类药物所致的呼吸抑制及低血压程度比巴比妥类药物轻（表 8-2）。

效应谱

虽然不同的苯二氮䓬类药物具有效能差异大，但都具有较宽的效应谱[5]。苯二氮䓬类药物最重要的作用为镇静催眠以及遗忘特性（顺行性而非逆行性遗忘）[45]。另外，苯二氮䓬类药物具有抗惊厥作用，常用于治疗癫痫。前面所述作用是通过激活 GABA 受体的 α 亚基起效，而抗焦虑以及肌肉松弛作用是通过调节 γ 亚基起效。肌肉松弛作用的效应部位为脊髓，达到该作用需要更大的药物剂量。

安全性

苯二氮䓬类药物副作用较小，单独注射时对通气及心血管系统抑制程度小，即使大剂量使用也是相对安全的。此外，选择性拮抗剂氟马西尼还可以逆转苯二氮䓬类药物的中枢神经系统效应，从而增加其安全范围。

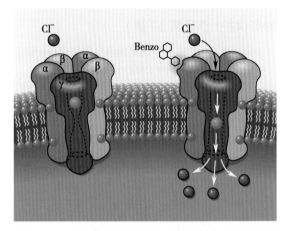

图 8-8 γ- 氨基丁酸（GABA）A 型受体形成氯离子通道示意图。苯二氮䓬类药物（Benzo）选择性地与 α 亚基结合，增强了 α 亚基上的抑制性神经递质 GABA 的活性（引自：Mohler H, Richards JG. The benzodiazepine receptor: A pharmacological control element of brain function. *Eur J Anesthesiology*, 1988, 2: 15-24.）

表 8-2 常用静脉麻醉药的药效作用列表

剂量/效果	丙泊酚	硫喷妥钠	咪达唑仑	氯胺酮	依托咪酯	右美托咪定
麻醉诱导剂量/(mg/kg)IV	1.5~2.5	3~5	0.1~0.3	1~2	0.2~0.3	
体循环血压	下降	下降	不变~下降	升高*	不变~下降	下降†
心率	不变~减慢	加快	不变	加快	不变~加快	减慢
外周血管阻力	下降	下降	不变~下降	升高	不变~下降	下降†
通气	降低	降低	不变	不变	不变~降低	不变~降低
呼吸频率	降低	降低	不变~降低	不变	不变~降低	不变
对二氧化碳的反应	降低	降低	降低	不变	降低	不变
脑血流	减少	减少	减少	增多~不变	减少	减少
脑氧代谢率	下降	下降	下降	升高~不变	下降	不变
颅内压	降低	降低	不变	升高~不变	降低	不变
抗惊厥	是	是	是	是?	否	否
抗焦虑	否	否	是	否	否	是?
镇痛	否	否	否	是	否	是?
苏醒期谵妄	否?	否	否	是	否	可能降低
恶心、呕吐	降低	不变	降低	不变	升高	不变
肾上腺皮质抑制	否	否	是?	否	是	否
注射痛	是	否	否	否	否	否

*对危重患者或儿茶酚胺缺乏患者可能导致直接的心肌抑制和低血压。†单次静脉注射可导致体循环阻力增加和血压升高。IV,静脉注射。

中枢神经系统

　　苯二氮䓬类药物与丙泊酚和巴比妥类药物相似,均能降低脑氧代谢率和脑血流量,但程度较后两者轻。与丙泊酚和巴比妥类药物不同的是,苯二氮䓬类药物不能产生等电位脑电图,说明此类药物在降低脑氧代谢率时具有封顶效应。颅内顺应性降低的患者在注射苯二氮䓬类药物后,其颅内压仅轻度升高甚至不变。苯二氮䓬类药物尚未发现具有神经保护作用。在癫痫持续状态、戒酒综合征以及局部麻醉药导致的抽搐治疗中,苯二氮䓬类药物具有很强的抗惊厥作用。

心血管系统

　　在诱导时与相同剂量的地西泮相比咪达唑仑降低体循环血压的作用更强,这主要是因为外周血管扩张而心排血量不变。因此,咪达唑仑用于低血容量的患者时,血压将明显下降。

呼吸系统

　　在诱导时,虽然快速注射咪达唑仑可能导致一过性呼吸抑制,特别是在术前使用阿片类药物后更明显,但总体而言,苯二氮䓬类药物对呼吸的抑制程度仍较轻。苯二氮䓬类药物能降低呼吸系统对二氧化碳的反应,但在单独使用时程度较轻。当苯二氮䓬类药物与阿片类药物合用时,呼吸抑制作用更明显[1, 46]。

副作用

　　苯二氮䓬类药物副作用较小,单独注射时对呼吸及心血管系统抑制程度小,即使大剂量使用也是相对安全的。过敏反应很少,甚至没有。注射性疼痛及血栓性静脉炎通常发生于地西泮,提示该药物水溶性低。肌肉注射或静脉注射地西泮时产生的疼痛是其有机溶解剂丙二醇被吸收所致。咪达唑仑在弱酸性环境下是水溶性的。因此，在使用苯二氮䓬类药物时避免使用有机溶剂，可减少注射性、肌肉注射后疼痛以及有机溶剂的吸收，并可减轻静脉注射痛。

临床应用

苯二氮䓬类药物常用于：①术前用药；②静脉麻醉镇静；③静脉诱导；④抗癫痫发作。劳拉西泮起效慢且持续时间长，因此通常不作为术前用药，也不适用于术毕需要快速完全清醒的患者。当患者延迟清醒时可给予氟马西尼（8～15μg/kg，静脉注射），但拮抗剂的持续时间很短（大约 20min），有可能会发生再次镇静。

术前用药及镇静（参见第13章）

苯二氮䓬类药物具有遗忘、抗焦虑及镇静效应，适合作为术前用药。静脉注射咪达唑仑 1～2mg 可用于术前用药、区域阻滞麻醉及简短手术的镇静 [5, 47]。与地西泮相比，咪达唑仑起效更快、遗忘作用更强且术后镇静的发生概率更小。在使用丙泊酚的基础上加用咪达唑仑镇静行结肠镜检查，能改善操作条件，同时不会减慢恢复速度或者加重出院时的认知障碍 [48]。与地西泮相比，咪达唑仑起效更快，更强效的遗忘作用，以及更少的术后镇静。许多在术前接受了咪达唑仑治疗的患者不记得手术室，而且有些人对术前等待区也没有记忆 [49]，鉴于此，在与患者及其家属进行术前谈话时，麻醉操作者和外科医师都应该注意这一点。虽然患者在麻醉期间意识很少（参见第 47 章），但也应该重视，而咪达唑仑在预防回忆方面似乎优于氯胺酮和巴比妥类 [50]。咪达唑仑是儿童最常用的术前口服药物。例如，诱导前 30min 口服咪达唑仑 0.5mg/kg 可获得很好的镇静和抗焦虑效果，且不会延迟苏醒 [51]。咪达唑仑也会降低术后恶心呕吐发生率 [52]。尽管可能有这些益处，在择期手术前常规使用苯二氮䓬类药物也许不会改善患者的体验 [53]。

苯二氮䓬类药物与其他药物，尤其是与阿片类药物和丙泊酚协同作用可获得更好的镇静和镇痛效果，但会增强呼吸抑制，导致呼吸道梗阻或呼吸暂停 [46]。这些药物也可能通过损害咽部功能以及呼吸和吞咽之间的协调性，增加胃内容物误吸的风险 [54]。在老年人中，苯二氮类药物的影响，以及与其他呼吸抑制剂之间的协同作用更为明显（参见第 35 章）。因此，有必要小剂量和谨慎的应用。苯二氮䓬类药物用于危重患者以及机械通气的镇静需要谨慎。因为这类药物与可替代方案（异丙酚或右美托咪定）相比，可能会延长患者在 ICU 的住院时间，同时增加谵妄发生 [55, 56]。

麻醉诱导

虽然尚未作为主要静脉诱导药物，其实，咪达唑仑（0.1～0.3mg/kg 静脉注射）亦可用于全身麻醉诱导，其让患者意识消失的起始时间长于硫喷妥钠、丙泊酚以及依托咪酯。静脉注射咪达唑仑前 1～3 分钟给予小剂量阿片类药物（芬太尼 50～100μg 静脉注射）可缩短患者意识消失的起始时间。虽然咪达唑仑或地西泮对循环影响更小，但与巴比妥类药物或丙泊酚相比，诱导时无显著优势。麻醉诱导时使用苯二氮䓬类药物的潜在缺点是清醒时间延迟。

抑制癫痫活动

苯二氮䓬类药物的抗惊厥作用机制在于增强 GABA 的抑制作用，特别是在边缘系统。地西泮（0.1mg/kg 静脉注射）能有效治疗由局麻药导致的抽搐、酒精戒断。劳拉西泮（0.1mg/kg 静脉注射）是静脉注射苯二氮类药物治疗癫痫持续状态的一种选择，也可以使用地西泮（0.2mg/kg 静脉注射）。对于院外癫痫持续状态的治疗，咪达唑仑（＞40kg 的患者，10mg 肌肉注射；13～40kg 的患者，5mg 肌肉注射）肌肉注射是有效的，它比静脉注射更快，并可减少入院治疗的需要 [57]。

氯胺酮

氯胺酮是 FDA 认可的一种苯环利定衍生物，1970 年批准应用于临床，与其他大多数静脉麻醉药不同的是，氯胺酮具有较强的镇痛作用 [2, 3]。给予诱导剂量的氯胺酮后出现的木僵状态称为"分离麻醉"，即患者的眼睛是睁开的，伴随着缓慢的眼球震颤凝视（木僵状态）。

理化特性

氯胺酮是部分溶于水、高度脂溶性的苯环利定衍生物（图 8-9）。其脂溶性是硫喷妥钠的 5～10 倍。氯胺酮的两种同分异构体中 S（+）的药效强于 R（−）。只有美国的氯胺酮是其外消旋体的混合物（10、50、100mg/mL）。

在刚上市的一段时间里，氯胺酮曾被认为是一种安全的麻醉剂。然而，精神方面令人不愉快的副

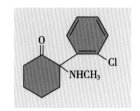

图 8-9　氯胺酮的化学结构

作用限制了它在麻醉中的应用，随后氯胺酮的受欢迎程度逐渐下降。但其独特的药理特点（具有镇痛作用且呼吸抑制小）使它在某些特定的情况下成为不错的选择。最近亚麻醉剂量的氯胺酮被广泛作为辅助用药用于减轻或逆转阿片类药物的耐受性以及重度抑郁的治疗[58, 59]。

药代动力学

氯胺酮的高脂溶性使其起效非常迅速。同其他静脉麻醉药物相似，氯胺酮单次注射后药效消除原因主要是再分布于无活性的组织。氯胺酮主要在肝脏代谢，由细胞色素 P450 系统经 *N*- 去甲基化形成去甲基氯胺酮。去甲基氯胺酮的活性较弱（氯胺酮的 $1/5 \sim 1/3$），然后经羟基化及结合反应后形成水溶性的无活性代谢产物，经尿液排泄。氯胺酮是唯一一种血浆蛋白结合率低的静脉麻醉药（12%）（表 8-1）。

药效动力学

氯胺酮的作用机制很复杂，其主要作用可能是通过抑制 *N*- 甲基 -*D*- 天冬氨酸（*N*-methyl-*D*-aspartate，NMDA）受体复合物起效[60]。如果单独使用氯胺酮，其遗忘作用不会像苯二氮䓬类药物一样完全。患者使用氯胺酮后呼吸道反射通常存在，但并不能认为上呼吸道的保护作用存在。患者眼睛睁开，瞳孔轻度扩张并有震颤凝视。通常在使用氯胺酮之前应预先使用抗胆碱药物以限制其流泪及流涎增多作用（表 8-2）。

苏醒期反应

主要因其不良苏醒期反应限制了氯胺酮在临床方面的应用。恢复期反应包括逼真的梦境、幻觉、躯体分离的感觉、视觉及触觉失真感以及听觉敏感。这些反应可能合并恐惧和混乱，但同时存在欣快感，这是氯胺酮可能被滥用的原因。通常儿童的恢复期反应发生率较低。氯胺酮联合苯二氮䓬类药物可减轻不良恢复期反应并产生遗忘效应。

中枢神经系统（参见第 30 章）

与其他静脉麻醉药物不同的是，氯胺酮能扩张颅内血管并增加脑血流量和脑氧代谢率。因此，氯胺酮通常不用于有颅内疾患的患者，特别是颅内压升高的患者。然而，通过控制通气和维持正常二氧化碳分压可以减轻对脑血流的不良反应[61]。虽然氯胺酮可能导致肌阵挛，但仍可用于抗惊厥治疗，当常规的抗惊厥药物无效时，可用氯胺酮治疗癫痫持续状态。

心血管系统

氯胺酮可发生明显的一过性血压升高、心率加快并增加心排血量，推测是通过中枢性交感神经刺激来实现的。这些作用会增加心脏做功以及心肌氧耗，有时在临床上是不期待出现的，合用苯二氮䓬类药物、阿片类药物以及吸入麻醉药可减轻该反应。氯胺酮具有直接的心肌抑制作用的观点目前尚有争议。该作用可能被交感神经系统兴奋所掩盖，但当危重患者的交感神经系统兴奋能力受限时，氯胺酮的心肌抑制作用就显现出来了。

呼吸系统

氯胺酮不会导致显著的呼吸抑制。单独使用该药时，呼吸系统对高二氧化碳的反应依然存在，动脉血气稳定。在麻醉诱导时，若大剂量快速推注氯胺酮时可能发生一过性的通气量减少，极少数患者可能出现短暂的呼吸暂停。虽然使用氯胺酮后呼吸道反射依然存在，但并不能说明能起到呼吸道保护作用。特别是儿童，因使用氯胺酮后分泌物增加，喉痉挛的风险也相应增加，提前使用抗胆碱药物可减少其发生率。氯胺酮可松弛气管平滑肌，因此可用于气道高反应性患者及有支气管痉挛病史的患者。

临床应用

氯胺酮的不良恢复期反应限制了其在全身麻醉中的应用[62]。然而，氯胺酮的特性如镇痛作用强、交感神经兴奋作用、支气管扩张作用以及对呼吸系统抑制轻微使其在某些手术中成为其他静脉麻醉药物之外的不错选择及辅助用药。另外，可通过多种方式给予氯胺酮（静脉、肌肉注射、口服、直肠、硬膜外），因此对于有精神疾病的患者或不合作的小儿可作为术前用药（参见第 34 章）。

麻醉诱导及维持

氯胺酮麻醉诱导剂量为 $1 \sim 2mg/kg$ 静脉注射

第二篇

或 4～6mg/kg 肌肉注射。氯胺酮虽然很少用于麻醉维持，但其时 - 量半衰期短，可作为麻醉维持药物（图 8-3）[10]。例如，氯胺酮 15～45μg/（kg·min）联合 50%～70% 氧化亚氮或氯胺酮单独 30～90μg/（kg·min）静脉输注，可完成全身麻醉。

镇痛

当实施区域阻滞麻醉时需要辅助镇痛，如椎管内麻醉下行剖宫产手术而局部阻滞效果不全时，小剂量氯胺酮（0.2～0.8mg/kg 静脉注射）单次给药可取得良好的镇痛效应。氯胺酮取得良好镇痛作用的同时能维持气道通畅。全身麻醉时，或术后早期输注亚麻醉剂量氯胺酮［3～5μg/（kg·min）］能产生良好的镇痛效果，并能降低阿片类药物的耐受以及阿片类药物导致的痛觉过敏[63]。当然，不是所有的研究都显示氯胺酮作为辅助药物的使用能改善预期的疼痛评分和恢复[64]。因为人体存在外周 NMDA 痛觉感受器受体，局部使用氯胺酮似乎是一个合理的方法，这样可能达到更高的局部组织浓度以避免不必要的中枢神经系统影响。然而，到目前为止，对这种模式的支持主要来自案例报告[65]，缺乏令人信服的对照研究证据。

治疗重度抑郁

氯胺酮可以作为一种治疗难治性重度抑郁症的选择，近年来受到越来越多的关注。单次氯胺酮静脉输注（0.5mg/kg 40min 以上），能在 24h 内比咪达唑仑更有效地减轻抑郁症状[66]。随着剂量、时间和治疗频率的最优化，氯胺酮可能被证明对难治性抑郁患者具有抗抑郁作用[59]。

依托咪酯

依托咪酯是一类具有催眠效应但无镇痛效果的静脉麻醉药，且血流动力学影响极小[2, 3, 7]。依托咪酯的药代动力学特征使其适合于持续输注，但由于内分泌方面的副作用，依托咪酯未能广泛应用于临床。

理化特性

依托咪酯是羧化咪唑的衍生物，具有两种光学异构体（图 8-10）。目前的制剂只含有具有催眠作用的 $D(+)$ 异构体。依托咪酯不溶于水，其制剂为丙烯乙二醇溶液（占 35%），浓度为 2mg/mL。此溶液的 pH 为 6.9，因此不会像硫喷妥钠一样与其他药物合用时形成沉淀。

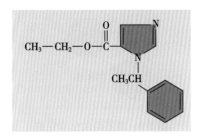

图 8-10 依托咪酯的化学结构

药代动力学

与硫喷妥钠和丙泊酚相似，诱导剂量的依托咪酯起效迅速，其药效消失主要是由于再分布于非活性组织。其代谢主要在肝脏通过酯酶水解为无活性的产物，78% 通过尿液排泄，22% 通过胆汁排泄。只有不到 3% 的药物是以原形经尿液排泄。依托咪酯的消除半衰期比硫喷妥钠更短，其清除速率大约是硫喷妥钠的 5 倍（表 8-1）。依托咪酯的药效持续时间与剂量呈直线相关关系，每 0.1mg/kg 的依托咪酯其意识消失作用的持续时间为 100s。因其对血流动力学影响小、时 - 量半衰期短，大剂量、重复使用以及持续输注依托咪酯均是安全的（图 8-3）[10]。与其他静脉麻醉药相似，依托咪酯的血浆蛋白结合率高达 77%，主要是白蛋白。新型短效依托咪酯衍生物（例如，ABP-700）的研发正在进行，其目标是找到一个对肾上腺副作用较少的类似物[67]。

药效动力学

与其他静脉麻醉药相似，依托咪酯具有拟 GABA 作用，并主要通过增强 $GABA_A$ 介导的氯离子电流产生作用[7]。

中枢神经系统（参见第 30 章）

依托咪酯是强效的脑血管收缩剂，因此可降低脑血流量和颅内压，该作用与等效剂量的硫喷妥钠相似。虽然依托咪酯可降低脑氧代谢率，但动物实验显示其不具有神经保护作用，而目前尚缺乏人体试验。与硫喷妥钠相比较，注射依托咪酯后脑电图兴奋性棘波出现的频率更多。依托咪酯同美索比妥一样可兴奋癫痫灶，在脑电图上表现为快波。此外，50% 的患者使用依托咪酯后会出现自发运动如肌阵挛，而该反应可能与脑电图的癫痫样活动相关。

心血管系统

依托咪酯单次静脉注射诱导优点之一是心血管

的稳定性[7]。体循环血压的轻度下降或不变主要是用药后只出现反射性的外周血管阻力下降。使用依托咪酯后血压明显下降可能是被低血容量放大的。依托咪酯对心率和心输出量的影响轻微。麻醉诱导剂量的依托咪酯对心肌收缩力的抑制最小。

呼吸系统

依托咪酯对呼吸的抑制作用比巴比妥类药物轻微，但快速注射时仍偶尔会出现呼吸暂停。当与其他吸入麻醉药或阿片类药物合用时，依托咪酯对呼吸的抑制作用会增加。

内分泌系统

依托咪酯通过剂量依赖性的抑制肾上腺皮质合成 11-β- 羟化酶。这种酶在胆固醇向皮质醇转化过程中是必需的（图 8-11）[68]。诱导剂量的依托咪酯的抑制效应可持续至少 4～8h，且肾上腺功能相对不全可持续 24～48h[69]。由于这个特性，依托咪酯能否安全用于危重患者的气管插管和作为全身麻醉诱导药物这一问题，在全世界引起了巨大争议[70]。

临床应用

依托咪酯在快速静脉诱导中可替代丙泊酚和巴比妥类药物，尤其是患者合并心肌收缩力下降、冠状动脉疾病或严重的主动脉瓣狭窄时[71, 72]。在给予一个标准的诱导剂量（0.2～0.3mg/kg 静脉注射）后，患者意识消失的起始时间与给予丙泊酚和硫喷妥钠相似。患者在静脉注射依托咪酯时经常会感到疼痛，紧接着出现血管刺激症状，通常会出现不自主的肌阵挛运动，但往往会被同时给予的肌松药作用掩盖。单次注射依托咪酯后，复苏时间很短，且几乎没有证据表明有残留抑制效应。依托咪酯没有镇痛作用，术后出现恶心、呕吐的情况要比丙泊酚或硫喷妥钠多。在临床上，应用依托咪酯进行麻醉诱导的主要限制因素是其短暂的肾上腺皮质抑制作用[68]。从理论上讲，对于手术和麻醉期间降低神经激素应激来说这种抑制作用是受欢迎的，而若其抑制了对抗围手术期刺激的保护性反应则是不受欢迎的。有荟萃分析提示，单次剂量的依托咪酯用于脓毒症患者气管插管会增加死亡率[73-75]，对早期发现提出了挑战。

对于电休克治疗，依托咪酯仍然是一个有用的催眠剂，因为它提供了比异丙酚或美索比妥更长发作时间（参见第 38 章）[76]。

右美托咪定

右美托咪定是一种高选择性的 α_2- 肾上腺素受体激动剂[77]。长期接受可乐定治疗的患者其麻醉药物需要量会降低，正是基于这点人们才认识到了 α_2-肾上腺素受体激动剂的作用。右美托咪定的作用可以被 α_2- 受体拮抗剂拮抗。

理化特性

右美托咪定是活化的美托咪定 S- 对映体，是高选择性的 α_2- 肾上腺素受体激动剂及咪唑衍生物，常用于兽医学。右美托咪定是水溶性的，并且可作为非肠道制剂（图 8-12）。

药代动力学

右美托咪定在肝脏快速进行代谢，包括结合反应、N- 甲基化反应和羟化反应，代谢产物经尿液和

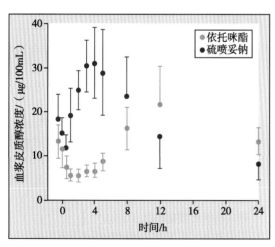

图 8-11 依托咪酯导致血浆皮质醇浓度下降，硫喷妥钠则无此作用。* 与硫喷妥钠相比 $P < 0.05$，均数 ± 标准差（引自：Fragen RT, Shanks CA, Molteni A, Effects of etomidate on hormonal responses to surgical stress. *Anesthesiology*, 1984, 61: 652-656, used with permission.）

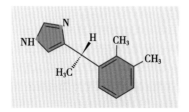

图 8-12 右旋美托咪定的化学结构

胆汁排泄。右美托咪定的清除率高，消除半衰期短（表 8-1）。然而，其时 - 量相关半衰期会明显延长，从输注 10min 后的 4min 增长到输注 8h 后的 250min。

药效动力学

右美托咪定是通过活化中枢神经系统的 α_2- 受体起效。

中枢神经系统

右美托咪定的催眠作用可能是由于刺激局部蓝斑的 α_2- 受体，而镇痛作用则在脊髓水平。右美托咪定的镇静效果不同于其他静脉麻醉药，其效果更像是一种通过活化内源性睡眠途径来达到的生理性睡眠。右美托咪定可降低脑血流量，而颅内压和脑氧代谢率没有明显改变（表 8-2）。右美托咪定有潜在的耐受性和成瘾性。虽然脑电图确实会发生变化，但癫痫灶的棘波却不支持将右美托咪定作为一种治疗癫痫的有效药物[78]。在脊柱手术中，常规注射剂量的右美托咪定不适合进行诱发电位监测[79]。

心血管系统

右美托咪定可中等程度地降低心率和体循环血管阻力，从而降低体循环血压。单次注射右美托咪定会产生一过性的体循环血压升高和显著性的心率减慢，这可能是由于右旋美托咪定作用于外周 α_2- 受体所致。临床上使用初始剂量（0.5～1μg/kg，静脉注射，持续 10min）即可增加体循环血管阻力和平均动脉压，但肺血管阻力增加可能不是很明显[80]。右美托咪定导致的心动过缓和低血压可能需要进行治疗。

在右美托咪定输注期间，高龄以及偏低的基础血压（平均动脉压 <70mmHg）是导致血流动力学不稳定的危险因素[81]。传导阻滞、严重的心动过缓以及心搏骤停可能是刺激迷走神经而未及时处理所致。抗胆碱药物在治疗右美托咪定导致的大多数心动过缓事件中有效。当右美托咪定作为全身麻醉的辅助药物使用时，血浆儿茶酚胺水平降低，并且在复苏期间心率减慢发生率也会增加[82, 83]。

呼吸系统

右美托咪定可轻到中度地减少潮气量，而呼吸频率变化不大。轻微影响呼吸系统对高二氧化碳的反应，但是降低呼吸系统对低氧的反应，类似异丙酚的程度[84]。虽然右美托咪定对呼吸系统的作用是轻微的，但镇静时还是可能发生上呼吸道阻塞。另外，右美托咪定与其他镇静催眠药合用时会产生协同作用。

临床应用

右美托咪定原则上用于 ICU 气管插管和机械通气患者的短期镇静[77]。虽然没有证据显示右美托咪定可以降低死亡率，但也许可以降低机械通气时间，缩短 ICU 停留时间[85]，并且改善睡眠质量[86]。在手术室，右美托咪定可以作为全身麻醉的辅助用药或用于区域麻醉和清醒患者纤维支气管镜引导插管的镇静[87]。在全身麻醉中，右美托咪定[负荷剂量为 0.5～1μg/kg 静脉注射，给药持续时间 10～15min，随后以 0.2～0.7μg/（kg•h）持续输注]能降低吸入麻醉药和静脉麻醉药的用量。由于右美托咪定在产生镇静和镇痛效果时没有呼吸抑制，因此，在临床上使用此药物有利于患者的唤醒和转运至术后恢复室。右美托咪定可能减少围手术期阿片类药物的用量，改善疼痛评分[88]，但镇痛益处在所有场合都尚未得到显现[89]。

右美托咪定已广泛用于儿童，其功效已在这类人群中得到了证实[90]。特别是它可能有助于预防小儿麻醉恢复期谵妄[91]（参见第 34 章）。在另一端的高龄人群，右美托咪定在减少心脏或非心脏手术后老年患者的谵妄方面，可能优于丙泊酚[92, 93]（另见第 35 章）。

思考题

1. 丙泊酚预期的心血管和呼吸系统反应是什么？什么技术可以减少丙泊酚的注射痛？

2. 为降低颅内压（ICP）或提供神经保护而使用大剂量巴比妥类药物治疗的风险是什么？

3. 苯二氮䓬类药物单独使用或与阿片类药物联用时，对呼吸系统有什么影响？苯二氮䓬类药物如何影响咽部功能？

4. 氯胺酮的中枢神经系统（CNS）作用，与异丙酚或巴比妥类药物相比有何不同？氯胺酮作为一种镇痛剂的潜在好处是什么？

5. 右美托咪定对潮气量和呼吸频率有何影响？输注右美托咪定时，预期的心血管反应是怎样？在单次剂量注射右美托咪定后，可能会出现什么样显著的心血管反应？

（黄焜 译，罗俊 审）

参考文献

1. Olkkola KT, Ahonen J. Midazolam and other benzodiazepines. *Handb Exp Pharmacol.* 2008;182:335–360.
2. Vuyk J, Sitsen E, Reekers M. Intravenous anesthetics. In: Miller RD, ed. *Miller's Anesthesia.* 8th ed. Philadelphia: Elsevier; 2015:821–863.
3. Stoelting RK, Hillier SC. Nonbarbiturate intravenous anesthetic drugs. In: Stoelting RK, Hillier SC, eds. *Pharmacology and Physiology in Anesthetic Practice.* 4th ed. Philadelphia: Lippincott Williams & Wilkins; 2006:155–178.
4. Stoelting RK, Hillier SC. Barbiturates. In: Stoelting RK, Hillier SC, eds. *Pharmacology and Physiology in Anesthetic Practice.* 4th ed. Philadelphia: Lippincott Williams & Wilkins; 2006:127–139.
5. Stoelting RK, Hillier SC. Benzodiazepines. In: Stoelting RK, Hillier SC, eds. *Pharmacology and Physiology in Anesthetic Practice.* 4th ed. Philadelphia: Lippincott Williams & Wilkins; 2006:140–154.
6. Vanlersberghe C, Camu F. Propofol. *Handb Exp Pharmacol.* 2008;182:227–252.
7. Vanlersberghe C, Camu F. Etomidate and other non-barbiturates. *Handb Exp Pharmacol.* 2008;182:267–282.
8. Asserhøj LL, Mosbech H, Krøigaard M, et al. No evidence for contraindications to the use of propofol in adults allergic to egg, soy or peanut. *Br J Anaesth.* 2016;116(1):77–82.
9. Glass PS. Half-time or half-life: what matters for recovery from intravenous anesthesia? *Anesthesiology.* 2010;112:1266–1269.
10. Hughes MA, Glass PS, Jacobs JR. Context-sensitive half-time in multicompartment pharmacokinetic models for intravenous anesthetic drugs. *Anesthesiology.* 1992;76:334–341.
11. Short TG, Hannam JA, Laurent S, et al. Refining target-controlled infusion. *Anesth Analg.* 2016;122(1):90–97.
12. Franks NP. Molecular targets underlying general anaesthesia. *Br J Pharmacol.* 2006;147(suppl 1):S72–S81.
13. Purdon PL, Sampson A, Pavone KJ, Brown EN. Clinical electroencephalography for anesthesiologists: part I: background and basic signatures. *Anesthesiology.* 2015;123(4):937–960.
14. Bosnjak ZJ, Logan S, Liu Y, Bai X. Recent insights into molecular mechanisms of propofol-induced developmental neurotoxicity. *Anesth Analg.* 2016;123(5):1286–1296.
15. Kassam SI, Lu C, Buckley N, et al. The mechanisms of propofol-induced vascular relaxation and modulation by perivascular adipose tissue and endothelium. *Anesth Analg.* 2011;112(6):1339–1345.
16. Tramer MR, Moore RA, McQuay HJ. Propofol and bradycardia: causation, frequency and severity. *Br J Anaesth.* 1997;78:642–651.
17. Simons JC, Pierce E, Diaz-Gil D, et al. Effects of depth of propofol and sevoflurane anesthesia on upper airway collapsibility, respiratory genioglossus activation, and breathing in healthy volunteers. *Anesthesiology.* 2016;125(3):525–534.
18. Eames WO, Rooke GA, Wu RS, et al. Comparison of the effects of etomidate, propofol, and thiopental on respiratory resistance after tracheal intubation. *Anesthesiology.* 1996;84:1307–1311.
19. Krajčová A, Waldauf P, Anděl M, Duška F. Propofol infusion syndrome: a structured review of experimental studies and 153 published case reports. *Crit Care.* 2015;19:398.
20. Jalota L, Kalira V, George E, et al. Prevention of pain on injection of propofol: systematic review and meta-analysis. *BMJ.* 2011;342:d1110.
21. Euasobhon P, Dej-arkom S, Siriussawakul A, et al. Lidocaine for reducing propofol-induced pain on induction of anaesthesia in adults. *Cochrane Database Syst Rev.* 2016;(2):CD007874.
22. Ingrande J, Brodsky JB, Lemmens HJ. Lean body weight scalar for the anesthetic induction dose of propofol in morbidly obese subjects. *Anesth Analg.* 2011;113(1):57–62.
23. Peng K, Liu HY, Wu SR, et al. Does propofol anesthesia lead to less postoperative pain compared with inhalational anesthesia? *Anesth Analg.* 2016;123(4):846–858.
24. Heard C, Harutunians M, Houck J, et al. Propofol anesthesia for children undergoing magnetic resonance imaging. *Anesth Analg.* 2015;120(1):157–164.
25. Borgeat A, Wilder-Smith OH, Saiah M, Rifat K. Subhypnotic doses of propofol possess direct antiemetic properties. *Anesth Analg.* 1992;74(4):539–541.
26. Schulman SR, Rockett CB, Canada AT, Glass P. Long-term propofol infusion for refractory postoperative nausea—a case-report with quantitative propofol analysis. *Anesth Analg.* 1995;80(3):636–637.
27. Apfel CC, Korttila K, Abdalla M, et al. A factorial trial of six interventions for the prevention of postoperative nausea and vomiting. *N Engl J Med.* 2004;350(24):2441–2451.
28. Kumar G, Stendall C, Mistry R, et al. A comparison of total intravenous anaesthesia using propofol with sevoflurane or desflurane in ambulatory surgery: systematic review and meta-analysis. *Anaesthesia.* 2014;69(10):1138–1150.
29. Fechner J, Ihmsen H, Jeleazcov C, Schüttler J. Fospropofol disodium, a water-soluble prodrug of the intravenous anesthetic propofol (2,6-diisopropylphenol). *Expert Opin Investig Drugs.* 2009;18(10):1565–1571.
30. Struys MM, Fechner J, Schüttler J, Schwilden H. Erroneously published fospropofol pharmacokinetic-pharmacodynamic data and retraction of the affected publications. *Anesthesiology.* 2010;112(4):1056–1057.
31. Mcintosh MP, Iwasawa K, Rajewski RA, et al. Hemodynamic profile in rabbits of fospropofol disodium injection relative to propofol emulsion following rapid bolus injection. *J Pharm Sci.* 2012;101(9):3518–3525.
32. Ilic RG. Fospropofol and remimazolam. *Int Anesthesiol Clin.* 2015;53(2):76–90.
33. Fechner J, Ihmsen H, Schüttler J, Jeleazcov C. A randomized open-label phase I pilot study of the safety and efficacy of total intravenous anesthesia with fospropofol for coronary artery bypass graft surgery. *J Cardiothorac Vasc Anesth.* 2013;27(5):908–915.
34. Candiotti KA, Gan TJ, Young C, et al. A randomized, open-label study of the safety and tolerability of fospropofol for patients requiring intubation and mechanical ventilation in the intensive care unit. *Anesth Analg.* 2011;113(3):550–556.
35. Saidman L. Uptake, distribution, and elimination of barbiturates. In: Eger EI, ed. *Anesthetic Uptake and Action.* Baltimore: Williams & Wilkins; 1974:264–284.
36. Farrant M, Nusser Z. Variations on an inhibitory theme: phasic and tonic activation of GABAA receptors. *Nat Rev Neurosci.* 2005;6(3):215–229.
37. MacIver MB. Anesthetic agent-specific effects on synaptic inhibition. *Anesth Analg.* 2014;119(3):558–569.
38. Ellens N, Figueroa B, Clark J. The use of barbiturate-induced coma during cerebrovascular neurosurgery procedures: a review of the literature. *Brain Circ.* 2015;1(2):140–146.
39. Roberts I, Sydenham E. Barbiturates for acute traumatic brain injury. *Cochrane Database Syst Rev.* 2012;(12):CD000033.
40. Reznik ME, Berger K, Claassen J. Comparison of intravenous anesthetic agents for the treatment of refractory status epilepticus. *J Clin Med.* 2016;5(5):E54.
41. Lihua P, Su M, Ke W, Ziemann-Gimmel P. Different regimens of intravenous sedatives or hypnotics for electroconvulsive therapy (ECT) in adult patients with depression. *Cochrane Database Syst Rev.* 2014;(4):CD009763.
42. Krüger T, Hoffmann I, Blettner M, et al. GERAADA Investigators. Intraoperative neuroprotective drugs without beneficial effects? Results of the German Registry for Acute Aortic Dissection Type A (GERAADA). *Eur J Cardiothorac Surg.* 2013;44(5):939–946.
43. Antonik LJ, Goldwater DR, Kilpatrick GJ, et al. A placebo- and midazolam-controlled phase I single ascending-dose study evaluating the safety, pharmacokinetics, and pharmacodynamics of remimazolam (CNS 7056): part I. Safety, efficacy, and basic pharmacokinetics. *Anesth Analg.* 2012;115(2):274–283.
44. Mohler H, Richards JG. The benzodiazepine receptor: a pharmacological control element of brain function. *Eur J Anaesthesiol.* 1988;2:15–24.
45. Bulach R, Myles PS, Russnak M. Double-blind randomized controlled trial to determine extent of amnesia with midazolam given immediately before general anaesthesia. *Br J Anaesth.*

第二篇

2005;94(3):300–305.

46. Bailey PL, Pace NL, Ashburn MA, et al. Frequent hypoxemia and apnea after sedation with midazolam and fentanyl. *Anesthesiology.* 1990;73:826–830.

47. Reves JG, Fragen RJ, Vinik HR, et al. Midazolam: pharmacology and uses. *Anesthesiology.* 1985;62:310–324.

48. Padmanabhan U, Leslie K, Eer AS, et al. Early cognitive impairment after sedation for colonoscopy: the effect of adding midazolam and/or fentanyl to propofol. *Anesth Analg.* 2009;109(5): 1448–1455.

49. Chen Y, Cai A, Dexter F, et al. Amnesia of the operating room in the B-Unaware and BAG-RECALL Clinical Trials. *Anesth Analg.* 2016;122(4):1158–1168.

50. Messina AG, Wang M, Ward MJ, et al. Anaesthetic interventions for prevention of awareness during surgery. *Cochrane Database Syst Rev.* 2016;(10):CD007272.

51. Cote CJ, Cohen IT, Suresh S, et al. A comparison of three doses of a commercially prepared oral midazolam syrup in children. *Anesth Analg.* 2002;94:37–43.

52. Grant MC, Kim J, Page AJ, et al. The effect of intravenous midazolam on postoperative nausea and vomiting. *Anesth Analg.* 2016;122(3):656–663.

53. Maurice-Szamburski A, Auquier P, Viarre-Oreal V, et al. PremedX Study Investigators. Effect of sedative premedication on patient experience after general anesthesia: a randomized clinical trial. *JAMA.* 2015;313(9):916–925.

54. Cedborg AI, Sundman E, Boden K, et al. Effects of morphine and midazolam on pharyngeal function, airway protection, and coordination of breathing and swallowing in healthy adults. *Anesthesiology.* 2015;122(6):1253–1267.

55. Fraser GL, Devlin JW, Worby CP, et al. Benzodiazepine versus nonbenzodiazepine-based sedation for mechanically ventilated, critically ill adults: a systematic review and meta-analysis of randomized trials. *Crit Care Med.* 2013;41(9 suppl 1):S30–S38.

56. Zaal IJ, Devlin JW, Hazelbag M, et al. Benzodiazepine-associated delirium in critically ill adults. *Intensive Care Med.* 2015;41(12):2130–2137.

57. Prasad M, Krishnan PR, Sequeira R, Al-Roomi K. Anticonvulsant therapy for status epilepticus. *Cochrane Database Syst Rev.* 2014;(9). CD003723.

58. Peltoniemi MA, Hagelberg NM, Olkkola KT, Saari TI. Ketamine: a review of clinical pharmacokinetics and pharmacodynamics in anesthesia and pain therapy. *Clin Pharmacokinet.* 2016;55: 1059–1077.

59. Singh JB, Fedgchin M, Daly EJ, et al. A double-blind, randomized, placebo-controlled, dose-frequency study of intravenous ketamine in patients with treatment-resistant depression. *Am J Psychiatry.* 2016;173(8):816–826.

60. Franks NP. General anaesthesia: from molecular targets to neuronal pathways of sleep and arousal. *Nat Rev Neurosci.* 2008;9:370–386.

61. Albanese J, Arnaud S, Rey M, et al. Ketamine decreases intracranial pressure and electroencephalographic activity in traumatic brain injury patients during propofol sedation. *Anesthesiology.* 1997;87:1328–1334.

62. Kohrs R, Durieux ME. Ketamine: teaching an old drug new tricks. *Anesth Analg.* 1998;87:1186–1193.

63. Gorlin AW, Rosenfeld DM, Ramakrishna H. Intravenous sub-anesthetic ketamine for perioperative analgesia. *J Anaesthesiol Clin Pharmacol.* 2016;32:160.

64. Grady MV, Mascha E, Sessler DI, Kurz A. The effect of perioperative intravenous lidocaine and ketamine on recovery after abdominal hysterectomy. *Anesth Analg.* 2012;115:1078–1084.

65. Sawynok J. Topical and peripheral ketamine as an analgesic. *Anesth Analg.* 2014;119:170–178.

66. Murrough JW, Iosifescu DV, Chang LC, et al. Antidepressant efficacy of ketamine in treatment-resistant major depression: a two-site randomized controlled trial. *Am J Psychiatry.* 2013;170(10):1134–1142.

67. Campagna JA, Pojasek K, Grayzel D, et al. Advancing novel anesthetics: pharmacodynamic and pharmacokinetic studies of cyclopropyl-methoxycarbonyl metomidate in dogs. *Anesthesiology.* 2014;121(6):1203–1216.

68. Fragen RJ, Shanks CA, Molteni A, et al. Effects of etomidate on hormonal responses to surgical stress. *Anesthesiology.* 1984;61:652–656.

69. Morel J, Salard M, Castelain C, et al. Haemodynamic consequences of etomidate administration in elective cardiac surgery: a randomized double-blinded study. *Br J Anaesth.* 2011;107(4): 503–509.

70. Erdoes G, Basciani RM, Eberle B. Etomidate—a review of robust evidence for its use in various clinical scenarios. *Acta Anaesthesiol Scand.* 2014;58(4): 380–389.

71. Haessler R, Madler C, Klasing S, et al. Propofol/fentanyl versus etomidate/fentanyl for the induction of anesthesia in patients with aortic insufficiency and coronary artery disease. *J Cardiothoracic Vasc Anesth.* 1992;6(2): 173–180.

72. Bendel S, Ruokonen E, Pölönen P, Uusaro A. Propofol causes more hypotension than etomidate in patients with severe aortic stenosis: a double-blind, randomized study comparing propofol and etomidate. *Acta Anaesthesiol Scand.* 2007;51(3):284–289.

73. Gu WJ, Wang F, Tang L, Liu JC. Single-dose etomidate does not increase mortality in patients with sepsis: a systematic review and meta-analysis of randomized controlled trials and observational studies. *Chest.* 2015;147(2): 335–346.

74. Bruder EA, Ball IM, Ridi S, et al. Single induction dose of etomidate versus other induction agents for endotracheal intubation in critically ill patients. *Cochrane Database Syst Rev.* 2015;(1):CD010225.

75. Chan CM, Mitchell AL, Shorr AF. Etomidate is associated with mortality and adrenal insufficiency in sepsis: a meta-analysis. *Crit Care Med.* 2012;40(11):2945–2953.

76. Avramov MN, Husain MM, White PF. The comparative effects of methohexital, propofol, and etomidate for electroconvulsive therapy. *Anesth Analg.* 1995;81(3):596–602.

77. Kamibayashi T, Maze M. Clinical uses of alpha2-adrenergic agonists. *Anesthesiology.* 2000;93:1345–1349.

78. Oda Y, Toriyama S, Tanaka K, et al. The effect of dexmedetomidine on electrocorticography in patients with temporal lobe epilepsy under sevoflurane anesthesia. *Anesth Analg.* 2007;105(5):1272–1277.

79. Rozet I, Metzner J, Brown M, et al. Dexmedetomidine does not affect evoked potentials during spine surgery. *Anesth Analg.* 2015;121(2): 492–501.

80. Friesen RH, Nichols CS, Twite MD, et al. The hemodynamic response to dexmedetomidine loading dose in children with and without pulmonary hypertension. *Anesth Analg.* 2013;117(4): 953–959.

81. Ice CJ, Personett HA, Frazee EN, et al. Risk factors for dexmedetomidine-associated hemodynamic instability in noncardiac intensive care unit patients. *Anesth Analg.* 2016;122(2):462–469.

82. Talke P, Chen R, Thomas B, et al. The hemodynamic and adrenergic effects of perioperative dexmedetomidine infusion after vascular surgery. *Anesth Analg.* 2000;90(4):834–839.

83. Li Y, Wang B, Zhang LL, et al. Dexmedetomidine combined with general anesthesia provides similar intraoperative stress response reduction when compared with a combined general and epidural anesthetic technique. *Anesth Analg.* 2016;122(4):1202–1210.

84. Lodenius Å, Ebberyd A, Hårdemark Cedborg A, et al. Sedation with dexmedetomidine or propofol impairs hypoxic control of breathing in healthy male volunteers: a nonblinded, randomized crossover study. *Anesthesiology.* 2016;125(4): 700–715.

85. Chen K, Lu Z, Xin YC, et al. Alpha-2 agonists for long-term sedation during mechanical ventilation in critically ill patients. *Cochrane Database Syst Rev.* 2015;(1):CD010269.

86. Alexopoulou C, Kondili E, Diamantaki E, et al. Effects of dexmedetomidine on sleep quality in critically ill patients: a pilot study. *Anesthesiology.* 2014;121(4):801–807.

87. He XY, Cao JP, He Q, Shi XY. Dexmedetomidine for the management of awake fibreoptic intubation. *Cochrane Database Syst Rev.* 2014;(1):CD009798.

88. Blaudszun G, Lysakowski C, Elia N, Tramer MR. Effect of perioperative systemic alpha 2 agonists on postoperative morphine consumption and pain intensity systematic review and meta-analysis of randomized controlled trials. *Anesthesiology.* 2012;116(6):1312–1322.

89. Naik BI, Nemergut EC, Kazemi A, et al. The effect of dexmedetomidine on postoperative opioid consumption and pain after major spine surgery. *Anesth Analg.* 2016;122(5):1646–1653.

90. Mason KP, Lerman J. Dexmedetomidine in children. *Anesth Analg.* 2011;113(5):1129–1142.

91. Dahmani S, Delivet H, Hilly J. Emer-

gence delirium in children. *Curr Opin Anaesthesiol.* 2014;27(3):309–315.

92. Djaiani G, Silverton N, Fedorko L, et al. Dexmedetomidine versus propofol sedation reduces delirium after cardiac surgery: a randomized controlled trial. *Anesthesiology.* 2016;124(2):362–368.

93. Su X, Meng ZT, Wu XH, et al. Dexmedetomidine for prevention of delirium in elderly patients after non-cardiac surgery: a randomised, double-blind, placebo-controlled trial. *Lancet.* 2016;388(10054):1893–1902.

第
二
篇

第9章 阿片类药物

Talmage D. Egan and Cynthia Newberry

阿片类药物在麻醉学，重症监护和疼痛管理中起着不可或缺的作用。全面了解阿片类药物的药理学，包括基础科学和临床应用两方面，对于安全有效地使用这类药物至关重要。本章将专门针对围手术期静脉常用的阿片受体激动剂作讲述。

基础药理学

构效关系

麻醉学上具有临床意义的阿片类药物都具有许多相似的结构特征。吗啡是苄基异喹啉系生物碱（图 9-1）。许多常用的半合成阿片类药物是通过对吗啡分子结构进行简单修饰而制成的。例如，可待因是吗啡的 3- 甲基衍生物。类似地，氢吗啡酮，氢可酮和羟考酮也是通过对吗啡的结构进行相对简单的修饰来合成的。吗啡分子结构更复杂的改变可产生混合激动 - 拮抗剂，如纳布啡，甚至产生纯拮抗剂，如纳洛酮。

芬太尼及其衍生物与哌替啶化学结构密切相关。哌替啶是第一个全合成的阿片类药物，被视为临床上的苯基哌啶的原形（图 9-1）。芬太尼是对基础苯基哌啶结构的简单修饰产物。其他常用的芬太尼的衍生物，如阿芬太尼和舒芬太尼，是同一苯基哌啶结构的更复杂的化学结构。

虽然某些阿片类药物具有其独特的功能（表 9-1）但其具有许多相同的理化特性。阿片类药物通常是高度可溶性弱碱，在生理 pH 下与蛋白质高度结合并离子化。阿片类药物的理化性质会影响其临床作用，例如，单剂推注阿芬太尼和瑞芬太尼等药物时，因其是相对较难结合、难电离的分子，其达峰值效应的潜伏期较短。

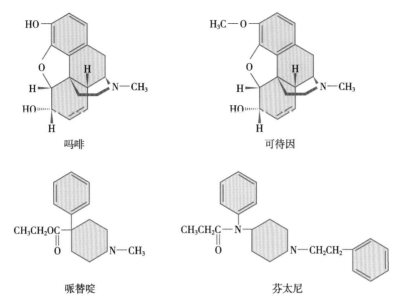

图 9-1　吗啡、可待因、哌替啶和芬太尼的分子结构。值得注意的是，可待因是吗啡分子结构的简单修饰（与许多其他阿片类药物一样）。芬太尼及其衍生物是基于哌替啶（一种苯基哌啶衍生物）分子结构更复杂的修饰

表 9-1　阿片类药物的理化和药代动力学参数

参数	吗啡	芬太尼	舒芬太尼	阿芬太尼	瑞芬太尼
pKa	8.0	8.4	8.0	6.5	7.1
pH 7.4 时未电离的比例 /%	23	<10	20	90	67
辛醇 -H_2O 分配系数	1.4	813	1 778	145	17.9
与血浆蛋白结合的比例 /%	20～40	84	93	92	80
扩散分 /%	16.8	1.5	1.6	8.0	13.3
Vdc/(L/kg)	0.1～0.4	0.4～1.0	0.2	0.1～0.3	0.06～0.08
Vdss/(L/kg)	3.0～5.0	3.0～5.0	2.5～3.0	0.4～1.0	0.2～0.3
清除率 /[mL/(min·kg)]	15～30	10～20	10～15	4～9	30～40
肝摄取率	0.6～0.8	0.8～1.0	0.7～0.9	0.3～0.5	NA

NA，不适用；Vdc，中央室分布容积；Vdss，稳态分布体积（引自：Fukuda K. Opioid Analgesics. In Miller RD, ed. *Anesthesia*. 8th ed. Philadelphia, PA: Elsevier Saunders; 2015: 887.）

药物机制学

　　阿片类药物通过与阿片类药物受体相互作用而产生其主要药理作用，阿片类药物受体是在生物学中被广泛发现的典型的 G 蛋白偶联受体家族（例如肾上腺素能受体、多巴胺能受体等）。在培养细胞中克隆的阿片受体的表达有助于分析阿片受体激活的

细胞内信号转导机制 [1]。阿片受体激动剂与受体结合导致 G 蛋白活化，主要产生抑制效应（图 9-2），这些效应最终导致细胞超极化和神经元兴奋性降低。

　　通过分子生物学技术已鉴定出三种经典的阿片受体：μ、κ 和 δ。近年来发现了第四个阿片受体 ORL1（也称为 NOP），与传统的阿片类药物受体有很大的不同。每一种受体均由常用的实验室生物测定法分

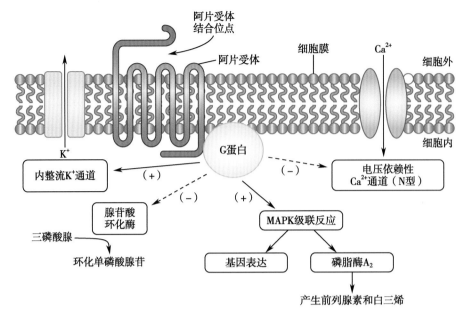

图 9-2 阿片类药物的作用机制。内源性配体或药物与阿片受体结合并激活 G 蛋白，从而主要产生抑制性的多种作用。腺苷酸环化酶和电压依赖性 Ca^{2+} 通道的活性被抑制。内整流 K^+ 通道和丝裂原活化蛋白激酶(mitogen activated protein kinase，MAPK)级联被激活

析，并有相关的内源性配体，一组激动剂和拮抗剂，以及一系列受体被激动时的生理反应（表 9-2）。虽然已经有人提出存在阿片受体亚型（如 μ_1、μ_2），但是从分子生物学技术上来看，它们是否存在不同的基因尚不清楚。阿片受体翻译后修饰事件时有发生，这可能是阿片受体亚型间研究结果不一致的原因[2]。

阿片类药物在多个部位发挥其治疗作用。一方面，它们抑制了脊髓背角感觉神经元中 P 物质的释放，从而减少痛觉冲动传入中枢，另一方面，阿片类物质在脑干中的作用是通过下调脊髓背角伤害性传递的抑制途径来实现的。阿片类药物被认为是可作用于前脑，从而改变大脑对疼痛的情感反应，研究发现去大脑术阻碍了阿片类药物对大鼠的镇痛作用[3]，此外，吗啡可诱导人脑中"奖赏结构"的信号传递发生变化[4]。

对转基因小鼠的研究已获得有关阿片受体功能的一些重要信息。在 μ 受体基因敲除的小鼠中，吗啡诱导产生的镇痛、奖赏和戒断效应均已缺失[5, 6]。重要的是，μ 受体基因敲除的小鼠对吗啡也没有表现出呼吸抑制作用[7]。

药物代谢学

临床常用的静脉注射阿片类药物经多种代谢途径转化和排泄。除少数阿片类药物与肝药酶结合随后经肾脏排泄，绝大多数阿片类药物主要通过肝微粒体系统代谢。某些阿片类药物的特定代谢途径可产生活性代谢物（如吗啡、哌替啶）或产生超短时间作用效应（如瑞芬太尼），因而发挥了重要的临床意义。对一些其他阿片类药物而言，代谢途径中的遗传变异将在很大程度上改变其临床效果（如可待因）。这些细微差别将在下一部分针对个别药物进行讨论。

临床药理学

药代动力学

药代动力学差异是围手术期麻醉中合理选择和给予阿片类药物的主要依据。关键的药代动力学行为主要为以下几方面：①推注后达到峰值效应浓度的潜伏期（即推注前端动力学），②推注后下降至临床相关浓度的时间（即推注后端动力学），③开始持续输注后达到稳态浓度的时间（即输注前端动力学），④停止持续输注后下降至临床相关浓度的时间（即输注后端动力学）。

将阿片类药物药代动力学概念应用于临床麻醉学需要遵循一些基本原则。首先，药代动力学变量表的临床参考价值有限（表 9-1），而通过计算机模拟可以准确明了地理解药代动力学行为。其次，是通

表 9-2　阿片受体选择性特征的概述

特征	Mu(μ)	Delta(δ)	Kappa(κ)
组织生物学测定法[a]	豚鼠回肠	小鼠输精管	兔输精管
内源性配体	P-内啡肽	亮氨酸脑啡肽	强啡肽
	内吗啡肽	甲硫脑啡肽	
激动剂原形	吗啡	德尔托芬	丁丙诺啡
	芬太尼		喷他佐辛
拮抗剂原形	纳洛酮	纳洛酮	纳洛酮
脊髓上镇痛	是	是	是
脊髓镇痛	是	是	是
呼吸抑制	是	无	无
胃肠道影响	是	无	是
镇静作用	是	无	是

[a] 传统的实验方法来评估阿片受体的体内活性

（引自：Bailey PL, Egan TD, Stanley TH. Intravenous opioid anesthetics. In Miller RD, ed. *Anesthesia*. 5th ed. New York: Churchill Livingstone; 2000: 312. ）。

过单次推注还是连续输注阿片类药物需要分开来考虑[8]。最后，药代动力学知识必须与浓度-效应关系和药物相互作用相关知识相结合，以便于更好地应用于临床（参见第 4 章）。

通过预测单次给药后效应室浓度随时间变化的过程，可以得到各种静脉阿片类药物在推注后的峰值效应潜伏期和效应消除时间（即推注前端动力学和推注后端动力学）。由于阿片类药物的效价（以及所需的剂量）不同，为了方便药物间的效能比较，必须将作用部位的浓度标准化为每种药物的峰值浓度百分比。鉴于吗啡、芬太尼、舒芬太尼、阿芬太尼和瑞芬太尼是术中最常用的阿片类药物，图 9-3 上图应用药代动力学模拟显示了这些阿片类药物在单剂量给药后达到峰值效应的潜伏期有何不同[9-12]。

剂量注射的模拟（图 9-3 上图）是具有临床意义的。例如，当临床上需要阿片类物质快速起效时，吗啡可能不是一个好的选择。同样，当临床目标是效短且代谢快的阿片类药物时，瑞芬太尼或阿芬太尼则可能是首选。值得注意的是，在达到芬太尼的峰值浓度之前，瑞芬太尼的浓度已大幅度降低。该模拟说明了为什么芬太尼的前端动力学特征使其成为

非常适合患者自控镇痛（patient-controlled analgesia，PCA）的药物（参见第 39 章和第 40 章）。与吗啡相比，芬太尼推注后的峰值效应出现在 PCA 锁定期结束之前，从而减轻了"剂量叠加"产生的药物过量问题（参见第 40 章）。

峰值效应的潜伏期是由血浆和效应室的药物浓度达到平衡的速度（即 k_e0 参数）决定。能较快速度达到平衡的药物具有较高的"扩散系数"（即未电离和未结合的药物百分比）和较高的脂溶性（见表 9-1）。然而，即使是缓慢起效的阿片类药物，大剂量注射时也会很快明显起效（因为效应室的超治疗药物水平会在峰值浓度出现前到达）。

开始连续输注后达到稳态浓度的时间最好也通过药代动力学模拟来检测。采用与单次推注给药相同的模拟原形，药代动力学模拟（图 9-3 中图）将显示作用部位的浓度达到稳态浓度所需的时间（即输注前端动力学）。

这种简单，恒定速率的输注模拟系统显然具有重要的临床意义。首先，在术中使用的背景下，完全达到最终稳态浓度所需的时间非常长。为了更快地达到接近稳态，需要在开始（或增加）输注之前进行一次单次推注给药。但瑞芬太尼可能是个例外，是少部分不适用于此规则的代表性阿片类药物。换句话说，大多数阿片类药物虽然以同样的速度输注持续数小时，但其浓度却一直在增加导致无法达到稳态，而瑞芬太尼达到接近稳态的速度相对较快，这无疑是瑞芬太尼成为全静脉麻醉（total intravenous anesthesia，TIVA）的热门药物的一部分原因。

稳态输注停止后药效抵消的时间最好用时-量相关半衰期（context-sensitive halftime，CSHT）来表示[13]。其定义为连续稳态输注停止后浓度下降 50% 所需的时间，CSHT 是规范药物药代动力学行为的一种方式，以便合理地预测和比较药物之间的药效抵消时间。总之 CSHT 是着重于"输注后端动力学"的药动学参数。

图 9-3 最下面一张图为常用阿片类药物的 CSHT 模拟示意图。它显示了对于大多数药物而言，CSHT 随时间变化而变化。因此，对于短暂的输注，各种药物的后端动力学预测结果相差不大（瑞芬太尼是显著例外）。随着输注时间的延长，各药物的 CSHT 开始分化，为药物的选择提供了合理的依据。其次，根据阿片类药物药效的预期持续时间，可以相应地选择短效或长效药物。最后，这些曲线的形状取决于药物浓度下降的程度，比如代表浓度下降 20% 或下降 80% 所需时间的两条曲线（20% 或 80% 下降时间

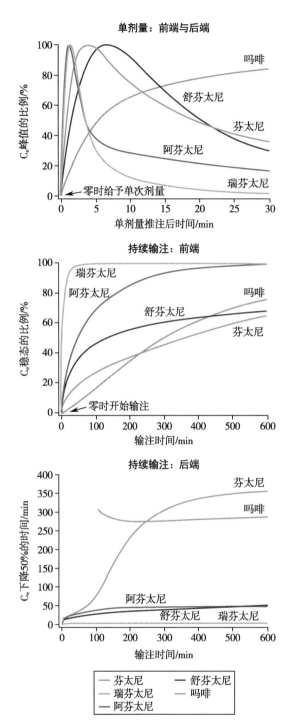

图 9-3　阿片类药物的药代动力学。采用文献中的药代动力学参数，模拟吗啡、芬太尼、阿芬太尼、舒芬太尼和瑞芬太尼注射单剂量推注或持续输注给药后的前后端药动学行为（详见正文）[9-12, 45]

模拟）形状是具有较大差异的[8]。因此，由于麻醉技术的不同，CSHT 模拟不一定是与临床相关的模拟（即药物浓度降低 50% 可能不是临床目标）。此外，CSHT 对吗啡的模拟并未对有活性的代谢产物的药动学行为作说明（参见后文单个药物的讨论，即"各种阿片类药物特征"）。

药效动力学

从许多方面来讲，μ- 受体激动剂可以认为是药效动力学与药代动力学差异同等重要的阿片类药物，即它的治疗作用和不良反应本质上是相同的。它的镇痛效应和呼吸抑制作用是密不可分的。药效学也确实存在非阿片受体机制，如组胺的释放等。

由于神经系统影响着整个机体的功能，因而 μ- 受体激动剂对机体内许多器官系统产生的药效动力学作用均可被观察到。图 9-4 总结了芬太尼及衍生物的主要药效动力学作用。根据临床治疗的需要和目标，这些广泛的药理作用有的可视为治疗作用，有的则被定为不良反应。例如，在某些临床背景下，μ- 受体激动剂产生的镇静作用可能被视为治疗作用，而在其他临床背景下，昏昏欲睡显然会被认为是一种不良反应。

治疗效果

止痛是阿片类镇痛药的主要治疗作用。阿片类药物作用于脊髓和大脑的 μ- 受体，既可以通过减弱外周的伤害性刺激的传入，也可以通过中枢改变对疼痛刺激的情感反应来达到镇痛效应。μ- 受体激动剂能有效缓解由无髓鞘 C 纤维缓慢传导带来的"第二次疼痛"感。它们在治疗由细小有髓的 A-δ 纤维传导带来的"初次疼痛"感和神经病理性疼痛方面疗效较差。阿片类药物的镇痛效应与局部麻醉药物完全相反的一个特性是其不会影响感觉（如触觉、温度觉等）。

治疗作用

缓解疼痛是阿片类药物最主要的治疗作用。阿片类药物通过作用脊髓和大脑的 μ 受体来减少来自周围的伤害性传入和改变中枢对疼痛刺激的情感反应来提供镇痛作用。M- 受体激动剂在治疗由无髓鞘的 C 纤维传导的"二次疼痛"中最为有效；但是对于治疗"一次疼痛"（由小型有髓鞘的 A-δ 纤维传导）和神经病理性疼痛却效果欠佳。阿片类药物的镇痛作用（与其他药物相比较，如局部麻醉药）的一大特点便是其他感觉功能（如触觉、温度觉等）不受影响。

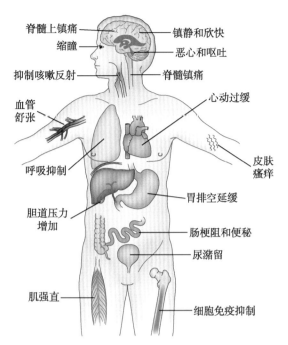

脊髓上镇痛 — 镇静和欣快
缩瞳 — 恶心和呕吐
抑制咳嗽反射 — 脊髓镇痛
血管舒张 — 心动过缓
呼吸抑制 — 皮肤瘙痒
胆道压力增加 — 胃排空延缓
— 肠梗阻和便秘
— 尿潴留
肌强直 — 细胞免疫抑制

图 9-4 阿片类药物的药效动力学。芬太尼及衍生物选药效作用的汇总表（详情请参见正文）

手术中使用 μ- 受体激动剂时，它产生的昏睡感也是临床所需的目标作用。大脑是 μ- 受体激动剂镇静作用的解剖学基础。随着剂量的增加，μ- 受体激动剂最终会导致患者困倦和睡眠（疼痛的缓解无疑有助于促进不适患者术前和术后的睡眠）。在足够的剂量下，μ- 受体激动剂会在脑电图上产生明显的 δ 波，这与自然睡眠中观察到的模式相似。

μ- 受体激动剂当然可以通过不引起睡眠的剂量来显著缓解疼痛，这也是其用于非卧床患者疼痛治疗的临床基础。然而，随着额外剂量的使用最终会导致困倦，以至于无法再增加额外剂量，这也是 PCA 设备的安全性设置的重要科学依据（参见第 40 章）。然而，即使是大剂量的阿片类药物也不可能产生完全无反应性和遗忘，因此当单独使用阿片类药物时，不能被完全视为麻醉剂。

阿片类药物还可作用于延髓的咳嗽中心从而抑制咳嗽反射。咳嗽反射的减弱，可一定程度上减少气管插管时引发的咳嗽和呛咳反应。

不良反应

呼吸抑制是 μ- 受体激动剂主要不良反应。当术中有气道保护并控制通气时，阿片类药物导致的通气抑制几乎没有严重后果。但术后阿片类药物引发的呼吸抑制可导致脑损伤和死亡（参见第 39 章）。

μ- 受体激动剂改变了延髓呼吸中枢对动脉血二氧化碳浓度的通气反应。呼吸抑制是由 μ- 受体介导的，敲除 μ- 受体基因的小鼠不会表现出吗啡引起的呼吸抑制 [14]。

在未接受药物治疗的人中，动脉血二氧化碳分压的增加显著增加了分钟通气量（图 9-5）。在阿片类镇痛药的影响下，对于给定的动脉血二氧化碳分压，曲线被压平并向右偏移，反映了分钟通气量减少 [15]。更重要的是，正常曲线的"曲棍球棒"形状消失了，也就是说，在阿片类药物存在的情况下，当二氧化碳分压值低于某个值时，患者便不再呼吸（即"窒息阈值"）。

适量的阿片类药物引起通气量降低的临床症状很难快速识别。给予阿片类药物进行术后镇痛治疗时，患者意识可能是清醒和警觉的，但每分钟血容量明显减少，呼吸频率（通常与潮气量略有增加有关）也降低。随着阿片类药物浓度的增加，呼吸频率和潮气量逐渐减少，最终达到不规则的通气节律，然后完全呼吸暂停。

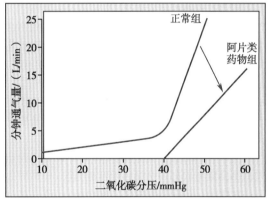

图 9-5 阿片类药物引起的呼吸抑制的研究方法。该方法表示了 $PaCO_2$ 和分钟通气量之间的关系。标记为 "Normal" 的曲线代表了在清醒状态的人中分钟通气量随 $PaCO_2$ 水平上升的预期反应。需注意，随着 CO_2 张力的增加，分钟通气量急剧增加。标记为 "Opioid" 的曲线表示阿片类药物给药后分钟通气量对上升的 CO_2 水平的钝化反应。需注意，曲线的斜率减小，且曲线不再具有"曲棍球棒"形状，这意味着在生理学上 $PaCO_2$ 水平下，接受了足量阿片类药物的患者可能出现呼吸暂停或严重通气不足（改编自：Gross JB. When you breathe IN you inspire, when you DON'T breathe, you... expire: new insights regarding opioid-induced ventilatory depression. *Anesthesiology*. 2003; 99: 767-770, used with permission.）

第二篇

增加阿片类药物引起的呼吸抑制的风险因素有许多。常见的危险因素包括大剂量应用阿片类药物、高龄，同时使用其他中枢神经系统（central nervous system，CNS）镇静剂和肾功能不全（吗啡）。正常睡眠也会增加阿片类药物的呼吸抑制作用[16]。

阿片类药物可通过多种不同的机制影响心血管系统的生理。与许多其他麻醉药（例如丙泊酚，挥发性麻醉药）相比，阿片类药物尤其是芬太尼及衍生物对心血管的影响相对较小（吗啡和哌替啶除外，请参见以下有关"各种阿片类药物特征"部分）。

芬太尼及衍生物通过直接增加脑干中的迷走神经的张力而引起心动过缓，实验证实可以通过将纳洛酮微注射入迷走神经背核或周围迷走神经切断术来阻断该反应[17, 18]。

阿片类药物还可以通过抑制脑干中的血管运动中枢和一定程度上直接作用于血管而产生血管舒张作用，这同时降低了前负荷和后负荷。在交感神经张力增高的患者（例如充血性心力衰竭或高血压患者）中，降低动脉血压的作用更为显著。阿片类药物的临床常用剂量不会明显改变心肌的收缩力。

阿片类药物可致肌强直，通常通过快速推注大剂量的芬太尼类药物来实现。这种肌强直可致声带痉挛和完全闭合，甚至可能造成麻醉诱导过程中几乎无法进行球囊面罩通气[19]。肌强直的出现往往与意识消失同时出现[20]。尽管阿片类药物致肌强直的机制尚不清楚，但它并不是药物对肌肉的直接作用产生的，因为它可以通过给予神经肌肉阻断药物来消除肌强直作用。

阿片类药物也可引发恶心和呕吐。阿片类物质刺激第四脑室底部的化学感受器触发区，最终导致恶心和呕吐。运动会加剧恶心和呕吐，也许这就是非卧床手术患者更容易出现术后恶心和呕吐（postoperative nausea and vomiting，PONV）的原因（参见第37章）。

μ-受体激动剂引起的瞳孔缩小可能是有用的诊断信号，表明患者体内持续存在阿片类物质。阿片类药物刺激眼神经的Edinger-Westphal核从而导致瞳孔缩小。即使小剂量的阿片类药物就可致瞳孔缩小，且对这种作用的耐受性很小。因此，即使在阿片类药物耐受的患者中，瞳孔缩小也是一种有用的阿片类药物暴露的非特异性指标。阿片类药物所致的瞳孔收缩可被纳洛酮逆转。

阿片类药物对胃肠道生理功能有重要影响。阿片受体分布于整个肠神经丛，当其受到阿片类药物刺激时会引起胃肠道平滑肌的强直性收缩，导致协调性的蠕动收缩减少。在临床上，一方面这种强直收缩将使术前接受阿片类药物治疗的患者胃排空延迟，胃容积进一步增大，另一方面将可能导致患者术后出现肠梗阻，延缓正常营养的恢复和延长住院时长。另外，慢性便秘也是一种与长期阿片类药物治疗相关的急性问题的延伸。

由于胆道系统也含有大量的μ-受体，因此阿片类药物对胆道系统存在类似的作用。M-受体激动剂可导致胆囊平滑肌收缩和Oddi括约肌痉挛，可能造成胆囊和胆管手术中的胆管造影产生假阳性。这些作用可被纳洛酮完全逆转，通过胰高血糖素治疗可部分逆转。

虽然对泌尿系统的影响微乎其微，但阿片类药物有时可通过降低膀胱逼尿肌张力和增加尿道括约肌张力导致尿潴留。文献报道认为这些作用在某种程度上是由中枢介导的，尽管在泌尿生殖道内广泛存在阿片受体，也很可能产生外周效应[21, 22]。与阿片类药物治疗相关的尿潴留通常并不常见，但对男性患者应警惕此不良反应，尤其是在鞘内或硬膜外给药后。

阿片类药物会降低细胞免疫力，例如吗啡和内源性阿片样物质P-内啡肽，不仅可抑制活化的T细胞中白细胞介素2的转录，还可通过其他免疫学作用产生免疫抑制[23]。个别阿片类或可能是一类阿片类物质在其免疫调节作用的确切性质和程度上可能存在差异。尽管对阿片样物质引起细胞免疫功能障碍的机制尚未明确，但是它可能与伤口愈合不良，围手术期感染和癌症复发等不良后果有关。

药物相互作用

药物相互作用可以基于两种机制：药代动力学（即一种药物影响另一种药物的浓度）或药效动力学（即一种药物影响另一种药物的作用）。临床实施麻醉时，尽管有时会发生意想不到的药代动力学相互作用，但实际上每一种麻醉药都会发生药效学相互作用，且往往通过配伍设计产生。

当静脉联合使用阿片类药物与丙泊酚时，可观察到阿片类药物最常见的药代动力学相互作用。由于丙泊酚可引起明显的血流动力学变化，从而可能对药代动力学过程产生影响，因此当持续输注丙泊酚并联合使用阿片类药物时，可能使阿片药物的浓度更大[24]。

阿片类药物最重要的药效学相互作用是阿片类药物与镇静剂联用时发生的协同作用[25]。当其与吸入麻醉剂合用时，可降低后者的MAC值（图9-6）。

通过仔细观察分析图 9-6 中阿片类药物与最低肺泡有效浓度（minimum alveolar concentration，MAC）相关的原始数据，可以发现几个临床关键点。第一，阿片类药物协同降低 MAC。第二，MAC 降低幅度可观（高达 75% 以上）。第三，在中等浓度阿片类药物水平时 MAC 值下降较明显（即使是中等剂量也可大幅度降低 MAC）。第四，MAC 降低不完全（即阿片类药物不是纯麻醉剂），阿片类药物的加入并不能完全取代其他麻醉药。第五，无数种安眠类 - 阿片类药物的配伍可达到目标 MAC，这意味着临床医生必须根据麻醉和手术的目标选择最优组合。当阿片类药物与丙泊酚联合用于 TIVA 时，所有这些概念也同样适用 [26]。

特殊人群

肝衰竭

虽然肝脏是负责大多数阿片类药物生物转化的主要代谢器官，但肝衰竭通常并不会严重到足以对阿片类药物药代动力学产生重大影响。当然，原位肝移植无肝期是这一规律的显著例外（参见第 36 章）。若持续给药，当患者没有肝脏时，依赖于肝代

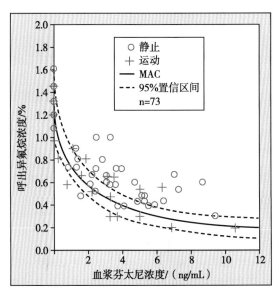

图 9-6 阿片类药物使挥发性麻醉剂的 MAC 降低：异氟烷和芬太尼的原形实例。实线为 MAC；虚线为 95% 置信区间（CI）（详见正文）（改编自：McEwan AI, Smith C, Dyar O, et al. Isoflurane minimum alveolar concentration reduction by fentanyl. *Anesthesiology.* 1993；78：864-869，used with permission.）

谢的阿片类药物的浓度会持续增加。即使在部分肝被切除后，吗啡葡糖醛酸苷与吗啡的比值也会增加，这表明吗啡的代谢率降低 [27]。由于瑞芬太尼的代谢与肝脏清除机制完全无关，因此在肝移植过程中其分布不受影响 [28]。

对于需进行阿片类药物治疗的严重肝病患者而言，药效动力学方面的考虑可能显得非常重要。进行性肝性脑病的患者尤其容易受到阿片类药物的镇静作用影响。因此，在这类患者中必须谨慎使用此类药物。

肾衰竭

肾衰竭对吗啡和哌替啶具有重要的临床意义（参见以下有关个别药物的讨论）。而对于芬太尼及衍生物，肾衰竭并没有那么明显的临床重要性，其中，瑞芬太尼的新陈代谢不受肾脏疾病的影响 [29]。

吗啡主要在肝脏中结合和转化，经肝脏转化所产生的水溶性葡糖醛酸 [即吗啡 3- 葡糖醛酸（morphine 3-glucuronide，M3G）和吗啡 6- 葡糖醛酸（morphine 3-glucuronide，M6G）] 最后经肾脏排泄。肾脏在吗啡的结合和转化中也发挥作用，可能占吗啡转化为 M3G 和 M6G 途径的一半。

M3G 虽无活性，但 M6G 是具有与吗啡疗效相当的镇痛药。肾衰竭患者在接受吗啡治疗时，体内可能会产生大量的 M6G 并产生危及生命的呼吸抑制（图 9-7）[30]。因此，对于肾脏清除机制严重改变的患者来说，吗啡可能不是一个好的选择。

肾衰竭也会明显改变哌替啶的临床药理作用。去甲哌替啶是哌替啶主要的代谢产物，具有镇痛和兴奋性中枢神经系统的作用，引起焦虑、肌颤、肌阵挛和单纯性癫痫发作。由于哌替啶的活性代谢物主要经肾脏排泄，因此在肾衰竭患者中，去甲哌替啶的蓄积导致的中枢神经系统毒性显得至关重要。这个缺点导致在许多医院的应用受到限制，甚至将其从处方中完全删除。

性别

性别可能对阿片类药物的药理学有重要影响。吗啡在女性中的作用强于男性，但起效较慢于男性 [31]。这些差异可能与周期性变化是性腺激素水平和社会心理因素有关。

年龄（参见第 35 章）

高龄是影响阿片类药物临床药理学的重要因素。例如，芬太尼及衍生物在老年患者中作用更强

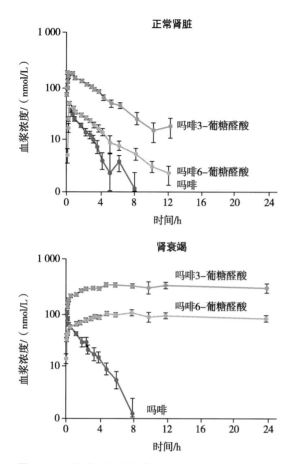

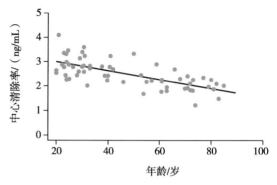

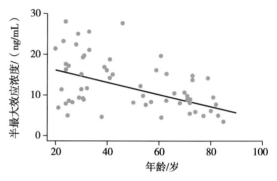

图 9-8　年龄对瑞芬太尼临床药理学的影响。尽管存在相当大的变异性，但一般来说，年龄较大的受试者中心清除率较低，效价较高（即 EC$_{50}$ 较低）

图 9-7　正常志愿者与肾衰竭患者的吗啡及其代谢产物的药代动力学。图中显示了肾衰竭患者中大量代谢产物的积累（改编自：Osborne R, Joel S, Grebenik K, et al. The pharmacokinetics of morphine and morphine glucuronides in kidney failure. *Clin Pharmacol Ther*. 1993；54：158-167, used with permission.）

（图 9-8）[32, 33]。老年患者的清除率和中央分布容积也会减少。

随着年龄的增长，尽管药代动力学变化有一定作用，但药效动力学差异是造成老年患者（> 65 岁）用药剂量减少的主要原因。老年患者应将瑞芬太尼剂量降低至少 50% 或更多。对于其他阿片类药物，也应谨慎地减少剂量。

肥胖

体重可能是影响阿片类药物临床药理学的重要因素。阿片类药物的药代动力学变量，尤其是清除率，与瘦体重（lean body mass, LBM）而不是总体重（total body weight, TBW）更为紧密相关。实际上，这意味着相对于低体重患者，肥胖患者确实需要更大的剂量才能达到相同的目标浓度，但不会按照 TBW 所建议的剂量那样高[34]。

例如药代动力学模拟图 9-9 所示，肥胖患者基于 TBW 的给药方案计算出的瑞芬太尼效应室浓度比基于 LBM 给药时高很多[35]。相反，低体重患者基于 TBW 和 LBM 给药方案计算出的药物浓度相近。上述概念很可能也适用于其他阿片类药物。

各种阿片类药物特征

可待因

尽管可待因在术中不常用，但因其具有良好的药物基因组学特征，在阿片类药物中具有特殊的重要性。实际上可待因是一种前体物质，吗啡才是具有药效的活性化合物。而吗啡是在肝脏微粒体同工型 CYP2D6 介导下，由可待因通过去甲基化作用生成的[36]。由于 CYP2D6 基因的缺失，移位或剪接突变造成 CYP2D6 缺乏的患者（约占白种人的 10%）或 CYP2D6 活性被抑制的患者（如服用奎尼丁的患者），

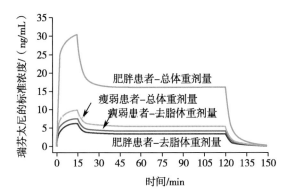

图 9-9　药代动力学模拟说明了肥胖和瘦弱患者[1μg/kg 推注,随后输注 0.5μg/(kg·min)持续 15min,继而 0.25μg/(kg·min)持续 105min]基于 TBW 或 LBM 计算瑞芬太尼用量的结果。请注意,肥胖患者中基于 TBW 计算的剂量会导致浓度急剧升高(改编自:Egan TD, Huizinga B, Gupta SK, et al. Remifentanil pharmacokinetics in obese versus lean patients. *Anesthesiology*. 1998; 89: 562-573, used with permission.)

二者都因缺少 CTP2D6 的作用都不会从可待因中受益,而他们对吗啡的反应却是正常的[37, 38]。

吗啡

吗啡是用来比较所有新型阿片类药物的原形。没有证据表明任何一种合成的阿片类药物比天然吗啡能更有效地控制疼痛。如果不是因为吗啡可引起组胺的释放导致低血压等不良反应,芬太尼可能无法取代吗啡成为术中最常用的阿片类药物。

吗啡的起效时间较慢。吗啡的酸解离常数 pKa 值较大,使其在生理 pH 值时几乎完全电离,加上其脂溶性较低,导致吗啡达到峰值效应的潜伏期延长。吗啡可缓慢透过血-脑屏障进入神经系统,但这个特点既有其优点也有缺点。优点是达到峰值效应的潜伏期延长,这意味着与起效更快的阿片类药物相比,单次推注吗啡后可能更不容易引起急性呼吸抑制。缺点是由于吗啡起效时间缓慢,对于严重疼痛的患者,临床医生可能会不适当地多次叠加给药,从而导致超剂量的吗啡中毒[39]。

吗啡的活性代谢产物 M6G 具有重要的临床意义。虽然转换为 M6G 只占吗啡代谢途径的 10%,但即使在肾功能正常的患者(尤其是长期使用的患者),M6G 也可有助于吗啡的镇痛作用。由于吗啡的肝摄取率高,口服吗啡的生物利用度明显低于胃肠外注射后。口服吗啡后的首过效应导致高 M6G 水平的产生,而实际上 M6G 可能是口服吗啡后最主要的活性化合物[40]。如前面的"肾衰竭"一节所述,透析患者中 M6G 的潜在蓄积会导致中毒,这是该活性代谢物的另一个具有重要影响的结果。

芬太尼

芬太尼可能是现代麻醉中最重要的阿片类药物。作为芬太尼衍生物的原形,其临床应用根深蒂固,应用方式多种多样。芬太尼可经多种途径给药,除静脉给药外,芬太尼还可以通过皮肤,经黏膜,经鼻和经肺途径给药。

枸橼酸芬太尼经口腔黏膜含服(oral transmucosal delivery of fentanyl citrate, OTFC)相比吞咽同剂量的药物能更快地达到较高峰值水平[41],与此同时可避免首过效应,而加大了药物的生物利用度。OTFC 具有无创性且起效迅速的特点,临床上常与芬太尼透皮贴剂联合使用,是治疗阿片药物耐受的癌症患者重度疼痛的有效疗法(参见第 40 章)。

阿芬太尼

阿芬太尼是第一个几乎完全通过连续输注给药的阿片类药物。由于其相对短的终末半衰期,因此最初我们预计阿芬太尼在连续输注终止后其作用会迅速消除[42],但是之后的药代动力学研究[即时-量相关半衰期(CSHT)]证明了这一想法是错误的[8]。然而,由于其较高的"扩散系数",阿芬太尼实际上是适合单次推注的短效药物,它可迅速达到作用位点的峰值浓度,然后迅速开始下降(请参见前面有关"药代动力学"的讨论)。以阿芬太尼为例,它说明了药物如何展示不同的药代动力学特征取决于其给药方法(即推注或持续输注)。相比芬太尼或舒芬太尼,阿芬太尼更能体现肝代谢途径的不可预测性,因为负责阿芬太尼生物转化的主要酶即肝 CYPJA4,其个体间存在显著的差异。

舒芬太尼

舒芬太尼的显著特征是,它是临床麻醉实践中最常用的最有效的阿片类药物。因为它对阿片受体亲和力更高,所以其用药的绝对剂量比其他效价较低的药物要小得多(如是吗啡剂量的 1/1 000)。

瑞芬太尼

瑞芬太尼是通过设计具有特殊构效关系的分子来实现特定临床目标的原形例子。瑞芬太尼在酯水解作用后失去其受体激动剂活性,产生极短效的阿

第二篇

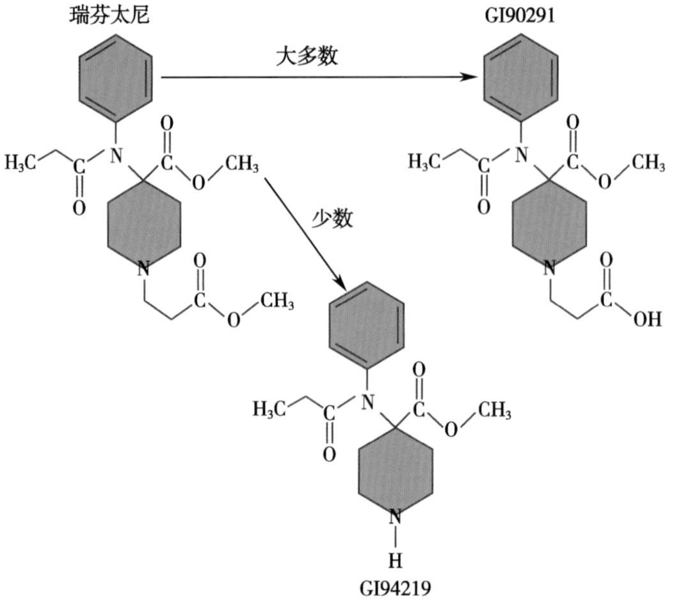

图 9-10 瑞芬太尼的代谢途径。非特异性血浆和组织酯酶将脱酯作用（即酯水解）转变为无活性的酸性代谢物（GI90291），此途径占瑞芬太尼代谢的绝大部分（改编自：Egan TD, Huizinga B, Gupta SK, et al. Remifentanil pharmacokinetics in obese versus lean patients. *Anesthesiology*. 1998; 89: 562-573, used with permission.）

片样作用结果（图 9-10）[43]。直到瑞芬太尼出现前，我们一直未找到一种阿片药物既有起效快、又有消除快的特点，这是驱动瑞芬太尼发展的重要原因。因为该药物可以根据需要在麻醉和外科手术快速周转变化的情况下，通过上下调整滴定浓度以满足患者的动态需求。

与目前市售的芬太尼及衍生物相比，瑞芬太尼CSHT短，约为 5min[44]。瑞芬太尼的药效动力学作用与阿芬太尼相似，达峰值作用的潜伏期均较短，但效价略低于芬太尼[45]。

瑞芬太尼在现代麻醉实践中的作用地位现已相对确立。瑞芬太尼可能是一个能将其有效的药物动力学特征利用到极致的最佳例子（如当需要快速恢复时；当麻醉剂需求迅速变化时；当阿片类药物滴定不可预测或困难时；或存在阿片类药物中毒风险时；当"大剂量"阿片技术对患者有利，但患者术后无机械通气支持）[46]。瑞芬太尼最常见的临床应用是将其与丙泊酚联合使用，用于全凭静脉麻醉。当只需要非常短暂的阿片类药物作用然后快速恢复时，通常也可以通过静脉推注方式给药（如在局麻监测管理过程中准备进行局部麻醉剂注射时）（参见第37章）。

阿片类激动剂－拮抗剂和纯拮抗剂

阿片类激动剂-拮抗剂在 μ- 受体处起部分激动作用，而在同一受体处同时具有竞争性拮抗剂的性质。这些药物可表现出"天花板效应"，是一类通气抑制作用和依赖性更小的镇痛药，但其镇痛作用比纯激动剂弱。开发这些药物的主要原因，是因为其具有降低阿片药物滥用的潜力从而满足一直未达到的需求。此类药物主要用于治疗慢性疼痛以及阿片类药物成瘾（参见第40章）。当存在持续的纯激动剂药物活性时（如在吗啡和其他纯激动剂之后给药），此类药物会引起一定程度的竞争性拮抗作用。

纳洛酮为纯阿片类拮抗剂的原形，是完全的阿片受体竞争性拮抗剂，没有任何激动剂活性。这些纯拮抗剂用于治疗急性阿片类药物中毒和慢性滥用。

曲马多

曲马多是中度镇痛药，具有中等 μ- 受体亲和力和较弱的 κ- 和 δ- 受体亲和力。值得注意的是，曲马多对 5- 羟基色胺（5-hydroxytryptamine，5-HT）和烟碱样乙酰胆碱（nicotinic acetylcholine，NA）受体也具有拮抗活性。曲马多可通过阿片受体和 5- 羟色胺受体途径发挥其镇痛作用，且发生呼吸抑制的风险较小。但是，当与 5- 羟色胺再摄取抑制剂或其他 5- 羟色胺能等药物联用时，存在发生 5- 羟色胺综合征以及兴奋中枢神经系统和癫痫发作的风险[47]。

丁丙诺啡

丁丙诺啡是一种对 μ- 受体具有高亲和力的阿片类激动剂 - 拮抗剂。它可以通过舌下、透皮或胃肠外给药，但口服给药具有较强的首过效应。虽然中等剂量丁丙诺啡可以用来治疗慢性疼痛，但是由于随着剂量增加，丁丙诺啡可拮抗其他阿片类药物的作用，导致其很难用于急性疼痛的治疗。由于它与阿片受体结合的亲和力很高，并且其消除半衰期在 20～72h 之间，因此需要大剂量的阿片类全激动剂来拮抗其作用[48]。

纳布啡

纳布啡也是阿片类激动剂 - 拮抗剂，其作用力和作用持续时间与吗啡相似。它是可以用于镇静的唯一镇痛药物，并具有最小的呼吸抑制作用，也可以在维持一定镇痛作用的同时，逆转阿片类药物过量引起的通气抑制[49]。

纳洛酮 / 纳曲酮

纳洛酮是一种可静脉注射的 μ- 受体拮抗剂，可同时逆转 μ- 受体激动剂的治疗作用和不良反应[50]。纳洛酮最常见的适应证是在急性用药过量后紧急逆转阿片类药物引起的呼吸抑制。纳洛酮在这方面的重要作用使其被列入世界卫生组织的"必备药物清单"。纳洛酮有时在麻醉苏醒期以小剂量使用，以恢复足够的通气能力，从而加快气管拔管。另外，小剂量纳洛酮可治疗阿片类药物引起的瘙痒症，这是其另一个常用适应证。

尽管纳洛酮在逆转阿片类药物引起的呼吸抑制方面非常有效，但它可致许多不良反应，包括急性戒断综合征、恶心、呕吐、心动过速、高血压、癫痫发作和肺水肿等[51]。明确纳洛酮的作用时间比大多数 μ- 受体激动剂短，是安排给药时间的关键，重复给药可能是维持其作用的必要条件。

为了应对阿片类药物滥用的流行，美国开发了新的交付系统，旨在使纳洛酮在阿片类药物中毒的情况下可供外行紧急使用；这些措施包括鼻喷雾剂和自动注射剂[52, 53]。

纳曲酮是一种长效的 μ- 受体激动剂，可口服、注射、植入式，并与其他非药物治疗相结合，用于阿片药物成瘾者的长期治疗[54]。

临床应用

阿片类药物在麻醉实践的每一个领域都起着至关重要的作用。在术后疼痛的治疗中（参见第 40 章），阿片类药物是最重要的，而在其他大多数情况下的围手术期药物应用时，阿片类药物通常是与其他药物联合使用的治疗辅助药物。

常见临床适应证

术后镇痛是临床麻醉实践中阿片类药物最长久的适应证。目前，通过 PCA 设备进行的阿片类药物控制给药可能是最常见的方式（参见第 40 章）。近年来，阿片类药物越来越多地与其他各种镇痛药（如非甾体抗炎药）结合使用，以提高术后镇痛的疗效和安全性。

在国际上，阿片类药物最常见的临床适应证是将其应用于被称为"复合麻醉"的领域。"复合麻醉"看似可能是颇具误导性的术语，意味以较小的剂量联合使用多种药物（如吸入麻醉剂、神经肌肉阻滞剂、镇静催眠药和阿片类药物）来达到麻醉状态。在这种技术中，阿片类药物的主要作用是降低 MAC 值。"复合麻醉"的基本设想是通过小剂量联合使用药物来缓解大剂量单个药物治疗（如只使用吸入性麻醉剂）的弊端。

大剂量阿片类药物麻醉是一种最初在开胸手术中用吗啡实现的技术[55]，后来采用了芬太尼及相关衍生物[56]，这是阿片类药物在临床麻醉中的另一种常见应用。这种方法的理论基础是，大剂量的阿片类药物使临床医生能够将吸入麻醉剂的浓度降至最低，从而避免了对已具有心血管系统隐患的患者，产生直接的心肌抑制作用和其他不良的血流动力学影响。此外，芬太尼通常会产生相对的心动过缓，这可能有益于心肌缺血的患者。尽管仍沿用"大剂量阿片类药物麻醉"这一概念，但目前使用的阿片类药物剂量已经较小。阿片类药物也因其对心脏有保护作用（即心脏预处理）被应用于临床。

TIVA 是临床麻醉实践中阿片类药物较为新兴开展且日益普及的适应证。该技术完全依靠静脉药物实现全身麻醉，其中最常见的是瑞芬太尼或阿芬太尼联合丙泊酚的持续泵输注。阿片类药物和镇静剂均通过靶控输注系统（target-controlled infusion, TCI）启动泵注。这种技术的一个明显优势，可能是术后早期患者恢复快，恶心呕吐等不良反应少，且常伴有欣快感[57]。

第二篇

合理的药物选择和给药方式

在阐明合理选择阿片类药物的科学依据时，药代动力学的考虑极为重要。事实上，μ-受体激动剂（阿片类药物）的药代动力学与药效动力学学差异具有同等重要性[58]。因此，要合理地选出一种μ-受体激动药物，需要临床医生识别各个药物的药效时间分布曲线，进而选择最能够实现临床目标的药物（尤其是在有明显的限制条件下，例如制药业的经济问题，需要根据药代学或药效学作出选择）。

在选择合适的阿片类药物时，要解决的关键问题是：阿片类药物多快才能达到所需的药物效果？阿片类药物作用必须维持多长时间？阿片类药物导致的呼吸抑制或镇静的迅速消除有多关键（如术后患者需要进行机械通气吗）？在麻醉临界状态下，能否快速增加和降低阿片类药物的作用水平？术后会出现需要阿片类药物治疗的明显疼痛吗？所有这些问题都与阿片类药物作用的最佳时间分布曲线有关，均可通过应用药代动力学概念解决这些问题。

例如，当需要短效的镇痛效果后迅速恢复（如球后阻滞镇痛）时，可首选瑞芬太尼或阿芬太尼单次注射。当需要持久的阿片类药物作用时间时，例如术后会出现明显的疼痛或需保留气管插管时，应选择芬太尼输注。如果需要患者在手术结束后尽快苏醒（如开颅手术，手术医生希望手术后立即在手术室进行神经系统检查），则瑞芬太尼输注可能是最有利的。

制定合理的给药策略也需要正确地应用药代动力学原理。任何给药方案的重要目标是达到并维持阿片类药物作用的稳态水平。如今，为了在作用部位达到稳态浓度，持续输注阿片类药物是最常用的方式，且更多的是通过 TCI 技术来完成的，这就要求临床医生熟悉感兴趣的阿片类药物的药动学模型。当这些系统不可用时，临床医生必须记住在输注之前必须单个剂量推注，以便及时达到接近稳态浓度。

新兴发展

阿片类药物与癌症复发

阿片类药物治疗对癌症复发的影响颇具争议。随着阿片类（尤其是吗啡）的免疫抑制作用及其对血管生成的影响在动物和体外研究中得到证实，人们开始关注这些药物对癌症复发和生存期的影响。早期的一些回顾性研究将接受标准的术后阿片类镇痛的肛瘘患者与接受其他镇痛技术（如硬膜外疼痛管理）的患者的癌复发率进行比较，发现阿片类药物治疗组的癌复发发率更高，而其他的一些研究却发现相互矛盾的结果。从 1996—2008 年对 3.4 万多例乳腺癌患者的回顾性研究显示，阿片类药物治疗与癌症复发无关联[59]。类似的，对 819 例接受术后静脉芬太尼和硬膜外吗啡镇痛的肝细胞癌患者进行了回顾性分析，发现两种方式对患者的无复发发生存期并无影响[60]。

但是，其他的研究证明了保留阿片类药物的镇痛技术可改善某些结局。2006—2011 年对 984 名非小细胞肺癌患者的研究发现，保留阿片类药物的镇痛治疗策略中的患者，其生存率提高了，无病生存期也延长了[61]。因此，围手术期阿片类药物镇痛治疗在癌症复发中的作用仍存在争议，目前也有大量的研究正在开展，将进一步探讨肿瘤患者的麻醉相关临床决策。

阿片类药物滥用流行

在包括美国在内的许多地区，与阿片类药物处方转移和滥用有关的死亡人数直线上升（参见第 44 章）[62]。除导致死亡率增加外，这种普遍的非法的处方转移和阿片类药物滥用模式，导致阿片类药物滥用治疗设施的接收人数激增[63]。这一趋势的出现可能至少部分归因于对慢性疼痛的患者开通了阿片类药物的处方权限，而导致部分患者成瘾[64, 65]。

阿片类药物的滥用已到危机水平，美国联邦政府和州政府当局纷纷制定立法，并留出资金支持研究、预防和处理这一问题[66, 67]。国家批准以药剂为主的纳洛酮不需医师处方就可分发给接受阿片类药物治疗的患者，这是努力支持该立法的显著例子[68]。此外，专业学会和疾病预防控制中心（Centers for Disease Control and Prevention，CDC）也制订了新的阿片类药物处方指南[69]。这是目前公众讨论和医疗调查极其激烈的领域。

思考题

1. 病人术后需要患者自控镇痛治疗（PCA）。从药代动力学的角度来看，与吗啡应用于 PCA 相比，芬太尼的相对优势是什么？

2. 哪种药代动力学参数最适合描述持续阿片类药物输注的消除时间？

3. 阿片类药物对分钟通气量和二氧化碳的通气反应有什么影响？

4. 肾衰竭是如何影响吗啡和哌替啶的药代动力学的？

5. 给术后被吗啡抑制呼吸的患者静脉注射纳洛酮。纳洛酮的潜在副作用是什么？

6. 选择术中阿片类药物的使用时应解决哪些关键问题？

（苏永维　译，林彦俊　审）

参考文献

1. Minami M, Satoh M. Molecular biology of the opioid receptors: structures, functions and distributions. *Neurosci Res*. 1995;23:121–145.

2. Pan L, Xu J, Yu R, et al. Identification and characterization of six new alternatively spliced variants of the human mu opioid receptor gene. *Oprm. Neuroscience*. 2005;133:209–220.

3. Matthies BK, Franklin KB. Formalin pain is expressed in decerebrate rats but not attenuated by morphine. *Pain*. 1992;51:199–206.

4. Becerra L, Harter K, Gonzalez RG, Borsook D. Functional magnetic resonance imaging measures of the effects of morphine on central nervous system circuitry in opioid-naive healthy volunteers. *Anesth Analg*. 2006;103:208–216.

5. Matthes HW, Maldonado R, Simonin F, et al. Loss of morphine-induced analgesia, reward effect and withdrawal symptoms in mice lacking the mu-opioid-receptor gene. *Nature*. 1996;383:819–823.

6. Sora I, Takahashi N, Funada M, et al. Opiate receptor knockout mice define mu receptor roles in endogenous nociceptive responses and morphine-induced analgesia. *Proc Natl Acad Sci U S A*. 1997;94:1544–1549.

7. Dahan A, Sarton E, Teppema L, et al. Anesthetic potency and influence of morphine and sevoflurane on respiration in mu-opioid receptor knockout mice. *Anesthesiology*. 2001;94:824–832.

8. Shafer SL, Varvel JR. Pharmacokinetics, pharmacodynamics, and rational opioid selection. *Anesthesiology*. 1991;74:53–63.

9. Lotsch J, Skarke C, Schmidt H, et al. Pharmacokinetic modeling to predict morphine and morphine-6-glucuronide plasma concentrations in healthy young volunteers. *Clin Pharmacol Ther*. 2002;72:151–162.

10. Lotsch J, Skarke C, Schmidt H, et al. The transfer half-life of morphine-6-glucuronide from plasma to effect site assessed by pupil size measurement in healthy volunteers. *Anesthesiology*. 2001;95:1329–1338.

11. Gepts E, Shafer SL, Camu F, et al. Linearity of pharmacokinetics and model estimation of sufentanil. *Anesthesiology*. 1995;83:1194–1204.

12. Scott JC, Cooke JE, Stanski DR. Electroencephalographic quantitation of opioid effect: comparative pharmacodynamics of fentanyl and sufentanil. *Anesthesiology*. 1991;74:34–42.

13. Hughes MA, Glass PS, Jacobs JR. Context-sensitive half-time in multicompartment pharmacokinetic models for intravenous anesthetic drugs [see comments]. *Anesthesiology*. 1992;76:334–341.

14. Romberg R, Sarton E, Teppema L, et al. Comparison of morphine-6-glucuronide and morphine on respiratory depressant and antinociceptive responses in wild type and mu-opioid receptor deficient mice. *Br J Anaesth*. 2003;91:862–870.

15. Gross JB. When you breathe IN you inspire, when you DON'T breathe, you... expire: new insights regarding opioid-induced ventilatory depression. *Anesthesiology*. 2003;99:767–770.

16. Forrest Jr WH, Bellville JW. The effect of sleep plus morphine on the respiratory response to carbon dioxide. *Anesthesiology*. 1964;25:137–141.

17. Laubie M, Schmitt H, Vincent M. Vagal bradycardia produced by microinjections of morphine-like drugs into the nucleus ambiguus in anaesthetized dogs. *Eur J Pharmacol*. 1979;59:287–291.

18. Reitan JA, Stengert KB, Wymore ML, Martucci RW. Central vagal control of fentanyl-induced bradycardia during halothane anesthesia. *Anesth Analg*. 1978;57:31–36.

19. Bennett JA, Abrams JT, Van Riper DF, Horrow JC. Difficult or impossible ventilation after sufentanil-induced anesthesia is caused primarily by vocal cord closure. *Anesthesiology*. 1997;87:1070–1074.

20. Streisand JB, Bailey PL, LeMaire L, et al. Fentanyl-induced rigidity and unconsciousness in human volunteers. Incidence, duration, and plasma concentrations. *Anesthesiology*. 1993;78:629–634.

21. Dray A, Metsch R. Inhibition of urinary bladder contractions by a spinal action of morphine and other opioids. *J Pharmacol Exp Ther*. 1984;231:254–260.

22. Dray A, Metsch R. Spinal opioid receptors and inhibition of urinary bladder motility in vivo. *Neurosci Lett*. 1984;47:81–84.

23. Borner C, Warnick B, Smida M, et al. Mechanisms of opioid-mediated inhibition of human T cell receptor signaling. *J Immunol*. 2009;183:882–889.

24. Bouillon T, Bruhn J, Radu-Radulescu L, et al. Non-steady state analysis of the pharmacokinetic interaction between propofol and remifentanil. *Anesthesiology*. 2002;97:1350–1362.

25. McEwan AI, Smith C, Dyar O, et al. Isoflurane minimum alveolar concentration reduction by fentanyl. *Anesthesiology*. 1993;78:864–869.

26. Vuyk J, Lim T, Engbers FH, et al. The pharmacodynamic interaction of propofol and alfentanil during lower abdominal surgery in women. *Anesthesiology*. 1995;83:8–22.

27. Rudin A, Lundberg JF, Hammarlund-Udenaes M, et al. Morphine metabolism after major liver surgery. *Anesth Analg*. 2007;104:1409–1414.

28. Dershwitz M, Hoke JF, Rosow CE, et al. Pharmacokinetics and pharmacodynamics of remifentanil in volunteer subjects with severe liver disease. *Anesthesiology*. 1996;84:812–820.

29. Hoke JF, Shlugman D, Dershwitz M, et al. Pharmacokinetics and pharmacodynamics of remifentanil in persons with renal failure compared with healthy volunteers. *Anesthesiology*. 1997;87:533–541.

30. Osborne R, Joel S, Grebenik K, et al. The pharmacokinetics of morphine and morphine glucuronides in kidney failure. *Clin Pharmacol Ther*. 1993;54:158–167.

31. Sarton E, Olofsen E, Romberg R, et al. Sex differences in morphine analgesia: an experimental study in healthy volunteers. *Anesthesiology*. 2000;93:1245–1254; discussion 6A.

32. Minto CF, Schnider TW, Egan TD, et al. Influence of age and gender on the pharmacokinetics and pharmacodynamics of remifentanil. I. Model development. *Anesthesiology*. 1997;86:10–23.

33. Scott JC, Stanski DR. Decreased fentanyl and alfentanil dose requirements with age. A simultaneous pharmacokinetic and pharmacodynamic evaluation. *J Pharmacol Exp Ther*. 1987;240:159–166.

34. Bouillon T, Shafer SL. Does size matter? *Anesthesiology*. 1998;89:557–560.

35. Egan TD, Huizinga B, Gupta SK, et al. Remifentanil pharmacokinetics in obese versus lean patients. *Anesthesiology*. 1998;89:562–573.

36. Poulsen L, Brosen K, Arendt-Nielsen L, et al. Codeine and morphine in extensive and poor metabolizers of sparteine: pharmacokinetics, analgesic effect and side effects. *Eur J Clin Pharmacol*. 1996;51:289–295.

37. Caraco Y, Sheller J, Wood AJ. Pharmacogenetic determination of the effects of codeine and prediction of drug interactions. *J Pharmacol Exp Ther*. 1996;278:1165–1174.

38. Eckhardt K, Li S, Ammon S, et al. Same incidence of adverse drug events af-

第二篇

ter codeine administration irrespective of the genetically determined differences in morphine formation. *Pain.* 1998;76:27–33.

39. Lotsch J, Dudziak R, Freynhagen R, et al. Fatal respiratory depression after multiple intravenous morphine injections. *Clin Pharmacokinet.* 2006;45:1051–1060.

40. Osborne R, Joel S, Trew D, Slevin M. Morphine and metabolite behavior after different routes of morphine administration: demonstration of the importance of the active metabolite morphine-6-glucuronide. *Clin Pharmacol Ther.* 1990;47:12–19.

41. Streisand JB, Varvel JR, Stanski DR, et al. Absorption and bioavailability of oral transmucosal fentanyl citrate. *Anesthesiology.* 1991;75:223–229.

42. Stanski DR, Hug Jr CC. Alfentanil—a kinetically predictable narcotic analgesic. *Anesthesiology.* 1982;57:435–438.

43. Egan TD. Remifentanil pharmacokinetics and pharmacodynamics. A preliminary appraisal. *Clin Pharmacokinet.* 1995;29:80–94.

44. Egan TD, Lemmens HJ, Fiset P, et al. The pharmacokinetics of the new short-acting opioid remifentanil (GI87084B) in healthy adult male volunteers. *Anesthesiology.* 1993;79:881–892.

45. Egan TD, Minto CF, Hermann DJ, et al. Remifentanil versus alfentanil: comparative pharmacokinetics and pharmacodynamics in healthy adult male volunteers [published erratum appears in Anesthesiology. 1996;85(3):695], Anesthesiology. 1996;84:821–833.

46. Egan TD. The clinical pharmacology of remifentanil: a brief review. *J Anesth.* 1998;12:195–204.

47. Grond S, Sablotzki A. Clinical pharmacology of tramadol. *Clin Pharmacokinet.* 2004;43:879–923.

48. Chen KY, Chen L, Mao J. Buprenorphine-naloxone therapy in pain management. *Anesthesiology.* 2014;120:1262–1274.

49. Errick JK, Heel RC. Nalbuphine. A preliminary review of its pharmacological properties and therapeutic efficacy. *Drugs.* 1983;26:191–211.

50. Jasinski DR, Martin WR, Haertzen CA. The human pharmacology and abuse potential of N-allylnoroxymorphone (naloxone). *J Pharmacol Exp Ther.* 1967;157:420–426.

51. Jasinski DR, Martin WR, Sapira JD. Antagonism of the subjective, behavioral, pupillary, and respiratory depressant effects of cyclazocine by naloxone. *Clin Pharmacol Ther.* 1968;9:215–222.

52. Edwards ET, Edwards ES, Davis E, et al. Comparative usability study of a novel auto-injector and an intranasal system for naloxone delivery. *Pain Ther.* 2015;4:89–105.

53. Krieter P, Chiang N, Gyaw S, et al. Pharmacokinetic properties and human use characteristics of an FDA approved intranasal naloxone product for the treatment of opioid overdose. *J Clin Pharmacol.* 2016;56(10):1243–1253.

54. Kunoe N, Lobmaier P, Ngo H, Hulse G. Injectable and implantable sustained release naltrexone in the treatment of opioid addiction. *Br J Clin Pharmacol.* 2014;77:264–271.

55. Lowenstein E, Hallowell P, Levine FH, et al. Cardiovascular response to large doses of intravenous morphine in man. *N Engl J Med.* 1969;281:1389–1393.

56. Lunn JK, Stanley TH, Eisele J, et al. High dose fentanyl anesthesia for coronary artery surgery: plasma fentanyl concentrations and influence of nitrous oxide on cardiovascular responses. *Anesth Analg.* 1979;58:390–395.

57. Hofer CK, Zollinger A, Buchi S, et al. Patient well-being after general anaesthesia: a prospective, randomized, controlled multi-centre trial comparing intravenous and inhalation anaesthesia. *Br J Anaesth.* 2003;91:631–637.

58. Mather LE. Pharmacokinetic and pharmacodynamic profiles of opioid analgesics: a sameness amongst equals? *Pain.* 1990;43:3–6.

59. Cronin-Fenton DP, Heide-Jorgensen U, Ahern TP, et al. Opioids and breast cancer recurrence: a Danish population-based cohort study. *Cancer.* 2015;121:3507–3514.

60. Cao L, Chang Y, Lin W, et al. Long-term survival after resection of hepatocellular carcinoma: a potential risk associated with the choice of postoperative analgesia. *Anesth Analg.* 2014;118:1309–1316.

61. Wang K, Qu X, Wang Y, et al. Effect of mu agonists on long-term survival and recurrence in nonsmall cell lung cancer patients. *Medicine (Baltimore).* 2015;94(33):e1333.

62. Rudd RA, Aleshire N, Zibbell JE, Gladden RM. Increases in drug and opioid overdose deaths–United States, 2000-2014. *MMWR Morb Mortal Wkly Rep.* 2016;64:1378–1382.

63. Brady KT, McCauley JL, Back SE. Prescription opioid misuse, abuse, and treatment in the United States: an update. *Am J Psychiatry.* 2016;173:18–26.

64. Johnson SR. The opioid abuse epidemic: how healthcare helped create a crisis. *Mod Healthcare.* 2016;46(7):8–9.

65. Weisberg DF, Becker WC, Fiellin DA, Stannard C. Prescription opioid misuse in the United States and the United Kingdom: cautionary lessons. *Int J Drug Policy.* 2014;25:1124–1130.

66. Kharasch ED, Brunt LM. Perioperative opioids and public health. *Anesthesiology.* 2016;124:960–965.

67. Office of the Press Secretary. The White House. President Obama proposes $1.1 billion in new funding to address the prescription opioid abuse and heroin use epidemic. *J Pain Palliat Care Pharmacother.* 2016;30(2):134–137.

68. Bachyrycz A, Shrestha S, Bleske BE, et al. Opioid overdose prevention through pharmacy-based naloxone prescription program: innovations in healthcare delivery. *Subst Abus.* Epub. 2016 May 10.

69. Frieden TR, Houry D. Reducing the risks of relief—the CDC Opioid-Prescribing Guideline. *N Engl J Med.* 2016;374:1501–1504.

第 10 章　局部麻醉药

Charles B. Berde, Anjali Koka, and Kenneth Drasner

局部麻醉可以定义为：神经冲动的产生或扩散被中断而引起身体某个独立区域的感觉丧失。局部麻醉可以通过各种化学和物理手段实现。但是，在日常的临床实践中，通常用几种作用机制相似的混合药物来实施局部麻醉，尽管这些药物的持续时间不同，但可以发生自发的、可预期的、完全的恢复。

历史回顾

局部麻醉药的临床应用始于 1880 年的可卡因[1]。随后开发了局部麻醉药对氨基苯甲酸乙酯，可注射药物普鲁卡因、丁卡因和氯普鲁卡因。这些药物和可卡因一样都含有氨基酯结构（图 10-1 和图 10-2）。

1948 年，第一个氨基酰胺类的局部麻醉药利多卡因被研发出来。与早期的氨基酯相比，氨基酰胺的优点包括更高的稳定性和更低的过敏反应发生率。由于这些有利的特性，利多卡因成为一系列酰胺类局部麻醉药的模板（图 10-2）。

除利多卡因外，大多数氨基酰胺类局部麻醉药均来自芳香胺二甲胺，包括甲哌卡因、丁哌卡因、罗哌卡因和左旋丁哌卡因。罗哌卡因和左旋丁哌卡因有另外一个特征：它们是单对映异构体，而不是外消旋混合物。它们的出现是基于目前对神经元和心脏钠离子通道的立体选择性有了更多认识，因而这些新的局部麻醉药潜在心脏毒性更小（请参阅"不良反应"）。几乎所有酰胺类都在肝脏中进行生物转化，而氨基酯类在血浆中进行水解。

神经传导

在正常或静息状态下，神经膜处于 −90mV 负相电位（神经纤维内部的电位相对于细胞外液是负的）。

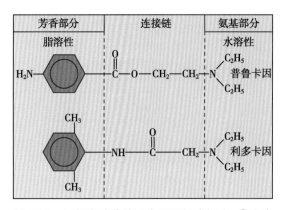

图 10-1 局部麻醉药的三个重要组成部分：①脂溶性，②水溶性和③碳氢链。该图说明了改变此基本结构以实现所需药理特性（作用时间、心血管作用）的创新方法

由于活跃的钠离子的向外转运和钾离子的向内转运，而相对于钠离子，钾离子的膜渗透性更大，因而产生了这个负相电位。随着膜的兴奋，膜对钠离子通透性增加，跨膜电位下降。如果达到一个关键电位（也就是阈电位），即出现一个快速的钠离子内向电流导致细胞膜去极化，随后静息膜电位重新建立。

神经纤维可根据纤维直径，髓鞘的存在（A 型和 B 型）或不存在（C 型）以及功能来分类（表 10-1）。神经纤维直径影响传导速度。纤维直径越大，传导越快，髓鞘的存在也加快传导速率。这个效果是由于轴膜与周围环境绝缘产生的，迫使电流在髓鞘上以周期性的间隔传导（也就是郎飞结）（图 10-3）。

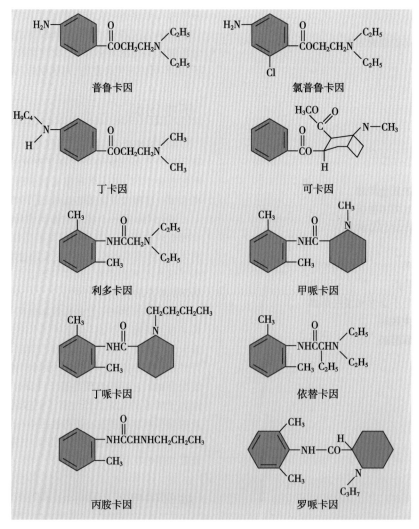

图 10-2 酯类局部麻醉药（普鲁卡因、氯普鲁卡因、丁卡因和可卡因）和酰胺类局部麻醉药（利多卡因、甲哌卡因、丁哌卡因、依替卡因、丙胺卡因和罗哌卡因）的化学结构

表 10-1　神经纤维分类

纤维		直径 /μm	传导速度 /(m/s)	功能
种类	亚类			
A（有髓鞘）	α	12 ~ 20	80 ~ 120	本体感觉、大运动
	β	5 ~ 15	35 ~ 80	小运动、触觉、压力
	γ	3 ~ 8	10 ~ 35	肌肉张力
	δ	2 ~ 5	5 ~ 25	痛觉、温度觉、触觉
B（有髓鞘）		3	5 ~ 15	节前自主神经
C（无髓鞘）		0.3 ~ 1.5	0.5 ~ 2.5	钝痛、温度觉、触觉

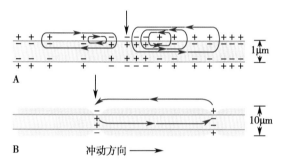

图 10-3　无髓鞘 C 纤维轴突的冲动（A）和有髓鞘的轴突的冲动（B）传播过程中"局部电路电流"的模式。在脉冲传播过程中，从左侧向右，电流进入轴突的初始上升阶段为脉冲（垂直箭头）通过轴浆（局部电路电流）并使相邻膜去极化。与轴突膜相邻的正号和负号表示轴突膜的极化状态：静止时为负性内侧，在动作电位下主动去极化时为正性内侧，而局部电路电流流动的负性较小。该离子电流相对均匀地通过非髓鞘轴突，但在髓鞘轴突中受到限制进入郎飞结的节点，其中几个是同时在单个动作电位时去极化（引自：Berde CB, Strichartz GR. Local anesthetics. In Miller RD, Cohen NH, Eriksson LI, et al, eds. *Miller's Anesthesia*. 8th ed. Philadelphia: Saunders Elsevier; 2015. ）

钠离子通道上的局部麻醉作用

局部麻醉药可作用于多种分子靶目标，但它们通过阻止电压门控钠离子流中钠离子通道而发挥其主要的预期临床作用。电压门控钠通道是复杂的跨膜蛋白，包含大的 α 亚基和小得多的 β 亚基[2]（图 10-4）。

α 亚基具有 4 个同源结构域，它们以正方形排列，每个结构域由 6 个跨膜螺旋组成，孔位于这 4 个结构域的中心。β 亚基调节通道的电生理特性，并且在通道定位中也具有重要作用，与黏附分子的结合以及与细胞内细胞骨架的连接。哺乳动物组织中钠通道 α 亚基有 9 种主要亚型，而 β 亚基有 4 种主要亚型。

不同的钠离子通道亚型在不同的组织，不同的发育阶段以及多种疾病状态中表达。钠离子通道亚型是人类疾病研究的一个活跃领域，以自发性疼痛和疼痛不敏感性为目标的新型镇痛药，以及在其他医学领域，包括心脏病学和神经学[2、3]。钠离子通道亚型将在本章稍后再次简要讨论（请参阅"当局部麻醉失败时"和"未来的局部麻醉药"）。

从电生理学的观点来看，局部麻醉药通过降低去极化率来抑制脉冲传导，从而阻止阈值电位的实现。它们不改变静息跨膜电位，对阈值电位影响不大。

钠离子通道在静止、开放和非活性构象之间循环。在激发期间，钠离子通道从静止的关闭状态移动到打开的激活状态，同时钠离子的内向通量增加，从而产生去极化。通道转换为非活动状态，必须经过进一步的处理构象变化返回到静止状态，然后它才可以响应去极化波而再次打开。

根据调节的受体模型，局部麻醉药的作用不是通过物理"堵塞通道的孔隙"，而是通过变构机制。也就是说，通过静止、开放和非活性构象来改变通道循环的相对稳定性和动力学。这样一来，可用于打开和引导内部钠电流以响应去极化波的通道的比例减少了[4]。这种机制提供的神经阻滞要么是"使用依赖型"，要么是"频率依赖型"的阻滞；也就是说，阻滞随着神经纤维的频率增加而增强。

pH、净电荷和脂溶性

钠离子通道上局部麻醉药的主要结合位点在质膜的细胞质侧附近。分子要成为有效的局部麻醉药

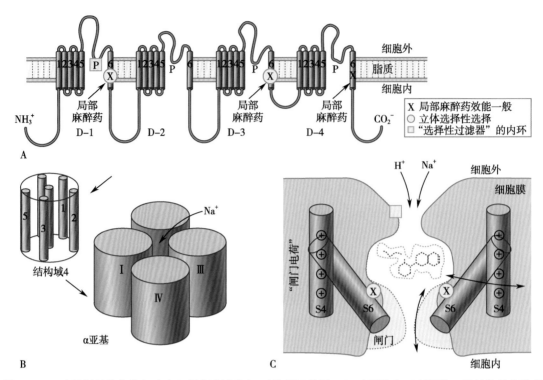

图 10-4 Na$^+$ 通道的结构特征决定了局部麻醉药（LA）的相互作用。A. 对质膜中 Na$^+$ 通道 α 亚基的单个肽的重排。具有同源序列的四个结构域（D-1 至 D-4）每个都包含 6 个跨膜的 α- 螺旋片段（S1 至 S6）。B. 每个结构域在自身内部折叠形成一个圆柱形的节段束，这些束段汇聚形成功能通道的四级结构。激活门控导致通道打开是由于带正电的 S4 片段响应膜去极化而产生的主要运动（示意图 C）。通道的快速失活是在与连接 D-3 和 D-4 的小环的一部分通道的胞质末端结合后进行的。离子通过一个开放的通道，沿着最窄的孔洞运动，该孔由连接 S5 和 S6 的四个胞外蛋白环在每个区域的部分膜穿透形成的 P 区限定。通道上不同氨基酸的有意的、定向的突变表明，在离子区分内部区域中，LA 结合在通道内部前庭中的残基（S6 片段上的 X）"选择性过滤器"（P 区上的正方形），并且也已知会影响相位抑制的立体选择性（圆圈，也在 S6 片段上）。C. 该通道的示意图横断面推测了 S6 片段在激活过程中可能会重新调整，形成一个"门"，从而打开通道，允许丁哌卡因分子通过"亲水"通道进入和离开。封闭的（灭活的）通道与 LA 分子有更紧密的联系，LA 分子的解离途径不再是 S6 片段之间的解离（以前的孔），而是现在更慢的片段之间的横向解离，然后通过膜，即"疏水"途径。进入孔的 Na$^+$ 将与 LA 竞争通道中的位点，非常缓慢地穿过孔的 H$^+$ 可以进入和离开细胞外开口，从而使结合的 LA 分子质子化和去质子化，从而调节通道解离的速率（引自：Berde CB, Strichartz GR. Local anesthetics. In Miller RD, Cohen NH, Eriksson LI, et al, eds. *Miller's Anesthesia.* 8th ed. Philadelphia: Saunders Elsevier; 2015.）

的主要结构要求是在亲水性环境（细胞外液、细胞溶胶和膜磷脂的头基区域）和质膜中双脂层的疏水性环境中都具有足够的溶解度和快速扩散能力。

临床上常用的氨基酰胺和氨基酯类局部麻醉药可达到在水和脂肪中均具有良好溶解性的目的，因为它们各自都含有叔胺基团，可以在质子化的盐酸盐（带电的、亲水的）和未质子化的碱（不带电的、疏水的）之间快速转换。带电的、质子化的形式是钠离子通道结合位点的主要活性物质[5]（图 10-5）。

带电和不带电的局部麻醉药分子的相对比例是由局部麻醉药解离常数和环境的 pH 共同决定的。根据 Henderson-Hasselbalch 方程，解离常数 Ka 可以表示为：

$$pKa = pH - log（[碱]/[结合酸]）$$

如果碱和结合酸的浓度是相等的，方程的后面部分可以不计（log1 = 0）。因此解离常数是描述局部麻醉药带电荷或不带电荷分子比例的指标。在体内一定的 pH 环境下，pKa 越低的，局部麻醉药非电离

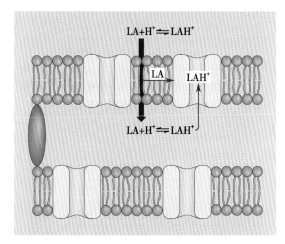

图 10-5 当局部麻醉药通过神经鞘和膜扩散到钠通道内前庭的受体部位时，只有不带电的碱基（LA）能穿透脂质膜。到达轴浆后，电离作用发生，带电荷的阳离子形式（LAH⁺）附着在受体上。麻醉也可能从侧面到达通道（即疏水途径）（引自：Covino BG, Scott DB, Lambert DH. *Handbook of Spinal Anesthesia and Analgesia.* Philadelphia：WB Saunders；1994：7, used with permission. ）

部分越多。相反，常用的注射用局部麻醉药的 pKa 在 7.6～8.9 之间，在正常生理 pH 下，不到半数的分子是非解离形式（表 10-2）。由于局部麻醉药水溶性差，市售局部麻醉药一般是它们的水溶性盐酸盐。这些盐酸盐溶液呈酸性。碳酸氢盐有时被加入局部麻醉药溶液以增加其电离部分，从而加速麻醉起效。其他情况下，更低的 pH，例如感染、炎症或缺血导致的组织酸中毒，对麻醉的起效和效果都会产生负面影响。

局部麻醉药的脂溶性会影响组织穿透、摄取时间、作用效果和作用时间。局部麻醉药效果的维持也和蛋白质结合相关，蛋白质结合可能有助于将局部麻醉药保留在神经内。

局部麻醉药的作用效果可能受体内或体外环境的影响。例如在离体神经上比较麻醉效果的时候，丁卡因比丁哌卡因强约 20 倍，但在体内环境下，两种局部麻醉药的麻醉效果相当。由于其他的原因如麻醉药的内在血管活性，不同局部麻醉药的效果也有差异，甚至体内环境下，不同给药部位（蛛网膜下腔麻醉或外周神经阻滞），局部麻醉药间的差异也会变化。

局部麻醉药的差异阻滞

从临床角度和电生理学角度来看，局部麻醉并不是一种全或无的现象：患者在注射局部麻醉药后，感觉和运动阻滞的强度随时间而变化。临床上明显的"麻木"通常与局部麻醉药的神经内浓度有关，但也反映了脊髓背角和脊髓上部位躯体感觉通路输入的复杂整合和处理。当接触不同浓度局部麻醉药和不同长度的周围神经记录复合动作电位时，通过增加局部麻醉药的浓度或增加暴露于较稀浓度的神经的长度，可以促进传导阻滞。在神经短期暴露于局部麻醉药时，传导阻滞需要暴露至少三个连续的郎飞结，以防止动作电位"跳过"局部麻醉药的暴露区域。

从历史上看，临床教科书中的"差异阻滞"一词指的是这样一种现象：输注较低浓度的局部麻醉药会产生镇痛作用和自主神经阻滞的迹象，但运动强度却相对降低。每次当局部麻醉药作用至稳态后，大、小神经纤维中动作电位受阻的电生理观察都未能很好地解释这种临床现象 [6]。对临床经验和实验数据之间这种差异的潜在机制了解甚少，但可能与神经纤维的解剖和结构排列，神经阻滞所需的纵向扩展的可变性，对其他离子通道的影响以及固有的脉冲活动有关。

局部麻醉药注射后的扩散

当局部麻醉药接触周围神经时，它们必须穿过一系列扩散屏障才能进入神经轴突中的钠通道（图 10-6）。在大的神经干，局部麻醉药会以浓度梯度从神经的外层（外膜）向内层（核心）弥散（图 10-7）[7]。其结果是混合神经中靠近外膜的神经首先被阻滞。这些靠近外膜的神经纤维一般支配到近端的解剖结构，而远端的结构受混合神经核心的神经纤维支配。这种解剖分布的特点表现为近端结构首先出现麻醉效果，随后当局部麻醉药弥散进入混合神经中心时远端出现麻醉。因此，如果运动神经更靠近神经的外周，运动麻痹早于感觉麻醉。交感、感觉和运动神经的阻滞起效和恢复顺序更多依赖于它们在混合神经中的位置及其对局部麻醉药的敏感性。

药代动力学

对于大多数口服和静脉注射的药物，全身吸收会将药物从给药位点转移到作用位点。局部麻醉药是不同的：当药物聚集在目标部位附近时，全身吸收

表 10-2　目前使用的局部麻醉药药理学的比较

化合物的分类	pKa	pH 7.4时非离子化部分 /%	效能[a]	浸润麻醉的最大剂量 /mg[b]	浸润麻醉作用时间 /min	表面麻醉	浸润麻醉	静脉注射	外周神经阻滞	硬膜外麻醉	蛛网膜下腔麻醉
酯类局部麻醉药											
普鲁卡因	8.9	3	1	500	45～60	不可以	可以	不可以	可以	不可以	可以
氯普鲁卡因	8.7	5	2	600	30～60	不可以	可以	可以	可以	可以	可以[c]
丁卡因	8.5	7	8	—	—	可以	可以[d]	不可以	不可以	不可以	可以
酰胺类局部麻醉药											
利多卡因	7.9	24	2	300	60～120	可以	可以	可以	可以	可以	可以[c]
甲哌卡因	7.6	39	2	300	90～180	不可以	可以	不可以	可以	可以	可以[c]
丙胺卡因	7.9	24	2	400	60～120	可以[e]	可以	可以	可以	可以	可以[c]
丁哌卡因，左旋丁哌卡因	8.1	17	8	150	240～480	不可以	可以	不可以	可以	可以	可以
罗哌卡因	8.1	17	6	200	240～480	不可以	可以	不可以	可以	可以	可以

[a] 相对电位的变化取决于实验模型或给药途径；
[b] 注射剂量应考虑注射部位、血管收缩剂的使用和患者相关因素；
[c] 普鲁卡因、利多卡因、甲哌卡因、普鲁卡因和氯普鲁卡因用于蛛网膜下腔麻醉存在争议，尚需论证（见正文）；
[d] 与另一种局部麻醉药合用以延长持续时间；
[e] 以利多卡因为共晶混合物配制。

与药物进入神经的作用位点竞争。因此，从注射部位快速有效的全身吸收减少了而不是增加了神经阻滞的功效。图 10-8 说明了这一原理。我们并不希望局部麻醉药从注射部位吸收（或意外的血管内注射）而达到高血浆浓度，并且这是局部麻醉药潜在毒性作用的来源。血浆峰浓度主要由全身吸收的速率决定，其次受局部麻醉药清除速率影响。局部麻醉药的摄取受到其理化特性和局部组织血流的影响，高脂溶性和高血浆蛋白结合率的局部麻醉药更不容易被摄取。

局部麻醉药的血管活性

麻醉剂引起血管收缩或血管扩张的趋势不同。这些效应因注射部位、浓度、局部直接作用于血管平滑肌的平衡以及通过阻断交感传出纤维的间接作用而不同。这种差异可能在临床上很重要。例如，与 R（+）异构体相比，S（-）罗哌卡因全身毒性的发生率

较低，部分原因可能是其血管收缩活性引起的（请参阅"不良反应"）。另一个例子是在用于脊椎麻醉的局部麻醉溶液中加入血管收缩剂的可变效应。与利多卡因或丁哌卡因相比，有证据表明丁卡因可显著增加脊髓的血流量。因此，与其他常用的脊椎麻醉药相比，肾上腺素或其他血管收缩剂延长丁卡因的脊椎麻醉作用更为明显。

代谢

氨基酯局部麻醉药通过血浆酯酶水解，而氨基酰胺局部麻醉药通过肝微粒体酶进行代谢。肺部还能够从循环系统中提取局部麻醉药，例如利多卡因，丁哌卡因和普利可因。这种新陈代谢的速度和通过肺部的首过摄取可能会影响毒性（请参阅"系统毒性"）。就这一点而言，酯类局部麻醉药氯普鲁卡因的相对较快的水解比其他局部麻醉药（尤其是氨基酰胺）维持血浆浓度的能力更低。由于非典型血浆胆碱酯

酶水解能力的缺乏或受限，导致病人承受血浆中氯普鲁卡因或其他酯类麻醉药的浓度升高的风险。利多卡因在肝脏大量代谢，血浆中这种局部麻醉药的清除与肝血流量平行相关。充血性心力衰竭或全身麻醉引起的肝脏疾病或肝血流量减少，可能会降低利多卡因的代谢率。不足 5% 的局部麻醉药通过尿液原形排出。

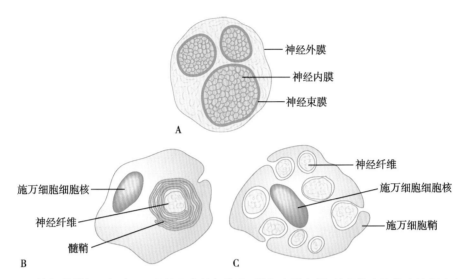

图 10-6　周围神经的横断面(A)显示最外层的神经外膜；神经束膜内部，神经轴突聚集在神经束中；以及包绕每个有髓纤维的神经内膜。每个有髓鞘的轴突(B)都包裹在一个施万细胞形成的多个髓磷脂膜包裹物中，每个轴突纵向延伸超过轴突直径的 100 倍。在这些有髓鞘的节段之间的轴突上，即郎飞结，含有支持动作电位的离子通道。无髓鞘纤维(C)被 5～10 个轴突的施万细胞链所包裹，这些细胞仅用一层膜紧紧地包裹每个轴突(引自：Berde CB, Strichartz GR: Local anesthetics. In Miller RD, Cohen NH, Eriksson LI, et al, eds. *Miller's Anesthesia.* 8th ed. Philadelphia：Saunders Elsevier；2015.)

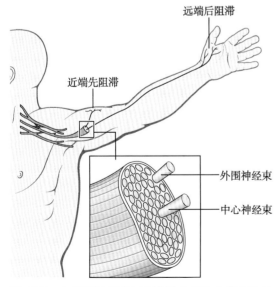

图 10-7　在周围神经的局部麻醉药以浓度梯度从神经的外层(外膜)向内层(核心)弥散。这表现为肢体的近端先出现麻醉效果

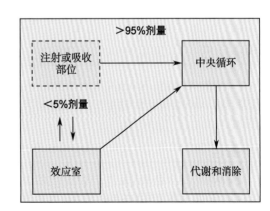

图 10-8　局部麻醉药吸收和分布的启发式模型。从神经周围注射局部麻醉药后，系统吸收与药物进入神经相互竞争。血管收缩剂可延缓局部麻醉药从神经周围注射腔室的全身吸收，降低局部麻醉药的峰值血药浓度，并在注射后的前 30min 内保持有利于药物进入神经的较高的浓度梯度

复合用药

　　肾上腺素是局部麻醉药中最常见的复合用药。肾上腺素的经典浓度为 $5\mu g/mL$（$1:200\,000$），会产生局部血管收缩，从而减慢组织吸收的速度，从而降低全身峰值浓度，降低全身毒性的概率（请参阅后面的讨论）。注射部位的选取及在局部麻醉药中添加肾上腺素，可能会导致感觉或运动阻滞的延长。根据对心率、动脉血压或症状的影响，肾上腺素还可以用作检测血管内注射的标志物，但是，肾上腺素的全身吸收可能会导致衰弱患者心律不齐或加重全身高血压。在可能缺乏侧支血流的区域（如指神经阻滞）进行周围神经阻滞时，应避免使用肾上腺素。相反，肾上腺素导致的血管收缩可减少局部出血，并与浸润麻醉所用的局部麻醉药结合使用可带来更多益处。

　　为了延长周围神经阻滞的镇痛作用，还研究了其他几种复合用药方案，包括 α_2- 受体激动剂可乐定和糖皮质激素地塞米松。这两种复合药比其他复合用药对某些阻滞的延长作用明显，并且在全身或局部使用时都能显著延长感觉阻滞时间和临床镇痛效果[8]。

　　传统上，麻醉医师在混合自己的复合药和局部麻醉药时享有很大的自由度。人们逐渐认识到这种做法有时会产生给药错误。此外，尽管某些复合药已经通过了临床前期的试验以确保对神经和肌肉没有局部组织毒性，然而仍然有其他的复合药没有通过类似的试验（参见"局部组织毒性"）。缺乏足够的临床前期安全性数据和法规评估的新型复合药不应该在临床上使用。

不良反应

　　局部麻醉药的重要不良反应虽然很少见，但由于全身吸收，局部组织毒性、过敏反应和药物特异性作用而仍可发生。

全身毒性

　　局部麻醉药的全身毒性是由于这些药物的血浆浓度过高，通常是由于周围神经阻滞进行时意外的血管内注射引起的，少部分情况是由于组织注射部位吸收了局部麻醉药引起的。局部麻醉药全身吸收的幅度取决于注射剂量，注射的具体部位和局部麻醉药溶液中血管收缩剂。肋间神经阻滞和骶尾部麻醉注射后局部麻醉剂的全身吸收最大，硬膜外麻醉中等，臂丛神经阻滞最少（图 10-9）[9]。

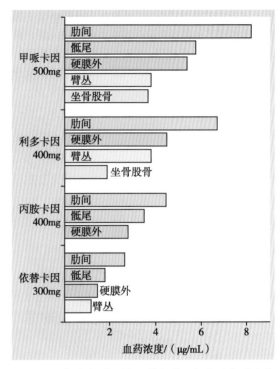

图 10-9　各种类型区域阻滞多种局部麻醉药对应的峰值血浆浓度

　　临床上显著的全身毒性是由对中枢神经系统和心血管系统的影响所致。为进行区域麻醉而确定最大可接受的局部麻醉药剂量是试图限制这些药物的全身吸收引起的血浆浓度升高（表 10-2）。但是，标准剂量建议并非完全基于证据，也未达成共识，并且没有考虑特定的注射部位和患者相关因素[10]。尽管如此，推荐剂量还是根据临床情况和不断发展的证据被用作剂量调整的参考起点。

中枢神经系统毒性

　　局部麻醉药的血浆浓度升高通常会引起口周麻木、面部刺痛、烦躁不安、眩晕、耳鸣和语言障碍，最终导致强直性阵挛性癫痫发作，然而中毒症状存在显著的差异是非常普遍的[11]。局部麻醉药是神经元抑制剂，癫痫发作可能反映了皮质抑制性神经元的选择性抑制，兴奋性通路不受影响。然而，大剂量可能会影响抑制和兴奋性途径，导致中枢神经系统疾病[5]甚至昏迷。这些作用通常与麻醉药的作用平行。癫痫发作期间动脉低氧血症和代谢性酸中毒可迅速发生，而低氧血症和酸中毒均可增强局部麻醉药的中枢神经系统毒性。

中枢神经系统毒性反应的治疗始于及时干预，如补充氧气并协助通气，以防止低氧血症和高碳血症。苯二氮䓬类药物（即咪达唑仑、劳拉西泮、地西泮）由于其功效和血流动力学相对稳定，通常是终止癫痫发作的首选药物。异丙酚，尽管更容易获得，但应谨慎用以抑制癫痫发作，因为它会抑制心脏功能。

心血管系统毒性

与中枢神经系统相比，心血管系统通常对局部麻醉药的毒性作用具有更好的耐受性。然而，血浆中高浓度局部麻醉药对小动脉血管平滑肌产生松弛作用，并对心肌产生直接抑制作用，从而导致严重的低血压。心脏毒性部分反映了局部麻醉药阻断心脏钠离子通道以及其他离子通道的能力。其结果是心脏自律性和心脏冲动的传导受到损害，这在心电图上表现为 PR 间期延长和 QRS 复合体变宽。局部麻醉药也可以在不同程度上严重抑制心肌收缩力。例如，利多卡因引起的心脏血管衰竭所需的剂量与癫痫发作所需的剂量之比约为丁哌卡因的两倍[12]，这些发现支持了丁哌卡因更容易引起心脏毒性的意见，并促使开发像罗哌卡因和左旋丁哌卡因这类单一异构体麻醉药。

脂质复苏 [13-15]

静脉滴注脂质乳剂已成为一种局部麻醉药全身毒性（local anesthetic systemic toxicity，LAST）的标准治疗方法（参见第 18 章）。脂质有效性的机制尚不清楚，但可能与其从水性血浆或组织靶标中提取丁哌卡因（或其他亲脂性药物）的能力有关，从而降低了其有效的游离浓度（"脂质沉淀"）。因此，应在任何主要行阻滞麻醉以及可能处理任何亲脂性药物过量的地方储存脂质乳液溶液和并使其易于获得使用。有关该主题的详细讨论以及脂质乳剂（20%）的给药指南、清单和治疗方案可在美国区域麻醉学会和疼痛医学学会（American Society of Regional Anesthesia and Pain Medicine，ASRA）局部麻醉药全身毒性研究工作组的出版物中找到[10, 16, 17]。

根据 ASRA 指南，脂质乳剂的静脉内推注剂量始于 1.5mL/kg（成人为 100mg），然后连续以 0.25mL/(kg·min)的速度输注。尽管脂质复苏是重要且应该使用的，但它并不是 100% 有效的，不能代替遵循剂量指导，严密监测，分次给药以及观察全身毒性症状预警信号的方法。

ASRA 指南建议对标准高级心脏生命支持（advanced cardiac life support，ACLS）方案进行补充修改，包括避免使用加压素、钙通道阻滞剂、β- 肾上腺素能受体阻滞剂或其他局部麻醉药（利多卡因、胺碘酮）。肾上腺素的增量剂量应降至 1μg/kg 以下[10]。

局部组织毒性反应

就局部组织作用而言，对局部麻醉药通常具有良好的耐受性。尽管如此，所有当前可用的局部麻醉药对神经和肌肉具有内在的毒性，有时在临床上会变得明显。这些毒性的发生率随局部组织浓度[18]和暴露持续时间的增加而增加，而这些危险可能因增加神经易受伤害性和易患神经缺血的因素而加剧，包括已存在的神经缺血性疾病，神经功能障碍，代谢和炎症状况，组织压增高和全身性低血压。在长时间的神经周围注射过程中，神经内浓度会稳定上升。基于以上原因，对于长时间的神经周围注射，我们建议使用相对低浓度的局部麻醉药，例如丁哌卡因或罗哌卡因，通常不超过 0.2%。

过敏反应

尽管经常使用局部麻醉药，但局部麻醉药的过敏反应很少。所有对局部麻醉药的不良反应中，只有不到 1% 是由过敏引起的。归因于过敏反应的大多数不良反应是由于添加剂或局部麻醉药的血浆浓度过高引发全身毒性表现。晕厥相关的低血压可能是迷走反射介导的，而肾上腺素的全身吸收可能导致心动过速和心悸。

交叉敏感性

氨基酯局麻醉药能产生对氨基苯甲酸有关的代谢产物，使得氨基酯局麻醉药比氨基酰胺更容易造成超敏反应。过敏反应也可能由对羟基苯甲酸甲酯或类似对氨基苯甲酸的化合物引发，它们在酯和酰胺类局部麻醉药的商业制剂中用作防腐剂。尽管已知对氨基酯类局部麻醉药过敏的患者可以接受氨基酰胺类局部麻醉药，但应谨慎接受该建议，因为它假定局部麻醉药是导致初始过敏反应的原因，而不是常用的防腐剂。

临床诊断

对局部麻醉药过敏的诊断主要基于临床病史（如皮疹、喉头水肿、低血压、支气管痉挛）。但是，血清类胰蛋白酶（肥大细胞脱颗粒的标志物）增加可能对确诊具有一定价值，并且如果其他药物（如镇静催眠药、阿片类药物）同时给予，则皮内试验可能有助于确定局部麻醉药是否为变应原。

局部麻醉药的其他问题

氨基酯类局部麻醉药

普鲁卡因

最早的局部麻醉药普鲁卡因在 20 世纪上半叶得到了广泛的应用，主要用作脊髓麻醉。在利多卡因被引入后，它的不稳定性和超敏反应限制了其使用。对于利多卡因脊髓麻醉有关的短暂性神经系统症状（transient neurologic symptoms，TNS）的担忧（参见"利多卡因"）重新引起了人们对普鲁卡因作为脊髓麻醉药的兴趣。但是，有限的数据表明，普鲁卡因在 TNS 上的优势很小，但与恶心的发生显著相关[19]。

丁卡因

丁卡因仍常用于脊髓麻醉。因此，它的作用时间长，特别是与血管收缩剂一起使用时，尽管这种组合会导致 TNS 的意外高风险[20]。丁卡因可以 1% 溶液的形式或以晶体的形式保存；以晶体形式保存更好，因为麻醉药在溶液中相对不稳定。丁卡因很少用于硬膜外麻醉或周围神经阻滞，原因在于起效缓慢，强烈的运动阻滞和大剂量给药时潜在的毒性。尽管它是一种酯，但其代谢速率是普鲁卡因的四分之一，氯普鲁卡因的十分之一。

氯普鲁卡因

氯普鲁卡因最初作为一种硬膜外麻醉药开始流行，尤其是在产科，因为它的快速水解实际上消除了人们对系统毒性和胎儿暴露于局部麻醉药的担忧。不幸的是，一旦将用于硬膜外麻醉剂量的麻醉药意外注入蛛网膜下腔将会引起的神经毒性损伤，这导致了氯普鲁卡因用于椎管内麻醉热情的降低。这种毒性被认为是由商业配方中所含的防腐剂亚硫酸氢钠引起的[21]。然而，随后的研究并未证明蛛网膜下腔亚硫酸氢盐具有神经毒性。相反，它甚至可能具有神经保护作用[22]。在任何情况下，都可以使用不含防腐剂和抗氧化剂的氯普鲁卡因制剂。

氯普鲁卡因产生的硬膜外麻醉持续时间相对较短。由于氯普鲁卡因会影响同时或相继使用的硬膜外布比[23]因和阿片类药物的麻醉或镇痛作用，因此有时需要避免硬膜外给予氯普鲁卡因。由于担心利多卡因蛛网膜下腔[27]给药的可能产生的毒性，氯普鲁卡因已被重新应用于脊髓麻醉[24-26]，并且由于氯普鲁卡因脊髓麻醉所需的剂量较少，从而不会产生毒性。这些早期的结果是令人鼓舞的，基于此氯普鲁卡因的超说明书使用现在很普遍。尽管存在争议，但氯普鲁卡因溶液用于脊髓麻醉应无亚硫酸氢盐，鞘内剂量不应超过 60mg。

由于氯普鲁卡因具有快速的血浆清除能力，因此在儿科区域麻醉中具有两个独特的作用：①在新生儿和新生婴儿中连续硬膜外输注；②在接受术后硬膜外或外周神经持续阻滞的患者中，如果复合使用更常用的氨基酰胺局部麻醉药，将会导致血药浓度逐步增加到毒性范围。

氨基酰胺类局部麻醉药

利多卡因

利多卡因是最常用的局部麻醉药。它用于局部、表面和局部静脉麻醉、周围神经阻滞以及脊髓和硬膜外麻醉。尽管现在已经限制将利多卡因用于脊髓麻醉，但它仍然广泛应用于其他麻醉，包括硬膜外麻醉。

利多卡因用于脊髓麻醉给药的潜在的神经毒性（即马尾综合征）已成为人们关注的一个问题，尤其是在采用连续脊髓麻醉技术的情况下[28]。多数初期伤害是由于蛛网膜下腔尾部区域麻醉剂的神经毒性浓缩所致，这种毒性的浓缩是由小号导管给药引起的异常分布和相对大剂量局部麻醉药给药所造成的[29]。但是，即使常规用于单次注射脊髓麻醉的利多卡因剂量（75～100mg）也会引发神经毒性[21]。

TNS 是一种疼痛和感觉异常的综合征，在接受蛛网膜下腔注射利多卡因剂量的患者中，多达三分之一可能会发生（但丁哌卡因很少发生）[20, 30, 31]。这些症状最初被称为短暂性放射性刺激，但由于缺乏确定的病因，后来放弃了该术语而改用 TNS。除了蛛网膜下腔注射利多卡因外，促成 TNS 发生的高危因素还包括截石位[20, 30]，膝关节镜检的体位[30]和门诊病人状态[20]。相反，局部麻醉药浓度、是否加入葡萄糖、是否加入肾上腺素以及与技术相关的因素（如针头的大小或类型）都不会改变利多卡因引起的 TNS 发生率[20]。

TNS 的症状通常在手术后的 12～24h 内出现，大多数情况下会在 3d 内消失，并且很少持续超过一周。尽管有自限性，但疼痛可能非常严重，常常超过外科手术所引起的疼痛，并且在极少数情况下需要重新住院以控制疼痛。非甾体抗炎药通常很有效，应作为一线治疗用药。TNS 与感觉丧失，运动无力或肠和膀胱功能障碍无关。这些症状的原因和意义尚待确定，但是影响 TNS 的因素与实验动物毒性之间的差异使人们认为 TNS 和持续性神经功能缺损（如马尾综合征）是由不同的机制介导的。

甲哌卡因

甲哌卡因是第一个二甲基苯胺系列化合物，由可卡因的哌啶环与利多卡因的二甲苯胺环组合构成（图 10-2）。因此，该药与利多卡因具有类似的特性，但其血管舒张作用较小，作用时间略长。甲哌卡因的临床使用与利多卡因相似，只是它作为局部麻醉药相对无效。甲哌卡因的 TNS 发生率较低，因此在短期脊髓麻醉中，该药是利多卡因最有吸引力的替代品。

丙胺卡因

丙胺卡因被引入临床实践，因为它的快速代谢和罕见的急性毒性（中枢神经系统毒性比利多卡因低约 40%）使其成为一种有用的药物。不利的是，大剂量（> 600mg）给药可能导致临床上代谢产物邻甲苯胺显著累积，这是一种能够将血红蛋白转化为高铁血红蛋白的氧化性化合物。丙胺卡因诱导的高铁血红蛋白血症，可以通过服用亚甲蓝（在 5min 内静脉注射 1～2mg/kg）来逆转。然而，这个特性限制了丙胺卡因的临床使用。

由于利多卡因脊髓麻醉的副作用，丙胺卡因作为一种脊髓麻醉药，与其他麻醉药一样受到了关注。现有数据尽管有限，但表明丙胺卡因具有与利多卡因相似的持续时间，但一过性神经毒性综合征（TNS）发生率较低。目前尚未批准丙胺卡因在美国使用，也没有任何适用于椎管内给药的制剂。

丁哌卡因

丁哌卡因是甲哌卡因的同系物，在哌啶环上具有丁基而不是甲基，该修饰使得药物具有长效作用时间。这一特征，加上感觉阻滞强于运动阻滞的特性，使得丁哌卡因成为分娩时硬膜外麻醉和处理术后疼痛的最常用局部麻醉药。丁哌卡因也常用于周围神经阻滞，但它更是一个相对完美的脊髓麻醉药。

硬膜外麻醉[32]时意外静脉注射导致难治性心搏骤停与 0.75% 丁哌卡因的使用有关，因此不再建议将该浓度用于硬膜外麻醉。丁哌卡因心脏毒性的最可能机制与其与心脏钠离子通道相互作用的性质有关[33]。当比较麻醉药之间的电生理差异时，利多卡因迅速进入钠离子通道并迅速离开。相比之下，舒张期丁哌卡因阻滞剂的恢复相对延长，因此在降低心室肌动作电位最大上升速率方面更为有效。因此，

丁哌卡因被标记为"快进，慢出"的局部麻醉药。此特性可能会创造有利于单向阻滞和折返激动的条件。其他机制也可能会影响丁哌卡因的心脏毒性，包括房室结传导紊乱、心肌收缩力抑制以及中枢神经系统介导的间接作用[34]。这种潜在的心脏毒性作用会严格限制丁哌卡因的总剂量，并强调了人剂量使用局部麻醉药（特别是丁哌卡因）时，分次给药和及时发现血管内注射的重要作用。最近发现脂质乳剂作为丁哌卡因心脏毒性的治疗干预措施并不能削弱这些预防措施的作用。但当进行小剂量脊髓麻醉时，不用担心心脏毒性。

单对映体

鉴于丁哌卡因的心脏毒性，因此丁哌卡因的立体异构体及其同系药物罗哌卡因均备受关注。

立体化学

异构体是具有相同分子式的不同化合物。具有相同的原子连接，但因空间构象不同而被称为立体异构体。对映异构体是作为镜像存在的一类特殊的立体异构体。手性一词源自希腊语 cheir，意为"手"，因为这些形式可以被视为非重叠的镜像。除了偏振光平面的旋转方向以外，对映异构体具有相同的物理性质。如果旋转是向右或顺时针方向，此异构体称为右旋(+)，如果旋转是向左或逆时针方向，此异构体则称为左旋(−)。消旋混合物是异构体相等组分的混合物，并且具有光学惰性，因为由一种异构体的分子引起的旋转被其对映体的相反旋转所抵消了。手性化合物也可以基于绝对构型进行分类，通常命名为 R（右旋）或 S（左旋）。对映异构体在特定的生物活性方面可能有所不同。例如，丁哌卡因的 $S(−)$ 对映异构体固有的心脏毒性小于其 $R(+)$ 镜像。

罗哌卡因

罗哌卡因（左旋丙卡因）是甲哌卡因和丁哌卡因同系物的 $S(−)$ 异构体，哌啶环上带有丙基尾巴。除了与心脏钠离子通道更有利的相互作用。它更可能有血管收缩作用，这可能有助于降低其心脏毒性。

运动阻滞作用不太明显，电生理研究提示提高了 C 纤维优先被阻滞的可能性，这表明罗哌卡因可能更容易产生差异性阻滞。然而，如从其较低的脂质溶解性所预期的，罗哌卡因的效力不如丁哌卡因。效力问题比较对于这些麻醉剂至关重要。如果需要施用更多的药物才能达到理想的效果，则在进行更合适的等效剂量比较时，低心脏毒性（或差异性阻

滞）的优势可能就不存在了。罗哌卡因可能在心脏毒性方面提供一些优势，但就差异阻滞而言，优于丁哌卡因的任何益处都是微不足道的。

左旋丁哌卡因

左旋丁哌卡因是丁哌卡因的单一 $S(-)$ 异构体。与罗哌卡因类似，心脏毒性减弱，但就差异阻断而言，比丁哌卡因没有优势。与罗哌卡因一样，该化合物相对于外消旋混合物的临床显著优势仅限于使用较高剂量麻醉剂的情况。

局部麻醉药

局部麻醉剂通常在黏膜表面[35]，切开的皮肤上使用，以促进撕裂修复[36]，也在完整的皮肤上使用，特别是对于儿童的针尖手术。通过黏膜表面的全身吸收是相对快速和有效的。全身毒性是经口、鼻腔或气管支气管黏膜局部过量喷洒局部麻醉喷雾剂和凝胶剂的共识问题，特别是在婴儿和儿童中。

皮肤角质层提供有效的、可阻止局部麻醉药扩散的屏障，使得外用局部麻醉药达到完整皮肤的麻醉相对更加困难。通过使用相对较高浓度的局部麻醉药（如 LMX 中的 5% 利多卡因或 Ametop 中的 4% 丁卡因凝胶）可以克服这一局限性。2.5% 利多卡因和 2.5% 丙胺卡因乳膏（即局部麻醉药的低共熔混合物，eutectic mixture of local anesthetics，EMLA）的组合广泛用于完整皮肤上[37, 38]。这种混合物的熔点低于任何一种成分，并且它在室温下以油的形式存在，能够克服皮肤的屏障。EMLA 乳膏对于预防或减轻静脉穿刺或放置静脉导管导致的相关疼痛特别有用（参见第 34 章），尽管它可能需要长达一个小时才能产生足够的局部麻醉。Synera 的另一种产品使用加热元件来加速利多卡因 - 丁卡因贴剂对皮肤的镇痛作用。

局部浸润麻醉

通常通过称为局部浸润麻醉的技术执行各种整形和美容外科手术，该技术涉及将大剂量低浓度局部麻醉药注入皮下[39-41]。这种方法使用的利多卡因总剂量非常大，例如比建议的浸润或周围神经阻滞剂量大 8 倍。尽管如此，这种方法还是有药理学基础的。当遵循推荐的剂量指南和技术方法时，血浆利多卡因浓度仍保持在安全范围内，尽管血浆浓度通常在注射后超过 12h 保持峰值。如果遵循建议准则，多个案例系列支持这种方法的全身安全性。相反，如果不遵循准则，则会发生不良事件。特别是，第二

天其他局部麻醉药的额外剂量导致了毒性反应。任何使用此技术的卫生机构都应具有治疗 LAST 的资源和方案。

全身用药用于急性和慢性疼痛

局部麻醉药和相关的钠通道阻滞剂（如美西律）可以作为全身镇痛药或局部麻醉药使用。有证据表明它可作为术后镇痛的辅助镇痛药[42]以及多种类型的神经性疼痛的有效镇痛药[43]。对于某些神经性痛的患者，短暂的利多卡因静脉输注可能会产生显著的作用，尽管机制知之甚少，其缓解疼痛的持续时间（如几天或几周）远超过利多卡因的任何明显的药理作用时间[18, 44]。

当局部麻醉失败时

实施麻醉者和所有临床医生应努力提高局部麻醉药临床使用的可靠性。从历史上看，局部麻醉失败的常见原因是技术失败；也就是说，针头放置和药液注射没有足够接近预期的作用部位。超声引导的广泛使用明显提高了多种形式区域麻醉的技术成功率，尤其是涉及周围神经和神经丛的阻滞（参见第 18 章）。尽管多项研究表明，超声能以较小的局部麻醉药量达到局部麻醉的更高成功率，但中位有效剂量或容积（即对 50% 的受试者有效）与临床实践无关，相关的是 ED_{95}（一种有效剂量，可防止 95% 的受试者运动）[45]。诸如胸段硬膜外麻醉等经典方法仅使用"盲操"技术，例如阻力消失法，在治疗时具有明显的技术失败率。越来越多的人意识到，除了超声以外，对于许多形式的区域麻醉，更客观的方法可用于针头和导管位置的确认，例如 Tsui 的硬膜外导管置入的神经刺激方法[46]，硬膜外腔转导压力波和荧光透视的选择性使用[47]（参见第 17 章和第 18 章）。

除了针头定位导致的技术失败，局部麻醉还会因其他原因而失败。临床医师可能会对由手术引起的相关疼痛的神经解剖方位做出误判，从而导致手术区域的支配神经阻滞覆盖不全。

此外，局部麻醉反应的变异的生物学来源还没有得到充分认识。例如，一些患有Ⅲ型 Ehlers-Danlos 综合征的患者表现出对局部麻醉药的相对耐药性[48]。

局部麻醉药的功效在感染或炎症部位会降低。炎症诱导的局部麻醉药耐药性可能是由于药代动力学因素（局部酸中毒、水肿、充血）减少了药物进入神经所致，以及药效动力学因素，包括外周及中心的敏化[49]。

在某些患者反复给药或长时间输注的情况下，可能会迅速产生耐受性（快速耐受性）。动物研究[50]和临床观察结果[51]将快速耐受性与痛觉过敏联系起来。可以通过联合使用抗痛觉过敏药或中枢镇痛药来减少或预防快速耐受性[52]。

长期患有慢性疼痛和痛觉过敏的患者通常似乎需要更大剂量或浓度的局部麻醉药，或两者都需要，以达到足够的止痛效果，并往往共同服用其他止痛药或抗痛觉过敏药。尽管心理因素可能会影响患者耐受局部麻醉的手术能力，但由于影响阻滞效果的各种技术或生物学因素，临床医生应避免"指责患者"感觉阻滞或镇痛程度不足。

周围神经和钠通道对慢性疼痛及其治疗可能有其他的作用。神经损伤和炎症改变了不同钠通道亚型的表达。尽管钠通道的 α- 亚基组成"孔"，但在神经损伤或炎症后，β- 亚基也有差异表达，这些 β- 亚基调节通道的电生理，从而可能改变局部麻醉反应。2016 年的一项研究报告说，长期但非急性的阿片类药物暴露会导致大鼠坐骨神经局部麻醉反应减弱[53]。

未来的局部麻醉药

局部麻醉在现代麻醉学实践中起着核心作用。然而，尽管在过去的一个世纪中，药理学和给药技术取得了重大进展，但就其潜在的神经毒性以及对心血管和中枢神经系统的不良影响而言，这类化合物的治疗指数相对较窄。通过不同的位点和机制阻断钠通道的另一类分子称为**位点 1 钠通道阻滞剂**。在一些初步研究中，它们似乎没有神经毒性和肌毒性[54, 55]。这些观察结果表明，钠通道阻滞和对神经和肌肉的局部组织毒性可能不是由共同的机制介导的。位点 1 受体阻滞剂似乎也具有最小的心脏毒性[56]，因为它们对心肌 Nav1.5 中的前显性钠通道亚型的亲和力很弱。

区域麻醉在术后和术中镇痛的作用越来越受重视（参见第 17 章、第 18 章和第 40 章）。阿片类药物本身的慎用被认为是使用区域麻醉和镇痛的有益后果。可用的局部麻醉剂通常在单次注射后提供不到 12h 的镇痛作用。尽管使用置管连续给药方法可以延长镇痛效果，但这些输注会带来导管移位、额外的术后护理和费用，以及一些其他风险。因此，已经有几种方法可以通过单次注射产生延长的局部麻醉以用于伤口浸润或周围神经阻滞。丁哌卡因的控释已通过微粒、脂质体、水凝胶和其他媒介物来实现。一种脂质体丁哌卡因产品 Exparel 现在在美国市场上销售，批准用于伤口浸润。在临床试验中，结果有好

有坏[57, 58]。

"我们的小组"（Charles B. Berde 和他的合作者以及波士顿儿童医院已授权使用位点 1 阻滞剂新萨克毒素，可用分期付款和特许权使用费以进行商业开发）正在将位点 1 钠通道阻滞剂[60]积极用于研究动物[59]和早期临床试验中。位点 1 阻滞剂与现有的局部麻醉剂表现出深层的协同作用，并且肾上腺素具有明显的延长作用。

现有局部麻醉药的另一个局限性是缺乏运动选择性。例如，在硬膜外分娩镇痛中，强烈需要镇痛、避免虚弱和肌张力降低，并保持足够的感觉以产生挤出的冲动（参见第 33 章）。近期的研究通过两种主要优势策略对感觉神经选择性阻滞进行了研究：①优先将局部麻醉药靶向细小感觉神经纤维[61]；②开发优先与主要位于细小感觉纤维的钠通道亚型结合的药物。

结论

局部麻醉药广泛用于麻醉学和医学的许多领域。它们具有一定的风险和副作用，但是通过安全剂量引导，误入静脉早期识别及可视化技术，它们可以以极好的安全性和临床有效性使用。局部麻醉药不是一个"已解决的问题"，当前的研究可能会在区域麻醉和术后护理方面取得更好的进展。

思考题

1. 局部麻醉药的作用部位是什么？从电生理角度看，局部麻醉药如何阻止脉冲传导？

2. 注射后在周围神经附近局部麻醉药扩散的典型模式是什么？这种传播方式的预期临床表现是什么？

3. 使用肾上腺素作为局部麻醉药添加剂的潜在优势是什么？在什么情况下应避免肾上腺素作为添加剂使用？

4. 中枢神经和心血管系统的局部麻醉药毒性表现是什么？

5. 用于治疗局部麻醉药全身毒性（LAST）的静脉脂质乳剂的初始剂量是多少？建议进行哪些修改使得 LAST 患者获得进一步心脏生命支持？

6. 除了局部麻醉药给药技术水平不足外，还有哪些因素可以解释无法为患者提供满意的局部麻醉阻滞效果？

（江盈盈 译，林彦俊 审）

参考文献

1. Drasner K. Local anesthetic systemic toxicity: a historical perspective. *Reg Anesth Pain Med*. 2010;35:162-166.

2. Catterall WA. Voltage-gated sodium channels at 60: structure, function and pathophysiology. *J Physiol*. 2012;590:2577-2589.

3. Dib-Hajj SD, Cummins TR, Black JA, Waxman SG. Sodium channels in normal and pathological pain. *Annu Rev Neurosci*. 2010;33:325-347.

4. Wang GK, Strichartz GR. State-dependent inhibition of sodium channels by local anesthetics: a 40-year evolution. *Biochem (Mosc) Suppl Ser A Membr Cell Biol*. 2012;6:120-127.

5. Covino BG, Scott DB, Lambert DH. *Handbook of Spinal Anaesthesia and Analgesia*. Philadelphia: WB Saunders; 1994:7.

6. Gissen AJ, Covino BG, Gregus J. Differential sensitivities of mammalian nerve fibers to local anesthetic agents. *Anesthesiology*. 1980;53:467-474.

7. Winnie AP, Tay CH, Patel KP, et al. Pharmacokinetics of local anesthetics during plexus blocks. *Anesth Analg*. 1977;56:852-861.

8. Kirksey MA, Haskins SC, Cheng J, Liu SS. Local anesthetic peripheral nerve block adjuvants for prolongation of analgesia: a systematic qualitative review. *PLoS One*. 2015;10:e0137312.

9. Covino BG, Vassallo HG. *Local Anesthetics: Mechanisms of Action and Clinical Use*. Philadelphia: Grune & Stratton; 1976.

10. Rosenberg PH, Veering BT, Urmey WF. Maximum recommended doses of local anesthetics: a multifactorial concept. *Reg Anesth Pain Med*. 2004;29:564-575. discussion 524.

11. Neal JM, Bernards CM, Butterworth JF, et al. ASRA practice advisory on local anesthetic systemic toxicity. *Reg Anesth Pain Med*. 2010;35:152-161.

12. de Jong RH, Ronfeld RA, DeRosa RA. Cardiovascular effects of convulsant and supraconvulsant doses of amide local anesthetics. *Anesth Analg*. 1982;61:3-9.

13. Weinberg G, Ripper R, Feinstein DL, Hoffman W. Lipid emulsion infusion rescues dogs from bupivacaine-induced cardiac toxicity. *Reg Anesth Pain Med*. 2003;28:198-202.

14. Spence AG. Lipid reversal of central nervous system symptoms of bupivacaine toxicity. *Anesthesiology*. 2007;107:516-517.

15. Rosenblatt MA, Abel M, Fischer GW, et al. Successful use of a 20% lipid emulsion to resuscitate a patient after a presumed bupivacaine-related cardiac arrest. *Anesthesiology*. 2006;105:217-218.

16. American Society of Regional Anesthesia and Pain Medicine. Checklist for Treatment of Local Anesthetic Toxicity. www.asra.com/content/documents/asra_last_checklist.

17. Weinberg G. LipidRescue Resuscitation. www.lipidrescue.org.

18. Lambert LA, Lambert DH, Strichartz GR. Irreversible conduction block in isolated nerve by high concentrations of local anesthetics. *Anesthesiology*. 1994;80:1082-1093.

19. Hodgson PS, Liu SS, Batra MS, et al. Procaine compared with lidocaine for incidence of transient neurologic symptoms. *Reg Anesth Pain Med*. 2000;25:218-222.

20. Freedman JM, Li DK, Drasner K, et al. Transient neurologic symptoms after spinal anesthesia: an epidemiologic study of 1,863 patients. *Anesthesiology*. 1998;89:633-641.

21. Gissen A, Datta S, Lambert D. The chloroprocaine controversy. II. Is chloroprocaine neurotoxic? *Reg Anesth*. 1984;9:135-144.

22. Taniguchi M, Bollen AW, Drasner K. Sodium bisulfite: scapegoat for chloroprocaine neurotoxicity? *Anesthesiology*. 2004;100:85-91.

23. Eisenach JC, Schlairet TJ, Dobson CE 2nd, Hood DH. Effect of prior anesthetic solution on epidural morphine analgesia. *Anesth Analg*. 1991;73:119-123.

24. Casati A, Fanelli G, Danelli G, et al. Spinal anesthesia with lidocaine or preservative-free 2-chlorprocaine for outpatient knee arthroscopy: a prospective, randomized, double-blind comparison. *Anesth Analg*. 2007;104:959-964.

25. Drasner K. Chloroprocaine spinal anesthesia: back to the future? *Anesth Analg*. 2005;100:549-552.

26. Kouri ME, Kopacz DJ. Spinal 2-chloroprocaine: a comparison with lidocaine in volunteers. *Anesth Analg*. 2004;98:75-80. table of contents.

27. Drasner K. Lidocaine spinal anesthesia: a vanishing therapeutic index? *Anesthesiology*. 1997;87:469-472.

28. Drasner K. Local anesthetic neurotoxicity: clinical injury and strategies that may minimize risk. *Reg Anesth Pain Med*. 2002;27:576-580.

29. Rigler ML, Drasner K. Distribution of catheter-injected local anesthetic in a model of the subarachnoid space. *Anesthesiology*. 1991;75:684-692.

30. Hampl KF, Schneider MC, Ummenhofer W, Drewe J. Transient neurologic symptoms after spinal anesthesia. *Anesth Analg*. 1995;81:1148-1153.

31. Pollock JE, Neal JM, Stephenson CA, Wiley CE. Prospective study of the incidence of transient radicular irritation in patients undergoing spinal anesthesia. *Anesthesiology*. 1996;84:1361-1367.

32. Albright GA. Cardiac arrest following regional anesthesia with etidocaine or bupivacaine. *Anesthesiology*. 1979;51:285-287.

33. Clarkson CW, Hondeghem LM. Mechanism for bupivacaine depression of cardiac conduction: fast block of sodium channels during the action potential with slow recovery from block during diastole. *Anesthesiology*. 1985;62:396-405.

34. Bernards CM, Artu AA. Hexamethonium and midazolam terminate dysrhythmias and hypertension caused by intracerebroventricular bupivacaine in rabbits. *Anesthesiology*. 1991;74:89-96.

35. Roberts MH, Gildersleve CD. Lignocaine topicalization of the pediatric airway. *Paediatr Anaesth*. 2016;26:337-344.

36. Smith GA, Strausbaugh SD, Harbeck-Weber C, et al. New non-cocaine-containing topical anesthetics compared with tetracaine-adrenaline-cocaine during repair of lacerations. *Pediatrics*. 1997;100:825-830.

37. Butler-O'Hara M, LeMoine C, Guillet R. Analgesia for neonatal circumcision: a randomized controlled trial of EMLA cream versus dorsal penile nerve block. *Pediatrics*. 1998;101:E5.

38. Eichenfield LF, Funk A, Fallon-Friedlander S, Cunningham BB. A clinical study to evaluate the efficacy of ELA-Max (4% liposomal lidocaine) as compared with eutectic mixture of local anesthetics cream for pain reduction of venipuncture in children. *Pediatrics*. 2002;109:1093-1099.

39. Nordstrom H, Stange K. Plasma lidocaine levels and risks after liposuction with tumescent anaesthesia. *Acta Anaesthesiol Scand*. 2005;49:1487-1490.

40. Housman TS, Lawrence N, Mellen BG, et al. The safety of liposuction: results of a national survey. *Dermatol Surg*. 2002;28:971-978.

41. Grazer FM, de Jong RH. Fatal outcomes from liposuction: census survey of cosmetic surgeons. *Plast Reconstr Surg*. 2000;105:436-446. discussion 447-448.

42. Kranke P, Jokinen J, Pace NL, et al. Continuous intravenous perioperative lidocaine infusion for postoperative pain and recovery. *Cochrane Database Syst Rev*. 2015. CD009642.

43. Challapalli V, Tremont-Lukats IW, McNicol ED, et al. Systemic administration of local anesthetic agents to relieve neuropathic pain. *Cochrane Database Syst Rev*. 2005. CD003345.

44. Araujo MC, Sinnott CJ, Strichartz GR. Multiple phases of relief from experimental mechanical allodynia by systemic lidocaine: responses to early and late infusions. *Pain*. 2003;103:21-29.

45. Fisher D. What if half of your patients moved (or remembered or did something else bad) at incision? *Anesthesiology*. 2007;107:1-2.

46. Tsui BC, Wagner A, Cave D, Kearney R. Thoracic and lumbar epidural analgesia via the caudal approach using electrical stimulation guidance in pediatric patients: a review of 289 patients. *Anesthesiology*. 2004;100:683-689.

47. Taenzer AH, Clark Ct, Kovarik WD. Experience with 724 epidurograms for epidural catheter placement in pediatric anesthesia. *Reg Anesth Pain Med*. 2010;35:432-435.

48. Arendt-Nielsen L, Kaalund S, Bjerring P, Hogsaa B. Insufficient effect of local analgesics in Ehlers Danlos type III patients (connective tissue disorder). *Acta Anaesthesiol Scand*. 1990;34:358-361.

49. Cairns BE, Gambarota G, Dunning PS, et al. Activation of peripheral excitatory amino acid receptors decreases the duration of local anesthesia. *Anesthesiology*. 2003;98:521-529.

50. Lee KC, Wilder RT, Smith RL, Berde CB. Thermal hyperalgesia accelerates and MK-801 prevents the development of tachyphylaxis to rat sciatic nerve blockade. *Anesthesiology*. 1994;81:1284–1293.

51. Bromage PR, Pettigrew RT, Crowell DE. Tachyphylaxis in epidural analgesia: I. Augmentation and decay of local anesthesia. *J Clin Pharmacol J New Drugs*. 1969;9:30–38.

52. Lund C, Mogensen T, Hjortso NC, Kehlet H. Systemic morphine enhances spread of sensory analgesia during postoperative epidural bupivacaine infusion. *Lancet*. 1985;2:1156–1157.

53. Liu Q, Gold MS. Opioid-induced loss of local anesthetic potency in the rat sciatic nerve. *Anesthesiology*. 2016;125(4):755–764.

54. Sakura S, Bollen AW, Ciriales R, Drasner K. Local anesthetic neurotoxicity does not result from blockade of voltage-gated sodium channels. *Anesth Analg*. 1995;81:338–346.

55. Epstein-Barash H, Shichor I, Kwon AH, et al. Prolonged duration local anesthesia with minimal toxicity. *Proc Natl Acad Sci U S A*. 2009;106:7125–7130.

56. Wylie MC, Johnson VM, Carpino E, et al. Respiratory, neuromuscular, and cardiovascular effects of neosaxitoxin in isoflurane-anesthetized sheep. *Reg Anesth Pain Med*. 2012;37:152–158.

57. Hadley RM, Dine AP. Where is the evidence? A critical review of bias in the reporting of clinical data for exparel: a liposomal bupivacaine formulation. *J Clin Res Bioeth*. 2014;5:189.

58. Noviasky J, Pierce DP, Whalen K, et al. Bupivacaine liposomal versus bupivacaine: comparative review. *Hosp Pharm*. 2014;49:539–543.

59. Templin JS, Wylie MC, Kim JD, et al. Neosaxitoxin in rat sciatic block: improved therapeutic index using combinations with bupivacaine, with and without epinephrine. *Anesthesiology*. 2015;123:886–898.

60. Lobo K, Donado C, Cornelissen L, et al. A phase 1, dose-escalation, double-blind, block-randomized, controlled trial of safety and efficacy of neosaxitoxin alone and in combination with 0.2% bupivacaine, with and without epinephrine, for cutaneous anesthesia. *Anesthesiology*. 2015;123:873–885.

61. Binshtok AM, Bean BP, Woolf CJ. Inhibition of nociceptors by TRPV1-mediated entry of impermeant sodium channel blockers. *Nature*. 2007;449:607–610.

第二篇

第 **11** 章　肌　松　药

Ronald D. Miller

肌松药(neuromuscular blocking drugs, NMBD)阻断神经肌肉接头(neuromuscular junction, NMJ)的神经冲动传导,从而导致骨骼肌麻痹或瘫痪。根据其作用机制和作用时间的电生理差异,这些药物可分为去极化肌松药[模拟乙酰胆碱(acetylcholine, Ach)的作用]和非去极化肌松药(干扰 ACh 的作用),后者可进一步分为长、中、短效药物(知识框 11-1)。琥珀酰胆碱(succinylcholine, Sch)是唯一用于临床的去极化肌松药。它也是唯一起效迅速而作用时间超短的肌松药。在非去极化肌松药中,罗库溴铵的快速起效时间与琥珀酰胆碱最为接近。

临床应用

肌松药的主要临床作用是松弛骨骼肌,辅助气管插管,并提供最佳的手术操作条件。肌松药也可

知识框 11-1　肌松药的分类

去极化(快速起效、超短作用时间)
琥珀酰胆碱

非去极化
长效
　泮库溴铵
中效
　维库溴铵
　罗库溴铵
　阿曲库铵
　顺式阿曲库铵
短效
　美维库铵

用于心肺复苏(参见第 45 章)、急诊科(参见第 42 章)和重症监护病房(参见第 41 章)辅助机械通气。最重要的是要认识到肌松药缺乏镇痛或麻醉效果,不能用于未充分麻醉的患者患者。麻醉不充分但患者却被肌松是全身麻醉期间知晓的主要风险(参见第 47 章)。当肌松药使骨骼肌发生松弛的时候,必须保证肺的机械通气。临床上,术中对肌松的临床评估通常是通过肉眼观察外周神经(通常是尺神经或面神经的一个分支)在接受刺激时产生的机械反应(抽搐反应)来判断(见"非去极化肌松药效果的监测"章节)。本章更强调外周神经刺激仪在监测肌松药功能中的作用。此外,新斯的明已经成为非去极化肌松药的标准"拮抗"药物。舒更葡糖(Sugammadex)作为一种相对较新的拮抗药物,具有独特的作用机制,可以逆转罗库溴铵和维库溴铵的肌松作用。

肌松药的选择

肌松药的选择取决于起效时间、维持时间、消除途径以及相关副作用(如药物引起的全身动脉血压和/或心率改变)。琥珀酰胆碱具有起效快、作用时间短的特点,在进行气管插管时非常重要。罗库溴铵也由于其起效快经常被应用于气管插管。舒更葡糖一个已批准的适应证是逆转深度的肌松作用,尤其适用于罗库溴铵或维库溴铵。例如,当给予罗库溴铵进行气管插管失败时,可使用舒更葡糖来逆转深度肌松作用。虽然琥珀酰胆碱可以间断追加药物,但是当需要较长时间的肌松作用(如超过 15～45min)时,通常选择非去极化肌松药。当不需要快速起效时,也可以使用其他长效或中效非去极化肌松药使骨骼肌松弛,辅助气管插管。

超敏反应

麻醉药相关的威胁生命的超敏反应发生率为 1/10 000～1/20 000,各国之间差异很大[1]。虽然抗生素是最常见的原因,但是也有 11%～35% 是由肌松药引起的,其中以罗库溴铵和琥珀酰胆碱最为常见。尽管罗库溴铵不引起组胺释放,但在法国和挪威,罗库溴铵被认为会增加超敏反应的风险,而在其他国家并没有证实这一点。最近,挪威对 83 例全身麻醉期间的超敏反应病例进行了随访研究,发现其中 77% 的超敏反应是由 IgE 介导的,93% 的超敏反应与肌松药有关,其中以琥珀酰胆碱最常见[2]。对梅奥诊所麻醉中使用的所有发生超敏反应的药物分析发现,抗生素是最常见的原因,其次是肌松药占 11%[3]。所有肌松药之间可能存在交叉过敏反应,因

为存在一个共同的抗原成分,即季铵盐基团。第一次接触肌松药后就出现超敏反应,可能是由于之前接触过同样含有季铵盐基团的化妆品或肥皂。最近,舒更葡糖得到美国食品药品监督管理局(FDA)批准(参见"非去极化肌松药的拮抗作用"部分)。之前推迟批准的原因部分是出于对过敏的担忧。结论是偶发的过敏病例中最常见的症状是恶心和荨麻疹。但是,舒更葡糖在欧洲和其他国家已经获得批准好几年了。对危及生命的超敏反应的治疗需要立即进行心肺复苏和肾上腺素治疗(参见第 45 章)。

神经肌肉接头

神经肌肉接头的组成包括接头前的运动神经末梢,由骨骼肌形成的高度折叠的接头后膜以及将两者分隔开的突触间隙(图 11-1)[4]。烟碱型乙酰胆碱受体(nicotinic acetylcholine receptors, nAChR)位于突触前膜和突触后膜。神经肌肉传导是由冲动传至运动神经末梢引起钙离子内流从而导致 ACh 配体的释放而引发的。乙酰胆碱与突触后膜上的乙酰胆碱受体(配体门控通道)结合,引起膜离子通透性(主要是钾离子和钠离子)改变。离子的渗透性和离子的运动使跨膜电位从 $-90mV$ 降低到 $-45mV$(阈电位),此电位造成动作电位在骨骼肌纤维表面扩散,引发肌肉收缩。乙酰胆碱酯酶(真性胆碱酯酶)可在 15ms 内迅速水解乙酰胆碱,从而恢复膜的通透性(复极化),防止持续的去极化。乙酰胆碱酯酶主要位于终板区的褶皱处,这使得它与乙酰胆碱的作用位点非常接近。

突触前受体和乙酰胆碱的释放

乙酰胆碱在运动神经末梢合成,蛋白突触素将乙酰胆碱囊泡锚定在末梢的释放部位。一些乙酰胆碱随后被释放,剩下的对刺激作出反应。突触前受体在钙的辅助下,促进运动神经末梢的乙酰胆碱补充,它可以被琥珀胆碱和新斯的明刺激,也可以被小剂量的非去极化肌松药抑制。对这些突触前烟碱型乙酰胆碱受体的抑制可以解释对高频重复刺激(如强直刺激或四个成串刺激)反应的衰减[4]。

突触后受体

突触后受体是由五个亚基组成的糖蛋白(图 11-2)[4]。这些亚单位组成一个孔道,离子通过该孔道沿浓度梯度进行跨膜运动。离子的跨膜运动是神经肌肉冲动正常传导的基础。突出外受体保留了两

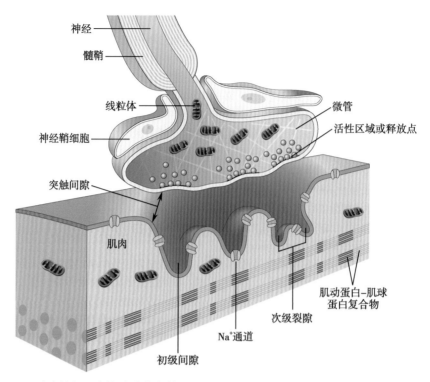

图 11-1　成人神经肌肉接头处的突触由三种细胞组成：运动神经元（即神经末梢）、肌纤维和神经鞘细胞。脊髓前角发出的运动神经元支配肌肉。每条肌纤维仅形成一个突触。运动神经在到达肌纤维时脱髓鞘。覆有神经鞘细胞的神经末梢有许多囊泡簇集在增厚的膜周围，此处即活性区域，囊泡的一侧是突触，另一侧是线粒体和微管。神经和肌肉之间的突触间隙把神经与肌肉分隔开，突出间隙由一个初级裂隙和多个次级裂隙组成。肌肉表面形成褶皱，在每个褶皱"肩部"的高密度区都有乙酰胆碱受休。钠离子通道存在于裂隙中并遍布整个肌膜（引自：Martyn JAJ. Neuromuscular physiology and pharmacology. In Miller RD, ed. *Miller's Anesthesia.* 8th ed. Philadelphia：Elsevier Saunders；2015.）

个 α- 亚单位，但有一个 ε- 亚单位替代了一个 γ- 或 δ- 亚单位。

　　两个 α- 亚单位是乙酰胆碱和肌松药的结合位点。例如非去极化肌松药占据一个或两个 α- 亚单位位点，使离子通道保持关闭状态，离子无法进行跨膜运动，就无法发生膜的去极化。琥珀酰胆碱与 α- 亚单位相结合导致离子通道的持续开放（模拟乙酰胆碱），从而使膜去极化时间延长。大剂量非去极化肌松药（大分子）使阻塞通道，从而阻断正常的离子流。离子通道关闭引起的肌松作用对抗胆碱酯酶药物介导的药物拮抗作用是无效的。吸入性麻醉药等药物可以改变胆碱能受体周围的脂质环境，从而改变离子通道的特性。这可能是挥发性麻醉药增加肌松作用的原因。

突触外受体

　　突触后受体局限于运动终板上正对突触前受体的部位，而突触外受体（ε- 亚单位被 γ- 亚单位替代）则遍布整个骨骼肌。突触外受体的合成一般受神经活动的抑制。突触外受体的增殖可能与骨骼肌的长期失用、脓毒症、去神经化或创伤（烧伤）有关。突触外受体激活后，离子通道开放时间更长，允许更多的离子跨膜运动，这部分解释了去神经化或烧伤患者在使用琥珀酰胆碱后出现严重高血钾反应。这些受体的增殖也说明了机体对非去极化肌松药的抵抗或耐受，可以发生在烧伤或长期（数天）制动时（参见"高钾血症"部分的讨论）[5, 6]。

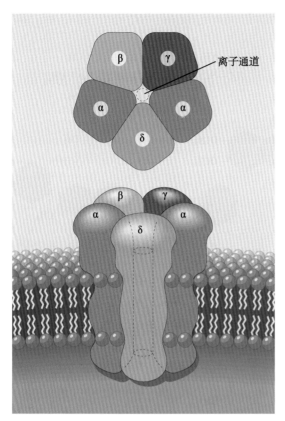

图 11-2 突触后烟碱型胆碱能受体由五个亚单位(β、α、α、β、γ、δ)组成,并形成离子通道(引自: Taylor P. Are neuromuscular blocking agents more efficacious in pairs? *Anesthesiology*, 1985, 63:1-3, used with permission.)

构效关系

肌松药是季胺类化合物,至少含有一个带正电荷的氮原子,可以与突触后胆碱能受体的 α- 亚单位相结合(图 11-3)。此外,这些药物与内源性神经递质乙酰胆碱有相似结构。例如琥珀酰胆碱是由甲基相连的两个乙酰胆碱分子组成。乙酰胆碱细长柔韧的结构使它可以与活化的胆碱能受体结合。非去极化肌松药分子结构庞大刚性,虽然含有与乙酰胆碱相似的结构部分,但不能激活胆碱能受体。

非去极化肌松药为氨基甾体类化合物(泮库溴铵、维库溴铵、罗库溴铵)或苄异喹啉类化合物(阿曲库铵、顺式阿曲库铵、美维库铵)。泮库溴铵是二季胺氨基甾体类肌松药,其结构与乙酰胆碱最为相似。泮库溴铵中乙酰胆碱样的节段使甾体类分子具有高度的肌松作用。维库溴铵和罗库溴铵是类似于泮库溴铵的单胺类化合物。氨基甾体类肌松药缺乏激素活性。苄异喹啉类衍生物比氨基甾体类衍生物更易引起组胺的释放,这可能反映其具有三价胺的结构。

去极化肌松药

琥珀酰胆碱是唯一临床应用的去极化肌松药,也是唯一起效迅速而且作用时间超短的肌松药。一般静脉给予 0.5~1.5mg/kg 可以快速起效,使骨骼肌松弛(30~60s),由于其独特的代谢机制,持续时间为 5~10min(图 11-4)。这些特点使琥珀酰胆碱成为快速诱导骨骼肌松弛,辅助气管插管的理想药物。琥珀酰胆碱已经在临床应用了 60 多年,虽然经过了不断努力,但仍然没有研制出一种比琥珀酰胆碱更好的辅助气管插管的药物[7]。气管插管时,可能静脉给予 0.5mg/kg 就已经足够,但通常还是给予 1.0~1.5mg/kg。如果在注射琥珀酰胆碱前 2~4min 给予亚临床剂量的非去极化肌松药[预注 95% 有效剂量(ED95)的 5%~10%],可以减弱肌束颤搐,同时琥珀酰胆碱的剂量应增加约 70%。虽然琥珀酰胆碱是理想的辅助气管插管的药物,但是它存在很多不良反应(知识框 11-2)。中效非去极化肌松药罗库溴铵在给予 1.0~1.2mg/kg 时起效时间与琥珀酰胆碱一样快,可以作为一种替代。

阻滞特点

琥珀酰胆碱模拟乙酰胆碱的作用使突触后膜持续去极化。由于突触后膜去极化和钠离子通道失活使骨骼肌对随后释放的乙酰胆碱无反应,从而发生骨骼肌松弛(因此被称为去极化肌松)。去极化肌松也被称为 **Ⅰ相阻滞**。突触后膜已经复极而骨骼肌仍不能对乙酰胆碱正常反应时,就出现 **Ⅱ相阻滞**(肌松脱敏)。Ⅱ相阻滞的发生机制还不清楚,终板周围的区域虽然已经发生复极化,但仍不能兴奋,阻断了乙酰胆碱引起的神经冲动的传导。给予初始剂量的琥珀酰胆碱,机体就可表现出Ⅱ相阻滞的细微特征(对强直刺激的反应衰减)[8]。Ⅱ相阻滞类似于非去极化肌松药产生的阻滞,当琥珀酰胆碱的静脉给予超过 3~5mg/kg 时就会出现Ⅱ相阻滞(表 11-1)。

初始给予的琥珀酰胆碱引起持续去极化,表现为短暂的全身骨骼肌收缩,即**肌束颤搐**。而且,琥珀酰胆碱引起钠离子通道持续开放,导致大量钾离子从细胞内外流,使血清钾离子浓度增高 0.1~0.4mEq/L。由于突触外受体增多和肌膜破坏,致使更多的离子通道钾外流,从而导致急性高钾血症。

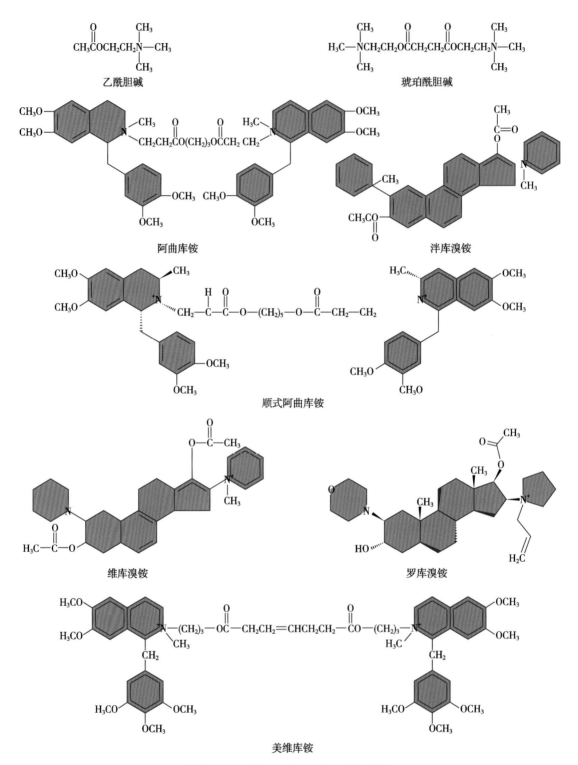

图 11-3 乙酰胆碱和肌松药的化学结构

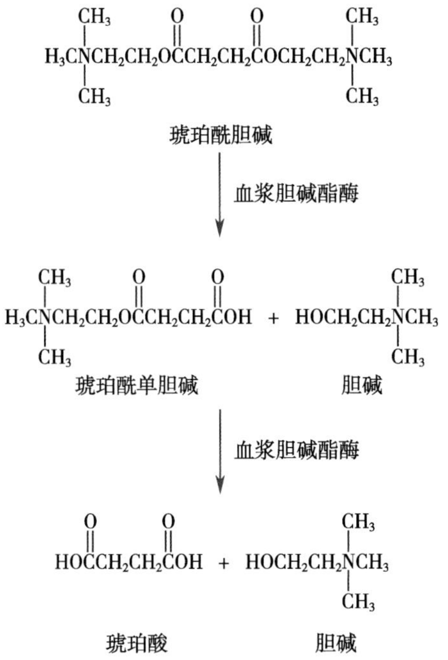

图 11-4 琥珀酰胆碱作用时间短是由于在血浆中被胆碱酯酶快速水解为无活性的代谢产物（在神经肌肉接头处琥珀酰单胆碱的活性仅为琥珀酰胆碱的 1/80～1/20）

知识框 11-2 琥珀酰胆碱的副作用

心律失常
 窦性心动过缓
 交界性心律
 窦性停搏
肌束颤搐
高钾血症
肌痛
肌红蛋白尿
眼内压增高
胃内压增高
牙关紧闭

代谢

琥珀酰胆碱由肝脏合成的血浆胆碱酯酶（假性胆碱酯酶）水解为无活性的代谢产物（图 11-4）。血浆胆碱酯酶有巨大的活性，可以快速水解琥珀酰胆碱（乙酰胆碱的代谢速度更快），因此只有一小部分可以到达神经肌肉接头处。因为神经肌肉接头处不存在血浆胆碱酯酶，所以只有当琥珀酰胆碱从神经肌肉接头处扩散到细胞外液时，神经肌肉阻滞作用才能终止。因此，血浆胆碱酯酶通过控制琥珀酰胆碱的水解量，来控制到达神经肌肉接头处的琥珀酰胆碱量，从而影响琥珀酰胆碱的作用时间。严重肝脏疾病时，才会出现血浆胆碱酯酶合成减少，使琥珀酰胆碱的作用时间延长。在给予琥珀酰胆碱后，使用强效的抗胆碱酯酶药物（用来治疗重症肌无力的药物）和某些化疗药物（氮芥、环磷酰胺）可以降低血浆胆碱酯酶的活性，从而延长骨骼肌的松弛时间。

非典型血浆胆碱酯酶

非典型血浆胆碱酯酶缺乏水解琥珀酰胆碱和美维库铵等药物的酯键能力。通常只有当一个健康的患者在接受常规剂量的琥珀酰胆碱或美维库铵后骨骼肌麻痹时间延长（>1h），我们才会意识到是因为这种非典型酶导致的。通过测量辛可卡因值可以诊断非典型血浆胆碱酯酶的存在。辛可卡因是一种酰胺类局部麻醉药，它可以抑制正常血浆胆碱酯酶80%的活性，而仅抑制非典型胆碱酯酶20%的活性（表 11-2）。辛可卡因值反映的是血浆胆碱酯酶的质量（代谢琥珀酰胆碱和美维库铵的能力），而不是血浆中的数量。例如肝脏疾病或抗胆碱酯酶药物导致的血浆胆碱酯酶数量减少而总体活性降低时，辛可卡因值是正常的。

不良反应

使用琥珀酰胆碱后会出现许多不良反应，从而使其在某些患者中限用甚至禁用（知识框 11-2）。尽管使用了 60 年，琥珀酰胆碱仍会引起严重的并发症[9, 10]。琥珀酰胆碱通常在以下患者中禁用：严重烧伤、外伤和骨骼肌过度去神经化等 24～72h 后的患者，因为琥珀酰胆碱可能会引起急性高钾血症和心搏骤停[5, 6]。曾有过病例：外观健康的男孩，实际上患有未经诊断的肌营养不良，在接受了琥珀酰胆碱后引起急性高钾血症和心搏骤停。因此，FDA 对在儿童中使用琥珀酰胆碱发出警告，仅在紧急情况下用于控制气道。

心律失常

给予琥珀酰胆碱后可能会出现窦性心动过缓、交界性心律，甚至窦性停搏。这些现象反映了琥珀酰胆碱在心脏节后毒蕈碱受体处的作用，它类似于正常乙酰胆碱的作用（表 11-3）。琥珀酰胆碱首次剂量给予后约 5min，静脉给予第二剂量最易诱发心律失常。在给予琥珀酰胆碱前 1～3min 静脉给予阿托品可减弱心脏反应，但是术前肌内注射阿托品不能有效地减少琥珀酰胆碱引起的心率减慢。琥珀酰胆碱在自主神经节处的作用类似于神经递质乙酰胆碱的作用，表现为神经节的兴奋：血压升高和心率加快（表 11-3）。

高钾血症

给予琥珀酰胆碱可迅速导致严重高钾血症、严重心律失常甚至心搏骤停[5,6]。在一些患者中，钾的水平可以超过 10mEq/L。导致高钾血症的典型情况包括烧伤、外伤、脊髓或其他重要神经系统损伤。任何制动（重症监护）或广泛的肌肉损伤，患者在受伤

表 11-1 去极化（琥珀酰胆碱）与非去极化（罗库溴铵）肌松药的比较

特征	琥珀胆碱		罗库溴铵
	Ⅰ相阻滞	Ⅱ相阻滞	
给予罗库溴铵	拮抗	增强	增强
给予琥珀酰胆碱	增强	增强	拮抗
给予新斯的明	增强	拮抗	拮抗
肌束颤搐	有		无
对单一电刺激（单刺激）的反应	衰减	衰减	衰减
四个成串刺激比值	> 0.7	< 0.3	< 0.3
对强直电刺激的反应	可以维持	不能维持	不能维持
强直后易化	无	有	有

表 11-2 血浆胆碱酯酶的种类和琥珀酰胆碱的作用时间

血浆胆碱酯酶的变异型	基因型	发生率	辛可卡因值（酶受抑制的百分数 /%）	琥珀酰胆碱引起的肌松时间 /min
典型纯合子（U）	UU	正常	70～80	5～10
杂合子	UA	1/480	50～60	20
非典型纯合子（A）	AA	1/3 200	20～30	60～180

表 11-3 肌松药的自主神经效应和组胺释放效应

药物[a]	自主神经节的烟碱受体	心脏节后毒蕈碱受体	组胺释放
琥珀胆碱	中度刺激	中度刺激	极少
泮库溴铵	无	中度刺激	无
维库溴铵	无	无	无
罗库溴铵	无	无	无
阿曲库铵	无	无	少量[b]
顺式阿曲库铵	无	无	无
美维库铵	无	无	少量[b]

[a] ED₉₅ 相等的剂量；
[b] 仅发生在剂量达到 2～3 倍的 ED₉₅ 时。

48h 后就可能发生高钾血症，取决于前面所述的突触外不典型受体增多的情况[4-6]。当肌肉恢复到正常状态时，不会发生高钾血症。但是，在临床上，很难评估肌肉的"正常"状态。对于制动数天的患者（重症监护患者）给予琥珀酰胆碱后可以引起突触外受体的增多和高钾血症。例如，重症监护病房的患者在使用琥珀酰胆碱进行快速气管内插管时出现了心脏停搏。许多重症监护病房禁止使用琥珀酰胆碱进行紧急气管插管。使用琥珀酰胆碱后出现高钾血症的易感性持续多久尚不清楚，但去神经化损伤3～6个月后再使用风险可能会降低。综合各因素考虑，对于任何烧伤、严重创伤、脊髓横断伤、进展成为危重症的患者，超过24h都应慎用或避免使用琥珀酰胆碱。

虽然琥珀酰胆碱可能会增加血钾的水平，但是肾衰竭患者，除非有尿毒症神经病变，并不容易发生钾的过度释放，可以安全使用。

肌痛

使用琥珀酰胆碱后，可能发生术后骨骼肌痛，特别是颈部、背部和腹部的肌肉。局限于颈部肌群的肌痛可能被患者描述为"喉咙痛"，从而错误地认为疼痛是由于之前气管插管引起的。接受了小手术，早期就允许下床活动的年轻患者最易出现肌痛。据推测，肌痛的发生是由于广泛的去极化引起骨骼肌纤维不同步收缩（肌束颤搐）。预先给予小剂量的非去极化肌松药（预处理）或利多卡因可以防止肌束颤搐，从而减少肌痛的发生率，但不能完全防止其发生[11]。镁可以防止肌束颤搐，但对防止肌痛无效。非甾体抗炎药治疗肌痛有效。

眼内压升高

琥珀酰胆碱引起的眼内压升高在给药后2～4min达高峰，且持续时间短暂，仅5～10min。尽管可能与眼外肌收缩压迫眼球压迫有关，但目前其发生机制尚不清楚。眼开放伤的患者在眼外肌收缩时可能将眼内容物挤出，该类患者应避免使用琥珀酰胆碱。但这种理论并没有得到证实反而遇到了挑战，有报道称有眼开放伤的患者在静脉给予琥珀酰胆碱后并没有眼球内容物被挤出[12]，且有证据指出使用琥珀酰胆碱后眼外肌收缩并不会引起眼内压升高[13]。

颅内压升高

琥珀酰胆碱使用后的颅内压升高发生很轻微，临床几乎不关注。

胃内压升高

琥珀酰胆碱可引起不可预测的胃内压升高。胃内压升高似乎与肌束颤搐的强度有关，因此强调预先给予小剂量非去极化肌松药，来防止肌束颤搐。有一个未经证实的假说认为胃内压升高可能引起胃液和胃内容物向食管和咽喉部反流，继而可能导致吸入性肺炎。

牙关紧闭

在接受氟烷 - 琥珀酰胆碱麻醉后出现下颌松弛不完全、咬肌强直，在儿童中并不少见（约4.4%），并且认为这是一种正常反应。在个别病例反应严重，甚至打开患者的嘴很困难。临床上很难区别咬肌强直是对琥珀酰胆碱的正常反应还是与恶性高热相关。除了紧急控制气道，不推荐在儿童患者中使用琥珀酰胆碱，因此牙关紧闭不是一个大问题。

非去极化肌松药

在临床上，非去极化肌松药分为长效、中效和短效（知识框 11-1）。这些药物通过与乙酰胆碱竞争接头后膜烟碱受体的 α- 亚单位并且阻断膜的离子通透性来发挥作用（图 11-2）。因为未发生去极化就可以使骨骼肌麻痹（所以被命名为非去极化肌松药）。临床上，根据起效时间、作用时间、恢复速度、代谢和消除来选择药物（表 11-4）。如罗库溴铵起效最快，对心血管的影响最小；顺式阿曲库铵不依赖于肾脏消除。这些特点是否使罗库溴铵适用于气管插管，而顺式阿曲库铵适用于肾移植？而更重要的是，只有维库溴铵和罗库溴铵能被舒更葡糖拮抗（稍后阐述）。这些只是临床上影响肌松药选择的一小部分因素。

药动学

由于含有季胺基团，非去极化肌松药高度离子化，在生理 pH 环境中水溶性强而脂溶性有限。这类化合物不易通过脂质的膜，如血 - 脑屏障、肾小管上皮、胃肠道上皮或胎盘。因此，口服非去极化肌松药无效，也不会产生中枢神经系统效应，肾小管重吸收量也很少，即使孕妇使用也不会对胎儿有不良影响。非去极化肌松药的再分布也发挥着一定作用。

患者对非去极化肌松药产生的许多不同的药理反应都可以用药动学来解释，它受许多因素的影响，如低血容量、低体温以及肝肾疾病。由于非去极化

表11-4 非去极化肌松药的药理学比较

药物	ED$_{95}$/（mg/kg）	最大颤搐抑制的起效时间/min	恢复≥25%[a]的持续时间/min	插管剂量/（mg/kg）	持续输注量/[mg/（kg·min）]	肾排泄率/%（原形）	肝降解率/%	胆汁排泄率%（原形）	血浆中水解
泮库溴铵	0.07	3～5	60～90	0.1		80	10	5～10	无
维库溴铵	0.05	3～5	20～35	0.08～0.1	1	15～25	20～30	40～75	无
罗库溴铵	0.3	1～2	20～35	0.6～1.2		10～25	10～20	50～70	无
阿曲库铵	0.2	3～5	20～35	0.4～0.5	6～8	NS	NS	NS	酶水解、自身裂解
顺式阿曲库铵	0.05	3～5	20～35	0.1	1～1.5	NS	NS	NS	自身裂解
美维库铵	0.08	2～3	12～20	0.25	5～6	NS	NS	NS	酶水解

[a] 控制的颤搐高度（min）。
ED$_{95}$，95%的有效剂量；NS，不显著。

肌松药的高度离子化，使它可以保持高的血浆浓度，从而促使大部分的药物通过肝肾清除，同时防止肾脏的重吸收。

肾脏疾病仅可以显著改变长效非去极化肌松药的药动学，如泮库溴铵。中效非去极化肌松药可以通过肝脏消除（罗库溴铵），血浆胆碱酯酶消除（美维库铵），通过 Hofmann 消除（阿曲库铵、顺式阿曲库铵）或几种机制共同作用。新的拮抗药舒更葡糖不推荐在"严重"肾功能损害的患者中使用。

药效学效应

使用了吸入麻醉剂后，达到同样的神经肌肉阻滞程度，使用的非去极化肌松药的血浆浓度降低，证明吸入麻醉剂可以增强神经肌肉阻滞程度。除了吸入麻醉药，氨基糖苷类抗生素、局部麻醉药、抗心律失常药物、丹曲林、镁、锂和他莫昔芬（抗雌激素药物）都可以增强非去极化肌松药的神经肌肉阻滞作用。部分药物也可以减弱非去极化肌松药的神经肌肉阻滞作用，包括钙剂、皮质醇和抗惊厥药物（苯妥英钠）。一些神经肌肉的疾病可能与药效学效应的改变有关（如重症肌无力、Duchenne 肌营养不良）。烧伤可以引起机体对非去极化肌松药的抵抗，与非烧伤的患者相比，要达到同样的药效烧伤患者需要更高的血浆浓度。脑血管意外也可以使机体对非去极化肌松药产生抵抗，可能与突触外受体增多有关。

心血管效应

非去极化肌松药可能通过引起组胺的释放，作用于心肌的毒蕈碱受体，或作用于自主神经节的烟碱受体产生微小的心血管效应（表11-4）。使用阿曲库铵或美维库铵可能出现短暂的低血压，但通常是在大剂量给药时（分别大于 0.4mg/kg 和 0.15mg/kg）出现。不同患者循环系统的表现不同，并且受自主神经系统的功能、血容量、术前用药、麻醉维持用药和目前药物治疗的影响。

危重症医学、危重症、肌病和多发性神经病 [14,15]

目前，肌松药不像以前那样频繁使用。小部分哮喘患者（接受糖皮质激素治疗）或急性损伤伴有多器官系统衰竭（包括败血症）的患者，需要长期机械通气（通常超过 6d），在恢复过程中可能出现长期的骨骼肌无力，使用肌松药可以使其加重。表现为中到重度的四肢弛缓性瘫痪，伴或不伴有反射消失，但感觉功能正常。肌无力的时长不可预测，有些患者可能持续数周至数月。这种肌病的病理生理学尚不清楚。因此，肌松药的使用应少于 2d，并且在辅助给予镇痛药、镇静药和调整呼吸参数后使用。肌病也可以自行发生，但给予肌松药后可加重肌病。对重症患者使用琥珀酰胆碱辅助气管内插管时应当谨慎，因为有患者出现心脏停搏的报道,推测与急性高钾血症有关。事实上,许多重症监护病房不允许使用琥珀酰胆碱。

长效非去极化肌松药

泮库溴铵

泮库溴铵是一种二季胺甾体类非去极化肌松药,其 ED_{95} 为 70μg/kg,起效时间为 3～5min,作用时长为 60～90min(表 11-4 和图 11-3)。单次给予泮库溴铵 80% 都以原形由尿液排泄。有肾衰竭的患者,泮库溴铵的血浆清除率会下降 30%～50%,作用时间延长。10%～40% 的泮库溴铵在肝脏中脱乙酰而变成无活性的代谢产物,但 3- 去乙酰泮库溴铵除外,它在神经肌肉接头处约保留有泮库溴铵一半的效能。

心血管效应

通常,泮库溴铵引起轻度的心率、平均动脉压和心输出量增加(10%～15%)。心率的增加表明泮库溴铵可以选择性地阻滞心脏窦房结处的毒蕈碱受体(阿托品样效应)。泮库溴铵不引起组胺的释放和自主神经节阻滞。

中效非去极化肌松药

罗库溴铵、维库溴铵、阿曲库铵和顺式阿曲库铵都属于中效非去极化肌松药。与泮库溴铵相比,这些药物有高效的消除机制,持续时间更短。

与泮库溴铵相比,中效非去极化肌松药有以下特点:①达到最大阻滞深度的起效时间与泮库溴铵相似。除了罗库溴铵,它具有起效迅速,在大剂量时与琥珀酰胆碱作用类似。②作用时长约为泮库溴铵的 1/3(故命名为中效)。③恢复速度比泮库溴铵快 30%～50%。④除了阿曲库铵,极少甚至没有心血管效应。药物快速清除后的自行恢复可以促进新斯的明或舒更葡糖(只对罗库溴铵和维库溴铵)的拮抗作用。

维库溴铵

维库溴铵是一种单季胺甾体类非去极化肌松药,其 ED_{95} 为 50μg/kg,起效时间为 3～5min,作用时长为 20～35min(图 11-3 和表 11-4)。经肝脏和肾脏排泄。维库溴铵的代谢产物没有药理活性,但 3- 去乙酰维库溴铵除外,它有维库溴铵原形效能的 50%～70%。与泮库溴铵相比,维库溴铵的脂溶性较强强,可促进其在胆汁中的排泄。肾衰竭几乎不影响维库溴铵的作用时间,但大剂量或反复给药可能会导致肌松时间延长。维库溴铵无心血管效应,无迷走神经效应(泮库溴铵),也不释放组胺(阿曲库铵)。

罗库溴铵

罗库溴铵是一种单季胺甾体类非去极化肌松药,其 ED_{95} 为 0.3mg/kg,起效时间为 1～2min,作用时长为 20～35min(表 11-4 和图 11-3)。罗库溴铵的效能不如维库溴铵,但肌松起效速度更快。理论上讲,给予大量的药物后,就会有更多的药物分子扩散到神经肌肉接头处。因此效能越低,就越易产生快速神经肌肉阻滞,如罗库溴铵。静脉给予 3～4 倍 ED_{95}(1.2mg/kg)的罗库溴铵与静脉给予 1mg/kg 的琥珀酰胆碱引起最大单次颤搐抑制的起效时间相似(图 11-5)[16]。要与琥珀酰胆碱的起效时间相同需要给予大剂量(3～4 倍 ED_{95})的罗库溴铵,但是此时其作用时长则与泮库溴铵类似[17]。

罗库溴铵大部分不发生脱乙酰化而是通过胆汁以原形排泄。30% 经肾脏排泄,肾衰竭的患者,药物的作用时间延长,尤其是反复给药或长时间输注时。

阿曲库铵

阿曲库铵是二季胺苄异喹啉类非去极化肌松药(10 种立体异构体的混合物),其 ED_{95} 为 0.2mg/kg,起效时间为 3～5min,作用时长为 20～35min(表 11-4 和图 11-3)[18]。它通过化学机制(在正常体温和 pH 环境中自发降解,没有酶的参与,称为 Hofmann 消除)和生物机制(通过非特异性血浆酯酶水解)来消除。N- 甲基罂粟碱是两种消除途径的主要代谢产物,它在神经肌肉接头处没有活性,但高浓度时可以兴奋中枢神经系统。两条代谢途径同时发生,不依赖于肝肾功能以及血浆胆碱酯酶活性。因此,阿曲库铵引起神经肌肉阻滞作用的持续时间在一般患者和有肝肾功能损伤或存在非典型血浆胆碱酯酶的患者一样(需要强调的是血浆胆碱酯酶负责琥珀酰胆碱和美维库铵的水解,而与阿曲库铵的水解无关)。2/3 的阿曲库铵通过酯酶水解消除,Hofmann 消除(也称为彻底甲基化)负责剩余部分的分解。

心血管效应

由于释放大量组胺,阿曲库铵可引起低血压和心动过速。但是小于 2 倍 ED_{95} 的剂量很少引起心血管效应。

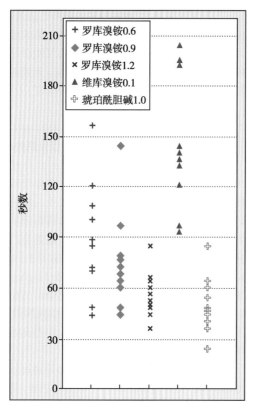

图 11-5 静脉给予罗库溴铵 0.9mg/kg 和 1.2mg/kg 和琥珀酰胆碱 1.0mg/kg、维库溴铵 0.1mg/kg 发生最大抽搐抑制的情况相似(引自:Magorian TT, Flannery KB, Miller RD. Comparison of rocuronium, succinylcholine, and vecuronium for rapid-sequence induction of anesthesia in adult patients. *Anesthesiology*. 1993; 79: 913-918, used with permission.)

顺式阿曲库铵

顺式阿曲库铵是苄异喹啉类非去极化肌松药,其 ED_{95} 为 50μg/kg,起效时间为 3~5min,作用时长为 20~35min(表 11-4 和图 11-3)。就结构而言,顺式阿曲库铵是阿曲库铵 10 种立体异构体中独立的一种。它主要通过 Hofmann 消除降解为 N-甲基罂粟碱。与阿曲库铵相比,顺式阿曲库铵没有非特异性血浆酯酶参与其消除过程。由于顺式阿曲库铵的消除不依赖器官,和阿曲库铵一样可以用于肝、肾衰竭患者,并且不会引起作用时长的改变。顺式阿曲库铵与阿曲库铵不同,它没有组胺释放作用,因此即使是大剂量的顺阿曲库铵也不会引起心血管反应。

短效非去极化肌松药

美维库铵

美维库铵是苄异喹啉类非去极化肌松药,其 ED_{95} 为 80μg/kg,起效时间为 2~3min,作用时长为 12~20min(表 11-4 和图 11-3)。美维库铵的作用时长是琥珀酰胆碱的 2 倍,是中效非去极化肌松药的 30%~40%。美维库铵有 3 种立体异构体,其中 2 种异构体通过血浆胆碱酯酶水解,水解速度为琥珀酰胆碱的 88%,因此其作用时长较短。当与琥珀酰胆碱共同使用时,美维库铵的水解减少,在存在非典型血浆胆碱酯酶的患者中,其作用时间延长(表 11-2)。美维库铵目前还没有在美国上市,也不能用于麻醉管理。

非去极化肌松药效果的监测

通过评估外周神经刺激器产生的电刺激引起的机械反应来监测肌松药的药理作用,是最可靠的方法。使用外周神经刺激器可以滴定肌松药的给药剂量来达到理想的药理作用效果,而且在手术结束后也可以通过评价对神经刺激器的反应来判断肌松药引起的肌松作用的自发恢复情况,必要时可以使用抗胆碱酯酶药物(如新斯的明或者舒更葡糖)促进神经肌肉功能的恢复(参见"非去极化肌松药的拮抗作用"讨论部分)。

所有该领域的专家都强烈建议对神经肌肉的功能和阻滞作用进行常规监测[19],并得到大型流行病学研究[20]和麻醉患者安全基金会(Anesthesia Patient Safety Foundation,APSF)的支持。但是麻醉过程中并没有常规监测肌松药的神经肌肉阻滞作用。调查发现,在美国和欧洲,只有 30%~70% 的麻醉医师使用周围神经刺激作为监测手段。这种监测可以使肌松药更有效的用于临床,为术中对肌松药的需求以及使用新斯的明或舒更葡糖拮抗提供更精确的指导。最近证实在麻醉复苏室(postanesthesia care unit,PACU)使用肌松监测后,并发症更少。

即便不持续监测,也应把肌松监测作为一种常规[21]。与许多其他监测(如脉搏血氧监测,参见第 20 章)一样,可以将客观监测(如外周神经刺激)作为强制要求。无论采用哪种形式的周围神经刺激,临床质量都会得到改善。尽管有关于不同类型刺激的相对有效性的研究[22],其实使用的刺激类型是次要的。但是,临床医生应该对各种刺激的建议和使用有一些基本了解。此外,不同类型的刺激随着所检测到的神经肌肉阻滞的程度而具有不同的敏感性(表 11-5)。理论上讲,需要考虑的是"有多少受体仍被占据,并且对特定的刺激模式有正常的反应?",当刺激模式需要更多的未被占用的受体才能产生正常的反应时,这种方法在检测剩余的神经肌肉阻滞时会更敏感。下面将介绍监测神经肌肉阻滞的技术。

通常,表面电极或皮下电针(必须有一个金属的中心)被置于腕或肘部的尺神经上或面神经上,然后由外周神经刺激器发出超强刺激[23, 24]。由于拇收肌由尺神经单独支配,所以常将刺激电极置于尺神经上。当上肢摆放的位置使得电刺激尺神经引起的机械反应不易观察时,可以考虑刺激面神经,观察眼轮匝肌的收缩,但难进行定量测定[25]。刺激面神经后眼轮匝肌的收缩反应比刺激尺神经后拇收肌的收缩反应更能反映喉部肌松的起效时间(图 11-6)[26]。给予非去极化肌松药后,与外周肌肉(拇收肌)比,喉部肌肉(声带)肌松起效更快,但肌松程度稍弱(图 11-5)[25]。可能是因为拇收肌的最大肌松效应还没达到,而喉肌的肌松作用就已经开始消退了。但给予琥珀酰胆碱时,喉肌与尺神经支配的肌肉处肌松作用出现的时间相近。所以,给予琥珀酰胆碱时,监测拇收肌的收缩反应就能反映喉肌处的药物阻滞效应。

刺激模式

通常使用机械刺激引起的反应来监测肌松药的阻滞效应,包括单刺激、四个成串刺激(train-of-four,TOF)比值、双短强直刺激、强直刺激和强直刺激后计数(图 11-6 至图 11-10)[23, 24]。这些机械刺激引起的反应可通过眼、手(触觉)或记录的方法来评估。神经肌肉的阻滞深度可以被定义为对抽搐刺激反应

的预定抑制占基线水平颤搐高度(ED_{95},可以抑制 95% 的颤搐反应的所需剂量)的百分比。药物的作用时长指的是从给药到颤搐刺激反应恢复到基线水平颤搐高度的一定百分比的时间(表 11-4)。

对外周神经刺激产生的反应可以用来回答以下问题:

1. 肌松程度是否足够满足手术需要?
2. 肌松是否过度?
3. 肌松是否能被拮抗?

在使用充足的挥发性麻醉药情况下,患者接受开腹手术,在颤搐反应抑制超过 90% 或 TOF 的 2~3 个颤搐反应消失时,能够达到可以接受的骨骼肌松弛程度。如果 TOF 刺激不引起任何颤搐反应,就不能再给予肌松药,直到一些颤搐反应恢复为止。如果 TOF 刺激可以引起部分颤搐反应则说明使用拮抗会有效(参见"非去极化肌松药的拮抗作用"部分)。

四个成串刺激

给予连续刺激可使乙酰胆碱的释放减少,基于此采用 TOF(四个刺激的频率为 2Hz,间隔 0.5s)。仅需要四个颤搐刺激就已足够,因为随后的刺激不会进一步改变乙酰胆碱的释放量。由于非去极化肌松药在神经肌肉接头处的作用,第四次颤搐高度低于第一次颤搐高度,从而有了 TOF 比值(衰减)的计算(图 11-8)[23]。TOF 比值恢复到 0.7 以上与一次单刺激反应完全恢复到基线水平颤搐高度有关。琥珀酰胆碱在神经肌肉接头处产生阻滞作用,但 TOF 比值仍接近 1.0,这是因为所有这四个刺激反应的颤搐高度降低的幅度相同(I 相阻滞)(图 11-8)[23],如果在给予琥珀酰胆碱后出现 TOF 比值小于 0.3 则表明出现了 II 相阻滞(见表 11-1)。

表 11-5 抗胆碱酯酶药的选择

可见的 TOF 颤搐	预估 TOF 衰减	抗胆碱酯酶药和剂量 /(mg/kg)IV	抗胆碱能药和剂量 /(mg/kg)IVa
无 b		不推荐	不推荐
≤2	++++	新斯的明 0.07	格隆溴铵 7 或阿托品 15
3~4	+++	新斯的明 0.04	格隆溴铵 7 或阿托品 15
4	++	腾喜龙 0.5	阿托品 7
4	0	腾喜龙 0.25	阿托品 7

a 与抗胆碱酯酶药同时使用;

b 药物辅助的拮抗作用推迟至出现激发反应后。

++++,显著;+++,中度;++,轻度;0,无;IV,静脉输注;TOF,四个成串刺激。

(经授权改编自:Bevan DR, Donati F, Kopman AF. Reversal of neuromuscular blockade. *Anesthesiology*. 1992; 77: 785–792.)

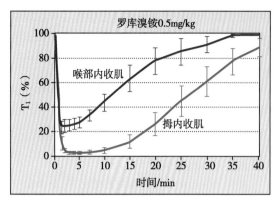

图 11-6 罗库溴铵作用效果（对单刺激反应的最大抑制 T_1），在喉部内收肌比在拇内收肌阻滞强度弱，作用时间短（引自：Meistelman C, Plaud B, Donati F. Rocuronium（ORG 9426）neuromuscular blockade at the adductor muscles of the larynx and adductor pollicis in humans. *Can J Anaesth.* 1992；39：665-669, used with permission.）

双短强直刺激

临床上，通过看或触觉评价并精确估计的 TOF 比值都不可靠。TOF 比值估算的困难在于中间两个颤搐反应干扰了第一个与最后一个颤搐反应之间的对比。双短强直刺激（两个短脉冲串各由三个脉冲组成，间隔 750ms）时观察者只需观察两次颤搐（图 11-9）[24]。双脉冲刺激提高了观察者检测小于 0.3 的 TOF 比值的能力，但是仍不能保证观察者能够得出 TOF 比值大于 0.7 的结论[27]。与 TOF 比值难于定量相比，确定 TOF 刺激引起的颤搐反应的数量可重复性可能更高一些。例如当第一个颤搐高度为基线水平颤搐高度的 30%~40% 时，第四个颤搐可被察觉，相对应的 TOF 比值约为 0.35。计数可观察到的 TOF 反应有助于估计使用抗胆碱酯酶药拮抗肌松作用的容易程度（表 11-6）（参见"非去极化肌松药的拮抗作用"讨论部分）[24]。

强直刺激

强直刺激（持续的或强直的电刺激，持续 5s，频率 50Hz）对神经肌肉接头处乙酰胆碱的释放是一个强烈的刺激。非去极化肌松药在神经肌肉接头处发挥阻滞作用时，对强直刺激的反应并非持续不变（衰减），而琥珀酰胆碱在神经肌肉接头处引起阻滞效应时，对强直刺激的反应显著降低，但 I 相阻滞时并不发生衰减（图 11-10）[23]。TOF 比值大于 0.7 时对强直

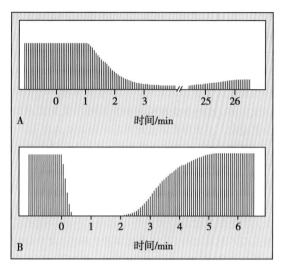

图 11-7 反复电刺激某神经引起单刺激颤搐反应，通过描述出颤搐反应，图解非去极化（A）和去极化（B）肌松药（"0 点"表示注射肌松药）的肌松作用的起效时间和恢复时间（修改自：Modified from Viby-Mogensen J. Clinical assessment of neuromuscular transmission. *Br J Anaesth.* 1982，54：209-223, used with permission.）

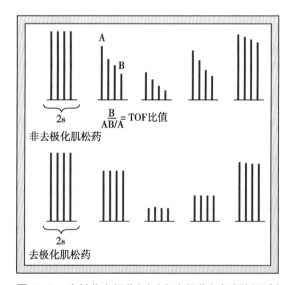

图 11-8 注射非去极化（上）和去极化（琥珀酰胆碱）（下）肌松药后 TOF 刺激引起的机械反应。TOF 比值小于 1（衰减）仅发生于肌松药作用于神经肌肉接头处引起阻滞作用时（修改自：Viby-Mogensen J. Clinical assessment of neuromuscular transmission. *Br J Anaesth*, 1982，54：209-223, used with permission.）

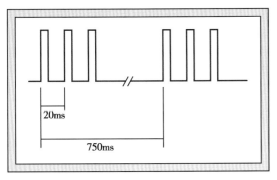

图 11-9 双短强直刺激（3 个电冲动频率为 50Hz，间隔 750 毫秒）的刺激模式（引自：Bevan DR, Donati F, Kopman AF. Reversal of neuromuscular blockade. *Anesthesiology*, 1992, 77: 785-792, used with permission. ）

刺激会出现持续的颤搐反应。强直刺激停止后，乙酰胆碱储备立即增加，随后的颤搐反应会短暂地增强（强直后易化）（图 11-10）[23, 25, 26]。

非去极化肌松药的拮抗作用

几十年来，通过静脉给予抗胆碱酯酶药物（通常是新斯的明，但也可以是罕有使用的滕喜隆或溴比斯的明）来实现非去极化肌松拮抗。目前新斯的明和舒更葡糖均可使用，这两种拮抗药物的某些原理是一样的。即使所有监测神经肌肉功能的试验都表明神经肌肉功能正常，神经肌肉接头处也有 50% 的受体被肌松药占据。患者可能需要更多的受体来获得足够的骨骼肌肌力。如果对周围神经刺激的反应是正常的，是否仍应给予小剂量的新斯的明（如 1.0mg/70kg）或舒更葡糖（如 2mg/kg）？目前没有明确答案。建议是"当有疑问时，最好让尽可能多的受体不受肌松药的影响"（表 11-5 和 11-6）[23, 24]。明确的临床证据（持续抬头或抬腿 5s，压舌板试验或 TOF 比值 >0.9）可保证肌松药的阻滞作用恢复（自发的或药物辅助的）充分。

肌松拮抗不足的不良结果

从气管拔管后转运至 PACU，在 PACU 内最开始的 30min 是围手术期最危险的一段时间。未充分拮抗或残留的肌松药可损害气道的完整性[28]，并在 PACU 中引起严重的呼吸系统事件[29]。对大量患者的分析表明，肌松残留通常是引起不良结局甚至死

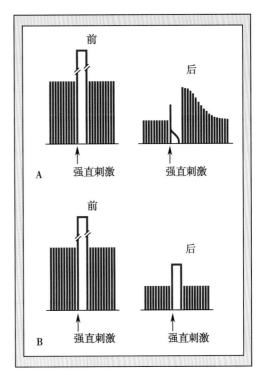

图 11-10 静脉内注射非去极化（A）或去极化（琥珀酰胆碱）（B）肌松药的前后给予强直刺激（Te）（频率为 50Hz，时长 5s）引起的反应（修改自：Viby-Mogensen J. Clinical assessment of neuromuscular transmission. *Br J Anaesth*, 1982, 54: 209-223, used with permission. ）

亡的原因。肌松残留可导致气道阻塞、通气不足和缺氧，发生率为 0.8%~6.9%[29]。引起 PACU 不良事件的其他因素有肥胖、阿片类药物、急诊手术、长时间手术和腹部手术。临床医生应仔细监测[30, 31]、密切观察，警惕可能的肌松残留[32]，尽一切可能确保肌松残留不会持续到术后。该领域的学术研究越来越多地认识到肌松残留问题的重要性[31-33]。

抗胆碱酯酶药（新斯的明）

在肌松作用自发恢复的过程中给予抗胆碱酯酶药物，通过拮抗作用加快从非去极化肌松中自发恢复的速度。新斯的明是目前最常用的抗胆碱酯酶药物。由于快速自发恢复的特点，中效和短效非去极化肌松药相比起长效非去极化肌松药（如泮库溴铵）更有优势。例如，尽管使用了新斯的明进行拮抗，接受泮库溴铵的患者要比接受中效或短效非去极化肌松药的患者更常发生术后肌无力。

抗胆碱酯酶药物如新斯的明可以通过抑制乙酰胆碱酯酶的活性，使乙酰胆碱在烟碱受体（神经肌肉接头处）和毒蕈碱受体处累积，从而加速肌力自发恢复的过程。神经肌肉接头处乙酰胆碱数量增多可以提高两个乙酰胆碱分子与烟碱受体的 α-亚单位结合的概率（图 11-2）。从而改变了乙酰胆碱与非去极化肌松药之间的竞争平衡，有利于神经递质（乙酰胆碱），并恢复神经肌肉的传导功能。此外，新斯的明还可产生逆向动作电位和使运动神经末梢反复放电（突触前效应）。

抗胆碱酯酶药物的季铵结构极大地限制了其进入中枢神经系统，因此它可以选择性地拮抗非去极化肌松药在神经肌肉接头处的外周烟碱效应。例如可以通过预先或同时静脉给予阿托品或格隆溴铵来减弱抗胆碱酯酶药的外周心脏毒蕈碱效应（心动过缓）。在使用新斯的明时，必须使用阿托品或格隆溴铵。

影响肌松药拮抗作用成功的因素

影响肌松药拮抗作用成功的因素包括：①在给予拮抗药时肌松的强度；②拮抗药的选择；③拮抗药的剂量；④肌松后肌力自发恢复的速度；⑤吸入麻醉药的浓度。

尽管舒更葡糖是一种令人激动的、相当新的维库溴铵和罗库溴铵拮抗药，但 50 多年来，新斯的明一直几乎是所有非去极化肌松药最常用的拮抗药。通过刺激外周神经的反应来判断肌力恢复程度，自发恢复的越多，给予新斯的明后完全恢复的速度越

快。尽管给予新斯的明的剂量越大，拮抗的速度越快，但其最大剂量必须限制在 60～70μg/kg。在使用消除迅速的肌松药（用阿曲库铵代替泮库溴铵）时拮抗发生速度更快。通过减小吸入麻醉药的浓度也可以加快拮抗的速度。

评估拮抗是否充分

非去极化肌松药产生的肌松作用恢复的（自发的和拮抗剂作用下）充分程度应当通过多种骨骼肌肌力试验的测定结果来确定（表 11-6）[30-33]。虽然推荐 TOF 比值大于 0.9，但是这种视觉的评价既不准确也不可靠。当缺乏一种准确评价来测定 TOF 时，对强直刺激的持续颤搐反应或者保持抬头 5～10s，通常表明 TOF 比值大于 0.9。握力也是判断从肌松药作用中恢复的一个有用指标。患者 TOF 比值大于 0.7，或等同的证据表明患者有能力维持充足的通气，咽部肌群仍然可能发生肌无力，存在发生上呼吸道梗阻的危险。而且，即使 TOF 比值大于 0.9，患者仍可能出现复视、吞咽困难、误吸风险增加、对缺氧的通气反应减弱等状况，因此采用更敏感的临床方法去评价神经肌肉的功能显得尤为重要，如保持抬头或抬腿 5s 或评估咬肌的肌力（压舌板试验）[33]。

临床上并不推荐使用肌松药后仅靠肌力自发恢复而不使用拮抗剂（如给予新斯的明或者舒更葡糖），除非有明确的临床证据表明不存在显著的肌松残留。

当抗胆碱酯酶药物（如新斯的明）的首次拮抗作用表现不充分时，应在增加拮抗剂用量之前回答以下问题：

表 11-6 神经肌肉传导的临床试验

试验	正常功能	受体被占用百分比 /%[a]	注释
潮气量	5mL/kg	80	不敏感
四个连串刺激	不衰减	70	略感不适
肺活量	至少 20mL/kg	70	需要患者配合
持续强直刺激（50Hz）	不衰减	60	不舒适
双短强直抑制	不衰减	60	不舒适
抬头	180° 5s	50	需要患者配合
握拳	持续 5s	50	需要患者配合

[a] 当颤搐反应恢复到正常值时被占据的受体的比例

（引自：Naguib M，Lien CA. Pharmacology of muscle relaxants and their antagonists. Miller RD. *Miller's Anesthesia*. 6th ed. Philadelphia：Churchill Livingstone，2005. Viby-Morgensen J，Claudius C. Neuromuscular monitoring. In Miller RD，ed. *Miller's Anesthesia*. 8th ed. Philadelphia：Elsevier Saunders；2015.）

1. 使用新斯的明或舒更葡糖对抗非去极化肌松药时，是否等待了足够的时间（新斯的明 15～30min，舒更葡糖更快）？

2. 是否是肌松程度过强以致不能被拮抗？

3. 酸碱度和电解质是否正常？

4. 体温是否正常？

5. 患者是否服用了干扰拮抗作用的药物？

6. 是否有肝肾功能不全影响了非去极化肌松药的清除？

回答了这些问题后通常会了解抗胆碱酯酶药物（比如说新斯的明）不能充分拮抗非去极化肌松药的原因。

新型肌松药拮抗剂 [34]

γ- 环糊精（图 11-11）是一种较新的拮抗剂，通过包裹和灭活甾体类肌松药，来拮抗其肌松作用，特别是罗库溴铵和维库溴铵。舒更葡糖将罗库溴铵或维库溴铵从神经肌肉接头处转运走。这种作用机制与新斯的明完全不同，它对胆碱酯酶没有作用。舒更葡糖本身在神经肌肉接头没有作用。即使是深度肌松，它也能迅速完全逆转（2～3min）。此外，它没有

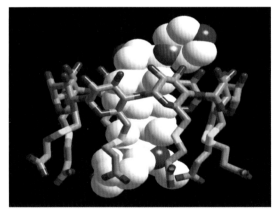

图 11-11 舒更葡糖 - 罗库溴铵复合体。白色的中心结构是罗库溴铵。绿色、红色和一点黄色的管状结构是舒更葡糖。一个简单的解释是，舒更葡糖"包围"罗库溴铵并将其从神经肌肉接头处运输出去。文献中称，舒更葡糖包裹了罗库溴铵，这种复合物离开神经肌肉接头而被排泄掉，从而恢复神经肌肉接头的正常功能（引自：Bom A, Bradley M, Cameron K, et al. A novel concept of reversing neuromuscular block: chemical encapsulation of rocuronium bromide by a cyclodextrin-based synthetic host. *Angew Chem Int Ed Engl.* 41: 266-270, 2002.）

心血管反应，不需要使用其他药物，如阿托品。大剂量的舒更葡糖可以单独使用而不会对心血管产生影响。它主要有三方面的应用。首先，罗库溴铵和舒更葡糖联合可用于麻醉的快速顺序诱导，恢复速度比琥珀酰胆碱更快。其次，它可在术中产生深度的肌松，而不必担心逆转不足。最后，如前所述，可以减少或可能消除残余肌松的发生[35-37]。

舒更葡糖已被批准在欧洲使用，并成功用于数千名患者。它于 2010 年在许多其他国家获得批准。截至 2015 年 12 月，它已在美国获得批准。许多年前，作者就认为舒更葡糖将完全取代新斯的明。虽然舒更葡糖越来越受欢迎，但新斯的明仍被普遍用作罗库溴铵或维库溴铵的常规拮抗剂。舒更葡糖比新斯的明贵得多。具有讽刺意味的是，正如 2015 年 8 月 AANA 杂志"致编辑的信"中所报道的那样，新斯的明可能会进行额外的审查，这可能会改变它的应用和成本。

在某些临床情况下，推荐使用特定剂量的舒更葡糖：①如果 TOF 刺激计数中出现了两个，剂量为 2mg/kg；②如果发生一次或两次强直后计数（post-tetanic counts, PTC），且 TOF 刺激没有恢复，剂量为 4mg/kg。这些建议适用于维库溴铵或罗库溴铵。最后一个建议只适用于罗库溴铵。若给予罗库溴铵 1.2mg/kg 进行快速顺序诱导，可给予 16mg/kg 舒更葡糖来逆转肌松。这种方法适用于处理严重的气道问题。最后，几乎所有 FDA 的指示或建议都假定对神经肌肉功能进行了充分的监测。

传统观念认为在给予新斯的明之前，应尽可能多地让肌松自行恢复。新斯的明拮抗深度肌松的能力一直受到质疑。舒更葡糖的正确使用可使临床更多地采用深度肌松，并成功逆转。比如，腹腔镜手术可能受益于持续的深度肌松，特别是在关闭手术切口时，使用舒更葡糖可以逆转深度肌松[37,38]。甚至可以理解为，外科医生在整个手术过程中更喜欢深度肌松[39]。然而，患者的结局并没有明显改善。Staehr-Rye 和同事[38]发现，在腹腔镜胆囊切除术中，深度肌松仅略好于中度肌松。

电休克麻醉一般使用硫喷妥钠和琥珀酰胆碱。使用罗库溴铵和硫喷妥钠可能减少心律失常和肌肉疼痛。

总结

肌松药是麻醉和气道管理的重要组成部分。这些药物在 50 多年前被引进时，就被告知小剂量使

用，或尽可能避免肌松。我们现在有更安全的药物，更好的拮抗剂和监测设备，以及更多的相关知识。甚至有证据表明，正确、恰当地使用肌松药，可以增加安全性[33]。本章主要介绍了肌松药及其拮抗药目前的使用情况[34]。

思考题

1. 当冲动到达运动神经末梢时，神经肌肉传递的正常顺序是什么？
2. 琥珀酰胆碱的肌松作用终止的机制是什么？它与乙酰胆碱所致肌松作用终止机制的区别？
3. 使用琥珀酰胆碱的不良反应是什么？哪些可能危及生命？
4. 四个成串刺激（TOF）、双短强直抑制、强直刺激是什么？周围神经刺激的结果如何用来确定肌松是否适合手术？
5. 如何使用 TOF 监测来确定非去极化肌松能否被新斯的明拮抗？如何评估拮抗是否充分？
6. 舒更葡糖拮抗的机制是什么？与新斯的明相比，舒更葡糖的临床优点和缺点是什么？

（蒋小娟 译，张伟义 审）

参考文献

1. McNeill O, Kerridge RK, Boyle MJ. Review of procedures for investigation of anaesthesia-associated anaphylaxis in Newcastle, Australia. *Anaesth Intensive Care.* 2008;36:201–207.
2. Harboe T, Guttormsen AB, Irgens A, et al. Anaphylaxis during anesthesia in Norway: a 6-year single-center follow-up study. *Anesthesiology.* 2005;102:897–903.
3. Gurrieri C, Weingarten TN, Martin DP. Allergic reactions during anesthesia at a large United States referral center. *Anesth Analg.* 2011;113:1202–1212.
4. Fagerlund MJ, Ericksson LI. Current concepts in neuromuscular transmission. *Br J Anaesth.* 2009;103:108–114.
5. Gronert GA. Succinylcholine-induced hyperkalemia and beyond. *Anesthesiology.* 1975;2009(111):1372–1377.
6. Martyn JAJ, Richtsfeld M. Succinylcholine-induced hyperkalemia in acquired pathologic states: etiologic factors and molecular mechanisms. *Anesthesiology.* 2006;104:158–169.
7. Miller R. Will succinylcholine ever disappear? *Anesth Analg.* 2004;98:1674–1675.
8. Naguib M, Lien CA, Aker J, et al. Posttetanic potentiation and fade in the response to tetanic and train-of-four stimulation during succinylcholine-induced block. *Anesth Analg.* 2004;98:1686–1691.
9. Baumann A, Studnicska D, Audibert G, et al. Refractory anaphylactic cardiac arrest after succinylcholine administration. *Anesth Analg.* 2009;109:137–140.
10. Holak EJ, Connelly JF, Pagel PS. Suxamethonium-induced hyperkalaemia 6 weeks after chemoradiotherapy in a patient with rectal carcinoma. *Br J Anaesth.* 2007;98:766–768.
11. Schreiber JU, Lysakowski C, Fuchs-Buder T, et al. Prevention of succinylcholine-induced fasciculation and myalgia: a meta-analysis of randomized trials. *Anesthesiology.* 2005;103:877–884.
12. Libonati MM, Leahy JJ, Ellison N. The use of succinylcholine in open eye surgery. *Anesthesiology.* 1985;62:637–640.
13. Kelly RE, Dinner M, Turner LS, et al. Succinylcholine increases intraocular pressure in the human eye with the extraocular muscles detached. *Anesthesiology.* 1993;79:948–952.
14. Farhan H, Moreno-Duarte I, Latronico N, et al. Acquired muscle weakness in the surgical intensive care unit: nosology, epidemiology, diagnosis, and prevention. *Anesthesiology.* 2016;124:207–234.
15. Appleton R, Kinsella J. Intensive care unit-acquired weakness. *Contin Educ Anaesth Crit Care Pain.* 2012;12:62–65.
16. Magorian T, Flannery KB, Miller RD. Comparison of rocuronium, succinylcholine and vecuronium for rapid sequence induction of anesthesia. *Anesthesiology.* 1993;79:913–918.
17. Sluga M, Ummenhofer W, Studer W, et al. Rocuronium versus succinylcholine for rapid sequence induction of anesthesia and endotracheal intubation: a prospective, randomized trial in emergent cases. *Anesth Analg.* 2005;101:1356–1361.
18. Mellinghoff H, Radbruch L, Diefenbach C, et al. A comparison of cisatracurium and atracurium: onset of neuromuscular block after bolus injection and recovery after subsequent infusion. *Anesth Analg.* 1996;83:1072–1075.
19. Brull SJ, Prielipp RC. Reversal of neuromuscular blockade. *Anesthesiology.* 2015;122:1183–1184.
20. McLean DJ, Diaz-Gil D, Farhan HN, et al. Dose-dependent association between intermediate-acting neuromuscular-blocking agents and postoperative respiratory complications. *Anesthesiology.* 2015;122:1201–1216.
21. Ericksson LI. Evidence-based practice and neuromuscular monitoring: it's time for routine quantitative assessment. *Anesthesiology.* 2003;98:1037–1039.
22. Claudius C, Skovgaard LT, Viby-Mogensen J. Is the performance of acceleromyography improved with preload and normalization? *Anesthesiology.* 2009;110:1261–1270.
23. Viby-Mogensen J. Clinical assessment of neuromuscular transmission. *Br J Anaesth.* 1982;54:209–223.
24. Bevan DR, Donati F, Kopman AF. Reversal of neuromuscular blockade. *Anesthesiology.* 1992;77:785–792.
25. Sayson SC, Mongan PD. Onset of action of mivacurium chloride: a comparison of neuromuscular blockade monitoring at the adductor pollicis and the orbicularis oculi. *Anesthesiology.* 1994;81:35–42.
26. Meistelman C, Plaud B, Donati F. Rocuronium (ORG 9426) neuromuscular blockade at the adductor muscles of the larynx and adductor pollicis in humans. *Can J Anaesth.* 1992;39:665–669.
27. Kopman AF, Yee PS, Neuman GG. Relationship of the train-of-four fade to the clinical signs and symptoms of residual paralysis in awake volunteers. *Anesthesiology.* 1997;86:765–771.
28. Herbstreit F, Peters J, Eikermann M. Impaired upper airway integrity by residual neuromuscular blockade: increased airway collapsibility and blunted genioglossus muscle activity in response to negative pharyngeal pressure. *Anesthesiology.* 2009;110:1253–1260.
29. Murphy GS, Szokol JW, Marymont JH, et al. Residual neuromuscular blockade and critical respiratory events in the postanesthesia care unit. *Anesth Analg.* 2008;107:130–137.
30. Brull SJ, Naguib M, Miller RD. Residual neuromuscular block: rediscovering the obvious. *Anesth Analg.* 2008;107:11–14.
31. Murphy GS, Szokol JW, Marymont JH, et al. Intraoperative acceleromyographic monitoring reduces the risk of residual neuromuscular blockade and adverse respiratory events in the postanesthesia care unit. *Anesthesiology.* 2008;109:389–398.
32. Kopman AF. Residual neuromuscular block and adverse respiratory events. *Anesth Analg.* 2008;107:1756.
33. Srivastava A, Hunter JM. Reversal of neuromuscular block. *Br J Anaesth.* 2009;103:115–129.
34. Caldwell JE, Miller RD. Clinical implications of sugammadex. *Anaesthesia.* 2009;64:66–72.
35. Hammaguchi S, Tezuka N, Nagao M. Rocuronium and sugammadex under

TOF monitoring on mECT. *J Anesth.* 2015;29:815.

36. Bruekmann B, Sasaki N, Grobara P, et al. Effects of sugammadex on incidence of postoperative residual neuromuscular blockade: a randomized, controlled study. *Br J Anaesth.* 2015;115:743-751.

37. Kim HJ, Lee K, Park WK, et al. Deep neuromuscular block improves the surgical conditions for laryngeal microsurgery. *Br J Anaesth.* 2015;115:867-872.

38. Staehr-Rye AM, Rassmussen LS, Rosenberg J, et al. Surgical space conditions during low-pressure laparoscopic cholecystectomy with deep versus moderate neuromuscular blockade. *Anesth Analg.* 2014;119:1084-1091.

39. Donati F, Brull SJ. More muscle relaxation does not necessarily mean better surgeons or "the problem of muscle relaxation in surgery." *Anesth Analg.* 2014;119:1019-1021.

第二篇

Mary Ellen McCann and Sulpicio G. Soriano, II

很多年来困扰麻醉学专业的一大问题就是全身麻醉及镇静药对神经系统发育及认知功能的影响。尽管目前还没有定论,麻醉医生也应该不断更新现有的麻醉对大脑长期影响的知识。确实,在实验动物模型中已经明确表明全身麻醉会导致神经细胞死亡及神经认知功能障碍[1]。这一公共卫生关注也促使美国食品药品监督管理局发布了药物安全通报,"警告 3 岁以下的儿童或孕晚期孕妇在手术或操作过程中反复或长时间接受全身麻醉及镇静药物可能会影响儿童大脑的发育"[2](参见第 34 章)。然而,这并不是一个新的担忧。早在 1953 年,Eckenhoff 就报道了儿童术后发生人格改变的发生率异常[3]。自那以后,一些临床前的幼年动物模型实验也明确表明全身麻醉会导致神经毒性及神经认知功能障碍[4]。此外,1955 年 Bedford 报道了老年患者在全身麻醉后发生行为改变[5]。一些实验室也发现麻醉药物可在成年大鼠中导致组织学、生物化学及神经认知功能的缺陷[6]。

麻醉药物是中枢神经系统的强力调节剂,能可逆的使患者对疼痛的操作及手术无知觉[7]。尽管麻醉药物产生肌松、镇痛及遗忘的确切分子机制还不清楚,但大部分的麻醉药物及镇静药物都为 γ- 氨基丁酸(γ-aminobutyric acid,GABA)受体激动剂或 N-甲基 -D- 精氨酸(N-methyl-D-aspartate,NMDA)谷氨酸盐受体拮抗剂,或是两者的结合。吸入或静脉使用特定的药物可以实现全身麻醉或镇静。GABA 受体激动剂及 NMDA 拮抗剂均被认为与麻醉药物介导的神经发育毒性(anesthetic-induced developmental neurotoxicity,AIDN)相关。应注意全身麻醉的短期及长期神经认知作用。

麻醉药物是神经退化及远期神经认知缺陷的诱因

麻醉药物介导的神经发育毒性的基础科学

要决定中枢抑制药物对发育期大脑的神经毒性作用是非常复杂的，这些药物存在无数个分子靶点，并且现在仍然不清楚这些药物是通过什么样的分子机制及通路来实现全身麻醉[8]。大部分儿科患者常用的麻醉药及镇静药在体外及体内的实验室模型中均可导致 AIDN（参见第 34 章）。围产期酒精摄入及抗癫痫药物的使用同样会引起相似模式的神经退化及神经认知功能发育受损[9, 10]。早在 40 年前就已经第一次报道胚胎期及产后暴露于氟烷的大鼠会发生AIDN[11]，但是直到 1999 年报道了氯胺酮会导致新生大鼠幼崽神经退化，AIDN 才引起科学界的重视[12]。其后的一些研究同样表明，一些常用的麻醉药物联用，包括异氟烷、氧化亚氮及咪达唑仑，不仅会引起神经凋亡，还会导致海马突触功能障碍及学习行为缺陷[13]。尽管 NMDA 拮抗剂（氯胺酮及氧化亚氮）及 GABA 受体激动剂（异氟烷、七氟烷、地氟烷、丙泊酚及咪达唑仑）的麻醉作用机制不同，临床前研究均在动物模型中明确显示出神经退化及神经认知功能改变。

全身麻醉阻断了感觉输入及抑制了正常的神经交通，进而会减少神经发生及环境依赖的神经可塑性调节所需的营养支持。然而很多报道都描述了神经元细胞死亡的机制，例如兴奋毒性、线粒体功能异常、异常地再次进入细胞周期、营养因子失调及细胞骨架装配干扰[14-18]。尽管 GABA 在成熟大脑中扮演抑制剂，但在神经发育早期，不成熟的 Na/K/2Cl 通道蛋白 NKCC1 占据优势，它能产生氯离子内流导致神经元去极化，因此在神经发育早期 GABA 主要起兴奋作用。这样一来，直到能主动将氯离子转运出神经细胞的成熟氯离子转运蛋白 KCC2 表达，GABA 受体转换为正常的抑制模式前，GABA 的作用一直保持为兴奋性[19]。

麻醉药物的年龄依赖易损性

神经系统发育将经历不同的阶段，包括神经发生、神经元形态发生及突触发生[20]。神经发生开始于祖细胞，祖细胞增殖及分化为神经元或胶质细胞。继而出现作为支撑神经元的少突胶质细胞及星形胶质细胞。这一细胞周期的增殖阶段产生了充足的祖细胞，继而分化为神经元及胶质细胞[21]。这些细胞能在细胞周期的不同阶段脱离，从而实现不同的特定功能。一组细胞亚群继续保持未分化状态留存在细胞周期中。一旦神经元最终分化到有丝分裂后期将不能继续增殖。树突及轴突从胞体发出，与其他神经元形成有功能的突触。大部分神经元（多达70%）在正常的发育过程中通过早期清除及程序化细胞死亡（凋亡）被清除[22]。中枢神经系统神经发育通过在胚胎期的早期清除及出生后的程序化细胞死亡进行调节。没有正常迁移或形成突触的多余的神经祖细胞及神经元通过凋亡的生理过程被清除[23]。

神经系统的可塑性在大脑发育的关键阶段受环境因素调节，并且与视觉及语言的感知发育有关[24, 25]。相似的，围手术期环境会影响大脑发育。麻醉药物是很强的神经元回路的调节剂，在健康及疾病状态均会对中枢神经系统恒定的发育及重构产生影响[26]。因为神经发生会伴随人的一生，从胚胎到老年这些神经祖细胞都会受到麻醉药物毒性反应的影响。暴露于异氟烷会在储存神经祖细胞的脑区引起神经元细胞的死亡[27]。因此，AIDN 的易感性从胚胎期一直延续到晚年。

大脑的快速发育期在很多物种都是 AIDN 最易感的时期。这一时期刚好对应突触发生最大化的时期。人类大脑的快速发育期开始于孕晚期，直到 3 到 4 岁结束，这一时期正是儿童对全身麻醉副作用最敏感的时期（参见第 34 章）。目前对这一认知仍存在争议。然而对不同物种的皮质脊髓束发育的神经系统基因表达图谱绘制发现，7 天的大鼠幼崽神经发育情况与 20～22 周的人类胚胎相似[28]。这一时期正对应了胎儿酒精综合征最易感的时期。胎儿酒精综合征与胚胎期暴露于酒精有关，而酒精既是 GABA 受体激动剂，同时也是 NMDA 拮抗剂。

发育过程中大脑生长最快的时期取决于不同的物种。啮齿类为晚熟型，其神经发育大部分是在出生后。这一时期为出生 6 天至出生 21 天。类人猿，包括人类通常被认为是早熟型，一般来说因为后代出生时处于相对发育更完善的阶段，因此会有更长的妊娠期。恒河猴在胚胎期到出生后 6 天对麻醉药物介导的神经凋亡较为易感[29-32]。然而在出生后 35 天暴露于全麻药物则没有显示出 AIDN[14]。对 5 天的恒河猴给予人类等效剂量的异氟烷（0.5%～1.5%）4 到 6 小时后，不管有没有联用氧化亚氮，均在大脑颞叶、额叶及海马区发生了广泛的神经凋亡[31]。然而，给予恒河猴长时间大剂量的氯胺酮才会引起神经凋亡水平上升，之后进而导致学习缺陷[32, 33]。

在神经发育的不同时期暴露于麻醉药物会导致差异巨大的不同神经结局模式[34]。怀孕大鼠暴露于麻醉药物会导致胚胎大脑凋亡细胞增加。给予新生啮齿类动物麻醉药物会导致凋亡增加、轴突生长发育障碍及树突状分支。与此相反，在青少年大鼠模型中，麻醉药物暴露不会导致凋亡增加，但会导致树突形成及突触密度增加[35, 36]。而令人担忧的是，这种相似的树突形态改变在一些精神及神经疾病中也会出现[37]。

麻醉药物介导的神经发育毒性的特征

病理性凋亡

AIDN的特点是细胞凋亡加速（表12-1）[12, 13]。尽管细胞凋亡通路是控制神经发育的重要过程，它同时也会被细胞应激激活[38]。这样的应激包括糖皮质激素、热刺激、辐射、饥饿、感染、低氧、疼痛及麻醉药物。细胞凋亡基本上是通过脱天蛋白酶（caspase）来执行。脱天蛋白酶是一种半胱氨酸依赖的天冬氨酸蛋白酶，通过启动凋亡进程（caspase 2，8，9及10）或影响凋亡进程（caspase 3及7）起效。两种主要的通路为外源性及内源性通路。外源性通路通过调节细胞膜表面的死亡受体作用，而内源性通路则依赖于线粒体激活。

外源性通路包含Fas配体及Fas细胞膜受体，两者组合成为Fas相关死亡域（fas associated death domain，FADD）。FADD与脱天蛋白酶原8或10组成一个死亡诱导信号复合体（death-inducing signaling complex，DISC）。DISC激活效应器脱天蛋白酶3导致细胞死亡。外源性通路还可以通过肿瘤坏死因子相关凋亡诱导配体（tumor necrosis factor-related apoptosis inducing ligand，TRAIL）激活，TRAIL同时还能引起FADD激活、DISC生成及细胞凋亡。

内源性通路主要涉及线粒体。线粒体在应激时能释放促凋亡蛋白，如细胞色素c、脱天蛋白酶原、Smac/Diablo蛋白、核酸内切酶G、腺苷酸激酶2及凋亡诱导因子（apoptosis-inducing factor，AIF）。AIF与其他蛋白不同，在没有脱天蛋白酶激活的情况下也能诱导细胞凋亡。这些促凋亡蛋白从线粒体内外膜之间，通过线粒体外膜通透性增加释放。Bcl-2细胞质蛋白由促凋亡及促存活部分组成。线粒体外膜通透性由Bax蛋白诱导（即Bcl-2蛋白促凋亡部分），能导致细胞色素c及其他能激活脱天蛋白酶9的蛋白释放。暴露于吸入麻醉药物可导致线粒体功能受损，进而激活内源性凋亡通路[15, 39]。活性氧自由基（reactive oxygen species，ROS）清除剂及恢复线粒体完整性能减轻这一反应[40, 41]。

神经发生受阻

麻醉药物在动物中影响神经发生呈年龄依赖性。异氟烷能引起新生大鼠神经干细胞减少及神经发生减缓，但对成年大鼠没有这一效应，反而会引起短暂的神经发生增强[42]。同样的，丙泊酚会引起年轻大鼠海马细胞增殖减缓，但对成年大鼠却没有此效果。暴露于异氟烷会引起年轻动物星形胶质细胞生长受阻及成熟延缓。全身麻醉药物引起的炎症反应同样可能导致动物神经发生减少。依据体内及体外实验的证据，全身麻醉药物可能会减少神经干细胞的存量及其自身更新能力，特别是在青少年及成人中[27, 43]。

树突发育改变

树突是神经元细胞上的小突起，通常接受轴突传递的单个突触信号，是突触发生的重要组成部分。非常小的婴儿期大鼠暴露于氯胺酮及异氟烷会出现突触及树突棘密度的减少[44-46]。而稍年长一点的大鼠（出生后第15、16及20天）暴露于丙泊酚、咪达唑仑、异氟烷、七氟烷、地氟烷及氯胺酮出现树突棘生成增加[35, 36]。树突棘生成在年幼大鼠减少，在稍长大鼠增加的具体意义目前不明。然而，特定神经发育阶段神经易感性对AIDN的作用是明确的。通过迫使大鼠在旋转器上奔跑学习运动技能可以增强树突发育。出生后第14天暴露于氯胺酮及赛拉嗪会引起树突棘生成减少[47]。总的来看，麻醉药物对树突形态发生的影响在不同年龄阶段有明确的差异。

表 12-1 麻醉药物介导的神经发育毒性的主要特征

特征	观点（详见正文）
病理性凋亡	是AIDN的特点 由内源性及外源性通路引发
神经发育受阻	麻醉药物对神经发育的作用呈年龄依赖性
树突发育改变	麻醉药物对树突形态发生的影响呈年龄依赖性
异常胶质细胞发育	异氟烷能影响星形胶质细胞神经营养因子的释放

异常胶质细胞发育

中枢神经系统的胶质细胞构成了支架结构，能在神经发育过程中引导神经元的迁移及突触发生。在神经发育过程中暴露于异氟烷会导致星形胶质细胞功能受损[48]。异氟烷会干扰星形胶质细胞释放脑源性神经营养因子（brain-derived neurotrophic factor，BDNF），进而导致发育中的神经元细胞轴突生长缺乏营养支持。异氟烷还会导致胚胎期及新生儿期恒河猴少突胶质细胞凋亡[30, 31]。

麻醉药物对脊髓的作用

非常小的大鼠幼崽暴露于全身麻醉（异氟烷、氧化亚氮）会引起脊髓的细胞凋亡增加，主要表现为脊髓背角的损伤[49]。然而，没有在后期发育成熟的大鼠中发现运动功能障碍。出生后第 3 天接受鞘内氯胺酮注射的大鼠幼崽，其脊髓组织学检查中发现凋亡增加及小胶质细胞激活，并且在成年后表现出脊髓功能紊乱[50]。鞘内吗啡注射产生镇痛作用，但脊髓没有组织学及功能的改变[51]。在同样的大鼠幼崽中暴露于局麻药（布比卡因）没有导致凋亡水平的增加[52]。

神经炎症

神经炎症级联反应的激活可能会影响术后认知功能障碍的发生[53]（参见第 35 章）。手术创伤很显然会激活神经炎症反应[54, 55]。因此，在手术及疼痛性操作的过程中给予麻醉及镇痛药物应该能将这一反应最小化。然而，七氟烷在幼年小鼠中会导致神经炎症反应标志物的增加，但这一反应在成年小鼠中未见[56]。现在仍不清楚手术创伤的影响及麻醉药物暴露在导致神经炎症的过程中其效应是否是相加的。

阿尔茨海默症相关神经病理改变

有临床前的研究证实了阿尔茨海默病生物学前体的表达[57]。对小鼠进行的实验性手术会增加海马区的 β- 淀粉样物质聚集。此外，暴露于异氟烷会导致啮齿类动物大脑及细胞培养中 β- 淀粉样物质水平增加[58, 59]。神经炎症反应及阿尔茨海默症相关神经病理改变是引起神经认知功能下降的强效组合[60]。

神经认知功能

啮齿类动物的神经认知功能衰退明显地发生于胚胎期及新生儿期全麻药物暴露后[13, 61, 62]。用于啮齿类动物的标准行为量化手段包括 Morris 水迷宫实验、八臂迷宫实验、惊吓、惊吓反射的前脉冲抑制以

及气味分辨实验。此外，还对暴露于氯胺酮或七氟烷的恒河猴进行了行为测试，测试方法分别为操作性测试组合或人类侵入试验[33, 63]。操作性测试组合是一种测量动机及识别记忆的方法，而人类侵入试验是一种测试情绪反应性的方法。两种方法都显示：新生儿期的动物暴露于上述药物后，在更年长的年龄表现更差。

暴露于麻醉药物也会降低老年大鼠的神经行为学评估表现。6 月龄和 20 月龄大鼠使用异氟烷和氧化亚氮麻醉均表现出八臂迷宫实验得分的不可逆下降[64]。然而，在类似的实验设计中，丙泊酚并没有导致八臂迷宫实验得分下降[65]。这些报道清楚地说明麻醉药物的暴露可导致年龄增长后的神经行为学功能异常（参见第 35 章）。

相关麻醉药物的用药时长及浓度

尽管两者都很重要，暴露持续时间可能比暴露浓度更关键。几乎所有的动物研究都采用了至少 4 个小时的麻醉暴露时间，部分试验还将灵长类动物暴露于 24 小时的连续麻醉。不论研究何种动物，小于 1 小时的暴露都没有造成神经凋亡增加。暴露于 0.25%～0.5% 最低肺泡有效浓度（minimal alveolar concentration，MAC）吸入麻醉药中 6 小时可增加 caspase 3 标记物水平，这表明大鼠幼鼠的细胞死亡或凋亡增加。各种吸入麻醉药的相对神经毒性不一。目前尚不清楚地氟烷是否比七氟烷或氟烷引起更多的神经细胞凋亡。同样，还不知道联合使用多种麻醉药是否比单药更具神经毒性。尽管氧化亚氮与异氟烷合用比单用异氟烷的神经毒性更高，但这可能是因为组合使用时总MAC暴露量更高，而不是两种药物具有协同作用。

麻醉药物和镇静药物

GABA 能的全身麻醉药作用于 GABA$_A$ 受体。尽管 GABA 在成熟的大脑中具有抑制作用，但它在大脑发育的早期是一种兴奋性神经递质[66, 67]。不成熟的 Na-K-2Cl 转运蛋白 NKCC1 产生氯离子内流，导致神经元去极化。其结果是 GABA 将一直保持兴奋性作用，直到成熟的氯离子转运蛋白 KCC2 表达后将氯离子主动转运出神经细胞，GABA 神经元才转变为正常的抑制模式[68]。上述转变在足月婴儿出生后第 15 周左右开始，但直到 1 岁左右才完成。

N- 甲基 -D- 天冬氨酸谷氨酸受体（N-methyl-D-aspartate glutamate receptor，NMDAR）存在于神经元中，并在与谷氨酸，甘氨酸或 D- 丝氨酸结合时被激活。该受体对于学习和记忆所需的突触可塑性至关

重要。在结构上，NMDAR 是由 4 个亚基组成的蛋白质：2 个 GluN1（旧名 NR1）和 2 个 GluN2（旧名 NR2）。GluN1 亚基结合激动剂甘氨酸，而 GluN2 亚基结合谷氨酸。氯胺酮是一种非竞争性 NMDAR 拮抗剂，与动物中的 AIDN 相关联，可导致 GluN1 亚基的表达上调[69]。

通常，阿片类药物不会增加神经细胞凋亡，但是在某些实验条件下，于 7 天之内反复给予新生大鼠吗啡会增加感觉皮层和杏仁核的细胞凋亡[70]。然而，在出生后第 7 天给予大鼠幼崽单剂吗啡没有增加神经细胞凋亡[71]。此外，连续 9 天每天给予吗啡并没有改变树突的形态学表现。大脑的这些区域不受吸入和静脉麻醉药影响，麻醉药会首先影响发育中的大脑的学习和记忆区域（海马）。

麻醉药物介导的神经发育毒性的缓解

麻醉药物诱导凋亡的几种分子机制现已被阐明。这一发现促成了一些研究，旨在确定是否有临床可用的神经保护策略以减轻全身麻醉药对发育中儿童的负面影响。几种具有神经保护作用的非特异性药物（锂、褪黑素、雌激素、促红细胞生成素、雌二醇和右美托咪定）可以缓解 AIDN。右美托咪定可以缓解异氟烷引起的神经细胞凋亡和行为障碍[72]，但是大剂量右美托咪定可以诱导神经凋亡[73]。右美托咪定的神经保护作用可能是在临床剂量时诱导细胞生存信号通路[74]。最后，在新生儿接触七氟烷后，强化和具有丰富刺激来源的环境可减轻神经行为缺陷[56, 75]。

神经毒性的临床证据

综上所述，在实验室模型中有三个因素可能诱发 AIDN：①在关键发育时期的易感性；②大剂量的麻醉药；③较长的暴露时间。将这些实验室数据直接推导于人类新生儿是有问题的。老鼠的大脑在数周内发育完全，而人类大脑需要数年时间发育。新生大鼠幼崽麻醉 6 个小时可能相当于人类新生儿麻醉数周。除了重症监护病房患者的镇静作用外，这种极端情况在临床实践中并不常见。因此，要研究等效暴露剂量对人类新生儿神经系统结局的影响是困难的。在动物实验中发现，长时间和反复的全身麻醉以及幼年时期全身麻醉会引起较多的神经凋亡，并继而造成发育延迟。从理论上讲，需要经常在麻醉下进行检查或癌症放疗的儿童，全身麻醉的神经毒性风险更高。

全身麻醉可能对儿童有害的观点仅限于回顾性

流行病学分析（参见第 34 章）。这一证据中，手术本身和潜在合并症的影响可能是混杂因素。尽管研究已试图控制明显的混杂因素，但由于这些研究本质上属于回顾性，因此不可能控制所有已知和未知的混杂因素。梅奥诊所进行了一些相关的流行病学研究。明尼苏达州 Olmsted 县的人口稳定，研究人员可以查阅当地居民的医疗记录以及学籍档案。一项针对 1976 年至 1982 年出生的 5 000 多名儿童的回顾性队列研究发现，在 4 岁之前接受麻醉的 593 例患者中，其阅读、写作和计算学习障碍的比例较高[76]。危险因素包括麻醉次数超过 1 次和全身麻醉持续时间超过 2 小时。另一项类似的研究对来自 Olmsted 县的 8 530 名儿童进行了配对队列研究，结果发现，64 名 2 岁以下经历过一次以上麻醉的儿童，其发生言语障碍的可能性几乎是那些经历一次或未经历麻醉儿童的 2 倍[77]。对这些回顾性研究的分析显示，这些患者主要使用的麻醉药为氟烷（已不常用），大多数病例发生于脉搏血氧饱和度监测普及之前，并且使用的记录是手写的，因此可能存在一些信息偏倚。

研究者基于纽约州医保数据开发了一个纳入超过 20 万儿童的数据库。该数据库的初步研究表明，在 1 岁以内接受过腹股沟疝修补术的儿童，后期被诊断发育和行为相关问题的概率几乎增加了 3 倍[78]。当控制性别和出生体重因素后，上述问题的概率近乎翻倍。但是，一项将双胞胎中接受麻醉个体与未接受麻醉的个体进行配对的随访研究发现，全身麻醉与之后的神经系统和发育问题没有关联[79]。另外，一项小型回顾性队列研究关注了 4 岁之前接受过麻醉的儿童[80]。53 名暴露儿童与等量的对照儿童配对。所有儿童均接受头部磁共振成像研究以及神经认知功能检查。他们发现，既往接受过麻醉的孩子的听力理解和操作智商（performance IQ）得分明显较低。在先前的动物实验中，确定为易受麻醉影响的脑区，麻醉暴露并没有导致灰质减少。然而，操作智商和语言理解能力的下降与枕叶和小脑灰质密度降低有关。总而言之，有一次以上麻醉暴露的儿童相关风险较高。然而，2012 年一项来自澳大利亚前瞻性队列研究对 3 岁之前接受过各种全身麻醉和手术治疗的 2 608 名儿童进行了研究，其结果发现，即使只接受一次全身麻醉，也与 10 岁时语言理解和表达、认知测试中的表现下降有关[81]。另一项前瞻性评估比较了一些 1 岁之内接受麻醉的儿童与未麻醉的年龄和性别匹配的儿童。该研究表明，经历过麻醉的儿童在长期识别记忆方面有缺陷，但是在熟悉度、智商和儿童行为量表得分上没有差异[62]。

来自加拿大和瑞典的大型数据库临床研究表明，在 2～4 岁以上的年龄接受手术和麻醉会增加发生认知功能障碍的概率，尽管其程度不及先前发表的小样本回顾性研究报告的那样[82-84]。对这些大数据集的审查显示，接受过耳鼻喉手术的幼儿的学业成绩得分较低。这一发现表明，从学习成绩来看，早期听力和言语失调可能会对随后的认知领域产生影响。

关于早年全身麻醉与后期学习成绩问题之间的关联，亦有研究提出了疑问。荷兰的一项研究评估了 1 143 个同卵双胞胎的学习成绩，发现接受过全身麻醉的双胞胎（两者其一）的学习成绩要低于均未麻醉的双胞胎[85]。但是，暴露不一致的双胞胎（双胞胎中的一个接受全身麻醉，另一未麻醉）的学习成绩相似，这意味着接受全身麻醉似乎不是一个相关因素。同样，一项大型队列研究纳入了对 1986 年至 1990 年之间在丹麦出生的 2 689 名接受腹股沟疝气治疗的儿童，这些婴儿与年龄匹配的样本中随机选择的对照个体（当地人口的 5%）进行配对比较[86]。这项研究发现，在对已知混杂因素进行校正后，暴露和未暴露的儿童之间没有显著的统计学差异。

以下两项已发表的大型前瞻性队列研究认为，麻醉对儿童后期神经认知功能没有影响。GAS 研究是迄今唯一相关的前瞻性随机对照试验，比较了婴儿早期腹股沟疝手术的全身麻醉与局部麻醉的作用[87]。该早期分析发现与清醒局部麻醉相比，没有证据表明婴儿期 1 小时的七氟烷麻醉会增加 2 岁时不良神经发育结局的风险。主要结局指标需要观察 5 年，因此仍在进行中。另一项研究，PANDA 研究前瞻性地研究了腹股沟疝气手术对 36 个月以下婴儿的影响。该研究采用多种神经认知测试，比较接受麻醉婴儿和其未接受麻醉的兄弟姐妹[88]。与未接受手术和全身麻醉的兄弟姐妹队列比较时，接受麻醉婴儿的神经认知得分没有显著差异。两项阴性结果研究均仅关注了短时全身麻醉和手术暴露的影响。这些发现与实验室动物短时间暴露后无 AIDN 的结果一致。此外，所有临床报告中的神经认知评估均在儿童和青少年时期进行，而不是在成年后进行。因此，以后的研究应进一步关注长时间麻醉暴露与成年后、晚年神经认知功能之间的关系。

在年龄谱的另一端，老年患者在手术和麻醉后出现术后认知功能障碍的风险增加[89]（参见第 35 章）。

术中过程与神经认知结局

麻醉药物的使用与各种生理活动均紧密联系。发育中的中枢神经系统是一种非常敏感的内环境。由于大脑发育过程中可塑性的关键时期受环境调节[24, 25]，围手术期环境可能影响大脑发育。麻醉药是神经元回路的强效调节剂，可影响健康和疾病状态的中枢神经系统的持续发育和重塑[26]。因此，在这些关键的发育时期，非生理性地接触各种药物和应激源（痛性刺激、母体剥夺、低血糖、缺氧和局部缺血）可能会导致神经元损伤和神经可塑性改变[90]。这一过程是否还有其他混杂变量参与？长期神经发育结局的恶化发生在接受手术的新生儿中，这可能会导致先天性疾病。此外，还应考虑与婴儿需手术的疾病和发育延迟相关的遗传综合征的潜在关联。

在接受手术或有痛操作的麻醉或镇静患者中，血流动力学和代谢变化可能会影响全麻患者的神经认知结局。这些影响可能与全身麻醉药的神经毒性产生协同作用，或者独立地导致不良的神经认知结局。与接受重症监护的婴儿的不良结局有关的某些因素可能对接受全身麻醉的婴儿亦很重要（参见第 34 章）。这些因素包括围手术期血压、二氧化碳张力、高氧或缺氧状态、体温和血糖水平（表 12-2）。此外，随着年龄增长而出现的认知能力下降（参见第 35 章）将对老年人的认知功能产生影响[91]。

动脉血压

对于新生儿和婴幼儿的低血压的定义方式众多，因此确定婴儿最佳动脉血压管理方式很棘手。两种常用的定义是平均动脉血压（mean arterial blood pressure，MAP）低于同年龄组的第 5 或第 10 百分位，或者早

表 12-2 术中影响神经认知功能结局的因素

因素	影响（详见正文）
动脉血压	脑血管自动调节功能下限在不同病人中存在差异
二氧化碳张力	低碳酸血症导致脑血管收缩
高氧或低氧	高氧产生活性氧（ROS），低氧引起脑缺血卒中
体温	轻度低体温对于已有缺血性损伤的新生儿有保护作用 对已有缺血性损伤的新生儿，高体温与神经认知功能障碍相关
血糖	过度的低血糖和高血糖与不良结局相关

第二篇

产婴儿的 MAP 低于婴儿的胎龄（以周为单位）。此外，非常小的婴儿的正常动脉血压在出生后前 6 周内迅速升高，并在此后的第一年内相当稳定。将动脉血压维持在脑血管自动调节范围之内对于脑保护是最佳的，尽管有时必须在低于脑血管自动调节范围中维持足够的脑灌注。新生儿脑血管自动调节的下限多变，无法准确得知。此外，婴儿之间亦可能存在个体差异。部分婴儿的脑血管自动调节范围的下限的确接近基于婴儿孕周年龄的低血压定义。但是，一些早产儿在 MAP 水平远低于其孕周胎龄时，其脑血管仍具有自动调节功能[92]。一项对 2 岁以下儿童接受七氟烷麻醉的研究发现，在 6 个月以下的婴儿中，血管自动调节的下限在 38mmHg 或较清醒时基线 MAP 降低 20%[93]。而在 6 个月以上的婴儿中，直到动脉血压降至正常动脉血压的 40% 时，血管自动调节才失效。使用近红外光谱和多普勒血流检测对这组儿童进行的后续研究表明，血管自调节的下限 MAP 为 45mmHg，但是直到其 MAP 小于 35mmHg 时才会有脑缺血风险。因此，婴儿在进行全身麻醉诱导后，动脉血压下降，由于其脑血管自动调节储备较差，可能面临脑灌注不足的风险。低血压引起的灌注不足会导致局部缺血缺氧。局部缺血通常损伤大脑主要血管之间的分水岭区域，其最常见的原因是动脉血压急剧下降[94]。大多数全身麻醉药都会引起某种程度的低血压，可通过手术刺激来缓解。过长时间的麻醉诱导或手术准备时间可能导致新生儿低血压持续时间延长。

低碳酸血症与大脑

动脉血二氧化碳分压（$PaCO_2$）是脑血流（cerebral blood flow，CBF）的重要调节因子，主要作用于脑动脉[95]（参见第 30 章）。低碳酸血症导致脑血管收缩，脑血流量降低。低碳酸血症引起的血管收缩可能会通过缺血引起的组织缺氧和自由基生成从而改变神经元细胞核膜，增加核 Ca^{2+} 内流，通过 NMDAR 的改变或脑能量代谢的改变，导致凋亡性细胞死亡。低碳酸血症会导致脑碱中毒，这不仅会减少脑灌注，还会降低血红蛋白释放氧气的能力。早产儿对低碳酸血症的反应尤其敏感。通常，建议在接受全身麻醉的婴儿和儿童中将呼气末 CO_2 水平保持在 35mmHg 以上。

氧供需管理

在全身麻醉过程中给予过多氧气会导致 ROS 产生增加，引起细胞应激和细胞凋亡。通常，ROS 和细胞抗氧化物之间处于平衡状态。在婴儿中，这种平衡很容易被打破，因为他们的抗氧化防御机制在出生时并未发育完全。在胎儿发育的最后阶段，内源性抗氧化物的生成增加，同时母体向胎儿输送抗氧化物增加，以使胎儿准备好在出生后迎接相对高氧的环境（相对于母体内低氧环境）。与足月婴儿相比，早产婴儿受到氧损伤的风险更高，因为他们缺乏上述抗氧化物。涉及的抗氧化酶包括超氧化物歧化酶、过氧化氢酶和谷胱甘肽过氧化物酶。这些酶将活性超氧化物自由基转化为过氧化氢，然后转化为水。幼小动物的高氧血症可能通过氧化应激和降低神经营养因子活性导致神经凋亡。氧可以触发炎性细胞因子，进一步引起细胞应激。

低氧和无氧状态可引起脑缺血。神经元开始失去其电化学梯度，由于谷氨酸从突触小泡中释出，钙从细胞外流入细胞质。这导致早期坏死性细胞死亡，表现为细胞核肿胀，线粒体解体和炎症。一部分缺血性应激的神经元不会立即死亡，但会在缺血性应激解除后的某个时间点继续发生凋亡性死亡。

体温

麻醉期间的体温维持是小儿麻醉的一大挑战（参见第 2 章和第 34 章）。婴儿具有较大的皮肤表面积 / 体重比和较高的基础代谢率，这会加速辐射和蒸发导致的热量丢失。此外，血管收缩能力不足和皮下脂肪少进一步增加了婴儿在手术操作中的辐射和传导热损失。麻醉结束时体温过低的婴儿可能没有足够的能量储备来恢复体温和自主呼吸，因此这些婴儿需要进行术后机械通气。但是，轻度低体温（核心温度 32～34℃）对已有缺血缺氧性损伤的新生儿具有神经保护作用。对同一新生儿群体研究发现，术中体温过高与 18 月龄时更多的神经认知障碍有关。

结论

越来越多来自实验室研究的证据表明，无论个体的年龄如何，麻醉和镇静药物都是中枢神经系统发育和功能的强力调节剂，并且可导致神经细胞凋亡，改变树突形态，突触形成，继发神经认知功能障碍[96]。然而，来自儿科和老年外科手术患者群体的回顾性临床研究的证据尚不明确。

由于麻醉和镇静药物在外科手术患者的治疗中至关重要，我们必须直面 AIDN 的问题。同时，麻醉医师应当关注年轻患者的大脑发育及老年患者神经功能减退的问题，这些问题可能增加围手术期管理的难度。

思考题

1. 麻醉药物介导的神经发育毒性（AIDN）的标志是何种病理过程？

2. 在动物模型中，哪些麻醉药物与 AIDN 有关？

3. 在实验室模型中，哪些因素对 AIDN 的发生最重要？

4. 在接受全身麻醉的儿童中，神经毒性的临床证据是什么？

5. 对于接受全身麻醉的儿童而言，哪些术中因素可能会对神经认知结果产生影响？

（许钊 译，王健 审）

参考文献

1. Lin EP, Soriano SG, Loepke AW. Anesthetic neurotoxicity. *Anesthesiol Clin*. 2014;32:133–155.

2. Rappaport B, Mellon RD, Simone A, Woodcock J. Defining safe use of anesthesia in children. *N Engl J Med*. 2011;364:1387–1390.

3. Eckenhoff JE. Relationship of anesthesia to postoperative personality changes in children. *Am J Dis Child*. 1953;86:587–591.

4. Stratmann G. Review article: neurotoxicity of anesthetic drugs in the developing brain. *Anesth Analg*. 2011;113:1170–1179.

5. Bedford PD. Adverse cerebral effects of anaesthesia on old people. *Lancet*. 1955;269:259–263.

6. Terrando N, Eriksson LI, Eckenhoff RG. Perioperative neurotoxicity in the elderly: summary of the 4th International Workshop. *Anesth Analg*. 2015;120:649–652.

7. Rudolph U, Antkowiak B. Molecular and neuronal substrates for general anaesthetics. *Nat Rev Neurosci*. 2004;5:709–720.

8. Franks NP. General anaesthesia: from molecular targets to neuronal pathways of sleep and arousal. *Nat Rev Neurosci*. 2008;9:370–386.

9. Ikonomidou C, Bittigau P, Ishimaru MJ, et al. Ethanol-induced apoptotic neurodegeneration and fetal alcohol syndrome. *Science*. 2000;287:1056–1060.

10. Bittigau P, Sifringer M, Genz K, et al. Antiepileptic drugs and apoptotic neurodegeneration in the developing brain. *Proc Natl Acad Sci U S A*. 2002;99(23):15089–15094.

11. Quimby KL, Katz J, Bowman RE. Behavioral consequences in rats from chronic exposure to 10 ppm halothane during early development. *Anesth Analg*. 1975;54:628–633.

12. Ikonomidou C, Bosch F, Miksa M, et al. Blockade of NMDA receptors and apoptotic neurodegeneration in the developing brain. *Science*. 1999;283:70–74.

13. Jevtovic-Todorovic V, Hartman RE, Izumi Y, et al. Early exposure to common anesthetic agents causes widespread neurodegeneration in the developing rat brain and persistent learning deficits. *J Neurosci*. 2003;23:876–882.

14. Slikker Jr W, Paule MG, Wright LK, et al. Systems biology approaches for toxicology. *J Appl Toxicol*. 2007;27:201–217.

15. Sanchez V, Feinstein SD, Lunardi N, et al. General anesthesia causes long-term impairment of mitochondrial morphogenesis and synaptic transmission in developing rat brain. *Anesthesiology*. 2011;115:992–1002.

16. Boscolo A, Milanovic D, Starr JA, et al. Early exposure to general anesthesia disturbs mitochondrial fission and fusion in the developing rat brain. *Anesthesiology*. 2013;118:1086–1097.

17. Soriano SG, Liu Q, Li J, et al. Ketamine activates cell cycle signaling and apoptosis in the neonatal rat brain. *Anesthesiology*. 2010;112:1155–1163.

18. Head BP, Patel HH, Niesman IR, et al. Inhibition of p75 neurotrophin receptor attenuates isoflurane-mediated neuronal apoptosis in the neonatal central nervous system. *Anesthesiology*. 2009;110:813–825.

19. Ben-Ari Y. Excitatory actions of GABA during development: the nature of the nurture. *Nat Rev Neurosci*. 2002;3:728–739.

20. Tau GZ, Peterson BS. Normal development of brain circuits. *Neuropsychopharmacology*. 2010;35:147–168.

21. Ohnuma S, Harris WA. Neurogenesis and the cell cycle. *Neuron*. 2003;40:199–208.

22. de la Rosa EJ, de Pablo F. Cell death in early neural development: beyond the neurotrophic theory. *Trends Neurosci*. 2000;23:454–458.

23. Buss RR, Sun W, Oppenheim RW. Adaptive roles of programmed cell death during nervous system development. *Annu Rev Neurosci*. 2006;29:1–35.

24. Hensch TK. Critical period plasticity in local cortical circuits. *Nat Rev Neurosci*. 2005;6:877–888.

25. Werker JF, Hensch TK. Critical periods in speech perception: new directions. *Annu Rev Psychol*. 2015;66:173–196.

26. Vutskits L. General anesthesia: a gateway to modulate synapse formation and neural plasticity? *Anesth Analg*. 2012;115:1174–1182.

27. Hofacer RD, Deng M, Ward CG, et al. Cell-age specific vulnerability of neurons to anesthetic toxicity. *Ann Neurol*.

2013;73:695–704.

28. Clancy B, Kersh B, Hyde J, et al. Web-based method for translating neurodevelopment from laboratory species to humans. *Neuroinformatics*. 2007;5:79–94.

29. Brambrink AM, Evers AS, Avidan MS, et al. Ketamine-induced neuroapoptosis in the fetal and neonatal rhesus macaque brain. *Anesthesiology*. 2012;116:372–384.

30. Brambrink AM, Back SA, Riddle A, et al. Isoflurane-induced apoptosis of oligodendrocytes in the neonatal primate brain. *Ann Neurol*. 2012;72:525–535.

31. Creeley CE, Dikranian KT, Dissen GA, et al. Isoflurane-induced apoptosis of neurons and oligodendrocytes in the fetal rhesus macaque brain. *Anesthesiology*. 2014;120:626–638.

32. Slikker W, Zou X, Hotchkiss CE, et al. Ketamine-induced neuronal cell death in the perinatal rhesus monkey. *Toxicol Sci*. 2007;98:145–158.

33. Paule MG, Li M, Allen RR, et al. Ketamine anesthesia during the first week of life can cause long-lasting cognitive deficits in rhesus monkeys. *Neurotoxicol Teratol*. 2011;33:220–230.

34. Wang S, Peretich K, Zhao Y, et al. Anesthesia-induced neurodegeneration in fetal rat brains. *Pediatr Res*. 2009;66:435–440.

35. De Roo M, Klauser P, Briner A, et al. Anesthetics rapidly promote synaptogenesis during a critical period of brain development. *PLoS One*. 2009;4:e7043.

36. Briner A, De Roo M, Dayer A, et al. Volatile anesthetics rapidly increase dendritic spine density in the rat medial prefrontal cortex during synaptogenesis. *Anesthesiology*. 2010;112:546–556.

37. Penzes P, Cahill ME, Jones KA, et al. Dendritic spine pathology in neuropsychiatric disorders. *Nat Neurosci*. 2011;14:285–293.

38. Blomgren K, Leist M, Groc L. Pathological apoptosis in the developing brain. *Apoptosis*. 2007;12:993–1010.

39. Amrock LG, Starner ML, Murphy KL, Baxter MG. Long-term effects of single or multiple neonatal sevoflurane exposures on rat hippocampal ultrastructure. *Anesthesiology*. 2015;122:87–95.

40. Boscolo A, Starr JA, Sanchez V, et al. The abolishment of anesthesia-induced

cognitive impairment by timely protection of mitochondria in the developing rat brain: the importance of free oxygen radicals and mitochondrial integrity. *Neurobiol Dis.* 2012;45:1031–1041.

41. Boscolo A, Ori C, Bennett J, et al. Mitochondrial protectant pramipexole prevents sex-specific long-term cognitive impairment from early anaesthesia exposure in rats. *Br J Anaesth.* 2013;110(suppl 1):i47–i52.

42. Stratmann G, Sall JW, May LD, et al. Isoflurane differentially affects neurogenesis and long-term neurocognitive function in 60-day-old and 7-day-old rats. *Anesthesiology.* 2009;110:834–848.

43. Culley DJ, Boyd JD, Palanisamy A, et al. Isoflurane decreases self-renewal capacity of rat cultured neural stem cells. *Anesthesiology.* 2011;115:754–763.

44. Vutskits L, Gascon E, Potter G, et al. Low concentrations of ketamine initiate dendritic atrophy of differentiated GABAergic neurons in culture. *Toxicology.* 2007;234:216–226.

45. Vutskits L, Gascon E, Tassonyi E, Kiss JZ. Effect of ketamine on dendritic arbor development and survival of immature GABAergic neurons in vitro. *Toxicol Sci.* 2006;91:540–549.

46. Vutskits L, Gascon E, Tassonyi E, Kiss JZ. Clinically relevant concentrations of propofol but not midazolam alter in vitro dendritic development of isolated gamma-aminobutyric acid-positive interneurons. *Anesthesiology.* 2005;102:970–976.

47. Huang L, Yang G. Repeated exposure to ketamine-xylazine during early development impairs motor learning-dependent dendritic spine plasticity in adulthood. *Anesthesiology.* 2015;122:821–831.

48. Ryu YK, Khan S, Smith SC, Mintz CD. Isoflurane impairs the capacity of astrocytes to support neuronal development in a mouse dissociated coculture model. *J Neurosurg Anesthesiol.* 2014;26:363–368.

49. Sanders RD, Xu J, Shu Y, et al. General anesthetics induce apoptotic neurodegeneration in the neonatal rat spinal cord. *Anesth Analg.* 2008;106:1708–1711.

50. Walker SM, Westin BD, Deumens R, et al. Effects of intrathecal ketamine in the neonatal rat: evaluation of apoptosis and long-term functional outcome. *Anesthesiology.* 2010;113:147–159.

51. Westin BD, Walker SM, Deumens R, et al. Validation of a preclinical spinal safety model: effects of intrathecal morphine in the neonatal rat. *Anesthesiology.* 2010;113:183–199.

52. Yahalom B, Athiraman U, Soriano SG, et al. Spinal anesthesia in infant rats: development of a model and assessment of neurologic outcomes. *Anesthesiology.* 2011;114:1325–1335.

53. Vacas S, Degos V, Feng X, Maze M. The neuroinflammatory response of postoperative cognitive decline. *Br Med Bull.* 2013;106:161–178.

54. Terrando N, Monaco C, Ma D, et al. Tumor necrosis factor-alpha triggers a cytokine cascade yielding postoperative cognitive decline. *Proc Natl Acad Sci U S A.* 2010;107:20518–20522.

55. Cibelli M, Fidalgo AR, Terrando N, et al. Role of interleukin-1beta in postoperative cognitive dysfunction. *Ann Neurol.* 2010;68:360–368.

56. Shen X, Dong Y, Xu Z, et al. Selective anesthesia-induced neuroinflammation in developing mouse brain and cognitive impairment. *Anesthesiology.* 2013;118:502–515.

57. Xu Z, Dong Y, Wang H, et al. Age-dependent postoperative cognitive impairment and Alzheimer-related neuropathology in mice. *Sci Rep.* 2014;4:3766.

58. Xie Z, Dong Y, Maeda U, et al. Isoflurane-induced apoptosis: a potential pathogenic link between delirium and dementia. *J Gerontol A Biol Sci Med Sci.* 2006;61:1300–1306.

59. Xie Z, Culley DJ, Dong Y, et al. The common inhalation anesthetic isoflurane induces caspase activation and increases amyloid beta-protein level in vivo. *Ann Neurol.* 2008;64:618–627.

60. Tang JX, Mardini F, Janik LS, et al. Modulation of murine Alzheimer pathogenesis and behavior by surgery. *Ann Surg.* 2013;257:439–448.

61. Palanisamy A, Baxter MG, Keel PK, et al. Rats exposed to isoflurane in utero during early gestation are behaviorally abnormal as adults. *Anesthesiology.* 2011;114:521–528.

62. Stratmann G, Lee J, Sall JW, et al. Effect of general anesthesia in infancy on long-term recognition memory in humans and rats. *Neuropsychopharmacology.* 2014;39:2275–2287.

63. Raper J, Alvarado MC, Murphy KL, Baxter MG. Multiple anesthetic exposure in infant monkeys alters emotional reactivity to an acute stressor. *Anesthesiology.* 2015;123:1084–1092.

64. Culley DJ, Baxter MG, Yukhananov R, Crosby G. Long-term impairment of acquisition of a spatial memory task following isoflurane-nitrous oxide anesthesia in rats. *Anesthesiology.* 2004;100:309–314.

65. Jagodic MM, Pathirathna S, Joksovic PM, et al. Upregulation of the T-type calcium current in small rat sensory neurons after chronic constrictive injury of the sciatic nerve. *J Neurophysiol.* 2008;99:3151–3156.

66. Zhang LL, Pathak HR, Coulter DA, et al. Shift of intracellular chloride concentration in ganglion and amacrine cells of developing mouse retina. *J Neurophysiol.* 2006;95:2404–2416.

67. Dzhala VI, Talos DM, Sdrulla DA, et al. NKCC1 transporter facilitates seizures in the developing brain. *Nat Med.* 2005;11:1205–1213.

68. Edwards DA, Shah HP, Cao W, et al. Bumetanide alleviates epileptogenic and neurotoxic effects of sevoflurane in neonatal rat brain. *Anesthesiology.* 2010;112:567–575.

69. Wang C, Sadovova N, Hotchkiss C, et al. Blockade of N-methyl-D-aspartate receptors by ketamine produces loss of postnatal day 3 monkey frontal cortical neurons in culture. *Toxicol Sci.* 2006;91:192–201.

70. Bajic D, Commons KG, Soriano SG. Morphine-enhanced apoptosis in selective brain regions of neonatal rats. *Int J Dev Neurosci.* 2013;31:258–266.

71. Massa H, Lacoh CM, Vutskits L. Effects of morphine on the differentiation and survival of developing pyramidal neurons during the brain growth spurt. *Toxicol Sci.* 2012;130:168–179.

72. Sanders RD, Xu J, Shu Y, et al. Dexmedetomidine attenuates isoflurane-induced neurocognitive impairment in neonatal rats. *Anesthesiology.* 2009;110:1077–1085.

73. Pancaro C, Segal BS, Sikes RW, et al. Dexmedetomidine and ketamine show distinct patterns of cell degeneration and apoptosis in the developing rat neonatal brain. *J Matern Fetal Neonatal Med.* 2016;29(23):3827–3833.

74. Sanders RD, Sun P, Patel S, et al. Dexmedetomidine provides cortical neuroprotection: impact on anaesthetic-induced neuroapoptosis in the rat developing brain. *Acta Anaesthesiol Scand.* 2010;54:710–716.

75. Shih J, May LD, Gonzalez HE, et al. Delayed environmental enrichment reverses sevoflurane-induced memory impairment in rats. *Anesthesiology.* 2012;116:586–602.

76. Wilder RT, Flick RP, Sprung J, et al. Early exposure to anesthesia and learning disabilities in a population-based birth cohort. *Anesthesiology.* 2009;110:796–804.

77. Flick RP, Katusic SK, Colligan RC, et al. Cognitive and behavioral outcomes after early exposure to anesthesia and surgery. *Pediatrics.* 2011;128:e1053–e1061.

78. DiMaggio C, Sun LS, Kakavouli A, et al. A retrospective cohort study of the association of anesthesia and hernia repair surgery with behavioral and developmental disorders in young children. *J Neurosurg Anesthesiol.* 2009;21:286–291.

79. Dimaggio C, Sun L, Li G. Early childhood exposure to anesthesia and risk of developmental and behavioral disorders in a sibling birth cohort. *Anesth Analg.* 2011;113:1143–1151.

80. Backeljauw B, Holland SK, Altaye M, Loepke AW. Cognition and brain structure following early childhood surgery with anesthesia. *Pediatrics.* 2015;136(1):e1–e12.

81. Ing C, DiMaggio C, Whitehouse A, et al. Long-term differences in language and cognitive function after childhood exposure to anesthesia. *Pediatrics.* 2012;130:e476–e485.

82. O'Leary JD, Janus M, Duku E, et al. A population-based study evaluating the association between surgery in early life and child development at primary school entry. *Anesthesiology.* 2016;125:272–279.

83. Graham MR, Brownell M, Chateau DG, et al. Neurodevelopmental assessment in kindergarten in children exposed to general anesthesia before the age of 4 years: a retrospective matched cohort study. *Anesthesiology.* 2016;125(4):667–677.

84. Glatz P, Sandin RH, Pedersen NL, et al. Association of anesthesia and surgery during childhood with long-term

academic performance. *JAMA Pediatr.* 2017;171(1):e163470.

85. Bartels M, Althoff RR, Boomsma DI. Anesthesia and cognitive performance in children: no evidence for a causal relationship. *Twin Res Hum Genet.* 2009;12:246–253.

86. Hansen TG, Pedersen JK, Henneberg SW, et al. Academic performance in adolescence after inguinal hernia repair in infancy: a nationwide cohort study. *Anesthesiology.* 2011;114(5):1076–1085.

87. Davidson AJ, Disma N, de Graaff JC, et al. GAS consortium. Neurodevelopmental outcome at 2 years of age after general anaesthesia and awake-regional anaesthesia in infancy (GAS): an international multicentre, randomised controlled trial. *Lancet.* 2015;387(10015):239–250.

88. Sun LS, Li G, Miller TL, et al. Association between a single general anesthesia exposure before age 36 months and neurocognitive outcomes in later childhood. *JAMA.* 2016;315:2312–2320.

89. Berger M, Nadler JW, Browndyke J, et al. Postoperative cognitive dysfunction: minding the gaps in our knowledge of a common postoperative complication in the elderly. *Anesthesiol Clin.* 2015;33(3):517–550.

90. McCann ME, Soriano SG. Perioperative central nervous system injury in neonates. *Br J Anaesth.* 2012;109(suppl 1):i60–i67.

91. Hovens IB, Schoemaker RG, van der Zee EA, et al. Thinking through postoperative cognitive dysfunction: how to bridge the gap between clinical and pre-clinical perspectives. *Brain Behav Immun.* 2012;26:1169–1179.

92. Cayabyab R, McLean CW, Seri I. Definition of hypotension and assessment of hemodynamics in the preterm neonate. *J Perinatol.* 2009;29(suppl 2):S58–S62.

93. Vavilala MS, Lee LA, Lee M, et al. Cerebral autoregulation in children during sevoflurane anaesthesia. *Br J Anaesth.* 2003;90:636–641.

94. Torvik A. The pathogenesis of watershed infarcts in the brain. *Stroke.* 1984;15:221–223.

95. Meng L, Gelb AW. Regulation of cerebral autoregulation by carbon dioxide. *Anesthesiology.* 2015;122:196–205.

96. Xie Z, Vutskits L. Lasting impact of general anaesthesia on the brain: mechanisms and relevance. *Nat Rev Neurosci.* 2016;17(11):705–717.

第
二
篇

第三篇 术前准备及术中管理

Rebecca M. Gerlach and Bobbie Jean Sweitzer

术前评估：概述

麻醉的专业范围不断扩大，在术前治疗领域的发展尤其显著。麻醉医生的责任已不局限于术中阶段，而是涵盖了术前风险评估、降低围手术期风险，改善手术预后。术前评估是保证麻醉管理安全有效进行的基石。术前评估和查体可以在术前医学诊所进行，也可在麻醉前临时完成，其目的都是通过病史采集和查体来制定相应的麻醉方案以降低围手术期风险、最大程度保证患者的康复。术前辅助检查和会诊可识别危险因素、优化治疗，有助于疾病的诊断。病历记录以及既往麻醉记录可获得既往疾病诊断及其并发症的详细情况，需要在术前评估时进行查阅。美国麻醉医师协会（American Society of Anesthesiologists，ASA）术前评估实践咨询组织对麻醉前病史采集、体格检查以及辅助检查的选择和时机提供指导[1]。

病史采集和体格检查

麻醉前病史采集包括拟行的手术、现存疾病、合并症、全面的系统回顾、既往麻醉史及并发症的回顾、过敏史和用药史、药物滥用情况以及手术当日询问最后一次进食情况。如果修改了麻醉方案，需要通过了解疾病严重程度、治疗效果以及疾病对日常生活的影响来判断是否合理。麻醉前病史采集是对患者目前健康状态、日常生活能力以及与 ASA 患者体格状态（ASA Physical Status，ASAPS）评分相关的各项指标的全面评估（表 13-1）。之后进一步评估患者功能储备或者心肺功能。若患者可完成中等强度的运动而没有任何症状，代谢当量评分（metabolic equivalent of task score，METS）大于等于 4 分，提示患者发生围手术期并发症的风险低（知识框 13-1）[2]。

表 13-1　美国麻醉医师协会健康状况分级		
ASA PS Classification[a]	Definition	Examples, including, but not limited to
ASA I	A normal healthy patient	Healthy, nonsmoking, no or minimal alcohol use
ASA II	A patient with mild systemic disease	Mild diseases only without substantive functional limitations. Examples include (but are not limited to) current smoker, social alcohol drinker, pregnancy, obesity (30 < BMI < 40), well-controlled DM/HTN, mild lung disease
ASA III	A patient with severe systemic disease	Substantive functional limitations; One or more moderate to severe diseases. Examples include (but are not limited to) poorly controlled DM or HTN, COPD, morbid obesity (BMI ≥ 40), active hepatitis, alcohol dependence or abuse, implanted pacemaker, moderate reduction of ejection fraction, ESRD undergoing regularly scheduled dialysis, premature infant PCA < 60 weeks, history (>3 months) of MI, CVA, TIA, or CAD/stents.
ASA IV	A patient with severe systemic disease that is a constant threat to life	Examples include (but are not limited to) recent (<3 months) MI, CVA, TIA, or CAD/stents, ongoing cardiac ischemia or severe valve dysfunction, severe reduction of ejection fraction, sepsis, DIC, ARDS, or ESRD not undergoing regularly scheduled dialysis
ASA V	A moribund patient who is not expected to survive without the operation	Examples include (but are not limited to) ruptured abdominal/thoracic aneurysm, massive trauma, intracranial bleed with mass effect, ischemic bowel in the face of significant cardiac pathology or multiple organ/system dysfunction
ASA VI	A declared brain-dead patient whose organs are being removed for donor purposes	

[a] The addition of "E" denotes emergency surgery. (An emergency is defined as existing when delay in treatment of the patient would lead to a significant increase in the threat to life or body part).
ARDS, Acute respiratory disease syndrome; ASA, American Society of Anesthesiologists; ASA PS, ASA physical status; BMI, body mass index; CAD, coronary artery disease; COPD, chronic obstructive pulmonary disease; CVA, cerebral vascular accident; DIC, disseminated intravascular coagulopathy; DM, diabetes mellitus; ESRD, end-stage renal disease; HTN, hypertension; MI, myocardial infarction; PCA, postconceptual age; TIA, transient ischemic attack.
From American Society of Anesthesiologists. ASA Physical Status Classification System. www.asahq.org.
（表格因版权方要求未翻译）

运动功能丧失提示患者可能存在心肺储备不足、合并神经肌肉或肺部疾病、贫血或者全身状态失调所致，这些都提示风险增加。

通过筛查困难气道临床一系列的问题排查确定的困难气道临床预测因素可促进临床中修改方案（表 13-2，也可参见第 16 章）。注意询问恶性高热或者假性胆碱酯酶缺乏（参见第 11 章）的个人史或家族史，以便采取正确的预防手段。麻醉前对患者的体格检查从视诊开始，观察其活动状态（步行或轮椅辅助）或呼吸状态的变化（如吸氧、辅助呼吸肌参与、发绀）。识别患者精神状态的改变很重要。查体应进行气道评估（表 13-3）[3]，包括 Mallampati 分级（图 13-1）；生命体征包括氧饱和度，以及身高体重的测量。需要检查脉搏以判断心率和心律，听诊是否有心脏杂音并识别异常的呼吸音，检查外周有无水肿。若查体结果与患者的基础状况不一致，需要考虑新发疾病。

辅助检查

当异常的检查结果直接影响患者治疗或者需要进一步检查时，需要进行辅助检查来评估现存疾病情况以及进行疾病诊断（知识框 13-2）。术前筛查和常规检查几乎没有帮助。然而部分医生出于以下考虑仍然进行这些不必要的检查：诊疗传统，认为其他医生需要这项检查，医疗法律上的担忧，担心手术延迟、取消，或者对现有证据或指南缺乏认识[4]。常规

知识框 13-1 功能储备的代谢当量

MET——活动分级

1—进食,计算机操作,穿衣

2—下楼或在家里行走,做饭

3—步行1~2个街区

4—清扫落叶,园艺活动

5—爬1~2层楼,跳舞,骑自行车

6—打高尔夫,携带球棒

7—打壁球

8—快速爬楼梯,慢跑

9—缓慢跳绳,中等速度骑自行车

10—快速游泳、跑步

11—越野滑雪,打全场篮球

12—中长距离快跑

MET, 代谢当量。1MET = 消耗氧气 3.5mL/(min·kg)。

引自: Jette M, Sidney K, Blümchen G. Metabolic equivalents (METS)in exercise testing, exercise prescription, and evaluation of functional capacity. *Clin Cardiol.* 1990; 13: 555-556.

表 13-2 与困难气道相关的患者术前特征

面罩通气困难	喉镜暴露困难
年龄＞55岁	困难插管、插管后吸入性肺炎,插管后牙齿或口腔损伤的既往史
阻塞性睡眠呼吸暂停或打鼾	阻塞性睡眠呼吸暂停或打鼾
既往头/颈部放疗、手术或创伤	既往头/颈部放疗、手术或创伤
牙齿缺失	先天性疾病:唐氏综合征,特雷彻·柯林斯综合征,皮埃尔·罗班综合征
有络腮胡	炎性/关节炎疾病:风湿性关节炎,强直性脊柱炎,硬皮病
体重指数＞26kg/m²	肥胖,颈椎疾病或者手术史

引自: Langeron O, Masso E, Huraux C, et al. Prediction of difficult mask ventilation. *Anesthesiology.* 2000; 92: 1229-1236.

表 13-3 气道评估的内容

气道评估内容	提示困难气道
上门齿长度	相对较长
在正常咬合时上下切牙的关系	明显"覆𬌗"(上切牙在下切牙前面)
下颌前伸时上下切牙的关系(咬上唇实验)	下切牙无法超过上切牙,不能咬住上唇
张口度	小于3cm
悬雍垂可见与否	坐位时舌头前伸无法看见悬雍垂(例如马氏分级Ⅱ级)
下颌/口腔空间的顺应性	高拱状的或者非常狭窄;放疗或手术改变;硬化的;被肿物占据或者没有弹性的
甲颏距	＜3指宽或者＜6cm
颈部长度	短
颈部粗细	粗
头颈部活动程度	下巴尖端不能触及胸口或者颈部无法后仰

引自: Apfelbaum JL, Hagberg CA, Caplan RA, et al. Practice guidelines for management of the difficult airway: an updated report by the American Society of Anesthesiologists Task Force on Management of the Difficult Airway. *Anesthesiology.* 2013; 118: 251.

的(非疾病导向性的)术前检查很少改变围手术期管理,对患者治疗没有什么帮助[5]。由于在有限的医疗资源下,检查时昂贵并且耗费时间的,因此强制性的术前检查并不是节约成本的医疗手段[6]。可以根据患者疾病相关的标准制定(表 13-4),这样的术前检查异常值会对患者管理产生作用。同时,对于某些特殊的患者进行检查可以根据拟行的手术或者患者状态(表 13-5)。

大部分拟行门诊手术或低风险手术的患者是不需要术前检查的(参见第 37 章)。对于合并稳定或非严重系统疾病的门诊手术患者,术前检查并不能减少围手术期不良事件的发生率,也不影响患者结局[7]。此外,对于白内障手术(参见第 31 章),省去术前检查不影响患者结局,但是明显节省了医疗费用[8]。若临床评估提示患者出现新发症状或当前症状恶化时,

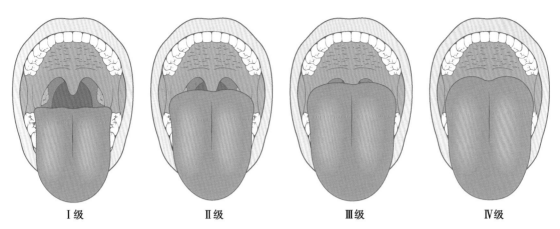

图 13-1　马氏(Mallampati)分级是用于评估气道管理难易程度的临床工具。Ⅰ级: 可见软腭、咽腔、悬雍垂、腭舌弓、腭咽弓。Ⅱ级: 可见软腭、咽腔、悬雍垂。Ⅲ级: 可见软腭和悬雍垂根部。Ⅳ级(困难): 看不见软腭

知识框 13-2　进行术前检查的指征

术前检查推荐于基于临床危险因素可能存在异常结果且这些结果会:

- 建立新诊断
- 指导进一步术前检查或咨询
- 指导术前药物使用
- 改变术中监测或管理
- 影响手术方式及麻醉技术选择
- 影响作出手术延迟或取消的决定
- 改变术后去向
- 建立围手术期风险记录以向其他医生或者患者交流

即使需要取消已计划手术,应当进行进一步检查。评估时发现患者运动后呼吸困难加重、新出现的胸痛或晕厥的病史比常规的心电图(electrocardiogram, ECG)或者胸片更有意义。术前应根据疾病本身以及拟行手术相关风险来选择需要进行的辅助检查项目,避免不必要的检查。

虽然 ECG 检查作为术前常规,但其对手术患者尤其是老年患者的价值并不大 [5, 9](参见第 35 章)。年龄相关的检查推荐是依据老年患者心电图异常的发生频率来制定的。异常 ECG 预测术后心脏不良事件的特异性仅为 26%,正常 ECG 并不能排除心脏疾病 [10]。关于术前评估,ASA 建议如果没有其他临床相关危险因素,单纯年龄并不是进行 ECG 检查的依据(知识框 13-3) [1]。ECG 可能有助于发现可疑的电解质紊乱、发作期心脏症状、可疑或者已知的肺动脉高压

以及心律失常(更多详细信息参见表 13-4)。表 13-5 总结了美国心脏病学会 / 美国心脏协会(American College of Cardiology/American Heart Association, ACC/AHA)对术前 ECG 检查的推荐意见。

是否进行常规妊娠检查,特别是针对青少年,存在争议。一些医疗机构会告知患者麻醉和手术对于怀孕的潜在风险,但允许患者自行取消检查。另外一些医疗机构要求所有育龄期女性在手术当天进行尿妊娠检查(参见第 34 章)。ASA 术前评估临床指导部门指出“文献并不能说明在孕早期进行麻醉是否有害”,并推荐只有当检查结果会改变麻醉管理时才需进行妊娠检查 [1]。如果进行妊娠检查,可通过尿液检查快速获得可靠结果;除非患者病史提示怀孕,妊娠检查最好在手术当日进行。

会诊

若患者合并复杂或者无法辨别的合并症时,请专家会诊可以更好地制定全面的术前管理计划。会诊可以为患者的诊断和疾病管理提供专业意见,制定更安全的麻醉计划;而不仅仅是术前必须完成的步骤。对患者病史和相关诊断检查的总结,提出需要解决的问题和目标可提高专家会诊的实用性。术前麻醉医生、外科医生和会诊专家之间的紧密协作以及良好沟通对于改善围手术期结局、避免不良事件的发生具有重要作用。

术前会诊可用于以下情况:

①对新发或控制较差的疾病进行诊断,评估,改善;

②建立临床风险记录,用于患者和围手术期团队制定围手术期管理策略。

第三篇

表13-4 术前诊断性检查推荐[a]

检查	临床情况
白蛋白	水肿；肝脏疾病；营养不良；吸收不良
β-hCG	怀疑妊娠
CBC	酗酒；贫血；呼吸困难；肝脏或者肾脏疾病；恶性肿瘤；营养不良；出血病史；运动耐量差；近期进行了放化疗
肌酐	肾脏疾病；控制较差的糖尿病
胸片	未缓解的、急性的或慢性的严重肺部症状例如咳嗽、呼吸困难，异常的难以解释的胸部查体发现；失代偿的心力衰竭；胸腔内恶性肿瘤；放射治疗[b]
心电图	酗酒；未缓解的心脏状况（新发或加重的胸痛或呼吸困难，心悸，心动过速，心律失常，无法解释的心动过缓，为诊断的心脏杂音，S3，失代偿的心力衰竭）；置入了心律转复除颤器；阻塞性呼吸暂停综合征；起搏器；肺动脉高压；放疗[b]；严重肥胖；晕厥；使用了胺碘酮或地高辛
电解质	酗酒；心血管疾、肝脏、肾脏或甲状腺疾病；糖尿病；营养不良；使用了胺碘酮或地高辛
血糖和/或 HbA1c	糖尿病；严重肥胖；使用类固醇药物
LFT	酗酒；肝脏疾病；近期肝炎；未诊断的出血异常
血小板计数	酗酒；肝脏疾病；出血异常（个人或家族史）；恶性血液病；近期放化疗；血小板减少
PT	酗酒；肝脏疾病；营养不良，出血异常（个人或家族史），使用华法林
PTT	出血异常（个人或家族史）；未诊断的高凝状态；使用了普通肝素
TSH，T_3，T_4	甲状腺肿，甲状腺疾病；不能解释的呼吸困难，疲劳，心悸，心动过速
尿夜分析	尿路感染（可疑）

[a] 这些检查只是为了建立新的诊断或预测危险因素，或者仕影响围手术期管理的时候改变治疗方案。对于低危险的手术或者患者有慢性疾病但病情稳定的情况下，这些检查的作用可能很小。

[b] 只对胸部，乳房，肺，胸部进行放射治疗。

β-hCG：β-人绒毛膜促性腺激素[测定]（妊娠试验）。CBC：全血细胞计数。HbA1c：糖化血红蛋白。LFT：肝功能检测（白蛋白、胆红素、丙氨酸和谷草转氨酶）。PT：凝血酶原时间。PTT：部分凝血活酶时间。S3：第三心音。T_3：三氢甲状腺素。T_4：甲状腺素。TSH：促甲状腺激素。

常见合并症的麻醉管理

高血压

高血压的严重性和持续时间与终末器官的损伤程度、发病和死亡的危险性相关。缺血性心脏疾病、心力衰竭、肾脏功能不全常见于高血压患者。麻醉诱导前严重的高血压（收缩压＞200mmHg）是术后心肌梗死的独立危险因素[11]。高血压的患者更容易发生心律失常，术中血压波动和心肌缺血。然而，对于血压低于180/110mmHg 的患者，几乎没有证据表明延迟手术能够改善患者结局[12]。真实的基础血压需要在患者放松的情况下进行连续多次测量来获得，

而不是麻醉诱导前在手术间里获得。推荐维持血压在基础值上下 20% 的范围内以维持器官灌注。如果患者存在严重终末器官损伤或者术中需要进行控制性降压，可通过术前滴定用药来精确控制血压以减少风险[12]。这要求术前患者需接受数周的治疗，才能使血管张力缓慢改善，因为血压的突然下降可能会导致心肌缺血或脑血管意外。

冠心病

轻微、稳定的冠心病（coronary artery disease, CAD）对围手术期影响小，而严重的冠心病可导致麻醉和手术期间的严重并发症。病史、查体和心功能的评定是术前进行心血管评估的基础，能够帮助我

表 13-5 麻醉前患者相关的基础检查建议[a]	
手术 / 患者类型	**检查**
注射造影剂	肌酐[b]
潜在大出血风险	血色素 / 血细胞比容[b]
可能需要输血	血型
妊娠可能性	妊娠试验[c]
终末期肾脏疾病	血钾水平[d]
糖尿病	手术当天血糖水平[d]

[a] 并不用于建立诊断或者指导术前管理。

[b] 手术前 3 个月的实验室检查均可接受除非结果有明显异常或者患者情况有改变。

[c] 并不推荐在手术前常规进行妊娠检查。详细询问病史和局部检查决定是否需要进行妊娠检查。

[d] 没有明确的标准关于何种血钾以及血糖水平可以取消手术和麻醉。需要平衡手术带来的益处和有异常值的患者进行手术的风险性。

知识框 13-3 术前 12 导联心电图的推荐意见

Ⅱa 级

- 术前 12 导联心电图检查对于已知有冠心病、严重心律失常、外周动脉疾病，脑血管疾病或者其他明显器质性心脏疾病的患者是合理的，低危手术除外

Ⅱb 级

- 对于没有症状的既往没有已知的冠心病史的患者可以考虑术前进行 12 导联心电图检查，低危手术除外

Ⅲ级：无益处

- 对于没有症状进行低危手术的患者常规术前进行 12 导联心电图没有作用

引自: Fleisher LA, Fleischmann KE, Auerbach AD, et al. 2014 ACC/AHA guideline on perioperative cardiovascular evaluation and managementof patients undergoing noncardiac surgery: a report of the American College of Cardiology/American Heart Association Task Force on practiceguidelines. *J Am Coll Cardiol.* 2014; 64: e77-137.

们筛选出需要在术前进行药物治疗或冠脉支架治疗的患者。ACC/AHA 关于非心脏手术患者术前心血管评估和管理的指南推荐对 CAD 进行评估和合理的检查以筛选出严重心血管不良事件（major adverse cardiovascular events，MACE）的高危患者[9]。

并非所有怀疑 CAD 的患者都需要进行负荷试验或血管造影检查。除外有症状性心力衰竭、严重心律失常、严重瓣膜疾病、新发的心绞痛或者急性冠脉综合征，症状稳定、具有中度或者更高功能储备（≥4METS）的患者不需要进一步的心脏检查[9]。根据合并症情况以及手术风险判断为 MACE 低危险（<1%）的患者不需要额外的检查[9]。图 13-2 详细给出了评估 CAD 的流程。MACE 风险可通过美国外科医生学会国家外科质量改进项目（American College of Surgeons National Surgical Quality Improvement Program，ACSNSQIP）建立的在线工具计算得出[13]。这些评估工具通过分析多中心超过 140 万患者的数据并联合患者因素、现行程序术语（Current Procedural Terminology，CPT）代码而建立，用于评估特定的不良事件风险性。此外，修改后的心脏风险指数（Revised Cardiac Risk Index，RCRI）是评估 MACE 风险的可靠工具，包括 6 个标准：①存在缺血性心脏病，②心力衰竭病史，③脑血管病史，④需要胰岛素治疗的糖尿病，⑤肌酐水平大于等于 2mg/dL 以及⑥胸腔内、腹内或腹股沟上血管的手术[14]。以上 0、1、2、3 个因素分别对应 MACE 风险性为 0.5%、

1.3%、4% 和 9%[14]。因此，具有 2 个及以上 RCRI 指标表示 MACE 风险增高。仅仅在检查结果对围手术期管理有指导意义时，MACE 风险 >1% 且活动耐量不能达到 4METS 的患者进行药物负荷实验才可能会有帮助[9]。

非心脏手术之前进行经皮冠脉血管重建或者冠脉搭桥手术并没有像预期那样让大部分冠心病患者获益。唯一一项对冠脉血管重建与药物治疗进行比较的随机前瞻性研究并没能证明两种方法患者预后不同[15]。事实上，冠脉血管重建术后立即进行非心脏手术可导致更高的发病率和死亡率[15]。在非心脏手术前进行冠脉血管重建对患有不稳定或者严重冠脉疾病的患者和即使不进行非心脏手术也需要进行冠脉血管重建的患者是有益的。若患者术前进行了 PCI 尤其是放置了药物洗脱支架（drug-eluting stents，DES），抗血小板药物治疗会非常复杂，因为 PCI 术后患者需要进行数月甚至是终身的抗血小板治疗以防止灾难性的支架内再狭窄或者急性血栓形成。应明确支架类型是 DES 还是金属裸支架，并与心脏专家根据 ACC/AHA 2016 年更新版指南（知识框 13-4）一起完成围手术期管理[16, 16a]。高风险期内如果没有请熟知冠脉支架的心脏专家会诊，没有给患者详细讲解停止用药风险，手术尤其是择期手术前不应中断抗血

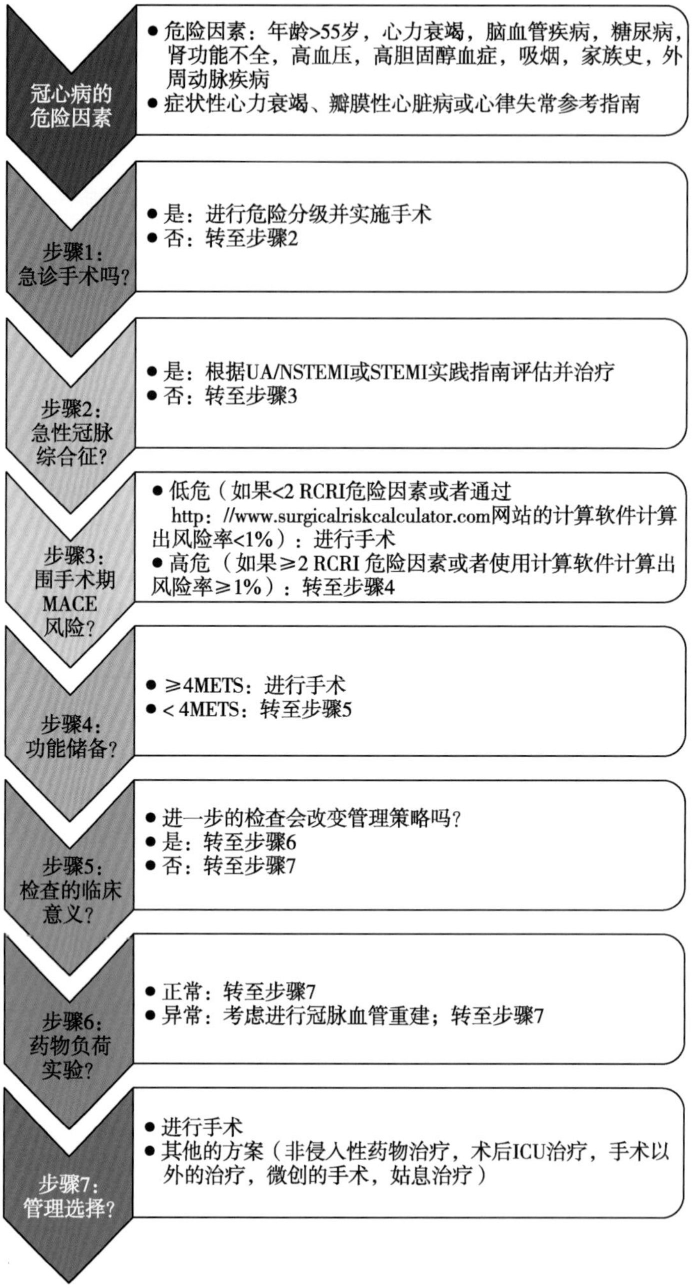

冠心病的
危险因素

- 危险因素：年龄>55岁，心力衰竭，脑血管疾病，糖尿病，肾功能不全，高血压，高胆固醇血症，吸烟，家族史，外周动脉疾病
- 症状性心力衰竭、瓣膜性心脏病或心律失常参考指南

步骤1：
急诊手术吗？

- 是：进行危险分级并实施手术
- 否：转至步骤2

步骤2：
急性冠脉
综合征？

- 是：根据UA/NSTEMI或STEMI实践指南评估并治疗
- 否：转至步骤3

步骤3：
围手术期
MACE
风险？

- 低危（如果<2 RCRI危险因素或者通过 http://www.surgicalriskcalculator.com网站的计算软件计算出风险率<1%）：进行手术
- 高危（如果≥2 RCRI 危险因素或者使用计算软件计算出风险率≥1%）：转至步骤4

步骤4：
功能储备？

- ≥4METS：进行手术
- < 4METS：转至步骤5

步骤5：
检查的临床
意义？

- 进一步的检查会改变管理策略吗？
- 是：转至步骤6
- 否：转至步骤7

步骤6：
药物负荷
实验？

- 正常：转至步骤7
- 异常：考虑进行冠脉血管重建；转至步骤7

步骤7：
管理选择？

- 进行手术
- 其他的方案（非侵入性药物治疗，术后ICU治疗，手术以外的治疗，微创的手术，姑息治疗）

图 13-2 拟行非心脏手术的患者心血管评估的简化流程图。Cr，血肌酐；ICU，重症病房；MACE，严重心脏不良事件；METS，代谢当量评分；NSTEMI，非 ST 段抬高的心肌梗死；STEMI，ST 段抬高的心肌梗死；UA，不稳定型心绞痛。修订的心脏危险指数(RCRI)= 缺血性疾病，心力衰竭，糖尿病，Cr > 2，脑血管疾病或者高危手术(胸腔内、腹腔内或者血管的手术)(改编自：Fleisher LA, Fleischmann KE, Auerbach AD, et al. 2014 ACC/AHA guideline on perioperative cardiovascular evaluation and management of patients undergoing noncardiac surgery: a report of the American College of Cardiology/American Heart Association Task Force on practice guidelines. *J Am Coll Cardiol.* 2014; 64: e77-137.)

> **知识框 13-4**　冠脉支架术后的患者术前抗凝药物使用推荐指南
>
> - 过早停用噻吩吡啶（如氯吡格雷或噻氯匹定）药物治疗具有潜在的灾难性后果。在停用药物之前，应与患者的心脏医生共同讨论围手术期抗凝药物的使用方案
> - 需要停用噻吩吡啶的择期手术应至少推迟到裸金属支架的植入术（BMS）后 1 个月
> - 如果因为稳定性冠心病放置药物洗脱支架（DES），需要停用噻吩吡啶的择期手术应至少推迟到 DES 放置后 6 个月。如果因为急性冠脉综合征（ACS）
>
> 或其他高危情况（例如多个支架，小支架，近期发生支架内再狭窄）需放置 DES，那么择期手术应至少推迟到 DES 置入 12 个月后
> - 如果延迟手术风险大于支架内血栓形成的风险，可在 DES 植入后 3~6 个月期间进行急诊手术
> - BMS 或者 DES 患者应尽可能在整个手术期使用阿司匹林。阿司匹林每日推荐剂量为 81mg（75~100mg），具有缺血保护作用的同时出血风险小

Levine GN, Bates ER, Bittl JA, et al. 2016 ACC/AHA Guideline Focused Update on Duration of Dual Antiplatelet Therapy in Patients with Coronary Artery Disease. A Report of the American College of Cardiology/American Heart Association Task Force on Clinical Practice Guidelines. *J Am Coll Cardiol.* 2016; 68(10): 1082-1115.

小板治疗[16]。如果可能，围手术期应持续使用阿司匹林，噻吩吡啶类药物（以氯吡格雷为代表）应该尽快恢复使用。现有证据显示尽管术后患者存在出血的低风险，大多数进行手术的高危患者（二级预防或冠脉支架植入术后）持续使用阿司匹林[17]。图 13-3 详细说明了不同情况下抗血小板药物的使用。如果支

架内血栓形成，即使在术后即刻也可安全进行 PCI，因此高危患者应该被安排在可尽早行介入心脏手术的手术间[12]。

对 CAD 的患者使用 β- 肾上腺素能阻滞剂或他汀类药物进一步治疗可减少 MACE。推荐意见总结见知识框 13-5。

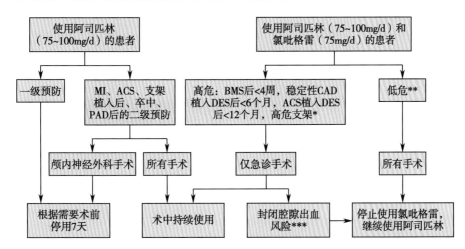

MI，心肌梗死；ACS，急性冠脉综合征；PAD，外周动脉疾病；PCI，经皮冠脉介入治疗；BMS，金属裸支架；DES，药物洗脱支架
*高危支架：长（>36mm），放置在近端，重叠，或多个支架，放置在慢性完全性闭塞的血管内的或小的有分叉病变血管内的支架
**低危情况举例：BMS 后超过 1 个月，卒中，不复杂的 MI，没有放置支架的 PCI
***封闭腔隙出血风险：颅内神经外科手术，髓内椎管手术，后房眼科手术。在这些手术中，继续使用或者停用阿司匹林的风险/获益比需要具体分析。如果持续使用阿司匹林，需重视术后早期再入院

图 13-3　抗凝治疗患者围手术期管理的流程图（引自：Chassot PG, Delabays A, Spahn DR. Perioperative antiplatelet therapy: the case for continuing therapy in patients at risk of myocardial infarction. *Br J Anaesth.* 2007; 99: 316-328. Modified to reflect updates in Levine GN, Bates ER, Bittl JA, et al. 2016 ACC/AHA Guideline focused update on duration of dual antiplatelet therapy in patients with coronary artery disease. A report of the American College of Cardiology/American Heart Association Task Force on clinical practice guidelines. *J Am Coll Cardiol.* 2016; 68(10): 1082-1115.)

知识框 13-5　使用 β- 肾上腺素能阻滞剂和他汀类药物降低围手术期风险的推荐意见

β- 肾上腺素能阻滞剂

Ⅰ级

- 长期使用 β- 肾上腺素能阻滞剂的患者围手术期应继续使用

Ⅱa 级

- 根据临床实际情况指导术后 β- 肾上腺素能阻滞剂的使用，而与开始使用该药的时间无关

Ⅱb 级

- 根据术前风险分级发现存在心肌缺血中度或高度风险的患者立即开始 β- 肾上腺素能阻滞剂治疗
- 有三个或以上改良心脏风险指数（RCRI）危险因素（例如糖尿病、HF、CAD、肾功能不全、脑血管意外）的患者，手术前开始使用 β- 肾上腺素能阻滞剂
- 对有明确长期使用 β- 肾上腺素能阻滞剂指针但是没有其他 RCRI 危险因素的患者而言，围手术期开始使用 β- 肾上腺素能阻滞剂对减少围手术期风险的作用不明

- 在已经开始 β- 肾上腺素能阻滞剂治疗的患者中，术前足够长时间开始使用以确保安全性和耐受性是合理的，最好术前超过 1 天开始使用

Ⅲ级：有害

- β- 肾上腺素能阻滞剂不应该在手术当天开始使用

他汀类药物

Ⅰ级

- 目前正在服用他汀类药物拟行非心脏手术的患者应该继续使用

Ⅱa 级

- 拟行瓣膜手术的患者围手术期开始使用他汀类药物是合理的

Ⅱb 级

- 拟行高危手术，根据药物治疗指南有使用他汀类药物临床指针的患者可以考虑围手术期开始使用

CAD，冠心病；HF，心力衰竭。

引自：Fleisher LA, Fleischmann KE, Auerbach AD, et al. 2014 ACC/AHA guideline on perioperative cardiovascular evaluation and management of patients undergoing noncardiac surgery: a report of the American College of Cardiology/American Heart Association Task Force on practice guidelines. *J Am Coll Cardiol*. 2014; 64: e77-e137.

心力衰竭

　　心力衰竭是围手术期不良事件的重要危险因素。有症状的心力衰竭尤其是左室射血分数（left ventricular ejection fraction，LVEF）低于 30% 的患者，其围手术期死亡率明显高于合并冠心病的患者。收缩功能障碍（收缩异常导致射血分数下降），舒张功能障碍（充盈压增高且舒张异常但收缩以及射血分数正常）或者收缩和舒张功能均障碍都可导致心力衰竭。心力衰竭的症状和体征包括呼吸短促、疲劳、端坐呼吸、阵发性夜间呼吸困难，啰音 / 水泡音或者出现第三心音。患者身体状态的改变是超声评估左心室功能的指针（知识框 13-6）[9]。舒张功能障碍在心力衰竭患者占了近一半，但很少有研究指导在围手术期如何管理舒张功能障碍。高龄与高血压常常和舒张功能障碍相关。由于失代偿的心力衰竭极为高危，所以择期手术应该推迟直到心力衰竭得到控制。

　　根据纽约心脏协会心功能分级[18]，心力衰竭Ⅳ级（休息时仍有症状）的患者麻醉前需要请心脏专家

知识框 13-6　左心室功能评估：推荐意见

Ⅱa 级

- 对于不明原因的呼吸困难患者进行术前左心室功能评估是合理的
- 对于有心力衰竭且呼吸困难加重或临床状态有改变的患者进行术前 LV 功能评估是合理的

Ⅱb 级

- 如果近 1 年内没有相关评估，对既往有左心室功能障碍目前临床症状稳定的患者可考虑再次评估左心室功能

Ⅲ级：无益处

- 不推荐常规术前左心室功能评估

引自：Fleisher LA, Fleischmann KE, Auerbach AD, et al. 2014 ACC/AHA guideline on perioperative cardiovascular evaluation and management of patients undergoing noncardiac surgery: a report of the American College of Cardiology/American Heart Association Task Force on practice guidelines. *J Am Coll Cardiol*. 2014; 64: e77-e137.

评估。需要麻醉监护的小手术只要患者状态稳定就可以进行。

瓣膜疾病

心脏杂音可能没有太大的临床上意义，也可能是心脏瓣膜异常的体征。湍流通过主动脉或肺动脉流出道形成的功能性杂音常与高心输出量状态（甲亢、妊娠、贫血）有关。若患者高龄，或患者有冠心病高危因素、风湿热病史、血管内容量过多、肺动脉疾病、心脏扩大、ECG 异常和心脏杂音，其很可能患有瓣膜疾病。舒张期杂音常常是病理性的并需要进一步评估。如果拟行全麻或者腰麻并怀疑存在严重瓣膜疾病，建议进行超声评估。对于有手术指征合并严重瓣膜病变（反流或者狭窄）的患者，非急诊手术之前应该考虑进行瓣膜修复（知识框 13-7）[19]。

对心脏存在瓣膜异常的患者已不再推荐预防性使用抗生素预防感染性心内膜炎（知识框 13-8）[20]。但既往进行了心脏移植且有瓣膜疾病或有人工瓣膜的患者只有在口腔操作和感染组织操作时需要预防。感染性心内膜炎预防的推荐意见知识框 13-8。

知识框 13-7　瓣膜疾病：对于主动脉和二尖瓣疾病的围手术期推荐意见

I 级

1. 推荐对于临床上怀疑有中到重度瓣膜狭窄或反流的患者在以下情况下进行术前超声检查：①近 1 年内无超声检查或②临床症状有明显改变或者相对于上一次体查有明显变化

2. 对于成人而言，当症状和瓣膜狭窄或反流的严重程度达到手术治疗（置换或者修补）指征时，在择期非心脏手术前进行瓣膜手术是降低围手术期风险的有效方式

IIa 级

1. 在对无症状的重度主动脉狭窄患者进行择期高危非心脏手术时，术中及术后进行恰当的循环监测

2. 在对无症状的重度二尖瓣反流患者进行择期高危非心脏手术时，术中及术后进行恰当的循环监测

3. 在对 LVEF 正常的无症状重度主动脉瓣反流的成人进行择期高危非心脏手术时，术中及术后进行恰当的循环监测

IIb 级

1. 对于无症状的重度二尖瓣狭窄患者，如果其二尖瓣形态学不适合进行经皮二尖瓣球囊扩张术，在进行择期高危非心脏手术时，术中及术后进行恰当的循环监测

LVEF，左心室射血分数。
引自：Nishimura RA, Otto CM, Bonow RO, et al. 2014 AHA/ACC guideline for the management of patients with valvular heart disease: a report of the American College of Cardiology/American Heart Association Task Force on Practice Guidelines. *Circulation.* 2014; 129: e521-e643.

知识框 13-8　针对易发生不良结局的心脏疾病患者预防心内膜炎的推荐意见

IIa 级

下列患者若发生感染性心内膜炎，极易出现不良结局。因此，对以下患者进行涉及牙龈、根周以及口腔黏膜穿孔部位的操作时应预防感染性心内膜炎：

- 人工瓣膜置换或者使用人工材料进行心脏瓣膜修补的患者
- 既往有感染性心内膜炎病史
- 有 CHD 的患者
- 未纠正的紫绀型 CHD，包括姑息性分流和通道
- 完全纠正的先天性心脏病患者术后 6 个月内，无论是手术或者介入治疗，无论使用人工材料或者其他装置
- 纠正后的 CHD 患者残余缺损靠近或正好在人工补片或者人工装置上（人工补片或人工装置均可阻止内皮化）
- 因为结构性异常的瓣膜出现瓣膜反流的心脏移植受体

III 级

如果没有活动性感染，非牙科操作（例如经食管超声、食管胃十二指肠镜、结肠镜检查）时不推荐预防感染性心内膜炎

CHD，先天性心脏病。
引自：Nishimura RA, Carabello BA, Faxon DP, et al. ACC/AHA 2008 guideline update on valvular heart disease: focused update on infective endocarditis: a report of the American College of Cardiology/American Heart Association Task Force on Practice Guidelines: endorsed by the Society of Cardiovascular Anesthesiologists, Society for Cardiovascular Angiography and Interventions, and Society of Thoracic Surgeons. *Circulation.* 2008; 118: 887-896.

心脏植入式电子设备

起搏器和植入式心律转复除颤器（implantable cardioverter-defibrillators，ICD）均属于心脏植入式电子设备（cardiac implantable electronic devices，CIED）。心脏植入式电子设备可被手术中常见的电磁干扰（electromagnetic interference，EMI）影响，例如单级电刀、外部放射、磁场或者其他电刺激。CIED 感知 EMI 后可能会做出如下处理：①识别为心率正常，停止起搏（称为过度感知），即使患者此时心动过缓；②识别为心律失常而进行除颤。如果 EMI 持续存在，如长时间使用电刀或者进行磁共振成像，过度感知可导致对起搏器依赖的患者（自身心率非常慢或者发生停搏）的循环波动。不恰当的除颤可能导致关键时期（例如在眼部或神经外科手术期间）难以预测的体动发生而对患者造成严重损伤。如果除颤发生在心室复极化期间（R 波在 T 波上）会导致室颤。由于这些原因，若可能有 EMI 干扰，术前需要对 CIED 进行管理（如关闭 ICD 或者将起搏器设置为非同步起搏）。可能需要咨询设备制造商或者心脏专家，患者携带的卡片上记录有联系方式。

磁场有时可用于临时改变 CIED 的功能。磁场可使起搏器以非同步模式按照设定的频率进行起搏（例如起搏器会忽略所有外部刺激、EMI 和患者实际心率而进行持续起搏）。磁场可导致 ICD 暂停抗心动过速的功能。但这些规律并不适用于所有设备，所以术前推荐对这些电生理设备进行仔细检查，以确认磁场产生的影响，必要时重置 CIED 程序。CIED 既是起搏器**又是** ICD 时例外。此时磁场**仅导致** ICD 关闭但**并不影响**起搏功能，因此，起搏器依赖患者术中可能出现 EMI 干扰的时候，就需要重置 CIED[21]。不管是采用磁场或者重置程序来关闭 ICD，都必须在患者到达医院后进行，确保有监测设备和体外除颤仪。如果 CIED 被重置，必须在重启确认仪器正常工作后，患者才能离开监护设施。避免 EMI 干扰的方式包括尽可能使用双极（对比单极）电刀以及在患者身上贴 Bovie 负极板以避免电流穿过 CIED。

肺部疾病

肺部疾病增加围手术期肺部以及其他器官的并发症。术后肺部并发症（postoperative pulmonary complications，PPC）的预测因子包括高龄、心力衰竭、慢性梗阻性肺疾病（chronic obstructive pulmonary disease，COPD）、吸烟、全身健康状态（包括感觉减退和运动功能依赖）以及阻塞性睡眠呼吸暂停（obstructive sleep apnea，OSA）（表 13-6）[22]。控制良好的哮喘不会增加围手术期并发症，控制较差的哮喘患者（表现为麻醉诱导时存在喘息）易发生并发症。COPD 和哮喘不同，肺部并发症的风险随着 COPD 的严重性增

表 13-6　术后肺部并发症的阳性预测因素[a]

危险因素	比值比
可能的患者相关危险因素	
高龄	2.09 ~ 3.04
ASA 分级≥Ⅱ	2.55 ~ 4.87
CHF	2.93
运动功能依赖	1.65 ~ 2.51
COPD	1.79
体重降低	1.62
感觉减退	1.39
吸烟	1.26
饮酒	1.21
可能的操作相关的危险因素	
主动脉瘤修补	6.90
胸部手术	4.24
腹部手术	3.01
上腹部手术	2.91
神经手术	2.53
长时间手术	2.26
头颈部手术	2.21
急诊手术	2.21
血管手术	2.10
全麻	1.83
围手术期输血	1.47
实验室检查	
白蛋白 < 35g/L	2.53
胸片	4.81

[a] 至少有客观良好的证据支持这些特殊的危险因素。

ASA，美国麻醉医师协会；CHF，充血性心力衰竭；COPD，慢性阻塞性肺疾病。

改编自：Smetana GW, Lawrence VA, Cornell JE. American College of Physicians: preoperative pulmonary risk stratification for noncardiothoracic surgery: systematic review for the American College of Physicians. *Ann Intern Med.* 2006; 144: 581-595.

加而增加；然而没有哪种严重程度的 COPD 是停止手术的绝对指征。COPD 的危险性低于心力衰竭、高龄或者全身健康状态差。

术前常规检查通常花费较高，其价值自然而然受到越来越多的质疑。令人吃惊的是，常规的肺功能检查、胸片或者动脉血气分析并不能预测肺部并发症风险性，对临床评估获得的信息补充有限。通过对阻塞性肺疾病患者最大程度增大气流，积极治疗感染和心力衰竭，使用肺复张策略例如咳嗽、深呼吸、诱发性肺量测定法、呼气末正压（positive end-expiratory pressure，PEEP）以及持续正压通气（continuous positive airway pressure，CPAP）可降低 PPC 发生率。术前通过规律锻炼提高肺功能容量的康复性训练是促进康复和降低并发症的有效方式[23]。

呼吸困难常常是由 COPD 或者哮喘引起。然而，还需要与其他肺部或者肺外因素引起的呼吸困难相鉴别。心肌缺血、心力衰竭、限制性肺疾病、贫血以及神经肌肉疾病也会导致呼吸困难。呼吸困难的推荐诊断指南参见图 13-4。

睡眠呼吸暂停

睡眠呼吸暂停是由呼吸道间断梗阻引起的（参见第 50 章），是围手术期并发症的危险因素[24]。OSA 患者合并症发生率增高，包括糖尿病、低血压、房颤、缓慢性心律失常、室性异位心律、卒中、心力衰竭、肺动脉高压、扩张型心肌病和 CAD[22]。对 OSA 患者进行面罩通气、直接喉镜、气管插管以及纤维支气管镜检查更加困难[24]。这些患者可能发生围手术期气道梗阻、低氧血症、肺不张、心肌缺血，肺炎以及住院日延长[25]。

打鼾、日间嗜睡、高血压、肥胖和家族性 OSA 家族史是 OSA 的危险因素[26]。STOP-BANG 问卷可有效地用于麻醉前 OSA 的筛查（图 13-5）[26]。进行 CPAP 治疗的患者应将 CPAP 设备带到医院。ASA 和门诊麻醉协会（Society of Ambulatory Anesthesia，SAMBA）发表了 OSA 患者围手术期管理的推荐意见，其中包括 OSA 围手术期诊断、治疗以及急诊手术的处理[27, 28]。

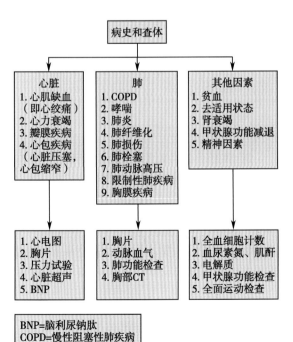

图 13-4　呼吸困难的评估指南

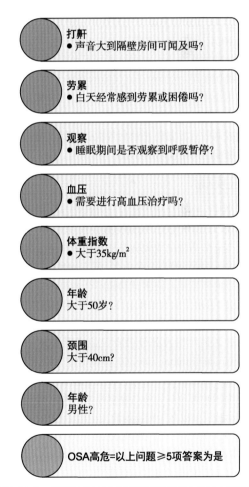

图 13-5　STOP-BANG 睡眠呼吸暂停（OSA）筛查问卷表（引自：Chung F, Yegneswaran B, Liao P, et al. STOP Questionnaire. A tool to screen patients for obstructive sleep apnea. *Anesthesiology*. 2008; 108: 812-821. ）

肥胖

严重肥胖定义为体重指数（body mass index，BMI）大于等于 40。肥胖患者可能合并 OSA、心力衰竭、糖尿病、高血压、肺动脉高压、困难气道、动脉氧合下降、胃容积增加。肥胖患者需要特殊的设备仪器：超大号的血压袖带，气道管理设备，可支持高体重的大号手术台和转运床。

糖尿病

由于多种原因，控制不佳的糖尿病患者发生围手术期并发症的风险增加。慢性高血糖引起的终末器官损伤可导致肾功能不全、卒中、周围神经病变、视力损害以及心血管疾病。控制不佳的糖尿病由糖化血红蛋白升高（HbA$_{1c}$≥7%）进行判断，可导致手术部位感染、血源性感染以及其他并发症甚至死亡[29]。术前 HbA$_{1c}$ 增高预示着围手术期血糖水平[30]。尽管术前短期的血糖目标控制对拟行手术的糖尿病患者没有确切作用；然而对于高风险的择期手术，应该在术前将血糖控制到最佳状态。只有糖尿病酮症酸中毒和高血糖（血糖 <70g/dL）必须进行围手术期干预。血糖控制的目标是防止禁食禁饮引起低血糖并避免出现极端的高血糖和酮症酸中毒。

肾脏疾病

肾脏疾病通常与高血压、心血管疾病、循环容量过负荷、电解质紊乱、代谢性酸中毒有关，并常常需要改变麻醉药物的使用种类和剂量。择期手术前一天应进行透析治疗以避免由高 / 低容量和电解质紊乱所导致的并发症。许多肾功能不全的患者有慢性高钾血症，可耐受血钾浓度轻度增高而没有不良后果。术前即刻血钾浓度低于 6mEq/dL 是可以接受的。

造影剂对绝大部分患者仅造成肾小球滤过率（glomerular filtration rate，GFR）瞬时性下降，而糖尿病患者或者肾功能不全的患者发生造影剂诱发肾病的发生率显著升高。非高氯溶液输注和维持足够的平均动脉压可以减少肾损伤的发生[31]。

贫血

贫血是术前常见的异常发现，与输血需求密切相关（参见第 24 章）。无论是贫血还是输血都会增加发病率和死亡率[32]。择期手术前需要评估贫血的原因。简单地根据平均红细胞体积（mean corpuscular volume，MCV）确定患者贫血属于小细胞、正细胞、巨细胞中的哪一类贫血来指导进一步的检查。对于

小细胞性贫血进行铁实验以及筛查隐性失血特别有益，这些常见的贫血原因可以通过术前补充铁得到改善。如果预计失血较多，对于一些特殊患者（例如肾功能不全、慢性贫血、拒绝输血）可使用促红细胞生成素[33]。对于拟行低风险手术并且血红蛋白高于 60g/L[33]（参见第 24 章）、无症状的慢性贫血和无CAD 病史的患者，在良好的麻醉管理下贫血对患者生理影响小，可能不需要输血。镰状细胞贫血患者的管理需要相应的血液病专家协助。

老年患者

老年患者（参见第 35 章）各器官功能下降，对药物的反应差别较大。他们常合并多种疾病，例如关节炎、高血压、心脏病、糖尿病、肾功能不全以及血管疾病。年龄大于 85 岁的老年患者如果术前 6 个月内有住院史，其门诊手术后进行住院治疗的风险极高[34]。然而，高龄患者（> 85 岁）围手术期并发症发生率并不能阻止他们进行手术[35]（参见第 35 章）。提前做好出院计划可降低老年患者围手术期治疗费用。术前诊疗中心可与外科、护理以及社会服务机构共同协作，为患者制定多学科管理及出院后计划。许多老年患者希望提前决定何种情况下进行复苏或者不进行复苏（do-not-resuscitate，DNR），这些需要在术前进行特别的沟通。如果在手术间自动终止或者强制执行 DNR，是没有完全尊重患者对麻醉和手术的自主权和知情同意权。关于 DNR 协议书的几个修订选项已经建立，应该提前与患者就此进行沟通（图 13-6和知识框 13-9）。

制订麻醉计划

风险评估以及知情同意

制订麻醉计划时需考虑多种重要因素，这样有利于选择更恰当的麻醉方式（知识框 13-10）。风险评估有利于比较结果、控制成本、分配补偿以及在风险极高的情况下帮助做出取消或者延迟手术的困难决定。ASA PS 分级系统（表 13-1）是广泛使用的、简单有效的风险评估工具。然而，除此之外也应该考虑手术操作的相关风险（图 13-7）。ACS NSQIP 手术风险计算器可以为患者和手术提供更加完善的风险评估[13]。只有进行了风险评估，才能在签署同意书时向患者告知相关事宜（知识框 13-11）。

所有非急诊手术都必须获得知情同意。知情同意是美国所有行政辖区的法律要求并在国际上广泛

_____选项1–全力复苏

我，_____，要求在麻醉期间和麻醉后复苏室中无论什么情况都进行全力复苏

_____选项2–选择性复苏：操作相关

在麻醉期间和麻醉复苏室中，我，_____，拒绝如下操作

_____选项3–选择性复苏：目标相关

在麻醉期间和麻醉复苏室中，我，_____，要求只有当麻醉主治医生和外科医生评估临床不良事件是暂时且可恢复时才进行复苏

_____选项4–选择性复苏：目标相关

在麻醉期间和麻醉复苏室中，我，_____，要求只有麻醉主治医生和外科医生认为实施复苏可以达到我的如下目的和价值时才进行复苏_____

患者或代理人签字　　　　　　　　　日期

医生签字　　　　　　　　　　　　　日期

见证人签字　　　　　　　　　　　　日期

图 13-6　对于已有不进行复苏（DNR）协议的患者的麻醉管理（引自：Truog RD，Waisel DB. Do-not-resuscitate orders：from the ward to the operating room；from procedures to goals. *Int Anesthesiol Clin.* 2001；39：53-65.）

知识框 13-9　围手术期不进行复苏（DNR）协议

麻醉实施过程中必然包括了一些在其他科室可能被认为是"复苏"的操作。在进行麻醉前，若患者已签署特殊的复苏协议（包括不进行复苏协议和／或规定条件下进行复苏）应尽可能与患者及其法定代理人确认。确认时应根据患者的意愿明确其协议内容或者进行相应修改。以下选项可为许多患者提供满意的选择

A. **全力复苏**：患者或法定代理人要求在麻醉期间和术后进行全力救治，由此同意在此期间实施所有可正确治疗临床事件的复苏措施

B. **基于抢救措施的选择性复苏**：患者或法定代理人可以选择同意或者拒绝某些特定的复苏措施，例

如，胸部按压、除颤、气管插管。麻醉医生应该告知患者或法定代理人①哪些措施是成功麻醉所必须且推荐的；以及②哪些措施不是必要的可以拒绝的

C. **基于患者自身目标的选择性复苏**：患者或者法定代理人允许麻醉医生和手术团队基于患者自身的目标根据临床判断决定恰当的复苏措施。例如，一些患者希望在出现可迅速恢复的不良临床事件时进行全力复苏，而拒绝在可能留下永久后遗症（例如神经系统损伤或者依赖生命支持技术）的情况下进行复苏

引自：From American Society of Anesthesiologists. Ethical Guidelines for the Anesthesia Care of Patients With Do-Not-Resuscitate Orders or Other DirectivesThat Limit Treatment. October 16, 2013. www.asahq.org.

知识框 13-10　影响麻醉方式选择的考虑因素

患者因素

- 合并症
- 误吸风险
- 年龄
- 患者合作程度
- 预计气道管理的难易程度
- 凝血状态
- 既往对麻醉药物的反应
- 患者意愿

手术因素

- 手术部位
- 手术方式(例如腹腔镜 *vs.* 开腹)
- 手术过程中患者体位
- 手术持续时间

综合因素

- 术后处置
- 术后镇痛方案
- 设备可行性(例如超声)

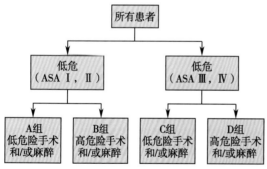

图 13-7　示例: 根据合并症和手术严重性对患者进行危险分级。ASA, 美国麻醉医师协会(引自: Pasternak LR. Risk assessment in ambulatory surgery: challenges and new trends. *Can J Anaesth.* 2004; 51(S1): R1-R5.)

知识框 13-11　麻醉前需要交代的常见风险

全身麻醉

发生率高, 影响小

- 口腔或者牙齿损伤
- 喉部疼痛
- 声嘶
- 术后恶心 / 呕吐
- 嗜睡 / 意识模糊
- 尿潴留

发生率低, 影响严重

- 术中知晓
- 视觉丧失
- 误吸
- 器官衰竭
- 恶性高热
- 药物反应
- 不能唤醒 / 恢复
- 死亡

区域麻醉

发生率高, 影响小

- 麻木 / 无力持续时间长
- 椎管内穿刺后头痛
- 技术失败

发生率低, 影响大

- 出血
- 感染
- 神经损伤 / 麻痹
- 持续麻木 / 无力
- 癫痫发作
- 昏迷
- 死亡

改编自: O'Leary CE. Informed consent: principles and practice. *ASA Monitor.* 2010; 74: 20-21.

使用。知情同意书至少应包括外行可以理解的治疗指征以及替代方案解释。许多麻醉医生在患者将要进行重大、危及生命的或者毁容手术前进行术前评估并获得知情同意。在患者及家属没有足够心理准备时将并发症全部告知,会引发患者及家属高度紧张。知情同意应列举并解释常见但影响小以及少见但影响严重的并发症(知识框 13-11)。在整个术前讨论中,专业可靠的互动有助于缓解患者的焦虑。

药物使用

由于患者用药在手术期间的作用有利有弊,或者治疗的突然中断会对患者带来不良后果,所以指导患者继续或者暂停用药是围手术期计划的重要部分。在管理用药时要考虑患者合并症和手术因素。围手术期用药管理的推荐意见总结见表 13-7。需要特别关注一些种类的药物。

总体而言，心脏相关药物和高血压药物在术前应持续使用。即使在手术当天使用血管紧张素转换酶抑制剂（angiotensinconverting enzyme inhibitors，ACEI）、血管紧张素受体阻滞剂（ngiotensin receptor blockers，ARB）、利尿剂和抗凝剂也可能对患者有益。这些药物的使用应根据血患者血容量、循环状态、心功能、动脉血压能否维持以及影响麻醉或者血管内容量的其他因素来综合决定。合并严重疾病的患者最好继续使用所有心脏药物。不需要全麻以及拟行低、中危手术的患者叶即可采用类似的用药原则。如果继续使用 ACEI 和 ARB，麻醉诱导药物以及其他麻醉药物的剂量应该随之改变。必须要平衡围手术期持续使用这些药物的优点和潜在的低血压风险[36]。

推荐持续服用 β 受体阻滞剂（Ⅰ类指征）治疗心绞痛、症状性心律失常或者低血压（知识框 13-5）[37]。为将高危患者的风险最小化，可能需要推迟择期手

表 13-7　麻醉前用药指南

手术当天继续使用	手术当天停用（除非有其他指征）
抗抑郁、抗焦虑和精神药物（包括单胺氧化酶抑制剂[a]）	
抗高血压药物 ● 一般需要持续使用	抗高血压药物 ● 如果血管紧张素转换酶抑制剂或血管紧张素受体阻滞剂仅仅用于治疗高血压，可考虑术前 12～24 小时停用
阿司匹林[b] ● 有血管疾病的患者 ● 既往进行了支架手术的患者 ● 白内障手术前 ● 血管手术前 ● 二级预防使用（任何类型的血管疾病）	阿司匹林[b] ● 术前停用 5～7 天 ● 如果出血风险＞栓塞风险 ● 对于有严重出血后果的手术 ● 仅用于一级预防（并无已知的血管疾病）
哮喘用药	
自身免疫药物 ● 氨甲蝶呤（如果没有肾衰竭的风险）	自身免疫药物 ● 氨甲蝶呤（如果有肾衰竭的风险） ● 依那西普（Enbrel），英夫利昔单抗（Remicade），阿达木单抗（Humira）：向处方医生核实（通常炎性肠病不停药）
β- 阻滞剂	
避孕药	避孕药（如果栓塞风险大）
氯吡格雷（波立维）[a] ● 药物洗脱支架安置＜6 个月的患者 ● 金属裸支架安置＜1 个月的患者 ● 白内障手术前	氯吡格雷（波立维）[a] ● 不符合继续使用指征的患者 ● 药物洗脱支架安置后 3～6 个月，如果延迟手术的风险大于支架内血栓风险
利尿剂 ● 三胺类，氢氯噻嗪	利尿剂 ● 强效循环利尿剂
眼药水	
雌激素化合物 ● 用于避孕或者癌症治疗（除非有血栓高风险）	雌激素化合物 ● 用于控制更年期症状或骨质疏松症
胃肠反流药物 ● 组胺拮抗剂，质子泵抑制剂，胃动力药	胃肠反流药物 ● 微粒抗酸剂（Tums）
	草药和非维生素补充剂 ● 术前 7～14 天

第三篇

表 13-7	麻醉前用药指南（续）
胰岛素 ● **1 型糖尿病**：使用三分之一中长效胰岛素（NPH，Lente） ● **2 型糖尿病**：使用高达二分之一长效胰岛素（NPH）或者复合物（70/30）制剂 ● 甘精胰岛素（Lantus）仅当剂量≥1U/kg 时减少 ● 使用胰岛素泵给药，持续使用夜间最低基础速度 ● 如果血糖水平＜100mg/dL 或 5.6mmol/L 停药	降糖药物，口服胰岛素 ● 常规胰岛素（除外：使用胰岛素泵给药，持续使用夜间最低基础速度）
阿片类药物治疗疼痛或上瘾	
抗癫痫药物	
	非甾体抗炎药 ● 停用 5 个半衰期 [c]
他汀类药物	
	外用面霜和软膏
激素（口服或者吸入）	
甲状腺药物	
	维生素、矿物质、铁
	西地那非（万艾可）或类似药物 ● 术前 24 小时停用
华法林 ● 白内障手术	华法林 [d] ● 如果需要正常的 INR（国际标准化比值）需术前停用 5 天

[a] 详细内容查看正文描述。
[b] 排除出血风险或后果严重的情况（通常只包括颅内和眼后房的手术），如果考虑区域麻醉参见表 13-8。
[c] 参见表 13-8。
[d] 可能需要桥接，详细内容参见正文和表 13-9。

术以优化 β- 受体阻滞剂和他汀类药物的治疗方案（知识框 13-5）。他汀类药物的使用可缩短住院日，降低卒中、肾功能不全、MI 甚至死亡的风险 [38, 39]。终止他汀类药物的使用与风险增加相关 [40]。

阿司匹林常用于已知或可疑合并血管疾病、糖尿病、肾功能不全或高龄患者以减少血管事件的发生。考虑到出血风险，围手术期需停用阿司匹林。但是这种传统目前受到争议。一项纳入近 50 000 例行各种非心脏手术的患者（其中 30% 患者在围手术期持续服用阿司匹林）的 meta 分析发现，阿司匹林使出血风险增加了 1.5 倍，但不增加出血严重程度，颅内手术和经尿道前列腺切除术除外 [17]。停用阿司匹林后，高危患者更常发生急性冠脉综合征，是否停用阿司匹林，在最佳决策推荐指南中也不确定 [17, 41]。对于服用阿司匹林但是不符合指南推荐治疗指征的

患者，阿司匹林在择期手术前应停用 5～7 天。对于拟行表浅、小手术例如白内障摘除，内镜检查和外周操作的高危患者，停用阿司匹林的风险高于出血风险，因此术前应继续使用阿司匹林。如果阿司匹林只是用于一级预防（无支架、卒中、MI 病史）则应停用（图 13-3 和表 13-7）[42]。若阿司匹林用于二级预防（有支架、血管疾病病史）且手术没有封闭空间（例如颅内、髓内）出血风险时，应该继续使用 [41]。

抗血小板药物［例如阿司匹林、非甾体抗炎药物（nonsteroidal antiinflammatory drugs，NSAID）、氯吡格雷］和抗凝药物［例如肝素、低分子肝素（lowmolecular-weight heparin，LMWH）、达比加群、利伐昔班］的管理对于拟行区域麻醉或者椎管内麻醉的患者是非常复杂的。美国区域麻醉协会（American Society of Regional Anesthesia，ASRA）根

据各类操作出血并发症风险给出了推荐管理意见：低危（外周神经阻滞）、中危（例如椎旁阻滞）和高危（例如硬膜外或鞘内置管）[43]。服用阿司匹林的患者可安全进行外周区域麻醉且被 ASRA 认可。然而，在中危和高危操作中是否继续使用阿司匹林需要讨论评估并进行危险分层[43]。对于高危操作，NSAID药物需停用 5 个半衰期[43]。氯吡格雷在进行椎管内麻醉前需要停用 7 天[43]。LMWH 需要在有出血风险的手术或者计划进行椎管内麻醉前停用 12（预防性剂量）到 24 小时（治疗性剂量）[43]（参见第 17 章）。除了白内障等小手术，华法林可能增加手术出血风险，如果需要达到正常的国际化标准比值（international normalized ratio，INR）则需要在术前 5 天停用[43]。表 13-8 详细总结了常见药物的推荐管理意见（读者可通过 ASRA 指南获得完整推荐意见）[43]。

对于存在动脉血栓栓塞（例如卒中）高风险或者目前有静脉血栓（年风险 > 10%）的患者，若停用长效抗凝药物应使用 LMWH 进行桥接抗凝。表 13-9 详细描述了危险分层的方法，可能有一些高风险患者特点可能没有纳入这些分类[44]。对于低危患者，不推荐桥接抗凝[45]。

1 型糖尿病患者存在完全胰岛素缺乏，即使没有高血糖也需要胰岛素预防酮症酸中毒。2 型糖尿病常常有胰岛素抵抗，容易出现血糖剧烈升高。无论 1 型还是 2 型糖尿病患者都应该暂停间断使用短效胰岛素（参见第 29 章）。使用胰岛素泵的患者继续以最低背景速度即夜间速度输注。1 型糖尿病患者在手术当天给予小剂量（常用剂量的三分之一到二分之一）中长效胰岛素（例如 Lente 或 NPH）以避免酮症酸中毒。2 型糖尿病患者在手术当日停用或最多使用一半剂量的中长效胰岛素（例如 Lente 或者 NPH）或者预混胰岛素（70/30）。超长效胰岛素如甘精胰岛素按照计划继续使用。

手术当日停用二甲双胍，但在 1～2 天的禁食禁饮期间继续使用不会造成低血糖。二甲双胍不会导致肝肾功能正常的患者出现乳酸中毒，即使患者手术当日服用了二甲双胍，也不需要延迟手术[46]。磺酰脲类药物（例如氯丙酰胺）半衰期长，可能导致患者在禁食禁饮过程中出现低血糖。新型的口服药物（阿卡波糖、吡格列酮）单独使用时不会导致患者在禁食禁饮期间出现低血糖。然而，为了避免混淆，所有口服降糖药物需要在手术当日停用。

常规使用类固醇治疗的患者在手术当日继续使用平时剂量。一些患者出现应激相关肾上腺功能不全，围手术期需要补进额外的类固醇。正常情况下肾上腺每日产生 30mg 皮质醇，等效于 5～7.5mg 强的松。低于 5mg/d 的强的松或其等效药物不会抑制下丘脑 - 垂体轴（hypothalamic-pituitary axis，HPA）。当使用大于 20mg/d 的强的松或者其等效药物超过 3 周时，HPA 会受到抑制。患者接受大剂量类固醇药物治疗后 1 年都可能存在肾上腺功能不全的风险。类固醇的补充剂量取决于应激的程度、持续时间、手术严重程度以及患者每日使用类固醇的剂量（表 13-10）。围手术期使用大剂量类固醇会增加感染、精神障碍、伤口愈合不良以及高血糖的风险，因此很少使用[47]。

术前 7～14 天停用中草药及其制剂。但是缬草例外，它是一种中枢神经系统抑制剂，停药后可能导致类似苯二氮䓬类药物的撤停反应。计划麻醉前应尽可能逐渐停用缬草。目前的数据并不支持强制性停用这些药物或者因为继续使用这些药物而取消麻醉。

由于单胺氧化酶抑制剂（monoamine oxidase inhibitors，MAOI）作用时间长以及对拟交感药物潜在的极端反应，过去都要求术前停药 3 周。然而，停止使用 MAOI 可能造成重型抑郁或导致自杀，所以最安全方案是继续使用 MAOI 并调整麻醉方案。其他可产生撤药反应的药物包括抗焦虑药、阿片类药物和尼古丁替代治疗药物需要在围手术期继续使用。

对于有严重术后恶心呕吐（postoperative nausea and vomiting，PONV）病史的患者，可在术前 2～4 小时使用东莨菪碱贴片。闭角型青光眼的患者禁用东莨菪碱。存在误吸高风险的患者在术前可给予改变胃内容物性质的药物。H_2 受体拮抗剂（雷尼替丁、法莫替丁）、质子泵抑制剂（奥美拉唑）和抗酸剂（钠柠檬酸盐）可增加胃液 pH，而胃动力药物（甲氧氯普胺）可刺激胃排空。

禁食指南

在择期手术术前准备时，ASA 指南建议健康患者麻醉前 2 小时内禁饮清饮（例如水、无渣果汁、没有奶油或奶的咖啡或茶），麻醉前 4 小时内禁食母乳，麻醉前 6 小时内禁食动植物奶、婴儿配方奶或清淡饮食，麻醉前 8 小时内禁食高脂食物及酒精饮料（表 13-11）[48]。过去要求患者从麻醉前一晚 12 点起严格禁饮禁食（不能从口摄入或者禁食），这一限制仍然推荐用于胃排空延迟的患者（例如胃麻痹、糖尿病、肠梗阻）。但对于胃排空正常的患者，饮用富含碳水化合物的饮品至术前 2～3 小时是术后快速康复（enhanced recovery after surgery，ERAS）方案的一部分，可促进肠功能早期恢复[49]。

第三篇

表 13-8　区域阻滞或者椎管内麻醉前选择性抗血小板/抗凝药物管理的推荐意见

药物	停止时间			恢复使用时间
	高危操作	中危操作	低危操作	
阿司匹林和其结合物	用作初级预防：6 天 用作二级预防：共同讨论进行评估和危险分层 [a]	共同讨论进行评估和危险分层 [a]	不需要停止	24 小时后
NSAID	5 个半衰期	不需要停止	不需要停止	24 小时后
双氯芬酸	1 天			
酮咯酸	1 天			
布洛芬	1 天			
吲哚美辛	2 天			
萘普生	4 天			
美洛昔康	4 天			
抗血小板药物				
双嘧达莫	2 天	不需要停止	不需要停止	N/A
氯吡格雷	7 天	7 天	不需要停止	12~24 小时后
抗凝药物				
华法林	正常 INR，5 天	正常 INR，5 天	不需要停止或共同讨论进行评估和危险分层	24 小时后
肝素 IV	4 小时	4 小时	4 小时	2 小时后 [b]
皮下注射肝素，bid 和 tid	8~10 小时	8~10 小时	8~10 小时	2 小时后
LMWH：预防使用	12 小时	12 小时	12 小时	低危：4 小时；中到高危：12~24 小时
LMWH：治疗使用	24 小时	24 小时	24 小时	
达比加群	4~5 天或者 6 天（肾功能减退）	4~5 天或者 6 天（肾功能减退）	共同讨论进行评估和危险分层	24 小时后
利伐沙班	3 天	3 天		
阿哌沙班	3~5 天	3~5 天		
纤维蛋白溶解剂	48 小时	48 小时	48 小时	48 小时

[a] 对继续使用推荐的抗血小板/抗凝药物的风险和获益逐一进行具体分析。

[b] 如果中或高危手术发生了出血，那么需要观察 24 小时。

bid，一天两次；INR，国际标准化比值；IV，静脉途径；LMWH，低分子肝素；tid，一天三次。

引自：Narouze S, Benzon HT, Provenzano DA, et al. Interventional spine and pain procedures in patients on antiplatelet and anticoagulant medications: guidelines from the American Society of Regional Anesthesia and Pain Medicine, the European Society of Regional Anaesthesia and Pain Therapy, the American Academy of Pain Medicine, the International Neuromodulation Society, the North American Neuromodulation Society, and the World Institute of Pain. *Reg Anesth Pain Med.* 2015; 40: 182-212.

表 13-9　围手术期血栓栓塞风险分级：围手术期桥接抗凝治疗评估

危险分级	抗凝治疗指征		
	机械性心脏瓣膜	房颤	静脉血栓栓塞
高[a]	• 人工二尖瓣瓣膜 • 人工球笼瓣或斜碟主动脉瓣 • 近期卒中或 TIA（6 个月内）	• CHADS$_2$ 评分 5 或 6 • 近期卒中或 TIA（3 个月内） • 风湿性心脏瓣膜病	• 近期 VTE（3 个月内） • 血栓形成倾向明显（例如蛋白 C、蛋白 S、抗凝血酶缺乏；抗磷脂抗体；多种异常）
中	• 人工双叶主动脉瓣，存在 1 个或多个危险因素：AF，既往发生过卒中或 TIA，HTN，DM，心力衰竭，年龄 >75 岁	• CHADS$_2$ 评分 3 或 4	• 过去的 3~12 个月内发生过 VTE • 血栓形成倾向不明显（例如杂合因子 V$_{Leiden}$ 或凝血酶原基因突变） • 复发的 VTE • 活跃期癌症（治疗 6 个月内或者姑息治疗）
低	• 人工双叶主动脉瓣，没有 AF 和其他卒中危险因素	• CHADS$_2$ 评分 0 到 2（假定未发生过卒中或 TIA）	• VTE >12 个月没有其他危险因素

[a] 高危患者也包括计划手术 >3 个月前发生过卒中或 TIA 且 CHADS$_2$ 评分 <5 的患者，既往临时停用抗凝药物后发生 VTE 的患者以及拟行手术可增加卒中或其他血栓栓塞风险的患者（例如心脏瓣膜置换、颈动脉内膜切除术、大血管手术）。

AF，心房颤动；DM，糖尿病；HTN，高血压；TIA，短暂性脑缺血发作；VTE，静脉血栓栓塞。CHADS$_2$：充血性心力衰竭、高血压、年龄≥75 岁、糖尿病、休克或者 TIA（TIA 或者休克 2 分）。

引自：Douketis JD, Spyropoulos AC, Spencer FA, et al. Perioperative management of antithrombotic therapy：Antithrombotic Therapy and Prevention of Thrombosis, 9th ed：American College of Chest Physicians Evidence-Based Clinical Practice Guidelines. *Chest.* 2012；141（2 Suppl）：e326Se350S.

表 13-10　围手术期糖皮质激素使用推荐意见

手术应激	等效剂量氢化可的松	术前	术中	术后第一天和第二天
轻度（例如腹股沟疝修补术）	25mg/d 使用 1 天然后每日常规剂量	不使用[a]	不使用[a]	每日常规剂量[a,b]
中度（例如结肠切除术、全关节置换术、下肢血管重建）	每天 50~75mg 使用 1~2 天然后常规每日剂量	50mg 氢化可的松[a]	每 8 小时使用 20mg 氢化可的松[a]	每 8 小时使用 20mg 氢化可的松[a]
重度（例如胰十二指肠切除术，食管切除术）	每天 100~150mg 使用 2~3 天然后常规每日剂量	50mg 氢化可的松[a]	每 8 小时使用 50mg 氢化可的松[a]	每 8 小时使用 50mg 氢化可的松[a]

[a] 如果发生了术后并发症，糖皮质激素的继续使用必须要与应激水平相称。

[b] 如果术后治疗不复杂，患者可以在术后第一天恢复常规类固醇使用剂量。

引自：Salem M, Tainsh RE, Bromberg J, et al. Perioperative glucocorticoid coverage. A reassessment 42 years after emergence of a problem. *Ann Surg.* 1994；219：416-425.

第三篇

表 13-11 健康患者择期手术前禁食禁饮指南[a, b]

摄取的食物或饮品	最短禁食禁饮时间	举例
清饮	2 小时	水,无渣果汁,运动饮料,碳酸饮料,茶或者咖啡(不含奶制品)
母乳	4 小时	
婴儿配方奶	6 小时	
动植物奶	6 小时	牛奶,羊奶或豆奶
清淡饮食	6 小时	吐司,清饮,非酒精饮料
完整饮食	大于 8 小时	油炸或高脂肪食物,肉类,酒精饮料

[a] 这个指南适用于所有拟行全麻、区域麻醉或者麻醉监测的患者。若患者拟行局部麻醉,预期不会出现上呼吸道反射减弱,不需执行该禁食禁饮指南。

[b] 这些推荐意见可能不适用于以下患者或者需要进行修改:①存在影响胃排空或者胃液体容积因素的患者(例如妊娠、肥胖、糖尿病、食管裂孔疝、胃食管反流病、肠梗阻、急诊或肠内管饲);②可能存在气道管理困难的患者。

改编自:American Society of Anesthesiologists Committee. Practice guidelines for preoperative fasting and the use of pharmacologic agents to reduce the risk of pulmonary aspiration: application to healthy patients undergoing elective procedures: an updated report by the American Society of Anesthesiologists Committee on Standards and Practice Parameters. *Anesthesiology.* 2011; 114: 495-511.

结论

全面的术前访视以及个体化术前用药指导降低了术中及术后的并发症,改善了患者预后。要获得更加完善的术前准备,需要有改进现有模式的决心以及持续开展的研究。麻醉医生发现并调控患者围手术期风险,在改善患者围手术期结局的努力中扮演了关键的角色。

思考题

1. 麻醉医生应根据什么原则来决定是否在择期手术前进行诊断性检查?常规术前检查和以疾病为导向的术前检查有何区别?

2. 术前访视时发现患者血压 180/100mmHg。请问该患者增加的围手术期风险有哪些?在决定是否进行手术前还需要进行哪些评估呢?

3. 安置了心脏植入式电子设备(CIED)(植入式心律转复除颤器或起搏器)的患者围手术期风险有哪些?CIED 是否对磁力环境的反应一致?在哪种情况下应该在术前对 CIED 进行重新编程?

4. 患者安置了药物洗脱冠脉支架,目前正在使用氯吡格雷(波立维)。若行有出血风险的择期手术,支架安置多少个月后可在术前停用氯吡格雷。如果安置的是金属裸支架那么等待时间有何不同?

5. 慢性房颤的患者正在预防性使用华法林治疗。患者在择期手术前是否应该接受抗凝桥接治疗,麻醉医生应如何决定呢?

6. ASA 对于液体和固体食物的术前禁食禁饮推荐指南内容是什么?哪种情况下患者应从术前凌晨开始严格禁食禁饮?

(刘海贝 译,吕沛林 审)

参考文献

1. Apfelbaum JL, Connis RT, Nickinovich DG, et al. Practice advisory for preanesthesia evaluation: an updated report by the American Society of Anesthesiologists Task Force on Preanesthesia Evaluation. *Anesthesiology.* 2012;116:522-538.

2. Jette M, Sidney K, Blümchen G. Met-abolic equivalents (METS) in exercise testing, exercise prescription, and evaluation of functional capacity. *Clin Cardiol.* 1990;13:555-565.

3. Apfelbaum JL, Hagberg CA, Caplan RA, et al. Practice guidelines for management of the difficult airway: an updated report by the American Society of Anesthesiologists Task Force on Management of the Difficult Airway. *Anesthesiology.* 2013;118:251.

4. Brown SR, Brown J. Why do physicians order unnecessary preoperative tests? A qualitative study. *Fam Med.*

2011;43(5):338–343.

5. van Klei WA, Bryson GL, Yang H, et al. The value of routine preoperative electrocardiography in predicting myocardial infarction after noncardiac surgery. *Ann Surg.* 2007;246:165–170.

6. Finegan BA, Rashiq S, McAlister FA, O'Connor P. Selective ordering of preoperative investigations by anesthesiologists reduces the number and cost of tests. *Can J Anaesth.* 2005;52:575–580.

7. Chung F, Yuan H, Yin L, et al. Elimination of preoperative testing in ambulatory surgery. *Anesth Analg.* 2009;108:467.

8. Keay L, Lindsley K, Tielsch J, et al. Routine preoperative medical testing for cataract surgery. *Cochrane Database Syst Rev.* 2012;(3): CD007293.

9. Fleisher LA, Fleischmann KE, Auerbach AD, et al. 2014 ACC/AHA guideline on perioperative cardiovascular evaluation and management of patients undergoing noncardiac surgery: a report of the American College of Cardiology/American Heart Association Task Force on practice guidelines. *J Am Coll Cardiol.* 2014;64:e77–e137.

10. Liu LL, Dzankic S, Leung JM. Preoperative electrocardiogram abnormalities do not predict postoperative cardiac complications in geriatric surgical patients. *J Am Geriatr Soc.* 2002;50:1186–1191.

11. Wax DB, Porter SB, Lin H-M, et al. Association of preanesthesia hypertension with adverse outcomes. *J Cardiothorac Vasc Anesth.* 2010;24:927–930.

12. Howell SJ, Sear JW, Foëx P. Hypertension, hypertensive heart disease and perioperative cardiac risk. *Br J Anaesth.* 2004;92:570–583.

13. Bilimoria KY, Liu Y, Paruch JL, et al. Development and evaluation of the universal ACS NSQIP surgical risk calculator: a decision aid and informed consent tool for patients and surgeons. *J Am Coll Surg.* 2013;217:833–842. e1-e3. See also ht tp://www.riskcalculator.facs.org. or surgicalriskcalculator.com/miorcardi acarrest.com.

14. Lee TH, Marcantonio ER, Mangione CM, et al. Derivation and prospective validation of a simple index for prediction of cardiac risk of major noncardiac surgery. *Circulation.* 1999;100:1043–1049.

15. McFalls EO, Ward HB, Moritz TE, et al. Coronary-artery revascularization before elective major vascular surgery. *N Engl J Med.* 2004;351:2795–2804.

16. Grines CL, Bonow RO, Casey DE, et al. Prevention of premature discontinuation of dual antiplatelet therapy in patients with coronary artery stents: a science advisory from the American Heart Association, American College of Cardiology, Society for Cardiovascular Angiography and Interventions, American College of Surgeons, and American Dental Association, with representation from the American College of Physicians. *Circulation.* 2007;115:813–818.

16a. Levine GN, Bates ER, Bittl JA, et al. ACC/AHA Guideline Focused Update on Duration of Dual Antiplatelet Therapy in Patients With Coronary Artery Disease. A Report of the American College of Cardiology/American Heart Association Task Force on Clinical Practice Guidelines 2016; 68(10):1082–1115.

17. Burger W, Chemnitius JM, Kneissl GD, Rücker G. Low-dose aspirin for secondary cardiovascular prevention–cardiovascular risks after its perioperative withdrawal versus bleeding risks with its continuation–review and meta-analysis. *J Intern Med.* 2005;257: 399–414.

18. American Heart Association. About Heart Failure: classes of Heart Failure. April 6, 2015 http://www.heart.org/HEARTORG/Conditions/HeartFailure/AboutHeartFailure.

19. Nishimura RA, Otto CM, Bonow RO, et al. 2014 AHA/ACC guideline for the management of patients with valvular heart disease: a report of the American College of Cardiology/American Heart Association Task Force on Practice Guidelines. *Circulation.* 2014;129:e521–e643.

20. Nishimura RA, Carabello BA, Faxon DP, et al. ACC/AHA 2008 guideline update on valvular heart disease: focused update on infective endocarditis: a report of the American College of Cardiology/American Heart Association Task Force on Practice Guidelines: endorsed by the Society of Cardiovascular Anesthesiologists, Society for Cardiovascular Angiography and Interventions, and Society of Thoracic Surgeons. *Circulation.* 2008;118:887–896.

21. Crossley GH, Poole JE, Rozner MA, et al. The Heart Rhythm Society (HRS)/American Society of Anesthesiologists (ASA) Expert Consensus Statement on the perioperative management of patients with implantable defibrillators, pacemakers and arrhythmia monitors: facilities and patient management this document was developed as a joint project with the American Society of Anesthesiologists (ASA), and in collaboration with the American Heart Association (AHA), and the Society of Thoracic Surgeons (STS). *Heart Rhythm.* 2011;8:1114–1154.

22. Smetana GW, Lawrence VA, Cornell JE. American College of Physicians: preoperative pulmonary risk stratification for noncardiothoracic surgery: systematic review for the American College of Physicians. *Ann Intern Med.* 2006;144:581–595.

23. Mayo NE, Feldman L, Scott S, et al. Impact of preoperative change in physical function on postoperative recovery: argument supporting prehabilitation for colorectal surgery. *Surgery.* 2011;150:505–514.

24. Liao P, Yegneswaran B, Vairavanathan S, et al. Postoperative complications in patients with obstructive sleep apnea: a retrospective matched cohort study. *Can J Anaesth.* 2009;56:819–828.

25. Hwang D, Shakir N, Limann B, et al. Association of sleep-disordered breathing with postoperative complications. *Chest.* 2008;133:1128–1134.

26. Chung F, Yegneswaran B, Liao P, et al. STOP questionnaire: a tool to screen patients for obstructive sleep apnea. *Anesthesiology.* 2008;108:812–821.

27. American Society of Anesthesiologists Task Force on Perioperative Management of patients with obstructive sleep apnea. Practice guidelines for the perioperative management of patients with obstructive sleep apnea: an updated report by the American Society of Anesthesiologists Task Force on Perioperative Management of patients with obstructive sleep apnea. *Anesthesiology.* 2014;120(2):268–286.

28. Joshi GP, Ankichetty SP, Gan TJ, Chung F. Society for Ambulatory Anesthesia consensus statement on preoperative selection of adult patients with obstructive sleep apnea scheduled for ambulatory surgery. *Anesth Analg.* 2012;115(5):1060–1068.

29. Lipshutz AK, Gropper MA. Perioperative glycemic control. *Anesthesiology.* 2009;110:408–421.

30. Moitra VK, Greenberg J, Arunajadai S, Sweitzer B. The relationship between glycosylated hemoglobin and perioperative glucose control in patients with diabetes. *Can J Anaesth.* 2010;57:322–329.

31. Zarbock A, Milles K. Novel therapy for renal protection. *Curr Opin Anaesthesiol.* 2015;28:431–438.

32. Lasocki S, Krauspe R, von Heymann C, et al. PREPARE: the prevalence of perioperative anaemia and need for patient blood management in elective orthopaedic surgery: a multicentre, observational study. *Eur J Anaesthesiol.* 2015;32:160–167.

33. American Society of Anesthesiologists Task Force on Perioperative Blood Management. Practice guidelines for perioperative blood management: an updated report by the American Society of Anesthesiologists Task Force on Perioperative Blood Management. *Anesthesiology.* 2015;122(2):241–275.

34. Fleisher LA, Pasternak LR, Herbert R, Anderson GF. Inpatient hospital admission and death after outpatient surgery in elderly patients: importance of patient and system characteristics and location of care. *Arch Surg.* 2004;139:67–72.

35. Polanczyk CSA, Marcantonio E, Goldman L, et al. Impact of age on perioperative complications and length of stay in patients undergoing noncardiac surgery. *Ann Intern Med.* 2001;134:637–643.

36. Rosenman DJ, McDonald FS, Ebbert JO, et al. Clinical consequences of withholding versus administering renin-angiotensin-aldosterone system antagonists in the preoperative period. *J Hosp Med.* 2008;3:319–325.

37. Wijeysundera DN, Duncan D, Nkonde-Price C, et al. Perioperative beta blockade in noncardiac surgery: a systematic review for the 2014 ACC/AHA Guideline on Perioperative Cardiovascular Evaluation and Management of Patients Undergoing Noncardiac Surgery: a report of the American College of Cardiology/American Heart Association Task Force on Practice Guidelines. *Circulation.* 2014;130:2246–2264.

38. Ouattara A, Benhaoua H, Le Manach Y, et al. Perioperative statin therapy

第三篇

is associated with a significant and dose-dependent reduction of adverse cardiovascular outcomes after coronary artery bypass graft surgery. *J Cardiothorac Vasc Anesth.* 2009;23:633-638.

39. Kapoor AS, Kanji H, Buckingham J, et al. Strength of evidence for perioperative use of statins to reduce cardiovascular risk: systematic review of controlled studies. *BMJ.* 2006;333:1149.

40. Le Manach Y, Godet G, Coriat P, et al. The impact of postoperative discontinuation or continuation of chronic statin therapy on cardiac outcome after major vascular surgery. *Anesth Analg.* 2007;104:1326-1333.

41. Gerstein NS, Carey MC, Cigarroa JE, Schulman PM. Perioperative aspirin management after POISE-2: some answers, but questions remain. *Anesth Analg.* 2015;120:570-575.

42. Chassot PG, Delabays A, Spahn DR. Perioperative antiplatelet therapy: the case for continuing therapy in patients at risk of myocardial infarction.

Br J Anaesth. 2007;99:316-328.

43. Narouze S, Benzon HT, Provenzano DA, et al. Interventional spine and pain procedures in patients on antiplatelet and anticoagulant medications: guidelines from the American Society of Regional Anesthesia and Pain Medicine, the European Society of Regional Anaesthesia and Pain Therapy, the American Academy of Pain Medicine, the International Neuromodulation Society, the North American Neuromodulation Society, and the World Institute of Pain. *Reg Anesth Pain Med.* 2015;40:182-212.

44. Douketis JD, Spyropoulos AC, Spencer FA, et al. Perioperative management of antithrombotic therapy: antithrombotic Therapy and Prevention of Thrombosis, 9th ed: American College of Chest Physicians Evidence-Based Clinical Practice Guidelines. *Chest.* 2012;141(2 suppl):e326S-e350S.

45. Langeron O, Masso E, Huraux C, et al. Prediction of difficult mask ventilation. *Anesthesiology.* 2000;92:1229-1236.

46. Salpeter SR, Greyber E, Pasternak GA, Salpeter EE. Risk of fatal and nonfatal lactic acidosis with metformin use in type 2 diabetes mellitus. *Cochrane Database Syst Rev.* 2010;(4): CD002967.

47. Salem M, Tainsh RE, Bromberg J, et al. Perioperative glucocorticoid coverage. A reassessment 42 years after emergence of a problem. *Ann Surg.* 1994;219:416-425.

48. American Society of Anesthesiologists Committee. Practice guidelines for preoperative fasting and the use of pharmacologic agents to reduce the risk of pulmonary aspiration: application to healthy patients undergoing elective procedures: an updated report by the American Society of Anesthesiologists Committee on Standards and Practice Parameters. *Anesthesiology.* 2011;114(3):495-511.

49. Miller TE, Roche AM, Mythen M. Fluid management and goal-directed therapy as an adjunct to Enhanced Recovery After Surgery (ERAS). *Can J Anaesth.* 2015;62:158-168.

第**14**章　麻醉技术的选择

Elizabeth L. Whitlock and Manuel C. Pardo, Jr.

麻醉技术的决策过程始于术前评估（参见第 13 章）。其中最重要的三个因素是外科操作，合并症和患者意愿。而最终的麻醉决定权属于麻醉提供者。通常不存在某种单一的最佳选择。麻醉提供者必须能制定一系列麻醉计划，并准备好应对突发意外情况时及时调整麻醉计划。

麻醉方式

可选择的麻醉方式包括：①全身麻醉，②区域麻醉，以及③监护麻醉。

尽管对全身麻醉的临床定义还存在一些争议，但都认为全身麻醉包括制动、遗忘、镇痛以及无害 [1]。美国麻醉医师协会（American Society of Anesthesiologists, ASA）把全身麻醉定义为"药物导致的意识消失，麻醉过程中患者即使在疼痛刺激下也不可唤醒" [2]。全身麻醉的现代方法涉及多种药物联合使用：如镇静催眠药（参见第 7 章和第 8 章），神经肌肉阻滞药（参见第 11 章）和镇痛药（参见第 9 章）。

区域麻醉包括椎管内（脊髓、硬膜外、骶管）麻醉（参见第 17 章）和周围神经阻滞（见第 18 章）。对于合作的患者，区域麻醉可以满足外科需要的制动和镇痛，而患者不需要承担全身麻醉的风险。

在 20 世纪 80 年代，ASA 提出术语**监护麻醉**（monitored anesthesia care）来替代术语**麻醉前状态**（standby anesthesia），以便于为这类麻醉专业服务进行计费。最初监护麻醉是指麻醉医生为局麻患者或未麻醉患者提供的麻醉服务 [3]。ASA 现在把监护麻醉定义为"在患者接受诊断或治疗过程中，要求麻醉医生提供监护的特定麻醉服务"。ASA 也对镇静的不同程度

感谢 Ronald D. Miller 为本章上版作出的贡献

表 14-1　镇静深度的连续分级

Function	Minimal Sedation (Anxiolysis)	Moderate Sedation (Conscious Sedation)	Deep Sedation	General Anesthesia
Response (stimulation type)	Normal (verbal stimulus)	Purposeful (verbal or tactile stimulus)	Purposeful (repeated or painful stimulus)	None (even with painful stimulus)
Ability to maintain airway and spontaneous ventilation	Not affected	Airway maintained without intervention; ventilation adequate	Airway intervention may be required; ventilation may be inadequate	Airway intervention often required; ventilation frequently inadequate
Cardiovascular function	Not affected	Usually maintained	Usually maintained	May be impaired

From Continuum of Depth of Sedation: Definition of General Anesthesia and Levels of Sedation/Analgesia (approved by the ASA House of Delegates on October 13, 1999, and last amended on October 15, 2014).
（表格因版权方要求未翻译）

在镇静深度的连续分级表（表 14-1）中做了描述。某些监管机构，如联合委员会（Joint Commission），使用该分级表作为非麻醉医生实施镇静的标准。在操作过程中患者意识状态可能会变化甚至加深到"意外的"全身麻醉程度，故而镇静连续性分级的描述中不包含术语监护麻醉。术前评估、监测和其他麻醉监护标准同样适用于监护麻醉患者。

选择恰当的麻醉技术

　　某些术前评估中发现的情况表明全身麻醉可能是最恰当的麻醉选项（知识框 14-1）。选择全身麻醉后，麻醉提供者需要制订计划进行气道管理、麻醉诱导、麻醉维持和随后的术后管理。除了全身麻醉，其他麻醉选项包括有区域麻醉或监护麻醉。

　　某些患者或手术操作的特性可能提示区域麻醉并不安全（知识框 14-2）。基于所需的镇静程度，即使对于有误吸胃内容物风险的患者，外科麻醉时区域麻醉也可以保留上气道保护性反射。区域麻醉不能满足所有外科操作的镇静要求。其中最重要的影响因素是外科切口位置（图 14-1）。

　　若局麻或表面麻醉可以满足计划操作的镇痛需求，或计划操作不会产生疼痛（如类似磁共振成像的诊断性放射操作），监护麻醉可作为最恰当的麻醉选择。但是当其他麻醉方式明显不能提供合适的镇痛和制动时，麻醉提供者须及时改为全身麻醉。监护全身麻醉导致的麻醉风险与区域麻醉的风险并没有不同。ASA 一项患者伤害索赔的内部研究记录了监护麻醉导致的伤害严重程度和全身麻醉近似[4]。镇

知识框 14-1　适合全身麻醉的临床环境

需要达到全身肌肉松弛
需要保障气道安全
　外科操作可能导致自然气道完整性、氧供或通气受影响
　需要达到制动、镇痛或抗焦虑的意识深度
患者或操作特性不适合监护麻醉
　患者不合作或患者拒绝
　局部或表面麻醉不能抑制外科疼痛
患者或操作特性不适合区域麻醉
患者、麻醉提供者和 / 或外科医生的意愿

知识框 14-2　区域麻醉可能不合适的情况

患者、麻醉提供者和外科医生的意愿和经验
术后即刻需要在区域麻醉影响的解剖范围内进行神经系统检查
凝血功能障碍
合并神经系统疾病（例如多发性硬化，神经纤维瘤病）
经皮穿刺部位的皮肤异常或感染

椎管内麻醉的特别考虑
血容量不足增加显著低血压的风险
凝血功能障碍（包括抗凝剂和抗血小板药物治疗）增加硬膜外血肿的风险
颅内压增加时，有意或无意地穿破硬脊膜可能导致脑疝

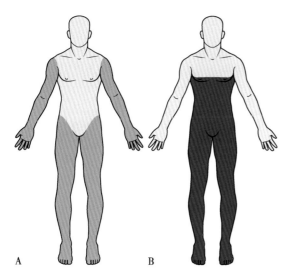

图 14-1　周围神经或椎管内阻滞作用的解剖范围。(A)周围神经阻滞：绿色区域代表通常可达到完全外科镇痛的范围。(B)椎管内阻滞：蓝色区域代表通常可达到完全外科镇痛的范围

静药(如丙泊酚、苯二氮䓬类、阿片类)导致的呼吸抑制是导致监护麻醉患者损害的重要原因。

可以联合应用麻醉技术以达到患者或手术的要求。例如，蛛网膜下腔出血的患者需进行脑血管造影诊断时，最初可以在监护麻醉下进行。如果造影显示为颅内动脉瘤需行血管内弹簧圈栓塞术，麻醉提供者则需改为全身麻醉使患者在手术过程中制动并控制通气。

区域麻醉无法单独满足要求的外科手术和术后长期镇痛，可以通过全身麻醉联合椎管内或周围神经阻滞来完成(参见第 40 章)。2013 年的一项系统回顾发现，在大部分外科手术类型中使用全身麻醉加局部浸润或周围神经阻滞可以改善术后疼痛评分并减少阿片类药物使用[5]。这可能是由于这类麻醉技术的镇痛作用或"预防性镇痛"作用。"预防性镇痛"的定义是镇痛持续时间超过镇痛药物的 5.5 倍半衰期。即使单次脊椎麻醉联合周围神经阻滞也能减轻很多下肢手术的术后疼痛[5]。

全身麻醉联合区域阻滞可以减少术中失血以及某些情况下围手术期输血率[6]。全身麻醉联合椎管内或周围神经阻滞还能降低术后慢性疼痛的发生率[7]。某系统回顾的荟萃分析研究并未发现全身麻醉复合椎管内阻滞有降低死亡率的优势[8]。该荟萃分析提示，对有中度心脏并发症风险的患者，椎管内麻醉比单独使用全身麻醉的 30 天死亡率低。然而，该系统

回顾分析的多数研究是在 20 世纪 70～90 年代间完成的，且心血管疾病的治疗在此后的数十年内有了显著的进展[8]。

人们越来越关注改善患者预后，不仅在短期(如术中)，还要促使患者院内康复，降低术后慢性疼痛的产生风险，提高长期生存率。

图 14-2 总结了选择适合某患者的麻醉方式的决策过程。

麻醉选择的实践层面

全身麻醉

选择全身麻醉需要制订一系列计划，其中包括麻醉诱导、气道管理、麻醉维持和术后护理。麻醉诱导可以通过吸入或静脉途径来完成。语言安抚或药物(如苯二氮䓬类)抗焦虑有助于这两种诱导的实施。预氧——也称去氮——是指有意识地使用氧气置换掉患者功能残气量(functional residual capacity，FRC)内所含氮气。在 100% 纯氧下以肺活量法呼吸 8 次持续 60 多秒，或 100% 纯氧下潮气量法呼吸 3 分钟，可以使 FRC 内氧含量达到约 80%。这样就给全身麻醉诱导时发生呼吸暂停或上呼吸道梗阻提供了安全时间窗。因此，恰当的预氧可以避免或延迟发生在静脉诱导和控制通气前这段时间内的低氧血症。

因为难以在诱导前建立静脉通道，儿科患者手术常选择吸入麻醉诱导(参见第 34 章)。由于可以保留患者的自主呼吸，吸入麻醉诱导也可用于预计有困难气道的患者。然而，因为吸入麻醉药有抑制气道保护性反射和咽部肌肉张力的作用，所以吸入诱导并不适于所有预计困难气道的患者。由于七氟烷有刺激小，效能高(可由高浓度氧携带)和起效迅速的特性，是最常用的吸入麻醉诱导药。预充(priming)技术可以加速药物起效。该技术是指在患者使用面罩前，排空贮气囊，打开限压排气阀，以高新鲜气流(如 8L/min)携带 8% 七氟烷预充呼吸环路 1 分钟。预充后进行吸入诱导可以在 1 分钟内让意识消失。

静脉麻醉诱导是最常用于成年患者的技术。可选择的药物包括丙泊酚、硫喷妥钠、依托咪酯、氯胺酮和苯二氮䓬类 - 阿片类联合用药(参见第 8 章和第 9 章)。患者意识消失后，开始面罩通气。麻醉提供者可以选择在气道操作前用吸入麻醉药来加深麻醉。肌松药常用于气管插管时的直接喉镜检查(参见第 11 章)。

某些情况下需经静脉快速顺序诱导(rapid sequence

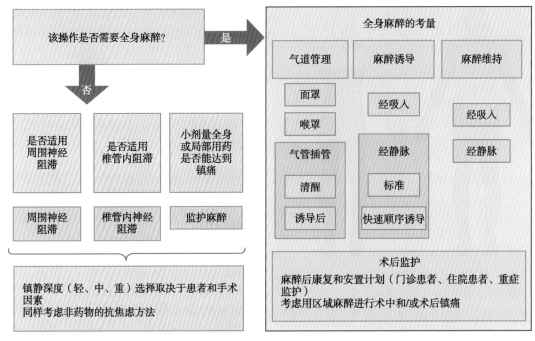

图14-2　麻醉选择的决策过程。麻醉方案的决定取决于外科操作、患者的合并症，以及患者的意愿

induction，RSI）。RSI 适用于高反流误吸风险的患者（如有临床表现的胃食管反流病、胃排空延迟、禁食时间不明或饱胃）。施行 RSI 的目的在于减少从意识消失到气管插管的时间和压迫环状软骨减少反流风险。快速顺序诱导包括：①预氧；②静脉注射镇静催眠药（如丙泊酚）；③立即注射起效迅速的肌松药（如琥珀胆碱 1.0～1.5mg/kg 或罗库溴铵 1.0～1.2mg/kg）；④压迫环状软骨（力度 30N，约 7 磅或 3kg）；⑤避免面罩通气或⑥气管插管；以及⑦确认气管内导管位置正确后松开环状软骨。虽然 RSI 应避免面罩通气，但是以小于 20cmH$_2$O 压力辅助通气（即改良 RSI）可将胃胀气的风险降至最低，且可用于气管插管前出现低氧血症时。尽管 RSI 时压迫环状软骨的方法作为标准操作应用了几十年，一项近期荟萃分析显示 RSI 时压迫环状软骨对临床预后没有影响[9]。

经静脉或吸入麻醉诱导后实施气道管理（如直接喉镜检查、声门上气道安置）。但是，如果预计存在面罩通气或气管插管困难，麻醉提供者应在麻醉诱导前进行气管插管（即清醒插管）（参见第 16 章）。

麻醉诱导和气道管理完成后，通常联合使用麻醉药来实施麻醉维持。药物滴定达到理想的麻醉目标的同时副作用最小。例如，高浓度吸入麻醉药可以产生骨骼肌松弛，但也增大心脏抑制和血管扩张

风险。当镇静镇痛足够时，加用肌松药有助于外科视野暴露。因此，麻醉提供者选择药物的目的在于满足特定的麻醉需求同时降低不良反应。对于具体患者和特定外科操作，麻醉维持策略可能需要进行个体化考量。

在多数临床情况下，麻醉维持期药物主要是强效吸入麻醉药（参见第 7 章）。吸入麻醉药易于调节，能减轻有害刺激引起的自主反应，且在临床剂量下能达到充分肌肉松弛便于暴露外科视野。另一类吸入麻醉药是氧化亚氮，在临床剂量下有镇静催眠和镇痛作用。由于缺乏挥发性麻醉药（参见第 47 章）的类似脑电监测仪的能力[10]，氧化亚氮并不单独用于全身麻醉。吸入麻醉药增加术后恶心呕吐的风险。从挥发性麻醉药导致的镇静中苏醒可能伴有气道高反应性和咳嗽，而这些副作用能被其他药物缓解。因为氧化亚氮防止患者在外科刺激下产生体动的最低肺泡浓度大于其在大气压下释放的浓度，所以不能单独用于镇静。氧化亚氮和强效吸入麻醉药合用，可在维持相同麻醉深度时减轻心血管反应。氧化亚氮有镇痛作用且因血/气分配系数低可快速滴定。有人担心使用氧化亚氮会导致非心脏手术患者围手术期心脏并发症增多。但这种现象在 2015 年一项大型临床试验中并没有被发现[11]。

静脉麻醉药也可用于麻醉维持（参见第 8 章）。

与吸入麻醉药相比，丙泊酚降低术后恶心呕吐的发生率且苏醒期较少发生咳嗽和喉痉挛。然而，在缺乏脑电图或听觉诱发电位监测时，其镇静深度难以评估。经静脉维持麻醉更适于某些手术。例如需术中喷射通气的喉部手术，因其没有建立气管内导管，难以使用吸入麻醉药。脊柱侧弯手术的患者常须进行感觉和运动诱发电位监测。吸入麻醉药会导致感觉和运动诱发电位信号幅度减低且传导延迟。因此，对于这些患者通常是联合使用丙泊酚、氯胺酮和阿片类药物来维持麻醉[12]。

对患者的术后安排也影响麻醉维持和苏醒的选择。例如，当患者术后会在重症监护病房行机械通气时，则不需要使用短效麻醉药，而肌松时间延长也不会是重要的临床问题。门诊 / 日间手术患者必须特别注意避免术后或出院后发生恶心呕吐（参见第 37 章）。可以选择低致呕的麻醉维持药（如丙泊酚）和使用多种止吐药（参见第 39 章）。

区域麻醉

周围神经阻滞能满足四肢表面和深部的手术——特别是肢体远端（参见第 18 章）。因为可以在不用镇静的情况下完成外科麻醉，该技术更适合某些全身麻醉风险高的系统性疾病（如严重肺部疾病、心血管疾病或肾衰竭）的患者。与椎管内麻醉不同，周围神经阻滞造成的局部交感神经阻断很少导致全身低血压。然而，以周围神经阻滞为主要的麻醉方式的操作需要患者的合作，可能并不适用于痴呆、急性酒精中毒，或其他精神状态异常的患者。周围神经阻滞可能失败或阻滞不充分导致"不完全（patchy）"阻滞。如果周围神经阻滞不能满足外科麻醉要求，麻醉提供者可以选择辅以局部麻醉，经静脉加用镇痛或镇静药物，延迟手术并在稍晚的时间再次尝试阻滞，或改为全身麻醉。

椎管内麻醉能为下肢和下腹部手术提供绝佳的操作条件。使用临床麻醉浓度的局部麻醉药（如 2% 利多卡因硬膜外注入）行高位椎管内阻滞（如中胸部到上胸部）会导致更完全的交感神经阻滞和增加低血压风险，因此需要注射血管活性药物来维持血流动力学稳定。然而开胸手术后，常经胸段硬膜外导管给予镇痛浓度的局部麻醉药（如 0.1% 罗哌卡因硬膜外注入）用作术后镇痛。较低的镇痛浓度（与临床麻醉浓度不同）的局部麻醉药较少导致低血压。

患者的术后安排也影响区域麻醉方式或药物的选择。给门诊 / 日间手术的患者实施脊椎麻醉，且使用长效局部麻醉药会延迟康复时间。因为在出院前

他们必须能自己行走。如果考虑门诊 / 日间手术患者术后有明显疼痛，可行长效周围神经阻滞或神经置管来镇痛[13]。

监护麻醉

监护麻醉包括用阿片类药物或镇静催眠类药物来达到镇静（参见第 8 章和第 9 章）。非药物的方法如视频或音频娱乐或语言安抚也可作为监护麻醉技术的补充。使用 ASA 镇静深度的连续分级判断监护麻醉患者最合适的镇静程度。监护麻醉过程中通常由外科医生实施局部或表面麻醉，为手术提供合适的镇痛。麻醉提供者必须监测局部麻醉药的用量，并警惕局部麻醉药的毒性反应（参见第 10 章）。在敏感范围（如面部、眼部）附近注射局部麻醉药可能需要先给予较深的镇静直至注射完毕。监护麻醉时最危险的是过度镇静导致的呼吸抑制。呼吸抑制的表现包括上呼吸道梗阻、低通气和低氧血症。监护麻醉期间可以经连接采样管的鼻导管实施呼气末二氧化碳监测。然而，这样监测记录到的二氧化碳数据不太可靠，且呼气末二氧化碳没有增高并不代表通气充足。监护麻醉时常用的镇静的药物（苯二氮䓬类、阿片类、丙泊酚）会导致剂量依赖性呼吸抑制。氯胺酮和右美托咪定较少能导致低通气，却有其他潜在副作用，与其他镇静药合用产生协同的镇静效应（参见第 8 章）。

虽然当主要的麻醉方式为区域麻醉时不会使用监护麻醉的说法，但麻醉提供者也可以选择实施镇静来提高患者舒适度。镇静深度可能对术后转归造成影响，因而近来受到密切关注。某项比较高龄股骨骨折脊椎麻醉手术患者轻度和深度镇静的临床随机试验显示，轻度镇静组的重症患者短期术后谵妄减低及 1 年死亡率降低（即深度镇静组的并发症风险增高）[14]。

环境影响

麻醉选择对环境和医疗成本有重要的影响。强效吸入麻醉药和氧化亚氮会破坏臭氧层，而氧化亚氮也是重要的温室气体。2006 年，氧化亚氮麻醉占美国整体氧化亚氮排放量的 3%。预计氧化亚氮将是 21 世纪后期臭氧层破坏潜能（ozone-depleting potential）权重最大的单一排放物。地氟烷在卤化麻醉药中对环境破坏最大。与二氧化碳相比，地氟烷引起全球变暖的能力高约 4 000 倍[15, 16]。吸入麻醉药对环境的影响能被使用全凭静脉麻醉，低流量麻醉或闭环麻醉降低。

思考题

1. 判断全身麻醉是否适合外科手术患者时,什么是最重要的因素?
2. 全身麻醉加区域麻醉技术的潜在优点是什么?
3. 在麻醉维持中,挥发性麻醉药相比于静脉麻醉药的优缺点是什么?
4. 对监护麻醉患者的最大麻醉风险是什么?在监护麻醉期间诊断和预防麻醉并发症应该采取哪些措施?

(马尔丽 译,朱涛 审)

参考文献

1. Urban BW, Bleckwenn M. Concepts and correlations relevant to general anaesthesia. *Br J Anaesth.* 2002;89(1):3–16.
2. American Society of Anesthesiologists. Continuum of Depth of Sedation: Definition of General Anesthesia and Levels of Sedation/Analgesia. Amended October 15, 2014. http://www.asahq.org/~/media/Sites/ASAHQ/Files/Public/Resources/standards-guidelines/continuum-of-depth-of-sedation-definition-of-general-anesthesia-and-levels-of-sedation-analgesia.pdf. Accessed May 3, 2016.
3. Cohen NA, McMichael JP. What's New in … Definitions of monitored anesthesia care. *American Society of Anesthesiologists Newsletter.* 2004;68(6):22–26.
4. Bhananker SM, Posner KL, Cheney FW, et al. Injury and liability associated with monitored anesthesia care: a closed claims analysis. *Anesthesiology.* 2006;104(2):228–234.
5. Barreveld A, Witte J, Chahal H, et al. Preventive analgesia by local anesthetics: the reduction of postoperative pain by peripheral nerve blocks and intravenous drugs. *Anesth Analg.* 2013;116:1141–1161.
6. Guay J. The effect of neuraxial blocks on surgical blood loss and blood transfusion requirements: a meta-analysis. *J Clin Anesth.* 2006;18:124–128.
7. Andreae MH, Andreae DA. Regional anaesthesia to prevent chronic pain after surgery: a Cochrane systematic review and meta-analysis. *Br J Anaesth.* 2013;111:711–720.
8. Guay J, Choi PT, Suresh S, et al. Neuraxial anesthesia for the prevention of postoperative mortality and major morbidity: an overview of Cochrane Systematic Reviews. *Anesth Analg.* 2014;119:716–725.
9. Algie CM, Mahar RK, Tan HB, et al. Effectiveness and risks of cricoid pressure during rapid sequence induction for endotracheal intubation. *Cochrane Database Syst Rev.* 2015;(11):CD011656.
10. Mashour GA, Shanks A, Tremper KK, et al. Prevention of intraoperative awareness with explicit recall in an unselected surgical population: a randomized comparative effectiveness trial. *Anesthesiology.* 2012;117(4):717–725.
11. Leslie K, Myles PS, Kasza J, et al. Nitrous oxide and serious long-term morbidity and mortality in the Evaluation of Nitrous Oxide in the Gas Mixture for Anaesthesia (ENIGMA)-II Trial. *Anesthesiology.* 2015;123(6):1267–1280.
12. Glover CD, Carling NP. Neuromonitoring for scoliosis surgery. *Anesthesiol Clin.* 2014;32(1):101–114.
13. Ilfeld BM. Continuous peripheral nerve blocks: a review of the published evidence. *Anesth Analg.* 2011;113(4):904–925.
14. Brown CHt, Azman AS, Gottschalk A, et al. Sedation depth during spinal anesthesia and survival in elderly patients undergoing hip fracture repair. *Anesth Analg.* 2014;118:977–980.
15. Ryan SM, Nielsen CJ. Global warming potential of inhaled anesthetics: application to clinical use. *Anesth Analg.* 2010;111:92–98.
16. Ishizawa Y. Special article: general anesthetic gases and the global environment. *Anesth Analg.* 2011;112:213–217.

第 15 章

麻醉传输系统

Patricia Roth

麻醉传输系统包括麻醉工作站（麻醉机）和麻醉呼吸系统（回路），它可以向患者输送已知浓度的吸入麻醉剂和氧气，并清除患者体内的二氧化碳。二氧化碳的消除方法包括洗出（麻醉机超过 5L/min 的新鲜气流）或化学药剂中和。

麻醉工作站

麻醉机已经从一个简单的气动装置发展成为复杂的计算机控制多部件整合的工作站（图 15-1 和 15-2）。麻醉工作站内的组件协调功能是将已知浓度的吸入麻醉药物传输给患者。麻醉工作站的多个组件包括以前被称为麻醉机的部分（压力调节和气体混合组件），挥发罐，麻醉呼吸回路，呼吸机，气体清除系统，呼吸和生理监测系统（心电图，动脉血压，体温，脉搏血氧饱和度，吸入和呼出气体的浓度监测包括氧气、二氧化碳、麻醉气体和其他蒸汽）（知识框 15-1）[1]。警报系统提示窒息以及麻醉呼吸系统与患者间的连接断开。工作站上的警报包括脉搏血氧饱和度和二氧化碳分析器，必须是激活状态和麻醉提供者能听见的音量。大多数麻醉机都有电动和气动双重驱动力。

麻醉工作站最终提供已知浓度的医用气体和挥发性麻醉药的蒸汽到共同气体出气口。这些气体进入麻醉呼吸系统，通过自主或机械通气输送给患者。呼出的气体可以通过消除系统排除也可能在通过二氧化碳吸收剂后回到患者体内。

自动防故障装置阀

麻醉机配有一个故障安全阀，设计用于防止在氧气供应出现故障时从机器中输送低氧混合气体。当氧气输送管道的压力降低到 30psi（约 206.85kPa）以下时，这种阀门会关闭或按比例减少所有气体的流量。

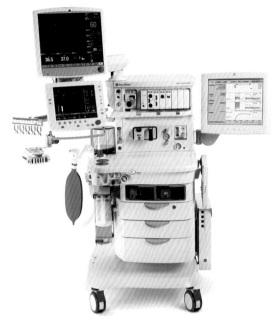

图 15-1 GE 人工智能麻醉传输系统(Courtesy of GE Healthcare, Little Chalfont, UK)

这种安全措施的设计是为了防止输送到麻醉机上的氧气罐或中央供氧出现未被识别而耗尽。然而当氧气流量为 0 时,如果麻醉机回路中的气体压力保持不变,这种阀门就不会阻止 100% 氧化亚氮的传输。在这种情况下,则必须安装氧分析仪以检测输送的低氧混合气体内含氧量。有警惕性的麻醉提供者的随时关注远优于故障安全阀或氧分析仪的存在。

压缩气体

麻醉使用的气体(氧气、氧化亚氮、空气)最常从医院的中央供应源输送到麻醉机(图 15-3)[2]。医院供应的气体从中央供应来源通过管道,经墙壁上颜色编码的出气口(绿色代表氧气,蓝色代表氧化亚氮,黄色代表空气)进入手术室。颜色编码的压力软管通过不可互换的配件[直径指数安全系统(diameter index safety system, DISS)或快速连接]连接到墙上的出气口,用于防止管道气体的连接错误。来自中央供应源的氧气或空气也可用于气动驱动麻醉机上的呼吸机。

气体通过气体专用的管道入口连接(不可互换螺纹连接)进入麻醉机,以减少错误连接的可能性。中央供应源须以适当的压力(约 50psi[1])输送气体到麻醉机,以便麻醉机上的流量计正常工作。

---

[1] 1psi≈6.895kPa。

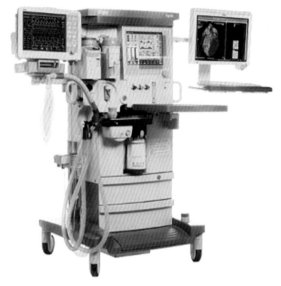

图 15-2 Dräger 阿波罗麻醉工作站(Courtesy of Dräger, Lübeck, Germany)

> **知识框 15-1 麻醉机的一般特征**
>
> - 医院压缩气体管道的进气口(氧气、氧化亚氮、空气)
> - 压缩气体钢瓶的进气口
> - 压力调节器,将管道和钢瓶压力降至安全恒定的水平
> - 自动防故障装置
> - 流量计,控制输送到呼吸侧的气体量
> - 挥发罐,用于向载气中添加挥发性麻醉气体
> - 共同气体管道,混合有挥发性麻醉气体的压缩气体通过该管道进入呼吸侧
> - 呼吸侧,包括氧浓度分析仪、吸气单向阀、回路系统、气体采样管、测量呼吸频率和容积的肺活量计、呼气单向阀、可调限压阀、二氧化碳吸收剂、贮气囊、机械呼吸机和气体清除系统

麻醉机还装有氧气瓶和氧化亚氮罐,以便在中央气体供应中断时使用(图 15-3)[2]。颜色标记的气瓶通过一个叉臂挂架组件与麻醉机相连,其中包含了两个金属插件与气瓶的阀壳上的孔相对应[插件标识安全系统(pin indexed safety system, PISS)](表 15-1)。这种设计使它不可能将氧气瓶连接在非氧气设计的麻醉机输入插件上。否则,一个装有氧化亚氮的钢瓶就可能会连接在氧轭上,导致氧流量计被激活时输送的是氧化亚氮。麻醉机上的颜色编码压力表(绿

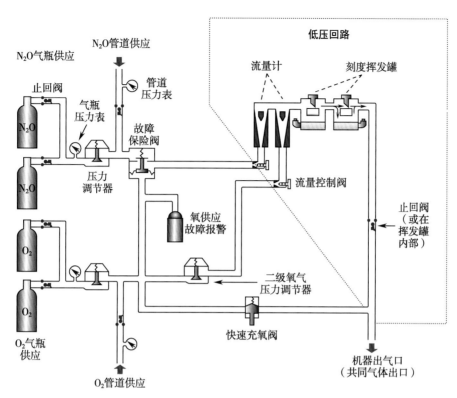

图 15-3　麻醉机内部回路示意图。氧气和氧化亚氮通过中央供应管道进入麻醉机（最常见）；或者（不常见）由气瓶连接针索引轭进入麻醉机。止回阀防止气瓶的相互输送或气体从气瓶流入中央供应管道。压力调节器将管道内的压力从气瓶内压降低到 50psi 左右。如果供氧回路的压力降低到 30psi 以下，故障保险阀可以停止氧化亚氮的输送。针形阀控制气体流向转子流量计。特定药剂的挥发罐提供了一种可靠的方法来供应预先选定的挥发性麻醉药浓度。连锁系统一次只允许一个挥发罐处于"开启"状态。在麻醉机多个管道内混合后，全部新鲜气体通过麻醉呼吸系统（回路）进入共同气体出口，输送给患者（改编自：American Society of Anesthesiologists. *Check-Out. A Guide for Preoperative Inspection of an Anesthetic Machine.* Park Ridge, IL: American Society of Anesthesiologists; 1987: 1-14, used with permission.）

色表示氧气，蓝色表示氧化亚氮）指示相应气瓶中的气体压力（表 15-1）。

气瓶容量计算

　　氧气瓶内的压力与氧气瓶内的体积成正比。例如，一个满的 E 尺寸的氧气瓶在 2 000psi 的压力下有大约 625L 的氧气，而在 1 000psi 的压力下只有一半的量。因此，可以计算出在给定的氧气流量下在气瓶用空之前能维持多久。与氧气相反，氧化亚氮的压力表并不能显示气瓶中剩余的气体量，因为只要有液态一氧化二氮存在，气瓶中的压力就保持在 750psi。当氧化亚氮以蒸汽的形式离开钢瓶时，剩余的液体蒸发以保持钢瓶内压力不变。当液态氧化亚氮全部蒸发后，压力开始下降，此时可以认为气瓶中大约 75% 的内容物已经用完。因为一个满的氧化亚

氮气瓶（E 尺寸）有大约 1 590L，当压力计开始从之前的恒定值 750psi 下降时，还存在大约 400L 的氧化亚氮。液化气体（氧化亚氮）的蒸发和压缩气体（氧）的膨胀，都会吸收从金属气瓶和周围大气中的热量。因此，大气中的水蒸气经常以霜的形式积聚在气瓶和阀门上，特别是当这些气瓶流出的高流量气体时。由于压缩气体不含水蒸气，不会发生内部结冰。

流量计

　　麻醉机上的流量计精确地控制和测量进入共同气体入口的气流量（图 15-3）[2]。气流量的测量是根据气体流动阻力与压力成正比的原理来进行的。通常情况下，气体流进垂直放置和锥形（截面积从气体入口位置向上增加）玻璃流管的底部。气体流入流量计管使梭子或球形浮子漂浮起来。当重力同浮子

特征	氧气	氧化亚氮	二氧化碳	空气
表15-1　连接麻醉机的E型压缩气体钢瓶特征				
气瓶颜色	绿色[a]	蓝色	灰色	黄色[a]
瓶内物理特性	气态	液态和气态	液态和气态	气态
气瓶容量/L	625	1 590	1 590	625
空瓶重量/kg	5.90	5.90		5.90
满瓶重量/kg	6.76	8.80	8.90	
满瓶压力/psi	2 000	750	838	1 800

[a] 世界卫生组织规定，用于医疗用途的氧气瓶必须漆成白色，而美国制造商则使用绿色。同样，国际通用的空气瓶颜色是白色和黑色，而美国的气瓶颜色是黄色。
1psi≈6.895kPa。

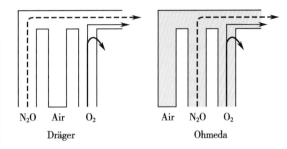

图15-4　氧流管泄漏。无论流量管的布置如何，流量管泄漏都会产生低氧混合物（引自：Brockwell RC. Inhaled anesthetic delivery systems. In Miller RD, ed. *Miller's Anesthesia*. 7th ed. Philadelphia：Churchill Livingstone；2010：680，used with permission.）

引起的压力降低所平衡时，浮子就会悬停。梭子的上端或球形浮子的中线代表气流量，单位是毫升或升每分钟。压力和流量之间的比例取决于管道的形状（阻力）和气体的物理性质（密度和黏度）。流量计最初是根据工厂的指示气体进行校准的。由于很少有气体具有相同的密度和黏度，不同气体流量计不能互换。氧流量计的刻度标为绿色，而氧化亚氮流量计的刻度标为蓝色。

气体从流量计流出，进入位于流量计顶部的集合管（混合室）（图15-3）[2]。氧流量计应该是流量计序列中的最后一个，因此氧应该是最后添加到集合管上的气体。这种布置减少了靠近氧气流入处的设备泄漏导致降低输送的氧气浓度的可能性，而远端的泄漏则会导致体积的损失，而不会使混合物发生质的变化。然而，无论流量计管的布置如何，氧气流量计管泄漏都会产生低氧混合物（图15-4）[3]。的确，流量计管泄漏是一种危险的并反映麻醉机这一部件的脆弱结构的事件。细小的裂纹可能会被忽视，并导致错误的气体输送。

气体在集合管中混合并流到麻醉机的出口端，在那里它们被导向一个挥发罐或一个麻醉呼吸系统（图15-3）[2]。为紧急用途准备，设置了可将大量氧气（35～75L/min）通过快速充氧阀绕过流量计和集合管输送到出口端。快速充氧阀允许氧气高压回路和低压回路之间的直接沟通（图15-3）[2]。在麻醉呼吸机的机械吸气过程中激活快速充氧阀，使气体从高压端传输到患者的肺部，可能导致气压伤。

挥发罐

在室温和常压下，挥发性麻醉剂是液体状态。蒸发是液体转化为蒸汽的过程，发生在一个封闭的容器中，称为**挥发罐**。挥发性液态麻醉药蒸发所产生的蒸气浓度必须以与其他气体（氧气、氧化亚氮）相同的准确性和可测性送达患者。

挥发罐的物理原理

构成液体的分子在不断地随机运动。在含有挥发性液态麻醉药的挥发罐中，分子间作用力在液氧表面上排列不对称。这种不对称排列的结果为净吸引力将表面的分子拉入液相。如果要使表面稀薄的液体分子进入气相，就必须克服这个力。分子从液体中逸出所需要的能量以热的形式提供的。液体的蒸发热是在特定温度下将1g液体转化为蒸汽所需要的热量。当液体温度降低时，分子离开液相所需的蒸发热就会增大。

当液相和气相达到平衡，使得离开液相的分子数与重新进入液相的分子数相等时，在封闭的挥发罐内的蒸发就停止了。汽相中的分子相互碰撞并与容器壁碰撞，从而产生压力。这种压力被称为蒸气压，对每种挥发性麻醉药都是独特的。此外，蒸汽压呈温度依赖性，因此液体温度的降低与较低的蒸汽压和较少的气相分子有关。液态麻醉药的冷却反映了为蒸发提供能量所必需的热量（蒸发热）的损失。这种冷却是不可取的，因为它降低了蒸汽压，限制了可获得的蒸汽浓度。

挥发罐的设计和分类

挥发罐依据药物特性、旁路的可变性、流动性、是否温度补偿（配备自动温度补偿装置有助于在较大温度范围内保持恒定的挥发罐输出）和回路外的特征进行分类（图 15-5）[1]。这些现代的挥发罐并不适用于控制地氟醚蒸发，其蒸气压在 20℃ 时为 664mmHg，近乎 1 个标准大气压。出于这个原因，地氟醚挥发罐可经电加热至 23～25℃ 并通过反压力调节器加压到 1 500mmHg，创建一个药物挥发相对较低但可测的环境。

可变旁路是指将通过挥发罐的全部新鲜气流分成两部分。新鲜气流的第一部分（20% 或更少）进入挥发罐的蒸发室，在那里它与液态麻醉药的蒸汽饱和（流动）。新鲜气流的第二部分通过挥发罐的旁路室。两部分新鲜气体在麻醉机的患者出口侧混合。新鲜气体流经蒸发室的比例，以及因此输送给患者的挥发性麻醉药的浓度，是由浓度控制刻度盘决定的。浓度控制刻度盘上的刻度是特定麻醉药的体积百分比。当挥发罐温度变化（温度补偿）时，对温度敏感的双金属片或膨胀元件影响蒸发室和旁路室之间全部气体流量的比例（图 15-5）[1]。例如，当挥发罐内的液态麻醉药温度降低时，温度敏感元件允许更多的气体进入蒸发室，以抵消麻醉液体蒸气压降低的影响。

挥发罐通常由高导热金属（铜、青铜）制成，以进一步减少热损失。因此，挥发罐的输出在 20～35℃ 之间几乎是线性的[3]。特定药物的挥发罐和回路外的设计强调这些设备是为适应单一挥发性麻醉药校准的，并与麻醉呼吸系统隔离。

倾斜挥发罐会导致液态麻醉药从蒸发室溢出到旁路室，从而增加了从挥发罐排出的蒸汽浓度。尽管如此，由于挥发罐固定在麻醉机上，而且几乎不需要移动它们，所以倾斜的可能性被降到了最低。与挥发罐有关的泄漏通常是由于加药盖松动。

通常，在麻醉机上有 2～3 个特定麻醉药的专用挥发罐。安全联锁装置确保每次只能启动一个挥发罐。打开挥发罐需要按下浓度刻度盘上的释放按钮，然后逆时针旋转刻度盘。这可以防止刻度盘意外地从关移动到开的位置。灌装端的位置在挥发罐的下部，可以最大限度地降低蒸发室加药过量（>125mL）的可能性。在灌装端附近有一个窗口，可以直观地检查蒸发室中液态麻醉药的平面。使用特定麻醉药

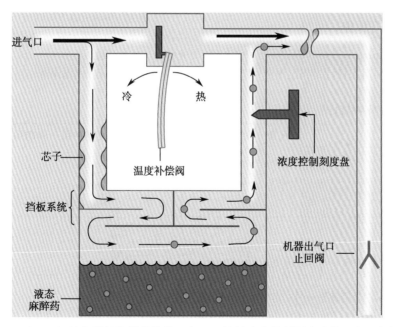

图 15-5 Ohmeda 技术型挥发罐的简化示意图。旋转浓度控制刻度盘将一部分新鲜气流分流到蒸发室，在那里，充满了液态麻醉药的芯子确保了一个大的气液接触面来有效蒸发。温度补偿阀或多或少地引导新鲜气体流经蒸发室，以抵消温度变化对液态麻醉药（温度补偿挥发罐）蒸汽压的影响。被液态麻醉药蒸气饱和的气体与通过旁路室的气体混合后一起输送到机器出气口止回阀。当浓度控制盘处于关闭位置时，没有新鲜气流进入蒸发室

的键控灌装设备可以防止液态麻醉药进入非特定校准的蒸发室。这对地氟醚来说尤为重要的,因为它的蒸气压接近 1 标准大气压,而在现代挥发罐中意外装入地氟醚会导致麻醉过量[4]。与麻醉机一样,制造商建议定期保养(通常每 12 个月一次)挥发罐。

麻醉呼吸系统

麻醉呼吸系统的作用是向患者输送氧气和麻醉气体,并清除二氧化碳。从概念上讲,麻醉呼吸系统是患者上呼吸道的管状延伸。麻醉呼吸系统可以增加相当大的吸气阻力,因为自主吸气的峰值流量高达 60L/min。这种阻力受到单向阀和连接器的影响。呼吸系统的组成部分,特别是气管导管接头,应该有最大的可能的管腔来减少这种对呼吸的阻力。直角连接器应更换为弯曲连接器,以减少阻力。用控制通气代替自主呼吸可以抵消麻醉呼吸系统增加的吸气阻力。

麻醉呼吸系统根据是否存在:①回路中贮气囊;②呼出气体的重复吸入;③化学方法中和呼出二氧化碳;④单向阀,分为开放、半开放、半紧闭和紧闭式(表 15-2)。最常用的麻醉呼吸系统是:① Mapleson F(Jackson-Rees)系统;② Bain 回路;③循环式系统。

Mapleson 呼吸系统

1954 年,Mapleson 分析和描述了五种不同设计类型的新鲜气体流入管、贮气管、面罩、贮气囊和一个呼气阀输送麻醉气体(图 15-6)[5]。这五种不同的半开放麻醉呼吸系统分别被命名为 Mapleson A 到 E。Mapleson F 系统是后来增加的 Jackson-Rees 对 Mapleson D 系统修改后的产物。Bain 回路是 Mapleson D 系统的一个改进(图 15-7)[6]。

气流特征

Mapleson 系统的特点是没有阀门来引导气体进出患者,也没有二氧化碳的化学中和。由于没有明确分隔吸气和呼出的气体,当吸气流量超过新鲜气流量时,就会发生重复吸入。吸入混合气体的成分取决于有多少重复吸入。与每种系统相关的重复吸入量高度依赖于新鲜气流量。最佳的新鲜气流量可能很难确定。当自主呼吸转换为控制通气时应适当调整新鲜气流量。监测呼气末二氧化碳是确定最佳新鲜气流量的最佳方法。这些回路的性能可以通过研究自主呼吸和控制通气时呼气末的气体配置得到最好的理解(图 15-8)[7]。

Mapleson F(Jackson-Rees)系统

Mapleson F(Jackson-Rees)系统为 T 型排列,包括贮气囊和远端的可调限压溢气阀(图 15-6)[5]。当使用该麻醉呼吸系统时,重复吸入程度受通气方法(自主或控制)和限压溢气阀调节(通气)的影响。建议新鲜气流量为患者分钟通气量的两到三倍,以防止呼出气体重复吸入。

表 15-2 麻醉呼吸系统分类

系统	贮气囊	呼出气重复吸入	二氧化碳化学中和	单向阀	新鲜气流量[a]
开放					
吹气式	无	无	无	无	不确定
开放点滴	无	无	无	无	不确定
半开放					
Mapleson A, B, C, D	有	无[b]	无	一个	高
Bain	有	无[b]	无	一个	高
Mapleson E	无	无[b]	无	无	高
Mapleson F(Jackson-Rees)	有	无[b]	无	一个	高
半紧闭回路	有	部分	有	三个	中等
紧闭回路	有	全部	有	三个	低

[a] 高,超过 6L/min;中等,3 ~ 6L/min;低,0.3 ~ 3L/min。
[b] 只有新鲜气流足够的情况下才没有呼出气的重复吸入。

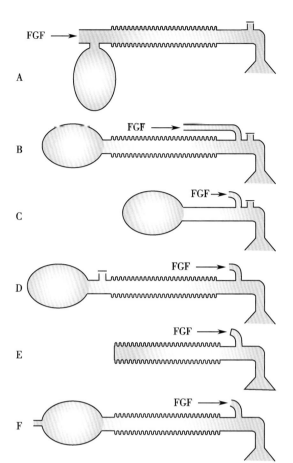

图 15-6 半开放式麻醉呼吸系统 Mapleson A 到 F。*FGF*，新鲜气流（改编自：Willis BA，Pender JW，Mapleson WW. Rebreathing in a T-piece：volunteer and theoretical studies of Jackson-Rees modification of Ayre's T-piece during spontaneous respiration. *Br J Anaesth*. 1975；47：1239-1246，used with permission.）

气流特征

自主呼吸时，呼出的气体通过呼气端并与新鲜气体混合（图 15-8）[7]。呼气暂停使新鲜气体将呼出的气体推入呼气端。随后吸入时，吸入的混合气体来自新鲜气流和呼气端，包括贮气囊。

临床应用

Mapleson F 系统常用于气管插管患者转运过程中的控制通气。由于除限压溢气阀外没有活动部件，回路无效腔和阻力极小。对儿科麻醉最为理想（见第 34 章）。Mapleson F 系统可用于自主呼吸和控制通气。它很便宜，可以与面罩或气管导管一起使用，

重量轻，可以很容易地复位。使用该系统时，通过连接清除系统，可以减少麻醉气体对大气的污染。

缺点

Mapleson F 系统的缺点包括：①需要较高的新鲜气流以防止重复吸入；②如果溢气阀堵塞，可能造成较高的气道压力和气压伤；③缺乏加湿。缺乏加湿可以使新鲜气流通过一个嵌入式加热加湿器来弥补。

Bain 系统

Bain 回路是 Mapleson D 系统的同轴版本，其新鲜气体供应管位于螺纹呼气管内呈同轴运行（图 15-7）[6]。新鲜气体供应管在贮气囊近端进入回路，而实际上新鲜气体是输送到回路的患者端。呼出的气体通过贮气囊近端的溢气阀排出。Bain 回路可用于自主呼吸和控制通气。预防重复呼入，自主呼吸时需要新鲜气流量为 200～300mL/（kg·min），控制通气时的流量仅需为 70mL/（kg·min）。

优点

Bain 回路的优点包括：①由螺纹呼气管中周围的呼出气体对新鲜气流加热；②因部分重复吸入而保持湿度；③易于从溢气阀清除麻醉废气。该回路重量轻，容易消毒，可重复使用，可用于患者接触路径受限时，如头颈部手术。

缺点

Bain 回路的危险包括未识别的连接断开或内部新鲜气体管路打折。外呼气管应是透明的，以便能检测内部的管路。

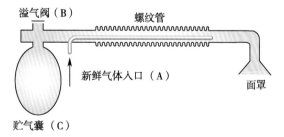

图 15-7 Bain 系统示意图，显示新鲜气流（FGF）进入较大的螺纹呼气端内的狭窄管道（A）。系统中唯一的阀门（B）是位于新鲜气流入口和贮气囊（C）近端的可调限压（溢气）阀（改编自：Bain JA，Spoerel WE. A streamlined anaesthetic system. *Can Anaesth Soc J*. 1972；19：426-435，used with permission.）

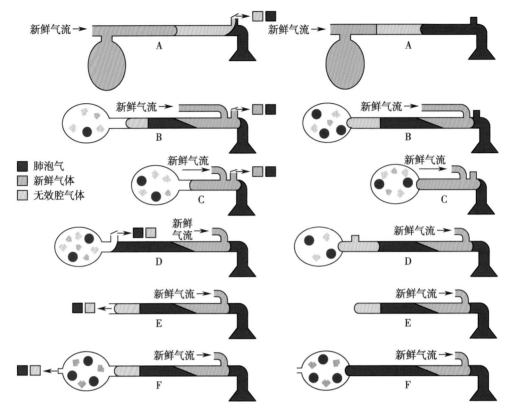

图 15-8 半开放 Mapleson A 到 F 麻醉呼吸系统在自主呼吸(左)或控制通气(右)时呼气末的气体配置。自主呼吸时,不同 Mapleson 系统防止重复吸入的相对效率为 A > DF > C > B。控制通气时,不同 Mapleson 系统防止重复吸入的相对效率为 DF > B > C > A(改编自:Sykes MK. Rebreathing circuits. A review. *Br J Anaesth*. 1968;40:666-674, used with permission.)

图中图例:
- 肺泡气
- 新鲜气体
- 无效腔气体

循环式麻醉呼吸系统

循环式系统是美国最流行的麻醉呼吸系统。之所以这样命名,是因为它的基本组成部分是以环形方式排列(图 15-9)[3]。循环式系统使用二氧化碳吸收剂化学中和二氧化碳,防止二氧化碳的重复吸入。

分类

根据新鲜气流量的不同,循环式系统可分为半开放、半紧闭或紧闭系统(表 15-2)。在半开放系统中,使用非常高的新鲜气流量来消除气体重复吸入。半紧闭系统有气体的重复吸入,是最常用的方式。在紧闭系统中,流入的气体与患者所消耗的气体量完全相等。在半紧闭和紧闭的循环式系统中呼出气体的重复吸入导致了:①在一定程度上保持了气道湿度和热量;②当新鲜气体流速设定为小于患者的分钟通气量时,减少了麻醉气体对周围大气的污染。

缺点

循环式系统的缺点包括:①由于存在单向阀和二氧化碳吸收剂而增加了呼吸阻力;②体积大而丧失了便携性;③由于仪器复杂而增加了故障的机会。

重复吸入的影响

在一个半紧闭的循环式系统中呼出气体的重复吸入影响气体中吸入麻醉药浓度。例如,麻醉诱导时麻醉气体吸收增加,呼出气体的重复吸入极大地稀释了新鲜气体中麻醉药浓度。这种吸收的稀释效应在临床上可以通过提高麻醉药浓度来抵消。随着麻醉药吸收减少,呼出气体重复吸入产生的吸入浓度稀释效应也会减轻。

部件

循环式系统包括:①新鲜气体入口;②吸气和呼

气单向止回阀；③吸气和呼气螺纹管；④ Y 型接头；⑤可调限压（adjustable pressure-limiting, APL）阀，也称为溢气或压力安全阀；⑥贮气囊；⑦二氧化碳吸收罐；⑧气囊 / 通气选择开关；⑨机械麻醉呼吸机（图 15-9）[3]。

新鲜气体入口和单向阀

新鲜气体从麻醉机的共用气体出口连接进入循环式系统。两个单向阀分别位于螺纹管的吸入和呼出功能端。这些阀门①允许正压通气，②防止呼出气体的重复吸入，直到气体经二氧化碳吸收罐并补充了氧气含量。如果单向阀卡在开放状态，就会发生重复吸入和高碳酸血症；如果单向阀卡在关闭状态，就会发生回路完全堵塞。如果呼气阀卡在关闭状态，就会发生呼吸叠加和气压伤。如果单向阀功能正常，循环式系统中唯一的无效腔就是在 Y 型接头和患者之间。

螺纹管

吸气和呼气螺纹管作为输送气体进出患者的管道。其内径大阻力小，螺纹具有弹性，抗打折，并增

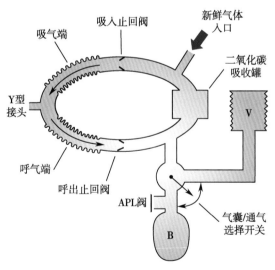

图 15-9　循环式麻醉呼吸系统组成部分示意图。旋转气囊 / 通气选择开关使得麻醉呼吸机(V)取代贮气囊(B)。贮气囊的容量由新鲜气流和可调限压阀(APL)调节决定(引自：Brockwell RC, Andrews JJ. Delivery systems for inhaled anesthetics. In Barash PG, Cullen BF, Stoelting RK, eds. *Clinical Anesthesia*. Philadelphia：Lippincott Williams & Wilkins；2006：557-594, used with permission.)

加湍流而不是层流。正压通气时，输送的部分气体会使螺纹管膨胀，部分气体则在回路中被压缩，导致输送的潮气量变小。

Y 型接头

在回路末患者端的 Y 型接头有：①弧形的弯头，②外径为 22mm 适应连接面罩，③内径为 15mm 适宜连接气管导管。

可调限压阀

当气囊 / 通气选择开关设置为"气囊"时，APL（溢气或压力安全）阀①允许过量气体从呼吸系统进入废气清除系统和②可调节压力，使麻醉提供者通过手控贮气囊对患者实施辅助或控制通气。APL 阀在自主呼吸时应该完全打开，以便吸气和呼气时回路压力可以忽略不计。

贮气囊

当气囊 / 通气选择开关设置为"气囊"时，贮气囊维持有效的贮气量以满足患者的自主吸气流量（可达 60L/min），这大大超过了麻醉机常规新鲜气流量（通常为 3～5L/min）。气囊也是一个安全装置，因为它的扩张性将呼吸回路压力限制在 60cmH_2O 内，即使 APL 阀关闭也一样。

紧闭式麻醉呼吸系统

在紧闭式麻醉呼吸系统中，二氧化碳吸收后的呼出气体会全部被重复吸入，而呼吸机的 APL 阀或减压阀呈关闭状态。紧闭式系统是指进入循环式系统的新鲜气流（150～500mL/min）满足患者的氧代谢需求（麻醉期间为 150～250mL/min），并能补充由于组织摄取而消耗的麻醉气体。如果使用旁流气体分析仪，则从分析仪输出的分析气体须返回到呼吸系统，以维持紧闭式系统。

优点

相对于半紧闭循环麻醉呼吸系统，紧闭循环麻醉呼吸系统的优点包括：①吸入气体的最大增湿和加温；②麻醉气体对周围大气的污染更少；③节约使用麻醉药物。

缺点

紧闭循环麻醉呼吸系统的缺点是：因为新鲜气流量过低，所以不能快速改变所输送麻醉气体和氧气的浓度。

紧闭式麻醉呼吸系统的危险

紧闭式麻醉呼吸系统的主要危险是：①输送氧气浓度不可预测且可能不足；②输送的强效吸入麻醉药物浓度未知且可能过量。

不能预测的氧气浓度

当新鲜气流中加入氧化亚氮时，则更可能出现紧闭式麻醉呼吸系统中输送的氧气浓度不可预测和可能不足。例如，在氧气吸收不变的情况下，组织对氧化亚氮的吸收随着时间的推移而减少，进而导致肺泡中氧的浓度降低（知识框 15-2）。因此，当紧闭麻醉呼吸系统中混合氧化亚氮麻醉时，必须在系统吸气端或呼气端安装氧浓度分析仪。

不能预测的吸入麻醉药浓度

当使用紧闭式麻醉呼吸系统时，没有二氧化碳的呼出气体构成吸入气体的主要部分。这意味着吸入气体的组成受呼出的气体浓度的影响。呼出气体中麻醉药的浓度反映了组织对麻醉药的吸收。起初，组织摄取量是最大的，麻醉药在呼出气体中的浓度是最小的。进而，这些呼出气体的重吸入稀释了输送给患者的麻醉药浓度。因此，诱导时，高浓度的吸入麻醉药是必要的，以抵消最大组织摄取。相反，当组织摄取已经减少后，只需要少量的麻醉药添加到

知识框 15-2 紧闭循环麻醉呼吸系统的肺泡气体浓度

示例 1
气体流入为氧化亚氮 300mL/min 和氧气 300mL/min，持续 15min。当时组织对氧化亚氮的摄取量为 200mL/min，耗氧量为 250mL/min。组织摄取后的肺泡气体由 100mL 氧化亚氮和 50mL 氧气组成。肺泡氧浓度（FAO_2）为
$FAO_2 = 50mL$ 氧气 $/(100mL$ 氧化亚氮 $+ 50mL$ 氧气 $) \times 100\% = 33\%$

示例 2
气体流入如示例 1 所示，但给药时间为 1 小时。此时，组织对氧化亚氮的摄取降至 100mL/min，但耗氧量在 250mL/min 保持不变。组织摄取后的肺泡气体由 200mL 氧化亚氮和 50mL 氧气组成。肺泡氧浓度（FAO_2）为
$FAO_2 = 50mL$ 氧气 $/(200mL$ 氧化亚氮 $+ 50mL$ 氧气 $) \times 100\% = 20\%$

吸入气中。不知道组织摄取的量对呼出气体中麻醉药浓度的影响，使得很难估计通过紧闭式麻醉呼吸系统输送给患者的吸入麻醉药浓度。这一缺点可以通过在使用紧闭式麻醉呼吸系统之前，用约 15 分钟的较高的新鲜气流（3L/min）来部分抵消。这种方法能给氧去氮，并对应于麻醉药的最大组织摄取时间。

麻醉呼吸机

气囊/通气选择开关设置为"通气"时，贮气囊和 APL 阀在循环麻醉系统中关闭，患者的通气由麻醉呼吸机输送。麻醉呼吸机由气控、电控或两者兼而有之。大部分传统的麻醉呼吸机由压缩氧气或空气驱动，在吸气相，驱动气体进入呼吸机箱内的折叠风箱和硬质外箱之间的空间。进入这一空间的压缩氧气或空气促使风箱排空，使风箱内的气体通过呼吸回路的吸入管路进入患者的双肺。压缩空气或氧气还可使呼吸机的减压阀门关闭，因此可以防止吸入的麻醉气体进入清除系统。

与空气相比，氧气更适合作为呼吸机的驱动气体。因为如果风箱存在泄漏，吸入的氧气浓度会升高。如由 50psi 氧气或空气来驱动的呼吸机出现泄漏，吸气峰压会升高。在呼气时，驱动气体要么排入房间，要么进入清除系统，并且风箱会在患者呼气时再次充满。一些新型麻醉机拥有机械驱动的活塞式呼吸机。这种活塞的运作类似注射器内芯，可以将需要的潮气量或气道压传送到患者。

风箱

呼气时风箱上升的呼吸机（直立式或上升式风箱）是首选，因为如果麻醉呼吸系统有泄漏或系统意外断开，风箱就不能上升（填充）（图 15-10）[8]。呼气时风箱下降（悬挂式或下降式风箱）的呼吸机具有潜在的危险，因为连接断开时风箱会继续升起和降落。只要呼吸机在使用，管道脱落报警必须要激活且音量要能听得见。

呼吸回路中的湿热交换

上呼吸道（特别是鼻部）的功能是作为基本的湿热交换器（heat and moisture exchanger，HME），使吸入气体在通往肺泡的过程中达到体温和 100% 的相对湿度。为防止腐蚀和凝结，医用气体（气瓶或输气管道）中的水分被去除。气管插管或喉罩的使用越过了上呼吸道，这就使气管支气管黏膜承担了加温和湿化吸入气体的重担。在气管插管的患者，由下

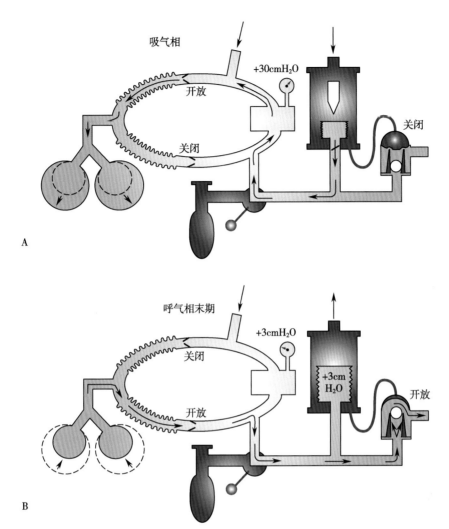

图 15-10　上升式风箱麻醉呼吸机的传统回路系统内气流的吸气相（A）和呼气相（B）。风箱将驱动气体回路与患者气体回路分隔开来。驱动气体回路位于风箱外，患者的气体回路位于风箱内。在吸气相（A），驱动气体进入风箱盒使其内部压力升高。压力升高使呼吸机的减压阀关闭，因此可以防止麻醉气体进入清除系统，并且风箱被压缩，将风箱内的麻醉气体输送到患者的肺部。在呼气相（B），驱动气体离开风箱盒。风箱盒和管道内的压力下降至零，这会导致呼吸机的减压阀的蘑菇状部件开放。因为一个重量球嵌入呼吸机减压阀底部作为限制，患者呼出的气体在清除前先进入风箱。清除只发生在呼气相，因为呼吸机减压阀只在呼气时开放（引自：Andrews JJ. The Circle System. *A Collection of 30 Color Illustrations.* Washington, DC: Library of Congress; 1998, used with permission.）

呼吸道对吸入气体进行的湿化会导致黏膜脱水、纤毛功能受损、表皮功能减弱、分泌物浓缩、肺不张和肺泡 - 动脉氧气梯度增大。气管插管的患者吸入干燥的室温气体会导致患者水分和热量的丢失。热量丢失比水分丢失更严重，为气管插管的患者提供加温加湿最重要的原因是减少热量损失和体温降低，特别是对婴儿和儿童，因全麻会降低其体温调控功能并使体温更易随环境温度变化。

湿化

　　湿化是蒸发的一种形式，麻醉呼吸系统传送的气体中加入水蒸气（湿气）以减少水分和热量的丢失。二氧化碳化学中和产生的水和热有助于湿化和加热呼吸回路内的气体。麻醉和重症监护室中使用的湿化器包括：① HME 湿化器，② 水热式蒸发器和湿化器，③ 雾化器。

湿热交换器

湿热交换器是位于气管导管和回路系统 Y 型接头之间的一种装置，它可以贮存一部分呼出的水分和热量并使其返回吸入气体。它们包含一层疏水或吸湿性的孔膜，这个膜拦截了呼出气体中的湿气并在吸气时将其返还给患者。细菌和病毒过滤器与 HME 湿化器结合则变成了湿热交换过滤器（heat and moisture exchanging filters，HMEF）。

优点

相较于其他类型的湿化器，HME 湿化器的优点是：①简单易用，②重量轻，③不需要外部电源，④一次性使用，⑤成本低。

缺点

HME 湿化器的缺点是：①在维持患者体温方面不如水热式蒸发器和湿化器有效；②增加了呼吸阻力和呼吸做功，因此对自主呼吸的患者应慎用；③可能被患者的分泌物或血液堵塞；④会增加无效腔，在儿童患者会导致明显的重复吸入。儿童患者应使用专门的低容量 HME。

水热式蒸发器和湿化器

水热式蒸发器和湿化器能提供比 HME 湿化器更高的相对湿度。水热式蒸发器更常用于儿科麻醉和重症监护患者。与使用水热式蒸发器和湿化器相关的风险包括：①热损伤，②医源性感染，③增加呼吸做功，④因系统的复杂性增加了出故障的风险。

雾化器

雾化器将水变成像雾一样的微滴悬浮在气态的媒介中。输送的水滴数量不受载气温度的限制。除水以外，雾化器还可将药物送往气道远端。

麻醉气体对大气的污染

手术室内的工作人员长期暴露于低浓度的吸入麻醉药物可能对健康产生一定危害。职业安全与健康管理局（Occupational Safety and Health Administration，OSHA）当前还没有关于氧化亚氮和挥发性麻醉药暴露限制的要求。OSHA 建议手术室内氧化亚氮的浓度不应超过 25ppm（0.025‰），挥发性麻醉药的浓度不应超过 2ppm（0.002‰）。有关麻醉废气的建议已经由美国麻醉医师协会制定（知识框 15-3）[9]。

知识框 15-3 美国麻醉医师协会麻醉废气工作组的建议

- 麻醉废气应该被清除
- 应该采取一定措施尽量减少麻醉废气的暴露
- 在有麻醉废气存在区域工作的员工应该接受如下教育：①目前有关麻醉废气暴露对健康影响的研究，②采取恰当措施减少暴露，③机器的检查和维护步骤
- 还没有充分的证据推荐对手术室和麻醉后复苏室（PACU）内的微量麻醉废气浓度进行常规监测
- 还没有充分的证据推荐对暴露于微量麻醉废气的员工进行常规医学追踪，尽管每个医疗机构都应有关于员工疑似工作相关健康问题报告的制度

引自：McGregor DG, Baden JM, Bannister C, et al. *Waste Anesthetic Gases: Information for the Management in Anesthetizing Areas and the Postanesthesia Care Unit(PACU)*. Park Ridge, IL: American Society of Anesthesiologists; 1999.

控制麻醉气体对大气的污染要求：①清除麻醉废气，②定期对麻醉设备进行预防性维护，③注意麻醉技术，④手术室应充分换气。

清除系统

清除是指将手术室内的排放气体收集后排出。过剩气体要么来自 APL 阀（当气囊/通气选择开关设定为"气囊"时），要么来自呼吸机的减压阀（当气囊/通气选择开关设定为"通气"时）。来自患者的全部剩余气体都通过这些阀门排出呼吸系统。此外，当气囊/通气选择开关设定为"通气"，某些麻醉呼吸系统可以将风箱筒内的驱动气体直接送到清除系统。用以麻醉患者的气体量往往远远超过患者的需要量。麻醉提供者必须确定清除系统可以正常运作且调整适当以保证足够的清除。如果使用了旁流气体分析仪，从分析器出来的气体必须到达废气清除系统或返回呼吸系统。

清除系统可以分为主动或被动两种。主动清除系统与医院的负压系统相连接，真空负压将气体从机器内抽出。被动系统与医院的通气导管相连接，废气自动流出机器。

许多麻醉机都使用安装在麻醉机侧面的废气接收器来清除废气。这一系统的优点包括：①有一个可以让临床医生手动调整清除系统负压流量的针阀；②同时有一个可以调节的针阀，可使 3L 的贮气囊轻

微膨胀并随患者的呼吸而动；③与其他主动清除系统不同，废气接收器发挥作用不需要强负压。

危害

清除系统的危害包括：①清除系统路径堵塞，就会导致呼吸回路压力过高和可能出现气压伤，②清除系统负压过大，这会导致呼吸系统内出现负压。清除系统有两个减压阀可用以尽量减少这些危害。如果气体集聚在废气清除系统不能正常离开麻醉机，且当压力达到 10cmH$_2$O 时正压减压阀开放，让气体溢入房间。如果清除系统存在负压，负压减压阀开放，让房间内的空气被抽入（而不是从患者体内抽取气体）。此外，如果新鲜气体流量超过清除系统的容量，过剩的麻醉废气会通过正压减压阀门排出，导致手术室污染。

麻醉设备的定期预防性维护

氧化亚氮罐与麻醉机的连接挂扣错误或中心氧化亚氮供应与麻醉机的连接错误的结果就是发生氧化亚氮的高压泄漏。泄漏发生在麻醉机内部以及机器与患者之间会导致麻醉气体的低压泄漏。推荐由合格的售后服务代理定期对麻醉机进行预防性维护。

麻醉技术

会导致手术室污染的麻醉技术因素包括：①不匹配的面罩，②冲洗麻醉回路，③填充麻醉挥发罐，④使用无套囊的气管导管，⑤麻醉结束时没有关闭氧化亚氮或挥发罐，⑥使用难以清除废气的半开放呼吸回路，如 Jackson-Rees。

充分的室内通风

手术室内的空气应该通过手术室通风系统进行交换，至少每小时 15 次。这个频率应该由医院的临床工程部门定期核查。

二氧化碳的消除

开放式和半开放式呼吸系统将所有呼出气体排到大气，以此来排出二氧化碳。半紧闭式和紧闭式呼吸系统通过化学中和的方式清除二氧化碳。呼出气体通过装了二氧化碳吸收颗粒的吸收器，完成二氧化碳的化学中和吸收。呼气时气流由上至下通过吸收器。吸收器底部的空间用于收集粉尘和水。

二氧化碳吸收剂

所有的二氧化碳吸收剂都以氢氧化钙[Ca(OH)$_2$]为基础来中和呼吸过程中产生的二氧化碳。水是所有二氧化碳吸收剂共同的基本成分，是有效和安全吸收二氧化碳所必需的。一氧化碳吸收剂也含有催化剂，这些催化剂导致了不同吸收剂的吸收性能和安全性的差异。

传统二氧化碳吸收剂：碱石灰

碱石灰颗粒由氢氧化钙、水和少量作为二氧化碳吸收的催化剂的强碱类氢氧化钠（NaOH）和氢氧化钾（KOH）组成（表 15-3）。碱石灰颗粒容易碎裂，产生碱性粉尘，吸入后可导致支气管痉挛。在颗粒中加入二氧化硅，以提高硬度和减少碱性粉尘的形成。

以碱石灰中和二氧化碳，二氧化碳先与碱石灰颗粒中的水发生反应，随后形成碳酸。然后碳酸与碱石灰颗粒中的氢氧化物反应，产生碳酸盐（以碳酸氢盐为中间产物）、水和热量（知识框 15-4）。

二氧化碳中和产生的水、存在于碱石灰颗粒中的水、患者呼出气体中凝集的水，经碱石灰颗粒的碱

表15-3 二氧化碳吸收剂的比较

特征	碱石灰	Amsorb Plus	Litholyme
成分			
Ca(OH)$_2$/%	76～81	>80	>75
水/%	14～19	13～18	12～19
NaOH/%	4	0	0
KOH/%	1	0	0
CaCl$_2$/%	0	4	0
LiCl/%	0	0	3
筛孔的大小	4～8	4～8	4～10
使用七氟醚产生复合物 A	是	否	否
使用吸入性麻醉药产生一氧化碳	是	否	否
使用七氟醚时发热反应和火灾的风险	否	否	否

知识框 15-4　二氧化碳的化学中和

碱石灰

$CO_2 + H_2O \rightarrow H_2CO_3$

$H_2CO_3 + 2NaOH(或 KOH) \rightarrow Na_2CO_3(或 K_2CO_3) + 2H_2O + 热量$

$Na_2CO_3(或 K_2CO_3) + Ca(OH)_2 \rightarrow CaCO_3 + 2NaOH(或 KOH)$

$H_2CO_3 + Ca(OH)_2 \rightarrow CaCO_3 + 2H_2O + 热量$

Amsorb Plus 和 Litholyme

$CO_2 + H_2O \rightarrow H_2CO_3$

$H_2CO_3 + Ca(OH)_2 \rightarrow CaCO_3 + 2H_2O + 热量$

基底物滤过渗出，在吸收罐底部产生含有 NaOH 和 KOH 的泥浆。这些单价碱基成分对皮肤有腐蚀性。

碱石灰中的强碱 NaOH 和 KOH 催化剂可导致七氟醚降解为复合物 A，以及吸入麻醉药降解为显著临床浓度的一氧化碳。

新一代二氧化碳吸收剂：Amsorb Plus 和 Litholyme

Amsorb Plus 和 Litholyme 是由氢氧化钙和水组成的新一代二氧化碳吸收剂。与碱石灰不同的是，它们不含有强碱性的 NaOH 或 KOH。相反，新一代二氧化碳吸收剂含有化学惰性的催化剂，他们不会将七氟醚降解为化合物 A 或是将吸入麻醉药降解为一氧化碳。

二氧化碳与 Amsorb Plus 或 Litholoylme 的中和反应首先是二氧化碳与吸收剂颗粒中的水反应，产生碳酸。碳酸再与颗粒中的氢氧化钙反应生成碳酸钙、水和热量（知识框 15-4）。

中和热

碱石灰、Amsorb Plus 和 Litholyme 中和二氧化碳生成的水可以用来湿化气体和消耗这些放热反应产生的部分热量。二氧化碳中和过程中产生的热可以通过触摸吸收罐的热度得知。如果吸收罐不能变热，则是在向麻醉医师提出警告：二氧化碳化学中和反应可能没有发生。

二氧化碳中和效率

影响二氧化碳中和效率的因素包括二氧化碳吸收颗粒大小以及二氧化碳吸收罐内是否有通道存在。

吸收颗粒的大小

吸收颗粒的最佳尺寸取决于吸收效率与经过二氧化碳吸收罐的气流阻力之间的折中结果。当二氧化碳吸收颗粒越小，与二氧化碳接触的总表面积越大，吸收效率越高。然而，当吸收颗粒较小时，气体通过的间隙较小，气流的阻力也就增大了。

吸收颗粒的尺寸称为筛目径，是指能通过颗粒的筛网上每英寸长度上的孔的数目。麻醉中使用的二氧化碳吸收颗粒的大小介于 4～10 个筛孔之间，这个尺寸的颗粒吸收效率最高而阻力最小。4 孔滤网指的是每英寸有 4 个 1/4 英寸（约 6.4mm）的孔。10 孔滤网指的是每英寸有 10 个 1/10 英寸（约 2.5mm）的孔。

通道

通道是指呼出气体经低阻力通道，通过二氧化碳吸收罐的优先路径，这样大部分的二氧化碳吸收颗粒就被避开了。通道是二氧化碳吸收颗粒疏松填塞的结果。使用前轻轻摇晃吸收罐让二氧化碳吸收颗粒紧密填塞会使通道减少。二氧化碳吸收罐的设计使通过吸收颗粒的呼出气流易于均匀分散。

吸收能力

吸收能力是指 100g 二氧化碳吸收剂最多可以吸收的二氧化碳的量。呼出气体经通道穿过吸收颗粒实际上降低了其吸收效率。二氧化碳吸收罐的设计也影响二氧化碳吸收剂的吸收能力。

指示剂

二氧化碳吸收剂含有对 pH 敏感的指示染料。染料在二氧化碳吸收颗粒耗尽时会变色。当颗粒中的吸收成分耗尽时，碳酸集聚，使 pH 改变并引起指示染料颜色改变。

当碱石灰吸收剂耗尽时，它的指示剂会把颗粒从白色变成紫色。然而一段时间后，耗尽的碱石灰颗粒会恢复最初的白色，但是它的吸收能力不能随时间恢复。再次使用时，染料很快就又会变成紫色。

相反的，Amsorb Plus 和 Litholyme 含有的指示剂会把耗尽的颗粒从白色变成紫色，并且颜色一旦改变就不能恢复最初的颜色。

吸入麻醉药的降解

碱石灰，不论是潮湿的，还是含有正常水分的或是干燥的，都可以使七氟烷降解为肾毒性化合物（复合物 A）。干燥的碱石灰可以使地氟烷、恩氟烷或异

氟烷降解产生一氧化碳。与之相反,Amsorb Plus 和
Litholyme 不论是干燥的还是潮湿的都不会使吸入麻
醉药降解。

复合物 A 的产生

碱石灰降解七氟醚可导致复合物 A 产生,它有
剂量和时间依赖性的肾毒性。碱石灰导致复合物 A
产生增加与以下因素有关:①低新鲜气流量,②高
七氟烷浓度,③高吸收剂温度。目前,还没发现与七
氟烷相关的临床显著意义的肾毒性[10]。相比之下,
Amsorb Plus 和 Litholyme 不会降解七氟烷产生复合
物 A。

一氧化碳的产生

一氧化碳(CO)是一种无色、无味且有毒的气
体,它能取代血液中血红蛋白的氧并形成碳氧血红
蛋白。干燥的碱石灰降解吸入麻醉药导致一氧化碳
浓度明显升高,可使碳氧血红蛋白浓度达到 30% 以
上[11]。一氧化碳和碳氧血红蛋白生成增加与以下因
素有关:①吸入麻醉药物的使用(地氟烷 = 恩氟烷 >
异氟烷 ≫ 氟烷 = 七氟烷),②低新鲜气流量,③高浓
度吸入麻醉药,④高吸收剂温度,最重要的是,⑤吸
收剂的干燥程度。

碱石灰的干燥增大了吸入麻醉药降解为一氧化
碳。使碱石灰干燥需要长时间(通常是 48 小时)的
高流量干燥气体在其表面流动才会发生。如呼吸回
路没有连接呼吸球囊,碱石灰的干燥会更严重。这
种情况下,吸气阀产生前向气流阻力,导致新鲜气流
选择最小阻力的逆行路径,即从吸收罐的底部到顶
部,经没有安装呼吸囊的 22mm 接口处流出。相应
的,血液中碳氧血红蛋白浓度增高的绝大多数情况
发生在周一接受麻醉的患者,当整个周末(流量计意
外没有关闭时)氧气持续流经碱石灰二氧化碳吸收
器。相比之下,Amsorb Plus 和 Litholyme 不会降解
吸入麻醉药产生一氧化碳。

呼吸系统起火和高热

二氧化碳吸收剂 Baralyme(已不再在临床使用)
的干燥会导致使用七氟烷时回路系统内起火[12]。七
氟烷和 Baralyme 之间会发生一种目前还知之甚少的
化学反应,产生大量的热量和可燃性降解产物,导致
二氧化碳吸收剂罐内和呼吸回路内自发起火。欧洲曾
经报道过与干燥碱石灰有关的未起火的极度高热的
个案。为了避免这种情况发生,麻醉提供者应该尽
一切努力避免使用干燥的二氧化碳吸收剂。

关于安全使用二氧化碳吸收剂的建议

麻醉患者安全基金会(参见第 1 章)发表了关于
选择二氧化碳吸收剂及预防干燥的二氧化碳吸收剂
的潜在风险的建议(知识框 15-5)[13]。

检查麻醉机和回路系统功能

使用前检查麻醉设备不当会导致患者受伤,而且
还会增加麻醉相关的严重并发症和死亡的风险[14, 15]。
1993 年,食品药品管理局制定了麻醉前检查程序
(Pre-Anesthesia Checkout Procedures,PAC),并被广
泛认为是准备实施麻醉过程中的一个重要步骤[16]。
自那时起,麻醉传输系统已发展到单一检查程序不
能适用于目前市场上的所有麻醉传输系统。

2008 年 ASA 麻醉前检查程序的建议

2008 年,美国麻醉医师协会制定了新的麻醉前
检查程序,适用于所有麻醉传输系统的指南,使各个
部门能够开发一个专门针对其目前正在使用的麻醉

知识框 15-5　麻醉患者安全基金会(APSF)工作组关于二氧化碳吸收剂干燥的一致声明和建议

APSF 推荐使用暴露于挥发性麻醉药也不会导致
麻醉药降解的二氧化碳吸收剂

APSF 还推荐机构、医院和 / 或相关部门制定关于
防止二氧化碳吸收剂干燥的指南,如果使用的是
传统的二氧化碳吸收剂,则吸收剂干燥时会降解
挥发性麻醉药

与急救医学研究所(ECRI)的推荐一致,与会者普
遍赞成:当使用会降解挥发性麻醉药的吸收剂时,
使用者应采取如下措施:

①当麻醉机没有使用时应关闭所有气流

②定期更换新的吸收剂,如每周一早上

③当颜色改变提示耗尽时应立即更换吸收剂

④每次更换所有吸收剂,而不是两罐中的一罐

⑤当吸收剂的含水状态不清楚时应该更换吸收
剂,如新鲜气体很长时间没有关闭或不确定有
多长时间没有关闭时

⑥如果使用的是简易的吸收罐,考虑增加更换的
频率

引自:Olympio MA. Carbon dioxide absorbent desiccation
safety conference convened by APSF. *Anesth Pat Saf Found
Newsletter.* 2005; Summer: 25-29(www.apsf.org).

传输系统的 PAC，以便能够一致和迅速地执行。具体来说，对于包含自检功能的新的麻醉系统，需要识别未经自检的项目，并根据需要补充手动检查程序。这些信息可在 ASA 网站的临床信息板块上查阅（知识框 15-6）[17]。

每天的第一台手术前都应该实施一个完整的麻醉机和回路系统功能检查（知识框 15-6，步骤 1～15）[17]。当天的每一台接台手术前应该进行简短的检查（知识框 15-6，步骤 2，4，7，11～15）[17]。最重要的术前检查是：①检查备用氧气瓶和自充气手动通气装置（Ambu 囊）是否可用且功能正常，②机器低压系统的漏气检查，③氧监测仪的校准，以及④呼吸系统的正压漏气检查。

检查备用氧气瓶和手动通气装置的可用性和功能

导致麻醉相关并发症和死亡的主要原因就是通气失败。由于设备故障导致无法给患者通气随时可能发生，因此经检查功能正常的一个自充气的手动通气装置（如 Ambu 囊）是每一台麻醉必备的。此外，

备有一个独立于麻醉机和中央供氧的氧气源，特别是带压力表和阀门装置的氧气瓶，应确保经过检测且能立即使用（知识框 15-6，步骤 1）[17]。

麻醉机低压系统漏气检查

为确认麻醉机从流量计到共同气体出口之间是严密完整的，应进行机器的低压系统漏气检查（知识框 15-6，步骤 8）[17]。它能对除氧气监测仪以外的麻醉机所有安全装置下游的部分进行测评。低压回路是麻醉机最易受损的部位，因为位于这个区域的部件最容易破损和泄漏。（图 15-11）[18]。必须检查机器的低压系统，因为这个回路的泄漏会导致患者缺氧或苏醒，或两者同时出现。

不同的麻醉机的低压系统泄漏检查不同，麻醉提供者必须以操作手册为指导。新型麻醉机采用机器低压系统自检，但并不能发现内部挥发罐漏气，除非在低压系统自检时每个挥发罐被分别打开。

氧气监测仪的校准

氧气监测仪是监测流量计下游问题的唯一机械

知识框 15-6　2008 年美国麻醉医师协会关于麻醉前检查程序的建议

每日需完成的程序

步骤 1：确认备用氧气瓶和自充气手动通气装置可用并功能正常

步骤 2：确认患者吸引器的吸引力足够大以清洁气道

步骤 3：开启麻醉输送系统并确认交流电源可用

步骤 4：确认所需监测仪可用，包括报警器

步骤 5：确认安装在麻醉机上的备用氧气瓶的压力足够

步骤 6：确认管道输送的气体压力为≥50psig（约344.75kPa）

步骤 7：确认挥发罐有足够的填充，以及如果适用，确认加药口旋紧

步骤 8：确认流量计和共同气体出口之间供气管道没有泄漏

步骤 9：检查清除系统功能

步骤 10：校准或验证氧监测仪的校准和检查低氧报警器

步骤 11：确认二氧化碳吸收剂未耗尽

步骤 12：进行呼吸系统压力和漏气测试

步骤 13：确认吸气和呼气时，气体在呼吸回路中正常流动

步骤 14：填写检查程序的清单

步骤 15：确认呼吸机设置并评估是否准备就绪（麻醉暂停）

每台手术前需完成程序

步骤 2：确认患者吸引器的吸引力足够大以清洁气道

步骤 4：确认所需监测仪可用，包括报警器

步骤 7：确认挥发罐是否有足够的填充，以及如果适用，确认加药口旋紧

步骤 11：确认二氧化碳吸收剂未耗尽

步骤 12：进行呼吸系统压力和漏气测试

步骤 13：确认吸气和呼气时，气体在呼吸回路中正常流动

步骤 14：填写检查程序的清单

步骤 15：确认呼吸机设置并评估是否准备就绪（麻醉暂停）

引自：American Society of Anesthesiologists Committee on Equipment and Facilities. *Recommendations for Pre-Anesthesia Checkout Procedures*. 2008. https://www.asahq.org/resources/clinical-information/2008-asa-recommendations-for-pre-anesthesia-checkout.

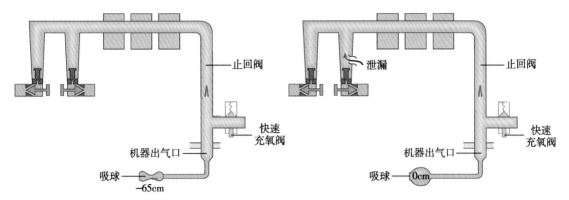

图 15-11　食品药品监督管理局负压漏气检测。左侧，负压漏气测试装置直接连接到机器出口，挤压吸球在低压回路中产生真空，并打开止回阀。右侧，当低压回路中存在漏气时，室内空气会通过漏口进入回路，使吸球膨胀（引自：AndrewsJJ. Understandinganesthesia machines. In 1988 Review Course Lectures. Cleveland，OH: International Anesthesia Research Society；1988：78, reprinted with permission. ）

安全装置（知识框 15-6，步骤 10）[17]。其他的机械安全装置（包括故障保险阀、氧气供应故障报警和比例调节系统）都位于流量计的上游。

呼吸系统的正压漏气检查

每台手术前都应进行呼吸系统正压漏气检查（知识框 15-6，步骤 12）[17]但这一测试不能检测单向阀门的完整性，因为即使单向阀门不合格或一直关闭，呼吸系统也能通过漏气检查（知识框 15-6，步骤 13）[17]。

思考题

1. 麻醉工作站的哪些特点是为了防止低氧混合气体的输送而设计的？
2. 一个气管插管的患者，使用 Jackson-Reese 呼吸回路接受 10L/min 的氧气，需要从手术室转运到重症监护室。氧气罐的压力为 1 000psi（约 6 895kPa）。问氧气罐还能提供多少分钟的氧气？
3. 与简单的面罩或鼻导管相比，Mapleson F（Jackson-Rees）呼吸系统有什么优缺点？在什么情况下使用 Jackson-Rees 系统会导致二氧化碳的重吸收？
4. 紧闭式麻醉呼吸系统的优点和潜在危险是什么？
5. 麻醉工作站的清除系统清除哪些气体？清除系统的潜在危害有哪些，如何预防？
6. 在循环式呼吸系统中，Amsorb Plus 或 Litholoyme 与碱石灰相比，在吸收二氧化碳方面有什么优势？
7. ASA 推荐的麻醉前检查程序最重要的组成部分是什么？对于贵机构的麻醉传输系统，这些项目中的哪一项（如果有的话）是可以自检的？

（陈皎　赵代良 译，马尔丽 审）

参考文献

1. Brockwell RC, Andrews JJ. Delivery systems for inhaled anesthetics. In: Barash PG, Cullen BF, Stoelting RK, eds. *Clinical Anesthesia*. Philadelphia: Lippincott Williams & Wilkins; 2006:557–594.
2. American Society of Anesthesiologists. *Check-Out: A Guide for Preoperative Inspection of an Anesthetic Machine*. Park Ridge, IL: American Society of Anesthesiologists; 1987:1–14.
3. Brockwell RC, Andrews JJ. Inhaled anesthetic delivery systems. In: Miller RD, ed. *Miller's Anesthesia*. 7th ed. Philadelphia: Churchill Livingstone; 2010:667–718.
4. Andrews JJ, Johnston RV, Kramer GC. Consequences of misfilling contemporary vaporizers with desflurane. *Can J Anaesth*. 1993;40:71–74.
5. Willis BA, Pender JW, Mapleson WW. Rebreathing in a T-piece: volunteer and theoretical studies of Jackson-Rees modification of Ayre's T-piece during spontaneous respiration. *Br J Anaesth*. 1975;47:1239–1246.
6. Bain JA, Spoerel WE. A streamlined anaesthetic system. *Can Anaesth Soc J*. 1972;19:426–435.
7. Sykes MK. Rebreathing circuits: a review. *Br J Anaesth*. 1968;40:666–674.
8. Andrews JJ. *The Circle System. A Collection of 30 Color Illustrations*. Washington, DC: Library of Congress; 1998.
9. McGregor DG, Baden JM, Bannister C, et al. *Waste Anesthetic Gases: Information for the Management in Anesthetizing Areas and the Postanesthesia Care Unit (PACU)*. Park Ridge, IL: American Society of Anesthesiologists; 1999.
10. Kharasch ED, Frink EJ, Artru A, et al. Long-duration low-flow sevoflurane and isoflurane effects on postoperative renal and hepatic function. *Anesth Analg*. 2001;93:1511–1520.

11. Baxter PJ, Garton K, Kharasch ED. Mechanistic aspects of carbon monoxide formation from volatile anesthetics. *Anesthesiology*. 1998;89:929-941.

12. Lester M, Roth P, Eger EI. Fires from the interaction of anesthetics with desiccated absorbent. *Anesth Analg*. 2004;99:769-774.

13. Olympio MA. Carbon dioxide absorbent desiccation safety conference convened by APSF. *Anesth Pat Saf Found Newsletter*. 2005. Summer:25-29 (www.apsf.org).

14. Cooper JB, Newbower RS, Kitz RJ. An analysis of major errors and equipment failures in anesthesia management: considerations for prevention and detection. *Anesthesiology*. 1984;60:34-42.

15. Arbous MS, Meursing AE, van Kleef JW, de Lange JJ. Impact of anesthesia management characteristics on severe morbidity and mortality. *Anesthesiology*. 2005;102:257-268.

16. Food and Drug Administration. *Anesthesia Apparatus Checkout Recommendations*. Rockville, MD: Food and Drug Administration; 1993.

17. American Society of Anesthesiologists Committee on Equipment and Facilities. *Recommendations for Pre-Anesthesia Checkout Procedures*; 2008. http://www.asahq.org/clinical/fda.htm.

18. Andrews JJ. *Understanding Anesthesia Machines*. Cleveland, OH: International Anesthesia Research Society Review Course Lectures; 1988.

　　专业的气道管理对安全实施麻醉极为重要。困难气道是指接受常规训练的麻醉医生面临面罩通气困难或插管困难或两种困难同时存在的临床情况[1]。困难气道或气道管理失败是麻醉相关并发症（牙齿损伤、反流误吸、气道损伤、计划外气切开、缺氧性脑损伤、呼吸心搏骤停）及死亡的主要原因[1, 2]。气道管理要求麻醉医师进行几个方面的准备：①学习气道解剖和生理的相关知识；②评估患者气道相关病史；③进行气道相关体格检查；④熟练使用各种气道管理设备；⑤熟悉美国麻醉医师协会（American Society of Anesthesiologists，ASA）困难气道管理流程（图 16-1）。

上呼吸道的解剖及生理

鼻子

　　正常呼吸时空气经过鼻孔被加温和湿化。通过鼻道的气流阻力是经口阻力的 2 倍，约占气道总阻力的 50%～75%[3]。鼻腔大部分的感觉支配来自于眼神经的筛窦支和连接蝶腭神经节的三叉神经上颌支分支（图 16-2）[3, 4]。

感谢 Robin A. Stackhouse 为本章上版作出的贡献

困难气道管理流程
1. 评估困难气道的可能性及临床影响
 ● 取得患者配合或同意困难
 ● 面罩通气困难
 ● 声门上气道装置放置困难
 ● 喉镜暴露困难
 ● 插管困难
 ● 外科气道建立困难
2. 处理困难气道的同时积极寻求一切机会给氧
3. 考虑各种气道管理措施的优缺点和可行性
 ● 清醒插管*vs.*全麻诱导后插管
 ● 无创技术*vs.*有创操作
 ● 可视喉镜为插管首选
 ● 保留自主呼吸*vs.*不保留自主呼吸
4. 制定初步方案和替代方案

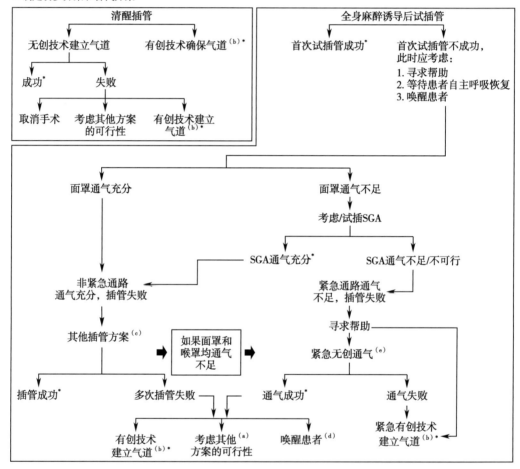

图 16-1 困难气道管理流程。* 确认通气成功，气管插管或喉罩置入后有呼气末二氧化碳波形。[a] 其他选项包括（但不限于）：使用面罩通气或声门上气道装置（SGA）麻醉（如 LMA、ILMA、喉管）局部浸润麻醉，区域神经阻滞等方式完成手术。选择这些措施通常意味着面罩通气无困难。因此，如果流程已经到了紧急气道这一步再选择这些措施可能有些局限了它们的价值。[b] 有创气道通路包括气管切开、经皮气切、喷射通气和逆行插管。[c] 可替代的困难气道处理方法包括（但不限于）：可视喉镜、更换喉镜片、可引导（用或不用纤维支气管镜）插管的喉罩（如 LMA、ILMA）、纤维支气管镜插管、更换插管管芯或导管、光棒、经口或经鼻盲插。[d] 考虑再次准备为患者清醒插管或取消手术。[e] 紧急无创气道通气包含 SGA（引自：Apfelbaum JL，Hagberg CA，Caplan RA，et al. Practice guidelines for management of the difficult airway: an updated report by the American Society of Anesthesiologists Task Force on Management of the Difficult Airway. *Anesthesiology*. 2013；118（2）：251-270，used with permission. ）

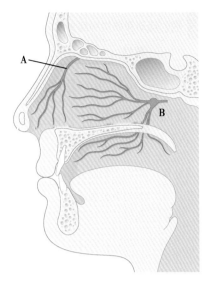

图 16-2　鼻腔神经支配。鼻腔侧壁图显示了鼻腔的感觉神经支配。筛前神经是三叉神经眼支的分支，支配鼻中隔和鼻腔侧壁的前 1/3（A）。三叉神经上颌支通过蝶腭神经节支配鼻中隔和鼻腔侧壁的后 2/3（B）（引自：Ovassapian A. *Fiberoptic Airway Endoscopy in Anesthesia and Critical Care.* New York：Raven Press；1990：57-79，used with permission.）

口咽部

　　口腔的神经来源于三叉神经上颌支分支，包括腭大神经、腭小神经和舌神经。腭大神经和腭小神经支配硬腭、软腭和扁桃体的大部分感觉，舌前 2/3 的感觉由舌神经支配。舌后 1/3、软腭、口咽由舌咽神经支配（第 IX 对脑神经）（图 16-3 和图 16-4）[5]。

　　鼻腔、口腔通过咽喉和食管相连。咽腔分为鼻咽、口咽和喉咽。软腭将鼻咽与口咽分开。会厌是口咽与喉咽的分界。喉上神经起源于第 X 对脑神经（迷走神经），它的内支支配了喉咽的大部分感觉，包括舌的基底段、杓状会厌襞和杓状软骨（图 16-5）[6]。

　　鼻咽淋巴组织增大可能会增加气道阻力。舌是口咽气道阻力的主要因素。麻醉时颏舌肌的松弛会加重舌对气道的阻塞。

喉部

　　成人喉部介于第三和第六颈椎之间 [7]。喉部最主要的功能是受到刺激时关闭，以保护远处气道避免误吸。这种保护性机制过度响应时便导致喉痉挛。喉部的软骨框架覆盖筋膜、肌肉、韧带。这其中有三个不成对软骨和三个成对软骨。不成对软骨有会厌

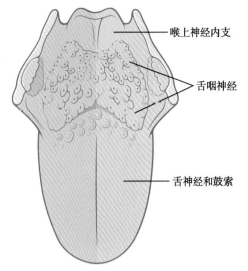

图 16-3　舌的感觉神经支配（引自：Stackhouse RA. Fiberoptic airway management. *Anesthesiol Clin North Am.* 2002；20：933-951.）

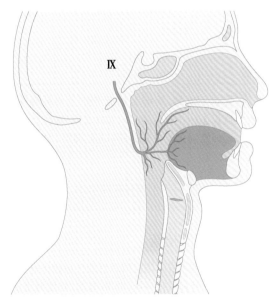

图 16-4　舌咽神经（第 IX 对脑神经）感觉分配（引自：Patil VU，Stehling LC，Zauder HL. *Fiberoptic Endoscopy in Anesthesia.* St. Louis：Mosby；1983.）

软骨、甲状软骨、环状软骨，成对软骨是杓状软骨、小角软骨和楔状软骨。环状软骨形似印戒，后方头尾径更宽，是唯一呈完整环行结构的软骨。声带由甲杓韧带组成，是成人气道最狭窄的部分。理解喉部结构的运动和感觉神经支配对实施上呼吸道麻醉极为重要（表 16-1）。

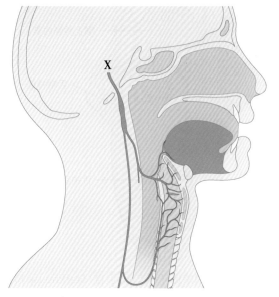

图 16-5　迷走神经（第 X 对脑神经）感觉分布（From Patil VU, Stehling LC, Zauder HL. *Fiberoptic Endoscopy in Anesthesia.* St. Louis : Mosby ; 1983. ）

表 16-1	喉的运动和感觉神经支配	
神经	感觉	运动
喉上神经内支	会厌 舌底 声门上黏膜 甲状会厌关节 环甲关节	无
喉上神经外支	声门下黏膜前部	环甲膜
喉返神经	声门下黏膜 肌梭	甲杓肌膜 环杓侧肌膜 杓间肌膜 环杓后肌膜

气管

　　气管起于喉部，延伸至第五胸椎上方的隆突。成人气道长 10～15cm，由 16～20 个马蹄形软骨支撑。喉返神经为第 X 对脑神经（迷走神经）分支，支配气管的感觉。

气道评估

病史及解剖学检查

　　全面的气道评估应该包括患者的气道相关病史，回顾之前的麻醉和医疗病历，体格检查，必要时增加相关检查[1]。评估患者的气道病史以明确是否存在任何影响气道管理的内科、外科或麻醉因素，包括胃内容物反流误吸的风险[1, 8]。很多先天或后天疾病都与困难气道息息相关（表 16-2 和 16-3）。应告知困难气道的患者其问题所在。具体情况可以通过以下形式记录：书面信函，病历中警示或说明，通知手环（如医疗警报系统或其他等效设备），或者与患者的外科医生、首诊内科医生、家人、患者代理人沟通。既往的麻醉记录应包含困难气道的具体描述（如喉罩通气困难，声门上气道通气困难或插管困难，或两者同时存在），使用了何种气道管理技术以及是否成功[1]。

表 16-2	与困难气管插管相关的先天性综合征
综合征	表现
21 三体综合征	大舌、小口使喉镜检查困难 可能有声门下狭窄 喉痉挛常见
Goldenhar 综合征（眼、耳、脊椎异常）	下颌发育不良与颈椎异常使喉镜检查困难
Klipple-Feil 综合征	颈椎融合导致颈部僵硬
Pierre Robin 综合征	小口、大舌、下颌畸形
Treacher Collins 综合征（下颌成骨不全）	喉镜检查困难
Turner 综合征	极可能气管插管困难

体格检查

　　气道的体格检查应多方面评估以发现预示困难气道的特征（表 16-4）。体格检查和其他床旁检查中，单一的测试对于预测困难气道的敏感性和特异性较低[9, 10]。联合多种测试和其他危险因素可以提高预测困难气道的准确性[10, 11]。检查口咽间隙、下颌下间隙及其顺应性、颈椎活动度以及评估患者的体质有助于确定困难气道的风险。对于识别出可能存在喉镜暴露困难、插管困难、面罩通气困难、声门上气道放置困难或气管切开困难的患者，要强调进一步评估和准备的必要性。

表 16-3 影响气道管理的各种疾病

疾病	困难
会厌炎(感染性)	喉镜检查可能加重气道梗阻
脓肿(下颌下、咽壁后,Ludwig 咽峡炎)	使气道变形导致面罩通气或气管插管异常困难
喘鸣、支气管炎、肺炎	气道易激惹,易发生咳嗽、喉痉挛、支气管痉挛
喉乳头状瘤病	气道梗阻
肌强直	牙关紧闭致使经口气管插管困难
创伤性异物	气道梗阻
颈椎损伤	颈部操作可能损伤脊髓
颅底骨折	经鼻插管可能将导管插入颅内
上颌或下颌损伤	气道梗阻、面罩通气和气管插管困难 联合损伤可能需要环甲膜切开
喉骨折	喉部器械操作时加重气道梗阻 气管导管可能滑出喉部,加重损伤
喉头水肿(插管后)	气道易激惹,声门口狭窄
颈部软组织损伤(水肿、出血、皮下气肿)	上呼吸道解剖变形 气道梗阻
上呼吸道肿瘤(咽、喉)	自主呼吸时吸气性呼吸困难
下呼吸道肿瘤(气管、支气管、纵隔)	气管插管可能无法缓解气道梗阻 下呼吸道变形
放疗	纤维化导致气道变形或操作困难
类风湿关节炎	下颌发育不良、颞颌关节炎、颈椎固定、喉旋转、环杓关节炎等使气管插管困难
强直性脊柱炎	颈椎融合使直接喉镜检查困难
颞颌关节综合征	张口极度受限
硬皮病	皮肤僵硬与颞颌关节受累导致张口困难
结节病	气道梗阻(淋巴样组织)
血管性水肿	阻塞性肿胀致使通气和气管插管困难
内分泌性或代谢性肢端肥大症	大舌、骨骼过度发育
糖尿病	环枕关节活动度下降
甲状腺功能减退	大舌与软组织异常(黏液性水肿)致使通气和气管插管困难
甲状腺肿	甲状腺肿可压迫气道或致使气管偏移
肥胖	意识消失后上呼吸道梗阻 面部脂肪过多致使面罩通气困难

第三篇

表 16-4 术前气道检查项目

气道检查项目	可疑发现
上切牙长度	比较长
正常咬合时上、下切牙的关系	明显的覆𬌗（上切牙在下切牙之前）
下颌主动前伸时上、下切牙的关系	患者不能将下切牙置于上切牙前
切牙间距	不足 3cm
腭垂可视度	患者坐位时舌头伸出不能看见腭垂（Mallampati 分级大于Ⅱ级）
腭的形状	高拱门状或很窄
下颌空间的顺应性	僵硬、硬化、有包块或没有弹性
甲颏间距	不足 3 横指
颈长度	短颈
颈粗细	粗颈
头颈活动度	患者下颏不能触碰到胸或颈部不能后仰

口咽间隙

Mallampati 评分可用来评估口咽间隙大小且预测喉镜暴露和气管插管的难易程度[12]。改良版 Mallampati 评分 3～4 分意味着喉镜暴露困难。基于可以看到的口咽结构对气道分级。对于改良版 Mallampati

评分，观察者眼睛平视，患者头部处于中立位，最大程度张口、伸舌、不发声（图 16-6）[13]。

Ⅰ级：可见软腭、咽峡、悬雍垂和扁桃体弓。

Ⅱ级：可见软腭、咽峡和悬雍垂。

Ⅲ级：可见软腭和悬雍垂根部。

Ⅳ级：不能见到软腭。

除 Mallampati 评分外，还应评估门齿间距、上下颌牙齿的大小和位置、软腭的形态[1]。门齿间距小于 3～4.5cm、上颌突出和下颌回缩提示直接喉镜暴露困难[11]。患者头颈位于直接喉镜检查最佳位置时，覆𬌗会减小有效的门齿间距。狭窄或高弓腭也提示困难气道可能[1]。

下颌下间隙是直接喉镜检查时，为显露喉部咽部组织可移位的空间。限制该空间大小或组织顺应性的任何因素都会使直接喉镜暴露困难。小下颌限制了咽腔空间（舌位置更靠后），也减少了软组织移位所需空间，所以直接喉镜检查时声门处于较高的位置难以暴露。

患者下颌骨能够突出的程度也困难气道有关。上唇咬合试验（upper lip bite test，ULBT）分级系统如下（Ⅲ级与插管困难相关）[11]：

Ⅰ级：下门齿咬及上唇唇红缘之上。

Ⅱ级：下门齿不能咬及上唇唇红缘。

Ⅲ级：下门齿不能咬及上唇[14]。

Ludwig 咽峡炎、肿瘤或肿块、放射瘢痕、烧伤和既往颈部手术史均可能降低下颌下间隙的顺应性[1]。

甲颏距离 / 胸颏距离

甲颏（下颏到甲状软骨）间距小于 6～7cm 与喉镜显露困难相关。这是下颌后缩或短颈患者的典型表现。这种情况会导致口轴、咽轴成角更加锐利，使

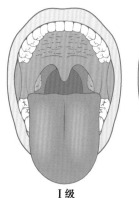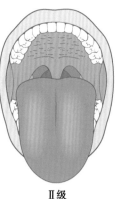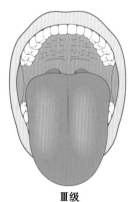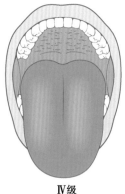

Ⅰ级　　　　　Ⅱ级　　　　　Ⅲ级　　　　　Ⅳ级

图 16-6 Mallampati 分级（引自：Samsoon GLT, Young JRB. Difficult tracheal intubation: a retrospective study. *Anaesthesia*. 1987; 42: 487-490, used with permission.）

得两者无法重叠。甲颏间距常用指宽来衡量，通常宽约3横指。胸骨下颏间距应大于12.5~13.5cm[9,11]。

环枕关节伸展性/颈部活动度

直接喉镜检查时头部后仰可帮助口轴与咽轴重叠(图16-7)。颈部屈曲，头部抬高约10cm，可使喉轴与咽轴重叠。这些方法使头处于"嗅位"，让三条轴线处于最佳的重叠位置。头部从中立位完全伸展时，可以通过经上颌牙咬合面的角度量化环枕关节的伸展程度。正常的环枕关节向后伸展可达35°，如果这个角度减少超过30%或颈部屈曲伸展的活动角度小于80°，则插管困难的概率增大[15,16]。

体格/其他查体发现

体重指数(body mass index, BMI)大于30为肥胖，肥胖可增加困难气道的发生率[9,17]。适宜的体位，患者背部垫上楔形软垫，可以形成更佳的"嗅花位"。但是，功能残气量(functional residual capacity,

FRC)降低导致的动脉氧去饱和时间缩短的问题仍然存在。其他可能与困难气道相关的因素包括颈粗和蓄须[17,18]。

环甲膜

在插管之前应先评估有创气道操作的难易程度，这对于预测困难气道也特别重要[1,19]。当常规气道管理技术失败，面罩通气不足，插管失败时则应通过环甲膜建立有创气道控制。因此，能正确识别环甲膜至关重要(图16-1)[1]。识别环甲膜首先要定位甲状软骨，然后手指延颈部向下滑动，环甲膜紧邻甲状软骨下方。另外，对于甲状软骨不明显的患者可以先从胸骨切迹触诊颈部，手指上滑直到感受到一块比下面更宽更高的软骨(环状软骨)。环状软骨的上缘紧邻环甲膜的下缘。与环甲膜识别困难相关的因素有：女性，年龄小于8岁，颈粗，气道位移和颈部畸形。

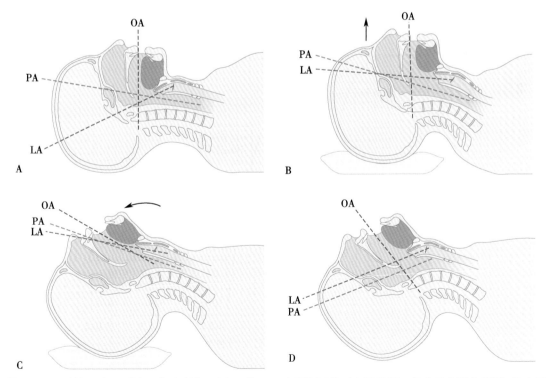

图 16-7 口轴(OA)、咽轴(PA)、喉轴(LA)在四种不同头部位置的对齐示意图。每个头位配有插图，放大显示上呼吸道(口腔、咽、喉)及三条轴线(虚线)与上呼吸道的重叠情况。(A)头位于中立位，三条轴线显著分离。(B)头下垫一大垫子使颈部向胸部屈曲，喉轴(LA)趋于与咽轴(PA)重叠。(C)头放置在垫子上(颈部向胸部屈曲)，同时头后仰，使三条轴线位于一条线上(嗅花位)。(D)头后仰而不抬高头部

气道管理技术

面罩通气

面罩通气是一种重要的气道管理方法。在麻醉前麻醉医师应预判患者是否存在有面罩通气困难，确保给予肌松药后能够保障患者的有效通气，此外还应掌握熟练的面罩通气技术。

与面罩通气困难相关的因素有：①年龄大于55岁；②BMI大于30kg/m²；③蓄须；④牙齿缺失；⑤打鼾或阻塞性睡眠呼吸暂停病史；⑥Mallampati分级Ⅲ～Ⅳ级；⑦颈部放疗史；⑧男性；⑨下颌前伸受限；⑩气道肿物或肿瘤史[19, 20]。此外，面罩通气困难会在多次尝试喉镜暴露后加重。面罩通气困难的发生概率是0.9%到7.8%[18, 20]，可能由多个问题造成：面罩或声门上气道密闭欠佳、漏气过多或气体进出阻力过大。面罩通气困难的严重不良后果包括：不能给氧、不能通气、反流误吸或这些情况同时出现，最终会导致缺氧性脑损伤或死亡[2, 20]。

面罩的特点

面罩有各种尺寸。一个合适的面罩，它的顶端应该能盖住鼻梁，面罩的上缘与瞳孔齐平，底端位于下唇与下颏之间。大多数面罩有一个直径为15～22mm带钩的圆环与麻醉呼吸回路相连。患者自主呼吸或要增加面罩通气的密闭性时，可用皮筋通过这个圆环固定面罩。麻醉诱导前，需要吸入100%的氧气来增加氧储备（给氧去氮）来避免长时间缺氧造成的低氧血症。一个健康、非肥胖的成年人可以耐受约9分钟的呼吸暂停而不出现严重缺氧。这个时间主要取决于耗氧量和功能残气量。肥胖、妊娠、其他显著减少功能残气量的状态及增加氧耗的因素都会缩短耐受缺氧的时间（图16-8）[21]（参见第29和第33章）。

预氧技术有很多种，他们的目标是将呼气末氧含量升高至90%以上。连续3分钟纯氧吸入要优于30秒内做4次深呼吸。60秒内做8次深呼吸与连续3分钟纯氧吸入效果相当[22]。肥胖患者预氧时头抬高25°可以减少肺不张和改善通气血流比，增加耐受缺氧的时间[22, 23]。此外，肥胖患者可以通过无创正

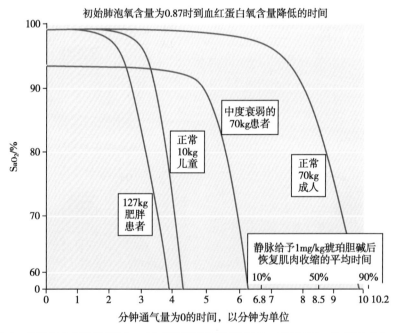

图16-8　各类患者氧饱和度（SaO₂）与呼吸暂停时间的对比。对于70kg的健康成人，氧饱和度降到80%所需时间为8.7分钟。但对于肥胖患者，仅需要3.1分钟（引自：Benumof JL, Dagg R, Benumof R. Critical hemoglobin desaturation will occur before return to an unparalyzed state following 1mg/kg intravenous succinylcholine. *Anesthesiology*. 1997; 87（4）: 979-982.）

压通气的方式预氧，且在气管插管后立即给予肺复张，这样的方式比单纯预氧能更好地维持肺容量和氧合[24]（参见第 29 章）。

麻醉诱导后，麻醉医师将面罩放在患者的脸部，左手手指将下颌向上提（下颌上抬，下颌前推）与面罩紧贴。应避免对下颌下软组织施压，这样可能导致气道梗阻。麻醉医师的左手拇指、示指将面罩紧扣于患者脸部。下颌角前移（托下颌）、寰枕关节伸展、下颌上抬使咽腔最大化。不同的手指施加不同的压力可以保障面罩的密闭性。麻醉医生右手挤压呼吸环路的贮气囊给予正压通气，通气压力应低于 20cmH$_2$O 以避免胃部胀气。

面罩通气不充分的处理

面罩通气不足的表现包括：胸部动度消失或减小、呼吸音消失或减弱、发绀、胃进气、氧饱和度下降、呼吸末二氧化碳波形消失或不规则，严重时出现与缺氧、二氧化碳蓄积相关的血流动力学变化[1]。

面罩通气不足常常是由于顺应性下降和阻力增加。口咽、鼻咽通气道可以解除舌后坠导致的上呼吸道梗阻，形成一个气流通路保证充分通气。根据患者的外形特点和气道解剖选择适当的气道装置以及合适的尺寸。口咽/鼻咽通气道经口/鼻置入，其远端位于下颌角处。清醒或浅麻醉的患者置入口咽通气道可能引起呕吐反射或喉痉挛。鼻咽通气道的耐受性更好。但凝血功能或血小板异常、颅底骨折的患者，鼻咽通气道是相对禁忌证。

有胡须或牙齿缺失可能会导致患者面部与面罩贴合不良，实施面罩正压通气有困难。如果患者依从性较好，剃须或整理胡须后可以改善面罩密闭性。对于牙齿缺失的患者，如果他的假牙比较牢固，可以不取下来或使用口咽通气道来提高面罩密闭性。

当使用口咽或鼻咽通气道后不能改善面罩通气时，应考虑双手面罩通气技术。麻醉医生的双手采用相同的手法来密闭面罩和托下颌。助手挤压呼吸球囊辅助通气。如果仍不能改善面罩通气困难或不能通气，则应尝试插管或使用声门上气道装置[1]。

声门上气道装置

声门上气道装置在常规和困难气道管理中十分重要。声门上气道通气对比气管插管的优势在于：不使用喉镜即可快速置入，插入和拔出时血流动力学变化较小，拔出时呛咳和体动较少，不需要使用肌松药，保护了喉和黏液纤毛的功能，减少了喉损伤[25]。

在困难气道处理流程中，声门上气道装置可以保证氧合和通气、引导气管插管，从而达到救命的效果。许多导致面罩通气困难及插管困难的因素并不会影响声门上气道通气的实施[26]。声门上气道通气难以实施的相关因素有：张口度小、声门上及声门外疾病、颈椎固定、实施环状软骨压迫、牙齿状况差或门齿过大、男性、手术台移动、BMI 较高[18, 27]。声门上气道通气困难，即麻醉医生置入装置后难以实施有效通气的发生概率为 1.1%。

声门上气道装置的使用禁忌证包括：患者高反流误吸风险、非仰卧位、肥胖、妊娠、手术时间长、腹部手术和气道手术[25]。虽然对于上述类型的患者有大量研究表明声门上气道通气可以成功运用，但仍要衡量风险性和收益性。声门上气道装置置入后的关键点是确认其位置是否正确，可以通过观察呼气末二氧化碳波形和听诊呼吸音来实现。

已报道喉罩（laryngeal mask airway，LMA）用于困难气道患者出现的并发症有：支气管痉挛、术后吞咽困难、呼吸道梗阻、喉神经损伤、水肿和舌下神经麻痹。声门上气道通气存在反流误吸的隐患，胃胀气、高气道压、通气装置与声门对位不良这些情况下会增加反流误吸的风险[8]。

声门上气道装置的种类繁多，比如可插管的声门上气道、可降低胃内压的声门上气道，有一次性使用的也有可重复使用的。根据患者的体重选择声门上气道的型号，每种厂家制造的型号均不同。如何选择这些通气装置详见下文。

喉罩

Classic 喉罩和 Unique 喉罩

Classic 喉罩是初代喉罩，它可以重复使用，Unique 喉罩只可单次使用。它们由可弯曲的通气管道连接硅胶材质（Classic 喉罩）或聚氯乙烯材质（Unique 喉罩）的罩体构成。喉罩置入后可密闭下咽部（图 16-9），其远端紧挨食管上括约肌（环咽肌），侧缘靠着梨状窝，近端位于舌底之下。喉罩置入前要给套囊放气、润滑喉罩并将患者头部置于嗅花位。根据喉罩的设计，插入喉罩时用大拇指和示指夹住通气管道，示指尖端位于管道和罩体的连接处。当置入过程中遇到阻力时，要给予一个对抗硬腭的反向压力。置入喉罩后可以使用插管导管和纤维支气管镜来辅助进行气管插管（详见后续有关 Aintree 插管导管部分）。Classic 喉罩和 Unique 喉罩有多种型号可适用于婴儿、儿童和成人。

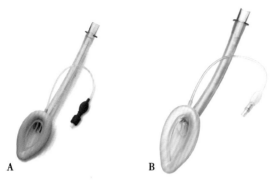

图 16-9 （A）可重复使用的 Classic 喉罩（LMA）。（B）一次性 Unique 喉罩（Images courtesy of Teleflex, Morrisville, NC, modified with permission.）

Fastrash 喉罩

Fastrash 喉罩［插管型喉罩（intubating LMA，ILMA）］的设计克服了 Classic 喉罩置入后进行盲探气管插管的问题。ILMA 中有一个与普通气管导管角度不同的特殊气管内导管，可以更好地对准气道。ILMA 同样为一次性使用。

ProSeal 喉罩 /Supreme 喉罩

可重复使用的 ProSeal 喉罩和一次性 Supreme 喉罩是 Classic 喉罩的一种改良产品（图 16-10）。ProSeal 喉罩的套囊扩展到罩体的背部，这样既增加了气道的密封性又不增加对黏膜的压力。这种设计可以承受更高气道压力下的通气。这两种喉罩都在

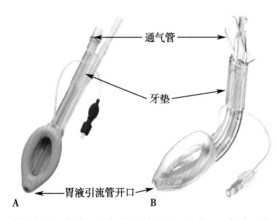

图 16-10 （A）可重复使用的 ProSeal 喉罩。（B）一次性 Supreme 喉罩。将 Classic 喉罩改良的部分包括：胃液引流管、牙垫、改良过的套囊以提高气道密闭性（Images courtesy of Teleflex, Morrisville, NC, modified with permission.）

尖端有第二个管腔的开口可以用来引流食管中的气体和液体以避免刺激气道，还可以辅助经口放置胃管。这种设计减少了胃内容物反流误吸的风险，还可以帮助确认喉罩的位置。ProSeal 喉罩和 Supreme 喉罩都设有牙垫以减少呼吸管道不通畅的发生。Supreme 喉罩与 Classic 喉罩相比能更快更容易地置入，套囊压力更低，口咽腔漏气更少[28]。然而，当面临通气困难时，Classic 喉罩仍然是首选的声门上气道装置[26]。这两种喉罩置入后可以借助插管导管和纤维支气管镜辅助来进行气管插管。这两种喉罩都有适合儿童和成人的型号。

Flexible 喉罩

Flexible 喉罩是具有钢丝加固的、可弯曲的通气管，可以容许在远离手术野的区域置入，同时减少漏气。它可以用于头部和颈部的操作。插 Flexible 喉罩比插 Classic 喉罩要困难。可以借助管芯和引导器来置入这种喉罩。Flexible 喉罩有可重复使用的也有一次性的，它们都有儿童和成人的型号。

Air-Q 喉罩

Air-Q 喉罩既可以直接使用，也可以作为中间通道引导气管导管插入气道。它的罩体为椭圆形、充气式、带套囊，略微弯曲的通气管带有可拆卸连接器。它有诸多有助于插管的特点：通气管短、罩体没有会厌舌、可拆卸的连接器能让通气管的大管径用于插管、通气管远端的塑形将气管导管引入喉部[25]。当作为插管引导管时，每种型号的 Air-Q 喉罩其对应的最大的带套囊气管导管型号不同。气管导管插入后，使用移除管芯将 Air-Q 喉罩拔掉。可重复性使用 Air-Q 喉罩和一次性 Air-Q 喉罩都有适用于婴儿、儿童和成人的型号。最大的型号可以匹配 8.5mm 标准气管导管（图 16-11）。

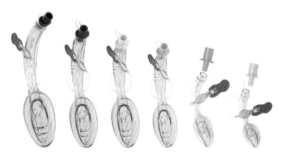

图 16-11 一次性 Air-Q 喉罩成人和儿童的型号。有色的连接器可以拆卸，用以插入标准的气管导管（Image courtesy of Cookgas, St. Louis, MO.）

I-Gel 喉罩

I-Gel 喉罩的罩囊是软的、免充气型凝胶罩。它的通气管又粗又直，上面有一个帮助固定的牙垫以减少它的旋转和错位，它还有一个可以插入胃管的端口。I-Gel 喉罩直接用于通气，也可以用作纤维支气管镜引导插管的通道[29, 30]。它的型号可适用于婴儿、儿童和成人。成人型号可以适配 6.0～8.0mm 的气管导管。

食管气管联合导管和 King 喉管

食管气管联合导管和 King 喉管最初是用于院外无法行气管插管时的紧急气道控制。食管气管联合导管有食管和气管两个导管通道，而 King 喉管只有一根导管，在近端有一个大的咽部套囊，远端有一个食管套囊。这两种装置可以盲插而且操作简单，而且无须移动头颈。食管气管联合导管的型号仅用于成人，而 King 喉管的型号可适用于儿童和成人。

由于导管的套囊压迫咽部黏膜，在使用 8 小时后要更换食管气管联合导管。更换时可以将口咽部套囊的气体放空，然后从导管的前方或侧方插入气管导管[31]。

气管插管

每位接受全身麻醉的患者都可以考虑气管插管（知识框 16-1），除非患者有特殊病史或查体提示困难气道。麻醉后患者常规经口直接喉镜暴露气管插管。气管插管所需设备和药物包括适宜尺寸的气管导管、喉镜、有负压的吸引管、合适的麻醉药、使用氧气提供正压通气的设备等。

合适的体位可以将口、咽、喉三轴重叠，唇与声门口间的通道和视线尽可能处于一条直线上，这对于成功实施直接喉镜插管至关重要。患者枕下垫一

知识框 16-1　气管插管适应证

- 提供通畅气道
- 防止误吸胃内容物
- 需要经常吸引气道
- 便于正压通气
- 非平卧手术体位
- 手术邻近或涉及上呼吸道
- 面罩难以维持通气

8～10cm 厚的垫子（肩部在手术台上），颈部环枕关节伸展使口、咽、喉三轴重叠，调整手术台高度使患者面部接近站立位麻醉医生的剑突水平。

喉镜可显露的视野可以根据 Cormack 和 Lehane 评分来分级。Ⅲ级或Ⅳ级的视野意味着插管困难[32]（图 16-12）。

Ⅰ级：喉大部分可见。

Ⅱ级：仅有喉的后份可见。

Ⅲ级：可见会厌，未见声门。

Ⅳ级：不能见到任何气道结构。

困难气道的管理

喉镜暴露困难是指多次使用直接喉镜尝试暴露后仍无法看到声门的任何部分。气管插管困难是指需要多次尝试才能成功的插管。这在手术间的发生率为 0.8%～7.0%[9, 19]。择期手术气管插管失败率为 1/2 000[2, 33]。

综合评估气道后即可制订患者的气道管理计划。不同的情况选择不同的气道管理设备。我们可以选择直接喉镜、可视喉镜、气管导管引导器、特殊技术如清醒或全身麻醉下进行纤维支气管镜插管或紧急气道技术。对于可疑困难气道或有困难气道史的患者，应考虑以下问题：①衡量清醒插管或全身麻醉诱

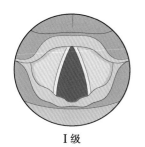 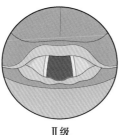 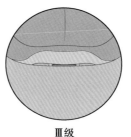 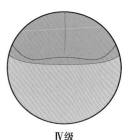

Ⅰ级　　　　Ⅱ级　　　　Ⅲ级　　　　Ⅳ级

图 16-12　喉镜四种分级的视野。Ⅰ级喉大部分可见，Ⅱ级仅有喉的后部可见，Ⅲ级仅可见会厌，Ⅳ级仅见软腭（引自：Cormack RS, Lehane J. Difficult tracheal intubation in obstetrics. *Anaesthesia*. 1984；39(11)：1105-1111. ）

导后插管;②首选无创还是有创插管方法;③首选可视喉镜插管;④保留还是打断自主呼吸[1]。在制订最初的计划时应考虑到患者能否配合操作,并且要将困难气道车放在就近的地方以备用。尽量减少插管次数,喉镜暴露仅在更换管理策略时才可以多次尝试[19]。ASA困难气道管理流程详细说明了初始方案失败后更换气道管理的策略(图16-1)[1]。

直接喉镜

麻醉医生左手执握喉镜镜筒,应尽量靠近其与镜片的连接处。如果患者头后仰不能使其口腔张开,可以使用右手拇指下压下颌齿、示指上推上颌齿("剪刀状")来开放患者口腔。放入喉镜片的同时,麻醉医生用左手示指挡住患者下唇以防止喉镜片挤伤患者下唇。镜片从患者右侧口角放入,避开门齿,将舌推向左侧。喉镜片沿中线前进到达会厌,应避免压迫门齿和牙龈。麻醉医生腕部固定沿镜筒轴线上提,软组织向前移位暴露喉部结构。切忌提起时旋转镜筒,这样可能损伤患者的上牙或牙龈。若暴露声门困难,可在颈部甲状软骨处给予一个向右后上方的力来辅助暴露[19]。

麻醉医生右手像执铅笔一样将气管导管从患者口角右侧放入气管导管,顺着导管的自然弯曲向前至气管套囊完全通过声带后再置入1~2cm,这时导管尖端位于声带与隆突之间。取出喉镜,导管套囊充气以密封气道,套囊长时间压迫气管壁可能导致黏膜缺血,所以气囊充气量应为防止漏气的最小充气容量。这种密封作用有助于肺部正压通气和减少咽、胃内容物的误吸。确认导管位置正确(呼气末二氧化碳、听诊双肺呼吸音、胸骨上切迹触诊到套

囊)后,用胶带将其固定。使用直接喉镜插管在非困难气道患者中的成功率为90%,在困难气道患者中成功率为84%[34, 35]。

直接喉镜镜片的选择

弯喉镜片(如Macintosh镜片)的优点在于:牙齿损伤小、气管导管通过的空间更大、镜片更大能更好地推开舌体,镜片尖端不会直接压迫会厌从而减少会厌的损伤。直喉镜片(如Miller镜片)的优点包括:更好暴露声门、体积更小适用于张口度小的患者。使用喉镜片时将弯喉镜片的尖端置于舌根部和会厌咽表面之间的会厌谷,上提暴露声门开口(图16-13A)。直喉镜片放置于会厌的下方(图16-13B)沿喉镜镜筒轴线向前、向上直接上提会厌,暴露声门口。

喉镜片根据它们的长度编号。成人插管宜用3号弯喉镜片和2号直喉镜片。4号弯喉镜片和3号直喉镜片适用于体型大的成人(图16-14)。

可视喉镜

可视喉镜适用于传统镜片难以插管的特殊患者(张口受限、颈部活动受限),其可在口、咽、喉三轴不重叠的情况下间接暴露声门。与纤维支气管镜相比可视喉镜使用更加便捷。其由镜筒、光源、镜片组成,镜片的尖端有一个摄像头,可以将声门的影像呈现在显示器上。可视喉镜分为无凹槽和有凹槽的两种。

无凹槽镜片有Macintosh式弯喉镜片、Miller式直喉镜片和成角镜片[18]。无凹槽镜片的型号包括Glide-Scope、C-MAC和McGrath。Macintosh式和Miller式镜片可以通过直视或显示器行喉镜检查。

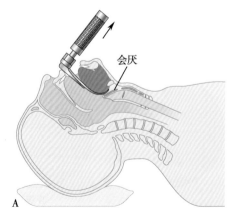
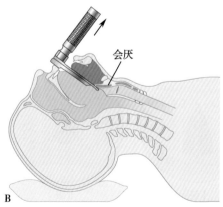

图16-13 图例显示了暴露声门时喉镜片正确的放置位置。(A)弯喉镜片的尖端放置在舌根部和会厌咽表面之间。(B)直喉镜片的尖端放置在会厌的下方。不论何种镜片,应沿镜筒轴线向上、向前施力(如箭头所示)提起会厌暴露声门

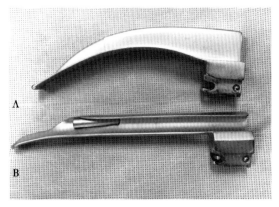

图 16-14 可拆卸式喉镜片图例,两者可适用于同一镜筒。(A)Macintosh 弯镜片。(B)Miller 直镜片

镜片插入技巧如直接喉镜相同,导管可用或不用管芯。显示器获取的图像通常比经患者口腔直视得到的视野要优化一些,因为摄像头达到更远端的位置,提供更广阔的视野[36]。这些镜片的优点在于使用者熟悉镜片的类型,显示屏还可以用来教学[36]。

　　成角镜片仅需很小的头颈活动度就可以获取更前端的视野[37]。镜片尖端可以置于会厌谷也可以直接挑起会厌。与 Macintosh 式镜片不同,这种镜片通常需要一个按照镜片曲度塑形好的管芯,从口腔中线置入。直视下我们将气管导管放入咽部直到显示屏上可以看见导管,然后在可视的情况下插入气管。使用可视喉镜时可能会损伤扁桃体和咽部,尤其是使用硬质管芯在可视而非直视下经过口咽部时[38]。此类设备的限制在于,即便声门显像很好,导管送入声门也可能存在困难。这种情况在喉镜插入过深时常见[36]。此时稍微将镜片后移,尽管显像通常会变差,但可以更好地帮助气管导管插入声门。

　　有凹槽的设备包括 Airtraq 和 King Vision 可视喉镜。这种可视喉镜的镜片角度比传统弯喉镜片要更明显些,镜片上的凹槽可以引导气管导管进入开放的声门[36]。气管导管预先装入引导凹槽中,可视喉镜沿口腔中线进入直至看到会厌。镜片到达会厌谷或镜片尖端直接挑起会厌暴露声门。声门需要显示在屏幕上的最佳位置才能顺利的经凹槽插管。有凹槽镜片较无凹槽镜片要厚一些,所以需要更大的张口度。

　　上呼吸道的分泌物会模糊视野,给可视技术带来困难。在患者的呼吸道进行局部麻醉后,可以利用可视喉镜清醒插管,对于纤维支气管镜不耐受的患者这是更好的选择[39]。选择可视喉镜的详情如下。

GlideScope

　　GlideScope 有两种主要的镜片类型:成角镜片和弯镜片。可重复使用镜片由钛金属或医用级塑料(AVL、GVL 和 Ranger)制成。钛金属镜片的优点是更薄、体积更小(适用于张口度小的患者)。成角镜片根据口咽部解剖塑形成固定角度(60°),并且要和 GlideRite 硬质管芯搭配使用,因为这种管芯与镜片的形状相符。这种镜片的底部嵌入了一个防雾摄像头,能将数字图像传送到安装在镜柄上的高分辨彩色显示屏上或者便携式的显示屏上(Ranger)。无论可重复使用还是一次性镜片,都有各种型号适用于小儿和成人(图 16-15)。

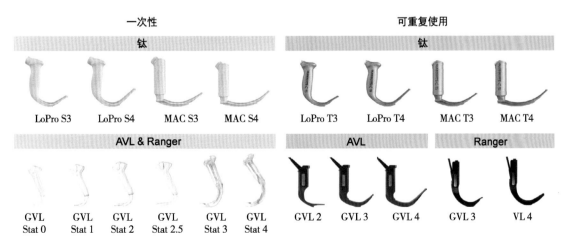

图 16-15 可重复使用和一次性 GlideScope 镜片各种样式和型号的对比(Image courtesy of Verathon, Bothell, WA.)

GlideScope 优化了声门成像,对于潜在的困难气道的患者是一个很好的选择[34]。研究表明 GlideScope 在可疑困难气道患者中插管成功率为 96%,当直接喉镜插管失败后的紧急使用 GlideScope 的插管成功率为 94%[38]。对于无困难气道患者,直接喉镜和可视喉镜的插管成功率都很高。但对于临床体征提示困难气道患者或直接喉镜插管失败的患者可视喉镜仍具有明显优势[34]。一些患者可能会出现预示 Glide- Scope 使用困难,包括:颈部解剖异常,直接喉镜的 Cormack 和 Lehane 分级为 3 到 4 级、下颌前突受限及颈椎活动度受限[18,38]。

C-MAC

C-MAC 喉镜(KARL STORZ 内镜)的不锈钢镜片尖端有一个摄像头,它将图像呈现在高分辨率显示器上。喉镜片能够轻易与显示器分开,方便更换不同的镜片。可重复使用镜片有不同的型号和类型来应对困难气道,包括直喉镜片(0 号和 1 号)、弯喉镜片(2 号、3 号和 4 号)和成角 D 型镜片(小儿型和成人型)(图 16-16)。D 型镜片、3 号、4 号弯喉镜片有一个侧孔可放入氧气管或吸引管。C-MAC 同样适用于一次性 D 型镜片和 3 号或 4 号弯喉镜片。困难气道时使用 D 型镜片可以提高声门暴露程度,直接喉镜、D 型镜片、GlideScope 三者比较,D 型镜片与 GlideScope 插管成功率相近明显优于直接喉镜片[30,40]。

McGrath 可视喉镜有可以调节的弯喉镜片或一次性树脂成角镜片(McGrath 系列 5 号或 X 镜片)。镜片与装有电池的镜筒相连,镜筒上的彩色显示屏可旋转以优化视角。McGrath 可视喉镜有小儿和成人的型号。

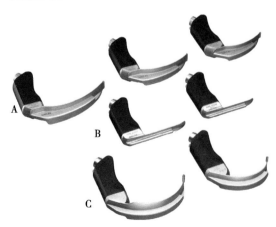

图 16-16　不同样式 C-MAC 镜片的对比。(A)Macintosh 式镜片。(B)Miller 式镜片。(C)D 形镜片(Images courtesy of KARL STORZ Endoscopy, El Segundo, CA.)

带凹槽的喉镜:Airtraq 和 King Vision 可视喉镜

Airtraq 是一种一次性光学设备,它可以通过棱镜和镜子成像,展现声门的放大视角。Airtraq 有两个通道,一个用于可视,另一个用于引导和帮助气管导管对准开放的声门[30]。图像通过摄像头呈现在调整过的屏幕上。Airtraq 有两种类型,分别是光学器件可重复使用的 Avant 和完全一次性使用的 SP。SP 有很多尺寸可适用于婴儿、儿童、经鼻气管插管和双腔管。King Vision 可视喉镜有重复使用的镜片和一次性带凹槽或不带凹槽的镜片。

气管导管管芯、插管探条和气道交换导管

各种气管导管管芯、插管探条和气管交换导管(airway exchange catheters, AEC)在择期患者中有助于困难插管、更换气管导管和声门上气道换气管导管。此外,AEC 在用于再次插管时还可以提供一个气道通路。一些设备有管腔和连接器,可以喷射通气,但可能出现一些相关的并发症且发生率较高,所以只用于紧急情况。插管管芯应用于困难气道的患者时,插管成功率 78%~100%[1],其可能出现的并发症有:出血、口咽损伤、气道损伤和咽痛。使用气管交换导管可能发生气管/支气管裂伤,胃穿孔[1]。

管芯是由塑料涂层和软金属制作而成,软金属保证了硬度同时也可以塑形。管芯插入气管导管管腔后可以弯曲成所需形状,比如与 Macintosh 镜片匹配的弯度或"曲棍"形。虽然管芯并不是直接喉镜的必备工具,但它可以有助于将导管插入气管。管芯的尖端不应超出气管导管。当气管导管尖端通过声门后,应拔出管芯后再送入气管导管以避免损伤。

弹性树胶探条

弹性树胶探条长 60cm,15F 粗,距尖端约 3.5cm 处形成 40°弧形。弹性树胶探条适用于喉镜暴露困难的患者。探条经会厌下方放入气管。大多数情况下当探条在气管软骨下方前进时可以感觉到特征性的跳动或摆动,如果位于食管则没有这种感觉。然后将气管导管沿探条放入气管。

Frova 插管引导器

Frova 插管引导器尖端成角,内腔可容一条硬质管芯或供喷射通气。儿童型长 35cm,8F 粗,成人型长 65cm,14F 粗。儿童型引导器最细可用于 3.0mm 气管导管,成人型最细可用于 6.0mm 气管导管。应

用于喉镜显露困难的患者时,Frova 插管引导器的插入方法与弹性树胶探条相似(图 16-17A)。

Aintree 导管(AIC)

AIC(Cook 医疗公司)长 56cm,直径 4.7mm,19F 的大管腔。它有两种速配接头,一种用于喷射通气,一种用于连接麻醉机回路或简易呼吸囊。其可以用于将声门上气道更换为气管导管,最细可适用于 7.0mm 的导管[30]。

AIC 也可以联合纤维支气管镜完成气管导管更换声门上气道。纤维支气管镜的远端应超过 AIC,两者共同穿过声门上气道的管腔,经过声门到达气道。然后收回纤维支气管镜保留 AIC 于气道。接着拔出声门上气道经 AIC 将气管导管置于气管内。最终拔除 AIC(图 16-17B)。

Cook 气道交换导管

Cook AEC 的型号分小儿或成人(45cm 和 83cm 长,8F、11F、14F 或 19F 粗),另外有一种尖端更硬的型号,其总长 100cm 长,有 11F 或 14F 两个大小。它们是为气管导管换管所设计,但也可以在拔管后留在气道,为困难气道患者可能的再插管做准备。紧急情况时可以用快速接头连接高频通气或连接麻醉机回路 / 简易球囊给氧[41]。AEC 经口插入的深度是 20～22cm,经鼻为 27～30cm,这样的深度足以换管并有助于避免发生并发症。插入过深有支气管穿孔或气胸的风险。喉镜暴露有助于气管导管经 AEC 插入。使用较小号的气管导管也有助于换管成功。

纤维支气管镜引导气管插管

纤维支气管镜引导插管是最初应用于困难气道管理的技术之一,革命性地改变了麻醉医生处理困难气道能力。纤维支气管镜插管可用于清醒、镇静或麻醉下的患者,可经口或经鼻完成。在清醒患者和麻醉患者中是否决定进行纤维支气管镜插管,取决于困难气道的风险和患者的配合程度。颈椎不稳定的患者更适合用纤维支气管镜插管,因为其不需要活动患者的颈部,而且可以在清醒状态下实施,因此可以在插管后和摆放体位后评估患者的神经功能。

存在上呼吸道损伤的患者,无论钝挫伤或穿透伤,在直接喉镜暴露时都存在气管导管穿破受损组织形成假腔的风险。纤维支气管镜不仅可以评估损伤程度,还可以远离损伤处插管以避免皮下气肿。

纤维支气管镜插管的缺点在于建立和准备患者的气道需要耗费时间。另一个缺点是纤维支气管镜需要一定的空间。任何导致上呼吸道不通畅的因素(咽或舌水肿、感染、血肿、浸润的包块)都会给插管增加难度。气管导管套囊充气后可增加咽部空间可以辅助纤维支气管镜插管。血和分泌物容易模糊镜头使插管更具挑战。插管前使用药物减少患者唾液分泌、充分吸引以保障视野清晰。纤维支气管镜气管插管的相对禁忌证是咽部脓肿,咽部脓肿会妨碍气管导管插入,导致脓性物质被患者误吸。

清醒纤维支气管镜插管

清醒纤维支气管镜插管的适应证包括:查体提示困难气道、既往困难气道史、不稳定颈椎及气道损伤。在清醒状态下插管需要保留患者自主呼吸、保持肌紧张、保留气道反射以及插管后评估神经功能。尤其适用于有面罩通气困难风险或高反流误吸风险的患者。使用这种技术的前提是患者能够配合。

清醒纤维支气管镜插管可以经鼻也可以经口进行。总的来说,经鼻操作更容易,因为气管导管的自然弧度与患者上呼吸道的弧度更接近。经鼻路径出血的风险更高,因此在血小板异常或凝血功能障碍的患者是相对禁忌。

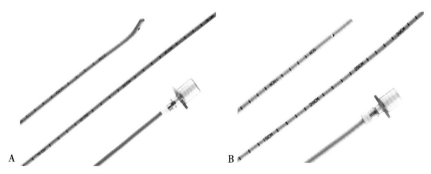

图 16-17 (A) Frova Intubating Introducer. (B) Aintree intubation catheter. (Images courtesy of Cook Medical, Bloomington, IN.)(图片因版权方要求未翻译)

患者准备

应向患者详细说明操作的过程。使用止涎剂（格隆溴铵 0.2～0.4mg 静脉注射）抑制分泌物。整个插管期间患者应给予合理镇静和监护。镇静的选择有很多，但是气道困难的程度越大，镇静剂的用量越小。

气道麻醉

气道的麻醉可以由局部麻醉或神经阻滞完成。首选局部麻醉，因为与神经阻滞相比其效果更好创伤更小。可以通过喷洒（雾化或喷雾）或直接使用（软膏、凝胶或漱口剂）来实施局部麻醉。但应注意，喷雾中的大颗粒药液趋向于停留在咽部，仅有小部分到达气管。相反，雾化吸入更能有效地携带小颗粒药液进入气管，同时也进入了不需要麻醉的更小的气道，全身吸收更快。推荐使用利多卡因，因为它的治疗窗较宽。1% 和 2% 的利多卡因通常用于神经阻滞和浸润麻醉，在某些时候也会使用到 4% 的溶液 [42]。苯佐卡因即使在治疗剂量也会导致高铁血红蛋白血症所以很少使用。丁卡因的治疗窗很窄，很容易超过最大许可剂量（1.2mg/kg）。西他卡因是苯佐卡因和丁卡因的混合物，两者的缺点皆有。

鼻和鼻咽

对鼻黏膜麻醉的同时推荐使用 0.05% 的盐酸羟甲唑啉（hydrochloride，HCL）收缩鼻黏膜。除了喷洒，还可以使用浸有局部麻醉药的棉签或小纱条填塞鼻腔或者利多卡因软膏涂抹鼻腔来麻醉。

舌和口咽

表面麻醉可以通过局部麻醉药雾化或在两侧前咽峡弓底部阻滞双侧舌咽神经进行。约 2mL2% 利多卡因，深度 0.5cm 注射可以充分阻滞舌咽神经。注射局麻药前先回吸，确保注射针不在血管内或穿透了咽峡弓。

喉和气管

喉和气管的麻醉方法参照之前的内容，或使用喉上神经阻滞和气管内阻滞。

喉上神经阻滞

喉上神经位于舌骨大角和甲状软骨上角之间，穿过甲状舌骨膜到达梨状隐窝的黏膜下，在双侧喉上神经附近注射局部麻醉药可以阻滞双侧喉上神经的内支。首先穿刺点常规消毒，以舌骨大角或甲状软骨作标志。一根 22G 或 25G 的阻滞针沿甲状软骨的头侧或舌骨的尾侧缘进针，每侧注射 2～3mL 局麻药。

气管内麻醉

行气管内麻醉时，首先皮肤常规消毒，20G 静脉鞘管针一边回吸一边穿过环甲膜，连接的注射器里预注 4mL 局麻药。当回抽到气体时，鞘管插进气管并取出针芯。重新连接注射器，再次回吸以确认有气体吸出，迅速将局部麻醉药注入气管。此操作可以阻滞喉返神经支配的感觉区域并避免气管导管插入气管时发生呛咳。

技巧

经鼻纤维支气管镜插管使用的气管导管需要润滑，至少比纤维支气管镜直径大 1.5mm。使用前用温水软化气管导管可以减少黏膜损伤和黏膜下假道形成的风险。气管导管垂直于患者面部，在鼻翼的下缘进入咽部。如果在鼻咽后份遇到阻力，逆时针旋转 90° 可以减少气管导管通过时导致的损伤，因为导管的斜面转向了咽后壁。经气管导管插入纤维支气管镜前应充分吸引分泌物。

经口纤维支气管镜插管时可以放入一个能容纳气管导管的口咽通气道以保持纤维支气管镜位于中线，还可以扩大口咽的空间。助手轻柔地将舌头拉出口腔有助于会厌上抬。气管导管可以和纤维支气管镜一起进入口腔，也可以留在纤维支气管镜上端待纤维支气管镜入气管后再行置入。纤维支气管镜插入咽部时给气管导管套囊充气可以扩大咽腔的空间，还可以避免纤维支气管镜镜头被分泌物污染。套囊充气还可以帮助导管尖端前移。但要记得在导管置入气管前将套囊抽空。

纤维支气管镜进入声门时应缓慢插入，必要时屈伸或旋转纤维支气管镜使声门始终位于麻醉医生视野的中心。纤维支气管镜通过声带后可以看到气管环。插入纤维支气管镜至隆突上后气管导管沿纤维支气管镜滑入。插入气管导管时如果遇到阻力不能使用暴力，否则可能引起纤维支气管镜打折导致气管导管滑入食管和纤维支气管镜损坏。插入气管导管时遇到阻力通常意味着杓状软骨挡住了导管，此时轻柔旋转并缓慢送入导管。退出纤维支气管镜时观察隆突与导管尖端的距离可以确认导管插入适宜的深度。如果退出纤维支气管镜时遇到阻力，可能是纤维支气管镜穿过了 Murphy 孔或在咽部打折了。这时需要同时退出气管导管和纤维支气管镜以免纤维支气管镜损坏。

全身麻醉下纤维支气管镜插管

全身麻醉下纤维支气管镜插管常适用于预计面罩通气无困难，但体格检查提示困难气道或既往有困难气道史或不稳定颈椎的患者。患者不能耐受清醒纤维支气管镜插管时也可以选择麻醉下进行纤维支气管镜插管。

全身麻醉下纤维支气管镜插管经鼻或经口均可进行，插管时保留自主呼吸或进行机械通气。为保障操作期间的氧供，可以放置一个鼻咽通气道，通过一个 15mm 的接头与呼吸管路相连。与清醒患者相比，对麻醉患者行纤维支气管镜插管的一个重要区别在于咽部的软组织松弛，限制了纤维支气管镜的可视空间。托下颌、安置专门的口咽通气道、气管导管套囊充气、牵拉舌头等可以解决这个问题。行全身麻醉下纤维支气管镜插管时最好有一个熟练的麻醉助手，因为一个人很难同时进行纤维支气管镜插管、维持患者气道和关注监护仪。

使用经鼻路径时，应对鼻黏膜使用血管收缩剂以减少出血风险同时保证术野清晰。合适的口咽通气道可以在经口路径时优化气管导管形状。应注意维持插管通路在中线上。声门上气道可以为经口纤维支气管镜插管提供良好的通道。

内镜面罩

内镜面罩设计有一个可容纳气管导管和纤维支气管镜的通道，有隔膜对其进行封闭。经鼻或经口纤维支气管镜插管时使用这个装置可以保留自主呼吸或进行控制通气。内镜面罩有适合新生儿、婴儿、儿童和成人的型号。

经鼻盲插

近年来由于其他困难气道管理设备的问世，经鼻盲探气管插管技术已很少运用了。然而一些特殊情况下仍然可采用此技术来进行抢救气管插管。

成人通常选择内径为 6.0～7.0mm 的气管导管。将气管导管经鼻插入咽部，从导管的远端听呼吸音。另外，气管导管可以与麻醉机呼吸管路连接，监测呼吸囊的动度和二氧化碳以确定导管插入了气管。

气管导管尺寸

气管导管的尺寸是依据其内径，并在每根导管均有标注。相邻尺寸内径相差 0.5mm。另外，气管导管上的刻度是指距导管尖端的距离，以此准确判断气管导管尖端距离患者门齿的长度。气管导管多数由透明、惰性的聚氯乙烯塑料制成，在体温的作用下软化塑形成气道的弯曲弧度。气管导管材料应该不能透过射线以便确认导管尖端与隆突的关系；另外气管导管材料应该透明以便显示分泌物或呼气时管腔中凝聚的水蒸气（呼吸雾气）。

如上述所说，正压通气（20～30cmH$_2$O）时，低压高容气囊的充气量应为防止漏气的最小充气容量，以便减少套囊长时间压迫气管壁导致黏膜缺血。导管套囊压力可能造成的并发症有：气管狭窄、气管破裂、气管食管瘘、气管颈动脉瘘、气管无名动脉瘘[43]。

确认气管内插管

通过临床表现和呼气末二氧化碳以确认气管导管位于气管。即刻和持续监测到呼气末二氧化碳（连续 3～5 次呼吸中呼气末二氧化碳 >30mmHg）是确认导管位于气管内的最可靠证据。呼气末二氧化碳的浓度最初可能会比较低，但如果气管导管被意外插入食管，呼出气中不会持续有二氧化碳存在。

呼吸囊辅助通气时双侧胸廓对称起伏，双肺有呼吸音，上腹部没有气过水声是确认气管内插管的方法。在胸骨上凹触诊到气管导管套囊可以鉴别导管位于气管还是支气管内。脉搏氧饱和度进行性下降警示麻醉医生可能有未察觉的食管内插管。

固定导管位置在成年患者门齿处导管刻度 21～23cm，此时导管远端通常位于气管中部。患者头前屈时可能导致导管置入过深并移位进入支气管，特别是儿童。相反，患者头后仰使导管后退可能导致意外拔管。

快速顺序诱导麻醉和环状软骨按压

从麻醉诱导（患者失去意识）至成功插入带套囊的气管导管期间，实施环状软骨按压（Sellick 手法）可防止胃内容物反流入咽部。助手使用拇指、示指向下在环状软骨上施加外力，使环状软骨环向后将其下方的食管挤压在颈椎上（图 16-18）。确保食管闭塞所需施加的外力大小（建议约 5kg）很难精确判断。许多研究质疑按压环状软骨的有效性，其中包括：①除尸体外，其他模型缺乏有效性。②有研究表明尽管按压了环状软骨也会误吸。③可以引起食管下段约肌松弛，更容易发生反流。④按压环状软骨可能发生的并发症包括：增加面罩通气困难、减少喉镜暴露视野、恶心、呕吐和食管破裂。⑤磁共振图像显示，食管可能位于环状软骨侧方而不是正下方，所以按压环状软骨不能使食管完全压闭[44, 45]。其他磁共振图像研究表明，虽然食管有可能位于侧方，但在按压环状软骨时，下咽部和环状软骨作为整体活动所以下咽部结构也受压，即使侧方的食管发生了移位，下咽部也可能会受压[46]。

按压环状软骨存在争议，高反流误吸风险的患者在诱导过程中可以使用环状软骨压迫，但如果阻碍了给氧、通气和喉镜暴露，应停止操作。

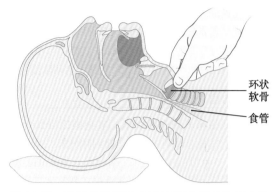

环状
软骨

食管

图 16-18　助手使用拇指、示指向下在环状软骨上施加外力（约 5kg），使环状软骨环向后将其下方的食管挤压在颈椎上

经气管技术

即便使用声门上气道也无法通气和插管时，应考虑建立紧急有创气道[1]。紧急有创气道包括经皮 / 外科气切、喷射通气和逆行插管。部分患者经环甲膜穿刺有困难，例如：颈围增粗、颈部上畸形、固定的颈椎屈曲畸形[18, 47]。

环甲膜切开术

环甲膜切开术在"不能通气，不能插管"的情况下是救命之举。在创伤较小的有创通气技术不适用时（如颌面创伤、上呼吸道出血或上呼吸道梗阻等情况）还可以作为控制气道的首选技术。穿刺时患者头部最好处于"嗅花位"以方便定位环甲膜。经皮气切使用的是 Seldinger 技术。穿刺针 90° 穿入环甲膜，穿刺的同时用相连的空针回抽。穿刺针穿透气管时会感到阻力突然消失并能回抽出气体。此时针向尾端倾斜 30°～45° 引导钢丝经穿刺针入气管后将穿刺针拔出，钢丝周围切一个小切口放入配套的扩张器和足够口径（>4mm）的通气道。最终拔出钢丝和扩张器，将通气道留置在气管[47]。

外科气管切开先做一个垂直的或水平的皮肤切口，然后水平切开环甲膜放入标准的气管导管或气切导管。气管拉钩、扩张器、AEC 或 bougie 探条有助于置入导管[48, 49]。外科气管切开也可以作为经皮气切失败后的抢救措施。经皮气切和外科气管切开都有商业化套包配件，在紧急情况下不需要再去找其他配件。

这两种技术都可以使带套囊的导管越过上呼吸道梗阻、提供通气和防止误吸。至于哪种技术更好

目前没有定论[48, 49]。这两种技术成功的基础在于掌握相关知识、反复练习、熟练操作，在出现"不能通气、不能插管"的紧急情况时尽早实施气管切开。两者的相关禁忌证有喉或气管破裂和凝血障碍。并发症包括：出血、喉 / 气管 / 食管损伤、感染和声门下狭窄[18, 49]。

经气管喷射通气

经气管喷射通气技术需要将一个套在针外的导管经环甲膜置入气道。定位环甲膜后，带导管的穿刺针连接空针，以 90° 穿刺环甲膜直至回抽到空气。穿刺针向尾侧倾斜 30°～45° 后将导管置入气道。通过回抽出气体确定导管位置后，导管连接高压氧源。商业套件包括抗扭转导管和高压通气（50psi 或 344.75kPa）的特制导管。经气管喷射通气的风险包括气胸、纵隔气肿、出血、感染和皮下气肿[49]。经气管喷射通气的禁忌证有上呼吸道梗阻或气道裂伤[50]。

逆行气管插管

逆行气管插管不需要识别气管入口。它适用于已知或未料到的困难气道，尤其适用于出血、气管损伤、张口受限或颈部活动受限。环甲膜穿刺的方法前面已讲明。针入气管后取下空针向头侧置入导丝（通常是钢丝或导管）。导丝从口腔或鼻腔穿出，气管导管（用或不用纤维支气管镜）穿过导丝直到触及气管前壁，放松导丝将气管导管更多的置入气管。商业套件增加了一个引导导管改良技术，导管中间可以放入导丝，导管外可以套气管导管。逆行气管插管的禁忌证包括穿刺部位的肿瘤、感染、气道狭窄或凝血障碍[51]。

拔管

全身麻醉后拔管需要技巧和正确的判断。患者拔管时应处于深麻醉状态，或完全清醒。计划拔管时应考虑到各种技巧的优缺点。和插管一样，拔管前也需要吸入 100% 的氧气。任何肌松药的残余量都应该被拮抗（参见第 11 章）。拔管前吸引口腔并放入牙垫以避免咬管。当患者达到常规拔管标准时即可拔管，拔管标准包括：自主呼吸达到足够的分钟通气量、满意的氧饱和度和酸碱状态及稳定的血流动力学。

肥胖患者和有阻塞性睡眠呼吸暂停史的患者在拔管时应将头部抬高[52]。深麻醉拔管时应保证足够的麻醉深度，清醒拔管时确保患者能遵从指令。麻醉深度足够可抑制喉反射，而清醒状态下拔管喉反

射恢复,这两种情况发生喉痉挛的风险较小。浅麻醉状态下(无意识的凝视、屏气或咳嗽、对命令无反应)患者还未完全从麻醉中苏醒,不能服从指令,但患者对局部的伤害性刺激有反应,会伸手去抓气管导管,此时拔管增加喉痉挛的风险。气管导管套囊放气后迅速从气管中拔出导管,同时保持正压呼吸有助于排出气道内的分泌物。拔管后经面罩吸入 100% 氧气并确认气道通畅、通气足够以及氧合正常。

在气道保护性反射恢复前拔管(深麻醉下拔管)患者咳嗽更少,苏醒时的血流动力学变化较小。这对有颅内压或眼内压升高、伤口出血、伤口开裂风险的患者来说是一种更好的选择。有面罩通气困难或插管困难、误吸风险、气道受限、阻塞性睡眠呼吸暂停、肥胖、手术可能导致气道水肿或增加气道应激性是深麻醉下拔管的绝对禁忌证。深麻醉拔管可能会因麻醉药残余而导致呼吸道梗阻。

如果患者存在拔管失败或再插管困难的风险,应先制订好再插管的计划(图 16-19)。高风险患者

包括:气道水肿、通气不足和困难插管史[18]。套囊漏气实验有助于判断是否有显著的气道水肿。这对于有自主呼吸的患者来说很容易实施,断开呼吸回路,给气管导管套囊放气,将导管末端堵住。能听到呼吸音表示导管周围有气体流动。拔管前置入气道交换导管或声门上气道可以为再次插管做引导或必要时用于给氧或通气[1, 53]。拔管时机可以选择,对于再次插管风险高的患者可以延迟拔管。

并发症

气管插管的并发症很少,不应该影响气管插管的决策。气管插管的并发症可发生在:①直接喉镜检查、插管时;②导管插入后;③拔管后(知识框 16-2)。

直接喉镜检查和气管插管时的并发症

气管插管困难时直接损伤上呼吸道的概率更高,因为这时为暴露气道会使用更大的外力,通常还会

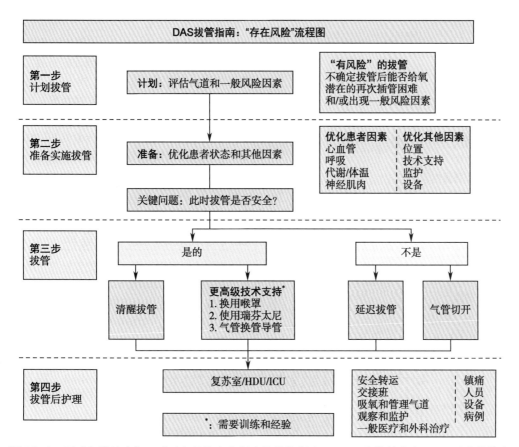

图 16-19 困难气道协会(DAS)对有风险患者指定的拔管指南。HDU,高依赖病房;ICU,重症监护病房(引自:Mitchell V, Dravid R, Patel A, et al. Difficult airway society guidelines for the management of tracheal extubation. *Anaesthesia*. 2012; 67(3): 318-340.)

进行反复插管。其最常见的并发症是牙齿损伤（发生率为1/4 500）[54]。其他存在牙齿损伤风险的患者包括本身牙齿条件差或安装假牙的患者。在患者上门齿上安放塑料保护套可能会起到保护作用，但是减少了张口度可能导致喉镜放入困难。其他风险包括：口／咽损伤、唇裂伤和擦伤、喉／杓状软骨／食管／气管损伤。

喉镜暴露和气管插管时常伴有高血压、心动过速和颅内压增高。这种反应只是暂时和无害的。但是对于既往有高血压、缺血性心脏病或神经系统疾病的患者，这些反应可能会造成损害。反流误吸是另一个潜在的风险，尤其是对非快速诱导患者、有症状的胃食管反流、胃排空延迟或病态肥胖的患者[8]。

知识框 16-2　气管插管的并发症

喉镜检查和气管插管时
牙齿和软组织损伤
高血压和心动过速
心律失常
心肌缺血
胃内容物误吸

气管导管插入后
气管导管堵塞
支气管内插管
导管插入食管
气管导管套囊漏气
肺气压伤
鼻饲管相关的胃膨胀
呼吸管路意外脱落
气管黏膜缺血
导管意外滑出气管

拔管后并发症
喉痉挛
胃内容物误吸
咽炎（嗓子疼）
喉炎
喉或喉下水肿
喉溃疡，有或无肉芽肿形成
气管炎
气管狭窄
声带麻痹
杓状软骨脱位

插管后长时间的缺氧和通气不足可能会造成心律失常，甚至个别患者发生心搏骤停和脑损伤。

气管导管插入后并发症

并发症包括导管阻塞和误入食管或支气管。痰液黏稠或导管打折可以阻塞导管。计算适合患者的导管插入深度，并注意固定在患者嘴唇处气管导管上的厘米刻度可以减少导管插入支气管或意外拔管的发生。患者颈部位置移动后应仔细确认导管位置是否正确。

拔管后并发症

三分之一的并发症出现在麻醉苏醒期[8]。大多数是由于各种因素造成的气道梗阻，如喉头水肿、喉痉挛或支气管痉挛。患者在浅麻醉时拔管最易发生喉痉挛。如果发生喉痉挛，面罩加压给氧和托下颌可以解决问题。持续喉痉挛可以使用琥珀酰胆碱或其他麻醉药比如丙泊酚。

咽痛在喉镜暴露和气管插管中的发生率为40%，在喉罩中的发生率为20%～42%[55]。咽痛在女性中更多见，证据表明这类患者合并气道损伤史。导管尺寸过大和套囊充气过多也会增加咽痛的发生。咽痛可以在48～72小时自行恢复。

长时间（大于48小时）气管插管的主要并发症是气管黏膜损伤，并进一步破坏软骨环、形成纤维瘢痕导致气管狭窄。使用高容低压套囊并维持套囊压小于$25cmH_2O$有助于减少并发症的发生。

婴幼儿的气道管理

婴儿与成人的气道管理差异

理解小儿气道与成人气道的差异对正确管理小儿气道十分重要（知识框16-3，参见第34章）。婴儿气道与成人气道的所有差异随着年龄的增长逐渐消失，至10岁左右其气道特点接近成人（参见第34章）。

婴儿的喉在颈部的C_3～C_4水平，比成人所处的位置更高（C_4～C_5）。这样导致舌向上移，离上腭更近。因此吸入麻醉诱导时舌更易附在上腭上引起气道梗阻。与成人相比，婴儿的舌体占口腔面积的比例更大。相对大的舌体使直接喉镜暴露更困难，在镇静、吸入诱导时、麻醉苏醒时可以导致上呼吸道梗阻。向前推下颌角，通常称之为托下颌，可以将舌推向更靠前的位置从而解除上呼吸道梗阻，安放口咽或鼻咽通气道也可以帮助解决上呼吸道梗阻。

知识框 16-3　婴儿气道与成人气道区别

- 喉在颈部位置更高
- 舌体相对于口腔更大
- 会厌更大、更硬、向后成角更明显
- 头和枕部相对身体尺寸更大
- 短颈
- 小鼻孔
- 环状软骨是气道最狭窄的部分

通常婴儿的会厌较成人更大、更硬、更像"Ω"形。更重要的是，婴儿的会厌典型地向后成角，直接喉镜暴露时会出现声门显露困难。在对婴幼儿插管时，有必要使用喉镜片的尖端上提会厌以帮助显露声门和插管。直喉镜片较弯喉镜片尖端更窄，这也是直喉镜片的优点之一。

婴儿的气道常被描绘为"漏斗状"，上面的甲状软骨相对较大，下面的环状软骨相对较小。婴儿气道的最狭窄处在环状软骨以下，而成人气道的最狭窄处在声门。环状软骨为圆形，气管导管无论有无套囊都可以成功地密封气道并防止误吸。

婴儿的头和枕相对成人更大。成人喉镜暴露和插管时合适的体位常被描述为"嗅花位"，即头垫高、$C_6 \sim C_7$ 处前屈、$C_1 \sim C_2$ 处伸展。而婴儿面罩通气和喉镜暴露时需要垫高肩部或颈部。婴儿的鼻孔相对成人更小，导致气流阻力和呼吸做功增加，特别是在分泌物、水肿和出血堵塞鼻孔时。

婴儿每千克体重耗氧量要比成人高得多。即便预氧充分，婴儿在出现缺氧前容许用于气管插管的时间更短（图 16-8）。这是一个很重要的问题，尤其是困难插管时。

婴幼儿气道管理

管理小儿气道的第一步是全面询问病史和仔细进行体格检查（参见第 43 章）。

病史

病史应包括既往的麻醉意外，必要时查询以前的麻醉记录。有打鼾史的患儿应进一步询问是否有阻塞性睡眠呼吸暂停。如果有这种情况，那么患儿在麻醉诱导、苏醒以及术后特别是使用阿片类药物镇痛后可能发生呼吸道梗阻。与困难气道管理相关的综合征很多，大部分都存在下颌骨发育不良、限制颈椎屈曲和伸展的畸形（表 16-2）。

体格检查

对小儿进行彻底的体格检查通常很困难。叫孩子向上看天空和向下看地板是分别评估其颈部屈、伸的方法之一。如果患儿颈部或上呼吸道有肿块、肿瘤、脓肿妨碍颈部屈伸或呼吸，应进一步用 CT 评估气道受影响的部位和程度。儿童通常愿意张口接受 Mallampati 评级。如果婴儿或幼儿不合作，可通过气道外部的检查来判断是否存在潜在困难气道。检查患儿的面颈外形轮廓可提示甲颏距是否过短和是否有小下颌或下颌发育不良。

询问患儿父母和患儿本人是否有松动的牙齿十分重要。如果患儿有松动的牙齿，应确认并在喉镜暴露和气管插管时避免损伤该牙齿。如果牙齿十分松动，应在气道操作前将其拔出以避免移位和误吸。

麻醉前用药和麻醉诱导时家长的陪伴

现在越来越倾向在诱导过程中由家长陪伴患儿。家长的陪伴可以减少患儿术前用药的需求（参见第 34 章）。焦虑的家长会将他们的焦虑传递给孩子。因此术前给予足够的时间来为家长和患儿解答疑问消除顾虑是非常有必要的。术前应该给患儿和家长提供生活服务，包括与年龄相符的游戏治疗、术前指导、应对技能。这样做是为了缓解他们的焦虑并且为手术室做麻醉诱导做准备。在麻醉诱导完成后，重要的是要有一名手术室人员陪同患儿家长到等待区域，缓解家长在目睹整个操作过程后的担忧。

麻醉前药物可以帮助焦虑患儿的顺利诱导。小于 6 月的婴儿不需要使用术前药，因为通常在 6～9 月龄才会在面对陌生人的时候出现焦虑。如果患儿已有静脉通路，可以使用小剂量的咪达唑仑。要意识到，儿童每千克体重需要的咪达唑仑比成人要多。成年人的术前用药是为了抗焦虑，而儿童是为了镇静，因此使用剂量要多一些。

如果患儿没有静脉通路，可以口服咪达唑仑糖浆 0.5mg/kg 直至最大剂量 20mg。如果患儿不配合，但又需用麻醉前用药，也可以经鼻、肌肉注射或经直肠给予咪达唑仑。有个别年龄较大的儿童不配合、焦虑、暴躁，则需要肌肉注射 3mg/kg 的氯胺酮以帮助建立静脉通道和麻醉诱导。

麻醉诱导

如果患儿有静脉通道，静脉给予丙泊酚诱导通常比吸入诱导更快更安全。患儿失去意识并能面罩通气后，可以置入喉罩或使用肌松药以便于喉镜暴

第三篇

露和气管插管。虽然小儿不给肌松药也能用喉镜暴露声门，但使用肌松药，如罗库溴铵，可以辅助喉镜暴露和插管，并减少喉痉挛的发生和诱导时丙泊酚的用量。常规推荐使用 0.3～0.6mg/kg 的罗库溴铵（参见第 11 章）。

如果患儿没有静脉通路，可以使用吸入诱导。对于合作的患儿，最好的方法是开始诱导时通过面罩使用无味的一氧化二氮和氧气的混合物，接着缓慢增加七氟醚的吸入浓度。对于不合作的患儿，更好的办法是使其吸入 8% 的七氟醚。当患儿失去意识后停止输入一氧化二氮，患儿吸入 100% 氧气为喉镜暴露充分预氧。随着麻醉深度加深骨骼肌张力下降，一些患儿可能出现气道梗阻。如果发生气道梗阻，可以通过托下颌、置入口咽或鼻咽通气道来缓解。然后建立静脉通路。一旦确认，就可以对患儿进行正压通气后，可以置入喉罩或使用肌松药以便直接喉镜暴露和气管插管。

直接喉镜检查和气管插管

对小儿进行直接喉镜检查和气管插管时最重要的是在其颈部或肩下放一个垫子使之处于最佳体位。口腔的视野达到最佳应做好以下三步：①舌被喉镜压到左侧，②喉镜片处于口腔中线上，③气管导管从右侧口角插入。有时需要麻醉医生用右手在甲状软骨或环状软骨平面轻微向后施加压力以显露声带。

当导管插入气管后，可以通过二氧化碳曲线、观察胸廓的起伏和听诊双肺来确认气管导管的位置。由于小儿的气管很短，很容易意外地将导管插入主支气管。置入深度合适时，可以在胸骨上凹触摸到充气的导管套囊。无套囊气管导管在喉镜暴露时，导管尖端的双线应位于声带处。小儿气管导管固定后或体位变动后，应听诊双肺呼吸音是否对称，并再次确认导管位置。

气道管理设备

鼻咽和口咽通气道

鼻咽和口咽通气道有时可以减轻患儿的气道梗阻，特别是麻醉开始或结束后需要面罩通气时。鼻咽通气道的外表面润滑后小心的经一侧鼻孔放入。鼻咽通气道应长短适宜，保证其能通过鼻咽部，但仍然位于声门上。

口咽通气道通过使舌向前移位缓减气道梗阻。患者麻醉深度不足时，太大的口咽通气道可能堵塞声门，或导致咳嗽、呕吐或喉痉挛。太小的口咽通气道将舌向后推挤，使气道梗阻更严重。应小心安放口咽通气道，避免损伤牙齿和口咽。

声门上气道装置

声门上气道装置放置于患儿的口咽部可以辅助给氧通气，也可以进行吸入麻醉。它们可应用于常规的气道管理也可用于解决困难气道，既适用于有自主呼吸的患者也可用于正压通气。使用声门上气道进行正压通气时应使用尽量小的吸气峰压。患者有肺部疾患或通气所需吸气峰压高于正常时，不宜使用声门上气道，因为气体可能漏入食管导致胃膨胀，增加呕吐和误吸的风险。声门上气道不能保护气道防止误吸，因此对于饱胃或误吸风险高的患者不应常规使用。许多声门上气道装置都有可重复使用的和一次性使用的版本。

喉罩

喉罩是声门上气道中最适合小儿气道管理的一种。Classic 喉罩和 Unique 喉罩（一次性喉罩）、ProSeal 喉罩和 Supreme 喉罩（一次性版的 Proseal 喉罩）都有七种型号适用于不同年龄阶段的小儿。ProSeal 喉罩 Supreme 喉罩在气管通道外还有一个食管通道。Flexible 喉罩是在 Classic 喉罩的基础上用钢丝加强了导管以防止打折，可以尽量减少对头颈部等手术的干扰。Flexible 喉罩没有 1 号和 1.5 号，它是最难插入的喉罩，可能需要管芯辅助。

选择适宜尺寸的喉罩最简单的方法是根据患儿的体重（表 16-5）。喉罩太大放置困难，太小则不能很好地密闭气道，导致正压通气困难。

喉罩置入套囊充气后，可以通过听诊呼吸音和呼气末二氧化碳波形确定其位置是否正确。理想状态下喉罩的套囊应该刚好充气到可以正压通气。过度充气会引起黏膜损伤和术后咽痛，而且可能不会减少漏气压[56, 57]。重要的是要明白套囊压力可以比漏气压高很多。理想状态下，套囊的压力应该用测压计测量，并且应小于 30～40cmH$_2$O。

Air-Q 喉罩

Air-Q 插管喉罩（intubating laryngeal airways, ILA）是可用于小儿的另一种声门上气道装置。它有一次性也有可重复使用类型。它相比普通喉罩最大的优点在于可以辅助经口气管插管。Air-Q 插管喉罩的管腔直径比普通喉罩大，与相同型号的普通喉罩相比能插入更大号的气管导管。Air-Q ILA 可与专门设计的 ILA 移除管芯一起使用，该管芯可稳定气管内导管并使 ILA 更易于被拔出而不会将气管内导管从气管中带出。Air-Q ILA 有七种尺寸，适合各种小儿患者。与 LMA 一样,根据小儿的体重最容易估计合适的尺寸(表 16-6)。0.5 号的 Air-Q ILA 目前只有可重复使用类型。

气管导管

可以使用下面公式计算小儿适宜尺寸的气管导管,此公式仅适用于无套囊的导管:

$$(年龄 + 16)/4 = 气管导管尺寸(内径)$$

由于套囊位于气管导管外,带套囊的气管导管使用这个公式时应比计算尺寸小半号。一定要备有比计算尺寸大半号和小半号的导管。也可根据患儿的年龄和体重选择导管。应准备适宜尺寸的吸痰管吸引气管导管中的分泌物、血液和液体(表 16-7)。

表 16-5 基于患者体重适宜的喉罩尺寸和最大经口气管导管型号

喉罩尺寸	体重 /kg	最大经口气管导管型号 /mm
1	< 5	3.0 无套囊
1.5	5 ~ 10	4.0 无套囊, 3.5 带套囊
2	10 ~ 20	4.5 无套囊, 4.0 带套囊
2.5	20 ~ 30	4.5 带套囊
3	30 ~ 50	5.5 带套囊
4	50 ~ 70	5.5 带套囊
5	70 ~ 100	6.5 带套囊
6	> 100	6.5 带套囊

表 16-6 Air-Q 插管喉罩推荐的合适尺寸和最大经口气管导管型号

喉罩尺寸	体重 /kg	最大经口气管导管型号 /mm
0.5	< 4	4.0
1	4 ~ 7	4.5
1.5	7 ~ 17	5.0
2	17 ~ 30	5.5
2.5	30 ~ 50	6.5
3.5	50 ~ 70	7.5
4.5	70 ~ 100	8.5

表 16-7 根据年龄和体重决定的气管导管、吸引管、管芯尺寸

年龄 / 岁	体重 / kg	气管导管内径 /mm	吸引管 /F	管芯 /F
早产儿	< 1.5	2.5	6	6
早产儿	1.5 ~ 2.5	3.0	6	6
新生儿	3.5	3.5	8	6
1	10	4.0	8	6
2 ~ 3	15	4.5	10	6
4 ~ 6	20	5.0	10	10
7 ~ 9	30	5.5	12	10
10 ~ 12	40	6.0	14	10
13 ~ 15	50	6.5	14	14
> 16	> 60	7.0	18	14

带套囊或无套囊的气管导管

一般来说,婴幼儿应使用无套囊的气管导管,但如今带套囊导管在小儿麻醉中运用的越来越多。套囊位于导管外,增加了导管的外直径,使用带套囊导管需要比不带套囊导管尺寸小 0.5mm。带套囊导管更小,这样会增加呼吸阻力和做功。但增加呼吸做功并不重要,因为呼吸机可以减少呼吸做功。带套囊气管道管可以减少喉镜暴露次数、允许新鲜气体较低的流量,减少了吸入麻醉剂的使用量,并降低了手术室中可检测到的麻醉气体的浓度[58]。与不带套囊的气管导管相比,带套囊的气管导管不会增加拔管后喘鸣的发生率[59, 60]。

婴幼儿使用带套囊的导管时需要检测套囊压,将套囊压调整并维持在 $20 \sim 25 cmH_2O$。漏气压可以用来估算套囊压,理想状况下套囊压应该直接用测压计测量(图 16-20),测量值与套囊施加在气管黏膜上的压力近似。套囊压力过低不利于患者正压通气,套囊压力过高可能会造成气管黏膜损伤、术后咽痛和拔管后喘鸣[61]。一些患儿带管时间较长,过高的套囊压可造成气管狭窄。对于使用一氧化氮或有气道水肿高风险的患者,应定期检测套囊压。套囊压应被测量并记录在麻醉记录单上。

婴幼儿使用无套囊导管应检测漏气压。型号正确的无套囊导管的漏气压为 $20 \sim 25 cmH_2O$。导管越大漏气压越高,这时应更换小一些的导管以避免气管黏膜损伤、拔管后喘鸣和可能导致的气管狭窄。导

管太小漏气压会很低，此时患者正压通气困难，应换略大型号的导管。漏气压应被测量并记录在麻醉记录单上。

微套囊气管导管

与传统小儿带套囊气管导管相比，微套囊小儿气管导管有几个显著的优点。微套囊气管导管的套囊是由 10μm 厚的微型聚氨酯薄膜制作而成。套囊为圆柱形，而不是圆形或椭圆形。与传统气管导管相比，微套囊导管密闭气道需要的套囊压更低，能减少气管黏膜水肿和拔管后喘鸣的风险，然而微套囊导管并不能完全消除拔管后喘鸣的发生。使用微套囊气管导管时应选择尺寸合适的气管导管并检测套囊压[62]。微套囊导管的套囊较短，更靠近气管导管的尖端，这可以提高导管位置正确的可能性。此外，导管上的插管深度标记可以指示正确的插入深度，增加了正确置管的可能性。微套囊气管导管的尺寸从 3.0mm 到 7.0mm 不等，增量为 0.5mm，有直型和弯曲型。

管芯

使用管芯可以使导管更硬，便于直接喉镜检查和气管插管。合适的管芯应备在身侧随时可取（表 16-7）。

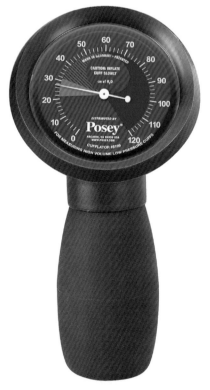

图 16-20　Posey 8199 气管导管套囊充气机及测压计（Image courtesy of Posey Company, Arcadia, CA.）

喉镜

一般来说，婴幼儿使用直喉镜片比弯喉镜片更容易暴露声门。直喉镜片体积小，比弯喉镜片更容易放入小儿口腔。直喉镜片的尖端更小，比弯喉镜片能更有效地提起会厌。而弯喉镜片有一个更大的凸缘可以更有效的将舌推向左侧，这在某些舌体偏大的人群中可能有优势（如 Beckwith-Wiedemann 综合征、21- 三体综合征）。

小于 1 岁的婴儿，最常用 Miller 1 号直喉镜片。1～3 岁的幼儿建议用 1 1/2 号的直喉镜片，如 Wis-Hipple 直喉镜片。更长些的如 Miller 2 号直喉镜片适合大多数 3～10 岁的儿童。年龄大于 11 岁的儿童使用弯喉镜片如 Macintosh 3 号插管更容易。操作前应备齐各种尺寸的直、弯喉镜片。

可视喉镜

可视喉镜非常适合小儿未预料到或已知的困难气道管理。可视喉镜由摄像头、镜片尖端的光源和独立的显示器组成。直接喉镜暴露需要直接瞄准声门开口和声带，可视喉镜可以让操作者间接看到声门开口，不需要口、咽、喉三条轴线重叠（图 16-7）。因此，与直接喉镜相比，可视喉镜的主要优势是能够"在拐角处"看到声门开口和声带，即使是在颈后仰活动受限、下颌骨发育不良或气道"靠前"的情况下。

可视喉镜的操作手法与直接喉镜相似，因此比纤维支气管镜更容易学会。对于常规或困难气道教学来讲，可视喉镜是比直接喉镜更好的教学工具，因为学生和老师可以同时看到显示屏上的图像。

足够的张口度可以为可视喉镜提供足够的空间使其放入后获取最佳视野，同时顺利置入导管将其插入声门。研究表明，对于小儿患者，无论是正常还是困难气道，可视喉镜都可以提高看到声门开放和声带的能力。然而这些研究同样表明，与直接喉镜相比，可视喉镜插管所需时间较长，插管失败率较高[34, 63, 64]。

GlideScope 可视喉镜

GlideScope 可视喉镜有包括可重复使用型和一次性型的各种尺寸。数字化摄像头安装在镜片尖端或可视镜筒上。图像呈现在独立的、高分辨率显示屏上。最新的 GlideScope 可重复使用型和一次性型都是由钛金属制作而成（图 16-15）。体重大于 10kg 的儿童适合用 T3 弯喉镜片，体重大于 40kg 的用 T4。新生儿、婴儿和体重小于 10kg 的儿童使用钛金属镜片。GlideScope AVL（医用塑料）由可视镜筒和插入型一次性镜片组成。体重小于 1.5kg 的婴儿使用 GVL0 号，体重 1.5～3kg 的婴儿使用 CVL1 号，体重 1.8～10kg 的婴儿使用 CVL2 号，体重 10～28kg 的儿童使用 CVL2.5 号（表 16-8）。

C-MAC 可视喉镜

C-MAC 可视喉镜的广角摄像头安装在可重复使用不锈钢镜片的尖端，C-MAC 包含一个独立的高分辨率显示屏。弯喉镜片有 2、3、4 三种型号，直喉镜片有 0 号和 1 号分别适用于新生儿和婴儿。D 型成角镜片弯曲度超过弯喉镜片，适用于困难气道（图 16-6）。D 型镜片有小儿和成人两种型号，但是对于婴幼儿显得过大（表 16-8）。

McGrath MAC 可视喉镜

McGrath MAC 可视喉镜由可重复使用可视喉镜、一次性插入型塑料弯曲镜片和镜筒上的显示屏组合而成。它可用的 2、3、4 号镜片与普通弯喉镜片 2、3、4 号相对应。McGrath MAC 可视喉镜最适用于 4 岁以上儿童（表 16-8）。

纤维支气管镜

可弯曲的纤维支气管镜是小儿困难气道管理的

表 16-8 可视喉镜适用于小儿、青少年及成人对照表

年龄段	体重	类型
早产儿	< 2.5kg	GlideScope GVL 0 C-MAC Miller 0
新生儿	2.5 ~ 5kg	GlideScope GVL 1 C-MAC Miller 1
婴儿	5 ~ 15kg	GlideScope GVL 2 C-MAC Miller 1
幼儿	15 ~ 30kg	GlideScope GVL 2.5 C-MAC Macintosh 2 McGrath MAC 2
儿童 / 青少年	30 ~ 70kg	GlideScope GVL 3 GlideScope 钛金属 S3 或 T3 C-MAC Macintosh3 或 C-MAC 儿童型成角镜片 McGrath MAC 3
青少年 / 成人	>70kg	GlideScope GVL 4 GlideScope 钛金属 S4 或 T4 C-MAC Macintosh 4. C-MAC D 成人型成角镜片 McGrath MAC 4

另一工具。尤其适用于张口或颈部活动受限的患儿。纤维支气管镜的缺点包括视野太小，容易导出血和分泌物的干扰。目前外径最小的纤维支气管镜为 2.2mm，可用于辅助内径 3.0mm 的气管导管插管。但这种纤维支气管镜没有吸引腔道，光纤也比大纤维支气管镜差。一般来说，纤维支气管镜外径至少应比气管导管内径小 1mm。

婴幼儿不太可能配合清醒纤维支气管镜插管，患儿入睡后行纤维支气管镜插管更容易。一些麻醉医生喜欢保留患儿自主呼吸进行纤维支气管镜插管和气管插管，特别是担心面罩通气存在困难时。通常，给予患儿肌松药后，体动更少视野条件更佳，可减少纤维支气管镜起雾和喉痉挛。使用一个有孔气管导管接头可以在自主呼吸或面罩辅助通气时插入纤维支气管镜。

出血会使声门和声带暴露更加困难，经鼻纤维支气管镜插管和气管插管前应使用血管收缩药（如盐酸羟甲唑啉）喷洒鼻腔收缩黏膜以减少鼻腔出血。由于去氧肾上腺素有中毒风险，所以不能用于婴幼儿收缩鼻黏膜。

经口纤维支气管镜检查和插管时，使用喉罩可以防止纤维支气管镜被分泌物和血液污染，从而提供直接通向声门的通道。推荐选用易通过喉罩最大的气管导管，而纤维支气管镜选用可以通过气管导管最粗的纤维支气管镜。如果选用喉罩作为经口纤维支气管镜插管或气管插管的通道，可以把喉罩留在原位直至手术结束，但应把喉罩放气，避免对口咽不必要的压迫。

婴幼儿困难气道的管理

小儿气道管理的一般原则同样适用于预料到或未预料到的小儿困难气道管理（参见第 34 章）。小儿不太可能配合诸如清醒纤维支气管镜插管的操作，因此有必要在麻醉诱导和患儿入睡后管理气道。小儿每千克体重耗氧量明显高于成人，所以他们发生缺氧所需的时间更短。这样的时间限制给小儿困难气道的管理带来了更多的挑战。

未预料的困难气道

如果遇到小儿困难气道，最重要的是首先寻求其他麻醉科同事的帮助（图 16-21），如果必须行紧急气管切开，应同时呼叫可以熟练完成气管切开术的外科医生就位。小儿困难气道车应该准备就位。车里应该有额外的气道管理设备，包括尺寸合适的可视喉镜、纤维支气管镜、声门上 / 鼻咽 / 口咽通气道。千万

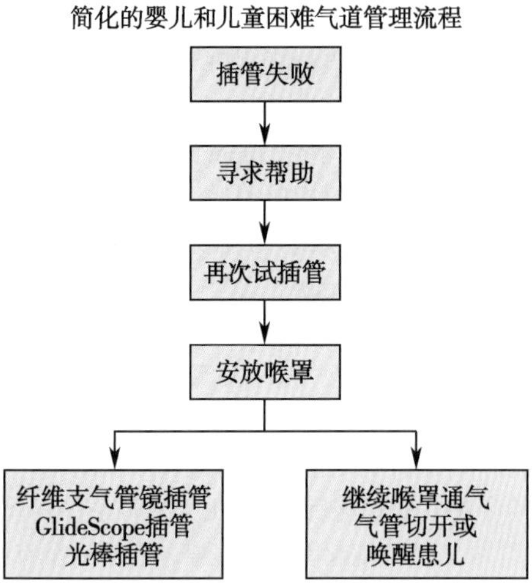

简化的婴儿和儿童困难气道管理流程

```
┌──────────┐
│  插管失败  │
└────┬─────┘
     ↓
┌──────────┐
│  寻求帮助  │
└────┬─────┘
     ↓
┌──────────┐
│  再次试插管 │
└────┬─────┘
     ↓
┌──────────┐
│  安放喉罩  │
└────┬─────┘
```

纤维支气管镜插管 GlideScope 插管 光棒插管 ｜ 继续喉罩通气 气管切开或唤醒患儿

图 16-21　推荐使用的小儿困难气道管理简化流程

不要反复用直接喉镜试插，那样会导致上呼吸道的创伤、水肿和出血。大多数情况下，应插入一根喉罩以供患儿氧合与通气。这样才有时间等待他人援助和其他气道管理设备就位。如果呼吸道有血和大量分泌物，可视喉镜比纤维支气管镜更适合暴露声门和插管。喉罩不仅可以为纤维支气管镜提供一个血和分泌物干扰较少的通道，还可以助其成功插管。

可预料的困难气道

预计患儿有困难气道时应小心处理。只能使用呼吸抑制最轻的麻醉前用药，如咪达唑仑。只能在备有适宜气道管理设备（包括吸引器和可以正压给氧）的场所给予麻醉前用药。给药前应开始使用脉搏氧饱和度监测。

麻醉诱导、建立静脉通路和保护气道时应有另一位麻醉科同事帮忙。麻醉诱导前确保能实施气管切开的手术医生和紧急气道设备已在手术间到位。管理已知困难气道最困难的是决定直接用喉镜试插管还是使用其他气道管理方法（纤维镜、可视喉镜还是气管切开）。当病史和体格检查提示直接喉镜插管可能会失败时，比如颅骨牵引的患儿，应避免使用直接喉镜，直接选择其他方法插管。和未预料到的困难气道一样，如果直接喉镜试插不成功，应立即更换气道管理方法。

婴幼儿气管拔管术

拔管后喘鸣

小儿比成人更易出现拔管后的喘鸣（参见第 34

章）。无套囊导管管径太粗或带套囊导管套囊充气过多时最容易发生喘鸣。对气管黏膜的机械压力导致静脉充血和水肿，严重时还会影响动脉血供导致黏膜缺血。水肿的后果是使气管管腔变窄，特别是小儿。由于气管导管的气流阻力与管径的四次方成反比，婴儿气道发生 1mm 的水肿比成人气道发生 1mm 的水肿的表现要明显得多。发生喘鸣的危险因素包括多次插管、术中头部非常规体位、手术时间长、手术涉及上呼吸道（如硬支气管镜检查）。

表现

拔管后有喘鸣的小儿常常在麻醉复苏室出现呼吸困难。鼻煽、呼吸频率增加、可闻及的喘鸣和氧饱和度下降是常见的临床表现。

治疗

拔管后喘鸣的治疗取决于呼吸困难的严重程度。症状轻微的可以吸入湿化的氧气和延长在麻醉复苏室的观察时间。严重的病例则需要雾化吸入消旋肾上腺素，术后转入 ICU 观察。患者出现严重的呼吸困难并且上述处理无效时，应该使用比前次更细的气管导管重新插管。气管操作前，如硬质支气管镜检查前，静脉注射激素（如地塞米松）可以更好地预防上呼吸道水肿。

阻塞性睡眠呼吸暂停

患有阻塞性睡眠呼吸暂停的小儿术后发生气道梗阻、呼吸困难及潜在呼吸暂停的风险极高。这种患儿的基础通气不足导致高二氧化碳血症，他们睡着后常有低氧血症。吸入麻醉药或肌松药的残留能抑制气道反射、肌张力和肌力，以及呼吸驱动力，导致患有阻塞性睡眠呼吸暂停的小儿出现严重的气道问题。无论术中还是术后都必须十分小心地调整阿片类药物的剂量，因为这类药物会抑制通气的驱动力，导致此类患儿发生严重的高二氧化碳血症和低氧血症。

患有阻塞性睡眠呼吸暂停的患儿必须完全清醒后拔管。所有患有阻塞性睡眠呼吸暂停的患儿术后都应进行脉搏氧饱和度监测。高危病儿术后应停留在 ICU 接受监测。

喉痉挛

婴幼儿比年龄相对大的儿童和成人更易发生喉痉挛。喉痉挛主要发生在吸入麻醉诱导或麻醉苏醒期，通常在拔管后或拔除喉罩后。大部分的喉痉挛发作可以通过抬下颏托下颌手法给予持续面罩正压通气吸入 100% 氧气成功缓解。成功消除喉痉挛的通气压力可能要高达 $50cmH_2O$。如果正压通气失败，患儿的氧饱和度降低、心率降低，则必须采取进一步干预。有静脉通道时，应静脉注射 0.6～1mg/kg 丙泊酚或必要时静脉注射 0.2～0.3mg/kg 罗库溴铵治疗喉痉挛。没有建立静脉通道的情况下，应肌肉注射 0.6～1mg/kg 罗库溴铵或 1.5～2mg/kg 琥珀酰胆碱治疗喉痉挛[65]。

困难插管后拔管

应仔细地考虑困难气管插管后患儿的拔管问题，因为再次插管可能比前一次更困难。此类患儿必须在完全清醒和没有肌松药残留的情况下拔管，并且拔管时必须有适宜的紧急气管插管设备和人员在场。

此类患儿还必须考虑术后可能进一步影响呼吸功能的因素。如术后疼痛，特别是胸、腹部切口有夹板时，可能影响呼吸功能。术后疼痛需要大剂量阿片类药物，这也可能降低呼吸驱动力而影响呼吸。使用区域麻醉，如骶管阻滞或硬膜外麻醉，可以加快此类患儿拔管。

由于手术创伤、体位摆放、过多的液体输入导致的气道水肿显著影响困难气道患儿的拔管，还会导致患儿苏醒后再插管更加困难。术后有气道水肿和困难气道的患儿应保留气管插管直至水肿消退。纤维支气管镜检查可以很好地用于查看带管患儿声门上是否有明显的气道水肿。

思考题

1. 支配喉部的感觉和运动神经有哪些？清醒纤维支气管镜插管前的局部麻醉方法有哪些？
2. 有哪些查体发现预示着插管困难或面罩通气困难？
3. 气道管理时使用声门上气道装置的风险和并发症有哪些？
4. 可视喉镜与传统直接喉镜或纤维支气管镜相比应用于常规气道管理和困难气道管理的优缺点有哪些？
5. 以下通气装置：塑料涂层软金属导管管芯、弹性树胶探条（bougie）、插管管芯（如 Frova 或 Aintree）在临床使用中主要的不同点有哪些？
6. 当面临"不能插管，不能通气"且声门上气道装置放置失败的情况时，环甲膜切开和经气管高频通气的相对优缺点有哪些？
7. 成人和小儿拔管后最常见并发症有哪些？这些并发症一般会发生在哪个时间段？
8. 婴儿与成人的气道解剖特点主要有哪些不同？
9. 怎样选择婴儿无套囊气管导管合适的型号？

（梁霄 译，陈果 审）

参考文献

1. Apfelbaum JL, Hagberg CA, Caplan RA, et al. Practice guidelines for management of the difficult airway: an updated report by the American Society of Anesthesiologists Task Force on Management of the Difficult Airway. *Anesthesiology*. 2013;118(2):251-270.
2. Cook TM, MacDougall-Davis SR. Complications and failure of airway management. *Br J Anaesth*. 2012;109(suppl 1):i68-i85.
3. Sahin-Yilmaz A, Naclerio RM. Anatomy and physiology of the upper airway. *Proc Am Thorac Soc*. 2011;8(1):31-39.
4. Ovassapian A. *Fiberoptic Airway Endoscopy in Anesthesia and Critical Care*. New York: Raven Press; 1990.
5. Stackhouse RA. Fiberoptic airway management. *Anesthesiol Clin North Am*. 2002;20(4):933-951.
6. Patil VU, Stehling LC, Zauder HL. *Fiberoptic Endoscopy in Anesthesia*. St. Louis: Mosby; 1983.
7. Isaacs RS, Sykes JM. Anatomy and physiology of the upper airway. *Anesthesiol Clin North Am*. 2002;20(4):733-745.
8. Cook TM, Woodall N, Frerk C. Fourth National Audit Project. Major complications of airway management in the UK: results of the fourth national audit project of the royal college of anaesthetists and the difficult airway society. Part 1: anaesthesia. *Br J Anaesth*. 2011;106(5):617-631.
9. Shiga T, Wajima Z, Inoue T, Sakamoto A. Predicting difficult intubation in apparently normal patients: a meta-analysis of bedside screening test performance. *Anesthesiology*. 2005;103(2):429-437.
10. Baker P. Assessment before airway management. *Anesthesiol Clin*. 2015;33(2):257-278.
11. Khan ZH, Mohammadi M, Rasouli MR, et al. The diagnostic value of the upper lip bite test combined with sternomental distance, thyromental distance, and interincisor distance for prediction of easy laryngoscopy and intubation: a prospective study. *Anesth Analg*. 2009;109(3):822-824.
12. Mallampati SR, Gatt SP, Gugino LD, et al. A clinical sign to predict difficult tracheal intubation: a prospective study. *Can Anaesth Soc J*. 1985;32(4):429-434.
13. Samsoon G, Young J. Difficult tracheal intubation: a retrospective study. *Anaesthesia*. 1987;42(5):487-490.
14. Khan ZH, Kashfi A, Ebrahimkhani E. A comparison of the upper lip bite test (a simple new technique) with modified Mallampati classification in predicting difficulty in endotracheal intubation: a prospective blinded study. *Anesth Analg*. 2003;96(2):595-599.
15. El-Ganzouri AR, McCarthy RJ, Tuman KJ, et al. Preoperative airway assessment: predictive value of a multivariate risk index. *Anesth Analg*. 1996;82(6):1197-1204.
16. Bellhouse CP, Dore C. Criteria for estimating likelihood of difficulty of endotracheal intubation with the Macintosh laryngoscope. *Anaesth Intensive Care*. 1988;16(3):329-337.
17. Kheterpal S, Healy D, Aziz MF, et al. Incidence, predictors, and outcome of difficult mask ventilation combined with difficult laryngoscopy: a report from the multicenter perioperative outcomes group. *Anesthesiology*. 2013;119(6):1360-1369.
18. Law JA, Broemling N, Cooper RM, et al. The difficult airway with recommendations for management—part 2—the an-

ticipated difficult airway. *Can J Anesth.* 2013;60(11):1119-1138.

19. Law JA, Broemling N, Cooper RM, et al. The difficult airway with recommendations for management--part 1--difficult tracheal intubation encountered in an unconscious/induced patient. *Can J Anesth.* 2013;60(11):1089-1118.

20. El-Orbany M, Woehlck HJ. Difficult mask ventilation. *Anesth Analg.* 2009;109(6):1870-1880.

21. Benumof JL, Dagg R, Benumof R. Critical hemoglobin desaturation will occur before return to an unparalyzed state following 1 mg/kg intravenous succinylcholine. *Anesthesiology.* 1997; 87(4):979-982.

22. Bouroche G, Bourgain JL. Preoxygenation and general anesthesia: a review. *Minerva Anestesiol.* 2015;81(8):910-920.

23. Dixon BJ, Dixon JB, Carden JR, et al. Preoxygenation is more effective in the 25 degrees head-up position than in the supine position in severely obese patients: a randomized controlled study. *Anesthesiology.* 2005;(102):1110-1115.

24. Futier E, Constantin JM, Pelosi P, et al. Noninvasive ventilation and alveolar recruitment maneuver improve respiratory function during and after intubation of morbidly obese patients: a randomized controlled study. *Anesthesiology.* 2011;114(6):1354-1363.

25. Hernandez MR, Klock Jr PA, Ovassapian A. Evolution of the extraglottic airway: a review of its history, applications, and practical tips for success. *Anesth Analg.* 2012;114(2):349-368.

26. Timmermann A. Supraglottic airways in difficult airway management: successes, failures, use and misuse. *Anaesthesia.* 2011;66(suppl 2):45-56.

27. Ramachandran SK, Mathis MR, Tremper KK, et al. Predictors and clinical outcomes from failed laryngeal mask airway unique: a study of 15,795 patients. *Anesthesiology.* 2012;116(6):1217-1226.

28. Wong DT, Yang JJ, Jagannathan N. Brief review: the LMA supreme supraglottic airway. *Can J Anesth J.* 2012;59(5): 483-493.

29. Cook T, Howes B. Supraglottic airway devices: recent advances. *Contin Educ Anaesth Crit Care Pain.* 2011;11(2):56-61.

30. Hagberg C. Current concepts in the management of difficult airway. *Anesthesiol News.* 2014;11(1):1-28.

31. Agro F, Frass M, Benumof JL, Krafft P. Current status of the Combitube: a review of the literature. *J Clin Anesth.* 2002;14(4):307-314.

32. Cormack R, Lehane J. Difficult tracheal intubation in obstetrics. *Anaesthesia.* 1984;39(11):1105-1111.

33. McKeen DM, George RB, O'Connell CM, et al. Difficult and failed intubation: incident rates and maternal, obstetrical, and anesthetic predictors. *Can J Anesth.* 2011;58(6):514-524.

34. Griesdale DE, Liu D, McKinney J, Choi PT. Glidescope® video-laryngoscopy versus direct laryngoscopy for endotracheal intubation: a systematic review and meta-analysis. *Can J Anesth.* 2012; 59(1):41-52.

35. Aziz MF, Dillman D, Fu R, Brambrink AM. Comparative effectiveness of the C-MAC video laryngoscope versus direct laryngoscopy in the setting of the predicted difficult airway. *Anesthesiology.* 2012;116(3):629-636.

36. Cooper RM. Strengths and limitations of airway techniques. *Anesthesiol Clin.* 2015;33(2):241-255.

37. Paolini J, Donati F, Drolet P. Review article: video-laryngoscopy: another tool for difficult intubation or a new paradigm in airway management? *Can J Anesth.* 2013;60(2):184-191.

38. Aziz MF, Healy D, Kheterpal S, et al. Routine clinical practice effectiveness of the glidescope in difficult airway management: an analysis of 2,004 glidescope intubations, complications, and failures from two institutions. *Anesthesiology.* 2011;114(1):34-41.

39. Rosenstock CV, Thogersen B, Afshari A, et al. Awake fiberoptic or awake video laryngoscopic tracheal intubation in patients with anticipated difficult airway management: a randomized clinical trial. *Anesthesiology.* 2012;116(6):1210-1216.

40. Serocki G, Neumann T, Scharf E, et al. Indirect videolaryngoscopy with C-MAC D-blade and GlideScope: a randomized, controlled comparison in patients with suspected difficult airways. *Minerva Anestesiol.* 2013;79(2):121-129.

41. Duggan LV, Law JA, Murphy MF. Brief review: supplementing oxygen through an airway exchange catheter: efficacy, complications, and recommendations. *Can J Anesth.* 2011;58(6):560-568.

42. Simmons ST, Schleich AR. Airway regional anesthesia for awake fiberoptic intubation. *Reg Anesth Pain Med.* 2002;27(2):180-192.

43. Sengupta P, Sessler DI, Maglinger P, et al. Endotracheal tube cuff pressure in three hospitals, and the volume required to produce an appropriate cuff pressure. *BMC Anesthesiol.* 2004;4(1):8.

44. Smith KJ, Dobranowski J, Yip G, et al. Cricoid pressure displaces the esophagus: an observational study using magnetic resonance imaging. *Anesthesiology.* 2003;99(1):60-64.

45. Ovassapian A, Salem MR. Sellick's maneuver: to do or not do. *Anesth Analg.* 2009;109(5):1360-1362.

46. Rice MJ, Mancuso AA, Gibbs C, et al. Cricoid pressure results in compression of the postcricoid hypopharynx: the esophageal position is irrelevant. *Anesth Analg.* 2009;109(5):1546-1552.

47. Schaumann N, Lorenz V, Schellongowski P, et al. Evaluation of Seldinger technique emergency cricothyroidotomy versus standard surgical cricothyroidotomy in 200 cadavers. *J Am Soc Anesthesiol.* 2005;102(1):7-11.

48. Kristensen MS, Teoh WH, Baker PA. Percutaneous emergency airway access; prevention, preparation, technique and training. *Br J Anaesth.* 2015;114(3):357-361.

49. Hamaekers A, Henderson J. Equipment and strategies for emergency tracheal access in the adult patient. *Anaesthesia.* 2011;66(suppl 2):65-80.

50. Ross-Anderson DJ, Ferguson C, Patel A. Transtracheal jet ventilation in 50 patients with severe airway compromise and stridor. *Br J Anaesth.* 2011;106(1): 140-144.

51. Dhara SS. Retrograde tracheal intubation. *Anaesthesia.* 2009;64(10):1094-1104.

52. Mitchell V, Dravid R, Patel A, et al. Difficult airway society guidelines for the management of tracheal extubation. *Anaesthesia.* 2012;67(3):318-340.

53. Cavallone LF, Vannucci A. Review article: extubation of the difficult airway and extubation failure. *Anesth Analg.* 2013;116(2):368-383.

54. Warner ME, Benenfeld SM, Warner MA, et al. Perianesthetic dental injuries: frequency, outcomes, and risk factors. *Anesthesiology.* 1999;90(5):1302-1305.

55. Hagberg C, Georgi R, Krier C. Complications of managing the airway. *Best Pract Res Clin Anaesthesiol.* 2005;19(4): 641-659.

56. Schloss B, Rice J, Tobias JD. The laryngeal mask in infants and children: what is the cuff pressure? *Int J Pediatr Otorhinolaryngol.* 2012;76(2):284-286.

57. Jagannathan N, Sohn L, Sommers K, et al. A randomized comparison of the laryngeal mask airway supreme and laryngeal mask airway unique in infants and children: does cuff pressure influence leak pressure? *Pediatr Anesth.* 2013;23(10):927-933.

58. Tobias JD, Schwartz L, Rice J, et al. Cuffed endotracheal tubes in infants and children: should we routinely measure the cuff pressure? *Int J Pediatr Otorhinolaryngol.* 2012;76(1):61-63.

59. Weiss M, Dullenkopf A, Fischer JE, et al. European Paediatric Endotracheal Intubation Study Group. Prospective randomized controlled multi-centre trial of cuffed or uncuffed endotracheal tubes in small children. *Br J Anaesth.* 2009;103(6):867-873.

60. Litman RS, Maxwell LG. Cuffed versus uncuffed endotracheal tubes in pediatric anesthesia: the debate should finally end. *Anesthesiology.* 2013;118(3):500-501.

61. Liu J, Zhang X, Gong W, et al. Correlations between controlled endotracheal tube cuff pressure and postprocedural complications: a multicenter study. *Anesth Analg.* 2010;111(5):1133-1137.

62. Sathyamoorthy M, Lerman J, Lakshminrusimha S, Feldman D. Inspiratory stridor after tracheal intubation with a MicroCuff(R) tracheal tube in three young infants. *Anesthesiology.* 2013;118(3):748-750.

63. Sun Y, Lu Y, Huang Y, Jiang H. Pediatric video laryngoscope versus direct laryngoscope: a meta-analysis of randomized controlled trials. *Pediatr Anesth.* 2014;24(10):1056-1065.

64. Fiadjoe JE, Gurnaney H, Dalesio N, et al. A prospective randomized equivalence trial of the GlideScope cobalt® video laryngoscope to traditional direct laryngoscopy in neonates and infants. *Anesthesiology.* 2012;116(3):622-628.

65. Orliaguet GA, Gall O, Savoldelli GL, Couloigner V. Case scenario: perianesthetic management of laryngospasm in children. *Anesthesiology.* 2012;116(2):458-471.

第 17 章　蛛网膜下腔、硬膜外、骶管麻醉

Alan J.R. Macfarlane, Richard Brull, and Vincent W.S. Chan

原理

　　蛛网膜下腔麻醉、硬膜外麻醉和骶管麻醉统称为**椎管内麻醉**。虽然三种方法最终都是导致交感、感觉和运动神经的单纯或联合麻醉，但三种方法的技术、生理和药理机制都各不相同。蛛网膜下腔麻醉需要少量药物就能产生快速、显著、可逆但有限的感觉镇痛作用。相反，硬膜外麻醉起效较慢、置入导管可延长作用时间、需要大量的局部麻醉药，这与其全身性副作用和并发症有关，而蛛网膜下腔麻醉不会发生这些并发症。蛛网膜下腔麻醉和硬膜外联合麻醉模糊了其中一些差异，但为临床治疗增加了灵活性。

实践

　　椎管内麻醉广泛应用于外科、产科、术后急性疼痛管理和缓解慢性疼痛。单次注射蛛网膜下腔或

感谢 Kenneth Drasner and Merlin D. Larson 为本章上版作出的贡献

硬膜外麻醉通常运用于下腹部、盆腔器官（例如前列腺）和下肢的手术以及剖宫产。连续硬膜外导管输注用于产科分娩镇痛，并在大手术（例如胸腔、腹部、下肢）后的几天内缓解术后疼痛。尽管对死亡率的影响很小，但椎管内麻醉镇痛可以降低肺部和心脏的并发症[1-3]。近年来，硬膜外镇痛的目标已转向加速术后恢复。骶管麻醉主要用于儿童的手术麻醉和镇痛（参见第 34 章）以及成年人的慢性疼痛治疗（参见第 44 章）。对于慢性恶性和非恶性疼痛，可在蛛网膜下腔长期留置导管。

解剖

脊髓在近端与延髓相连，终止于脊髓圆锥，圆锥末端伸出终丝（纤维延伸）和马尾（神经延伸）（图 17-1）。脊髓圆锥的终点从婴儿的 L_3 水平，逐渐过渡到成人的 L_1 椎体的下缘。

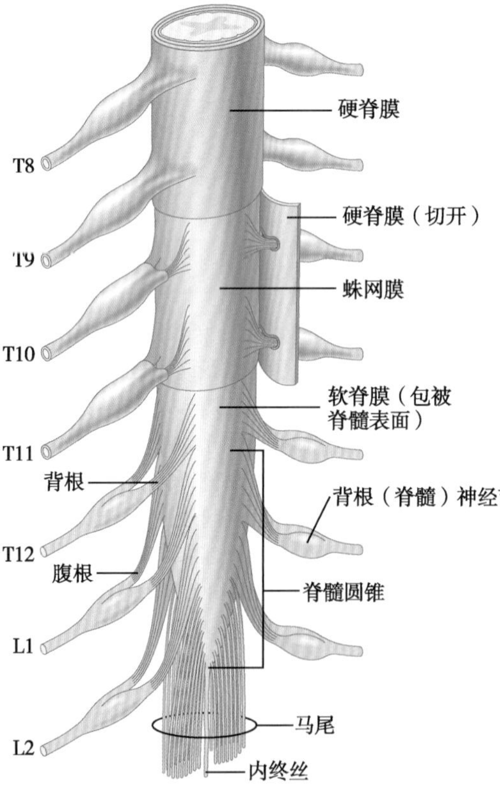

脊髓位于骨性脊柱内，周围被三层膜包围：从最里面到最外面依次是软脊膜、蛛网膜和硬脊膜（图 17-2）。脑脊液（cerebrospinal fluid，CSF）驻留在软脊膜和蛛网膜之间的**蛛网膜下腔（或鞘内腔）**内。软脊膜是富含血管的膜，紧密地覆盖着脊髓和大脑。蛛网膜是一层薄的无血管膜，阻碍药物进入（或流出）脑脊液的主要屏障[4]。硬脊膜是坚韧的纤维弹性膜。

围绕硬脊膜的是硬膜外腔，从枕骨大孔到骶管裂孔。硬膜外腔在前部以后纵韧带为界，在侧部以椎弓根和椎间孔为界，在后部以黄韧带为界。硬膜外腔内容物包括神经根、脂肪、蜂窝组织、淋巴管和血管。

黄韧带也从枕骨大孔延伸到骶管裂孔。尽管通常描绘为单根韧带，但实际上它是由左右黄韧带组成，它们在中线处连接形成锐角形状并在腹侧开口（图 17-2）[5]。黄韧带的厚度、与硬脊膜的距离、皮肤到硬脊膜的距离随椎管面积而变。腰段椎管面积最大，呈三角形，胸段椎管面积最小，呈圆形。在黄韧带后方紧接的是椎体椎板或棘突间韧带（连接棘突）。

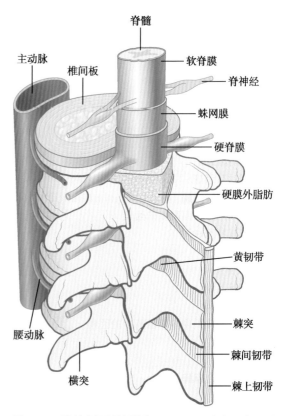

图 17-1 脊髓末端和马尾（引自：Bridenbaugh PO，Greene NM，Brull SJ. Spinal [subarachnoid] blockade. In Cousins MJ，Bridenbaugh PO，eds. *Neural Blockade in Clinical Anesthesia and Management of Pain*. Philadelphia：LippincottRaven；1998：203-242.）

图 17-2 脊柱侧面观（引自：Afton-Bird G. Atlas of regional anesthesia. In Miller RD，ed. *Miller's Anesthesia*. Philadelphia：Elsevier，2005.）

最后方是棘上韧带，从枕外突出部延伸至尾骨，并附着于椎体棘突（图 17-2）。

脊柱有 7 个颈椎、12 个胸椎、5 个腰椎和 1 个骶骨（图 17-3）。椎弓、棘突、椎弓根和椎板形成脊椎的后部，而椎体形成脊椎的前部（图 17-4）。椎骨的前部通过纤维软骨关节与包含髓核的中央椎间盘连接在一起，后部通过椎骨关节突（小关节）连接在一起。与腰椎棘突的几乎水平成角的情况相比，胸椎棘突的成角更加陡峭。尾椎棘突和腰椎棘突之间的差异在临床上对于穿刺针的插入和前进很重要（图 17-5）。

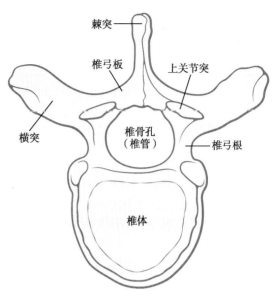

图 17-4 典型胸椎结构（引自：Covino BG，Scott DB，Lambert DH. *Handbook of Spinal Anaesthesia and Analgesia*. Philadelphia：WB Saunders；1994. ）

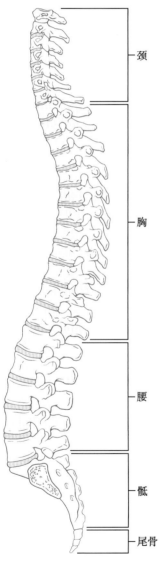

图 17-3 脊柱的侧面观展示四个弯曲（引自：Covino BG，Scott DB，Lambert DH. *Handbook of Spinal Anaesthesia and Analgesia*. Philadelphia：WB Saunders；1994：12-24. ）

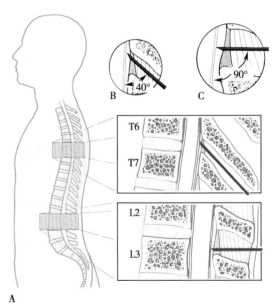

图 17-5 腰椎和胸椎硬膜外穿刺技术。胸椎硬膜外置管时穿刺针刺入角度加大会导致在进入硬膜外腔（A）之前更长的"穿刺针行程"距离。相反，腰椎硬膜外置管（B）时，垂直进针可以优化进针行程距离（C）（引自：Brull R，Macfarlane AJR，Chan VWS. Spinal, epidural, and caudal anesthesia. In Miller RD, Cohen NH, Eriksson LI, et al, eds. *Miller's Anesthesia*. 8th ed. Philadelphia：Saunders Elsevier；2015：Fig. 56-9. ）

第三篇

骶管包含硬脊膜囊的末端部分，成人通常在 S_2 处终止，儿童较低。骶管还包含静脉丛。

脊神经

背神经根（传入神经）和腹神经根（传出神经）在背根神经节的远端融合形成脊神经（图 17-6）。共有 31 对脊神经（8 对颈神经、12 对胸神经、5 对腰神经、5 对骶神经和 1 对尾神经）。神经穿过椎间孔，被硬脊膜、蛛网膜和软脊膜所包裹，分别形成了神经外膜、神经束膜和神经内膜。神经节前交感神经纤维起源于 T_1 和 L_2 之间的中外侧灰质柱，并通过腹神经根到达椎旁交感神经节和更远的神经丛（图 17-7）。

血液供应

两条脊髓后动脉供应脊髓的后三分之一，而脊髓前三分之二则由一条脊髓前动脉供应（图 17-8）。前系统最大的供血动脉之一是 Adamkiewicz 动脉，它起源于主动脉并进入左侧 T_7 和 L_4 之间的椎间孔。前系统内的缺血导致**脊髓前动脉综合征**，表现为前角运动神经元损伤，以及低于受影响水平的疼痛和温度感觉障碍。缺血可能因严重的低血压、机械性梗阻、血管病变或出血等任何一种或多种因素共同造成。

纵行的脊髓前、后静脉与节段性的前、后根静脉相通，然后汇入硬膜外腔内侧和外侧部分的椎骨内静脉丛，最终汇入奇静脉。

解剖变异

脊髓神经根的大小和结构以及脑脊液体积存在差异，这两者都可能导致蛛网膜下腔阻滞的质量、平面高度和消退时间的变化。类似地，硬膜外腔比以前所认为的那样被分为更多、且不均匀的节段，这可能是导致药物扩散不可预测的因素之一。最后，硬膜外腔的内容物的变化也会影响所需的局部麻醉药的剂量。

作用机制

局部麻醉药阻断了脊髓、脊髓神经根和背根神经节内的神经传导。与通常由硬脊膜（"硬脊膜套"）包裹的硬膜外神经相比，蛛网膜下腔中的神经即使使用少量的局部麻醉药也很容易麻醉。神经阻滞的速度取决于暴露于局部麻醉药的神经纤维的大小、表面积和髓鞘化程度。较小的神经节前交感神经纤维（B 纤维，$1\sim3\mu m$，最小的有髓鞘神经纤维）对局部麻醉药最敏感。传导冷温度感的 C 纤维（$0.3\sim1\mu m$，无髓鞘）比 A-δ 针刺感觉纤维（$1\sim4\mu m$，有髓鞘）更容易阻断。传导触觉的 A-β 纤维（$5\sim12\mu m$，有髓鞘）是最后受影响的感觉纤维。较大的 A-α 运动纤维（$12\sim20\mu m$，有髓鞘）最能耐受局部麻醉药的阻滞。阻滞消退（"恢复"）的顺序相反[6]。最大阻滞高度随着感觉模式而有所不同，称为**差异感觉阻滞**。因此，冷感觉（也是一种近似的交感神经阻滞平面）是最靠近头端，平均比针刺麻醉的平面高出 $1\sim2$ 个脊髓节段，相应的比麻醉平面又高 $1\sim2$ 个节段。

药物的吸收与分布

注入脑脊液的局部麻醉药从高浓度区域转向脊髓的其他节段[7]。头侧扩散通常在 $10\sim20$ 分钟内出现，与脑脊液循环时间有关。局部麻醉药也通过软脊膜扩散并穿过 Virchow-Robin 的空间（蛛网膜下腔的延伸，伴随着从软脊膜包裹脊髓的血管）到达更深的背根神经节。蛛网膜下腔药物的一部分向外扩散进入硬膜外腔，而一些则被软脊膜和硬脊膜的血管吸收。

药物的渗透和吸收与药物比重、脑脊液药物浓度、接触表面积、脂质含量（脊髓和有髓鞘神经含量高）和局部组织血管供应成正比，但与神经根大小成反比。

硬膜外腔药物的摄取和分配更为复杂。注射的局部麻醉药中的一部分（< 20%）从硬膜外腔移入脑脊液以发挥其神经阻滞作用，而另一些则通过血管吸收、硬膜外脂肪摄取或通过椎间孔而丢失。其他局部麻醉药通过硬膜外腔内的纵向和环形扩散。可能会增强硬膜外腔内局部麻醉药分布的因素包括：小的椎管横径（在胸腔内更大的散布），硬膜外腔内顺应性降低，硬膜外脂肪含量降低，通过椎间孔的局部麻醉药渗漏减少（老年人和患有椎管狭窄的患者）和硬膜外压力升高（例如在怀孕期间）[8]。药物扩散的方向也随椎体节段而变化。在腰段和低胸节段，药物主要向头侧扩散，但在上胸段注射药物后，则更多向尾侧扩散[8]。

药物的消除

脑脊液中没有药物代谢发生。神经阻滞的消退是由于非神经组织摄取以及最重要的是血管吸收引起的脑脊液药物浓度下降所致。扩散增加使药物暴露于更大的血管吸收区域，因此作用持续时间更短。脂溶性局部麻醉药（例如丁哌卡因）与硬膜外脂肪结合形成可减慢血管吸收的存储库。

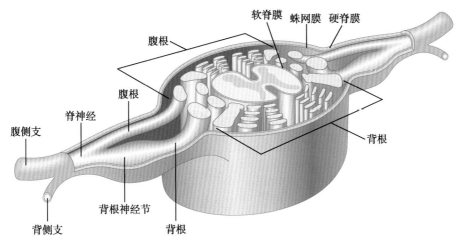

图 17-6　脊髓和神经根(引自：Covino BG, Scott DB, Lambert DH. *Handbook of Spinal Anaesthesia and Analgesia*. Philadelphia：WB Saunders；1994：19.)

第三篇

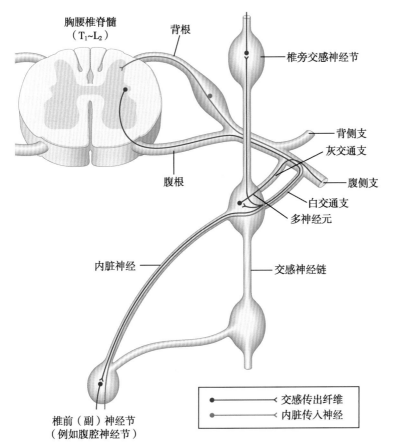

图 17-7　脊髓胸腰段($T_1 \sim L_2$)的细胞体形成了周围交感神经系统。节前传出神经纤维穿过腹根，然后穿过白交通支到达椎旁交感神经节，或者更远处，如腹腔神经节。传入神经从椎旁交感神经节出发，通过白交通支与经后根到脊髓的躯体神经汇合

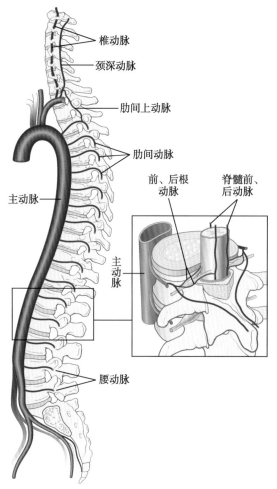

椎动脉

颈深动脉

肋间上动脉

肋间动脉

前、后根动脉　脊髓前、后动脉

主动脉

主动脉

腰动脉

图 17-8 供应脊髓的动脉（引自：Covino BG, Scott DB, Lambert DH. *Handbook of Spinal Anaesthesia and Analgesia*. Philadelphia：WB Saunders；1994：24.）

生理效应

椎管内麻醉引起交感和躯体（感觉和运动）神经系统的阻滞。硬膜外麻醉的生理作用与蛛网膜下腔麻醉相似，不同之处在于局部麻醉药达到足以产生全身效应的血药浓度不同。

心血管系统

外周（$T_1 \sim L_2$）和心脏（$T_1 \sim T_4$）交感神经纤维的阻滞以及肾上腺髓质儿茶酚胺的分泌减少会降低全身血管阻力（systemic vascular resistance，SVR），并在较小程度上降低心输出量。蛛网膜下腔或硬膜外麻醉使动脉血压下降的程度取决于多种因素。

系统血管阻力

血管舒张变化取决于基础交感神经张力（即老年人较高的交感神经张力意味着更大的血流动力学变化）和交感神经阻滞的程度（即阻滞的高度）。蛛网膜下腔麻醉后，交感神经阻滞水平通常比感觉阻滞水平高，但硬膜外麻醉后交感阻滞水平和感觉阻滞水平相同[9]。如果维持正常心输出量，健康状态正常血容量的患者在椎管内阻滞后，即使交感神经完全阻滞，SVR 仅降低 15%～18%。

心输出量

心输出量是心率和每搏量的乘积，在蛛网膜下腔麻醉开始时通常保持或略有下降。静脉和动脉血管舒张分别减少前负荷（静脉回流）和后负荷（SVR）。由于总血液量的 75% 驻留在静脉系统中，因此静脉扩张占主要作用，导致每搏量减少。尽管在阻滞水平以上出现了代偿性的压力感受器介导的交感反应（血管收缩和心率加快），但静脉回流与和右心房充盈减少，这就减少了固有心房与大静脉的心率变化牵张感受器的信号输出[9]，从而增强了副交感神经活动。两种相反的反应最终导致心率发生微小的变化，除非阻滞水平达到 T_1 导致心动加速纤维被阻滞时（再加上静脉回流明显减少）可能导致严重的心动过缓甚至心脏停搏。Bezold Jarisch 反射还会在蛛网膜下腔麻醉后引起严重的心动过缓和循环衰竭，特别是在血容量不足的情况下，当收缩末期左心室容积较小时，可能会触发机械感受器介导的心动过缓发生[10]。

冠状动脉血流

平均动脉压的降低与冠状动脉血流的降低相平行。但是，高位胸段阻滞对缺血性心脏病患者可能是有益的，心肌需氧减少和左心室后负荷降低可能使整体和区域心肌功能得到改善，并逆转缺血性改变[11]。

中枢神经系统

蛛网膜下腔麻醉引起的低血压可以降低老年患者和既往患有高血压的患者的局部脑血流量。但在已证实的研究中[12]，脑灌注减少的患者并没有术后的认知功能改变。虽然如此，避免低血压还是明智的。

呼吸系统

在椎管内麻醉中，肺功能变化通常临床意义不大。肺活量的减少是由于用力呼气所需的腹肌被麻痹导致补呼气量降低，而不是膈肌功能减弱所致。

这些变化在肥胖患者和自身有严重呼吸疾病的患者更明显 [13]。很少发生由于脑干呼吸中枢灌注不足所致的呼吸骤停，而且一旦心输出量和动脉血压恢复，呼吸停止就会立刻消失。

胃肠道

T_6 到 L_1 的椎管内麻醉阻断了胃肠道的内脏交感神经，进而副交感神经（迷走神经）活动增强导致肠道收缩和过度蠕动。阿托品可以有效治疗与广泛蛛网膜下腔麻醉（T_5 水平）有关的恶心。

胸段硬膜外麻醉（thoracic epidural anesthesia，TEA）对肠道灌注具有直接的动脉血压依赖效应 [14]。血管活性药物（例如去甲肾上腺素）纠正全身性低血压可逆转受损的结肠灌注。然而，TEA 可以改善食管癌切除术患者的吻合口黏膜血流量，甚至可以减少紧急剖腹手术、食管手术和其他胃肠道手术后的吻合口漏发生率。

肾

尽管椎管内麻醉会伴有肾血流量减少，但这种减少并没有什么生理意义。椎管内麻醉经常引起尿潴留是一个问题（请参阅本章后面的"并发症"部分）。

适应证

椎管内麻醉

单次蛛网膜下腔麻醉可用于手术时间确定的下肢、会阴、骨盆或下腹部的手术。当患者希望保持清醒或某些合并症（例如严重的呼吸道疾病或困难气道）增加全身麻醉风险时，也可采用椎管内麻醉。硬膜外麻醉可通过导管注射局部麻醉药来延长手术麻醉时间。在蛛网膜下腔留置导管的蛛网膜下腔麻醉并不常用，但是当硬膜外导管的置入困难或在严重心脏病时必须同时考虑单次注射的可靠性与和逐渐增大剂量以实现血流动力学稳定时，可能有用。

椎管内镇痛

鞘内或硬膜外局部麻醉药联合其他佐剂（例如单独或联合使用的阿片类药物），可在分娩和产后 [15]（参见第 33 章）、髋关节 [16] 或膝关节置换术中和术后 [17]（参见第 32 章）、开腹手术 [18]、开胸手术（参见第 37 章）[19]，甚至在心脏外科手术中（也请参见第 25 章）[20] 提供良好、持久的术中和术后镇痛效果。它们也可以用于治疗慢性疼痛（参见第 44 章）。

禁忌证

绝对禁忌证

穿刺过程中最重要的问题包括患者拒绝、局部感染化脓以及对任何给予的药物过敏。患者无法在穿刺过程中保持静止状态（这可能会损伤神经）[21]，以及颅内压升高（理论上可能导致脑疝）[22] 可能是椎管内穿刺的绝对禁忌证。

相对禁忌证

相对禁忌证可以系统性地解决，还必须权衡神经阻滞的潜在益处。

神经系统

脊髓或外周神经病变

尽管目前没有证据显示脊髓或外周神经病变会增加椎管内麻醉镇痛的神经损伤易感性（二次打击现象），患有中枢神经系统或周围神经系统疾病[例如多发性硬化（multiple sclerosis，MS）或糖尿病性多发性神经病]的患者，应特别考虑采用椎管内麻醉技术的风险收益比。没有神经功能障碍的慢性腰背痛不是椎管内阻滞的禁忌证。

椎管狭窄

有椎管狭窄与椎管内麻醉技术后的神经损伤之间存在关联 [23]。但是，尚不清楚手术因素和脊椎疾病本身的自然病程是否也有关系。

脊柱手术

先前的脊柱手术不会使患者发生神经系统并发症 [23]。但是，在存在瘢痕组织、粘连、硬化或骨移植物的情况下，穿刺针进入脑脊液或硬膜外腔以及硬膜外导管的置入可能具有挑战性或失败。另外，局部麻醉药在脑脊液或硬膜外腔中的最终扩散是不可预测的和不完整的。

多发性硬化症

MS 患者可能对椎管内的局部麻醉药更敏感，并表现出长时间的运动和感觉阻滞。但没有证据显示椎管内麻醉与 MS 症状加重有任何关联 [24]。

脊柱裂

根据神经管缺损的严重程度，可能会增加穿刺针对脊髓造成的损伤。局部麻醉药在脑脊液和硬膜外腔（如果存在）中的扩散可能明显不同。在这些情况下，必须首先对神经系统状况进行仔细评估并做好风险与获益讨论的记录。

心脏（参见第 25 章）

主动脉瓣狭窄或固定心输出量

从理论上讲，蛛网膜下腔麻醉后 SVR 可能迅速显著降低对前负荷依赖的患者是一种风险，并可能导致严重的冠状动脉灌注降低[25]。在存在主动脉瓣狭窄时，必须根据每一个患者自身具体的病情严重程度、左心室功能和病情的紧急程度考虑是否进行椎管内麻醉。通过导管小剂量重复给予局部麻醉药可能可以更好地控制血流动力学。

低血容量

由于血管舒张作用，可能会发生严重的低血压反应。

血液系统

预防血栓和抗凝剂

低分子量肝素（low-molecular-weight heparin，LMWH）导致的脊髓血肿引起瘫痪的灾难性案例已经发生过。表 17-1 总结了美国区域麻醉和疼痛医学学会（American Society of Regional Anesthesia and Pain Medicine，ASRA）和其他专业学会关于患者接受抗血栓形成或溶栓治疗的患者（包括导管拔出）进行椎管内技术的指南。

遗传性凝血病

当因子 Ⅷ、von Willebrand 因子和瑞斯托霉素（ristocetin）辅因子活性高于 0.5IU/mL 或血小板计数为超过 50×10^9/L 时，血友病、von Willebrand 病或特发性血小板减少性紫癜的患者经椎管内麻醉后出血并发症很少发生。在产科和普通人群中，进行神经阻滞的最低安全因子水平和血小板计数仍未确定[26]。

感染

理论上讲，存在全身感染的患者我们会担心医源性的原因使感染播散入椎管内，特别是椎管内还留置着导管时。对于严重的菌血症或感染性休克患者，严重的血管舒张可能是避免采用椎管内麻醉的充分理由。尽管腰穿可能是鉴别未知发热原因的关

键技术，一些医生还是会避免在发热患者进行椎管内操作。抗生素治疗证实有效后，有全身感染迹象的患者可以安全地进行椎管内麻醉[27]。

蛛网膜下腔麻醉

影响麻醉平面高度的因素

图 17-9 概述了各种外科手术所需的皮肤阻滞平面。腹腔内结构如腹膜（T_4）、膀胱（T_{10}）和子宫（T_{10}）的脊髓神经支配可能比相应手术操作的皮肤切口的支配神经靠近头侧得多。药物、患者和操作因素均可影响椎管内局部麻醉药的分布[28]，但麻醉实施者无法控制所有因素，从而导致患者之间的显著差异（表 17-2）。最终可知，剂量、比重和患者体位最为重要。

药物因素

比重

比重是局部麻醉药溶液的密度与脑脊液密度之比。通常将其定义为 37℃，因为密度会随温度反向变化。例如，普通的 0.5% 丁哌卡因在 24℃时可能是等比重的，但在 37℃时则略微轻比重。脑脊液的密度为 1.000 59g/L。具有与脑脊液相同密度的局部麻醉药溶液称为等比重溶液，具有比脑脊液更高密度的局部麻醉药溶液称为重比重溶液，而具有较低密度的局部麻醉药溶液称为轻比重溶液。通常添加葡萄糖或无菌水使局部麻醉药成为重比重或轻比重。重比重溶液的扩散更可预测[29]，易于扩散到椎管的低处。低压溶液扩散到高处，而等比重液往往不受重力的影响。因此，对侧卧位患者给予重比重局部麻醉药会优先阻滞下侧。在蛛网膜下腔内给药后立即置于水平仰卧位的患者，椎管的自然弯曲会影响局部麻醉药的扩散。在 $L_3 \sim L_4$ 或 $L_4 \sim L_5$ 间隙处注射的重比重局部麻醉药将从腰椎前凸的高处向胸椎后凸的低处扩散，与等比重或轻比重溶液相比，麻醉平面更高[28]。

剂量、容量和浓度

剂量、容量和浓度之间有着千丝万缕的联系（容量×浓度=剂量），但是剂量是等比重和轻比重溶液局部麻醉药扩散的最可靠的决定因素（麻醉平面高度）[30]，重比重局部麻醉药的注射主要受比重影响。

如果控制所有其他因素，选择局部麻醉药或佐剂（阿片类药物除外）不会影响扩散。阿片类药物可

| 表 17-1 | 接受血栓预防治疗患者的椎管内麻醉[a] | | | |

建议来源	抗血小板药物	皮下 UFH	静脉 UFH	LMWH
德国麻醉与重症医学会[b]	NSAID：无禁忌证；停用 LMWH，磺达肝癸钠 36～42 小时 噻吩并吡啶和 GPⅡb/Ⅲa 禁忌	肝素注射 4 小时后方可进行穿刺；穿刺或拔出导管后 1 小时方可注射肝素	停用肝素 4 小时后穿刺和 / 或拔除导管，椎管操作 1 小时后可使用肝素；如果有穿刺创伤，则应延迟 12 小时再进行冠脉搭桥手术	LMWH 预防计量 10～12 小时后方可进行椎管内阻滞；穿刺或放置导管 4 小时后可给予下一个剂量 治疗性剂量则延迟 24 小时后方可进行椎管内阻滞
比利时区域麻醉协会[c]	NSAID：无禁忌证。提前停用噻氯匹定 14 天，氯吡格雷 7 天，GPⅡb/Ⅲa 抑制剂 8～48 小时	未讨论	椎管内操作 1 小时后方可使用肝素 aPTT 恢复正常后方可拔出导管；1 小时后可重新使用肝素	LMWH 预防计量 10～12 小时后进行椎管阻滞；穿刺或放置导管 4 小时后方可给予下一个剂量 治疗剂量 24 小时后方可进行椎管内阻滞
美国区域麻醉与疼痛医学会	NSAID：无禁忌证 提前停用噻氯匹定 14 天，氯吡格雷 7 天，GPⅡb/Ⅲa 抑制剂 8～48 小时	每天两次给药且每日总剂量＜10 000U 时无禁忌证，如果预计会有穿刺困难，可考虑将肝素延迟至穿刺后使用。尚未确定每天接受 10 000 单位 UFH 剂量或每日两次以上 UFH 剂量的患者进行椎管内阻滞的安全性	椎管内操作 1 小时后使用肝素，最后一次肝素用药 2～4 小时后拔出导管；如果有创伤，无须强制性延迟手术	每天两次剂量：无论何种操作，术后 24 小时后可接受 LMWH 治疗；术后首次 LMWH 2 小时之前拔出导管 每日一次剂量：参照欧洲麻醉协会的建议，但无其他抗凝使用 治疗剂量：延迟 24 小时后进行阻滞
美国胸科医师学院[d]	NSAID：无禁忌证。在椎管阻滞前 7 天停用氯吡格雷	给药 8～12 小时后方可穿刺；阻滞或拔出导管 2 小时后方可给予下一剂量	延迟进行穿刺直到抗凝作用降到最低	给药 8～12 小时后穿刺；穿刺或拔出导管 2 小时后可给予后续剂量 每日两次给药预防剂量可以安全留置导管 治疗剂量：延迟 18 小时以上再进行阻滞

[a] 对于接受深部神经丛或周围神经阻滞的患者，请遵循美国区域麻醉学会（ASRA）关于椎管内阻滞技术的建议。

[b] 根据德国麻醉与重症医学会共识指南修改。

[c] 根据比利时区域麻醉协会改编。抗凝药与椎管内阻滞工作组。

[d] 由美国胸科医师学院改编。

aPTT，活化的部分凝血活酶时间；GPⅡb/Ⅲa，糖蛋白Ⅱb/Ⅲa；LMWH，低分子肝素；NSAID，非甾体抗炎药；UFH，普通肝素

引自：Horlocker TT, Wedel DJ, Rowlingson JC, et al. Regional Anesthesia in the Patient Receiving Antithrombotic or Thrombolytic Therapy American Society of Regional Anesthesia and Pain Medicine Evidence-Based Guidelines（Third Edition）. *Reg Anesth Pain Med*. 2010; 35(1): 64-101.

第三篇

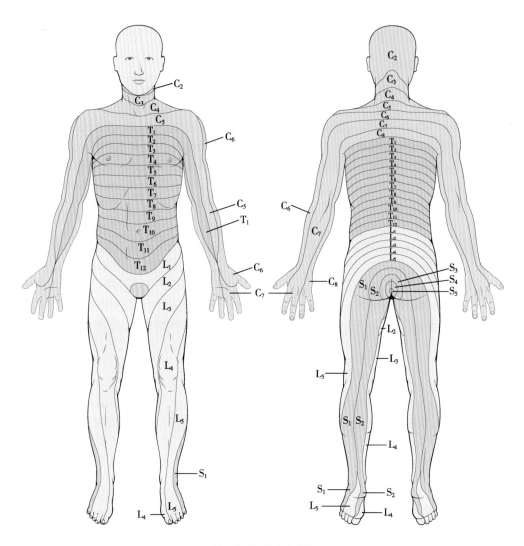

外科手术所需的麻醉感觉平面

感觉平面	手术类型
$S_2 \sim S_5$	痔切除术
$L_2 \sim L_3$（膝）	足部手术
$L_1 \sim L_3$（腹股沟韧带）	下肢手术
T_{10}（脐）	髋手术 经尿道前列腺切除术 阴道分娩
$T_6 \sim T_7$（剑突）	下腹部手术 阑尾切除术
T_4（乳头）	上腹部手术 剖宫产

图 17-9 脊神经的感觉神经支配区域和各种外科手术所需的感觉阻滞水平。请注意，胸段神经支配胸部和腹部，而腰段神经支配下肢（改编自：Veering BT, Cousins MJ. Epidural neural blockade. In Cousins MJ, Bridenbaugh PO, Carr DB, Horlocker TT, eds. *Neural Blockade in Clinical Anesthesia and Management of Pain*. Philiadelphia: Lippincott-Raven；2009：241-295.）

表 17-2　影响脊髓局部麻醉药分布和阻滞高度的因素

因素	更重要	不太重要	不重要
药物因素	剂量 比重	容量 浓度 注射温度 黏度	除阿片药物以外 的佐剂
患者因素	脑脊液容量 高龄 怀孕	体重 身高 脊柱解剖 腹内压	绝经 性别
操作因素	患者体位 蛛网膜下腔麻醉后硬膜外注射	注射节段（轻比重比重比重影响更明显） 注射速度 针孔方向 穿刺针型号	

改编自：Greene NM. Distribution of local anesthetic solutions within the subarachnoid space. Anesth Analg. 1985；64（7）：715-730.

能会增大平均扩散范围[28]，这可能是由于在局部麻醉药扩散所至的最远处单纯局部麻醉药的效果只是亚临床麻醉程度，而添加的阿片类药物通过其药理作用增强了麻醉效果[31]。

患者因素

　　许多患者因素可能会影响蛛网膜下腔麻醉的阻滞水平。这些因素包括极端的身高（矮或高）、体重（瘦或肥胖）、年龄（儿童或老年人）和性别。在"正常身高体重"的成年人，患者的身高不会影响蛛网膜下腔麻醉的扩散。但是，与局部麻醉药扩散有关的脊柱长度会影响局部麻醉剂扩散，从而影响剂量。

　　尽管腰部的脑脊液压力相对恒定，但不同患者的脑脊液容量会有所不同，这会影响阻滞的最高平面和消退[32]。尽管麻醉平面高度随脑脊液量而间接变化，但脑脊液容量与体重以外的其他测量数据并没有很好的相关性[32]。肥胖患者腹部质量的增加以及硬膜外脂肪的增加可能在理论上可能会降低脑脊液量并因此会增加局部麻醉药的扩散和阻滞高度[33]。

　　脑脊液密度取决于性别、更年期状态和怀孕（参见第 33 章），但这些因素的临床相关性可能并不重要。

　　高龄与麻醉平面高度增加有关（参见第 35 章）。在老年患者中，脑脊液体积减少，而其比重增加。此外，在老年人群中，神经根可能对局部麻醉药更敏感。

　　侧卧位时，男性肩膀相对于臀部更宽，使得这个姿势稍微向上，而女性则相反。尽管如此，目前尚不清楚在侧卧位时男性是否真比女性减少了向头侧的扩散。

　　脊柱的变化如脊柱侧弯会使穿刺针置入更加困难，但是如果患者仰卧，则对局部麻醉药的扩散几乎没有影响。但是，后凸畸形的患者仰卧可能会影响重比重溶液的扩散。

　　怀孕期间腰椎前凸的变化、脑脊液的体积和密度、与单胎相比双胎妊娠腹腔内压力升高（可能）和孕激素介导的神经元敏感性增高等（参见第 33 章），都促进了局部麻醉药的扩散。

操作因素

　　注射后 20～25 分钟，蛛网膜下腔内局部麻醉药的扩散似乎停止了。因此，在此期间，尤其是在最初的几分钟内，摆放患者的体位最为重要。尽管 10° 头高位可以减少重比重溶液的扩散而不会损害血流动力学，但头低位并不总会增加重比重丁哌卡因的扩散。髋关节屈曲与头低脚高位相结合，可使腰椎前凸变平直，并增加重比重溶液向头端扩散[34]。使用小剂量局部麻醉药并且患者保持 30 分钟的坐姿，可以实现"鞍区麻醉"。如果对坐姿患者进行蛛网膜下腔麻醉，使用轻比重溶液则使麻醉平面更高。

　　特殊类型的穿刺针和孔口方向可能会影响阻滞质量。使用轻比重溶液，Whitacre 穿刺针的孔口朝向头端，而不是 Sprotte 穿刺针，会产生更大的扩散[35]。针孔的方向似乎不会影响重比重溶液的扩散。将针孔朝向一侧（并使用重比重麻醉药）时，如果使用 Whitacre 而非 Quincke 针，仍然能获得更明显的单侧阻滞 [36]。

注射平面并不影响重比重溶液的麻醉平面高度。使用等比重溶液时，注射平面越靠向头侧，麻醉平面通常越高 [37]。等比重和重比重溶液的注射速率和往返吸注（反复抽吸脑脊液和再次注入）未显示出会影响麻醉平面高度。蛛网膜下腔麻醉后向硬膜外腔内注射局部麻醉药或生理盐水会增加麻醉平面高度，稍后将进行讨论。

麻醉持续时间

持续时间主要受剂量 [38]、局部麻醉药的内在特性（影响从蛛网膜下腔消除）和使用佐剂（如果有）的影响。重比重溶液比等比重溶液的作用持续时间短 [38]。

药理学

鞘内局部麻醉药的临床作用是通过脑脊液中药物的吸收和分布以及消除来介导的。这些变量又部分由局部麻醉溶液的解离电离常数（pKa）、脂质溶解度和蛋白质结合决定。局部麻醉药通常不是根据其药理结构（即酰胺或酯）而是根据其作用持续时间进行分类。局部麻醉药的选择和剂量取决于手术预期的持续时间和特点（部位，下床活动锻炼）。表 17-3 列出了通常用于蛛网膜下腔麻醉的一系列局部麻醉药，以及相应的剂量、起效时间和持续时间。

短效和中效局部麻醉药

普鲁卡因是一种酯类局部麻醉药，也是最古老的蛛网膜下腔麻醉药之一。它不常用的原因是失败率

表 17-3 蛛网膜下腔麻醉常用局部麻醉药 [a] 的剂量、阻滞高度、起效时间和持续时间

局部麻醉药混合物	剂量 /mg 达到 T_{10} 水平	达到 T_4 水平	持续时间 /min 未加缩血管药物	肾上腺素（0.2mg）	起效时间 /min
5% 利多卡因（含 / 不含葡萄糖）	40~75	75~100	60~150[b]	20%~50%	3~5
1.5% 甲哌卡因（不含葡萄糖）	30~45[c]	60~80[d]	120~180[e]	—	2~4
3% 氯普鲁卡因（含 / 不含葡萄糖）	30~40	40~60	40~90[f]	不推荐	2~4
0.5%~0.75% 丁哌卡因（不含葡萄糖）	10~15	12~20	130~230[g]	20%~50%	4~8
0.5% 左旋丁哌卡因（不含葡萄糖）	10~15	12~20	140~230[g]	—	4~8
罗哌卡因 0.5%~1%（含 / 不含葡萄糖）	12~18	18~25	80~210[h]	—	3~8

注意：持续时间取决于阻滞消退的测量方式，研究之间差异很大。

[a] 利多卡因现在不常用了。

[b] 消退到 T_{12}。

[c] 注意，这些剂量的阻滞峰高度为 T_{12}，但并非所有病例均如此。

[d] 在这项研究中，60mg 的平均最高阻滞高度是 T_5，而不是 T_4。

[e] 在阻滞持续时间内消退到 S_1。

[f] 消退到 L_1。

[g] 消退到 L_2。

[h] 消退到 S_2。

引自：Brull R, Macfarlane AJR, Chan VWS. Spinal, epidural, and caudal anesthesia. In Miller RD, Cohen NH, Eriksson LI, et al, eds. *Miller's Anesthesia*. 8th ed. Philadelphia: Saunders Elsevier; 2015: 1696, Table 56-4.

比利多卡因更高,患者更易发生恶心,恢复时间更长。

氯普鲁卡因是一种超短效酯类麻醉药,可通过拟胆碱酯酶快速代谢而对全身或胎儿的影响最小。氯普鲁卡因在门诊外科手术中受到关注,比普鲁卡因、利多卡因和丁哌卡因的蛛网膜下腔麻醉作用时间更短,恢复更快[39]。但可能会导致暂时性神经系统症状(transient neurologic symptoms,TNS),尽管比利多卡因(14%)低得多(0.6%)[40]。

阿替卡因是通过非特异性胆碱酯酶代谢的酯类麻醉药,已被广泛用于牙神经阻滞。它尚未用于蛛网膜下腔麻醉。

利多卡因是一种亲水性的、蛋白结合相对较弱的酰胺局部麻醉药,起效迅速、持续时间中等。由于与永久性神经损伤和短暂神经症状(transient neurologic symptoms,TNS)都有关联(稍后将在"并发症"下进行讨论),利多卡因运用于鞘内注射有所减少。

丙胺卡因是一种酰胺类局部麻醉药,作用持续时间中等。它几乎不会导致 TNS,可用于门诊手术(参见第 37 章)。大剂量(>600mg;不用于蛛网膜下腔麻醉)的丙胺卡因可导致高铁血红蛋白血症。

甲哌卡因是一种酰胺类局部麻醉药,重比重甲哌卡因 TNS 的发生率与利多卡因相似[40]。等比重制剂可使 TNS 发生率降低。

长效局部麻醉药

丁卡因是一种酯类化合物,以类烟碱晶体或 1% 等张溶液。0.5% 的重比重制剂可以用于会阴和腹部手术。由于单独使用丁卡因阻滞的持续时间可能不可靠,因此通常将丁卡因与血管收缩药佐剂联合使用。尽管这样的组合可以提供长达 5 个小时的麻醉,但是加入去氧肾上腺素与 TNS 特别相关。

丁哌卡因是一种与蛋白高度结合的酰胺类麻醉药,由于 pKa 相对较高,起效较慢,作用时间为 2.5~3 小时[41]。在门诊手术中,丁哌卡因的剂量低至 4~5mg[42]。丁哌卡因罕与 TNS 相关。

左旋丁哌卡因是外消旋丁哌卡因的纯 S(−)对映体。尽管左旋丁哌卡因的效价似乎略低于丁哌卡因,但大多数临床研究使用相同剂量的左旋丁哌卡因和丁哌卡因进行蛛网膜下腔麻醉的临床疗效均无显著差异。左丁哌卡因的心脏毒性比丁哌卡因小,但这只是蛛网膜下腔麻醉中的理论上的风险。

罗哌卡因是另一种与蛋白高度结合的酰胺类局部麻醉药。与丁哌卡因的 pKa(8.1)相同,它起效缓慢,作用时间长,但效力较差。罗哌卡因用于蛛网膜下腔麻醉的可能优势是心脏毒性更低,以及感觉与运动分离的特点。当给予与丁哌卡因同等剂量的药物时,罗哌卡因运动阻滞更轻,恢复更早[43]。

蛛网膜下腔麻醉佐剂

多种药物可能会对脊髓和神经根产生直接的麻醉作用,或延长感觉和运动阻滞的持续时间。此类药物的联合用药通常可以减少局部麻醉药的剂量,其优点是可以避免运动阻滞和恢复更快,同时仍然能产生相同程度的镇痛作用。

添加到脑脊液中的阿片类药物的作用机制复杂,直接激活脊髓背角阿片受体,脑脊液转运后激活大脑阿片受体,以及血管摄取后对外周和中枢系统的影响。在每个部位的作用取决于所给予的剂量和阿片药物的理化特性,特别是脂溶性。高脂溶性药物(例如芬太尼和舒芬太尼)比亲水性阿片类药物起效更快,作用时间更短。较高的脂质溶解度还导致血管(导致全身作用)和脂肪组织的快速摄取。因此,亲脂性阿片类药物在脑脊液中的扩散比亲水性阿片类药物如(不含防腐剂)吗啡更受限制,后者由于从脑脊液中摄取和清除较慢而表现出更广的扩散。因此亲水性阿片类药物更容易导致迟发的呼吸抑制。神经组织和血管摄取的程度也影响鞘内阿片类药物的效力。例如,吗啡在鞘内与静脉的相对效价为 200:1~300:1,而对于芬太尼和舒芬太尼,其相对效价仅为 10:1~20:1[44]。鞘内阿片类药物的其他副作用将在"并发症"中进行讨论。

亲水性阿片类药物

不含防腐剂的吗啡被广泛使用,可实现长达 24 小时的镇痛效果[45],100μg 吗啡可以为剖宫产提供足够的镇痛效果,且副作用极小(参见第 33 章)。大型骨科手术最有效的剂量尚不清楚[46],但是如果剂量等于或大于 300μg,则副作用会增加而镇痛效果却不会得到改善。通常把蛛网膜下腔单独给予阿片类药物作为硬膜外局部麻醉药的一种简单替代镇痛方法。对于大型腹部手术或开胸手术,可以使用 500μg 或更多。但是,最佳剂量仍不清楚。

二乙酰吗啡(海洛因)是一种脂溶性前体药物,比吗啡穿过硬脊膜的速度更快,并且从脑脊液中清除的速度比吗啡更快。它可以被转化为吗啡和 6-单乙酰基吗啡,它们都是有相当长作用时间的 μ-受体激动剂。

氢吗啡酮不常用于蛛网膜下腔镇痛,与吗啡相比没有任何优势。另外,几乎没有可用的数据。

哌替啶是一种中等脂质溶解度的阿片类药物,

但它也有一些局部麻醉药的特性。尽管它曾在产科和普外科手术中作为单一的鞘内麻醉药，但已很少使用。神经毒性特征尚不清楚。

亲脂阿片类药物

芬太尼和舒芬太尼经常在产科用于分娩镇痛和剖宫产（参见第 33 章）。芬太尼可用于门诊手术，因为它的起效时间为 10～20 分钟，持续时间较短，为 4～6 小时。

血管收缩药物

肾上腺素和去氧肾上腺素可以延长局部麻醉药的感觉和运动阻滞。α_1- 肾上腺素能介导的血管收缩作用可以减少局部麻醉药的全身吸收，肾上腺素也可以通过直接的 α_2- 肾上腺素能介导的作用增强镇痛作用。肾上腺素可以延长丁卡因、利多卡因和丁哌卡因的蛛网膜下腔麻醉作用。尽管没有数据支持这一理论，但人们担心强效的血管收缩作用会给蛛网膜下腔的血液供应带来危险。去氧肾上腺素可以延长利多卡因和丁卡因蛛网膜下腔麻醉的作用时间，但会导致 TNS。

α_2- 肾上腺素能受体激动剂

鞘内注射可乐定、右美托咪定和肾上腺素均作用于脊髓背角的节前和节后 α_2- 肾上腺素能受体。可乐定将感觉和运动阻滞延长约 1 小时，并能加强镇痛效果。它导致的尿潴留比吗啡少，但可以导致（与剂量无关）低血压和镇静作用，持续时间长达 8 小时。右美托咪定的 α_2- 肾上腺素能受体选择性比可乐定约高 10 倍，并可以延长运动和感觉阻滞，而对血流动力学无影响。

其他药物

鞘内注射新斯的明可以延长运动和感觉阻滞，并减少术后其他镇痛药物的使用，但其益处受到恶心、呕吐、心动过缓以及高剂量下肢四肢无力的限制。咪达唑仑还可以增加感觉和运动阻滞，而没有不利影响，看起来是安全的。鞘内注射氯胺酮、腺苷、曲马多、镁和非甾体抗炎药不太可能具有任何临床价值。

方法

蛛网膜下腔麻醉可以分为一系列步骤：准备（preparation）、患者体位（position）、体表投影（projection）和穿刺（puncture）（即四个 P）。

准备

必须获得知情同意，并记录风险。必须有复苏设备，应确保静脉通路，并且必须进行标准监测。

腰穿针最重要的特征是尖端的形状和直径。针尖形状可以切开（Pitkin 和 Quincke-Babcock）或分开硬脊膜（Whitacre 和 Sprotte）（图 17-10）。在后一组针中，针头具有锥形铅笔尖似的尖端，可提供更好的触觉，但更重要的是，它减少了硬膜穿刺后头痛的发生率。使用较小的穿刺针可将硬膜外穿刺头痛的发生率从使用 22G 穿刺针的 40% 降低到使用 29G 穿刺针的不到 2%。但是，使用 29G 针会增加失败率[47]，因此 25G、26G 和 27G 的铅笔尖针可能代表了最佳的穿刺针选择。

严格的无菌技术至关重要。腰穿后细菌性脑膜炎的最常见生物之一是口腔共生绿色链球菌，强调戴口罩。氯己定和酒精混合使用是清洁背部的最有效方法[48]。由于氯己定具有神经毒性，因此在穿刺皮肤之前必须让氯己定完全干燥。

当前的共识指南指出，应在患者清醒时进行椎管内阻滞[21]，除非医师和患者认为获益大于风险。如果穿刺针非常靠近神经组织，全身麻醉或重度镇静会妨碍患者体察疼痛或感觉异常的警告信号。

体位（参见第 19 章）

患者的两个主要体位是侧卧位和坐位。俯卧位很少使用。任何一个特定体位的优势尚不清楚。如果需要，侧卧位有利于给予镇静药物，并可能更舒适。患者的背部平行于手术台边缘放置，大腿弯曲到腹部，颈部弯曲使前额尽可能靠近膝盖，以试图"打开"椎体间隙。患者摆放的体位应有助于轻比重、等比重或重比重溶液向手术部位扩散达到最佳效果。

当患者处于坐姿时，中线的识别可能会更容易，尤其是在肥胖或脊柱侧弯使中线解剖结构难以检查时。助手帮助将患者保持在垂直平面上，同时将患者的脖子和手臂弯曲在枕头上，放松肩膀，并要求患者把腰背部"拱出"以打开腰椎空间。坐位穿刺可能使患者更容易发生低血压。

体表投影和穿刺

脊髓的末端位于 L_1～L_2 的水平，因此应避免将穿刺针刺入该水平以上。嵴间线是在两个髂嵴最高点的连线。它对应于 L_4 椎体或 L_4～L_5 间隙的水平[49]，但可能不完全可靠。一旦选择了适当的间隙（通常是 L_3～L_4，L_2～L_3 或 L_4～L_5），局部麻醉药局部浸润，

前视图

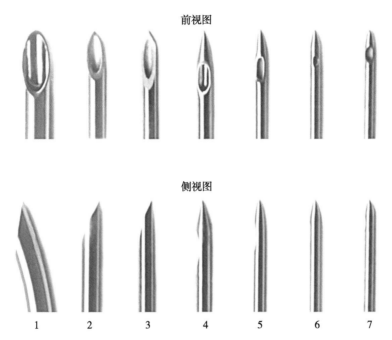

侧视图

1　　2　　3　　4　　5　　6　　7

图 17-10　（1）18G Tuohy 针。（2）20G Quincke 针。（3）22G Quincke 针。（4）24G Sprotte 针。（5）25G Polymedic 针。（6）25G Whitacre 针。（7）26G Gertie Marx 针（引自：Schneider MC, Schmid M. Postdural puncture headache. In Birnbach DJ, Gatt SP, Datta S, eds. *Textbook of Obstetric Anesthesia*. Philadelphia：Churchill Livingstone；2000：487-503.）

并以 10°～15° 的头侧倾斜刺入导引针，通过皮肤、皮下组织和棘上韧带到达棘间韧带。腰穿针的斜面平行于中线并缓慢前进，直到在穿刺针针穿过黄韧带和硬脊膜时注意到阻力的特征性变化。穿过硬脊膜时，经常会产生轻微的"喀哒"或"砰"声。然后取下穿刺针芯，并在针尾接口处出现透明的脑脊液。如果脑脊液不流动，则可能穿刺针被堵塞了，以每次增加 90° 进行旋转，直到出现脑脊液。如果脑脊液仍然没出现，则应将穿刺针前进几毫米并重新检查。如果依然未出现脑脊液，则应拔出穿刺针并重复上述穿刺的步骤。在脑脊液流出后，以约 0.2mL/s 的速度注射麻醉药物。注射完成后，可以将脑脊液抽吸到注射器中，然后重新注入到蛛网膜下腔中以再次确认位置。

旁正中入路在棘间韧带弥漫钙化时可能特别有用。在相应的棘突外侧 1cm、尾侧 1cm 作局部麻醉药皮丘[1]。腰穿导引针与腰穿针向头向内侧偏离矢状平面 10°～15° 刺入（图 17-11）。如果穿刺针碰到骨头，则将穿刺针稍微更偏向头侧重新定位，让穿刺针"翻过"椎板。可能会体察到穿刺针穿过黄韧带和硬脊膜的特征性感觉，但这种方法中，穿刺针不会穿过棘上韧带和棘间韧带。

特殊蛛网膜下腔麻醉方法

连续蛛网膜下腔麻醉允许逐渐增加局部麻醉药的剂量，从而可以将麻醉药逐渐调整到适当的水平，与单次蛛网膜下腔注射相比，具有更好的血流动力学稳定性[50]。这种方法对于患有严重主动脉瓣狭窄的患者或患有复杂心脏病的孕妇控制动脉血压十分有用。它也可以用于长时间的手术，或者既往有脊柱手术史的患者可能会妨碍局部麻醉药在硬膜外的扩散，这与腰 - 硬联合麻醉（combined spinal-epidural，CSE）技术不同。可以在蛛网膜下腔留置微导管，但是小号的导管（尤其是小于 24G）已与马尾神经综合征相关[51]，这可能是由于腰骶部局部麻醉药汇集所致。也有鞘管针装置（导管包绕着针芯，类似静脉留置针）可用于连续蛛网膜下腔麻醉，其优点是在导管周围脑脊液的渗漏减少，但可能更难置放。

1　译者注：根据图 17-11 的描述，此处应为"中线外 1cm、距上一个棘突的下缘尾端 1cm 处"。

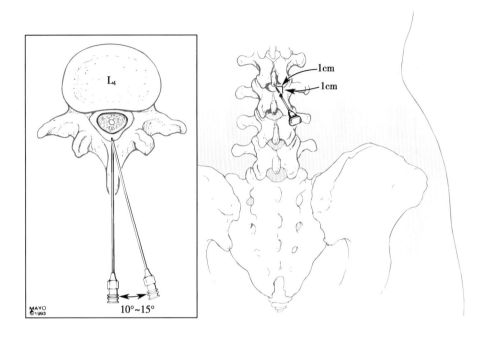

图 17-11　椎管内麻醉的正中和旁正中入路的椎骨解剖图。图中正中入路突出显示仅需要在两个平面上进行解剖投影：矢状面与水平面。尽管旁正中入路在患者无法配合以最大程度减小其腰椎前突程度时可能更容易，但如插图和后视图所示旁正中入路需要考虑另外一个斜面。旁正中入路时穿刺针在中线外 1cm、距上一个棘突的下缘下 1cm 处刺入。如插图所示，旁正中入路时穿刺针旁开矢状面约 15° 刺入（Courtesy of the Mayo Foundation，Rochester，Minn）

术语"**单侧腰麻**"和"**选择性腰麻**"略有重叠，但均指小剂量技术，这些技术利用局部麻醉药的比重和患者的体位来加快康复。例如，侧卧位使用 4～5mg 高比重丁哌卡因蛛网膜下腔麻醉足以满足膝关节镜检查。在选择性腰麻中，使用最小量局部麻醉药的目标是只麻醉特定区域的感觉纤维[52]。

麻醉监测

一旦使用了蛛网膜下腔麻醉药，就必须评估感觉和运动阻滞的起效时间、程度和质量，同时应监测交感神经阻滞所致的心率和动脉血压变化。代表 C 纤维的冷感觉和代表 A-δ 纤维的针刺觉最常用于评估感觉阻滞。通常冷感觉最先丧失，先用氯乙烷喷雾剂、冰或酒精进行验证；然后针刺觉丧失，验证针刺觉时针不需要刺穿皮肤[6]；最后发生触觉丧失。改良 Bromage 量表（知识框 17-1）最常用于测量运动阻滞，尽管它仅代表腰骶部运动纤维[53]。确保冷感觉或针刺觉验证的阻滞水平比手术刺激的预期水平高 2～3 个节段，这就表明运动阻滞通常足够了。

硬膜外麻醉

影响硬膜外麻醉平面高度的因素

药物因素

注射药物的容量和总剂量是最重要的药物相关因素。一般原则，根据所要阻滞的平面，按照 1 个节段注入 1～2mL 溶液计算出药物总量进行阻滞。碳酸氢盐、肾上腺素和阿片类药物会影响镇痛和麻醉的起效、质量以及持续时间，而这些不会影响扩散（表 17-4）。

患者因素

年龄会影响硬膜外麻醉的平面高度。老年人的胸段硬膜外麻醉的药液容量需减少多达 40% 的容量，这可能是由于局部麻醉药通过椎间孔渗漏减少、硬膜外间隙顺应性降低或神经敏感性增加所致（参见第 35 章）。只有当患者是极端身高时才会影响硬

第三篇

| 知识框 17-1 | 改良 Bromage 量表 |

0 无运动阻滞
1 无法抬高伸直的小腿；能够移动膝盖和足
2 无法抬高伸直的小腿，无法移动膝盖；能够移动足
3 整个下肢完全不能运动

引自：Brull R, Macfarlane AJR, Chan VWS. Spinal, epidural, and caudal anesthesia. In Miller RD, Cohen NH, Eriksson LI, et al, eds. *Miller's Anesthesia*. 8th ed. Philadelphia: Saunders Elsevier; 2015, Box 56-1.

表 17-4 影响硬膜外局部麻醉药分布和阻滞平面高度的因素

因素	更重要	次要	不重要
药物因素	容量 剂量	浓度	佐剂
患者因素	高龄 怀孕	体重 身高 相邻体腔中的压力	
硬膜外操作因素	注射平面	患者体位	注射速度 针孔朝向

引自：Visser WA, Lee RA, Gielen MJM. Factors affecting the distribution of neural blockade by local anesthetics in epidural anesthesia and a comparison of lumbar versus thoracic epidural anesthesia. *Anesth Analg.* 2008; 107(2): 708-721.

膜外腔内麻醉药的扩散。体重与麻醉平面高度没有很好的相关性。产生相同的硬膜外麻醉孕妇所需的局部麻醉药较少，部分原因是由于腹压增加导致硬膜外静脉充血（参见第 33 章）。持续的气道正压会增加胸段硬膜外阻滞的麻醉平面高度。

硬膜外操作因素

注射平面是影响硬膜外麻醉平面高度的最重要的操作因素。在颈椎上段区域，注射溶液主要向尾端扩散，在胸椎中段区域均衡地向头端和尾端扩散，而在下胸段区域主要向头端扩散[54]。腰段硬膜外麻醉，向头端扩散比向尾端更多。有研究表明，相同容量的注射药液时腰段硬膜外麻醉比胸段阻滞的节段总数更少。患者的体位会影响腰部硬膜外注射，侧卧位时下侧优先扩散并且起效更快。坐位和仰卧位不影响硬膜外麻醉平面高度。但是，产科患者头低脚高位时的确会增大扩散范围。针的斜面方向和注射速度似乎不会影响大剂量注射药物的扩散。

药理学

硬膜外使用的局部麻醉药可以分为短效、中效和长效药物。单次大剂量局部麻醉药可提供 45 分钟至 4 小时不等的手术麻醉，具体取决于给药的类型和任何佐剂的使用（表 17-5）。然而，最常见的是留置硬膜外导管，以便可以不时地延长麻醉或镇痛作用。

短效和中效局部麻醉药

普鲁卡因不常用，因为阻滞不可靠且效果差。

表 17-5 比较硬膜外给予 20～30mL 容量的局部麻醉药的起效时间和镇痛持续时间

药物	浓度 /%	起效时间	持续时间 /min	
			未加缩血管药物	1 : 200 000 肾上腺素
2- 氯普鲁卡因	3	10～15	45～60	60～90
利多卡因	2	15	80～120	120～180
甲哌卡因	2	15	90～140	140～200
丁哌卡因	0.5～0.75	20	165～225	180～240
依替卡因	1	15	120～200	150～225
罗哌卡因	0.75～1	15～20	140～180	150～200
左旋丁哌卡因	0.5～0.75	15～20	150～225	150～240

引自：Cousins MJ, Bromage PR. Epidural neural blockade. In Cousins MJ, Bridenbaugh PO, eds. *Neural Blockade in Clinical Anesthesia and Management of Pain.* Philadelphia: JB Lippincott; 1988: 255; Brown DL. Spinal, epidural, and caudal anesthesia. In Miller RD, Cohen NH, Eriksson LI, et al, eds. *Miller's Anesthesia.* 7th ed. Philadelphia: Saunders Elsevier; 2010: 1611-1638.

氯普鲁卡因有 2% 和 3% 的不含防腐剂的溶液。在使用无防腐剂的制剂之前，大剂量氯普鲁卡因与腰背部的深处烧灼痛有关[55]。这被认为是乙二胺四乙酸螯合了钙并引起局部低钙血症所致。

阿替卡因尚未广泛用于硬膜外麻醉，也没有得到广泛研究。

利多卡因可用的有 1% 和 2% 的溶液。与蛛网膜下腔麻醉不同，TNS 通常与硬膜外注射利多卡因不相关。

丙胺卡因有 2% 和 3% 的溶液。2% 的溶液可产生感觉阻滞以及最小运动阻滞。大剂量丙胺卡因与高铁血红蛋白血症有关。

甲哌卡因有 1%、1.5% 和 2% 的无防腐剂溶液。2% 制剂的起效时间与利多卡因相似，约为 15 分钟，但持续时间略长（联合肾上腺素可长达 200 分钟）。

长效局部麻醉药

由于麻醉平面高度不可靠，以及大剂量时会导致全身毒性，丁卡因未得到广泛使用。

丁哌卡因有 0.25%、0.5% 和 0.75% 的无防腐剂溶液。诸如 0.125%～0.25% 更低浓度可用于镇痛。但是，其缺点包括心脏和中枢神经系统毒性以及更大剂量可能引起运动阻滞。

硬膜外给予左旋丁哌卡因具有与丁哌卡因相同的临床特征，并且心脏毒性更小。脂质体丁哌卡因目前还没有得到许可在硬膜外使用。

罗哌卡因有 0.2%、0.5%、0.75% 和 1.0% 的无防腐剂制剂。与丁哌卡因相比，它具有更高的安全性，癫痫发作阈值更高，心脏毒性更小。

硬膜外佐剂

血管收缩药

肾上腺素会减少硬膜外腔局部麻醉药的血管吸收。对利多卡因[56]、甲哌卡因和氯普鲁卡因的作用最大（延长 50%）；对丁哌卡因和左旋丁哌卡因较小；并限制用做罗哌卡因的佐剂，因为罗哌卡因已经具有内在的血管收缩特性（表 17-5）。肾上腺素本身也可能由于吸收到脑脊液中并激活背角 α_2- 肾上腺素能受体而具有一定的镇痛作用。去氧肾上腺素使用较少且效果不及肾上腺素。

阿片类药物

阿片类药物可协同增强硬膜外局部麻醉药的镇痛作用，而不会延长运动阻滞。局部麻醉药和阿片类药物的组合可减少每种药物的剂量相关副作用。阿片类药物相关的副作用是剂量依赖性的，并且似乎存在治疗上限效应，超过了该上限，只会增加副作用。阿片类药物也可以单独使用。硬膜外阿片类药物穿过硬脊膜和蛛网膜到达脑脊液和脊髓背角。亲脂性阿片类药物（例如芬太尼和舒芬太尼）分布到硬膜外脂肪中，因此在脑脊液中的浓度低于亲水性阿片类药物（例如吗啡和氢吗啡酮）。芬太尼和舒芬太尼也很容易被吸收进入体循环，这可能是主要的镇痛机制。

硬膜外腔中吗啡可以大剂量给药（持续时间长达 24 小时）或连续给药。副作用最小最佳注射镇痛剂量为 2.5～3.75mg[57]。氢吗啡酮比芬太尼更亲水，但比吗啡更亲脂，持续时间为 18 小时。硬膜外芬太尼和舒芬太尼起效较快，但持续时间较短（2～3 小时）。在英国会用到海洛因。Depodur 是吗啡的缓释脂质体制剂，可以单次用于腰部硬膜外给药，可以避免连续局部麻醉药输注和留置导管的问题。

α_2- 肾上腺素能激动剂

与运动阻滞相比，硬膜外使用可乐定可以延长感觉阻滞的时间，并降低硬膜外局部麻醉药和阿片类药物的需求。可乐定还可以降低免疫应激和细胞因子反应，但副作用包括低血压、心动过缓、口干和镇静。右美托咪定可以减少术中麻醉药的需求，改善术后镇痛，并延长感觉和运动阻滞。

其他药物

氯胺酮、新斯的明、咪达唑仑、曲马多、地塞米松和氟哌啶醇都已被研究，但并不常用。

碳酸和碳酸氢盐

溶液的碳酸化和添加碳酸氢盐都会升高溶液的 pH 值，因此会增加局部麻醉药的非离子游离碱比例。尽管从理论上讲，这可能会通过在神经干周围产生更快的神经内扩散和更快地渗透结缔组织，从而提高阻滞的起效速度和质量，但数据表明碳酸溶液没有临床优势[58, 59]。

方法

准备

如前所述，用于蛛网膜下腔麻醉的患者准备同样适用于硬膜外麻醉，即签署知情同意、监护、准备复苏设备和静脉通路。可以说，无菌操作比蛛网膜下腔麻醉更为重要，因为通常要在穿刺部位留置导管。必须了解手术的特点和持续时间，以便可以在适当的水平（表 17-6）进行硬膜外穿刺，并选择适当的药物[8]。风险和获益将根据患者合并症的严重程度而有所不同。最常用的是 Tuohy 针（图 17-10）。它通常为 16～18G，其杆身以 1cm 的间隔标记，并具有 15°～30° 的弯曲钝圆的 Huber 针尖，旨在减少意外硬膜穿刺的风险并向头端引导导管。导管由柔性的、标记了尺寸、不透射线的塑料制成，在末端附近有一个单孔或多个侧孔。多个孔可以改善镇痛效果，但在产妇中可能会增加将导管置入硬膜外腔静脉的风险。

体位

硬膜外穿刺所需的坐位和侧卧位与蛛网膜下腔麻醉的坐位和侧卧位相同，成功率相当。与蛛网膜下腔麻醉一样，理想的情况是在患者清醒时进行硬膜外麻醉[21]。

体表投影和穿刺

重要的体表标志包括嵴间线（对应于 L_4～L_5 间隙），肩胛骨的下角（对应于 T_7 椎体），肩胛冈的根部（T_3）和颈椎骨突起（C_7）（图 17-12）。超声检查可能有助于识别正确的胸椎间隙。

有多种不同的穿刺针入路：中线、旁正中、改良旁正中（Taylor 入路）和尾骨入路。对于腰椎和低段胸椎入路，通常选择正中入路，其入路角度仅略向头侧。在中胸段区域，由于棘突明显向下成角，因此入路应更偏头侧（图 17-5）。穿刺针应以可控方式推进，应保留针芯穿过棘上韧带并进入棘间韧带，此时可以取下针芯并连接注射器。这种方法可能会有阻力消失假阳性，这可能是由于棘突间韧带缺损所致。

识别硬膜外腔时，通常使用空气或盐水（或其混合物）来检测阻力消失（图 17-13）。每一种都涉及

用优势拇指向注射器的活塞间断（对于空气）或持续（对于生理盐水）施加轻柔压力，而用非优势手推进穿刺针。通常到黄韧带时会体验到阻力增加、质地更坚韧，随后当进入硬膜外腔时，施加到注射器活塞的压力使溶液无阻力地注入硬膜外腔。空气对于鉴别硬膜外腔可能不太可靠，会导致阻滞不完全，在极少数情况下可能会引起颅腔积气（可能导致头痛）甚至静脉空气栓塞。但是，研究表明不论使用空气或盐水，产科患者中其副作用并没有差别[60]。在置入硬膜外导管之前通过硬膜外针注射液体可以降低导管置入硬膜外腔静脉的风险[61]。但是，盐水可能会导致更难发现意外刺破硬脊膜。

使用悬滴技术，当穿刺针到达黄韧带后，将一滴溶液（例如生理盐水）注入穿刺针尾部的注射孔内。随后继续进针，当针尖到达硬膜外腔时，由于硬膜外腔内压力低于大气压，所以针尾的液滴被"吸进去"。

表 17-6	常规手术硬膜外穿刺部位建议	
手术	建议穿刺平面	备注
髋关节手术 下肢 产科镇痛	腰 L_2～L_5	
结肠切除术，直肠低位前切除	下胸段	头端扩散超过尾部
上腹部手术	T_6～T_8	
胸部	T_2～T_6	手术切口的中点水平

改编自：Modified from Visser WA, Lee RA, Gielen MJM. Factors affecting the distribution of neural blockade by local anesthetics in epidural anesthesia and a comparison of lumbar versus thoracic epidural anesthesia. *Anesth Analg.* 2008; 107(2): 708-721.

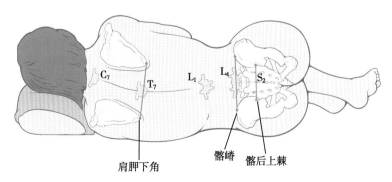

图 17-12　体表标志用于指导定位脊椎水平（引自：Brown DL, ed. *Atlas of Regional Anesthesia.* Philadelphia: WB Saunders; 1992.）

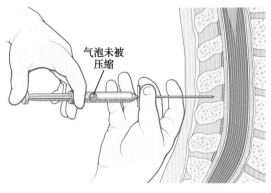

气泡未被
压缩

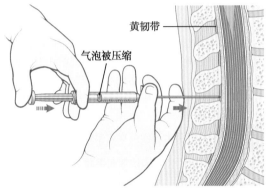

黄韧带

气泡被压缩

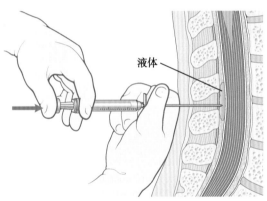

液体

图 17-13　阻力消失技术。将穿刺针刺入黄韧带，将含盐水和气泡的注射器连接至穿刺针尾。在注射器活塞上施加压力压缩气泡，小心地推进穿刺针，直至注射器活塞的阻力消失，这是确定穿刺针进入硬膜外腔的标志，此时液体很容易被注入硬膜外腔（引自：Afton-Bird G. Atlas of regional anesthesia. In Miller RD, ed. *Miller's Anesthesia*. Philadelphia：Elsevier；2005.）

当使用腰椎正中入路时，大多数（80%）患者从皮肤到黄韧带的深度在 3.5～6cm 之间。超声检查可以在置入穿刺针之前预测该深度。当确定硬膜外间隙时，记录穿刺针从皮肤到硬膜外腔的深度，移开注射器，轻轻置入导管并在硬膜外腔中留置导管 4～6cm。硬

膜外腔中留置导管长度不足 4cm 时可能会增加导管移位和镇痛不足的风险。导管置入太长会增加导管位置错误或其他并发症的可能性[62]。使用特殊的导电导管，可以用 Tsui 试验来确认导管尖端的位置[63]。其原理是通过低电流刺激脊神经根，导致相应肌肉抽搐。

旁正中入路

旁正中入路主要用在中 - 高胸段硬膜外穿刺，此段棘突成角更陡，穿刺间隙更窄。在目标间隙对应的上面的椎体棘突下端外侧 1～2cm 处进针。将针水平推进直至椎板后，再向中间和头端重新定位进入硬膜外腔。Taylor 法是经 L_5～S_1 间隙的一种改良旁正中入路方法，对于不能忍受或无法保持坐姿的创伤患者可能有用。将穿刺针刺入髂后上棘内侧 1cm 和下方 1cm，并向内、向头端成 45°～55° 角倾斜。在开始硬膜外局部麻醉药输注之前，先给予试探量。其目的是排除导管误入蛛网膜下腔或血管内。

腰 - 硬联合麻醉

CSE 麻醉更具灵活性，它具备腰麻的快速起效，而硬膜外导管在蛛网膜下腔麻醉的消退后还能继续实现麻醉或镇痛。这在产科中特别有用（参见第 33 章）。另一个优点是可以使用低剂量的鞘内局部麻醉药，必要时使用硬膜外导管来延长阻滞效果。经由导管向硬膜外腔单独注射局部麻醉药或生理盐水都会压缩硬膜囊并增加麻醉平面高度。后面这种硬膜外容积扩展（epidural volume extension，EVE）技术使得使用较小剂量的鞘内局部麻醉药，同时还能显著加快运动恢复[64]。这种顺序技术还为高危患者提供了更好的血流动力学稳定性。

方法

最常见的是先放置硬膜外穿刺针，然后使用专用套件（图 17-14）进行"针穿针"技术，或在相同或不同的间隙完全分开插入腰穿针。单独针头插入技术[65]的优点是能够在进行腰麻之前先确认硬膜外导管是否起作用，但理论上有切断已经置入的硬膜外导管的风险。

骶管麻醉

骶管麻醉在小儿麻醉中很常见（参见第 34 章）。在成年人中，当需要上腹部或胸部麻醉时，骶管麻醉

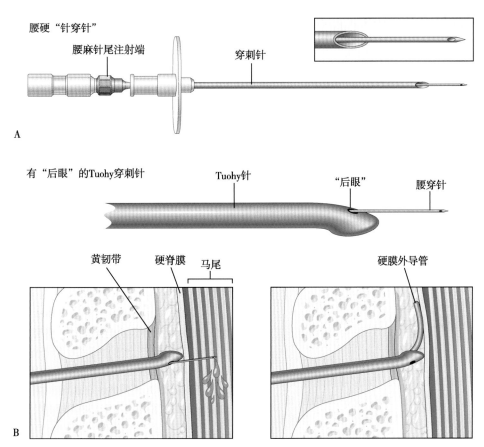

图 17-14 （A）腰硬联合技术使用了腰穿针和硬膜外穿刺针。（B）带"后眼"的 Tuohy 针，可将腰穿针直接刺入蛛网膜下腔（左图）中，然后拔出腰穿针将硬膜外导管放入硬膜外腔（改编自：Veering BT, Cousins MJ. Epidural neural blockade. In Cousins MJ, Bridenbaugh PO, Carr DB, Horlocker TT, eds. *Neural Blockade in Clinical Anesthesia and Management of Pain*. Philadelphia：Lippincott-Raven；2009：241-295.）

是无法达到的。因此，其在成人中的适应证与腰椎硬膜外麻醉的适应证相同。需要进行骶管麻醉（例如会阴、肛门、直肠手术），而脊柱手术瘢痕可能妨碍腰段椎管内麻醉时，或更常见的是慢性疼痛和癌性疼痛管理中，此方法最有用（参见第 44 章）。放射造影剂检查和超声检查都有助于引导正确置放穿刺针。

药理学

骶管麻醉所用的局部麻醉药与硬膜外麻醉与镇痛的用药相似。在成年人中，要达到相似的阻滞效果，骶管阻滞所用的局部麻醉药用量约是腰段硬膜外麻醉药用量的两倍。

方法

前面所述的患者准备同样适用于骶管麻醉。体位可以使用俯卧位、侧卧位和膝-胸位。骶管麻醉需要鉴别骶管裂孔。骶尾韧带（即黄韧带的延伸）覆盖在两个骶骨角之间的骶管裂孔上。定位髂后上棘，它们之间的连线作为等边三角形的底，可以大概估计骶管裂孔的位置（图 17-15）。

确定骶管裂孔后，使用局部麻醉药进行局部浸润，并以与骶骨成约 45° 的角度插入骶管穿刺针（如果要放置导管，则插入 Tuohy 针）。当穿刺针进入骶管时，留意穿刺针插入的阻力减小。穿刺针前进，直到接触到骨头（即骶骨腹板的背面），然后略微拔出，然后重新定向，减小相对于皮肤表面的插入角度。在男性患者中，该角度几乎平行于冠状平面。在女性患者中，需要略倾斜角度（15°）。在穿刺针重新定向的过程中，阻力消失法用以确认进入硬膜外腔，穿刺针进入骶管的深度不超过 1～2cm。在成年人中，穿刺针尖端绝不能超过 S_2 水平（大约髂后上棘下约 1cm），S_2 是硬膜囊延伸的水平。继续进针会增加刺

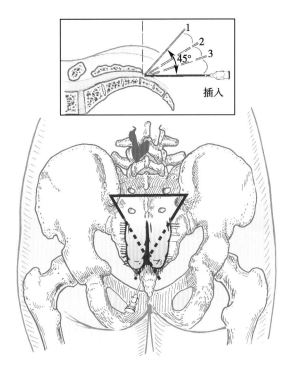

图 17-15　骶管麻醉技术。触诊手指通过使用等边三角形定位骶骨角。通过逐步插入和拔出（嵌入图，称为"1-2-3 插入"）完成穿刺针的插入，直到可以将针推进到骶管中并且可以轻松注射溶液为止（不会产生皮下积液）（引自：Brull R Macfarlane AJR, Chan VWS. Spinal, epidural, and caudal anesthesia. In Miller RD, Cohen NH, Eriksson LI, et al, eds. *Miller's Anesthesia*. 8th ed. Philadelphia：Saunders Elsevier；2015：Fig. 56-10.）

破硬膜和导管误入血管内的风险。在注射任何药物之前，应进行回抽以查看是否回抽有脑脊液，并给予试探量以排除误入血管内或鞘内。

并发症

应明确区分椎管内麻醉技术的生理作用与和并发症，并发症会带给患者伤害[66]。操作者必须对椎管内麻醉的相关风险有清楚认识并重视，因为灾难性损伤并不是没有。

神经系统

与椎管内麻醉相关的严重神经系统并发症很少见。

截瘫

报道的发生率约为每 10 000 人中有 0.1 例[67]。这种严重损伤的机制可能是多因素的。可能是穿刺针对脊髓造成直接损伤，但鞘内注射的药物可能有神经毒性。在 20 世纪 80 年代初期，几名患者出现了粘连性蛛网膜炎、马尾综合征或永久性麻痹，这可能与在短效酯类局部麻醉药氯普鲁卡因的早期（已停产）制剂中使用的低 pH 值和抗氧化亚硫酸氢钠防腐剂有关[68]。

严重的低血压或脊髓缺血也可能是重要的促成因素。先前曾描述过脊髓前动脉综合征，其特征是潜在不可逆的、无痛性的运动和感觉功能丧失但保留了本体感觉。

马尾综合征

马尾综合征的发病率约为每 10 000 人中 0.1 例，常常导致永久性神经功能损害[69]。脊髓腰骶神经根可能对直接暴露于大剂量局部麻醉药中特别敏感，无论是以单次注射相对较高浓度的局部麻醉药（例如 5% 利多卡因），还是通过连续导管（特别是如前所述的小规格）长期暴露于局部麻醉药的方式给药。

硬膜外血肿

椎管内出血可以引起脊髓缺血性压迫，并导致永久性神经功能损害。发生硬膜外血肿与许多危险因素有关，包括穿刺针 / 导管置入困难或穿刺损伤、凝血功能异常、老年患者和女性[70]；神经根性背痛，阻滞时间明显超过预期的椎管内阻滞的持续时间，膀胱或肠道功能不全通常与椎管内占位性病变有关，应紧急行磁共振成像。其发生率约为每 10 000 人发生 0.07 例[67]。

神经损伤

目前的结论是，与蛛网膜下腔麻醉相比，硬膜外麻醉（包括 CSE）发生神经根病或周围神经病变的概率更高[69]。与产科、儿科和慢性疼痛相比，成人围手术期麻醉或镇痛为目的的椎管内麻醉发生神经系统并发症的风险似乎更高[67]。永久性神经损伤的发生率约为每 10 000 人中有 0.1 例[67]。椎管内操作过程中发生神经根疼痛或感觉异常是危险因素。

硬脊膜穿刺后头痛

这种头痛相对常见，是由于硬膜无意或有意刺破引起的。蛛网膜下腔麻醉的发生率约为 1%，可通过使用更小号的非切割性尖端腰麻针、使穿刺针的斜面与脊柱长轴平行减少其发生。在产科中，约 1.5% 的患者可能发生意外的硬脊膜穿刺，其中 52%～80% 的患者随后发展为硬脊膜穿刺后头痛[71]。知识框 17-2 列出了腰穿后头痛的其他危险因素。

通过硬脊膜穿刺孔发生脑脊液损失会引起对疼痛敏感的颅内结构的牵引，因为大脑失去了支撑而下垂（图 17-16）。也许脑脊液的丧失会引发代偿性并导致疼痛的脑内血管扩张，以抵消颅内压的降低。硬脊膜穿刺后头痛的特征是额叶或枕部头痛，随直

立位或坐姿加重，仰卧可缓解[72]。相关症状包括恶心、呕吐、颈部疼痛、头晕、耳鸣、复视、听力下降、皮质盲、脑神经麻痹甚至癫痫发作。症状通常在手术后 3 天内开始，有 66% 的症状在开始的 48 小时内开始。大多数病例（72%）通常会在 7 天内自发消退，而 87% 的病例会在 6 个月内消退。

硬脊膜穿刺后头痛的保守治疗包括平卧、补液、咖啡因和口服镇痛药。使用舒马曲坦有不同的效果。硬膜外血补丁填充是治疗硬脊膜穿刺后头痛切实有效的方法[73]，单次填充的初始改善率可达 90%，61%～75% 的病例症状可以持续缓解。理想情况下，填充应在硬脊膜穿刺之后 24 小时以及在出现典型的硬脊膜穿刺后头痛症状后实施。预防性硬膜外血补丁填充是无效的。建议在硬膜穿破的水平或尾侧刺入填充血液的穿刺针，以 20mL 的血液作为合理的起始剂量[74]。如果第一次硬膜外血液填充无效，则可在 24～48 小时内进行第二次硬膜外血液填充。

知识框 17-2　各种因素与硬膜穿刺后头痛之间的关系

腰穿后可增加头痛发生率的因素

- 年龄：越年轻，越频繁
- 性别：女性 > 男性
- 穿刺尺寸：大 > 小
- 针尖斜面：当针尖斜面放置在椎管的长轴上时较少
- 怀孕：怀孕时更多
- 硬膜穿刺：多次穿刺更多

不会增加腰穿后头痛发生率的因素

- 持续蛛网膜下腔输注
- 下床活动的时间

短暂神经症状

TNS 的特点是臀部双侧或单侧辐射到小腿的疼痛，或者较少见的孤立的臀部或小腿的疼痛。症状会在没有其他意外的腰麻恢复正常的 24 小时内发生，并且与任何神经功能病损或实验室异常无关。疼痛可以是轻度或严重的，但通常会在不到 1 周的时间内自发缓解。鞘内注射利多卡因和甲哌卡因后更可能发生 TNS，而丁哌卡因的发生率则要低得多[75]。

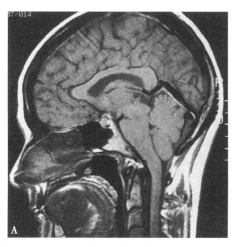
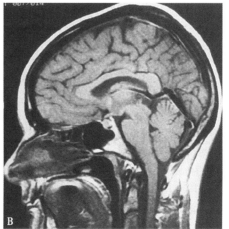

图 17-16　"低压"头痛的解剖图。（A）T1 加权矢状位磁共振图像显示"脑下垂"表现为小脑扁桃体疝入下方的枕骨大孔，脑桥向前移位，鞍上池缺失、视交叉扭结以及垂体饱满。（B）同一患者的对比图像，硬膜外血补丁填充后症状缓解，显示正常的解剖结构（引自：Drasner K, Swisher JL. In Brown DL, ed. *Regional Anesthesia and Analgesia*. Philadelphia：WB Saunders；1996.）

这种现象与利多卡因的浓度、添加的葡萄糖或肾上腺素以及溶液渗透压有关。TNS 很少与硬膜外操作相关。在截石位进行手术的风险也更大。非甾体抗炎药是一线治疗方法，但可能需要使用阿片类药物。

心血管系统

低血压

低血压在以下情况更容易发生：阻滞平面高于或等于 T_5，年龄在 40 岁或以上，基础收缩压低于 120mmHg，联合了蛛网膜下腔麻醉和全身麻醉，腰麻穿刺间歇位于 $L_2 \sim L_3$ 或以上，以及在局部麻醉药中加入了去氧肾上腺素等。低血压还与慢性饮酒、高血压病史、体重指数（body mass index，BMI）和急诊手术有关[76]。恶心是椎管内麻醉后低血压的常见症状。其他症状包括呕吐、头晕和呼吸困难。

心动过缓

该机制在之前已进行了阐述，但是能增加严重心动过缓可能性的因素包括基础心率低于 60 次/min、年龄小于 37 岁、男性、非紧急状态、β-肾上腺能受体阻滞剂和手术时间延长。

心搏骤停

此类事件罕见，并且尚不清楚蛛网膜下腔麻醉后心搏骤停的原因。低氧血症和镇静过度可能是严重的心动过缓和心搏停止的一个因素，在良好的蛛网膜下腔麻醉过程中都可能突然发生这种情况。奇怪的是，这些罕见的事件与蛛网膜下腔麻醉相关，而不是硬膜外麻醉。

呼吸系统

与椎管内阿片类药物有关的呼吸抑制的风险是剂量依赖性的，据报道，鞘内注射吗啡 0.8mg 后，发生频率接近 3%[77]。呼吸抑制可能源于脑脊液中阿片类药物的延缓扩散至脑干的化学敏感性呼吸中心。对于亲脂性麻醉药，呼吸抑制通常是在注射后前 30分钟内发生的早期现象（在 2 小时后未见报道），而在鞘内注射吗啡时，呼吸抑制可能在注射后 24 小时发生。建议在鞘内注射吗啡后的前 24 小时进行呼吸监测。睡眠呼吸暂停的患者可能特别敏感，此类患者必须格外小心[78]。老年患者也更容易出现呼吸抑制的风险，因此应减少椎管内阿片类药物的剂量（参见第 35 章）。同时服用全身性镇静药也会增加这种风险。

感染

细菌性脑膜炎和硬膜外脓肿很少见，但可能是灾难性的并发症。由患者皮肤上的病原微生物引起的葡萄球菌感染是最常见的硬膜外相关感染之一，而口腔细菌如绿脓链球菌则是蛛网膜下腔麻醉后感染的常见原因。合并存在全身性感染、糖尿病、免疫功能低下以及硬膜外（或蛛网膜下腔）导管的长期留置都是危险因素。蛛网膜下腔麻醉后严重椎管内感染的发生率低于 0.3/10 000[79]，而硬膜外麻醉后感染并发症的发生率可能至少是平常的两倍[67]。产科患者发生与硬膜外镇痛有关的深部感染的风险较低。对于椎管内麻醉技术，氯己定乙醇是最有效的消毒剂。

背痛

硬膜外镇痛和产后 6 个月内新发背痛之间没有关联。

恶心和呕吐

恶心和呕吐可能是由于大脑中化学感受器触发区直接暴露于致呕吐药物（例如阿片类药物），低血压或继发于副交感神经活动无（交感神经系统）对抗所引发的胃肠道过度蠕动所致。蛛网膜下腔麻醉后发生的恶心或呕吐可能跟在局部麻醉药中加入去氧肾上腺素或肾上腺素、阻滞平面高度高于或等于 T_5、基础心率超过 60 次/min、使用普鲁卡因、晕动病史，以及蛛网膜下腔麻醉期间低血压有关。在鞘内注射阿片药物引发的恶心呕吐中，吗啡的风险最高，而芬太尼和舒芬太尼的风险最低[80]，而且这些副作用是剂量依赖性的。使用少于 0.1mg 的吗啡可以降低风险，而不会影响镇痛效果。

尿潴留

椎管内麻醉后多达 1/3 的患者会出现尿潴留。局部麻醉药阻滞 S_2、S_3 和 S_4 神经根，由于逼尿肌减弱而抑制了排尿功能。椎管内阿片类药物可以通过抑制逼尿肌的收缩力并减少排尿的紧迫感来进一步使排尿功能抑制[81]。一旦感觉阻滞水平低于 $S_2 \sim S_3$，预计膀胱功能会自发恢复。同男性性别和年龄一样，鞘内注射吗啡也与椎管内麻醉后的尿潴留有关[81]。

瘙痒

瘙痒会令人苦恼，是鞘内注射阿片类药物最常见的副作用，发生率在 30%～100% 之间[82]。尽管减少剂量可能减少瘙痒，但其并不依赖于阿片类药物的种类或剂量。纳洛酮、纳曲酮或部分激动剂纳布啡可用于治疗。注射昂丹司琼和丙泊酚也是有用的疗法。

寒战

寒战的发生率高达55%[83]，与蛛网膜下腔麻醉相比，寒战与硬膜外麻醉更为相关。一种推测是硬膜外注射药物的温度相对较低，这可能会影响热敏性的基底窦。椎管内添加阿片类药物，特别是芬太尼和哌替啶，可以减少寒战的发生[83]。用强力空气加热器给患者保暖，硬膜外和静脉输液避免使用冷液体，可以减少寒战的发生。

硬膜外麻醉特有的并发症

血管内注射

硬膜外麻醉可发生局部麻醉药导致的全身毒性，主要是意外将局部麻醉药注射到硬膜外腔的静脉内。穿刺针或导管穿刺血管的频率可以达到10%，在产科病例中发生率最高[84]。与硬膜外麻醉有关的癫痫发作可能高达1%[79]。在产科中（参见第33章），采取以下措施均可降低血管内注射的风险，包括置入穿刺针和导管时将患者置于侧卧位，在置入导管前通过硬膜外穿刺针注射液体，使用单孔而不是多孔导管，使用有加强钢丝的聚氨酯导管而不是聚酰胺硬膜外导管，导管置入硬膜外腔长度不超过6cm。旁正中入路和使用较小号的硬膜外穿刺针或导管并不能降低硬膜外腔静脉内置管的风险。

将肾上腺素与局部麻醉药混合作为试探剂量可能不可靠，因此预防全身毒性应始终在注射前回抽并逐渐追加局部麻醉药。

硬膜下注射

在人体的尸检中很容易进入硬膜下-蛛网膜外间隙。硬膜下麻醉是硬膜外麻醉中一种不常见的临床问题（<1%）。但是，当进行硬膜外阻滞，注射后15~30分钟内出现了超出预期的高平面阻滞时，必须考虑局部麻醉药注入到了硬膜下间隙。发生硬膜下麻醉，与感觉阻滞的程度相比，运动阻滞程度不大，而交感神经阻滞可能会异常重。可以进行对症治疗。

超声技术的最新进展

术前超声成像可以准确识别椎体间隙水平、中线的棘突、中线棘突间隙窗和旁正中椎板间隙窗[49]。腰椎的成像比胸椎的成像要容易得多，因为胸椎的棘突间隙和椎板间隙窗均较窄。通过这些声窗，可以显示高回声的硬脊膜（一条亮线）、蛛网膜下腔和椎体的后部。显示黄韧带和硬膜外腔通常更困难。超声有助于确定穿刺针插入的最佳位置，并有助于估计皮肤到硬脊膜的距离。这在表面解剖标志定位困难的患者（例如肥胖症）、脊柱疾病（例如脊柱侧弯）或先前有过脊柱手术史的患者中可能有用。实时引导是一项极富挑战性的技术。由于脊柱骨化程度轻，因此在儿科患者中超声检查的效果非常好。能观察到硬膜外导管尖端、硬脊膜的移位和推注液体向头端的扩散程度等等。

思考题

1. 成人和婴儿的脊髓末端分别在什么位置？为什么进行腰麻时要知道这个重要的标志？
2. 棘突的形状从胸部到腰部如何变化？硬膜外阻滞技术的含义是什么？
3. 蛛网膜下腔麻醉过程中差异性感觉阻滞的机制是什么？评估阻滞高度时的临床意义是什么？
4. 椎管内麻醉对心血管、呼吸和胃肠道有什么影响？
5. 椎管内麻醉的绝对和相对禁忌证是什么？
6. 局部麻醉药的比重如何影响蛛网膜下腔麻醉期间局部麻醉药的扩散？哪些体位可以改变高比重液在蛛网膜下腔麻醉中的扩散？
7. 您所在机构可以使用哪些局部麻醉药进行蛛网膜下腔麻醉？它们的作用持续时间或副作用有何不同？
8. 下列蛛网膜下腔麻醉佐剂对麻醉质量和/或持续时间有何影响：阿片类药物，血管收缩剂，α-受体激动剂？
9. 哪些因素影响硬膜外麻醉阻滞高度？
10. 椎管内麻醉可能引起哪些神经系统并发症？每种并发症的风险因素是什么？

（胡建 译，刘飞 审）

第三篇

参考文献

1. Guay J, Choi PT, Suresh S, et al. Neuraxial anesthesia for the prevention of postoperative mortality and major morbidity: an overview of Cochrane Systematic Reviews. *Anesth Analg.* 2014;119:716–725.

2. Leslie K, McIlroy D, Kasza J, et al. Neuraxial block and postoperative epidural analgesia: effects on outcomes in the POISE-2 trial. *Br J Anaesth.* 2016;116:100–112.

3. Beattie WS, Badner NH, Choi P. Epidural analgesia reduces postoperative myocardial infarction: a meta-analysis. *Anesth Analg.* 2001;93:853–858.

4. Bernards CM, Hill HF. Morphine and alfentanil permeability through the spinal dura, arachnoid, and pia mater of dogs and monkeys. *Anesthesiology.* 1990;73:1214–1219.

5. Zarzur E. Anatomic studies of the human ligamentum flavum. *Anesth Analg.* 1984;63:499–502.

6. Liu S, Kopacz DJ, Carpenter RL. Quantitative assessment of differential sensory nerve block after lidocaine spinal anesthesia. *Anesthesiology.* 1995;82:60–63.

7. Greene NM. Distribution of local anesthetic solutions within the subarachnoid space. *Anesth Analg.* 1985;64:715–730.

8. Visser WA, Lee RA, Gielen MJM. Factors affecting the distribution of neural blockade by local anesthetics in epidural anesthesia and a comparison of lumbar versus thoracic epidural anesthesia. *Anesth Analg.* 2008;107:708–721.

9. Greene NM. *Physiology of Spinal Anesthesia.* 3rd ed. Baltimore: Williams & Wilkins; 1981.

10. Crystal GJ, Salem MR. The Bainbridge and the "reverse" Bainbridge reflexes: history, physiology, and clinical relevance. *Anesth Analg.* 2012;114:520–532.

11. Olausson K, Magnusdottir H, Lurje L, et al. Anti-ischemic and anti-anginal effects of thoracic epidural anesthesia versus those of conventional medical therapy in the treatment of severe refractory unstable angina pectoris. *Circulation.* 1997;96:2178–2182.

12. Minville V, Asehnoune K, Salau S, et al. The effects of spinal anesthesia on cerebral blood flow in the very elderly. *Anesth Analg.* 2009;108:1291–1294.

13. Groeben H. Epidural anesthesia and pulmonary function. *J Anesth.* 2006;20:290–299.

14. Freise H, Fischer LG. Intestinal effects of thoracic epidural anesthesia. *Curr Opin Anaesthesiol.* 2009;22:644–648.

15. Hawkins JL. Epidural analgesia for labor and delivery. *N Engl J Med.* 2010;362:1503–1510.

16. Macfarlane AJR, Prasad GA, Chan VWS, Brull R. Does regional anaesthesia improve outcome after total hip arthroplasty? A systematic review. *Br J Anaesth.* 2009;103:335–345.

17. Macfarlane AJR, Prasad GA, Chan VWS, Brull R. Does regional anesthesia improve outcome after total knee arthroplasty? *Clin Orthop Relat Res.* 2009;467:2379–2402.

18. Nishimori M, Low JHS, Zheng H, Ballantyne JC. Epidural pain relief versus systemic opioid-based pain relief for abdominal aortic surgery. *Cochrane Database Syst Rev.* 2012;(7):CD005059.

19. Joshi GP, Bonnet F, Shah R, et al. The comparative effects of postoperative analgesic therapies on pulmonary outcome: cumulative meta-analyses of randomized, controlled trials. *Anesth Analg.* 2008;107:1026–1040.

20. Svircevic V, van Dijk D, Nierich AP, et al. Meta-analysis of thoracic epidural anesthesia versus general anesthesia for cardiac surgery. *Anesthesiology.* 2011;114:271–282.

21. Neal JM, Barrington MJ, Brull R, et al. The Second ASRA Practice Advisory on Neurologic Complications Associated With Regional Anesthesia and Pain Medicine: executive Summary 2015. *Reg Anesth Pain Med.* 2015;40(5):401–430.

22. Hilt H, Gramm HJ, Link J. Changes in intracranial pressure associated with extradural anaesthesia. *Br J Anaesth.* 1986;58:676–680.

23. Hebl JR, Horlocker TT, Kopp SL, Schroeder DR. Neuraxial blockade in patients with preexisting spinal stenosis, lumbar disk disease, or prior spine surgery: efficacy and neurologic complications. *Anesth Analg.* 2010;111:1511–1519.

24. Perlas A, Chan VWS. Neuraxial anesthesia and multiple sclerosis. *Can J Anaesth.* 2005;52:454–458.

25. McDonald SB. Is neuraxial blockade contraindicated in the patient with aortic stenosis? *Reg Anesth Pain Med.* 2004;29:496–502.

26. Choi S, Brull R. Neuraxial techniques in obstetric and non-obstetric patients with common bleeding diatheses. *Anesth Analg.* 2009;109:648–660.

27. Wedel DJ, Horlocker TT. Regional anesthesia in the febrile or infected patient. *Reg Anesth Pain Med.* 2006;31:324–333.

28. Hocking G, Wildsmith JAW. Intrathecal drug spread. *Br J Anaesth.* 2004;93:568–578.

29. Tetzlaff JE, O'Hara J, Bell G, et al. Influence of baricity on the outcome of spinal anesthesia with bupivacaine for lumbar spine surgery. *Reg Anesth.* 1995;20:533–537.

30. Van Zundert AA, Grouls RJ, Korsten HH, Lambert DH. Spinal anesthesia: volume or concentration—what matters? *Reg Anesth.* 1996;21:112–118.

31. Sarantopoulos C, Fassoulaki A. Systemic opioids enhance the spread of sensory analgesia produced by intrathecal lidocaine. *Anesth Analg.* 1994;79:94–97.

32. Carpenter RL, Hogan QH, Liu SS, et al. Lumbosacral cerebrospinal fluid volume is the primary determinant of sensory block extent and duration during spinal anesthesia. *Anesthesiology.* 1998;89:24–29.

33. Taivainen T, Tuominen M, Rosenberg PH. Influence of obesity on the spread of spinal analgesia after injection of plain 0.5% bupivacaine at the L3-4 or L4-5 interspace. *Br J Anaesth.* 1990;64:542–546.

34. Kim JT, Shim JK, Kim SH, et al. Trendelenburg position with hip flexion as a rescue strategy to increase spinal anaesthetic level after spinal block. *Br J Anaesth.* 2007;98:396–400.

35. Urmey WF, Stanton J, Bassin P, Sharrock NE. The direction of the Whitacre needle aperture affects the extent and duration of isobaric spinal anesthesia. *Anesth Analg.* 1997;84:337–341.

36. Casati A, Fanelli G, Cappelleri G, et al. Effects of spinal needle type on lateral distribution of 0.5% hyperbaric bupivacaine. *Anesth Analg.* 1998;87:355–359.

37. Sanderson P, Read J, Littlewood DG, et al. Interaction between baricity (glucose concentration) and other factors influencing intrathecal drug spread. *Br J Anaesth.* 1994;73:744–746.

38. Malinovsky JM, Renaud G, Le Corre P, et al. Intrathecal bupivacaine in humans: influence of volume and baricity of solutions. *Anesthesiology.* 1999;91:1260–1266.

39. Goldblum E, Atchabahian A. The use of 2-chloroprocaine for spinal anaesthesia. *Acta Anaesthesiol Scand.* 2013;57:545–552.

40. Zaric D, Pace NL. Transient neurologic symptoms (TNS) following spinal anaesthesia with lidocaine versus other local anaesthetics. *Cochrane Database Syst Rev.* 2009;(2):CD003006.

41. Casati A, Vinciguerra F. Intrathecal anesthesia. *Curr Opin Anaesthesiol.* 2002;15:543–551.

42. Nair GS, Abrishami A, Lermitte J, Chung F. Systematic review of spinal anaesthesia using bupivacaine for ambulatory knee arthroscopy. *Br J Anaesth.* 2009;102:307–315.

43. Whiteside JB, Burke D. Comparison of ropivacaine 0.5% (in glucose 5%) with bupivacaine 0.5% (in glucose 8%) for spinal anaesthesia for elective surgery. *Br J Anaesth.* 2003;90:304–308.

44. Hamber EA, Viscomi CM. Intrathecal lipophilic opioids as adjuncts to surgical spinal anesthesia. *Reg Anesth Pain Med.* 1999;24:255–263.

45. Meylan N, Elia N, Lysakowski C, Tramèr MR. Benefit and risk of intrathecal morphine without local anaesthetic in patients undergoing major surgery: meta-analysis of randomized trials. *Br J Anaesth.* 2009;102:156–167.

46. Murphy PM, Stack D, Kinirons B, Laffey JG. Optimizing the dose of intrathecal morphine in older patients undergoing hip arthroplasty. *Anesth Analg.* 2003;97:1709–1715.

47. Flaatten H, Rodt SA, Vamnes J, et al. Postdural puncture headache. A comparison between 26- and 29-gauge needles in young patients. *Anaesthesia.* 1989;44:147–149.

48. Hebl JR. The importance and implications of aseptic techniques during regional anesthesia. *Reg Anesth Pain Med.* 2006;31:311–323.

49. Chin KJ, Karmakar MK, Peng P. Ultrasonography of the adult thoracic and lumbar spine for central neu-

raxial blockade. *Anesthesiology*. 2011; 114:1459–1485.

50. Moore JM. Continuous spinal anesthesia. *Am J Ther*. 2009;16:289–294.

51. Rigler ML, Drasner K, Krejcic TC, ct al. Cauda equina syndrome after continuous spinal anesthesia. *Anesth Analg*. 1991;72:275–281.

52. Vaghadia H, Viskari D, Mitchell GW, Derrill A. Selective spinal anesthesia for outpatient laparoscopy. I: characteristics of three hypobaric solutions. *Can J Anaesth*. 2001;48:256–260.

53. Bromage PR. A comparison of the hydrochloride and carbon dioxide salts of lidocaine and prilocaine in epidural analgesia. *Acta Anaesthesiol Scand Suppl*. 1965;16:55–69.

54. Visser WA, Liem TH, van Egmond J, Gielen MJ. Extension of sensory blockade after thoracic epidural administration of a test dose of lidocaine at three different levels. *Anesth Analg*. 1998;86:332–335.

55. Stevens RA, Urmey WF, Urquhart BL, Kao TC. Back pain after epidural anesthesia with chloroprocaine. *Anesthesiology*. 1993;78:492–497.

56. Marinacci AA. Neurological aspects of complications of spinal anesthesia, with medicolegal implications. *Bull Los Angeles Neurol Soc*. 1960;25:170–192.

57. Sultan P, Gutierrez MC, Carvalho B. Neuraxial morphine and respiratory depression: finding the right balance. *Drugs*. 2011;71:1807–1819.

58. Covino BG, Scott DB, McClure JH. *Handbook of Epidural Anaesthesia and Analgesia*. Fribourg, Switzerland: Mediglobe; 1999.

59. Morison DH. Alkalinization of local anaesthetics. *Can J Anaesth*. 1995;42:1076–1079.

60. Schier R, Guerra D, Aguilar J, et al. Epidural space identification: a meta-analysis of complications after air versus liquid as the medium for loss of resistance. *Anesth Analg*. 2009;109:2012–2021.

61. Mhyre JM, Lou VH, Greenfield M, et al. A systematic review of randomized controlled trials that evaluate strategies to avoid epidural vein cannulation during obstetric epidural catheter placement. *Anesth Analg*. 2009;108:1232–1242.

62. Afshan G, Chohan U, Khan FA, et al. Appropriate length of epidural catheter in the epidural space for postoperative analgesia: evaluation by epidurography. *Anaesthesia*. 2011;66:913–918.

63. Tsui BC, Gupta S, Finucane B. Confirmation of epidural catheter placement using nerve stimulation. *Can J Anaesth*. 1998;45:640–644.

64. Lew E, Yeo SW, Thomas E. Combined spinal-epidural anesthesia using epidural volume extension leads to faster motor recovery after elective cesarean delivery: a prospective, randomized, double-blind study. *Anesth Analg*. 2004;98:810–814.

65. Rawal N. Combined spinal-epidural anaesthesia. *Curr Opin Anaesthesiol*. 2005;18:518–521.

66. Mackey D. Physiologic effects of regional block. In: Brown DL, ed. *Regional Anesthesia and Analgesia*. Philadelphia: WB Saunders; 1996.

67. Cook TM, Counsell D, Wildsmith JAW. Royal College of Anaesthetists Third National Audit Project. Major complications of central neuraxial block: report on the Third National Audit Project of the Royal College of Anaesthetists. *Br J Anaesth*. 2009;102:179–190.

68. Moore DC, Spierdijk J, vanKleef JD, et al. Chloroprocaine neurotoxicity: four additional cases. *Anesth Analg*. 1982;61:155–159.

69. Brull R, McCartney CJL, Chan VWS, El-Beheiry H. Neurological complications after regional anesthesia: contemporary estimates of risk. *Anesth Analg*. 2007;104:965–974.

70. Horlocker TT. What's a nice patient like you doing with a complication like this? Diagnosis, prognosis and prevention of spinal hematoma. *Can J Anaesth*. 2004;51:527–534.

71. Choi PT, Galinski SE, Takeuchi L, et al. PDPH is a common complication of neuraxial blockade in parturients: a meta-analysis of obstetrical studies. *Can J Anaesth*. 2003;50:460–469.

72. Turnbull DK, Shepherd DB. Post-dural puncture headache: pathogenesis, prevention and treatment. *Br J Anaesth*. 2003;91:718–729.

73. Harrington BE. Postdural puncture headache and the development of the epidural blood patch. *Reg Anesth Pain Med*. 2004;29:136–163.

74. Paech MJ, Doherty DA, Christmas T, Wong CA. Epidural Blood Patch Trial Group. The volume of blood for epidural blood patch in obstetrics: a randomized, blinded clinical trial. *Anesth Analg*. 2011;113:126–133.

75. Gozdemir M, Muslu B, Sert H, et al. Transient neurological symptoms after spinal anaesthesia with levobupivacaine 5 mg/ml or lidocaine 20 mg/ml. *Acta Anaesthesiol Scand*. 2010;54:59–64.

76. Hartmann B, Junger A, Klasen J, et al. The incidence and risk factors for hypotension after spinal anesthesia induction: an analysis with automated data collection. *Anesth Analg*. 2002;94:1521–1529.

77. Gwirtz KH, Young JV, Byers RS, et al. The safety and efficacy of intrathecal opioid analgesia for acute postoperative pain: seven years' experience with 5969 surgical patients at Indiana University Hospital. *Anesth Analg*. 1999;88:599–604.

78. American Society of Anesthesiologists Task Force on Neuraxial Opioids, Horlocker TT, Burton AW, Connis RT, et al. Practice guidelines for the prevention, detection, and management of respiratory depression associated with neuraxial opioid administration. *Anesthesiology*. 2009;110:218–230.

79. Auroy Y, Benhamou D, Bargues L, et al. Major complications of regional anesthesia in France: the SOS Regional Anesthesia Hotline Service. *Anesthesiology*. 2002;97:1274–1280.

80. Borgeat A, Ekatodramis G, Schenker CA. Postoperative nausea and vomiting in regional anesthesia: a review. *Anesthesiology*. 2003;98:530–547.

81. Kuipers PW, Kamphuis ET, van Venrooij GE, et al. Intrathecal opioids and lower urinary tract function: a urodynamic evaluation. *Anesthesiology*. 2004;100:1497–1503.

82. Rathmell JP, Lair TR, Nauman B. The role of intrathecal drugs in the treatment of acute pain. *Anesth Analg*. 2005;101(5 suppl):S30–S43.

83. Crowley LJ, Buggy DJ. Shivering and neuraxial anesthesia. *Reg Anesth Pain Med*. 2008;33:241–252.

84. Bell DN, Leslie K. Detection of intravascular epidural catheter placement: a review. *Anaesth Intensive Care*. 2007;35:335–341.

第
三
篇

第 **18** 章 周围神经阻滞

Edward N. Yap and Andrew T. Gray

引言

区域麻醉的作用

　　周围神经阻滞可用于手术麻醉和术后镇痛（表18-1）。异感定位技术和周围神经阻滞已有几十年的应用历史。本章的主要重点是超声引导下的周围神经阻滞。此外，超声引导和神经刺激技术可联合应用于部分区域阻滞。

区域神经阻滞前的准备

基础知识

　　要进行安全有效的周围神经阻滞，需要了解周围神经解剖学、超声技术、局部麻醉药药理学和周围神经阻滞的相关风险。

患者因素与外科医生因素

　　如欲将周围神经阻滞纳入麻醉方案，则必须考虑患者和外科医生的意愿以及手术的解剖位置。术前必须对患者的病史进行彻底检查，包括任何合并症、过敏、已存在的神经病变和抗凝药物使用史，以排除周围神经阻滞的禁忌证。

监护仪和设备

　　周围神经阻滞可在术前指定的阻滞地点或手术室进行。患者必须有一条可使用的外周静脉通路，以及包括脉搏血饱和氧仪、心电图（electrocardiogram，ECG）和无创血压仪在内的监测设备。辅助供氧设备以及急救药物和呼吸道管理相关设备必须处于触

感谢 Adam B. Collins 为本章上版作出的贡献

手可及的位置。根据患者的焦虑程度和疼痛程度，可能需要进行镇静处理。患者、超声仪器以及术者的位置需固定为一种方式，以优化神经阻滞流程。对于大多数神经阻滞，实施者一般在阻滞区域同侧，超声仪器在阻滞区域的对侧。超声探头（图18-1）和穿刺针的选择取决于周围神经阻滞的位置，另外导管的放置取决于手术类型、住院时间、患者和外科医生的意愿。

局部麻醉药的选择

周围神经阻滞的药物选择取决于许多因素，包括理想起效时间、持续时间和传导阻滞的程度（参见第10章）。1%～1.5%的利多卡因和甲哌卡因在10～20分钟内产生可进行手术的麻醉效果，持续2～3小时。0.5%的罗哌卡因和0.375%～0.5%的丁哌卡因起效较慢，运动阻滞较少，但效果至少可持续6～8小时。加入肾上腺素1∶200 000（5μg/mL），可

表18-1	外周神经阻滞举例
区域	**具体的阻滞**
颈丛	颈浅丛
臂丛	肌间沟入路 锁骨上入路 锁骨下入路 腋路
腰丛	股外侧皮神经 [a] 股神经 收肌管 隐神经 闭孔神经 [a]
骶丛	近端坐骨神经 腘窝坐骨神经

[a] 未覆盖。

作为一个判断是否发生局部麻醉药物血管内注射的标志，也可延长阻滞的持续时间。此外，肾上腺素可以通过降低全身吸收速率来降低局部麻醉的血浆峰值水平。静脉局部麻醉时麻醉药溶液的选择与周围神经阻滞的选择不同［见下文"静脉局部麻醉（Bier阻滞）"］。

区域阻滞核查表

在实施周围神经阻滞前，为提高安全性，应准备一份标准化的区域阻滞核查表用于回顾[1]。核查清单应包括麻醉同意书和部位标记、过敏和抗凝状态、准备实施的周围神经阻滞和局部麻醉药剂量、拟阻滞侧、实施的监测、可用的急救设备和镇静计划。

风险和预防

感染

与周围神经阻滞或放置周围神经导管相关的感染风险很少见[2]。然而，感染会明显增加病死率，并可能导致永久性的神经损伤。在实施神经阻滞和放置导管时通过正确的手卫生，穿刺点周围足够范围的消毒铺巾，并在穿刺点使用消毒剂，可以降低感染率。

血肿

发生血肿的风险取决于周围神经阻滞的位置、邻近的血管结构和血管的可压缩性。利用超声和适当的回抽技术，可以减少穿刺进入血管的风险[3]。回顾患者的病史时，抗凝药物的使用是很重要的一点。美国区域麻醉和疼痛医学协会提供了抗凝治疗指南[4]。

局部麻醉药全身毒性反应（参见第10章）

局部麻醉药全身毒性反应（local anesthetic systemic toxicity，LAST）继发于局部麻醉药吸收，其临床表现可从轻微症状到严重的神经和心血管毒性反应。发生LAST的诸多危险因素包括患者自身的危险因素、

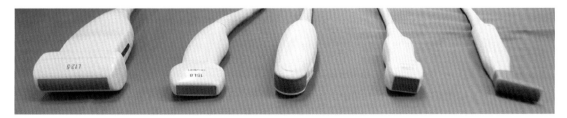

图18-1 用于区域阻滞的超声探头（引自：Gray AT. *Atlas of Ultrasound-Guided Regional Anesthesia*. 2nd ed. Philadelphia：Elsevier；2013：22.）

同期用药、局部麻醉药总剂量、周围神经阻滞的解剖位置等。没有单一的措施可以预防 LAST，但使用最小有效剂量、逐步增量注射、注射前回抽、静脉给予小剂量的肾上腺素，以及超声引导可降低 LAST 的风险。脂肪乳剂复苏仍是治疗 LAST 的基础疗法[5]。

神经损伤

神经损伤可能是由于直接针刺伤，疏忽大意的神经内注射，或药物神经毒性所导致。周围神经阻滞造成严重神经损伤的情况较罕见。但术后几天到几周内短暂的感觉异常发生率实际上更高[6, 7]。尽管临床结果数据有限，但使用超声来识别神经，限制注射压力，结合患者反馈可能有助于降低神经损伤的发生率。

阻滞部位错误

在错误的部位，使用了错误的操作，在错误的患者身上，进行周围神经阻滞是潜在的严重医疗错误，是任何医疗操作的固有风险[8]。虽然很少见，但是这种情况可以通过一个通用方案来减少，该方案包括一个核查表，以确保正确的患者、正确的手术部位和正确的方位（表 18-2）。

超声基础

了解超声成像和探头操作对于提供安全有效的周围神经阻滞很重要。

超声物理学基础

超声成像使用频率大于 20kHz 的声波。20 世纪 30 年代超声波首次被用于医疗。从那时起，技术的进步为超声实时辅助诊断和治疗铺平了道路。医用超声机在探头中使用压电晶体，将电流转换成机械压力波，反之亦然，探头可发送和接收超声回波从而产生图像。

当超声波通过不同的身体组织时，对超声波传播的阻力，或者说声阻抗，会随着组织的密度而变化。固体组织密度高，能有效地反射超声波并被传感器接收到，显示为更亮或高回声结构。较低密度的组织不能有效地反射超声波，表现为较暗或低回声的结构。不反射超声波的组织被认为是无回声的。

提高图像分辨率或区分不同结构的能力将优化周围神经阻滞的效果。增加超声波的频率可以提高图像的分辨率，但是会降低超声波的穿透力。降低频率将降低分辨率，但因为衰减减少，可穿透至更深的组织。增加接收增益（例如放大回波信号）可以在一定程度上补偿衰减。

神经和组织的回声特性

超声扫描可识别周围神经的束状回声结构。中枢神经（如颈神经腹侧支）和非常小的神经（如膈神经）具有单束或少束的外观（图 18-2）。而大多数外周神经则呈现多束状的外观，即由一组小而圆的低回声点（来自神经束或神经纤维内容物）组成，周围由高回声间质（来自神经结缔组织）包围。这种图案可以被称为"蜂巢"或"葡萄串"。虽然我们使用**神经束**这个术语，但在超声扫描中，我们只能看到神经束总数的一小部分，这是可以理解的，因为分割神经束的薄层结缔组织在图像上是无法分辨[9]。神经沿其走形有一个相对恒定的横截面积，这有助于从解剖结构上与肌腱相区分。

人体工程学和探头操作

对于超声引导，适当的人体工程学是必不可少的。保持正确的姿势和体位对于减轻麻醉实施者的疲劳是很重要的（例如，优化患者的姿势、床的高度

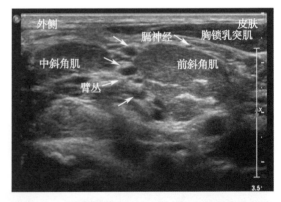

图 18-2　右侧颈部超声显示从前、中斜角肌之间穿过的臂丛神经根图像。这些大的外周神经核心比其周围肌肉的超声回波少些。膈神经是前斜角肌前表面的一个小的低回声结构

表 18-2	外周神经阻滞期间不良事件的大致发生率
不良事件	**大致发生率**
局部麻醉药全身毒性反应	1/1 000
外周神经损伤	1/1 000
错误的一侧或位置阻滞	1/10 000

和显示器的位置）。舒适地握着探头，将握住探头手的尺侧放在患者身上，可以增加探头的稳定性。五种基本的探头操作技术可用于帮助优化超声图像：滑动、倾斜、摆动、旋转和加压。周围神经表现出各向异性，这意味着反射的回声取决于接受回波的角度[10]。探头可以倾斜使周围神经的回声达到最大化。滑动和旋转探头以找到针尖，同时保持神经的可视性。在某些区域，软组织可允许探头向后摆动并减少接受回波的角度，从而提高针尖的可见性。在使用超声引导之前，或者发生穿刺针很难与探头对齐的情况时，先进行目视检查是一种很好的技术[11]。大多数的医生进针时会压迫邻近的静脉，以减少穿刺入静脉的概率。

区域阻滞技术

周围神经阻滞有多种途径。大多数神经阻滞可以在短轴视野下进行。这种视野可保持稳定的神经图像与一个相对直的进针路径。平面内技术，即整个针的长轴和针尖在成像平面内，通常用于引导针的入路（图 18-3）。另外也可以使用平面外技术，使针尖作为一个回波点穿过成像平面。成像质量和结构的识别比方法更重要。在临床研究中，比较不同的阻滞方法时，很难发现两者结果的差异。

周围神经置管

可将导管置于周围神经附近，通过输注稀释的局部麻醉药溶液进行术后镇痛。连续的周围神经阻滞可在院内使用，以促进骨科手术后早期的关节活动。它们也可以用来为门诊手术提供有效的镇痛（参见第 37 章）。放置这些导管时，首先应以类似于单次注射的方式定位周围神经（通常在超声引导使用大口径穿刺针定位），然后通过穿刺针置入导管。在放置导管之前注射局部麻醉药或葡萄糖溶液可以通过在神经附近创造更多的空间而发挥作用。外周神经导管比硬膜外导管更容易脱落，因为导管进入点附近的皮肤更容易移动。

颈丛阻滞

颈丛主要由第 2、3、4 颈神经构成。患者头部转向对侧，沿着胸锁乳突肌后外侧缘将局部麻醉药浸润至颈阔肌和颈深筋膜可阻滞颈浅丛（图 18-4）。颈丛阻滞产生的麻醉区域包括从下颌骨下表面到锁骨水平的区域。在进行颈动脉内膜切除术的清醒患者中，颈丛阻滞是最常用的麻醉方法（参见第 25 章）。虽然传统方法是颈浅丛和颈深丛联合阻滞，但在这种外科手术中，通常仅阻滞颈浅丛就足矣。

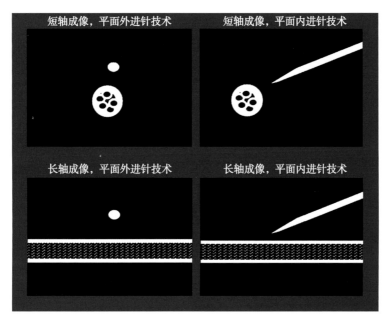

图 18-3　超声引导区域阻滞方法（引自：Gray AT. *Atlas of Ultrasound-Guided Regional Anesthesia*. 2nd ed. Philadelphia: Elsevier; 2013: 32, Fig12-1.）

第三篇

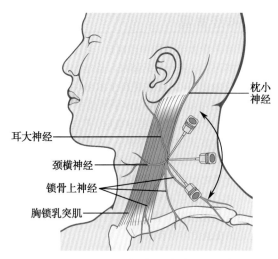

枕小神经

耳大神经

颈横神经

锁骨上神经

胸锁乳突肌

图 18-4　颈浅丛的解剖标志和进针方法。患者的头部转向对侧，沿着胸锁乳突肌后外侧缘行局部麻醉药浸润（引自：Brown DL，Factor DA，eds. *Regional Anesthesia and Analgesia*. Philadelphia：WB Saunders；1996：245.）

上肢阻滞

臂丛

　　臂丛是由 5 个神经根（C_5、C_6、C_7、C_8 和 T_1）组成的神经网络，为几乎整个上肢提供运动控制和感觉输入（图 18-5）。肩上的皮肤由颈丛的锁骨上神经支配，手臂内侧由第二肋间神经的肋间臂分支支配（图 18-6）。$C_5 \sim T_1$ 神经根在颈部前斜角肌和中斜角肌之间形成腹侧支和干，然后在第一肋骨表面与锁骨之下穿过。这些干形成三个前股和三个后股，它们在锁骨下区域重新组合形成三束。这些神经束在腋窝分成终末支。手术的位置、麻醉实施者的经验以及患者自身因素如体型，有助于决定实施臂丛神经阻滞的位置（表 18-3）。

肌间沟入路阻滞

　　肌间沟入路阻滞的目标是臂丛的腹侧支（起源于 C_5、C_6、C_7、C_8 和 T_1 神经根），因此适合于涉及锁骨远端、肩部和上臂的手术[12]。肌间沟阻滞难以阻滞下干（来自 C_8 和 T_1，臂丛部分尺侧支配），因此并不总是适合前臂远端和手部手术。

　　肌间沟阻滞通常在 C_6 椎体水平附近进行，在这里臂丛出现在前斜角肌和中斜角肌之间。患者的头

朝向阻滞区域的对侧以帮助显露肌间沟。线阵超声探头放置在 C_6 椎体水平的横断面上，得到臂丛的短轴图像。需识别的解剖结构为中斜角肌、前斜角肌、胸锁乳突肌和臂丛（图 18-7）。臂丛神经的图像呈现"交通信号灯"外观，即 C_5、C_6 和 C_7 腹侧支，以平行的方式从头到尾端排列。

　　在平面内技术中，针从外到内侧穿过中斜角肌，朝向臂丛。一旦针头进入臂丛筋膜鞘，行局部麻醉药注射。为了保证足够的阻滞效果，局部麻醉应沿颈腹侧支浸润。

　　肌间沟入路阻滞存在霍纳综合征、喉返神经阻滞、硬膜外或蛛网膜下腔注射、椎动脉注射、气胸的潜在危险。在颈部肌间沟较低的位置注射时使用较小容量和较低局部麻醉药浓度，可减少短暂的膈神经阻滞及由此引起的单侧膈肌麻痹的风险[13, 14]。

锁骨上入路阻滞

　　臂丛的锁骨上入路阻滞是在锁骨头侧、毗邻锁骨下动脉的臂丛周围注射 $20 \sim 30$ mL 局部麻醉药。气胸是锁骨上入路阻滞最常见的严重并发症（发生率约为 1%），最初可表现为咳嗽、呼吸困难或胸膜炎性胸痛。膈神经阻滞发生频繁（50% 发生率），但一般不会引起显著的临床症状。不推荐行双侧锁骨上阻滞，担心发生双侧气胸或膈神经麻痹。同样，慢性阻塞性肺疾病患者可能不适合锁骨上阻滞。锁骨上阻滞的优点是起效快，患者手臂在任何姿势都能实施阻滞。较高的气胸风险限制了门诊患者使用锁骨上阻滞。因为这些风险，许多麻醉医师提倡在超声引导下进行锁骨上入路阻滞。

　　锁骨上入路阻滞可采用与前面所述的肌间沟入路阻滞类似的技术进行。超声探头应更靠近锁骨并朝向患者尾端，以方便毗邻锁骨下动脉和第一肋骨的臂丛成像。由于这个位置邻近胸膜，几乎所有实施者都使用平面内技术。

锁骨下入路阻滞

　　锁骨下入路阻滞的目标是臂丛的内侧束、外侧束和后束，适用于肩部以下的手臂手术。臂丛在锁骨下向腋窝穿行中，臂丛各个束与腋动脉相邻。

　　锁骨下入路阻滞采用短轴平面内方法（图 18-8）。可使用一个线阵或凸阵的小脚探头。穿刺针的选择取决于患者的体型以及是否行连续导管置入。患者仰卧位，上臂外展，肘屈曲，如可以，应将上臂向外旋转。这将收缩锁骨并拉直神经血管束。超声探头被放置在喙突内侧的矢状平面上（大约位于锁骨上区

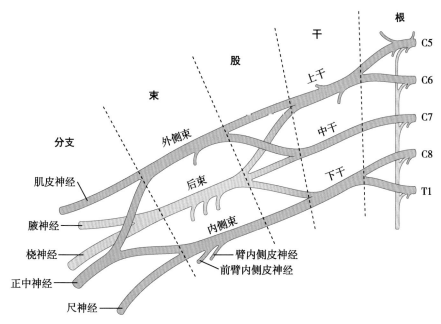

图 18-5　右侧臂丛的根、干、股、束及其分支(引自 : Horlocker TT , Kopp SL , Wedel DJ. Nerve blocks. In Miller RD , ed. *Miller's Anesthesia*. 8th ed. Philadelphia : Elsevier ; 2015 : 1724 , Fig57-3.)

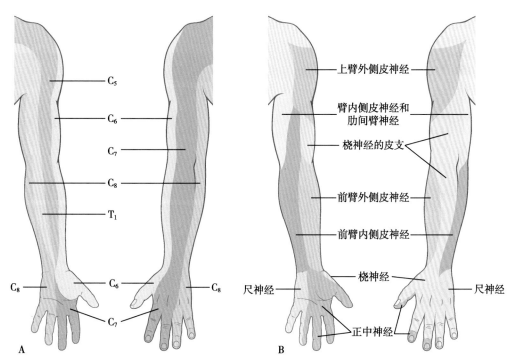

图 18-6　(A)上肢颈、胸神经根的皮肤分布。(B)上肢周围神经的皮肤分布(引自 : Horlocker TT , Kopp SL , Wedel DJ. Nerve blocks. In Miller RD , ed. *Miller's Anesthesia*. 8th ed. Philadelphia : Elsevier ; 2015 : 1725 , Fig57-4.)

第三篇

表18-3　臂丛神经阻滞技术

技术	水平	优势	潜在的缺点
肌间沟入路	根、干	覆盖肩部	单侧膈肌麻痹 下干阻滞不全
锁骨上入路	干、股	阻滞完善	气胸的风险
锁骨下入路	束	导管置入	可达胸部肌肉深处
腋路	分支	阻滞位置浅表	肌皮神经阻滞不全

和腋窝区中间）。超声图像需识别胸大肌和胸小肌、腋动脉和静脉以及臂丛束。虽然腋动脉周围可以看到臂丛束，但在超声图像上很难成像。

穿刺针在平面内由头端向尾端（外侧向内侧）行锁骨下入路阻滞。皮下注射局部麻醉药后，将穿刺针指向臂丛外侧束和腋动脉之间。锁骨下入路阻滞的目标是局部麻醉药在腋动脉周围呈 U 形分布，这样尽可能保证阻滞臂丛三束。

锁骨下入路阻滞的优点，因为臂丛神经在此处与动脉紧密相连，解剖学上相对一致，所以是放置连续外周神经导管的稳定部位。由于阻滞位置接近锁骨且进针深度较深，在一些患者身上实施可能较为困难。

腋路阻滞

腋路阻滞的目标是腋窝臂丛的终末支：正中神经、尺神经、桡神经和肌皮神经。适用于肘关节、前臂、手腕、手等部位的手术。

腋路阻滞通常使用线阵探头短轴并采用平面内技术来使神经和血管成像（图 18-9）。患者仰卧位，手臂向上外展、外旋暴露腋窝。超声图像显示腋动脉、腋静脉、臂丛终末支、联合肌腱、肱二头肌、肱三头肌、喙肱肌[15]。臂丛的终末支与腋动脉的关系通常为：正中神经（浅表）、尺神经（内侧）、桡神经（后侧）和肌皮神经（外侧，穿过喙肱肌）。阻滞时用一根 5～7cm 的针，从头端向尾端（外侧到内侧）朝向臂丛的分支注射。目的是局部麻醉药包围臂丛的每一个终末支，使局部麻醉药围着腋动脉周围扩散。在臂丛其他终末支被阻滞后可单独阻滞肌皮神经[16]。

与其他臂丛神经阻滞相比，这种阻滞的优点为并发症风险较低（例如，没有膈神经阻滞或气胸的风险）。考虑到其阻滞位置表浅，腋路阻滞也是一种较简单的阻滞。其缺点包括血管内注射和血肿的潜在风险，靠近腋动脉、腋静脉因而不适合导管置入，以及阻滞区域无法覆盖上臂和肩膀。

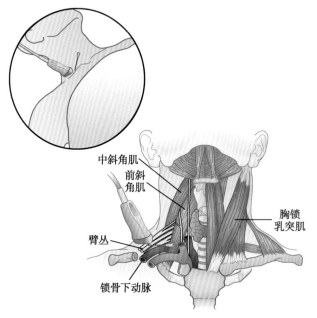
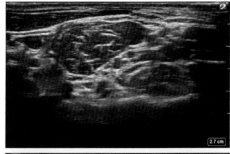
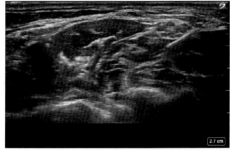

图 18-7　臂丛在前、中斜角肌穿过，然后与锁骨下动脉伴行穿过第一肋骨的上方（左下图）。臂丛肌间沟入路阻滞，患者仰卧，头偏向对侧（左上图）。应用高频超声肌间沟成像（右上图）。穿刺针在成像平面内由外侧向内侧进针。肌间沟臂丛阻滞是将局部麻醉药浸润在从前、中斜角肌之间穿过的臂丛神经根周围（右下图）

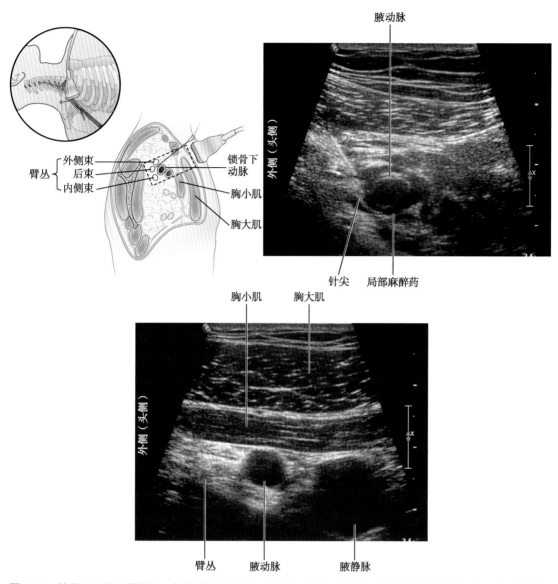

图 18-8　锁骨下入路阻滞技术。(左图)患者仰卧,手臂外展和向外旋转,超声探头放在锁骨下方以显现锁骨下动脉和其毗邻的臂丛束。穿刺针在成像平面内向身体尾端进针,直到针尖出现在包围腋动脉深处臂丛的腋鞘内。超声图像(右侧)可见穿刺针针尖到达臂丛的内、外侧束之间,并将局部麻醉药注射到臂丛三束周围(引自:Gray AT. *Atlas of Ultrasound-Guided Regional Anesthesia*. 2nd ed. Philadelphia:Elsevier;2013:93,Figs. 31-2 and 31-3.)

肋间臂神经阻滞

　　肋间臂神经是一支胸神经(来源于 T_2 和 T_3),为上臂部分内侧皮肤提供神经支配。此阻滞可作为臂丛阻滞的补充,以提高患者对上臂止血带的耐受或改善上臂近端手术的手术条件。肋间臂神经可用 2~3mL 局部麻醉药在上臂内侧中段做皮下浸润阻滞。

下肢阻滞

　　下肢神经起源于腰骶丛(图 18-10)。腰丛由前 4 条腰神经(L_1~L_4)组成。起源于腰丛的下肢神经包括股外侧皮神经、股神经和闭孔神经。骶丛由前 4 条骶神经组成(S_1~S_4),并接受来自 L_4 和 L_5 的支配,该丛发出坐骨神经。

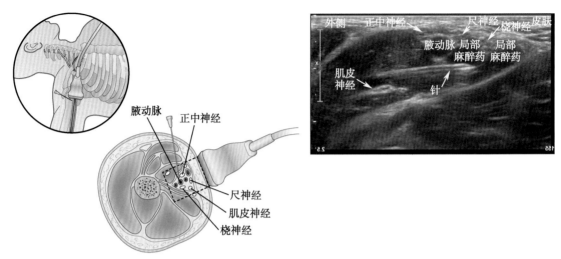

图 18-9　臂丛腋路阻滞。手臂外展 90°，应用高频超声探头显示右侧腋窝核心结构。如图所示，臂丛分支排列在腋动脉周围。超声图显示穿刺针在成像平面内由外侧进针。穿刺针针尖到达动脉深处并将局部麻醉药注射在桡神经周围。另外将局部麻醉药注射在正中神经、尺神经周围

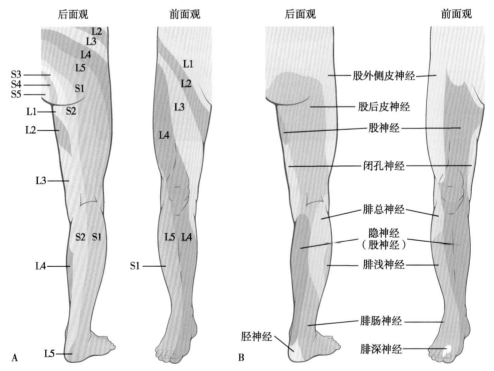

图 18-10　（A）腰骶神经的皮肤分布。（B）下肢周围神经的皮肤分布。注意：闭孔神经皮肤分布高度变异，此处显示分布在大腿内侧（引自：Horlocker TT, Kopp SL, Wedel DJ. Nerve blocks. In Miller RD, ed. *Miller's Anesthesia*. 8th ed. Philadelphia: Elsevier; 2015）

股神经

股神经阻滞

股神经是腰丛最大的分支，起源于 $L_2 \sim L_4$ 的腹侧支，提供股四头肌的运动支配和大腿前侧、小腿内侧的感觉支配。股神经向下穿过腰大肌，然后在腰大肌和髂肌之间穿行，从腹股沟韧带下方的骨盆穿出。股神经阻滞适用于大腿前侧手术（如股四头肌腱手术），可为髋部、股骨和膝盖手术提供镇痛。

股神经阻滞通常在股神经经过腹股沟韧带下方的远端实施（图 18-11）。神经阻滞可使用线阵探头、$5 \sim 7 \text{cm}$ 的穿刺针、短轴平面内实施。将探头置于患者腹股沟韧带下侧 $1 \sim 2 \text{cm}$ 的横断面上。超声图像需识别股动脉和股静脉、股神经、缝匠肌和髂腰肌，以及阔筋膜和髂筋膜（很难成像）。股神经位于股动脉外侧，在阔筋膜和髂筋膜下呈扁平的椭圆形或三角形结构。穿刺针由外向内侧向股神经外侧角进针，当针刺破阔筋膜和髂筋膜时，通常可感觉到两个"pops"（刺破筋膜的突破感）。一旦针尖位于髂筋膜下，与股神经相邻，即可在神经周围注射局部麻醉药。

股神经阻滞的优点是它能可靠地给大腿前侧和小腿内侧提供镇痛作用，是一个很好放置周围神经导管的位置，因为它远离大腿止血带和手术部位。股神经的解剖结构浅显易懂，相对容易掌握。然而，股神经阻滞确实会引起股四头肌无力，这可能不利于股四头肌的早期活动，增加术后跌倒的风险[17]。

收肌管和隐神经阻滞

收肌管阻滞的目标是大腿缝匠肌深面股神经的远端分支。来源于股神经的感觉神经仍存在收肌管附近（例如，隐神经和髌下神经），然而许多运动神经已经分支并支配相应的肌肉（除了支配股内侧肌的神经）。因此收肌管阻滞的优点是行膝关节手术镇痛的同时对股四头肌肌力影响最小[18, 19]。

患者仰卧位，腿稍微向外旋转并弯曲膝盖（图 18-12）。采用线阵探头、短轴平面内进针方法。$5 \sim 7 \text{cm}$ 穿刺针适合这种阻滞。收肌管阻滞在大腿中部实施，此处股浅动脉位于缝匠肌下表面中部附近。在股浅动脉外侧可以看到缝匠肌下神经，然而通常情况下这些神经很难辨别。穿刺针由外到内侧、由前到后面进针，穿透覆盖缝匠肌背侧面的厚筋膜，于股浅动脉外侧行局部麻醉注射。

隐神经是股神经的终末支，它负责小腿、踝和足内侧的感觉支配。根据预期的阻滞位置，隐神经可在大腿、小腿或踝关节处阻滞。很多操作者描述在大腿收肌管入路阻滞隐神经更容易。

坐骨神经

坐骨神经近端阻滞

坐骨神经是骶丛最大的分支，由 L_4、L_5、$S_1 \sim S_4$ 脊神经组成。它负责大腿后部和大部分小腿运动和感觉神经的支配。当坐骨神经通过坐骨大孔离开骨

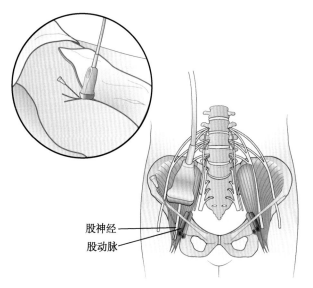

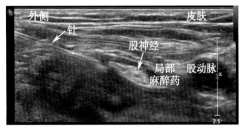

图 18-11　股神经阻滞。股神经穿过髂腰肌表面并在腹股沟韧带下方穿行。髂筋膜覆盖股神经和髂腰肌，从解剖学上与股鞘是分开的。本图显示股神经阻滞是在股神经和股动脉的短轴成像下实施。可见阻滞针由外侧到内侧、深达髂筋膜下，在股神经周围注射局部麻醉药物

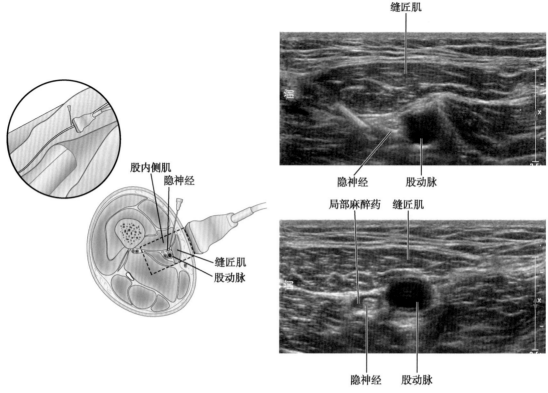

缝匠肌

隐神经 股动脉

局部麻醉药 缝匠肌

隐神经 股动脉

股内侧肌
隐神经

缝匠肌
股动脉

图 18-12 收肌管附近隐神经阻滞。患者仰卧，腿外旋，用高频探头垂直置于大腿中部轴向扫描。穿刺针在成像平面内由前向后进针。超声下隐神经并不总能显示，但它的穿行轨迹一般是在股动脉的浅面、缝匠肌的深面。局部麻醉药浸润在隐神经周围（引自：Gray AT. *Atlas of Ultrasound-Guided Regional Anesthesia*. 2nd ed. Philadelphia：Elsevier；2013：165，Fig 41-2C and D.）

盆时，沿着大腿后部、臀大肌和股二头肌的前面、大收肌的后面走行。坐骨神经阻滞适用于大腿后、小腿、足部、踝关节等部位的手术，也可改善膝关节术后镇痛。

坐骨神经阻滞主要有三种入路：前路、经臀肌入路和臀下入路。这里只介绍经臀入路。在实施经臀入路时，患者侧卧位，患侧腿向上，轻微弯曲（图 18-13）。阻滞使用低频线阵或凸阵探头、10cm 穿刺针、横向短轴平面内入路。坐骨神经位于股骨大转子和坐骨粗隆之间，深入到臀大肌深处。这一层的神经呈高回声的多束三角形结构。进针方向由外指向内侧，从后向前。

坐骨神经腘窝阻滞

腘窝阻滞的目标是进入腘窝的坐骨神经，在这里神经分为腓总神经和胫神经。这种神经阻滞常用于足部和踝关节手术，通常与隐神经阻滞联合使用

以覆盖腿的内侧。患者侧卧，抬高阻滞侧腿，伸展膝关节[20]。采用线阵探头、5～7cm 的穿刺针短轴平面内入路进针（图 18-14）。超声探头置于腘窝处，定位腘静脉、腘动脉后的坐骨神经。通过由头端向尾端滑动超声探头，在坐骨神经分为胫神经和腓总神经的分叉处实施神经阻滞。穿刺针由外侧向内侧进入，目的是将局部麻醉药分散在组成坐骨神经两部分的周围，在每根神经周围形成一个局部麻醉药的"甜甜圈"形状。注射后探头可向远端滑动，以验证腓总神经和胫神经在腘窝远端分离后周围的局部麻醉药扩散情况。

踝阻滞

所有五个支配足部的周围神经均可在踝部水平被阻断（踝阻滞）（图 18-15）。胫神经是足底的主要神经。这根神经位于胫后动脉的跟侧，可以用 3～5mL 局部麻醉药以扇形围绕这根动脉进行阻滞。腓肠神

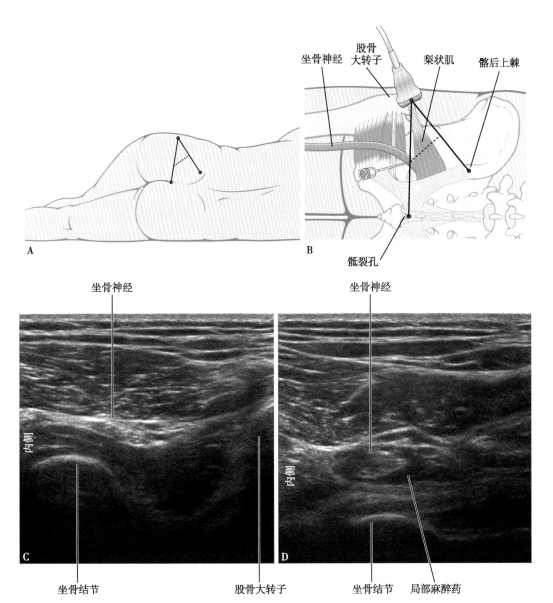

图 18-13 坐骨神经阻滞。(A)患者体位。(B)解剖标志。(C, D)坐骨神经位于髂后上棘和股骨大转子连线的中垂线上向尾端 5cm 处深面。此点也常是股骨大转子和骶裂孔的连线与上述中垂线的交点(C 和 D 引自:Gray AT. *Atlas of Ultrasound-Guided Regional Anesthesia*. 2nd ed. Philadelphia:Elsevier;2013:182,Fig 43-8A and B.)

经支配足外侧,在小隐静脉附近的外踝与跟骨之间的沟中注射 5mL 局部麻醉药可阻滞腓肠神经。隐神经支配足的内侧,在大隐静脉内踝前用 5mL 局部麻醉药浸润可阻滞这支神经。腓深神经支配第一和第二脚趾间的区域,通过在胫前动脉附近注射 5mL 局部麻醉药液可阻滞该神经。如果没有动脉搏动,腓深神经也可在𧿹长伸肌肌腱和伸肌韧带深面被阻滞。足背由腓浅神经支配。通过在足前表面内侧和外侧的踝部之间皮下注射局部麻醉药来阻断该神经的浅支。由于足部没有大量的血液供应,踝阻滞后的全身毒性反应罕见。

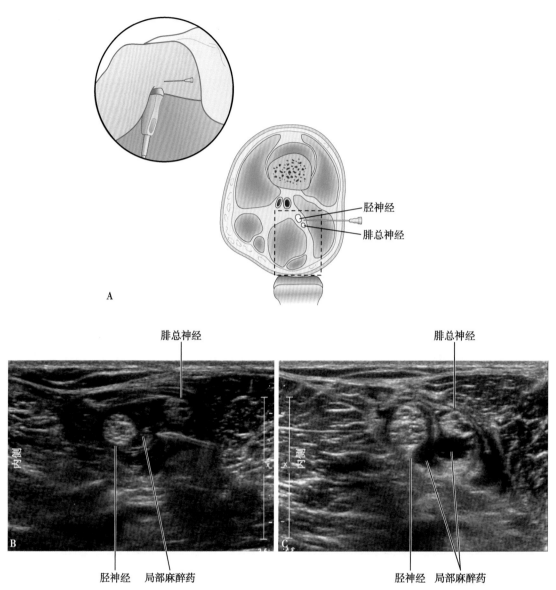

图 18-14　腘窝处坐骨神经阻滞。(A)患者仰卧,腿抬高可以使高频超声探头在腘窝下方扫描图像。(B,C)阻滞针从大腿外侧进针,穿过股二头肌将局部麻醉药注射在胫神经和腓总神经周围(B 和 C 引自: Gray AT. *Atlas of Ultrasound-Guided Regional Anesthesia*. 2nd ed. Philadelphia: Elsevier; 2013: 192, Fig 45-6A and B.)

胸腹部阻滞

胸腹周围神经阻滞可提供术中及术后镇痛,减少全身镇痛药物,提高患者满意度,缩短患者从麻醉后监护室转出的时间。

肋间神经阻滞

肋间神经阻滞的目标是胸脊神经的腹侧支。肋间神经在所支配肋骨的肋下沟伴随肋间动、静脉走

行。从肋骨的角度看,这些神经在肋间内肌和肋间最内肌之间穿行。阻滞这些神经有益于胸部和上腹部手术,以及术后胸壁创伤的恢复。但由于邻近胸膜,此操作有发生气胸的潜在风险。LAST 可能由于药物注射后的血浆水平高峰值,以及需要多处神经阻滞才能覆盖手术切口的皮肤节段所致。

实施这种阻滞时,患者俯卧位,在肩胛中线放置一个线阵探头,采用短轴旁矢状面用一根 5cm 长的穿刺针在每一节段从尾端向头端注射 3~5mL 局部

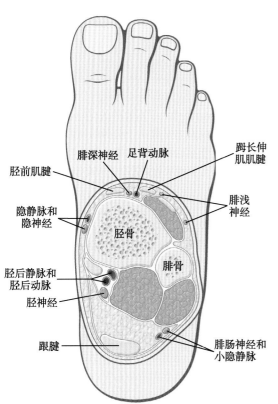

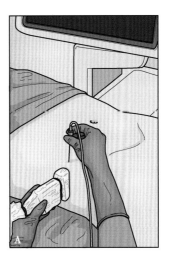

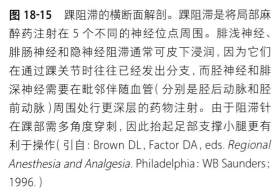

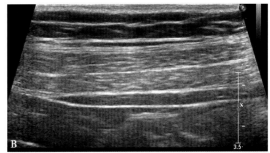

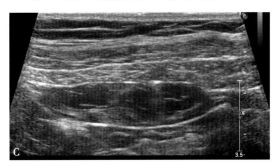

图 18-15　踝阻滞的横断面解剖。踝阻滞是将局部麻醉药注射在 5 个不同的神经位点周围。腓浅神经、腓肠神经和隐神经阻滞通常可皮下浸润，因为它们在通过踝关节时往往已经发出分支，而胫神经和腓深神经需要在毗邻伴随血管（分别是胫后动脉和胫前动脉）周围处行更深层的药物注射。由于阻滞针在踝部需多角度穿刺，因此抬起足部支撑小腿更有利于操作（引自：Brown DL, Factor DA, eds. *Regional Anesthesia and Analgesia*. Philadelphia: WB Saunders; 1996.）

图 18-16　腹横肌平面阻滞（TAP）。（A）经典后侧 TAP 阻滞：患者仰卧，将超声探头放在肋缘和骨盆上口之间的腋中线附近。（B，C）穿刺针穿过腹外斜肌、腹内斜肌进入腹内斜肌和腹 7 横肌之间的筋膜平面。药物应注射在腹横肌的后缘附近，这样药物可更好地分布在进入该平面神经的周围（引自：Gray AT. *Atlas of Ultrasound-Guided Regional Anesthesia*. 2nd ed. Philadelphia: Elsevier; 2013: 245, Fig 54-2A.）

麻醉药。超声图像应显示肋间肌、胸膜和相邻肋骨的声学阴影。麻醉阻滞的目的是使局部麻醉药沿着肋骨的下边缘在肋间内肌和肋间最内肌之间扩散。

腹横肌平面阻滞

　　腹横肌平面阻滞（transversus abdominis plane，TAP）是腹壁区域的阻滞，目标是阻滞在腹横肌和腹内斜肌间之间穿行的胸和腰脊神经腹侧支（T₇～L₁）。该阻滞提供下腹手术的镇痛，并可能有助于腹腔镜手术。由于阻滞依赖于大量局部麻醉药的适当扩散，存在局部麻醉药中毒的风险。腹腔内注射和肝内注射的可能性很小。

　　实施此种阻滞时，患者仰卧位，线阵探头放置在腋中线的横断面上（图 18-16）。超声图像应显示腹外斜肌、腹内斜肌和腹横肌。每侧用 7～10cm 长的穿刺针至少注射 20mL 的局部麻醉药。针刺方向由前向后，目的是在腹横肌和腹内斜肌之间进行局部麻醉。

静脉局部麻醉（Bier 阻滞）

静脉局部麻醉（或 Bier 阻滞，以 August Bier 命名）是一种实施手臂或腿部麻醉的方法。这种麻醉技术适用于术后疼痛小且持续时间不超过 2 小时的手术。该技术是在驱血和用止血带隔离血液循环后，将大量稀释的局部麻醉药经静脉注射到肢体。Bier 阻滞的禁忌证主要是止血带禁忌证（如镰状细胞病、缺血性血管病或肢体感染）。阻滞侧肢体的撕裂伤可能会导致局部麻醉药物的外溢，骨折的患者可能会在驱血过程中感到肢体疼痛。止血带疼痛和允许止血带使用的最大时间限制了阻滞的持续时间。应用胍乙啶、利血平或溴苄胺实施静脉区域交感神经阻滞可用于慢性疼痛的管理。

为了进行 Bier 阻滞，在被阻滞肢体远端放置一根小型外周静脉导管（如 22G）（图 18-17）。然后用驱血绷带从远端到近端包裹肢体使其内部血液驱离肢体，然后将止血带充气至 250～275mmHg（至少比患者的收缩压高 100mmHg）。纯局部麻醉药溶液（成人手臂使用止血带需 40～50mL）通过静脉导管注射，然后拔除导管。患者的止血带位置 45 分钟后可能开始疼痛，双止血带技术有助于缓解这种情况。使用双止血带时，开始时近心端止血带先充气，一旦患者感到疼痛，在麻醉手臂上的远端止血带充气，然后近心端止血带放气。

局部麻醉药的选择

静脉麻醉常用的局部麻醉药溶液为 0.5% 利多卡因或氯普鲁卡因（不含肾上腺素的普通溶液）。消旋丁哌卡因由于潜在的全身毒性而被禁用，因其可能导致包括难治性心脏停搏的恶性室性心律失常。因为防腐剂与血栓性静脉炎相关，建议使用不含防腐剂的局部麻醉药溶液。

阻滞的特征

麻醉开始后，立即将局部麻醉药溶液通过静脉注入被隔离的肢体。手术麻醉的时间取决于止血带充气的时间，而不是取决于选择的局部麻醉药。从技术上讲，静脉局部麻醉阻滞比臂丛阻滞或下肢阻滞更容易、更快地实施，适用于所有年龄组，包括儿科患者。

风险

静脉局部麻醉相关的主要风险是当止血带放气时，大量的局部麻醉药从先前隔离的肢体进入体循环时可能发生潜在全身毒性反应。局部麻醉药峰值出现在止血带放气 2～5 分钟后。降低毒性风险的一种方法是让止血带充气至少 20 分钟，即使手术完成的时间更短。如果 40 分钟过去，止血带可以在一次操作中放气。如果手术时间在 20～40 分钟之间，止血带可以放气后立即重新充气，1 分钟后再最后放气。这种方法可以降低局部麻醉的血浆峰值水平。止血带放气后限制肢体运动（包括避免肢体抬高）也有助于降低局部麻醉药的血药水平。

如果肢体没有充分的驱血，注射局部麻醉药后皮肤会出现斑点状外观。在这种情况下，阻滞效果和手术视野的质量会较差。

思考题

1. 锁骨上阻滞在不使用超声的情况下能否成功实施？使用超声是否能提高成功率？为了优化性

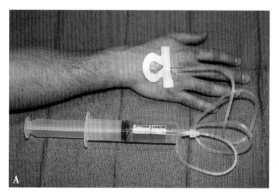
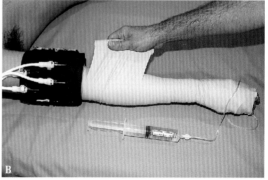

图 18-17 （A）置入并固定小号的静脉导管。（B）在止血带充气前先用绷带驱血，然后通过静脉导管注射局部麻醉药

能，您将如何安排患者、麻醉实施者、监护仪和超声机器的摆放？怎样利用人体工程学来优化神经阻滞的操作？

2. 如何在超声扫描中识别外周神经？它们与其他结构如肌腱、静脉和动脉有什么区别？什么样的探头操作技术可以改善神经可视化？

3. 一个患者拟行桡骨远端骨折的开放性复位手术。对于此手术，腋路和肌间沟入路阻滞的优点和缺点分别是什么？

4. 股神经阻滞对接受膝关节手术的患者有什么潜在的好处？

5. 对于何种类型的手术，腹横肌平面（TAP）阻滞能提供合适的镇痛？

6. 什么类型的手术最适合静脉局部麻醉（Bier 阻滞）？采取什么预防措施可以最大限度地降低这种阻滞的全身毒性风险？

（吴佳慧　译，邓晓倩　审）

参考文献

1. Mulroy MF, Weller RS, Liguori GA. A checklist for performing regional nerve blocks. *Reg Anesth Pain Med.* 2014;39:195–199.
2. Alakkad H, Naeeni A, Chan VW, et al. Infection related to ultrasound-guided single-injection peripheral nerve blockade: a decade of experience at Toronto Western hospital. *Reg Anesth Pain Med.* 2015;40:82–84.
3. Barrington MJ, Kluger R. Ultrasound guidance reduces the risk of local anesthetic systemic toxicity following peripheral nerve blockade. *Reg Anesth Pain Med.* 2013;38:289–297.
4. Horlocker TT, Wedel DJ, Rowlingson JC, et al. Regional anesthesia in the patient receiving antithrombotic or thrombolytic therapy: American Society of Regional Anesthesia and Pain Medicine Evidence-Based Guidelines (Third Edition). *Reg Anesth Pain Med.* 2010;35(1):64–101.
5. Weinberg GL. Lipid emulsion infusion: resuscitation for local anesthetic and other drug overdose. *Anesthesiology.* 2012;117:180–187.
6. Sites BD, Taenzer AH, Herrick MD, et al. Incidence of local anesthetic systemic toxicity and postoperative neurologic symptoms associated with 12,668 ultrasound-guided nerve blocks: an analysis from a prospective clinical registry. *Reg Anesth Pain Med.* 2012;37:478–482.
7. Neal JM, Barrington MJ, Brull R, et al. The Second ASRA Practice Advisory on Neurologic Complications Associated With Regional Anesthesia and Pain Medicine: executive Summary 2015. *Reg Anesth Pain Med.* 2015;40(5):401–430.
8. Hudson ME, Chelly JE, Lichter JR. Wrong-site nerve blocks: 10 yr experience in a large multihospital healthcare system. *Br J Anaesth.* 2015;114:818–824.
9. Silvestri E, Martinoli C, Derchi LE, et al. Echotexture of peripheral nerves: correlation between US and histologic findings and criteria to differentiate tendons. *Radiology.* 1995;197:291–296.
10. Soong J, Schafhalter-Zoppoth I, Gray AT. The importance of transducer angle to ultrasound visibility of the femoral nerve. *Reg Anesth Pain Med.* 2005;30:505.
11. Lam NC, Fishburn SJ, Hammer AR, et al. A randomized controlled trial evaluating the see, tilt, align, and rotate (STAR) maneuver on skill acquisition for simulated ultrasound-guided interventional procedures. *J Ultrasound Med.* 2015;34(6):1019–1026.
12. Kapral S, Greher M, Huber G, et al. Ultrasonographic guidance improves the success rate of interscalene brachial plexus blockade. *Reg Anesth Pain Med.* 2008;33:253–258.
13. Kessler J, Schafhalter-Zoppoth I, Gray AT. An ultrasound study of the phrenic nerve in the posterior cervical triangle: implications for the interscalene brachial plexus block. *Reg Anesth Pain Med.* 2008;33:545–550.
14. Gautier P, Vandepitte C, Ramquet C, et al. The minimum effective anesthesia volume of 0.75% ropivacaine in ultrasound-guided interscalene brachial plexus block. *Anesth Analg.* 2011;113:951–955.
15. Gray AT. The conjoint tendon of the latissimus dorsi and teres major: an important landmark for ultrasound-guided axillary block. *Reg Anesth Pain Med.* 2009;34:179–180.
16. Schafhalter-Zoppoth I, Gray AT. The musculocutaneous nerve: ultrasound appearance for peripheral nerve block. *Reg Anesth Pain Med.* 2005;30:385–390.
17. Ilfeld BM. Single-injection and continuous femoral nerve blocks are associated with different risks of falling. *Anesthesiology.* 2014;121:668–669.
18. Andersen HL, Gyrn J, Møller L, et al. Continuous saphenous nerve block as supplement to single-dose local infiltration analgesia for postoperative pain management after total knee arthroplasty. *Reg Anesth Pain Med.* 2013;38:106–111.
19. Machi AT, Sztain JF, Kormylo NJ, et al. Discharge readiness after tricompartment knee arthroplasty: adductor canal versus femoral continuous nerve blocks—a dual-center, randomized trial. *Anesthesiology.* 2015;123(2):444–456.
20. Gray AT, Huczko EL, Schafhalter-Zoppoth I. Lateral popliteal nerve block with ultrasound guidance. *Reg Anesth Pain Med.* 2004;29:507–509.

第 **19** 章 手术体位及相关风险

Kristine E. W. Breyer

患者在手术室内需要被置放于各种便于手术操作的体位，但体位可能是其受伤的原因之一，也可能改变其在术中的生理功能。术中体位相关损伤是围手术期并发症的重要原因。在对患者进行正确体位置放时，麻醉医师肩负重要责任[1]。本章总结了术中体位的生理变化，术中常规体位，特殊体位应注意的问题，以及术中体位相关的损伤。

体位相关生理

生理反应在减缓血流动力学改变中起着重要的作用，这些反应在我们日常生活中发生体位改变也会发生。这类反应同时涉及了中心、区域和局部的机制。当一个人从直立到仰卧时，静脉回心血量加，增加了前负荷、每搏输出量和心输出量。这些变化引起动脉血压短暂升高进而激活主动脉（通过迷走神经）和颈动脉窦血管壁（通过舌咽神经）的压力感受器，减少交感神经冲动并增加副交感神经发送至窦房结和心肌的神经冲动。副交感神经冲动抵消了前负荷增加引起的动脉血压升高，因此此在非麻醉状态下体位变化时，全身动脉血压可以维持在一个狭窄的范围内。

在正常的日常生活中改变体位时，中央、区域和局部的生理反应对维持血流动力学很重要。在不同类型的麻醉中，一些反应变得迟钝，从而改变了患者对体位变化的血流动力学反应。

体位改变也会改变肺的生理功能。在麻醉过程中，这一影响会被进一步放大。例如当未被麻醉的人躺下时，他们的功能残气量由于横膈向上移动而

感谢Jae-Woo Lee and Lydia Cassorla 为本章上版作出的贡献

减少。在被麻醉的患者中，功能残气量下降的幅度更大，闭合容量往往超过功能残气量，导致肺通气 / 灌注（$\dot{V}/\dot{Q}$）不匹配，增加低氧血症的发生。此外，限制膈肌运动的体位会压迫胸壁或腹部，造成肺不张，进而导致分流。

常规体位

正确的置放体位需要麻醉医师、外科医师和护士共同合作，在确保患者的健康和安全的同时来暴露手术区域。体位安置的要点还包括保持脊柱和肢体的自然状态，使用适当的填充物，避免患者出现体位的意外变化。患者经常长时间保持同一姿势，因此预防体位相关并发症往往需要对具体情况作出妥协和判断。在正常的睡眠中，我们会主动改变体位以避免患者长时间的受压迫和过度伸展。麻醉中的患者失去了感知损伤和主动改变体位的能力，增加了受伤的风险[2]。理想情况下，患者应被置放于一个他们清醒时可以忍受的手术位置。必要时应尽可能限制极端体位的持续时间。所有骨性突起上覆盖的软组织，如脚跟和骶骨，必须垫软垫以防止软组织因压力缺血。保持脊柱和四肢的自然状态可以防止其过度拉伸。

仰卧位

仰卧位，又称背卧位，是外科手术中最常见的体位（图 19-1A）。在典型的仰卧位中，头部、颈部和脊柱都保持自然状态。一条或两条手臂可以外展或内收。为避免肱骨向腋窝运动时损伤臂丛，手臂外展应限制在 90°以内。

手和前臂可处于掌心向上或保持掌心朝向身体的自然状态，以减少对尺神经的外部压力（图 19-1B）。一条"拉伸单"从身体下面穿过包裹住内收的手臂，然后直接塞到躯干下面（不是床垫下），以确保手臂一直正确地放在身体旁边。麻醉医师应垫好所有骨性突起部位以及可能在手术过程中对皮肤产生压力的三通或静脉导管（图 19-1C）[3]。

仰卧姿势的变化

各种改良的仰卧位也经常被使用，如草坪椅位、蛙腿位和头低脚高位。草坪椅位（图 19-1D）微微弯曲患者的臀部和膝盖，减少了背部、臀部和膝盖的压力。此改良使清醒状态或接受监护下麻醉的患者更容易耐受手术。患者腿的位置略高于心脏，有助于下肢静脉引流。剑突到耻骨的距离减少，降低了腹部肌肉组织的张力。头低脚高位用于使臀部与肩膀平齐，通常是将床的背部抬高，膝盖以下的腿被降低到一个相等的角度。

蛙腿位，即臀部和膝盖弯曲，臀部向外旋转，脚底相对，便于会阴、大腿内侧、生殖器和直肠的手术。此体位中膝盖必须得到支撑，以减少髋部的压力或脱白。

将仰卧患者头侧降低，以耻骨联合为躯干的最高点，称为 Trendelenburg 体位（头低脚高位）（图 19-1E）。这是以一位 19 世纪德国外科医生的名字命名的，他首次描述了这种体位在腹部手术中的用途。Walter Cannon 是哈佛大学的生理学家，他在第一次世界大战期间推广头低脚高位来改善低血容量休克患者的血流动力学。头低脚高位现在常用来增加低血压时的静脉回流，改善腹部和腹腔镜手术时的暴露，以及防止中心静脉置管时的空气栓塞。

头低脚高位会引起血流动力学和呼吸系统的变化。将患者头放低后，起初会引起来自腿部的自体输血，在 1 分钟内心输出量较基线增加约 9%。然而这些变化并不持久，10 分钟内许多血流动力学变量，包括心输出量，都可恢复到基线值。虽然如此，头低脚高位仍是治疗低血容量中最早期复苏的手段之一。腹内容物向膈肌移动降低了功能残气量，也降低了肺顺应性，因此在机械通气时需要较高的气道压力。眼内压和颅内压也会升高。颅内压升高和大脑自动调节功能受损的患者应该避免这种体位。采用头低脚高位进行全身麻醉的患者存在胃内容物误吸的风险，因此强烈建议行经声门的气道插管。延长头低脚低位的时间会导致面部、结膜、喉部和舌头水肿，增加术后上气道梗阻的可能性。在拔管前，应对气管导管进行漏气实验，或使用可视化设备检查喉头周围情况[4]。

将患者置于头低脚高位时应采取措施以确保患者不滑动或移位。建议使用防滑床垫来避免患者向头侧滑动。使用肩撑时有相当大的风险压迫或拉伤臂丛，应谨慎使用。

反向 Trendelenburg 体位（头高脚低位）（图 19-1E）将仰卧患者向上倾斜，头部高于身体的其他任何部位。这种体位常用于上腹部手术。此体位同样必须防止患者在手术台上滑动。采取此体位的患者，特别是低血容量的患者，由于静脉回流减少有低血压的风险。为优化脑灌注，有创动脉血压监测应在外耳道水平进行校准。

并发症

仰卧位可能发生腰痛，因为在肌肉放松的全身

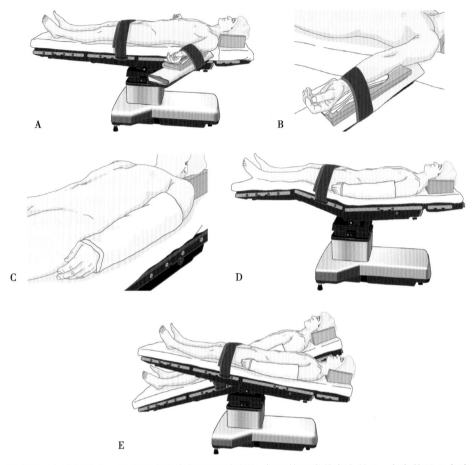

图 19-1　（A）仰卧位。注意手术台底部是不对称的，如果按通常的方向放置，患者的重心应该置于手术台基座上方。（B）手臂在臂板上的位置。尽可能将手臂的外展控制在 90°以内。手臂向上，肘部垫软垫。（C）手臂置于患者两侧。手臂处于自然位置，手掌向髋部。肘部使用衬垫支撑手臂。（D）草坪椅位。臀部和膝盖的弯曲可以减少背部过度拉伸。（E）Trendelenburg 位（头低脚高位）和反向 Trendelenburg 位（头高脚低位）。为了防止臂丛神经的压迫损伤，应避免使用肩撑

麻醉或神经阻滞时，正常的腰前曲消失了。因此有较明显后凸、脊柱侧凸或既往背痛病史的患者可能需要额外的脊椎填充物或髋关节和膝关节轻微屈曲。

　　将肥胖患者放置在手术台上时要小心。手术台的底座是不对称的，手术台面通常超出桌脚。患者需要将身体置于手术台的开放侧，以便手术操作或允许使用如 C 臂等 X 线设备。这就使得身体最重的部分，也就是患者的重心与桌子的重心相反，有很大的杠杆作用。如果重量足够，尤其是放置患者在远离底座的一侧，特别是在使用加长部件或将床倾斜到头低脚高位时，手术台可能发生倾斜和翻倒。应严格遵守手术台的重量限制，它们在正常和反向体位时的重量限制有很大的不同。

截石位

　　截石位（图 19-2A-C）常用于妇科、直肠和泌尿外科手术。在此体位中，患者双腿从中线向外展开30°～45°，膝盖弯曲，双腿由支架支撑。取决于手术所需，患者的髋部可弯曲成不同程度，如标准、低或高截石位。腿应随髋部同时抬高和降低，以防止脊柱扭转。下肢垫软垫避免对腿的压迫。腓总神经包绕着外侧腿腓骨的头部，如未充分衬垫保护，此处会有很大的受伤风险。

　　为了便于操作，手术台的足端部分可以放低或移开。如果手臂沿身体侧一起置放在手术台上，手和手指可能放在手术台远端部分的开口边缘。当手

术结束时再次抬起手术床下部时,必须严格注意手的位置,以避免对手指造成潜在的灾难性挤压损伤(图 19-2D)。因此,当患者处于截石位时,建议始终将手臂放在远离手术台的扶手上。

截石位可引起一系列的生理变化。当腿抬高时,前负荷增加引起心输出量短暂增加。此外,截石位会导致腹腔脏器向膈肌移位,降低肺顺应性,导致潮气量减小。这个体位使患者失去了正常的腰椎前凸曲度,可能会加重患者已有的腰痛。

下肢骨 - 筋膜室综合征是一种罕见但极具破坏性的截石位并发症。由于动脉血流受限(来自腿部抬高)或静脉流出阻塞(直接肢体受压或髋关节屈曲过度)使肢体灌注不足,骨筋膜室组织压力增加,导致缺血、水肿、横纹肌溶解。在一项纳入了 572 498 例病例的大型回顾性研究中,截石位(1/8 720)和侧卧位(1/9 711)的骨 - 筋膜室综合征发生率比仰卧位(1/92 441)更高。下肢骨 - 筋膜室综合征仅与长时间手术明显相关[5]。在一项回顾性的多中心研究中,185 名泌尿外科患者被置于高截石位后,由于体位而导致的总并发症发生率为 10%。神经运动障碍是最常见的体位相关并发症(18 例中有 12 例)。本队列中有 2 名患者患有下肢骨 - 筋膜室综合征,2 人的高截石位时间均超过 5 小时[6]。因此,如果手术将持续几小时,建议定期将腿的高度降低到身体水平。

侧卧位

为了便于在胸腔、腹膜后或髋部进行手术,患者需采用侧卧位(图 19-3A)。侧卧位患者必须得到很好的保护,以避免滑落或前倾后仰。通常使用豆袋或被褥卷,有时也用腰垫来帮助保护患者。

患者的四肢必须小心放置,以防受伤。下侧的腿应该稍微弯曲。枕头或其他填充物一般放在膝盖之间,同时下侧腿弯曲,这样可以减少对骨突起的过度压力以及对下肢神经的牵拉。下侧上臂放在患者前方的软垫托手板上。上侧的上臂通常用折叠的被褥支撑,或用扶手或泡沫托架悬挂(图 19-3B)。为防止肱骨头对臂丛的损伤,任何一只手臂都不应外展超过 90°。此外,腋枕应该放在患者腋窝下方而不是腋窝里。腋枕可以避免压迫到臂丛和腋窝血管(图 19-3C)。可以用一个充气豆袋替代腋枕,但手术

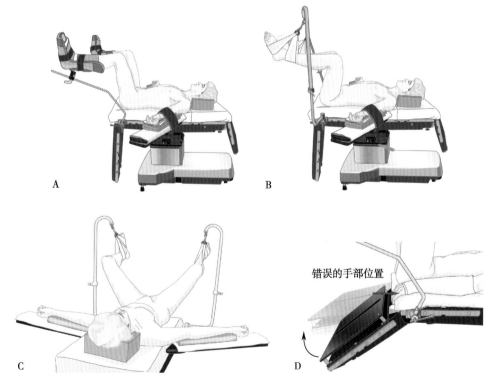

图 19-2 (A)截石位。髋关节屈曲 80°～100°,小腿与身体平行。扶手上的手臂远离脚部的铰链点。(B)以"拐杖糖"式吊脚架支撑截石位。(C)截石位与"拐杖糖"吊脚架的正确位置,应避开腓骨头外侧。(D)截石位手臂的错误位置,此时床下部抬高时手指有受压风险

错误的手部位置

团队必须确保腋窝没有被压迫。进行有创动脉监测时可考虑将导管置于下侧手臂以监测是否压迫腋窝神经血管结构。

患者的头部必须保持在一个自然位以防止颈部过度旋转和臂丛拉伤。这种体位可能需要额外的头部支撑（图 19-3B）。应检查下侧的耳朵避免折叠和不适当的压力。如果患者已入睡，在改动体位前应该用胶布把眼闭上。必须经常检查外部对下侧眼睛的压迫。

最后，侧卧位改变了肺功能。在机械通气的患者中，纵隔及内容物的重量与腹部内容物对下侧膈肌向头侧不均匀的压力一起降低了下侧肺的顺应性，有利于上侧肺的通气。与此同时，下侧肺的血流受重力影响而增加。这将导致通气-血流比失调，影响肺泡通气和气体交换。

俯卧位

俯卧位或腹侧卧位（图 19-4A）主要用于需进入颅骨后窝、后脊柱、臀部和直肠周围区域的手术以及下肢手术。当需要在俯卧位下行全身麻醉时，应首先采用仰卧位进行气管插管、静脉置管、导尿，置入侵入性的血流动力学通路。在改变体位时确保所有的线路和管道都得到很好的保护，并避免管道脱出。

将患者由仰卧转为俯卧需要所有手术室工作人员的配合。麻醉医师主要负责协调移动及维持头部位置。头部被头钉固定的患者是一种例外情况，此时外科医生负责握住头针框架。在转向俯卧时，头部、颈部和脊柱保持在一个自然的位置。有些需要俯卧位的患者脊柱不稳定，需要手术治疗。此外，在改变体位时，患者可能因潜在的颈动脉或椎动脉损伤而导致脑卒中。某些情况下，在手术"翻身"到俯卧位前行神经监测，并记录基线值作为安全记录。

为了减少脱出的风险，将患者从仰卧位转到俯卧位之前，需尽可能多地断开监护仪的线路和各种管路。这对于处在旋转侧肢体最远端的管路与监护仪线路特别有用。我们的做法是在搬动过程中断开气管导管，在俯卧位后立即重新连接。

头部的位置非常重要。在大多数情况下，使用手术枕、马蹄形头枕或 Mayfield 头钉使头部保持中立。有几种商用枕头专门为俯卧位设计。包括一次

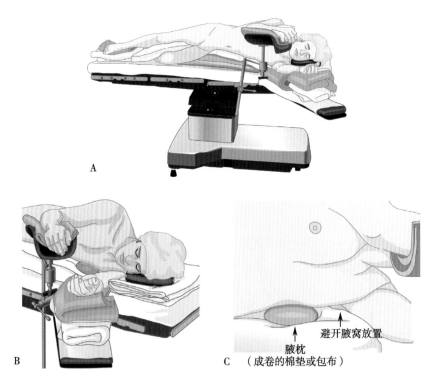

图 19-3 （A）侧卧位。注意小腿弯曲，两腿之间的填充物，以及对双臂的适当支撑。（B）侧卧位时手臂和头的位置。注意头枕下需要额外填充物，确保头部与脊柱在一条线上。头枕应远离下侧眼睛。（C）侧卧位使用腋枕。此处是用一袋静脉液体代替，液体袋放置在远离腋窝的地方以避免对腋窝动脉和臂丛的压迫

性泡沫塑料在内的大多数产品，都是通过在眼睛、鼻子和嘴巴做出切口来支撑额头、颧骨和下巴。俯卧位是围手术期视力丧失的危险因素，本章后面将单独讨论。镜像系统可用于检查面部定位（图 19-4B）。麻醉医师必须确保眼睛和鼻子没有受压，并在整个麻醉期间定期记录相关情况。面部压伤是一种俯卧位并发症。马蹄头枕只支持前额和颧骨的部分，使我们可以很好地观察和调整气道（图 19-4C 和 D）。使用头钉支持头部时，患者脸上没有任何直接的压力，允许麻醉医生观察和调整气道，并可牢固地将头维持在一个位置，便于对神经外科的术野进行最精细地调整（图 19-5）。当头部被固定在头钉上时，必须防止患者移动，头针滑落会导致头皮撕裂、颅骨骨折，甚至颈椎受伤。

腿应用软垫垫好，并使膝盖和臀部轻微弯曲。两臂可如前文仰卧位所述以自然位置于患者两侧，

或置于患者头旁的臂板上。为防止臂丛过度伸展，手臂同样不应外展超过 90°。肘部需要额外的衬垫保护以防止尺神经受压。

俯卧位时腹部应相对自由地悬空。这减轻了腹部的外部压力，否则会因为下腔静脉压迫，静脉回流减少而导致通气和低血压的问题。从锁骨到髂骨的两侧都应该有棉垫卷或软垫支撑胸腔。多种商用棉垫卷和软垫可供选择，包括 Wilson 框架（图 19-4A）、Jackson 手术台、Relton 框架，和 Relton 框架的 Mouradian/Simmons 改良型。所有用于俯卧位的器械和特殊手术台都是为了减少腹部压迫。为了防止组织损伤，应避免压迫下垂的结构（如男性生殖器和女性乳房）。乳房应该放在支撑物的中间。每个棉垫卷或软垫的下部必须分别放在每一侧的髂嵴下，以防止压伤生殖器和股血管。

当患者血流动力学可良好维持时，俯卧位的肺

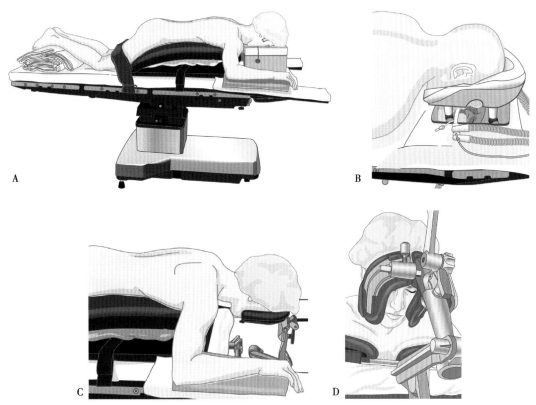

图 19-4 （A）俯卧位，采用 Wilson 框架。手臂被束缚的角度应尽可能小于 90°。受到压力的部分被衬垫保护。为尽量减小腹部压力并保持肺部顺应性，胸部和腹部被支撑而远离床面。泡沫头枕有眼睛和鼻子的切口，还有一个可以让气管内导管通过的槽。必须经常检查眼睛。（B）俯卧位的镜像系统。此系统可支撑头部和面部的骨结构，同时通过塑料镜方便监测眼睛和气道。（C）采用马蹄形适配器的俯卧位。调整头部高度到使颈部处于自然位。（D）俯卧位，面朝下。马蹄适配器可保证对气道和眼睛进行良好的直接观察。可以调整它的宽度，以确保对面部骨结构的合理支撑

功能优于仰卧位。与仰卧位相比，俯卧位的功能残气量实际上得到了改善，从而改善了氧合。对于肥胖患者，腹部自由下垂的俯卧姿势可以改善肺部顺应性（参见第 29 章）。俯卧位已被用于改善成人呼吸窘迫综合征患者的呼吸功能，减少死亡率 [7]。

患者正确的俯卧位依赖于手术台和头枕设备。马蹄形和头钉式头枕附在可调关节支架上，这种头枕的任何滑动或锁定故障都会因患者头部突然下落导致一系列并发症。旋转锁定装置脱离后，Jackson 手术台甚至可以倾斜或翻转 180°。

坐位

在坐位（图 19-5B）下，患者头部和手术区域位于心脏上方。对于某些颈椎和神经外科手术，特别是后颅窝和上颈椎手术，坐姿可以提供良好的术野暴露。术野的静脉压降低也可减少失血量 [8]。坐姿的一种变化，"沙滩椅"姿势，也越来越多地用于包括关节镜在内的肩部手术。这个位置提供了从前面和后面进入肩的通道，并可灵活活动肩关节处的手臂。

坐姿的患者头部必须充分固定。可以通过头带、胶带或刚性固定来实现。手臂应该被支撑和衬垫保护。麻醉医师应确保肩部处于自然或非常轻微的抬高状态，以避免颈部和肩部之间的拉伸损伤。为了保持平衡和减少坐骨神经的伸展，膝盖通常要稍微弯曲，脚也要得到支撑和衬垫保护。

坐姿最严重的并发症是静脉空气栓塞（venous air embolism，VAE）。在颅内手术过程中，大量的空气可以通过开放的硬膜静脉窦进入。与中心静脉置管时空气进入静脉的情况类似，手术部位的低静脉压形成了一个空气进入静脉系统的压力梯度。发生反常空气栓塞是最主要的担忧。拟行坐姿手术的患者应首先进行评估以排除心内分流的可能性。如果存在心内分流，即使少量空气进入静脉也可能导致卒中或心肌梗死。经食管超声心动图（transthoracic echocardiography，TEE）显示，在大多数接受坐位神经外科手术的患者静脉中存在一定程度的空气，比例甚至高达 100%。临床显著的 VAE 发生率要低得多，为 0.5%～3% [8, 9]。目前 TEE 是检测心内分流的金标准。即使进行了筛查，TEE 也不一定能发现室间隔缺损。最近的一项荟萃分析评估了 TEE 检测心内分流的准确性，与尸检、心导管插入术或外科手术相比，TEE 发现心内分流的敏感度为 89%，特异度为 91%。其他评估心内分流的方法包括经胸超声心动图（transthoracic echocardiography，TTE）和经颅多普勒（transcranial Doppler，TCD）。最近的一项 TTE 或 TCD 对比 TEE 的研究表明，TTE 的敏感度和特异度分别为 46% 和 99%，TCD 的敏感度和特异度分别为 97% 和 93% [9～12]。VAE 的其他并发症包括心律失常、急性肺动脉高压和循环衰竭。术前已确诊的心内分流是坐位禁忌证。在血容量足够的情况下，术中使用 TEE 或胸前多普勒超声有助于早期发现进入的空气 [13]。

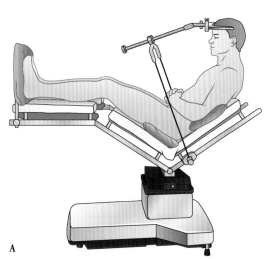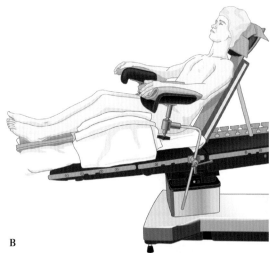

图 19-5　（A）采用 Mayfield 头钉固定的坐位。患者实际通常处于半卧位，这样双腿尽可能保持高位以促进静脉回流。手臂必须有支撑以防止肩部牵拉。请注意，头部支架最好安装在手术台放置背部的区域，而不是安装在放置大腿的区域，这样患者的背部就可以在不拆卸头部支架的前提下进行调整或放低。（B）适合于肩部手术的坐姿。注意此姿势下肘部尺侧区域应没有压力

因为血液淤积在下半身，坐位的患者有低血压风险。因此他们的下肢常包裹 Ace 绷带或弹力袜。通常需要静脉输液和血管升压药提升平均动脉压。建议对这些病例在外耳道水平进行有创血压监测，以改善脑灌注压力。中心静脉导管通路也被推荐用于此类病例，加长的中心静脉导管可在不靠近手术区域的情况下提供静脉通道。当发生 VAE 时，多孔中心静脉导管对抽吸进入的空气比常规中心静脉导管更具有优势。

术后影像诊断发现几乎所有接受颈椎或后颅窝手术的患者均可发生颅腔积气。有临床表现的颅腔积气比较少见，多因坐姿时脑脊液压力较低而发生。患者可能会出现头痛、神志不清、癫痫、甚至暂时性偏瘫。有这些症状的患者需要首先排除出血或卒中等其他术后并发症。坐位患者也有头部和颈部的并发症。颈椎过度屈曲会阻碍大脑静脉流出导致水肿，也会阻碍大脑动脉流入导致大脑低灌注。颈部过度屈曲也可发生舌肿大。TEE 监测与颈部屈曲一起可导致喉部结构和舌头的压迫。对于正常体型成人，建议在下颌骨和胸骨之间保持至少两指宽的距离以预防上述并发症。如果术前检查发现患者关节可活动范围在逐渐缩小，那么术中体位固定不应超出患者的正常范围[14]。

机器人手术体位

机器人手术大约在 1999 年开始使用，并迅速成为许多泌尿外科手术和妇科手术的常规，在妇科手术中机器人手术也急剧增加[12, 13, 15, 16]。对于外科医生而言，机器人手术在腹腔镜器械的运动范围和准确性方面具有优势。但机器人手术确实带来了一些新的体位挑战。机器人手术一般在陡峭的头低脚高位（30°～45°）和截石位下进行，手臂在身体两侧盘曲于自然位置。必须对患者进行切实的保护，以免其在陡峭头低脚高位时滑落。

许多医疗机构在床上使用防滑床垫（如豆袋和泡沫）。为了更好地保护患者，在胸部使用 X 形的捆绑胸带。使用肩托也有帮助，尽管有因肩与颈之间的拉伸而造成臂丛损伤的病例报告。如果使用了肩托，应监测患者防止颈部过度拉伸。气管内插管应牢固固定，避免移位。为了防止腹腔镜器械伤害患者，金属托盘或手术桌通常置于患者脸部[14-19]。

一旦对接了机器人，与患者的直接接触就受到限制。麻醉医师应在安装机器人之前放置好所有监护仪、静脉通路和侵入性导管。在对接机器人之前，

建议提前将患者置于陡峭的头低脚高位进行测试以确保患者处于正确的位置，不会滑动，并确保患者能够从生理学角度耐受此体位。

机器人手术期间患者的生理变化主要由腹腔镜注入气体和陡峭体位产生。腹腔镜下的气体注入导致血流动力学改变，而呼吸力学的改变也受体位的影响。随着腹腔镜手术的进行，腹部内容物因腹腔镜手术和体位角度推动膈肌共同作用，使功能残气量降低。为了防止患者从手术台上滑落而进行的胸部固定也会使这一情况恶化。气道的峰值压力和平台压力可上升 50%。在这些病例中，肺顺应性的改变、功能残气量的降低以及因二氧化碳注入而增加呼吸频率的需要，使得术中机械通气具有相当大的挑战性[14-20]。

机器人腹腔镜手术的其他并发症包括喉部水肿和视神经病变。如需拔管，应考虑在手术开始和结束时进行气管导管漏气实验。

压疮

压疮是在骨性突起部分，因长期的压力抑制毛细血管血流动而产生的。在动物模型中，70mmHg 的压力在 2 小时内就会造成伤害。美国的压疮咨询小组对压疮进行了分类。从完整的、压之不褪色的红斑（1 期）到全层组织糜烂（4 期）。肌肉损伤发生在皮肤和皮下组织损伤之前，这可能是由于肌肉对氧的需求较高。仰卧位时，最危险的部位包括骶骨、脚跟和枕骨。俯卧位中，胸部和膝盖是压力损伤最常见的部位，而坐位中，坐骨结节是最常见的部位[18, 21]。

大多数术中压疮（> 80%）发现于术后 72 小时内，最常发生在持续 3 小时以上的手术中。手术时间越长，压疮的发生率越高。心脏、胸部、骨科和血管手术的患者发病率最高。除了骨突起处的压疮外，气管导管、鼻胃管和其他医疗器械所导致的唇、舌和鼻翼压疮也会发生。应该尽量降低来自各种医疗设备的压力。

咬伤

现在经颅运动诱发电位技术（Transcranial motor-evoked potentials, Tc-MEP）越来越多地应用在脊柱外科和神经外科手术。低血压或体温过低时，Tc-MEP 所导致的颞肌和咬肌的收缩更容易引起压力损伤。肌肉，包括舌头、嘴唇，甚至是牙齿，都可因咬的动作而受伤。一项对 17 000 多例使用 Tc-MEP 的病例

的回顾性研究发现，咬伤总发病率为 0.14%，其中舌头受伤的频率最高（约为所有相关损伤的 80%）[19, 22]。受伤的严重程度从轻微擦伤到需要缝合修复的撕裂伤不等，111 例中有 25 例是撕裂伤。一些医疗机构在这些病例中使用左右磨牙之间的牙垫（"双牙垫"）来预防这些损伤。但大约 50% 的受伤患者已使用了双牙垫。市面上也有一些相关的商业设备，但它们的有效性仍值得怀疑。

周围神经损伤

周围神经损伤虽然发生率低，却仍是严重的围手术期并发症和医源性损伤。根据美国麻醉医师协会（American Society of Anesthesiologists, ASA）终审索赔案数据库，周围神经损伤的发生率在 0.03%～0.11% 之间。周围神经损伤占所有索赔的 22%。当周围神经在手术中受到压迫、拉伸、缺血、代谢紊乱和直接创伤 / 裂伤时，就会发生损伤[23]。由于全身麻醉下无意识或被区域麻醉所阻断，患者无法表现出可早期预警的疼痛，也无法进行正常状态下的自主调整体位[1, 20, 24]。

周围神经病变是一种具有多方面病因的复杂现象。ASA 在 2010 年发布了一份最新的预防围手术期神经病变实践指南（知识框 19-1）。尺神经损伤是最常见的，占所有周围神经损伤的 28%，其次是臂丛损伤（20%），腰骶神经根损伤（16%），脊髓损伤（13%）（表 19-1）。有趣的是，神经损伤索赔的分布随着时间发生了变化。尺神经损伤从 1980—1984 年的 37%下降到 90 年代的 17%，脊髓损伤从 1980—1984 年的8% 上升到 90 年代的 27%。脊髓损伤和腰骶神经根损伤主要与区域麻醉有关。在所有索赔案中，硬膜外血肿和药物损伤占已知损伤机制的 29%。这些损伤可能与正在接受抗凝药物的患者使用了椎管内阻滞以及使用神经阻滞治疗慢性疼痛的治疗增加有关（表 19-2）[1, 21, 25, 26]。

没有直接证据表明单靠摆放体位或使用衬垫保护就可以预防围手术期神经病变。大多数损伤，特别是上肢神经的损伤，如尺神经和臂丛神经，均发生在适宜的体位和使用衬垫保护的情况下。周围神经的伸展性损伤是由于血管丛受损（神经滋养血管），而血管丛伴行并滋养这些神经。这可能是由于静脉流出或动脉流入梗阻。压力导致的神经损伤可以通过各种方式表现出来。神经功能性麻痹是由较短的缺血时间引起的，通常只引起短暂的功能障碍。轴突断裂是一种脱髓鞘性损伤。神经断伤是由于神经

切断或中断而引起的，通常是永久性的[2]。

由于周围神经损伤的病因往往不清楚，很难确定可预防的可变因素。一般来说，建议尽量保持自然的姿势。拉伸、过度屈曲和过度伸展都应该避免。浅表神经，特别是骨突起附近的神经（腓骨头位置的腓总神经、肘部尺神经），应衬垫保护。衬垫和支撑物应尽可能均匀地分配重量。设备（如腹腔镜设备、C 臂和其他 X 线设备）永远不要直接放在患者身上。

一项对 1 000 例使用体感诱发电位监测的连续脊柱手术的回顾性研究比较了 5 种手臂位置与上肢躯体感觉诱发电位（somatosensory evoked potential, SSEP）变化。手臂位置的改变使 92% 的上肢发生SSEP 的倒转。与仰卧位臂外展、仰卧 7 位臂内收和俯卧位臂内收相比（1.8%～3.2%），与体位相关的上肢 SSEP 改变在俯卧位"超人"姿势（7%）和侧卧位（7.5%）中更为常见。SSEP 可逆的变化与术后功能障碍无关[22, 27]。

尺神经

术中体位引起尺神经损伤的发生率较低，但症状严重。尺神经功能障碍导致无法外展第五指，并导致第四和第五指感觉减退，出现"爪状"手。

许多研究试图阐明尺神经病变的原因和危险因素。在一项对持续 3 个月以上的围手术期尺神经病变的大型回顾性研究中，非常瘦或肥胖的患者以及术后卧床休息时间延长的患者都是危险因素。而与术中患者体位及麻醉技术无关。ASA 终审索赔案数据库发现，糖尿病、酗酒、吸烟和癌症是危险因素。在本研究中，仅 9% 的尺侧损伤索赔案有明确的损伤机制，27% 的索赔案中已明确说明使用了肘部衬垫保护[1, 23, 28]。

臂丛

由于臂丛位于腋窝的浅层，靠近肱骨头，因此容易受到伸展和压迫损伤。臂丛损伤所致的运动和感觉缺陷的范围很广，尽管尺神经分布区的感觉缺陷常见。损伤通常与手臂外展 90° 以上、头部外旋、心脏手术中不对称的胸骨牵拉（用于乳内动脉剥离）和直接创伤有关。在需要胸骨正中切开的心脏手术患者中，臂丛损伤与 $C_8 \sim T_1$ 神经根有关。患者应将头部置于中线，双臂置于两侧，肘部轻微弯曲，前臂旋前。

其他上肢神经

桡神经和正中神经的单独损伤很少见。桡神经损伤会导致手腕下垂，拇指外展不能以及掌指关节

知识框 19-1　美国麻醉医师协会预防围手术期周围神经病变工作组的最新报告

Ⅰ. 术前病史和体格检查

- 正确的判断有助于患者舒适耐受预期的术中体位
- 体型、已有的神经症状、糖尿病、周围性血管疾病、酒精成瘾、关节炎、性别（例如男性患者更容易罹患尺神经病变）都是术前病史中的重点

Ⅱ. 上肢的固定策略

- 仰卧患者手臂外展限制在 90° 以内，俯卧位患者的手臂可耐受 90° 以上的角度
- 仰卧，手臂置于臂板上：上肢需处于对肱骨的髁后沟（尺骨沟）压力最小的位置。前臂旋前或自然位有助于实现上述要求
- 仰卧，手臂内收于身体两侧：前臂处于自然位。弯曲的肘部可增加尺神经病变风险。但现在对于围手术期手臂可屈曲的角度并无共识。应避免长时间压迫肱骨螺旋沟内的桡神经。术前评估时，肘部超出舒适范围的伸展会拉伸正中神经。围手术期的定期评估可确保在术中维持理想位置

Ⅲ. 特殊的下肢固定策略

- 腘绳肌群的拉伸：术前评估时将腘绳肌群拉伸到超出舒适范围的位置可能会拉伸坐骨神经
- 限制髋部屈曲：由于坐骨神经或其分支既跨髋又跨膝关节，因此在确定髋部屈曲程度时应分别考虑这些关节的伸展和屈曲。髋部的伸展和屈曲都不会增加股神经病变的风险。应避免长时间压迫腓骨头的腓神经

Ⅳ. 保护性衬垫

- 垫臂板：垫臂板可降低上肢神经病变的风险
- 胸部棉垫卷：侧卧位患者使用胸部棉垫卷可降低上肢神经病变的风险
- 肘部衬垫保护：肘部衬垫保护可降低上肢神经病变的风险
- 腓神经的衬垫保护：使用特殊衬垫来防止硬表面对腓骨头腓神经的压迫，可降低腓神经病变风险
- 使用衬垫的并发症：衬垫物使用不当（如衬垫物太硬）可增加围手术期神经病变风险

Ⅴ. 设备

使用功能正常的自动血压袖带（置于肘前窝之上）不会增加上肢神经病变的风险。在陡峭头低脚高位使用肩撑可能会增加围手术期神经病的风险

Ⅵ. 术后评估

对肢体神经功能进行简单的术后评估可早期识别周围神经病变

Ⅶ. 文件记录

对围手术期特殊的体位变动进行详细记录有助于持续改进流程，有助于医生把注意力集中在患者体位相关的问题并提供术中体位固定策略的信息，这些都有助于改进医疗服务

引自：American Society of Anesthesiologists Task Force on Prevention of Perioperative Peripheral Neuropathies. Practice advisory for the prevention of perioperative peripheral neuropathies: an updated report by the American Society of Anesthesiologists Task Force on Prevention of Perioperative Peripheral Neuropathies. *Anesthesiology.* 2011；114（4）：741-754

伸展障碍。桡神经最浅的部分位于上臂的三分之一处，从肱部的螺旋沟穿过的地方。正中神经相对被保护得更好，其最易受损的位置是肘前窝，临近常用静脉置管的位置。

下肢神经

下肢神经的坐骨神经和腓总神经损伤最常发生在截石位。坐骨神经可因腿的外旋和髋部的过度牵拉而损伤。如前所述，腓总神经是最容易受伤的，因为它包裹着腓骨的头部。腓总神经损伤可出现足下垂、足内翻和感觉障碍。股神经病变表现为髋关节

屈曲度降低，膝关节伸展度降低，或大腿上外侧和腿内侧/前内侧感觉丧失。闭孔神经可能因困难的产钳助产、截石位，大腿向腹股沟过度屈曲而受伤。闭孔神经病变表现为患侧腿无法内收和大腿内侧的感觉减退。一项尸体研究显示，髋部外展超过 30° 会对闭孔神经造成很大的压力。通过增加至少 45° 的髋部屈曲可以显著减少或消除这种张力 [24, 29]。

一项纳入近 1 000 名患者的前瞻性研究表明，截石位中神经损伤的总发生率为 1.5%。闭孔神经损伤最常见，其次是股外侧皮神经、坐骨神经和腓总神经。神经病变在手术结束后 4 小时内最明显，主要症

表 19-1 在美国麻醉医师协会终审索赔案数据库中的神经损伤相关索赔案数据

神经	神经损伤理赔要求			
	现有理赔案数量 ($N = 4\,183$)	比例 ($N = 670$)	1990 年以来的索赔案数量	1990 年以来索赔案比例 ($N = 445$)
尺神经	190	28	113	25
臂丛	137	20	83	19
腰骶神经根	105	16	67	15
脊髓	84	13	73	16
坐骨神经[a]	34	5	23	5
正中神经	28	4	19	4
桡神经	18	3	13	3
股神经	15	2	9	2
其他单根神经	43	6	35	8
多重神经损伤	16	2	10	2
总计	670	100	445	100

[a] 包括腓神经。

引自：Cheney FW, Domino KB, Caplan RA, Posner KL. Nerve injury associated with anesthesia: a closed claims analysis. *Anesthesiology*. 1999; 90(4): 1062-1069.

表 19-2 美国麻醉医师协会终审索赔案数据库中最常见的神经损伤

神经	建议保护措施
尺神经(25%)	避免对肱骨髁后沟过度压迫 保持手和前臂的旋前或自然位
臂丛(19%)	避免在头低脚高位患者使用肩撑(使用防滑床垫) 避免在仰卧位或俯卧位过度侧转头部 仰卧位时限制手臂的外展, 低于 90° 侧卧位时避免放置高位 "腋窝" 棉垫卷——空出腋窝 颈内静脉置管时使用超声引导
脊髓(16%)与腰骶神经根(15%)	目前脊髓损伤的比例正在增加, 这可能与使用硬膜外导管进行疼痛管理有关 遵循现行的抗凝患者区域麻醉指南
坐骨神经与腓神经(5%)	尽量缩短截石位的手术时间 放置截石位时, 使用两个助手来协调两腿的同步运动 避免髋部过度弯曲, 膝盖过度伸展, 或腰椎扭转 避免腓骨头位置的腓神经过度受压
正中神经(4%)和桡神经(3%)	25% 的正中神经和桡神经损伤与腋窝神经阻滞有关, 另有 25% 的损伤与导管置入的创伤或渗漏有关

引自：Cheney FW, Domino KB, Caplan RA, Posner KL. Nerve injury associated with anesthesia: a closed claims analysis. *Anesthesiology*. 1999; 90(4): 1062-1069; Cheney FW. The American Society of Anesthesiologists Closed Claims Project: what have we learned, how has it affected practice, and how will it affect practice in the future? *Anesthesiology*. 1999; 91(2): 552-556.

状是感觉异常和疼痛。然而这项研究中没有发现运动无力的情况。手术时间超过 2 小时是本研究发现的唯一相关的风险因素[25, 30]。15 例神经损伤患者中的 14 例症状在手术后 4 个月内消失。在之前的一项回顾性研究中，作者发现在截石位手术的患者中，严重运动功能障碍的发生率为 1/3 608，而在这项研究中，股外侧皮神经病变是截石位最常见出现的运动神经病变[27, 31]。

围手术期神经病变的诊断与治疗

术后出现明显神经损伤症状时，需要对患者进行定向体格检查，将感觉或运动缺陷的程度与术前检查以及术中事件联系起来并记录在案。神经内科会诊可以帮助确定神经病变来源，确定病灶的位置，并确定损伤的严重程度，以指导预后。通过正确的诊断和处理，大多数的损伤会消失，但这可能需要几个月到几年的时间。

大多数感觉神经病变通常是短暂的，只需对患者进行术后随访确认，而大多数运动神经病变，包括神经干周围纤维脱髓鞘（神经失用），一般需要 4～6 周才能恢复。轴突在完整的神经鞘内的损伤（轴突断裂）或完全的神经中断（神经断伤）可导致患者严重的疼痛和残疾。即使可逆，恢复也通常需要 3～12 个月。建议使用临时的理疗来预防患者肌肉挛缩和萎缩。

如果术后发现新的感觉或运动障碍，神经内科医生在术后第一周内进行的电生理评估可提供有关损伤特征和时间模式的有用信息。在 4 周后，已有足够时间形成电生理变化时，再进行一次检查，可以提供关于神经损伤部位、性质和严重程度的更确切信息。无论如何，电生理检测的结果解读必须结合临床症状。没有任何一项检测可以独立确定受伤的原因。

围手术期眼部损伤和视力丧失

围手术期眼部损伤的发生率约为 0.05%，在 ASA 终审索赔案数据库中占 3%（参见第 31 章）。与非眼部损伤相比，眼部损伤花费了更多经济赔偿。眼周损伤包括角膜擦伤和术后视力下降[1, 28, 32]。

角膜擦伤是目前最常见的围手术期眼部损伤类型，最近的一项研究结果表明，其发生率为 0.11%[33]。全身麻醉过程中，眼睑反射消失和泪液分泌减少使角膜处于危险中。常见的症状从患者醒来时眼部的异物感，到麻痹、畏光、视力模糊和红斑。其危险因素包括年龄增加、手术时间延长、俯卧位、头低脚高位以及麻醉后监护室的辅助供氧[33]。减少角膜擦伤的预防措施包括麻醉诱导后及早且仔细地用胶布粘贴闭合眼睑，医务人员俯身时注意自己身上的悬挂物体，苏醒时密切观察。可以使用眼膏增加一层额外的保护来预防干眼症。患者在完全清醒之前，常常用附在手上的脉搏血氧探头、臂板和静脉导管擦眼睛或鼻子。

围手术期视力丧失（postoperative vision loss, POVL）是一种极严重的并发症，与特定的手术类型和患者的危险因素有关。非心脏手术的发生率最低，俯卧位脊柱手术的发生率为 0.09%[28, 32]。缺血性视神经病变（ischemic optic neuropathy, ION）和轻微视网膜中央动脉阻塞是最常提到的潜在因素。围手术期 ION 的危险因素包括长时间低血压、长时间手术、大量失血、大量使用晶体、贫血或血液稀释、俯卧位下增加的眼内压或静脉压。与 ION 相关的患者自身危险因素包括高血压、糖尿病、动脉粥样硬化、病态肥胖和吸烟。然而除了明显的眼外压迫外，POVL 的病因在本质上似乎是多因素的，没有一致的潜在机制[30, 34]。

1999 年，ASA 专业责任委员会为更好地了解并发症，建立了 ASA 术后视力丧失注册系统。截至 2005 年，该系统共接受了 131 宗个案；这些报告的病例中有 73% 涉及接受脊柱手术的患者，9% 涉及心脏手术。Lee 和他的同事指出，在 93 例 POVL 患者中 89% 的患者被诊断为 ION，主要为视网膜后动脉阻塞，11% 的患者为视网膜中央动脉阻塞（central retinal artery occlusion, CRAO）。在诊断为 ION 的患者中，66% 的患者有双侧受累的记录，其中 42% 的患者视力最终得到改善，尽管通常在临床表现上这一改善并不显著。与 CRAO 相比，ION 患者有明显较长的麻醉持续时间[（9.8±3.1）小时和（6.5±2.2）小时]，更高的估计失血量（中位数 2L 和 0.75L）和晶体输注量[（9.7±4.7）L 和（4.6±1.7）L]。ION 患者相对而言一般情况更好（64% 的 ASA Ⅰ级和Ⅱ级患者），72% 为男性。在 2006 年，ASA 发布了一份关于脊柱手术相关的围手术期视力丧失指南（参见第 32 章）。遗憾的是，由于病因是多因素的，且损伤发生率低，该指南在诱导时的低血压、使用血管升压药或输血阈值等问题上没有给出明确的建议。尽管缺乏直接的证据，指南对于接受复杂脊柱外科手术的高危患者还是给出了一些建议[31, 32, 35, 36]。

在未能找到这种破坏性损伤的病因之前，应继续优化患者的术中管理策略。关于患者的体位，麻醉医师应注意到，在没有任何外部压力的情况下，侧卧位时下侧眼睛以及俯卧位时双眼的眼内压都升高。应经常对患者进行眼部检查并记录在案。尽可能限制俯卧位的时间。幸运的是，在一个回顾性研究中对全国住院患者样本中 560 万患者，以及美国第三方支付医院住院患者最大的治疗数据库进行分析，POVL 的发生率从 1996 年到 2005 年呈现下降趋势，这可能是因为人们对这种并发症的认识增加了[33, 37]。

手术室外麻醉

现在麻醉医师越来越多地参与到手术室外的检查与手术，如胃肠内镜检查、心导管手术、介入放射学、神经放射学、磁共振成像/计算机断层扫描和基于门诊的操作（参见第 38 章）。在手术室外因为环境不熟悉，相对缺乏放置体位的设备，以及工作人员和护理人员在体位放置相关培训上存在的差异，为保证患者安全需要时常保持警惕。例如，许多地方通常没有安全带或托手装置。在某些情况下，如磁共振成像、放射治疗和计算机断层扫描时，麻醉医师不能一直接近患者。在这样的环境中，麻醉管理方案经常因非麻醉患者的具体情况而变化，麻醉医师主要职责是核实每个患者的体位是否安全，并根据指南实施麻醉。

结论

麻醉下放置体位是术中管理的一个重要方面。每

个体位对通气和循环有不同的生理作用。尽管手术团队已经有相关的警惕性，包括周围神经损伤在内的体位相关并发症仍然是患者并发症的重要原因。

整个手术团队，包括麻醉医师，在给每个患者放置体位时必须协同工作，确保患者的舒适和安全，以及手术所需的术野。理想情况下，最后的姿势应该是自然的：即使患者醒着且在预期的手术过程中没有使用镇静剂，他也可以舒服地耐受。

思考题

1. 使用头低脚高位 1 分钟后对生理有什么影响？10 分钟后呢？延长头低脚高位（＞2 小时）的长期并发症是什么？

2. 截石位有什么风险？可以采取什么措施来降低风险？

3. 患者采用侧卧位。如何降低腋窝神经血管压迫的风险？

4. 在采用俯卧位的脊柱手术中，哪些因素会导致术后视力丧失？最重要的因素是什么？

5. 坐位时静脉空气栓塞（VAE）的临床表现？哪些监测手段对 VAE 检测最敏感？

6. 为了降低围手术期周围神经病变的风险，上肢应采用什么固定策略？下肢应采用什么样的固定策略？

（华玉思 译，邓晓倩 审）

参考文献

1. Cheney FW, Domino KB, Caplan RA, Posner KL. Nerve injury associated with anesthesia: a closed claims analysis. *Anesthesiology.* 1999;90(4):1062–1069.

2. Johnson RL, Warner ME, Staff NP, Warner MA. Neuropathies after surgery: anatomical considerations of pathologic mechanisms. *Clin Anat.* 2015;28(5):678–682.

3. American Society of Anesthesiologists Task Force on Prevention of Perioperative Peripheral Neuropathies. Practice advisory for the prevention of perioperative peripheral neuropathies: an updated report by the American Society of Anesthesiologists Task Force on prevention of perioperative peripheral neuropathies. *Anesthesiology.* 2011;114(4):741–754.

4. Geerts BF, van den Bergh L, Stijnen T, et al. Comprehensive review: is it bet-

ter to use the Trendelenburg position or passive leg raising for the initial treatment of hypovolemia? *J Clin Anesth.* 2012;24(8):668–674.

5. Warner ME, LaMaster LM, Thoeming AK, et al. Compartment syndrome in surgical patients. *Anesthesiology.* 2001;94(4):705–708.

6. Anema JG, Morey AF, McAninch JW, et al. Complications related to the high lithotomy position during urethral reconstruction. *J Urol.* 2000;164(2):360–363.

7. Guérin C, Reignier J, Richard JC, PROSEVA Study Group, et al. Prone positioning in severe acute respiratory distress syndrome. *N Engl J Med.* 2013;368(23):2159–2168.

8. Black S, Ockert DB, Oliver WC Jr, et al. Outcome following posterior fossa craniectomy in patients in the sitting

or horizontal positions. *Anesthesiology.* 1988;69:49–56.

9. Ganslandt O, Merkel A, Schmitt H, et al. The sitting position in neurosurgery: indications, complications and results. a single institution experience of 600 cases. *Acta Neurochir (Wien).* 2013;155(10):1887–1893.

10. Mojadidi MK, Bogush N, Caceres JD, et al. Diagnostic accuracy of transesophageal echocardiogram for the detection of patent foramen ovale: a meta-analysis. *Echocardiography.* 2014;31(6):752–758.

11. Mojadidi MK, Roberts SC, Winoker JS, et al. Accuracy of transcranial Doppler for the diagnosis of intracardiac right-to-left shunt: a bivariate meta-analysis of prospective studies. *JACC Cardiovasc Imaging.* 2014;7(3):236–250.

12. Mojadidi MK, Winoker JS, Roberts SC, et al. Accuracy of conventional transthoracic echocardiography for the diagnosis of intracardiac right-to-left shunt: a meta-analysis of prospective studies. *Echocardiography.* 2014;31(9):1036-1048.

13. Mammoto T, Hayashi Y, Ohnishi Y, et al. Incidence of venous and paradoxical air embolism in neurosurgical patients in the sitting position: detection by transesophageal echocardiography. *Acta Anaesthesiol Scand.* 1998;42:643-647.

14. Warner M. Positioning the head and neck. In: Martin JT, Warner MA, eds. *Positioning in Anesthesia and Surgery.* 3rd ed. Philadelphia: WB Saunders; 1997.

15. Hu JC, Gu X, Lipsitz SR, et al. Comparative effectiveness of minimally invasive vs open radical prostatectomy. *JAMA.* 2009;302(14):1557-1564.

16. Wright JD, Ananth CV, Lewin SN, et al. Robotically assisted vs laparoscopic hysterectomy among women with benign gynecologic disease. *JAMA.* 2013;309(7):689-698.

17. Gainsburg DM. Anesthetic concerns for robotic-assisted laparoscopic radical prostatectomy. *Minerva Anestesiol.* 2012;78(5):596-604.

18. Hsu RL, Kaye AD, Urman RD. Anesthetic challenges in robotic-assisted urologic surgery. *Rev Urol.* 2013;15(4):178-184.

19. Kalmar AF, De Wolf AM, Hendrickx JFA. Anesthetic considerations for robotic surgery in the steep Trendelenburg position. *Adv Anesth.* 2012;30:75-96.

20. Lestar M, Gunnarsson L, Lagerstrand L, et al. Hemodynamic perturbations during robot-assisted laparoscopic radical prostatectomy in 45 degrees Trendelenburg position. *Anesth Analg.* 2011;113(5):1069-1075.

21. Cushing CA, Phillips LG. Evidence-based medicine: pressure sores. *Plast Reconstr Surg.* 2013;132(6):1720-1732.

22. Tamkus A, Rice K. The incidence of bite injuries associated with transcranial motor-evoked potential monitoring. *Anesth Analg.* 2012;115(3):663-667.

23. Winfree CJ, Kline DG. Intraoperative positioning nerve injuries. *Anesthesiology.* 2009;111:490-497.

24. Welch MB, Brummett CM, Welch TD, et al. Perioperative peripheral nerve injuries: a retrospective study of 380,680 cases during a 10-year period at a single institution. *Anesthesiology.* 2009;111(3):490-497.

25. Fitzgibbon DR, Posner KL, Domino KB, et al. Chronic pain management: American society of Anesthesiologists Closed Claims Project. *Anesthesiology.* 2004;100(1):98-105.

26. Cheney FW. The American Society of Anesthesiologists Closed Claims Project: what have we learned, how has it affected practice, and how will it affect practice in the future? *Anesthesiology.* 1999;91(2):552-556.

27. Kamel IR, Drum ET, Koch SA, et al. The use of somatosensory evoked potentials to determine the relationship between patient positioning and impending upper extremity nerve injury during spine surgery: a retrospective analysis. *Anesth Analg.* 2006;102(5):1538-1542.

28. Warner MA, Warner ME, Martin JT. Ulnar neuropathy. Incidence, outcome, and risk factors in sedated or anesthetized patients. *Anesthesiology.* 1994;81(6):1332-1340.

29. Litwiller JP, Wells RE Jr, Halliwill JR, et al. Effect of lithotomy positions on strain of the obturator and lateral femoral cutaneous nerves. *Clin Anat.* 2004;17(1):45-49.

30. Warner MA, Warner DO, Harper CM, et al. Lower extremity neuropathies associated with lithotomy positions. *Anesthesiology.* 2000;93(4):938-942.

31. Warner MA, Martin JT, Schroeder DR, et al. Lower-extremity motor neuropathy associated with surgery performed on patients in a lithotomy position. *Anesthesiology.* 1994;81(1):6-12.

32. Roth S, Thisted RA, Erickson JP, et al. Eye injuries after nonocular surgery. A study of 60,965 anesthetics from 1988 to 1992. *Anesthesiology.* 1996;85(5):1020-1027.

33. Segal KL, Fleischut PM, Kim C, et al. Evaluation and treatment of perioperative corneal abrasions. *J Ophthalmol.* 2014;2014:901901.

34. Cheng MA, Todorov A, Tempelhoff R, et al. The effect of prone positioning on intraocular pressure in anesthetized patients. *Anesthesiology.* 2001;95(6):1351-1355.

35. American Society of Anesthesiologists Task Force on Perioperative Visual Loss. Practice advisory for perioperative visual loss associated with spine surgery: an updated report by the American Society of Anesthesiologists Task Force on Perioperative Visual Loss. *Anesthesiology.* 2012;116(2):274-285.

36. Lee LA, Roth S, Posner KL, et al. The American Society of Anesthesiologists Postoperative Visual Loss Registry: analysis of 93 spine surgery cases with postoperative visual loss. *Anesthesiology.* 2006;105(4): 652-659; quiz 867-868.

37. Shen Y, Drum M, Roth S. The prevalence of perioperative visual loss in the United States: a 10-year study from 1996 to 2005 of spinal, orthopedic, cardiac, and general surgery. *Anesth Analg.* 2009;109(5):1534-1545.

第
三
篇

第20章 麻醉监测

James Szocik, Magnus Teig, and Kevin K. Tremper

引言

　　长期以来，麻醉医师一直处于患者监护的前沿。因为麻醉医师负责不断评估患者的生理状态、手术和麻醉药物的效果。下面将对现代麻醉监护中广泛使用的监护仪的基本功能和用途做一介绍。本章将通过监测设备所监测的器官以及相关系统来进行介绍[1]。

概述

　　1986年，美国麻醉医师协会（American Society of Anesthesiologists，ASA）建立了一套基本的监测标准，要求对患者的氧合、通气、循环和体温进行持续评估。这些标准是第一个此类标准（2015年最后一次确认），应被视为最低要求，许多情况将需要额外的监测[2]。所有被监测的器官系统都由循环系统灌注（图20-1）。对患者的监护允许麻醉医师持续评估患者的状态是"正常"还是"异常"，找出异常的原因并纠正。因此针对不同患者要选择不同的监测手段。如何正确选择监测并充分利用监测数据至关重要。

呼吸系统

　　氧气是一种无色无味的气体，对细胞呼吸至关重要。组织缺氧会导致细胞死亡。二氧化碳是细胞代谢的产物，必须从组织中清除，以维持以酸碱为基础的体内平衡。本节将回顾患者氧合和机械通气的监测。

感谢 Anil de Silva 为本章上版作出的贡献

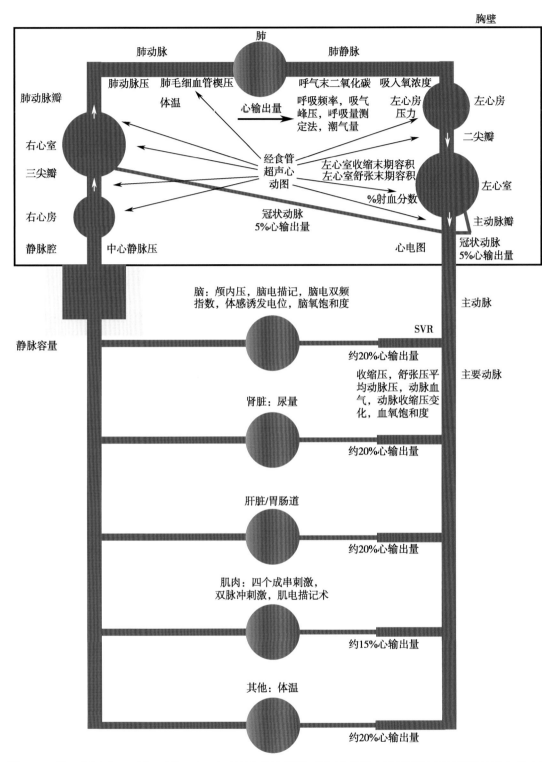

图 20-1 常见监测项目及循环系统示意。解剖特征列在周围,监测变量居中(被监测变量的正常值见表 20-1)。血液循环的心输出量约为 20%,流向大脑、肾脏、肝脏、消化道、肌肉组织和其他器官(皮肤等)。系统血管阻力(SVR)是一个计算变量,反映血流和血压的总和。大约 70% 的血液在静脉。静脉容量是高度可变的,并作为一个缓冲区的体积变化。根据不同的方法,有些变量可以测量或导出

第三篇

氧合

吸入氧流量监测

吸入氧含量（或吸入气氧浓度，即 FiO_2）可以通过多种方法进行测量。麻醉机通常使用电化学传感器来测量新鲜气体流量中的氧气。建议进行校准，因为传感器基本上是一个消耗氧气并产生电流的燃料电池，具有"漂移"性；也就是说，在恒定的氧浓度下，读数不会是恒定的。这是一个反应缓慢的装置，意味着它不能用来测量吸入/呼出的氧气，因为氧气会迅速变化。另一种测量吸入氧气的方法是利用氧气分子具有的顺磁性。顺磁氧传感器可以自动校准，使用室内空气作为 21% 的氧气来源。样品与室内空气之间的梯度可以用压力传感器或压力传感器测得。快速响应时间允许测量吸入和呼出的氧含量。在预充氧过程中（麻醉诱导前）测量呼出的氧气（FeO_2）浓度也可以确定完成预氧/去氮。

脉搏血氧测量

脉搏血氧计通过分析活体组织（如指尖或耳垂）传输的红光和红外光（图 20-2）[3]，提供对动脉血氧饱和度（arterial hemoglobin saturation，SaO_2）的连续无创性评估。

其物理原理被称为**比尔定律**，其原理将溶解物质的浓度与入射光强度与透射光强度之比的对数联系起来。由于氧合血红蛋白和还原血红蛋白吸收的红光和红外光的量不同，该设备仅使用由发光二极管探测到的两种波长的光进行估算。该装置通过分析吸收剂的脉搏成分来测定与血红蛋白饱和度有关的信号，因此被称为脉搏血氧计（图 20-3）。该装置连续测定脉冲添加红与脉冲添加红外光吸光度之比：

$$R = \frac{AC_{red}/DC_{red}}{AC_{IR}/DC_{IR}} \qquad 公式 20-1$$

这个比率（R）的吸光度是经验校准，以估计 SaO_2。也就是说，该设备使用来自人类志愿者的 SaO_2 数据来确定脉搏血氧饱和度（pulse oximeter saturation，SpO_2）和光吸收比之间的关系（图 20-4）。

血管内染料和高铁血红蛋白

使用两种波长的光的标准脉搏血氧计可以测定功能饱和度，即氧合血红蛋白（oxyhemoglobin，HbO_2）/HbO_2 + 还原血红蛋白（hemoglobin，Hb）的百分比。两个方程用于求解两个未知数：

$$SaO_2 = \frac{HbO_2}{HbO_2 + Hb} \qquad 公式 20-2$$

功能饱和度

$$SO_2 = \frac{HbO_2}{COHb + MetHb + HbO_2 + Hb} \qquad 公式 20-3$$

部分饱和度

脉搏血氧计的校准使用的是人类志愿者，他们体内几乎没有碳氧血红蛋白（carboxyhemoglobin，COHb）或高铁血红蛋白（methemoglobin，MetHb）。因此，如果存在碳氧血红蛋白（一氧化碳中毒）或高铁血红蛋白（例如苯佐卡因高铁血红蛋白中毒），该装置将产生错误的饱和度值。对于碳氧血红蛋白，因为它是红色的，吸收红光，与氧合血红蛋白类似，脉搏血氧计的读数约等于碳氧血红蛋白和氧合血红蛋白的总和，即使患者有严重的碳氧血红蛋白毒性，仍会提示氧合血红蛋白已充分饱和。高铁血红蛋白是一种深色的球蛋白，对红光和红外光都有很强的吸收能力，它使人体的吸光度比趋近于 1。从校准曲线可以看出，比率为 1 时将产生 85% 的 SpO_2（图 20-4，校准曲线）。因此，如果存在大量（> 20%）高铁血红蛋白，脉

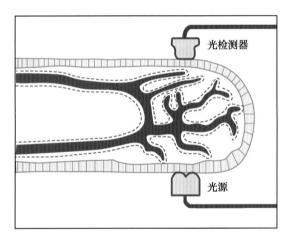

图 20-2 脉搏血氧计。脉搏血氧计（SpO_2）通过分析光源发光二极管（LED）发出的两个频率的光（660nm 和 940nm）脉冲吸收度，并由位于手指组织床对面的光电二极管检测，从而提供对动脉血红蛋白饱和度（SaO_2）的估计。光电二极管在检测到任何光线时都会产生电流：红光、红外线或室内光线。为此，光电二极管将红光脉冲和室内光脉冲与红外光脉冲和室内光脉冲交替。然后，当两个 LED 都关闭时，它单独测量室内光，然后从前两个信号中提取室内光信号，不断修正室内光的变化。由此引出与脉冲 LED 信号相关的信号。信号可以通过使用不透明材料覆盖探头减少环境光来改善

搏血氧计的值将趋向于 85%。因此，当患者具有高的 SaO₂ 时，它会产生错误的低值，当患者的血氧含量严重不足时，它会产生错误的 85%"高"值。染料和高铁红蛋白也会产生类似的错误；也就是说，它们迫使饱和度接近 85%，尽管它们被迅速地从循环中清除，这个误差只是暂时的。更新的八波长脉搏血氧计可检测所有饱和：氧合血红蛋白、碳氧血红蛋白和高铁血红蛋白 [4]。运动伪影还会使动脉血氧饱和度（SpO₂）趋向于 85%，因为运动伪影会在分子和分母上产生噪声，R 的比值被迫趋近于 1.0，就像高铁血红蛋白一样。事实上，任何导致较小的信噪比的情况都可能导致 SpO₂ 趋向于 85%[3]。

机械通气监测

　　呼吸频率、模式和深度都是机械通气监测的重要内容。通常，呼吸深度和模式可以通过观察胸廓起伏、听诊或麻醉机的呼吸球囊变化来确定。任何紧急情况下，充分通气非常重要，应立即使用监测装置，并使用听诊器听诊双侧清晰的呼吸声，以确定呼吸音的来源。这可以排除张力性气胸、急性支气管痉挛、支气管内插管、肺水肿或完全不通气。

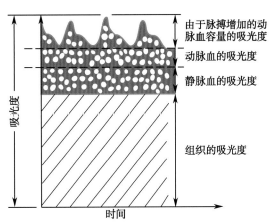

图 20-3　组织吸光度。当光通过组织并被光电二极管检测到时，它被光源和检测器之间的所有组织吸收，即皮肤、肌肉、骨骼和血液。因为脉搏血氧想要确定一个只与动脉血液有关的信号，所以它只分析图上端所示的脉搏跳动的吸光度。因此，脉搏血氧计假定任何跳动的信号一定是动脉搏动。但在某些情况下（例如患者的运动），可能会产生大的静脉搏动，可能产生错误的低饱和度值

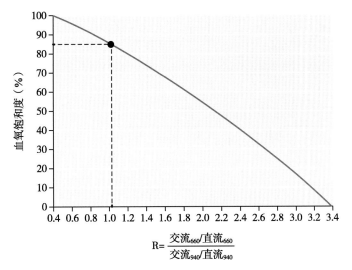

$$R=\frac{交流_{660}/直流_{660}}{交流_{940}/直流_{940}}$$

图 20-4　脉搏血氧计校准曲线。由于光源与光检测器之间存在吸收，所以不能准确测量氧合血红蛋白和还原血红蛋白的浓度；也就是说，光的确切路径长度是未知的。利用来自红外光源和红光光源的脉冲添加吸光度，这些脉冲添加吸光度的比值（公式 20-1）与经验和 SpO₂ 相关。也就是说，志愿者呼吸激发低氧浓度产生去饱和，同时获取血样进行 SaO₂ 测量。这些二氧化硅测量是校准比例的红色和红外脉冲吸收，以发展校准曲线，将其纳入设备中。注意，当饱和度从 100% 降低到 0% 时，这个比率在 0.4～3.4 之间。志愿者的数据只能从 100% 饱和度到 75%，所有低于 75% 的值都是根据数据推断出来的。注意，在大约 SpO₂ 85% 的情况下，两个吸光度的比值为 1.0。因此，任何一种情况下，只要使添加脉冲的红外光与添加脉冲的红外光之比趋向于 1.0，就会产生约 85% 的饱和度。这与运动伪影、染料和高铁血红蛋白毒性有关

气道压

气道压力峰值增加，也称为**吸气压力峰值**（peak inspiratory pressure，PIP），由于其意味着气流阻力的急剧增加或肺/胸壁顺应性的降低，因此值得研究。将呼吸机设置为吸气结束暂停，可以测量平台压力，这只是肺/胸壁顺应性的反映，而峰压与平台压差仅反映气道阻力。如果气道峰值压力升高，而平台压力升高的幅度与此相当，则意味着肺/胸壁顺应性降低，这可能是由张力性气胸或肺水肿等情况导致的。其他临床发现有助于确定具体的病因，如伴随低血压和张力性气胸或气管导管内可见泡沫液伴肺水肿。气管导管的外部阻塞（患者咬闭导管或导管打折）可以导致吸气压力峰值增加，而平台压增加较少。气道压力消失或突然下降的原因并不明确，但可以提示某些主要问题，包括电路断开、管路漏气、气管导管脱管、无新鲜气流、呼吸机设置有误、过量清除和其他麻醉机问题[5]。气道压力可以用模拟仪表或电子压力传感器来测量。

潮气量

一项大型研究表明，通过使用理想体重（基于身高和性别）的 6～8mL/kg 的潮气量，以及呼气末正压（positive end-expiratory pressure，PEEP），可以改善腹部大手术后的肺部预后[6]。这些设置类似于改善急性呼吸窘迫综合征患者预后相关的设置（参见第 41 章）。一旦潮气量确定，呼吸频率应该相应调整，以维持在正常范围内的呼气末二氧化碳（end-tidal CO_2，$ETCO_2$）35～40mmHg。现代通气设备使用多种模式来保证潮气量（图 20-5）。大多数呼吸机都有压力限制，当通气回路或患者气道阻力增加而超过峰值压力时，压力限制会发出警报（图 20-6）。同时监测潮气量和气道压力峰值，可使医生迅速发现由于系统阻力或肺/胸壁顺应性下降而导致的任何气流阻力变化（图 20-7）。潮气量可以通过在气流中旋转的机械叶片、通过流动限制（固定或可变）的压力梯度和热线风速计来测量。

所有的麻醉机都需要一个"断开"警报，通常与

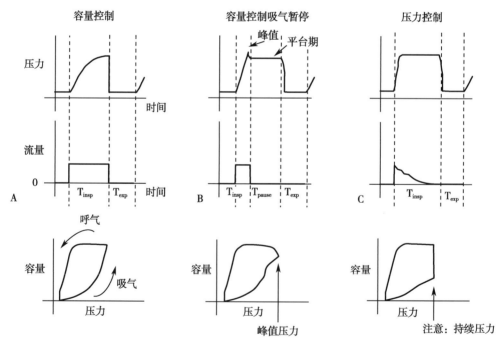

图 20-5　呼吸机压力－时间曲线。三种常用的通气模式产生特征曲线。（A）在容量控制通气中，压力和容量平稳增加，直至呼出。（B）加上吸气暂停，压力下降，体积变化极小。（C）在压力控制的通风系统中，直到呼出为止，压力都是恒定的。只有四个变量决定了基于体积的机械通气：①吸气时间（T_{insp}），②吸气暂停时间（T_{pause}），③呼气时间（T_{exp}）和④吸气流速。在有控制回路的通风设备中，错误的监测可能导致不充分或危险的通气。肺顺应性可以用潮气量除以膨胀压力（峰压或平台压力减去呼气末正压）来测量。动态顺应性反映了气流的顺应性，包括气管内管的阻力和肺的顺应性。在吸气暂停（B）时，可分别使用峰值压力或平台压力来测定（肺和胸壁）的动态顺应性和静态顺应性。在不同的通气模式下，压力－容积循环也不同

气道压力读数关联。尽管表面上很正常，但通风不良也会发生。当使用压力控制通气时，可以在不发生报警的情况下显著改变呼吸机的容积。机械报警和通气指标不能保证气管插管的位置，食管插管可以返回"足够的"压力和容积，通过声音的传递，可以显示双侧呼吸音。对于 个完整的循环，测量呼气

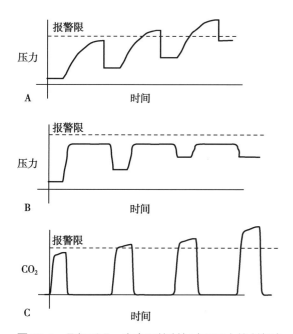

图 20-6　叠加呼吸。在容积控制（A）和压力控制（B）通气中，呼气时间不足会导致呼吸的"叠加"和压力波形的变化。在容积控制通风的情况下，压力可以增加，触发报警。随着压力控制通气，潮气量减少，压力保持恒定（这可能会触发一个高的呼气末正压警报）。（C）帽状图还显示了通气减少（二氧化碳增加）和二氧化碳曲线形状的变化

末的二氧化碳是最好的通气监测，这将在下一节详细讨论。

二氧化碳波形图

　　二氧化碳波形图是呼出气体中二氧化碳的连续波形。在患者侧的呼吸机回路中，气体被连续取样。将气体样品通过小管导入红外分析仪，并在生理监护仪上显示二氧化碳波形（图 20-8 和 20-9）。在组织中产生的二氧化碳通过静脉系统经肺动脉输送到肺中。二氧化碳交换到肺泡效率较高，因为二氧化碳在水中的溶解度是氧气的 20 倍。因此，灌注良好的肺泡与血液中的二氧化碳达到平衡。在健康患者中，呼气期肺泡气体通过气管导管排出，二氧化碳监测气体采样，产生一个呼出气的二氧化碳峰值接近动脉二氧化碳分压（$PaCO_2$）（健康患者在全身麻醉时$ETCO_2$ 通常比 $PaCO_2$ 低 3～5mmHg）。

　　呼吸潮气量由肺泡气容量和无效腔量组成。健康患者无效腔量约占潮气量的三分之一（图 20-8）。因为吸入的气体不含二氧化碳（除非二氧化碳吸收罐发生故障并允许二氧化碳复吸入），无效腔的气体将不含二氧化碳。当呼气开始于呼吸循环时，首先检测到的气体是机械无效腔，其次是解剖无效腔。这些空间都不包含二氧化碳，因此呼气末二氧化碳在初始阶段 I 将保持为零（图 20-9）。当肺泡的气体（灌注）良好和肺泡无效腔结构的混合气体出现在采样管，二氧化碳波形将从零到平台期增加生产一个粗略的方波，直到吸气开始二氧化碳波形立即返回零。如果没有肺泡无效腔，呼气末二氧化碳的最终平台值将近似等于动脉血二氧化碳值。$ETCO_2$ 的值总是小于 $PaCO_2$ 的值：这个梯度的程度与肺泡无效腔占呼气末容量的数量成正比，与肺泡气体有关。无效腔

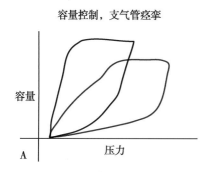

容量控制，支气管痉挛

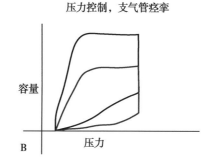

压力控制，支气管痉挛

图 20-7　支气管痉挛。通过容积控制通气（A），设定的潮气量通过增加压力来实现。这导致了压力－体积回路向右平移并变平。在压力控制通气（B）中，肺的弹性导致潮气量波动率的降低，而压力没有变化（因为这是呼吸机的设定值）

通气无效腔=器械无效腔+解剖无效腔+肺泡无效腔

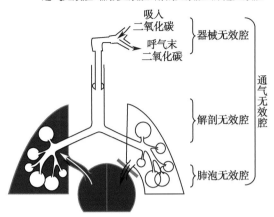

器械无效腔+解剖无效腔

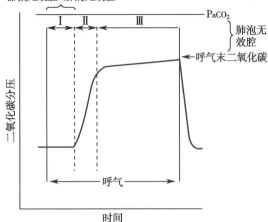

图 20-8　仪器、解剖学和肺泡无效腔。要进行脑电描记,首先必须了解肺泡无效腔及其组成部分。这张示意图显示了心脏、肺和呼吸机回路到 Y 形接头。静止空间体积(VDS)被定义为不参与气体交换的潮汐体积的任何部分。通气无效腔(V_{DS})又分为三组:器械无效腔(V_{appsDS})、解剖无效腔(V_{anaDS})和肺泡无效腔(V_{alvDS})。器械死区是气管导管 Y 形接头与气管导管末端之间的气体体积。解剖学上的无效腔是指气管和所有连接气管和肺泡的无效腔。在这幅图中,右边的肺没有血液流动,所以所有的肺泡都没有灌注,在呼出的时候二氧化碳为零。左边的肺灌注良好,这些肺泡可以在呼气末达到平衡到动脉二氧化碳($P_{A}CO_2$)值。肺泡气体($P_{A}CO_2$)和肺泡无效腔气体(no CO_2)混合构成呼气末二氧化碳($ETCO_2$)

图 20-9　正常二氧化碳图。二氧化碳图在气管插管的 Y 型接头连续追踪采样二氧化碳浓度,通气患者和绘图与时间在吸气 – 呼气周期。它可以分为三个阶段。第一阶段是仪器无效腔(V_{appDS})和解剖无效腔(V_{anaDS})采样开始时,这两种仪器都没有二氧化碳。第二阶段开始时,混合肺泡气体检测和呼气末二氧化碳上升,并达到一个平台值。在呼气周期结束时,当混合的肺泡气体增加时,Ⅲ期仅有轻微的升高。随着吸气的开始,二氧化碳的值下降到零,并保持在零,直到下一次呼出。注意,结束峰值是呼气末二氧化碳($ETCO_2$)。$ETCO_2$ 始终低于 $P_{A}CO_2$;差值的大小与肺泡无效腔气体与肺泡气体的比例成正比

比例越大,$ETCO_2$ 值越小。图 20-10 描述了常见的呼气末二氧化碳异常。

　　慢性阻塞性肺疾病(参见第 41 章)患者的肺泡无效腔可能增加,较大的肺气肿区增加肺泡无效腔,并在 $ETCO_2$ 和 $P_{A}CO_2$ 之间产生较大的梯度。在其他情况下,肺泡无效腔发生急性改变。典型的病例包括肺栓子,它完全阻碍血液流向某些毛细血管,导致肺泡内无效腔的急性增加,并导致 $ETCO_2$ 值的急性下降(图 20-10D)。当呼吸 – 灌注不匹配导致肺通气区域灌注减少时,也会出现无效腔增加。当患者处于侧位时(参见第 19 章),依赖的肺灌注良好,通气良好,但升高的肺灌注较差,因此有更多的肺泡无效腔,与 $P_{A}CO_2$ 相比,再次产生 $ETCO_2$ 值下降。最后,当心输出量降低时,由于整体灌注不足,肺泡无效腔可能会逐渐增加(图 20-10D)。例如,如果肺通气保持不变,心输出量突然从 5L/min 下降到 2.5L/min,那么单

位时间内用于灌注相同数量的通气肺泡的血流量就会减少。其结果是肺泡无效腔的增加和 $ETCO_2$ 的减少。因此,$ETCO_2$ 二氧化碳曲线常被称为"穷人的心输出量测量"。任何心输出量的显著降低都与 $ETCO_2$ 的降低相关(图 20-10D)。在心搏骤停最严重的情况下(参见第 45 章),在实施心肺复苏(cardiopulmonary resuscitation, CPR)时,为了确保胸外按压的充分性,最重要的监护仪是二氧化碳曲线。在心肺复苏过程中,每一次呼吸显示 $ETCO_2$ 大于 20mmHg,以确保肺的通气和灌注。如果心电图显示 $ETCO_2$ 小于 20mmHg 的胸外按压,很可能是心输出量不足。在这种情况下,CPR 应该调整直到 $ETCO_2$ 超过 20mmHg。在 CPR 期间二氧化碳图的其他优点在于其不会产生运动相关的伪影,而不像其他监护设备,如心电图(electrocardiogram, ECG)和脉搏血氧计。因为连续的二氧化碳曲线波形的应用,确保有完整的通气和灌注(即心输

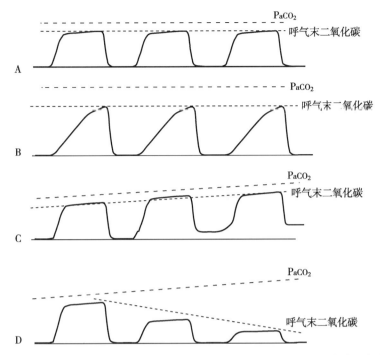

图 20-10 二氧化碳图异常。(A)正常的 $PaCO_2$-$ETCO_2$ 梯度为 2～5mmHg。(B)当存在哮喘或慢性阻塞性肺疾病时,肺泡气体检测的起始向右倾斜。越向右倾斜,呼气气道阻力越差。$PaCO_2$ 与 $ETCO_2$ 的梯度增大。(C)该波形显示基线二氧化碳值逐渐升高;也就是说,吸气的二氧化碳逐渐增加,注意到二氧化碳再呼吸最常见的是由于二氧化碳吸收罐的消耗。(D)该波形表示 $ETCO_2$ 的逐渐下降,即波形高度的下降。当肺血流量(心输出量)突然减少,如肺栓塞或心搏骤停时,就会出现这种情况

出量),所以有些人认为二氧化碳曲线是全身麻醉中最重要的监护内容。

虽然对于气管未插管的患者,取样管可以放置在鼻插管上或口腔周围,但只有气管插管的患者才能获得可靠的二氧化碳波形。在非封闭系统中(采样管置于面罩或鼻插管下的气道处),可能会吸入室内空气(不含二氧化碳),从而稀释二氧化碳样本。

循环系统

循环的多个特征可以测定,包括心率、心电图、血压、尿量、中心静脉压(central venous pressures,CVP)、肺动脉压(pulmonary artery pressures,PAP)、心输出量和收缩压变化(收缩压变化值)(表 20-1)。其中一些很难测量,而且都需要解释。许多重要的变量无法测量,如静脉容量、器官血流量/灌注、循环血容量。其他值来自测量值的组合(例如每搏输出量、血管阻力)。灌注的充分性不是由单一特征决定的,即使是最简单的监测,也需要对基础生理学有深刻的理解。

心电图的监测

对心电图的持续监测是 ASA 的标准之一,可获得心率和心律方面的信息。简单地说,心电图是在体表测量的心脏的电活动。从技术上讲,垂直轴上显示的是心脏的净偶极矩,单位是毫伏(mV),水平轴上显示的是时间。手术室是一个电噪声环境,这种环境可能导致心电图的变化。手术室中的心电监护仪有一个过滤模式,可以减少电的干扰,但它们可能会产生与心电变化有关的伪影,比如 T 波的变化。这些监护仪还有一个"诊断模式",它可以删除所有的过滤和可能产生的干扰。因此,如果监护仪上的心电图与术前心电图不同,最好关掉过滤器,将监护仪置于诊断模式,看看这些变化是否真实。三导联系统,使用电极放置在肩膀和胸腔下方的左腹部,提供导联Ⅰ、Ⅱ和Ⅲ。五导联系统是首选的方法,使用

表 20-1 正常值

监测变量（缩写）	正常值
收缩压（SBP）	90～140mmHg
舒张压（DBP）	60～90mmHg
平均动脉压（MAP）	70～105mmHg
收缩压变异度（SPV）	5mmHg
脉压变异度（PPV）	10%～13%
中心静脉压（CVP）	2～6mmHg
右室压	15～30/2～8mmHg
肺动脉压力（PAP）	15～30/5～15mmHg
平均肺动脉压	9～20mmHg
肺动脉楔压（PCWP）	6～12mmHg
左房压（LAP）	4～12mmHg
心率（HR）	60～90 次/min
动脉氧饱和度（Spo_2）	95%～100%
心排量（Q 或 CO）	4～8L/m
心指数（CI）	2.4～4.0L/min/m²
射血分数（EF）	55%～70%
舒张末容积	65～240mL
计算值	
每搏量（SV），每搏指数（SVI）	50～100mL/ 次，33～47mL/（m²·次）
外周血管阻力（SVR）	800～1 300dynes·s/cm⁵
肺血管阻力（PVR）	<250dynes·s/cm⁵
呼吸参数	
呼吸频率（RR）	12～20 次/min
吸气压力峰值（PIP）	15～20cmH₂O
潮气量（V_T）	6～8mL/kg 理想体重
呼气末二氧化碳（$ETco_2$）	35～40mmHg
脑参数	
颅内压（ICP）	5～15mmHg
脑电图（EEG）	波形随意识状态改变
体感诱发电位（SSEP）	正常的幅度和潜伏期
双频谱指数（BIS）	80～100 清醒
肌肉参数	
四个成串刺激（TOF）	出现 4 个肌颤搐
TOF 比	>0.9
双重爆发刺激（DBS）	不衰减
强直刺激	不衰减
肌电图	根据刺激

置于 V_5 位置的单一预区导联（图 20-11）。大多数在麻醉过程中出现的心律失常和局部缺血可以通过导联Ⅱ和 V_5[7] 联合监测来发现。心电监测可诊断心律失常，如心传导阻滞、房颤、心室颤动、心动过缓、停搏和心动过速（并评估治疗效果）。心电图还有助于诊断心肌缺血和电解质紊乱（表 20-2）。

血压和血流动力学的监测

循环系统的主要功能是维持所有器官的持续血液供应，使它们能够正常工作并维持有氧代谢。这个系统是由一个基本的泵——心脏，管道——血管，以及血液流经微循环时的阻力组成的。这是一个欧姆定律系统，V＝IR，其中 V（血压）等于血流量（心输出量）乘以阻力（全身血管阻力）。任何器官循环的压差被定义为灌注压，即系统上游一侧的压力减去下游一侧的压力。对于体循环，压差是平均动脉压（mean arterial pressure，MAP）减去中心静脉压（CVP）；对于肺循环，它是平均肺动脉压（mean pulmonary artery pressure，MPAP）减去左房压，通常由肺动脉楔压（pulmonary artery wedge pressure，PAWP）估计。平均压力用公式表示：

$$平均血压 = 舒张压 + \frac{收缩压 - 舒张压}{3}$$

公式 20-4

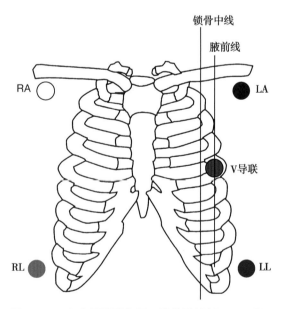

图 20-11 心电图导联位置。肢体引线（RA，LA，RL，LL）被放置在胸部周围（或在肢体上，如果可用）。V 导联位于腋前线第五肋间隙（锁骨中部和腋窝中部之间）

表 20-2　心电监测

情景	具体情况	注解	心电图表现
正常心电图	P 波, QRS 波, T 波	电解质和心电传导正常	
心律失常	心脏传导阻滞	药物作用或传导系统受损	
	房颤	心房过度充盈, 固有疾病	
	窦性心动过速	低容量, 浅麻醉, 低氧, 高二氧化碳血症	
	窦性心动过缓	迷走张力过高, 药物作用, 低氧血症	
	心脏停搏	迷走张力过高, 严重低氧血症	
	尖端扭转性室速	遗传性离子通道异常, 长 QT 间期综合征, 药物	
	室性心动过速	冠脉疾病, 机械性激惹	
	室颤	自身心肌疾病	

第三篇

表 20-2	心电监测（续）		
急性缺血	ST-段改变	缺血，需求或供应	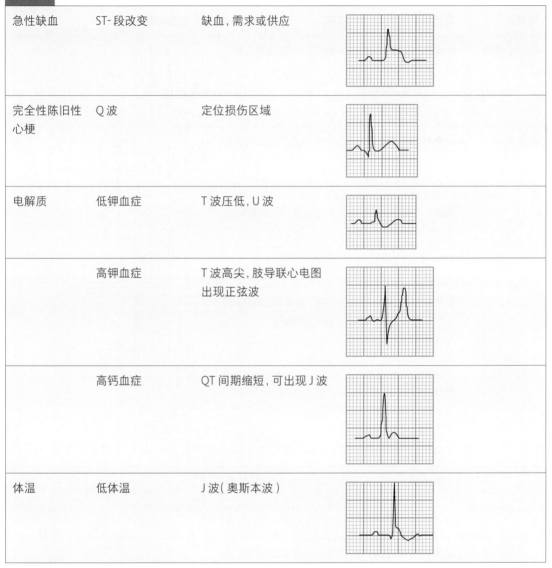
完全性陈旧性心梗	Q波	定位损伤区域	
电解质	低钾血症	T波压低，U波	
	高钾血症	T波高尖，肢导联心电图出现正弦波	
	高钙血症	QT间期缩短，可出现J波	
体温	低体温	J波（奥斯本波）	

许多生理状况下诱发的心电图改变既不特异也不敏感，但是可能是验证性的。心电图上心脏节律的改变是诊断性的。

对于最重要的器官，大脑和心脏，这些灌注压力略有不同。对于大脑，它是减去颅内压（颅内压）的平均动脉压（见"颅内压监测"），对于心脏，它是减去心脏右侧的全身舒张压，或冠状窦压力，心脏在舒张期自我灌注。在所有这些系统中，假设阻力是恒定的，血压与血流直接相关。不幸的是，在某些情况下，压力可能不大，但由于阻力大，流量可能减少。反之亦然：当动脉血压降低时，流向该器官或全身的血液最终将不足以充分灌注器官。因此，不断重复测量动脉血压是为了确保不会发生低血压。图 20-12 给出了诊断低血压的决策树。

血压监测：低血压

脉搏率和动脉血压的记录至少每 5 分钟一次是 ASA 标准之一。然而，尽管测量动脉血压的历史很长，但基于临床结果的低血压定义是最近才确定的。2009 年的研究发现，若 MAP 小于 50mmHg 或 MAP 较术前降低 40% 超过 10 分钟，则与术后心脏事件发生率增加（例如肌钙蛋白增加）相关[8]。2013 年的一项研究显示，MAP 小于 55mmHg 的累积时间与术后肾脏和心脏损伤的发生率逐渐增加相关（术后肌酐和肌钙蛋白升高）[9]。2015 年的研究发现，在短

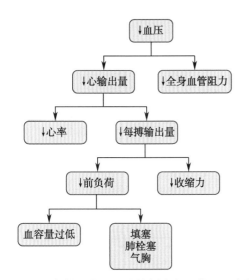

图 20-12 急性低血压的决策树诊断。鉴于心血管系统是一个压力＝流量×阻力的"回路"，低血压的诊断和急性处理应遵循文中概述的原则。这个示意图没有说明静脉顺应性的增加。血压的下降一定是由于阻力或心输出量的下降。如果没有明显的原因导致急性收缩力下降（例如椎管内麻醉的交感神经切除术），那么心输出量的下降一定是由于心率（HR）或每搏输出量的下降。如果心率没有减少，那么每搏输出量的下降一定是由于前负荷或收缩力的减少。如果没有原因导致收缩性下降和前负荷下降，则最常见的原因是相对容量的缺乏，也可能是麻醉药扩张了静脉。应牢记三种急性机械性血流障碍：心脏压塞、肺栓塞和张力性气胸

时间内（如 5 分钟和 10 分钟），若 MAP 分别小于约 50mmHg 和小于 60mmHg，则与术后 30 天死亡率增加有关[10]。因此，成人术中低血压可定义为 MAP 在 55～60mmHg 之间。

无创血压

使用自动无创袖带测量血压的振荡法，是常规的麻醉护理。袖带膨胀超过收缩压，并慢慢放气，当它检测到一个脉冲时，继续放气，直到它达到最大的脉冲（MAP），并进一步放气，最终脉冲无法检测。尽管它能测量收缩压和舒张压，但最准确的压力是 MAP（图 20-13）[11]。如果袖口大小合适，它的宽度大约是手臂周长的 40%。如果袖带太小，血压测量值会太高；如果袖带太大，血压测量值就会太低。最古老的测量血压的非侵入性方法是 Riva-Rocci 技术，它使用一个袖带来阻塞动脉血流，缓慢地使袖带

放气，并在血流恢复时记录血压（通过触诊、多普勒或任何其他方法确定）。通过使用多普勒探头，该方法可以成功用于低血压或非搏动性血流患者，包括使用左心室辅助装置（left ventricular assist device，LVAD）患者。

有创动脉血压监测

如果患者患有严重的心血管疾病，或者手术过程中预计会有大量的液体转移，从侵入性血管（通常在桡动脉）连续测量动脉血压是很有价值的（参见第 41 章）。有创动脉提供随心脏搏动的实时血压测量，可测量血细胞比容、动脉血液气体分析、葡萄糖和其他血液成分，通过动脉收缩压的变化或其他方法评价血管内容量反应性的测量（见以下部分，"血管内容量反应性的测量"）。桡动脉是最常用的，因为它具有最少的相关风险，最容易触及。其他部位如肱动脉、股动脉或足背动脉也可使用。表 20-3 提供了不同的血压测量技术和动脉插管部位的比较。动脉通导与压力传感器相连，压力传感器将动脉脉搏的机械能转换成电信号。这种充液管/换能器装置是一种欠阻尼系统，会引起收缩血压的放大伪影。随着脉冲频率的增加和系统中流体（管道长度）的增加，这种伪影会加剧；然而，平均动脉压（MAP）应该保持准确[1]。动脉导管的放置是一个无菌的过程，在放置上有许多技术上的变化。一些机构已经制定了人们所要遵守的任何线路布局的协议。

血管内容量反应性的测量

收缩压变化值

确定血管内容积和心功能的金标准是经食管超声心动图（transesophageal echocardiography，TEE）。虽然 TEE 在诊断和某些情况下监测心脏性能方面非常有用，但在大多数麻醉药的使用过程中，它并不是必要的或实用的。然而，有许多程序会导致血管内内容量的变化，并导致关于心脏性能的问题，因此需要比标准监测仪更多的信息。在没有必要或不可行中心静脉压监测的情况下，可以从分析与正压通气相关的连续动脉压波形的变化中获得大量信息。测量正压通气导致收缩压降低的程度可以预测患者对血管内液体刺激的反应性[12]（表 20-4）[13]。**反应性**通常被定义为每搏输出量、血压或心输出量的改善[12]。收缩压变化值被定义为正压通气周期中收缩压的最大值和最小值的差值。收缩压变化值可以通过冻结生理监护仪上的动脉波形并上下滚动来手动计算，

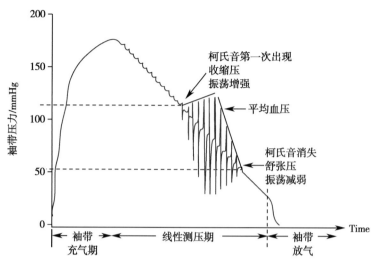

图 20-13 袖带振荡和柯氏音。最初的柯氏音与增加的袖带振荡相关。振荡的幅度逐渐增加到一个峰值,然后下降。振荡的峰值是对平均动脉压的测量,这是最精确的测量。振荡的收缩压和舒张压是由振荡周围包膜的斜率推断出来的。振荡的减少与舒张压和柯氏音有关(改编自: Ehrenwerth J, Eisenkraft J, Berry J. *Anesthesia Equipment: Principles and Applications.* 2nd ed. Philadelphia: Elsevier Saunders; 2013.)

表 20-3 动脉血压监测

方法	获取方法	优点/益处/适应症	缺点/风险
水银血压计	触摸脉搏,袖带充气,慢慢放气直到脉搏恢复	可在没有听诊器的情况,通过触摸脉搏或多普勒血流检测下使用	仅提供收缩压,可用于非搏动性血流
柯氏音	听诊肘窝,袖带充气,缓慢放气,注意第一次听到和最后一次听到的声音	既有收缩压也有舒张压	需要听诊器,环境安静
无创动脉血压(NIBP)	选择正确的袖带大小,启动袖带充气	可以自动化,用于常规监测,测量平均压,间断获得收缩压和舒张压	不适用于严重低血压,运动干扰或者使用左心室辅助装置的患者
有创血压	连接动脉内导管与传感器	所测压力范围大,测量平均压力,收缩压和舒张压。当血流动力学不稳定,使用血管活性药物时非常有用。还可以作为抽取血液的途径	侵入性,有潜在放大效应,阻尼,出血,血肿,感染,动脉或远端区域损伤
	桡动脉	通常易获取而最常使用;手通常有双重血液供应	严重外周血管收缩时可产生假性低值
	肱动脉	当桡动脉不可用时,可使用肱动脉	无其余的血液供应,不舒适,无法弯曲手臂
	股动脉	大血管,严重血管收缩时也可以提供准确数值	容易感染,受俯卧位影响
	足背动脉	当其他部位不可用时,可考虑	波形有一定程度放大

用呼吸中较低的动脉峰值压力值减去正压呼吸之间的动脉峰值压力平均值(图 20-14)。与正压通气相关的动脉压下降部分是由于胸内正压暂时性地阻碍静脉回流到心脏右侧(图 20-1)。这反过来又减少了右心每搏输出量,而右心每搏输出量又减少了左心每搏输出量和动脉血压。收缩压变化值是对静脉容抗的一种间接评估,当出现异常时,表明血压可能随液体的使用而升高。

收缩压变化值的主要局限性之一是患者必须有规律的心跳,即不能用于房颤,房颤本身会引起收缩压的不规则变化。这些数值也可能受到肺 / 胸壁顺应性增加、俯卧位和高 PEEP 的影响,当有一个开放的胸腔时将不能使用。新一代的生理监测仪自动计算收缩压变化值。

脉压变异度

另一种获得类似信息的方法是测量呼吸周期中脉压的相对变化,称为脉压变异度(pulse pressure variation,PPV)。在这种情况下,呼吸之间的脉压减去正压呼吸期间的脉压,然后除以平均脉压乘以100%(公式 20-5)。脉压变化可用于预测静脉输液的反应,类似于收缩压变化值[13]。

$$PPV\,(\%)=(PP_{max}-PP_{min}\times100)\div\left[(PP_{max}+PP_{min})\div2\right]$$
公式 20-5

每搏量变异度

每搏量变异度是另一种利用动脉波形评估容量反应性的技术。在这种情况下,使用脉冲轮廓算法从动脉脉搏波估计每搏输出量[14]。在呼吸周期中,这些动脉脉搏体积的估计值与前面描述的收缩压变化值和脉压变化值类似。与正压通气相关的估计每搏输出量的百分比被用来评估患者是否能从额外的液体中获益。所有这些容积反应性的测量都需要在有规律心律,没有过高的呼气末正压通气(表 20-4)。

中心静脉压的监测

正如前面的理论分析所述,血压本身并不是评价灌注的充分变量(参见第 25 章)。了解中心静脉压和心输出量可能有助于指导患者的治疗。此外,中心静脉通路可能是给药所必须建立的通道,也可能是给大量复苏液的安全通道。表 20-5 列出了中心线路放置的不同位置的比较。

中心静脉压

从获得的信息包括中心静脉压力和波形(图 20-15)。中心静脉波形有几个要素,每个要素都反映了潜在的心血管的生理信息。**a 波**反映心房收缩与三尖瓣关闭,**c 波**反映心室收缩时三尖瓣的膨出,**x 下降**对应心房舒张,**v 波**发生于心房充盈,**y 下降**反映心房排空。尽管波形具有生理学基础,但由于血管内容量、静脉容量、静脉回流、心脏功能和动脉血压之间关系的复杂性,中心静脉压是血管内液体治疗的基础有效的指南[15]。

虽然中心静脉压值不能很好地预测血管内容积状态,但它们在极端情况下可能是有用的。也就是说,低于 2mmHg 的中心静脉压可能提示有益的心血管作用,而高于 15mmHg 的中心静脉压提示可能不需要更多的液体。这种评估生理变量效用的方法被称为"灰色地带分析"。也就是说,在极端情况下,该变量提供有用的信息,但在这些极端情况或正常范围之间的范围内,该变量的效用在评估临床状态方面的价值较低。然而,即使是在极端情况下,也应根据个别患者的临床情况来决定是补液还是限液(用利尿剂)。

表 20-4	静脉液体推注的容量反应性监测 a	
	容量反应	**无容量反应**
收缩压变化值	>10mmHg	<5mmHg
脉压变异度	>15%	<7%
每搏量变异度	<15%	<5%

容量反应性的三个指标是收缩压变化值(SPV)、脉压变异度(PPV)和每搏量变异度(SVV)。如表所示,存在一种"灰色地带",在这些反应水平之间不清楚患者是否会从治疗中受益。[13]

a 定义为通过食管超声心动图评估每搏量或舒张末容积改善。

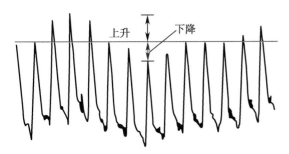

图 20-14 收缩压变化。正压呼吸可以导致短暂的收缩压下降。其机制主要与胸腔内正压导致静脉回流减少,随后右心每搏输出量减少,最终左心每搏输出量减少,从而导致收缩压下降有关。收缩压下降的幅度可以预测患者对血管内液体刺激的反应性

表 20-5	中心静脉通路和压力监测		
路径	指征	风险	获益
任何中心静脉压（CVP）导管	难以获得外周静脉通道，血管活性药物通路	出血，感染	稳定的静脉通路
右颈内静脉（RIJ）	难以获得外周静脉通道，血管活性药物通路	颈动脉损伤	肺动脉导管到心脏的直接路径
左颈内静脉（LIJ）	RIJ 获取失败	颈动脉损伤，胸导管损伤，与无名静脉较近	如果 RIJ 获取失败可使用
锁骨下	RIJ 或 LIJ 获取失败	气胸风险，臂丛或锁骨下动静脉损伤	对于术后患者而言更舒适，可用于带有颈托的患者，感染风险较低
股静脉	由于头颈部疾病而导致颈部通路难以建立	感染风险增加	如果出血，便于压迫
肺动脉导管	不稳定的患者	除了 CVP 风险，肺动脉破裂，心律失常	可以获取心排量

肺动脉导管置入的实践指南已经发表：美国麻醉医师协会肺动脉导管置入工作组。肺动脉导管置入的实践指南：American Society of Anesthesiologists Task Force on Pulmonary Artery Catheterization. Practice guidelines for pulmonary artery catheterization: an updated report by the American Society of Anesthesiologists Task Force on Pulmonary Artery Catheterization. *Anesthesiology.* 2003；99（4）：988-1014. 这些指南重点关注三个领域：①患者疾病（患者是否有严重心脏疾病，心输出量和充盈压的了解是否会改变治疗？）；②手术（是否是大手术，会导致液体的转移或改变，这些变化是否会反映在监测中？）；③其他（操作者是否可以专业地完成该操作，从而以最小的潜在风险获取最大的收益？）。

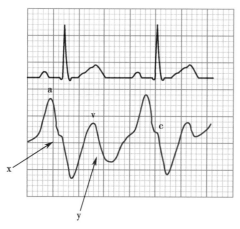

图 20-15　中心静脉压力波形。平均中心静脉压（CVP）值可用于评估右侧心脏充盈压力。波形也可有助于判断

中心静脉置管

在放置中心静脉导管之前，因为存在出血、感染和周围结构（神经、淋巴、血管、肺、气胸等）潜在损伤等风险，必须获得知情同意，并告知患者风险和益处。ASA 有针对中心静脉置管的指南供参考[16]。

肺动脉压和心输出量

肺动脉导管（pulmonary artery catheter，PAC）是通过图 20-16 所示的压力波形，从右心房进入右心室，进入肺动脉楔形位置的通路导管。PAC 的数据可以用于诊断多种情况，因为它能够测量左右侧心脏充盈压力和心输出量。正常情况下，由于肺血管系统是一个非常低的阻力系统，肺动脉舒张压和肺动脉楔压非常相似。表 20-6 描述了导致严重低血压的各种急性原因和特定监测参数的结果。

评估心输出量的方法

热稀释法是测量心输出量的常用方法。一个测量量的"冷"液通过 PAC 的近端端口注入到中心循环，然后用由一个热电偶测量远端端口的温度。温度读数记录为随时间变化的曲线。曲线下的面积与心输出量成正比。通常，在呼吸周期的不同点上取几个测量值的平均值。特殊的 PAC 可以连续测量和显示心输出量。尽管 PAC 提供了所有的血流动力学数据，但还没有研究证明手术患者的预后得到改善[17]。其风险很大，包括脓毒症症、血栓形成和肺动脉破裂。如果使用 PAC 来处理严重的血流动力学损

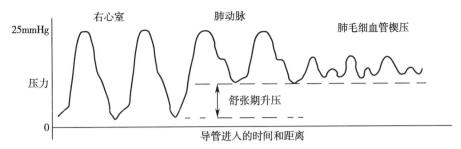

图 20-16 当肺动脉导管从右心房经右心室(RV)进入肺动脉,并最终在肺动脉呈楔状位放置时,压力随距离的变化而变化。注意当导管从右心室进入肺动脉时,舒张压被切断,上升到肺动脉舒张压,仅略高于肺动脉楔压

表 20-6 严重低血压的鉴别诊断

诊断	中心静脉压	肺动脉压	肺动脉楔压	心输出量	气道压
气胸	↑	↑	↑	↓	↑
心包填塞	↑	↑	↑	↓	↔
肺栓塞	↑	↑	↓	↓	↔
低血容量休克	↓	↓	↓	↓	↔
心源性休克	↑	↑	↑	↓	↔
脓毒症休克	↓	↓	↓	↑	↔

有创血流动力学和气道压的变化与某些特定原因的低血压相关。

害,应尽快将其移除。尽管 PAC 在手术和急救中的应用已显著减少,超声心动图在心脏疾病的即时诊断中的应用已有所增加。

经食管超声心动图监测

快速确定心脏状态的一种方法是进行经食管超声心动图(参见第 25 章)。将超声探头插入食管,可实时获得心脏的各种图像。心脏结构(心脏瓣膜、腔室大小)、收缩活动(射血分数)、收缩和舒张功能障碍以及心包疾病(积液、填塞)的信息都可以通过经食管超声心动图诊断出来。因此,它已成为心脏评估的黄金标准。经食管超声心动图的局限性包括操作者需要专业技能、接触患者头部以及食管损伤的风险。

中枢神经系统

便携式脑电图的监测

虽然多通道脑电图仪(electroencephalograph,EEG)可以监测大脑的电活动,但为了方便起见,人们开发了聚焦于额部的脑电监护仪。这些装置是通过对清醒状态和麻醉状态的脑电图进行经验比较而得到的,并提供输出量作为多步过程产生的指标。提取脑电图特征,最小化伪影,算法将脑电图特征转换为数值指标,通常从 100(清醒)到 0(等电脑电图)。这些监测旨在评估麻醉深度,降低术中知晓的发生率(参见第 47 章),并尽量减少不必要的麻醉剂量(避免超药物剂量)。术中知晓发生率在 1:500 到 1:1 000 之间[18,19]。这些设备尤其是双频谱指数(bispectral index,BIS)监测相对于没有麻醉深度监测,证明减少术中知晓事件的发生率,但不能对麻醉深度过深做出警报[18,19](见第 47 章)。

最小肺泡浓度的报警监测

以最小肺泡浓度(minimum alveolar concentration,MAC)作为评价和比较吸入麻醉药相对效力的方法。最小肺泡浓度是一种处于平衡状态的麻醉剂浓度,在这种状态下,50% 的受试者会对有害的刺激做出反应。在临床麻醉中,它已被用来评估麻醉深度,随机对照临床试验建议保持最小肺泡浓度在 0.5~0.7 以上,以防止术中知晓的发生。

大型随机试验的结果表明，在使用吸入性麻醉剂的病例中，与年龄相关调整的最小肺泡浓度（0.5～0.7）警报与 BIS 监测在预防术中知晓的意识方面是相同的[20]。这些研究还指出，用任意这两种方法监测的患者术中知晓发生率低于无麻醉深度监测的患者。如果使用全静脉内麻醉（total intravenous anesthesia, TIVA）而不使用任何吸入麻醉，则不可能产生计算的最小肺泡浓度警报，建议使用神经监测仪，特别是在使用非去极化肌肉松弛剂的情况下[20]（参见第11章）。

2012 年的一项研究表明，同步发生低 BIS（<45）、较低的 MAC（<0.8）、低 MAP（<75）——所谓"三低"状态——与 30 天死亡率增加存在关联。随后的两项关于三低状态的研究中，有一项显示出了同样的弱独立联系，尽管还不清楚改变其中一个参数（BIS、MAC、MAP）是否会改变死亡率[21, 22]。

颅内压的监测

因为大脑被封闭在一个固定的颅腔内，所以大脑的灌注压力（cerebral perfusion pressure，, CPP）被定义为平均动脉压减去颅内压的差值。因此，在脑水肿或脑脊液增加可能显著增加颅内压的情况下，持续监测颅内压可能有助于保证脑灌注。通常采用两种方法来监测颅内压（参见第30章）。第一种是脑室造口导管，经皮插入侧脑室。颅内压是由传统一次性传感器在耳屏上归零转换的。脑室造口术的颅内压监测的一个优点是脑脊液可以被清除以减少颅内容积，从而降低颅内压。测量颅内压的第二种方法是在导管顶端安装一个光纤压力传感器，可以将其插入脑实质或硬膜下空间。这些设备不需要调零。

脑血氧的测定

大脑的一部分（即部分大脑皮质）的氧合可以用反射血氧计来监测。该设备使用类似于脉搏血氧仪的近红外光。然而，它不是利用通过组织传输的光的脉冲吸收来估计动脉饱和度，而是利用反射的红外光通过头皮和头骨从大脑皮质的一部分。这个参数称为**区域氧饱和度**（regional oxygen saturation，rSO_2）。光线主要是由大脑皮质血管系统内的红细胞中的血红蛋白反射出来的。该装置的饱和度在 1% 到 100% 之间，同样类似于脉搏血氧计。确定这种饱和度的算法是制造商的专利。这些设备已经被用于心脏和血管外科手术中，因为大脑的灌注不良而引起大脑氧合减少。一项关于沙滩椅位肩部手术的研究表明，rSO_2 可能有助于确定何时需要改变 FiO_2 或

通气[23]。rSO_2 值通常为 70% 左右（如混合静脉血）。那些低于基线值 50% 或低于基线值 20% 的值可能与大脑氧合减少有关。

周围神经系统

神经肌肉监测

使用神经肌肉阻断药物是许多麻醉方式的重要组成部分（参见第11章）。监测阻断神经肌肉传递的药物在突触连接处的作用，对于防止患者在手术中不自觉地动，以及防止患者在手术结束时意识不清、胃内容物误吸和换气不足的情况下出现局部神经肌肉麻醉是至关重要的。在过去几年中，术后残留的神经肌肉阻滞一直是人们关注的主要问题。神经肌肉阻滞是否已被新斯的明或舒更葡糖逆转，只能由外周神经刺激器监测的结果确定。

基础生理学和药理学

正常的神经肌肉传递从运动神经冲动到达终板开始。乙酰胆碱在去极化过程中被释放，扩散到神经肌肉突触间隙，与突触后烟碱胆碱能受体结合，触发神经去极化，钙通道打开，随后激活肌动蛋白-肌球蛋白链和肌肉收缩。大部分乙酰胆碱被乙酰胆碱酯酶水解。由此产生的胆碱循环进入神经末梢。非去极化阻滞剂在反复刺激下逐渐减弱，被认为是由于突触前 α3β2 乙酰胆碱受体耗竭[24-26]。琥珀胆碱的作用不同，它与受体结合并激活受体，导致长时间的去极化。

神经肌肉阻滞监控

最常见的追踪非去极化神经肌肉阻断药效果的方法是使用"神经刺激仪"，并追踪四个成串刺激（train-of-four, TOF）计数。TOF 刺激仪每隔 0.5 秒（2Hz）产生 4 次最大刺激。随着阻滞程度的加深，抽动首先消失，然后逐渐消失（表 20-7）。可以使用强直后计数来评估非常深的阻滞程度。5 秒钟的强制性刺激使神经末梢产生更多的乙酰胆碱，使肌肉强直后计数得以进行。即使是低水平的阻滞也可能与不良结果有关。为了测试较低水平的阻滞，可以进行双脉冲刺激。尽管是定量的，但在监测中存在着很大程度的主观性。较新的监测更定量，允许测量的 TOF 比和检测较轻水平的阻滞，这可能仍然有重要的临床意义。琥珀胆碱会引起非竞争性的阻滞，表现为随后的一次抽动。

表 20-7　通过监测评估神经肌肉阻滞

阻滞程度 /%	刺激					
	强直刺激后计数	四个成串刺激	双短强直刺激	TOF 比	强直刺激	临床反应
>100%	0	0/4	0	N/A	0	松弛
>100%	0 < PTC ≤ 10	0	0	N/A		
90%	PTC > 10	1/4	N/A	N/A		
80%		2/4		N/A		可呼吸,维持呼气末二氧化碳分压,但气道不通畅
75%		3/4		N/A		
0~75%	N/A	4/4	明显衰减	0.2		
	N/A		可检测的衰减	0.4		误吸风险仍然存在
	N/A		一定程度的衰减	0.7		抬头 > 5 秒
	N/A			0.9		50Hz 出现衰减
60%	N/A					50Hz 无衰减,100Hz 出现衰减
30%	N/A					200Hz 出现衰减
0%	N/A			1.0		

该表展示了神经肌肉阻滞监测在不同程度的肌肉阻滞状态下对刺激的反应。表中列出了强直刺激后计数(PTC)、四个成串刺激(TOF)、双短强直刺激(DBS)、TOF 比(TOF ratio)、强直刺激(tetany),以及临床反应与神经肌肉阻滞百分比的关系。

第三篇

诱发电位

诱发电位(evoked potential, EP)监测是指因机械损伤或局部缺血(如脊柱外科学、胸腹动脉瘤、面部或颈部手术等)导致神经损伤的过程。监测诱发电位需要专业人员进行。对于麻醉医生来说,了解它们的使用和限制是很重要的,因为它们会影响麻醉的选择。最常用的诱发电位是体感诱发电位(somatosensory evoked potentials, SSEP)和运动诱发电位(motor evoked potentials, MEP)。两者都包括一个刺激电极和一个传感电极,不断地评估感觉或运动神经的功能。

体感诱发电位包括向感觉神经传递小电流,并用头皮电极测量感觉皮质的反应。反馈被视为电压与时间的关系图。为了降低背景噪声,对多个反馈进行平均以产生体感诱发电位波形。与基线波形相比,神经损伤或缺血与波形峰值振幅的降低和潜伏期的增加有关。吸入麻醉药(卤化醚和一氧化二氮)在大剂量时也产生明显的振幅下降和潜伏期增加。已经存在脑或脊髓完整性的患者尤其容易受到吸入麻醉剂的影响。丙泊酚被认为是 EP 监测中维持无意识状态的最佳药物选择。右美托咪定也被用作一种麻醉辅助药物,对成人的神经生理信号有轻微的抑制。脊柱外科手术中体感诱发电位的局限性在于它们只监测感觉束,而不监测运动束(腹侧脊髓)。因此,可能存在假阴性;也就是说,虽然手术过程中可能会有完整的体感诱发电位波形,但是实际上已经损伤了运动束。

运动诱发电位包括刺激运动皮质和检测肌肉的反应。因此,运动诱发电位具有确保脊髓腹侧完整的优点,并且对神经损伤和麻醉药物更敏感。缺点是它们需要一个完整的神经肌肉连接,也就是说,在麻醉期间避免使用神经肌肉非去极化肌肉松弛药。与体感诱发电位相比,挥发性麻醉剂和一氧化二氮对运动诱发电位的影响更大;因此,静脉麻醉药是常用的。在接受脊柱外科手术的患者中,将体感诱发电位和运动诱发电位监测以及肌电图(motor evoked potentials, EMG)相结合是很常见的。在手术过程中,麻醉医生、监护技术人员和外科医生应保持密切沟通。

体温

麻醉药干扰正常体温自动调节,并可导致与恶性高热(malignant hyperthermia, MH)相关的体温突然升高[27]。因此,对患者的体温进行监测,以控制术中低温(无意或有意),防止发热,并确认和检测恶性高热(尽管升高的温度通常是后来在恶性高热中发现的)。历史上,核心体温是经口或直肠体温计测量的。尽管很精确,但在手术室环境中,这些设备响应缓慢、脆弱且笨重。针对鼓膜的红外扫描仪广泛应用于术前和术后。红外响应时间更快,但读数容易受到耵聍和其他光学路径障碍的影响。术中常使用小体积热敏电阻。这些工作是通过把温度的变化转换成电阻抗的变化来完成的,电阻抗的变化被转换并显示出来。可接受的精度为 ±0.5℃。

肺动脉、食管远端、鼓膜或鼻咽部的探针可以测量到真实的核心温度。其他可以接近核心温度的部位包括口腔、腋窝和膀胱。膀胱温度受排尿量的影响较大,在高尿流量时接近真实核心温度。直肠和皮肤温度相对于真正的核心温度变化很大(表 20-8)。

对于短时间麻醉(30 分钟以下),核心温度下降的主要机制是热量从核心重新分配到外围。

磁共振成像及不利条件

磁共振成像(magnetic resonance imaging, MRI)使用射频脉冲改变排列在非常强的磁场中的原子核

表 20-8　体温监测部位

部位	优点	缺点
肺动脉	准确的血液温度	高度有创
鼓膜	脑部温度	可能损伤鼓膜
食道	可反映中心温度	易于受呼吸气体的冷却
鼻咽	脑部温度	鼻出血,环境冷却/加热
口腔	清醒患者中提供舒适	睡眠中的患者不易操作
膀胱	如果放置尿管便于操作	是否反映中心温度取决于尿量
皮肤	简单,无创	不能反映中心温度,环境温度
直肠		可能不能反映中心温度,有创,非无菌区域

所有的体温值都依赖于该部位的血流。血流的改变可能导致错误的体温值。手术部位会影响监测,如开胸会改变食道体温值。

的旋转（参见第 38 章）。当脉冲被移除时，能量被释放，并可以在多个维度上成像。因为不同的身体组织有不同的松弛率，可以获得更好的组织分化（例如中枢神经系统中的白质和灰质）。

磁场强度随着离线圈的距离而减小。实际的下降速度是非线性的，取决于多种因素，包括磁铁的形状和方向。一个方向上的安全距离可能不是另一个方向上的安全距离。MRI 套件有分界线，表示不同距离的场强。更好的设计检查室有一系列的房间，所以直接进入高磁环境是不可能的，除非经过筛选。在一定距离内工作的设备可能无法靠近磁铁（并可能变成抛射物）。

所有的监视器都受到 MRI 环境的影响[28]。MRI 套件的噪声水平高达 95 分贝，使得听诊任何声音都很困难（呼吸音、心音、柯氏音）。磁场也会干扰心电监测。快速变化的磁场方向可以在任何回路中产生电流，引起发热和烧伤（也适用于脉搏血氧仪）。延长通风和取样管有助于保持敏感设备远离磁铁。反之亦然，因为监视器可能会影响 MRI 的质量。

监护和预警

误报是警报设置的弊端。过于敏感的设置和报警疲劳随之而来。一个不够敏感的设置可能会导致在没有通知的情况下出现临界状态。因此，脉氧仪的脉搏音调（随着饱和度的降低而降低）是手术室中使用的唯一连续可听的"报警"。呼吸机断开（回路压力低）在手术室中最常用的是真声报警。为了解决与多个监控系统相关的报警过量／报警疲劳问题，新一代的集成报警系统已经开发出来，比如报警手表[29]。

思考题

1. 异常血红蛋白如羧化血红蛋白或高铁血红蛋白如何影响脉搏血氧测量的准确性？

2. 在机械通气过程中，应如何寻找气道压力峰值升高以确定临床原因？

3. 与有创动脉血压计相比，无创动脉血压计的优点和缺点是什么？

4. 使用收缩压变化、脉压变化或 SVV 变化作为血管内体积反应性测量的依据是什么？在何种临床情况下，收缩压变化作为血管内容量反应性的测量方法是不准确的？

5. 由于周围静脉通路不良，患者需要中心静脉导管。应该用什么因素来确定插管的位置？

6. 哪些监测点最能反映核心体温？

（周莉 译，杨静 审）

参考文献

1. Szocik J, Barker SJ, Tremper KK. Fundamental principles of monitoring instrumentation. In: Miller RD, Cohen NH, Eriksson LI, et al., eds. *Miller's Anesthesia*. 8th ed. Philadelphia: Elsevier Saunders; 2014:1315–1344.
2. American Society of Anesthesiologists. Standards for Basic Anesthetic Monitoring, Approved on October 21, 1986, and last amended on October 20, 2010, and last affirmed on October 28, 2015. http://www.asahq.org/~/media/Sites/ASAHQ/Files/Public/Resources/standards-guidelines/standards-for-basic-anesthetic-monitoring.pdf. TG. Accessed on September 2, 2015.
3. Tremper KK, Barker SJ. Pulse oximetry. *Anesthesiology*. 1989;70:98–108.
4. Barker SJ, Curry J, Redford D, Morgan S. Measurement of carboxyhemoglobin and methemoglobin by pulse oximetry. *Anesthesiology*. 2006;105:892–897.
5. Raphael DT. The low-pressure alarm condition: safety considerations and the anesthesiologist's response. *Anesthesia Patient Safety Foundation Newsletter*. 1998-1999;13(4). Winter.
6. Futier E, Constantin JM, Paugam-Burtz C, et al. A trial of intraoperative low-tidal-volume ventilation in abdominal surgery. *N Engl J Med*. 2013;369:428–437.
7. Landesberg G, Mosseri M, Wolf Y, et al. Perioperative myocardial ischemia and infarction: identification by continuous 12-lead electrocardiogram with online ST-segment monitoring. *Anesthesiology*. 2002;96:264–270.
8. Kheterpal S, O'Reilly M, Englesbe MJ, et al. Preoperative and intraoperative predictors of cardiac adverse events after general, vascular, and urological surgery. *Anesthesiology*. 2009;110:58–66.
9. Walsh M, Devereaux PJ, Garg AX, et al. Relationship between intraoperative mean arterial pressure and clinical outcomes after noncardiac surgery. *Anesthesiology*. 2013;119:507–515.
10. Monk TG, Bronsert MR, Henderson WG, et al. Association between intraoperative hypotension and hypertension and 30-day postoperative mortality in noncardiac surgery. *Anesthesiology*. 2015;123:307–319.
11. Ehrenwerth J, Eisenkraft JB, Berry JM. *Anesthesia Equipment: Principles and Applications*. 2nd ed. Philadelphia: Elsevier Saunders; 2013.
12. Perel A, Minkovich L, Preisman S, et al. Assessing fluid-responsiveness by a standardized ventilatory maneuver (the respiratory systolic variation test). *Anesth Analg*. 2005;100:942–945.
13. Cannesson M, Slieker J, Desebbe O, et al. The ability of a novel algorithm for automatic estimation of the respiratory variations in arterial pulse pressure to monitor fluid responsiveness in the operating room. *Anesth Analg*. 2008;106:1195–1200.
14. Lahner D, Kabon B, Marscalek C, et al. Evaluation of stroke volume variation obtained by arterial pulse contour analysis to predict fluid responsiveness intraoperatively. *Br J Anaesth*. 2009;103(3):346–351.
15. Marik PE, Cavallazzi R. Does the central venous pressure predict fluid responsiveness? An updated meta-analysis and a plea for some common sense. *Crit Care Med*. 2013;41:1774–1781.
16. American Society of Anesthesiologists Task Force on Central Venous Access, Rupp SM, Apfelbaum JL, Blitt C, et al. Practice guidelines for central venous access: a report by American Society of Anesthesiologists Task Force on Cen-

tral Venous Access. *Anesthesiology.* 2012;116(3):539–573.

17. Sandham JD, Hull RD, Brant RF, et al. A randomized, controlled trial of the use of pulmonary-artery catheters in high risk surgical patients. *N Engl J Med.* 2003;348:5–14.

18. Avidan MS, Jacobsohn E, Glick D, et al. Prevention of intraoperative awareness in a high-risk surgical population. *N Engl J Med.* 2011;365:591–600.

19. Mashour GA, Shanks A, Tremper KT, et al. Prevention of intraoperative awareness with explicit recall in an unselected surgical population. A randomized comparative effectiveness trial. *Anesthesiology.* 2012;117:717–725.

20. Mashour GA, Orser BA, Avidan M. Intraoperative awareness from neurobiology to clinical practice. *Anesthesiology.* 2011;114:1218.

21. Sessler DI, Sigl JC, Kelley SD, et al. Hospital stay and mortality are increased in patients having a "triple low" of low blood pressure, low bispectral index, and low minimum alveolar concentration of volatile anesthesia. *Anesthesiology.* 2012;116:1195–1203.

22. Willingham MD, Karren E, Shanks AM, et al. Concurrence of intraoperative hypotension, low minimum alveolar concentration, and low bispectral index is associated with postoperative death. *Anesthesiology.* 2015;123:775–785.

23. Picton P, Dering A, Alexander A, et al. Influence of ventilation strategies and anesthetic techniques on regional cerebral oximetry in the beach chair position: a prospective interventional study with a randomized comparison of two anesthetics. *Anesthesiology.* 2015;123(4):765–774.

24. Fagerlund MJ, Eriksson LI. Current concepts in neuromuscular transmission. *Br J Anaesth.* 2009;103(1):108–114.

25. Murphy GS, Brull SJ. Residual neu-romuscular block: lessons unlearned. Part I: definitions, incidence, and adverse physiologic effects of residual neuromuscular block. *Anesth Analg.* 2010;111:120–128.

26. Brull SJ, Murphy GS. Residual neuromuscular block: lessons unlearned. Part II: methods to reduce the risk of residual weakness. *Anesth Analg.* 2010;111:129–140.

27. Sessler D. Temperature monitoring and perioperative thermoregulation. *Anesthesiology.* 2008;109:318–338.

28. Patteson SK, Chesney JT. Anesthetic management for magnetic resonance imaging: problems and solutions. *Anesth Analg.* 1992;74:121–128.

29. Sathishkumar S, Lai M, Picton P, et al. Behavioral modification of intraoperative hyperglycemia management with a novel real-time audiovisual monitor. *Anesthesiology.* 2015;123:29–37.

第 **21** 章 酸碱平衡及血气分析

Linda L. Liu

　　血浆中氢离子和碳酸氢根浓度必须精确调控以保证酶的活性、氧运输、细胞中的化学反应速率。每天大约有 15 000mmol 二氧化碳（其与水结合形成碳酸）以及 50～100mEq 非挥发性酸（主要是硫酸）产生并排出。机体可以通过缓冲系统如通过肺排出二氧化碳、通过肾脏排泄酸来维持复杂的酸碱平衡。本章将明确重要的酸碱概念，临床测量血气分析的讨论及解读，提出一种诊断常见酸碱平衡紊乱的方法。

定义

酸和碱

　　Bronsted 和 Lowry 把酸定义为可以提供一个质子（H^+）的分子，把碱定义为可以接受一个 H^+ 的分子。在生理溶液中，强酸指一种不可逆地提供一个 H^+ 的物质，而强碱则表示不可逆地接受一个 H^+ 的物质。相比之下，生物分子是弱酸性或弱碱性，对 H^+ 的提供与接受是可逆的。

酸血症和酸中毒

　　不论机制如何，血液中 pH 小于 7.35 被称为酸血症，pH 大于 7.45 被称为碱血症。引起 pH 降低的过程称为酸中毒，而引起 pH 升高的过程称为碱中毒。一个患者可能同时存在酸中毒和碱中毒，但是只能是酸血症或者碱血症，最后两个概念是互斥的。

碱剩余

　　碱剩余（base excess，BE）通常定义为将体外 1L 全血调至二氧化碳分压（PCO_2）= 40mmHg、pH = 7.4 所需的强酸（即盐酸，BE 大于零时）或者强碱（即氢氧化钠，BE 小于零时）的数量[1]。实际上，血气分析仪通过血浆 pH、血 PCO_2 和血红蛋白浓度来计算 BE。BE 可以反映非呼吸性的代谢产物相关的酸碱失衡。BE 小于零（也称为碱缺失）表明存在代谢性酸中毒，而 BE 大于零则表明存在代谢性碱中毒。在体外环境下，BE 是准确的，但是在机体环境中则不然，因为离子会透过血管壁和细胞膜，尽管代谢性酸碱状态并没有改变，但是 PCO_2 的突然改变有时会导致 BE 向相反的方向变化[2]。在临床实践中，乳酸性酸中毒常表现为 BE 的改变，可协助判断容量复苏的程度。

氢离子浓度的调节

在 37℃时，动脉血和细胞外液中正常氢离子的浓度为 35～45nmol/L，分别对应动脉血 pH 7.35～7.45。血浆中正常碳酸氢根（HCO_3^-）浓度为（24±2）mEq/L。细胞内氢离子浓度约为 160nmol/L，相当于 pH 6.8。

酸碱平衡紊乱的生理改变可通过三个系统纠正：缓冲系统、肺通气情况、肾脏调节。缓冲系统提供一种即时化学反应。通气改变可以在任何需要的时候在数分钟内触发。肾脏调节能完全恢复 pH 的波动，但其过程较缓慢，可能需要数天时间。

缓冲系统

缓冲系统是一种含有溶液的物质，可防止 pH 的剧烈波动。缓冲系由碱分子和其弱共轭酸组成。缓冲系统的碱分子结合多余的氢离子，弱酸则使多余的碱分子质子化。源自经典的 Henderson-Hasselbalch 方程式的酸离解常数（pK_a）反映了酸的强度（图 21-1）。pK_a 即酸离解 50% 时的 pH。盐酸是 pK_a 为 -7 的一种强酸，而碳酸是 pK_a 为 6 的一种弱酸。血液中的缓冲系统按其重要性排序为：①碳酸氢盐缓冲系统（H_2CO_3/HCO_3^-）；②血红蛋白缓冲系统（HbH/Hb）；③其他蛋白缓冲系统（PrH/Pr⁻）；④磷酸盐缓冲系统（$H_2PO_4^-/HPO_4^{2-}$）；⑤氨缓冲系统（NH_3/NH_4^+）。

碳酸氢盐缓冲系统

CO_2 通过有氧代谢生成，缓慢地与水结合形成 H_2CO_3，然后迅速自发去质子化变为 HCO_3^-（图 21-2）。在这个系统中，碱分子是 HCO_3^-，而它的弱共轭酸是 H_2CO_3。由于反应速度很慢，有少于 1% 已溶解的 CO_2 参与发生了这个反应。然而，存在于内皮细胞、红细胞和肾脏中的碳酸酐酶可以催化加速碳酸形成的反应，其与 HCO_3^- 的肾脏调节以及 CO_2 的肺调节结合，使其成为人体中最重要的缓冲系统。

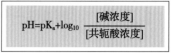

$$pH=pK_a+\log_{10}\frac{[碱浓度]}{[共轭酸浓度]}$$

图 21-1 Henderson-Hasselbalch 方程式

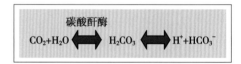

图 21-2 CO_2 水解生成 H_2CO_3，碳酸解离为 HCO_3^- 和 H^+

血红蛋白缓冲系统

血红蛋白由于有多个组氨酸残基使其成为第二重要的缓冲系统。组氨酸残基的咪唑侧链含有大量可质子化的位点，可有效调节 pH 5.7 至 pH7.7（pK_a 6.8）。血红蛋白的缓冲作用依靠碳酸氢盐系统，协助 CO_2 在细胞内转运。CO_2 可自由扩散到红细胞内，在碳酸酐酶的作用下，CO_2 与水结合生成的 H_2CO_3 可快速完成去质子化，生成的 H^+ 可与血红蛋白结合，而生成的 HCO_3^- 与细胞外的 Cl^- 交换进入血浆（Cl^- 转移或 Hamburger 转移）（图 21-3）。相反的反应在肺内发生，Cl^- 转移到红细胞外同时 HCO_3^- 形成 CO_2，然后被释放进入血浆而被肺排出。这个过程使大部分肺外的 CO_2 以血浆 HCO_3^- 的形式被转移到肺部。

氧化血红蛋白和还原血红蛋白对 H^+ 和 CO_2 的亲和力是不同的。还原血红蛋白能携带更多的 H^+，其

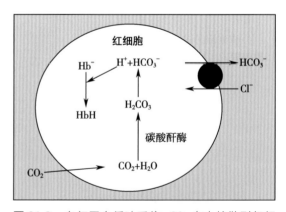

图 21-3 血红蛋白缓冲系统：CO_2 自由扩散到红细胞内，与水结合生成 H_2CO_3，然后迅速去质子化。H^+ 与血红蛋白结合，HCO_3^- 与 Cl^- 交换进入血浆

通过调节 CO_2/HCO_3^- 的平衡来产生更多 HCO_3^-，帮助 CO_2 从外周组织转移到肺部。氧化血红蛋白促进 H^+ 的释放，调节 CO_2/HCO_3^- 平衡产生更多 CO_2。在生理 pH 下，有少量 CO_2 结合形成氨基甲酰血红蛋白。还原血红蛋白比氧化血红蛋白对于 CO_2 有更强的亲和力（3.5 倍），因此静脉血比动脉血中含有更多的 CO_2。以上两种机制结合导致动脉血浆和静脉血浆中 CO_2 的含量不同（动脉 25.6mmol/L，静脉 27.2mmol/L）（Haldane 效应）。

通气调节

中枢化学感受器位于脑干延髓腹侧，可对脑脊液 pH 的改变做出反应。CO_2 可以扩散通过血 - 脑屏障提高脑脊液中 H^+ 浓度，刺激化学感受器从而增加肺泡通气量。通常情况下二氧化碳分压和分钟通气量是呈线性关系的，除非动脉血中二氧化碳分压极高如发生二氧化碳麻醉，或动脉血二氧化碳分压极低达到呼吸暂停阈值。二氧化碳分压 / 通气反应曲线有较大的个体差异，二氧化碳分压每升高 1mmHg，通常分钟通气量增加 1~4L/min。在全身麻醉的情况下，当二氧化碳分压下降至低于呼吸暂停的阈值时，自主呼吸将会停止，然而在患者清醒的情况下，受大脑皮质影响，不会呼吸暂停，因此呼吸暂停不会在正常情况下发生。

外周化学感受器位于颈动脉体和主动脉弓部。颈动脉体是主要的外周化学感受器，通过舌咽神经与呼吸中枢沟通，其对氧分压、二氧化碳分压、pH 及灌注压的改变较敏感。不同于中枢化学感受器对于 H^+ 比较敏感，外周化学感受器对于氧分压最敏感。双侧颈动脉内膜切除术的患者几乎没有低氧呼吸驱动（参见第 25 章）。

当 pH 接近 7.4 时，中枢和外周化学感受器介导的改变肺通气的刺激减弱，因此不可能完全纠正或者过度纠正。肺通气对代谢性碱中毒的调节作用弱于代谢性酸中毒，其原因在于呼吸室内空气时进行性低通气导致了低氧血症，低氧触发了氧敏感的化学感受器并限制了代偿性减少的分钟通气量。因此对于未吸氧的患者，二氧化碳分压上升不会超过 55mmHg。

肾脏调节

肾脏调节作用启动很慢，5 天也可能不会达峰。肾脏调节通过三种机制：①重吸收已经滤过的 HCO_3^-，②排出可滴定酸，③氨[3]（图 21-4）。在肾小管细胞中 CO_2 和 H_2O 结合生成 H_2CO_3，在碳酸酐酶的帮助

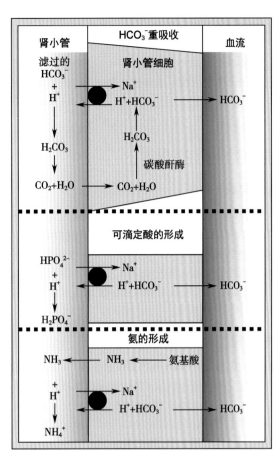

图 21-4　酸中毒时肾脏排出 H^+ 和重吸收 HCO_3^- 的三种代偿机制：①重吸收排出的 HCO_3^-，②排出可滴定酸，③产生氨

下碳酸分解成 HCO_3^- 并进入血液，同时 H^+ 与 Na^+ 交换并被释放进入肾小管中，H^+ 结合滤过的 HCO_3^-，在位于管腔膜上碳酸酐酶辅助下分解成 CO_2 和 H_2O，CO_2 通过弥散重新回到肾小管细胞中。通过这种方式，近端肾小管重吸收 80%~90% 的 HCO_3^-，远端肾小管重吸收剩下的 10%~20%。一旦 HCO_3^- 被重吸收，更多 H^+ 便可与 HPO_4^{2-} 结合生成 $H_2PO_4^-$ 并随尿液排出。最后一个重要的尿缓冲系统则是氨。氨是由胶质氨（一种氨基酸）的脱氨基作用形成。氨被动通过细胞膜而进入小管液中与 H^+ 结合形成 NH_4^+ 随尿液排出。这些过程均是为了 HCO_3^- 的产生和返回到血液中。碱中毒时大量 HCO_3^- 会被肾脏滤过并快速排出。因此肾脏能高效地保护机体避免发生碱中毒，除非存在低钠血症或盐皮质激素过量。

动脉血气分析

在麻醉期间和重症监护室中，动静脉血气分析使患者的管理发生了革命性改变。尽管脉搏搏氧饱和度和二氧化碳波形图仍被推崇，但是动脉血气分析使我们的诊断能力和准确性大大提高。

血气分析和 pH 电极

pH 电极

pH 电极是一种银／氯化银电极，其包裹在一种特殊的 pH 敏感的含已知 pH 的缓冲溶液的玻璃中。电极被放置在血液样本中然后测量其电压的变化。玻璃电极和参比电极的电位差与氢离子溶液浓度呈比例关系。两个电极都必须保存在 37℃ 且应在已知 pH 的缓冲液中校准。

氧电极

氧电极，即 Clark 电极或极谱电极[4]，是一个浸泡在氯化钾溶液中的银／氯化银参比电极。电子是由银与氯化钾电解质溶液的 Cl^- 发生氧化反应形成的。在铂负极电子自由地与 O_2 分子结合。铂表面覆盖着一层可透氧的膜（聚乙烯），它的另一边放置待测的样品。如果氧浓度较高则结合更多的电子使电流增加，通过电极的电流与 PO_2 成正比。

二氧化碳电极

二氧化碳传感器在 1957 年首先由 Stow 描述，然后由 Bradley 和 Severinghaus 改良[5]。二氧化碳电极是浸入碳酸氢钠溶液中的 pH 电极，其可通过聚四氟乙烯半透膜将二氧化碳从血液标本中分离出来。标本中的二氧化碳扩散到碳酸氢钠溶液中，产生 H^+ 和 HCO_3^-。浸泡液中测得的 pH 与二氧化碳分压的对数成正比关系。

样本

动脉血通常从桡动脉、肱动脉或股动脉经皮穿刺抽取。在临床中病情相对稳定的情况下，外周静脉血可近似作为样本而不用进行动脉穿刺。静脉血 pH 仅比动脉血低 $0.03 \sim 0.04$。静脉血不能用于评估氧合情况，因为静脉氧分压明显低于动脉氧分压。此外，静脉血采血部位不同，不同组织的代谢差异也可能影响氧分压。动脉和静脉血气之间的相关性随患者血流动力学的稳定性而变化。应定期进行动脉

和静脉相关性检测，特别是当静脉测量用于危重患者的连续监测时[6]。

血气分析要求肝素化、无气泡、新鲜的样本。在过去，肝素水被抽进注射器后再排出，注射器中残留的少量肝素足以使样品抗凝，注射器中过量的抗凝剂可能会错误地稀释所测量的氧分压、二氧化碳分压及 Ca^{2+}。现在大多数医院都使用含有定量冻干电解质平衡肝素的商业化注射器。血液中 O_2 和 CO_2 的平衡与气泡中相应的分压会影响测量结果，因此应该去除样本中的气泡。样本分析延迟会导致代谢活跃的白细胞消耗 O_2 和产生 CO_2，但通常误差很小，可以通过将样本冷藏来减小误差。但一些白血病患者的白细胞计数明显增加，这一误差可能较大，即使患者的氧合是可以接受的，血气分析仍可能出现一个错误的低氧分压。这一现象通常被称为"白细胞盗窃"，也被描述为极度的血小板增多症（血小板盗窃）[7]。

温度校正

即使总气体含量没有变化，温度的降低也会使溶液中的气体分压降低。低温时二氧化碳分压和氧分压均降低，但血中碳酸氢盐不变，若在此时的体温下测量血液样本，将导致 pH 的升高。一份血气在 37℃ 时 pH 为 7.4，二氧化碳分压为 40mmHg，但在 25℃ 时 pH 为 7.58，二氧化碳分压为 23mmHg[8]。遗憾的是，所有的血气样本都是在 37℃ 测量的，这就提出了如何更好地管理低温患者的动脉血气分析的问题。对此出现两种理论：α 稳态和 pH 稳态。

α 稳态

α 稳态指的是组氨酸咪唑侧链的质子化状态。组氨酸的 pK_a 随温度的变化而变化，因此无论温度高低，其质子化状态都相对恒定。α 稳态理论的出现是因为当患者的 pH 随温度改变时，组氨酸残基的质子化状态保持不变。这一理念源于一项观察研究，**冷血变温动物**在体温发生剧烈波动时仍然能像恒温动物一样较好的发挥其功能，其依赖于类似于**恒温动物**一样的酶的补充。在心肺转流过程中，麻醉医生使用 α 稳态管理患者，即根据 37℃ 测量的血气分析来维持其 pH 在 7.4，但实际患者的 pH 将更高，不会因为患者的低体温作出额外调整。

pH 稳态

pH 稳态与 α 稳态不同，因为它需要根据核心温度（类似于冬眠的恒温动物）将患者的 pH 保持在 7.4。

在心肺转流中，麻醉医生使用 pH 稳态管理患者，即根据经过患者体温校正的血气分析来管理患者。低温情况下，这通常意味着增加二氧化碳使得患者的校正体温（低温）血气的 pH 为 7.4。pH 稳态下维持低 pH 和高二氧化碳分压在低体温时可能会改善脑血流灌注。然而，对于两种理论孰优孰劣仍有争论[9]。

氧合

氧气在低温的物理性质与二氧化碳相同。气体在溶液中的分压随温度降低而降低，因此氧分压的温度校正对于评估极端温度下的氧合仍然相对重要。确切地说，氧分压随温度的变化取决于血红蛋白与氧气结合的程度。当患者体温低于 37℃时，体温每下降 1℃，氧分压约下降 6%；而当患者体温高于 37℃时，体温每上升 1℃，氧分压约上升 6%。

酸碱平衡紊乱的鉴别诊断

酸碱平衡紊乱分为呼吸性或代谢性酸中毒（pH＜7.35）、呼吸性或代谢性碱中毒（pH＞7.45）。临床上由于患者的代偿反应与其持续时间不同，可进一步分为急性或慢性酸碱平衡紊乱[10]。需注意的是患者可能存在混合性酸碱平衡紊乱。治疗酸碱平衡紊乱首先应寻找病因，而不是立即纠正其 pH，有时纠正酸碱失衡的措施反而比原本的酸碱失衡问题会对患者造成更大的伤害。

酸血症和碱血症的不良反应

不良反应可能与严重的酸血症或碱血症有关。无论是原发的呼吸性、代谢性或混合性酸中毒均可能发生严重后果。酸血症通常导致心肌收缩力降低、儿茶酚胺的释放减少。轻度酸中毒时，儿茶酚胺的释放可缓解心肌的抑制。允许性高碳酸血症是急性呼吸窘迫综合征（acute respiratory distress syndrome，ARDS）患者的一种保护性肺通气策略，可被患者很好地耐受，其对全身血管阻力、肺血管阻力、心输出量或全身氧供不会产生显著影响[11]。严重的酸血症患者（pH＜7.2），心肌对儿茶酚胺的反应性降低，因此表现为心肌抑制和低血压（图 21-5）。由于二氧化碳可迅速弥散进入心肌细胞，因此呼吸性酸中毒可能会比代谢性酸中毒导致更快、更严重的心肌功能异常。大脑对于二氧化碳分压的缓慢升高，即使高到 150mmHg 仍具有良好的耐受性，但二氧化碳的迅速增加会导致细胞内 pH 骤降，从而使患者出现意识模糊、意识丧失和癫痫发作。

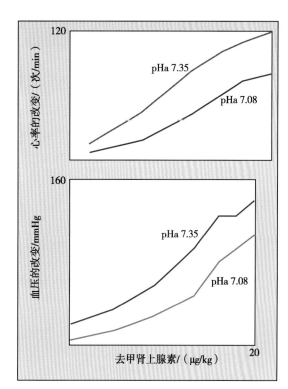

图 21-5 在乳酸酸中毒的犬模型中静脉注射去甲肾上腺素时血流动力学反应减弱。pHa = 动脉血 pH（引自：Ford GD, Cline WH, Fleming WW. Influence of lactic acidosis on cardiovascular response to sympathomimetic amines. *Am J Physiol*. 1968; 215(5): 1123-1129, used with permission.）

严重碱血症（pH＞7.6）可使小动脉收缩从而导致脑和冠状动脉血流减少。由于二氧化碳可迅速穿过细胞膜，因此严重碱中毒时呼吸性碱中毒比代谢性碱中毒更严重[12]。急性过度通气可引起意识模糊、肌阵挛、意识减弱和癫痫发作。

呼吸性酸中毒

呼吸性酸中毒的发生多是由于分钟通气量不足，CO_2 的排出少于产生而引起（知识框 21-1）。脓毒血症或过度喂养会导致 CO_2 的产生增加，而 ARDS 或阻塞性肺疾病会导致 CO_2 的清除减少，在这种情况下，即使分钟通气量正常或增加，也可能发生呼吸性酸中毒。减少 CO_2 排出的因素包括：吸入或静脉麻醉药减少分钟通气量（参见第 8 章）、神经肌肉阻滞剂（参见第 11 章）和神经肌肉疾病。CO_2 重复吸入增加或 CO_2 吸收可导致呼吸性酸中毒，如钠石灰耗竭、呼吸单向阀损坏或腹腔镜手术。

知识框 21-1 呼吸性酸中毒的原因

CO_2 产生增加

　　恶性高热

　　甲亢

　　脓毒症

　　过度喂养

CO_2 排出减少

　　限制性肺疾病（肺炎、ARDS、肺纤维化、肺水肿）

　　上呼吸道梗阻（喉痉挛、气道异物、OSA）

　　下呼吸道梗阻（哮喘、COPD）

　　胸廓限制（肥胖、脊柱侧弯、烧伤）

　　中枢神经系统抑制（麻醉药物、阿片类药物、中枢神经系统病变）

　　骨骼肌肌力下降（肌松药残余、肌肉疾病、神经疾病）

CO_2 重复吸入增加及 CO_2 吸收

　　钠石灰耗竭

　　呼吸回路中单向阀失灵

　　腹腔镜手术

ARDS，急性呼吸窘迫综合征；COPD，慢性阻塞性肺疾病；OSA，阻塞性睡眠呼吸暂停。

代偿作用及治疗

　　肾脏可在数小时到数天的时间里，通过增加 H^+ 的排出和 HCO_3^- 的重吸收来代偿呼吸性酸中毒。几天以后，二氧化碳分压继续增加而 pH 接近正常，则是慢性呼吸性酸中毒的标志。当呼吸性酸中毒 pH < 7.2 时，提示需要气管插管或增加呼吸支持。慢性呼吸性酸中毒患者的管理关键在于避免过度通气，这是由于过度通气和相对低碳酸血症所致的碱中毒可导致中枢神经系统易激惹和心肌缺血，同时肾脏开始排出 HCO_3^-。这类患者的肺泡通气量相对较少，而较高的 HCO_3^- 可帮助维持正常的 pH。当呼吸支持减弱时，HCO_3^- 的丢失会增加呼吸做功，这会导致脱机困难。

呼吸性碱中毒

　　与 CO_2 产生相关的肺泡分钟通气量增加可能发生呼吸性碱中毒。肺泡分钟通气的增加可能与多种原因有关（知识框 21-2）。相对 HCO_3^- 水平，二氧化碳分压降低会导致 pH > 7.45。二氧化碳分压降低及 pH 升高会通过外周和中枢的化学感受器作用降低对呼吸的兴奋。长期呼吸性碱中毒，HCO_3^- 主动转运

知识框 21-2 呼吸性碱中毒的原因

分钟通气量增加

　　组织缺氧（高海拔、低吸入氧浓度、严重贫血）

　　医源性（机械通气）

　　焦虑和疼痛

　　中枢神经系统疾病（肿瘤、感染、创伤）

　　发热、脓毒症

　　药物（水杨酸盐、孕激素、多沙普仑）

　　肝脏疾病

　　妊娠

　　限制性肺疾病

　　肺栓塞

出脑脊液，使中枢化学感受器重置到较低的二氧化碳分压水平。

代偿作用及治疗

　　呼吸性碱中毒可通过减少肾小管对 HCO_3^- 的重吸收和增加尿中 HCO_3^- 的排出进行代偿。呼吸性碱中毒的治疗旨在治疗原发病。轻度碱中毒通常不需要治疗。在极罕见的情况下，严重急性呼吸性碱中毒（pH > 7.6）的患者可给予镇静。全身麻醉过程中，急性呼吸性碱中毒可通过减少分钟通气量来纠正。

代谢性酸中毒

　　除了二氧化碳以外的其他酸在体内聚积导致 pH < 7.35 时就会出现代谢性酸中毒（知识框 21-3）。在代谢性酸中毒发生后几分钟内，呼吸系统会代偿性地增加通气来排出二氧化碳，以维持正常的 pH。然而有些患者可能无法耐受和维持较高的分钟通气量，需要气管插管和机械通气。

阴离子间隙（Anion Gap，AG）

　　对于代谢性酸中毒的鉴别诊断，最好的分类方法是将其病因分为 AG 增高型和 AG 正常型。阴离子间隙是被测阳离子（钠离子）与被测阴离子（氯离子和碳酸氢盐）之间的差值，其代表血清中未测定阴离子的浓度，是方程中的未知数（图 21-6）。正常阴离子间隙值为 8～12mEq/L，主要由阴离子人血清白蛋白组成[13]。白蛋白降低的患者阴离子间隙值较窄（人血清白蛋白小于或大于 4.4g/dL 时，每减少或增加 1.0g/dL，未测定阴离子的实际浓度相应减少或增加约 2.5mEq/L）。当取代碳酸氢根离子的阴离子是

知识框 21-3　代谢性酸中毒的原因

阴离子间隙增高型酸中毒

甲醇，乙二醇

尿毒症

乳酸性酸中毒 = 充血性心力衰竭，脓毒症，氰化物中毒

乙醇

乙醛

阿司匹林，异烟肼

酮类 = 饥饿，糖尿病酮症酸中毒

阴离子间隙正常型酸中毒

过量使用氯化物

胃肠道丢失——腹泻，回肠造瘘，新膀胱，胰瘘

肾脏丢失——肾小管性酸中毒

药物——乙酰唑胺

$$阴离子间隙 = [Na^+] - ([Cl^-] + [HCO_3^-])$$

图 21-6 阴离子间隙的计算：阳离子和阴离子之间的差异等于血清中未测定阴离子的浓度

不能被常规测定的阴离子时，阴离子间隙会增加，最常见的不能常规测定阴离子是乳酸和酮酸。发生阴离子间隙正常的代谢性酸中毒时，氯化物取代丢失的碳酸氢盐，如碳酸氢盐经肾脏（肾小管性酸中毒）或胃肠道（腹泻）丢失的过程。用生理盐水进行积极的液体复苏 [> 30mL/（kg•h）] 会导致继发于过量氯化物的 AG 正常型代谢性酸中毒，这会损害碳酸氢盐在肾脏的重吸收[14]。

强离子差异

代谢性酸中毒的第二种分类方法是 20 世纪 80 年代由 Peter Stewart 提出的强离子差异（strong ion difference，SID）[15]。其主要观点是，虽然血清碳酸氢根和 BE 可以用来确定临床酸碱紊乱的程度，但无法帮助判断其异常的机制。相反，他提出酸碱平衡变化的自变量是 SID（血浆中完全解离的阳离子和阴离子之间的差值）（图 21-7）、血浆非挥发性弱酸浓度（A_{TOT}）和动脉二氧化碳分压（$PaCO_2$）。强离子方法区分六种原发性酸碱平衡紊乱（SID 降低性酸中毒，SID 升高性碱中毒，A_{TOT} 升高性酸中毒，A_{TOT} 降低性碱中毒，呼吸性酸中毒，呼吸性碱中毒），而不是由

$$SID = [强阳离子] - [强阴离子]$$
$$= [Na^+] + [K^+] + [Ca^{2+}] + [Mg^{2+}] - ([Cl^-] + [SO_4^{2+}] + [有机酸])$$
$$\approx [Na^+] + [K^+] - [Cl^-]$$

图 21-7 强离子差异（SID）的计算：血浆中完全解离的阳离子和阴离子的差值

Henderson-Hasselbalch 方程区分的传统的四种原发性酸碱紊乱（呼吸性酸中毒或碱中毒，代谢性酸中毒或碱中毒）。在正常情况下，SID 约为 40mEq/L。SID 增加时，血液 pH 升高，而 SID 减少时 pH 降低。例如，使用大量生理盐水进行液体复苏的情况下，主要离子是 Na^+ 和 Cl^-，该液体的 SID 为 0，输注生理盐水会使正常 SID 降低，这会导致强离子性酸中毒。用 Stewart 的方法，使用高 SID 的溶液，如碳酸氢钠，可治疗由此产生的强离子性酸中毒。

这两种理论（Stewart 和 Henderson-Hasselbalch）的主要实际区别在于在 Stewart 方法中将纳入了人血清白蛋白浓度，其在某些临床应用中提高了准确性。如果在测量阴离子间隙时考虑人血清白蛋白浓度的变化，那么更复杂的 Stewart 方法似乎并不比传统的酸碱平衡紊乱方法具有显著的临床优势[16]。

代偿反应及治疗

代谢性酸中毒的代偿反应包括刺激颈动脉体引起肺泡通气量增加和肾小管中氢离子排到尿液中。慢性代谢性酸中毒，如慢性肾衰竭患者，其利用骨中的缓冲系统来中和非挥发性酸，引起患者骨量丢失。

代谢性酸中毒的治疗需要考虑其阴离子间隙是否正常。AG 正常型代谢性酸中毒，其主要原因碳酸氢盐丢失，因此常常静脉注射碳酸氢钠治疗。AG 增高型代谢性酸中毒的管理以诊断和治疗原发病为主，需要将循环中的非挥发性酸祛除。组织缺氧导致的乳酸酸中毒可通过氧疗、液体复苏和循环支持纠正。糖尿病酮症酸中毒患者应静脉补液和胰岛素治疗。机械通气的患者在更确切的治疗起效之前，可通过增加分钟通气量来代偿。

虽然碳酸氢钠疗法存在较大争议，但在严重代谢性酸中毒时仍可作为一种临时措施，尤其在患者血流动力学不稳定时。静脉滴注碳酸氢钠会产生二氧化碳，除非通过通气排出，否则其可能会加重细胞内外的酸中毒。给予小剂量碳酸氢钠，然后密切监测 pH 和血流动力学来确定疗效是临床常用的方法。碱性药物由于其渗透特性，导致高血容量和高渗的风险较大。

第三篇

代谢性碱中毒

　　碳酸氢根离子增加或者氢离子丢失导致 pH 大于 7.45 称为代谢性碱中毒。氢离子常通过胃肠道和肾脏丢失。碳酸氢盐的重吸收或增加通常与低血容量、低钾血症或醛固酮增多症有关（知识框 21-4）。在低血容量时，氯离子不足导致碳酸氢钠被重吸收。ARDS 患者的通气管理常用低潮气量（4～6mL/kg）

知识框 21-4　代谢性碱中毒的原因

氯反应性碱中毒

肾脏丢失—利尿

胃肠道丢失—呕吐、胃管负压引流

碱的输注—血制品中的柠檬酸盐，肠外营养的醋酸盐、碳酸氢盐

氯抵抗性碱中毒

高醛固酮症

再进食综合征

严重低钾血症

和允许性高碳酸血症的方式，在重症患者中常表现为代偿性代谢性碱中毒。

代偿反应及治疗

　　代谢性碱中毒的代偿反应包括肾小管细胞对氢离子的重吸收增加和排泄减少，以及肺泡通气量减少。肾脏代偿机制的效率与阳离子（钠、钾）和氯化物有关，缺乏这些离子会使肾脏排泄碳酸氢盐减少，并导致肾脏不完全代偿。与代谢性酸中毒相比，单纯代谢性碱中毒的呼吸代偿少于 75%，因此，原发性代谢性碱中毒患者的 pH 仍较高。代谢性碱中毒的治疗重点是减少酸丢失（例如停止胃肠减压）或输注生理盐水和氯化钾，使肾脏排泄多余的碳酸氢根离子。有时乙酰唑胺试验有助于增加尿中碳酸氢盐。危及生命的代谢性碱中毒极少发生。

诊断

　　酸碱平衡紊乱的诊断应该遵循以下流程图（图 21-8），图示为血气分析的步骤。第一步，确定氧合情况，其内容将在本章后面讨论。第二步，确定患者为

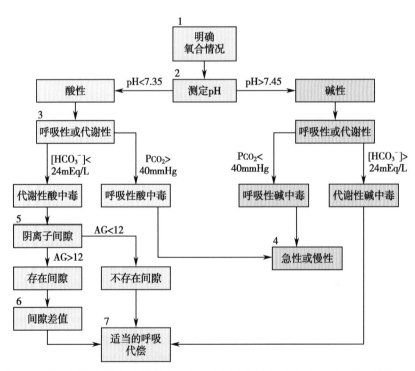

图 21-8　酸碱平衡紊乱七步诊断法。Δgap（间隙差值）= 阴离子间隙 − 12 + [HCO_3^-]。若间隙差值小于 22mEq/L，则同时存在 AG 正常型代谢性酸中毒。若间隙差值大于 26mEq/L，则同时存在代谢性碱中毒。AG，阴离子间隙

酸中毒（pH＜7.35）还是碱中毒（pH＞7.45）。第三步，确定其原因是否为原发代谢性或呼吸性，代谢性涉及碳酸氢盐浓度从 24mEq/L 开始变化，呼吸性则涉及二氧化碳分压从 40mmHg 开始变化。如果评估是呼吸性的，则第四步评估慢性还是急性（知识框 21-5）。如果存在代谢性碱中毒，下一步则跳到第七步，确定是否存在一定的呼吸代偿（知识框 21-6），若二氧化碳分压实测值大于计算值，则同时存在呼吸性酸中毒，若二氧化碳分压实测值小于计算值，则同时存在呼吸性碱中毒。如果存在代谢性酸中毒，则应计算阴离子间隙（第五步），如果存在阴离子间隙，则应计算其间隙差值（Δgap）。间隙差值是血中碳酸氢盐水平加上额外的阴离子间隙（阴离子间隙值减去 12）。若数值小于 22mEq/L，则同时存在 AG 正常型代谢性酸中毒，若数值超过 26mEq/L，那么同时存在代谢性碱中毒。最后一步即第七步，确定代谢性酸中毒是

否合并一定的呼吸代偿。若二氧化碳分压实测值大于计算值［计算公式 $PCO_2=(0.7 \times HCO_3^-)+21$］，则同时存在呼吸性酸中毒，若二氧化碳分压实测值小于计算值，则同时存在呼吸性碱中毒（图 21-9）。

动脉血气分析和 pH 提供的其他信息

除了酸碱问题，从血气分析中还可获得的其他信息包括患者通气、氧合和心输出量的评估。

通气

二氧化碳分压反映通气是否足以将二氧化碳从血中排出。二氧化碳分压高于 45mmHg 表明二氧化碳的排出低于机体产生量，而二氧化碳分压低于 35mmHg 表明二氧化碳排出高于机体产生量。无效腔通气的增加明显降低通气效率。V_D/V_T 是无效腔通气量和潮气量的比值。因为存在解剖无效腔，因此这个值通常在 0.25～0.3 之间。全身麻醉过程中保持分钟通气不变时，如果无效腔量增加（例如肺栓塞或心输出量低），动脉二氧化碳分压与呼气末二氧化碳分压（end-tidal CO_2，$ETCO_2$）之间的差异将增加。

氧合

动脉氧分压用于评估氧合情况。动脉低氧血症可能的原因：①吸入气体氧分压低（高海拔、麻醉意外），②低通气，③静脉血掺杂，有或没有混合静脉氧含量降低。尽管低氧血症存在血管扩张作用，但急性低氧血症导致交感神经系统激活，内源性儿茶酚胺释放，这增加了血压和心输出量。心输出量的增加会增加从肺到外周组织的氧气运输。

肺泡气体方程

肺泡气体方程通过计算大气压、水蒸气压和吸入氧浓度来估计肺泡氧分压（图 21-10）。大气压下空气中的氧分压是 21%，但气压随着海拔的升高而降低，吸入氧浓度也会显著降低。低通气导致二氧化碳分压增加，二氧化碳占据了肺泡中可用的空间，并稀释了氧气浓度。肺泡气体方程通过减去等于二氧化碳除以呼吸商的值来估计肺泡氧浓度的下降。

肺泡-动脉梯度

计算肺泡-动脉梯度（alveolar-arterial，A-a）可评估由混合静脉导致的低氧血症（图 21-10）。混合静脉是指静脉血与氧合的动脉血通过分流混合。肺

第三篇

知识框 21-5　确定急性或慢性呼吸性酸碱平衡紊乱

急性

PCO_2 从 40mmHg 开始，每改变 10mmHg，pH 改变 0.08

慢性

PCO_2 从 40mmHg 开始，每改变 10mmHg，pH 改变 0.03

知识框 21-6　确定酸碱平衡紊乱的代偿

代谢性碱中毒

$PCO_2=(0.7 \times HCO_3^-)+21$

若 PCO_2 实测值 ＞ 计算值，则同时存在呼吸性酸中毒

若 PCO_2 实测值 ＜ 计算值，则同时存在呼吸性碱中毒

代谢性酸中毒

Winter 计算：

$PCO_2=(1.5 \times HCO_3^-)+8$

若 PCO_2 实测值 ＞ 计算值，则同时存在呼吸性酸中毒

若 PCO_2 实测值 ＜ 计算值，则同时存在呼吸性碱中毒

患者23岁，男性，患有胰岛素依赖性糖尿病，在急诊室出现嗜睡、流感样症状、恶心、呕吐和厌食症

实验室结果：Na^+ 130mEq/L，Cl^- 80mEq/L，HCO_3^- 10mEq/L
动脉血气结果：pH 7.20，Pco_2 35mmHg，Po_2 68mmHg（吸空气）

第一步： 确定氧合情况：
肺泡–动脉梯度$=[(PB–PH_2O)FiO_2–PaCO_2/RQ]–PaO_2$
$=(150–PaCO_2/0.8)–PaO_2$
$=(150–35/0.8)–68$
$=38$
存在肺泡–动脉梯度，可能存在肺炎或误吸

第二步： 确定pH：pH < 7.4，因此存在酸中毒

第三步： $[HCO_3^-]<24mEq/L$ 以及 $Pco_2<40mmHg$，为原发性代谢性酸中毒

第四步： 此处不适用，因为我们判定其为代谢性酸中毒

第五步： 确定阴离子间隙
阴离子间隙$=[Na^+]–([Cl^-]+[HCO_3^-])$，应该<12
$=130–(80+10)$
$=40mEq/L$
阴离子间隙增加，可能是饥饿或糖尿病酮症酸中毒导致

第六步： 确定阴离子间隙差值（Δgap）
$\Delta gap=$阴离子间隙$–12+[HCO_3^-]$
$=40–12+10$
$=38mEq/L$
可能因为呕吐导致合并代谢性碱中毒

第七步： 是否存在一定的呼吸代偿
Winter计算：$Pco_2=1.5\times[HCO_3^-]+8=Pco_2$计算值
$=1.5\times10+8$
$=23mmHg$
可能是嗜睡引起的呼吸性酸中毒

图 21-9　酸碱平衡紊乱的计算示例

泡 - 动脉梯度公式可计算肺泡氧分压（PAO_2）和动脉血（PaO_2）氧分压的差值。通常情况下呼吸空气时，由于存在心小静脉和支气管静脉分流，A-a 梯度小于15mmHg。随年龄增加，闭合容量相对于功能残气量（functional residual capacity，FRC）逐渐增加，因而A-a 梯度增加。吸入氧浓度（fractional concentration of inspired oxygen，FiO_2）增加会使梯度大幅度增加（FIO_2 为 1.0 时 A-a 高达 60mmHg）。扩血管药物（硝酸甘油、硝普钠、吸入麻醉药）会抑制低氧性肺血管收缩，增加通气 / 血流比（ventilation/perfusion，$\dot{V}/\dot{Q}$），也会增加肺泡 - 动脉梯度。

较大的 A-a 梯度提示存在病理性分流，如肺内右向左分流（肺不张、肺炎、支气管插管）或心内右向左分流（先天性心脏病）。A-a 梯度可以评估患者的分流量，比脉搏氧饱和度更敏感。当吸入纯氧时，患者的SaO_2 为 100%，但动脉氧分压可能只有 90mmHg。因此尽管脉搏氧饱和度读数很好，但可能在心脏或肺内存在严重的分流。对于分流量较大（> 50%）的患者，吸入纯氧无法提高氧分压。

当动脉氧分压高于150mmHg 时，A-a 梯度每变化 20mmHg，对应分流量约占心输出量的 1%，可用来估测分流量。当氧分压低于 150mmHg 时，或心输出量增加时，本方法将低估实际分流量。

动脉氧分压 / 吸入氧浓度比值

动脉氧分压 / 吸入氧浓度（PaO_2/FiO_2，P/F）比值是一种简单的替代 A-a 梯度来描述低氧血症程度的方法。急性肺损伤（acute lung injury，ALI）与 ARDS 的（P/F）比值已经制定了标准，以便招募更多同质的研究对象。轻度 ARDS 患者的（P/F）比值低于 300，中度 ARDS 患者的（P/F）比值低于 200[17]。比值低于200 表明分流量大于 20%。

肺泡气体方程：$PAO_2=(Pb-PH_2O)FiO_2-PaCO_2/RQ$
$\qquad PAO_2$=肺泡氧分压（mmHg）
$\qquad PB$=大气压（海平面为760mmHg）
$\qquad PH_2O$=水蒸气分压（37℃为47mmHg）
$\qquad FiO_2$=吸入氧浓度
$\qquad RQ$=呼吸商（正常饮食为0.8）

肺泡-动脉梯度（A-a）=PAO_2-PaCO_2

患者PaO_2为363mmHg，$PaCO_2$为40mmHg，吸入氧浓度为1.0
$\qquad PAO_2=(760-47)(1.0)-40/0.8$
$\qquad\quad =(713)-50$
$\qquad\quad =663mmHg$

肺泡-动脉梯度（A-a）$=663-363$
$\qquad\qquad\qquad\qquad\quad =300mmHg$

分流量百分比（%）=每20mmHg（A-a）梯度有1%
$\qquad\qquad\qquad =300/20$
$\qquad\qquad\qquad =15\%$

图 21-10　肺泡气体方程，肺泡-动脉（A-a）梯度计算，估计分流百分比

心输出量评估

正常混合静脉氧分压（normal mixed venous PO_2，$P\overline{v}O_2$）为40mmHg，代表氧供和组织耗氧之间的平衡。真正的 $P\overline{v}O_2$ 的血液标本应该来自上下腔静脉和心脏，通常从肺动脉（pulmonary artery，PA）导管远端开口获得。由于放置 PA 导管较复杂且风险高，许多临床医生只将导管放置在上腔静脉中[18]。如果组织耗氧量不变，$P\overline{v}O_2$ 的变化则直接反映心输出量的变化。心输出量不足时，$P\overline{v}O_2$ 会降低，这是因为外周组织必须增加氧摄取以进行有氧代谢。当心输出量增加（脓毒症）、外周分流（动静脉瘘）或氧摄取受损（氰化物中毒）时，$P\overline{v}O_2$ 会增加。

Fick 方程

如果已知 PaO_2、$P\overline{v}O_2$ 和血红蛋白，则可以使用 Fick 方程计算心输出量（图 21-11），应注意，静脉氧供须等于动脉氧供减去消耗的氧气（VO_2）。氧供等于心输出量乘以血中含氧量。血中含氧总量是与血红蛋白结合的氧气和溶解在血中的氧气含量的总和。由于血中大部分氧气都与血红蛋白结合，为了简化计算，血中溶解量往往忽略不计。但在严重贫血等情况下，当血红蛋白含量较低时，血中溶解量则很重要。

动静脉差异

动脉和混合静脉氧含量之间的差异（difference between the arterial and mixed venous，AV 差异）可评估氧供是否充足（图 21-11）。正常的 AV 差为 4～6mL/dL。当组织耗氧量恒定时，心输出量减少（充血性心力衰竭）导致更高的氧摄取，从而增加 AV 差，而心输出量增加（脓毒症）或较低的氧摄取（氰化物中毒）导致较低的 AV 差。

当氧供刚开始减少时，因为人体可增加氧摄取量，氧耗仍然可保持正常。随着氧供进一步减少，当氧耗与氧供成正比时，就达到了临界点。当氧耗依赖氧供时，细胞就会缺氧，将导致进行性乳酸性酸中毒，如果不纠正最终会导致死亡（图 21-12）。

思考题

1. 二氧化碳分压每增加 1mmHg，分钟通气量将增加多少？自主呼吸的患者接受全身麻醉，呼吸暂停阈值意味着什么？

2. 肺疾病患者发展为慢性呼吸性酸中毒。什么是肾代偿反应及代偿反应的时间过程？

3. 低温患者的动脉血气分析。假设通气和氧合不变，血清碳酸氢根、氧分压和二氧化碳如何随低温而变化？

4. 急性呼吸性酸中毒发生的生理机制是什么？如果接受腹腔镜手术的患者出现了呼气末二氧化碳分压升高，你会如何确定原因？

图 21-11 使用 Fick 方程通过动脉和混合静脉氧含量、正常和脓毒症及心力衰竭患者的动静脉差计算心输出量

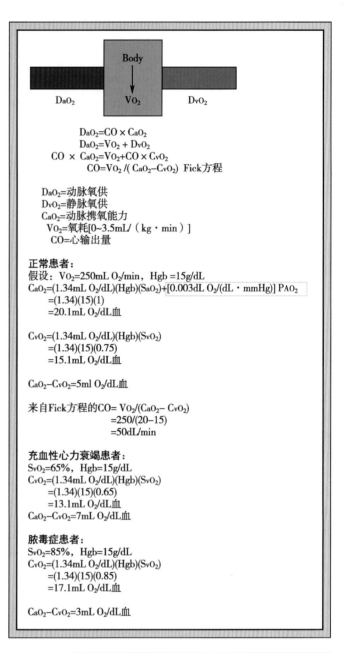

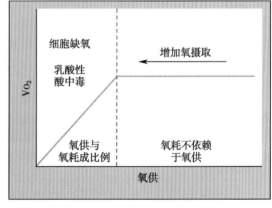

图 21-12 氧耗(Vo_2)与氧供(Do_2)的关系：当氧耗依赖氧供时，就会发生细胞缺氧，从而导致进行性乳酸性酸中毒并最终死亡

5. 一急诊科患者发现代谢性酸中毒。如何确定其是急性还是慢性的？如何测量阴离子间隙帮助确定酸中毒的原因？

6. 肺泡气体方程是什么？如何计算患者的肺泡 - 动脉（A-a）梯度？较大的 A-a 梯度的原因是什么？

（胥明哲 译，杨静 审）

参考文献

1. Adrogue HJ, Gennari FJ, Galla JH, et al. Assessing acid-base disorders. *Kidney Int.* 2009;76:1239–1247.

2. Morgan TJ. The Stewart approach—one clinician's perspective. *Clin Biochem Rev.* 2009;30:41–54.

3. McNamara J, Worthley LIG. Acid-base balance: part 1, physiology. *Crit Care Resusc.* 2001;3(3):181–187.

4. Clark LC. Monitor and control of blood and tissue O_2 tensions. *Trans Am Soc Artif Intern Organs.* 1956;2:41–48.

5. Severinghaus JW, Bradley AF. Electrodes for blood pO_2 and pCO_2 determination. *J Appl Physiol.* 1958;13:515–520.

6. Malinoski DJ, Todd SR, Slone S, et al. Correlation of central venous and arterial blood gas measurements in mechanically ventilated trauma patients. *Arch Surg.* 2005;140:1122–1125.

7. Mehta A, Lichtin AE, Vigg A, et al. Platelet larceny: spurious hypoxaemia due to extreme thrombocytosis. *Eur Respir J.* 2008;31:469–472.

8. Ashwood ER, Kost G, Kenny M. Temperature correction of blood-gas and pH measurements. *Clin Chem.* 1983;29:1877–1885.

9. Piccioni MA, Leirner AA, Auler JO. Comparison of pH-stat versus alpha-stat during hypothermic cardiopulmonary bypass in the prevention and control of acidosis in cardiac surgery. *Artif Organs.* 2004;28:347–352.

10. Adrogue HJ, Madias NE. Secondary responses to altered acid-base status: the rules of engagement. *J Am Soc Nephrol.* 2010;21:920–923.

11. McIntyre RC, Haenel JB, Moore FA, et al. Cardiopulmonary effects of permissive hypercapnia in the management of adult respiratory distress syndrome. *J Trauma.* 1994;37:433–438.

12. Adrogue HJ, Madias NE. Management of life-threatening acid-base disorders. *N Engl J Med.* 1998;338(1):26–34. 1998;338(2):107–111.

13. Fidkowski C, Helstrom J. Diagnosing metabolic acidosis in the critically ill: bridging the anion gap, Stewart, and base excess methods. *Can J Anaesth.* 2009;56:247–256.

14. Lira A, Pinsky MR. Choices in fluid type and volume during resuscitation: impact on patient outcomes. *Ann Intensive Care.* 2014;4:1–13.

15. Stewart PA. Modern quantitative acid-base chemistry. *Can J Physiol Pharmacol.* 1983;61:1444–1461.

16. Dubin A, Menises MM, Masvicius FD, et al. Comparison of three different methods of evaluation of metabolic acid-base disorders. *Crit Care Med.* 2007;35:1254–1270.

17. The ARDS Definition Task Force; Ranieri VM, Rubenfeld GD, Thompson BT, et al. Acute respiratory distress syndrome: the Berlin definition. *JAMA.* 2012;307(23):2526–2533.

18. Dueck MH, Klimek M, Appenrodt S, et al. Trends but not individual values of central venous oxygen saturation agree with mixed venous oxygen saturation during varying hemodynamic conditions. *Anesthesiology.* 2005;103:249–257.

第三篇

第22章 止血

Lindsey L. Huddleston and Linda L. Liu

止血是在血管损伤部位形成血凝块。生理性止血涉及血管内皮、血小板、凝血因子和纤溶系统四大成分之间的复杂作用。这种复杂的反馈系统使血液在血管内保持流动性，促进血管损伤部位产生血凝块，并溶解其他部位的血凝块防止血栓形成。如果发生一种成分的功能障碍或成分之间的失衡，就会导致异常出血或病理性血栓形成。先天性和后天性疾病及药物都会破坏这个复杂系统的平衡，导致出血或血栓形成。

初期止血

初期止血是指最初的血管内皮损伤，导致血小板在损伤部位沉积（血小板血栓）。在正常生理情况下，血小板并不黏附在血管内皮表面或相互聚集，但当血管损伤时，内皮基质暴露，触发血小板通过多个表面受体黏附到胶原或血管性血友病因子上。

血小板活化在血小板聚集中起着至关重要的作用。通常以非活性形式存在于血小板表面的整合素被激活并结合多个配体，包括血管性血友病因子、胶原、纤维蛋白原、纤维连接蛋白和粘连蛋白。活化的血小板脱颗粒并释放作用于 G- 蛋白偶联受体的激动剂，进一步促进血小板血栓的形成。这些激动剂包括二磷酸腺苷（adenosine diphosphate，ADP）、血栓素 A_2（thromboxane A_2，TxA_2）、5- 羟色胺、肾上腺素和血管加压素。随着血小板表面整合素的激活，各个激动剂都可定向激活磷脂酶 C（phospholipase C，PLC）。PLC 的活化导致大量钙的释放，从而促进血小板脱颗粒，并导致血小板变形，使其更易黏附于血管内皮表面。

感谢 Greg Stratmann 为本章上版作出的贡献

血小板活化后，血小板表面最丰富的受体，糖蛋白 Ⅱb/Ⅲa（GP Ⅱb/Ⅲa）发生构象变化，对纤维蛋白原具有较高的亲和力，从而促进血小板的集聚和血小板血栓的稳定。此外，GP Ⅱb/Ⅲa 的细胞质部分与血小板细胞骨架结合，介导血小板扩散和血凝块收缩。通过将受体 - 配体相互作用与细胞质事件结合起来，GP Ⅱb/Ⅲa 是血小板集聚的最终共同途径[1]。

二期止血

凝血级联反应和血凝块的扩增

蛋白酶将不活跃的前体蛋白（酶原）切割成活性酶，形成复合物，从而激活凝血酶并促进血凝块的形成。传统上，凝血级联反应被描述为由内源性、外源性和共同途径组成。虽然这一观点有助于提供一个来理解和解释体内凝血机制的结构框架，但目前的观点是，在血小板血栓形成后，凝血通过相互作用的机制进行，其中包括组织因子（tissue factor，TF）激活凝血因子、凝血因子扩增和凝血酶形成血凝块[2]（图 22-1）。

启动血凝块形成的主要生理事件是血管损伤部位组织因子与活化因子Ⅶ（Ⅶa 因子）的相互作用。然后组织因子 - Ⅶa 复合物激活因子Ⅹ和Ⅸ。Ⅹa 因子与和活化的因子Ⅴ（在血小板活化过程中从血小板颗粒中释放）形成凝血酶原复合物。该复合物将少量凝血酶原（因子Ⅱ）转化为凝血酶。这种少量的凝血酶通过激活辅助因子Ⅴ、Ⅷ、Ⅺ和血小板来放大级联反应。因子Ⅸa 和Ⅷa 因子在活化血小板表面形成一个复合物（张力复合物）。合成酶复合物激活辅助因子Ⅹ，导致凝血酶原复合物的产生增加，凝血酶形成增加。一旦形成足够的凝血酶，纤维蛋白原便可被激活形成纤维蛋白。最终，纤维蛋白激活Ⅹ因子Ⅷ交联纤维蛋白单体形成稳定的血凝块。

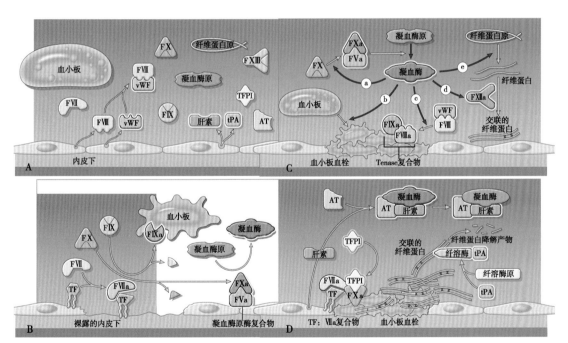

图 22-1 （A）正常内皮。促凝血因子[凝血因子（F）Ⅶ、Ⅷ、Ⅸ、Ⅹ、ⅩⅢ, 凝血酶原]、纤维蛋白原和血小板以未激活形式参与循环。抗凝血因子[组织因子途径抑制物（TFPI）、肝素、组织纤溶酶原激活物（tPA）]主动地阻止血管内自发性血栓形成。（B）血管受损的初始阶段。内皮下的组织因子（CTF）暴露到循环中与 FVD 形成 TF：Ⅶ复合物。TF：Ⅶ激活 FⅨ和 FⅩ。FⅨa 与血小板结合。FⅩa 激活 FⅤ并形成凝血酶原酶复合物，促进局部少量的凝血酶原转化成凝血酶。（C）血管受损后凝血酶的作用。凝血酶（a）激活 FⅩ和 FⅤ并产生凝血酶原复合物，产生继发性凝血酶扩增，（b）激活血小板，（c）将 FⅧ与 vWF 分开并激活 FⅧ，（d）将纤维蛋白原转化成纤维蛋白，（e）激活 FⅪ，（f）激活 FⅩⅢ，相互交织的纤维蛋白的稳定剂，稳定血栓形成。（D）凝血和纤溶的调节。抗凝血酶（AT）与肝素结合并有效抑制凝血酶的激活。TFPI 与 FⅩa 结合抑制 TF：Ⅶa 复合物形成。纤溶酶原被 tPA 激活成纤溶酶后将纤维蛋白分解成可溶性的纤维蛋白分解产物

凝血的生理性调控

调控凝血，促进凝血级联反应终止的主要成分有三种：①抗凝血酶；②组织因子途径抑制剂；③活化蛋白C。抗凝血酶抑制凝血酶（Ⅱa因子）和Ⅹa因子、Ⅸa、Ⅺa和Ⅶa。内皮细胞表面的内源性肝素可以使抗凝血酶的活性增加1 000倍，这样可以保护正常的内皮层不形成自发性血栓并使凝血过程局限于受损内皮。组织因子PI直接抑制Ⅹa因子和Ⅹa复合物从而抑制组织因子-Ⅶa因子复合物。随着凝块的进展，当凝血酶与内皮细胞表面的血栓调节蛋白结合时，蛋白C系统被激活。凝血酶-血栓调节蛋白复合物不再促进血小板活化或纤维蛋白的形成，而是激活蛋白C。活化的蛋白C灭活因子Ⅴa和Ⅷa，从而灭活凝血酶原和内源性复合物。这一过程可被蛋白S加速。

纤溶系统

在正常生理条件下，纤溶酶以无活性的纤溶酶原形式存在。纤溶酶原激活物抑制剂1型（plasminogen activator inhibitor type 1，PAI-1）由内皮细胞合成并分泌，以防止纤溶酶原的激活。当内皮层遭受损伤而激活时，分泌的组织纤溶酶原激活物使纤溶酶原激活成纤溶酶。生成的纤溶酶可以使纤维蛋白降解成可溶性产物（D-二聚体，纤维蛋白降解产物）这些降解产物可以抑制凝血酶的活性。因为组织纤溶酶原激活物也与纤溶酶作用底物（纤维蛋白）结合，使得纤溶酶原转化成的纤溶酶只局限在血栓部位。

就像血凝块的形成一样，血凝块的溶解也是一个高度调节的过程。未与纤维蛋白凝块结合的纤溶酶被α_2-抗纤溶酶抑制。如果纤溶酶的激活不受控制，就可能会产生全身纤维蛋白溶解和大出血[3]。

出血相关性疾病

遗传性或获得性凝血因子和血小板异常、一些系统性疾病和某些环境因素都可能导致患者在组织损伤及手术后大量出血。这是由于凝血因子、血小板、纤溶和血管内皮之间的复杂相互作用引起的生理性止血过程的中断。凝血因子少于20%～30%或血小板计数低于50 000/μL就可造成术中无法控制的出血。易出血体质在临床表现上各不相同，取决于止血系统的哪些组成部分受到影响。凝血因子缺乏的患者可在幼儿期就出现相应临床症状，表现为轻微创伤后即可出现皮下、肌肉或关节内出血；血小板数量减少或功能障碍的疾病通常表现为黏膜出血、鼻出血、牙科手术后长时间出血和月经过多。仔细地询问病史和体格检查，实验室评估，必要时咨询血液科医生，以发现任何疑似凝血功能障碍的患者是极其重要的。

遗传性凝血因子缺陷

血友病A和B

血友病A和血友病B是X染色体连锁隐性遗传性疾病，是最常见的遗传性特异性凝血因子疾病。血友病A是一种Ⅷ因子的缺乏，大约在5 000例活产男性胎儿中有1例发生。血友病B是Ⅸ因子的缺乏症，每30 000个男婴中约1个。严重凝血功能障碍，定义为凝血因子活性小于1，通常发生在大约三分之二的血友病A和一半的血友病B患者。实验室检查示，活化的部分凝血活酶时间（activated PTT，aPTT）延长，而血小板计数和PT正常。血浆血管性血友病因子抗原（von Willebrand factor antigen，vWF∶Ag）浓度在血友病中正常，可以此来区分Ⅷ因子缺乏症和血管性血友病（von Willebrand disease，vWD）。大量研究显示血友病A和某些血友病B（的患者可对外源性因子产生抑制性抗体，因此aPTT并不准确，此时即使所测得的aPTT正常，患者仍需替代治疗。

获得性凝血因子缺乏是由自身抗体引起，最常见的是Ⅷ因子缺乏。获得性凝血因子活性抑制可出现于接受浓缩凝血因子输注、怀孕（参见第33章）或有潜在全身性疾病如系统性红斑狼疮或类风湿关节炎或药物反应的患者中。与血友病患者相比，这些获得性的凝血因子抑制通常发生在成年期。此外，大量研究发现部分血友病患者的aPTT值可正常。

其他因子缺乏

其他少见的遗传因子缺陷疾病包括因子Ⅺ、Ⅻ和Ⅷ的缺陷。Ⅺ因子缺乏症，又称血友病C或罗森塔尔病是又一种与出血相关的常染色体隐性遗传性疾病，其特征是aPTT延长。Ⅻ因子缺乏可以导致aPTT延长，但与凝血而不是出血有关。ⅩⅢ因子参与稳定纤维蛋白凝块。ⅩⅢ因子缺乏患者表现为止血后出血时间延长，伤口愈合障碍，偶尔出现流产。实验室检查显示aPTT和凝血酶原时间（prothrombin time，PT）正常，而ⅩⅢ因子降低。

血管性血友病

血管性血友病（vWD）是最常见的遗传性出血

性疾病。一般人群的发病率约为 1%。然而，由于该疾病的高度多态性的血管性血友病基因和可变表型，真正的发病率可能更高。vWF 由巨核细胞和内皮细胞合成。一旦从这些细胞中释放出来，它就会形成一系列由二聚体亚基形成的多聚体。最活跃的 vWF 形式是高分子量多聚体，它们对血小板受体和内皮下结构都有多个结合位点。在正常止血过程中，vWF 在内皮损伤部位与血小板和细胞外基质结合，从而通过促进血小板黏附而促进原发性止血。vWF 还通过作为Ⅷ因子的载体蛋白，提高其浓度，延长其半衰期，在凝血级联和纤维蛋白凝块中发挥作用。根据 vWF 水平和蛋白质功能，血管性血友病可分为三种类型（表 22-1）。

除了遗传性血管性血友病，还有几种疾病与获得性血管性血友病相关。这些疾病包括自身免疫性、淋巴增生性、骨髓增生性、肿瘤性和心血管疾病。获得性血管性血友病的潜在病理生理学基础包括对 vWF 的自身抗体，血浆中 vWF 的清除增加，压力引起的蛋白水解增加，以及 vWF 合成降低。

获得性凝血因子紊乱

维生素 K 缺乏症

维生素 K 是一种必需的脂溶性维生素，是Ⅱ、Ⅶ、Ⅸ因子羧化所必需的。缺乏维生素 K 时，Ⅱ、Ⅶ、Ⅸ因子在继发止血过程中不能与血小板的磷脂膜结合。维生素 K 可由饮食获得，也可由胃肠道的细菌合成。禁食的患者，饮食摄入量少或接受全肠外营养的患者，以及肠道吸收功能受损的患者（阻塞性黄疸、肠梗阻或全肠外营养）容易出现维生素 K 缺乏。还没有建立正常肠道菌群的新生儿，接受口服抗生素治疗的患者因肠道菌群改变，也容易出现维生素 K 缺乏症。

肝脏疾病

严重的肝病患者出血有许多原因。初期止血系统可能因门静脉高压引起的脾功能亢进继发血小板减少和凝血因子的产生减少而受损。此外，合并症如：肾衰竭和感染，可导致血小板功能障碍。二期止

表 22-1　血管性血友病分类

类型	特征	发病比例	遗传性	诊断	治疗方法
1	vWF 因子缺乏	70%~80%	常染色体显性遗传	vWF：Ag，vWF：利托菌素辅因子活性，FⅧ	1．去氨基加压素 2．Ⅷ因子/vWF 浓缩剂
2	vWF 质的异常	15%~20%	常染色体显性遗传		
A	血小板依赖性vWF 功能障碍（无大多聚体）	常见		vWF：利托菌素辅因子活性<< vWF：Ag(↓大型多聚体)	
B	血小板依赖性vWF 增多；无大多聚体			利托菌素诱导的血小板聚集（聚合所需的利托菌素非常少）	FⅧ/vWF 浓缩剂（去氨加压素禁用）
M	血小板依赖性vWF 缺乏；正常多聚体	少见		与 vWF：Ag 相比，vWF：利托菌素辅因子活性降低	1．FⅧ/vWF 浓缩剂 2．去氨基加压素
N	和Ⅷ因子结合的 vWF 缺乏	少见			1．FⅧ/vWF 浓缩剂？ 2．去氨基加压素？
3	严重或完全vWF 缺乏以及中重度Ⅷ因子缺乏	非常少见	常染色体隐性遗传		1．FⅧ/vWF 浓缩剂/重组活化Ⅷ因子 2．浓缩血小板

引自：Stratmann G. Hemostasis. In Miller RD，Pardo MC，eds. *Basics of Anesthesia*. 6th ed. Philadelphia：Elsevier；2011.

血系统也可因血浆凝血因子的减少而受损。因为除了Ⅷ因子，其余血浆凝血因子，均在肝脏合成。实验室检查的血小板、PT 和 aPTT 的值可能高估了这些患者的出血风险，因为肝脏也负责抗凝因子：蛋白质 C、蛋白质 S 和 AT 的合成。通常，这种促凝因子和抗凝因子的缺乏会导致一种脆弱的止血平衡，这种平衡可能被任何小的改变而打破。

凝血因子缺陷的治疗

血友病 A 和血友病 B

已知患有血友病的患者应该进行充分的术前评估，包括出血史，以及实验室凝血因子检查和抑制剂的存在。考虑对凝血因子置换的个体差异，咨询血液科医生有助于围手术期管理。浓缩凝血因子输注是治疗血友病 A（浓缩Ⅷ因子）和血友病 B（浓缩Ⅸ因子）的一种选择。凝血因子输注剂量计算的目标是在小手术患者，达到正常凝血因子活性的 50%，大手术患者达到正常凝血因子活性的 80%～100%。浓缩凝血因子输注应在术后继续，直到伤口完全愈合。患者的反应和手术的类型决定了需要凝血因子治疗的时间。

在资源有限的地区，用冷沉淀和新鲜冰冻血浆（FFP）治疗尽管不是最佳选择，却是十分必要的。冷沉淀含有大量的Ⅷ因子、vWF、纤维蛋白原和ⅩⅢ因子，但不含有Ⅸ因子，不能用于血友病 B 的替代治疗。要获得充足的Ⅷ和Ⅸ因子，只输注新鲜冰冻血浆是不够的，因为新鲜冰冻血浆所含凝血因子的量较少，要获得足够的凝血因子需要大量的新鲜冰冻血浆。凝血酶原复合物浓缩物（PPC）含有Ⅸ因子，当Ⅸ因子不足时，可用于血友病 B 的出血控制。然而，凝血酶原复合物浓缩物引起的血栓风险高于纯Ⅸ因子浓缩剂，因此应谨慎与抗纤溶药同时使用。其他辅助疗法包括去氨加压素（DDAVP），它提高了血浆Ⅷ和 vWF 因子水平，可用于血友病 A。止血和抗纤溶药（氨甲环酸、ε- 氨基己酸），也可降低出血风险。

血管性血友病

DDAVP 是 1 型 vWD 的一种治疗方法。一剂DDAVP（0.3μg/kg）将在大多数患者完全或接近完全缓解[4]。此外，冷沉淀和中间纯浓缩Ⅷ因子，都含有大量的 vWF，可用于减轻手术出血。在 2b 型 vWD中，DDAVP 禁忌使用，因为它会导致短暂的血小板减少。此外，严重 vWD（3 型）患者对 DDAVP 没有

反应，应结合Ⅷ因子和 vWF 浓缩液进行治疗。抗纤溶药也可能是这类人群术中出血管理的重要辅助用药。

获得性凝血障碍

维生素 K 缺乏症可通过口服、静脉注射、肌内注射或皮下注射来治疗。在严重出血的情况下，静脉注射维生素 K 是推荐的治疗方法，从 5mg 开始。在单纯维生素 K 缺乏症的患者，PT 可在静脉注射维生素 K 后 3～4 小时纠正。

肝衰竭患者，治疗严重出血常以实验室检查异常为指导（参见第 28 章）。浓缩血小板输注用于血小板减少，新鲜冰冻血浆用于 PT 延长患者，冷沉淀用以治疗低纤维蛋白原血症的出血（参见第 24 章）。由于促凝和抗凝因子缺乏之间的复杂平衡，在没有出血或大手术的情况下，不建议在这类患者中常规给血液制品以纠正实验室指标的异常。是否应该使用血液制品以减少未出血的肝衰竭患者行微创操作，如中心静脉置管，出血风险尚未明确。

对获得性凝血因子抑制的患者治疗是非常复杂的，因为这些患者可能不会对常规治疗量的浓缩因子作出反应。"旁路药物"通过不依赖Ⅷ因子或Ⅸ因子的途径产生凝血酶来止血。"旁路药物"对于血浆中含高水平的抑制剂而对浓缩凝血因子无效的患者是重要的治疗手段[5]。目前可用的"旁路药物"包括重组Ⅶa 因子（RFⅦa）和凝血酶原复合物浓缩物。在非紧急临床状况中的另一种治疗策略是"免疫耐受诱导"，将患者暴露于长时间高浓度的因子中，以消除凝血抑制剂。

血小板疾病

血小板数量减少（血小板减少症）和功能紊乱都会导致严重出血。遗传性血小板紊乱是罕见的先天性疾病，通常影响血小板的功能。除了遗传性疾病外，许多后天性疾病还会影响血小板数量、血小板功能或两者兼而有之。遗传性和获得性血小板功能障碍都表现为出血时间延长和血小板功能检查异常。

血小板减少症

血小板计数低可能是由于血小板产生减少、破坏或滞留增加引起。骨髓中血小板产生减少发生在骨髓增生异常综合征、感染（特别是在脓毒症的情况下）和营养缺乏。患有这些疾病的患者通常会出现全血细胞减少，因为骨髓中所有细胞系的产生都受

到损害。血小板产生受损的其他原因包括免疫血小板减少[特发性血栓性血小板减少性紫癜（idiopathic thrombocytopenic purpura，ITP）]和药物诱导的骨髓抑制。外周血小板破坏可由某些药物或摄入的物质产生抗血小板抗体引起，以及某些自身免疫性疾病。肝素诱导的血小板减少症（heparin-induced thrombocytopenia，HIT），接受肝素治疗的患者中有 5% 会发生血小板减少。血小板 4 因子抗体可引起血栓性血小板减少和血小板活化，可导致危及生命的动脉和静脉血栓形成。血栓内血小板消耗增加见于弥散性血管内凝血（disseminated intravascular coagulation，DIC）和血栓性血小板减少性紫癜 / 溶血性尿毒症综合征（thrombotic thrombocytopenic purpura/hemolytic uremic syndromes，TTP-HUS）。由门静脉高压（如肝硬化）引起脾肿大或脾充血的疾病导致脾中血小板储存增加，并且该部分血小板不能被有效释放。

多种妊娠期生理功能紊乱导致血栓性血小板减少，包括妊娠期血小板减少、子痫前期和妊娠相关高血压疾病（参见第 33 章）。这些疾病中最严重的是 HELLP 综合征（表现为溶血、氨基转移酶升高、血小板计数减低），这就需要在发生危及生命的产科并发症前紧急分娩。

血小板功能障碍

即使血小板数量足够，血小板功能不全也会增加出血风险，并影响血小板聚集。几种常见药物可损害血小板功能，包括阿司匹林、非甾体抗炎药（nonsteroidal anti-inflammatory drugs，NSAID）、酒精、双嘧达莫和氯吡格雷。严重尿毒症也与临床出血增加有关。其病理生理机制包括内源性血小板代谢障碍、血小板脱颗粒障碍和血小板 - 内皮细胞相互作用受损。高浓度的异常血清蛋白（多发性骨髓瘤、异常蛋白血症、输注右旋糖酐溶液）也会抑制正常血小板的功能。许多罕见的疾病涉及遗传性血小板功能障碍。血小板无力症是一种常染色体隐性遗传性疾病，其特征是血小板上 GP Ⅱb/Ⅲa 受体缺陷，导致血小板聚集障碍。大血小板疾病包括血小板糖蛋白异常，如 Bernard-Soulier 综合征。Wiskott-Aldrich 综合征是一种 X 染色体隐性遗传性疾病。患者有免疫缺陷，严重血小板功能障碍和血栓性血小板减少。这种综合征是储存池紊乱的一个例子，其中颗粒缺陷导致血小板集聚受损。

血小板功能障碍的治疗（参见第 24 章）

在非出血患者中，若血小板计数小于 $10 \times 10^9/L$，则可行血小板输注。在活动性出血或需要外科手术的患者中，血小板输注治疗的目标建议为 $50 \times 10^9/L$。在某些情况下，如颅内出血或行神经外科手术，需达到 $100 \times 10^9/L$。血小板输注的顾虑主要是可能会引起人类白细胞抗原（human leukocyte antigen，HLA）或人血小板抗原抗体形成。如果需要多次输注血小板，则应尽可能行血小板 HLA 配型。对于血小板计数正常但怀疑功能失调的患者，补充血小板往往是无效的，因为患者的潜在疾病可导致输注的血小板功能异常。在这种情况下，DDAVP 可能是有效的。

血栓性疾病

静脉血栓形成（最常见的下肢深静脉血栓或肺栓塞）是外科手术后的常见并发症，可导致死亡率增加。静脉血栓栓塞（venous thromboembolism，VTE）发生的原因主要包括：①血流淤滞，②内皮损伤，③高凝状态（遗传或获得性）。

遗传性血栓形成倾向（蛋白 C、蛋白质 S 和 AT 缺乏；Ⅴ因子 Leiden 突变和凝血酶原基因突变）发生静脉血栓栓塞风险增加。许多其他情况，如恶性肿瘤、妊娠、制动、创伤、DIC、抗磷脂综合征、感染、药物（如口服避孕药）和近期的手术也是患者发生静脉血栓栓塞的高危因素。

遗传性高凝状态

Ⅴ因子 Leiden 突变与凝血酶原基因突变

最常见的遗传性血栓形成疾病是Ⅴ因子 Leiden 突变和凝血酶原基因突变，占遗传性高凝疾病的 50%～60%。具有Ⅴ因子 Leiden 突变的患者对活化蛋白 C 有抵抗作用，可能占正常人群的 4%～8%。活化蛋白 C 通过抑制Ⅴ因子在正常个体中形成过多的纤维蛋白来调节凝血过程。凝血酶原基因突变（凝血酶原 20210）导致凝血酶原过度产生（Ⅱ因子），使血液更容易凝结。具有Ⅴ因子 Leiden 突变或凝血酶原基因突变的个体患下肢深静脉血栓的风险增加，纯合子的风险最高。尽管相对风险增加，但在没有其他高凝状态危险因素的情况下，这些患者发生高凝的绝对风险仍然较低。

蛋白 C 和蛋白 S 缺陷

在正常生理条件下，蛋白 C 灭活 Va 和Ⅷa 因子（可被蛋白 S 增强）。此外，蛋白 C 直接作用于细胞，以保护内皮屏障功能，并具有抗炎活性。蛋白 C 缺乏症是一种常染色体显性遗传性疾病，在一般人群中大约每 500 个人会出现 1 个蛋白 C 缺乏症患者。临床表现包括静脉血栓栓塞、新生儿紫癜（纯合子新生儿）、死胎和华法林引起的皮肤坏死。蛋白 S 是蛋白 C 的辅助因子，由肝细胞、内皮细胞和巨核细胞合成。循环中 40%～50% 的蛋白 S 以游离形式存在，这是唯一具有蛋白 C 辅助因子活性的形式。蛋白 S 可极大促进蛋白 C 灭活 Va 和 Ⅷa 因子。蛋白 S 还作为蛋白 C 增强纤溶的辅助因子，可直接抑制凝血酶原激活。蛋白 S 缺乏的患者与其他遗传性血栓形成性疾病的患者临床表现相似，发生 VTE、浅表血栓性静脉炎和肺栓塞（PE）的风险增加。

蛋白 C 和蛋白 S 的缺乏都可继发于潜在的疾病。获得性蛋白 C 缺乏可见于肝病、严重感染（特别是脑膜炎球菌败血症）、感染性休克和 DIC。获得性蛋白 S 缺乏与妊娠、口服避孕药的使用、DIC、人类免疫缺陷病毒（human immunodeficiency virus，HIV）感染、肾病综合征和肝病有关。

获得性高凝状态

抗磷脂抗体综合征

抗磷脂抗体综合征[antiphospholipid（antibody）syndrome，APS]是一种以静脉和动脉血栓形成或反复流产为特征的疾病（参见第 33 章）。这种综合征患者有持续的循环抗磷脂抗体（antiphospholipid antibodies，aPL），包括狼疮抗体、抗心磷脂抗体或抗 β2GPI 抗体。它是发生动脉和静脉血栓的少数血栓前状态之一。大多数 APS 病例只是个例或获得性的。很少有这样的情况发生在家族中，也并没有表现出明确的遗传模式。

下肢深静脉血栓是最常见的静脉栓塞，而脑卒中是最常见的动脉栓塞。诊断是根据临床标准（动脉/静脉血栓、复发性流产），以及至少间隔 12 周检测到两次或两次以上三种 aPL 中的一种及以上。持续阳性的患者（尤其多个不同表型阳性的患者），出现动脉血栓或在抗凝治疗的情况下仍反复栓塞的患者最有可能有血栓形成的风险。狼疮抗体虽然常见于系统性红斑狼疮患者，但也可与药物（吩噻嗪、苯妥英钠、肼屈嗪、奎宁和抗生素）、炎症性肠病（克罗恩病和溃疡性结肠炎）、感染和某些类型的肿瘤有关。恶性 APS（catastrophic APS，CAPS）是一种罕见的加速型 APS 形式，患者表现为凝血病、肢端缺血性坏死和多器官衰竭，循环抗磷脂抗体阳性。组织病理学表现为小血管闭塞。尽管 CAPS 发病率不到 1%，但

死亡率接近 30%[6]。早期识别并予抗凝和免疫抑制剂治疗对生存至关重要。

弥散性血管内凝血

弥散性血管内凝血是一种由潜在的疾病（最常见的是脓毒症）引起的获得性凝血功能障碍，表现为出血和血栓形成。广泛的血管内凝血酶生成和纤维蛋白沉积在小血管内导致微血管血栓形成。随后出现组织缺氧及多器官衰竭。过量消耗凝血因子、血小板和纤维蛋白原与微血管血栓形成同时发生，可导致危及生命的出血。

任何单一的实验室检测指标均不能确诊 DIC；然而，对已知可导致 DIC 的因子进行联合检测可确诊（表 22-2）。最常见的与 DIC 相关的凝血功能检查异常表现为：血栓性血小板减少、纤维蛋白降解产物（D- 二聚体）升高、PT 和 aPTT 延长以及纤维蛋白原降低。由于发生 DIC 时实验室检查的异常也可见于其他情况，如大量失血、肝衰竭、HIT 和血栓性微血管病变，因此国际血栓和止血学会（International Society on Thrombosis and Hemostasis，ISTH）开发了一种评分系统。该 ISTH 评分系统使用简单的检验指标（血小板计数、PT、aPTT、纤维蛋白原、D- 二聚体），以及至少一项触发 DIC 的危险因素。它具有较高的敏感度（91%）和特异度（97%），是预测死亡风险的独立因子[7]。

高凝状态的治疗

遗传性易栓症在一般人群中相对较少，因而不建议在没有 VTE 的患者中筛查这些疾病。对于已有血栓形成但没有 VTE 史（或妊娠并发症）的患者，不建议使用抗凝药进行预防。出现 VTE 及遗传性易栓症筛查阳性的患者应行抗凝治疗，以缓解其急性症状。急性 VTE 缓解后是否继续抗凝治疗取决于病情的严重程度、是否合并多个易栓性疾病以及易栓疾病的纯合或杂合性[8]。对于已知易栓质的孕妇，在产前和产后建议抗凝（参见第 33 章）。由于这些疾病非常罕见，所需抗凝治疗的持续时间和抗凝药的种类尚不清楚。抗磷脂综合征患者复发血栓的风险增加，并且常用长期抗凝治疗。最佳的抗凝治疗方案和靶点仍未有定论。

对于 DIC 患者，首要的治疗方法是祛除诱因。活动性出血患者的支持治疗应以实验室检查为指导，以确保适当的输入血液制品（参见第 24 章）。对活动性出血和怀疑纤溶亢进的患者，可使用抗纤溶药物，如氨甲环酸。未出血患者通常不予输注血液制品，

表 22-2 与弥散性血管内凝血相关的状况

分类	疾病
感染	细菌（革兰氏阴性杆菌、革兰氏阳性球菌） 病毒（巨细胞病毒、EB 病毒、HIV、水痘 – 带状疱疹病毒、肝炎）真菌（组织胞浆菌） 寄生虫（疟疾）
恶病质	血液病（急性髓系白血病） 实质性肿瘤（前列腺癌、胰腺癌） 恶性肿瘤（分泌黏液的腺癌）
产科	羊水栓塞 子痫前期 / 子痫 胎盘早剥 妊娠期急性脂肪肝 胎儿宫内死亡
大面积炎症	严重创伤 烧伤 颅脑损伤 挤压伤 重症胰腺炎
中毒性 / 免疫性	蛇毒 大量输血 ABO 血型不相容 移植物抗宿主病
其他	肝病 / 暴发性肝衰竭 血管病（主动脉瘤、巨大血管瘤） 心室辅助装置

除非血小板、纤维蛋白原或凝血因子严重偏低，或进行侵入性操作。对 DIC 患者的抗凝治疗仍有争议，只有在大量血栓形成时，才考虑使用肝素治疗。

凝血功能的实验室评估

目前，实验室的凝血功能检查临床价值有限，且预测术中出血的准确率不高（表 22-3；参见第 24 章）。虽然现已常规进行凝血功能检查，以指导肝素和华法林治疗，且凝血功能检查在诊断和治疗凝血因子缺陷病（例如血友病）中发挥着作用，但它们并不适用于活动性出血患者的评估。较新的全面性凝血功能检查（血栓弹力图、旋转血栓弹性检测仪）可提供更详细的复杂凝血功能图，并有助于指导治疗特定的凝血或纤溶异常。

凝血试验

凝血酶原时间

PT 可用于评估外源性凝血途径。PT 延长见于组织因子、Ⅶ因子、Ⅱ因子、Ⅴ因子、Ⅹ因子、纤维蛋白原降低。在检验中，柠檬酸盐在血浆凝血活酶存在下被重新钙化（在因子Ⅶ存在下激活Ⅹ因子）。测试的终点是通过视觉、光学或机电方法测量得到的纤维蛋白凝块形成的时间。由于 PT 测量可监测维生素 K 依赖性凝血因子的活性，因此它可用于监测华法林的治疗效果。肝素、低分子量肝素和磺达肝癸钠抑制凝血酶，因此延长 PT。然而，大多数 PT 试剂含有肝素结合化学物质，阻断了这种影响，接受这些药物治疗的患者，PT 仍保持正常。由于各实验室 PT 试剂差异很大，并导致检测结果不同，世界卫生组织制定了国际标准化比值（international normalized

表 22-3 常见凝血因子的正常范围

血小板检查	凝血功能检查	纤溶检查
血小板计数 $140 \sim 450 \times 10^9/L$	PT 11.5 ~ 14.5s*	TT（22.1 ~ 31.2s）
出血时间 <11min	aPTT 24.5 ~ 35.2s*	纤维蛋白原 – 纤维蛋白降解产物 >5μg/dL
血小板功能分析	TT 22.1 ~ 31.2s*	纤维蛋白 D- 二聚体测量 <250μg/mL
胶原蛋白 / 肾上腺素 94 ~ 193s	纤维蛋白原 175 ~ 433mg/dL	
胶原蛋白 /ADP 71 ~ 118s	ACT 70 ~ 180s	
血小板集聚（对聚集剂有反应：胶原蛋白、二磷酸腺苷、肾上腺素和利托菌素）		

*正常范围随试剂批次而变化。

引自：Stratmann G. Hemostasis. In Miller RD, Pardo MC, eds. *Basics of Anesthesia.* 6th ed. Philadelphia: Elsevier; 2011.

ratio，INR），来标定 PT，并可用于各个实验室之间直接比较。

活化部分凝血活酶时间

aPTT 用于评估内源性和共同凝血途径。它可以检测到低水平的前激肽释放酶；高分子量激肽原；因子Ⅻ、Ⅺ、Ⅸ和Ⅷ（内源性途径）；以及低水平的因子Ⅱ、Ⅴ、Ⅹ和纤维蛋白原（最终共同途径）。在没有组织因子活性的血栓形成材料的作用下，含枸橼酸盐的血浆被重新钙化。一种带负电荷的物质，如高岭土、沸石、鞣花酸或二氧化硅，提供了接触活化因子的表面，并加速了反应的进行。与 PT 一样，aPTT 检测的终点也是纤维蛋白凝块的形成。血友病 A 和 B 以及 vWD（由于潜在的低Ⅷ因子水平）会使 aPTT 延长。普通肝素（unfractionated heparin，UFH）治疗和肠外直接凝血酶抑制剂（direct thrombin inhibitors，DTI）（阿加曲班）需行 aPTT 监测。

凝血酶时间

凝血酶时间测量纤维蛋白原向纤维蛋白的转化，这是凝血途径的最后一步。该试验是通过添加凝血酶后柠檬酸的再次钙化进行的。血凝块形成的时间以秒为单位。延长凝血酶时间的条件包括抗凝剂（包括肝素和 DTI）、低纤维蛋白原血症（<1g/L）、异常纤维蛋白或纤维蛋白原降解产物的存在、高浓度血清蛋白（多发性骨髓瘤、淀粉样变症）和循环牛血栓抗体（术中暴露后）。

纤维蛋白原水平

许多方法可用于测定纤维蛋白原，最常见的方法是使用克劳斯法，在这种方法中，稀释的血浆暴露在高浓度的凝血酶中。将凝块形成的时间与标准校准曲线进行比较，计算出纤维蛋白原浓度。免疫学方法可以用于检验疑似异常纤维蛋白原血症。

活化凝血时间

活化凝血时间（activated clotting time，ACT）测量在新提取的全血样本中加入活化剂（例如白细胞、高岭土）后形成凝块的时间（以秒为单位）。除了手术室，在许多临床情况下，aPTT 已经取代了这个检验。在高肝素浓度（>1U/mL）的情况下，aPTT 会无限延长；因此，对于需要高剂量肝素的操作，如冠状动脉旁路移植手术或经皮冠状动脉介入治疗（percutaneous coronary interventions，PCI），ACT 仍用于肝素监测。

纤溶检测

由于纤溶系统的复杂性和止血和纤溶蛋白之间的相互变化，纤维蛋白溶解的实验室检测是非常困难的。目前的临床检验对于血栓形成和出血的预测价值较低。此外，在没有纤溶的情况下，一些炎症状态可以增加纤维蛋白降解产物的浓度。全面检测纤维蛋白溶解，包括凝块溶解时间和血栓弹性成像，有望用于围手术期预测出血和指导抗纤溶剂和冷沉淀靶向治疗纤维蛋白溶解。这些全面检测可对止血过程进行快速、实时的分析，并且在出血风险增加的情况如创伤（参见第 42 章）、肝移植（参见第 36 章）、产后出血（参见第 33 章）、心脏手术（参见第 25 章）或大量输血（参见第 24 章）下提供指导。

纤维蛋白降解产物

纤维蛋白降解产物浓度的升高是由于纤溶过程中纤溶酶对纤维蛋白和纤维蛋白原的作用。当纤溶酶在 D 片段位点切割交联的纤维蛋白多聚体时，形成 D- 二聚体，作为纤溶状态的标志。D- 二聚体浓度增加对纤维蛋白溶解状态（如 DIC）和血栓性疾病（如肺栓塞或下肢深静脉血栓）具有预测价值。尽管 D- 二聚体浓度升高，敏感度接近 90%（在 DIC 的情况下），但特异性低，因此不常被用来检测纤溶。

全面的凝血因子检测

目前有两种半自动装置使用黏弹性测量来分析血凝块形成时间、最大凝块稳定性和纤溶引起的血凝块溶解（图血栓弹力图（thromboelastography，TEG）使用新鲜的全血放置在一个杯子里，围绕一个针连续旋转。当血凝块形成时，杯子的旋转阻力增加，传输到传感器上并以图形方式显示出来。在旋转血栓弹性仪（rotational thromboelastometry，ROTEM）中，使用了类似的旋转方法和图形显示；而在这种情况下，新鲜全血的杯子是固定的，而针旋转。自 1948 年出现凝血功能弹力图测量以来，技术的改进使应用更方便且可进行实时监测。添加各种反应试剂后可进一步提供外源性凝血途径的信息，如纤维蛋白水平、肝素的影响以及对纤溶的抵抗力[9]。尽管黏弹性测量可以评估血小板聚集，但这些检测并不能提供血小板功能障碍（遗传或药物引起）的信息。此外，也无法检测 vWF 的影响。其他问题包括质控的困难和难以对不同中心的检测结果进行标准化。尽管有这些限制，TEG 和 ROTEM 有助于发现凝血疾病，指导输血治疗，甚至减少输血的需要（图 22-3）（参见第 24 章）。

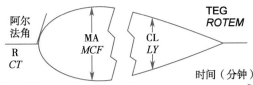

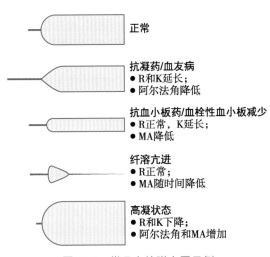

变量	TEG	ROTEM
从开始到 2mm 振幅（凝块起始）	R（反应时间）	CT（凝血时间）
从 2~20mm 振幅（凝块扩增）	K（扩增时间）	CFT（凝块形成时间）
阿尔法角	R 和 K 之间的斜率	2mm 振幅时的切线角度
最大强度（凝块强度）	MA（最大振幅）	MCF（最长凝血时间）
血凝块溶解（分钟）	CL30, CL60	LY30, LY60

图 22-2 全面凝血检测血栓弹力图（TEG）和旋转血栓弹力图（ROTEM）常见变量的比较。CL, 血凝块溶解；LY, 溶解

图 22-3 常见血栓弹力图示例

血小板功能检测

血小板计数

血小板计数是全血细胞计数的一部分，由使用光学、阻抗或流式细胞仪自动计数。血小板集聚（由于少量血小板活化）和巨大的血小板的存在可以导致血小板计数人为的降低。相反，如果样本中含有细胞碎片（地中海贫血、白血病、TTP），则某些方法可能会高估血小板计数。

出血时间

出血时间在过去一直被用于血小板功能的筛查试验，然而，由于进行准确的测量非常困难，现已很少使用。为了进行测试，在手臂上部充气至 40mmHg，并在前臂的掌面做一个标准化的 9mm 长和 1mm 深的切口。血液每 30 秒用滤纸吸干一次，出血时间延长（> 11 分钟）表示血小板功能障碍或血小板计数小于 $100 \times 10^9/L$。

血小板集聚实验

血小板集聚实验在围手术期并不常用，但它们有助于对潜在的血小板功能障碍患者的术前评估。在含血小板的血浆中加入血小板激活剂（如胶原、ADP、肾上腺素或利托菌素），通过血小板集聚后光散射减弱，血浆透光度增加这一原理进行测量。有助于区分血小板功能障碍的遗传性疾病（例如血小板无力症、Bernard-Soulier 综合征、vWD），以及用阿司匹林或氯吡格雷抗血小板治疗的监测。

血小板功能分析

柠檬酸血中的血小板暴露在涂有胶原蛋白的膜上，并用 ADP 或肾上腺素来启动黏附。通过测定设备小孔阻塞时间可以得到血小板性血栓形成时间。阻塞时间异常提示血小板功能障碍；可用此方法进行验证是否存在血小板功能异常，但并不能辨别到底是什么原因所致。由于测试简单、快速，不需要特殊训练，它可作为评估血小板功能障碍的筛查工具。

抗血栓药及促凝血药

抗血栓药物通常用于治疗心血管疾病、脑卒中和下肢深静脉血栓或肺栓塞。它们可以进一步细分为抗血小板药物、抗凝药（表 22-4）和溶栓药。

抗血小板药

血小板参与病理性血栓的形成，导致冠状动脉疾病。抗血小板药物可分为三类：①环氧合酶（COX）抑制剂；② P2Y12 受体拮抗剂；③血小板 GP Ⅱb/Ⅲa 拮抗剂。

环氧合酶抑制剂

COX 同工酶可分为两种：COX-1 和 COX-2。COX-1 能维持胃肠道和肾血流量的完整性，并启动

第
三
篇

表 22-4　常用的需监测凝血功能的抗凝药及紧急情况下的逆转药

抗凝药	药物名称	监测	逆转剂
维生素 K 拮抗剂	华法林	PT, INR	PCC, FFP, 维生素 K
肝素	普通肝素	aPTT	鱼精蛋白
戊多糖	低分子量肝素	不需要, 但抗 Xa 因子检测可以监测水平	部分被鱼精蛋白逆转
	磺达肝癸钠	不需要, 但抗 Xa 因子检测可以监测水平	无
直接凝血酶抑制剂	水蛭素、阿加曲班、比伐卢定	aPTT 或 ACT	无
	达比加群	不需要	艾达塞珠单抗, 透析可能去除
Xa 因子抑制剂	利伐沙班	不需要	无

ACT, 活化凝血时间; aPTT, 活化部分凝血活酶时间; FFP, 新鲜冰冻血浆; INR, 国际标准化比值; PCC, 凝血酶原复合物浓缩物; PT, 凝血酶原时间。

TxA_2 的形成, 这对血小板集聚很重要。COX-2 负责合成疼痛和炎症中的前列腺素介质。

小剂量阿司匹林不可逆的抑制 COX-1。大剂量阿司匹林不可逆的抑制 COX-1 和 COX-2, 从而产生抗炎和镇痛作用。由于血小板没有脱氧核糖核酸 (deoxyribonucleic acid, DNA), 一旦阿司匹林抑制了环氧化酶, 它们就无法合成新的 COX-1, 这意味着尽管它的半衰期很短 (15~20 分钟), 但阿司匹林的作用时间可达 7~10 天, 贯穿血小板的整个生命周期。使用阿司匹林后, 血小板功能的恢复取决于血小板再生周期。一般来说, 巨核细胞每天产生 10%~12% 的血小板, 因此在停用阿司匹林后 2~3 天后, 在血小板再生正常的情况下, 恢复正常止血功能需 2~3 天。否则, 只能通过血小板输注来实现紧急逆转。

大多数非甾体抗炎药是非选择性可逆的 COX 抑制剂 (参见第 40 章和第 44 章)。停止使用 NSAID 后 3 天血小板功能可恢复正常。选择性 COX-2 拮抗剂, 如塞来昔布, 可缓解疼痛而不产生胃肠道出血的并发症。但最近使用选择性 COX-2 拮抗剂的临床试验报告了心血管并发症的风险增加[10]。由于血小板不表达 COX-2, COX-2 特异性抑制因子不影响血小板功能。心血管风险的增加可能是由于抑制前列环素 (prostacyclin, PGI_2) 而未抑制 TxA_2 从而导致血栓形成风险增加。因此我们建议只在必要时使用最小有效剂量的 COX-2 抑制剂, 并与小剂量阿司匹林合用。

P2Y12 受体拮抗剂

噻氯匹定、氯吡格雷、普拉格雷、替格瑞洛这类药物通过抑制 P2Y12 受体抑制血小板功能, 从而阻止 GP IIb/IIIa 在活化血小板表面的表达, 从而抑制血小板黏附和集聚。氯吡格雷是这类中最常用的处方药。停用氯吡格雷后 7 天血小板功能可恢复正常, 而停用替格瑞洛后则需 14~21 天。

氯吡格雷是一种非竞争性和不可逆的拮抗剂, 是一种前体药, 需要 CYP2C19 才能激活。它在抑制 ADP 诱导的血小板功能方面具有广泛的个体差异性。虽然可能涉及许多因素, 但最重要的是遗传因素。用氯吡格雷治疗的患者中, CYP2C19 活性降低者主要心血管事件的风险增加。美国食品药品监督管理局对氯吡格雷发出了黑匣子警告, 旨在使患者和医务人员意识到, 占总人口 14% 的 CYP2C19 代谢障碍的人群氯吡格雷治疗失败的风险很高, 而基因型测试可能有一定作用。

替格瑞洛的个体间变异性要低得多, 因为它与 P2Y12 受体上的一个单独的位点结合。来抑制 G 蛋白的激活和信号传递, 且替格瑞洛不是前体药, 它的作用时间比氯吡格雷短, 必须每天给药两次。

GP IIb/IIIa 拮抗剂

GP IIb/IIIa 受体通过结合纤维蛋白原和 vWF, 介导血小板集聚。可阻断 GP IIb/IIIa 受体的药物是阿昔单抗、依替巴肽和替罗非班。静脉注射可阻断动脉血栓形成，并消除病变血管中过多的血小板反应，防止血栓栓塞引起血管狭窄、闭塞。阿昔单抗是GPⅡb/Ⅲa的非竞争性不可逆抑制剂，而依替巴肽和替罗非班是竞争性的、可逆的GPⅡb/Ⅲa拮抗剂。阿昔单抗的抑制作用在输注停止后的几天内持续在不同的水平上。血小板集聚在停用阿昔单抗后24～48小时恢复正常，在停用依替巴肽和替罗非班后8小时恢复正常。所有这些药物都会导致血小板减少，但其作用最强的是阿昔单抗（发生率约2.5%）。

抗凝药

维生素K拮抗剂

华法林是最常用的口服维生素K拮抗剂，可阻断Ⅱ、Ⅶ、Ⅸ、Ⅹ因子以及蛋白质C和S的合成。没有维生素K时，这些蛋白质不能发生羧化，因此不能在止血过程中与血小板的磷脂膜结合（图22-4）。

华法林具有较长的半衰期（40小时），由于先前存在的凝血因子有一定的半衰期。华法林的完全抗凝作用在给药后48～72小时才产生。凝血酶原（Ⅱ因子）的半衰期最长（约60小时）。Ⅶ因子和蛋白质C的半衰期最短（3～6小时）。在华法林治疗开始时，蛋白C的减少会引起凝血与抗凝的平衡向高凝状态发展，导致血栓形成及华法林相关性皮肤坏死。血栓栓塞高危患者必须与另一种抗凝剂（通常是肝素）进行桥接，直到达到目标INR。

华法林抗凝的目标一般为INR 2.0～3.0，但行心脏机械瓣膜置换术后的患者除外，他们需要更高的INR（2.5～3.5）。INR不能用于评估心脏疾病引起的凝血功能改变，也不能应用于评估其他抗凝药物的

治疗效果。由于治疗窗狭窄，华法林很难调控。一些药物、食品和酒精可以显著改变华法林的药代动力学特征，因而需要频繁进行监测。华法林禁忌用于妊娠妇女，因其会导致胎儿畸形。

华法林的药代动力学也受药物（细胞色素P450、CYP2C9）代谢的遗传变异的影响。当难以达到目标INR时，可考虑对影响华法林代谢的多种机制进行药物遗传学检测。

肝素

肝素通过与抗凝血酶结合间接抑制凝血酶和Ⅹa因子（图22-1）。肝素治疗用aPTT或ACT监测。肝素的好处是它的半衰期短，且可被鱼精蛋白完全逆转。如果患者抗凝血酶不足，则可能有肝素抵抗。可予新鲜冰冻血浆输注以补充抗凝血酶。

用于心脏手术的全剂量肝素，静脉注射剂量为300～400U/kg。ACT＞400秒时可安全开始体外循环。在体外循环结束时，1mg鱼精蛋白可拮抗100U肝素。

肝素治疗的主要并发症是出血和肝素诱导的血小板减少（HIT）。肝素和低剂量的低分子量肝素能刺激肝素-血小板因子4（heparin-platelet factor 4，PF4）复合物抗体的产生。HIT是最严重的非出血性并发症，死亡率高达20%～30%。这些抗体可以激活血小板，促进血栓形成并导致HIT。如果血小板计数减少至100 000/μL以下或在肝素治疗开始后5～10天减低至基线的50%以下应怀疑HIT。如果肝素治疗患者出现血小板减少或血栓形成，应进行HIT抗体检测以明确诊断。酶联免疫吸附试验（enzyme-linked immunosorbent assay，ELISA）是敏感的，但不像血清素释放试验特异性那么高，后者也是目前的金标准。怀疑HIT的患者必须在检测结果未出之前，立即开始使用替代抗凝剂。最常用的药物是肠外DTI，如比伐卢定、阿加曲班和水蛭素。华法林禁止用于HIT治疗，因为治疗初期的蛋白质C和S的合成减少使患者处于血栓前状态。除非患者血小板严重减少（＜20 000/μL）并有出血倾向，否则，也不应输血小板。

当既往有HIT病史的患者需要进行体外循环时，抗凝剂的选择是一大难题。如果时间允许，应测定肝素-PF4复合物的抗体滴度。如果滴度较低，可考虑使用单剂量肝素。否则，可使用作用时间较短的比伐卢定作为替代抗凝剂。术前用血浆置换快速清除抗体是一种替代方案，但应与血液科医生讨论风险和收益比。

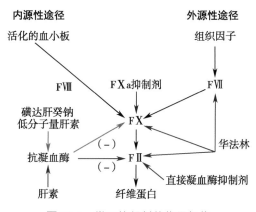

图22-4　常见抗凝剂的作用部位

低分子量肝素和磺达肝癸钠

低分子量肝素是肝素切成的小片段，而磺达肝癸钠是一种人工合成的戊多糖。可通过 AT 特异地抑制 Xa 因子。低分子量肝素和磺达肝癸钠不影响 aPTT 检测结果，使用时也无须进行凝血功能检测。然而，必要时可通过 Xa 因子水平评估药物的血浆活性。这可能有助于评估合并肾衰竭，孕妇，肥胖患者和新生儿等血浆药物浓度难以准确判断者的抗凝疗效。与肝素相比，低分子量肝素和磺达肝癸钠的半衰期更长，可以每天皮下注射一至两次。鱼精蛋白只能部分逆转低分子量肝素的作用，而对磺达肝癸钠无效。HIT 患者禁用低分子量肝素，尽管磺达肝癸钠 HIT 的发生率很低，但已有病例报道，因此也禁止在 HIT 中使用。

直接凝血酶抑制剂

所有 DTI 均可抑制游离态及与纤维蛋白结合的凝血酶，而肝素只能抑制处于游离态的凝血酶。直接凝血酶抑制剂的临床效果可通过监测 aPTT 或 ACT 评估。水蛭素是一种天然存在于水蛭体内的抗凝剂。重组水蛭素是从酵母细胞中提取的水蛭素，而阿加曲班和比伐卢定是合成剂。阿加曲班，半衰期为 45 分钟，经肝消除，是肾功能不全患者的首选 DTI。比伐卢定是一种可逆的 DTI，由血浆蛋白酶代谢并经肾脏排泄，且半衰期最短，是肾和肝功能障碍患者的首选药物。任何 DTI 都没有拮抗剂，所以逆转依赖于从血浆中清除。所有的 DTI 都会影响 INR，但阿加曲班延长 INR 的作用最明显，因此对于需华法林长期抗凝的患者，阿加曲班向华法林的过渡会变得更为复杂。

新型口服抗凝药

在过去的几年里，几种直接口服抗凝剂进入市场。这些新药具有更可预测的药动学和药效学，与食品和其他药物的相互作用较少。药动学和药效学的可预测性使患者可每日直接服用固定的剂量，而不需要进行凝血功能监测，但缺点是缺乏逆转抗凝的特定拮抗剂和缺乏进行椎管内麻醉或周围神经阻滞患者的抗凝方案（参见第 40 章）。

与华法林相比，直接口服抗凝剂的半衰期更短，且抗凝作用不弱于华法林。一项 Meta 分析比较了房颤患者直接口服抗凝药与华法林的 II 期和 III 期随机临床试验，结果表明与华法林相比，直接口服抗凝药出血事件显著减少（相对风险 0.86，95% 可信区间 0.72~1.02），颅内出血风险显著降低（相对风险 0.46，95% 可信区间 0.39~0.56）[11]。另一项研究表明，与华法林相比，在心房颤动患者中，阿比沙班（一种 Xa 因子抑制剂）脑卒中以及大出血风险均显著降低[12]。

达比加群，一种直接口服抗凝剂，被批准用于预防非瓣膜性心房颤动患者的缺血性脑卒中和下肢深静脉血栓的治疗。直接 Xa 因子抑制剂利伐沙班和阿比沙班是针对 Xa 因子活性位点的新药。这些药物被批准用于下肢深静脉血栓 / 肺栓塞的预防、心房颤动患者的脑卒中预防和下肢深静脉血栓的治疗。

虽然凝血功能监测不是常规进行，但对体重相对过高或过低的、肾功能不全使用达比加群抗凝的患者、服用其他改变 P- 糖蛋白和细胞色素 P450 代谢的药物、过量服药、出现危及生命的大出血或需要紧急手术的患者均需进行凝血功能监测。直接口服抗凝剂理想的监测指标是稀释凝血酶时间或凝血素凝结时间，而 Xa 因子抑制剂的抗凝疗效可使用抗 Xa 因子定量分析。然而，这些检测目前还不能广泛进行。

关于使用这些新型抗凝药与区域麻醉包括神经阻滞的数据有限，其中包括神经轴向技术。多数建议完全基于这些药物的药动学和药效学[13]。

在紧急情况下，逆转新型口服抗凝药的解毒剂正在研制中。依达赛珠单抗是达比加群的一种特效解毒剂，是一种人源化抗体片段，与达比加群结合，亲和力是凝血酶的 350 倍。Andexant alfa 是一种重组 Xa 因子，用于逆转 Xa 因子抑制剂。Ciraparantag（PER977）是一种小的合成水溶性的阳离子分子，通过氢键和电荷相互作用结合并中和肝素、低分子量肝素、磺达肝癸钠、达比加群和 Xa 因子抑制剂。依达赛珠单抗已被 FDA 批准，而 Andexant alfa 和 Ciraparantag 仍在进行临床试验。

由于达比加群和瑞伐沙班 / 阿比沙班分别是凝血酶和 Xa 因子的竞争性抑制剂，理论上，用凝血酶原复合物浓缩物逆转是可行的，但缺乏随机对照的体内研究。一些病例报告血液透析可以清除达比加群。现阶段仍需进行进一步临床研究来证实逆转这些新型口服抗凝药作用的最佳方法。幸运的是，这些药物的半衰期相对较短，因此对症支持治疗足以处理临床紧急状况。

溶栓药

溶栓治疗用于在急性心肌梗死（12 小时内）、脑卒中（3 小时内）或大面积肺栓塞时分解或溶解血块。溶栓可通过静脉管道全身性或直接作用于阻塞部位。

大多数溶栓剂都是丝氨酸蛋白酶，通过将纤溶酶原转变为纤溶酶，后者通过分解纤维蛋白原和纤维蛋白来溶解血凝块。

纤溶药分为两类：①纤维蛋白特异性药物和②非纤维蛋白特异性药物。重组 tPA（如阿替普酶、瑞替普酶和替奈替普酶）是纤维蛋白特异性药物，理论上在没有纤维蛋白的情况下可产生少量的纤溶酶原转变。非纤维蛋白特异性药物催化全身纤溶。链激酶由乙型溶血性链球菌产生，具有高度抗原性，可致免疫敏化和过敏反应，尤其是重复给药时。链激酶在美国没有广泛使用，但由于成本较低在其他国家仍广泛使用。

重组 tPA 既是溶栓剂，又是抗凝剂，因为纤溶会产生更多的循环纤维蛋白降解产物，通过与血小板表面结合来抑制血小板集聚。在使用溶栓药物后 10 天内禁止手术或穿刺不可被压闭的血管。

促凝剂

围手术期出血通常只有两大原因。最常见的是外科出血，这里不做讨论（参见第 24 章）。第二大原因是非手术性出血，或生理性凝血障碍。原因包括大量输血（导致血小板减少、低纤维蛋白原和凝血因子）（参见第 24 章）、纤维蛋白溶解[由手术操作引起，如前列腺切除术、原位肝移植（参见第 36 章）或外来移植物]、DIC[源于脓毒症、体外循环（参见第 25 章）或输血反应（参见第 24 章）]、先前存在的凝血功能紊乱或以上各种因素的组合。

大量失血的管理主要包括补充红细胞、血小板、凝血因子和纤维蛋白原。患者需要保持温暖，及时进行实验室检查和血气分析以指导输血和补充电解质。手术室的基础实验室检查包括血细胞比容、血小板计数、PT、aPTT 和纤维蛋白原水平。若患者出现大量渗血时，可使用促凝血药。

抗纤溶药

抗纤溶药有两类：①赖氨酸类似物，氨甲环酸和氨基乙酸；②丝氨酸蛋白酶抑制剂，抑肽酶。抑肽酶已从美国市场退出，现只用于欧洲和加拿大。赖氨酸类似物通过竞争性地抑制纤溶酶原上的结合位点，防止其被分解为纤溶酶。在心脏手术、肝移植和骨科手术中，氨甲环酸和氨基乙酸可能具有同等的疗效，有助于减少围手术期出血。

在创伤患者（参见第 42 章）中，氨甲环酸可降低死亡率（14.5% *vs.* 16%，$P = 0.0035$）及由大出血导致的死亡风险（4.9% *vs.* 5.8%，$P = 0.0077$），而并不增加

血管闭塞的风险[14]。一项研究发现，相比安慰剂组，创伤后早期（≤1 小时）应用氨甲环酸可显著降低出血导致的死亡风险（5.3% *vs.* 7.7%）。总体来说，可考虑在大手术或严重出血中使用赖氨酸类似物氨甲环酸和氨基乙酸。

重组Ⅶa 因子

重组Ⅶa 因子促进凝血酶（Ⅱ因子）的产生，增强止血。这种药物最初被美国食品与药物监督管理局批准用于血友病患者。它可通过生理性止血的两条途径发挥作用。在外源性凝血系统中，重组因子Ⅶa 在血管损伤部位与组织因子结合，激活 X 因子。在内源性凝血系统中，重组Ⅶa 因子与活化的血小板表面结合，激活 X 因子。这两种机制都会导致凝血酶和纤维蛋白的大量产生，从而促进血凝块形成。重组Ⅶa 因子的半衰期仅为 2～2.5 小时，因此需重复给药，直到出血得到控制。

由于重组Ⅶa 因子在严重出血患者中可促进生理性止血而备受关注。超说明书用药非常广泛，包括颅内出血、心脏手术、创伤、创伤性脑损伤和肝移植。重组Ⅶa 因子的广泛应用使需要输血的患者数量略有减少，但没有证据表明其对总体生存率有影响。

考虑到动静脉血栓形成的风险，能否预防性使用重组Ⅶa 因子一直未有定论。由于没有随机对照试验发现在重症监护室住院时间、总住院时间或死亡率方面有差异，每个临床医生都必须权衡血栓栓塞风险和出血的收益比。

凝血酶原复合物浓缩物

凝血酶原复合物浓缩物含有凝血因子（Ⅱ、Ⅶ、Ⅸ和 X）以及一种或多种抗凝剂（蛋白 C 或 S）。三因子凝血酶原复合物浓缩物与四因子凝血酶原复合物浓缩物的不同之处在于它不含大量的Ⅶ因子。为降低血栓形成的风险，大多数因子都处于非活性态。凝血酶原复合物浓缩物是除重组Ⅶa 因子和新鲜冰冻血浆外另一种华法林抗凝紧急逆转的选择。虽然凝血酶原复合物浓缩物来源于人血浆，加工制备过程中通过至少一项消除病毒的措施，有助于降低感染性和非感染性输血反应。

抗凝治疗的围术期管理

需要长期抗凝或抗血小板治疗的患者的围手术期管理主要涉及两方面：①该患者发生血栓性并发症的风险；②即将进行的手术操作出现重大出血并

发症的风险。多学科管理小组应在择期手术前几周评估患者，以进行这些必要的风险评估，并就抗凝或抗血小板治疗的继续、停止和恢复作出决策。

对于服用华法林的患者，应在手术前5天停用华法林。对于围手术期静脉血栓栓塞低危患者，应在术后12～24小时重新开始华法林抗凝。对于静脉血栓栓塞高危患者，建议在手术前停用华法林后用肝素或低分子量肝素桥接。没有明确的证据表明，中危静脉血栓栓塞患者停止华法林是否需要肝素桥接，因此应根据患者的个体情况及外科手术风险进行权衡。对于接受肝素桥接治疗的患者，应在手术前4～6小时停用，并在术后12小时内继续，且不需要追加负荷剂量。若手术后出血风险增加，肝素的使用应推迟至术后48～72小时。在接受低分子量肝素桥接的患者中，最后一剂低分子量肝素应在手术前24小时给药，术后24小时恢复用药（对于术后出血风险高的手术，可推迟至术后48～72小时）[15]（图22-5）。

对于接受抗血小板治疗的患者，风险评估应基于患者发生心血管事件的风险，是行小手术还是大手术，非心脏手术还是心脏手术，对于行PCI治疗的患者还应了解其放入支架的时间及支架类型。许多研究对阿司匹林的围手术期应用进行了探讨，但氯吡格雷围手术期应用的资料很少。对于接受乙酰水杨酸（阿司匹林）行心血管事件二级预防的患者，如果要施行小手术，阿司匹林应在整个围手术期继续应用。此外，处于心血管事件高风险或中风险，以及

接受心脏或大血管手术的患者，应该在整个围手术期持续使用阿司匹林。低风险及接受非心脏手术的患者应在术前7～10天停用阿司匹林。双重抗血小板治疗（阿司匹林和氯吡格雷）的患者应在心脏或非心脏手术前5天停用氯吡格雷。

对于近期接受冠状动脉支架置入术的患者，手术应推迟至放置裸金属支架后至少6周，药物洗脱支架后至少6个月。如果必须在此期间手术，应继续双重抗血小板治疗，除非出血的风险大于支架血栓形成的风险。

在进行充分的手术出血风险评估后，许多接受抗凝或抗血小板治疗的患者可施行椎管内麻醉。鉴于围手术期大量的抗血栓药物应用于血栓栓塞治疗和预防术后栓塞并发症，麻醉医生必须了解与每种治疗相关的出血和神经损伤的风险。在没有统一的临床指南参考的情况下，各医疗单位正在建立自己的临床指南（表22-5）。

随着新型口服抗凝药的出现和目前接受长期抗凝治疗的患者增多，围手术期抗凝治疗的管理变得越来越复杂。在提出正式的围手术期抗凝管理建议之前，仍需要进行大量研究来了解这些新型疗法的血栓栓塞和出血风险。对接受抗凝治疗的患者进行早期术前评估和包括首诊医生、外科医生、麻醉医生及血液科医生在内的多学科团队的合作以确保此类患者的围手术期安全是必不可少的。

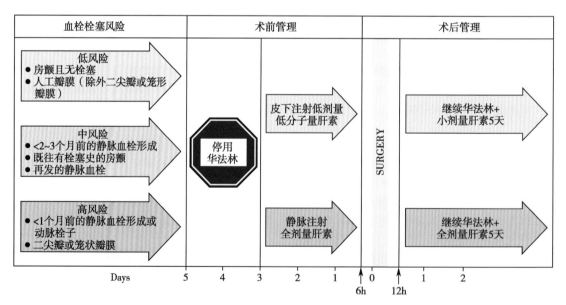

图 22-5 抗凝患者的围手术期管理（引自：Stratmann G. Hemostasis. In Miller RD, Pardo MC, eds. *Basics of Anesthesia*. 6th ed. Philadelphia: Elsevier; 2011.）

表 22-5　加州大学旧金山分校关于使用抗凝药物期间行神经阻滞指南

抗凝剂	最后一次给药至可置入导管的最短时间	导管置入至开始用药的最短时间	最后一次给药至导管拔出的最短时间	导管拔出至下一次给药的最短时间
NSAID/乙酰水杨酸	导管置入或移除不受限制			
肝素, 皮下 1 天 2 次	导管置入或移除不受限制			
肝素, 皮下 1 天 3 次	4 小时	2 小时	4 小时	2 小时
依诺肝素 1 天 1 次	12 小时	6 小时	12 小时	4 小时
氯吡格雷	7 天	保留导管时禁忌使用		2 小时
噻氯匹定	14 天	保留导管时禁忌使用		2 小时
达比加群	5 天	保留导管时禁忌使用		6 小时
利伐沙班	3 天	保留导管时禁忌使用		6 小时
阿比沙班	3 天	保留导管时禁忌使用		6 小时
阿昔单抗	48 小时	保留导管时禁忌使用		2 小时
依替巴肽	8 小时	保留导管时禁忌使用		2 小时
阿替普酶	10 天	保留导管时禁忌使用		10 天

第三篇

思考题

1. 血管内皮损伤部位血小板血栓初步形成后凝血级联的步骤有哪些?

2. 哪些调节分子有助于终止凝血级联反应?

3. 一例患者有血管性血友病病史, 血管性血友病有哪几类?

4. 最常见的两种遗传性高凝状态是什么? 每种血栓前状态形成的机制是什么?

5. 肝素诱导血小板减少症的临床表现有哪些? 哪些诊断检验可以用来确诊? 如果肝素诱导血小板减少症患者需要持续抗凝, 什么药物可以作为替代方案?

6. 患者在手术过程中出现了弥漫性出血。如何使用血栓弹力图评估凝血状态?

7. 凝血酶原复合物浓缩物中包含哪些凝血因子? 使用这种浓缩物的指征是什么?

(张柳 译，廖刃 审)

参考文献

1. Stalker TJ, Welsh JD, Brass LF. Shaping the platelet response to vascular injury. *Curr Opin Hematol.* 2014;21(5):410–417.

2. Berndt MC, Metharom P, Andrews RK. Primary haemostasis: newer insights. *Haemophilia.* 2014;20(suppl 4):15–22.

3. Chapin JC, Hajjar KA. Fibrinolysis and the control of blood coagulation. *Blood Rev.* 2015;29(1):17–24.

4. Mensah PK, Gooding R. Surgery in patients with inherited bleeding disorders. *Anaesthesia.* 2015;70(suppl 1):112–120. e39–e40.

5. Kempton CL, Meeks SL. Toward optimal therapy for inhibitors in hemophilia. *Blood.* 2014;124(23):3365–3372.

6. Lim W. Antiphospholipid syndrome. *Hematology Am Soc Hematol Educ Program.* 2013;2013:675–680.

7. Venugopal A. Disseminated intravascular coagulation. *Indian J Anaesth.* 2014;58(5):603–608.

8. De Stefano V, Rossi E. Testing for inherited thrombophilia and consequences for antithrombotic prophylaxis in patients with venous thrombo-

embolism and their relatives. A review of the Guidelines from Scientific Societies and Working Groups. *Thromb Haemost.* 2013;110(4):697–705.

9. Lancé MD. A general review of major global coagulation assays: thrombelastography, thrombin generation test and clot waveform analysis. *Thromb J.* 2015;13:1–6.

10. Coxib and traditional NSAID Trialists' (CNT) Collaboration. Vascular and upper gastrointestinal effects of non-steroidal anti-inflammatory drugs: meta-analyses

of individual participant data from randomised trials. *Lancet.* 2013;382:769–779.

11. Dentali F, Riva N, Crowther M, et al. Efficacy and safety of the novel oral anticoagulants in atrial fibrillation: a systematic review and meta-analysis of the literature. *Circulation.* 2012;126:2381–2391.

12. Granger CB, Alexander JH, McMurray JJ, et al. Apixaban versus warfarin in patients with atrial fibrillation. *N Engl J Med.* 2011;365:981–992.

13. Horlocker T, Wedel D, Rowlingson J, et al. Regional anesthesia in the patient receiving antithrombotic or thrombolytic therapy: American Society of Regional Anesthesia and Pain Medicine Evidence-Based Guidelines (third edition). *Reg Anesth Pain Med.* 2010;35:64–101.

14. Shakur H, Roberts I, Bautista R, et al. Effects of tranexamic acid on death, vascular occlusive events, and blood transfusion in trauma patients with significant hemorrhage (CRASH2): a randomized, placebo controlled trial. *Lancet.* 2010;376(9734):23–32.

15. Douketis JD, Spyropoulos AC, Spencer FA, et al. American College of Chest Physicians. Perioperative management of antithrombotic therapy: Antithrombotic Therapy and Prevention of Thrombosis, 9th ed: American College of Chest Physicians Evidence-Based Clinical Practice Guidelines. *Chest.* 2012;141(suppl 2):e326S–e350S.

第23章　液体管理

Elizabeth A.M. Frost

围手术期液体管理的目标是提供适量的胃肠外液体，以维持血管内容量和心脏前负荷，携氧能力，最佳凝血状态，酸碱稳态以及电解质平衡。如何达到这样的目标仍充满争议且困难重重。过去几年中，围手术期液体管理策略在量与质上均发生了一定变化，部分原因是外科和麻醉技术的改进，以及患者群体状态的改变。

背景

1628 年 Harvey 对心血管系统作出解释之前，人们对循环系统的认知少之又少[1]。对静脉输液的需求可能起始于 1827 年在印度暴发的霍乱流行，该次霍乱流行于 1829 年传至俄罗斯，于 1831 年至英国，最终于 1832 年到达美国[2]。

近代爱丁堡学者 O'Shaughnessy，通过分析数名重症患者的血液及分泌物，发现血液含有很大比例的水……

"失去了很大一部分水……也会丢失相当大比例的中性盐水成分。"[2]"……治疗的指征……有两个。第一需保持血液的比重；第二补充缺失的电解质盐成分……第一个只能通过吸收或静脉注射水溶液是仅有关键手段……当吸收完全受阻时……在这些绝望情况下……作者建议通过静脉注射加温的液体以维持血液的正常电解质盐。"[3]

尽管 20 世纪后半叶，静脉注射麻醉药已经成为麻醉诱导的标准流程，但静脉补液仍仅限于极端复杂病例。在 20 世纪 50 年代，标准的做法是通过直角钢针建立静脉通道。针头处贴上橡胶敷贴，当需要

感谢 Alan David Kaye 为本章上版作出的贡献

输血或输液时，可使用注射器或包装好的输液设备注射少量。但这些装置在输血时不具备滤过功能。

水电解质生理概述

水是人体最重要的液体组成成分，占体重 60%，约 600mL/kg。70kg 的个体算下来约有 40L 水。年龄、性别、肥胖和体育活动是改变体液占比的主要因素。体液分为细胞内液（66%）和细胞外液（34%），由透水性细胞膜隔开。细胞外液包括血液（60~65mL/kg）和组织间液（120~165mL/kg）。血浆，即血液中的非细胞成分所占比例，如血细胞比容一样，是血液的一部分，平均 30~35mL/kg。约有 15% 的血液在动脉系统，85% 在静脉系统。由于蛋白质含量丰富，血浆胶体渗透压较高（比组织间液压力高 20mmHg），有助于维持血管内容量。成人每日生理需求量，包括水 1.5~2.5L，钠离子 50~100mEq，葡萄糖 50~100g，钾离子 40~80mEq[4]。体液中正常的电解质构成见表 23-1。

围手术期液体平衡

围手术期禁食禁饮会造成体液缺失，可由禁食时间乘以生理需要量计算得出缺失量。清醒状态下的成人，经过一夜 8~10 小时禁食，生理需要量大概 250mL。只有极少数患者需要在手术开始前 1~2 小时补液 1 500~2 000mL。术前禁食状态下细胞外液会有轻微减少以维持血管内容量[5]。目前术前禁食规则鼓励患者麻醉前 2 小时饮用清亮液体。快速代谢的麻醉药物可以确保患者意识的快速恢复。同时，腔镜手术切口及伤口冲洗均减少了不显性失水量。

表 23-1　体液中正常的电解质构成

电解质	血浆 /（mEq/L）	细胞内液 /（mEq/L）	细胞外液 /（mEq/L）
钠	142	10	140
钾	4	150	4.5
镁	2	40	2
钙	5	1	5
氯	103	103	111
碳酸氢盐	25	7	28

引自：Rhoades RA，Tanner GA. *Medical Physiology.* Boston：Little Brown；1995.

术前肠道准备也显著减少。此外，麻醉期间抗利尿激素的释放显著抑制了肾脏排出多余液体的能力。

针对"第三间隙"这个概念，20 世纪 60 年代进行了一个实验。将患者分为两组：第 1 组纳入 5 例全身麻醉（环丙烷或其他）下行微小手术的患者，第 2 组纳入 13 例行择期大型手术（胆囊切除、胃切除或结肠切除术）的患者。术中通过 I^{131} 标记的血浆白蛋白、Cr^{51} 标记的红细胞和 S^{35} 标记的硫酸钠测量所有患者的血浆容积、血细胞比容以及细胞外液容积。实验者认为第 2 组患者功能性细胞外液的丢失是由于手术引起的体液再分布导致，也就是进入了所谓的"第三间隙"[6]。这个理论被学者 Moore 质疑，他指出再分布是由抗利尿激素的释放所致，静脉内补液应该受到更多限制[7]。虽然两个小组后来都建议适度输液，但"第三间隙"的概念已牢固确立。补液不足固然有害，然而过度输液也会导致不良后果。虽然"第三间隙"这个理论有一定道理，但其整体正确性仍被质疑[8]。

目前而言，大型手术患者的补液仍然按照小时生理需要量加上术中丢失量计算，将在后面详述。

液体替代溶液

成人补液有很多晶体溶液和胶体溶液可供选择（表 23-2）。血和血制品将在第 24 章讨论。英国专家指南针对成人补液管理提出了很多有证据等级的指导[4]。但是液体治疗仍存在很多争议，许多指导意见都受到严重质疑[9]。

晶体溶液

晶体溶液有很多种，根据其电解质盐成分的不同可分为平衡盐溶液、等张盐溶液、低张盐溶液、高张液盐溶等。晶体会快速从血管内转移至各个间隙（例如肠道、肺、重力依赖部位），仅有三分之一存留于血管内。

平衡盐溶液

平衡盐溶液的电解质组成与细胞外液很相似。例如乳酸钠林格液（与哈特曼液相似），Plasma-Lyte 和 Normosol 溶液。根据钠离子浓度，这些溶液都是低张盐溶液。加入的缓冲物质（例如乳酸）可在体内代谢生成碳酸氢盐。一项循证医学综述总结，除还含有少量其他电解质，如钾、镁和钙。缓冲液相比无缓冲盐溶液在安全性上一致，但导致的代谢性紊乱更少，例如高氯血症与代谢性酸中毒[10]。

表 23-2	常用溶液成分						
溶液	钠 /mEq/L	钾 /mEq/L	葡萄糖 /g/L	渗透压	PH	其他	
5% 白蛋白	145±15	<2.5	0	330	7.4	COP 32～35mmHg	
血浆制品	145±15	<2.0			7.4	COP 20mmHg	
10% 右旋糖酐 40	0	0	0	255	4.0		
HES 450/0.7	154	0	0	310	5.9		
生理盐水	154	0	0	308	6.0		
乳酸林格液	130	4		273	6.5	乳酸 28mEq/L	
5% 右旋糖酐	0	0	50	252	4.5		
D5LR	130	4	50	525	5.0		
D5 0.45%NaCl	77	0	50	406	4.0		
Normosol-R	140	5	0	294	6.6	Mg 3mEq/L, 醋酸 27mEq/L, 葡萄糖 23mEq/L	
Plasma-Lyte A	140	5	0	295	7.4		

COP: 胶体渗透压；D5LR: 5% 右旋糖酐乳酸林格液；D5 0.45% NaCl: 含 5% 右旋糖酐的 0.45% 氯化钠溶液；HES: 羟乙基淀粉。
引自：Kaye AD. Fluid management. In Miller RD, Pardo MC Jr, eds. *Basics of Anesthesia*. 6th ed. Philadelphia: Elsevier; 2011: 364.

生理盐水

生理盐水（0.9% NaCl 注射液）为高张盐溶液，含有等量的钠离子与氯离子。而血浆中钠离子浓度比氯离子高 40mEq/L。有学者担心，生理盐水可能是容量复苏中应用最广泛的溶液，其与平衡液相比，会带来显著的高氯性代谢性酸中毒，以及更高的肾脏替代治疗率[4, 11]。这些不良反应呈剂量依赖性，在健康个体中可能不会有临床症状[9]。避免氯离子浓度的增加或使用可以降低氯离子浓度的液体可以降低肾功能不全、感染甚至死亡风险[12]。生理盐水和 Plasma-Lyte 溶液可以用来稀释红细胞悬液，但含有钙离子的乳酸林格液不可。

高张盐溶液

高张盐溶液总体来说仅限用于特殊情况，例如高颅内压或需快速血管内补液时。钠离子浓度在 250～1 200mEq/L 之间。钠离子浓度与所需液体量的反比关系由细胞内到细胞外间隙的渗透压梯度决定。存在水肿倾向的患者使用高张盐溶液可从中受益。然而，高张盐溶液的半衰期与等张溶液相同，只有胶体可以达到持续扩充血浆容积的效果。此外，高张盐溶液的渗透压可能还会造成注射期间溶血。

5% 右旋糖酐

5% 右旋糖酐在右旋糖酐代谢完之后便相当于游离水。其为等渗液，不会造成溶血。由于高血糖与预后不良有关，而手术应激会导致血糖升高，因此目前除治疗和 / 或预防低血糖或高钠血症外，已很少使用 5% 右旋糖酐。

胶体溶液

胶体溶液、白蛋白和淀粉制剂含有大分子，相较晶体溶液明显能在血管内留存更长时间。人工合成淀粉制剂几无或甚少感染，但有过敏风险。胶体溶液较晶体溶液价格更高，但较血制品更便宜且风险更低。

白蛋白

市场上白蛋白有两种剂型，5% 与 25%。白蛋白占血浆蛋白的 50%，最初分布容积与血浆相同，较晶体溶液能在血管内存留更长时间。制剂经过消毒消除了病毒与细菌，对凝血功能几无影响。

右旋糖酐

右旋糖酐最初是由 Pasteur 在酒中发现的一种微生物制品，是一种具有复杂支链的多糖，其支链长度从 3～2 000kDa。常用的剂型有两种，右旋糖酐 40（40kDa）和右旋糖酐 70（70kda）。右旋糖酐不止在低血容量时用于扩容，还被当作抗凝剂降低血液黏滞度。右旋糖酐是由乳酸杆菌，如**肠系膜明串珠菌和变异链球菌**，利用蔗糖合成的。通过与红细胞、血小板和血管内皮结合，增加电负性，减少红细胞集聚与血小板黏附，继而获得抗凝作用。右旋糖酐可以减少因子Ⅷ-Ag 血管性血友病因子数量，以抑制血小板功能。并且通过抑制 α_2- 抗纤溶酶，被当作纤溶酶原激动剂，因此具有溶栓功能。右旋糖酐可存留于血管内，为高渗性物质，过去常被用于低血容量时的扩容，但现在已很少使用。通过扩张血管内容量带来的血液稀释，右旋糖酐可以促进微血管吻合处的血流，降低血栓形成风险。然而，最近的一项研究并未发现包括右旋糖酐在内的抗凝剂有助于游离皮瓣的存活[13]。

两种右旋糖酐制剂最终都会降解为葡萄糖，其副作用包括过敏、类过敏反应（发生率约 1：3 300），延长出血时间，以及极少发生的非心源性肺水肿。

羟乙基淀粉

羟乙基淀粉（hydroxyethyl starches，HES）是非离子淀粉衍生品，也是目前使用最广泛的扩容产品。这些人工胶体都是天然多糖的改进产品，以浓度与分子量来标记。六成制品都是等张溶液，分子量差异大，从 70kDa 到 450kDa。摩尔取代度以及 C2/C6 比都是分子量的影响因素。摩尔取代度是指每 10 个葡萄糖亚基所结合的羟乙基数量。分子量及摩尔取代度越大，扩容效果越好但相应副作用也越大。C2/C6 比是指 HES 葡萄糖亚基上特定碳原子被羟乙基替换的比率。高 C2/C6 比 HES 不容易被淀粉酶降解，能更长时间留存于血管内且不会增加副作用。市面上有很多选择：Hespan（B. Braun Medical Inc.）6% HES 450/0.7；Hextend（Biotime Inc.）6% HES 670/0.7；Voluven（Fresenius Kabi）含 6% HES 130/0.4 的生理盐水；以及 Volvulyte（Fresenius Kabi）含 6% HES 130/0.4 的平衡盐溶液。五聚淀粉是每 11 个氢氧根就有 5 个羟乙基的 HES 亚型，有接近 50% 的羟乙基化。四聚淀粉则有 40% 的羟乙基化，HES 为 70%。

HES 会干扰血管性血友病因子、因子Ⅷ以及血小板的功能。剂量相关性的稀释性凝血功能障碍在不同胶体之间存在差异（右旋糖酐 > 羟乙基淀粉 > 五聚淀粉 > 四聚淀粉，明胶 > 白蛋白）。可借助血栓弹力图评估血块强度、血块形成以及血小板相互作用的恶化程度，以监测副作用的早期表现[14]。

高分子量制剂因其溶剂不同，不良反应也不同，例如 Hespan 是被溶于生理盐水，而 Hestend 则是被溶于平衡盐溶液。HES 最常见的不良反应是皮肤瘙痒，发生率约 22%。

使用 HES 对 ICU 患者进行容量复苏的系统评价发现，HES 会导致死亡率及肾功能损害增加[15]。因此，FDA 于 2013 年发布警告，建议对包括脓毒血症的危重患者避免使用 HES[16]。

静脉输液的选择应根据血容量不足的原因，患者心血管系统状态和肾功能、血浆渗透压、合并症以及任何并存的酸碱和电解质紊乱进行指导[17]。

晶体溶液与胶体溶液的选择

关于晶体溶液与胶体溶液的争论仍在继续，并激发了多项临床试验的开展，主要针对成人危重患者。本章将会详细描述基本原则（参见第 41 章）。晶体溶液稀释血浆蛋白继而降低血浆胶体渗透压。液体渗入组织间隙会导致胃肠道和所有重力依赖区以及肺外液体水肿。失血后按照 1：1 补充胶体能快速补充血管内容量。虽然胶体溶液扩容效果持久但副作用多而且价格昂贵。一项循证研究分析了 78 例随机对照试验，发现在危重患者行液体复苏时胶体（白蛋白为主）并不能减少死亡率，HES 甚至会增加死亡率[18]。另一项比较胶体与晶体对肾功能影响的循证分析纳入了 40 例 RCT 研究，发现 HES 会增加急性肾功能损害发生率以及肾脏替代治疗的概率[19]，但并未发现 HES 的安全剂量。拯救脓毒血症运动（surviving sepsis campaign，SSC）制定了指南指导脓毒血症和感染性休克的治疗，其中也包括了液体治疗[20]。指南建议复苏首选晶体溶液，避免使用 HES，在需要大量晶体溶液时使用白蛋白。SAFE（Saline versus Albumin Fluid Evaluation）研究是一项纳入了 7 000 例 ICU 危重患者的 RCT 研究，比较采用生理盐水与白蛋白进行液体复苏时的差异。第 28 天时的主要研究结果（包括死亡率，ICU 住院时长以及器官衰竭率）并无显著差异，但颅脑损伤患者亚组使用白蛋白后死亡率较对照组增高[21]。

尽管上述研究主要针对成人重症监护人群，但也可能与围手术期，特别是与复杂或长时间的手术有关。

围手术期液体管理策略

尽管在围手术期普遍应用的液体管理公式看似很简单，但却显现越来越多的问题。首先，关于开放性[20mL/（kg·h）]、标准[5～10mL/（kg·h）]和限制性补液[2～5mL/（kg·h）]策略的定义并未得到统一。大多数研究尚未标准化，因此无法进行合理的比较。特定的临床指标也值得探讨（知识框 23-1）。许多临床医生都不愿意改变自己已经建立好的研究方法。此外，大手术和小手术并没有明确的区分标准。也许和不良反应关联最紧密的因素是体重增加。一项主要针对心脏手术后 ICU 患者的小型研究发现，体重最大的患者在 ICU 的死亡率增加[22]。虽然并未得出因果关系，但却引申出了一个问题"究竟多少液体是过多的？"。相反，也有研究发现健康患者行择期小手术（例如年轻女性行短期妇科手术）时，开放补液（20～30mL/kg）可降低术后恶心呕吐发生率，并且镇痛效果也更好[8]。

围手术期补液管理是怎样进化的呢？自从 Shires 及其团队 20 世纪 60 年代提出"第三间隙"[6] 概念之后，已形成多种方案来补充该"第三间隙"以及假定的术中需求量。即使缺乏现代麻醉实践证实，经典的 4:2:1 理论以及 100-50-20 理论仍然被广泛使用[23]。前者补液时，第一个 10kg 补 4mL/kg，第二个 10kg 补 2mL/kg，剩余体重补 1mL/kg。后者则是按照每日需求量，第一个 10kg 补 100mL，第二个 10kg 补 50mL，其余体重补 20mL/kg。Holliday 60 年前发表的文章[23]是为了指导儿童每日生理需求量，而非为了手术所用。该文章发表依据更是基于更早的研究工作：

①体表面积可以估算水消耗量[24]。
②热量需求与年龄、体重、活动量和食物相关[25]。
③小便量与不显性失水及年龄相关[26]。

这些是在没有科学证据的情况下制定的补液"规则"，且许多信息都基于未公开的数据。这些规则除不适用于成人以外，麻醉和手术技术也已发生巨大变化，其是否适合当今临床实践值得怀疑。

最近一项系统评价发现，如果采用目标导向的方法达到同样的目标，所需晶体溶液约为胶体液的 1.5 倍（1.36～1.65）[27]。这再次表明，研究之间的一致性很差，这种异质性背后的原因尚不清楚。多年来，推荐的晶胶比随着输注晶体溶液的减少而逐渐下降。晶胶比的变化主要与白蛋白浓度相关。

术中补液策略

很多术前补液假说都需要被修正。详见表 23-3。

基于目前的发现，择期手术的补液方案需参考以下原则：

①麻醉前，包括硬膜外镇痛，不需要过多静脉补液。
②不需要补充"第三间隙"以及小便量。
③按照 1:1 手术失血量补充胶体。

知识框 23-1	研究目标
体重增加量	是否需再次手术
术后恶心呕吐	伤口恢复速度
疼痛	感染
组织氧合	心血管并发症
术后肠梗阻	住院时长
肺部感染	凝血功能障碍

表 23-3 围手术期液体管理"经典"假说方案

假设情况	存在的问题
患者术前禁食，因此容量不足	现阶段禁食指南鼓励患者术前 2 小时饮水。所谓的择期手术前液体丢失量可以忽略
术中持续不显性失水，必须计算在内	腔镜手术和微创手术减少了不显性失水
液体向"第三间隙"转移，必须补充	"第三间隙"似乎并不存在
必须补充 3～4 倍失血量的晶体溶液	失血后需评估补液反应，以指导补液
麻醉诱导使血管扩张导致了低血压，必须补充扩张的血管容量	麻醉诱导导致的血管扩张可使用血管收缩药或浅麻醉来维持外周血管阻力
应考虑尿量并予以补充	术中抗利尿激素（ADH）的分泌使小便量不再是一个可靠的容量指标
即使患者血管内容量过多，肾脏会自身调节	肾脏功能同样受到 ADH 调节，需要数天甚至数周时间才能排泄过多液体

第三篇

④低血容量应限制胶体的使用。

⑤控制术中晶体溶液的使用量（例如成人控制在 100～200mL/h）。

⑥平衡盐溶液优于生理盐水。

⑦术后限制液体量，若体重增加超过 1kg，使用利尿剂。

监测补液量是否充分

评估血管内容量是否充分对于确保合适的血管容量、心脏功能以及组织氧合非常重要。传统的评估手段，例如动脉血压和心率，对于血管内容量的变化反应较慢，并且也依赖收缩能力与代偿功能[28, 29]。更糟糕的是，这些传统指标有时候不会随着血管内液体冲击而改变，尤其在老年患者或长期使用心血管药物治疗的患者（参见第 25 章和第 35 章）。外科刺激与麻醉药物在不改变血管内容量的情况下同样会影响这些基本生命体征。中心静脉压（central venous pressure，CVP）记录的是右房压，并不能可靠地反应循环血容量以及血管内容量反应性。即使血压、心率下降一段时间后，CVP 仍可能保持"正常"。而肺动脉导管的使用愈发减少，血红蛋白的连续监测也受到手术变化限制。

机械通气时动脉血压变异度数十年来被广泛用于评估"容量反应"。通过指脉氧波形智能计算可得出每搏输出量变异并可预测血管内容量变化。市面上有很多高级血流动力学监测仪器，例如 Edward

Vigileo、System-Float Trac 和 Lidco[30, 31]。经食管心脏超声（transesophageal echocardiography，TEE）也可用于评估心脏前后负荷以指导补液（参见第 20 章）。Cardio-EDM 检测仪可同时测量 TEE 和脉搏变异度（pulse pressure variation，PPV）[32]。还有检测仪将监测电极整合到气管导管上，也有手指电极测量 PPV。因此，可以针对患者需要，为其量身定制血管内液体治疗与血管升压药治疗方案，而不是统一配方。尽管关于使用多少液体以及使用何种液体仍存在争议，但当前的建议越来越明确。在当前围手术期管理中，陈旧的液体管理方案已几乎没有位置。而标准监测无法提供准确的信息，因此需要加入新的监测技术，例如 PPV 与 SVV。综上，应个体化管理患者，结合患者完整病史与查体综合考虑，以便进行合理的临床判断。

思考题

1. 对于术前禁食造成的容量缺失，正确的静脉补液原则是什么？临床研究支持这项观点吗？

2. 相比平衡液，补充生理盐水会带来哪些代谢改变？

3. HES 溶液的不良反应有哪些？哪些患者应该避免使用 HES？

4. 关于围手术期液体管理的哪些常见假说需要被修正？

（吕小兰 译，杜桂芝 审）

参考文献

1. Harvey W. Exercitatio Anatomica de Motu Cordis et Sanguinis in Animalibus. Frankfurt am Main, Germany: Sumptibus Guilielmi Fitzeri; 1628. Retrieved June 30, 2015. http://special.lib.gla.ac.uk/exhibns/month/june2007.html

2. O'Shaughnessy WB. The cholera in the North of England. Lancet. 1831;1:401–404.

3. O'Shaughnessy WB. Chemical pathology of cholera. Lancet. 1832;2:225–232.

4. National Institute for Health and Care Excellence. CG174 Intravenous Fluid Therapy in Adults in Hospital: guidelines, issued December 2013. http://www.nice.org.uk (under "search" CG 175). Accessed August 10, 2015.

5. Jacob M, Chappell D, Conzen P, et al. Blood volume is normal after pre-operative overnight fasting. Acta Anaesthesiol Scand. 2008;52(4):522–529.

6. Shires T, Williams J, Brown F. Acute changes in extracellular fluids associated with major surgical procedures. Ann Surg. 1961;154:803–810.

7. Moore FD. Common patterns of water and electrolyte changes in injury, surgery and disease. N Engl J Med. 1958;258(7):325–333.

8. Doherty M, Buggy DJ. Intraoperative fluids: how much is too much? Br J Anaesth. 2012;109(1):69–79.

9. Woodcock T. GIFTAHo; an improvement on GIFTASuP? New NICE guidelines on intravenous fluids. Anaesthesia. 2014;69(5):410–415.

10. Burdett E, Dushianthan A, Bennett-Guerrero E, et al. Perioperative buffered versus non-buffered fluid administration for surgery in adults. Cochrane Database Syst Rev. 2012;12:CD004089.

11. McCluskey SA, Karkouti K, Wijeysundera D, et al. Hyperchloremia after noncardiac surgery is independently associated with increased morbidity and mortality: a propensity-matched cohort study. Anesth Analg. 2013;117(2):412–421.

12. Magder S. Balanced versus unbalanced salt solutions: what difference does it make? Best Pract Res Clin Anaesthe-

siol. 2014;28(3):235–247.

13. Lee KT, Mun GH. The efficacy of postoperative antithrombotics in free flap surgery: a systematic review and meta-analysis. Plast Reconstr Surg. 2015;135(4):1124–1139.

14. Kozek-Langenecker SA. Fluids and coagulation. Curr Opin Crit Care. 2015;21(4):285–291.

15. Zarychanski R, Abou-Setta AM, Turgeon AF. Association of hydroxyethyl starch administration with mortality and acute kidney injury in critically ill patients requiring volume resuscitation: a systematic review and meta-analysis. JAMA. 2013;309(7):678–688.

16. Food and Drug Administration. FDA Safety Communication: Boxed warning on increased mortality and severe renal injury, and additional warning on risk of bleeding, for use of hydroxyethyl starch solutions in some settings. November 25, 2013. http://www.fda.gov/Biologics BloodVaccines/SafetyAvailability/ucm358271.htm. Accessed April 26, 2016.

17. Liamis G, Filippatos TD, Elisaf MS. Correction of hypovolemia with crystalloid fluids: individualizing infusion therapy. *Postgrad Med.* 2015;127(4):405–412.

18. Perel P, Roberts I, Ker K. Colloids versus crystalloids for fluid resuscitation in critically ill patients. *Cochrane Database Syst Rev.* 2013;2:CD000567.

19. Mutter TC, Ruth CA, Dart AB. Hydroxyethyl starch (HES) versus other fluid therapies: effects on kidney function. *Cochrane Database Syst Rev.* 2013;7:CD007594.

20. Dellinger RP, Levy MM, Rhodes A, et al. Surviving sepsis campaign: international guidelines for management of severe sepsis and septic shock: 2012. *Crit Care Med.* 2013;41(2):580–637.

21. SAFE Study Investigators, Infer S, Bellomo R, Boyce N, et al. A comparison of albumin and saline for fluid resuscitation in the intensive care unit. *N Engl J Med.* 2004;350:2247–2256.

22. Lowell JA, Schifferdecker C, Driscoll DF, et al. Postoperative fluid overload: not a benign problem. *Crit Care Med.* 1990;18(7):728–733.

23. Holliday MA, Segar WE. The maintenance need for water in parenteral fluid therapy. *Pediatrics.* 1957;19:823–832.

24. Crawford JD, Terry ME, Rourke GM. Simplification of drug dosage calculation by application of the surface area principle. *Pediatrics.* 1950;5:783–790.

25. Darrow DC, Pratt EL. Fluid therapy; relation to tissue composition and the expenditure of water and electrolyte. *JAMA.* 1950;143(4):365–373.

26. Wallace WM. Quantitative requirements of the infant and child for water and electrolyte under varying conditions. *Am J Clin Pathol.* 1953;23(11):1133–1141.

27. Orbegozo Cortés D, Gamarano Barros T, Njimi H, Vincent JL. Crystalloids versus colloids: exploring differences in fluid requirements by systematic review and meta-regression. *Anesth Analg.* 2015;120(2):389–402.

28. Arulkumaran N, Corredor C, Hamilton MA, et al. Cardiac complications associated with goal directed therapy in high-risk surgical patients: a meta-analysis. *Br J Anaesth.* 2014;112(4):648–659.

29. Zheng H, Guo H, Ye J, et al. Goal directed fluid therapy in gastrointestinal surgery in older coronary heart disease patients; a randomized trial. *World J Surg.* 2013;37:2820–2829.

30. Auler Jr JO, Galas F, Hajjar L, et al. Online monitoring of pulse pressure variation to guide fluid therapy after cardiac surgery. *Anesth Analg.* 2008;106(4):1201–1206.

31. Peng K, Li J, Cheng H, Ji FH. Goal-directed fluid therapy based on stroke volume variations improves fluid management and gastrointestinal perfusion in patients undergoing major orthopedic surgery. *Med Princ Pract.* 2014;23(5):413–420.

32. Chytra I, Pradi R, Bosman R, et al. Esophageal Doppler-guided fluid management decreases blood lactate levels in multiple-trauma patients: a randomized controlled trial. *Crit Care.* 2007;11(1):R24.

第
三
篇

第 24 章　血液治疗

Ronald D. Miller

同种异体输血是为了改善携氧能力/输送能力不足，纠正凝血功能障碍，此外，输血还可提供额外的血管内血容量。美国麻醉医师协会（American Society of Anesthesiologists，ASA）围手术期血液管理特别工作组进行了文献分析和意见征求，并在 2015 年发表了"围手术期血液管理实践指南"[1]。该指南及其2006 年版本（本书第 6 版本章基础），对本章的写作产生了重大影响 [2]。

在过去 5 到 10 年里，输血文献中涌现了许多新的概念术语。这些术语包括"**输血指征**"、"**患者血液管理**"（patient blood management，PBM）、"**输血率**"和"**术前贫血**"。这些术语和概念致力于阐明如何提高输血医学的安全性。相对应的，有部分术语强调多次输血时可能出现的严重并发症，如"**致死三联征**"一词描述的低体温、酸中毒和凝血障碍，是输血医学的一个重要阴性指标 [3]。最近引入的 **50/50 规则**受到了相当的关注 [4]。基本上，每输注 10 个单位的血液，死亡率就会增加 10%。因此，当输注 50 个单位的血液时，死亡率为 50%。虽然单个临床医生极少给患者输注 50 个单位的血液，但 50/50 规则简单地推导出了一个逻辑结论，即患者的内科或外科疾病越严重，需要的输血量越多，死亡率越高。然而，在特定的临床情况下进行红细胞输注可以降低死亡率 [5-6]。显然，明确界定的输血指征在临床实践时应使患者获益，甚至可以挽救生命。

准确判断输血指征是很困难的。例如，与年轻患者相比，老年患者接受输血的可能性更高 [7]。甚至有人建议开发一种基于证据的输血决策辅助工具 [8]。

血液治疗流程

确定受血者和供血者的血型是进行输血治疗的

第一步。常规进行血型鉴定是为了确定红细胞表面抗原(A,B,Rh)(表 24-1)。当红细胞表面缺乏 A 或 B 抗原(或同时缺乏)时会形成天然存在的抗体(抗 B,抗 A)。这些抗体会导致含有相应抗原的红细胞在血管内被迅速破坏。

交叉配血

主侧交叉配血是指发生在供血者红细胞与受血者血浆之间的孵育。次侧交叉配血是指供血者血浆与受血者红细胞之间孵育。如果主侧或次侧交叉配血任意一种不相容,就会发生凝集反应。主侧交叉配血还可以检测免疫球蛋白 G 抗体(Kell,Kidd)。特定血型血液仅指 ABO-Rh 血型被确定的血液。与输注特定血型血液相关的严重溶血反应发生的概率约为 1/1 000。

急诊输血

在相容性试验完成之前需要输血的紧急情况下,最理想的方法是输注特定血型、部分交叉配血的血液。供血者红细胞与受血者血浆混合、离心、观察肉眼可见的凝集反应。如果时间紧急无法等待完成这项检查(通常小于 10 分钟),第二种选择是使用特定血型、非交叉配血的血液(如果可能)或 O 型 Rh 阴性浓缩红细胞。不选择 O 型 Rh 阴性全血的原因是它可能含有高滴度的抗 A 和抗 B 溶血抗体。对于育龄期女性以外的成年患者,在确定患者的血型之前,紧急输注 O 型 Rh 阳性血液是可以接受的。在输注了 2 个单位 O 型 Rh 阴性浓缩红细胞后,即使已知患者的血型,经典的做法是应该继续输注 O 型 Rh 阴性血液。然而,目前尚不清楚这种做法是否有必要,通常推荐的方法是在可能的情况下改用特定血型血液。

经过血型鉴定、交叉配血并储存后不久,功能性血小板就开始消失。新鲜全血对严重创伤后正常凝血功能的恢复极为有效,其有效性取决于储存的时间和温度。在 20 世纪 60 年代末的越南军队中[9],使用室温下保存不超过 24 小时的特定血型血液,在预防和治疗创伤和液体诱导的(如晶体溶液)凝血功能障碍方面非常有效。在过去的 50 年里,这一推论被多次验证,包括各项回顾性分析[10]。例如,在阿富汗前沿外科小组,与没有血小板的成分输血疗法相比,新鲜全血的使用与提高存活率有关[10]。

在紧急临床情况下,需要紧急从血库发放血液。即使是非创伤的医院也应该做到迅速放血。在作者的机构(加州大学旧金山分校医学中心),大量输血和紧急发放流程可以确保血制品随时可用。启动大量输血流程将自动发放 4 个单位未交叉配血的红细胞(O 型 Rh 阴性)、4 个单位新鲜冰冻血浆和 1 个单位血小板。红细胞将在 5 分钟内发放,其他血制品将在 10 分钟内准备妥当。大多数急诊医院都有紧急发放或大量输血政策。

血型鉴定和抗体筛查

血型鉴定和抗体筛查是指进行 A、B 和 Rh 抗原分型,并筛查常见抗体。这种方法被应用于择期手术过程中不太可能需要输血但需要备血的手术(子宫切除术、胆囊切除术)。血型鉴定和抗体筛查使储存的血液可供不止一名患者使用,从而更加经济高效地使用储存血液。与使用经过血型鉴定和抗体筛查的血液有关的严重溶血反应的概率约为 1/10 000 单位。

血液储存

在 1～6℃下,血液可以储存在各种含有磷酸盐、葡萄糖和腺嘌呤的溶液中,储存时间(输血 24 小时后红细胞存活率为 70%)为 21～35 天,具体取决于储存介质。腺嘌呤通过允许细胞再合成代谢反应所需的三磷酸腺苷来提高红细胞存活率。血液在储存过程中发生的变化,反映了储存的时间和使用的保存液种类。多年来,新鲜血液(贮存时间小于 5 天)被推荐应用于危重患者以提高其运输氧气的能力[2,3-二

表 24-1 血型:鉴定和交叉配血				
血型	红细胞表面抗原	血浆抗体	白人发生率 /%	非裔美籍人发生率 /%
A	A	抗 B	40	27
B	B	抗 A	11	20
AB	AB	无	4	4
O	无	抗 A、抗 B	45	40
Rh	Rh		42	17

磷酸甘油酸（2，3-diphosphoglycerate，2，3-DPG）浓度维持得更好]。使用较新鲜血液（如储存时间小于 14 天）与更好的预后（如降低死亡率和减少术后并发症）有关，特别是对于大手术而言[11]。然而部分作者认为，红细胞质量不能通过储存时间来确定[12]。最近，Heddle 及其同事得出结论，综合医院人群的死亡率与血液储存时间无关[13]。每个专科都有相应的输血指南，其中往往包括储存时间。但即使在同一专业，对于血液质量是否与保存时间相关都未有定论[13]。尽管如此，由专科委员会和临床经验共同支持的与输血相关的证据越来越多地证明，临床医生必须将储存时间作为选择输血产品的标准之一。

输血决策

输血的决定应综合考虑以下因素：①患者血液管理和术前贫血；②失血量的监测；③评估可能发生的额外失血量；④重要器官的灌注不足和氧合的监测；⑤全面定量静脉补液；⑥输血指标（尤其是血红蛋白浓度）的监测。

患者血液管理

在过去 5 到 10 年里，患者血液管理一直是输血术语的重要组成部分。PBM 的主要组成部分之一是术前贫血[14]。术前贫血既是临床结局较差的风险因素，又是导致术中输血的诱发因素。此外，越来越普遍的术语"精准医学"（precision medicine）是对实践更精准医学的广泛呼吁，包括制定输血指征[15]。这些结论的主要局限性在于，在同时存在许多其他变量的情况下仅将注意力放在其中一两个变量上。例如，我们不能忽略严重创伤患者通常存在低体温[16]。

失血量的监测

目测评估是量化术中出血量的最简单的方法。这种评估是综合纱布、铺巾和吸引装置中血液的目测和称重来确定的。具体地说，可以常规测定干纱布和浸血纱布之间的重量差。然而，这些测量失血量的方法的准确性一般。

重要器官的灌注不足和氧合的监测

标准监测被普遍应用，包括心电图、动脉血压、心率、尿量和血氧饱和度。动脉血气分析、混合静脉血氧饱和度和超声心动图对特定患者可能有帮助。心动过速不是低血容量的敏感和特异性指标，特别是接受挥发性麻醉药的患者。能够维持足够的动脉压和中心静脉压（6～12mmHg）提示血管内血容量足够。中重度低血容量会导致组织低灌注，尿量通常会减少。只有当组织灌注严重不足时，动脉血 pH 才会降低。

输血指标（尤其是血红蛋白浓度）的监测

输血决策基于贫血对个体带来的风险，患者对携氧能力下降的代偿能力，以及输血相关的固有风险（参见第 20 章）。作为加州大学旧金山分校输血委员会 20 多年的成员，作者可以断言，用于指导输血治疗的许多变量都是基于临床判断，而不是同行评议研究。

在过去 20 年里，有关输血原则的新术语不断涌现。临床医生可能会使用"**保守**"的输血原则，这意味着"只有在绝对必要的时候才输血"。这种保守策略始于多年以前，当时人们普遍担心输血会引起肝炎和人类免疫缺陷病毒（human immunodeficiency virus，HIV）的传播。然而，此类疾病的传播现在很少见。在各种情况下，根据恰当的适应证来输血可以降低患者的死亡率[17,18]。恰当的术前准备可以减少术中输血。例如，应对术前贫血进行治疗（如使用重组人促红细胞生成素和铁剂）。这一治疗不仅减少了术中输血的需要，而且降低了总的发病率和死亡率[19]。

与新术语同时发展出来的一般护理标准是，血红蛋白值高于 100g/L 的健康患者很少需要输血，而血红蛋白值低于 60g/L 的患者几乎都需要输血，特别是贫血或外科急性和持续出血（或两者兼有）的时候。确定中间血红蛋白浓度（60～100g/L）的患者是否值得或需要输血，应基于患者发生氧输送不足相关并发症的风险。例如，某些患者（如冠心病、慢性肺疾病、大量失血的手术患者）与其他健康患者相比，允许在更高的血红蛋白值时输血。对于没有缺血危险因素的外科患者，80g/L 的血红蛋白浓度可能是合适的输血阈值，而对于存在缺血风险的患者（肺气肿、冠心病），100g/L 的输血阈值可能更合理。确定在多少血红蛋白浓度时进行输血可以改善外科急性失血患者预后的对照研究很少。然而在复杂的临床情况下，强调血红蛋白水平在输血决策中的重要性需谨慎。

最近，患者血液管理原则将重点放在输血的"**限制性**"和"**开放性**"两个词上。这项原则是以血红蛋白值作为指标的。开放性原则允许在血红蛋白水平超过 90g/L 时输血，而限制性原则只允许在血红蛋白水平最好是低于 80g/L 的情况下输血。对文献的分析显然支持限制性输血原则。然而，部分团队建议对病情较重的患者采取开放性原则。Fominski 和他的同事就是这样一个团队，他们写道："根据随机公布的证据，接受开放性输血原则的成年患者围手术期存活率有所提高[20]。"

另一个问题是，限制性原则的支持者没有说明对于重复输血应采取什么原则。初次输血与再次或多次输血的适应证是否应该相同？显然，临床医生应该评估活动性出血患者的失血量。

为血红蛋白浓度高于 100～120g/L 的患者输注浓缩红细胞并不能显著提高携氧能力，并且心排血量的增加有时可以代偿血红蛋白浓度的降低。使心排血量增加的确切血红蛋白值因人而异，并受到年龄、贫血的急性或慢性，以及麻醉的影响。例如，老年人对贫血的心血管反应降低，就像全身麻醉一样。然而，人们对血红蛋白作为"**输血指征**"的关注已经持续了很多年[21]。此外，一种新的装置在手指上的非侵入性分光光度监测仪（Masimo SpHb）可以连续监测血红蛋白水平。目前尚不清楚该监测仪是否可以在没有实验室血气分析测定的情况下用于输血决策[22]。但可以肯定的是，该监测仪将为确定血红蛋白水平和输血需求之间的关系提供更多机会。

综上所述，输血决策需要根据客观的临床适应证和全面的输血医学知识仔细思考并做出判断。

成分输血

浓缩红细胞

浓缩红细胞（250～300mL，血细胞比容为 70%～80%）通常用于治疗手术失血相关的贫血，主要目标是提高血液的携氧能力。尽管浓缩红细胞可以增加血管内血容量，但非血制品如晶体溶液和胶体溶液同样可以达到这一目的。一个单位浓缩红细胞可以提高成人血红蛋白浓度约 10～15g/L。浓缩红细胞可以与晶体溶液（如 50～100mL 生理盐水）重新混合后一起输注。理论上，使用低渗葡萄糖溶液可能会导致溶血，而含有钙离子的乳酸林格液如果与浓缩红细胞混合可能会导致凝血。

并发症

输注浓缩红细胞相关的并发症与输注全血相似，不同的是输注浓缩红细胞发生柠檬酸盐中毒的概率比输注全血少，这是因为柠檬酸盐输注量更少。与全血相比，由于浓缩红细胞去除了血浆，因此因子 I（纤维蛋白原）、V 和 VIII 的浓度更低。

输注浓缩红细胞的决定

是否输注浓缩红细胞取决于失血量和携氧能力不足的测定。

急性失血

急性失血量达到 1 500～2 000mL（约占成年患者血容量的 30%），可能会超过晶体溶液在不损害血液携氧能力的情况下进行血容量复苏的能力。急性失血时可能出现低血压和心动过速，但这些代偿反应可能会被麻醉或其他药物（如 β 肾上腺素受体阻滞剂）减弱。在血容量丢失不超过 10% 的时候，代偿性血管收缩可能会掩盖急性失血的迹象，而健康患者可能失去多达 20% 的血容量时，才会出现低血容量的体征。为了保证血液中足够的氧含量，在大量失血时应该输注浓缩红细胞。如果可行，输注全血可以减少低纤维蛋白原血症的发生，还可能减少与输注浓缩红细胞相关的凝血功能障碍的发生[2]。在越南战争中，新鲜全血（经过血型鉴定和交叉配血但未冷却）非常有效，特别是针对与大量输血相关的凝血功能障碍[9]。40 年后在伊拉克，军事医生使用来自预先筛查抗体的"行走献血者"的新鲜全血，用于治疗或预防血小板减少症。事实上，在治疗需要大量输血的危重患者时，输注温暖的新鲜全血可能比储存的成分血更有效[23]。当失血量超过血容量的 30% 时，输注全血可能比浓缩红细胞更可取，或者建议按照特定比例输注红细胞和新鲜冰冻血浆（fresh frozen plasma，FFP）及血小板[24]。例如，有推荐红细胞与 FFP 输注单位比例为 1.5∶1。也有推荐在大量失血和创伤的患者中使用 1∶6 血小板与红细胞的比例[24]。

急性失血时，为了维持血浆容量，组织间液和血管外蛋白转移至血管内。因此，当使用晶体溶液进行补液时，其给予量应约等于 3 倍失血量，这不仅是为了补充血管内容量，也是为了补充组织间隙的液体丢失。白蛋白和羟乙基淀粉有助于快速扩张血管内容量。与晶体溶液相比，白蛋白和羟乙基淀粉在血管内停留时间更长（约 12 小时）。这些液体可以避免输注含血产品相关的并发症，但不能提高血液的携氧能力，而且在大量（>20mL/kg）使用时可能会导致凝血功能障碍。

血小板

输注血小板可以针对性地治疗血小板减少症，而避免输注不必要的血液成分。血小板来源于自愿献血者（细胞分离和单采血小板）。浓缩血小板由捐献的全血制备,称为**随机供体血小板**。在手术过程中,通常不需要输注血小板,除非实验室检查确定血小板计数低于 $50 \times 10^9/L$,或以特定的红细胞血小板比例进行输注。

并发症

输注浓缩血小板相关的风险包括以下两点:①血小板细胞膜表面的人白细胞抗原引起的致敏反应,②感染性疾病的传播(极少见)。在美国,输血相关死亡的首要原因之一是细菌污染,最容易发生于浓缩血小板(表 24-2)。血小板相关性脓毒症是致命的,且发生率高达 1/5 000,而由于危重患者常存在许多其他混杂变量,因而常常被忽略。如果在输注前对供者血小板进行培养(至少培养 24 小时后为阴性),可显著降低脓毒症的发生率,但仍无法完全避免。血小板比其他血制品更容易发生细菌生长的原因可能是它的储存温度是 20~24℃而不是 4℃。因此,任何患者在输注浓缩血小板后 6 小时内出现发热,都应考虑可能是血小板引起的脓毒症,并开始进行经验性抗生素治疗。

新鲜冰冻血浆

新鲜冰冻血浆是从一个单位的全血中得到的液体部分,并在采集后 6 小时内进行冰冻。除了血小板,FFP 中含有所有的凝血因子,这是其用于治疗凝血因子缺陷引起出血的原因。外科手术中一般不需输注 FFP,除非凝血酶原时间(prothrombin time,PT)或部分凝血酶原时间(partial thromboplastin time,PTT)或两者均比正常时间延长至少 1.5 倍(参见第 42 章)。其他使用 FFP 的适应证还包括迅速逆转华法林的作用和治疗肝素抵抗。FFP 作为导致输血相关急性肺损伤(transfusion-related acute lung injury,TRALI)的原因将在后文讨论。

冷沉淀

当 FFP 解冻时,血浆中沉淀的部分就是冷沉淀。这种成分对于升压素无反应的甲型血友病有治疗作用(小容量中含有高浓度的因子Ⅷ)。由于冷沉淀比 FFP 含有更多的纤维蛋白原,所以还可用于治疗低纤维蛋白原血症(由输注浓缩红细胞引起)。

血液治疗的并发症

输血在临床医学中非常有价值,且越来越安全,这主要是因为更有效的献血者筛选和输血前血液测

试(表 24-3)。由于任何治疗均存在不良影响,因此当评估个体患者使用血液制品治疗的风险 - 效益比时,我们应该考虑到血液治疗的并发症。

美国食品和药品监督管理局(Food and Drug Administration,FDA)分析和公布了输血造成的死亡和相关结果。表 24-3 列出了 2011 年至 2015 年累计和仅在 2015 年发生的与输血有关的致命反应类型。几年来的结论是,输血相关致命反应很少见,且在过去 5 年中发生的情况类似。输血造成致命后果的风险很小,但仍有可能发生。输血致死的主要原因是 TRALI、

表 24-2 输血传播感染的风险评估

感染	风险
乙型肝炎病毒	1 : 220 000
丙型肝炎病毒	1 : 1 600 000
HIV	1 : 1 800 000
HTLV-Ⅰ	1 : 640 000
西尼罗病毒	>1 : 1 000 000

HIV,人类免疫缺陷病毒;HTLV-Ⅰ,人类 T 细胞淋巴病毒 Ⅰ 型。

表 24-3 美国 2011 年与 2015 年输血相关死亡

原因	2011—2015 年死亡人数及构成比		2015 年死亡人数
TRALI	66	38%	12
TACO	41	24%	11
HTR(Non-ABO)	24	14%	4
HTR(ABO)	13	7.5%	2
细菌感染	18	10%	5
过敏反应	8	5%	2
低血压	2	1%	1
其他	1	0.5%	

HTR: 溶血性输血反应;TACO: 输血相关循环超负荷;TRALI: 输血相关急性肺损伤。

引自: Fatalities Reported to FDA Following Blood Collection and Transfusion. Annual Summary for Fiscal Year 2015. Accessed online November 28, 2016. http://www.fda.gov/BiologicsBloodVaccines/SafetyAvailability/ReportaProblem/TransfusionDonationFatalities/.

输血相关循环超负荷（transfusionassociated circulatory overload，TACO）和溶血性输血反应（表 24-3）。

在过去的 5 年里，FDA 报告说输血比历史上任何时候都更安全，但仍应只在绝对必要的时候才进行输血。从历史上看，感染性疾病、肝炎和 HIV 的传播以及溶血性输血反应可能是输血治疗中最令人担心的并发症。

尽管输血治疗越来越安全，但仍应持以谨慎的态度。输血相关感染的另一个原因是医院感染[25]，其概念是输血使患者更容易受到感染。年龄较大或病情较重的患者有更大可能需要输血，因此面临更高的感染风险[25]。所有专科的输血适应证均应与 2016 年 JAMA 发表的英国国家临床指南中心（United Kingdom's National Clinical Guideline Centre，NCGC）全面指南保持高度一致[26]。这些适应证与本章中提到的血红蛋白阈值一致，最重要的是对于没有大出血或急性冠脉综合征（acute coronary syndrome，ACS）的患者使用限制性输注红细胞阈值（70～90g/L）。

感染性疾病的传播

输血感染的发生率较过去已经显著降低。在 1980 年，肝炎的发生率高达 10%。供血者血液检验和筛查的提高极大地降低了输血感染丙型肝炎和 HIV 的风险，使其发生率低于百万分之一。尽管很多因素可以降低输血传播感染的发生率，但最为重要的仍然是供血者血液检验的提高。目前，使用核酸技术对丙型肝炎、HIV 和西尼罗病毒进行检测。在 2002 年，超过 30 例患者发生输血传播西尼罗病毒感染。截止到 2003 年，通过核酸技术对供血者血液进行普遍的筛查，已经降低了 HIV 感染发生率。

最新的传染病担忧可能是寨卡病毒的传播。截至 2016 年 11 月，美国没有通过输血传播寨卡病毒的情况。然而，寨卡病毒在巴西是通过输注血小板传播的。FDA 建议对血液进行筛查检测。

其他不常见的输血传染源包括南美洲锥虫病、乙型肝炎病毒、人类 T 细胞淋巴病毒、巨细胞病毒、疟疾，可能还有克 - 雅病（Creutzfeldt-Jakob disease）。

输血相关非感染性危害

导致输血相关非感染性严重危害（noninfectious serious hazards of transfusion，NISHOT）的原因很多，且以 TRALI 和输血相关免疫调节为著。

输血相关急性肺损伤

TRALI 是输血相关死亡的首要原因（表 24-3）。

TRALI 是指在输注血制品尤其是浓缩红细胞或 FFP 后 6 小时内发生的急性肺损伤。排除女性献血者和较新鲜的血液（即储存时间 <14 天）可能会降低 TRALI 的风险[27]。TRALI 以呼吸困难和动脉低氧血症引起的非心源性肺水肿为特征。当肺水肿不合并左心房高压，且水肿液含有高浓度蛋白的时候，就可以诊断为 TRALI。当怀疑出现 TRALI 时，需要立即采取的措施包括：①立刻停止输血，②支持患者的重要生命体征，③通过气管导管确定肺水肿液的蛋白浓度，④获得全血细胞计数及胸部 X 线片，⑤通知血库可能发生 TRALI，使其他相关单位的血液可以被检疫。

由于 TRALI 的诊断有时很难确定，因此紧随的文书工作尤其重要，包括将血液标本和已输血的血袋送给血库。所有的输血表格及麻醉记录的副本都需要向血库提供。

输血相关免疫调节

与外科创伤相似，输血也可以抑制细胞免疫功能。当两者叠加时，患者术后感染的风险增加。这与肿瘤患者手术后长期的预后关系尚不清楚，但有资料显示肿瘤的复发和输血是相关的[28, 29]。但通常接受输血的患者病情更为严重、预后较差，而这一点与输血无关。因此，输血在术后感染和癌症中的作用很难确定。浓缩红细胞比全血含有的血浆少，可能更不易发生免疫抑制，这暗示着血浆中含有一种不确定的免疫抑制因子。

从血液和血小板（白细胞调节素）中去除大部分的白细胞正变得越来越普遍。这项措施降低了非溶血性发热输血反应和伴随白细胞的病毒传播的发生率。推测其他可能的益处还包括降低癌症的复发率和术后感染的发生率。

代谢异常

代谢异常伴随着血液的储存，包括氢离子和钾离子的聚集及 2,3-DPG 浓度的降低。血液保存液中的柠檬酸盐可能在受血者体内产生改变。

氢离子

大多数保护剂的添加迅速增加储存全血的氢离子浓度。红细胞持续代谢产生额外的氢离子，导致库血的 pH 低至 7.0。尽管存在这些变化，但受血者并不总是发生代谢性酸中毒，即使快速输注大量的库存血。因此，对于输注全血的患者，静脉给予碳酸氢钠应根据测得的 pH 决定，而不是随意地给予。

钾离子

储存血液的钾离子含量随着储存时间延长而不断增加，但即使大量输血也很少增加血浆钾离子浓度。血浆钾离子浓度未升高可能主要反映了1个单位储存血中实际上钾离子含量很少。例如，由于一个单位全血中只含有300mL血浆，其中测得的钾离子浓度是21mEq/L，因此，输给患者的钾离子少于7mEq。

2，3-二磷酸甘油酸的降低

血液储存与红细胞内2，3-DPG浓度逐渐降低相关，从而增加了血红蛋白与氧气的亲和力（P_{50}值降低）。可以想象，亲和力增加使得组织可获得的氧气减少并危害组织的氧气运输。有人认为新鲜血液（含有更多可利用的氧气）应该被用于严重疾病的患者。尽管观察到这些变化，但2，3-DPG使氧亲和力的改变对临床的重要性仍然不确定。

柠檬酸盐

柠檬酸盐代谢为碳酸氢盐可能造成代谢性碱中毒，另外其与钙离子结合可以导致低钙血症。确实，大量输血后，代谢性碱中毒较代谢性酸中毒更容易出现。由于可以动员骨内储存的钙离子，加上肝脏能迅速将柠檬酸盐分解为碳酸氢盐，因此，柠檬酸盐结合钙离子而导致的低钙血症很罕见。因此，在缺乏客观低钙血症的证据（心电图提示QT间期延长，测得的血浆钙离子浓度降低）时，不主张随意给予钙离子。当出现以下情况时可能需要补充钙离子：①输血速度快于50mL/min，②低温或肝脏疾病影响柠檬酸盐代谢，③患者为新生儿。进行肝移植的患者有很大可能发生柠檬酸盐中毒，这些患者在输入大量库存血时可能需要给予钙离子。

低体温

输注储存温度低于6℃的血液可导致患者的体温降低。血液通过特别设计的加温通道进行输注可极大程度地降低输血相关低体温发生的可能性。若这些加温装置出现故障且未被识别，可能产生过度加热，从而导致被输入的血液发生溶血。

凝血

发生微血管过度出血的结论应由外科和麻醉团队共同提出，实验室检查对临床确定微血管过度出血只是一个补充。确定失血量须核查吸引罐、外科海绵纱布和引流液的量。必须分辨失血是由外科控制血管出血不当还是由凝血障碍引起。通过血小板计数、PT或国际标准化比值（INR）、PTT及纤维蛋白原水平可以确定是否存在凝血障碍及其类型。当血小板计数小于50×10^9/L时，应输注浓缩血小板[9, 17]。如果存在血小板质量缺陷（抗血小板药物、心肺转流术），即使血小板计数正常时也应输注浓缩血小板。当PT较正常值延长1.5倍以上、INR大于2.0，无法获得实验室检查结果但输血量已超过1倍血容量（约70mL/kg），或出现微血管过度出血时，都应考虑给予FFP。FFP剂量（10～15mL/kg）应至少达到大多数血浆因子浓度的30%。如前所述，按照与红细胞的特定比例输注FFP和血小板似乎可以减少创伤和大量失血患者的凝血问题。前面的决策是基于实验室得到的凝血值（如血小板计数），这需要一些时间。床旁旋转式血栓弹力测定（rotational thromboelastography，ROTEM）已经在数种临床情况下被成功使用。然而，大多数已发表的关于输血医学和出血的研究都是基于标准的实验室检测。

当纤维蛋白原水平低于100mg/dL时应考虑输注冷沉淀。此外，从人类血浆中提取的高度纯化的、冷冻干燥的病毒灭活纤维蛋白原浓缩物（Riastap，CSL Behring, Kankakee, IL），可用于治疗低纤维蛋白原血症，对部分其他原因所致的凝血功能障碍也有效[30]。血纤维蛋白原水平低下与凝血功能障碍和大量输血的关系非常密切。因此，输注Riastap或冷沉淀对于大量失血患者的治疗越来越重要[31]。此外，去氨升压素或局部止血药（纤维蛋白胶）可用于治疗出血过多。当标准疗法治疗凝血障碍失败（微血管出血）时，重组活化因子Ⅶ可作为一种"抢救"药物[32]，它可以明显增强已活化血小板上凝血酶的生成，但它也有诱发血栓栓塞并发症的风险[32]。

输血反应

尽管输血反应传统上被分为发热、过敏以及溶血，但是在麻醉尤其是全身麻醉时，各种输血反应的症状和体征都可能被掩盖[33]。在麻醉中，当出现体温升高、气道峰压增加或者小便量或颜色急剧变化时，应怀疑可能发生输血反应。

考虑到输血反应的发生，定期检查细菌污染、TRALI和溶血性输血反应的症状和体征很重要，包括荨麻疹、低血压、心动过速、气道峰压增高、体温过高、尿量减少、血红蛋白尿和微血管出血[2]。在开始治疗输血反应前，应停止输血并进行诊断性实验[2]。

发热反应

发热反应是输血最常见的非溶血性不良反应，发生率占输血的 0.5%～1%。发热反应最可能的解释是受血者抗体与供血者白细胞或血小板上的抗原发生相互作用。患者体温升高极少超过 38℃，并可以通过减慢输血速度和给予退热药治疗。伴有寒战和战栗的严重发热反应需要停止输血。

过敏反应

经过正确血型鉴定和交叉配血的血液的过敏反应表现为体温增高、瘙痒和荨麻疹。治疗通常包括静脉给予抗组胺药物，并在严重情况下停止输血。检测血浆及尿液中的游离血红蛋白有助于排除溶血反应。

溶血反应

给患者输注血型错误的血液时会发生溶血反应。发生血管内溶血和自发性出血的共同因素是补体系统的激活。除了低血压以外，溶血反应的直接体征（腰椎及胸骨下疼痛、发热、寒战、呼吸困难、皮肤潮红）都被全身麻醉所掩盖。而麻醉中的患者，即使低血压也可能归因于其他原因。血浆和尿液中发现游离血红蛋白是推断发生溶血反应的证据。溶血红细胞的间质和脂质内容物（非游离血红蛋白）在远端肾小管发生沉淀导致急性肾衰竭。溶血红细胞释放的一种物质引发弥散性血管内凝血，从而导致凝血障碍。

治疗

急性溶血反应的治疗包括，立即停止输入不相容的血液，并通过输注晶体溶液和给予甘露醇或呋塞米维持尿量。使用碳酸氢钠碱化尿液、提高血红蛋白降解产物在肾小管的溶解度，以及使用皮质激素的价值尚未经证实。

自体输血

自体输血可分为：①（术前）预存式自体输血[predeposited（preoperative）autologous donation，PAD]，②术中及术后血液回收，③等容血液稀释。使用自体血液的两个主要原因是减少或消除异体输血的并发症以及节约血液资源。在 20 世纪 80 年代，由于对感染性疾病尤其是丙肝和 HIV 的合理关注，患者和医师对输血的恐惧不断加剧。尽管固有观点认为 PAD 血液更安全，但是异体输血后感染性疾病发生

率的显著降低使这个观点难以被证实。此外，PAD 更昂贵且在减少异体输血方面效果不佳。因此，PAD 与异体血液相比通常不是划算的选择。

预存式自体输血

可能需要输血的择期手术患者可以选择提前献血（预存），以备围手术期用血可能。患者供血时的血红蛋白浓度应至少为 110g/L。大多数患者每 5～7 天可以献 10.5mL/kg 的血液（最多 2～3 个单位），最后 1 个单位的血液应在术前 72 小时或更长时间收集，以允许血浆容量的恢复。建议在抽血的术前几天内口服补铁。使用重组促红细胞生成素治疗非常昂贵，但它可以增加患者预存血液容量达 25%。

术中及术后血液回收

术中血液的再利用回输减少了对异体血液的需求。通常使用半自动化系统收集和洗涤红细胞并进行储存，以备术中或术后使用。手术部位感染或恶性肿瘤被认为是血液回收的禁忌证。术中血液回收的并发症包括稀释性凝血障碍、抗凝剂（肝素）过量回输、溶血、空气栓塞及弥散性血管内凝血。对于所有术中使用血液回收技术的患者，都需要有美国血库协会推荐的质量保证计划文书。

等容血液稀释

等容血液稀释指在术中早期抽取部分患者血容量以及同时输入晶体溶液或胶体溶液以维持血管内容量。终点指标：血细胞比容为 27%～33%，取决于患者心血管和呼吸系统的状况。通过早期对患者进行血液稀释，在术中每毫升丢失的血液中红细胞数量更少。在手术结束时，患者的血液被重新输注，这是由于更高的血细胞比容可以增强携氧能力，而含有血小板和其他凝血因子因而具有更好的凝血能力。使用这种技术是否能够真正减少异体输血尚有疑问。回收的红细胞似乎与异体血的红细胞的存活情况相似。

结论和展望

输注血液制品变得越来越安全，尤其是因为感染性疾病的传播率大幅下降（表 24-2）。如果根据恰当的适应证进行输血，患者的死亡率不会因为接受输血而增加[17, 18]。如前所述，越来越多地强调应该按照特定比例给予血液制品（如浓缩红细胞与新鲜冰冻血浆或血小板的比例为 1∶1）[34, 35]。又或许将

来会更频繁地给予全血。其他可能性还包括血红蛋白氧载体(hemoglobin-based oxygen carriers,HBOC)(合成血液)。这 20 多年来,我们一直希望这些产品中的一种或多种可以凭借它们的优势(如无须确定血型和交叉配血)部分取代人类输血。然而,FDA 和美国国立卫生研究院在 2008 年的一次会议上表示,HBOC 产品短期内不会面世 [36]。此外,血液储存时间的长短对整个输血实践的最终影响尚不清楚 [11]。最后,与整个医学实践一致的是,精确的方案流程将越来越多地成为输血实践所依据的基础 [37]。

思考题

1. 患者需要紧急输注浓缩红细胞。如何交叉配血?如果使用特定血型、非交叉配血的红细胞来代替,发生溶血性输血反应的风险是什么?

2. 手术中决定是否需要输注红细胞的因素是什么?

3. 在美国,输血相关最常见的死亡原因是什么?

4. 输注血制品相关的代谢异常可能是什么?

5. 全身麻醉患者出现溶血性输血反应的表现是什么?正确的首要处理是什么?

6. 术中血液回收的并发症有哪些?

(赵雨意 译,廖刃 审)

参考文献

1. American Society of Anesthesiologists Task Force on Perioperative Blood Management. Practice guidelines for perioperative blood management: an updated report by the American Society of Anesthesiologists Task Force on Perioperative Blood Management. *Anesthesiology.* 2015;122: 241–275.

2. American Society of Anesthesiologists Task Force on Perioperative Blood Transfusion and Adjuvant Therapies. Practice guidelines for perioperative blood transfusion and adjuvant therapies: an updated report by the American Society of Anesthesiologists Task Force on Perioperative Blood Transfusion and Adjuvant Therapies. *Anesthesiology.* 2006;105:198–208.

3. Holcomb JB, Hoyt DB. Comprehensive injury research. *JAMA.* 2015;313: 1463–1435.

4. Frank SM. 50/50 rule ties blood transfused to increasing mortality. *Anesthesiol News.* 2015;41:10–15.

5. Park DW, Chun BC, Kwon SS, et al. Red blood cell transfusions are associated with lower mortality in patients with severe sepsis and septic shock: a propensity-matched analysis. *Crit Care Med.* 2012;40:3140–3145.

6. Goudie R, Sterne JA, Verheyden V, et al. Risk scores to facilitate preoperative prediction of transfusion and large volume blood transfusion associated with adult cardiac surgery. *Br J Anaesth.* 2015;114:757–766.

7. Brown CH 4th, Savage WJ, Masear CG, et al. Odds of transfusion for older adults compared to younger adults undergoing surgery. *Anesth Analg.* 2014;118:1168–1178.

8. Toledo P. Shared decision-making and blood transfusions: is it time to share more? *Anesth Analg.* 2014;118:1151–1153.

9. Miller RD. Massive blood transfusions: the impact of Vietnam military data on modern civilian transfusion medicine. *Anesthesiology.* 2009;110:1412–1416.

10. Nessen SC, Eastridge BJ, Cronk D, et al. Fresh whole blood use by forward surgical teams in Afghanistan is associated with improved survival compared to component therapy without platelets. *Transfusion.* 2013;53(suppl 1):107S–113S.

11. Adamson JW. New blood, old blood, or no blood? *N Engl J Med.* 2008;358:1295–1296.

12. Spinella PC, Acker J. Storage duration and other measures of quality of red blood cells for transfusions. *JAMA.* 2015;314:2509–2510.

13. Heddle NM, Cook RJ, Arnold DM, et al. Effect of short-term vs. long-term blood storage on mortality after transfusion. *N Engl J Med.* 2016;375(20):1937–1945.

14. Muñoz M, Gómez-Ramírez S, Kozek-Langeneker SK, et al. "Fit to fly": overcoming barriers to preoperative haemoglobin optimization in surgical patients. *Br J Anaesth.* 2015;115(1):15–24.

15. Klein HG, Flegel WA, Natanson C. Red blood cell transfusion: precision vs imprecision medicine. *JAMA.* 2015;314:1557–1558.

16. Perlman R, Callum J, Laflamme C, et al. A recommended early goal-directed management guideline for prevention of hypothermia-related transfusion, morbidity and mortality in severely injured trauma patients. *Crit Care.* 2016;20:107.

17. Vincent JL, Sakr Y, Sprung C, et al. Are blood transfusions associated with greater mortality rates? *Anesthesiology.* 2008;108:31–39.

18. Weightman WM, Gibbs NM, Sheminant MR, et al. Moderate exposure to allogeneic blood products is not associated with reduced long-term survival after surgery for coronary artery disease. *Anesthesiology.* 2009;111:327–333.

19. Beattie WS, Karkouti K, Wijeysundera DN, et al. Risk associated with preoperative anemia in noncardiac surgery. *Anesthesiology.* 2009;110:574–581.

20. Fominskiy E, Putzu A, Monaco F, et al. Liberal transfusion strategy improves survival in perioperative but not in critically ill patients. A meta-analysis of randomized trials. *Br J Anaesth.* 2015;115(4):511–519.

21. Weiskopf RB. Emergency transfusion for acute severe anemia: a calculated risk. *Anesth Analg.* 2010;111:1088–1092.

22. Miller RD, Ward TA, Shiboski S, et al. A comparison of three methods of hemoglobin monitoring in patients undergoing spine surgery. *Anesth Analg.* 2011;112:858–863.

23. Spinella PC. Warm fresh whole blood transfusion for severe hemorrhage: U.S. military and potential civilian applications. *Crit Care Med.* 2008;36:S340–S345.

24. Inaba K, Lustenberger T, Talving P, et al. The impact of platelet transfusions in massively transfused trauma patients. *J Am Coll Surg.* 2010;211:573–579.

25. Rohde JM, Dimcheff DE, Blumberg N, et al. Health care-associated infection after red blood cell transfusion: a systematic review and meta-analysis. *JAMA.* 2014;311:1317–1326.

26. Alexander J, Cifu AS. Transfusion of red blood cells. *JAMA.* 2016;316:2038–2039.

27. Benson AB, Moss M. Trauma and acute respiratory distress syndrome. *Anesthesiology.* 2009;110:216–217.

28. Spahn DR, Moch H, Hofmann H, et al. Patient blood management. *Anesthesiology.* 2008;109:951–953.

29. Arad S, Glasner A, Abiri N, et al. Blood transfusion promotes cancer progression: a critical role for aged erythrocytes. *Anesthesiology.* 2008;109:989–997.

30. Rahe-Meyer N, Pichlmaier M, Haverich A, et al. Bleeding management with fibrinogen concentrate targeting a high-normal plasma fibrinogen level: a pilot study. *Br J Anaesth.* 2009;102:785–792.

31. Stinger HK, Spinella PC, Perkins JG, et al. The ratio of fibrinogen to red cells transfused affects survival in casualties receiving massive transfusions at an army combat support hospital. *J Trau-*

ma. 2008;64:S79–S85.

32. Aledort LM. Off-label use of recombinant activated factor VII—safe or not safe? *N Engl J Med.* 2010;363:1853–1854.

33. Kopko PM, Holland PV. Mechanisms of severe transfusion reaction. *Transfus Clin Biol.* 2001;8:278–281.

34. Holcomb JB, Wade CE, Michalek JE, et al. Increased plasma and platelet to red blood cell ratios improves outcome in 466 massively transfused civilian trauma patients. *Ann Surg.* 2008;248:447–458.

35. Perkins JG, Andrew PC, Blackbourne LH, et al. An evaluation of the impact of apheresis platelets used in the setting of massively transfused trauma patients. *J Trauma.* 2009;66:S77–S84.

36. Silverman TA, Weiskoph RB. Planning committee: hemoglobin-based oxygen carriers. *Anesthesiology.* 2009;111:946–963.

37. Cotton BA, Dossett LA, Au BK, et al. Room for (performance) improvement: provider-related factors associated with poor outcomes in massive transfusions. *J Trauma.* 2009;67:1004–1012.

第
三
篇

第四篇 特殊情况下的麻醉考虑

IV

第25章 心血管疾病

Arthur Wallace

心血管疾病是全球死亡的一大主要原因,估计每年有1 700万人死于心血管疾病,到2030年这一数字可能超过2 300万。这也是美国人口死亡的首要原因[1,2]。许多已确定的围手术期死亡预测危险因素都源于心血管。冠状动脉疾病(coronary artery disease,CAD)、外周血管疾病(peripheral vascular disease,PVD)以及诱发冠状动脉疾病的危险因素都会增加手术风险[3,4]。其中,近期发生的心肌梗死、充血性心力衰竭(congestive heart failure,CHF)和主动脉瓣狭窄是最重要的危险因素。心血管疾病患者的麻醉管理需要了解疾病的病理生理,恰当的术前检查,应用围手术期风险降低策略以及谨慎选择麻醉药、镇痛药、肌松药和自主神经阻断药。另外,恰当的监测手段对于心血管疾病患者的管理是非常重要的。

冠状动脉疾病

冠状动脉疾病(缺血性心脏病)通常无症状,是美国高龄人群的常见合并症(参见第35章)。美国每年接受手术的成年患者中,约40%患有冠心病或存在冠心病风险[1]。合并冠心病的患者进行非心脏手术的麻醉时,其发病率与病死率增加。针对心脏和呼吸系统的问诊、查体以及识别心脏危险因素是非常重要的。此外,患者目前的活动耐量、心脏相关症状和心电图检查都是常规术前心脏评估的重要组成部分(参见第 13 章)[5]。心脏病的症状表现为男性运动时呼吸急促和女性的疲劳。严重冠心病的患者通常否认在走路或活动时合并胸痛或呼吸急促,但却很容易承认上楼时会出现呼吸急促。心绞痛、静息心绞痛、端坐呼吸、夜间呼吸困难、头晕或晕厥也可能是心血管疾病的信号。

许多特殊的检查,例如动态心电图监测(Holter 监测)、运动激发试验、经胸或经食管超声心动图检查、放射性核素心室造影(射血分数测定)、潘生丁 - 铊闪烁显像(模拟运动所致的冠状动脉舒张反应,而非心率反应)、心导管检查和血管造影,可选择性地用于术前检查。在对患者预后的预测方面,没有证据表明,有创性检查较常规的问诊、查体以及心电图结果能提供更有价值的信息[1]。例如,在预测是否存在术前心肌梗死方面,超声心动图检查的射血分数并不比细致的术前临床评估更有效[6]。评估冠状动脉血流状态的铊闪烁显像不能预测围手术期心脏事件的风险[7, 8]。最后,在择期心脏或非心脏手术前,充分了解病史和相关体格检查,尤其是新发的心绞痛、心绞痛类型的改变、不稳定心绞痛、近期心肌梗死、充血性心力衰竭或主动脉瓣狭窄,以及是否接受适当的药物治疗,才能判定患者是否处于最佳状态[6]。

病史

冠心病患者非心脏手术前的病史询问的重点包括:心脏储备功能、心绞痛发作的特点、陈旧性心肌梗死情况,以及相应的内科和心脏介入治疗、既往经皮冠状动脉介入治疗(percutaneous coronary intervention,PCI)和外科治疗的情况。治疗冠心病的药物与麻醉药间的潜在相互作用也必须加以考虑。此类患者常合并的非心脏疾病包括高血压、周围血管疾病、吸烟引起的慢性阻塞性肺疾病(chronic obstructive pulmonary disease,COPD)、与慢性高血压相关的肾功能不全、糖尿病等。如前所述,全面的术前评估格外重要,因为即使主要冠状动脉发生了 50%～70% 的狭窄,患者可能依然无症状。

心脏储备

在无明显肺部疾病的基础上,活动耐量受限是心脏储备降低的最有力证据。不能平卧、因心绞痛或呼吸急促出现夜间憋醒、静息状态或轻微活动状态下的心绞痛,都提示合并严重心脏疾病。如果患者能爬两到三层楼梯而没有任何症状,心脏储备可能足

够。需要血管重建的严重冠心病患者通常走平路无任何症状,但无法在不出现呼吸急促的情况下爬上一层楼。在平地上缓慢行走只需要很少的运动量。

心绞痛

如果心绞痛发作的诱因、频率和持续时间不变,且缓解期持续至少 60 天,就被认为是稳定型心绞痛。不稳定型心绞痛的特点为低于日常活动或静息状态下发生的胸痛或呼吸急促,或发作频繁、持续时间延长,并且可能是心肌梗死的前兆。心绞痛发作后的呼吸困难提示可能发生了因心肌缺血诱发的急性左室功能不全。因冠脉痉挛导致的心绞痛(变异型心绞痛或 Prinzmetal 型心绞痛)与典型心绞痛的不同之处在于,它可能在静息时发作而在劳力时消失。无症状心肌缺血不引发心绞痛(无症状的),其发生时的心率和血压低于运动诱发心肌缺血患者的心率和血压。大约 70% 的缺血发作与心绞痛无关,多达 15% 的急性心肌梗死是无症状的。女性和糖尿病患者更容易出现无痛性心肌缺血和梗死。男性最常见的心绞痛症状是劳力性呼吸急促(如爬楼梯),女性最常见的症状是疲劳。

在心电图上标记出心绞痛发作或心肌缺血时的心率和收缩压是有用的术前信息。心率增快比高血压更易诱发心肌缺血(图 25-1)。心动过速增加心肌氧需求,同时缩短舒张期,从而导致舒张期左室冠脉血流量减少,降低了左室氧供。相反,尽管合并冠状动脉粥样硬化,收缩压和舒张压的升高,增加心肌氧耗的同时也增加了冠脉灌注。

陈旧性心肌梗死

围手术期再次心肌梗死的发生率与距离上次心肌梗死的时间相关(表 25-1)[9-12]。一般而言,上次心肌梗死 6 个月以后再次发生围手术期心肌梗死的概率稳定在 5%～6%。因此,建议择期手术,特别是胸部、上腹部或其他大型手术,应推迟至心肌梗死后 2～6 个月[6]。但推迟的精切时间目前尚无定论。即使心肌梗死 6 个月后,围手术期再次发生心肌梗死的可能性(5%～6%)仍为无心肌梗死患者(0.13%)的 50 倍[13]。大部分围手术期心肌再梗死发生于术后 48～72 小时,但如果心肌缺血是由手术应激诱发的,术后几个月内发生心肌梗死的风险仍较高[3, 14]。

围手术期心肌梗死发生率受多个因素的影响。例如,超过 3 小时的胸腹部手术,患者心肌梗死的发生率会增加。与心肌再梗死相关性不大的因素包括:①既往心肌梗死的部位,②既往主动脉冠脉搭桥手

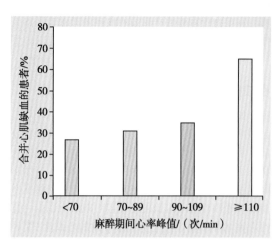

图 25-1 心肌缺血的发生率随心率增加而升高，心率高于 110 次 /min 时影响最大（引自：Slogoff S, Keats AS. Does chronic treatment with calcium entry blocking drugs reduce perioperative myocardial ischemia? *Anesthesiology.* 1988；68：676-680，used with permission. ）

术史，③ 3 小时以内的手术部位，④麻醉方法。患者合并冠心病或周围血管疾病时，适当使用 β- 肾上腺素能阻滞剂可降低心脏方面（心肌梗死或心源性死亡）的风险（参见第 6 章）[6]。除 β- 肾上腺素能阻滞剂外，术前术后应用氟伐他汀治疗 30 天，可将心肌梗死和死亡风险降低 50%[15]。采用动脉内置管技术进行严密的血流动力学监测，恰当的药物干预以及液体治疗维持血流动力学在正常范围内波动，可降低高危患者围手术期心脏病的风险（表 25-1）[11]。

目前用于治疗的药物

用于治疗冠心病的药物包括 β- 肾上腺素能拮抗剂、硝酸盐类、钙通道阻滞剂、血管紧张素转化酶抑制剂、降脂药、利尿剂、降压药和抗血小板聚集剂。这些药物的药理学及其与麻醉药物之间可能的相互作用是麻醉医师必须掌握的（参见第 6 章和第 8 章）。因此，所有冠心病、周围血管疾病或接受 β- 肾上腺素能阻滞剂的患者在整个围手术期均应进行监测[6]。反应性哮喘是使用 β- 受体阻滞剂的禁忌证，而 COPD 不是[16, 17]。除非有特殊禁忌证，冠心病或周围血管疾病患者应接受他汀类药物治疗[15]。尽管可能存在不良的药物相互作用，围手术期应继续使用术前服用的心脏药物。围手术期不应停用 β- 肾上腺素能阻滞剂[18]、钙通道阻滞剂、硝酸盐类、他汀类、血管紧张素转化酶抑制剂[19, 20] 或血管紧张素受体阻滞剂[21]，这会增加围手术期发病率和死亡率风险。

心电图

术前评估 12 导联静息心电图对合并冠心病、严重心律失常、外周动脉疾病、脑血管疾病或其他严重结构性心脏病的患者是必要的，对于某些无症状且既往无冠心病的患者可能也是有意义的（参见第 20 章）。对于低危手术患者术前无须行静息 12 导联心电图检查[6]。术前心电图检查可能发现以下情况：①心肌缺血，②既往心肌梗死，③心肌肥厚，④异常心律和传导障碍，⑤电解质异常。运动心电图检查模拟交感神经系统兴奋，与围手术期的很多刺激相似，如直接喉镜检查、气管插管、切皮、术后疼痛和康复。即使合并冠心病，在没有心绞痛发作时静息心电图也可能是正常的。心电图上 ST 段下移超过 1mm，特别是在心绞痛发作时，可以确定存在心肌缺血。此外，根据显示心肌缺血的心电图导联的不同有助于判断病变的冠状动脉（表 25-2）。特别重要的是，陈旧性心肌梗死，尤其是心内膜下心肌梗死，其心电图的改变可能不会持续存在。术前有室性期前收缩预示着术中也可能出现室性期前收缩。PR 间期延长超过 0.2 秒提示可能与药物相关，如胺碘酮、地高辛、普瑞巴林或多拉司琼。而房室结以下的传导阻滞（右束支传导阻滞，左束支传导阻滞或心室内传导延迟）更多揭示的是心脏病理改变，而非药物作用。

表 25-1 围手术期心肌梗死发生率

前一次心肌梗死的时间 / 月	报道的发生率			
	Tarhan et al[9]	Steen et al[10]	Rao et al[11]	Shah et al[12]
0～3	37%	27%	5.7%	4.3%
4～6	16%	11%	2.3%	0
>6	5%	6%		5.7%

表 25-2	心电图反映的心肌缺血范围	
心电图导联	心肌缺血相关冠脉	可能累及的心肌范围
Ⅱ, Ⅲ, aVF	右冠状动脉	右心房 窦房结 房室结 右心室
V₃ ~ V₅	左前降支	左心室前壁
Ⅰ, aVL	回旋支	左心室侧壁

危险分层与风险降低

危险分层是围手术期心脏病患者管理的一个标准步骤。危险分层是由术前的病史采集、体格检查，以及一系列被认为能预测围手术期与心脏病变有关的发病率和死亡率的检查组成。这些检查包括潘生丁-铊、超声心动图、动态心电图监测、多巴酚丁胺负荷超声心动图和血管造影，其结果决定是否放置冠状动脉支架或行冠状动脉搭桥术。然而，并没有证据表明术前用侵入性检查所确定的危险分层优于详细的病史采集和体格检查及预防性药物治疗[6-8, 17, 22]。血管造影术与冠脉支架置入术或冠状动脉旁路搭桥手术（coronary artery bypass graft，CABG）并不能减少围手术期发生心脏事件的风险[6, 23, 24]。而且这两个操作的风险加起来可能超过了原手术的风险[23, 25, 26]。尽管缺乏证实预防性侵入性检查联合冠脉搭桥或支架置入术优于药物治疗的证据，美国心脏病学会（American College of Cardiology，ACC）和美国心脏协会（American Heart Association，AHA）仍制定了一项名为 ACC/AHA 围手术期非心脏手术的心血管评估指南的方案[6, 27-30]。图 25-2 列出了指南推荐的术前评估流程。然而，对 ACC/AHA 指南进行调查研究时发现，该方案的实施存在困难。主要冲突在于对检查适应证的掌握上，临床医生实际开具的检查比指南建议的要多[31]。在危险分层策略方面，使用 β-肾上腺素能阻滞剂和他汀类药物降低围手术期风险的治疗，可能优于侵入性检查、血管成形术和 CABG[6, 15-17, 23, 32-35]。

降低围手术期心脏风险的治疗

在 POISE 研究发表后，围手术期是否预防性使用 β-肾上腺素能受体阻滞剂存在争议[36, 37]。推荐在围手术期继续使用抗心肌缺血药物[6, 32, 33]。推荐患

有冠心病或周围血管疾病患者围手术期使用 β-肾上腺素能阻滞剂[6]。对于有明显心脏危险因素[改良心脏风险指数（revised cardiac risk index，RCRI）≥3]以及术前检查提示中、高度风险的患者，推荐针对冠心病风险预防性加用 β-肾上腺素能阻滞剂[6]。术前使用 β-肾上腺素能阻滞剂应该持续足够长的时间，最好超过 1 天，以便评估安全性和患者的耐受性[6]。不应在手术当日[6, 16, 17]才开始使用大剂量 β-肾上腺素受体阻滞剂[36, 37]。下列 β-肾上腺素受体阻滞剂的使用方案[14, 17]已在 40 000 名患者中进行了测试，证实可降低围手术期风险[32, 33]。

1. 所有冠心病、周围血管病患者，或者具有两个罹患冠心病风险因素（年龄≥60 岁、吸烟、糖尿病、高血压、胆固醇≥240mg/dL）的患者，除非明确不耐受，都应在围手术期使用 β-肾上腺素能阻滞剂。肾功能不全或衰竭的患者也可从治疗中获益。

2. 一旦发现患者有冠心病、周围血管疾病或危险因素，应尽快开始使用 β-肾上腺素能阻滞剂。如果外科医生发现患者存在相关风险，应马上开始用药。如果麻醉门诊确定患者存在相关风险，则应在门诊时开始使用（参见第 13 章）。如果患者存在的风险直到手术当日早上才被确认，应使用静脉注射阿替洛尔或美托洛尔。如果术前口服阿替洛尔，起始剂量为 25mg/d。

3. 对于合并冠心病或外周血管疾病患者，β-肾上腺素能阻滞剂治疗应至少持续至术后 30 天。对于仅有危险因素的患者，7 天就足够了。

4. 开始 β-肾上腺素能阻滞剂的最佳时间是在风险确定之初。这个过程应该是多层次的，以避免漏掉患者。可采用以下方法以最低成本获取最大收益。

   a. 一旦发现患者合并冠心病、周围血管疾病或存在两种危险因素，外科医生应给予 β-肾上腺素能阻滞剂治疗。每日口服阿替洛尔 25mg 是合适的起始剂量。

   b. 如果外科要求心内科会诊或药物咨询，最常见的建议是开始 β-肾上腺素能阻滞剂治疗。

   c. 术前麻醉门诊应确定有风险的患者是否接受 β-肾上腺素能阻滞剂。如剂量偏小应相应增加剂量。

   d. 手术当日，应使用或增加静脉注射 β-肾上腺素能阻滞剂的剂量。推荐静脉注射美托洛尔 5mg，其标准剂量为 10mg 静脉注射（当心率低于 50 次/min 或收缩压低于 100mmHg 时

第四篇

应减量）。根据需要术中继续使用，术后在麻醉复苏室可根据情况追加额外剂量。

e. 患者术后应持续服药 30 天。如果患者需要禁食，除非收缩压低于 100mmHg 或心率低于 50 次 /min，应静脉注射美托洛尔（10mg q12h）。

如果患者接受口服药物治疗，且心率超过 65 次 /min，收缩压超过 100mmHg，建议服用阿替洛尔 100mg/d。如果心率为 55～65 次 /min，剂量为 50mg/d。若心率低于 50 次 /min 或收缩压低于 100mmHg 时应继续服用维持量。

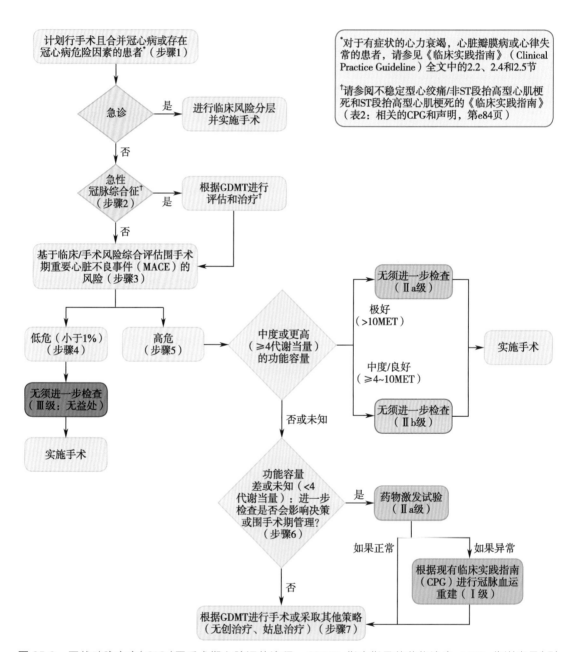

图 25-2　冠状动脉疾病（CAD）围手术期心脏评估流程。GDMT，指南指导的药物治疗；MET，代谢当量（引自：Fleisher L, Fleischmann K, Auerbach AD, et al. 2014 ACC/AHA Guideline on Perioperative Cardiovascular Evaluation and Management of Patients Undergoing Noncardiac Surgery. A report of the American College of Cardiology/American Heart Association Task Force on Practice Guidelines. *J Am Coll Cardiol*. 2014; 64(22): e77-e137.)

f. 术后应继续服药至少 30 天。

g. 许多患者应终生服药（合并冠心病、周围血管疾病和高血压患者）。

5. 术前有创检查和血管重建[26] 应根据需要用于特定适应证而非用于预防[38]。如果患者存在新发的心绞痛、不稳定型心绞痛、心绞痛类型改变或发生充血性心力衰竭，则应再次进行危险分层。如果患者合并冠心病，外周血管疾病或存在两种冠心病危险因素但病情稳定，则应接受 β- 肾上腺素能阻滞剂治疗[16, 17, 32, 33]。

6. 对于有充血性心力衰竭、主动脉瓣狭窄、冠脉支架置入并使用抗血小板药物或肾衰竭的患者应谨慎对待。所有充血性心衰的患者都应该由心脏病专家进行评估是否开始 β- 肾上腺素能阻滞剂治疗。β- 肾上腺素能阻滞剂治疗可降低充血性心衰的死亡风险。许多充血性心衰患者通过使用 β- 肾上腺素能阻滞剂得到了显著改善，但应在心脏病专家的监测下缓慢调整剂量。主动脉瓣狭窄患者应在心内科医生进行评估后，在其指导下开始 β- 肾上腺素能阻滞剂治疗。

7. 冠脉支架置入术后抗血小板药物的使用应咨询心脏病专家医生。警告：冠脉支架置入术后停用抗血小板药物是致命的[24, 39, 40]。肾衰竭患者给予适当的药物治疗时需特别注意。

8. 有他汀类药物治疗指征的患者，尤其是合并冠心病或周围血管疾病的患者，应考虑接受他汀类药物治疗[15]。治疗应在术前 30 天开始，并在术后至少持续 30 天[15]，也可能终身服药。

麻醉管理

一旦确定患者需要手术，麻醉医师应立即开始对已合并冠心病、周围血管疾病或存在冠心病两个危险因素（年龄≥60 岁、高血压、糖尿病、吸烟史或高血脂）的患者进行干预[16, 17, 32, 33]。所有存在新发心绞痛、心绞痛类型改变、不稳定型心绞痛、未经药物治疗的心绞痛、主动脉瓣狭窄、充血性心力衰竭或接受抗血小板聚集药物治疗的冠脉支架置入的患者均应转诊至心脏科。近期行冠脉支架置入并接受抗血小板治疗的患者在围手术期停用抗血小板药物时，冠脉血栓形成以及死亡的风险较高[24, 39, 40]。使用金属裸支架的患者可能需要 3 个月或更长时间的抗血小板治疗[40]。使用药物洗脱支架的患者可能需要一年或更长时间的抗血小板药物治疗[39]。经内科治疗病情稳定的冠状动脉疾病患者，若无证据表明合并充血性心力衰竭或主动脉瓣狭窄，应口服 β- 肾上腺

素受体阻滞剂（阿替洛尔或美托洛尔 25mg/d）和他汀类药物[15]。充血性心力衰竭患者应在心脏科医师的指导下长期服用 β- 肾上腺素能阻滞剂，其剂量应根据患者耐受情况逐渐增加。有高度房室传导阻滞病史且未安置起搏器、反应性哮喘或对 β- 肾上腺素受体阻滞剂不耐受的患者，应避免使用。糖尿病是围手术期应用 β- 肾上腺素能阻滞剂的指征。为获得最佳效果，应在确定患者需要手术后立即开始使用[14, 17]。不建议在手术当日才开始使用大剂量 β- 肾上腺素受体阻滞剂[6, 36, 37]。若手术当日才确定患者需使用 β- 肾上腺素能阻滞剂，且患者心率高于 55 次 /min 或收缩压高于 100mmHg，可在手术开始前静脉注射阿替洛尔或美托洛尔 10mg[16]，并在术后继续使用至少 7 天[16]。对于风险较高的患者（合并冠心病或周围血管疾病），β- 肾上腺素受体阻滞剂应至少持续 30 天[14, 17]。术中单次使用艾司洛尔不能称为围手术期 β- 肾上腺素能阻滞治疗，也不足以降低围手术期心脏相关风险[41]。应谨慎使用适宜剂量的 β- 肾上腺素能阻滞剂，以避免低血压和心动过缓相关的不良反应[37]。

与术后镇痛相似（详见第 40 章），冠心病患者的术中麻醉管理，应当保留交感神经系统反应性调节，并严格控制血流动力学的变化。这些患者的麻醉管理应基于术前左室功能的评估以及维持较好的心肌氧需与氧供平衡，以防止心肌缺血（表 25-3 和知识框 25-1）。凡是引起持续性心动过速、低氧血症、收缩压增高、舒张压降低的因素都能打破这个精确的平衡。心率超过 100 次 /min 会增加冠心病患者术后死亡的风险，而超过 120 次 /min 死亡风险显著增加。

表 25-3　左心室功能评价

评估指标	左心室功能良好	左心室功能受损
先前发生心肌梗死	否	是
充血性心力衰竭的证据	否	是
射血分数	>0.55	<0.4
左心室舒张末压	<12mmHg	>18mmHg
心指数	>2.5L/（min·m²）	<2L/（min·m²）
左室节段性运动异常	否	是

知识框 25-1 心肌氧需与氧供的决定因素

心肌氧需

● 心率
● 收缩压
● 心肌收缩力
● 心室容量

心肌氧供

● 冠状动脉血流
● 动脉血氧含量

将心率和血压的波动控制在最小范围是很关键的（图 25-1）[42]。通常建议心率和动脉血压波动不应超过清醒时基础值的 20%。动脉置管进行有创动脉压监测在很大程度上有助于维持稳定的血压。然而，围手术期新发的心脏缺血事件中，大约有一半与血压和心率明显变化没有关系[43]。

单次持续 1 分钟的心肌缺血（ST 段下移或抬高 1mm），就可以使心脏事件的发生率增加 10 倍，死亡风险增加 2 倍[3, 4]。术后心动过速（> 120 次 /min）5 分钟可使死亡风险增加 10 倍。唯一被证实能有效减少围手术期心肌缺血风险及相关死亡的措施是围手术期使用 β- 肾上腺素能阻滞剂（阿替洛尔或美托洛尔）[16, 17, 32, 33]。

监测（参见第 20 章）

预见问题和避免潜在灾难是心血管疾病患者麻醉成功的关键。预防性治疗和更全面的监测可降低风险。持续有创的动脉血压监测可以早期发现问题并降低发生血流动力学事件的风险。连续心电图监测可快速识别心律失常、心动过速和心肌缺血。若条件允许应对患者进行持续监测。血流动力学的剧烈变化会迅速导致心脏停搏，监测可协助麻醉医师快速识别并在更严重的并发症发生之前及时干预。术后在复苏室或重症监护室（intensive care unit，ICU）应持续进行监测。当患者从手术床挪至转运床或 ICU 病床、从仰卧位变为俯卧位、俯卧位变为仰卧位时，应尽可能对患者进行监测。无意识的心脏病患者在从手术床挪至转运床或 ICU 病床、转运过程中翻身时均可能迅速出现循环衰竭，因此在转移过程中需要持续监测。持续监测动脉血压、心电图和血氧饱和度，可迅速发现并在严重后遗症发生前予以纠正。应提前备好容量补充所需的液体、血管收缩剂、β- 激动剂、β- 肾上腺素能阻断剂、抗胆碱能药

或血管扩张药。血氧饱和度降低或脉搏波形消失可能意味着缺氧、动脉血压降低或心输出量不足，应立即寻找原因并进行干预。脉搏氧饱和度可同时反映氧合与灌注。如果脉搏氧饱和度无信号，应评估灌注是否充分。脉搏氧饱和度信号消失既可能是单纯由于手指变冷，但也有可能是血流动力学崩溃的前兆。连续监测和预防性治疗可降低心血管疾病患者的风险。

围手术期的监测强度取决于手术的复杂程度和心血管疾病的严重程度。对于无意识的患者，5 导联心电图是一种无创的反映心肌氧需与氧供是否平衡的监测（参见第 20 章）。如果平衡被打破，就会发生心肌缺血，反映在心电图上的证据就是 ST 段较基线水平下移至少 1mm。心前区 V_5 导联 ST 段改变是麻醉中左心室心肌缺血的特征性变化。有创动脉血压监测有助于迅速识别及处理血流动力学的改变。若条件允许应持续监测。经食管超声心动图（transesophageal echocardiography，TEE）检查所观察到的心室壁运动异常可能是心肌缺血最敏感的指标，但该监测方法较昂贵且具有侵入性，若用以监测心肌氧供 / 氧需失衡的常规方法还需要特殊的培训。对于特定的高危患者（心脏手术、近期心肌梗死、充血性心力衰竭发作、不稳定型心绞痛），术中应监测肺动脉压力或使用 TEE。每搏量变异度（stroke volume variation，SVV）是液体治疗反应性的指标，与连续性心输出量监测均可用于指导液体管理[44]。

麻醉诱导

术前焦虑可导致心肌缺血，从而诱发后期的心肌缺血[41]。术前使用 β- 肾上腺素能阻滞剂可降低心肌缺血的发生率[17, 41]。除口服降糖药外，患者术前应继续接受常规药物治疗。焦虑会增加儿茶酚胺的分泌，增快心率升高血压，从而增加心肌耗氧量，术前使用镇静药物有助于镇静和抗焦虑。口服苯二氮䓬类药物（地西泮或劳拉西泮）可有效缓解严重焦虑。若联合应用其他麻醉药物，则可能需要吸氧。

广为接受的麻醉诱导方式是使用起效迅速的静脉麻醉药物。诱导前进行动脉置管监测动脉血压有助于迅速调整药物，以实现平稳的麻醉诱导。预防性静脉泵注去氧肾上腺素 [0.2～0.4μg/(kg•min)] 可消除诱导导致的血流动力学变化，维持动脉血压稳定。依托咪酯由于其轻微的交感神经抑制作用和血流动力学影响，而成为常用的麻醉诱导药物（参见第 8 章）[45]。但因其有限的自主神经反射抑制作用，置入喉镜和气管插管时可能会使患者出现高血压。丙

泊酚具有止吐作用且苏醒迅速，也是常用的药物，但需减少用量以避免低血压。芬太尼和咪达唑仑，联合去氧肾上腺素和非去极化肌肉松弛剂静脉注射，可将动脉血压或心率的变化降至最小。

氯胺酮不常用于冠心病患者的麻醉诱导，因为它可使血压升高和心率增快，从而增加心肌耗氧。使用地氟烷时，应缓慢增加吸入浓度，以避免交感神经兴奋和相关的心动过速、肺动脉高压、心肌缺血和支气管痉挛[46]。琥珀胆碱或非去极化神经肌肉阻滞剂的使用使气管插管更容易实施（参见第 11 章）。

在气管插管时置入喉镜诱发的心动过速和高血压可能导致患者心肌缺血。充分的麻醉和缩短直接喉镜置入时间对于减轻这些循环变化非常重要。如果置入喉镜的时间无法缩短或患者合并高血压，必须考虑使用其他药物以减轻气管插管相关的反应。例如，在置入气管导管前使用利多卡因（2mg/kg）气管内喷洒可产生气管黏膜的快速局部麻醉，减轻血压升高的幅度并缩短持续时间。置入喉镜前静脉注射利多卡因（1.5mg/kg）同样有效（参见第 16 章）。

在置入直接喉镜前给予阿片类药物（芬太尼、舒芬太尼、阿芬太尼或瑞芬太尼）可减轻气管插管产生的刺激。β- 肾上腺素能阻滞剂可有效减轻气管插管导致的心率增加。所有患有冠心病、血管疾病或具有冠心病危险因素的患者均应避免心动过速。

麻醉维持

麻醉方法的选择往往依据患者的左心室功能情况（表 25-3）。例如，左心室功能正常的冠心病患者，强烈的刺激很可能引起心动过速和血压升高。如果出于减少心肌氧需的目的而使用吸入麻醉药或联合使用氧化亚氮，需要注意其同时产生的心肌抑制作用。在使用氧化亚氮 - 阿片类药物麻醉下，当外科手术刺激引起血压骤升时，通常加用吸入麻醉药来处理这种高血压。使用吸入麻醉药（异氟烷、地氟烷、七氟烷）处理高血压时，血压下降主要是因为药物引起的血管阻力降低而非心肌抑制。由于七氟烷的肺泡浓度上升迅速，在处理血压突然升高时具有突出的优势。突然快速增加地氟烷吸入浓度会引起交感神经兴奋，导致一过性血压升高、心率增快、肺动脉压升高和心肌缺血[51]（参见第 7 章）。

吸入麻醉药可扩张血管。某些特定情况下，冠脉扩张剂可导致血流从心肌缺血区域（已扩张至最大的血管）转移至非缺血区域（血管仍有舒张能力）。这种由药物的扩血管作用导致的局部心肌缺血称为"冠状动脉窃血"。文献报道，冠心病患者接受异氟烷麻

醉，其心肌缺血的发生率与接受其他吸入麻醉药或阿片类药物相比并无差异[47-49]。吸入麻醉药（氟烷、异氟烷、七氟烷和地氟烷）可不同程度地产生类似缺血预处理的作用，可以对之后发生的心肌缺血产生保护作用[50, 51]。综合考虑，吸入麻醉药可降低心肌氧需并产生类似缺血预处理的作用而对冠心病患者有益，但不利之处在于降低血压和冠脉灌注压，或导致冠脉窃血（异氟烷）或心动过速（地氟烷）[46]。一项针对心脏手术患者的大型临床实验未发现使用氟烷、异氟烷、恩氟烷或者阿片类药物麻醉之间的差别[52]。使用长效 β- 受体阻滞剂（美托洛尔、阿替洛尔）避免心动过速比麻醉药物的选择更为重要[16, 17, 32, 33]。术中间断推注短效 β- 受体阻滞剂（艾司洛尔）对减少围手术期心脏风险并无作用。围手术期需预防性使用长效 β- 受体阻滞剂（美托洛尔或阿替洛尔）以达到降低风险的作用[41]。

因既往心肌梗死而存在左心室功能不全的患者，也许不能耐受吸入麻醉药引起的直接心肌抑制。对于此类患者，麻醉维持多选择短效的阿片类药物合并氧化亚氮。应注意使用阿片类药物时加用氧化亚氮可能导致低血压和心排血量降低。以大剂量芬太尼（50～100μg/kg 静脉注射）或同等效用的舒芬太尼或阿芬太尼为主要麻醉药，并辅以苯二氮䓬类药物镇静，可用于无法耐受低剂量麻醉药物引起的心肌抑制的患者。尽管如此，还是没有证据表明，这样的用药方案优于中等剂量阿片类药物复合吸入麻醉药物或静脉麻醉药物。以右美托咪定、小剂量芬太尼（1～10μg/kg）联合吸入麻醉药对于冠脉搭桥术患者的麻醉维持效果良好，且可明显减少术后谵妄[53]。

区域阻滞对冠心病患者而言是一个很好的选择（参见第 17 章和第 18 章）。有心脏风险的患者行外周（骨科、足部外科、外周血管）和下腹部手术（妇科、泌尿科）时，区域麻醉是一种非常安全的方法。必须注意的是，流经严重狭窄冠脉的血流量具有压力依赖性。因此，若区域阻滞导致血压下降超过基础值的 20%，需要静脉输注晶体溶液或使用血管收缩剂（如去氧肾上腺素）。去氧肾上腺素可增加冠状动脉灌注压，但代价是增加后负荷和心肌氧需。尽管如此，冠状动脉灌注压的增加可能会补偿心肌氧需的增加。有心脏风险的患者行区域麻醉时，围手术期应使用 β- 肾上腺素能阻滞剂。

神经肌肉阻滞药（参见第 11 章）

对于冠心病患者，麻醉维持使用非去极化神经肌肉阻滞剂的选择基于药物对循环的影响。维库溴

铵、罗库溴铵和顺式阿曲库铵不会引起组胺释放，即使快速大剂量静脉注射也不会引起血压的下降。同样，阿曲库铵和米库氯铵降低血压的作用通常也较轻微，特别是为了减少药物产生的组胺释放而延长注射时间超过 30～45 秒时。这些神经肌肉阻断药物都不会对心肌氧需产生不良影响。泮库溴铵增加心率和升高血压，但这种变化通常不超过给药前的15%，因此也可用于冠心病患者。此外，泮库溴铵引起的循环改变能抵消其他麻醉药物所致的心脏负性肌力和负性变时作用，而其他非去极化神经肌肉阻滞药物不能抵消大剂量阿片类药物引起的血压或心率下降。随着更多选择性肌松药物（维库溴铵、罗库溴铵和顺式阿曲库铵）的应用，泮库溴铵的使用明显减少，在某些情况下已被淘汰。

抗胆碱酯酶药物（即新斯的明）联合抗胆碱能药物可安全拮抗冠心病患者的非去极化神经肌肉阻滞作用。格隆溴铵比阿托品更容易控制心率变化。非去极化肌松药被拮抗后仍可能发生心动过速。术后心肌缺血和心肌梗死的常见原因之一是紧急状态时心动过速，这可能是手术疼痛和逆转非去极化神经肌肉阻滞剂共同作用的结果。静脉使用长效 β- 受体阻滞剂能减少术后可能引起心肌缺血的心动过速的发生。

舒更葡糖已在许多国家已投入使用，现在也进入了美国（参见第 11 章）。它没有明显的心血管反应。建议读者阅读美国食品和药物监督管理局（Food and Drug Administration，FDA）的药品信息，该信息对其药理学有很好的阐述。

心肌缺血的治疗

心电图上出现心肌缺血表现时应积极处理心率或血压的不良变化。临床医生依据动态心电图的结果仅可识别 5% 的围手术期心肌缺血。预防性使用长效β- 肾上腺素能阻滞剂可降低围手术期风险 [16, 17, 32, 33]。心动过速可通过使用阿替洛尔、美托洛尔、普萘洛尔或艾司洛尔进行治疗。血压急剧升高时可加用阿片类药物、增加吸入麻醉药浓度、使用 β- 肾上腺素能阻滞剂或持续泵注硝普钠。心肌缺血时若血压正常，应选择硝酸甘油而非硝普钠。血压降低时可使用去氧肾上腺素，快速恢复压力依赖的粥样硬化冠脉的灌注。除药物治疗外，也可通过静脉补液恢复全身动脉血压，从而改善心肌供氧，但缺点在于液体治疗起效需要时间。

虽然几乎没有证据支持使用肺动脉导管 [54, 55]，但对于特定的患者，肺动脉导管结合 TEE 可能有助于监测静脉补液的反应以及药物对左心室功能和心输出量的效应。持续监测每搏量变异或脉压变异（pulse pressure variation，PPV）可预测液体反应性，并作为目标导向治疗的指标之一，优化液体输注。右心房（中心静脉）压并不能反映左心容量状态 [56]。不需要过多监测的健康患者、射血分数高于 0.5 且无左心功能不全的冠心病患者，右心房压可能与肺动脉楔压的相关性较好 [57, 58]。存在舒张功能障碍、心肌缺血、二尖瓣反流或狭窄、肺动脉高压、使用呼气末正压（positive end-expiratory pressure，PEEP）、肺动脉瓣狭窄或三尖瓣反流的患者，肺动脉导管测量的压力与左室容量之间的相关性很差。肺动脉压突然升高可能提示急性心肌缺血或急性二尖瓣反流。与TEE 相比，肺动脉导管监测心肌缺血的敏感性不高。TEE 可以对局部室壁运动、左心室整体功能、瓣膜功能、血管容量及相关的心室充盈情况进行评估。虽然 TEE 比肺动脉导管监测更昂贵，但其提供的信息比肺动脉导管更准确实用。

术中体温下降可能导致苏醒过程发生寒战，并导致心肌氧需急剧增加。因此，维持体温和充足的氧供非常重要。缓解术后疼痛同样重要，因为疼痛诱发的交感神经系统兴奋会增加心肌的氧需。

术后管理

冠心病患者的术后管理基于围手术期抗缺血药物（β- 肾上腺素能阻滞剂或他汀类药物）的使用、镇痛、必要时抑制过高交感神经兴奋性的镇静、严格控制血流动力学波动（参见第 39 章）。术后全面持续的监测有助于发现无症状心肌缺血。一旦发生心肌缺血，后期发作的频率和风险将会增加 [3, 17, 59]。使用 β-受体阻滞剂可降低心肌缺血的发生率，还可降低术后 30 天和 2 年死亡率 [17, 41]。对于已知有冠心病、周围血管疾病或两项冠心病危险因素（年龄≥60 岁、高血压、血管疾病、糖尿病、吸烟史或高脂血症）的患者，除非有特殊禁忌证，否则均应在围手术期接受β- 肾上腺素能阻滞剂治疗 [16, 17, 32, 33]。一旦发现患者合并心脏相关风险，应立即开始使用 β- 肾上腺素能阻滞剂 [6, 16, 17, 32, 33]。低风险患者应至少服用至术后 7天 [16, 17]。合并冠心病或血管疾病的患者，如果不长期服用的话至少应坚持 30 天。COPD 不是围手术期β- 肾上腺素能阻滞剂的禁忌证，但反应性哮喘是禁忌证。糖尿病不但不是围手术期使用 β- 受体阻滞剂的禁忌证，反而是一项适应证。所有药物都有治疗指数，β- 肾上腺素能阻滞剂也不例外。围手术期 β- 肾上腺素能阻滞剂的剂量应遵循药物说明书，以避免低血压、心动过缓、发病率和死亡[37]。

心脏手术后肺部并发症（肺不张、肺炎）的主要决定因素是心功能不全。早期活动和疼痛控制有可能减少临床上严重肺部并发症的发生。

心脏瓣膜疾病

最常见的心脏瓣膜疾病类型会导致压力过负荷（二尖瓣狭窄、主动脉瓣狭窄）或容量过负荷（二尖瓣反流、主动脉瓣反流）[60]。瓣膜性心脏病的最终后果是干扰从心脏流向全身的前向血流。经食管超声心动图对心脏瓣膜病的评估和术中管理起到了革命性的作用（知识框 25-2）。心脏瓣膜病患者麻醉药物的选择常基于药物对维持心输出量相关因素的影响，如心律、心率、血压、外周血管阻力和肺血管阻力（pulmonary vascular resistance，PVR）。尽管没有哪类麻醉药显示出优越性，但当心脏储备能力很低时，通常联合应用阿片类药物、具有遗忘作用的苯二氮䓬类药物和吸入麻醉药。右美托咪定与其他药物联合使用可能有益。心脏瓣膜病患者在围手术期应使用合适的抗生素预防感染性心内膜炎。对于有明显临床症状的心脏瓣膜病患者，有创动脉压监测是有帮助的。

二尖瓣狭窄

二尖瓣狭窄的特征是二尖瓣口进行性缩小并继发机械性梗阻，使左心室舒张期充盈受限，左心房压和肺静脉压升高。当左心房压缓慢升至超过 25mmHg 时，肺血管阻力升高。左心房长大易引起心房纤颤，从而导致血流停滞、血栓形成及全身栓塞。长期抗凝和/或抗血小板治疗能降低房颤患者发生栓塞的危险。二尖瓣狭窄通常是由于急性风湿性心脏病愈合过程中二尖瓣瓣叶融合所致。二尖瓣狭窄的症状通常在风湿热发作后 20 年左右才会出现。然而，因妊娠或脓毒症导致的心输出量突然增加会使先前无症状的二尖瓣狭窄患者出现症状。

长期使用洋地黄控制心率的二尖瓣狭窄患者应在围手术期继续服用。洋地黄控制心率的效应足够时，其表现通常是心室率低于 80 次/min。大部分这类患者均接受利尿治疗，因此术前应监测血钾浓度。其他的抗心律失常药物，如 β-肾上腺素能阻滞剂也应继续使用。抗凝治疗和抗血小板治疗是否中断应由外科医师和心血管内科医师共同讨论决定。根据不同的手术类型，应在术前将华法林（香豆素）换成肝素。此外，二尖瓣狭窄患者比正常人更易发生由

术前镇静药物导致的呼吸抑制。如果患者需要使用镇静剂，吸氧可提高安全性。除抗凝药、抗血小板药和口服降糖药外，术前大多数药物均应继续使用。

麻醉管理

麻醉诱导前进行有创动脉压监测有利于快速识别和治疗有明显临床症状的瓣膜病患者的血流动力学变化。除氯胺酮外的静脉麻醉药均可用于二尖瓣狭窄患者的麻醉诱导，氯胺酮因为增加心率应当避免使用[61]。应用神经肌肉阻滞剂有助于气管插管的实施。应使用对心率和体、肺血管阻力影响最小，且对心肌收缩力抑制不大的药物维持麻醉。没有证据显示哪一种麻醉剂是格外优越的。通过联合使用阿片类药与低浓度挥发性麻醉药或静脉麻醉药（如丙泊酚或右美托咪定）可实现上述目的。虽然氧化亚氮使肺血管阻力增加，但并非所有二尖瓣狭窄患者均不能使用。然而，当合并严重肺动脉高压时，氧化亚氮对肺血管阻力的影响加剧。不使用氧化亚氮时吸入氧浓度会更高，可以减轻肺血管收缩。应避免快速增加地氟烷浓度，这样会诱发心动过速、支气管痉挛和肺动脉高压[46]。预防性静脉注射血管收缩剂（去氧肾上腺素）可减轻麻醉诱导期的血流动力学改变。

非去极化神经肌肉阻断药对二尖瓣狭窄患者的循环影响很小，应避免拮抗药物产生的心动过速的副作用（知识框 25-3）。舒更葡糖钠注射液可取代新斯的明，且不会引起心血管改变。若手术时间较长

知识框 25-2　诊断：超声心动图与心脏瓣膜病

- 明确心脏杂音的意义（最常见于主动脉瓣狭窄）
- 联合查体发现相关的血流动力学异常（最常见于二尖瓣反流）
- 明确跨瓣压差
- 明确心脏瓣膜反流
- 评价人工瓣膜功能

知识框 25-3　二尖瓣狭窄患者的麻醉注意事项

- 避免窦性心动过速、快室率房颤
- 避免输液过多或头低位引起的中心静脉压显著升高
- 避免药物引起的全身血管阻力降低
- 避免加重肺动脉高压和诱发右心衰的事件，如低氧血症或通气不足

且不需要持续神经肌肉阻滞,可通过代谢消除非去极化神经肌肉阻滞效果,降低药物拮抗所致心动过速的风险。术中需谨慎补液,因为这些患者易出现容量负荷过重,进而发展为左心衰、肺水肿。患者同样不易耐受头低位时的肺血量增加。

监测有创动脉血压和 SVV 或 PPV 有助于指导补液。如果监测了中心压力,右房压增高反映了肺血管收缩,这意味着需要查找原因,包括是否使用了氧化亚氮、地氟烷、是否存在酸中毒、低氧血症,二尖瓣反流是否增加、麻醉是否过浅。

二尖瓣狭窄患者术后发生肺水肿和右心衰竭的风险很大。机械通气是必要的,特别是大的胸腹部手术后。从正压通气到自主呼吸,从断开呼吸机到气管拔管的转换,可导致静脉回流和中心静脉压增加,这会使心力衰竭进一步恶化。

二尖瓣反流

二尖瓣反流的特征是左心房容量负荷过重和左心室前向血流减少,原因是每搏输出量均有一部分通过关闭不全的二尖瓣反流进入左心房。在肺动脉楔压波形上反流表现为特征性 V 波[62]。风湿性二尖瓣反流常合并二尖瓣狭窄。心肌缺血、多发心肌梗死、病毒或寄生虫感染以及其他原因可引发扩张型心肌病,继而造成二尖瓣反流。单纯的二尖瓣反流可能是急性的,提示心肌梗死后乳头肌功能失调或继发于感染性心内膜炎的腱索断裂。

麻醉管理

二尖瓣反流患者的麻醉管理应避免左心室前向血流量减少。相反,心率轻度升高和外周血管阻力轻度降低可改善心输出量(知识框 25-4)。麻醉诱导前有创动脉血压监测可快速识别和处理有明显临床症状的瓣膜病患者的血流动力学变化。

明显二尖瓣反流的患者通常选择全身麻醉。尽管理论上认为外周血管阻力的降低是有益的,但椎管内麻醉由于药物起效太快、不受控制,限制了该技术在二尖瓣反流患者的应用。局部麻醉或区域麻醉可安全地用于肢端手术。连续椎管内麻醉可以缓慢精确控制区域阻滞的区域,是一种较好的麻醉方法。全身麻醉维持可使用挥发性麻醉药,可加以氧化亚氮或静脉麻醉药持续输注。调整吸入麻醉药的浓度,减少手术刺激引起的全身血压和外周血管阻力的增加。避免使用氧化亚氮以便于吸入更高浓度的氧来减轻肺血管收缩。避免快速增加地氟烷浓度诱发心动过速、支气管痉挛和肺动脉高压[46]。预防性地静脉注射血管收缩剂去氧肾上腺素来控制动脉血压可减少诱导时的血流动力学变化。在失血时及时补充血容量,保证足够的静脉回流和左心室前向每搏量。

主动脉瓣狭窄

主动脉瓣狭窄的特征是需要增加左心室收缩压以维持通过狭窄的主动脉瓣的前向血流量。跨瓣压差的大小作为瓣膜狭窄严重程度的评估指标。血流动力学明显异常的主动脉瓣狭窄与跨瓣压差大于 50mmHg 或瓣膜面积小于 $1.2cm^2$ 相关。心输出量正常时,收缩期跨瓣峰压差高于 50mmHg 或中等身高成人的主动脉瓣有效瓣口面积小于 $0.75cm^2$(例如体表面积 $0.4cm^2/m^2$ 或小于正常瓣口面积的 1/4)通常被诊断为重度主动脉瓣狭窄。结合临床症状(心绞痛、充血性心力衰竭、晕厥)、体征(严重的左室功能不全、进行性心脏肥厚)和瓣膜面积减小,提示主动脉瓣狭窄严重,需要外科换瓣治疗。室内压增加常伴随左心室壁代偿性肥厚。这类患者在无冠心病的情况下也常发生心绞痛,提示心肌氧需增加,原因在于左心室内压增高以及心肌肥厚导致左心室肌容量的增加。由于主动脉瓣跨瓣压差的存在,心肌氧供降低,左心室压以及每搏做功量的增加导致氧需增加。因此,主动脉瓣狭窄导致左室每搏做功量和需氧量增加(需求增加),同时冠脉血流量减少(供应减少)。以下公式描述了决定冠状动脉血流的因素:

$$冠状动脉血流量 = (主动脉舒张压 - 左心室舒张末压)/冠状动脉血管阻力$$

非风湿性单纯主动脉瓣狭窄通常源于先天异常瓣膜(常为二叶式瓣)的进行性钙化和狭窄。风湿性主动脉瓣狭窄几乎总是与二尖瓣病变同时发生。同样,主动脉瓣狭窄通常伴随一定程度的主动脉瓣反流。不管主动脉瓣狭窄的原因是什么,在症状出现前,其自然病程有一个很长的潜伏期,通常为 30 年或更长。因为主动脉瓣狭窄可无症状,故对拟行手

知识框 25-4 二尖瓣或主动脉瓣反流患者的麻醉注意事项

- 避免心率突然降低
- 避免全身血管阻力突然降低
- 将药物所致的心肌抑制控制在最低限度
- 监测 V 波大小以帮助判断二尖瓣的反流量
- 维持窦性心律
- 尽量维持舒张压

术的患者进行心脏听诊（心脏第二听诊区收缩期隆隆样杂音，可放射至右侧颈动脉）是非常重要的。主动脉瓣狭窄患者猝死率较高。

麻醉管理

随着经导管主动脉瓣置换术（transcatheter aortic valve replacement，TAVR）的应用，主动脉瓣置换术（aortic valve replacement，AVR）的适应证发生了变化，许多曾是外科主动脉瓣置换（surgical AVR，SAVR）高风险的患者现在被认为是 TAVR 的候选者。重度主动脉瓣狭窄或左室功能减退、有心绞痛或充血性心衰症状的主动脉瓣狭窄患者应在择期术前先进行主动脉瓣置换术。

主动脉瓣狭窄患者的麻醉管理目标是避免低血压，维持正常窦性心律，避免心率、外周血管阻力和血容量的长时间剧烈变化（知识框 25-5）。诱导时低血压可迅速导致心肌缺血，其原因在于因主动脉瓣狭窄导致左室后负荷持续增高，心肌氧耗高；同时左心室舒张末压升高和舒张压相对降低导致冠脉灌注压减少。麻醉诱导的关键在于避免低血压。保持正常窦性心律至关重要，因为最佳的左室充盈量和搏出量要依赖心房的固有收缩。心率加快（> 100 次 /min），左心室充盈和射血时间减少，冠脉血流减少的同时心肌氧耗增加；左室冠脉灌注发生在舒张期，心率的变化首先影响舒张时间。心动过缓（< 50 次 /min）可导致左室急性扩张。心动过速可致心肌缺血和心室功能障碍。鉴于左心室射血受阻，全身血管阻力的降低伴随全身血压和冠状动脉血流量大幅度降低，可导致心肌缺血。麻醉诱导之前和整个麻醉期间，有创动脉血压监测都必不可少的，有助于快速识别和处理血流动力学变化。麻醉诱导前预防性使用血管收缩剂（如去氧肾上腺素）可减轻血流动力学变化。

全身麻醉可能优于区域麻醉，因为交感神经系统阻滞会导致外周血管阻力降低。如果拟行肢端部位的手术，区域麻醉配合有创动脉压监测同样可行。静脉和吸入麻醉药均可用于全身麻醉的维持。挥发性麻醉药潜在的不利因素在于抑制窦房结的自主节律性，导致结性心律，丧失心房固有收缩，左心室充盈减少。需谨慎扩张外周血管。主动脉瓣狭窄患者麻醉管理最重要的是需要接受有创动脉压监测，以避免低血压。

及时补充手术失血量以维持血容量，术中静脉通道必须能快速输液。由于主动脉瓣狭窄，左心室顺应性降低，如果放置肺动脉导管，需注意肺动脉楔压可能高估左心室舒张末期容量。很难证明肺动脉导管监测对患者预后有任何益处。为主动脉瓣狭窄患者实施麻醉时，应该准备除颤器，因为胸外心外按压不可能通过狭窄的主动脉瓣射出足够的每搏量。因主动脉瓣狭窄导致冠状动脉灌注压低，心肺复苏（cardiopulmonary resuscitation，CPR）在这类患者中成功率较低。

主动脉瓣反流

主动脉瓣反流的特征是由于射出的血液经关闭不全的主动脉瓣口从主动脉反流进入左心室，使左心室前向每搏量降低。慢性主动脉瓣反流导致左心室显著肥厚，最终左心室扩张。左心室肥厚、心肌氧需增加，加上特征性的主动脉舒张压降低，冠状动脉血流量降低，患者可在无冠心病情况下发作心绞痛。冠状动脉血流在心室舒张期灌注左心室。严重或急性主动脉瓣反流患者舒张压降低，左心室舒张末压升高，冠状动脉血流量显著减少。所有主动脉瓣反流的患者均会因舒张压降低及左心室舒张末压升高导致冠状动脉灌注压降低。急性主动脉瓣反流通常为感染性心内膜炎、创伤、胸主动脉夹层所致。慢性主动脉瓣反流通常是既往的风湿热所致。与主动脉瓣狭窄相比，主动脉瓣反流患者猝死罕见。

麻醉管理

主动脉瓣反流患者非心脏手术的麻醉管理与二尖瓣反流相似（知识框 25-4）。麻醉诱导前有创动脉压监测可快速识别和处理血流动力学变化，推荐应用于有明确主动脉瓣反流的患者。应该选择对外周血管阻力或心脏功能影响最小的麻醉药。

二尖瓣脱垂

二尖瓣脱垂（喀喇音 - 杂音综合征、Barlow 综合征）的特征是二尖瓣支持结构的异常，使脱垂的瓣膜在左心室收缩期进入左心房[63]。既往认为 5%～15%

> **知识框 25-5　主动脉狭窄患者的麻醉注意事项**
>
> - 监测有创动脉血压
> - 提前准备或预防性静脉注射血管收缩剂（去氧肾上腺素）
> - 维持正常窦性心律
> - 避免心动过缓或心动过速
> - 避免全身血管阻力骤降
> - 维持最佳的血管内容量

第四篇

的个体存在二尖瓣脱垂，目前看来这一数据可能被高估[64]。经食管或经胸超声心动图检查可证实二尖瓣脱垂的诊断，特别是在缺乏特征性收缩期杂音情况下。肌肉骨骼异常的患者，包括马方综合征、漏斗胸、脊柱后凸侧弯畸形，二尖瓣脱垂的发生率似乎增加。

无论二尖瓣脱垂患病率如何，大多数患者无症状，说明这种畸形常为良性过程。然而，二尖瓣脱垂常伴发严重的并发症（知识框25-6）。例如，二尖瓣脱垂可能是单纯二尖瓣反流最常见的原因，这加速了需外科手术干预的进程。感染性心内膜炎是一种潜在的并发症，45岁以下的患者出现短暂性缺血发作常与二尖瓣脱垂有关。猝死是二尖瓣脱垂极为罕见的并发症，一旦发生，常认为是室性心律失常所致。

麻醉管理

二尖瓣脱垂患者麻醉管理的重要原则是避免增加心脏排空能力，从而加重二尖瓣脱垂进入左心房[65]。围手术期可促进心脏排空的因素包括：①交感神经系统兴奋，②外周血管阻力降低，③头高位或坐位手术。术前保证足够的血容量非常重要。静脉麻醉药均可用于二尖瓣脱垂患者麻醉诱导，但应避免快速、长时间降低全身血管阻力。诱导前有创动脉压监测可快速识别和处理血流动力学的变化，适用于二尖瓣脱垂症状明显的患者。预防性使用血管收缩剂（如去氧肾上腺素）可减少麻醉诱导所致的全身血管扩张。

通常使用吸入麻醉药及阿片类药物或加用氧化亚氮来维持麻醉，尽可能减少因手术伤害刺激而引起的交感神经系统兴奋。逐渐增加吸入麻醉药浓度，可避免全身血管阻力过度降低。区域麻醉也可明显降低外周血管阻力，但在严密监测并快速处理血流动力学改变时是可以应用的。及时补充失血量及输入液体可以维持满意的血容量，并且降低正压通气对患者肺的潜在损伤。准备好治疗心律失常的利多卡因、胺碘酮、美托洛尔和艾司洛尔。如果需要用缩血管药物治疗低血压，可选择α-受体激动剂，如去氧肾上腺素。

知识框 25-6　二尖瓣脱垂的并发症

- 二尖瓣反流
- 感染性心内膜炎
- 短暂缺血性事件
- 心律失常
- 猝死（极罕见）

心脏传导异常与心律失常

心电图是诊断心脏传导异常和心律失常的重要工具（参加第20章）。动态心电图监测可用于明确威胁生命的心律失常事件及评估抗心律失常药的治疗效果。术中心律失常发生率取决于心律失常的性质（良性或致命性），患者的状态和手术类型（心胸外科手术发生率更高）[65]。解读心电图时可从以下几个问题着手：

1. 心率是多少？
2. 有P波吗，P波与QRS波的关系是什么？
3. PR间期多少（正常为120~200ms）？
4. QRS波群的时间多少（正常为50~120ms）？
5. 心室律规则吗？
6. 有期前收缩的QRS波后有异常停顿吗？
7. 有既往心肌缺血和心室肥厚的证据吗？
8. 现在有心肌缺血的证据吗？
9. 是否存在传导异常，如左束支导阻滞、右束支传导阻滞或室内传导阻滞？

心脏传导阻滞

心脏传导异常是根据传导阻滞部位与房室结的关系分类的（知识框25-7）。发生于房室结以上的，通常为良性，持续时间短暂；发生于房室结以下传导阻滞的通常倾向于进行性和永久性。

理论上，对于双束支传导阻滞患者，应注意可能影响到唯一有正常传导功能的传导束的围手术期事件（如血压、氧合或电解质水平等），导致术中发生急

知识框 25-7　心脏传导阻滞的分类

- 一度房室传导阻滞
- 二度房室传导阻滞
- Mobitz Ⅰ型（Wenckebach）
- Mobitz Ⅱ型
- 单束支传导阻滞
- 左前分支传导阻滞
- 左后分支传导阻滞
- 右束支传导阻滞
- 左束支传导阻滞
- 双束支传导阻滞
- 右束支传导阻滞合并左前分支传导阻滞
- 右束支传导阻滞合并左后分支传导阻滞
- 三度（三支，完全性）房室传导阻滞

性三度房室传导阻滞。目前没有证据表明在局部麻醉或全身麻醉期间，外科手术会促使双束支传导阻滞发展成为三度房室传导阻滞。因此，在麻醉手术前不需要预防性安置人工心脏起搏器，但应该准备。

可通过放置人工心脏起搏器治疗三度房室传导阻滞。人工心脏起搏器可通过静脉（心内膜下电极）或经肋缘下入路（心外膜或心肌电极）植入。可替代紧急状态下经静脉临时起搏器安置的方法是非侵入性的经皮或临时食管心脏起搏。在人工电子心脏起搏建立之前，可通过持续静脉输注异丙肾上腺素进行药物起搏以维持足够的心率。

病态窦房结综合征

病态窦房结综合征的特征是因窦房结退行性改变而产生的异常窦性心动过缓。通常这种心动过缓与室上性心动过速并存。当控制心动过速的治疗药物导致心动过缓时，具有安置人工心脏起搏器指征。这些患者肺栓塞发生率增加是开始抗凝治疗的原因之一。

室性期前收缩

室性期前收缩，也称为室性早搏（premature ventricular complexes，PVC），在心电图表现为：①提前发生，②QRS 波前无 P 波，③QRS 波宽大畸形，④T 波倒置，⑤期前收缩后代偿间期。应明确导致 PVC 的潜在病因：心肌缺血、低氧血症、高碳酸血症、高血压、低血钾、心室机械激惹，并予以纠正。当室性期前收缩出现下列情况时：①发作频繁（> 6 次 /min），②多源性，③3 个或 3 个以上的连续发作，④发生在 T 波上升支（R-on-T 现象），对应为心室相对不应期时，常用利多卡因静脉注射（1～2mg/kg）治疗。

室性心动过速

室性心动过速是指在心电图上出现至少连续 3 个宽大的 QRS 波（超过 120ms），且实际心率超过 120 次 /min。室性心动过速不伴有低血压的，可首先用静脉药物治疗，如胺碘酮、利多卡因或普鲁卡因胺。镁剂对尖端扭转性室性心动过速有效。有症状的室性心动过速最好进行体外电复律治疗。应立即寻找发生室性心动过速的原因，例如心肌缺血、缺氧、电解质异常或外科医生对心脏的刺激。

预激综合征

预激综合征的特征是从心房来的冲动经过旁路（异常附加通路）提早兴奋心室的一部分。这些冲动通过旁路绕过房室结，早于通过正常路径发放的冲动激动心室。

Wolff-Parkinson-White 综合征

Wolff-Parkinson-White 综合征是最常见的预激综合征，其发生率占总人口的 0.3%。心脏冲动沿Kent 纤维传导时生理性延迟消失，心电图上表现为特征性的短 PR 间期（少于 120 毫秒）。心电图上的宽QRS 波和 δ 波反映了同时经正常途径和旁路传导的心脏脉冲的复合情况。阵发性房性心动过速是该综合征最常见的心律失常。越来越多 Wolff-Parkinson-White 综合征患者能被电生理图识别附加路径，并接受心导管消融术。室上性心动过速，如心房颤动或一比一下传的心房扑动，可导致 Wolff-Parkinson-White 综合征患者的血流动力学崩溃。

麻醉管理

对于预激综合征患者，麻醉管理的目标应避免任何可能激活交感神经系统并致快速性心律失常的事件（如焦虑）或药物（如抗胆碱能药、氯胺酮、泮库溴铵）[65]。在围手术期所有抗心律失常药都应继续使用。除氯胺酮外的其他静脉麻醉药均可用于麻醉诱导。麻醉药达到一定的浓度或剂量，足以抑制上呼吸道刺激所引起的交感神经系统兴奋后，方可进行气管插管。静脉使用 β- 受体阻滞剂（阿替洛尔、美托洛尔、普萘洛尔、艾司洛尔）可避免麻醉诱导期间的心动过速。应使用对心率影响最小的神经肌肉阻滞药。

围手术期阵发性房性心动过速或心房纤颤一旦发生，可通过静脉给药治疗，如快速延长房室结不应期的药物（腺苷）、延长传导束不应期的药物（普鲁卡因胺）。β- 肾上腺素能阻滞剂可用于控制心率。洋地黄和维拉帕米可降低心房纤颤时旁路的不应期，此时的心室率反应性地增加，因此应避免使用。快速性心律失常危及生命时应进行电复律。

QT 间期延长综合征

QT 间期延长（心电图上超过 440ms）综合征与室性心律失常、晕厥和猝死有关。治疗包括 β- 肾上腺素能拮抗剂或左侧星状神经节阻滞。左侧星状神经节阻滞有效支持以下假设：该综合征可能是由于右侧心脏交感神经系统兴奋性降低，心脏自主神经的先天性失调所致。麻醉的管理包括避免可能激活交感神经系统的事件或药物，以及使用 β- 拮抗剂（美托洛尔、阿替洛尔、普萘洛尔或艾司洛尔）或进行电

第四篇

复律以治疗危及生命的心律失常[65]。吸入麻醉药和静脉麻醉药可延长正常患者的 QT 间期。幸运的是，对于已存在 QT 间期延长的患者，这些药物不会使 QT 间期进一步延长[66]。许多有潜在延长 QT 间期的药物（如氟哌利多）[67, 68] 应避免用于 QT 间期延长综合征患者。

人工心脏起搏器

对安装了人工心脏起搏器的患者进行术前评估包括放置起搏器原因、评估起搏器功能，以及品牌、型号、磁频模式和不同设备的控制程序以及可操作该程序的人员[69]。有许多种类的可植入电子设备，因此不是所有的皮下装置都是起搏器。这些可植入装置包括深部脑刺激器、自动植入式心脏除颤器、静脉泵、用于控制慢性疼痛的脊髓刺激仪、用于治疗神经源性膀胱的膀胱刺激仪、用于治疗肥胖症的胃刺激仪、植入式给药泵和用于睡眠的迷走神经刺激仪。

需要特别注意关乎患者生命的装置。如果这个装置是一个用于治疗三度房室传导阻滞的人工心脏起搏器，应特别关注该装置的连续工作状态及并进行持续监测。如果为更换刺激器需断开三度房室传导阻滞患者已植入的心脏起搏器，则可能需要静脉起搏。如果该装置是一个自动除颤仪，在使用电烙时需要关闭以避免该装置错误地感应到室性心律失常并除颤，消耗电池寿命，并导致 R-on-T 现象和室颤。术后需重新启动除颤仪，同时检查其工作状态。如今许多植入设备的磁频模式是可程控的，但不能认为磁频模式一定是安全的。当某些磁频模式随设备状态变化且可被程控时，应明确其磁频模式。许多起搏器的磁频模式在 99 次 /min 时是非同步的。如果患者自主心率为 60～80 次 /min, 99 次 /min 的非同步模式是安全的。然而，某些装置的电池即将用完时，磁频模式在 50 次 /min 时会转变为非同步。如果患者自主心率高于 50 次 /min，以 50 次 /min 非同步起搏可导致 R-on-T 现象。最好知道装置特定的磁频模式是什么，并根据患者的需要设定。

有人工心脏起搏器的患者术中监测包括 ECG，尽可能进行有创动脉压监测以便快速发现心搏骤停。如果人工心脏起搏功能停止，应使用阿托品、异丙肾上腺素和体外起搏器。如果电刀干扰心电图，可通过监测有创动脉压、动脉血氧饱和度、通过食管听诊器或脉搏触诊监测心脏的活动。有创动脉压监测可及时发现起搏功能障碍，对于三度房室传导阻滞患者应该考虑使用。使用手术电烙时电磁干扰可抑制

脉冲发生器的活动，心脏起搏器将其识别为自主心脏电活动，当电凝的负极板离心脏太近或使用单极电凝时最易发生。因此，电烙的负极板应尽可能远离脉冲发生器。双极电烙可以减少电烙与起搏器之间的相互干扰。如果使用体外起搏和体外除颤，其体表电极应该远离植入装置以减少通过起搏电极的电流，使小部分心肌超极化，这可能干扰除颤后起搏器的信号捕获。可植入心脏自动复律装置能感应室颤或室性心动过速，通过植入的心脏电极可以进行心脏复律。电刀的信号可能被误认为室性心律失常，触发不必要的除颤并降低电池的使用寿命。择期手术前，应将这些设备设置为待机模式，并在术后询问正确操作后恢复到全功能状态（参见第 13 章）。

麻醉方法和药物的选择不受人工心脏起搏器的影响，因为没有证据显示这些装置的阈值及后续的反应会受围手术期所用药物影响。但是，使用人工起搏器或植入心脏复律装置的患者心脏并发症的概率很高，术中应仔细监测并谨慎麻醉。植入型心脏复律除颤器的患者心功能通常较差。肺动脉导管的放置不会干扰心外膜电极，但可能使近期放置（< 2 周）的经静脉植入的内膜电极脱落[70]。

原发性高血压

原发性高血压的定义为无明显诱因的血压持续升高（收缩压高于 160mmHg 或舒张压高于 90mmHg）。原发性高血压经合适的药物治疗可降低脑卒中和充血性心衰风险。高血压是冠心病的危险因素，高血压时间越长，终末器官损害的危险越高。

麻醉管理

原发性高血压患者的麻醉管理包括术前药物治疗评价、疾病严重程度，以及术前焦虑和术中疼痛刺激引起全身血压急剧变化带来的并发症[71]。

术前评估

对原发性高血压患者的术前评估首先要考虑全身动脉血压控制是否理想，并了解其所用降压药的药理学知识（参见第 6 章和第 13 章）。在整个围手术期都应继续服用降压药。需评估是否存在重要脏器功能障碍（充血性心衰、冠心病、脑缺血、肾功能障碍）。原发性高血压患者罹患冠心病风险较高。应当注意患者是否合并周围血管疾病，因为所有周围血管疾病患者都可能合并不同程度的冠心病。一般认为，即使没有心绞痛且静息心电图正常，有周围血管

疾病的患者中，接近一半的人存在一支或多支冠状动脉50%以上的狭窄。对于重大手术有必要进行更多的监测，包括有创动脉血压。脉压升高的患者围手术期和长期并发症风险增加[72]。原发性高血压的患者脑血流自动调节曲线右移，随着灌注压的降低此类患者更易发生脑缺血。继发于高血压病的肾衰竭可能影响药物的选择，尤其当药物的血浆消除依赖于肾脏或其代谢产物有潜在肾毒性时（如七氟烷的代谢产物为氟化物）。

术前应对高血压患者进行治疗，在麻醉诱导前仍处于高血压状态的患者，麻醉维持期间低血压的发生率和心电图提示的心肌缺血风险增加[57]。术前服用降压药的患者围手术期应继续服用，停用抗心绞痛和降压药物会增加手术的风险[6, 19, 21, 32, 33]。对患有冠心病、周围血管疾病或两种危险因素（年龄≥60、高血压、胆固醇>6.2mmol/L、糖尿病、吸烟）的患者，预防性使用β-肾上腺素能受体阻滞剂可降低围手术期死亡的风险[14, 32, 33, 41]。使用恰当剂量的β-肾上腺素能阻滞剂可避免后遗症的发生[6, 37]。

尽管术前进行了抗高血压治疗，且无论术前血压的控制程度如何，原发性高血压的患者术中收缩压增高的可能性仍较高。只要术前舒张压不超过110mmHg，心率得到控制，高血压患者行择期手术后心脏并发症的发生率并不会增加。预防性使用β-肾上腺素能阻滞剂有助于减轻交感神经系统的过度兴奋，并降低围手术期死亡率[16, 17, 41]。

麻醉诱导

可使用静脉药物进行麻醉诱导，但需注意收缩压可能严重降低，特别是术前有高血压的患者。硫喷妥钠、丙泊酚、咪达唑仑、阿片类药物（芬太尼、舒芬太尼、阿芬太尼、瑞芬太尼）和依托咪酯均可用于静脉麻醉诱导。只要药物剂量适当，严密监护，任何麻醉药都可使用。依托咪酯或咪达唑仑联合芬太尼对血流动力学影响较小，经常用于麻醉诱导。由于氯胺酮会导致血压升高、心动过速，可能导致心肌缺血，故很少用于原发性高血压患者的麻醉诱导。麻醉诱导前进行动脉置管持续监测血压，以及预防性使用血管收缩药去氧肾上腺素，可减少麻醉诱导所致的血流动力学紊乱。诱导引起的血流动力学变化反映出一个被掩盖的问题，即高血压患者通常存在有效血容量不足，合并动脉血管硬化。

原发性高血压的患者在进行直接喉镜暴露气管插管时可出现高血压，但提前使用阿片类药物和β-肾上腺素能阻滞剂可减轻这种反应。心动过速可导致心肌缺血，而缺血1分钟会使围手术期心脏病发病率增加10倍，死亡风险增加2倍。预防性使用β-肾上腺素能阻滞剂可降低心肌缺血风险[16, 17, 41]。

在直接喉镜插管期间，通过使用麻醉药、静脉阿片类药物和β-肾上腺素能阻滞剂，可最大程度减少患者的交感神经兴奋。使用任何麻醉药时均应重视气道管理，心脏病患者的风险更高。如果患者存在困难气道，直接喉镜插管困难，在寻求其他方法（如纤维支气管镜插管）行气管插管时，需注意血流动力学控制，尤其注意心率控制。避免缺氧、心动过速、低血压、高血压和心肌缺血都非常重要。不管气管插管前使用何种药物，重要的是认识到大剂量的麻醉药物会导致血压急剧下降，这与高血压一样都是不希望出现的。抑制气管插管引起的压力感受性反射的关键是，尽可能将直接喉镜暴露的时间限制在15秒以内。此外，在气管导管置入气管之前使用利多卡因对喉部及气管进行表面麻醉可最大程度减轻额外的压力感受器反应。

麻醉维持

麻醉维持期间的目标是调整麻醉药物浓度以预防心动过速，并尽可能减少血压的大幅度波动（知识框25-8）。没有任何麻醉方法具有特别的优越性。通常联合应用吸入麻醉剂和/或氧化亚氮与阿片类药物。调整吸入麻醉药的浓度可快速调整麻醉深度，以应对血压的波动。手术刺激强度的改变可能影响血压和心率。追加阿片类药物、β-肾上腺素能阻滞剂以及调节挥发性麻醉药剂量可控制血流动力学的变化。控制心率是预防心脏并发症和死亡率的最关键因素。心率快于120次/min会增加死亡率。吸入麻醉药有助于降低交感兴奋性和与之相关的压力反射。七氟烷肺泡浓度的快速上升（低溶解度）使其对治疗血压突然升高有很好的效果（参见"冠状动脉疾病"章节中的"麻醉维持"）。应避免地氟烷浓度快速变化导致的心动过速、高血压、肺动脉高压和心肌缺血[46]。地氟烷麻醉期间可能会出现正反馈作用，即手术刺激使血压升高，麻醉医师迅速提高地氟烷浓度加深麻醉，而这会促使交感神经系统兴奋并导致血压进一步升高；麻醉医师再进一步提高地氟烷的浓度，导致血压更高[46]。

氧化亚氮-阿片类药物联用也可用于麻醉维持，但通常需加用挥发性麻醉药控制血压升高，特别是在强烈的外科手术刺激期间。所有的静脉麻醉药（右美托咪定、丙泊酚、阿片类药物和苯二氮䓬类药物联合使用）均可选择，常联合使用阿片类药、苯二

知识框 25-8 原发性高血压患者的麻醉管理

术前评估

- 评估血压控制情况
- 回顾降压药的药理学知识
- 评估有无相关器官功能不全（心脏、中枢神经系统、肾脏）
- 考虑给予预防性抗缺血治疗（围手术期使用β-肾上腺素能阻滞剂）
- 选择合适的监测方式并考虑行有创动脉血压监测

麻醉诱导和气管插管

- 预见动脉血压的剧烈波动
- 考虑预防性使用去氧肾上腺素减少诱导相关的血流动力学波动
- 放置直接喉镜时间＜15秒以减轻气管插管导致的加压反射

麻醉维持

- 使用挥发性麻醉剂和血管收缩剂控制血压
- 监测心电图作为心肌缺血的证据（预防优于发现）
- 预见血压的急性剧烈波动

术后管理

- 确保充分镇痛
- 患者麻醉苏醒后动脉血压将恢复至术前水平或更高，如需要应进行治疗
- 围手术期继续抗缺血治疗。低危患者至少1周；高危患者30天；合并冠心病或血管疾病患者应终身治疗

氮䓬类药和吸入麻醉药。手术期间通过持续静脉输注去氧肾上腺素、硝普钠、硝酸甘油或艾司洛尔以维持正常血压。麻醉维持期间出现的低血压常通过降低吸入麻醉药浓度、静脉输注液体补充血管容量来处理。在低血压潜在原因纠正前使用交感神经兴奋剂（如麻黄碱）或血管收缩药（如去氧肾上腺素）是恢复灌注压的必要措施。

合并原发性高血压的患者，术中监测的选择受到外科手术复杂程度的影响。心电图监测是为了识别隐匿性心肌缺血。有创动脉血压是一种常用的监测手段。具有 SVV 或 PPV 计算功能的连续心输出量监护仪可用于监测血容量，这是目标导向治疗的一部分。如果拟行大手术且术前有证据表明存在左心功能不全，也可考虑使用肺动脉导管，尽管并无证

据显示肺动脉导管监测可改善预后。经食管超声心动图是肺动脉导管的一种替代方法。

对拟行外周手术且有多种合并症的患者，区域阻滞麻醉是一个很好的选择。无论选择哪种麻醉药，β-肾上腺素能阻滞剂和镇静剂都可用来减轻交感神经系统刺激。拟行择期手术的心脏病患者可在术前几天出现心肌缺血。患者可能在手术前一天晚上很紧张，预防性使用β-受体阻滞剂可减轻交感刺激兴奋导致的心动过速及其诱发的心肌缺血风险。小手术引发的应激也较轻，这种观点是错误的。拟行眼科手术（小的门诊手术）的患者，通常会有交感神经兴奋，并导致术前高血压。预防性使用β-肾上腺素能阻滞剂治疗可减少术前高血压发作和心肌缺血，但药物剂量应适当。剂量过大可导致低血压、心动过缓并增加发病率和死亡率[37]。所有药物都有治疗指数。停用抗高血压药物可能导致"停药反应"并增加发病率和死亡率[19, 21, 32, 33]。

术后管理

原发性高血压的患者在术后早期高血压发生率较高。预防性或治疗性使用β-受体阻滞剂可减少高血压发作，并减少围手术期缺血和死亡。如果给予β-受体阻滞剂、足够的镇痛药后高血压仍持续存在，应持续静脉输注硝普钠或硝酸甘油，或间断静脉推注肼屈嗪（5～20mg 静脉注射）或拉贝洛尔（0.1～0.5mg/kg）来降低血压。应积极预防术后心动过速避免增加发病率和死亡率（参见第 39 章）。120 次/min 的心率会增加术后死亡风险。显然，整个围手术期即术前、术中和术后都需要控制血压及自主神经反射，防止相关的心脏疾病并发症和死亡。心脏病患者的麻醉护理应贯穿整个围手术期以获得最佳预后。如果患者在家需要药物来控制血压和心率，在术中和术后可能需要继续使用。围手术期停用抗高血压和抗缺血性药物会增加心脏风险[27, 29, 30]。

充血性心力衰竭

除非已得到良好的控制，否则未经治疗的充血性心力衰竭患者不应安排择期手术。术前合并 CHF 的患者术后发病率和死亡率均明显增加。心内科会诊常有助于判断 CHF 患者是否需要接受外科或介入血管重建，以及优化药物治疗改善心脏功能。术前用β-受体阻滞剂和血管转化酶抑制剂进行扩血管治疗可提高心室功能，降低手术风险。这些药物应由具有治疗 CHF 专业知识的医师开始使用，在患者耐

受的基础上缓慢增加剂量，在 3～6 个月内逐步改善心脏功能。

麻醉管理

当手术不能延迟时，麻醉药物和方式的选择必须以最大程度降低对心输出量的不良影响为目的。通过谨慎管理前负荷和后负荷，使血管阻抗（前负荷和后负荷）与心脏阻抗相匹配时，可获得最佳心输出量。

当存在充血性心力衰竭时，依托咪酯因其对交感神经系统影响较小可用于麻醉诱导。可用低浓度的吸入麻醉药维持麻醉，但应注意避免出现心脏过度抑制。当患者合并严重充血性心力衰竭时，推荐使用大剂量阿片类药物联合小剂量苯二氮䓬类药物（咪达唑仑）维持麻醉，虽然目前仍没有证据表明上述方法优于以吸入麻醉药为主辅助阿片类药物的方法[52]。正压通气可减少肺淤血、改善动脉氧合和减少呼吸肌做功。充血性心力衰竭的患者气管拔管时，由于自主呼吸的恢复使胸腔变为负压，增加回心血量，会加重心力衰竭，因此在拔管时需格外小心。有创动脉血压监测可提供准确的血流动力学变化信息，合并 CHF 的患者无论接受局部麻醉还是全身麻醉时都应监测。使用肺动脉导管有助于管理血流动力学，但尚无证据表明其可降低手术风险或改善预后。使用血管收缩剂（去氧肾上腺素）维持动脉血压之前，应先持续静脉注射正性肌力药物如肾上腺素、多巴胺和多巴酚丁胺增强心肌收缩力。充血性心力衰竭患者使用 β- 肾上腺素能激动剂可能会降低存活率，仅在必要时才使用。

拟行外周手术或小手术的充血性心力衰竭的患者应考虑区域麻醉（参见第 17 章和第 18 章）。最好使用对血流动力学影响最小的麻醉药。如果必须实施全身麻醉，则应采取下列措施对血流动力学进行小心调控，如有创动脉血压监测、输注血管收缩剂、必要时应用正性肌力药物、避免心动过速等。

肥厚型心肌病

肥厚型心肌病（特发性肥厚性主动脉瓣下狭窄）是以室间隔不对称性增厚致左心室流出道梗阻为特征[73]。为克服梗阻而造成的左心室过度肥厚，可导致左心室容积减少。虽然有这种不利的病理生理改变，但由于心肌收缩力明显增强，每搏输出量正常甚至增加。本病常有家族史，由于基因缺陷使钙离子通道的密度增高，导致心肌肥厚。

麻醉管理

肥厚型心肌病患者麻醉管理的目的是降低左室流出道的压差（知识框 25-9）。降低心肌收缩力、增加前负荷（心室容量）和后负荷，可减轻左室流出道的梗阻程度。吸入麻醉药因轻度抑制心肌收缩力可用于麻醉维持。理论上，氟烷比异氟烷、地氟烷、七氟烷更合适，因为后几种药物降低全身血管阻力的作用更明显。应避免地氟烷浓度的快速增加所致的交感神经系统兴奋，导致的心动过速、高血压、支气管痉挛和肺动脉高压。天然阿片类麻醉药物因其无心肌抑制作用和降低全身血管阻力，并非理想的药物。高效能合成阿片类药物可刺激迷走神经、降低心率，并降低交感系统兴奋性，从而改善血流动力学。挥发性药物（七氟烷或异氟烷）联合阿片类药物是常用的麻醉方式。

一般采用静脉补液和 / 或使用 α- 受体激动剂如去氧肾上腺素处理术中低血压。β- 受体激动剂由于可增加心肌收缩力和加快心率，从而加重左心室流出道梗阻而不太适用。当出现高血压时，增加吸入麻醉药（异氟烷、七氟烷）的浓度是一种有效的处理方法；血管舒张药如硝普钠和硝酸甘油需谨慎使用，因为降低全身血管阻力可能会加重左心室流出道的梗阻。

肺动脉高压和肺源性心脏病

肺源性心脏病定义为继发于慢性肺动脉高压的右心室肥厚和最终的心功能不全。在肺血管疾病的可逆性因素得以纠正前，不宜安排肺源性心脏病患者行择期手术。

知识框 25-9　减轻肥厚型心肌病左室流出道梗阻的措施

降低心肌收缩力

- β- 肾上腺素能阻滞剂（阿替洛尔、美托洛尔、普萘洛尔、艾司洛尔）
- 吸入麻醉药（七氟烷或异氟烷）

增加前负荷

- 增加静脉输液量
- 减慢心率（芬太尼或舒芬太尼）

增加后负荷

- α- 肾上腺素能激动剂（输注去氧肾上腺素）

第四篇

麻醉管理

肺心病患者麻醉期间管理的目标是避免任何可能增加 PVR 的事件或药物。吸入麻醉药可松弛血管平滑肌，降低患者对气管导管的刺激反应。前列腺素类的肺血管扩张剂（依前列醇、曲前列醇、伊洛前列素、贝前列素），内皮素受体拮抗剂（波生坦、西他森坦、安布森坦），吸入一氧化氮、米力农、5 型磷酸二酯酶抑制剂（西地那非、伐地那非），可溶性鸟苷酸环化酶激活剂（cinaciguat、riociguat）可不同程度地控制肺动脉高压。肺动脉高压患者的麻醉风险明显增加，应格外小心[61]。氧化亚氮增加肺血管阻力、降低吸入氧浓度，合并肺动脉高压的患者应避免使用。

有创动脉压的监测对血流动力学的管理起到了重要的作用，肺动脉压和 / 或右心房压的监测有助于发现对肺血管的不利影响。TEE 监测在管理血容量方面十分有用。对于严重的肺源性心脏病患者，给予 β- 受体激动剂可改善其心脏功能。应根据血流动力学问题（容量、外周血管阻力、变时性、正性肌力和肺动脉高压）选择不同的治疗方法。使用 β- 受体激动剂时应注意避免出现心肌缺血。严重右心衰竭时，联合应用 β- 受体激动剂和磷酸二酯酶抑制剂（氨力农或米力农）可协同改善心室功能和扩张血管（氨力农或米力农），从而提高心输出量。环鸟苷酸依赖性的磷酸二酯酶抑制剂（西地那非和伐地那非）可用于扩张肺血管，对外周血管阻力几乎没有影响。

心脏压塞

心脏压塞的特征是：①心室舒张期充盈受限；②每搏输出量降低，③心包腔内积液导致心包腔压力升高，动脉血压降低（知识框 25-10）。回心血量减

> **知识框 25-10　心脏压塞的临床表现**
>
> - 心包腔内压力增加导致原发性舒张功能障碍
> - 低血压
> - 心动过速
> - 全身血管阻力升高
> - 心输出量降低
> - 左、右心舒张期充盈压均升高
> - 呼吸相关的动脉血压变异率增加
> - 每搏输出量固定且降低（心输出量和血压依赖于心率）
> - 心源性休克时对容量和多种强心药反应差

少使每搏输出量降低，交感神经系统兴奋（心率加快、血管收缩）以维持心输出量。只有当中心静脉压超过右室舒张末压时，才能维持心输出量和体循环压力。当出现心脏压塞时，对患者实施全身麻醉和正压通气可能立即出现严重的低血压甚至死亡，其原因在于麻醉诱导扩张外周血管、直接心肌抑制、正压通气导致静脉回流减少。当局麻下不能实施经皮心包穿刺术时，全麻诱导和维持都是比较危险的，但还是可以在保持自主呼吸的情况下谨慎实施。应当意识到控制呼吸导致胸腔内压增加，从而影响静脉回流，因此在心包引流未完成前应尽可能避免正压通气。鉴于以上原因，建议气管插管时加用局部麻醉药。

麻醉管理

在对有明显心脏压塞的患者实施全身麻醉诱导前，应先将其挪至手术台上且摆好体位。若时间允许，最好在诱导前先进行动脉穿刺测压。麻醉诱导前，先完成胸腹部手术区域的消毒铺巾，外科医生应刷好手、穿好手术衣、戴好手套并做好切皮的准备。麻醉诱导、气管插管、外科穿刺、心包引流四个步骤最好能在 1 分钟内快速有序完成。虽然持续输注儿茶酚胺（肾上腺素、去甲肾上腺素、多巴胺、多巴酚丁胺、异丙肾上腺素）和血管收缩药对于维持心输出量和全身血管压力是必要的，但治疗心脏压塞的最佳方法仍是心包引流。心脏压塞的常见征兆是血流动力学崩溃和对液体治疗及强心药无反应的心源性休克。心室收缩功能是正常的，主要的问题在于心包内压力增加引起的舒张功能受限。一旦心包引流后，静脉回心血量增加，血流动力学可快速恢复正常。

主动脉瘤

主动脉瘤最常发生于腹主动脉，但也可累及包括胸主动脉在内的任何部位。绝大部分患者伴有高血压，多数合并动脉粥样硬化。夹层动脉瘤是主动脉内膜撕裂后血液流入并贯穿动脉壁，形成假腔，最终假腔内的血液从另一个内膜撕裂口或动脉瘤破口回到动脉腔内。

当动脉瘤直径超过 5cm 时，其自发性破裂的概率增加，应考虑择期行腹主动脉瘤切除术。5% 的患者腹主动脉瘤可延伸至肾动脉。

麻醉管理

对于所有血管疾病的手术患者，均应考虑预防

性使用 β- 肾上腺素能阻滞剂和他汀类药物治疗。围手术期服用 β- 肾上腺能阻滞剂可使围手术期死亡率降低 50%～90%[6]。一旦确定患者需要手术，应尽早开始使用 β- 肾上腺素能阻滞剂。围手术期使用他汀类药物可在 β- 受体阻滞剂的基础上再降低 50% 的风险。如果不是长期使用，患者应在术前 30 天开始使用，术后至少持续 30 天[15]。

手术方式肯定会影响麻醉方法的选择。腹主动脉瘤腔内修复术的侵入性较小，大部分只需局部麻醉，如果手术时间较长，则首选全身麻醉。开放性主动脉瘤手术是大手术，需要全身麻醉。所有拟行腹主动脉瘤切除术的患者均应监测有创动脉血压。硬膜外置管有助于术后疼痛管理。计算 SVV 或 PPV 连续监测心输出量，可用于指导目标导向性容量管理。肺动脉压监测尚存争议，并无数据支持可改善患者预后[57, 58]。合并冠心病的患者在夹闭腹主动脉时极可能出现心肌缺血。尽管目前没有数据支持 TEE 可作为降低风险的策略，但 TEE 可用于评估血容量是否充足，识别是否存在心肌缺血导致的室壁运动异常。术中心肌缺血的治疗可用 β- 受体阻滞剂来降低心率，通过持续输注去氧肾上腺素（低血压）或硝普钠、硝酸甘油（高血压）使体循环血压和心室充盈压维持在可接受的范围。术前平衡液的输入以及术中血液丢失的补充可以用超声心动图和连续监护心输出量的数据作为参考，有利于维持静脉血容量和肾功能。术中静脉给予利尿剂（甘露醇、呋塞米或二者兼用），或联用多巴胺可促进尿液排出。不过尽管使用这些药物，肾小球滤过率和肾血流量并没有像预期那样提高[74]。

松开腹主动脉阻断钳时可能发生低血压，可能是由于血管阻力的突然下降和再灌注时静脉顺应性增加。在主动脉开放前通过静脉输液补充血容量有助于减轻血压下降程度。缓慢松开主动脉阻断钳，使静脉血有足够的时间回流入血液循环，可减少体循环血压降低的幅度。

心肺转流

心肺转流（体外循环）支持可用于冠脉搭桥术期间稳定心肌、减少心肌活动，并在瓣膜修复或置换手术中让外科医生可在升主动脉和心室内操作（参见第 26 章）。心肺转流（cardiopulmonary bypass，CPB）是血液借助重力作用从腔静脉引至储血器，然后泵至热交换器、氧合器和过滤器后通过离心泵或滚压泵返回动脉系统，通常是升主动脉（图 25-3）[75]。当主动脉瓣功能正常时，血液循环可不通过心脏，静脉引流可通过一支静脉插管放入右心房进入下腔静脉，或通过两个静脉插管分别置入上下腔静脉，从而使所有血液进入一个大的贮血罐（图 25-3）。若主动脉瓣关闭不全，必须进行左心室引流：①通过从右上肺静脉放置到左心室引流，②通过讥主动脉近心端的顺行心脏停搏液灌注管吸引，③通过肺静脉排出，否则血液通过关闭不全的主动脉瓣逆流回左心室，可造成左室扩张和心室功能损害。通过冠状静脉或支气管静脉回流的血液也必须被排出。主动脉阻断钳的位置是在心脏停搏液灌注管和主动脉插管之间，用于将心脏与循环血液独立开来，并通过灌注液使心脏停搏。在心室没有泵血功能的情况下，观察心室是否存在过度扩张非常重要。若松开主动脉钳时心室收缩功能还没恢复，且合并主动脉瓣关闭不全，左心室可出现过度扩张。当心脏与循环分离，开始完全的体外循环后，就不再需要进行肺通气来维持氧合。然而，在肺动脉导管可监测到搏动性的肺动脉压时，则为部分体外循环，此时需对肺进行通气，以避免未氧合血进入体循环。增加手术台的高度或在储血器上放置一个小的负压装置，可促进静脉回流入体外循环机。

心肺转流的危险系数较高且需特别的措施预防。在开始心肺转流前，需对照项目清单表检查所需物品，这有助于提高麻醉管理。进行心肺转流前的核查清单可被记作 HADDSUE，谐音"HAD TO SUE"，这样可以帮助我们记住每个项目（知识框 25-11）。

心肺转流回路的组成

体外循环机产生非搏动性血流，通过离心泵或滚压泵输送至患者的主动脉。离心泵由三个转速在 3 000～4 000 转 /min 的圆盘利用血液的黏滞度进行泵血。离心泵优于滚压泵是因为对血细胞的损伤更少；因气体质量较血液轻，所以空气不会被泵入；具有阻力依赖性，因此在动脉通路的管道夹闭时可避免发生爆管。滚压泵是通过滚动挤压在滚动轴和弧形金属壁之间充满液体的管道进行工作的，因此空气可能会被泵入体内，当动脉管道被夹闭后可能发生爆管。患者的体温和氧耗决定了心肺转流泵的最低心指数。正常体温和浅低温时，虽然 1～2L/（min•m²）的流量可完成手术，但较为满意的心指数应为 2～4L/（min•m²）。低流量的优势在于较少的血液损伤和非冠状动脉侧支血流，使心肌得到较好的保护。血液通过膜式氧合器或鼓泡式氧合器进行氧合。与鼓泡式氧合器相比，膜式氧合器使用是血 - 膜 - 气界面

第四篇

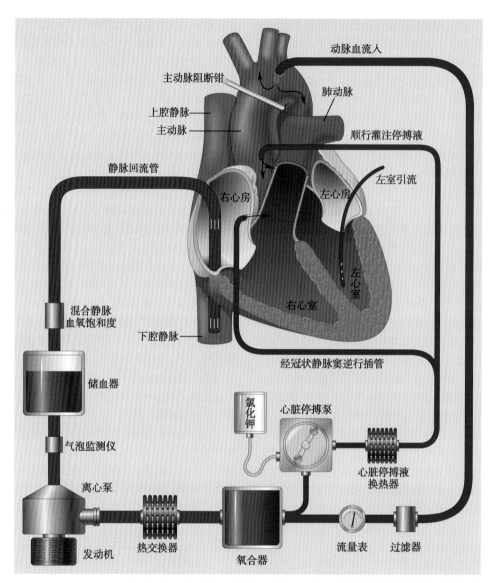

图 25-3　心肺转流回路示意图。静脉血借助重力经右心房插入下腔静脉的导管引流入储血器,由离心泵泵至热交换器、氧合器、过滤器,然后返回升主动脉。混有心脏停搏液的血液可泵入升主动脉近心端或冠状窦。可通过右上肺静脉插到左心室的吸引管、升主动脉处的灌注管或肺动脉进行心内吸引

而非血-气界面,对血液成分造成的损伤更小,因此膜式氧合系统更常用。鼓泡式氧合器由氧合室、用于祛除气泡的去泡室和动脉储血器组成,如今已不常用。无论使用哪种氧合器,都可通过调节进入氧合器内氧浓度来维持 PaO_2。空气-氧气混合装置常用于避免高氧血症。通过控制流经氧合器的游离气体总量,可将二氧化碳水平控制在 35～45mmHg 之间。过去,在37℃时常向氧合器内吹入二氧化碳,以维持血 $PaCO_2$ 和 pH 在正常水平,如今已不再这样做。在预充之前用二氧化碳冲刷体外循环管路,可加快

预充排气的速度并减少管道中的气泡数量。在体外循环中连续向心包腔内吹入二氧化碳可赶走空气,明显减少转流过程中的气体栓塞。二氧化碳比空气中的氮气更容易被吸收,从而缩短了栓塞气体的吸收时间。

热交换器并入循环回路,在体外循环时通过将血液进行加温或降温达到控制患者体温的目的。热水或冷水从热交换器的一端通过,血液从另一端进入,形成了一个有效的对流系统。人体体温低于37℃时,体温每降低1℃,代谢率降低8%。心肺转流期间的

知识框 25-11	开始心肺转流时的核查清单（HADDSUE）
肝素（Heparin）	是否已给予肝素？当外科医师在缝合主动脉插管荷包时，询问关于肝素的事项。在未给肝素或其他抗凝剂以前，不允许外科医师开始心肺转流，否则可能立即致命
活化凝血时间（ACT）	给予肝素后活化凝血时间是否超过 450 秒？是否已给予抗纤溶药？
药物（Drugs）	是否已追加非去极化肌松药和/或麻醉药，防止静脉插管时出现自主呼吸，导致空气栓塞？
点滴（Drips）	是否与灌注医生讨论过心肺转流间给予的药物对血流动力学管理的干扰？心肺转流期间，血压依赖泵的流量和血管阻力。影响血管阻力的药物会影响血压，影响静脉容积的药物会减少静脉回流量并降低泵的流量
导管（Swan）	将肺动脉导管向外拔出 5cm，避免转流期间肺动脉损伤和肺梗死
尿（Urine）	记录总的尿量，以便精确评估心肺转流期间的尿量。心肺转流期间的尿量每个人都不同，依赖于心肺转流的预充、给予的容量、心肺转流期间的内源性激素反应以及肾功能
栓子（Emboli）	检查主动脉插管的可见栓子

最佳体温尚不明确。停循环前体温通常为 18℃，主动脉夹闭时的体温通常是 28℃，脱离心肺转流前复温至 37℃。最新的方案建议体温保持在 31～33℃之间。转流期间保持正常体温（37℃）会增加脑血管意外[76]。

在瓣膜置换术中，血液从心包腔和打开的心脏回到储血器，在储血器中经过滤、去泡，并将血液泵至氧合器供再循环。转流期间，心脏打开后的心内吸引可能是导致溶血和血栓的主要原因。过滤器并入储血器和动脉回路中，用于过滤一些微小的但可能形成全身栓塞的碎片（血块、橡胶、滑石粉、脂肪、硅胶、聚乙烯）。

用于 CPB 回路的导管先充满二氧化碳，然后预充晶体溶液。除用晶体溶液预充外，预充液还包括白蛋白、羟乙基淀粉、血液、碳酸氢钠、肝素以及抗生素。提前确定预充方案是为了计算 CPB 时的血细胞比容。由于全身低温（18～28℃）技术的应用，预充液中常含有少量血液或几乎没有血液，这样心肺转流期间血细胞比容为 20%～30%。低温情况下，血液稀释是降低血液黏滞度的重要方法。开始转流前，必须排空动脉端的所有气体。实际上转流期间随时都存在经转流机将气体泵入患者体内的风险。预充液体前用二氧化碳预充管路，以及术中向心包持续吹送二氧化碳可减少空气栓塞的危险。发生气体栓塞的患者，即使在栓塞发生 24 小时后，也可以用高压氧治疗，改善神经功能[77]。早期治疗可能效果更佳。

体外循环的静脉和主动脉插管前必须用肝素抗凝。通常情况下，静脉注射肝素的初始剂量为 300～

400IU/kg。测定活化凝血时间（activated clotting time, ACT）了解抗凝是否充分，在体外循环中要求 ACT维持在 450 秒以上（正常值为 90～120 秒）[75]。

心肺转流期间的监测

心肺转流常导致平均动脉压降低，可能的原因是预充液稀释所致的血黏度急剧降低和全身炎症反应的激活。此外，在血液稀释的早期可发生外周血管的扩张以及氧供的减少。转流初期，考虑到灌注压对维持脑血流量的重要性，推荐使用 α- 受体激动剂，如去氧肾上腺素，使灌注压高于 40mmHg。体外循环期间的最合适的血压值还存在争议。低血压可减少脑血流量，但也减少脑部栓子的数量。较高的血压可增加脑血流量和降低分水岭梗死发生风险，但也存在单位时间内栓子增多的风险。对于成年人，应尽可能避免平均动脉压低于 40mmHg；复温时平均动脉压通常要高于 60mmHg；合并脑血管疾病者，可能需要达到 80～90mmHg。支持以上建议的证据有限。

在经历最初的血压下降后，体外循环期间的平均动脉压常会自动升高，可能与激活肾素 - 血管紧张素系统和交感神经系统有关。平均动脉压高于 100mmHg可造成组织灌注损伤和颅内出血。此外，平均动脉压增加可造成非冠状动脉侧支血流增加，导致灌注心脏的血液温度超过了最佳的细胞保护温度。可向氧合器中吹入吸入麻醉药或持续泵入硝普钠，以降低全身血管阻力来处理高血压。硝酸甘油在心肺转流中的降压效果不佳，因其主要作用是扩张静脉，而心肺转流过程中的动脉压主要取决于外周血管阻力。

无论是否出现颜面水肿（眼睑和巩膜），中心静脉压升高都反映了腔静脉插管位置不佳，导致静脉引流不畅。例如，导管插入上腔静脉过深，可阻塞右侧无名静脉，增加脑静脉压，造成脑水肿；若导管插入下腔静脉过深，可导致腹胀。腔静脉插管位置不当的确凿证据是，患者回流入体外循环机中的血量不足。向近端回退腔静脉插管，可立即改善静脉回流。

若肺动脉导管监测到肺动脉压力升高，提示左室引流管不通畅导致左室减压不充分。持续的左心室扩张可导致心肌收缩成分损伤。

CPB 期间需要动态监测血气分析和 pH。混合静脉血 PO_2 降低至 30mmHg 且合并代谢性酸中毒时，提示组织灌注不足。测定 $PaCO_2$ 和 pH 不需要进行温度校正。尿量可作为判断肾灌注是否充足的一项指标，$1mL/(kg \cdot h)$ 的尿量是基本要求。连续红外光谱法脑氧饱和度监测可以提示脑灌注不足，并可降低其风险。

在整个 CPB 期间，无论是否保持气道正压，肺都处于静止状态。在此期间，肺内最佳气体的构成还不确定。当肺内有一些血流时，如有搏动性肺动脉压波形时，持续进行肺氧合通气是合适的。当发现有搏动性肺动脉压或全身动脉压波形时，应进行肺通气，因为此时为部分循环。

常规监测食管、直肠、膀胱和血液的温度。应避免复温过快导致的血液 - 机体温差过大，以降低空气栓塞风险。挥发性麻醉药和硝普钠的血管扩张作用可加快复温进程，表现为直肠（核心）温度更快地接近食管（血液）温度，但应谨慎使用。测定膀胱温度可能比直肠温度更好，因为膀胱温度更能反映机体的核心温度。

心肌保护

心肌保护的目标是减少 CPB 相关缺血导致的心肌损伤。夹闭主动脉远端后，在主动脉根部注入含钾的停搏液，在主动脉瓣完好的情况下，心脏停搏液可进入冠状动脉，降低心肌氧耗，达到心肌保护的目的。也可通过置入冠状静脉窦的导管逆行注入心脏停搏液。逆行灌注时，监测冠状窦的压力有助于导管的定位。以 200mL/min 的速度灌注心脏停搏液时，如果冠状静脉窦内导管远端压力与中心静脉压相等，则导管很可能位于右心房，如果压力太高（>100mmHg），则导管有可能紧贴血管壁；如果压力在 40~60mmHg 之间，则导管放置的位置是正确的。冠状静脉窦导管的定位可通过 TEE 和外科医师的

触诊判断。如果导管置入太深，本应灌入右心室的心脏停搏液会无法到达，使右心室得不到好的保护。另一种心脏停搏液灌注的方法是直接将其注入新搭好的冠状动脉桥内。

心脏停搏液中的钾可阻断心肌去极化的起始相，从而导致心肌电活动和机械活动停止。这种冷液体可产生局部心肌低温。30℃时心肌正常收缩的耗氧率为 $8 \sim 10mL/(100g \cdot min)$。22℃时，室颤的氧气消耗速度为 $2mL/(100g \cdot min)$，无机电活动的心脏氧气消耗速度为 $0.3mL/(100g \cdot min)$。冷停搏液的效果可以用放置在左室心肌中的探针测定心脏温度，结合心电图上可见心肌电活动的消失来判定。全身低温、在心包膜外放置冰块和用冷液体冲洗心包可辅助冷停搏液灌注的作用。根据灌注医师的判断，心脏停搏液还可加入许多添加剂，包括血液、胰岛素、葡萄糖、天冬氨酸、谷氨酸、钙、镁、硝酸甘油和超氧化物歧化酶。没有任何一种添加成分优于缩短阻断时间复合冷停搏液灌注。判断心肌保护是否充分的标准是：体外循环结束时，在未使用正性肌力药物的情况下，心肌具有良好的收缩力。

心脏停搏液的副作用是会出现心肌内血钾过高，增加了房室传导阻滞的发生率。这种传导阻滞通常在 1~2 小时后消失，可安装临时起搏器进行处理。心肌高钾也导致心肌收缩力降低。当含有停搏液的冠状静脉窦血液回到氧合器后并再次循环，可导致体循环血钾增高。CPB 期间肾功能降低也促使高血钾的发生。若 CPB 结束时高血钾仍然存在，可常规联合使用胰岛素（10~20IU，静脉注射）和葡萄糖（25~50mg，静脉注射），使钾转移到细胞内。灌注医生也可将晶体溶液加到心肺转流管路中，然后用血液浓缩器对血液进行超滤，以祛除钾离子。

麻醉管理

心肺转流患者麻醉维持药物的选择取决于患者的病情。糖尿病患者或术中出现糖耐量异常的患者应使用胰岛素，目标血糖为 120~180mg/dL。避免低血糖造成的神经系统损伤至关重要。高血糖症使感染和神经系统后遗症的风险增加。输注右美托咪定可降低谵妄的风险[53]。体外循环开始时会突然稀释体内药物的浓度，因此应通过静脉追加麻醉药，如苯二氮䓬类或阿片类药物。同样，需要追加非去极化神经肌肉阻滞药维持骨骼肌松弛。在静脉插管前应追加非去极化肌松药，避免因自主呼吸进入空气。可将挥发罐连接到转流回路中，吸入挥发性麻醉药加深麻醉。必须认识到，血液稀释对麻醉药浓

度的影响可能被低温下机体对药物的需要量减少所抵消。转流结束时、从低温状态恢复到正常体温期间，麻醉药的需求量似乎较少。因此，在复温阶段或体外循环结束后的早期阶段，并不需要常规追加麻醉药。为了维持转运过程中的气管插管状态，以及满足术后在 ICU 的机械通气，需要额外追加麻醉药。转运期间可使用对血流动力学影响较小的静脉麻醉药（丙泊酚或右美托咪定），并在进入 ICU 后继续使用。右美托咪定的镇静作用可降低心脏术后发生谵妄的风险[53]。

心肺转流的终止

可依照核查清单提供最佳的麻醉管理。心肺转流停机的核查清单缩写为 WRMVP 以帮助记忆（知识框 25-12），与"接球手是最有价值的球员（Wide Receiver Most Valuable Player）"相通（接球手是美式橄榄球比赛中的一个站位）：

1. 复温（Warm）：患者体温是否达到 37℃？
2. 心律（Rhythm）：患者的心脏节律是否稳定？
3. 监护仪（Monitors）：监护仪是否已打开？脉搏血氧饱和度如何？脉搏血氧饱和度在术后作为动脉血氧和心输出量的监测是必不可少的。如果脉搏血氧饱和度出现问题，则可能是灌注不足。脉搏血氧饱和度是非常有用的低心排警报。
4. 呼吸机（Ventilator）：呼吸机是否已重新工作？这一点很容易被遗忘，应迅速识别并处理 CPB 后脉搏血氧饱和度监测到的低氧状态。
5. 灌注（Perfusion）：心脏是否跳动，血管阻力是否匹配心脏功能？如果全身血管严重扩张，停止体外循环后心脏很难维持动脉血压。外周阻力应该保持正常（不过度扩张或过度收缩）。当患者体温正常且血流动力学稳定时，才可停止体外循环。

知识框 25-12　心肺转流终止时的核查清单：WRMVP

复温	如果复温不充分，心肺转流后体温（37℃）可能迅速下降，从而导致代谢性酸中毒和心肌收缩力降低
心律	确认患者心脏节律稳定
监护	确认监护仪已打开；脉搏血氧饱和度作为动脉血氧和心输出量的监测必不可少
通气	确认呼吸机已启用
灌注	确认心脏跳动，是否存在血管扩张

循环。如果停止心肺转流前复温不充分，体外循环后体温可能会迅速下降，导致代谢性酸中毒和心肌收缩力下降。在换瓣手术中，如果左侧心腔切开，必须排除心腔和肺静脉内的所有气体后才可允许心脏将血液泵入主动脉，否则可导致全身空气栓塞，并对心脏和中枢神经系统造成灾难性影响。经食管超声心动图检查可监测到空气的存在。CPB 停止后，冠状动脉内未被发现的气栓可导致突发的心肌收缩力降低。空气栓塞造成的神经系统损伤，即使在栓塞发生 24 小时后，也可通过高压氧进行治疗以改善神经预后[77]。测定心脏充盈压、温度稀释法测定心输出量、计算体循环和肺血管阻力，有助于在 CPB 后早期指导静脉输液及药物的合理选择（表 25-4）。经食管超声心动图检查同样可以评估血容量和心功能，同时还可评估心脏瓣膜功能、心内血流频谱，特别是在瓣膜修复或置换术后。

体外循环后最常见的血流动力学异常是低外周血管阻力。低外周血管阻力时很难撤离体外循环。外周血管阻力可计算如下：

$$[平均动脉压（mmHg）-中心静脉压（mmHg）]/$$
$$泵流量（L/min）\times 80$$

在脱离体外循环前，外周血管阻力应维持在 1 200 和 1 400 之间。外周血管阻力的单位为（达因·秒）/厘米⁵[(dyn·s)/cm⁵]。在停止体外循环前，用缩血管药物可使外周血管阻力恢复正常。目标应使血管输入阻抗与心脏输出阻抗相匹配，以优化能量传递。调整外周血管阻力适应心脏比迫使心脏适应扩张的外周血管更加容易。有时需要使用正性肌力药物（肾上腺素、去甲肾上腺素、多巴胺、多巴酚丁胺）。严重心功能不全时，需要联合使用药物（肾上腺素或去甲肾上腺素，氨力农或米力农）与主动脉球囊反搏或左心室辅助装置，以维持最佳心输出量。联合使用 β- 受体激动剂和磷酸二酯酶抑制剂可协同增强心脏功能。肾上腺素或去甲肾上腺素的血管收缩作用可被磷酸二酯酶抑制剂的血管舒张作用抵消。为维持正常的外周血管阻力，经常需要仔细监测外周血管阻力并使用血管收缩剂，例如去氧肾上腺素。如果需要使用 β- 受体激动剂，则应动态监测和调整钾离子、葡萄糖、钙离子浓度和 pH，观察是否存在心律失常。空气栓子进入冠状动脉，可造成突发的、显著的心室功能降低。体外循环结束时出现二尖瓣反流，在肺动脉楔压波形中出现的高尖 V 波是其证据。这种情况反映了后份心肌在停搏过程中保护较差，心脏后方邻近降主动脉，体外

表 25-4　心肺转流后心血管功能失调的诊断和处理

体循环血压	动脉压	心输出量	诊断	治疗
降低	降低	降低	低血容量	补充容量
降低	降低	增加	血管扩张 血液黏滞度降低	血管收缩药 输红细胞悬液
降低	增加	降低	左心室功能障碍	正性肌力药 正性肌力血管扩张药 血管扩张药 机械辅助
增加	增加	降低	血管收缩 左心室功能障碍	血管扩张药 正性肌力药
增加	降低	增加	高血流动力	吸入麻醉药 β-受体阻滞剂

循环血液的热效应使该处心肌温度升高，类似于温血通过非冠状动脉侧支循环灌注心肌。急性二尖瓣关闭不全也可能因输液过多引起容量超负荷导致，可通过使用反 Trendelenburg 体位来减少静脉回流至心脏。

主动脉内球囊反搏是机械性提高心脏输出的方法。将主动脉内球囊反搏泵（一个长 25cm 的球囊安装在长 90cm 的硬塑料导管上）经皮插入股动脉并向前推进，直至导管尖端到达左锁骨下动脉附近。球囊在舒张期扩张，增加舒张压和冠状动脉灌注压，增加冠状动脉血流；在收缩期前球囊迅速放气，以降低后负荷，降低心肌氧耗。冠状动脉血流增加且几乎不增加心肌做功，可改善心输出量。主动脉内球囊扩张可加重主动脉瓣反流。心率过快以及心律失常会干扰球囊的触发时间且无法达到最佳心输出量。利用阿基米德螺旋技术使导管内的叶轮高速旋转推动血流，可提供临时的心室辅助功能。叶轮装置有两种规格，流量分别为 2.5 或 5.0L/min。

当血压和心输出量维持正常状态数分钟后，可拔除腔静脉插管，注射鱼精蛋白逆转肝素的抗凝作用。注射鱼精蛋白的过程非常危险，因为其可以导致组胺释放进而导致低血压，偶尔还可导致严重肺动脉高压和过敏反应。因此鱼精蛋白应该在试验剂量后缓慢静推，避免灾难性的血流动力学崩溃。给予缩血管药物（去氧肾上腺素）可维持体循环血压。如果发生血流动力学崩溃，大剂量肾上腺素也不能维持血压，此时快速再肝素化后重新开始心肺转流可挽救患者的生命。低精蛋白锌胰岛素由鱼精蛋白

制成。糖尿病患者用低精蛋白锌胰岛素可增加鱼精蛋白反应的风险。联合使用组胺受体阻滞剂（苯海拉明）、H_2 受体阻滞剂（西咪替丁）和类固醇（氢化可的松）可减少对鱼精蛋白过敏反应。在安全注射鱼精蛋白后可拔除主动脉插管。减少出血的药物包括抗纤维蛋白溶解药（氨基己酸、氨甲环酸、抑肽酶）和去精氨加压素（改善 Von Willebrand 疾病患者的血小板功能）。整个手术过程中丢失的血液和体外循环管道中的血液都可用血液回收机进行血液回收、清洗，再回输至患者体内。

体外循环后不推荐用氧化亚氮，因为可能掩盖心脏和冠状动脉中的空气。因此麻醉维持可使用静脉输注丙泊酚、右美托咪定、阿片类、苯二氮䓬类，或低浓度的吸入麻醉药。残留在体外循环回路中的血液和液体可清洗并回收到无菌塑料袋中，以便回输至患者体内。手臂血管收缩引起的血管阻力增高可能导致体外循环后早期假性桡动脉血压降低。如果存在血压过低的问题，可直接测定升主动脉压力。如果主动脉压力和桡动脉压力之间存在差异，则需放置股动脉导管。主动脉和桡动脉的压力差通常会在 60 分钟内消失。

静脉麻醉药，如丙泊酚[78]、右美托咪定[53]、阿片类药物和苯二氮䓬类药，可在体外循环结束后及 ICU 继续使用，以保证患者镇静状态，直到拔出气管导管。右美托咪定的镇静作用可降低心脏术后谵妄的发生率[53]。体外循环结束后到气管拔管之间的时间在缩短，但术后通常会保留一段时间的气管插管。当患者清醒、氧合足够（FiO_2 40% 时 $PaO_2 > 80mmHg$）、

出血得到控制、神经肌肉功能恢复时可考虑拔出气管导管。心脏手术后延长通气时间对患者并无益处。

心脏手术高额的财政花费，部分原因在于患者待在 ICU 的时间太长。麻醉、外科以及灌注技术的提高降低了患者需要在 ICU 长期接受护理的需求。用于心脏外科手术患者的"快通道"概念涉及术后早期苏醒以及早期气管拔管[79]。

非心肺转流下冠状动脉旁路移植术

为了尽量降低术后发病率，部分择期患者可在不建立心肺转流，同时保留患者自主心跳和正常体温的情况下完成 CABG。由于在心脏跳动时很难安全、高质量地进行血管和冠状动脉之间的吻合，因此开展了体外循环支持下的心肺转流。开展非心肺转流 CABG 减少了包括卒中、全脑损伤、肾衰竭、肺损伤和死亡等心肺转流相关并发症。非心肺转流 CABG 受到多种因素限制，包括远端吻合的质量，移植物的长期通畅性是首要考虑因素。非体外循环冠脉移植术或"心脏跳动"手术存在几个问题。首先是冠脉搏动使吻合困难。使用肝素抗凝并测定活化凝血时间。对于非体外循环冠脉移植术的 ACT 值尚存争议，一些外科医生使用的是适用于体外循环的标准剂量（300～400IU/kg，ACT>450s），而另一部分外科医生使用较小剂量的肝素（200IU/kg）。如果患者不进行体外循环，则有时可不使用抗纤维蛋白溶解剂（抑肽酶、氨基己酸或氨甲环酸）。如果患者行非心肺转流下冠脉搭桥术，必须准备好体外循环，若术中出现循环衰竭或心脏停搏，可随时使用。通常通过在冠脉近端和远端缝合来乳胶线，并将其抬起来阻断目标冠脉血流。或者放置一种冠状动脉内的硅胶支架，在吻合时可保持冠状动脉血流，在收紧缝合线前移除支架。阻断目标冠脉的血流可能导致心肌缺血、室性心律失常、心室功能失调、心脏传导阻滞，血流动力学崩溃和心脏停搏。当恢复冠脉血流时，可能发生因再灌注导致的心律失常。可在非心肺转流下冠脉搭桥术前防性使用抗心律失常药。镁剂 2g 缓慢静脉输注与利多卡因（100mg 推注，然后以 2mg/min 的速度持续输注）联合使用效果很好。有室性心动过速或室颤倾向的患者可静脉注射胺碘酮。

非体外循环冠脉移植术是在 20 世纪 90 年代发展起来的，最初通过压迫稳定器来固定心脏，压迫稳定器只需挤压心肌，然后留置缝线将冠脉牵拉固定在稳定器中。该装置使用较困难，因为从外部对心脏施压可减少心室舒张期充盈。而吸附稳定器（Octopus 稳定器）通过带负压吸引的两个爪稳定心脏，当进

行远端吻合时消除了对心肌的外部压力，并改善了心室舒张功能。支配下壁心肌和侧壁心肌的冠状动脉吻合是最困难的，因为牵拉心脏会减少心脏舒张期充盈，并容易导致血流动力学崩溃。在对侧壁和下壁心肌处的冠脉进行吻合时，采用吸附稳定器（Starfish 和 Urchin）使心脏向前侧方牵拉，再结合大幅度的 Trendelenburg 体位，可有效稳定血流动力学。

心脏外科医生和麻醉医师之间的密切合作对于非体外循环冠状动脉搭桥至关重要。手术进程必须与麻醉医生商议。在进行冠脉远端吻合前，必须确认患者的血流动力学可维持 10～15 分钟。在这个过程中，心脏外科医生和心脏麻醉医师之间的沟通尤其重要。有的外科医生在进行吻合前会进行缺血预处理，即 5 分钟的缺血后保证 5 分钟的灌注。5 分钟的预处理可改善血流动力学，并测试患者是否能耐受吻合术。缺血预处理可能以延长手术时间为代价来减少缺血损伤。

非心肺转流 CABG 术的第一步是吻合左侧乳内动脉（left internal mammary artery，LIMA）与左前降支（left anterior descending，LAD），该步骤在技术上最简单但也是减轻心肌缺血的最重要方法。同理，多支吻合时通常先进行 LIMA-LAD 的吻合，可以改善左前降支的血流。然后将大隐静脉与回旋支的分支钝缘支（obtuse marginal，OM）吻合，最后吻合从右冠状动脉分出的后降支（posterior descending artery，PDA）。进行心脏侧壁移植血管与钝缘支的吻合时，需将心脏右移，这时打开右侧胸膜腔且在下壁心包留置缝合线，可让患者更好地耐受。右侧倾斜并结合大幅度的 Trendelenburg 体位可以改善血流动力学。可输注胶体液和使用去氧肾上腺素收缩血管维持动脉血压。心电图振幅可能会急剧减低，难以观察继发于心脏位置改变后的 ST 段变化。移动心脏使心室远离食管后，可能无法用 TEE 监测心室。吻合后降支时，通过采用大幅度的 Trendelenburg 体位、补充容量和使用去氧肾上腺素收缩血管等技术，可顺利完成手术。远端吻合时，短时间的低心输出量是可耐受的。完成大隐静脉 - 主动脉近端吻合需要钳夹升主动脉侧壁。近端固定器可以减少侧壁钳的使用，从而减轻主动脉损伤。降低动脉血压有助于放置侧壁钳，可通过增加吸入麻醉剂浓度或轻压心脏减少静脉回流达到这一目的。近、远端吻合完成后，必须清除大隐静脉中的空气避免冠状动脉气体栓塞，其后才能移除升主动脉的侧壁钳，防止发生全身气体栓塞。谨慎使用鱼精蛋白逆转肝素的抗凝作用。非体外循环冠脉搭桥手术更难处理鱼精蛋白反

应，如低血压、肺动脉高压和过敏反应，因为快速建立体外循环支持需要完全的再肝素化、预充体外循环管路、紧急主动脉和右心房插管。如果推注鱼精蛋白后发生低血压，通常需要使用缩血管药物去氧肾上腺素。鱼精蛋白严重过敏反应可通过静脉注射肾上腺素、苯海拉明、H_2 阻断剂、类固醇、补液，以及必要时肝素化，启动体外循环来治疗。ROOBY（随机，是 / 否心肺转流）研究表明非体外循环冠脉搭桥术后移植血管通畅度较低且预后较差[80]。

麻醉管理

非体外循环冠脉移植术的麻醉与体外循环下冠脉搭桥术的麻醉很相似，但有几点明显不同。非体外循环 CABG 与体外循环 CABG 的患者在内科情况、药物治疗和护理要求方面是相似的。除口服降糖药外，所有术前药物均应在围手术期继续使用。糖尿病患者可用胰岛素控制血糖，并密切监测。香豆素（华法林）应在术前至少停用 7 天。除阿司匹林之外的血小板抑制剂的停药时间应根据药物的清除时间确定。术前使用的肝素可持续至手术室，在完全肝素化后停药。术前使用苯二氮䓬类镇静，同时经鼻导管吸氧可有效降低交感神经兴奋，但目前已很少使用。

麻醉诱导的目标应该是将动脉血压维持在基线值的 10%～20% 以内。可通过动脉置管和肺动脉导管获取基础心率、动脉血压、肺动脉压力、中心静脉压和心输出量，从而在诱导前优化血流动力学。如果发现患者合并重度肺动脉高压或低心排，则必须与心脏外科医生商议。可在麻醉诱导前输注血管收缩剂去氧肾上腺素，并调节其用量以维持动脉血压。任何静脉麻醉药均可用于麻醉诱导，但苯二氮䓬类药物（咪达唑仑）和阿片类药物（芬太尼）最常用。舒芬太尼比芬太尼降低心率的作用更明显，但不能确定这是否为其优势。右美托咪定可用于辅助其他麻醉药物，并可减轻应激反应和术后谵妄[53]。依托咪酯、丙泊酚和硫喷妥钠也可用于麻醉诱导，但存在低血压风险的患者需减少剂量。

麻醉诱导完成后，可使用非去极化肌肉松弛剂（罗库溴铵、维库溴铵、顺式阿曲库铵）或琥珀酰胆碱来帮助气管插管。心动过缓（心率 45～60 次 /min）有利于吻合移植血管远端。如果担心反流误吸，可采用改良快速顺序诱导，辅助环状软骨按压。如果判断患者存在困难气道，则应遵循标准的困难气道处理方案，但需特别注意避免心动过速和交感神经兴奋。心脏手术患者气管插管应依照标准的气道处理流程，唯一区别是患者对心动过速、低血压或高血压的耐受性大大降低，且容易发生心肌缺血、室性心律失常和血流动力学崩溃。

通常联合使用挥发性麻醉剂（异氟烷或七氟烷）和阿片类药物（芬太尼或舒芬太尼）来维持麻醉。应避免使用氧化亚氮，因其可能降低吸入氧浓度、收缩肺血管，增加气体栓塞的风险。持续静脉输注丙泊酚、右美托咪定或瑞芬太尼也常用于麻醉维持。瑞芬太尼代谢很快，输注时应避免药物意外中断。与芬太尼或舒芬太尼相比，瑞芬太尼对心脏抑制作用可能更大，心脏储备受限的患者可能更难以耐受。为避免因心脏操作、远端吻合期间的局部缺血以及吻合完成后的再灌注损伤而导致的心律失常，可预防性使用抗心律失常药物（利多卡因、镁或胺碘酮）。用肝素进行抗凝时需测定 ACT 或肝素测定法进行监测。移植血管远端吻合期间的血流动力学稳定依赖于仔细的外科操作、心脏搬动、调整手术台、输注血管收缩药和容量补充。β- 激动剂除了正性肌力作用外还加快心律，这使远端吻合更加困难，并降低室性心律失常的发生阈值。如果在进行远端吻合时需要 β- 激动剂来维持心输出量，则应考虑使用体外循环支持。近、远端血管吻合后，用鱼精蛋白逆转肝素的抗凝作用，并确定 ACT 值回到基线水平附近（120～140s）。

非体外循环冠脉移植术可缩短术后辅助通气和镇静的持续时间，一旦血流动力学稳定、出血得到控制、氧需求降低（$FiO_2 = 0.40$ 时 $PaO_2 > 80mmHg$）、神经肌肉功能恢复且患者苏醒，可立即拔管并持续正压通气辅助自主呼吸。术后应用 β- 肾上腺素能阻滞剂可降低心房颤动和心肌缺血的发生率，应在血流动力学耐受后尽快开始。一旦出血得到控制，就应恢复阿司匹林治疗。应避免停用抗缺血和血管扩张药物（β- 肾上腺素能阻滞剂、钙通道阻滞剂、硝酸盐和血管紧张素抑制剂），因撤退现象可能导致发病率和死亡率增加。

心脏手术正在不断发展，包括杂交手术、非体外循环下冠状动脉搭桥术、微创手术、外科性心室重建、左心室辅助装置、人工心脏、二尖瓣和冠状动脉搭桥的机器人手术。保持警惕、团队协作以及熟知手术计划和手术带来的血流动力学后果，对于降低这些手术的发病率和死亡率至关重要。

思考题

1. 心脏病的风险分层与降低风险有何不同？

2. POISE 的研究结果对围手术期降低心脏风险的建议有何影响？

3. 重度主动脉瓣狭窄的患者需要全身麻醉。患者的血流动力学目标是什么？麻醉诱导期间发生低血压的风险有哪些？

4. 可编程心脏起搏器的"磁频模式"是什么？为什么在围手术期要知道特定的磁频模式？

5. 肥厚型心肌病患者发生术中低血压。哪些干预措施最有效？

6. 心脏压塞的患者拟在手术室行心包开窗术。在麻醉诱导前和诱导期间应采取哪些预防措施以尽可能减少心脏停搏风险？

7. 心肺转流回路的主要组成是什么？在确定心肺转流期间适当的灌注压力时，应考虑哪些原则？

（谭灵灿　译，曾俊　校）

参考文献

1. Mangano DT, Goldman L. Preoperative assessment of patients with known or suspected coronary disease. *N Engl J Med*. 1995;333(26):1750–1756.

2. Mozaffarian D, Benjamin EJ, Go AS, et al. American Heart Association Statistics Committee and Stroke Statistics Subcommittee. Heart disease and stroke statistics–2015 update: a report from the American Heart Association. *Circulation*. 2015;131(4):e29–e322.

3. Mangano DT, Browner WS, Hollenberg M, et al. Long-term cardiac prognosis following noncardiac surgery. The Study of Perioperative Ischemia Research Group. *JAMA*. 1992;268(2):233–239.

4. Mangano DT, Browner WS, Hollenberg M, et al. Association of perioperative myocardial ischemia with cardiac morbidity and mortality in men undergoing noncardiac surgery. The Study of Perioperative Ischemia Research Group. *N Engl J Med*. 1990;323(26):1781–1788.

5. Fleisher LA, Barash PG. Preoperative cardiac evaluation for noncardiac surgery: a functional approach. *Anesth Analg*. 1992;74(4):586–598.

6. Fleisher LA, Fleischmann KE, Auerbach AD, et al. 2014 ACC/AHA guideline on perioperative cardiovascular evaluation and management of patients undergoing noncardiac surgery: executive summary: a report of the American College of Cardiology/American Heart Association Task Force on practice guidelines. Developed in collaboration with the American College of Surgeons, American Society of Anesthesiologists, American Society of Echocardiography, American Society of Nuclear Cardiology, Heart Rhythm Society, Society for Cardiovascular Angiography and Interventions, Society of Cardiovascular Anesthesiologists, and Society of Vascular Medicine Endorsed by the Society of Hospital Medicine. *J Nucl Cardiol*. 2015;22(1):162–215.

7. Mangano DT, London MJ, Tubau JF, et al. Dipyridamole thallium-201 scintigraphy as a preoperative screening test. A reexamination of its predictive potential. Study of Perioperative Ischemia Research Group. *Circulation*. 1991;84(2):493–502.

8. Baron JF, Mundler O, Bertrand M, et al. Dipyridamole-thallium scintigraphy and gated radionuclide angiography to assess cardiac risk before abdominal aortic surgery. *N Engl J Med*. 1994;330(10):663–669.

9. Tarhan S, Moffitt EA, Taylor WF, et al. Myocardial infarction after general anesthesia. *Anesth Analg*. 1977;56(3):455–461.

10. Steen PA, Tinker JH, Tarhan S. Myocardial reinfarction after anesthesia and surgery. *JAMA*. 1978;239(24):2566–2570.

11. Rao TL, Jacobs KH, El-Etr AA. Reinfarction following anesthesia in patients with myocardial infarction. *Anesthesiology*. 1983;59(6):499–505.

12. Shah KB, Kleinman BS, Sami H, et al. Reevaluation of perioperative myocardial infarction in patients with prior myocardial infarction undergoing noncardiac operations. *Anesth Analg*. 1990;71(3):231–235.

13. Landesberg G, Beattie WS, Mosseri M, et al. Perioperative myocardial infarction. *Circulation*. 2009;119(22):2936–2944.

14. Mangano DT, Layug EL, Wallace A, et al. Effect of atenolol on mortality and cardiovascular morbidity after noncardiac surgery. Multicenter Study of Perioperative Ischemia Research Group. [Erratum in *N Engl J Med*. 1997;336(14):1039]. *N Engl J Med*. 1996;335(23):1713–1720.

15. Schouten O, Boersma E, Hoeks SE, et al. Fluvastatin and perioperative events in patients undergoing vascular surgery. *N Engl J Med*. 2009;361(10):980–989.

16. Mangano DT, Layug EL, Wallace A. Effect of atenolol on mortality and cardiovascular morbidity after noncardiac surgery. Multicenter Study of Perioperative Ischemia Research Group. *N Engl J Med*. 1996;335(23):1487–1490.

17. Wallace A, Layug B, Tateo I, et al. Prophylactic atenolol reduces postoperative myocardial ischemia. McSPI Research Group. *Anesthesiology*. 1998;88(1):7–17.

18. Slogoff S, Keats AS, Ott E. Preoperative propranolol therapy and aortocoronary bypass operation. *JAMA*. 1978;240(14):1487–1490.

19. Mudumbai SC, Takemoto S, Cason BA, et al. Thirty-day mortality risk associated with the postoperative nonresumption of angiotensin-converting enzyme inhibitors: a retrospective study of the Veterans Affairs Healthcare System. *J Hosp Med*. 2014;9(5):289–296.

20. Drenger B, Fontes ML, Miao Y, et al. Investigators of the Ischemia Research and Education Foundation; Multicenter Study of Perioperative Ischemia Research Group. Patterns of use of perioperative angiotensin-converting enzyme inhibitors in coronary artery bypass graft surgery with cardiopulmonary bypass: effects on in-hospital morbidity and mortality. *Circulation*. 2012;126(3):261–269.

21. Lee SM, Takemoto S, Wallace AW. The association between withholding angiotensin receptor blockers in the early postoperative period and 30-day mortality: a cohort study of the Veterans Affairs healthcare system. *Anesthesiology*. 2015;123(2):288–306.

22. Wallace AW. Clonidine and modification of perioperative outcome. *Curr Opin Anaesthesiol*. 2006;19(4):411–417.

23. McFalls EO, Ward HB, Moritz TE. Coronary-artery revascularization before elective major vascular surgery. *N Engl J Med*. 2004;351(27):2795–2804.

24. Kaluza GL, Joseph J, Lee JR, et al. Catastrophic outcomes of noncardiac surgery soon after coronary stenting. *J Am Coll Cardiol*. 2000;35(5):1288–1294.

25. Hueb W, Soares PR, Gersh BJ. The medicine, angioplasty, or surgery study (MASS-II): a randomized, controlled clinical trial of three therapeutic strategies for multivessel coronary artery disease: one-year results. *J Am Coll Cardiol*. 2004;43(10):1743–1751.

26. Shelton RJ, Velavan P, Nikitin NP, et al. Clinical trials update from the American Heart Association meeting: ACORN-CSD, primary care trial of chronic disease management, PEACE, CREATE, SHIELD, A-HeFT, GEMINI, vitamin E meta-analysis, ESCAPE, CARP, and SCD-HeFT cost-effectiveness study. Disparate opinions regarding indications for coronary artery revascularization before elective vascular surgery. Myocardial revascularization before carotid endarterectomy. How to avoid cardiac ischemic events associated with aortic surgery. *Eur J Heart Fail*. 2005;7(1):127–135.

27. Eagle KA, Berger PB, Calkins H, et al. ACC/AHA guideline update for perioperative cardiovascular evaluation for

第四篇

noncardiac surgery–executive summary. A report of the American College of Cardiology/American Heart Association Task Force on Practice Guidelines (Committee to Update the 1996 Guidelines on Perioperative Cardiovascular Evaluation for Noncardiac Surgery). *Anesth Analg.* 2002;94(5):1052–1064.

28. Eagle KA, Berger PB, Calkins H, et al. American College of Cardiology; American Heart Association. ACC/AHA guideline update for perioperative cardiovascular evaluation for noncardiac surgery–executive summary: a report of the American College of Cardiology/American Heart Association Task Force on Practice Guidelines (Committee to Update the 1996 Guidelines on Perioperative Cardiovascular Evaluation for Noncardiac Surgery). *J Am Coll Cardiol.* 2002;39(3):542–553.

29. Fleischmann KE, Beckman JA, Buller CE, et al. 2009 ACCF/AHA focused update on perioperative beta blockade. A report of the American College of Cardiology Foundation/American Heart Association Task Force on Practice Guidelines. *Circulation.* 2009;120(21):2123–2151.

30. Fleisher LA, Beckman JA, Brown KA, et al. ACC/AHA 2006 guideline update on perioperative cardiovascular evaluation for noncardiac surgery: focused update on perioperative beta-blocker therapy: a report of the American College of Cardiology/American Heart Association Task Force on Practice Guidelines (Writing Committee to Update the 2002 Guidelines on Perioperative Cardiovascular Evaluation for Noncardiac Surgery): developed in collaboration with the American Society of Echocardiography, American Society of Nuclear Cardiology, Heart Rhythm Society, Society of Cardiovascular Anesthesiologists, Society for Cardiovascular Angiography and Interventions, and Society for Vascular Medicine and Biology. *Circulation.* 2006;113(22):2662–2674.

31. Gordon AJ, Macpherson DS. Guideline chaos: conflicting recommendations for preoperative cardiac assessment. *Am J Cardiol.* 2003;91(11):1299–1303.

32. Wallace AW, Au S, Cason BA. Association of the pattern of use of perioperative β-blockade and postoperative mortality. *Anesthesiology.* 2010;113(4):794–805.

33. Wallace AW, Au S, Cason BA. Perioperative beta-blockade: atenolol is associated with reduced mortality when compared to metoprolol. *Anesthesiology.* 2011;114(4):824–836.

34. Mangano DT. Aspirin and mortality from coronary bypass surgery. *N Engl J Med.* 2002;347(17):1309–1317.

35. Devereaux PJ, Mrkobrada M, Sessler DI, et al. POISE-2 Investigators. Aspirin in patients undergoing noncardiac surgery. *N Engl J Med.* 2014;370(16):1494–1503.

36. POISE Trial Investigators, Devereaux PJ, Yang H, Guyatt GH, et al. Rationale, design, and organization of the PeriOperative ISchemic Evaluation (POISE) trial: a randomized controlled trial of metoprolol versus placebo in patients undergoing noncardiac surgery. *Am Heart J.* 2006;152(2):223–230.

37. Devereaux PJ, Yang H, Yusuf S, et al. Effects of extended-release metoprolol succinate in patients undergoing non-cardiac surgery (POISE trial): a randomised controlled trial. *Lancet.* 2008;371(9627):1839–1847.

38. Krupski WC, Nehler MR. How to avoid cardiac ischemic events associated with aortic surgery. *Semin Vasc Surg.* 2001;14(4):235–244.

39. Rabbitts JA, Nuttall GA, Brown MJ, et al. Cardiac risk of noncardiac surgery after percutaneous coronary intervention with drug-eluting stents. *Anesthesiology.* 2008;109(4):596–604.

40. Nuttall GA, Brown MJ, Stombaugh JW, et al. Time and cardiac risk of surgery after bare-metal stent percutaneous coronary intervention. *Anesthesiology.* 2008;109(4):588–595.

41. Wallace AW, Galindez D, Salahieh A, et al. Effect of clonidine on cardiovascular morbidity and mortality after noncardiac surgery. *Anesthesiology.* 2004;101(2):284–293.

42. Slogoff S, Keats AS. Does chronic treatment with calcium entry blocking drugs reduce perioperative myocardial ischemia? *Anesthesiology.* 1988;68(5):676–680.

43. Slogoff S, Keats AS. Further observations on perioperative myocardial ischemia. *Anesthesiology.* 1986;65(5):539–542.

44. Wakeling HG, McFall MR, Jenkins CS, et al. Intraoperative oesophageal Doppler guided fluid management shortens postoperative hospital stay after major bowel surgery. *Br J Anaesth.* 2005;95(5):634–642.

45. Ebert TJ, Muzi M, Berens R, et al. Sympathetic responses to induction of anesthesia in humans with propofol or etomidate. *Anesthesiology.* 1992;76(5):725–733.

46. Helman JD, Leung JM, Bellows WH, et al. The risk of myocardial ischemia in patients receiving desflurane versus sufentanil anesthesia for coronary artery bypass graft surgery. The S.P.I. Research Group. *Anesthesiology.* 1992;77(1):47–62.

47. Slogoff S, Keats AS, Dear WE, et al. Steal-prone coronary anatomy and myocardial ischemia associated with four primary anesthetic agents in humans. *Anesth Analg.* 1991;72(1):22–27.

48. Diana P, Tullock WC, Gorcsan J, et al. Myocardial ischemia: a comparison between isoflurane and enflurane in coronary artery bypass patients. *Anesth Analg.* 1993;77(2):221–226.

49. Leung JM, Goehner P, O'Kelly BF, et al. Isoflurane anesthesia and myocardial ischemia: comparative risk versus sufentanil anesthesia in patients undergoing coronary artery bypass graft surgery. The SPI (Study of Perioperative Ischemia) Research Group. *Anesthesiology.* 1991;74(5):838–847.

50. Hanley PJ, Ray J, Brandt U, Daut J. Halothane, isoflurane and sevoflurane inhibit NADH:ubiquinone oxidoreductase (complex I) of cardiac mitochondria. *J Physiol.* 2002;544(Pt 3):687–693.

51. Cason BA, Gamperl AK, Slocum RE, Hickey RF. Anesthetic-induced preconditioning: previous administration

of isoflurane decreases myocardial infarct size in rabbits. *Anesthesiology.* 1997;87(5):1182–1190.

52. Slogoff S, Keats AS. Randomized trial of primary anesthetic agents on outcome of coronary artery bypass operations. *Anesthesiology.* 1989;70(2):179–188.

53. Maldonado JR, Wysong A, van der Starre PJ, et al. Dexmedetomidine and the reduction of postoperative delirium after cardiac surgery. *Psychosomatics.* 2009;50(3):206–217.

54. Sandham JD, Hull RD, Brant RF, et al. Canadian Critical Care Clinical Trials Group. A randomized, controlled trial of the use of pulmonary-artery catheters in high-risk surgical patients. *N Engl J Med.* 2003;348(1):5–14.

55. Xu F, Wang Q, Zhang H, et al. Use of pulmonary artery catheter in coronary artery bypass graft. Costs and long-term outcomes. *PLoS One.* 2015;10(2):e0117610.

56. Fontes ML, Bellows W, Ngo L, Mangano DT. Assessment of ventricular function in critically ill patients: limitations of pulmonary artery catheterization. Institutions of the McSPI Research Group. *J Cardiothorac Vasc Anesth.* 1999;13(5):521–527.

57. Practice guidelines for pulmonary artery catheterization. A report by the American Society of Anesthesiologists Task Force on Pulmonary Artery Catheterization. *Anesthesiology.* 1993;78(2):380–394.

58. American Society of Anesthesiologists Task Force on Pulmonary Artery Catheterization. Practice guidelines for pulmonary artery catheterization: an updated report by the American Society of Anesthesiologists Task Force on Pulmonary Artery Catheterization. *Anesthesiology.* 2003;99(4):988–1014.

59. Mangano DT. Dynamic predictors of perioperative risk. Study of Perioperative Ischemia (SPI) Research Group. *J Card Surg.* 1990;5(suppl 3):231–236.

60. Carabello BA, Crawford FA Jr. Valvular heart disease. *N Engl J Med.* 1997;337(1):32–41.

61. Hilgenberg JC, McCammon RL, Stoelting RK. Pulmonary and systemic vascular responses to nitrous oxide in patients with mitral stenosis and pulmonary hypertension. *Anesth Analg.* 1980;59(5):323–326.

62. Greenberg BH, Rahimtoola SH. Vasodilator therapy for valvular heart disease. *JAMA.* 1981;246(3):269–272.

63. Hanson EW, Neerhut RK, Lynch C 3rd. Mitral valve prolapse. *Anesthesiology.* 1996;85(1):178–195.

64. Freed LA, Levy D, Levine RA, et al. Prevalence and clinical outcome of mitral-valve prolapse. *N Engl J Med.* 1999;341(1):1–7.

65. Atlee JL. Perioperative cardiac dysrhythmias: diagnosis and management. *Anesthesiology.* 1997;86(6):1397–1424.

66. Gallagher JD, Weindling SN, Anderson G, Fillinger MP. Effects of sevoflurane on QT interval in a patient with congenital long QT syndrome. *Anesthesiology.* 1998;89(6):1569–1573.

67. Michalets EL, Smith LK, Van Tassel ED. Torsade de pointes resulting from the addition of droperidol to an existing

cytochrome P450 drug interaction. *Ann Pharmacother.* 1998;32(7–8):761–765.

68. Guy JM, André-Fouet X, Porte J, et al. Torsades de pointes and prolongation of the duration of QT interval after injection of droperidol. *Ann Cardiol Angeiol (Paris).* 1991;40(9):541–545.

69. Kusumoto FM, Goldschlager N. Cardiac pacing. *N Engl J Med.* 1996;334(2):89–97.

70. Zaidan JR. Pacemakers. *Anesthesiology.* 1984;60(4):319–334.

71. Dagnino J, Prys-Roberts C. Studies of anaesthesia in relation to hypertension. VI: cardiovascular responses to extradural blockade of treated and untreated hypertensive patients. *Br J Anaesth.* 1984;56(10):1065–1073.

72. Nikolov NM, Fontes ML, White WD, et al. Pulse pressure and long-term survival after coronary artery bypass graft surgery. *Anesth Analg.* 2010;110(2):335–340.

73. Spirito P, Seidman CE, McKenna WJ, Maron BJ. The management of hypertrophic cardiomyopathy. *N Engl J Med.* 1997;336(11):775–785.

74. Pass LJ, Eberhart RC, Brown JC, et al. The effect of mannitol and dopamine on the renal response to thoracic aortic cross-clamping. *J Thorac Cardiovasc Surg.* 1988;95(4):608–612.

75. Despotis GJ, Gravlee G, Filos K, Levy J. Anticoagulation monitoring during cardiac surgery: a review of current and emerging techniques. *Anesthesiology.* 1999;91(4):1122–1151.

76. Martin TD, Craver JM, Gott JP, et al. Prospective, randomized trial of retrograde warm blood cardioplegia: myocardial benefit and neurologic threat. *Ann Thorac Surg.* 1994;57(2):298–302. discussion 302–304.

77. Gibson AJ, Davis FM. Hyperbaric oxygen therapy in the treatment of post cardiac surgical strokes—a case series and review of the literature. *Anaesth Intensive Care.* 2010;38(1):175–184.

78. Wahr JA, Plunkett JJ, Ramsay JG, et al. Cardiovascular responses during sedation after coronary revascularization. Incidence of myocardial ischemia and hemodynamic episodes with propofol versus midazolam. Institutions of the McSPI Research Group. *Anesthesiology.* 1996;84(6):1350–1360.

79. Engelman RM, Rousou JA, Flack JE 3rd, et al. Fast-track recovery of the coronary bypass patient. *Ann Thorac Surg.* 1994;58(6):1742–1746.

80. Shroyer AL, Grover FL, Hattler B, et al. Veterans Affairs Randomized On/Off Bypass (ROOBY) Study Group. On-pump versus off-pump coronary-artery bypass surgery. *N Engl J Med.* 2009;361(19):1827–1837.

第
四
篇

第 26 章　先天性心脏病

Jin J. Huang, Stephen D. Weston, and Scott R. Schulman

先天性心脏病（congenital heart diease，CHD）可以根据缺损的固有解剖或病理生理特征进行分类（知识框 26-1）。有时，由于解剖畸形涉及范围广泛，想要完全了解先天性心脏病复杂的解剖可能很困难。幸运的是，尽管它们的解剖结构不同，许多病变都有相似的病理生理状况。了解这些生理状况将可成功治疗复杂先天性心脏病患者。

先天性心脏病的基本病理生理

正常情况下，肺循环血流（pulmonary blood flow，Qp）和体循环血流（systemic blood flow，Qs）之间没有交通，心脏输出所有的血液序贯性地从一个循环进入另一个循环。所有的体循环静脉血都进入肺循环，同样的，所有肺静脉血都直接进入体循环。当其中某个循环的部分静脉回流折返进入该循环的动脉血流时，就产生了分流[1]。当两个原本分开的结构之间存在异常交通或缺损时，就会发生这种交互的血流。接受分流的结构，其压力决定了分流的方向，而分流量取决于缺损的大小。较小缺损的分流为限制性的，即产生有限的分流。较大缺损的分流为非限制性，分流不受限制[1]。

左向右分流

当部分肺静脉血折返流入肺动脉时，就发生了左向右（L→R）分流[1]。许多部位可能发生这种畸形，包括肺静脉（肺静脉异位引流）、房间隔（房间隔缺损）、室间隔（室间隔缺损）和大血管（动脉导管未闭）。

重新回到肺动脉的那部分肺血流是**重复循环的**

感谢 James E. Baker and Isobel A. Russell 为本章上版作出的贡献

肺血流。肺血流中流向体循环（Qs）的部分是**有效的**肺血流。它们的总和是总肺血流量（Qp）（图26-1）。

经典的左向右分流（L→R）先天性心脏病是无发绀型病变。然而，肺血流增多会导致肺水肿和低血压。长期低血压可导致循环休克并伴有多器官功能衰竭和代谢性酸中毒；而长期肺充血可能导致肺血管阻力（pulmonary vascular resistance，PVR）增加和心腔异常扩张。随着时间的推移，大的未修复的左向右（L→R）分流可能会出现分流方向的逆转，成为发绀型病变。这就是众所周知的艾森门格（Eisenmenger）生理。

右向左分流

右向左（R→L）分流是指部分体循环静脉血未经过肺直接流入体循环动脉血。右向左分流病变的特

点是动脉血氧饱和度降低。合并右向左（R→L）分流的先天性心脏病为发绀型病变。右向左（R→L）分流的生理学特点是动脉血氧饱和度降低，这是因为乏氧的再循环体循环静脉血与富氧的肺静脉血混合在一起。血氧饱和度降低的程度取决于右向左的分流量和体循环静脉血的氧饱和度情况。

混合性病变

分流意味着肺循环和体循环血流之间的**部分**混合，但许多类型先天性心脏病则是两个循环的完全混合。因此，混合性病变是指氧含量在两个循环之间达到平衡，肺动脉和主动脉的血氧饱和度相同或几乎相同[2]。

与右向左分流一样，混合性病变的主要特征之一同样是体循环动脉血氧饱和度降低，其降低的程度取决于两个循环的混合血量以及各自的血氧饱和度差异。因呼吸暂停或肺不张引起的肺静脉血氧饱和度下降最终会使混合后的体循环的氧饱和度降低，而体循环静脉血氧饱和度的降低同样也会导致体循环动脉血氧饱和度降低。导致体循环静脉血氧饱和度下降的因素包括发热（全身耗氧量增加）、低心排状态（导致微血管的氧摄取量增加）和贫血（全身氧的运输减少）。

知识框 26-1　先天性心脏病的分类

无发绀 vs 发绀——室间隔缺损 vs 法洛四联症

单纯 vs 复杂——房间隔缺损 vs 左心发育不良综合征

左向右分流 vs 右向左分流 vs 混合病变——房间隔缺损 vs 法洛四联症 vs 左心发育不良综合征

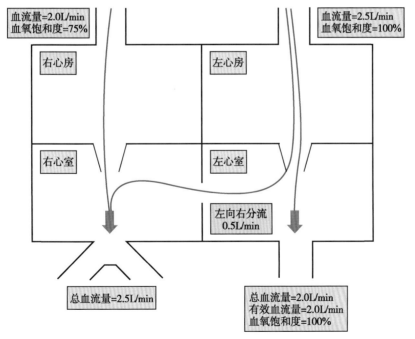

图 26-1　室间隔缺损示意图。室间隔缺损处的左向右分流量为 0.5L/min。因此，总的肺血流量为 2.5L/min，其中 2L/min 为有效肺血流量，体循环血流量也为 2L/min（体循环血流量＜肺循环血流量）

Qp：Qs 比值在混合性病变中的意义

在具有混合生理的先天性心脏病中，当 Qp：Qs 比值接近 1 时每个循环的**有效血量**最大化，且无用的**再循环**血量最低。当 Qp：Qs＞1 时，血流将优先进入肺动脉，增加肺循环血流量，混合血的氧饱和度增加，但同时降低体循环心排血量，减少氧供。当 Qp：Qs＜1 时，血流将优先进入主动脉，增加体循环血流量，体循环灌注压升高，但增加的循环血量包含乏氧的血液，也会导致氧供的减少。

体循环（systemic vascular resistance，SVR）和肺循环阻力（PVR）即两个循环对血流的相对阻力决定了 Qp：Qs 的比值。如果 PVR 超过 SVR，则 Qs＞Qp。同样，如果 SVR 超过 PVR，则 Qp＞Qs。SVR 和 PVR 受许多因素的影响，见知识框 26-2[3]。

动脉导管未闭的意义

动脉导管是连接肺动脉和降主动脉之间的管道。由于动脉氧分压的升高和胎盘前列腺素的减少，健康新生儿出生后 4 天内动脉导管发生功能性闭合（参见第 34 章）。然而混合病变的一种，功能性单心室，通常需要未闭的动脉导管为发育不全的一侧提供血液。收缩期通过未闭的动脉导管的血流既可以是左向右分流（例如室间隔完整的肺动脉闭锁），也可以是右向左分流（例如左心发育不良综合征，hypoplastic left heart syndrome，HLHS），这主要取决于哪侧心室发育不良。换句话说，在某些病变中，如 HLHS，体循环血流是依赖于动脉导管的，而有的病变，如肺动脉闭锁，则需要动脉导管提供肺血流。

然而，舒张期通过动脉导管的血流方向通常是左向右的，这是因为主动脉静息时的张力比肺动脉高。这意味着舒张期大量的血液流向肺部，而冠状动脉血流减少。因此，患者可能会因为冠状动脉缺血而出现心肌缺血和梗死。降低 PVR 的措施会导致更多的肺血流量，并加剧冠状动脉缺血。

Eisenmenger 综合征

先天性心脏病可能导致肺部出现异常血流或改变肺动脉压力（知识框 26-3）。随着时间推移，PVR 逐渐增加，肺血管系统发生重构导致的肺动脉高压，即使在分流纠正后依然存在[3]。当肺动脉高压不可逆转且肺动脉压力超过体循环压力时，血液就会从肺循环流向体循环。这时，即使最初是左向右（L→R）分流，也会变为右向左（R→L）。这种情况即为 Eisenmenger 综合征，通常是手术矫正分流的禁忌证。

知识框 26-2 麻醉管理对外周和全身血管阻力的影响

增加外周血管阻力的因素
浅麻醉
交感神经系统兴奋性增加
给予 α- 受体激动剂
物理性操作（对婴幼儿屈髋压迫股动脉）

降低外周血管阻力的因素
加深麻醉
给予扩血管药物（硝酸酯类、静脉或吸入麻醉药物）

增加肺血管阻力的因素
肺泡内低氧血症（低吸入氧浓度）
高碳酸血症
酸中毒
高肺容量或肺内压（易于使肺毛细血管塌陷）
肺不张引起的肺容量降低（易于使较大的肺血管塌陷）
浅麻醉
交感神经系统兴奋
低温

降低肺血管阻力的因素
过度通气
低碳酸血症
碱血症
增加氧合
吸入一氧化氮
保温
支气管扩张剂（如沙丁胺醇）

阻塞性病变

阻塞性病变主要包括左室流出道（left ventricular outflow track，LVOT）梗阻和主动脉缩窄。

左室流出道梗阻

LVOT 梗阻占先天性心脏病的 3%～6%，可发生在瓣下、瓣膜和瓣上水平[4]。主动脉瓣狭窄是儿童最常见的 LVOT 梗阻类型[4,5]。主动脉瓣二叶瓣是此类疾病最常见的病变，常在成年早期出现临床表现。导致主动脉瓣下狭窄的病变形式多样，包括隔膜、纤维肌束肥厚、弥漫性隧道样梗阻和二尖瓣附着位置异常[6]。主动脉瓣上狭窄（图 26-2）通常位于 Valsalva

第
四
篇

知识框 26-3　导致肺血流量和肺动脉压逐渐增加的先天性心脏病

肺血流量增加

房间隔缺损

肺静脉异位引流

肺动脉压增加

室间隔缺损

房室通道

主肺动脉窗

永存动脉干

大动脉转位

左室双入口

动脉导管未闭

窦上方，因升主动脉不连续增厚形成的沙漏样畸形，该畸形是 Williams 综合征的特征性表现[7]。

在胎儿时期，严重的主动脉狭窄可导致 HLHS。严重主动脉瓣狭窄的婴儿可能出现心力衰竭并难以存活。大龄儿童的主动脉狭窄很少有症状，但随着时间的推移会发展成左心室肥厚、过早的冠状动脉粥样硬化和充血性心力衰竭。主动脉狭窄的治疗包括多种介入和手术方法，如球囊瓣膜成形术、Ross-Konno 手术、梗阻切除术和瓣膜置换术。手术的时机和类型取决于个体情况。

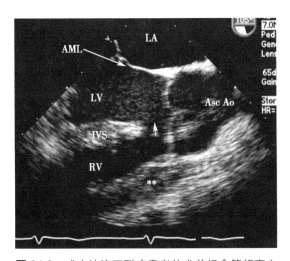

图 26-2　成人法洛四联症患者的术前经食管超声心动图。可见主动脉骑跨在两个心室上，主动脉瓣正下方可见室间隔缺损（短箭头）。右心室肥厚（**）。AML，二尖瓣前叶；Asc Ao，升主动脉；IVS，室间隔；LA，左心房；LV，左心室；RV，右心室

主动脉缩窄

主动脉缩窄是指左锁骨下动脉远端的胸主动脉不连续性狭窄（图 26-3）。它既可以是单独的病变，也可以合并其他病变，如主动脉瓣狭窄和室间隔缺损。合并严重主动脉缩窄的婴儿在动脉导管闭合时可能发生心力衰竭和死亡。导管依赖型的婴儿手术前需要持续静脉注射前列腺素 E_1 以维持动脉导管的通畅。应长期随访主动脉缩窄的患者，其成年后会有后遗症，包括再狭窄、高血压、主动脉瘤、冠状动脉疾病和卒中[8]。对于合并主动脉狭窄的产妇，即使手术矫正成功后，妊娠期间也有发生先兆子痫可能（参见第 33 章）[8]。

围手术期管理

先天性心脏病患者的手术方案的确定需要多学科讨论，包括外科医生、心脏内科医生、重症监护专家和麻醉医师。患者在术前需要进行适当的内科治疗。对麻醉医生而言，了解心脏畸形所致的病理生

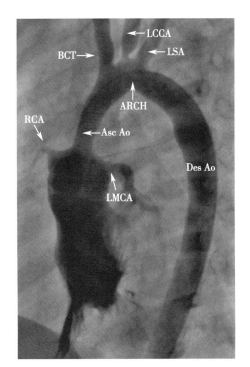

图 26-3　收缩期主动脉造影显示升主动脉狭窄。该例患者为主动脉瓣上狭窄。左冠状动脉主干扩张，左颈总动脉口狭窄。Asc Ao，升主动脉；BCT，头臂干；Des Ao，降主动脉；LCCA，左颈总动脉；LMCA，左冠状动脉主干；LSA，左锁骨下动脉；RCA，右冠状动脉

理改变以及其后的姑息/矫正手术对生理的影响是治疗成功的基础(参见第13章)。

病史和体格检查

儿科麻醉在回顾患者的病史时应注意细节问题,如相关的妊娠、早产和产后阶段(参见第34章)。先天性心脏病患儿通常合并相关综合征(21-三体综合征、DiGeorge综合征)或慢性病(肾功能不全、肺水肿、电解质和葡萄糖代谢异常)。因此必须对患者的术前用药和实验室检查(即血常规、电解质、凝血检查、肝肾功能指标)进行全面了解。

麻醉医师应回顾已有的诊断学资料,如超声心动图(图26-4)和心导管检查(图26-2)。磁共振成像(magnetic resonance imaging,MRI)也将提供非常重要的解剖信息(图26-4)。心电图和X线胸片是常规术前评估的一部分。既往的内/外科治疗,以及在此期间患者病情的改变或恶化都要评估。既往胸骨切开导致胸骨和胸壁粘连,是开胸过程中出血量增加以及心脏损伤的危险因素。许多住院的新生儿在等待手术期间需要持续输注正性肌力药物或其他药物(如前列腺素 E_1),以维持动脉导管通畅和血流动力学稳定。

体格检查包括气道的评估(有遗传综合征的患者可能存在气道的问题,例如21-三体综合征)、充血性心力衰竭的症状体征(呼吸急促、喘息、颈静脉怒张)、发绀、营养状态以及其他合并症。计划择期手术的门诊患者必须在手术当日评估有无新发的症状或体征(如上呼吸道感染)。住院患者需评估其在住院治疗期间出现的问题,如白细胞计数增加提示可能合并感染或炎症。

术前准备

所有患者必须遵循美国麻醉学协会(American Society of Anesthesiologists,ASA)的禁食指南。尽管麻醉医师对利尿剂、血管紧张素转换酶抑制剂以及血管紧张素受体阻断(angiotensin receptor blocking,ARB)药物有不同的意见,但通常会建议服用心血管药物的门诊患者继续治疗直到(包括)手术当日。通常在手术前几日停用抗凝剂和抗血小板药物。

手术间内准备

手术间内的准备应包括相应年龄的气道设备、静脉输液设备以及有创监护仪。所有静脉输液装置都应仔细排气,以防止静脉气栓引起反常性动脉栓塞。所有加热毯和表面降温设备应处于备用状态,

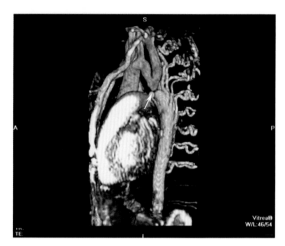

图26-4 主动脉缩窄的三维磁共振图像(箭)。可见降主动脉的众多侧支

在患者入室前应调节好手术室内温度(小婴儿和早产儿设为27℃,较大儿童设为24℃)。血流动力学药物应在术前按体重稀释备用。特殊的设备,如食管超声(transesophageal echocardiography,TEE)或一氧化氮(nitric oxide,iNO)输送系统也需要准备。

麻醉诱导

先天性心脏病患者的麻醉诱导可采用吸入麻醉或静脉麻醉(知识框26-4和26-5)。诱导的过程应尽可能平稳,避免增加焦虑、哭泣、咳嗽或屏息。这些情况可能会使患者的病理生理改变恶化,如某些特定疾病的右向左分流增加和右/左心室流出道动力性梗阻。

相对于麻醉药物和给药方式的选择,麻醉医生对这些药物可能导致的既有生理变化的影响以及相应血流动力学改变的认识更重要。小儿心脏麻醉医师的特质之一是识别这些不良反应并进行干预以纠正问题的能力。

吸入麻醉诱导

没有静脉通道的清醒婴幼儿常采用吸入麻醉诱导。由于吸入麻醉药物可使剂量依赖性心肌收缩力减低,该方法常用于轻度或控制良好的充血性心力衰竭患者。七氟烷没有刺激性和气道反应性,不增加心脏对儿茶酚胺的敏感性,因而最常选用[9]。氧化亚氮可用以加快诱导,降低七氟醚的吸入浓度。关于氧化亚氮增加PVR的担心在先天性心脏病患者中尚未得到证实,但其导致的 FiO_2 降低会对升高的PVR的保护作用减少。由于氧化亚氮可使血管内气泡扩大,通常在麻醉诱导后即停止使用。

知识框 26-4　先天性心脏病患者的麻醉诱导药物

七氟烷 1.5% ~ 3.5%（潮气末）
　　降低 SVR、心肌收缩力
　　用 N₂O 时剂量降低；可能导致心肌抑制
芬太尼 20 ~ 50μg/kg
　　对心肌收缩力、SVR 几乎无影响
　　可能导致交感神经张力丧失，心动过缓
　　快速、大剂量输注可能导致胸壁僵硬
舒芬太尼 5 ~ 10μg/kg
　　同芬太尼
氯胺酮（静脉注射）1 ~ 2mg/kg
　　增加心率，使 SVR、PVR 增加或无影响
　　具有交感兴奋性的心肌抑制剂；可降低交感神
　　经减弱患者的心肌收缩力
　　支气管分泌物增加（可用阿托品 20μg/kg 抑制）
氯胺酮（肌肉注射）3 ~ 5mg/kg
依托咪酯（静脉注射）0.2 ~ 0.3mg/kg
　　保持心率、SVR、PVR、心肌收缩力
　　可抑制内源性皮质醇产物；注射部位烧灼样疼痛

PVR, 肺血管阻力；SVR, 外周血管阻力。

　　给清醒、紧张的小儿放置脉搏氧饱和度探头很少增加他们的痛苦，但可为吸入麻醉诱导的初始阶段提供足够的监测。一旦达到适当的麻醉深度，应及时安置其他无创监护。建立静脉通路后，在放置喉镜和气管插管之前，可追加静脉麻醉药、神经肌肉阻滞药物，必要时使用抗胆碱类药物。

静脉麻醉诱导

　　静脉麻醉诱导可提高血流动力学的稳定性，使控制不佳的充血性心力衰竭、中度心室功能损害、大量右向左分流或完全性混合性病变患者受益。通常这些患者从重症监护室转运到手术室前已经建立了静脉通道。阿片类药物常用于这些患者，这是因为阿片类药物对心肌的抑制作用很小甚至没有，对肺循环和体循环血管床均没有扩张作用[9]。可用于先天性心脏病患者的其他静脉麻醉药包括苯二氮䓬类药物、依托咪酯和氯胺酮。对于一些合并右室流出道梗阻的患者，丙泊酚可导致低血压或增加右向左分流。而心功能正常的患者可耐受异丙酚用量的缓慢增加。氯胺酮具有明显的保持或增强交感神经系统张力的作用，可更好地保证循环的稳定性。关于氯胺酮会增加 PVR 的观点尚未在先天性心脏病患者中得到证实[10]。肌肉注射氯胺酮能实现平稳的麻醉

诱导，随后可进行血管穿刺置管。先天性心脏病患者存在循环间的交互或分流，如果任何气泡到达中心循环，则存在反常空气栓塞的风险，因此在静脉给药时应避免意外注入空气。

气道管理（参见第 16 章）

　　气管导管的大小需要根据患者的年龄和发育情况进行选择。使用神经肌肉阻滞药物将有助于气管插管（参见第 11 章）。药物的选择取决于患者（年龄、病变类型、肾功能）和药物特性（作用时间、血流动力学特性和消除方式）。维库溴铵和罗库溴铵均为中效肌松药，但罗库溴铵比维库溴铵起效时间更短。罗库溴铵还可增加心率，这对儿童很有用。琥珀酰胆碱很少用于儿科麻醉。

　　通气的管理方式取决于 PVR、SVR 两者间关系的变化对循环系统的影响。通气方式应尽量不影响分流量，或者尽量维持体 - 肺循环血流量比例的平衡。了解 PVR 的变化将如何影响心脏病变的生理，有助于麻醉医师管理诸如氧浓度、静息每分钟通气量之类的指标，也有助于使用呼气末正压和吸气峰压等参数。

监护（参见第 20 章）

　　有创监测通常在麻醉诱导后建立。心脏手术的患者通常需要接受动脉穿刺置管和留置各种形式的中心静脉通路。动脉置管的位置取决于心脏的病变。例如，有 Blalock-Taussig 分流（锁骨下动脉分流至同侧肺动脉）的患者，应在对侧进行动脉置管。同样，由于主动脉缩窄的部位及术中左锁骨下动脉或附近降主动脉阻断的影响，主动脉缩窄患者左上肢测得的血压并不可靠。通常选择颈内静脉进行中心静脉压的监测及术中给药。目前，许多中心考虑到中心静脉导管血栓发生的风险，在行新生儿心脏手术时不再进行颈内静脉穿刺。因此，许多外科医生倾向于在术中脱离心肺转流前直接放置右心房导管，导管通过隧道穿过胸腔。

　　TEE 已成为手术室中一项无可替代的监测手段，可进一步行术前经胸超声心动图（transthoracic echocardiography，TTE）检查可能无法清楚显示解剖结构，排除合并其他畸形，并评估手术修复的质量。

输血（参见第 24 章）

　　许多先天性心脏病手术都需要输注血液制品，特别是小婴儿、术前血细胞比容水平较低、再次开胸和心肺转流（cardiopulmonary bypass，CPB）时间较

知识框 26-5　常见先天性心脏病麻醉目标和诱导策略的总结

总体目标和原则
- 避免静脉内和压力导管内进入气体；严格细致的排气技术
- 避免脱水；谨慎安排禁食时间（依据 ASA 指南）
- 避免心脏抑制
- 尽可能保持窦性心律
- 保证术前镇静，使患者合作
- 1 岁以上的患者给予术前药（口服咪达唑仑 0.5～1mg/kg）
- 镇静后严密监测

肺血流增加型病变

房间隔缺损
- 避免过度降低肺血管阻力（过度通气，高 FiO_2）
- 早期拔除气管导管

室间隔缺损
- 避免降低肺血管阻力
- 避免过度心肌抑制，特别是存在充血性心力衰竭的患者。吸入诱导可迅速降低心肌收缩力

房室间隔缺损
- 在心肺转流之前避免降低肺血管阻力
- 治疗肺动脉高压的准备（100% 氧气、过度通气、碱化血液、深度镇静）
- 准备 NO 待用
- 常需正性肌力药物支持

动脉干
- 新生儿病情严重，需要严格管理体、肺血管阻力，平衡体、肺循环血流
- 可能需要用二氧化碳和氮气将吸入氧浓度降至17%

左心发育不良综合征
三期外科矫正
一期：Norwood 手术
- 重建升主动脉和主动脉弓
- 结扎 PDA
- 使用 Blalock-Taussig 分流术或 Sano 分流术构建可靠的肺血流来源
- 麻醉管理包括：心肺转流前输注 PGE_1，维持体、肺循环血流接近平衡，以保证充足的体循环灌注；预防气栓；用静脉麻醉药维持麻醉；心肺转流后保持相对较高的血细胞比容，必要时使用正性肌力药物
二期：Glenn 手术
- 将上腔静脉和肺动脉直接相连
- 麻醉管理包括：维持较高的血细胞比容；抬高床头帮助静脉回流；避免中心静脉置管，降低肺动脉栓塞的风险；正压通气可降低肺血流和心排血量
- 轻度低通气可能会增加血氧饱和度
三期：Fontan 手术
- 将下腔静脉血流通过外管道直接引入肺循环

- 心脏的前负荷完全是被动的。Fontan 手术后患者状态的管理应侧重于维持合理的前负荷，即从体循环的静脉被动进入肺动脉并最终到达共同心房。
- 预后不良的因素有肺血管阻力高、三尖瓣反流和心室功能下降。

肺血流减少型病变

大动脉转位
- 心肺转流前持续输注 PGE_1
- 如果动脉导管不能提供足够的混合血流以维持生存，患者可能需要 Rashkind 手术（房间隔切开术）。
- 心肺转流前控制肺血管阻力
- 使用阿片类药物进行麻醉

法洛四联症（图 26-2）
- 术前适度补液
- 降低肺血管阻力，改善肺血流量。
- 缺氧发作可通过静脉输液、镇静和通过药物升高体循环阻力（去氧肾上腺素）来治疗。
- 避免心率增加，以免加重肺动脉漏斗部狭窄
- 右向左分流可能降低吸入麻醉诱导的速度

三尖瓣闭锁或室间隔完整的肺动脉闭锁
- 通常伴有右心室狭小或发育不良
- 外科治疗方法包括先建立主、肺动脉分流，后续进行 Glenn 和 Fontan 手术

完全性肺静脉异位引流
- 吸入高浓度氧，处理严重发绀
- 避免酸中毒和高血细胞比容

梗阻性病变

主动脉缩窄（图 26-4）
- 右上肢动脉血压监测
- 需要开胸摆体位的患者使用带套囊的气管导管以保证通气充分
- 避免酸中毒

主动脉瓣狭窄
- 避免心动过速、心律失常和低血压
- 降低心肌氧耗
- 维持前负荷和后负荷

主动脉瓣下狭窄
- 避免心动过速、心律失常和低血压
- 降低心肌氧耗
- 维持前负荷和后负荷

主动脉瓣上狭窄（图 26-3）
- 应注意该畸形与 Williams 综合征有关
- 患者可能合并肺动脉狭窄
- 避免心动过速、心律失常和低血压
- 冠状动脉异常很常见
- 避免后负荷突然降低

ASA，美国麻醉医师协会；FiO_2，吸入氧浓度；PDA，动脉导管未闭；PGE_1，前列腺素 E_1。

长的患者。手术开始时应根据评估结果和经验预定所需类型及相应数量的血液制品。通常，对于小婴儿，需要尽可能输注新鲜血液（储存时间少于 5 天），因为陈旧的库血钾明显升高，并会导致氧离曲线左移。由于小婴儿对术中低温特别敏感，快速输注低温血液制品易导致缓慢性心律失常，因此输血时要使用恰当的过滤器和加温设备。再次开胸的患者可能会因意外损伤重要心脏结构而大量失血，因此应在切皮前备好红细胞悬液（packed red blood cells, PRBC）。脱离 CPB 后常需输注其他成分的血液制品，如新鲜冰冻血浆（fresh frozen plasma, FFP）、血小板、甚至冷沉淀（cryoprecipitate, CRYO），尤其是小婴儿和 CPB 时间较长的复杂手术患者。

抗纤溶药物

抗纤溶药物可以减少先天性心脏病手术中的出血量和输血量。氨基己酸是我们医院的首选药物，而其他中心常选用氨甲环酸。抑肽酶不再使用 [11, 12]。

麻醉维持

常用的麻醉维持方法是复合使用静脉阿片类药物、苯二氮䓬类药物和吸入麻醉药（<1MAC）及神经肌肉阻滞药物。低浓度的吸入麻醉药可使药物的心肌抑制作用降至最小，在保证足够的麻醉深度的同时减少了阿片类药物的用量。术中常使用大剂量阿片类药物（芬太尼 50～100μg/kg 静脉注射）[10, 12]。这些阿片类药物常分次使用，剂量取决于麻醉深度与手术刺激强度，但也可连续静脉输注。危重患者或有复杂心脏畸形患者的最佳麻醉方案仍为大剂量阿片类药物，这样能尽量降低吸入麻醉药所致的低血压和心肌抑制效应。相反，畸形简单且心脏储备功能良好的患者（如房间隔缺损、室间隔缺损、动脉导管未闭、主动脉缩窄），限制阿片类药物的使用（芬太尼 <20μg/kg）将有助于术后早期拔管 [10]。右美托咪啶 [0.2～2.0μg/(kg·h)] 可用做麻醉辅助药。右美托咪啶在一些患者中有减慢心率的作用，因此没有被广泛使用。一氧化氮因其容易导致血管内气栓，一般不用于麻醉维持。

监测分流比的变化

麻醉诱导后循环系统可能出现显著的变化，需尽快并反复检测动脉血气，及时调整肺通气参数，预防酸碱失衡，避免发生严重的循环紊乱。对于存在分流或混合性病变的患者，脉搏氧饱和度能够连续监测体 - 肺循环血流的平衡，或者分流方向和分流量的变化。

抗凝

心肺转流插管前静脉注射普通肝素（3～4mg/kg）进行抗凝，并通过测量活化凝血时间（activated clotting time, ACT）来评估抗凝效果。各医疗机构的目标 ACT 值可能不尽相同，但标准时间是 480 秒。如果 ACT 没有达到目标值，则需追加肝素。肝素浓度测定也可以用来代替或作为 ACT 的补充方式。

心肺转流术

大多数先天性心脏病手术需要心肺转流（参见第 25 章）。和成年人一样，婴幼儿和儿童的心肺转流也需要将体循环的静脉血引流入心肺转流机，然后将氧合的血液泵入动脉系统。静脉血液通过两根静脉插管（上、下腔静脉插管）被动地（靠重力）引流出来，并通过一个 Y 形连接器连接到储血器。储血器能快速注入血液制品、晶体溶液、胶体溶液、药物以及回收外科术野血液（"泵吸引"）。在静脉回流暂时性中断时，储血器能作为一个临时的缓冲。随后血液被引流至机械泵，通常为离心泵，并通过调节泵速将血液按指定的流量输入人体，以维持不同年龄阶段相应的平均动脉压。然后血液通过管道进入膜式氧合器，与新鲜气体进行平衡，O_2 进入血液，CO_2 被置换出去。灌注医生通过调整新鲜气体的混合（FiO_2）和流速（排气）来控制氧合和通气。现代氧合器可快速调节血液的温度，其原理为冷 / 热水流经与血液通路相接触的导热金属圈。然后血液通过升主动脉插管回到人体。通常会在氧合器的下游安置动脉滤器，防止微小栓子进入患者的动脉系统 [13]。

通过让静脉血完全转移至心肺转流机，随后主动脉阻断以及立刻灌注心脏停搏液，可以为外科医生提供一个静止且无血的心脏手术视野。主动脉阻断会造成心脏缺血，心脏停搏液具有使心脏机械活动停止和心肌保护的双重作用。和成人一样，这些效果是通过灌注 4℃ 的高钾晶体溶液获得的。低温和电机械静止使心肌氧需最小化，从而延长心肌缺血的耐受时间。

生理参数的计算

灌注师和麻醉医师需要考虑患者的体表面积并以此计算维持代谢功能所需要的流量。同样重要的是估计患者的血容量，因为它将决定血液稀释的程度。开始心肺转流后患者的血液将和心肺转流管道、氧合器、储血器中的预充液混合，从而造成血液稀释。成人的血液稀释程度常在可接受范围内，但婴幼儿则需要更细、更短的管道，以及小容量储血器来降低这种血液稀释效应。大多数婴儿需要在预充液中加入血液制品以保证心肺转流时足够的携氧能力。血液制品的需要量则与患者的初始血细胞比容、预测血容量、回路的预充量以及最低可接受贫血程度（各机构和医师的要求不同，通常血细胞比容的范围为20%～30%）等因素相关。

心肺转流时的体温

不同医疗机构、外科医师或者麻醉医师的观点决定了患者心肺转流时的目标体温。轻度（30～35℃）至中度（25～30℃）低温减少机体代谢过程中的氧需（7%/℃），同时能保护脑和心肌组织[13]。低温常通过整合在膜氧合器上的热交换装置对CPB中的血液降温获得。心肺转流接近结束时开始复温。心肺转流后低温的负作用包括心肌缺血、心律失常、PVR升高、凝血功能障碍或者肾功能障碍。

深低温停循环

深低温停循环（deep hypothermic circulatory arrest，DHCA）常在如下情况实施：CPB插管的位置阻碍了充分的外科修复；需修复主动脉或主动脉弓附近[14-16]。由于与深低温停循环相关的不良后果，许多医疗机构经无名动脉[25～50mL/（kg•min）]进行局部低流量脑灌注，以便在不受心肺转流插管阻碍的情况下进行外科修复。深低温停循环需要通过心脏的插管将核心温度降低到大约18～20℃。手术修复后，重新开始CPB、复温和恢复灌注。

心肺转流脱机

成功脱机需要麻醉医生、心脏外科医生和灌注医生之间的密切沟通。外科医生要求灌注医生在术中恰当的时机开始复温。充分吸引气管导管后，麻醉医生应外科医生的要求开始肺通气。随着复温和肺通气的恢复，患者开始逐步脱离CPB。

心律

开放主动脉和冠状动脉再灌注后可能会发生心室颤动，特别是在低温尚未完全纠正的情况下。它可以自动恢复窦性心律，但通常需要电除颤。酸碱失衡或电解质紊乱（高钾血症）可能导致心律失常。相对心动过缓或房室结传导阻滞可通过临时心脏起搏纠正。对心功能储备好、主动脉阻断时间短（<1.5小时）、心肌缺血时间短的患者，心肺转流脱机后无须使用正性肌力药物。其余患者需要在心肺转流停

止后输注正性肌力药物，以获得足够的心排血量以及体循环血压。特别是之前就有心功能不全、充血性心力衰竭和血流动力学不稳定的患者，常需要药物辅助方能成功脱离心肺转流（表26-1）。常用的正性肌力药物包括多巴胺、米力农、肾上腺素和钙剂。

肺通气和肺血管阻力

在脱离CPB之前，必须仔细考虑肺的PVR和通气方式。对于单纯缺损的患者，外科手术修复后不再有分流和Qp:Qs失衡的风险。因此，这类患者在刚脱离CPB时通常吸入100%氧气（FiO$_2$为1.0），保证足够的分钟通气量避免呼吸性酸中毒。长期肺血流过多的患者具有潜在肺动脉高压的可能，在脱离CPB时有发生肺动脉高压危象的风险。对于这类患者，吸入NO等降低PVR的方法是有益的（知识框26-2）。

残余混合性缺损

姑息手术给患者留下的混合性缺损会增加后续治疗的难度。以左心发育不全综合征的手术（Norwood手术）最为典型。手术导致一个心室需同时维持体循环和肺循环的血流（知识框26-5）。在这种情况下，必须考虑到哪个循环接受大部分的心排血量并作出相应的调整，使得PVR和SVR趋于一个相对平衡的循环。在这种特殊的情况下，对脉搏氧饱和度的监测非常重要，因为一个完全混合性缺损的患者，当体循环和肺循环达到平衡时，体循环的氧饱和度接近80%。当体循环的血氧饱和度超过85%～90%时，提示肺循环血流过多（可能伴有体循环灌注不足或低血压），而当饱和度低于75%的时候，提示肺循环血流可能不足。麻醉医师的挑战在于给患者提供一个最好的状态（有潜在缺损的情况下），以获得满意的心排血量、充足的氧合和平衡的循环。

心肺转流脱机困难

心肺转流脱机困难可能提示多种生理紊乱，但最常见的原因是肺循环或体循环血流不足（知识框26-6）。脱离CPB后，必须密切监测全身动脉压、全身氧合和酸碱平衡状态。从中心静脉或肺动脉导管获得的数据有助于诊断血流动力学问题。经食管超声心动图在评估先天性心脏病的手术修复和脱机期间心脏功能方面非常有用。当使用药物支持心肌收缩力、血管张力以及处理通气等措施仍不能稳定循环时，患者需要再次心肺转流支持治疗。在一些情况下，依靠心肺转流辅助一段时间可解决动脉阻断相关的缺血性心室功能障碍。但在另一些情况下，需要考虑

表 26-1	常用血管活性药物	
药物名称	**剂量范围**	**使用说明**
多巴胺	3 ~ 20μg/（kg·min）	最大效应低于肾上腺素和去甲肾上腺素；心动过速
肾上腺素	0.02 ~ 0.1μg/（kg·min）	需要最大正性肌力药效时选用；中高剂量时有很强的作用；心动过速
去甲肾上腺素	0.02 ~ 0.1μg/（kg·min）	强烈的 α、β 效应，效应低于肾上腺素
米力农	0.25 ~ 1μg/（kg·min）	可降低 PVR 和 SVR；无心动过速；可能需要 α 激动剂预防低血压；负荷剂量是 25 ~ 50μg/kg
多巴酚丁胺	1 ~ 20μg/（kg·min）	最大效应低于肾上腺素和去甲肾上腺素；具有外周 $β_2$ 血管扩张作用，可降低 SVR 或 BP

BP，血压；PVR，肺血管阻力；SVR，外周血管阻力。

对外科手术进行修正。如果患者经过调整手术方式和最大剂量正性肌力药物支持下仍不能脱离心肺转流，则需要持续体外辅助治疗，直到心肺功能恢复。

肝素拮抗

成功脱机后，缓慢注射（至少 10 分钟）鱼精蛋白拮抗肝素。尽管儿童患者易受鱼精蛋白注射相关有害并发症的影响（如过敏、类过敏、低血压或严重的肺动脉高压反应），但这些更常见于成人的不良反应往往是可以避免的。

凝血障碍

虽然 ACT 恢复到基线水平提示肝素拮抗成功，但凝血因子或血小板缺乏可能会导致残余凝血功能障碍。低温和低钙血症可能引起体内凝血障碍，但不会反映在 ACT 或其他凝血相关的实验室检查中。注射鱼精蛋白后不能获得满意的凝血时，及早测定血小板计数、凝血酶原时间、部分凝血酶时间有助于合理使用血液制品进行治疗。血栓弹力图（throm-boelastography，TEG）是通过对全血进行凝血功能检测，检查血小板功能和凝血途径（参见第 42 章）。然而，由于缺乏证据支持 TEG 指导的输血方案比现有的输血指南更好，它的使用并未被广泛接受[17]。在检测结果出来之前，应通过临床观察判断凝血紊乱的程度，经验性地使用血小板、新鲜冰冻血浆或其他的凝血因子制剂。

成分输血和容量治疗（参见第 24 章）

对于婴儿来说，成分输血和容量治疗必须谨慎采用。因为与成人相比，婴儿的血管内总容量较低。除非是极度的低血容量，血液制品和液体应每次以 5mL/kg 为一个单位进行补充，以防止容量过多和可能诱发的心室功能障碍。含柠檬酸盐的血液制品可能会导致严重的低钙血症，钙剂的补充是必须的。另外，使用血小板或者血浆制品时应该考虑到稀释性贫血。加温装置能避免冷的液体刺激心脏传导组织以及出现全身低温。

重组活化凝血因子Ⅶ

美国食品与药品监督管理局批准重组活化凝血因子Ⅶ（rFⅦa）用于预防和治疗存在因子Ⅷ或Ⅸ抑制物的 A 或 B 型血友病、凝血因子Ⅶ缺乏症或 Glanzmann 血小板减少症引发的出血（见第 22 章）[18]。它在儿童心脏手术中的应用正在开展。当脱离心肺转流后用常规止血方案不能控制出血时，rFⅦa 可作为抢救措施而非常规治疗。大出血时剂量通常为每 2 小时 90～120μg/kg。由于有血栓栓塞的风险，rFⅦa 必须谨慎使用，特别是对于大动脉转位患者行动脉调转术时[19, 20]。

知识框 26-6	心肺转流脱机困难的原因

肺血流不足（伴随动脉缺氧）
体循环血流不足（伴随低血压和代谢性酸中毒）
瓣膜功能障碍
动力性流出道梗阻（高动力性或低血容量相关的心排血量降低）
外周血管阻力降低（与心肺转流时间长有关）
心脏节律问题
低血容量

第四篇

术后监护

接受先天性心脏病手术的儿童将在重症监护室继续治疗，在那里可以进行持续的有创监测以及一对一的护理。根据手术类型和患者的整体状况，机械通气持续的时间不同。在整个气管插管期间均需维持患者的镇静状态。重症监护管理强调持续输注血流动力学药物，必要时进行电起搏以控制心脏节律。早期的术后管理常包括纠正各种电解质、血糖以及血液指标并反复评估纵隔的引流量，要警惕患者有再次手术的可能。当患者血流动力学不稳定或恢复期出现波动时，床旁超声心动图常用以帮助判断治疗。

思考题

1. 影响右向左分流患者低氧血症程度的因素是什么？
2. 动脉导管未闭（PDA）的生理效应是什么？动脉导管对于单心室患者的意义是什么？
3. 什么是 Eisenmenger 综合征？哪些先天性心脏病可能发生？
4. 充血性心脏病（CHD）患者需要行有创动脉监测，影响穿刺点选择的因素是哪些？
5. CHD 患者进行全麻时，哪些事件会增加或降低肺血管阻力（PVR）？

（李雪杰 译，曾俊 校）

参考文献

1. Walker SG. Anesthesia for left-to-right shunt lesions. In: Andropoulos DB, Stayer SA, Russell IA, eds. *Anesthesia for Congenital Heart Disease*. 2nd ed. West Sussex: Wiley-Blackwell; 2010:373–397.
2. Mossad EB, Joglar J. Preoperative evaluation and preparation. In: Andropoulous DB, Stayer SA, Russell IA, Mossad EB, eds. *Anesthesia for Congenital Heart Disease*. 2nd ed. West Sussex: Wiley-Blackwell; 2010:223–243.
3. Fischer LG, Van Aken H, Burkle H. Management of pulmonary hypertension: physiological and pharmacological considerations for anesthesiologists. *Anesth Analg*. 2003;96:1603–1616.
4. Hoffman JI, Kaplan S. The incidence of congenital heart disease. *J Am Coll Cardiol*. 2002;39:1890.
5. Keane JF, Fyler DC. Aortic outflow abnormalities. In: Keane JF, Lock JE, Fyler DC, eds. *Nadas' Pediatric Cardiology*. Philadelphia: Saunders/Elsevier; 2006:581.
6. Newfeld EA, Muster AJ, Paul MH, et al. Discrete subvalvular aortic stenosis in childhood. Study of 51 patients. *Am J Cardiol*. 1976;38(1):53.
7. Collins RT II. Cardiovascular disease in Williams syndrome. *Circulation*. 2013;127(21):2125–2134.
8. Brown ML, Burkhart HM, Connolly HM, et al. Coarctation of aorta: life-long surveillance is mandatory following surgical repair. *J Am Coll Cardiol*. 2013;62:1020.
9. Russell IA, Miller Hance WC, Gregory G, et al. The safety and efficacy of sevoflurane anesthesia in infants and children with congenital heart disease. *Anesth Analg*. 2001;92(5):1152–1158.
10. Williams GD, Philip BM, Chu LF, et al. Ketamine does not increase pulmonary vascular resistance in children with pulmonary hypertension undergoing sevoflurane anesthesia and spontaneous ventilation. *Anesth Analg*. 2007;105: 1578–1584.
11. Fergusson DA, Hebert PC, Mazer CD, et al. A comparison of aprotinin and lysine analogues in high-risk cardiac surgery. *N Engl J Med*. 2008;358:2319–2331.
12. Duncan HP, Cloote A, Weir PM, et al. Reducing stress responses in the pre-bypass phase of open heart surgery in infants and young children: a comparison of different fentanyl doses. *Br J Anaesth*. 2000;84:556–564.
13. Vinas M. Extracorporeal circulation. In: Kambam J, ed. *Cardiac Anesthesia for Infants and Children*. St. Louis: Mosby-Year Book; 1994:20–32.
14. Jonas RA. Deep hypothermic circulatory arrest: current status and indications. *Semin Thorac Cardiovasc Surg Pediatr Card Surg Annu*. 2002;5:76–88.
15. Wypij D, Newburger JW, Rappaport LA, et al. The effect of duration of deep hypothermic circulatory arrest in infant heart surgery on late neurodevelopment: the Boston Circulatory Arrest Trial. *J Thorac Cardiovasc Surg*. 2003;126:1397–1403.
16. Hickey PR. Neurologic sequelae associated with deep hypothermic circulatory arrest. *Ann Thorac Surg*. 1998;65:S65–S69. discussion S69–S70, S74–S76.
17. Hunt H, Stanworth S, Curry N, et al. Thromboelastography (TEG) and rotational thromboelastometry (ROTEM) for trauma induced coagulopathy in adult trauma patients with bleeding. *Cochrane Database Syst Rev*. 2015;(2). CD010438.
18. Warren O, Mandal K, Hadjianastassiou V, et al. Recombinant activated factor VII in cardiac surgery: a systemic review. *Ann Thorac Surg*. 2007;83:707–714.
19. Warren OJ, Rogers PL, Watret AL, et al. Defining the role of recombinant activated factor VII in pediatric cardiac surgery: where should we go from here? *Pediatr Crit Care Med*. 2009;10:572–582.
20. Guzzetta NA, Russell IA, Williams GD. Review of the off-label use of recombinant activated factor VII in pediatric surgery patients. *Anesth Analg*. 2012;115(2):364.

第 27 章　慢性肺部疾病和胸部手术的麻醉管理

Andrew J. Deacon and Peter D. Slinger

引言

　　慢性肺疾病包括阻塞性和限制性肺疾病、阻塞性睡眠呼吸暂停和肺动脉高压。阻塞性肺疾病通常分为反应性气道疾病（哮喘）和慢性阻塞性肺疾病（chronic obstructive pulmonary disease，COPD）。然而，有些患者常常合并有多种肺疾病。对于慢性呼吸系统疾病患者，应尽量避免全身麻醉，通常首选区域麻醉或局部麻醉。

病史

　　此类患者出现的常见症状包括咳嗽、喘息、呼吸急促、胸闷、咳痰和运动耐量降低。病史的重要内容是近期病情加重、目前和既往的治疗（包括既往住院治疗、急诊就诊情况和吸烟史）。

体格检查

　　慢性呼吸系统疾病的体征包括呼吸急促、发绀、需要其他辅助呼吸肌来帮助呼吸以及杵状指／趾。更

感谢 Luca M. Bigatello，Venkatesh Srinivasa 为本章上版作出的贡献

重要的是在听诊检查时发现存在不对称呼吸音、喘鸣音和啰音。

实验室检查

胸部影像

不是所有患者都需要行近期术前胸部 X 线检查，但是合并有慢性呼吸系统疾病或近期呼吸系统症状或体征有变化的患者应考虑行此检查。

肺功能

简单肺功能（呼气容积时间曲线、呼气流速时间曲线）、用力肺活量（forced expiratory volume，FVC）、第 1 秒用力呼气容积（forced expiratory volume in 1 second，FEV_1）（图 27-1）对于所有病情稳定患者是不需要的。如果不能清晰判断疾病的严重程度（比如近期症状改变），或者患者不能提供明确的病史，又或者合并慢性肺疾病患者拟行肺手术就需要以上检查。全面肺功能检查（体积描记法）（图 27-2）包括残气量（residual volume，RV）、功能残气量（functional residual capacity，FRC）和肺一氧化碳弥散功能（lung diffusing capacity for carbon monoxide，DLCO）测定，仅用于简单肺功能检查不能诊断肺疾病严重程度时。

气体交换

所有合并慢性呼吸系统疾病患者术前都应监测氧饱和度（脉搏氧饱和度仪，SpO_2%）。对于合并中重度慢性呼吸系统疾病且具有需要术后机械通气风险

（大腹部手术、胸科手术、心脏手术、脊柱手术或者神经外科手术）或者症状加重的患者，术前都需要动脉血气检查。

哮喘

临床表现

哮喘是一种常见的间歇性、反复发作的下呼吸道阻塞形式，影响着 3%～5% 的人群。65% 哮喘患者在 5 岁之前就会出现症状 [1]。儿童期哮喘患者通常会随着时间的推移而慢慢好转，但也可能会复发。气道炎症是哮喘的主要特征。类固醇激素（吸入、口服或两者同时使用）是控制这种炎症的最有效药物。炎性气道对刺激物具有高反应性，可引起支气管痉挛和黏液分泌物增加。引发支气管痉挛的因素包括变应原、灰尘、冷空气、气道相关操作和药物（阿司匹林或组胺释放类药物）。如果对于处于呼吸道感染期或者近期呼吸道感染患者未给予恰当管理，麻醉期间哮喘发作可引起致命性支气管痉挛。这些患者的择期手术应在呼吸道感染治愈后至少推迟 6 周进行。

哮喘的严重程度由控制症状所需治疗情况来确定（知识框 27-1）。大多数患者处于该治疗方案的第一或第二阶梯。当对处于第三阶梯的患者实施麻醉时需要格外谨慎。对于既往有严重或危及生命的哮喘加重病史，或者有过重症监护或气管插管史患者，表明他们发生主要肺部并发症的风险增加。呼气峰流速（peak expiratory flow，PEF）是评估哮喘严重程

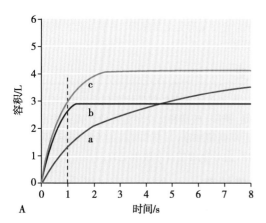
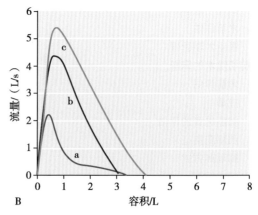

图 27-1　阻塞性肺疾病（a）、限制性肺疾病（b）和正常患者（c）的肺功能测定曲线。（A）容积－时间曲线。FEV_1 是指用力呼气时第一秒内所呼出的气体容积。FEV 是指用力呼气时所能呼出的所有气体的容积。（B）流量－容积曲线。PEF 是指最大呼气峰值流速［引自：Patterson GA, Cooper JD, Deslauriers J, et al, eds. *Pearson's Thoracic and Esophageal Surgery*. 3rd ed. Philadelphia：Elsevier；2008, used with permission.）

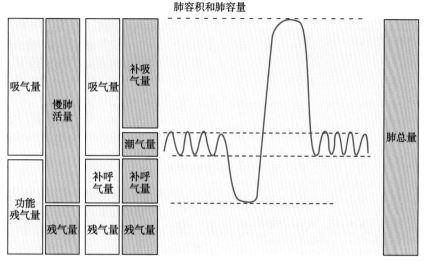

图 27-2　完整的肺功能测试将提供有关肺容积和容量的数据, 以区分阻塞性和限制性疾病(引自: Patterson AG, Cooper JD, Deslauriers J, et al, eds. *Pearson's Thoracic and Esophageal Surgery*. 3rd ed. Philadelphia: Elsevier; 2008. p1168 with permission.)

第四篇

知识框 27-1　哮喘治疗的阶梯疗法
1. 吸入短效 β_2- 受体激动剂(如沙丁胺醇 100 ~ 200μg 必要时)
2. 吸入短效 β_2- 受体激动剂联合吸入类固醇激素(最大用量达 400μg/d)
3. 第二阶梯基础上, 额外再应用长效 β_2- 受体激动剂(LABA)
4. 吸入类固醇激素(最大用量达 800μg/d), 联合 LABA/ 白三烯受体拮抗剂
5. 口服类固醇激素 / 按需给予其他治疗以减少类固醇激素的使用

度的一种非常简单而有用的方法。许多患者通过测量他们自己的 PEF 来指导治疗。PEF 低于预测值 50%(根据年龄 / 性别 / 身高校正)表明为严重哮喘。给予支气管扩张剂后 PEF 增加超过 15% 表明哮喘治疗尚不充分。

皮质类固醇治疗可能会抑制下丘脑 - 垂体 - 肾上腺(hypothalamic-pituitary-adrenal, HPA)轴。手术应激可导致肾上腺危象。短时程口服泼尼松用于治疗哮喘加重可能会影响 HPA 功能长达 10 天, 但功能异常不太可能再延长。大剂量、长疗程(>3 周)、晚上用药以及连续用药(与隔日用药相对应)都会增加 HPA 轴的抑制, 并可能需要一年时间才能恢复正常。吸入类固醇激素导致 HPA 轴抑制的可能性相对较小。

围手术期管理

术前访视时需要评估哮喘控制的充分程度, 并且需要排除哮喘不典型症状(表 27-1)(参见第 13 章)。知识框 27-2 总结了哮喘患者围手术期管理原则。挥发性麻醉剂, 特别是七氟烷[2], 可降低支气管平滑肌张力, 并产生一定程度的支气管扩张作用(地氟烷除外), 这对患有阻塞性肺疾病或支气管痉挛患者可能有帮助[3]。

慢性阻塞性肺疾病

临床表现

COPD 包括三种病变: 肺气肿、外周气道疾病和慢性支气管炎。此类患者的 FEV_1/FVC 比值将低于 70%, RV 将增大。COPD 严重程度可用 FEV_1 比率来评估: I 期, 超过 50% 预测值(这一类别包括轻度和中度 COPD); II 期, 35%~50%; III 期, 低于 35%[4]。 I 期患者一般不会有明显的呼吸困难、低氧血症或高碳酸血症。下面介绍术前需要考虑的 COPD 相关并发症。

二氧化碳潴留(基础 $PaCO_2$ > 45mmHg)

许多 II 或 III 期 COPD 患者在静息时即有动脉血二氧化碳分压(partial pressure of arterial carbon dioxide, $PaCO_2$)升高。不能根据病史、体格检查或肺功能测

| 表 27-1 | 哮喘的术前评估 |

提示哮喘控制不佳的病史

症状频繁发作

频繁使用 β_2- 受体激动剂或哮喘缓解药

接受医院照护

住院或入住 ICU 治疗

口服类固醇激素 / 大剂量吸入类固醇激素

哮喘的不典型特征	鉴别诊断
不间断的喘息声 / 喘鸣声	提示有固定气道梗阻
持续性排痰性咳嗽	提示有化脓性肺疾病
出生时有喘息（罕见的哮喘）	气管 / 支气管软化
声门上方发出的响亮单音喘息声	声带功能障碍

知识框 27-2　哮喘的围手术期处理原则

- 手术当天，按正常使用吸入制剂。麻醉前吸入 β_2- 受体激动剂
- 如果可能，避免下气道操作（例如气管内插管）如果可能，使用区域麻醉或喉罩 / 面罩全身麻醉
- 避免使用可导致释放组胺的药物（例如硫喷妥钠、吗啡、阿曲库铵）
- 使用促进支气管扩张的麻醉药（丙泊酚、氯胺酮、七氟烷）
- 如果必须进行下气道操作，应在达到深麻醉水平后进行，以减少气道反射

定来区分有无**二氧化碳潴留**。当这些患者给予氧气治疗时，他们的 $PaCO_2$ 值增高，因为吸入氧浓度增加会减弱局部低氧性肺血管收缩（hypoxic pulmonary vasoconstriction，HPV）和 Haldane 效应，从而导致肺泡无效腔量增加[5]。然而，必须给这些患者氧气治疗，以防止由于术后 FRC 下降所引起的低氧血症。CO_2 浓度增高超过基线会导致呼吸性酸中毒，从而引起心血管变化（心动过速、低血压和肺血管收缩）。$PaCO_2$ 水平超过 80mmHg 会导致意识水平下降。应提前预判和监测这些患者术后 $PaCO_2$ 增高。为了术前识别这些患者，对于 II 或 III 期 COPD 患者还应行动脉血气分析。

右心室功能不全

高达 50% 的重度 COPD 患者会出现右心功能不全。慢性复发性低氧血症是右心室功能不全和随后发展为肺心病的原因。在 $FEV_1 < 0.6L$ 的成年 COPD 患者中，约 70% 会出现肺心病。这些患者的死亡风险主要与慢性低氧血症有关。给予氧气治疗是改善此类患者长期生存和减轻 COPD 相关性右心劳损的唯一措施。静息动脉血氧分压（partial pressure of arterial oxygen，PaO_2）低于 55mmHg 的患者应在家接受氧气治疗以维持 PaO_2 在 60～65mmHg。

肺大疱

许多中重度 COPD 患者的肺实质内会形成囊状气体腔，称为肺大疱。这些肺大疱通常是无症状的，除非它们占据一侧胸腔的 50% 以上，在这种情况下患者除了阻塞性呼吸疾病表现外，还会有限制性肺疾病表现。肺大疱实际上是肺内具有弹性回缩的肺实质结构性支撑组织的局部性丧失。肺大疱内的压力是其周围肺泡在整个呼吸周期内的平均压力。无论何时使用正压通气，大疱内压力相对于邻近肺组织将会变为正压，大疱将会扩大，随之伴有发生破裂、张力性气胸和支气管胸膜瘘的风险。只要气道压力低且麻醉医师足够专业，以及在必要时能即刻置入胸腔引流管和实现肺隔离，正压通气还是可以很安全地用于肺大疱患者。氧化亚氮弥散进入大疱的速度要快于难溶性氮气弥散出大疱的速度，因此可能导致大疱破裂。任何 COPD 患者术前应通过胸部影像学检查来确定是否存在肺大疱。

气体流速限制

严重 COPD 患者常常存在气体流速限制，即使在正常呼吸的情况下也是如此。当增加呼气作功都不会在即定肺容量下产生气流增加时，气流限制就发生了。正常人仅在做力呼气动作时才会出现流速限制，而 COPD 患者由于肺弹性回缩丧失而出现流速限制。在正压通气期间，这会导致内源性呼气末正压（positive end-expiratory pressure，PEEP）形成（auto-PEEP）。严重流速限制患者在正压通气期间由于肺动力性过度扩张导致肺血流受阻，使其存在循环衰竭的风险。

围手术期管理

在术前评估时，必须积极寻找和处理 COPD 的四种可治疗并发症：肺不张、支气管痉挛、呼吸道感染和充血性心力衰竭。肺不张损害肺局部淋巴细胞和巨噬细胞功能，使抗感染能力下降。喘息可能是气道阻塞和充血性心力衰竭的症状。所有 COPD 患

者都应根据其自身症状接受支气管扩张剂治疗。如果拟交感神经和抗胆碱能支气管扩张剂治疗效果不佳，应给予皮质类固醇治疗。

COPD 患者术前应给予强化胸部理疗，以降低术后肺部并发症发生。即使是严重 COPD 患者，通过至少 1 个月或更长时间的理疗也可以改善他们的运动耐量[6]。在 COPD 患者中，排痰量多者从胸部理疗中获益最多。包括理疗、运动、营养和教育的综合肺康复项目一直被认为可以改善重度 COPD 患者的功能状态。这些项目通常持续几个月，因而通常不适用于需行恶性肿瘤切除术患者。

间质性肺疾病

间质性肺疾病（interstitial lung disease, ILD）是一种慢性限制性肺疾病（即 $FEV_1 < 70\%$ 预测值，FEV_1/FVC 比值正常或增高，以及 RV 降低）。大约 35% ILD 患者存在明确的病因，如暴露于无机粉尘、有机抗原、药物或辐射。其余 65% 患者病因不明，此类患者多数的肺部改变是自身免疫性疾病全身表现的一部分。

肺泡壁的炎症和纤维化将导致肺的弹性回缩增加，肺容量减少。在疾病早期，患者通过增加呼吸频率来适应较小的潮气量。随着病情发展，需要额外增加呼吸做功和能量来维持足够的潮气量，以防止肺泡通气不足。不均一分布的肺部病变组织可导致严重的通气/灌注不匹配，这是 ILD 患者低氧血症的主要原因。

当需要全身麻醉时，通过气管插管进行控制通气通常是优化 ILD 患者氧合和通气的最可靠和最安全的方法。ILD 患者机械通气的目标是维持足够的通气和氧合，同时将气压伤和急性肺损伤的风险降至最低。将气道压力降至最低的措施包括：适当延长吸气时间（例如吸呼比调整为 1 : 1～1 : 1.5）、小潮气量和快呼吸频率。与阻塞性肺疾病不同，PEEP 可以安全地应用于 ILD 患者。

囊性纤维化

囊性纤维化是一种常染色体隐性遗传性疾病，导致钠离子、氯离子和水通过上皮组织的转运受损。这种疾病导致外分泌腺体功能异常并伴有异常黏性分泌物，其可导致呼吸道、胰腺、胆道系统、肠道和汗腺的阻塞。它可以表现为一种混合性的阻塞性和限制性肺疾病。由于机体不能清除浓厚的脓性分泌物，

因此会促进细菌生长，随着病情的发展，还会导致支气管扩张[7]。囊性纤维化患者早期死亡的主要原因是肺部并发症，包括气体潴留、气胸、大咯血和呼吸衰竭。有效的排痰是囊性纤维化长期治疗的关键所在。为了优化囊性纤维化患者的麻醉管理，应在术前尽早进行胸部理疗。气管插管时首选大号气管导管，因为其有助于吸痰管和纤维支气管镜进行支气管内吸引。

阻塞性睡眠呼吸暂停

临床表现

阻塞性睡眠呼吸暂停（obstructive sleep apnea, OSA）影响大约 4% 中年男性和 2% 中年女性[8]（参见第 50 章）。肥胖是与 OSA 相关的最重要的体格特征，但是 OSA 可出现在体重指数（body mass index, BMI）正常患者中，也可能不出现在有些肥胖患者中（参见第 29 章）。

对于拟行手术且具有危险因素的患者（男性、中年、$BMI > 28kg/m^2$、饮酒和使用镇静剂）应筛查 OSA 的体征和症状（知识框 27-3）。

气流受阻的病理生理学原因主要与上气道咽腔塌陷有关。上气道通畅取决于咽喉扩张肌（即腭张肌、颏舌肌和舌骨肌）的作用。在睡眠中，喉部肌肉张力降低，当上气道塌陷时即出现呼吸暂停。非肥胖患者可能会由于扁桃体肥大或颅面畸形（下颌退缩）而出现 OSA。反复发作的呼吸暂停或低通气会导致缺氧、高碳酸血症、交感神经张力增高，以及从睡眠中唤醒。患者还可能出现心肺功能不全，表现为高血压病、肺动脉高压和肺心病。正常的睡眠节律不恢复还会导致认知功能障碍，表现为智力受损和过度嗜睡。

OSA 的诊断可以基于临床表现或正规的睡眠检查。当合并有临床危险因素的患者主诉其存在严重打鼾和白天过度嗜睡病史时，应高度怀疑 OSA，因为这些因素是 OSA 的基本特征。OSA 的特征是在睡眠期间频繁发作的呼吸暂停或低通气。呼吸暂停的定义为呼吸完全停止 10 秒或更长时间。低通气的定义为通气量减少超过 50% 或 SpO_2 降低超过 3%～4%，持续 10 秒或更长时间。通过睡眠检查室的多导联睡眠图可以明确 OSA 的诊断。OSA 的严重程度是通过呼吸暂停低通气指数（apnea-hypopnea index, AHI）来测定的，该指数是指每小时睡眠中发生呼吸暂停或低通气的次数（表 27-2）。

第四篇

知识框 27-3　阻塞性睡眠呼吸暂停的临床症状和体征

1. 易患的临床特征：
   - 体重指数（BMI）≥35kg/m²（或者以年龄和性别的第 95 百分位数）
   - 颈围≥17 英寸或 43cm（男性），或颈围≥16 英寸或 40cm（女性）
   - 影响气道的颅面部异常
   - 解剖性鼻阻塞
   - 扁桃体长大至或接近中线
2. 睡眠期间有明显气道梗阻病史（出现以下两种或两种以上症状）
   - 频繁打鼾
   - 睡眠时观察到呼吸暂停
   - 带着呛咳的感觉从睡眠中醒来
   - 经常从睡眠中觉醒
3. 嗜睡
   - 尽管有充足的"睡眠"，但仍经常昏昏欲睡或疲惫不堪
   - 即使"睡眠充足"，也很容易在非刺激环境中入睡

如果患者有上述两种及以上的体征或症状，他 / 她极有可能患有 OSA。OSA 的严重程度可以通过睡眠试验来确定。在缺乏睡眠试验的情况下，患者应该被视为患有中度 OSA，除非先前的其中一个体征或症状严重异常（如明显增加的 BMI），在这种情况下，他们被归类为患有严重睡眠呼吸暂停

表 27-2　基于睡眠检查确定 OSA 严重程度

成人 AHI	小儿 AHI	OSA 严重程度	OSA 严重程度评分 / 分
6～20	1～5	轻	1
21～40	6～10	中	2
>40	>10	重	3

治疗

　　治疗措施应包括纠正可逆性加重 OSA 的因素，如减肥、避免饮酒和镇静剂以及使用鼻充血减轻剂（如果需要）。轻度 OSA 患者可以通过改变生活方式达到临床改善。对于严重 OSA，三种主要的治疗方式为：持续气道正压通气（continuous positive airway pressure，CPAP）、牙科器械和上气道手术。

术前评估

　　术前评估的目标是确定气道管理中的预计困难（面罩通气困难、气管插管困难，或两者兼而有之）和合并的心血管疾病。在择期手术前，应尽可能多地治疗相关的内科疾病。

1. **气道**：预计的困难气道包括面罩通气困难和气管插管困难。
2. **呼吸系统**：由于胸壁顺应性降低，肥胖患者的肺功能检查会提示存在限制性肺疾病。
3. **心血管系统**：术前应针对慢性低氧血症、高碳酸血症和红细胞增多症引起的终末器官功能障碍进行评估。应查找高血压病、肺动脉高压和双心室功能不全的体征（肺心病和充血性心衰）。
4. **内分泌和胃肠道系统**：查空腹血糖以筛查有无合并 2 型糖尿病。在麻醉诱导前应针对存在的食管反流症状做好潜在误吸的预防。肝功能检查可以提示脂肪肝，严重时可导致肝功能异常。

围手术期管理

　　OSA 患者对苯二氮䓬类药物和阿片类药物的呼吸抑制和镇静作用非常敏感，这可能会导致上呼吸道阻塞或呼吸暂停。这些药物在术前应避免使用，或在密切监护的环境中谨慎使用。

　　OSA 患者的术中麻醉管理包括：①气道管理；②麻醉方式的选择；③患者体位；④监测——不太准确的无创血压测量和潜在的心肺疾病要求需要行动脉穿刺置管来进行动脉血气分析和连续血压测量；⑤血管通路——由于脂肪组织过多，静脉血管通路建立困难，可能需要行中心静脉穿刺置管。

　　OSA 患者存在上呼吸道异常或气道脂肪组织增多，这使得在麻醉诱导后很难用面罩对他们进行充分通气。口 / 鼻咽通气道应提前准备好。在直接喉镜暴露和气管插管过程中，过多的咽部脂肪组织可能使声门暴露困难。

　　推荐术中使用短效吸入麻醉药（七氟烷和地氟烷）和静脉麻醉药（丙泊酚、瑞芬太尼），以最大限度地减少术后呼吸抑制。对于合并肺动脉高压的患者，最好避免使用氧化亚氮（参见第 7 章）。如果手术要求肌肉松弛，可使用短效或中效神经肌肉阻滞药（参见第 11 章）。

　　麻醉实施者应考虑将患者处于半卧位时进行气管拔管，同时备好口 / 鼻咽气道以助于自主通气。如

果出现急性气道阻塞，可能需要双人面罩通气，以及可能再次气管插管。在将患者转运到麻醉恢复室（postanesthesia care unit，PACU）期间，应通过面罩给予氧气治疗（参见第 39 章）。对于术前接受 CPAP 或双水平气道正压通气（bilevel positive airway pressure，BiPAP）治疗的患者术后必须给予 CPAP 支持。

术后管理

使用非甾体抗炎药（nonsteroidal anti-inflammatory drugs，NSAID）、对乙酰氨基酚和局部镇痛的多模式镇痛措施旨在最大限度地减少阿片类镇痛药物的使用和由此导致的呼吸抑制。术后应重新使用 CPAP。将严重 OSA 患者送入加护病房，如 PACU、观察病房或重症监护室（intensive care unit，ICU）进行观察是谨慎的选择（参见第 39 章）。

OSA 患者的术后去向受以下三个因素影响：

①OSA 的严重程度（通过病史或睡眠检查的客观发现）（表 27-2）；

②外科手术的侵入性和麻醉方式（表 27-3）；

③预计术后阿片类药物的使用（表 27-4）。

高围手术期气道阻塞风险和由此导致的低氧血症的患者（围手术期 OSA 风险评分大于 4）应在 ICU、观察病房或遥测监测病房接受持续氧饱和度监测（知识框 27-4）（参见第 41 章）。

表 27-3　手术和麻醉的有创性评分

手术	麻醉	有创性评分
体表、外周手术	浸润局部或外周神经阻滞，不使用镇静药	0
	中度镇静	1
	椎管内麻醉	
	全麻	2
大手术或气道手术	全麻	3

表 27-4　阿片类药物需求量评分

阿片类药物需求量	评分
不需要	0
低剂量	1
高剂量	2
静脉用药物或椎管内用药	3

知识框 27-4　围手术期 OSA 危险评分的确定

OSA 严重程度评分（1~3 分）

　　+

手术和麻醉的有创性评分（1~3 分）

　　或

术后阿片类药物需求量（1~3 分）（选评分较大者）

风险评分 = 4 分，围手术期风险增高

风险评分 ≥ 5 分，围手术期风险显著增高

肥胖低通气综合征

肥胖低通气综合征（obesity hypoventilation syndrome，OHS）是指不合并 COPD 的肥胖患者在白天出现的慢性低氧血症（$PaO_2 < 65mmHg$）和低通气（$PaCO_2 > 45mmHg$）状态。这是 OSA 长期进展的后果。患者表现出中枢性睡眠呼吸暂停的征象（没有呼吸困难的呼吸暂停）。这可能最终导致以肥胖、日间睡眠过多、低氧血症和高碳酸血症为特征的 Pickwickian 综合征。

术前应用脉搏氧饱和度仪对肥胖患者进行 OHS 筛查。氧饱和度低于 96% 的患者则需行动脉血气分析以评估二氧化碳潴留情况。

麻醉医师通过术前检查获得的信息在择期手术前优化患者的临床状态，并制定围手术期管理方案，包括安排适当的术后监护（如观察病房、ICU）。采取的措施包括治疗并存疾病（高血压病、心律失常、充血性心力衰竭），和应用 CPAP 治疗。连续 2 周的 CPAP 治疗对改善 OHS 患者的异常通气功能通常很有效。

肺动脉高压

病理生理学

肺动脉高压（通过心导管测量平均肺动脉压 > 25mmHg 或通过超声心动图测量肺动脉收缩压 > 50mmHg）[9] 患者可能需要行各种非心脏手术[10]。肺动脉高压患者在非心脏手术后发生肺部并发症和延迟气管拔管的风险增加[11]。

术前评估

肺动脉高压的常见类型有两种：左心系统疾病引起的肺动脉高压和肺部疾病引起的肺动脉高压。对于行非心脏手术的患者，其肺动脉高压的形成往

往是肺部疾病所致。多数关于肺部疾病所致肺动脉高压患者的临床麻醉管理经验来自肺动脉内膜切除术[12]和肺移植术。避免低血压是管理这些患者的关键（知识框 27-5）。

围手术期管理

肺动脉高压使右心室跨室壁压和室腔内压增加，可能会限制右冠状动脉在收缩期的灌注，特别是当肺动脉压力接近体循环压力时。肺动脉高压对右心室功能不全的影响对麻醉管理有重要意义。血流动力学目标与心排血量相对固定的其他情况类似，应注意避免出现使肺动脉高压加重的生理状态，如低氧血症、高碳酸血症、酸中毒和低体温。患者对损害右心室充盈的因素（如心动过速和心律失常）不能很好耐受。理想情况是，在麻醉状态下，维持或增加右心室收缩性和体循环阻力，同时降低肺血管阻力。氯胺酮可用于肺部疾病所致肺动脉高压患者的麻醉[13]。正性肌力药和血管扩张药（如多巴酚丁胺和米力农）可以改善左心系统疾病所致肺动脉高压患者的血流动力学；但它们同时也会降低全身血管张力和引起心动过速，并可能导致肺部疾病所致肺动脉高压患者血流动力学的恶化。血管加压药如去氧肾上腺素、去甲肾上腺素和血管升压素常用于维持体循环血压高于肺动脉压。对于肺动脉高压患者，血管升压素可以显著增加体循环血压而不影响肺动脉压[14]。对于重度肺动脉高压患者应考虑给予选择性吸入性肺动脉扩张剂，包括一氧化氮（10～40ppm）[15]或雾化吸入前列腺素类药物[前列环素 50ng/（kg·min）][16]。

腰段硬膜外镇痛和麻醉已广泛用于产科肺动脉高压患者[17]，胸段硬膜外镇痛偶尔也会用于肺动脉高压患者（参见第 23 章）。肺部疾病所致肺动脉高压患者似乎非常依赖心交感神经张力来维持正常的血流动力学稳定[18]。在对这些患者实施胸段硬膜外镇痛期间，通常需要输注小剂量正性肌力药或血管升压药。

肺切除术的麻醉

胸外科是一个相对新兴的外科专业。在 20 世纪 50 年代早期，正压机械通气的发展以及双腔支气管导管（double-lumen endobronchial tube，DLT）和纤维支气管镜的应用促进了胸外科的发展。当前这些发展使得胸科手术麻醉医师能够应用可靠的肺隔离技术以助于外科医师进行胸腔内操作，并且在单肺通气（one lung ventilation，OLV）期间管理麻醉。

> **知识框 27-5**　继发于肺部疾病的肺动脉高压处理原则
>
> - 尽可能避免使用引起低血压和血管扩张的麻醉药
> - 氯胺酮不会加重肺动脉高压
> - 用血管加压药维持平均动脉压：去甲肾上腺素、去氧肾上腺素、血管升压素
> - 根据需要优先使用吸入性肺血管扩张剂（一氧化氮、前列环素）
> - 谨慎使用胸段硬膜外局麻药，必要时使用正性肌力药
> - 如有可能，监测心排血量

术前评估

肺切除术的术前评估旨在识别围手术期并发症和死亡风险增加的患者，从而重点关注并改善他们的预后转归。术后保存的呼吸功能与保留的肺实质数量成正比。胸科手术患者围手术期并发症和死亡风险主要源于呼吸系统并发症。主要呼吸系统并发症（例如肺不张、肺炎和呼吸衰竭），发生率为 15%～20%，占死亡率的 3%～4%[19]。需要客观测量肺功能以指导麻醉管理以及在医疗团队成员之间无障碍地沟通。

肺功能的客观评估

呼吸功能检查作为单一术前评估是不足够的。术前呼吸功能应从三个相关但是独立的方面进行评估：呼吸力学、气体交换和心肺储备功能（图 27-3）。这种"三条凳子腿"式的评估方法可用于计划术中和术后管理。

呼吸力学

在肺功能检查获得的所有客观指标（如 FVC、FEV_1、FEV_1/FVC 比值）中，FEV_1 最有价值。肺功能测量值应根据年龄、性别和身高校正后预测量的百分比（例如 FEV_1 为 74%）来表示。术后 FEV_1 预测值（predicted postoperative FEV_1，$ppoFEV_1$%）是预测开胸术后呼吸系统并发症的最有效指标[20]。计算公式如下：

$ppoFEV_1\%$ = 术前 FEV_1% ×（1 − 功能肺组织被切除的百分比）　　公式 27-1

计算要切除的肺段数量可以估计被切除功能肺组织的百分比（图 27-4）。$ppoFEV_1$≥40% 的患者发生

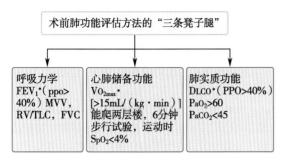

图 27-3　术前肺功能评估方法的"三条凳子腿"。* 最有意义的指标。DLCO：肺一氧化碳弥散量；FEV_1：第 1 秒用力呼气容积；FVC：用力肺活量；MVV：最大自主通气；$PaCO_2$：二氧化碳分压（单位：mmHg）；PaO_2：动脉氧分压（单位：mmHg）；ppo：预测术后；RV：残气量；SpO_2：脉搏血氧饱和度；TLC：总肺活量；VO_{2max}：最大耗氧量［引自：Slinger PD, ed. *Principles and Practice of Anesthesia for Thoracic Surgery*. New York：Springer；2011, used with permission.）

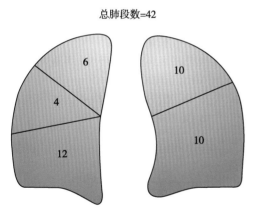

图 27-4　每个肺叶的亚段数被用来计算预计的术后肺功能。在本例中，右下叶切除后，对于术前 FEV_1 为 70% 预测值的患者，预计 $ppoFEV_1$ 为 70%×（1 − 29/100）= 50%

术后肺部并发症风险较低，而 $ppoFEV_1$ < 30% 的患者则风险较高。

肺实质功能

肺实质功能是指肺血管床与肺泡之间交换氧气和二氧化碳的能力。传统上，动脉血气分析（如 PaO_2 < 60mmHg 或 $PaCO_2$ > 45mmHg）被用于作为呼吸衰竭风险增加的预警指标。反映肺实质功能最有用的指标是肺功能检查中的 DLCO。DLCO 与肺泡毛细血管界面的总功能表面积相关。采用与 FEV_1 相同计算，校正的 DLCO 值可用于计算切除术后预测值（参见公式 27-1）。与 FEV_1 一样，ppoDLCO 大于 40% 表明发生术后肺部并发症的风险较低。

心肺储备功能

呼吸功能评估的最后一步是心肺储备功能的评估。正规实验室运动试验是金标准[22]，最大耗氧量（maximal oxygen consumption，VO_{2max}）是预测开胸术后转归的最有用指标。VO_{2max} < 15mL/（kg•min）则术后发生并发症和死亡风险增加。完整的实验室运动试验价格昂贵，并不是所有医疗中心都能进行这项检查。几种其他的有效替代指标也可用于开胸手术前评估（如图 27-3 所示）。

通气 – 血流灌注显像

用通气 / 血流灌注显像（ventilation/perfusion scintigraphy，$\dot{V}/\dot{Q}$ scan）评估术前待切除肺组织的功能占比可以进一步完善对术后肺功能的预测。如果拟切除的肺组织功能微小，将对 $ppoFEV_1$ 影响轻微。

术前心脏评估

心脏并发症是胸科手术患者围手术期并发症和死亡的第二最常见原因。胸内手术被美国心脏病学会和美国心脏协会认为是发生主要不良心脏事件的危险因素[23]。此外，胸部或食管手术后 12%～44% 患者发生心律失常，其中大部分是房颤[24]。房颤最常发生于术后第 2 天和第 3 天，6 周以后风险恢复到患者的基线水平。术后房颤的危险因素包括男性、高龄、肺或食管切除的程度、充血性心力衰竭史、合并的肺疾病以及手术时长。给高危患者（如行全肺切除术的老年患者）预防性使用地尔硫䓬以降低术后房颤发生率可能是合理的。

戒烟

接受肺切除术的患者术前戒烟，无论术前戒烟时长，都可减少肺部并发症[25]。应该鼓励患者在术前评估时戒烟，因为此时患者可能更容易接受建议。

肺癌患者的评估

因恶性肿瘤接受肺切除术的患者应评估"4M"：肿块效应（mass effects）、代谢异常（metabolic abnormalities）、转移（metastases）和药物治疗（medications）。知识框 27-6 对这几个要点进行了概述。

第四篇

知识框 27-6 肺癌患者的麻醉要点（4M）

- 肿块效应（mass effects）：阻塞性肺炎、肺脓肿、上腔静脉综合征、气管支气管扭曲、Pancoast综合征、喉返神经或膈神经麻痹、胸壁或纵隔侵犯
- 代谢异常（metabolic abnormalities）：Lambert-Eaton 综合征、高钙血症、低钠血症、Cushing综合征
- 转移（metastases）：尤其是转移至脑、骨、肝、肾上腺
- 药物治疗（medications）：化疗药物，肺毒性（博来霉素，丝裂霉素），心脏毒性（阿霉素），肾毒性（顺铂）

肺隔离指征

肺隔离技术被用于：

- 实现 OLV，从而为外科手术创造进入胸腔和邻近结构的条件，例如肺切除、纵隔、心脏、血管、食管和脊柱手术；
- 控制通气，例如支气管胸膜瘘患者；
- 防止对侧肺污染，例如肺出血、支气管胸膜瘘和全肺灌洗；
- 允许单侧肺损伤患者采用不同的通气模式。

肺隔离方式

有几种选择方法可以实现 OLV，包括 DLT（图27-5）、通过单腔气管导管（single-lumen endotracheal tube，SLT）放置支气管封堵器（bronchial blocker，BB）（图27-11）以及直接置入一侧支气管的单腔气管导管（标准气管导管或支气管内导管）。表27-5 列出了每种设备的优缺点。

气道解剖

为了放置肺隔离工具，麻醉医师必须了解气管 / 支气管解剖（图27-6）。如果没有这方面的知识就难以准确放置工具，也很难识别和排除这些移位[26]。

支气管解剖最主要的方面包括：

- 隆突：气管分叉处"尖锐"，左腔或右腔内无分叉；
- 右主支气管：长 1.5～2cm；
- 右上肺叶：气管支气管树内唯一存在的三个分叉，每 250 例患者中有 1 例患者的右上肺叶异常开口于隆突或隆突上方；
- 左主支气管：长 4.5～5cm；
- 下叶：当气管肌肉的纵向纤维向下进入下叶时，双侧都能得到辨认；

有关支气管解剖更详细的描述，请参阅在线纤维支气管镜检查模拟器[27]。

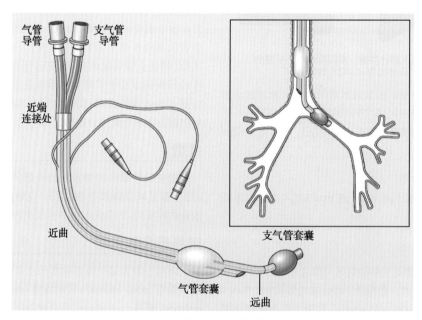

图 27-5 左侧双腔支气管导管

表 27-5	肺隔离技术的选择	
方式选择	**优势**	**劣势**
双腔支气管导管	• 易于放置成功,极少需要调整位置 • 方便对隔离肺行纤维支气管镜检查 • 方便对隔离肺行负压吸引 • 易于应用 CPAP • 可对左右任一肺行 OLV • 如果没有纤维支气管镜,也可以放置成功	• 导管型号的选择较困难 • 对困难气道或气管异常的患者放置难度大 • 不适用于术后机械通气 • 潜在咽喉和支气管损伤
支气管封堵器	• 型号选择容易 • 可在常规 ETT 中放置 • 可在放置过程中维持通气 • 在气道困难患者和儿童中更容易放置 • 术后拔出封堵器后即可恢复双肺通气 • 可选择性肺叶隔离 • 可对隔离肺行 CPAP	• 定位所需的时间更长 • 常常需要调整位置 • 纤维支气管镜对于定位至关重要 • 由于右肺上叶开口的解剖因素,做右肺隔离受限 • 不能对隔离肺行纤维支气管镜检查 • 对隔离肺进行吸引困难 • 难以在两肺之间切换行 OLV
支气管导管	• 对困难气道患者更易放置 • 专为肺隔离而设计的短套囊	• 需纤维支气管镜引导放置 • 不能对隔离肺行纤维支气管镜检查、负压吸引和 CPAP • 难以行右肺 OLV
将气管导管置入支气管	• 困难气道患者更容易放置	• 需纤维支气管镜引导放置 • 不能对隔离肺行纤维支气管镜检查、负压吸引和 CPAP • 套囊不是专门为肺隔离设计 • 很难行右肺 OLV

CPAP: 持续气道正压; OLV: 单肺通气; ETT: 气管导管。

双腔支气管导管型号

对于确定 DLT 大小的最佳方法尚无共识。理想的 DLT 型号应该是其支气管腔外径比支气管直径小 1～2mm,以适合放气的支气管腔套囊。胸部 X 线片可用于辅助 DLT 的选择[28]。有一种基于患者性别和身高的简单方法(表 27-6)。放置 DLT 前的另一个重要步骤是检查胸片,最好是胸部 CT 冠状切面影像,以排除异常解剖(如腔内梗阻、明显的气管偏移或异常的右上肺叶开口)。重要的是要认识到,与 SLT 相比,DLT 的外径较大,在遇到阻力时不应再继续置入(图 27-7)。

左侧双腔支气管导管的置入方法

置入左侧 DLT 时通常使用两种技术。一种是盲法置入:DLT 的支气管腔在喉镜下通过声门,然后

DLT 逆时针旋转 90°,向前推进直至感到阻力为止(图 27-8)。单纯盲法置入会导致大约 35% 病例的导管位置不正确,因此,用纤维支气管镜确认位置很重要[29-30]。

另一种技术是使用纤维支气管镜引导直视下置入。支气管腔的尖端通过声门,DLT 逆时针旋转 90° 继续向前推进,使气管腔套囊刚好通过声门。然后将纤维支气管镜置入支气管腔至开口处,DLT 和纤维支气管镜再同时进入左主支气管。或者,纤维支气管镜通过 DLT 支气管腔,继续向前进入左主支气管,然后 DLT 再顺着纤维支气管镜向前推进。

左侧双腔支气管导管的定位

DLT 的正确定位非常重要,可避免对手术侧肺通气(这可能会遮挡外科医生的视野)以及避免通气侧肺部分塌陷不张而导致的低氧血症。单纯听诊不

第四篇

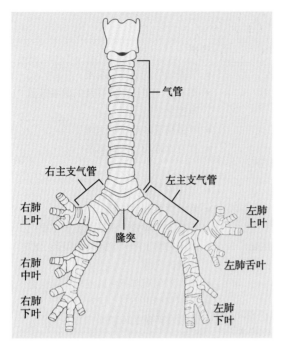

图 27-6 气管支气管解剖学。右主支气管一般为 1.5～2cm。左主支气管一般长为 4.5～5cm

表 27-6 基于成人患者性别和身高的 DLT 型号选择

性别	身高 /cm	DLT 型号 /F
女性	<160	35
	>160	37
男性	<170	39
	>170	41

注：对于身材矮小（<152cm）女性，可以考虑 32F 双腔支气管导管。对于身材矮小（<160cm）男性，可以考虑 37F 双腔支气管导管。

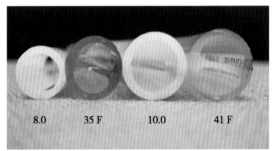

图 27-7 几个单腔管和双腔支气管导管切割横截面尺寸比较照片（引自：Courtesy of Professor Jerome Klafta, Department of Anesthesia and Critical Care, University of Chicago.）

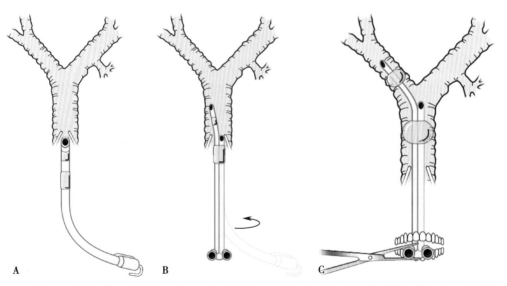

图 27-8 左侧双腔支气管导管的盲置法。A. 在喉镜检查下将双腔支气管导管通过声带之外。B. 双腔支气管导管逆时针旋转 90°。C. 将双腔支气管导管推进到适当的深度（通常在门齿水平标记 27～29cm）（引自：Campos JH. How to achieve successful lung separation. *SAJAA*. 2008; 14: 22-26.）

能可靠地确认 DLT 的位置。但这仍然有助于提示麻醉医师在行纤维支气管镜检查前考虑是否存在导管位置不正确，因为要排除不准确的 DLT 定位一直困扰着经验不足的麻醉医师[26]。初步放置好 DLT 以及患者摆放好体位后，应同时使用听诊和纤维支气管镜检查确认导管位置。

使用小儿纤维支气管镜（直径≥3.5mm）首先通过 DLT 的气管腔确认 DLT 的支气管腔部分在左支气管内，蓝色支气管腔套囊在气管隆嵴下方约 5mm 处（图 27-9）。同时确认右肺上叶开口位置并将其作为解剖标志。将纤维支气管镜取出，再置入支气管腔，确认看到左肺上叶和下叶开口。必须确认这两个肺叶开口，以确保支气管腔导管没有置入过深而导致进入左下肺叶并阻塞左上肺叶。

右侧双腔支气管导管的适应证

虽然左侧 DLT 最常用于胸科手术，但有一些特殊的临床情况需要使用右侧 DLT（知识框 27-7）。右侧 DLT 在支气管腔有改良的套囊和开口，允许对右肺上叶通气（图 27-10）。在置入右侧 DLT 前，必须用 CT 或纤维支气管镜检查气管支气管解剖以确保右肺上叶开口的准确定位。

支气管封堵器的定位

支气管封堵器（BB）的置入方法取决于封堵器的设计。图 27-11 显示了三个临床上使用的 BB。BB 的统一原理是将其置入 SLT 内，然后进入到左侧或右侧主支气管，或极少见情况下置入某一肺叶。给 BB 套囊充气以阻塞支气管腔（图 27-12），达到肺隔离的作用。封堵器内的一个小管腔可用于吸引、间断给氧以及给予 PEEP。一个接头连接于 SLT，允许 BB 或纤维支气管镜置入以及连接到麻醉机回路。与其他肺隔离方法相比，BB 的优点和缺点详见表 27-5。

侧卧位单肺通气的生理学改变

与闭合胸腔双肺通气（two-lung ventilation，TLV）相比，侧卧位下开胸 OLV（参见第 19 章）使改善通气/血流比的生理变化得以出现。由于 HPV 和重力作用，不通气手术侧肺的血流灌注减少，因此有利于通气侧肺的血流灌注和减少分流（图 27-13）。心排血量的变化可能会有不同的影响，但在 OLV 期间"正常"心排血量下，肺内分流通常是最低的（PaO_2 最高）[31-32]。

由于肺隔离使得手术侧肺不通气。由于麻醉诱导肌肉松弛后膈肌上抬、开胸后纵隔移位以及手术

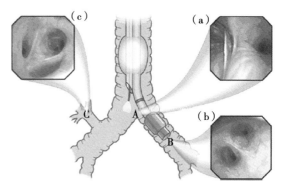

图 27-9　纤维支气管镜检查 Mallinckrodt 左侧 DLT 的最佳位置。（A）支气管镜穿过气管腔，可见隆嵴下方约 5mm 处 DLT 远端支气管导管蓝色套囊的边缘。气管隆嵴上方可见白线标记。（B）支气管镜穿过 DLT 支气管导管管腔，可以清晰地看到左主支气管分叉（左上支气管和左下支气管开口）。（C）右上叶支气管及其三个开口的清晰视图证实这是右侧（引自：Campos JH. Update on tracheobronchial anatomy and flexible fiberoptic bronchoscopy in thoracic anesthesia. *Curr Opin Anaesthesiol.* 2009；22：4-10.）

知识框 27-7　右侧双腔支气管导管适应证

- 左主支气管入口解剖扭曲
- 外部或腔内肿瘤压迫
- 胸降主动脉瘤
- 手术部位累及左主支气管
- 左侧肺移植
- 左侧气管支气管断裂
- 左侧全肺切除术[a]
- 左侧袖式切除

[a] 使用左侧双腔支气管导管（DLT）或支气管封堵器进行左全肺切除术是可能的，但在缝合左侧主支气管之前必须退出 DLT 或封堵器。

牵拉、挤压纵隔，使得患者通气侧肺顺应性降低。应用 PEEP 可以改善肺顺应性和 FRC 的下降。给通气侧肺应用 PEEP（5～10cmH$_2$O）也有助于减少手术侧肺的血流量，因为肺血管阻力在 FRC 状态下最低（图 27-14）。过高 PEEP 可增加肺血管阻力，从而增加手术侧肺的血流量并增加分流。

麻醉的实施

任何安全、平稳的全麻技术都可用于胸科手术。虽然挥发性麻醉药可抑制 HPV，但仅在高于常规使

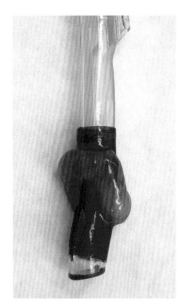

图 27-10　Mallinckrodt 右侧双腔支气管导管。注意改良的 Cuff，允许右肺隔离，并在支气管腔内开口，允许右上叶通气（Courtesy of Dr. Andrew Deacon, Department of Anesthesia, The Canberra Hospital, Australia.）

图 27-11　三种商用支气管内封堵器。（A）Arndt 支气管内封堵器（Cook Critical Care, Bloomington, IN）。（B）Cohen Flexitip 封堵器（Cook Critical Care, Bloomington, IN）。（C）Fuji 封堵器（Fuji Systems Corporation, Tokyo, Japan）

用的最低肺泡浓度（minimum alveolar concentration，MAC）时才有此作用，而且就分流分数或低氧血症而言，丙泊酚全凭静脉麻醉与挥发性麻醉药相比没有明确的优势[33-35]。

大多数胸科手术时长为 2～4 小时，在侧卧位、单侧开胸和 OLV 下完成。而且，外科医生在重要结构（如心脏和大血管）附近进行手术操作，侧卧位后接触患者受限。因此，基于术中监测的风险 - 效益比更倾向于在一开始就采用有创监测。

应基于可能发生的并发症来指导选择术中监测（表 27-7）。有创动脉监测可便于行连续血流动力学监测和动脉血气分析。作者的做法是，除了无合并

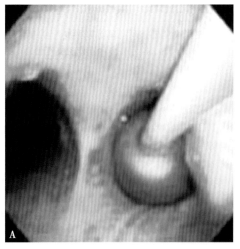
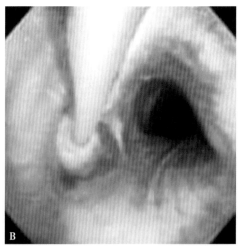

图 27-12　支气管封堵器的放置。通过纤维支气管镜在隆突上方的气管中正确定位封堵器在右（A）和左（B）主支气管（引自：Campos JH. How to achieve successful lung separation. *SAJAA*. 2008；14：22-26.）

症患者行最简单的胸科手术（如楔形切除术）外，其他胸科手术患者均应行动脉穿刺置管。通过中心静脉置管可以输注血管活性药物，维持术中有出血或术后高血容量风险患者（如全肺切除术、复杂手术和再次开胸手术）的血流动力学稳定。开胸手术导致蒸发表面积大，因此需要术中监测患者体温，并维持患者正常体温。

OLV 期间的另一个有用监测是持续的呼吸量测定。大多数现代呼吸机可以持续监测吸气和呼气容量、压力以及流量。应注意 OLV 期间吸气量和呼气量之间的差异可能表明存在漏气和肺隔离不全（每次呼吸的差异超过 30mL）。在肺切除后 TLV 期间，这种差异与肺实质漏气有关。持续的呼气末气流可使阻塞性肺疾病患者形成气体潴留。

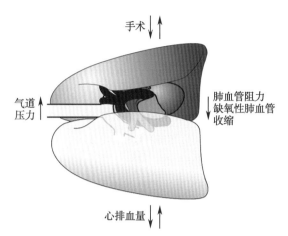

图 27-13　单肺通气时影响肺血流分布的因素。缺氧性肺血管收缩（HPV）和非通气肺的塌陷增加了肺血管阻力（PVR），倾向于将血流重新分配到通气肺。通气和非通气胸腔之间的气道压力梯度倾向于使血液流向未通气的肺。手术和心排血量可产生不同的影响效果，增加或减少流向通气肺的比例

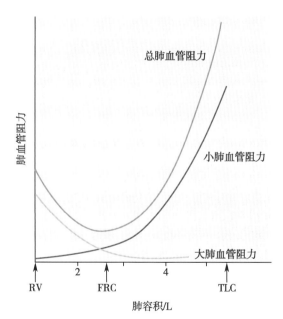

图 27-14　肺血管阻力（PVR）与肺容积的关系。PVR 在功能残气量（FRC）时最低，随着肺容量向残气量（RV）方向减小而增加，这主要是由大血管阻力增加引起的。PVR 也随着肺容积高于 FRC 向肺总量（TLC）方向增加而增加

术中液体管理

静脉输液的目的是维持正常血容量，即补充血管内容量丢失和维持生理需要量。在最初的 24 小时内，液体正平衡超过 3～4L 与全肺切除术后急性肺损伤有关[36]。知识框 27-8 描述了作者的液体管理方法。

单肺通气方式

OLV 前和 OLV 期间推荐采用肺保护性通气策略，具体内容见表 27-8。

表 27-7　开胸手术常见的术中并发症

并发症	原因
低氧血症	OLV 时肺内分流
突发低血压	手术操作压迫心脏或大血管
通气压力/容量突然变化	支气管内导管/封堵器移位、漏气
心律失常	心脏机械性刺激
支气管痉挛	直接气道刺激，反应性气道疾病
出血	来自大血管或炎性胸膜的外科失血
低体温	开胸手术所致热量丢失

知识框 27-8　肺切除术的液体管理

- 围手术期头 24 小时总液体正平衡不应超过 20mL/kg
- 肺切除术期间第三腔液体丢失量无需补充
- 不需要尿量超过 0.5mL/（kg·h）
- 如果术后需要增加组织灌注，建议使用有创监测和正性肌力药/血管加压药，切勿造成液体负荷过重

第四篇

表 27-8　推荐的 OLV 管理

参数	推荐方法	解释
吸入氧浓度	麻醉诱导和 OLV 前吸入纯氧，若可以耐受，则 OLV 期间降低吸入氧浓度	手术侧肺吸入纯氧后，导致吸收性肺不张加速肺塌陷
潮气量	TLV 6~8mL/kg；OLV 4~6mL/kg [a]	气道峰压 < 35cmH$_2$O 平台压 < 25cmH$_2$O
肺复张手法	肺隔离前 OLV 期间需要时	OLV 期间治疗通气侧肺的肺不张，提高氧分压
PEEP	通气侧肺常规给予 PEEP 5~10cmH$_2$O	阻塞性肺疾病患者不给予 PEEP
呼吸频率	呼吸频率 12~16 次 /min	如果需要，可以增加呼吸频率
PaCO$_2$	OLV 期间允许性高碳酸血症	目标维持 pH≥7.20
通气模式	容量控制通气 / 压力控制通气	对有肺损伤风险的患者（如肺大疱、既有肺部疾病、全肺切除术、肺移植）选择压力控制通气

OLV：单肺通气；PEEP：呼气末正压；TLV：双肺通气。

[a] Unzueta C, Tusman G, Suarez-Sipmann F, et al. Alveolar recruitment improves ventilation during thoracic surgery: a randomized controlled trial. Br J Anaesth. 2012; 108: 517-524.

术中低氧的预测

有许多与患者、手术和体位相关的因素可以用来预测哪些患者在 OLV 期间有发生低氧血症的风险。这些因素在知识框 27-9 中列出。

单肺通气期间低氧的处理

不超过 5% 患者在 OLV 期间出现低氧[37]。虽然目前在 OLV 期间最低可接受的 SpO$_2$ 或 PaO$_2$ 没有达成共识，但 SpO$_2$ 低于 94% 通常表明存在问题。表 27-9 列出了处理步骤方法。OLV 期间最常见的氧饱和度降低原因是 DLT 移位（即 DLT 置入过深阻塞上叶）[37]，此时应使用纤维支气管镜进行检查。

手术结束

肺切除术结束时建议的气管拔管计划如图 27-15 所示。气管拔管的前提条件是患者要处于清醒、温暖和舒适（alert, warm, and comfortable, AWaC）的状态。

疼痛管理

后外侧开胸手术是导致术后严重疼痛的手术切口类型之一。在过去 30 年中，镇痛技术的改进降低了这些手术的术后死亡率[38]。没有一种单一的镇痛方式可以阻断开胸手术后多种感觉神经传递伤害性刺激（胸段和颈段神经、迷走神经和膈神经）；因此，

知识框 27-9　单肺通气期间氧饱和度下降的相关危险因素

- 术前通气 / 灌注扫描显示手术侧肺的通气或血流占比更高
- 双肺通气时 PaO$_2$ 差，特别是术中侧卧位时
- 右侧开胸手术
- 术前肺功能测定（FEV$_1$ 或 FVC）正常或限制性肺部疾病
- 仰卧位时单肺通气

FEV$_1$：第 1 秒用力呼气容积；FVC：用力肺活量；PaO$_2$：动脉氧分压。

镇痛应该是多模式的。最佳的镇痛方式选择是基于患者因素（禁忌证、偏好）、手术因素（切口类型）和其他系统因素（可用的设备、监测、护理支持、对技术的熟悉程度）。理想的开胸术后镇痛技术包括阿片类药物、抗炎药和区域麻醉（参见第 40 章）。

纵隔镜检查

用于肺癌切除前分期的纵隔镜检查已被支气管内超声引导下经支气管针吸活检（endobronchial ultra-sound-guided transbronchial needle aspiration，EBUS）所取代[39]，这可能有助于前纵隔和上纵隔肿块的诊断。

表 27-9 OLV 期间低氧血症的处理

处理措施	注释
FiO_2 1.0	如果之前 FiO_2 没有达到 1.0
纤维支气管镜检查 DLT 位置	支气管腔可能过深, 堵塞上叶支气管
优化心排血量	心排血量过高或过低可能导致低氧 降低挥发性麻醉药浓度 < 1MAC
通气侧肺给予肺复张手法 + 如果之前没有用可给予 PEEP 5～10cmH₂O(肺气肿患者除外)	纠正通气侧肺不张 对通气侧肺实施肺复张手法会暂时增加向手术侧肺的血流分流量。
给予手术侧肺被动充氧	将吸引管置入 DLT 并连接氧气 1～2L/min 如果在达到氧合效果前肺已有部分复张, 则效果更好
手术侧肺给予半复张手法后给予 CPAP 1～5cmH₂O	手术侧肺将部分复张, VATS 时影响手术操作 应尽可能使用低的呼气末正压(PEEP)
用纤维支气管镜给肺叶充氧	氧气连接于纤维支气管镜工作口, OLV 期间间断充氧
如果可能用支气管封堵器让肺叶塌陷	仅隔离需手术的肺叶
间歇性肺复张 暂时阻断肺动脉	

注: 此表概述了单肺通气期间逐渐出现低氧血症的具体处理方法, 从侵入性最小到侵入性最大依次描述。突发性和严重的低氧血症应告知外科医生, 在尝试确定和处理原因同时, 复张隔离肺(如果这样做是安全的)和恢复双肺通气。CPAP: 持续气道正压; DLT: 双腔支气管导管; MAC: 最低肺泡有效浓度; OLV: 单肺通气; PEEP: 呼气末正压; VATS: 电视胸腔镜手术。

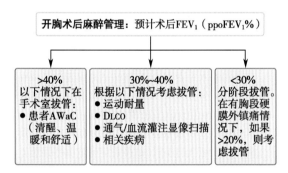

图 27-15 根据术前评估和术中切除的功能性肺组织的数量指导麻醉管理。DLCO, 肺一氧化碳弥散量; FEV₁, 第 1 秒用力呼气容积

最常见的手术入路是通过胸骨上切迹上方的中线横向小切口(2～3cm)。由于手术空间有限, 有许多结构可能被压迫或横断, 例如气管和支气管、胸膜、大血管(尤其是无名动静脉)、淋巴管、膈神经和喉返神经以及食管。

任何麻醉技术都可以用于纵隔镜检查。虽然局部麻醉可以用于病变相对浅表、且能配合手术的患者,

但气管插管全身麻醉是常规选择。术中患者一定要保持静止不动, 任何体动或是咳嗽都可能会导致手术并发症。除非是存在特殊病情或手术因素, 通常不予动脉穿刺置管。通常需要监测右手的脉搏(脉搏氧饱和度仪、动脉置管、麻醉医师手指触诊动脉搏动), 因为纵隔镜可能会压迫向颈动脉供血的无名动脉。测量左上臂无创血压判断有无无名动脉受压。

纵隔大出血可能是纵隔镜检查最严重的并发症, 常需要正中切开胸骨或开胸手术止血。知识框 27-10 概述了处理这种并发症的建议方法。

纵隔肿物

纵隔肿物患者, 尤其是前纵隔和上纵隔肿物, 在麻醉管理方面存在特殊的问题。纵隔肿物可导致气管导管远端的主气道和重要血管结构(如主肺动脉、心房和上腔静脉)的梗阻。如果患者术前有症状或在 CT 片上可见这些重要结构明显受压, 很可能提示患者有发生危及生命的呼吸或心血管衰竭的高风险。麻醉相关死亡主要发生在儿童, 因为儿童的气管软

第四篇

知识框 27-10　纵隔镜出血的麻醉处理

1. 停止手术操作，压迫切口。如果手术麻醉团队不能很快意识到存在问题，患者将面临血流动力学崩溃的严重风险
2. 开始复苏并呼救（麻醉医师和手术医师均需要）
3. 在下肢建立大口径静脉通路
4. 行动脉穿刺置管（如果诱导时未放置）
5. 在手术室进行交叉配血
6. 如果外科医生认为需要开胸手术，放置双腔支气管导管或支气管封堵器
7. 一旦患者稳定下来且所有准备工作就绪，外科医生可以重新探查手术切口
8. 如有需要，转为胸骨切开或开胸手术

表 27-10　纵隔肿物潜在危及生命并发症的处理

并发症	处理措施
气道阻塞	保持自主通气 避免使用肌松药 清醒纤维支气管镜引导插管 将单腔气管导管或支气管导管放置在梗阻部位的远端 改变患者体位：根据患者症状，麻醉诱导前应确认最适体位 用硬性支气管镜行梗阻远端通气 麻醉诱导时，房间内有经验丰富的纤维支气管镜检查人员和设备
心血管衰竭	建立下肢静脉通路（大口径静脉，必要时行中心静脉置管） 改变体位 对于极危重患者在麻醉诱导前可先建立体外循环

骨更易被压闭，且很难询问出患儿是否存在体位相关症状史。

全身麻醉对纵隔肿物患者具有潜在危险的原因有几个。全身麻醉可导致纵隔上抬、肺容量减小以及支气管平滑肌松弛，从而导致肿物更易压迫气道。而且，肌肉松弛药引起的肌肉松弛作用会导致正常的跨胸膜压力梯度的丧失，从而导致气道口径减小。如果可能，应当保留自主通气和避免使用肌肉松弛药。

表 27-10 概述了一种处理潜在并发症的推荐方法。用流速-容量环评估胸腔内气道阻塞的严重程度是不可靠的，不建议用于临床决策[40-41]。

如果患者被认为是心血管衰竭的高危患者，应在麻醉诱导前建立股-股体外循环，因为一旦发生心血管衰竭，则没有足够的时间建立体外循环。

思考题

1. 对于拟行手术的 COPD 患者，在术前评估时应明确哪些可治疗的 COPD 相关并发症？

2. 对于拟行腹部手术的 OSA 患者，可以采取哪些措施来降低术后呼吸抑制或气道阻塞的风险？

3. 对拟行肺部肿块切除术患者进行术前访视时，应采用哪些检查来预测术后肺部并发症的发生风险？

4. 有哪些纤维支气管镜的发现可用来确认左侧 DLT 准确定位？

5. 行肺切除术患者在 OLV 期间逐渐出现的低氧血症（约 20 分钟）。应采取哪些措施来纠正低氧？

6. 对于纵隔肿物切除术患者，哪些患者相关因素与术中呼吸/心血管衰竭风险增加有关？若麻醉诱导后出现气道梗阻，紧接着应采取哪些措施？

（张孟秋 译，余海 审）

参考文献

1. Fanta CH. Asthma. *N Engl J Med.* 2009;360:1002–1014.
2. Rooke GA, Choi JH, Bishop MJ. The effect of isoflurane, halothane, sevoflurane, and thiopental/nitrous oxide on respiratory system resistance after tracheal intubation. *Anesthesiology.* 1997;86:1294–1299.
3. Goff MJ, Arain SR, Ficke DJ, et al. Absence of bronchodilation during desflurane anesthesia: a comparison to sevoflurane and thiopental. *Anesthesiology.* 2000;93:404–408.
4. Rennard SI. Chronic obstructive pulmonary disease: definition, clinical manifestations, diagnosis, and staging. In: Stoller JK, ed. *UpToDate.* Waltham, MA: UpToDate; 2015. Accessed July 29, 2015.
5. Wilson FA, Heunks L. Oxygen induced hypercapnia in COPD: myths and facts. *Crit Care.* 2012;16:323–328.
6. Morano M, Araujo A, Nascimento F, et al. Preoperative pulmonary rehabilitation versus chest physical therapy in patients undergoing lung cancer resection. *Arch Phys Med Rehab.* 2013;94:53–58.
7. Huffmayer J, Littlewood K, Nemergut E. Perioperative management of the adult with cystic fibrosis. *Anesth Analg.* 2009;109:1949–1961.

8. Olsen E, Chung F, Seet E. Surgical risk and the preoperative evaluation and management of adults with obstructive sleep apnea. In: Jones S, Collop N, eds. *UpToDate*. Waltham, MA: UpToDate; 2014. Accessed July 29, 2015.

9. Galie N, Hoeper MM, Humbert H, et al. Guidelines for the diagnosis and treatment of pulmonary hypertension. *Eur Heart J*. 2009;30:2493-2537.

10. Pilkington SA, Taboada D, Martinez G. Pulmonary hypertension and its management in patients undergoing non-cardiac surgery. *Anaesthesia*. 2015;70:56-70.

11. Lai HC, Lai HC, Wang KY, et al. Severe pulmonary hypertension complicates postoperative outcome of non-cardiac surgery. *Br J Anaesth*. 2007;99(2):184-190.

12. Banks DA, Pretorius GV, Kerr KM, Manecke GR. Pulmonary endarterectomy: part II. Operation, anesthetic management, and postoperative care. *Semin Cardiothorac Vasc Anesth*. 2014;18(4):331-340.

13. Maxwell BG, Jackson E. Role of ketamine in the management of pulmonary hypertension and right ventricular failure. *J Cardiothorac Vasc Anesth*. 2012;26:e24.

14. Currigan DA, Hughes RJA, Wright CE, et al. Vasoconstrictor responses to vasopressor agents in human pulmonary and radial arteries. *Anesthesiology*. 2014;121:930-936.

15. Wauthy P, Abdel Kafi S, Mooi WJ, et al. Inhaled nitric oxide versus prostacyclin in chronic shunt-induced pulmonary hypertension. *J Thorac Cardiovasc Surg*. 2003;126(5):1434-1441.

16. Jerath A, Srinivas C, Vegas A, et al. The successful management of severe protamine-induced pulmonary hypertension using inhaled prostacyclin. *Anesth Analg*. 2010;110:365-369.

17. Smelickerdstadt KG, Cramb R, Morison DH. Pulmonary hypertension and pregnancy: a series of eight cases. *Can J Anesth*. 1994;41:502-512.

18. Missant C, Claus P, Rex S, Wouters PF. Differential effects of lumbar and thoracic epidural anesthesia on the haemodynamic response to acute right ventricular pressure overload. *Br J Anaesth*. 2009;104:143.

19. Licker M, Widikker I, Robert J, et al. Operative mortality and respiratory complications after lung resection for cancer: impact of chronic obstructive pulmonary disease and time trends. *Ann Thorac Surg*. 2006;81:1830-1837.

20. Lim E, Baldwin D, Beckles M, et al. British Thoracic Society; Society for Cardiothoracic Surgery in Great Britain and Ireland. Guidelines on the radical management of patients with lung cancer. *Thorax*. 2010;65(suppl 3):iii1-iii27.

21. Spiro SG, Gould MK, Colice GK. Initial evaluation of the patient with lung cancer. ACCP evidence-based clinical practice guidelines (2nd edition). *Chest*. 2007;132:149S-160S.

22. Weisman IM. Cardiopulmonary exercise testing in the preoperative assessment for lung resection surgery. *Semin Thorac Cardiovasc Surg*. 2001;13:116-125.

23. Fleisher LA, Fleishmann KE, Auerbach AD, et al. 2014 ACC/AHA guideline on perioperative cardiovascular evaluation and management of patients undergoing noncardiac surgery. *J Am Coll Cardiol*. 2014;64(22):e77-e137.

24. Fernando HC, Jaklitsch MT, Walsh GL, et al. The society of thoracic surgeons practice guideline on prophylaxis and management of atrial fibrillation associated with general thoracic surgery: executive summary. *Ann Thorac Surg*. 2011;92:1144-1152.

25. Mason DP, Subramanian S, Nowicki ER, et al. Impact of smoking cessation before resection of lung cancer: a society of thoracic surgeons general thoracic surgery database study. *Ann Thorac Surg*. 2009;88:362-371.

26. Campos JH, Hallam EA, Van Natta T, et al. Devices for lung isolation used by anesthesiologists with limited thoracic experience: comparison of double-lumen endotracheal tube, Univent torque control blocker, and Arndt wire-guided endobronchial blocker. *Anesthesiology*. 2006;104(2):261-266.

27. Toronto General Hospital Department of Anesthesia. Perioperative Interactive Education. http://pie.med.utoronto.ca/VB/.

28. Brodsky JB, Macario A, Mark JB. Tracheal diameter predicts double-lumen tube size: a method for selecting left double lumen tubes. *Anesth Analg*. 1996;82:861-864.

29. Klein U, Karzai W, Bloos F, et al. Role of fiberoptic bronchoscopy in conjunction with the use of double-lumen tubes for thoracic anesthesia: a prospective study.

30. de Bellis M, Accardo R, Di Maio M, et al. Is flexible bronchoscopy necessary to confirm the position of double-lumen tubes before thoracic surgery? *Eur J Cardiothorac Surg*. 2011;40:912-918.

31. Slinger P, Scott WA. Arterial oxygenation during one-lung ventilation. A comparison of enflurane and isoflurane. *Anesthesiology*. 1995;82:940-946.

32. Russell WJ, James MF. The effects on arterial haemoglobin oxygenation saturation and on shunt of increasing cardiac output with dopamine or dobutamine during one-lung ventilation. *Anaesth Intensive Care*. 2004;32:644-648.

33. Beck DH, Doepfmer UR, Sinemus C, et al. Effects of sevoflurane and propofol on pulmonary shunt fraction during one lung ventilation for thoracic surgery. *Br J Anaesth*. 2001;86:38-43.

34. Pruszkowski O, Dalibon N, Moutafis M, et al. Effects of propofol vs sevoflurane on arterial oxygenation during one-lung ventilation. *Br J Anaesth*. 2007;98:539-544.

35. Von Dossow V, Welte M, Zaune U, et al. Thoracic epidural anesthesia combined with general anesthesia: the preferred anesthetic technique for thoracic surgery. *Anesth Analg*. 2001;92:848-854.

36. Licker M, de Perrot M, Spiliopoulos A, et al. Risk factors for acute lung injury after thoracic surgery for lung cancer. *Anesth Analg*. 2003;97:1558-1565.

37. Brodsky JB, Lemmens JM. Left double-lumen tubes: clinical experience with 1,170 patients. *J Cardiothorac Vasc Anesth*. 2003;17:289-298.

38. Licker M, Widikker I, Robert J, et al. Operative mortality and respiratory complications after lung resection for cancer: impact of chronic obstructive pulmonary disease and time trends. *Ann Thorac Surg*. 2006;81:1830-1837.

39. Czarnecka A, Yasufuku K. Endobronchial ultrasound-guided transbronchial needle aspiration for staging patients with lung cancer with clinical N0 disease. *Ann Am Thorac Soc*. 2015;12(3):297-299.

40. Vander Els NJ, Sorhage F, Bach AM, et al. Abnormal flow volume loops in patients with intrathoracic Hodgkin's disease. *Chest*. 2000;117(5):1256-1261.

41. Hnatiuk OW, Corcoran PC, Sierra P. Spirometry in surgery for anterior mediastinal masses. *Chest*. 2001;120:1152-1156.

第四篇

第28章 肾脏、肝脏及胆道疾病

Anup Pamnani and Vinod Malhotra

肾脏疾病

正常的肾功能对于麻醉药和其他外源性药物的代谢、调节体液、维持酸碱平衡及调整围手术期血红蛋白水平非常重要。

择期手术患者中合并肾脏疾病比较常见，且与术后不良事件增加相关。即使是轻度的肾功能不全也可能导致术后并发症[1]。

术前多个危险因素可用来预测术后肾功能不全（知识框28-1）[2, 3]。

肾脏的血流量

尽管双肾的重量仅占全身体重的 0.5%，但是其血流量却相当于心排血量的 20%，其中大约有 2/3 的血流分布到肾皮质。当肾动脉压在 80～180mmHg 范围内变动时，肾血流量和肾小球滤过率（glomerular filtration rate，GFR）保持相对稳定（图 28-1）。这种在一定范围内不受肾灌注压的影响，维持肾血流量恒定的能力是一种自身调节机制。它通过调节入球小动脉张力，改变血流阻力来实现。自身调节非常重

知识框 28-1 术后急性肾损伤的预测指标

- 既往存在慢性肾脏疾病
- 高龄
- 急诊手术
- 肝脏疾病
- 高风险的手术
- BMI > 32
- 周围血管闭塞性病变
- 慢性阻塞性肺疾病

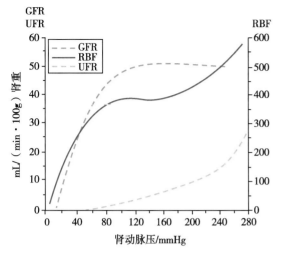

图 28-1　肾血流量（RBF）和肾小球滤过率（GFR）的自身调节作用。图像显示，当狗的肾动脉压在 20～280mmHg 之间波动时，RBF 和 GFR 的自身调节作用在 80～180mmHg 之间。UFR，尿流率（根据文献重新绘制：Hemmings HC. Anesthetics, adjuvants and drugs and the kidney. In Malhotra V, ed. *Anesthesia for Renal and Genitourinary Surgery*. New York：McGraw-Hill; 1996: 18）

要，它可以在急性高血压时保护肾小球毛细血管免受高血压的损害，而在动脉血压轻度下降时维持肾小球滤过率和肾小管的功能。当平均动脉血压超过自身节范围时，肾血流量会随着血压的变化而变化。高血压发展过程中自身调节会重新设定，而糖尿病肾病时则可能会丧失这种能力。

　　肾血流量也受交感神经系统活性、肾素以及其他激素的影响。即使全身血压在自身调节范围内，交感神经系统激活也可引起肾血管收缩，肾血流量明显减少。任何使肾血流量减少的因素都会引起肾素的释放，而肾素的释放又可进一步减少肾血流量。

肾小球滤过率

　　肾小球滤过率反映了肾小球的功能，即肾小球滤过的能力。经肾小球滤过的液体约 90% 被肾小管重新吸收进入管周的毛细血管，然后再返回体循环（图 28-2）。正常的肾小球滤过率约为 125mL/min，与肾小球滤过压（glomerular filtration pressure，GFP）密切相关。肾小球滤过压与肾动脉压力、入球和出球小动脉张力和肾小球的胶体渗透压有关。肾小球毛细血管内的静水压力约为 50mmHg，这一压力可使水和其他低分子物质（如电解质）通过肾小球毛细血

管进入肾小囊腔。入球小动脉处血浆胶体渗透压约为 25mmHg，随着在肾小球的滤过，血浆胶体渗透压在出球小动脉上升到约 35mmHg。尽管有效滤过压相对较低，但肾小球的滤过率约为 125mL/min。降低平均动脉压或减少肾血流量均可使肾小球滤过率下降。入球小动脉收缩，降低肾小球流量导致肾小球滤过率降低。相反，入球小动脉扩张和出球小动脉轻度收缩可增加肾小球滤过压和肾小球滤过率。

肾功能的体液调节介质

肾素 - 血管紧张素 - 醛固酮系统

　　肾素是由肾小球球旁器分泌的一种蛋白水解酶。①交感神经系统的激活；②肾灌注压降低；③流经远曲肾小管的钠离子减少，均可以刺激肾小球球旁器官分泌肾素。肾素作用于血管紧张素原（血浆中循环的球蛋白）形成血管紧张素 I。在肺部，血管紧张素 I 由血管紧张素转换酶裂解形成血管紧张素 II。血管紧张素 II 是一种强效的缩血管物质，可刺激肾上腺皮质释放醛固酮。低水平时选择性地收缩出球小动脉，高水平时使入球小动脉收缩。醛固酮反过来又刺激远端小管和集合管对钠和水的重吸收。

前列腺素

　　前列腺素通过磷脂酶 A_2 和环氧合酶在肾髓质中产生，在交感神经兴奋、低血压和血管紧张素 II 水平增加时释放。当血流动力学不稳定时，前列腺素通过扩张近髓质血管和维持肾皮质血流来调节精氨酸加压素（arginine vasopressin，AVP）、肾素 - 血管紧张素系统和去甲肾上腺素起作用。

精氨酸加压素

　　既往被称为抗利尿激素，AVP 可以调节渗透压和利尿。虽然它是由下丘脑的视上核和室旁核分泌，但对肾脏的集合系统有重要的影响。AVP 主要作用于集合管的 V_2 受体，通过增加膜的通透性，促进水的重吸收。AVP 的总效应是降低血清渗透压，增加尿液的渗透压。

心房钠尿肽

　　当血管内容积增加，心房和其他器官的牵张感受器受到刺激时分泌心房钠尿肽（atrial natriuretic peptide，ANP）。ANP 通过舒张血管平滑肌使血管舒张，抑制肾素 - 血管紧张素系统，刺激利尿和利钠。ANP 的总效应是降低全身血压和血容量。

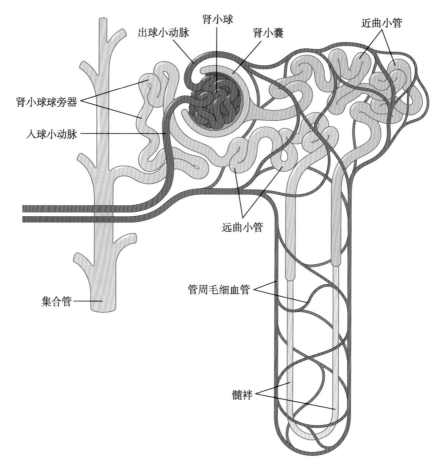

图 28-2 肾单位的解剖示意图。肾小球是由肾单位的盲端肾小囊所包裹。肾小球毛细血管中的静水压使水和低分子量物质经肾小球滤过。肾小球滤过液通过肾小管（近曲小管、髓袢、远曲小管）的过程中，大部分水和各种溶质从肾小管中重吸收至肾小管周围的毛细血管。未被重吸收的肾小球滤过液形成尿液

药物清除

药物及其代谢产物经尿液排泄取决于：①肾小球的滤过，②肾小管的主动分泌，③肾小管的被动重吸收。小分子麻醉药物经肾小球滤过的量取决于肾小球滤过率和药物的血浆蛋白结合率。血浆蛋白结合率高的药物不易通过肾小球滤过。非离子化的酸性和碱性药物在近曲小管和远曲小管被动重吸收入血。离子化的药物以弱酸、弱碱的形式保留在肾小管中，可通过碱化或酸化尿液来增加肾脏的排泄。药物可在肝脏中结合形成水溶性代谢物，通过肾脏排出体外。

肾功能检查

术前可通过多项实验室检查来评估肾功能（表28-1）。但是这些检查方法敏感度不高，即使存在明显的肾脏疾病（肾功能下降 > 50%），实验室检查的数据仍可保持正常。在健康人群中确定的这些实验室检查的正常值并不适用于老年人或者麻醉中的患者。因此，动态的评价肾功能比单一的实验室检查更为实用。

血清肌酐

血清肌酐的浓度反映了肌肉产生肌酐与肾脏排泄之间的平衡，常被用于评价肾小球滤过率的指标。与血尿素氮（blood urea nitrogen，BUN）浓度相比，血清肌酐不受蛋白质代谢或肾小管内液体流速的影响，但受骨骼肌比重的影响。通常在肾小球滤过率下降至少50%，血清肌酐才会升高。因此，肌酐水平升高可作为肾损伤的晚期标志物。例如，在已知肾小球滤过率下降的老年患者中，由于骨骼肌比重下降，肌酐生成减少，通常血清肌酐浓度正常。实际上，在老

表 28-1	评价肾功能的检查	
试验	**正常值**	**影响因素**
肾小球滤过率检查		
血尿素氮	8～20mg/dL 或 2.8～ 7.1mmol/L	脱水 蛋白质摄入量 消化道出血 分解代谢
血清肌酐	0.5～1.2mg/dL 或 44.2～ 106.1μmol/L	年龄 骨骼肌比重 分解代谢
肌酐清除率	120mL/min	精确测定尿量
肾小管功能检查		
尿比重	1.003～1.030	均受脱水、溶质、
尿渗透压	350～500mOsm	过滤、蛋白质、
尿钠	20～40mEq	利尿剂、药物和 年龄的影响

年患者血清肌酐浓度的轻微上升就可能提示严重的肾脏疾病。同样，在慢性肾衰竭患者中，血清肌酐浓度也不能准确反映肾小球滤过率，原因有：①肌酐生成减少，②存在骨骼肌比重下降，③肌酐经非肾脏途径（消化道）排泄。GFR 可以通过多种方法从血清肌酐估算，如 GFR ＝（140 － 年龄）× 体重（kg）/（血清肌酐 × 72）。

血尿素氮

血尿素氮的正常值为 10～20mg/dL（约 3.6～7.1mmol/L），随肾小球滤过率的变化而变化。血清肌酐和尿素氮水平之间的关系在诊断肾衰竭的病因中非常重要。与血清肌酐一样，尿素氮水平升高通常是肾损伤的晚期征象，并受日常饮食、并存疾病以及血容量的影响。例如，高蛋白饮食或消化道出血的患者，尿素的生成增加，尽管肾小球滤过率正常，仍会导致血尿素氮升高（氮质血症）。有发热疾病和脱水时，分解代谢增强，也可使血尿素氮升高。相反，尽管肾小球滤过率降低，但低蛋白饮食的患者尿素氮仍可保持正常。

脱水时，血尿素氮相对于血清肌酐的浓度升高，可能是因为通过肾小管的流量减少，尿素吸收增加，使血尿素氮：肌酐 ＞20。虽然血尿素氮易受多种外部因素的影响，但当其浓度大于 50mg/dL（约 17.8mmol/L），表明肾小球滤过率下降。

肌酐清除率

肌酐清除率（正常值 110～150mL/min）是测定肾小球在一定的血清肌酐浓度下排泄肌酐能力的指标。由于清除率不需要进行年龄的校正，也不需要是稳态，所以测定 GFR 比测定血清 BUN 或肌酐值更可靠。肌酐清除率测定的主要缺点是需要定时收集尿液（2 小时或 24 小时均可）。肌酐清除率（creatinine clearance，CrCl）和 GFR 可通过公式计算，GFR＝CrCl＝Ucr×V/Pcr（其中 Ucr 为尿肌酐，Pcr 为定时采集的血浆肌酐，V 为尿流速。）

蛋白尿

正常情况下，少量蛋白质可通过肾小球毛细血管滤出，之后在近曲小管被重吸收。出现蛋白尿（每天排泄的蛋白超过 150mg）很可能是由于异常的高滤过，而不是肾小管的重吸收受损。健康人站立时，偶尔出现间歇性蛋白尿，而在仰卧位时消失。其他导致蛋白尿的非肾脏原因包括运动、发热和充血性心力衰竭。

尿指数

测定尿渗透压和尿钠浓度，并计算钠的排泄分数，有助于区分肾前性和肾小管性（肾性）的氮质血症。

评价肾功能的新检查

最近发现了几种新的肾功能标志物。血清胱抑素 C 是一种普遍存在的蛋白，仅由肾小球滤过排出，相较于肌酐，其受肌肉质量和营养变化的影响更小。它可以更好地预测不同人群的死亡和终末期肾病（end-stage renal disease，ESRD）风险[4]。

其他生物标志物，如 N- 乙酰 -β-d- 氨基葡萄糖苷酶，肾损伤分子 -1 和白介素 -18 在肾损伤的早期检测中有意义。这些生物标志物可能在降低围手术期肾损伤的发病率和死亡率中发挥作用[5]。

利尿剂的药理学

噻嗪类利尿剂

噻嗪类利尿剂（氢氯噻嗪、氯噻酮）一般用于治疗原发性高血压和缓解肾源性、肝源性及心源性水肿。机制是抑制远曲小管近端对钠离子和氯离子的重吸收。利尿剂引起的低钾血症的副作用包括：①骨骼肌无力；②洋地黄中毒危险性增加；③增强非去极化类肌松药的作用（表 28-2）。

第四篇

表 28-2　利尿剂的副作用

利尿剂分类	低钾血症、低氯血症、代谢性碱中毒	高钾血症	高血糖
噻嗪类利尿剂	是	否	是
袢利尿剂	是	否	轻微
渗透性利尿剂	否	否	否
醛固酮拮抗药	否	是	否

袢利尿剂

袢利尿剂（依他尼酸、呋塞米、布美他尼）主要作用于髓袢，抑制钠离子和氯离子的重吸收，促进钾离子的分泌。静脉注射这类药物可在几分钟内产生利尿作用。长期使用袢利尿剂可导致低氯血症、低钾血症、代谢性碱中毒，少数情况下可导致耳聋[6]。

渗透性利尿剂

临床上最常用的渗透性利尿剂是六碳糖甘露醇。甘露醇在肾小球滤过，但在肾小管不能被重吸收，使肾小管内液体的渗透压升高，促进水的排泄，从而产生利尿作用。

甘露醇促使液体从细胞内流向细胞外，使血管内液体容量急剧增加。这种液体从细胞内到细胞外的再分布可使脑容积缩小，颅内压下降（参见第30章）。甘露醇也可通过减少脑脊液的生成进一步降低颅内压。

醛固酮拮抗药

螺内酯可阻断醛固酮对肾小管的作用，补充噻嗪类利尿剂所致的钾丢失，常用来治疗继发于肝硬化的腹水和周围性水肿。螺内酯最严重的毒性作用是高钾血症。服用螺内酯的患者应密切监测血清钾浓度。

多巴胺和非洛多泮

多巴胺通过激动 DA_1 受体使肾小动脉扩张，增加肾血流和肾小球滤过率。使用小剂量的多巴胺[$0.5 \sim 3\mu g/(kg \cdot min)$]可以增加尿量，但没有证据显示可以改善急性肾衰竭的进程。此外，多巴胺的副作用呈剂量依赖性包括快速性心律失常、肺内分流和组织缺血（胃肠道、四肢）[7, 8]。

多巴胺类似物非洛多泮也具有 DA_1 激动剂活性，

而无肾上腺素活性。它能增加肾血流量和肾小球滤过率，可能有助于治疗急性肾损伤，具体机制尚不清楚。目前已被批准用于严重高血压的短期肠外用药[9]。

终末期肾脏疾病的病理生理学

终末期肾脏疾病患者的病理生理改变很明显，并且会累及全身多个器官（知识框28-2和表28-3）。

心血管疾病

心血管疾病是终末期肾脏疾病患者死亡的主要原因。依靠血液透析维持的患者50%以上死于急性心肌梗死、不明原因的心跳骤停、心律失常和心肌病变。终末期肾脏疾病患者常常出现高血压。液体超负荷和肾素 - 血管紧张素 - 醛固酮系统的过度激活是导致全身性高血压最常见的原因，并且对降压药物治疗不敏感。

此外，尿毒症毒素和酸性代谢产物的积累可能导致心肌顿抑。由于心室功能往往可以在肾移植后得到改善，因此，终末期肾脏疾病患者伴有明显的心功能下降并不一定是肾移植的绝对禁忌证。

尿毒症能改变脂质代谢，引起甘油三酯浓度升高和具有保护性作用的高密度脂蛋白水平降低。因

知识框 28-2　慢性肾脏疾病的变化特点

- 贫血
- 射血分数下降
- 血小板黏附能力下降
- 高钾血症
- 血容量难以评估
- 代谢性酸中毒
- 系统性高血压
- 心包积液
- 交感神经系统活性下降

表 28-3　慢性肾衰竭的分期

分期	肾小球滤过率 /[mL/(min·1.73m²)]
1	>90
2	60～89
3	30～59
4	15～29
5	<15

此，终末期肾脏疾病可以加速动脉粥样硬化的进展，也可以出现心包疾病和心律不齐。心包积液往往在患者充分透析后逐渐好转。

代谢性疾病

很大部分终末期肾脏疾病患者合并有糖尿病。由糖尿病发展为肾衰竭的，在终末期肾脏疾病患者中占30%～40%，并且占等待肾移植患者的30%。事实上，近60%的1型糖尿病患者会发展为肾病。终末期肾脏疾病患者同时患有糖尿病时心血管疾病发病风险较单纯的肾衰竭患者更高[10]。

一旦终末期肾脏疾病患者无法排泄多余的水分和电解质，就会出现水、电解质（钠、钾、钙、镁和磷酸盐）失衡，其中高血钾会威胁生命。

贫血及凝血功能异常

由于促红细胞生成素减少和毒素潴留，肾衰竭患者通常表现为正常细胞性贫血。利用重组促红细胞生成素可增加血红蛋白浓度，从而缓解疲劳的症状，改善心、脑功能。重组促红细胞生成素治疗可能加重已存在的原发性高血压。肾衰竭患者可因尿毒症导致血小板功能缺陷。

终末期肾脏疾病患者的麻醉管理

气管插管全身麻醉可以为接受大手术的终末期肾病患者提供稳定的血流动力学、良好的骨骼肌松弛以及可控的麻醉深度。有晚期合并症的患者可能需要更全面的监测，如持续监测全身血压和中心静脉压。在麻醉维持期间，血压波动可能较大，其中低血压比高血压更容易发生，尤其是术前进行过血液透析的患者。对有严重并发症（如有症状的冠状动脉疾病、充血性心力衰竭）的患者，可以进行肺动脉导管或经食管超声心动图（transesophageal echocardiography，TEE）监测。

在改变体位和手术期间应监测和记录血液透析分流处或瘘管是否通畅（出现明显的震颤）。外周静脉通道和动脉血压监测管路不应建立在附近。

对于终末期肾病患者，临床常使用生理盐水代替乳酸林格注射液进行液体复苏，可能是担心含钾的乳酸林格注射液有导致高钾血症的风险。但是这一猜测尚未被证实。一项前瞻性随机双盲临床试验中，行肾移植术的终末期肾病患者在术中使用两种液体疗法进行了比较，结果显示生理盐水组较乳酸林格注射液组血钾更高和酸中毒更严重[11]。

对于有尿毒症和其他并存疾病（如糖尿病）的患者，麻醉诱导时误吸的风险会增加，是行快速顺序诱导的指征。终末期肾病患者并不是使用琥珀酰胆碱的禁忌证。无论是否为终末期肾病，使用大剂量琥珀酰胆碱后血清钾浓度升高约0.6mEq/L。即使患者初始血清钾离子浓度高于5mEq/L，这种增幅也可以被耐受，不会对心脏构成明显的威胁。

在麻醉诱导过程中，有几种方法已经成功用于控制患者的心率和动脉血压。中等至大剂量的阿片类药物如芬太尼，可以减弱机体对喉镜的反应。不过，在麻醉诱导后，血压往往难以维持，低血压时可能需要使用血管收缩药。艾司洛尔是短效β肾上腺素受体阻滞剂，可以用来减轻气管插管时诱发的血流动力学变化，是射血分数正常患者的理想用药。

本身或者其代谢产物依赖于肾脏消除的药物（泮库溴铵、维库溴铵、吗啡、哌替啶）应谨慎或避免使用。顺式阿曲库铵是一个很好的选择，因为它大部分经霍夫曼降解代谢，其作用时间不依赖于肝肾功能。罗库溴铵的消除半衰期延长，因为其分布容积增大而清除率无变化。米库氯铵由血浆胆碱酯酶代谢，但由于终末期肾脏疾病患者胆碱酯酶活性降低，其作用可能延长10～15分钟（参见第11章）。由于吗啡的代谢物，如吗啡-6-葡糖苷，是长效并经肾脏排泄，因此可用阿片类药物（如芬太尼、舒芬太尼、阿芬太尼、瑞芬太尼）来替代吗啡。

吸入麻醉药可选择地氟烷、异氟烷和七氟烷。虽然动物实验发现七氟烷代谢产物无机氟有肾毒性，但是并没有临床对照实验证明终末期肾病患者使用七氟烷有危险。

围手术期少尿的鉴别诊断与处理

肾前性少尿

肾前性少尿的特点为尿液浓缩、尿钠减少（表28-4）。尿液浓缩、尿钠减少证明肾小管的功能是完整的，因肾血流量下降，肾脏反射性地保钠和恢复血容量。肾血流量减少最可能的原因是血容量急剧下降或心排血量减少，其他原因有脓毒症、肝衰竭和充血性心力衰竭[11]。

对于围手术期少尿的处理受到其发生急性肾衰竭风险的影响。用液体冲击疗法可以产生一过性利尿，表明肾前性少尿的原因是血容量急剧减少。当补液治疗不能增加尿量时，应考虑肾脏的固有疾病或血流动力学原因。及时识别和治疗肾前性少尿至关重要，因为长期严重缺血可导致肾小管坏死，将可逆性损伤转化为不可逆的肾损伤。

第四篇

在围手术期是否使用利尿剂维持尿量存在争议。一些人认为，使用利尿剂防止尿液在肾小管的淤滞，可以防止肾前性少尿发展为急性肾小管坏死。然而，通过利尿剂增加排尿量并不一定能预测术后肾功能。尚无证据表明，在心排血量下降或低血容量时（或者两者并存时），药物利尿（多巴胺、呋塞米、甘露醇）可以保护肾功能。事实上，最近一项临床试验的 Meta 分析并没有发现任何干预措施（如利尿剂、多巴胺及其类似物、钙通道阻滞剂、血管紧张素转换酶抑制剂、特异容量治疗液体、N-乙酰半胱氨酸、ANP 或促红细胞生成素）可以降低围手术期肾衰竭的风险[12]。

肾脏本身的疾病

急性肾小管坏死、肾小球肾炎和急性间质性肾炎都是肾性少尿的原因。与继发于低血容量的少尿相比，急性肾小管坏死患者的尿液渗透浓度低，尿钠含量高（表 28-4）。肾脏本身的疾病是各种形式少尿中最严重的一种，通常也是最难逆转的一种。

肾后性少尿

远端肾集合系统的梗阻包括输尿管、膀胱或尿道的机械性梗阻（如血凝块）。其他肾后性少尿的原因包括手术结扎、肾结石和水肿。另一个常见的原因是尿管阻塞。一旦梗阻因素被解除，肾后性少尿通常是可逆的[13]。

肝脏疾病

肝脏是血浆蛋白生成、药物和有害物质代谢和解毒、重要营养物质吸收及碳水化合物代谢的场所（表 28-5）。肝功能受损几乎影响机体的每一个器官系统。

肝脏的血流

肝脏接受独特的双重血供，血流量大约占心排血量的 25%（图 28-3），流入肝脏的血流大约 70% 来自门静脉，剩余部分由肝动脉供应。正常情况下，两者分别为肝脏提供大约 50% 的氧。全身血压降低和心排血量减少时，门静脉血流减少。

肝脏血流的内部决定因素

当门静脉血流减少（减少达到 50%）时可通过腺苷增加肝动脉血流来维持肝脏灌注。pH 值下降、低氧以及高二氧化碳可激发该反应。挥发性麻醉药和肝硬化可减弱这种相互关系，从而使肝脏容易缺血。

表 28-4 少尿与急性肾小管坏死：术前鉴别诊断

鉴别要点	肾前性少尿	急性肾小管坏死
钠排泄分数	< 1%	> 3%
尿比重	> 1.015	1.01 ~ 1.015
尿钠浓度 /（mEq/L）	< 40	> 40
尿渗透浓度 /（mOsm/L）	> 400	< 400
原因	肾血流量减少（低血压、低容量、心排血量下降）	肾缺血、肾毒素、游离血红蛋白或肌红蛋白

表 28-5 肝功能检查正常值

检查	正常值 [a]
白蛋白	35 ~ 55g/L
胆红素	0.3 ~ 1.1mg/dL
未结合胆红素（间接反应）	0.2 ~ 0.7mg/dL
结合胆红素（直接反应）	0.1 ~ 0.4mg/dL
血清谷草转氨酶	10 ~ 40U/mL
血清谷-丙转氨酶	5 ~ 35U/mL
碱性磷酸酶	10 ~ 30U/mL
凝血酶原时间	12 ~ 14s

[a] 在解读肝功能检查测结果时，应参考每个实验室的正常值。胆红素 1mg/dL≈17.1μmol/L。

肝脏血流的外部决定因素

肝脏的血流量取决于肝脏的灌注压（平均动脉压或门静脉压与肝静脉的差值）和内脏血管的阻力。内脏血管接受来自交感神经系统缩血管神经纤维的支配，内脏神经受刺激（疼痛、低氧血症、手术应激）时，内脏血管阻力增加，肝血流量减少。

在全身麻醉时，使肝血流减少的重要决定因素是手术的刺激和靠近肝脏部位的手术。β 受体阻滞剂如普萘洛尔也可减少肝血流量。肺正压通气、充血性心力衰竭和液体过多，会使中心静脉压增高，导致肝静脉压增高，从而降低肝灌注压和血流量。

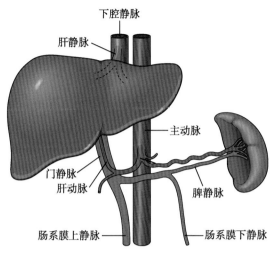

图 28-3　肝脏门静脉和肝动脉双重血供示意图。门静脉大约供应肝脏 70% 的血流，剩余部分由肝动脉供应。整个肝脏血流与肝脏的灌注压成正比，而与内脏血管的阻力成反比。肝硬化时经门静脉的血流阻力增大导致肝血流减少

血糖稳态

肝脏是储存和释放葡萄糖的主要器官。肝细胞通过胰岛素介导的机制提取葡萄糖，并以糖原的形式储存。胰高血糖素介导的糖原分解代谢（糖原分解）将葡萄糖释放，进入体循环维持正常的血糖。手术应激、饥饿和交感神经系统的激活刺激糖原分解。当糖原储存被耗尽时，肝脏从底物如乳酸、甘油和某些氨基酸中糖异生来恢复血糖水平。

凝血功能

大多数促凝蛋白，以及 C 蛋白、S 蛋白、抗凝血酶 III 等调节蛋白在肝脏合成。但 VIII 因子例外，它部分是由内皮细胞产生的。维生素 K 是通过胆汁分泌而在胃肠道吸收，它在催化促凝蛋白质生成 II、VII、IX、X 因子中起着重要的作用。实验室检查如凝血酶原时间 [国际标准化比值（international normalized ratio，INR）]，部分凝血活酶时间（partial thromboplastin time，PTT）和纤维蛋白原可以用来评估凝血功能和肝功能受损情况。异常的实验室检查结果可提示明显的肝功能损害，因为大多数凝血因子在正常水平的 20%～30% 即可维持正常的功能。

药物代谢

肝脏药物代谢的本质是把脂溶性的药物转变为水溶性药物，从而利于肾脏排泄；或者转化为药理活性较低的物质，通过胆汁排泄。

以上过程可通过三个阶段来完成：第一步是代谢，通过细胞色素 P 和多功能氧化酶增加药物的极性；第二步是结合，代谢产物与水溶性底物的结合；第三步是排泄，药物通过胆汁排泄，是个耗能过程。慢性肝脏疾病时，含有微粒体酶的肝细胞数量减少，当出现肝硬化后，肝血流量减少，这些改变均会干扰药物的代谢。吗啡、阿芬太尼、安定、利多卡因、泮库溴铵和维库溴铵在肝硬化患者中消除半衰期延长。同样，长期慢性药物治疗可抑制肝药酶，抑制麻醉药物代谢，使其血液循环中的浓度升高。但是长期使用苯妥英钠、异烟肼和利福平等药物、酒精滥用可引起酶诱导作用，特别是细胞色素 P。肝药酶的诱导可以增加麻醉药和其他药物的代谢，降低药物的血浆浓度。

血红素代谢

虽然肝脏是胎儿红细胞生成的主要器官，但在成人肝脏造血仅占 20%，其余在骨髓中产生。甘氨酸和琥珀酰辅酶 A（coenzyme A，CoA）在氨基酸丙烯酸（aminolevulinic acid，ALA）合成酶催化下合成血红素。ALA 合成酶是血红素合成途径中的限速步骤，并受终产物负反馈抑制。卟啉症是罕见的遗传性血色素合成障碍性疾病，其特点是 ALA 合成酶的反馈抑制被阻断。

血红素主要在单核吞噬细胞系统降解，最终生成胆红素。胆红素与血浆白蛋白结合运输至肝脏，被摄取转化成结合胆红素，随胆汁排泄。大部分胆红素在肠道排泄，有一小部分通过肝内循环再回到肝脏，这就是血液中结合胆红素含量低的原因。结合胆红素是水溶性的，约 10% 随尿液排泄。

胆固醇和脂质代谢

肝脏以甘油三酯、胆固醇和磷脂的形式储存脂肪，并通过甘油三酯水解释放游离脂肪酸。此外，肝脏以葡萄糖，脂质和蛋白质合成游离脂肪酸。肝脏在调节胆固醇摄取、代谢和运输方面也起着重要的作用。胆盐是胆固醇合成的最终产物和脂质代谢的调节物。胆固醇的清除是通过胆汁的分泌和胆汁酸的排泄来实现的。

蛋白质代谢

肝脏在蛋白质代谢中起重要作用。肝脏中可以产生许多具有生物活性的蛋白质，包括白蛋白、细胞

因子、激素和凝血因子。肝细胞可合成非必需氨基酸，也可以降解蛋白质。肝细胞通过尿素循环（Krebs 循环）将氨基酸降解的最终产物，如氨和其他含氮废物转化为尿素，并由肾脏排泄。严重的肝功能障碍，如终末期肝病（end-stage liver disease，ESLD），血清中氨的积累可导致肝性脑病（hepatic encephalopathy，HE）。

终末期肝脏疾病的病理生理学

心血管并发症

严重的肝实质病变最终会进展为肝硬化，继而出现高动力循环状态。血流动力学测量结果一般为血压正常或低于正常，心排血量增加，周围血管阻力下降。全身血管阻力降低反映了血管舒张和异常的解剖、生理性分流。生理上的分流是指血液不经毛细血管的有效交换直接从动脉流入静脉。异常的血管，如在皮肤上看到的蜘蛛痣即是解剖分流[14, 15]。

门静脉高压

终末期肝病时，流经肝脏的血流遇到高阻力时在肝血管床中蓄积，并很快发生逆向流动，导致食管、胃、脾和肠的静脉扩张和容量增加，最后发展成为脾大、食管、胃、腹内静脉曲张。门静脉高压症的症状包括厌食、恶心、腹水、食管静脉曲张、蜘蛛痣和肝性脑病。门静脉高压是导致终末期肝病有关的各种并发症（包括大出血、感染、肾衰竭和神志改变等）的关键。

肺部并发症

终末期肝病与肝肺综合征和门静脉 - 肺动脉高压相关。肝肺综合征的发生是肺内动静脉分流障碍、缺氧性肺血管收缩功能障碍、肺不张以及继发于腹水和胸腔积液的限制性肺疾病等因素作用的结果。继发于肝肺综合征的动脉低氧血症早期吸氧可能有所改善，但随着疾病的进展，氧疗可能无效。

门静脉 - 肺动脉高压症患者表现为肺血管压力的升高，原因尚不清楚。即使在需要肝移植的患者，门静脉 - 肺动脉高压的发生率也不到 5%。在麻醉过程中，如果出现肺血管压力升高的病理情况（如酸中毒、低氧血症、高碳酸血症），发生急性右心衰竭的危险性将增加。肝性胸腔积液是指在没有心肺疾病的情况下发生的胸腔积液，多达 10% 的肝硬化患者可能会发生。来自肝性胸腔积液的胸腔积液也可能会影响氧合。

肝性脑病

神志改变是急性和慢性肝衰竭的常见并发症，临床表现可以从轻微的脑功能改变到深度昏迷。导致这种复杂的神经精神综合征的病因是多因素的。血清的许多化学物质可能起着重要的作用，正常情况下，它们被肝脏滤过，但在肝功能出现障碍时，这些化学物质浓度升高。血氨是肝性脑病发作的一个重要诱因。其他病因包括血 - 脑屏障的破坏，中枢神经系统抑制性神经递质增加，大脑能量代谢改变。氟马西尼可以逆转肝性脑病的症状，提示 GABA 受体（γ- 氨基丁酸）扮演了重要的角色。同时应考虑其他引起精神状态改变的原因，如颅内出血或血肿、低血糖或癫痫发作。这些病因假说均无有效治疗，所以目前的常规治疗原则仍然是减少氨的产生和吸收，如使用新霉素减少产脲菌生成氨，使用乳果糖减少氨的吸收[16]。

药物结合受损

当严重肝脏疾病导致白蛋白的合成明显减少时，能与药物结合的白蛋白不足。这将导致未结合的、具有药理活性部分的药物增加，如硫喷妥钠和阿芬太尼。在血浆白蛋白浓度低于 2.5g/dL 时，由于蛋白结合减少而导致的药物敏感性增加最明显。

腹水

腹水是肝硬化的一种常见并发症，约 50% 的肝硬化患者合并有腹水。腹水与并发症的发生率明显相关，预示着肝硬化的晚期。腹水的并发症包括明显的腹胀（导致肺不张和限制性肺部疾病），自发性细菌性腹膜炎以及由于下腔静脉和右心房的压迫导致的循环不稳定。

腹水发生的确切机制目前尚不清楚，钠潴留、低蛋白血症导致低渗透压和门静脉高压似乎起了关键作用。基本治疗包括限液、减少钠的摄入、使用利尿剂。在严重的病例中，腹腔穿刺术可以暂时减轻腹胀，恢复血流动力学稳定[17, 18]。难治性腹水的患者可以选择经颈静脉肝内门静脉分流术（transjugular intrahepatic portosystemic shunt，TIPS），即通过介入手术在肝静脉和门静脉分支之间放置支架（参见第 38 章）。

肾功能不全和肝肾综合征

相当一部分肝硬化患者会出现肾功能障碍。多种病因如使用利尿剂、腹水或消化道出血引起的血容量减少、肾毒性药物和败血症，均可使肝硬化患者出现急性肾衰竭并最终导致急性肾小管坏死。

没有明显诱因的肾衰竭，可以诊断为肝肾综合征（hepatorenal syndrome，HRS）。肝肾综合征是在有效循环血容量减少时，由于强烈的肾血管收缩引起的。1 型肝肾综合征通常表现为快速进展的肾前性肾衰竭，在没有治疗干预的情况下预后较差。而 2 型肝肾综合征表现为轻度肾功能不全。奥曲肽、胰高血糖素和甲氧胺福林（米多君）可能逆转 1 型肝肾综合征[19, 20]。

麻醉和手术对肝脏的影响

麻醉药物对肝血流的影响

在无手术刺激的情况下，吸入麻醉药和区域麻醉均能使肝血流量明显降低 20%～30%，这些变化反映了药物或麻醉方式对肝脏灌注压和 / 或内脏血管的影响。例如与吸入全麻和椎管内麻醉（T_5 感觉水平）相关的肝脏血流量下降，最有可能的原因是肝脏灌注压降低。有动物实验表明，在吸入异氟烷时，肝脏血流量通过自身调节作用（增加肝动脉血流来抵消门静脉血流的下降）能够得到很好的维持，吸入地氟烷或七氟烷也是通过相似的机制来维持肝脏血流量的正常。

吸入麻醉药导致的肝功能不全

氟烷可以引起免疫介导的肝毒性，虽然诱发肝功能不全的概率很小，但一旦发生却是致命的。使用氟烷时会发生两种形式的肝损伤。有将近 20% 的轻症患者仅发生轻微的后遗症。而另一种罕见的暴发形式，致死率高达 50%～70%。危险因素包括氟烷接触史、年龄 >40 岁、肥胖和女性患者。异氟烷和地氟烷也能引起肝功能障碍，但其强度较氟烷弱，发生药源性肝炎的概率极低。由于不再使用氟烷以及其罕见的发病率，在北美现代临床实践中，围手术期肝炎患者多排除由挥发性麻醉药诱导的肝功能障碍[20, 21]。

终末期肝脏疾病患者的麻醉管理

术前肝脏疾病的评估

肝功能检查（表 28-6）既可用于术前肝脏疾病筛查，也可用于术后肝功能不全的确诊。Child-Pugh分级和 MELD 评分是评价肝功能不全的两种方式（表 28-7），Child-Pugh 分级为 C 级或者 MELD 评分 >14 分的肝功能不全患者围手术期患病率和死亡率

的危险性显著增加。择期手术患者中，肝硬化患者的患病率和死亡率均比无肝脏疾病的患者高[20, 21]。

需要特别注意，肝功能检查并不具有特异性。合并肝脏疾病的患者术后发生肝功能不全很多。但是由于肝脏有很大的储备功能，在肝功能检查结果改变前就可能已经存在严重的肝脏损害。因此，肝硬化患者的肝功能术前可无任何改变，但在额外的应激下如麻醉和手术，潜在的肝脏疾病可以暴露出来。麻醉和手术期间，肝功能不全可以表现为术中代谢性酸中毒。

术中管理

有严重肝脏疾病的患者大部分手术都采用全身麻醉，凝血功能正常的患者可以考虑使用区域麻醉。

按照手术的大小实施有创监测，术中有可能失血的大手术需要进行持续有创动脉血压和中心静脉压监测。合并严重疾病（包括心脏疾病）的患者，需要放置肺动脉导管。

严重的凝血障碍应在穿刺前进行纠正，超声引导下穿刺可最大限度地降低血管相关并发症的风险。术前确保有足够的红细胞、血小板、凝血因子以及新鲜冰冻血浆极为重要。在食管静脉曲张的患者，放置 TEE 探头可导致出血的风险增加。

表 28-6　肝脏疾病的 Child-Pugh 分级和 MELD 评分

检查	Child-Pugh 分级		
	A	B	C
血清胆红素 /（mg/dL）	< 0.2	2.0～3.0	> 3.0
人血清白蛋白 /（g/L）	> 35	28～35	< 28
凝血酶原时间（延长的秒数）	1～4 秒	4～6 秒	>6 秒
腹水	无	轻微	中度
肝性脑病	无	轻度	严重

MELD（终末期肝病模型）计算公式

MELD 评分 ={ 0.957×$\log_e$[血清肌酐（mg/dL）]+ 0.378×$\log_e$[血清总胆红素（mg/dL）]+ 1.120× $\log_e$[INR]}×10。
所有值的最小值是 1。肌酐的最大值是 4。

胆红素 1mg/dL≈17.1μmol/L。

第
四
篇

表 28-7　术后肝功能不全的分类及原因

诊断要素	肝前性	肝脏性	肝后性
血清胆红素	增加（非结合部分）	增加（结合部分）	增加（结合部分）
氨基转移酶	无变化	明显增加	正常或轻微增加
碱性磷酸酶	无变化	无变化或轻微增加	明显增加
凝血酶原时间	无变化	延长	无变化或延长
血清白蛋白	无变化	减少	无变化或减少
原因	溶血 血肿重吸收 胆红素超负荷	病毒 药物 脓毒症 低氧血症 充血性心力衰竭 腹水 肝硬化	结石 肿瘤 脓毒症

麻醉诱导与维持

绝大多数患者的心功能良好，无严重的高血压或肺动脉高压。麻醉诱导可以使用静脉麻醉药（如丙泊酚、硫喷妥钠或依托咪酯）联合阿片类药物和短效、中效肌松药。在动脉血压稳定的情况下，静脉麻醉药对肝血流量的影响很小。因此，应维持稳定的动脉血压，同时避免交感神经受刺激对肝血流造成的不良影响。如果患者有明显的腹水或胃排空延迟，可采用快速顺序诱导或改良后的快速顺序诱导。麻醉诱导后，由于外周血管阻力下降和血容量相对降低，常发生低血压，使用小剂量血管收缩药（如去氧肾上腺素）一般能够纠正这类低血压。除了氟烷，所有的吸入麻醉药都能用于患有严重肝脏疾病的患者。目前，麻醉维持的最佳方案还未确定。

凝血功能障碍的管理

一般来说，如果出血迅速，可以仅凭临床来判断决定输注血液制品来改善术中的失血和凝血功能障碍；如果出血得到控制，则由传统实验室指标指导（如 PTT、INR、血小板计数）（参见第 24 章）血制品输注。然而，标准的实验室检测较慢并不能提供有关血栓形成定性方面的信息。

血栓弹力图和血小板功能分析等即时凝血功能监测技术使临床医生能够在围手术期快速诊断和处理与 ESLD 相关的凝血功能障碍。其他如血栓强度、血小板功能、纤溶亢进等指标，常规实验室检测无法获得，也可以通过这些新技术在床边迅速地进行评估[22]。

将多种凝血因子如凝血酶原复合物、纤维蛋白原等用于临床，在 ESLD 患者的凝血紊乱纠正中起到重要作用。基于即时凝血功能检测和凝血因子浓缩物的止血治疗在处理与肝脏疾病相关的凝血功能障碍患者中显示出了巨大的前景[23]。

术后黄疸

氟烷和其他吸入麻醉药常被认为是术后黄疸的原因，但仍然存在许多其他可能的原因（表 28-7）。如果手术部位涉及肝脏或胆道，手术本身也可能导致术后黄疸。同样，多次输血和血肿重吸收也可导致围手术期黄疸。一些药物，包括抗生素和其他代谢性药物和感染性原因也应该予以考虑。

中毒患者的麻醉管理

急性酒精中毒患者所需麻醉药物较少，因为酒精和麻醉药之间存在协同作用。较低的最低肺泡浓度（minimum alveolar concentration，MAC）就可以维持麻醉所需的吸入麻醉药用量。酒精延缓胃排空，降低食管下段括约肌的张力，所以急性酒精中毒患者更容易发生胃内容物反流和吸入性肺炎。

酒精戒断综合征

酒精戒断综合征的最初症状有躁动、心动过速和交感神经受刺激的表现，可能表现很轻微，并被误认为是其他常见的围手术期并发症，如疼痛和谵妄。

在鉴别诊断时，应考虑到酒精滥用史，并预防性使用苯二氮䓬类药物治疗。严重的戒酒综合征（震颤性谵妄）常常在停止饮酒后48～72小时发生，这些患者可能表现出震颤和幻觉，须紧急处理。因交感神经系统的活性增高，儿茶酚胺释放，患者可以表现为出汗、高热、心律失常和血流动力学不稳定。部分患者的首发症状表现为癫痫大发作，当癫痫发作时应排除低血糖和其他可能的原因，包括脑损伤。

治疗

震颤性谵妄需要进行积极治疗，通常包括定期服用苯二氮䓬类药物。使用β-受体阻滞剂（普萘洛尔或艾司洛尔）来控制心率。如果出现明显的精神症状改变，可以行气管插管来保护气道。纠正水、电解质（镁、钾）和代谢（维生素B）紊乱。尽管进行积极的治疗，震颤性谵妄的死亡率仍可达10%，死亡原因一般为低血压、心律失常或者癫痫发作[24]。

胆道疾病

据报道，胆结石在55～65岁的男性中发病率为10%，女性中发病率为20%。由于存在胆总管结石或慢性胆管炎，这些患者的血清胆红素或碱性磷酸酶升高，但其他的肝功能检查指标正常。Gilbert综合征是一种良性疾病，可导致未结合胆红素升高，是黄疸最常见的原因之一，有时可能被误认为是术后肝功能障碍。相反，Dubin-Johnson和Rotor综合征是导致结合胆红素水平升高的先天性疾病，手术刺激可加重。

麻醉管理

胆囊切除术和/或胆总管探查术的麻醉用药须考虑药物对胆道压力的影响。特别是阿片类镇痛药，它可使胆囊十二指肠括约肌痉挛，增加胆总管的压力。胆总管十二指肠括约肌痉挛时，造影剂不能进入十二指肠，使医生错误认为需要进行胆囊十二指肠括约肌成形术或者患者存在胆总管结石。但是，很多患者使用阿片类镇痛药并未出现此类不良反应，这就说明并不是所有的患者使用阿片类镇痛药都伴随胆总管十二指肠括约肌痉挛。治疗胆道痉挛可使用纳洛酮、胰高血糖素和硝酸甘油。

经腹腔镜胆囊切除术

经腹腔镜胆囊切除术的麻醉处理和其他腹腔镜手术相似[24]。例如都要经一个脐上的入口插入一个穿刺针，通过穿刺针注入二氧化碳使腹腔充盈起来，形成二氧化碳气腹，气腹可以增加腹腔内的压力，干扰肺的通气，阻碍静脉回流。在腹腔镜胆囊切除术中，患者的体位为头高位，可以使腹腔内容物远离手术部位，有利于肺的机械通气，然而，头高位进一步阻碍了静脉回流，术中进行大量的补液治疗可以使患者术后尽快恢复[25]。

在腹腔镜腹部手术过程中，由于气腹造成的二氧化碳吸收不能准确预测，进行呼气末二氧化碳浓度监测很有必要。术中放置胃管进行胃肠减压可以减少穿刺针插入时刺破内脏的危险，并可改善腹腔镜下视野。经腹腔镜胆囊切除术中不推荐使用氧化亚氮来充盈腹腔，因为氧化亚氮易转移入肠腔，干扰手术操作，而且理论上氧化亚氮扩散到腹腔可能助燃[26]。术中一旦发生大出血或损伤肝动脉或肝脏需要立即剖腹手术。

思考题

1. 肾功能的体液调节介质有哪些？它们对心血管系统有什么影响？
2. 使用噻嗪类、袢类和渗透性利尿剂的并发症有哪些？
3. 肾前性和肾后性少尿的鉴别诊断是什么？
4. 与终末期肝病（ESLD）相关的生理变化是什么？
5. 术后黄疸的鉴别诊断是什么？
6. 腹腔镜胆道手术中二氧化碳注入腹腔有什么影响？

（蒋小娟 译，张伟义 审）

参考文献

1. Mooney JF, Chow CK, Hillis GS. Perioperative renal function and surgical outcome. *Curr Opin Anesthesiol.* 2014;27:195–200.
2. Kheterpal S, Tremper KK, Egnlesbe MJ, et al. Predictors of postoperative acute renal failure after noncardiac surgery in patients with previously normal renal function. *Anesthesiology.* 2007;107:892–902.
3. Hoste E, Clermont G, Kersten A, et al. RIFLE criteria for acute kidney injury are associated with hospital mortality in critically ill patients: a cohort analysis. *Crit Care.* 2006;10:R73.
4. Shlipak MG, Coresh J, Gansevoort RT. Cystatin C versus creatinine for kidney function-based risk. *N Engl J Med.* 2013;369:2457–2459.
5. Mårtensson J, Martling CR, Bell M. Novel biomarkers of acute kidney injury and failure: clinical applicability. *Br J Anaesth.* 2012;109(6):843–850.
6. Sica DA. Diuretic use in renal disease.

Nat Rev Nephrol. 2011;8:100–109.

7. ANZICS Clinical Trials Group. Low-dose dopamine in patients with early renal dysfunction: a placebo-controlled randomized trial. *Lancet.* 2000;356: 2139–2143.

8. Friedrich JO, Adhikari N, Herridge MS, et al. Meta-analysis: low dose dopamine increases urine output but does not prevent renal dysfunction or death. *Ann Intern Med.* 2005;142: 510–524.

9. Landoni G, Biondi-Zoccai GG, Tumlin JA, et al. Beneficial impact of fenoldopam in critically ill patients with or at risk for acute renal failure: a meta-analysis of randomized clinical trials. *Am J Kidney Dis.* 2007;49:56–68.

10. Jones DR, Lee HT. Perioperative renal protection. *Best Pract Res Clin Anaesthesiol.* 2008;22:193–208.

11. O'Malley CM, Frumento RJ, Hardy MA, et al. A randomized, double-blind comparison of lactated Ringer's solution and 0.9% NaCl during renal transplantation. *Anesth Analg.* 2005;100:1518–1524.

12. Zacharias M, Mugawar M, Herbison GP, et al. Interventions for protecting renal function in the perioperative period. *Cochrane Database Syst Rev.* 2013;(9): CD003590.

13. Sear JW. Kidney dysfunction in the postoperative period. *Br J Anaesth.* 2005;95:20–32.

14. Kiamanesh D, Rumley J, Moitra VK. Monitoring and managing hepatic disease in anaesthesia. *Br J Anaesth.* 2013;111(suppl 1):i50–i61.

15. Moller S, Henriksen JH. Cardiovascular complications of cirrhosis. *Gut.* 2008;57:268–278.

16. Sundaram V, Shaikh OS. Hepatic encephalopathy: pathophysiology and emerging therapies. *Med Clin North Am.* 2009;93:819–836.

17. Gines P, Cardenas A, Arroyo V, et al. Management of cirrhosis and ascites. *N Engl J Med.* 2004;350:1646–1654.

18. Schuppan D, Afdhal NH. Liver cirrhosis. *Lancet.* 2008;371:838–851.

19. Gines P, Schrier RW. Renal failure in cirrhosis. *N Engl J Med.* 2009;361:1279–1290.

20. Hoetzel A, Ryan H, Schmidt R. Anesthetic considerations for the patient with liver disease. *Curr Opin Anaesthesiol.* 2012;25:340–347.

21. Muilenburg DJ, Singh A, Torzilli G, et al. Surgery in the patient with liver disease. *Anesthesiol Clin.* 2009;27:721–737.

22. Mallett SV. Clinical utility of viscoelastic tests of coagulation (TEG/ROTEM) in patients with liver disease and during liver transplantation. *Semin Thromb Hemost.* 2015;41(5):527–537.

23. Theusinger OM, Stein P, Levy JH. Point of care and factor concentrate-based coagulation algorithms. *Transfus Med Hemother.* 2015;42(2):115–121.

24. Kosten TR, O'Connor PG. Management of drug and alcohol withdrawal. *N Engl J Med.* 2003;348:1786–1795.

25. Gerges FJ, Kanazi GE, Jabbour-Khoury SI. Anesthesia for laparoscopy: a review. *J Clin Anesth.* 2006;18:67–78.

26. Diemunsch PA, Torp KD, Van Dorsselaer T, Mutter D. Nitrous oxide fraction in the carbon dioxide pneumoperitoneum during laparoscopy under general inhaled anesthesia in pigs. *Anesth Analg.* 2000;90:k951–k953.

第 29 章　营养、胃肠道及内分泌疾病

Amy C. Robertson and William R. Furman

营养障碍

病态肥胖

全球约有 19 亿人超重,超重的定义指体重指数(body mass index,BMI)在 25~30 之间 [1]。理想的体重指数(千克体重除以身高的平方,kg/m²)在 18~25 之间。美国疾病控制与预防中心报告称,美国 20 岁以上的成年人中,约 34% 体重超标,35% 肥胖(体重指数在 30~40 之间)[2]。病态肥胖的定义是指体重指数在 40 及以上。超胖(体重指数≥50)和极度肥胖(体重指数≥60)对当前的医疗卫生保健是一个巨大的挑战 [3]。

与肥胖相关的发病率几乎可以影响身体的任何部位,每年可致 250 万人死亡。肥胖患者的肺部出现残气量减少(呼吸暂停时氧饱和度迅速降低),限制性肺疾病和阻塞性睡眠呼吸暂停。高血压、卒中和右心室衰竭都与病态肥胖有关,结肠癌和乳腺癌也与此相关。腹内压升高易导致食管裂孔疝和胃食管反流。肥胖患者的骨骼疾病也很常见,主要表现为背部疼痛和骨关节炎,尤其影响膝盖。内分泌异常可能导致生殖激素失衡和生育能力下降,这些患者还可能承受抑郁症和其他心理疾病增加的风险 [4]。

肥胖的特定并发症统称为代谢综合征,主要包括六部分内容:腹型肥胖、致动脉粥样硬化性血脂异常、高血压、胰岛素抵抗(葡萄糖耐受不良)、促炎状态和高凝倾向。代谢综合征满足以下五个因素中的三个即可诊断:腹型肥胖,甘油三酯升高,高密度脂蛋白降低,高血压和空腹血糖升高。肥胖的诊断和治疗很重要,因为仅肥胖就可预测约 25% 的新发心血管疾病 [5]。

感谢 Steven Hyman 为本章上版作出的贡献

病态肥胖的病理生理学为多因素，涉及遗传、环境、代谢和心理社会因素。热量的消耗十分重要，但食欲（或暴饮暴食）会受到激素或炎症的调节。肥胖的治疗必须是多方面的，并不单纯是禁食，因为禁食会释放促进食欲的激素[6,7]。

围手术期注意事项（参见第13章）

在20世纪70年代，人们认为禁食的肥胖患者比非肥胖患者的胃液量更大，酸性更强，因此吸入有害胃内容物的风险增加[8]。事实正好相反，非糖尿病性的肥胖患者胃内容物体积较小，pH值较高[9]。

由于肥胖患者的体型因素，使得护理方面存在一些问题。这些问题主要包括建立静脉通道、无创血压监测、定位、气管插管和急救技术。由于肥胖患者皮下脂肪较多，建立外周静脉比较困难。因此，这些患者需要行中心静脉置管，与外科手术的性质无关。由于肥胖患者上臂呈圆锥形，因此进行无创血压监测比较困难。大多数动脉血压的袖带是按照圆柱形的轮廓设计，在锥形的手臂上可能无法确保正确的位置或功能。

肥胖患者往往需要更宽的手术台面，手术台必须能够承受患者的体重，并能将患者移动到外科医生要求的位置。如果患者需要行极端的倾斜角度，患者必须得到很好的保护，并仔细检查受压点。

由于肥胖患者功能残余容量较小，血氧饱和度的快速降低可能会使麻醉的诱导复杂化。反向的Trendelenburg卧位（头高位）可以减少肺部相关区域的肺不张，也可以使胸腔内和胸部组织向尾部移动，从而更易于经口气管插管。对于Mallampati气道分级评分为Ⅲ～Ⅳ级、阻塞性睡眠呼吸暂停、颈椎活动度降低和颈围较大的患者，肥胖症可能会增加经口气管插管困难的风险[10,11]。

在肥胖患者中，没有具有明显优势的麻醉药，但是由于脂肪组织中某些麻醉药的代谢速度很慢，所以可能导致苏醒时间延长。肥胖患者由于存在气道梗阻可造成肺不张和高碳酸血症的风险，从而导致术后低氧血症。复苏室的无创呼吸机支持可改善氧合作用[12]。

减肥手术

肥胖的外科手术治疗最早开始于1954年实施的空肠回肠旁路术（jejunoileal bypass，JIB）。空肠回肠旁路术是一种吸收不良型手术，用于治疗高脂血症、动脉粥样硬化等导致肥胖症的许多疾病。由于不可接受的并发症，如葡萄膜炎、肾功能不全、肠内细菌过度生长和肝损伤，空肠回肠旁路术在20世纪80年代开始停用[13]。

随后的手术针对限制肠道吸收，减少摄入量来减轻体重。常见的限制性手术主要包括胃旁路手术、胃袖式手术和可调节胃束带手术。由于术后早期发病率和死亡率较低，因此与开放式减肥手术相比，现在更优选腹腔镜手术[14]。在美国，减肥手术的数量在2004年达到顶峰，此后一直处于平稳状态。行腹腔镜减肥手术比例占减肥手术的90%以上。院内死亡率约为0.1%[15]。

大多数接受减肥手术的人为病态肥胖（BMI≥40），但如果体重指数低至30[16]，手术减肥比传统药物治疗更有效。患者的生活质量普遍得到改善，减少了并发症和心血管事件（心肌梗死和卒中）的发生[17]。减肥手术可以改善多种疾病，例如高血压、糖尿病和阻塞性睡眠呼吸暂停综合征等。

通过减肥手术可以改变食欲和调节胰岛素的激素功能，从而促进减肥。饥饿素是胃底和小肠近端分泌的一种增进食欲的激素，在非手术减肥中会增加，但是在减肥手术后，饥饿素水平不变或下降。其他几种调节食欲和葡萄糖代谢的肠道激素，在减肥手术中比在节制饮食中更容易受到影响。这些激素包括胰高血糖素样肽-1（glucagon-like peptide-1，GLP-1）、葡萄糖依赖性促胰岛素肽和YY肽，这些激素均由胃肠道对食物的反应而分泌[18]。

营养不良

当所需热量超过摄入量时，就会发生营养不良。摄入量减少、吸收障碍或代谢率增加可能会在很短时间内导致严重的营养不良，当体重在短时间内下降10%～20%，体重低于理想体重的90%，或体重指数小于18.5时，就可能出现营养不良。健康的患者在经历创伤或急性疾病后也可能很快就会营养不良。

危重患者如果进食不当，也会出现营养不良。因此，可以通过肠内饲管进行肠内营养或通过静脉导管进行胃肠外营养。首选营养方法通常是肠内营养，因为它可以维持胃肠道的吸收性绒毛，并减少致病菌通过胃肠道黏膜进入血液。肠内营养通过降低感染相关并发症、机械通气和在重症监护室的总天数而改善患者的预后[19]。长期肠内营养通常需行胃造瘘或空肠造瘘管。大多数人选择行幽门远端置管，认为这样可减少胃内容物反流和误吸的可能性。然而，幽门远端营养管和胃内营养管的呕吐和胃内容物误吸的风险没有显著差异[20]。对于胰腺炎患者，放置空肠营养管有助于避免刺激胰酶的分泌。

当胃肠道功能不正常时,需要静脉营养(或全胃肠外营养)。外周胃肠外营养可以短期应用,但长期行胃肠外营养需要使用中心静脉通路。全胃肠外营养缺乏肠内营养对肠道的有益作用,也存在相关风险,如导管相关性败血症、血栓形成、高血糖、医源性低血糖(为纠正高血糖而向营养液中加入胰岛素)和脂肪肝形成。

围手术期注意事项

营养不良的患者进行急性营养替代可能会导致再进食综合征,其特征是三磷酸腺苷(adenosine triphosphate,ATP)的生成和代谢率增加。三磷酸腺苷生成增加可能会导致血浆磷酸盐显著减少,从而导致呼吸衰竭和心力衰竭。代谢率增加可能会导致 CO_2 产量显著增加,从而导致呼吸性酸中毒。通过缓慢增加营养摄入以达到目标热量,可以避免再进食综合征。

在围手术期,营养不良的患者可能有肌肉(或呼吸)乏力和免疫功能低下。对于严重营养不良的患者,全胃肠外营养或肠内营养应在择期手术前 7~10 天应用,因为达到目标营养水平需要几天时间。

对于肠内营养的危重患者(如烧伤和外伤患者),如果需行外科手术治疗,就会出现一个重要的临床问题。因为必须决定在麻醉诱导前多长时间内开始禁食。必须权衡胃内容物误吸风险与继续肠内营养以维持患者至目标水平两者之间的利弊。尽可能延长营养持续时间。当饲管位于 Treitzl 韧带外时,允许短时间禁食(45 分钟)[21]。使用全胃肠外营养时,通常会应用胰岛素。因此,对于持续时间超过 2 小时的手术,应进行血糖监测。

胃肠道疾病

炎性肠病

在美国,约有 140 万人受到炎性肠病(inflammatory bowel disease,IBD)的影响,其原因是肠黏膜免疫系统对正常肠腔菌群的异常反应[22]。炎性肠病主要分为两类:溃疡性结肠炎(ulcerative colitis,UC)和克罗恩病(Crohn disease,CD)。溃疡性结肠炎局限于大肠,表现为结肠黏膜的炎症和损伤。克罗恩病可影响消化道的任何部分,并可引起透壁性炎症,导致脓肿或肉芽肿性疾病。虽然这两种疾病是不同的类型,但当克罗恩病只影响结肠时,很难区分这两种疾病。

激活炎性肠病免疫系统的诱因有很多。由于遗传因素,近亲家庭患病风险更高。白种人较其他人种更易患炎性肠病。犹太人患克罗恩病的风险更高。此外,包括吸烟,阑尾切除术,使用抗生素,口服避孕药和应用非甾体抗炎药(nonsteroidal antiinflammatory drugs,NSAID)在内的一些环境因素也增加了炎性肠病的患病风险。如患者有慢性腹痛、发热和腹泻等症状,应高度怀疑,可通过肠镜检查和活检确诊[23]。

虽然主要通过非手术方式进行治疗,但是 60%~70% 的炎性肠病患者需要手术治疗。其原因主要包括:疾病并发症(如瘘管、狭窄或毒性巨结肠)、手术并发症(术后瘢痕导致小肠梗阻)、预防癌症(溃疡性结肠炎患者需行结肠切除术)以及与该肠道疾病无关的其他原因[24]。

围手术期注意事项

克罗恩病和溃疡性结肠炎都是慢性疾病,治疗药物主要有六种:止泻药、抗炎药、免疫抑制剂、抗生素、抗肿瘤坏死因子及其他药物。正在服用类固醇的患者在术前应继续服用,并根据需要适当补充以预防肾上腺功能不全。

对于炎性肠病患者,没有特定的麻醉药或麻醉禁忌,但某些药物可能会对麻醉产生影响。目前,麻醉药和抗肿瘤药之间的潜在相互作用尚不清楚。环孢菌素增加了挥发性麻醉剂的最低肺泡浓度(minimum alveolar concentration,MAC)[25]。硫唑嘌呤具有磷酸二酯酶作用,可部分拮抗非去极化肌松药。环孢菌素和英夫利昔单抗可增强非去极化肌松药的效力[26]。但这些临床相互作用微乎其微。

胃食管反流病

胃食管反流病(gastroesophageal reflux disease,GERD)是指胃内容物通过食管下括约肌(lower esophageal sphincter,LES)逆行进入食管。胃食管反流病的病理生理学包括食管运动、食管下括约肌和胃动力受损[27]。胃内容物经食管下和食管上括约肌逆行进入口腔,导致肺部吸入胃酸和颗粒物。

胃食管反流病是一种极为常见的综合征。在美国,胃食管反流病患病率的定义为至少每周出现胃灼热或反流,或出现的比例占 18%~28%[28]。除胃灼热外,最常见的症状还包括非心源性胸痛、吞咽困难、咽炎、咳嗽、哮喘、声音嘶哑、喉炎、鼻窦炎和口腔糜烂。

当食管下括约肌松弛或食管下括约肌压力(lower esophageal sphincter pressure,LESP)低于腹内(或胃

第四篇

内）压力时，就会发生反流。食管动力障碍或食管裂孔疝可导致胃食管反流疾病。对食管裂孔疝患者，下食管括约肌可能因向头侧移位进入胸腔而丧失膈肌下食管括约肌功能。同时，横膈膜也会阻塞食管。胃食管反流病与妊娠、肥胖、阻塞性睡眠呼吸暂停、胃酸分泌过多、胃出口梗阻、胃神经病变和腹内压升高等相关。胃食管反流性疾病患者，麻醉诱导过程中胃内容物反流误吸的诱发因素及风险尚不明确。相反，腹内（或胃内）压升高和妊娠是重要的危险因素。至少有 30%～50% 的孕妇发生过严重的胃食管反流疾病。其机制主要是黄体酮介导的食管下括约肌张力松弛，但也可能是由于胃排空延迟、增大的妊娠子宫使腹内压升高而导致食管下括约肌受损和肠排泄减少[29]。

胃食管反流病的早期治疗，一般包括改变生活方式和使用中度疗效且副作用有限的药物。生活方式的管理包括抬高床头，进食富含瘦肉蛋白的食物，避免吸烟、饮咖啡和摄入可引起食管下段括约肌松弛的食物和药物。抑酸剂和胃黏膜保护剂可减轻症状。如果症状没有缓解，则应进一步应用促胃动力和减少胃酸分泌的药物。

通过阻断多巴胺或 5- 羟色胺受体，使胃内容物与食管的接触时间最短化。甲氧氯普胺（5-HT 受体拮抗剂）可引起胆汁分泌增多和其他锥体外系副作用。H_2 受体拮抗剂可以减少胃壁细胞分泌胃酸，但可增加胃泌素的分泌，降低食管下括约肌的压力。对于一些患者，特别是老年患者（参见第 35 章），H_2 受体拮抗剂可能引起中枢神经系统的副作用，包括思维混乱、情绪躁动和精神症状。质子泵抑制剂（proton pump inhibitors，PPI）是治疗严重腐蚀性食管炎最有效的办法。奥美拉唑可抑制华法林、地高辛、苯妥英钠和苯二氮䓬类药物的代谢和消除[30]。

围手术期注意事项（参见第 13 章）

对有误吸风险的患者，常规的全身麻醉诱导方法是环状软骨压迫（cricoid pressure，CP）快速顺序诱导（rapid-sequence induction，RSI），以阻止胃内容物反流入咽腔和气道（参见第 14 章）。快速顺序诱导和环状软骨压迫的益处仍有争议。如果操作不当，环状软骨压迫可能无效，还可能会产生副作用，如增加胃食管反流和气管插管失败的风险。此外，不恰当的环状软骨压迫有时不能有效地使环状软骨和食管与下方坚硬的颈椎对齐。环状软骨压迫手法并不是一个良性方法，可能存在多种并发症（表 29-1）。此外，并发症更可能发生在老年人、儿童、孕妇、颈椎损伤患者、气道困难患者和触诊环状软骨困难患者[31]。

有症状的反流患者可通过外科手术进行治疗，成年患者中最常见的抗反流手术是尼森胃底折叠术。该操作通常在腹腔镜下进行。尼森胃底折叠术包括缩小疝胃，修复膈肌缺损以及进行胃固定以防止胃和食管下段括约肌缩回胸腔。术中气腹和腹腔内压力升高，可能导致高血压、心动过缓、平均气道压力升高和氧饱和度降低。术后需要关注膈肌下积聚 CO_2 气体引起的不适以及术后恶心呕吐。颈部和胸部也可能出现皮下气肿。但这些都是良性且自限性的，因为 CO_2 气体会迅速被人体吸收。恶心呕吐是与食管手术相关的更严重的并发症，因为呕吐会导致食管破裂[32]。

内分泌疾病

糖尿病

在 1990 年至 2010 年之间，确诊糖尿病的成年人数量从 650 万增至 2 070 万，增加了两倍多。糖尿病是一种累及大多数器官系统的复杂化疾病，主要表现为内源性胰岛素的相对缺乏导致血糖浓度升高[33]。以前，糖尿病是根据胰岛素需求量（胰岛素依赖性和非胰岛素依赖性）分类，但是由于几乎所有的糖尿病患者在某个时候都需要胰岛素，因此该分类并不令人满意。当前分类将患者标记为患有 1 型（T1DM）或 2 型（T2DM）糖尿病。1 型糖尿病的典型特征是胰腺不产生胰岛素，而 2 型糖尿病则是胰岛素相对缺乏且内源性胰岛素抵抗。

两种类型的糖尿病都需要控制血糖，但是 1 型糖尿病始终需要使用胰岛素以防止高血糖，酮症酸中毒

表 29-1 不适宜应用环状软骨压迫的高危患者分类

高危患者分类	原因
老年患者	造成食管破裂和喉梗阻
儿童	造成喉梗阻
产妇	需要更大的按压力度
喉部创伤	需要手术恢复环状软骨功能
颈椎创伤	造成颈椎不稳定和移位
困难气道	造成喉镜暴露更加困难

引自：Modified from Brimacombe JR, Berry AM. Cricoid pressure. *Can J Anaesth*. 1997；44：414-425.

和其他并发症。2 型糖尿病患者可能需要胰岛素，但通常仅需要口服降糖药，减肥或饮食管理。1 型糖尿病通常在早期就因酮症酸中毒的发作而被发现。2 型糖尿病的发作通常更加隐匿。与 1 型糖尿病患者不同，2 型糖尿病患者占多数，且通常超重。饮食控制和减肥在 2 型糖尿病中很重要，但药理学是管理这两种类型的糖尿病的基础[34]。

血糖控制的有效性可通过测量糖化血红蛋白（glycated hemoglobin，HbA_{1c}）水平进行判断。在高血糖症期间，葡萄糖可与红细胞中的血红蛋白永久结合并形成糖化血红蛋白。由于红细胞的寿命通常为 120 天，因此糖化血红蛋白的水平体现了在一段时间内糖尿病的控制情况。正常的糖化血红蛋白水平低于 6%，并且随着糖化血红蛋白水平的升高，糖尿病并发症的风险也会增加[35]。

胰岛素分为短效胰岛素、中效胰岛素和长效胰岛素。在门诊，通常是皮下注射给药。对于 1 型糖尿病，必须加强治疗，包括每天三次或三次以上注射基础和餐前胰岛素或连续皮下注射胰岛素，以控制血糖和预防酮症酸中毒。二甲双胍是 2 型糖尿病的首选初始治疗药物。其可通过减少肝脏葡萄糖生成来减少葡萄糖负荷。如果非胰岛素单一疗法不能达到目标 HbA_{1c}，则建议添加第二种口服药物，GLP-1 受体激动剂或胰岛素[34]。

并发症在长期糖尿病患者中很常见，主要由微血管病变和大血管病变引起。糖尿病是公认的大血管和小血管冠状动脉疾病的危险因素，最初认为是围手术期 β- 肾上腺素能阻滞的适应证[36]。中青年糖尿病是肾衰竭需要行血液透析的主要原因。糖尿病性视网膜病的特征是视网膜内的一系列病变，是 20～74 岁成年人失明的主要原因。超过一半的糖尿病患者最终会发生神经性病变，一生中一个及以上下肢截肢的风险估计约 15%。长期患糖尿病的患者，特别是患有周围感觉神经病变，肾衰竭或高血压病的患者，发生自主神经病变的比例为 20%～40%。心脏自主神经病变可能掩盖心绞痛和冠状动脉疾病的存在。胃轻瘫可导致胃排空延迟，是自主神经病变影响迷走神经的征兆[37]。

围手术期注意事项

临床普遍将早晨胰岛素剂量减少 30%～50%，以防止禁食引起的低血糖，虽然这种措施也是合理的，但是血糖控制良好的患者在术前和术中一般不需要特殊治疗。磺酰脲类药物可以用至手术前的晚上；但是，这些药物在早晨无热量摄入的情况下可能产生低血糖，因此不应在手术早晨服用[38]（有关围手术期胰岛素管理的其他建议，参见第 13 章）。

有关双胍类（如二甲双胍）的建议最近已更改。第一个双胍类药物是苯乙双胍，由于与乳酸性酸中毒有关，最终在临床上被二甲双胍所替代。20 世纪 90 年代，人们普遍建议在术前 48 小时停用二甲双胍，以避免发生致命性乳酸性酸中毒。这一最初的建议是基于个案报告，但随后的荟萃分析对此提出了质疑[39]。

围手术期高血糖可能由多种原因引起，包括应激引起的神经内分泌变化、外源性葡萄糖给药和患者的基础代谢状态。术前血糖测量通常在麻醉诱导前进行；然而，术中理想的血糖水平还没有得到很好的确定。围手术期的关注点包括糖尿病酮症酸中毒，高渗性高血糖非酮症状态相关的严重脱水和昏迷的风险。高血糖可对脑缺血后神经结局产生不良影响，以及引起手术切口感染风险增加。在围手术期和重症治疗中，血糖控制的最佳水平仍然存在争议。与将血糖水平控制在 180mg/dL（10mmol/L）以下的患者相比，将患者血糖水平维持在 81～108mg/dL（4.5～6mmol/L）会导致更高的心血管死亡率和严重的低血糖发生率[40-42]。

甲状腺功能亢进症和甲状腺危象

甲状腺功能亢进症或甲状腺毒症主要表现为血液中游离甲状腺激素三碘甲状腺素（T_3）和四碘甲状腺素（T_4）水平升高。最常见的病因是 Graves 病，其中促甲状腺激素受体抗体不断模仿促甲状腺激素（thyroid-stimulating hormone，TSH）的作用，表明 Graves 病是一种自身免疫性疾病。但也可能由以下原因引起[43]：

- 毒性多结节性甲状腺肿
- 甲状腺炎
- β- 人绒毛膜促性腺激素介导的甲状腺功能亢进症：妊娠期甲状腺功能亢进症、绒毛膜癌、葡萄胎
- 卵巢甲状腺肿，即卵巢畸胎瘤中存在甲状腺组织
- 对易感人群使用碘化造影剂
- 胺碘酮（可导致甲状腺功能减退和甲状腺功能亢进）、锂、干扰素 -α 等药物诱因
- TSH 分泌性垂体腺瘤

甲状腺功能亢进症的主要症状和体征包括心血管系统、神经系统和全身其他系统。甲状腺激素可增加心脏对儿茶酚胺的敏感性，导致高血压和快速型心律失常。严重甲状腺功能亢进的其他症状包括高输出性充血性心力衰竭或心绞痛（在没有冠状动脉斑块

第
四
篇

也是如此）。神经系统常见的表现为震颤，反射亢进和过度兴奋。也可能发生周期性瘫痪，主要表现为低钾血症和近端肌无力。发热和怕热也很常见。胃肠道症状主要表现为恶心、呕吐和腹泻，以及肝功能不全和黄疸。血液中甲状腺激素水平升高可确诊[44]。

甲状腺危象的特点是甲状腺功能亢进症状和体征的恶化，包括严重的心功能障碍、高血糖、高钙血症、高胆红素血症、精神状态改变、癫痫和昏迷。甲状腺危象主要有以下诱因引起[45]：

- 感染
- 应激
- 甲状腺创伤
- 甲状腺和非甲状腺手术
- 糖尿病酮症酸中毒
- 药物包括伪麻黄碱、阿司匹林、过量碘摄入、造影剂、胺碘酮
- 抗甲状腺药物停用不当
- 转移性甲状腺癌

甲状腺功能亢进症与甲状腺危象的主要区别在于严重程度不同，甲状腺危象是最严重的甲状腺病症。所有甲状腺功能亢进患者都有发生甲状腺危象的风险，这是一种危及生命的临床危重症状，尽管积极治疗，死亡率仍达30%。因此，关于甲状腺毒症或甲状腺危象的外科手术原则是仅进行不能延迟的手术，否则应通过药物或放射性碘治疗来控制甲状腺激素的分泌直到取得效果。

围手术期注意事项

甲状腺功能亢进症的最初治疗是减少甲状腺激素的合成，主要通过服用硫代酰胺如丙硫氧嘧啶（propylthiouracil, PTU）或甲巯基咪唑（methimazole, MMI）。甲状腺过氧化物酶（thyroid peroxidase, TPO）是一种催化碘化物与甲状腺球蛋白结合产生 T_3 和 T_4 的酶，丙硫氧嘧啶和甲巯基咪唑可以抑制甲状腺过氧化物酶。服用硫代酰胺至少一小时后，可服用大剂量的稳定碘化物。这一步利用了 Wolff-Chaikoff 效应的自相矛盾的效果。大量的碘化物并没有像预期那样促进碘化物与甲状腺球蛋白的进一步结合，反而抑制了甲状腺过氧化物酶的基因转录，进一步降低了腺体产生和释放激素的能力。这种疗效大约能维持一周。

此外，特别是在甲状腺危象的情况下，β受体阻滞剂的服用可减少肾上腺素症状。普萘洛尔是传统意义上的 β 受体阻滞剂，可有效抑制 T_3 与 T_4 激素的外周转换；但是，其他 β 受体阻滞剂，例如阿替洛尔、

美托洛尔和艾司洛尔的使用也无相关禁忌[46]。皮质类固醇可以治疗甲状腺危象导致新陈代谢加快引起的相对肾上腺皮质功能不全。这些患者的皮质醇水平往往在正常高限范围内，以适应机体压力水平。血浆置换术可去除血液中 T_3 和 T_4，是降低血液中甲状腺激素水平的辅助方法[47]。

麻醉管理的目标是避免心率增加或交感神经激活。因此，减轻或弱化交感神经活动的麻醉药和麻醉技术通常受到青睐。氯胺酮不能有效诱导麻醉或提供理想镇痛。芬太尼及其类似物更适合用于镇痛。可用异氟醚、七氟醚和地氟醚维持全身麻醉，但不适合吸入高浓度地氟醚。局部麻醉也可有效地避免交感神经激活。术中难以区分甲状腺危象与恶性高热。不管考虑哪一种情况，都应考虑使用丹曲林。

甲状腺功能减退症

甲状腺功能减退症的特征是血液中甲状腺激素 T_3 和 T_4 的水平降低。甲状腺功能减退症可能是先天性的（如呆小症）或继发性的。桥本甲状腺炎是成人甲状腺功能减退症最常见的病因，是一种慢性自身免疫性疾病，其特征是甲状腺的进行性受损。甲状腺功能亢进症的内科或外科治疗可导致医源性甲状腺功能减退。至少 50% 的甲状腺功能亢进症患者在经过放射性碘治疗后 10 年内会发生甲状腺功能减退。下丘脑或垂体疾病以及甲状腺手术后可继发性甲状腺功能减退。饮食中碘的缺乏会引起甲状腺功能减退和腺体肿大（如地方性甲状腺肿）[48]。

甲状腺功能减退症的发病通常是隐匿的，症状通常是非特异性的。成年患者可能容易疲劳、嗜睡、虚弱和体重增加。皮肤干燥、头发变脆。严重时可发生黏液性水肿，主要表现为心排血量减少、深部腱反射减弱和胫前非凹陷性水肿。如果不及时治疗，甲状腺功能减退可并发电解质紊乱、低通气、低体温和昏迷。

甲状腺功能减退症可能是显性的，也可能是亚临床症状的。根据血液中 T_3 和 T_4 水平降低来诊断显性的甲状腺功能减退症。原发性甲状腺功能减退症表现为 T_3 和 T_4 水平减低，但 TSH 升高。在继发性甲状腺功能减退症中，所有与甲状腺相关的激素都减少。亚临床甲状腺功能减退症，表现为血清 TSH 浓度升高，并伴有正常的游离 T_4，约占美国人口的 5%～8%。在其他方面健康的老年患者中，尤其是女性，患病率超过 13%[49]。

甲状腺功能减退症可通过口服合成左甲状腺素 75～150μg/d 进行治疗。冠状动脉疾病患者随着代谢

和心排血量的增加其心肌耗氧量也会突然增加，可导致急性心肌缺血，因此甲状腺替代疗法应缓慢开始。虽然静脉甲状腺替代疗法可用，但其应用仅限于黏液水肿昏迷等严重症状 [48]。

围手术期注意事项

无症状的轻度至中度甲状腺功能减退症不会增加围手术期发病的风险。轻度甲状腺功能减退患者对吸入麻醉药、镇静药或静脉麻醉药敏感性并无异常。但有症状或严重的甲状腺功能减退症应推迟手术并行甲状腺激素替代疗法，直到纠正神经系统和心血管系统症状。

甲状腺手术

与甲状腺手术相关的最重要的围手术期注意事项包括气管压迫或喉返神经损伤导致的物理或功能性气道阻塞。气道管理是为甲状腺切除术患者提供安全麻醉的主要挑战之一。潜在问题是甲状腺肿是否提示面罩通气困难、喉镜暴露困难和气管插管困难。气管压迫可导致呼吸困难、气喘、阻塞性睡眠呼吸暂停或咳嗽。甲状腺肿大患者应在术前评估是否存在气管压迫或气管偏移。可以根据计算机断层扫描结果了解甲状腺肿的大小和由此造成的解剖学改变 [50]。

关于气管压迫或偏移是否对气管插管存在影响的问题，有研究报道，甲状腺功能正常的患者行甲状腺切除术后气管插管困难的发生率为 5%，然而困难气道的原因与甲状腺无关。但在普通人群中一般的解剖学因素可以预测困难气道，这些预测因素同样也适用于甲状腺手术患者。插管困难的独立危险因素为甲状腺癌和在可视喉镜下气道 Cormack 分级为Ⅲ级或Ⅳ级 [51]。甲状腺癌侵犯气管和浸润组织，伴发纤维化后可能会降低喉部结构的活动度，并阻碍喉镜观察声门开口。在严重气管压迫引起喘鸣的患者中，为降低自主通气减弱后气道完全阻塞的风险，可选择清醒插管。外科医生应做好准备，必要时可进行紧急气管切开术或硬质气管镜检查 [52]。

预防苏醒期呛咳反应，降低术后出血的风险是麻醉管理不容忽视的一项技术。尽管预防苏醒期呛咳反应方法很多，包括深麻醉下拔管和使用强效、短效的瑞芬太尼，α_2 受体激动剂右旋美托咪啶或利多卡因等。但仍没有一种比较优越的方法 [53, 54]。

甲状腺手术后伤口血肿扩大、喉返神经损伤引起声带功能障碍或气管软化可引起拔管后气道梗阻。在过去，为了确认术后声带的活动是否正常，经常在拔管后直接行喉镜检查。许多医生发现，很难在患者正好能够忍受喉镜检查并表现出声带活动的时候进行操作。这种预测术后声带功能障碍的做法没有被证实，目前也不推荐使用。

甲状腺手术造成的单侧喉部神经损伤会造成声音障碍，但不会对气道功能造成威胁。但是双侧喉返神经损伤损害了环杓后肌的功能，该肌肉在呼吸时负责打开声带。这种损伤可能导致呼吸道阻塞危及生命，只能行紧急气管插管或气管切开。在这些患者中，瘫痪的声带在呼吸周期中不会外展，在直接喉镜检查中可见其出现在中线位置。

一些外科医生要求在甲状腺手术中使用喉部神经监测气管导管来保证安全，防止喉返神经的意外损伤。在这些特殊的气管内导管植有电极，电极位于声带附近，当声带收缩时，电极就向接收器发送肌电信号。因此，如果外科医生通过牵扯或在附近使用电刀来刺激喉部神经，就能听到报警信号 [55]。

嗜铬细胞瘤和副神经节瘤

肿瘤过多分泌多巴胺、去甲肾上腺素和肾上腺素等肾上腺髓质激素导致高血压和心动过速，以及心血管对有害刺激的高反应性。产生这些激素的细胞起源于神经嵴。当肿瘤出现在肾上腺髓质时，称为嗜铬细胞瘤。当它起源于交感神经神经节时，就称为副神经节瘤。这两种肿瘤具有相同的生物学特点。可能发生危及生命的高血压危象和快速型心律失常，特别是之前未确诊的患者进行手术期间。由于嗜铬细胞瘤的症状（头痛、心悸、出汗）是非特异性的，多达 8% 的患者无症状，因此经常被忽视。这些肿瘤相对少见（在普通人群中患病率为 1/2 000），在高血压患者中确诊率不到 1% [56]。

高血压的发生可能是由于小动脉平滑肌暴露于去甲肾上腺素，去甲肾上腺素是交感神经系统介导的血管收缩的神经递质。根据该理论，肿瘤分泌的去甲肾上腺素直接接触突触。但是，如果这种情况属实，应该抑制交感神经产生去甲肾上腺素，使其不能调节动脉血压。但事实却刚好相反。这一理论促使术前 α 受体阻滞剂的应用，如在切除肿瘤之前应用酚苄明。血液儿茶酚胺水平与动脉血压值相关，而当外科医生操作肿瘤时，就会引起患者血压升高，因为这种操作会将肿瘤内的激素释放到血液中。这一理论假设也未被证实。

其他的一些说法也有可能，如儿茶酚胺水平与动脉血压升高的时间或幅度无关 [57]，一般的临床经验是术前 2 周使用非选择性 α 受体阻滞剂治疗对预防术中高血压是无效的。应在术前准备中考虑另一种方法。患者如果有高血压，可以在术前用各种药物控制，一旦动脉血压得到合理控制，就可以切除肿瘤。然而，无论进行何种预防处理，都不能完全保证手术中动脉血压和心率的稳定[58]。

另一种解释为什么肾上腺素能受体阻滞不能完全有效的理论是，长期接触儿茶酚胺会增强交感神经系统对各种形式的物理刺激的反应，包括喉镜检查和任何的手术操作引起的高血压和心动过速。这种血流动力学改变可以表现在任何患者身上，但在高儿茶酚胺水平下，其效果可能会被放大。有关动物研究数据支持这一理论，这些数据表明，尽管存在慢性儿茶酚胺过量，交感神经仍然活跃，并继续释放影响甚至控制血压的介质。竞争性受体阻滞失败的原因可能是交感神经系统通过释放大量去甲肾上腺素来克服竞争性受体阻滞的能力[59]。

围手术期注意事项

理论上，不应该选择非特异性 α 受体阻滞剂酚苄明，因为具有 α_2 受体阻滞特性。α_2 受体激动剂通常产生心动过缓、镇静和降低动脉血压，阻断 α_2 受体增加动脉血压和心率，不能达到预期的治疗效果。然而，对于不能切除的儿茶酚胺分泌肿瘤患者的慢性治疗，因为酚苄明具有较长的药理半衰期，因此，还是经常被推荐使用。由于酚苄明非常昂贵，有许多较便宜的替代来控制术前血压。选择性 α_1 受体阻滞剂（哌唑嗪、多沙唑嗪、特拉唑嗪）、钙通道阻滞剂、血管紧张素转换酶抑制剂（angiotensin-converting enzyme inhibitors，ACEI）和血管紧张素受体阻滞剂，β 受体阻滞剂，α_2 受体激动剂等在肾上腺切除术之前均可一直使用。术中输注血管扩张剂和艾司洛尔可用于治疗高血压或心动过速。也可输注入镁和 α_2 受体激动剂右旋美托咪啶[60]。

多发性内分泌肿瘤及神经内分泌肿瘤

多发性内分泌肿瘤（multiple endocrine neoplasia，MEN）综合征最初被称为韦尔默（Wermer）综合征和赛普尔（Sipple）综合征两种类型，但现在分别被称为**多发性内分泌肿瘤 1 型**（MEN1）和**多发性内分泌肿瘤 2 型**（MEN2）。

多发性内分泌肿瘤 1 型

多发性内分泌肿瘤 1 型包括胰腺、垂体和甲状旁腺的肿瘤，是一种常染色体显性遗传性疾病。甲状旁腺肿瘤可导致原发性甲状旁腺功能亢进，是多发性内分泌肿瘤 1 型最常见的特征，约 95% 的多发性内分泌肿瘤 1 型患者会发生原发性甲状旁腺功能亢进。4 个甲状旁腺都与该疾病有关，通常通过手术切除。

多发性内分泌肿瘤 1 型患者的胰腺肿瘤通常是腺瘤，分泌过量的特定激素。多发性内分泌肿瘤 1 型最常分泌胃泌素，约占 40%，但胰岛素、胰高血糖素、血管活性肠肽、胰多肽分泌肿瘤均可见。垂体瘤最常分泌催乳素（60%）或生长激素（25%）。少数分泌促肾上腺皮质激素（adrenocorticotropic hormone，ACTH），其余为无功能腺瘤。多发性内分泌肿瘤 1 型中的其他肿瘤包括肾上腺皮质腺瘤、类癌和神经纤维瘤、脂肪瘤、血管纤维瘤和胶原瘤[61]。多发性内分泌肿瘤 1 型没有特殊的麻醉要点。

多发性内分泌肿瘤 2 型

甲状腺髓样（实体）癌是**多发性内分泌肿瘤 2A 型**和**多发性内分泌肿瘤 2B 型**两种内分泌综合征的组成部分。多发性内分泌肿瘤 2A 型占遗传性甲状腺髓样癌综合征的 80%。除了甲状腺髓样癌，多达 50%的多发性内分泌肿瘤 2A 型患者发展为嗜铬细胞瘤，30% 的患者发展为甲状旁腺功能亢进。多发性内分泌肿瘤 2B 型占遗传性甲状腺髓样癌的 5%，包括黏膜神经瘤、嗜铬细胞瘤和甲状腺髓样癌。这些患者可能有马方综合征体型、眼部异常（角膜神经增大、干性结膜炎和无泪）、肌肉骨骼表现（四肢弯曲和股骨头骨骺滑脱）。与多发性内分泌肿瘤 1A 型患者不同，他们不会发展成甲状旁腺瘤。多发性内分泌肿瘤 2A 型的第三个亚型仅以家族性甲状腺髓样癌为特征。所有多发性内分泌肿瘤 2 型亚型都是由染色体 10 号 *RET* 原癌基因中的种系激活突变引起的常染色体显性疾病[62]。多发性内分泌肿瘤 2 型的麻醉作用与它的组成和相关条件有关。Von Hippel-Lindau 综合征可导致小脑肿瘤，并与多发性内分泌肿瘤 2 型和嗜铬细胞瘤有关[63]。甲状腺髓样癌仅占所有甲状腺肿瘤的 5%，通常为恶性，是多发性内分泌肿瘤 2 型患者最常见的死亡原因。因此，任何年龄的甲状腺髓样癌患者都应进行甲状腺切除术，并且在手术时可能有未确诊的嗜铬细胞瘤的风险。

神经内分泌肿瘤

类癌和神经内分泌肿瘤起源于神经嵴胚胎源性分散细胞。这些细胞的正常功能是从必需氨基酸色氨酸合成血清素。当这些肿瘤在中肠出现时，被称为类癌肿瘤。当它们在身体其他部位出现时，被称为神经内分泌肿瘤。

这些肿瘤的生化行为是过度产生血清素，而不是正常的色氨酸代谢产物，包括烟酸（维生素 B₃）。部分患者可能出现极罕见的症状性烟酸缺乏症（糙皮病）。最常见的是，中肠类癌在引起肠梗阻或阑尾炎之前无症状，因为它们的静脉引流是通过门静脉进入肝脏，肝脏负责排毒，清除它们产生的过量血清素。当肿瘤出现在肝门静脉系统引流区外时，或肿瘤侵犯大部分肝脏，严重影响肝脏的合成功能时，就会出现血清素过多的全身症状。称为类癌综合征，主要表现为腹泻、面部潮红、心悸和支气管收缩。使用奥曲肽进行治疗可有助于改善这些症状[64]。

围手术期注意事项

血清素的直接血流动力学效应在围手术期麻醉护理中通常没有特殊处理，对于肿瘤的内分泌活动，很少需要特殊血流动力学监测。但是，某些药物可以诱发介质释放，导致循环不稳定。诱发介质释放的药物包括阿片类药物（特别是哌替啶和吗啡）、神经肌肉阻滞剂（阿曲库铵、米库溴铵和右旋筒箭毒碱）、肾上腺素、去甲肾上腺素和多巴胺（参见第 9 章和第 11 章）。

约有 50% 的类癌综合征患者进展为类癌性心脏病，导致心脏右心异常。超声心动图可作为该病的诊断工具[65]。约有 50% 类癌综合征患者死于右心衰竭，因为血清素可使三尖瓣和肺动脉瓣发生硬化，导致右心衰竭。

肾上腺功能不全和类固醇替代

肾上腺皮质分泌的激素主要是皮质醇和醛固酮。下丘脑促肾上腺皮质激素释放激素（corticotropinre-leasing hormone，CRH）刺激垂体分泌 ACTH，血液中促肾上腺皮质激素的浓度会刺激皮质醇的产生。应激状态时，下丘脑释放促肾上腺皮质激素释放激素，血皮质醇水平对促肾上腺皮质激素释放激素和促肾上腺皮质激素产生负反馈。无论是否存在醛固酮不足，如果存在慢性皮质醇产生和分泌不足，被称为 Addison 综合征[66]。

慢性肾上腺功能不全的症状是非特异性的。主要表现为疲劳、不适、嗜睡、体重减轻、厌食、关节痛、肌痛、恶心、呕吐、腹痛、腹泻和发热等。在原发性肾上腺皮质功能不全时，由于肾上腺功能不全，可同时发生低钠血症和高钾血症，从而导致醛固酮缺乏。由于下丘脑或垂体不能刺激肾上腺，或当外源性类固醇药物抑制皮质醇的产生时，会继发或第三级器官功能不全，但不影响醛固酮的产生。这是因

为刺激醛固酮产生的是肾素 - 血管紧张素系统。在发达国家，80%～90% 的原发性肾上腺功能不全由自身免疫性肾上腺炎引起，自身免疫性肾上腺炎患者中 60% 为自身免疫性多内分泌病综合征。原发性慢性肾上腺功能不全的其他原因包括转移性癌（来自肺或乳腺）和感染性（如肺结核）疾病[67]。

皮质醇可维持心血管系统的稳定，尤其是在应激状态下。维持血管的张力和内皮细胞的完整性，并调节全身液体在血管腔室中的分布。降低血管通透性，增强儿茶酚胺对血管的收缩作用。当皮质醇水平不足时，全身血管阻力和心肌收缩力将下降。

"急性肾上腺衰竭"或"肾上腺危象"（Addison 危象）指的是由于皮质醇缺乏而引起的循环性休克。通常发生在原发性肾上腺功能不全，同时合并急性应激，如创伤、手术或感染等，其主要表现为低血容量性休克，心肌和血管对儿茶酚胺无反应。需要静脉输注足量等渗盐水和皮质类固醇进行治疗。对于一个成年人来说，静脉单次注射 100mg 皮质醇（或分成每 6～8 小时的等效时间）通常在治疗的第一天就能逆转病情。可在 1～4 天内开始使用口服药物。这些药物的剂量是用氢化可的松来表示，氢化可的松是一种合成的皮质醇，以 100mg 作为比较标准（表 29-2）[68]。

危重症相关的皮质类固醇功能不全（critical illness-related corticosteroid insufficiency，CIRCI）可静脉注射氢化可的松 100～300mg/d 进行治疗，以解决存在的对血管活性药的不敏感的问题[69]。这就意味着患者可能并不符合传统的肾上腺皮质功能障碍的诊断标准，但肾上腺对危重疾病和其他应激的反应不足。这是之前的类固醇治疗方法的一个潜在原因。主要表现为不明原因的血管升压素依赖性顽固性低血压、患者预期病情的严重程度与患者目前的状态之间的

<table>
<tr><td colspan="4">表 29-2　常用皮质类固醇类药物的等效剂量和相对效能</td></tr>
<tr><td rowspan="2">药物</td><td colspan="2">等效剂量 /mg</td><td rowspan="2">持续时间 /h</td></tr>
<tr><td>量 /mg</td><td>相对效能</td></tr>
<tr><td>氢化可的松</td><td>100</td><td>1</td><td>8～12</td></tr>
<tr><td>可的松</td><td>125</td><td>0.8</td><td>8～12</td></tr>
<tr><td>泼尼松</td><td>25</td><td>4</td><td>12～36</td></tr>
<tr><td>甲强龙</td><td>20</td><td>5</td><td>12～36</td></tr>
<tr><td>地塞米松</td><td>4</td><td>30</td><td>36～72</td></tr>
</table>

第四篇

差异、不明原因的高热或对抗生素无反应、低血糖、低钠血症、高钾血症、中性粒细胞减少症和嗜酸性粒细胞增多症。

围手术期注意事项

依托咪酯（参见第 8 章）是一种非心血管抑制性麻醉药，可抑制肾上腺皮质功能。即使是单次使用也会出现短暂影响（< 24 小时）。这一点在危重症相关的皮质类固醇功能不全的治疗中具有临床意义。或许可以利用依托咪酯的优点研制出一种没有肾上腺抑制作用的麻醉药[70]。

对于已接受外源性类固醇治疗并可能存在肾上腺功能不全的患者，类固醇替代治疗应适当但不应过度。适当剂量的替代类固醇是基于对灵长类动物的外科研究，研究表明正常皮质醇生产率的 10 倍并不优于单纯替代正常皮质醇的每日产量。

在围手术期使用负荷剂量类固醇仍有争议（参见第 13 章）。类固醇诱发的肾上腺皮质功能抑制结果变化不定，且时间不可预测（几天到几年）。皮质醇的日分泌量在 20～30mg 之间。以往推荐的方法是手术开始时使用 1～5 倍于日产剂量（不超过 100～150mg 的皮质醇当量），并在 48～72 小时内逐渐补充。然而，最近的一项综述发现，只有两项随机对照试验评估类固醇的应激剂量。这些研究报道了内源性类固醇与外源性类固醇联合使用，在围手术期给予足够的每日剂量。作者的结论是，对于术前接受类固醇治疗的外科患者使用额外的皮质类固醇的推荐并没有得到充分论证。

垂体卒中

肾上腺危象通常与继发性肾上腺功能减退并不相关，但是急性垂体出血、肿胀和梗死（垂体卒中）属于例外。垂体卒中是一种潜在的危及生命的疾病，可导致垂体前叶和垂体后叶全部激素分泌突然完全丧失，导致严重的低血糖、低血压、中枢神经系统出血、脑水肿和双眼视力丧失。

自发性垂体卒中的两个众所周知的原因是大垂体腺瘤梗死和产后低血压性垂体坏死（Sheehan 综合征）。其他相关疾病包括糖尿病、高血压、镰状细胞性贫血和急性休克。有报道称，一例未发现的垂体腺瘤患者，心肺转流术后出现急性垂体出血[71]。

脑垂体卒中的体征和症状主要表现为严重头痛、脑膜刺激征、双颞偏盲、眼肌麻痹、心血管衰竭和意识丧失。计算机断层扫描或磁共振成像可证实诊断。皮质类固醇替代疗法是治疗肾上腺功能不全和脑肿胀的首选治疗方法。如果有明显的视力下降或精神状态改变，可能需要进行急性减压手术[72]。

库欣综合征

库欣综合征主要表现为血液中的皮质醇水平升高。原发性库欣综合征与垂体促肾上腺皮质激素分泌无关，是由于促肾上腺皮质激素或肿瘤产生类促肾上腺皮质激素物质在循环水平升高所致的继发性疾病。其主要症状是肾上腺或腺瘤功能亢进。**库欣病**一词通常指一种特殊形式的继发性库欣综合征，即由于垂体腺瘤过度分泌促肾上腺皮质激素，导致肾上腺皮质功能亢进，占库欣综合征患者的 80%。其余的继发性或其他来源的库欣综合征患者，有异位来源的促肾上腺皮质激素产生异常，如原发性或转移性肺癌（通常为小细胞癌）、甲状腺癌或前列腺癌、胰腺肿瘤、或胸腔内神经内分泌肿瘤，由于下丘脑过度分泌促肾上腺皮质激素释放激素而导致促肾上腺皮质激素增加。库欣综合征也可能是由外源性的皮质醇类药物或合成类促肾上腺皮质激素引起。

库欣综合征患者主要表现为面部呈满月脸、躯干肥胖和四肢纤细、上胸脂肪垫或"水牛背"、紫色腹部纹和皮肤变薄。慢性皮质类固醇水平升高的生理影响包括体重增加、高血压、高凝状态、肌肉无力、葡萄糖耐量异常、性腺功能障碍和骨质疏松。生化检查显示 24 小时尿中游离皮质醇升高[73]。

库欣综合征没有明确的医学治疗方法。有效的治疗包括祛除激素分泌增加的源头，必要时再进行皮质类固醇替代治疗。与正常患者相比，库欣综合征患者的麻醉管理可能存在相关差异。库欣综合征患者更容易受到神经肌肉阻断药物的影响，从而导致未预料到的术后（包括腹腔镜手术）呼吸衰竭（参见第 11 章）[74]。

思考题

1. 一位病态肥胖的患者接受手术。在患者体位和生命体征监测过程中可能出现哪些问题？如何解决这些问题？

2. 一位胃内容物反流误吸高风险患者，在快速顺序诱导过程中，环状软骨压迫的潜在益处是什么？不适当地环状软骨压迫存在什么风险？

3. 一位 2 型糖尿病患者在手术当天的血糖水平为 290mg/dL。需要补充其他什么信息？在这种程度的高血糖情况下进行手术有什么风险？

4. 一位患者甲状腺手术后在麻醉恢复室出现呼吸

困难。管理患者的最初步骤是什么？潜在的原因是什么？

5. 对于嗜铬细胞瘤患者，术前动脉血压控制有哪些选择？有哪些药物可以在术中治疗嗜铬细胞瘤患者的严重高血压发作？

6. 对于可能有肾上腺功能不全的患者，围手术期静脉注射类固醇的理由是什么？在这种情况下，氢化可的松的适当剂量是多少？

（马俊 译，梁鹏 审）

参考文献

1. World Health Organization (WHO). Obesity and Overweight Fact Sheet. 2015. Accessed August 3, 2015. http://www.who.int/mediacentre/factsheets/fs311/en/.

2. Centers for Disease Control and Prevention (CDC). Prevalence of Overweight, Obesity, and Extreme Obesity Among Adults: United States, 1960–1962 Through 2011–2012. September 2014. http://www.cdc.gov/nchs/data/hestat/obesity_adult_11_12/.htm. Accessed August 3, 2015.

3. Colquitt JL, Pickett K, Loveman E, Frampton GK. Surgery for weight loss in adults. *Cochrane Database Syst Rev.* 2014;(8):CD003641.

4. Jensen MD, Ryan DH, Apovian CM, et al. 2013 AHA/ACC/TOS guideline for the management of overweight and obesity in adults: a report of the American College of Cardiology/American Heart Association Task Force on Practice Guidelines and The Obesity Society. *Circulation.* 2014;129(25 suppl 2):S102–S138.

5. Grundy SM, Brewer HB, Cleeman JI, et al. Definition of metabolic syndrome: report of the National Heart, Lung, and Blood Institute/American Heart Association conference on scientific issues related to definition. *Circulation.* 2004;109:433–438.

6. Peterli R, Steinert RE, Woelnerhanssen B, et al. Metabolic and hormonal changes after laparoscopic Roux-en-Y gastric bypass and sleeve gastrectomy: a randomized, prospective trial. *Obes Surg.* 2012;22:740–748.

7. Illán-Gómez F, Gonzálvez-Ortega M, Orea-Soler I, et al. Obesity and inflammation: change in adiponectin, C-reactive protein, tumour necrosis factor-alpha and interleukin-6 after bariatric surgery. *Obes Surg.* 2012;22:950–955.

8. Vaughan RW, Bauer S, Wise L. Volume and pH of gastric juice in obese patients. *Anesthesiology.* 1975;43:686–689.

9. Harter RL, Kelly WB, Kramer MG, et al. A comparison of the volume and pH of gastric contents of obese and lean surgical patients. *Anesth Analg.* 1998;86:147–152.

10. De Jong A, Molinari N, Pouzeratte Y, et al. Difficult intubation in obese patients: incidence, risk factors, and complications in the operating theatre and in intensive care units. *Br J Anaesth.* 2015;114:297–306.

11. Brodsky JB, Lemmens HJ, Brock-Utne JG, et al. Morbid obesity and tracheal intubation. *Anesth Analg.* 2002;94:732–736.

12. Hodgson LE, Murphy PB, Hart N. Respiratory management of the obese patient undergoing surgery. *J Thorac Dis.* 2015;7:943–952.

13. Baker MT. The history and evolution of bariatric surgical procedures. *Surg Clin North Am.* 2011;91:1181–1201.

14. Mechanick JI, Youdim A, Jones DB, et al. Clinical practice guidelines for the perioperative nutritional, metabolic, and nonsurgical support of the bariatric surgery patient—2013 update: cosponsored by American Association of Clinical Endocrinologists, The Obesity Society, and American Society for Metabolic & Bariatric Surgery. *Obesity (Silver Spring).* 2013;21(suppl 1):S1–S27.

15. Nguyen NT, Masoomi H, Magno CP, et al. Trends in use of bariatric surgery, 2003-2008. *J Am Coll Surg.* 2011;213:261–266.

16. Varela JE, Frey W. Perioperative outcomes of laparoscopic adjustable gastric banding in mildly obese (BMI < 35 kg/m²) compared to severely obese. *Obes Surg.* 2011;21:421–425.

17. Sjöström L, Peltonen M, Jacobson P, et al. Bariatric surgery and long-term cardiovascular events. *JAMA.* 2012;307:56–65.

18. Martínez-Moreno JM, Garciacaballero M. Influences of the diabetes surgery on pancreatic β-cells mass. *Nutr Hosp.* 2013;28(suppl 2):88–94.

19. Correia MI, Hegazi RA, Higashiguchi T, et al. Evidence-based recommendations for addressing malnutrition in health care: an updated strategy from the feed M.E. Global Study Group. *J Am Med Dir Assoc.* 2014;15(8):544–550.

20. Jiyong J, Tiancha H, Huiqin W, Jingfen J. Effect of gastric versus post-pyloric feeding on the incidence of pneumonia in critically ill patients: observations from traditional and Bayesian random-effects meta-analysis. *Clin Nutr.* 2013;32:8–15.

21. Pousman RM, Pepper C, Pandharipande P, et al. Feasibility of implementing a reduced fasting protocol for critically ill trauma patients undergoing operative and nonoperative procedures. *JPEN J Parenter Enteral Nutr.* 2009;33(2):176–180.

22. Park KT, Bass D. Inflammatory bowel disease-attributable costs and cost-effective strategies in the United States: a review. *Inflamm Bowel Dis.* 2011;17:1603–1609.

23. Sobczak M, Fabisiak A, Murawska N, et al. Current overview of extrinsic and intrinsic factors in etiology and progression of inflammatory bowel diseases. *Pharmacol Rep.* 2014;66:766–775.

24. Mowat C, Cole A, Windsor A, et al. Guidelines for the management of inflammatory bowel disease in adults. *Gut.* 2011;60:571–607.

25. Niemann CU, Stabernack C, Serkova N, et al. Cyclosporine can increase isoflurane MAC. *Anesth Analg.* 2002;95:930–934.

26. Kumar A, Auron M, Aneja A, et al. Inflammatory bowel disease: perioperative pharmacological considerations. *Mayo Clin Proc.* 2011;86:748–757.

27. Mikami DJ, Murayama KM. Physiology and pathogenesis of gastroesophageal reflux disease. *Surg Clin North Am.* 2015;95:515–525.

28. El-Serag HB, Sweet S, Winchester CC, Dent J. Update on the epidemiology of gastro-oesophageal reflux disease: a systematic review. *Gut.* 2014;63:871–880.

29. Phupong V, Hanprasertpong T. Interventions for heartburn in pregnancy. *Cochrane Database Syst Rev.* 2015;(9):CD011379.

30. Gaumnitz EA. Pharmacologic treatment of GERD. In: Meyer KC, Raghu G, eds. *Gastroesophageal Reflux and the Lung.* New York: Springer; 2012:227–247.

31. Salem MR, Khorasani A, Saatee S, et al. Gastric tubes and airway management in patients at risk of aspiration: history, current concepts, and proposal of an algorithm. *Anesth Analg.* 2014;118:569–579.

32. Samra T, Sharma S. Incidence and severity of adverse events in laparoscopic Nissen fundoplication: an anesthesiologist's perspective. *Anaesth Pain Intensive Care.* 2013;17:233–237.

33. Gregg EW, Li Y, Wang J, et al. Changes in diabetes-related complications in the United States, 1990-2010. *N Engl J Med.* 2014;370:1514–1523.

34. American Diabetes Association. Standards of medical care in diabetes—2013. *Diabetes Care.* 2013;36(suppl 1):S11–S66.

35. Inzucchi SE. Diagnosis of diabetes. *N Engl J Med.* 2012;367:542–550.

36. Fox CS, Golden SH, Anderson C, et al. Update on Prevention of Cardiovascular Disease in Adults With Type 2 Diabetes Mellitus in Light of Recent Evidence: a Scientific Statement From the American Heart Association and the American Diabetes Association. *Circulation.* 2015;132(8):691–718.

37. Forbes JM, Cooper ME. Mechanisms of diabetic complications. *Physiol Rev.* 2013;93:137–188.

第四篇

38. Kadoi Y. Anesthetic considerations in diabetic patients. Part I: preoperative considerations of patients with diabetes mellitus. *J Anesth*. 2010;24: 739–747.

39. Salpeter SR, Greyber E, Pasternak GA, Salpeter EE. Risk of fatal and nonfatal lactic acidosis with metformin use in type 2 diabetes mellitus. *Cochrane Database Syst Rev*. 2010; (4):CD002967.

40. Akhtar S, Barash PG, Inzucchi SE. Scientific principles and clinical implications of perioperative glucose regulation and control. *Anesth Analg*. 2010;110:478–497.

41. Lipshutz AK, Gropper MA. Perioperative glycemic control: an evidence-based review. *Anesthesiology*. 2009;110(2): 408–421.

42. NICE-SUGAR Study Investigators Finfer S, Chittock DR, Su SY, et al. Intensive versus conventional glucose control in critically ill patients. *N Engl J Med*. 2009;360(13):1283–1297.

43. Vaidya B, Pearce SH. Diagnosis and management of thyrotoxicosis. *BMJ*. 2014;349: g5128.

44. Bahn Chair RS, Burch HB, Cooper DS, et al. Hyperthyroidism and other causes of thyrotoxicosis: management guidelines of the American Thyroid Association and American Association of Clinical Endocrinologists. *Thyroid*. 2011;21:593–646.

45. Chiha M, Samarasinghe S, Kabaker AS. Thyroid storm: an updated review. *J Intensive Care Med*. 2015;30:131–140.

46. Kohl BA, Schwartz S. How to manage perioperative endocrine insufficiency. *Anesthesiol Clin*. 2010;28:139–155.

47. Bajwa SJ, Kaur G. Endocrinopathies: the current and changing perspectives in anesthesia practice. *Indian J Endocrinol Metab*. 2015;19(4):462–469.

48. Almandoz JP, Gharib H. Hypothyroidism: etiology, diagnosis, and management. *Med Clin North Am*. 2012;96:203–221.

49. Garber JR, Cobin RH, Gharib H, et al. Clinical practice guidelines for hypothyroidism in adults: cosponsored by the American Association of Clinical Endocrinologists and the American Thyroid Association. *Thyroid*. 2012;22:1200–1235.

50. Barker P, Mason RA, Thorpe MH. Computerised axial tomography of the trachea. A useful investigation when a retrosternal goitre causes symptomatic tracheal compression. *Anaesthesia*. 1991;46:195–198.

51. Bouaggad A, Nejmi SE, Bouderka MA, Abbassi O. Prediction of difficult tracheal intubation in thyroid surgery. *Anesth Analg*. 2004;99:603–606.

52. Bacuzzi A, Dionigi G, Del Bosco A, et al. Anaesthesia for thyroid surgery: perioperative management. *Int J Surg*. 2008;6(suppl 1):S82–S85.

53. Park JS, Kim KJ, Lee JH, et al. A randomized comparison of remifentanil target-controlled infusion versus dexmedetomidine single-dose administration: a better method for smooth recovery from general sevoflurane anesthesia. *Am J Ther*. 2016;23(3):e690–e696.

54. Lee JH, Koo BN, Jeong JJ, et al. Differential effects of lidocaine and remifentanil on response to the tracheal tube during emergence from general anaesthesia. *Br J Anaesth*. 2011;106:410–415.

55. Bajwa SJ, Sehgal V. Anesthesia and thyroid surgery: the never ending challenges. *Indian J Endocrinol Metab*. 2013;17(2):228–234.

56. Hodin R, Lubitz C, Phitayakorn R, Stephen A. Diagnosis and management of pheochromocytoma. *Curr Probl Surg*. 2014;51:151–187.

57. Bravo EL, Tarazi RC, Gifford RW, Stewart BH. Circulating and urinary catecholamines in pheochromocytoma. Diagnostic and pathophysiologic implications. *N Engl J Med*. 1979;301:682–686.

58. Lenders JW, Duh QY, Eisenhofer G, et al. Endocrine Society. Pheochromocytoma and paraganglioma: an endocrine society clinical practice guideline. *J Clin Endocrinol Metab*. 2014;99(6):1915–1942.

59. Martucci VL, Pacak K. Pheochromocytoma and paraganglioma: diagnosis, genetics, management, and treatment. *Curr Probl Cancer*. 2014;38:7–41.

60. Phitayakorn R, McHenry CR. Perioperative considerations in patients with adrenal tumors. *J Surg Oncol*. 2012;106:604–610.

61. Thakker RV, Newey PJ, Walls GV, et al. Clinical practice guidelines for multiple endocrine neoplasia type 1 (MEN1). *J Clin Endocrinol Metab*. 2012;97:2990–3011.

62. Wells SA, Pacini F, Robinson BG, Santoro M. Multiple endocrine neoplasia type 2 and familial medullary thyroid carcinoma: an update. *J Clin Endocrinol Metab*. 2013;98:3149–3164.

63. Maher ER, Neumann HP, Richard S. von Hippel-Lindau disease: a clinical and scientific review. *Eur J Hum Genet*. 2011;19:617–623.

64. Mancuso K, Mancuso K, Kaye AD, et al. Carcinoid syndrome and perioperative anesthetic considerations. *J Clin Anesth*. 2011;23:329–341.

65. Patel C, Mathur M, Escarcega RO, Bove AA. Carcinoid heart disease: current understanding and future directions. *Am Heart J*. 2014;167:789–795.

66. Yong SL, Coulthard P, Wrzosek A. Supplemental perioperative steroids for surgical patients with adrenal insufficiency. *Cochrane Database Syst Rev*. 2012;(12):CD005367.

67. Charmandari E, Nicolaides NC, Chrousos GP. Adrenal insufficiency. *Lancet*. 2014;383:2152–2167.

68. Liu D, Ahmet A, Ward L. A practical guide to the monitoring and management of the complications of systemic corticosteroid therapy. *Allergy Asthma Clin Immunol*. 2013;9(1):30.

69. Marik PE, Pastores SM, Annane D, et al. Recommendations for the diagnosis and management of corticosteroid insufficiency in critically ill adult patients: consensus statements from an international task force by the American College of Critical Care Medicine. *Crit Care Med*. 2008;36(6):1937–1949.

70. Cotten JF, Husain SS, Forman SA, et al. Methoxycarbonyl-etomidate: a novel rapidly metabolized and ultra-short-acting etomidate analogue that does not produce prolonged adrenocortical suppression. *Anesthesiology*. 2009;111:240–249.

71. Levy E, Korach A, Merin G, et al. Pituitary apoplexy and CABG: should we change our strategy? *Ann Thorac Surg*. 2007;84:1388–1390.

72. Singh TD, Valizadeh N, Meyer FB, et al. Management and outcomes of pituitary apoplexy. *J Neurosurg*. 2015;122:1450–1457.

73. van der Pas R, de Herder WW, Hofland LJ, Feelders RA. New developments in the medical treatment of Cushing's syndrome. *Endocr Relat Cancer*. 2012;19:R205–R223.

74. Kissane NA, Cendan JC. Patients with Cushing's syndrome are care-intensive even in the era of laparoscopic adrenalectomy. *Am Surg*. 2009;75: 279–283.

中枢神经系统（central nervous system，CNS）在围手术期值得特别关注的几个原因如下。第一，许多中枢神经系统疾病，如颅内肿瘤或动脉瘤，是可以手术治疗的。第二，许多接受非神经外科手术的患者同时存在 CNS 疾病，例如先兆卒中或帕金森病。第三，中枢神经系统代谢活跃，氧储备少，因此对即使很短时间的缺血与缺氧也很敏感。后者对于由脑血管功能不全或其他血流相关异常所致的并发症易感性增加的患者尤为重要。本章讨论了围手术期 CNS 疾病相关的知识基础和需要的临床管理。

神经解剖学

颅腔分为幕上与幕下部分。幕上有大脑半球与间脑（丘脑与下丘脑），而脑干与小脑位于幕下。此外，颅内病变可分为轴内或轴外，脑实质内或脑实质外。颅内病变的位置对患者麻醉方案的制定以及术中体位都有重要影响。轴内占位病变的位置尤其相关，因为一些病变可能位于语言中枢和大脑运动皮质等功能区域。在这种情况下，手术期间的功能保留变得至关重要。

大脑的动脉血供来自于左、右颈内动脉（前循环）和椎基底动脉系统（后循环）。这些血管交汇形成了 Willis 环（图 30-1）并建立了侧支循环以防止局部缺血。然而，Willis 环并不是在所有患者中都是完整的，大约 20% 的人 Willis 环并不完整，意味着这 20% 的患者的侧支循环可能不完整。异常 Willis 环的临床意义主要取决于该异常的模式及并存的脑血管疾病。

感谢 Lundy Campbell and Michael Gropper 为本章上版作出的贡献

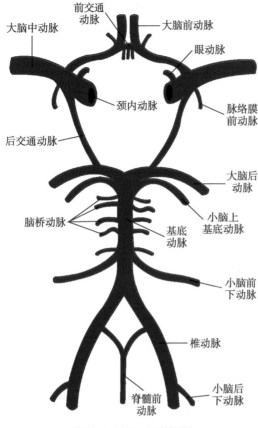

图 30-1　Willis 环的解剖

人体共有 12 对脑神经。了解各神经的分布及其感觉运动和自主功能很重要，原因如下。首先，某些神经外科手术过程可能危及手术中特定的脑神经。例如，听神经瘤切除术可能损伤前庭耳蜗神经。其次，术中监测部分脑神经，有助于及时发现可逆性损伤，理论上可防止永久性损伤。躯体感觉和运动诱发电位都是术中经常监测的内容。麻醉医师了解感觉运动皮质和通路的解剖结构也很重要。

血-脑屏障解剖和功能的完整性具有重要的临床意义。血-脑屏障由毛细血管内皮细胞组成，它们之间有紧密的连接，阻止大分子或蛋白质的自由通过。相比之下，脂溶性物质（二氧化碳、氧气、麻醉药物）则很容易穿过血-脑屏障。血-脑屏障可能被急性全身性高血压、创伤、感染、动脉低氧血症、严重高碳酸血症、肿瘤或持续性癫痫活动所破坏。对颅内高压的高渗性药物治疗或术中脑松弛的维持都依赖于完整的血-脑屏障，以便将游离水从脑实质移至血管内。

神经生理学

脑血流量的调节

正常脑血流量（cerebral blood flow，CBF）约为 50mL/(100g·min)，占心脏总输出量的 12%～15%，而大脑只占身体总重量的 2%。如此不成比例的高血流量是由于大脑的高代谢率及不能储备能量所致。调节 CBF 的一些重要因素或生理过程包括：①脑代谢率通过神经血管调节，②脑灌注压（cerebral perfusion pressure，CPP）通过脑自主调节，③动脉血二氧化碳和氧分压（$PaCO_2$ 和 PaO_2）通过脑血管反应性调节，④交感神经活动，⑤心排血量，⑥麻醉药物。不同的调节机制在脑阻力动脉/小动脉水平上可能对 CBF 产生不同的影响[1, 2]。

脑代谢率与神经血管耦合

脑氧代谢率（cerebral metabolic rate of oxygen，$CMRO_2$）常被作为脑代谢活动的指标。$CMRO_2$ 和 CBF 密切相关：$CMRO_2$ 的增加或减少导致 CBF 成比例的增加或减少。这被称为神经血管耦合或大脑代谢流量耦合。在围手术期，低体温和大多数静脉麻醉药物可以降低 $CMRO_2$，同时在健康的大脑中通过耦合作用也可以降低 CBF。体温低于 37℃时，每下降 1℃，CBF 减少 7%[3]。相反，癫痫发作可显著增加 $CMRO_2$ 和 CBF。

脑灌注压与脑自主调节

CPP 是平均动脉压（mean arterial pressure，MAP）与颅内压（intracranial pressure，ICP）或中心静脉压（取较高者）之差。CPP 如何影响 CBF 由脑自主调节决定。脑自主调节是通过脑血管收缩或舒张分别应对 CPP 的升高或降低，从而使得 CBF 在 CPP 波动期间也能保持稳定[1]。换句话说，脑血管压力反应性所致的 CPP 和脑血管阻力的同步、成比例的变化维持了稳定的 CBF。然而，由于脑的静态自主调节需要几分钟才能生效，所以快速的升高或降低 MAP 可能导致短暂的脑灌注过多或灌注不足[4]。

脑自主调节曲线由三部分组成：平台期、下限和上限（图 30-2）。CPP 低于下限时，CBF 随着 CPP 的降低呈线性下降过程。相反，CPP 高于上限时，CBF 随着 CPP 的升高呈线性上升过程。平台期指 CPP 在上下限范围之间，CBF 保持稳定[约 50mL/(100g·min)]。自主调节的下限和上限通常认为是 60mmHg 和 150mmHg。这些数值可能适用于年轻健康人群，但可能不适用

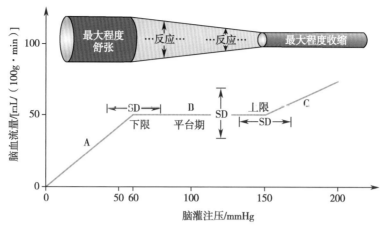

图 30-2 脑自主调节是指脑血流（CBF）与脑灌注压（CPP）的关系。自主调节曲线的三个关键要素分别是下限（LL）、上限（UL）和平台期。这里也涉及脑血管反应性。CBF 在 CPP 上下限值范围内保持稳定，在此范围外 CBF 随 CPP 变化而变化。如正文所述，患者之间存在个体差异差异。SD，标准差（引自 Meng L, Gelb AW. Regulation of cerebral autoregulation by carbon dioxide. *Anesthesiology*. 2015；122：196-205. ）

于患有各种内科和外科疾病的患者[1]。例如，未控制的原发性高血压或交感神经刺激导致自主调节曲线右移。在这类患者中，为了保证足够的 CBF，CPP 的下限往往更高。

颅脑损伤和颅内手术后，大脑的自主调节功能可能受损甚至被破坏。因此，CBF 的变化与压力相关，这意味着 CBF 在整个自主调节过程中不再保持稳定，而是随着 CPP 的变化而线性变化。通常由低通气所致的严重高碳酸血症，也可以损害大脑的自主调节功能。高浓度的吸入麻醉药是强效的脑血管扩张剂，会损害自主调节功能。相反，静脉麻醉药物不会破坏这一调节机制。在大脑自主调节功能受损的情况下，CPP 的控制应当更为仔细，因为失去了自主调节能力 CPP 的变化也将导致 CBF 的改变。

脑血管对 $PaCO_2$ 和 PaO_2 反应性

$PaCO_2$ 和 PaO_2 都是 CBF 的强调节剂，并可引起强烈的脑血管反应。当 $PaCO_2$ 在 20～80mmHg 之间时，$PaCO_2$ 的变化会产生相同方向的 CBF 变化（图 30-3）。$PaCO_2$ 从 40mmHg 开始，每增加或减少 1mmHg，CBF 就会增加或减少 1mL/（100g·min）或 2%。CBF 的这种变化反映了由二氧化碳介导的血管周围 pH 值改变从而导致的脑小动脉扩张或收缩。由于碳酸氢盐（HCO_3^-）浓度的补偿，与 $PaCO_2$ 相关的 CBF 变化仅可持续 6～8 小时。由于极度的过度通气和通气不足分别会导致脑的低灌注和高灌注，因此都应避免。创伤性脑损伤后长时间的过度通气与更差的神经结局存

在相关性[5]。相反，PaO_2 小于 50mmHg 的阈值会导致 CBF 指数增长（图 30-3），这可能是维持脑的氧供的一种代偿机制（脑的氧供 = 动脉血氧含量 × CBF）。

麻醉药对脑血流量的影响

静脉麻醉药如丙泊酚和硫喷妥钠可同时降低 $CMRO_2$ 和 CBF。静脉麻醉药对脑血流量的影响是神经血管耦合作用的结果，也就是说 $CMRO_2$ 的降低导致 CBF 的相应降低。氯胺酮对脑血管生理的影响是多样的，这可能是由不同的研究条件所造成的[6]。当氯胺酮在不控制通气的情况下给药时，会增加 $PaCO_2$、CBF、ICP。但当氯胺酮与其他镇静药或麻醉药同时使用在控制通气的患者中时，这些影响没有被发现。由于这一争议，通常避免在颅内疾病的患者中使用氯胺酮。

与异丙酚和硫喷妥钠类似，苯二氮䓬类和阿片类药物可降低 $CMRO_2$ 和 CBF，但程度较轻。然而，相关的呼吸抑制和 $PaCO_2$ 的增加可能产生相反的效果。颅内疾病患者应谨慎使用阿片类药物，因为它们有如下作用：①对意识有抑制作用，②产生缩瞳作用，③抑制通气导致 $PaCO_2$ 升高进而引起 ICP 升高。

$α_2$- 激动剂（可乐定和右美托咪定）是独特的镇静剂，它们不会引起明显的呼吸抑制。它们会降低动脉血压、CPP 和 CBF，但对 ICP 的影响最小。术中使用 $α_2$- 激动剂可以减少其他麻醉药物和镇痛药物的使用剂量，或术后作为镇静剂使用减轻术后高血压和心动过速。

第四篇

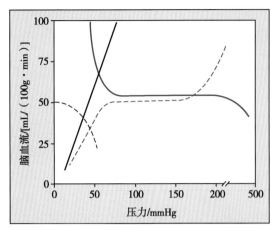

图 30-3　图示颅内压（黑色虚线）、PaO_2（红色实线）、$PaCO_2$（黑色实线）、脑灌注压（平均动脉压减去颅内压或中心静脉压中的较大者）（红色虚线）对脑血流的影响

与静脉麻醉药相比，挥发性麻醉药是强效的脑血管扩张剂。在血碳酸浓度正常的情况下，即使 $CMRO_2$ 降低，高于 0.5 个最小肺泡浓度（minimal alveolar concentration，MAC）的地氟醚、七氟醚、异氟醚也能迅速产生脑血管扩张并导致 CBF 的剂量依赖性增加。因此，挥发性麻醉药引起 $CMRO_2$ 和 CBF 的变化与静脉麻醉药不同。在单独使用时，氧化亚氮会增加 CBF，可能增加 $CMRO_2$，然而，在与其他麻醉药合用时，这些作用会被减弱。

颅内压

颅内压的决定因素和颅内高压的代偿机制

颅内容物包括以下三部分：①脑实质，②脑脊液，③血液。这些成分中任一成分的增加或病变（如肿瘤）都可以导致 ICP 升高。颅内高压指 ICP 持续高于 15mmHg。ICP 显著升高可降低 CPP，从而降低 CBF，引起脑缺血。然而，有一种机制可以使 ICP 在面对增加的成分时恢复正常。这种机制是通过代偿性减少颅内其他成分来实现的，包括脑脊液从颅内空间转移到颅外空间。当这种代偿机制耗尽时，ICP 开始增加，脑血管最终被压缩（图 30-4）。CBF 必须与脑血容量（cerebral blood volume，CBV）区分开来，因为前者代表流量，而后者代表容量。这两个术语相关，但不能互换。颅内高压的治疗主要是减少颅内各种成分（知识框 30-1）。

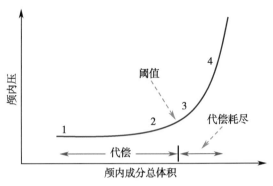

图 30-4　颅内增加成分对颅内压的影响。当颅内成分的体积从曲线上的点 1 增加到点 2 时，由于脑脊液从颅内空间转移至脊柱蛛网膜下腔的代偿机制，ICP 保持相对稳定。在点 1 与点 2 之间，所有颅内成分的体积总和保持相对恒定。位于曲线上点 1 与点 2 之间的颅内肿瘤患者不太可能出现颅内压增高的临床表现。代偿能力在曲线上升部分（点 3）已经耗尽，因此，即使颅内成分增加的体积很小也会导致 ICP 显著增加。在这个阶段，可能出现由于颅内压增高而导致的临床体征和症状。此时，可能由于高碳酸血症或吸入麻醉引起的脑血流量增加而引起的颅内容量的额外增加，可导致 ICP 突然进一步增加（点 4）

麻醉药物对颅内压的影响

大多数静脉麻醉药可以减少 CBF，从而降低 ICP。而氯胺酮的作用是有争议的，在前面的部分已经讨论过。对于 ICP 异常升高的患者应考虑使用这些药物。然而，大剂量的丙泊酚或硫喷妥钠可降低全身血压和 CPP。与硫喷妥钠相比，接受依托咪酯的患者脑电图（electroencephalogram，EEG）兴奋性峰值频率增加，说明对有癫痫病史的患者应当慎用依托咪酯，特别是考虑到癫痫发作会增加 $CMRO_2$、CBF 和 $ICP^{[7]}$。阿片类药物和苯二氮䓬类药物通过降低 $CMRO_2$ 和 CBF 来降低 ICP，然而如果患者发生呼吸抑制和 $PaCO_2$ 升高，这些益处将会被抵消。

如前所述，挥发性麻醉物可扩张脑血管，使 ICP 的剂量依赖性升高，同时增加 CBF 和 CBV。过度通气将 $PaCO_2$ 降低到 35mmHg 以下，可减弱挥发性麻醉药升高 ICP 的趋势。在对幕上肿瘤有中线移位证据的患者行开颅手术时，当维持中度低碳酸血症（$PaCO_2$ 为 30mmHg）时，异氟醚和地氟醚对腰椎脑脊液压力均无显著影响[8]。然而，对于 ICP 代偿机制衰竭的患者，如颅内压增高、精神状态异常或影像学检查证实，最好避免使用吸入麻醉药。

肌松药（参见第 11 章）通常不影响 ICP，除非它们引起组胺释放或低血压。组胺可引起脑血管扩张从而升颅内压。尽管没有明确的文献记载，琥珀胆碱可能通过增加 CBF 升高 ICP[9]。由于 CBF 与 $CMRO_2$ 偶联，$CMRO_2$ 的降低可导致 CBF 的下降，从而有利于颅内压的治疗。因此，对于最初难以治疗的颅内高压患者，可以选择深度麻醉，如采用丙泊酚诱导的暴发抑制或巴比妥昏迷。

神经保护

许多麻醉药已被提出作为神经保护剂，基于它们在缺氧期间降低大脑代谢率和兴奋性毒性的潜力。许多麻醉药，包括挥发性麻醉药、巴比妥酸盐、丙泊酚和氙气，都能对动物提供神经保护作用；但缺乏可靠的人体试验数据。低体温可能在急性损伤中提供脑保护。多项动物研究表明，低体温可以减少缺血性损伤。然而，在动脉瘤手术和颅脑损伤中进行的几项大型前瞻性随机试验并未能证明这种益处 [3]。在一项随机对照试验中，给心搏骤停后恢复自主循环的患者降温改善了神经学结果 [10]，尽管最近的一些试验结果与这些发现相矛盾 [11]。相比之下，高体温会加重缺血性损伤，对于易出现脑缺血的患者应避免高体温。

神经生理监测

在各种神经外科手术中，神经生理监测的使用频率越来越高，因为它风险小，并可能减少手术过程中的神经损伤。了解麻醉药对各种监测方式的影响，包括脑电图、躯体感觉和运动诱发电位，以及颅内神经监测，对于神经麻醉尤为重要。监测技术可以是经颅、皮质或皮质下入路。不同的监测方式往往需要不同的麻醉方案来保证监测的质量。皮质电描记术（electrocorticography，ECoG）常用于神经外科手术（参见第 20 章），如癫痫手术或术中刺激描记，来确定癫痫灶或活动（放电后）。ECoG 对改变癫痫发作阈值的麻醉药物敏感（如苯二氮䓬类药物、丙泊酚和挥发性麻醉药）。

神经外科麻醉

术前评估

接受神经外科手术的患者可能有各种各样的症状和体征（参见第 13 章）。颅内占位病变的患者可能出现癫痫、意识水平改变、头痛、脑神经异常和运动或感觉障碍。动脉瘤和动静脉畸形（aneurysms and arteriovenous malformations，AVM）在破裂时可伴有严重的头痛（"雷击"），未破裂时因视交叉受压而出现局灶性缺损或视力障碍。部分患者可无症状，只是偶然的发现。

术前访视时应收集颅内压升高的证据。临床症状可能与 ICP 水平一致，但不能可靠准确地提示 ICP 水平（知识框 30-2）。影像学检查可发现中线移位、脑室扩张、脑水肿、脑积水或上述症状的任何组合。在有症状的患者中，应避免使用可以导致镇静或通气抑制的术前药物。药物引起的通气抑制可导致 $PaCO_2$ 升高，继而引起 CBF 和 ICP 升高。对于紧张的患者，小剂量的苯二氮䓬类药物可以缓解焦虑。

知识框 30-1　降低颅内压的方法

降低脑血容量

减少脑血流

使用静脉麻醉药物

降低 $CMRO_2$（异丙酚，巴比妥酸盐）

过度通气

避免脑血管舒张药

避免过高的血压

增加静脉流出

抬高头

避免颈部压迫

避免 PEEP 和气道压力过高

减少脑脊液

脑室外引流

腰大池引流

抬高头部（颅内脑脊液转移）

乙酰唑胺

减轻脑水肿

渗透疗法（甘露醇、高渗生理盐水）

呋塞米

预防缺血和继发性水肿

地塞米松减少瘤周血管源性水肿

占位病变切除术

去骨瓣减压术

$CMRO_2$，脑氧代谢率；PEEP，呼气末正压。

知识框 30-2 术前颅内压升高的证据

体位性头痛

恶心和呕吐

高血压和心动过缓

意识水平改变

呼吸方式的改变

视神经乳头水肿

患者平时所服用的药物，特别是抗癫痫药物（如左乙拉西坦）、减轻瘤周血管源性水肿的药物（如地塞米松）、减轻脑水肿的药物（如甘露醇、高渗盐水）应当特别关注。此外，还需要注意的是降压药、降糖药、慢性止痛药和抗凝药。实验室的异常结果如果有临床意义，应当及时纠正。凝血功能检查包括血小板计数和国际标准化比值（international normalized ratio，INR），以及其他的检查，如超声心动图、磁共振、CT 和血管造影等，都应在术前关注。此外，病变的部位，左侧或右侧，也应该特别关注。

监测

除了标准的生命体征监测外，还需要持续有创动脉血压监测。有创动脉血压监测的优点包括能够通过收缩压变异度和每搏变异度等指标持续评估 CPP 和血管内容积。此外，动脉插管方便动脉血气分析，特别是 $PaCO_2$。中心静脉导管并不是常规使用，然而，外周静脉通路建立困难和可能需要大量输血的患者是例外（参见第 24 章）。测量呼出的二氧化碳浓度可用于调节机械通气，或在没有建立人工气道的情况下评估自主呼吸。心电图（electrocardiogram，ECG）可迅速发现由外科手术刺激脑干或脑神经引起的心律失常。外周神经刺激器用于肌松监测（参见第 11 章）。由于这类手术时间较长并且会使用利尿剂，因此留置尿管往往是必要的。留置尿管还有助于指导静脉输液。连续的 ICP 监测具有一定的临床意义，但在骨瓣移除和硬脑膜打开后很少使用。神经外科医生插入的 ICP 监测仪有两种。一种是脑室内导管或脑室外装置（external ventricular device，EVD）可直接测量 ICP 并引流脑脊液。另一种是在紧急情况下，通过颅骨钻孔将探头迅速置入蛛网膜下腔或硬膜下，但它无法引流脑脊液（参见第 20 章）。

麻醉诱导

麻醉诱导的目的是达到足够的麻醉深度，以减轻直接喉镜和气管插管的刺激，但不至于因 ICP 升

高或 MAP 降低减少脑灌注。静脉注射丙泊酚 1.5～3mg/kg，硫喷妥钠 3～6mg/kg，或依托咪酯 0.2～0.5mg/kg，可快速使患者意识消失，并且不升高 ICP。然而，具体的剂量取决于患者的年龄、身体状况、合并症，以及患者对初始药物的反应。可能有必要使用去氧肾上腺素和麻黄素等拟交感药物来维持血流动力学，因此应该确保能随时获得这类药物，特别是在 CPP 可能已经受损的情况下。使用非去极化肌松药或琥珀胆碱有助于气管插管、机械通气以及患者在术台上的体位摆放（参见第 10 章和第 19 章）。使用琥珀酰胆碱可能会升高 ICP，但很短暂，升高的程度也没有临床意义 [9]。理想状态的是在周围神经刺激器确认骨骼肌松弛后再进行气管插管，这有利于避免插管时呛咳。插管时呛咳可能导致 ICP 显著升高。在置入直接喉镜前 1～2 分钟静脉注射额外剂量的丙泊酚、硫喷妥钠、阿片类药物或利多卡因，可以有效地降低气管插管所致的血压升高和颅内压升高。

体位

在颅内手术过程中，手术台的头部经常与麻醉工作站保持 90°～180° 的旋转（参见第 19 章）。一般情况下，麻醉医师对患者头部的接触是有限的，因此在术前应安全地固定气管导管。呼吸回路、监测导线、静脉和动脉管路应有序放置，避免缠绕打结。

幕上肿瘤和颅内血管病变切除的患者通常在仰卧、半侧或侧位完成手术。颅后窝 / 幕下肿瘤切除的患者通常需要俯卧位或坐位。坐位有利于颅后窝肿瘤术中暴露，但由于静脉空气栓塞的风险较高（发生率为 25%），因此俯卧位是更常采用的体位。与坐位相关的其他风险包括：因颈椎过度屈曲使静脉回流受阻导致的上呼吸道水肿，以及因脊髓压迫和缺血而导致的四肢瘫痪，特别是在之前存在颈椎狭窄的情况下。一种替代方法是"公园长椅位"，患者处于侧位，但稍微前倾，头部进一步旋转朝向地面。这种体位让外科医生能完全进入颅后窝，并将静脉空气栓塞的风险降到最低（参见第 19 章）。应避免头部和颈部的剧烈旋转、屈曲和伸展，特别是有颈椎疾病患者或患有关节炎或骨质疏松症的老年患者。也应避免颈部血管结构的扭转、拉伸和压迫。患者常采用侧卧位或公园长椅位，但不采用半侧卧位。有压迫的部位应当充分铺垫保护，以免压伤。身体重量应该在多个点均匀地支撑，而不是一个点。肘部和膝盖应轻度弯曲。用透明防水薄膜敷料覆盖眼睑，避免消毒液对眼睛造成损伤。建议使用一种柔软但有效的牙垫，以防止术中癫痫发作或由于监测引起

的各种运动刺激造成的软组织咬伤。如果外科医生要求手术台倾斜，那么应该注意防止患者术中坠床。在麻醉监测期间，外科手术的任何操作过程中，如深部脑刺激器放置或清醒开颅术，患者对气道设备的耐受性和气道管理的便捷性都是麻醉医师需要考虑的问题。

在神经外科手术中需要特别考虑的是使用三头钉（Mayfield 头夹）固定的头架。在放置和移除头架时，以及患者被固定在头架内时，必须小心避免屈曲或移动，以免对患者造成伤害。在头架放置前需要使用额外剂量的异丙酚或阿片类药物，或两者合用，以减轻血流动力学波动。在头钉插入位点进行局部麻醉也可以减少放置 Mayfield 头架时的疼痛反应。

麻醉维持

气管插管后，应采取措施减少 ICP 的升高，优化 CPP。维持麻醉常采用阿片类药物（大剂量静注或输注）、持续输注异丙酚和吸入挥发性麻醉药，联合使用或不使用氧化亚氮。由于挥发性麻醉药物会升高颅内压，必须谨慎使用。然而，在低浓度下，挥发性麻醉药（<0.5MAC）对于减缓手术刺激引起的血压升高是有用的。麻醉药物的选择还应考虑神经生理监测，因为某些药物（如挥发性麻醉剂、氧化亚氮、肌松药）会妨碍神经生理监测，如运动或躯体感觉诱发电位。

直接作用的血管扩张药（肼屈嗪、硝普钠、硝酸甘油、钙通道阻滞剂）尽管可以引起全身血压下降，但是可增加 CBF 和 ICP。因此，特别是在硬脑膜打开之前，不鼓励使用这些药物。相反，拟交感神经如去氧肾上腺素或去甲肾上腺素常被用于以维持理想的 CPP。

在颅内手术过程中应当避免体动、咳嗽以及气管导管导致的反应，因为这些反应会导致颅内压升高、手术部位出血以及大脑向手术部位膨出，使手术暴露困难。因此，维持足够的麻醉深度很重要。肌松药常被用于预防体动或咳嗽。然而，在运动功能监测的情况下（例如，诱发电位或直接皮质或皮质下刺激），不能持续使用肌松药。

降低颅内压和脑松弛

降低 ICP 与脑松弛相关但是不同的概念。前者是在没有打开颅骨时使用的压力概念，后者则是在开颅后使用的体积概念，用来表示颅内成分与颅内容积之间的关系。开颅前常常静脉注射甘露醇（0.25~1g/kg）或 3% 高渗盐水等高渗药物用于降低脑含水量和颅内压，可以改善开颅后脑的松弛度。药物的起效时间是 5~10 分钟，达峰时间在 20~30

分钟，作用持续 2~4 小时。但是，如果给药速度过快，甘露醇也会引起外周血管舒张（低血压）和短期的血管内容量扩张，这可能导致 ICP 升高和血管内容量超负荷。大剂量静脉注射甘露醇（2~3g/kg）会导致急性甘露醇中毒，表现为低钠血症、血清渗透压增高，以及血清渗透压实测值与计算值之间的差值超过 10mOsm/kg。呋塞米（静脉注射 0.5~1mg/kg）常用于降低脑水肿和 ICP，与甘露醇可能有协同降低 ICP 作用。然而，继发于利尿的低血容量可减少前负荷和排血量，对于组织灌注可能弊大于利。间断静脉注射硫喷妥钠或异丙酚也可以有效降低 ICP。在可能的情况下，患者应保持头高的体位，避免颈部周围的压迫，以免影响静脉引流。其他有用的措施包括过度通气、停止使用挥发性麻醉药物和脑脊液引流。

呼吸调节

气管插管后，设置通气频率和潮气量将 $PaCO_2$ 控制在 30~35mmHg 之间。当 $PaCO_2$ 降低到这个范围以下时，没有证据表明会有额外的获益。

在神经外科手术中，小潮气量是否具有肺保护作用还不清楚。也不推荐使用呼气末正压（positive endexpiratory pressure, PEEP），因为这可能影响大脑静脉回流，升高 ICP，但通常可以通过把头部抬高超过胸部 10~15cm 的方法来抵消。由于高碳酸血症引起脑血管扩张，增加 CBF 和 ICP，并损害大脑的自主调节，因此不建议进行低通气[1]。总的来说，颅内手术过程中可能需要维持正常血碳酸水平，因此相对的过度通气仅作为一种暂时性措施。

液体管理

建议维持正常血容量。不推荐使用葡萄糖溶液，因为葡萄糖溶液在体内分布很快，如果血糖浓度下降的速度比脑葡萄糖浓度下降的速度快，那么水就会穿过血-脑屏障，导致脑水肿。此外，高血糖促进神经元生成乳酸会加重神经元细胞缺血性损伤。因此，建议术中使用生理盐水、复方电解质注射液和乳酸林格液等晶体溶液。胶体溶液，如 5% 的白蛋白，也是一种可接受的替代液体，但并不会改善结局（参见第 23 章）。

术后管理

麻醉复苏时，应避免咳嗽或用力，因为这些反应会增加颅内出血或水肿形成的可能（参见第 39 章）。提前静脉注射利多卡因、阿片类药物，或两者都使用，以帮助减少气管拔管时的呛咳反应。小剂量的

第四篇

瑞芬太尼输注也有助于顺利拔管。术后早期和频繁的神经学评估和充分的镇痛是有必要的。术后意识恢复延迟或神经功能恶化应通过 CT 或磁共振成像仔细监测和评估。应尽早发现颅内出血或脑卒中。张力性颅内积气是导致神经系统恶化的一个重要原因。术后应激反应和由此引起的高血流动力学事件（高血压、心动过速）可通过使用血管活性药和阿片类药物来减轻。治疗高血压的常用药物拉贝洛尔可以降低 MAP，而不扩张脑血管。

静脉空气栓塞

需要显著抬高头部的神经外科手术会增加发生静脉空气栓塞的风险[12]。不仅是因为手术部位高于心脏水平，并且在骨头切缘或硬膜的静脉窦不会塌陷。此时，空气可以进入肺循环，并被留滞在小血管中，从而导致无效腔的急剧增加。大量的空气栓塞可导致空气进入并滞留在右心室，导致急性右心衰竭。微血管气泡也可引起反射性支气管收缩，并激活释放内皮介质引起肺水肿。死亡通常是由于心血管衰竭和动脉低氧血症。空气可通过未闭的卵圆孔（成人中有 20%～30% 存在卵圆孔未闭）到达冠状动脉和大脑循环（反常空气栓塞），并导致心肌梗死或卒中。此外，即便没有卵圆孔未闭，静脉空气也可能穿过肺循环进入体循环。

经食管超声心动图是监测空气栓塞最敏感的方法，但该方法有创和烦琐的。放置在右侧心前区的多普勒超声探头（在胸骨右侧第二或第三肋间隙可将右心房的声音信号最大化）是另一个最敏感的方法（最小可以检测到 0.25mL 空气），这是监测心脏内气体的一种实用的无创方法。呼气末二氧化碳浓度突然降低反映了持续通气后无效腔增加，因为肺泡的血管被气泡阻塞而不再被灌注。如果吸入的氧气浓度高于室内空气，则呼气末氮气浓度的增加可能反映静脉空气栓塞来自于氮气，但这种情况很少发生。通过位置正确的中心静脉导管吸出空气也可用于诊断空气栓塞。放置一根右心房导管使其尖端位于上腔静脉和右心房交界处，可用于最快速的空气抽吸。在控制通气过程中，患者突然尝试自主呼吸可能是静脉性空气栓塞发生的第一个迹象。低血压、心动过速、心律失常、发绀和"水车样"杂音是静脉性空气栓塞的晚期症状。肺动脉导管可以提供额外的证据，静脉性空气栓塞发生时，肺动脉压会突然升高。没有接受全身麻醉的患者的其他症状还包括胸痛和咳嗽。

当怀疑有静脉性空气栓塞时，应立即通知外科

医生。静脉性空气栓塞的治疗方法包括：①用液体冲洗手术部位，并在所有的骨边缘使用封堵材料，阻止空气进入静脉；②患者头低位；③轻轻压迫颈内静脉；④吸入 100% 的氧气；⑤维持血流动力学平稳。如果使用了氧化亚氮，应当立即停止，以避免氧化亚氮扩散入气泡从而扩大静脉气泡。尽管 PEEP 可以减少空气进入，但这种方法的有效性尚未得到证实。此外，PEEP 可以逆转左右心房之间的压力梯度，使空气易于通过卵圆孔。

常见的临床病例

颅内占位性病变

颅内占位性病变（知识框 30-3），尤其是原发的颅内肿瘤，多见于 40～60 岁的患者，其最初的体征和症状可能反映或不反映颅内压升高。先前无症状的成人出现头痛和癫痫提示可能存在颅内肿瘤，这种肿瘤通常通过 CT 或磁共振成像确诊。处理颅内肿瘤患者时，麻醉的一个重要目标是避免 ICP 突然升高。

颅后窝肿瘤的坐位手术有几个需要额外考虑的问题。动脉传感器的位置应不低于外耳道水平，以方便评估 CPP。考虑到静脉空气栓塞的发生率较高，应当置入中心静脉导管和心前区多普勒超声监测。足量的补液可以弥补下肢血管内血液的淤积。颅后窝手术有刺激或损伤脑干重要呼吸和循环中枢的可能，并导致术中血流动力学波动和术后通气异常。脑神经也可能受到刺激或影响，从而导致术中心律失常和术后气道保护反射障碍。术后需要评估患者的气道是否能够维持并保持通气，或者是否需要在重症监护病房继续带管和机械通气。

颅内动脉瘤

颅内动脉瘤（知识框 30-4）是颅内出血最常见的原因，人群发生率在 2%～4%，每年有 1%～2% 的人发生颅内动脉瘤破裂。虽然动脉瘤可能偶然被发现或以缓慢增大的肿块而被发现，但最常见的表现是出血并伴有突然的严重头痛、恶心、呕吐、局灶性神经体征和意识水平下降。动脉瘤破裂的主要并发症包括死亡、再出血和血管痉挛。最终的治疗包括血管内栓塞或通过开颅手术进行夹闭。接受栓塞或开颅手术患者的近期和中期预后相似，然而远期的获益目前仍有争议[13]。有些患者由于动脉瘤的解剖结构和位置，不适合行血管内栓塞，在这种情况下，只能行开颅手术切除。

知识框 30-3　颅内占位患者的麻醉管理

术前

- 如果 ICP 升高，避免使用镇静剂和阿片类药物
- 如果 ICP 不升高，可给予常规的抗焦虑药

监测

幕上占位

- 使用 ASA 标准监测、有创动脉、尿管

幕下占位——取决于体位

- 俯卧或"公园长椅位"：ASA 标准监视，有创动脉、尿管
- 坐位（与 VAE 发生率相关）：标准监测加中心静脉导管，心前区多普勒或 TEE

麻醉诱导

- 在直接喉镜 / 气管插管前保证深麻醉和骨骼肌松弛，在维持 CPP 的同时避免升高 ICP

麻醉维持

- 降低 ICP 并维持足够的 CPP
- 阿片类药物 + 丙泊酚和 / 或挥发性麻醉药，同时使用或不使用氧化亚氮
- 如果术中进行了运动功能监测，避免使用肌松药
- 可以给予甘露醇（0.25～1g/kg 静脉注射）
- 保持正常血容量
- 正常 ICP 时维持血碳酸浓度在正常范围，只有脑组织紧绷时才短暂过度通气

术后

- 在气管拔管时避免呛咳、紧张和高血压
- 快速苏醒有利于早期神经学评估

ASA，美国麻醉医师协会；CPP，脑灌注压；ICP，颅内压；TEE，经食管超声心动图；VAE，静脉空气栓塞。

知识框 30-4　颅内动脉瘤患者的麻醉管理

术前

- 进行神经学评估以寻找颅内压升高和血管痉挛的证据
- 经常出现心电图改变
- 如果存在血管痉挛，建议使用 HHH 疗法
- 钙通道阻滞剂

麻醉诱导

- 避免全身血压升高
- 维持脑灌注压力，避免缺血

麻醉维持

- 建议使用阿片类药物加丙泊酚和 / 或挥发性麻醉药
- 可以给予甘露醇（0.25～1g/kg 静脉注射）
- 维持正常至较高水平的血压，以避免在术中和临时夹闭动脉瘤期间缺血
- 维持正常血容量
- 维持正常血碳酸水平；避免不必要的过度通气
- 暴发抑制和轻度低体温

术后

- 维持正常至较高水平的血压
- 快速苏醒以利于神经学评估
- 根据需要进行 HHH 治疗

HHH，高血容量、高血压、血液稀释。

性动脉内注射血管扩张剂和使用放射介入方法对受影响的动脉段进行球囊扩张（血管成形术）。

SAH 的其他并发症包括癫痫（10%）、急慢性脑积水和颅内血肿。心电图的改变（T 波倒置、U 波、ST 段压低、QT 间期延长、很少出现 Q 波）和心肌酶的轻度升高是常见的，但通常与明显的心肌功能障碍或不良预后无关。低钠血症常见于蛛网膜下腔出血后。如果出现明显的电解质和酸碱异常或血流动力学紊乱，应予以纠正；如果在心电图上看到 Q 波，应进行心脏检查。

颅内动脉瘤夹闭术的麻醉管理主要目标是：①防止全身性动脉血压突然升高，动脉瘤跨壁压增大，导致动脉瘤破裂或再出血；②便于手术暴露和动脉瘤的显露（知识框 30-4）。麻醉诱导和麻醉维持的必须尽量减少有害刺激引起的高血压反应，如直接喉镜和患者头钉固定。

在动脉瘤剥离过程中，控制血流动力学对于防

早期治疗是为了防止再出血，但是炎性肿胀的大脑会增加手术的难度，而延迟治疗增加了再出血的风险。脑血管痉挛一般在蛛网膜下腔出血（subarachnoid hemorrhage，SAH）后 3～5 天出现，是导致并发症和死亡的首要原因。经颅多普勒超声和脑动脉造影可以在出现临床症状（头痛加重、神经功能恶化、意识丧失）之前发现脑血管痉挛。"3H"疗法（高血容量、高血压、血液稀释）是血管痉挛的常用治疗方法，包括静脉输液或使用正性肌力药物，或两者同时使用。静脉注射钙通道阻滞剂尼莫地平可降低血管痉挛的发病率和死亡率。其他治疗方法包括选择

第四篇

止术中破裂非常重要。术中临时阻断动脉瘤的主要滋养血管可产生局部低血压，而不需要降低全身血压，因为全身低血压对多个器官系统的存在危害。因此，维持全身动脉血压正常或稍高水平，以促进侧支循环的灌注。除了通过全身高血压维持侧支循环以外，异丙酚或硫喷妥钠等药物通过单次注射或高速输注并在脑电图监测中出现暴发抑制，也可能对脑缺血产生一些保护作用。有时，低温停循环可用于非常大的复杂动脉瘤手术。尽管如此，这些方法依然缺乏令人信服的结果证据。

这类患者通常在手术结束时拔管，除非有明显的神经损伤或术中其他并发症。在术后需要继续预防血管痉挛和癫痫，并保持足够的 CPP。

动静脉畸形

动静脉畸形（AVM）在一般人群中的发生率和年破裂率与动脉瘤相似，分别为 2%～4% 和 2%。高达 10% 的 AVM 患者伴有相关的动脉瘤[14]。出血的风险与 AVM 的解剖特征有关，包括滋养动脉的大小和特征。这些患者可能有以下几种治疗方法：开颅切除，血管内栓塞，或立体定向放射外科（伽马刀）。术前常采用栓塞术以减少术中出血，利于手术切除。

AVM 切除或栓塞的麻醉管理与动脉瘤的麻醉管理相似，但有几个不同的注意事项。由于 AVM 的血流特性（低压、高流量分流），在急性全身性高血压时，如置入喉镜时，AVM 不太可能破裂。尽管如此，考虑到相关动脉瘤的发生率，在麻醉诱导过程中仍应避免高血压。最后，颅内 AVM 切除术的麻醉必须准备应对大量持续的失血和术后脑肿胀。

颈动脉疾病

卒中会导致严重的残疾甚至死亡。颈动脉粥样硬化性狭窄是引起脑卒中的重要原因。尽管颈动脉支架植入术（carotid artery stenting，CAS）的技术不断进步，颈动脉内膜切除术（carotid endarterectomy，CEA）仍是治疗有症状颈动脉疾病的金标准（知识框 30-5）[15]。虽然要考虑围手术期卒中和死亡的风险（4%～7%），但是对无症状患者而言，CEA 也可能带来获益[16]。研究资料显示，对于动脉粥样硬化不稳定状态的患者，最好在早期进行 CEA（症状出现后 30 天）[17]。

CEA 患者的术前评估应重点评估围手术期心脏缺血的风险，因为这些患者通常有动脉粥样硬化疾病。全身麻醉或区域阻滞麻醉（颈深浅丛阻滞）均可用于此手术。区域阻滞麻醉可以在术中对患者的神

> **知识框 30-5　颈动脉狭窄患者的麻醉管理**
>
> **术前**
> - 进行神经学评估以寻找患者术前存在的病变
> - 对冠状动脉疾病进行筛查
> - 抗焦虑药可能有用
>
> **监护**
> - ASA 标准监测，有创动脉，尿管
> - 脑缺血监测取决于医疗单位和医生个体的偏好
>
> **麻醉诱导**
> - 如怀疑有冠心病，应避免增加平均动脉压或心率
> - 维持足够的 CPP
>
> **麻醉维持**
> - 颈动脉夹闭时维持足够的 CPP（增加基线的 20% 以上）
> - 阿片类药物 + 丙泊酚和 / 或挥发性麻醉药，同时使用或不使用氧化亚氮
> - 术中通过清醒开颅或其他多种监测方式，对颈动脉夹闭过程中脑缺血进行密切监测
>
> **术后**
> - 气管拔管时避免呛咳、紧张和全身高血压
> - 快速苏醒以利于神经学评估
> - 监测高灌注综合征和气道损害
>
> ASA，美国麻醉医师协会；CPP：脑灌注压。

经状态有更准确的评估，血流动力学也更平稳，但需要患者的合作。

目前的文献分析表明，无论是在区域阻滞麻醉还是全身麻醉下进行 CEA，其结果是相似的[18]。

CEA 麻醉的目标包括：①通过维持足够的 CPP 来预防脑缺血；②通过避免动脉血压和心率的急性升高来预防心肌缺血。建议使用动脉导管进行有创血流动力学监测，以确保足够的 CPP。这在术中夹闭颈动脉时尤为重要。麻醉医生应确保患者血压维持基线水平之上（20% 以内），以确保足够血流经侧支流经 Willis 环。考虑到脑血管收缩和缺血的危险，应避免低碳酸血症。多种方法已被用于监测术中脑缺血和夹闭动脉过程中是否需要转流，包括脑电图、诱发电位、经颅多普勒、脑血氧测量和残端压力，尽管没有一种方法被证明确实能改善预后。

术后并发症包括术中栓子脱落引起的心血管缺血和神经功能障碍。术后还应避免高血压，因为它可

能导致并发症，如颈部血肿伴气道梗阻或高灌注综合征（同侧头痛、癫痫、无脑缺血的局灶性神经体征）。

思考题

1. 脑灌注压与脑血流量的关系是什么？当脑灌注压高于或低于自动调节的限度时，两者的关系如何变化？什么疾病过程会损害正常的大脑自动调节？

2. $PaCO_2$ 和 PaO_2 是如何影响脑血流量的？与 $PaCO_2$ 相关的脑血流量变化持续多久，其机制是什么？

3. 不同的静脉麻醉药（如苯二氮䓬类、阿片类、丙泊酚、氯胺酮）和吸入麻醉药对脑血流和脑代谢率有何影响？

4. 绘制成人颅内容积与颅内压关系图。可以通过控制颅内腔室的哪些成分来降低颅内压？

5. 一名患者正在接受开颅手术以切除脑部占位。在开颅和硬脑膜切开后，外科医生注意到手术部位"脑肿胀"。可以采取什么步骤来促进脑松弛？

6. 对颅内动脉瘤夹闭术的患者进行麻醉的目标是什么？围手术期蛛网膜下腔出血可能出现哪些并发症？

7. 在全身麻醉下开颅手术患者的静脉空气栓塞有哪些表现？适当的处理步骤是什么？

8. 颈动脉内膜切除术患者术中麻醉管理的目的是什么？手术后应注意哪些并发症？

（陈泓羊 译，李崎 审）

参考文献

1. Meng L, Gelb AW. Regulation of cerebral autoregulation by carbon dioxide. *Anesthesiology.* 2015;122:196–205.
2. Meng L, Hou W, Chui J, et al. Cardiac output and cerebral blood flow: the integrated regulation of brain perfusion in adult humans. *Anesthesiology.* 2015;123(5):1198–1208.
3. Polderman KH. Mechanism of action, physiological effects and complications of hypothermia. *Crit Care Med.* 2009;37:S186–S202.
4. Dagal A, Lam AM. Cerebral autoregulation and anesthesia. *Curr Opin Anaesthesiol.* 2009;22:547–552.
5. Brain Trauma Foundation; American Association of Neurological Surgeons; Congress of Neurological Surgeons. Guidelines for the management of severe traumatic brain injury. *J Neurotrauma.* 2007;24(suppl 1):S1–S106.
6. Albanese J, Arnaud S, Rey M, et al. Ketamine decreases intracranial pressure and electroencephalographic activity in traumatic brain injury patients during propofol sedation. *Anesthesiology.* 1997;87:1328–1334.
7. Reddy RV, Moorthy SS, Dierdorf SF, et al. Excitatory effects and electroencephalographic correlation of etomidate, thiopental, methohexital and propofol. *Anesth Analg.* 1993;77:1008–1011.
8. Muzzi D, Losasso T, Dietz N, et al. The effect of desflurane and isoflurane on cerebrospinal fluid pressure in humans with supratentorial mass lesions. *Anesthesiology.* 1992;76:720–724.
9. Kovarik WD, Mayberg TS, Lam AM, et al. Succinylcholine does not change intracranial pressure, cerebral blood flow velocity, or the electroencephalogram in patients with neurologic injury. *Anesth Analg.* 1994;78:469–473.
10. Bernard SA, Gray TW, Buist MD, et al. Treatment of comatose survivors of out of hospital cardiac arrest with induced hypothermia. *N Engl J Med.* 2002;346:557–563.
11. Nielsen N, Wetterslev J, Cronberg T, et al. Targeted temperature management at 33 degrees C versus 36 degrees C after cardiac arrest. *N Engl J Med.* 2013;369:2197–2206.
12. Muth CM, Shank ES. Gas embolism. *N Engl J Med.* 2000;342:476–482.
13. Thomas AJ, Ogilvy CS. ISAT: equipoise in treatment of ruptured cerebral aneurysms? *Lancet.* 2015;385:666–668.
14. Olgilvy CS, Stieg PE, Awak I, et al. Recommendations for the management of intracranial arteriovenous malformations. *Circulation.* 2001;103:2644–2657.
15. Kolkert JL, Meerwaldt R, Geelkerken RH, et al. Endarterectomy or carotid artery stenting: the quest continues part two. *Am J Surg.* 2015;209:403–412.
16. Raman G, Moorthy D, Hadar N, et al. Management strategies for asymptomatic carotid stenosis: a systematic review and meta-analysis. *Ann Intern Med.* 2013;158:676–685.
17. Rerkasem K, Rothwell PM. Systematic review of the operative risks of carotid endarterectomy for recently symptomatic stenosis in relation to the timing of surgery. *Stroke.* 2009;40:e564–e572.
18. GALA Trial Collaborative Group; Lewis SC, Warlow CP, Bodenham AR, et al. General anaesthesia versus local anaesthesia for carotid surgery (GALA): a multicentre, randomised controlled trial. *Lancet.* 2008;372(9656):2132–2142.

第四篇

Steven Gayer and Howard D. Palte

除了常见的麻醉问题外，头颈部手术还面临着独特的麻醉挑战。术中麻醉医师需要与手术区域保持距离，距离气道较远，失去了对气道控制的优势。该区域分布着广泛的副交感神经，术中患者容易发生心动过缓甚至心脏停搏。麻醉的平稳诱导和苏醒对于眼科和耳鼻咽喉科手术尤其重要，因为咳嗽和"躁动"会增加静脉压和眼压，这可能会影响手术结局。

眼科

眼科手术是世界上最常见的外科手术之一。全国每年施行白内障手术 200 多万例。大多数眼科手术围手术期并发症发生率低，而术中风险更大，因为患者通常是老年人（参见第 35 章），患有多种并发症，或是儿童（参见第 34 章），可能早产或者合并有其他相关症状 [1]。此外，大多数操作是在门诊进行的（参见第 37 章），术前评估就显得尤其重要（参见第 13 章）。

大多数眼科手术都是在局部麻醉监测（monitored anesthesia care，MAC）下通过某些局部或表面麻醉来完成的 [2]。除了术中镇痛和运动阻滞外，眼部区域神经阻滞还可以抑制眼心反射（oculocardiac reflex，OCR）和提供术后镇痛。因此了解区域阻滞技术及其并发症的处理是必要的。全身麻醉适用于持续时间较长、侵入性较大的眼部手术，以及不能保持相对静止的患者，如新生儿、婴儿和儿童（参见第 34 章）。

麻醉药物和操作可能会影响眼部运动和手术结果，眼科用药可能会导致麻醉不良反应，或显著影响全身生理功能。了解影响眼压（intraocular pressure，IOP）的因素和警惕 OCR 的发生至关重要。

眼压

足够的眼压可以维持折射面、角膜轮廓和视觉正常。眼压受房水的产生和引流影响。后房睫状体可主动分泌房水，通过瞳孔进入前房，与虹膜表面血管被动滤过产生的房水混合。房水冲洗无血管的晶状体和角膜内皮后，通过小梁网进入角膜基部的 Schlemm 小管。在那里离开房部进入巩膜外静脉并最终到达十腔静脉和右心房。因此，从眼部到右心的任何部位静脉回流受阻都会增加眼压。影响眼压的次要因素包括眼轮匝肌或眼外肌的收缩，以及随着年龄增长而出现的晶状体、玻璃体和巩膜硬化（参见第 35 章）。

正常眼压为 10～22mmHg，存在 2～5mmHg 的昼夜变化。心脏收缩以及眼睑闭合、瞳孔扩大和体位改变都会引起短暂的微小波动。这些变化是正常的，对正常的眼睛没有影响。而在麻醉期间眼压若持续升高，则有可能导致急性青光眼、视网膜缺血、出血和失明。

影响眼压的因素

从巩膜上静脉到右心房的任何一点阻塞引起的静脉淤血都可能导致眼压增加。麻醉诱导前，Trendelenburg 体位或者过紧的衣领都可增加眼内血容量，扩张眼眶血管，并抑制房水排泄。麻醉诱导期间，患者的紧张、干呕或咳嗽会显著增加静脉压，并导致眼压升高至 40mmHg 或更高。如果这种情况发生在眼球暴露的手术中，如角膜移植时，玻璃体的丢失、出血和眼内容物的排泄可能会对眼睛造成永久性损害，甚至失明。而动脉高压可以短暂地增加眼压，但其影响远小于静脉引流受阻。另外扣紧面罩导致的眼球受压、喉镜检查和气管插管也可能导致眼压升高，相比之下声门上气道放置对 IOP 的影响最小。低氧血症和低通气也可导致眼压升高。过度换气和低体温则有相反的效果。

麻醉药物与眼压

吸入麻醉药和大多数静脉麻醉药都能降低眼压。确切的机制尚不清楚，其可能是由中枢神经系统抑制、房水产生减少、排泄增加和眼外肌松弛等因素共同作用造成。氯胺酮对眼压的影响存在争议。虽然氯胺酮可能不会增加眼压，但会引起旋转性眼球震颤和眼睑疼挛，使其成为一种不太理想的眼科手术麻醉药物。

在排除通气不足的情况下，非去极化肌松药通过松弛眼外肌可降低眼压。而琥珀酰胆碱在静脉注射 1～4 分钟后，眼压可增加约 9mmHg，7 分钟后回到给药前水平。这种眼压升高可能与眼外肌张力性收缩、眼眶平滑肌松弛、脉络膜血管扩张、房水流出阻碍性睫状肌麻痹等多种机制有关。小剂量非去极化肌松药、利多卡因、β-受体阻滞剂或乙酰唑胺预处理可减轻因琥珀酰胆碱诱导麻醉、直接喉镜检查和气管插管引起的眼压升高。然而这种麻醉诱导方法很少使用。

眼科药物

局部使用眼科药物可经结膜吸收或经鼻泪管流至鼻黏膜吸收入血，产生不良副作用。这些滴剂包括乙酰胆碱、抗胆碱酯酶药、环戊酸盐、肾上腺素、去氧肾上腺素和噻吗洛尔（表 31-1）。碘化磷（乙膦硫胆碱）是一种诱导瞳孔缩小的抗胆碱酯酶药，严重干扰琥珀酰胆碱代谢。在其使用后单次注射琥珀胆碱即可产生长时间的肌松作用。去氧肾上腺素滴剂的浓度为 2.5% 和 10%。10% 去氧肾上腺素滴眼液经鼻泪管吸收入血可诱发短暂性恶性高血压。此时若经肠外给予长效降压药可能会导致在短效去氧肾上腺素消退后出现不良低血压。另外一些眼科常用的系统性用药，如甘油、甘露醇和乙酰唑胺，也可能产生不良反应。

眼心反射

眼心反射是指眼外肌牵拉或眼球受外力压迫导致患者心率突然急剧下降。文献报道其发生率 15%～80%。这种反射常见于年轻患者。反射弧由三叉神经传入，迷走神经传出，可能诱发多种心律失常，包括交界性或窦性心动过缓、房室传导阻滞、室性二联律、多源性室性期前收缩、室性心动过速和停搏。

眼心反射可能发生于任何类型的眼科手术，但其最常发生在斜视手术中。在进行眼部区域神经阻滞时也可能出现眼心反射。高碳酸血症、低氧血症和麻醉深度过浅会增加眼心反射的发生率和严重程度。

眼心反射出现时应迅速祛除刺激，通常症状会很快消失。若持续刺激则可能会导致患者心搏骤停。因此在眼部区域阻滞或眼科手术时必须持续监测心率，一旦出现心律失常，必须立刻停止手术，停止对眼球的压迫或对眼部肌肉的牵拉。然后重新评估通气状态和麻醉深度。这种反射可能在几分钟后自行消失；也可以通过给予副交感神经阻滞药，如阿托品或格隆溴铵来减轻症状。眼部区域神经阻滞可以通过阻断眼心反射的传入通路，从而避免其发生。但实施区域神经阻滞这个操作本身即可诱发眼心反射。

成人眼科手术预防性的肌肉注射抗胆碱能药不能避免眼心反射的发生。而阿托品或格隆溴铵引起

表 31-1 眼科手术常用用药

眼科指征	药物	作用机制	全身反应
缩瞳	乙酰胆碱	胆碱能激动剂	支气管痉挛、心动过缓、低血压
青光眼（眼压增高）	乙酰唑胺	碳酸酐酶抑制剂	利尿、低钾性代谢性酸中毒
	乙膦硫胆碱	不可逆的胆碱酯酶抑制剂	延长琥珀酰胆碱的作用时间，停药后血浆胆碱酯酶活性降低最长可达 3～7 周，心动过缓，支气管痉挛
	噻吗洛尔	β-肾上腺素能拮抗剂	阿托品对抗的心动过缓、支气管痉挛、充血性心力衰竭加重；可能加重重症肌无力
瞳孔散大，眼毛细血管充血	阿托品	抗胆碱能	中枢抗胆碱能综合征（极度疯狂、谵妄、兴奋、发热；狂热；面红；口干，无汗，视力模糊（睫状肌麻痹，畏光）
	环戊通	抗胆碱能	定向障碍，精神错乱，惊厥，构音困难
	肾上腺素	α-、β-肾上腺素能受体激动剂	高血压，心动过速，心律失常，肾上腺素可降低眼压而用于青光眼
	去氧肾上腺素	α-肾上腺素能受体激动剂，直接作用的血管升压素	高血压（一滴或 0.05mL 的 10% 溶液含 5mg 去氧肾上腺素）
	东莨菪碱	抗胆碱能	中枢性抗胆碱能综合征（参见上阿托品）

的心动过速还可能对有心脏病史的老年患者产生显著影响（参见第 25 章）。对于更依赖心率来维持心排血量的儿童（参见第 34 章）可在眼科手术开始之前静脉注射阿托品（0.01～0.02mg/kg）或格隆溴铵。

术前评估

眼科手术患者年龄跨度大——从患视网膜病变的早产儿到老年人。老年患者、小儿、早产儿通常合并有多种疾病。因此我们需考虑年龄相关的一些问题，如药代动力学和药效学改变（参见第 13 章和第 35 章）。对于眼科手术术前评估至关重要，但常规的实验室检查并不是必要的。特别是对于白内障手术，常规检查与医疗费用的显著增加相关[3]。医生应根据患者的情况决定是否需要进行指定的实验室检查[4]。眼科手术前是否需停用抗血小板/抗凝药物是有争议的[5]。医生需评估眼内出血的风险以及围手术期卒中、心肌缺血和深静脉血栓形成的风险[6]来决定是否停用。

术前最重要的评估之一是手术期间病人体动的可能性。若术中患者不能保持仰卧和相对静止将可能造成眼部损伤，并对视力造成长期毁灭性的影响[7]。

麻醉方法

眼科手术麻醉方式有全麻、球后阻滞（球内阻滞）、球周阻滞（外阻滞）、眼球筋膜囊下浸润和局部镇痛（知识框 31-1）。通常情况下，在麻醉训练中很少进行眼部区域神经阻滞的学习，导致麻醉医生不愿进行这种操作。专业的教学团队能够更好更安全地帮助我们学习这一技术[8]。眼科手术中手术部位的错误比其他手术类型（牙科和手指手术除外）更常见。所以在麻醉和手术前我们应仔细核对，确认手术部位（右、左眼）。

知识框 31-1 眼科手术麻醉管理的目标

安全

镇痛

眼无运动（需要时）

控制眼压

避免眼心反射

警惕可能的药物交叉反应

苏醒时无咳嗽、恶心、呕吐

眼部区域神经阻滞麻醉

眼部神经阻滞的解剖学基础在于眶锥体。其由四块眼直肌组成，从眼眶的顶点延伸到眼球的前方。这些肌肉和它们周围的结缔组织形成一个类似于腋窝的臂丛鞘的隔室。

球后阻滞也叫锥内阻滞（图 31-1）[10]。操作时穿刺针从下颞睑缘插入眶锥体，针尖位于眼球后方[9]，注入少量局部麻醉药即可迅速产生运动阻滞和镇痛作用。

球周阻滞（图 31-1）也叫锥外阻滞，穿刺针进针时角度更小，进针更浅，针尖位于框椎体外，麻醉药物通过浸润的方式扩散至框椎体内，从而达到麻醉效果。从理论上讲，锥外阻滞是相对安全的，操作时进针角度小针头没有指向眼眶的顶点，针尖距眶内关键结构远，最大限度地减少了视神经损伤、视神经鞘膜注射、眶内硬膜外麻醉和脑干麻醉的可能。知识框 31-2 列出了眼部区域神经阻滞的并发症。由于锥外阻滞局麻药是在距神经较远的地方注射的，因此需要更多的局麻药和更长的时间来扩散。对于容积、起效时间和阻滞密度，锥内麻醉与锥外麻醉在某种程度上类似于蛛网膜下腔麻醉与硬膜外麻醉。

眼部区域神经阻滞需密切关注患者的生理变化且持续监测生命体征。其可能发生的不良反应包括过度镇静、脑干麻醉和局麻药入血（表 31-2）。局麻药入血的特征是癫痫突然发作，持续时间短且为自限性。脑干麻醉其症状发作有延迟性且可持续 10～40 分钟或更长时间。

锥外阻滞时局麻药扩散会阻滞支配眼睑眼轮匝肌的面神经分支，从而松弛眼睑，在角膜移植中具有明显优势。而锥内阻滞需要单独进行面神经阻滞来抑制眼睑痉挛。

眼部区域神经阻滞麻醉——钝性导管针

将套管针置入巩膜和眼球筋膜囊（也叫后 Tenon 囊）之间的潜在间隙后，注入局部麻醉药（图 31-2）[11]。眼球筋膜囊由包裹眼球的筋膜组成，它的存在使得眼球能够平滑无摩擦的旋转。其前方起源于角膜缘附近，在与结膜融合。当囊膜向后延伸时，它包围眼睛，部分附着于眼外肌上。局部麻醉药注入眼球筋膜囊下可浸润脑神经、睫状神经以及后方的视神经。

知识框 31-2 眼科手术局部麻醉的并发症

球面或球后出血
眼心反射
眼球穿孔
眼内注射
视神经损伤
癫痫发作（局部麻醉药注入静脉）
脑干麻醉（局部麻醉药弥散进入脑干，致迟发性意识丧失、呼吸抑制、对侧眼外肌麻痹）
视网膜中央动脉栓塞
失明

表 31-2 眼科手术局部麻醉后生理状态变化的鉴别诊断

变化	过度镇静	脑干麻醉	血管内注射
意识丧失	±	+	±
呼吸停止	±	+	±
心律失常	±	+	±
癫痫发作	Ø	Ø	+
对侧瞳孔扩大	Ø	±	Ø
对侧眼阻滞	Ø	±	Ø

+，存在；±，可能存在，也可能不存在；Ø，不存在。

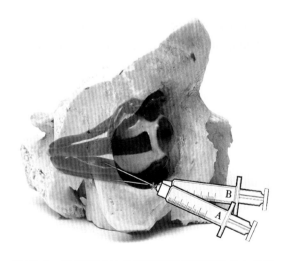

图 31-1 眼部区域神经阻滞麻醉在眼科手术中的应用。（A）锥内（球后）阻滞穿刺针位置更深，角度更陡。（B）锥外（球周）阻滞穿刺针位置较浅，角度较小。星号表示进针点。图片去除部分眶外侧缘（感谢 Roy Hamilton 博士提供计算机模型）

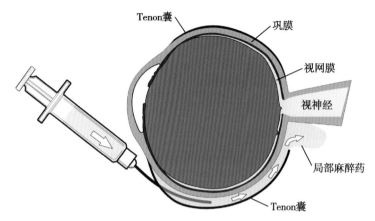

图 31-2 后 Tenon 囊下阻滞。局部麻醉药通过套管注入眼球筋膜囊下和巩膜之间的潜在间隙,最终浸润阻滞视神经

特殊眼科手术麻醉管理

视网膜手术

视网膜为眼球壁的内层,是一层感觉组织,将进入眼内的光线转变为神经信号输出,最终形成视觉。中央密集的黄斑提供精细视觉。视网膜的灌注来自巩膜和视网膜之间的脉络膜层。视网膜破裂或与脉络膜剥离,可能导致视网膜缺血,最终造成视力受损,尤其糖尿病患者和近视患者出现这种情况的风险较大。我们可以通过手术的方式来进行治疗,包括巩膜扣带术、玻璃体切割术、激光、冷冻疗法和玻璃体腔注气术。

对于患有糖尿病或其他合并症的患者来说术前评估很重要(参见第 13 章),麻醉医师应给出专业的意见确保患者处于最佳的手术状态。在进行玻璃体切除时,空气可能由脉络膜进入血流,产生空气栓塞,造成患者猝死。视网膜手术时间较长,眼部操作范围广,因此需要全身麻醉或在 MAC 下进行多部位的区域神经阻滞。玻璃体注气法也可用于视网膜修补,通常使用的是惰性、难溶于水的全氟碳化物,如六氟化硫(SF6)和八氟化碳(C3F8)。根据所选药物的不同,再吸收可能需要 10~28 天。而氧化亚氮的扩散能力比 SF6 高 100 倍以上,其可弥散至眼内,增加眼压,并可能导致视网膜缺血和永久性视力丧失[12]。所以氧化亚氮应在注射气体前 20 分钟停止或者完全不用。

青光眼

青光眼通常表现为眼压持续升高,视神经灌注减少,最终导致失明。青光眼存在不同的类型,每种类型都有不同程度的眼压变化。临床上从不同的方面对其作出了几种分类:获得性与先天性、高眼压与正常眼压、急性与慢性、开角与窄角或闭角。闭角型(急性)青光眼是由于虹膜和角膜间的夹角变窄房水外流受阻造成。开角型(慢性)青光眼是由小梁硬化阻碍房水引流造成。缩瞳药会缩小瞳孔增加房水外流。而阿托品滴眼液会使瞳孔散大,加重房水外流受阻的情况,因此禁用。若麻醉过程中需要使用阿托品,可在患者健侧手上静脉注射,这种用药方式能最大限度地减少阿托品的散瞳效果。婴儿期青光眼很容易发展成失明,因此需及早进行手术。但先天性青光眼往往还合并其他系统症状,麻醉医师应警惕此情况,术前进行充分的评估。

成人青光眼手术可在监护下局部麻醉完成。全麻是小儿青光眼的必要条件。麻醉意义包括:①通过持续使用缩瞳剂滴液避免瞳孔扩大;②了解抗青光眼药物和麻醉药物的相互作用机制(表 31-1);③防止麻醉诱导、维持和苏醒期出现眼压升高。

斜视手术

斜视手术是矫正眼外肌错位,调整视轴。大多数患者为儿科患者(参见第 34 章)。应特别注意:①术中眼心反射发生率高;②恶性高热的潜在风险增加;③术后恶心呕吐(postoperative nausea and vomiting,PONV)的发生率显著增加。

恶心和呕吐

斜视手术后 PONV 的发生率差异很大,有报道高达 85%(参见第 39 章)。PONV 是儿科患者门诊手术后住院最常见的原因，可能是眼外肌手术操作引起的迷走神经反应。对于眼科手术后发生 PONV 的高危患者，可联合不同作用机制的止吐药进行多模式止吐。

恶性高热

斜视是一种神经肌肉疾病，可能与其他肌病相关。这类患者使用琥珀酰胆碱后咬肌疼挛的发生率为普通人群的四倍。如果出现高血压、心动过速、高碳酸血症和体温升高，则应怀疑为恶性高热。

眼外伤

眼外伤通常为贯通伤或钝器伤。其麻醉过程中可能出现特殊的风险。面罩扣压太紧、喉镜检查和气管插管、咳嗽或躁动可能导致患者眼压升高，眼内容物挤出，危及视力。紧急情况下患者处于饱胃状态，围手术期可能出现反流误吸的危险。这种情况下快速顺序诱导麻醉能够最快的进行气道控制；但应注意琥珀酰胆碱也可能导致眼压短暂升高[13]。清醒气管插管适合困难气道的患者，但可能造成眼压急剧升高。麻醉医师必须权衡这几方面的风险。

麻醉医生应询问眼科医生是否可以将手术推迟进行。如果不行，则在仔细评估排除其他问题。给予适当的药物减少胃酸和胃容量。将患者置于轻微反 Trendelenburg 体位，避免任何可能增加眼压的操作。非困难气道患者考虑使用大剂量非去极化肌松药（如罗库溴铵 1.0mg/kg）进行改良的快速顺序诱导麻醉。如果选择琥珀酰胆碱，在诱导麻醉前可通过静脉注射利多卡因、阿片类药物或小剂量非去极化肌松药来缓解喉镜 / 气管插管后的眼压增高和高血压。局部麻醉可能是某些特定损伤或全身麻醉高风险患者的一种选择[14]。

术后眼部问题

角膜磨损

角膜磨损是造成全麻后眼痛的最常见原因。其表现为结膜炎、流泪和异物感。可能由悬挂的身份标签、麻醉面罩、洞巾和其他物体的机械损伤造成。在全身麻醉期间，患者的眨眼反射消失、暴露在空气中的干燥效应和泪液分泌减少，也可能造成角膜磨损。麻醉医师应在面罩通气、气管插管及之后轻轻闭上患者的眼睑。其治疗可选择抗生素眼膏和眼罩遮蔽眼睛一到两天，但应注意药膏可能引起过敏反应或出现视力模糊。

急性青光眼

眼部的剧烈疼痛是急性青光眼的主要症状。需要紧急咨询眼科医生，散瞳有助于我们进行诊断。静脉注射甘露醇或乙酰唑胺可降低眼压，减轻疼痛。

术后视力丧失

手术后无痛性视力丧失可能是由于缺血性视神经病变或脑损伤所致。两者都是罕见的。常见于俯卧位脊柱手术和心脏手术[15]。应咨询眼科医生进行早期眼底检查。

耳鼻咽喉科

耳鼻咽喉（ear, nose and throat，ENT）手术使麻醉医师相当难以接近气道，通常被称为**视野回避**。术前麻醉医师应与外科医生和护理人员一起进行术前讨论[16]。由于解剖因素、手术问题或潜在疾病，遇到困难气道的可能性大。应注意气道的建立和气管导管的牢固固定。在患者转换体位或转动头部时时注意固定气管导管（endotracheal tube，ETT），避免出现支气管内插管、导管堵塞、套囊漏气、呼吸回路连接断开，甚至气管导管移位和意外拔管。在手术准备或放置洞巾之前，应重新评估颈部位置，并保护易受压迫的部位。在手术过程中，气道可能因未被发现的出血、水肿或手术操作而受损。咽喉壁纱布填塞可以减少胃内容物误吸的风险。手术室工作人员应注意其位置，拔管前必须确认所有纱布全部取出。

头颈部手术注意事项

困难气道（参见第 16 章）

术前麻醉医师应与外科医师讨论所有气道问题。若考虑存在困难气道，则应准备好辅助插管的工具，困难气道专家组应随时待命。改良的气道保护技术包括使用可视喉镜、纤维支气管镜，甚至在局部麻醉下进行气管切开。在气管切开术中保留缝合线有助于在术中或术后气道受损时重新建立气道通路。气道内的操作可能引起严重水肿，导致急性阻塞。术后这些患者可能需要保留气管导管，拔管前应使用湿氧或雾化支气管扩张剂治疗。

喉疼挛

喉疼挛受喉上神经调控。喉内操作、血液或异物刺激、麻醉深度过浅的情况下患者突然出现喉头

第四篇

长时间紧闭，导致通气障碍。如果气道完全阻塞，尽管有合适的面罩，麻醉医生可能仍无法为患者通气。随之而来的高碳酸血症、缺氧和酸中毒会引起自主交感神经反应，患者出现高血压和心动过速。此时脑干向喉上神经发出的冲动减少，声带逐渐松弛。但对幼儿来说即使是短暂的喉痉挛也是非常危险的，由于功能残气量小，心排血量相对较高，外周血氧饱和度可出现急剧下降（参见第 34 章）。所以及时识别尽早干预至关重要。治疗方法包括纯氧面罩持续正压通气、放置口腔 / 鼻咽通气道和给予静脉麻醉药加深麻醉。对于严重病例，可给予需要小剂量琥珀酰胆碱（0.25～0.5mg/kg），然后立即进行气管插管。在喉镜检查和气管插管前使用静脉或局部利多卡因（4% 利多卡因喷雾剂）可降低喉痉挛的发生率。

上呼吸道感染

计划行择期耳鼻咽喉科手术的患者，尤其是儿童，可能有未解决的上呼吸道感染（upper respiratory infection，URI），此类患者气道反应性明显增高，出现术中憋气、低氧饱和度和术后喉炎的风险增加[17]。目前对于小儿合并轻微的上呼吸道感染，是否应推迟手术是有争议的，简单的非呼吸道耳鼻咽喉科手术，如鼓膜切开置管术无须推迟手术（参见第 34 章）。

鼻出血

大量鼻出血后，患者常表现为焦虑、低血容量和高血压。补液和安慰是必要的。由于血液不断被吞咽，这些患者是胃内容物反流误吸的高危人群，需要进行相应的处理。由于存在隐性失血，麻醉诱导后出现的低血压或持续出血，建立大的外周静脉通道至关重要。

阻塞性睡眠呼吸暂停（ 参见第 13 章 ）

阻塞性睡眠呼吸暂停（obstructive sleep apnea，OSA）的特征是上呼吸道阻塞和睡眠呼吸功能障碍。症状包括打鼾、头痛、睡眠障碍、白天嗜睡和性格改变。多导睡眠记录（睡眠研究）可用于诊断疾病并评估严重程度，但不常规进行。患有 OSA 的儿童可能表现为行为异常、生长障碍以及学习成绩差（参见第 34 章）。这类患者多为肥胖、颈短而粗、舌大。这些因素导致面罩通气、直接喉镜检查、气管插管和拔管时气道管理困难[18]。患有阻塞性睡眠呼吸暂停综合征的患者对安眠药和麻醉剂非常敏感，可能需要延长在恢复室的观察时间。

气道燃烧

气道燃烧会对患者造成直接损伤，常常会引起医疗纠纷。手术室火灾的三个要素：

1. 火源 / 热源（激光或电刀）；
2. 燃料（纸质洞巾、气管插管或纱布）；
3. 氧化剂（O_2、空气或 N_2O）。

气道燃烧的发生不仅限于全身麻醉，它也可能发生在 MAC 下行面部和颈部手术，例如电凝止血时过于靠近开放氧源，如鼻导管[19]。

特殊耳鼻咽喉手术的麻醉管理

耳部手术

耳部手术麻醉需要考虑以下几点：

一氧化二氮

一氧化二氮比氮气更容易溶解在血液中，能够更快向充满空气的腔体中扩散。其使用可能造成中耳压力升高，造成鼓室成形术中移植物的移位。紧急停用高浓度一氧化二氮可显著降低腔体压力，导致浆液性中耳炎。所以耳部手术应避免使用一氧化二氮，或者使用中等浓度（< 50%）的一氧化二氮，并在移植物应用前 15～30 分钟停用。

面神经监测

外科医生可以选择使用面神经监测仪，防止在手术过程中意外伤及面神经分支。但肌松药会干扰其监测功能。所以在进行面神经监测时应减少肌松药的使用剂量或仅使用琥珀酰胆碱。肌松监测仪可用于确认周围神经对 TOF 刺激是否有反应以及在中耳切除前是否存在完全瘫痪的状态（参见第 11 章）。

肾上腺素

在耳部的显微外科手术中常常注射肾上腺素以减少出血和改善视野。若药物吸收入血可诱发快速性心律失常。因此，肾上腺素的浓度应限制在 1∶200 000[20]。也可采用其他控制出血的方法，包括适当的反Trendelenburg（抬高头部）体位以减少静脉充血，以及使用吸入麻醉药将适当降低收缩压。对于是否使用血管活性药物来进行控制性降压目前仍存在争议。

苏醒期

手术结束时，使用绷带包扎伤口可能会导致气管导管移位或刺激气道。咳嗽和躁动会增加静脉压，从而导致移植物破裂或急性出血。对于非困难气道的患者，在深麻醉下气管拔管可能是有益的。

术后恶心和呕吐（参见第 39 章）

中耳手术涉及前庭器官的操作，术后 PONV 发生率高。可能加重 PONV 的因素包括麻醉方法（使用一氧化二氮和麻醉药）、补液不足和术后活动。预防 PONV 的措施以分级风险分析为指导[21]，包括使用一种或多种止吐药，如皮质类固醇、5-HT$_3$ 受体拮抗剂、神经激肽 -1 受体拮抗剂、东莨菪碱贴剂、低剂量异丙酚，或者进行胃减压。注意东莨菪碱可能引起意识障碍，不适用于老年患者。

鼓膜切开置管术

鼓膜切开置管术适用于反复耳道感染且抗生素治疗效果不佳的中耳疾病患儿。这类患儿可能有中耳炎残留且上呼吸道反应性高。手术过程简单，最好是通过面罩进行吸入麻醉诱导和维持。术后疼痛小，术前给药可能导致术后残余的镇静作用，因此不建议术前给药（参见第 34 章）。

扁桃体切除术和腺样体切除术

接受此手术的患者大多数年轻且健康。常见的围手术期问题包括气道阻塞、出血、心律失常和憋气（拔管后气道水肿）。患者经常有上呼吸道阻塞，睡眠时明显（OSA）。一般而言，术前应全面询问病史及体格检查，合并睡眠呼吸障碍、肥胖或出血病史的患者则需要进一步的检查。对于患有阻塞性睡眠呼吸暂停综合征、肥胖、气道阻塞或明显扁桃体肥大的儿童，最好避免使用镇静药物。

对于儿童，术前建立静脉输液通道困难，应首选吸入麻醉，待患儿入睡后再建立静脉通道。患者在麻醉诱导后咽肌张力丧失，可能出现气道阻塞，持续气道正压通气可以缓解症状。放置预成型的弯管式口内气管导管可以优化视野，降低意外拔管的可能性（图 31-3）。儿童气道直径比成人窄，为了减少组织水肿，术中气道压力应限制在 20cmH$_2$O。听诊器监测呼吸音，避免头部运动或使用开口器时气管导管移位。术中声门上区域有时会填塞纱布以防止误吸，在拔管前，必须确认取出纱布，并进行胃减压。气管拔管可以在患儿完全清醒并有反应后进行。一些麻醉医师建议在深麻醉状态下进行气管拔管，以最大程度减少因气管内导管存在而引起的咳嗽和喉痉挛。

静脉注射地塞米松可减轻水肿、术后疼痛及 PONV。术后气道阻塞的原因很多，声带上分泌物、

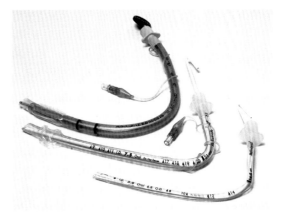

图 31-3　加强型气管导管和带套囊的经口异形管

血液、残留的纱条都可能引起术后气道阻塞。气道阻塞有时会引起负压性肺水肿。当患者呼吸时对抗关闭的声门会造成明显的胸腔负压。压力传递到肺间质组织，促进水分从肺循环渗入肺泡。幼儿（4 岁以下）在术后 24 小时内易发生气道梗阻，应延长术后监测时间。

扁桃体切除术和腺样体切除术后扁桃体出血

我们应警惕扁桃体切除术后发生严重并发症。例如扁桃体切除术后出血通常发生在手术后几小时内，并表现为咯血、反复吞咽、心动过速和 PONV[22]。由于血液大多被吞咽，出血量往往被低估，急诊手术前静脉输液是非常重要的。患者为饱胃状态，因此在麻醉诱导期间应采取预防措施，以避免血液和胃内容物反流误吸。通常采用快速顺序诱导麻醉方法：在确定气管导管放置正确前，应予环状软骨加压（Sellick 动作），快速连续地使用静脉麻醉药和肌松药，以及在手术台头部放置吸痰管。

会厌炎（参见第 34 章）

急性会厌炎是一种由 B 型流感嗜血杆菌引起的传染病，多见于 2～7 岁的儿童[23]。通常有突然发热和吞咽困难的病史。从咽炎到气道阻塞再到呼吸衰竭通常进展很快（几小时内）。患有会厌炎的儿童表现为烦躁不安、垂涎、头过伸、身体前倾。用力呼吸对抗几乎阻塞的气道，最终引起呼吸衰竭。

不应尝试直接检查声门，因为刺激性大患者挣扎时可能导致完全性气道阻塞。麻醉开始前应准备好困难气道插管辅助工具，通知熟练掌握支气管镜检查和气管切开术的外科医生到场。首选维持自主呼吸的吸入麻醉诱导。使用阿托品可避免心动过缓

第四篇

和减少分泌物。这类患者通常存在气道水肿应使用较小号的气管导管。由于气道狭窄的程度无法预测，因此应准备所有可能使用的气管导管型号。遇到困难时，外科医生可使用硬支气管镜或建立外科气道。

气道异物

气管内吸入异物是急症，尤其对儿童来说（参见第34章）。临床表现包括突发呼吸困难、干咳、声音嘶哑和喘鸣。麻醉医生和外科医生之间的相互合作对于防止异物移位至远端和完全性气道阻塞至关重要。

异物的取出可通过直接喉镜或硬支气管镜进行，无须正压通气[24]。当气道完全闭塞时，外科医生应在场并准备实施紧急环甲膜切开或气管切开。保留自主呼吸的全凭静脉麻醉可避免手术室人员暴露于吸入麻醉药中。术后予以患者吸氧，并密切关注气道情况。

鼻窦手术

鼻外科手术是为了整容或功能重建。常见的鼻外科手术包括息肉切除术、鼻中隔成形术、功能性鼻内镜手术和鼻成形术。接受鼻腔手术的患者通常也有明显的鼻道阻塞，这可能会阻碍面罩通气。此外，鼻息肉还与过敏和反应性呼吸道疾病有关。鼻部血管丰富，术中可发生大失血，血液可流至咽喉部，外科医师经常无法察觉。

许多鼻腔手术可以在局部麻醉和镇静状态下进行。三叉神经的筛前支和蝶腭支支配鼻中隔和侧壁感觉。用4%可卡因棉球填塞鼻腔15分钟可以完成表面麻醉。可卡因的优点包括表面麻醉、血管收缩和鼻黏膜皱缩。但其神经系统和心血管副作用明显，故常用其他的局部麻醉药和血管收缩药混合的"伪可卡因"溶液取代可卡因[25]。术中必要时可以通过黏膜下局麻药浸润来补充麻醉。全身麻醉时，应使用带套囊的气管导管。口咽部放置纱条可防止胃内容物吸入，减少因吞咽血液而引起的术后恶心呕吐。拔除气管导管应在保护性气道反射恢复后。

内镜手术

这里所指的内镜包括食管镜、支气管镜、喉镜和显微喉镜（伴或不伴激光手术）。此类患者气道可能存在多种问题，包括异物、胃食管反流、乳头状瘤样增生、肿瘤或气道狭窄。术前应仔细评估气道，与外科医生充分讨论可能存在的气道问题，完善术前检查包括动脉血气分析、流速容量曲线、影像学检查或磁共振成像。

术前应充分考虑困难气道的可能性，如果存在面罩通气困难和喉镜暴露困难，可在清醒状态下对患者行纤维支气管镜引导下气管插管。若存在上呼吸道阻塞，应慎重给予术前镇静药物。给予抗胆碱能药物可减少分泌物，更好的暴露气道。如果患者出现喘鸣或憋气，应考虑气道阻塞，必要时可在局麻下进行气管切开。

内镜手术过程中应想办法保证供氧和通气。可以用小儿气管导管行气管插管，但这些导管通常太短，且气流阻力大，不适合成年人使用。由于气管内插管会影响观察后连合，因此临床上常采用高频通气的方法（图31-4）[26]。另一种选择是手动喷射通气装置。它连接到喉镜的侧边，吸气时喷射高压氧气（30~50psi）同时通过Venturi效应带入周围的空气进入气管。使用这种技术有发生气胸和纵隔气肿的风险。

在悬吊喉镜时，需要适当的咬肌松弛，可注射琥珀酰胆碱，但应注意其导致的Ⅱ相神经阻滞（参见第11章）。

激光手术

激光手术（受激辐射光放大）可以准确定位病灶、止血、减轻组织水肿、促进伤口愈合。它的物理性质取决于用来产生光束的介质。激光可用于治疗声带乳头状瘤、喉蹼和切除多余的声门下狭窄组织。选择型号偏小的气管导管有利于术野暴露[27]。激光能量可以造成视网膜损伤，并能产生有毒烟雾传播疾病，因为小颗粒很容易被吸入，一个有效的排烟装置和特殊面罩是必要的，患者眼睛应该用胶带粘好，工作人员必须戴防护眼镜。

激光手术中最大的危险是气管导管燃烧（参见第48章），如前所述，所以应采取适当的预防措施（知识框31-3）。激光手术可使用加强型气管导管（图31-5），它利用金属条螺旋包裹聚氯乙烯导管，降低了导管的易燃性。但它们仍有燃烧的危险，并能将激光束

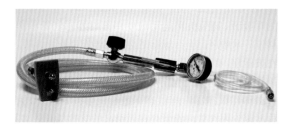

图31-4　Sanders喷射装置将高流量氧气经细小的管道口喷入气道

第四篇

知识框 31-3 手术室激光手术注意事项

术前

1. 使用手术用帷帘，避免可燃气体（O_2、N_2O）的积聚
2. 让易燃的皮肤消毒剂充分干燥
3. 在激光束附近填充湿纱布和海绵

术中

1. 提醒外科医生和手术室人员注意燃烧危险
2. 发生燃烧时，每个手术室成员负责各自的应急工作
3. 使用合适的抗激光气管内导管
4. 将吸入的氧气减少到最小值（监测 SpO_2）
5. 用空气代替 N_2O
6. 在步骤 3 到 5 之后等待几分钟后再开始使用激光

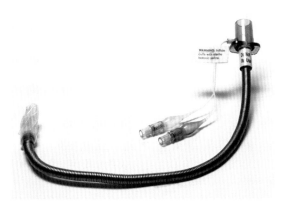

图 31-5 抗激光气管内导管——加强导管

反射到非目标组织上。插管后应在导管的套囊中注入生理盐水和指示剂，既可散热，又可确认套囊的完整性。手术野附近的组织应用湿性填充物加以保护。术后监测患者喉部水肿的情况。

颈清扫术

颈清扫术分为完全、改良或功能性颈清。在解剖学上，主要涉及的结构：①胸锁乳突肌，②第 XI 对脑神经，③颈内、颈外静脉和颈动脉。颈清扫术常用于肿瘤切除以及部分或全舌切除，吸烟及酗酒史是这类肿瘤的高危因素。这部分患者常合并肺部疾病，术前应充分评估肺功能。

颈清扫术通常需双侧清扫，患者的肿瘤常常累及上呼吸道，尤其是咽喉部经过放射治疗或者口腔

内有肿块的患者，气管切开可以确保气道不受损伤。术中若需要进行神经监测，可以避免或尽量少用肌松药。颈动脉窦牵拉或压迫可引起 QT 间期延长、心律失常，甚至心脏停搏。术中应注意监测心率，一旦发现心率改变立即停止手术刺激，使用阿托品降低迷走神经兴奋性。局部麻醉浸润可阻断颈动脉窦反射。在进行颈部清扫的过程中，开放的静脉有静脉空气栓塞的危险。

术后并发症

术后麻醉医生应注意潜在的神经损伤。喉返神经损伤可引起声带功能障碍，双侧损伤可引起气道梗阻。损伤膈神经可导致同侧膈肌麻痹。术后也可能发生气胸。过度的咳嗽或躁动可导致血肿形成压迫气道。如果术中未行气管切开术，则应密切监测患者是否有喉部或上呼吸道梗阻的迹象（参见第 39 章）。

甲状腺和甲状旁腺手术

甲状腺功能亢进患者术前甲状腺功能控制不良，术中可能出现甲状腺危象。其表现为儿茶酚胺大量释放，患者表现为心动过速、高血压和出汗。甲状腺手术术中麻醉管理着重在气道管理上。头颈外科手术操作可能导致普通型气管导管打折，术中应使用加强型气管导管（图 31-3）。甲状腺或甲状旁腺手术后可能出现手术部位血肿压迫气道致气道阻塞。一旦发生这种情况应迅速敞开伤口，解除血肿压迫。术中单侧或两侧喉返神经损伤可表现为拔管后声嘶或喘鸣。术中外科医生可使用一种特殊的气管插管和肌电图（electromyography，EMG）来监测喉返神经完整性。甲状旁腺损伤或切除可引起低钙血症，临床表现为手足抽搐、心律失常和喉痉挛。

腮腺手术

腮腺可全部切除，也可以行腮腺表层切除。因为面神经横穿腮腺，所以可以用面神经监测仪来监测神经功能，以免手术损伤[28]。在扩大腮腺切除术中可能需要切除同侧面神经，并采用对侧耳大神经（颈浅神经丛的分支）移植重建面神经。下颌切除术需要经鼻气管插管。

面部创伤

面部骨折以上颌骨骨折的 Le Fort 分类表示（图 31-6）[29]。Le Fort I 型骨折沿着上颌骨下部延伸，但不超过内眦眼角。Le Fort II 型骨折沿着上颌骨延伸，但更向头侧，骨折线连续上行至内眦眼角。Le Fort III

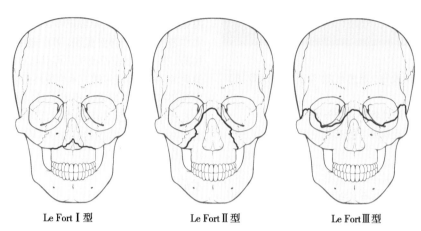

Le Fort Ⅰ 型　　　　　Le Fort Ⅱ 型　　　　　Le Fort Ⅲ 型

图 31-6　面部损伤及 Le Fort 骨折分级(引自:Myer CM. Trauma of the larynx and craniofacial structures: airway implications. *Paediatr Anaesth*. 2004; 14: 103-106, used with permission.)

型骨折是高位骨折,骨折线在颧骨之上穿过眼眶,其特征是将上颌骨完全从颅面骨骼中分开。如有鼻内损伤的可能性,应经口气管插管。在正颌外科手术中,Le Fort 骨折分类可用于整容修复。

思考题

1. 不同的气道管理技术(如面罩通气、直接喉镜、气管插管或声门上气道装置)对眼压有何影响?

2. 眼科用药的副作用?

3. 眼心反射(OCR)的临床表现是什么?眼心反射应该如何处理?

4. 在眼科手术前患者行球后阻滞后意识水平下降,可能的原因是什么?如何处理?

5. 全麻下行视网膜手术的患者,外科医生计划在玻璃体内注入气体,对麻醉的影响是什么?

6. 眼部外伤患者需行急诊手术,但此患者刚进食一顿大餐,麻醉管理方面有哪些注意事项?

7. 声带和气道的激光手术中可以采取哪些措施来降低气道燃烧的风险?

8. 一名患者正在接受颈清扫术和喉切除术。术中麻醉管理有何要求?术后应注意哪些并发症?

(李诗月 译,陈果 审)

参考文献

1　Gayer S, Zuleta J. Perioperative management of the elderly undergoing eye surgery. *Clin Geriatr Med.* 2008;24(4):687–700.

2　Vann MA, Ogunnaike BO, Joshi GP. Sedation and anesthesia care for ophthalmologic surgery during local/regional anesthesia. *Anesthesiology.* 2007;107(3):502–508.

3　Chen CL, Lin GA, Bardach NS, et al. Preoperative medical testing in Medicare patients undergoing cataract surgery. *N Engl J Med.* 2015;372(16):1530–1538.

4　Schein OD, Katz J, Bass EB, et al. The value of routine preoperative medical testing before cataract surgery. Study of Medical Testing for Cataract Surgery. *N Engl J Med.* 2000;342:168–175.

5　Katz J, Feldman MA, Bass EB, et al. Risks and benefits of anticoagulant and antiplatelet medication use before cataract surgery. *Ophthalmology.* 2003;110(9):1784–1788.

6　McClellan AJ, Flynn Jr HW, Gayer S. The use of perioperative antithrombotic agents in posterior segment ocular surgery. *Am J Ophthalmol.* 2014;158(5):858–859.

7　Bhananker SM, Posner FW, Cheney KL, et al. Injury and liability associated with monitored anesthesia care. A closed claims analysis. *Anesthesiology.* 2006;104(2):228–234.

8　Ophthalmic Anesthesia Society. www.eyeanesthesia.org.

9　Fanning GL. Orbital regional anesthesia. *Ophthalmol Clin North Am.* 2006;19(2):221–232.

10　Gayer S. Ophthalmic anesthesia: more than meets the eye. *ASA Refresher Courses in Anesthesiology.* 2006;34(5):55–63.

11　Kumar CM, Dodds C. Sub-Tenon's anesthesia. *Ophthalmol Clin North Am.* 2006;19(2):209–219.

12　Wolf GL, Capuano C, Hartung J. Nitrous oxide increases intraocular pressure after intravitreal sulfur hexafluoride injection. *Anesthesiology.* 1983;59:547–548.

13　Vachon CA, Warner DO, Bacon DR. Succinylcholine and the open globe. Tracing the teaching. *Anesthesiology.* 2003;99:220–223.

14　Gayer S. Rethinking anesthesia strategies for patients with traumatic eye injuries: alternatives to general anesthesia. *Curr Anaesth Crit Care.* 2006;17:191–196.

15　Shen Y, Drum M, Roth S. The prevalence of perioperative visual loss in the United States: a 10 year study from 1996 to 2005 of spinal, orthopedic, cardiac, and general surgery. *Anesth Analg.* 2009;109(5):1534–1545.

16　Satloff RT, Brown AC. Special equipment in the operating room for otolaryngology–head and neck surgery. *Otolaryngol Clin North Am.*

1981;14:669–686.

17. Tait AR, Malviya S, Voepel-Lewis T, et al. Risk factors for perioperative adverse respiratory events in children with upper respiratory tract infections. *Anesthesiology.* 2001;95:299–306.

18. Gross JB, Bachenberg KL, Benumof JL, et al. Practice guidelines for the perioperative management of patients with obstructive sleep apnea: a report by the American Society of Anesthesiologists (ASA) Task Force on Perioperative Management of patients with obstructive sleep apnea. *Anesthesiology.* 2006;104(5):1081–1093.

19. American Society of Anesthesiologists Task Force on Operating Room Fires; Caplan RA, Barker SJ, Connis RT, et al. Practice advisory for the prevention and management of operating room fires. *Anesthesiology.* 2008;108(5):786–801.

20. Dunlevy TM, O'Malley TP, Postma GN. Optimal concentration of epinephrine for vasoconstriction in neck surgery. *Laryngoscope.* 1996;106:1412–1414.

21. Apfel CC, Laara E, Koivuranta M, et al. A simplified risk score for predicting postoperative nausea and vomiting: conclusions from cross-validations between two centers. *Anesthesiology.* 1999;91:693–700.

22. Randall DA, Hoffer ME. Complications of tonsillectomy and adenoidectomy. *Otolaryngol Head Neck Surg.* 1998;118:61–68.

23. Tanner K, Fitzsimmons G, Carrol ED, et al. Haemophilus influenzae type b epiglottitis as a cause of acute upper airways obstruction in children. *BMJ.* 2002;325:1099–1100.

24. Lam HC, Woo JK, van Hasselt CA. Management of ingested foreign bodies: a retrospective review of 5240 patients. *J Laryngol Otol.* 2001;115:954–957.

25. Lange RA, Cigarroa RG, Yancy Jr CW, et al. Cocaine-induced coronary-artery vasoconstriction. *N Engl J Med.* 1989;321:1557–1562.

26. Rajagopalan R, Smith F, Ramachandran PR. Anaesthesia for microlaryngoscopy and definitive surgery. *Can Anaesth Soc J.* 1972;19:83–86.

27. Rampil IJ. Anesthetic considerations for laser surgery. *Anesth Analg.* 1992;74:424–435.

28. Terrell JE, Kileny PR, Yian C, et al. Clinical outcome of continuous facial nerve monitoring during primary parotidectomy. *Arch Otolaryngol Head Neck Surg.* 1997;123:1081–1087.

29. Myer CM. Trauma of the larynx and craniofacial structures, airway implications. *Paediatr Anaesth.* 2004;14:103–106.

第四篇

Andrew D. Rosenberg and Mitchell H. Marshall

风湿性疾病

　　患有类风湿性关节炎（rheumatoid arthritis，RA）和其他风湿性疾病（如强直性脊柱炎）的患者因其疾病的严重程度而需进行矫形手术治疗。了解这些疾病及其潜在的医学问题对于制定最佳的麻醉方案和围手术期的管理至关重要。

类风湿性关节炎

　　RA 是一种慢性炎症性疾病，最初会破坏关节和邻近的结缔组织，然后发展为影响主要器官系统的全身性疾病（图 32-1）。潜在的诱发因素包括遗传因素（已确定的基因位点超过 100 个）、环境因素、细菌、病毒和激素因素[1-5]。T 细胞、自身免疫和炎症介质在 RA 的进展中有很重要的作用，这些可能作为潜在的新治疗的靶点[2-5]。

　　RA 的全身性表现很广泛，它们包括肺间质纤维化与蜂窝样囊肿、胃炎、阿司匹林和其他止痛药所致的溃疡、神经性疾病、肌肉萎缩、血管炎和贫血。最终，类风湿性关节炎患者的气道解剖结构被破坏和改变[2-5]。

气道和颈椎的改变

　　必须仔细评估患者气道的复杂性和气管插管的风险。例如，当尝试气管插管时，气道可能难以暴露。此外，气管插管的操作可能会增加颈椎损伤的风险。RA 患者可能会出现多种气道异常。

　　颞下颌关节炎可能会使正常的张口度减小。下颌骨发育不全可能会加剧这种困难，青少年 RA 患者颞

感谢 Thomas J.J. Blanck 为本章上版作出的贡献

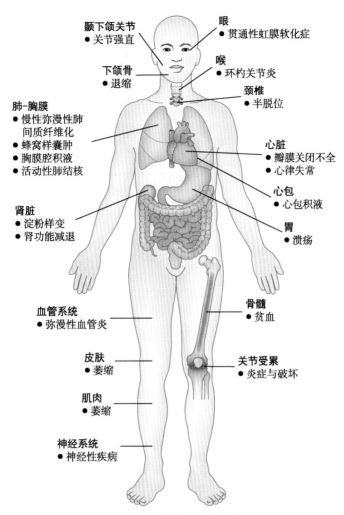

图 32-1　类风湿性关节炎的全身性表现

下颌关节会早期融合。这导致了一些 RA 患者出现了上门齿向前突出明显超过下门齿（俗称"天包地"）[2-5]。

　　和其他关节一样，环杓关节可能会受到影响。环状软骨关节炎可能会导致呼吸急促和打鼾。由于这种情况，RA 患者曾被误诊为睡眠呼吸暂停综合征[6]。环状软骨关节炎的患者在吸气过程中可能会出现喘鸣，这种情况大多发生在麻醉后复苏室（postanesthesia care unit，PACU）的术后恢复期。由于气管插管操作导致的环杓关节急性半脱位也会引起喘鸣，并且使用消旋肾上腺素也无法缓解[3]。

　　多达 80% 的 RA 患者存在颈椎异常。颈椎半脱位和不受限制的运动可能会导致脊髓的压迫损伤。颈椎的三个解剖区域可能受累，从而导致寰枢关节半脱位、枢椎下半脱位或是齿状突上移。（图 32-2）

寰枢椎半脱位

　　寰枢椎半脱位是指 C_1 颈椎（寰椎）在 C_2（枢椎）上的异常运动。正常情况下，寰椎横韧带（transverse axial ligament，TAL）支撑着齿状突（也称为**齿突**，即 C_2 椎体向上突出部分），其位于 C_1 前弓的正后方（图 32-3A）。TAL 完整时，颈椎屈曲和伸展时齿状突随着 C_1 前弓一起移动，两者之间的位移很小。当 TAL 被 RA 破坏后，齿状突的移动不再受到（TAL）限制。当颈部屈伸时，因齿状突与 C_1 颈椎不再一起运动，C_1 椎体与 C_2 椎体半脱位（图 32-3B）。这会导致脊髓有被压迫损伤的风险。C_1 与 C_2 间的半脱位被称为**寰枢椎半脱位**，可以通过测量 C_1 前弓的后缘与齿状突的前缘之间的距离来量化。这个距离称为寰齿间距（Atlas-Dens interval，ADI）。颈椎的屈、伸 X

线片，可以帮助确定寰椎与齿状突的距离及半脱位的程度（图32-4）。如果 ADI 大于等于 4mm，即存在寰枢椎不稳定，这即是显著半脱位，此类患者有脊髓

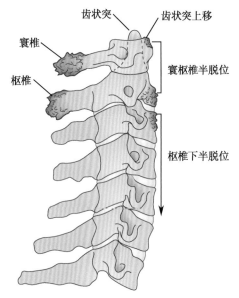

图32-2　类风湿性关节炎可能累及颈椎的部位

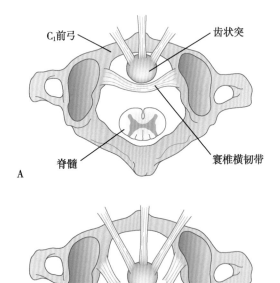

图32-3　A. 横截面图显示完整的 TAL（寰椎横韧带）将齿状突固定在 C₁ 前弓上。B. TAL 破坏可导致脊髓损伤

损伤的危险。由于 C_1 的前、后弓构成一个封闭的环型，随着 ADI 的增大，脊髓的安全区域（safe area for the cord, SAC）即 C_1 弓内的剩余区域会减小，运动可能会导致脊髓被压迫损伤。TAL 被破坏时，头部伸展时 ADI 减小、SAC 增大，而屈曲时 ADI 增大、SAC 减小（图32-5），使颈椎屈曲成为一个更危险的姿势。但 RA 影响的不仅仅是寰椎横韧带，颈部的伸展运动也会导致问题，所以所有的 RA 患者都必须仔细评估颈部运动。某些无症状患者的 ADI 可高达 8～10mm，尽管这种情况并不常见。这些无症状的患者在清醒状态下因为局部肌肉组织的代偿掩盖了颈椎不稳定的病情，但麻醉状态时这种代偿便没有了。因此，对寰枢椎半脱位的患者实施镇静或全身麻醉后应尽量减少其颈部的活动[2-5, 7-10]。

枢椎下半脱位

15% 或更多的单个颈椎半脱发生在枢椎（C_2）水平以下，这被称为**枢椎下半脱位**。此类情况会导致严重的脊髓压迫和神经系统症状。C_5～C_6 水平是最常见的枢椎下半脱位的发生区域[9, 10]。颈部活动可以增加脊髓受压并导致神经损伤。因此，建议此类患者尽量减少颈椎活动。

齿状突上移

炎症和骨质破坏可导致类风湿性关节炎的患者颈椎塌陷。不同患者并非颈椎的所有区域都会均等地受累。例如，齿状突未受累时，颈椎塌陷可能会导致完整的齿状突向上突起穿过枕骨大孔进入颅腔。齿状突会压迫脑干，患者出现四肢瘫或瘫痪等神经症状（图32-6）。这种病理解剖状态被称为齿状突上移。这就需要摘除齿状突以减除它对脊髓和脑干的压迫。可以实施经口齿状突切除术。这是一个复杂的手术过程：先在咽后壁开一个切口，然后切除 C_1 前弓，随后切除齿状突或类风湿结节，甚至是两者都切除，因为后两者的压迫导致了神经症状。此手术经口部分完成后，颈椎变得极不稳定，所以还需要进行经后路脊柱融合手术。

类风湿性关节炎的气道管理

类风湿性关节炎侵犯颈椎破坏骨质导致颈椎塌陷，但通常气管并未受累。颈椎塌陷会导致气管扭曲，对此类患者插管时难度会增加[9]。如果需要，此类患者进行气管插管时应准备气管插管辅助工具，如纤维支气管镜、视频喉镜、Airtraq 或气管插管式喉罩（laryngeal mask airway, LMA）（参见第16章）。

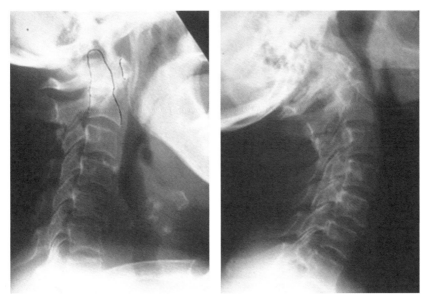

图 32-4 颈椎屈伸位片。注意左侧寰枢椎屈曲时明显的寰枢椎不稳定，其中描绘了齿状突和 C_1 前弓。注意与右侧的 X 线片对比，伸展位时齿状突和 C_1 前弓靠得很近

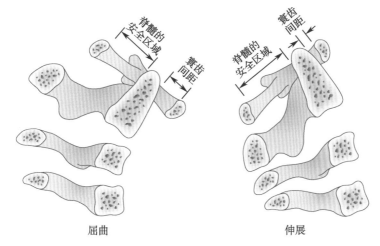

图 32-5 屈曲和伸展示意图显示屈曲如何增大 ADI（寰齿间距）和减小 SAC（脊髓的安全区域），伸展时 ADI 减小、SAC 增大

强直性脊柱炎

　　强直性脊柱炎是一种炎性风湿性关节疾病，因反复细小骨折然后愈合，导致具有特征性的竹节样脊柱、骶髂关节疾病、脊柱后部融合以及固定的颈部屈曲，这是此类患者的特征性表现。尽管大多数 HLA-B27 阳性患者并没有强直性脊柱炎，但强直性脊柱炎和 HLA-B27 之间却存在着密切的联系。患者

也会因胸部和肋软骨受累，导致呼吸浅快 [3, 11]。患者颈椎变僵硬时，直接喉镜检查和气道操作前必须进行仔细评估。气管插管辅助装置有助于保护气道。通过颈椎手术将颈部恢复回到中立位置，这涉及去除脊柱后部的所有骨性成分，然后将头部伸展还原回到中立位置。这是一种非常复杂和危险的手术，尤其是将头部伸展还原回到中立位置时，外科医生在脊柱操作，依赖于脊髓监测以评估神经功能。

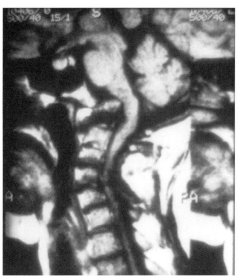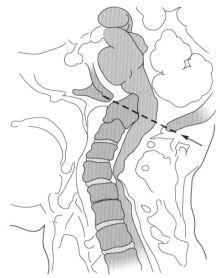

图 32-6　磁共振成像（MRI）和重建显示齿状突向上穿过枕骨大孔压迫延髓和桥脑。注意下方的枢椎下半脱位（感谢 MD. Malcolm Dobrow 提供 MRI）

脊柱外科手术

经后路脊柱融合术、脊柱侧弯矫正术和经前后路脊柱联合手术是手术时间较长的复杂手术，并且伴有大量失血、明显的液体丢失和血流动力学的改变。由于这些原因，需要充分地为患者做好围手术期的准备，包括进行详细的术前评估（参见第 13 章）、围手术期液体管理的方案以及适宜的术中监测。某些患者患有潜在的神经肌肉性疾病，这可能会影响气管拔管的时机，所以术前肺功能检查有助于该患者的临床治疗方案，还应准备适宜型号和数量的静脉通道，以及血流动力学和神经功能监测。此外，还应告知血库可能会发生大出血，需要做好快速输血和血制品的准备（参见第 24 章）。

经前路脊柱手术可通过胸腔或腹部入路来进行。经胸腔入路要涉及开胸或胸腔镜技术。因为术中可能需要提供肺隔离和单肺通气，所以与外科医生进行术前讨论对于确定麻醉方式至关重要。较高部位的开胸手术和胸腔镜手术通常需要单肺通气以保证足够的手术视野（参见第 27 章），使用双腔气管导管或支气管封堵管可以实现。

如果手术方法是经前后路联合进行，则可以经前路手术时使用双腔气管导管（endotracheal tube，ETT），经后路手术使用单腔 ETT。双腔 ETT 利于改进术野显露，但也有风险，例如术中难以将双腔 ETT 更换成单腔 ETT。并且由于气道水肿的因素，重新进行气

管插管会变得很困难，还可能导致创伤。另外，也可以联合使用支气管封堵管与单腔 ETT（图 32-7）（参见第 27 章）[4, 12]。

支气管封堵管的优点在于避免了在手术的不同阶段或者手术结束时更换气管导管。可以抽掉封堵管套囊里的气，将封堵管收回到其套管中并重新盖紧近段开口，恢复其单腔管的特点。如果在手术结束时无须拔除气管导管，那么在手术结束时也无须更换 ETT，从而避免了在有潜在的严重气道水肿或困难气管插管的情况下更换 ETT。同时，也需要教会相关 PACU 或重症监护室的工作人员支气管封堵管各个端口的用途[3, 4, 12]。

高位胸椎手术中，一些外科医生只需将二氧化碳注入胸腔就可以把肺叶移离手术区域。这样在整个手术过程中可以使用单腔 ETT，而无须使用双腔气管导管或支气管封堵管。

麻醉管理

麻醉管理旨在为手术提供麻醉和镇痛的同时避免使用可能干扰用于围手术期脊柱功能评估的波形采集的药物。可以使用一氧化二氮／氧气或空气／氧气联合阿片类药物和输注丙泊酚或右美托咪定。如仅监测体感诱发电位（somatosensory evoked potentials，SSEP），则可以使用低于 1 单位最低肺泡有效浓度（minimum alveolar concentration，MAC）（通常 0.5MAC）的吸入麻醉药。挥发性麻醉药会干

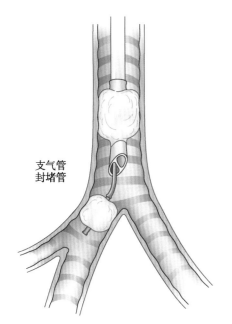

支气管
封堵管

图 32-7 放置支气管封堵管进行肺隔离实现单肺通气

扰患者经颅运动诱发电位（transcranial motor evoked potentials，TCMEP）监测信号的采集，如果无法获得足够的信号，如使用了吸入麻醉药则必须完全停止。尽管使用神经肌肉阻滞剂有助于气管插管，但如需要持续监测 TCMEP，则不应该连续使用神经肌肉阻滞剂。如果正在给患者放置椎弓根螺钉，在获得肌电图（electromyograms，EMG）之前必须停止神经肌肉阻滞剂的使用，以便能进行正常的监测。围手术期可以静脉注射或持续输注小剂量的氯胺酮，作为一种额外的止痛的方法，为包括脊柱手术在内的大手术提供镇痛作用（参见第 8 章）[13, 14]。

术中知晓

术中知晓是患者和医生都关心的一个问题（参见第 47 章）。接受脊柱外科手术的患者因为术中需要调整麻醉管理以获得足够的神经生理监测的波形来评估脊髓功能，这增加了患者术中知晓的风险。因此，此类患者在术中进行脑功能监测有助于避免发生术中知晓。然而这并不是标准，正如《术中知晓和脑功能监测的实践指南》中所提及的，应由麻醉医师对特殊的患者根据其具体情况做出相应的处理（如减浅麻醉等）[15]。报告中有一种观点认为，对于接受全身麻醉的患者，并不推荐常规进行脑功能监测，因为"在预防术中知晓方面这些监测还没有被普遍性应用"。事实上，Avidan 及其同事证明了使用脑

功能监测并不会降低术中知晓的发生[16]。所以目前尚不清楚是否仍然需要对脑功能进行监测。

脊柱手术期间的血液保护

脊柱外科手术减少患者失血的方法包括预先献血、血液稀释、用稀释的肾上腺素溶液浸润切口、控制性降压、血液回收、通过体位降低静脉压力、仔细的外科止血和使用抗纤溶药物（参见第 24 章）。用于减少脊柱手术失血量的药物包括抗纤维蛋白溶解的抑肽酶、氨甲环酸和 ε- 氨基己酸。抑肽酶是一种丝氨酸蛋白酶抑制剂，可有效减少心脏手术患者的失血量，并且也被证明对接受脊柱手术的患者是有效的[17-19]。合成性赖氨酸类似物的氨甲环酸和 ε- 氨基己酸也被用于接受脊柱手术和骨关节置换手术的患者[19]。氨甲环酸可以通过在 30 分钟以内推注 10mg/kg 的初始剂量，然后持续输注 1mg/（kg•h）的方式来给药，当然也可以采用其他方案来给药。对于适宜患者，氨甲环酸也可以局部使用或关节内给药。

ε- 氨基己酸似乎可能有益。对使用抗纤溶酶的骨科患者进行的 META 分析表明，虽然抑肽酶和氨甲环酸都可以有效减少失血，但数据不足以证明 ε- 氨基己酸有效[18]。但抑肽酶对心脏疾病患者也有的副作用，包括：①心肌梗死和心力衰竭的风险增加约 55%，几乎是卒中风险的 2 倍；②远期死亡风险有所增加；③一项为期 5 年的研究表明，在高危心脏手术中使用抑肽酶和赖氨酸类似物的患者出现死亡的风险更高。所以这项研究被提前终止，导致重新修改抑肽酶使用说明并最终将其从市场上撤下，不再使用[20-22]。

体位

患者通常在俯卧位下接受脊柱手术（参见第 19 章）。适当的体位对于避免患者受伤至关重要。移动患者到俯卧位时应与手术团队仔细协调的下进行。颈部不应过度伸展或过度屈曲，而应置于中立位，同时确保 ETT 不要扭曲。与患者接触的区域需要使用衬垫保护（尤其是患者的眼睛和面部），因为长时间俯卧位姿势会导致面部压疮，尤其是下颌与前额，以及其他部位。条件允许时，在长时间的手术过程中可以定期重新放置患者头部，这可以最大限度地将此类损伤的风险降到最低。直接压迫眼睛会导致视力丧失，通过适当的衬垫并避免超过 90° 的伸展可以防止对神经的压迫和拉伸。患者的腹部需要悬空以防止静脉压力的增大而增加静脉出血的风险。俯卧位会改变肺部动力学，因此采用这种体位必须重新评估肺功能。

第四篇

术中脊髓功能监测

脊髓功能监测是涉及牵拉、旋转脊柱的大手术中的重要组成部分，例如经前后路脊柱融合术和脊柱侧弯手术（参见第 20 章）。术中监测脊髓功能是为了在手术期间及时发现任何不良影响并希望立即纠正。脊髓功能监测包括 SSEP、运动诱发电位（motor evoked potentials，MEP），包括 TCMEP、EMG 和唤醒试验。进行脊髓功能监测时，必须适当调整麻醉方案。因为有些麻醉药物会干扰术中监测波形采集，这些波形可以用来分析脊髓功能的完整性。

SSEP 是在大脑皮质中产生的感觉诱发电位波，它是在四肢重复刺激周围神经引起的感觉性刺激而产生，通过脊髓的背侧或感觉部分向上传播并进入大脑。然后通过头皮上的电极检测到这些波形。头皮上的特定区域与大脑上、下肢的感觉区域相吻合，在这些区域采集到的正确信号表明脊髓的感觉通路或背侧部分完好无损。对多次重复刺激产生的 SSEP 波形进行潜伏期和振幅分析（图 32-8）。当出现潜伏期延长超过 10% 或振幅减少 60% 以上或更多，以及无法获得适当的波形和信号，可能提示脊髓功能障碍或受损。许多与手术无关的因素可以改变波形，应该适当地检测和消除它们。与手术无关的因素可能包括低血压、低体温、高浓度挥发性麻醉药、苯二氮䓬类药物、高碳酸血症或低碳酸血症以及贫血。

当使用 SSEP 监测时，应使用低浓度挥发性麻醉药（通常为 1%～2% 地氟醚），同时避免使用咪达唑仑和其他苯二氮䓬类药物，因为它们可能会干扰波形采集。一些麻醉医生会避免使用笑气，而是使用空气 - 氧混合气 [3, 5, 13, 14]。

与手术相关导致 SSEP 丢失的因素包括脊髓直接损伤或压迫受损以及血液供应障碍。牵拉、扭转、过度出血以及切断或钳夹动脉血供均可能导致脊髓受压迫缺血和神经损伤。不同于直接损伤可以立即导致 SSEP 变化，缺血所致的 SSEP 变化需要长达半小时或更长的时间才能显现出来。脊髓的某些区域更易受损，由于它们的血供取决于分支血管的血流量，因此更容易发生缺血。外科操作直接接触或牵拉均会损害血液供应，从而导致脊髓缺血 [23]。一旦发现 SSEP 或其他监测发生了显著变化，应进行特别处理，如松开被旋转和牵引的脊柱。此外，由于脊柱被牵引可能导致供血不足，应增加平均动脉压以恢复足够的血流量。还应考虑其他因素，如血红蛋白浓度、体温、二氧化碳以及动脉血压。一旦这些因素都被评估但波形依旧没有改善，则可能需要进行唤醒试验（参见下面的讨论）。

经颅运动诱发电位

由于 SSEP 监测仅能确定脊髓的背侧通路或感觉部分是否完整，因此有必要采用一种监测脊髓运

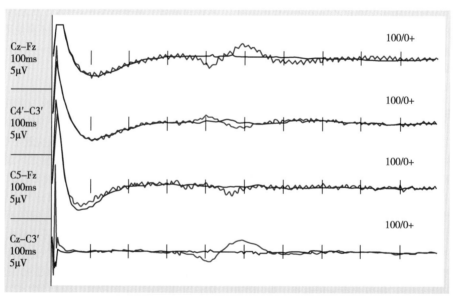

图 32-8　胫神经体感诱发电位（SSEP）显示 SSEP 波形丢失。注意新采集的波形图（紫色）与基线示踪图（红色）相比，波幅降低而潜伏期延长，解除马尾神经牵拉后波形恢复正常（由纽约大学关节疾病医院神经生理学系提供）

动或腹侧肌张力的方法[24]。最初通过神经源性 MEP 可以实现，但这些波形只能在手术切口开放且棘突可以用于插入电极时才能获得。因此，手术过程中一些易损时段并未进行监测。TCMEP 可以在整个手术过程中监测患者的运动神经通路。对大脑运动皮质的刺激可以产生一个波形，这种波形沿运动通路向下传播并在手臂或腿的远端被检测到。这种刺激能产生一种特征性的波形（图 32-9）。波形的丢失可能表明有神经损伤（图 32-9）。与 SSEP 波形一样，如有波形丢失需要采用以下步骤处理：评估可能的原因、留意生理性的变化、升高动脉血压进行干预以及可能的话进行唤醒试验[25]。

为了产生 TCMEP，患者不能有残留的神经肌肉阻滞（参见第 11 章）。更重要的是，应该了解对大脑皮质引起刺激的电流也会直接刺激位于头皮上电极区域的肌肉，如咬肌和咀嚼肌。这种肌肉的收缩可能会导致强力咬合，这可能会伤及舌头、嘴唇以及 ETT。特别患者在俯卧位时，更可能发生舌头严重咬伤和损坏 ETT，甚至可能发展成为紧急情况（参见第 19 章）[26]。舌头不应从齿缝中突出来。应将由压舌板和纱布做成的牙垫沿双侧牙齿放置在口腔后部，这将有助于防止舌头损伤。在俯卧位（面朝下）的体位下，任何移动都可能导致舌头滑动到牙齿之间，使其更易受到损伤。每一次刺激都会引起咬肌收缩，因此只要产生了波形，患者就会有危险[25, 26]。

肌电图

在放置椎弓根螺钉后，外科医生可能会要求进行 EMG 监测以确定螺钉是否紧邻着神经根，如果那样将导致神经损伤。检测 EMG 时，电流通过螺钉发出，并从远端检测 EMG。如果低毫安（mA）电流可以刺激神经根，则提示螺钉靠神经根太近。因此，通常会使用大于 7mA 的电流来产生反应，以确定螺钉不能靠神经根太近。为了获得精确的肌电图，必须停止使用和逆转残留的神经肌肉阻滞剂（参见第 11 章）。

唤醒试验

传统上的唤醒试验用于评估脊柱侧弯患者的脊髓完整性。随着复杂的脊髓功能监测技术的发展，现在已经成为众多医院的标准，并且通常将唤醒试验保留用于无法进行脊髓功能监测或术中脊髓功能监测波形发生显著变化的情况。在唤醒试验期间，应停止麻醉药物使用，并要求患者移动四肢。这种方法的潜在并发症包括出血增加、静脉空气栓塞，甚至患者在俯卧位并且伤口暴露的情况下出现气管导管意外脱出。唤醒试验的流程如下：关闭所有吸入麻醉药，逆转残留的神经肌肉阻滞剂引起的肌肉松弛，停止输注右美托咪定、丙泊酚或氯胺酮。如果患者没有自主呼吸，可以一次性注射 0.04mg 纳洛酮以逆转任何残留的镇痛药作用。此期间应扶住患者的头部，以减少气管导管意外脱管的风险。在评估下肢功能之前，可以通过让患者紧握观察者的手来确定上肢功能，良好的依从性意味着患者从全身麻醉中恢复良好。然后，当有人观察患者的脚时，请患者摆动脚趾。一旦评估完成，应立即使用丙泊酚等速效麻醉药，使患者迅速重新回到麻醉状态。如果唤醒试验不能成功地显示患者足够的肢体运动，则可能需要进一步的外科干预，并且需要将患者转移到放射科进行进一步的影像学检查[3, 5, 27]。

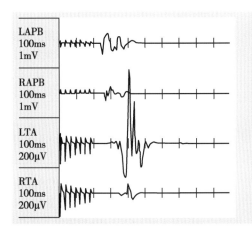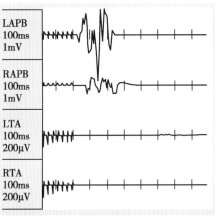

图 32-9　正常经颅运动诱发电位（左）和波形丢失（右下两组），提示脊髓运动部分可能存在神经损伤

小结

手术结束时需将患者恢复仰卧位。在这个关键的时刻应固定所有的管道，以确保动、静脉通路和气管导管不会意外脱出。再次仔细评估患者的血流动力学状态、血管内容量、失血量、液体和血液置换的程度、温度以及气道水肿的可能性。尽可能避免过早的拔除气管导管。此外，在拔管前应评估面部水肿、呼吸状态、止痛药的用量、钢板的情况和疼痛程度。在拔除气管导管之后把患者转移到 PACU。在 PACU 应给予面罩吸氧，并且根据患者情况复查电解质、血红蛋白和凝血。

术后疼痛管理（参见第 40 章）在脊柱手术后会变得复杂，因为某些患者在手术之前便服用了大量的止痛药物，尤其是阿片类药物。对于这些患者以及从未接受过止痛药的患者，可以制定一个围手术期疼痛管理计划并将其纳入患者的治疗计划中。实际上，疼痛管理应考虑多模式镇痛方案，即术前口服止痛药、术中输注止痛药以及使用术后镇痛药物，以最大程度缓解疼痛的同时减少镇痛药所致的呼吸抑制。术前止痛药物包括对乙酰氨基酚、加巴喷丁以及其他非甾体类消炎止痛药，所以应根据标准疼痛路径结合患者的情况为其制定个体化方案。患者自控镇痛（patient-controlled analgesia，PCA）可能是最有效的术后镇痛方式，应该根据患者的情况来制定其剂量。有些医院无论是在术中或术后均使用氯胺酮作为镇痛辅助药物。由于酮咯酸之类的非甾体抗炎药（nonsteroidal antiinflammatory drugs，NSAID）会干扰骨愈合，所以应谨慎使用，特别是在刚刚接受脊柱融合手术的患者中应避免使用[28]。当骨愈合问题已经不受影响时，可以基于患者的个体情况使用非甾体抗炎药，但须谨慎其引起的心血管相关的问题。其他的口服药物在围手术期使用也有帮助，可以考虑在术前和术后给药。这些药物包括：对乙酰氨基酚、抗惊厥药（例如加巴喷丁和普瑞巴林）、在脊髓水平起作用的抗痉挛药（例如巴氯芬和替扎尼定）、抗炎药和阿片类药物。对于禁食或不能经口进食的患者，静脉注射对乙酰氨基酚是一个绝佳的疼痛治疗方案。

视力丧失

术后视力丧失（postoperative visual loss，POVL）是发生在脊柱手术患者中一种罕见但具有潜在破坏性的并发症（参见第 19 章和第 31 章）[29-36]。尽管其发生机制还尚不明确，但在俯卧位时间较长的脊柱手术（> 6 小时）和失血量较大（> 1L）的患者中出现的风险较高[29]。然而，失血量少、手术时间短的患者也会出现视力丧失。围手术期因素如贫血、低血压、手术时间长、失血量多、俯卧位引起的静脉压力增高、水肿、眼眶内的筋膜室综合征和血流阻力（如眼压）以及诸如糖尿病、高血压和血管疾病等全身性疾病都被认为是可能的病因[29-36]。

缺血性视神经病变（ischemic optic neuropathy，ION）是 POVL 的主要病因之一。视神经血液供应的变化可能在 ION 的发展中起作用，包括对视神经关键区域分流的血液供应的影响。面部朝下的体位会导致眼眶水肿，而静脉压力的增加则可能会影响动脉血流。眼灌注压（ocular perfusion pressure，OPP）（即为视神经供血的血压）是平均动脉压（mean arterial pressure，MAP）和眼压（intraocular pressure，IOP）之差，即 OPP = MAP − IOP。IOP 升高或 MAP 降低均可能对 OPP 产生负面影响[12]。IOP 增加可降低 OPP 并导致缺血，而俯卧位则与 IOP 增加密切相关[31]。

美国麻醉医师协会（American Society of Anesthesiologists，ASA）建立了视力丧失注册系统，以帮助确定 POVL 的病因[30]。ASA 实践指南提到 ION 是 POVL 最可能的病因（知识框 32-1）[29, 36]。在 POVL 注册系统中 93 例病例报告中，其中 83 例是由 ION 引起的，其余病例归因于视网膜中央动脉阻塞（central retinal artery occlusion，CRAO）。CRAO 可能是自身的栓塞，也可能是直接压迫眼球的结果，并且往往都是单侧。大多数注册的以俯卧位进行脊柱手术的患者都是健康的，其中有 96 例患者失血量超过 1L 的和手术时长超过 6 小时。POVL 病例中有 55 例双侧受累，其中 47 例完全失明。注册显示 POVL 患者的失血量差异很大，平均值为 2L，但范围在 0.1～25L 之间[30, 34, 35]。指南和病例报告提倡在术前与患者进行充分交流，甚至有些建议长时长的脊柱手术应分期实施[30, 34, 35]。

一项关于 80 名 ION 患者与对照受试者的对比试验研究揭示了更多风险相关的深刻见解。有以下危险因素的患者 ION 发生率升高：男性、肥胖、使用 Wilson 头架、麻醉时间长、失血量大以及胶体输注比例较少的患者[37]。

坐位手术

肩部手术通常在患者呈坐位或"沙滩椅"位下进行，需将患者头部和上半身在仰卧位的基础上抬高 30°～90°（参见第 19 章）。这种体位下麻醉与罕见但严重的神经系统并发症有关，包括卒中、缺血性脑损

- 部分在俯卧位进行脊柱手术的患者，其围手术期视力丧失的风险增加。风险增加的患者包括手术时间长或大量失血或两者兼有的患者
- 考虑告知高风险患者围手术期视力丧失的风险小，但却无法预测
- 脊柱手术中使用控制性降压与围手术期视力丧失无关
- 对于大量失血的患者，除了使用晶体液溶液外，还应使用胶体溶液以维持血管内容量
- 没有明确的输血"指征"可消除围手术期与贫血相关的视力丧失的风险
- 高危患者摆放体位时，应尽可能使头部与心脏齐平或高于心脏。此外，在可能的情况下，头部应保此在中立的向前位置（如没有明显的颈部屈曲、伸展、侧屈或扭转）
- 对高危患者应考虑分期实施脊柱手术

引自：American Society of Anesthesiologists Task Force on Perioperative Visual Loss. Practice advisory for perioperative visual loss associated with spine surgery: an updated report by the American Society of Anesthesiologists Task Force on Perioperative Visual Loss. *Anesthesiology*. 2012; 116(2): 274-285.

伤和植物人状态[38,39]。其原因是脑灌注压降低导致大脑供血不足。这是由于心脏和大脑在这种体位产生的动脉血压梯度所致，每高出心脏 1cm，动脉血压就会降低 0.77mmHg。因此，在心脏水平测量的动脉血压并不是大脑的灌注压，必须重新计算在心脏水平测量的大脑血压值。20cm 的高度差并不少见，这时有 15～16mmHg 的差值。外耳道是方便测量心脏和大脑高度差的一个部位，它与 Willis 环（circle of Willis，COW）处于同一水平。即便如此，仍然有相当数量的脑组织高于这一水平。如果动脉血压降低，或者按照外科医生的要求实施控制性降压麻醉，那就会降低在 COW 水平和大脑的血压，从而显著损害脑灌注压。因此，在这些患者中应避免明显的低血压，尤其是自身调节曲线受损的老年高血压患者（参见第 35 章）。

髋部骨折手术

　　髋部骨折常发生在老年患者，此类患者往往同时患有多种先前存在的疾病或合并症。易导致骨折的因素包括并存疾病、骨质疏松、下肢功能障碍、视力障碍、高龄、帕金森病、既往骨折病史、卒中、女性、痴呆、机构照护的失能患者、过量饮酒或摄入咖啡因、寒冷的气候以及使用精神类药物[40]。骨折后第一年的死亡率 14%～36%[40]。患者的自身情况会影响其发病和死亡率。举　个关了患者所患合并症数量的例子。与患有较少合并症的患者相比，存在 4～6 种合并症与死亡率的上升密切相关[41]。Roche 及其同事在研究了 2 448 名患者的报告中指出，存在三种或三种以上疾病或合并症是术前预示危险的强指标，提示极易发生与高死亡率相关的术后肺部感染或心衰[42]。White 和其同事的报告中提到，ASA 分级 Ⅰ级和Ⅱ级患者的死亡率与年龄匹配的对照组相同，但 ASA 分级Ⅲ级和Ⅳ级患者在髋部骨折后的死亡率更高（49% *vs.* 8%）[43]。

　　通常，当患者存在需要纠正的严重并存疾病时，推迟手术的同时患者的并存疾病也能得到改善，这对患者是有益的。一项研究证明：花时间去纠正患者的异常生理指标，可以将高危患者的死亡率从 29% 降至 2.9%[44]。Kenzora 和她的同事也证明了这种益处：立即接受手术患者的死亡率远远高于先改善身体状况而推迟 2～5 天接受手术的患者（34% *vs.* 6.9%）[41]。Moran 和同事们在一项对 2 660 例髋部骨折患者的研究中发现，只要在 4 天内实施手术健康患者的情况就会很好，其 30 天死亡率为 9%，90 天死亡率为 19%，12 个月死亡率为 30%[45]。与健康患者相比，有并存疾病的患者在 30 天内的死亡率增加了近 2.5 倍。此外，骨折后立即入院的患者比一天后入院的患者情况更好[45]。Shiga 及其同事注意到，入院后延迟 48 小时以上进行手术与死亡率增加有关，并建议不适当的推迟手术可能对患者造成伤害，特别是年轻或低风险患者[46]。

　　术前评估尤为重要（参见第 13 章）。针对近期确诊的心肌梗死病例的术前评估规则已经改变。以前，手术时机被推迟到心肌梗死后 6 个月，但如今更倾向于根据心肌梗死的严重程度对患者进行风险分级，以确定最佳的手术时机[47]。新发的心肌梗死可能会导致患者长期卧床，随之出现肺炎、肺栓塞、疼痛、不能行走和褥疮的风险，所以对于新发的心肌梗死需要根据风险受益率来进行评估其心肌梗死后的手术风险。需要考虑的因素有心肌梗死的程度、其他可能有风险的心肌，有心肌梗死后心绞痛以及充血性心肌衰竭（heart failure，CHF）的表现。虽然持续的心绞痛或 CHF 会排除早期手术的可能，但如果只是心肌酶轻度升高且超声心动图和负荷试验正常，这

第四篇

种轻微的心内膜下心肌梗死可以考虑早期外科干预。髋部骨折通常会使患者无法进行正常的运动负荷试验，因此，如有必要，可以进行药物应激试验。

麻醉管理

在行髋部骨折手术的患者中，全身麻醉与局部麻醉哪一种麻醉方式有更好的结局，这是一个存在已久的话题。总的来说，多年积累的数据和许多不同的研究都没能证明哪一种麻醉方式更好 [3, 5, 48, 49]。因此，在选择蛛网膜下腔麻醉或全身麻醉时应该根据患者的具体情况来进行考虑。在为特殊患者制定麻醉方案时，也必须考虑蛛网膜下腔麻醉和全身麻醉的利弊（参见第 14 章）。全身麻醉虽然容易实施，但却不像区域麻醉那样可以防止患者发生血栓栓塞 [3, 5]。2012 年一项涉及 18 158 例关于不同的麻醉方式（椎管内麻醉或全身麻醉）是否会影响髋部骨折患者预后的回顾性研究显示，在股骨粗隆间髋部骨折患者中使用区域麻醉可降低患者死亡率和减少肺部并发症，而在股骨颈骨折患者中却无此结论 [50]。

麻醉医师在准备手术时应考虑患者骨折的类型。关节囊内的股骨颈骨折根据股骨头的生存能力采用空心螺钉或半髋成形术来进行修复。而股骨粗隆间骨折因为要植入钢板和螺钉，所以其出血量更大并且手术时间更长。

区域麻醉（例如蛛网膜下腔麻醉）具有以下优点：①避免了气管插管和气道管理，同时也避免了需要进行此操作使用的药物；②减少了整个手术过程中全麻药的用量；③降低了血栓栓塞的风险。蛛网膜下腔麻醉的扩血管作用有益于 CHF 患者。但是仍需小心血管内液体的输注，因为随着蛛网膜下腔麻醉血管扩张作用的减弱，CHF 可能会加重 [3, 5]。

术前应注意血管内容量状态，因为骨折会导致大量失血，在血容量不足的情况下行蛛网膜下腔麻醉会导致严重的低血压。还有一个问题，骨折患者需长时间卧在手术床上，即使少量镇静剂也会导致明显呼吸抑制，尤其是老年人。

周围神经阻滞包括腰丛、股神经和股外侧皮神经（lateral femoral cutaneous nerve，LFCN）阻滞都可用于适宜的手术。Chayen 及其同事证明了腰丛阻滞在髋部骨折患者中的有效性 [51]。这种阻滞可以通过神经刺激仪或在超声引导下进行。对于只须使用空心螺钉的骨折手术可以在股神经联合 LFCN 阻滞下进行。股神经阻滞可以提供髋部镇痛，而 LFCN 阻滞可以麻醉大腿外侧空心螺钉置入的区域。在髂前上棘内、下 1cm 处向头侧扇形注射局麻药实施 LFCN

阻滞。由于 LFCN 是感觉神经，因此不适用神经刺激仪来定位，而可以使用超声引导来阻滞该神经。

接受髋部骨折手术的患者术中应注意的事项包括：手术台上正确的体位与衬垫保护，出血时维持足够的血容量，保温。随着手术的进展，密切观察老年患者的血流动力学和其他未预料的问题也尤为重要。

手术结束时重新评估患者的血流动力学情况，以确保患者有足够的血液和液体补充。确认患者是否有镇痛药物残留作用，以免患者在拔管后出现呼吸抑制。检查是否有体温过低和贫血并评估患者的呼气末二氧化碳，因为使用阿片类药物会导致高龄患者苏醒延迟和通气不足。拔管后立即给予面罩吸氧。随着手术时间的延长，阿片类药物的累积作用可能变得明显，应谨慎决定使用止痛药的剂量和频率。

关节置换手术

全髋关节、膝关节和肩关节置换常用于患有骨关节炎、风湿性疾病和创伤的患者。手术包括全关节置换、部分关节置换、个别部位更换或翻新。主要关注的问题包括患者的年龄、合并症、失血量、合适的体位和衬垫保护、术中的血流动力学变化、对甲基丙烯酸甲酯水泥（methylmethacrylate cement，MMC）的反应以及发生脂肪栓塞和肺栓塞的风险。

全髋关节置换手术

传统全髋关节置换术（total hip replacements，THR）的患者采用仰卧位或侧卧位。一种新的入路，即髋关节前入路，需要患者在特殊手术台上以仰卧位进行。对于这种术式，选择适合的患者可以进行髋关节置换的日间手术。在仰卧位时，与臀部同侧的手臂从侧面弯曲远离躯干。侧卧位需要在腋窝的尾侧衬垫软枕，以保护腋动脉和臂丛神经不受压迫（参见第 19 章）。在侧卧位行手术的患者还需要放置侧卧位固定器来稳定骨盆。固定器会将腹腔内容物向头侧挤压并干扰呼吸功能。

THR 可以使用 MMC 来固定假体。年轻患者倾向于接受非骨水泥关节置换。MMC 可能会出现与心肺相关的不良反应，例如缺氧、支气管痉挛、低血压、循环衰竭甚至死亡。MMC 引发全身性反应可能是由于液态的 MMC 单体（用于黏合固定假体的胶粘剂）本身所致，也可能是由于空气、脂肪或骨髓成分被挤压进入血液循环导致的。在放置假体时，聚合物 MMC 中混合的液态单体越多，不良反应发生概率越大。这是由于没有充分混合或没有等待足够长的混合时间引起的[3, 4, 52]。高危患者包括填充骨水泥时血容量不足的患者、高血压患者和先前有显著心脏疾病的患者[3, 43, 44]。

在髓腔扩大、填充骨水泥期间使用经食管超声心动图评估心脏结构与功能（参见第 25 章）时的确可以看到 MMC 和脂肪栓子从手术部位流向心脏[52]。如果患者有卵圆孔未闭，这些栓子理论上可以穿过卵圆孔进入左心室然后进入体循环。如果患者有潜在的卵圆孔未闭，支气管痉挛会导致肺动脉压力升高。例如 MMC 可以升高右房压，使血液直接通过潜在未闭的卵圆孔分流，从而导致许多患者在髓腔扩大、骨水泥填充过程中出现 PaO_2 降低。因此升高 FiO_2 到 1.0 非常有必要。

手术结束后患者被移至 PACU。吸氧的同时需再次评估患者的血红蛋白浓度并观察患者的基本生命体征。术前应制定详细的术后疼痛管理方案（参见第 40 章）。大部分医院都会进行包括术前口服止痛药在内的疼痛管理方案。还应该利用更全面的方案来优化当日的流程管理，具体包括：液体管理、蛛网膜下腔麻醉药物剂量和促进膀胱动力的药物治疗。对于住院患者，术后疼痛管理包括硬膜外持续输注 PCA、静脉 PCA、口服药物和周围神经阻滞（包括腰丛神经阻滞）。患者接受的术后疼痛管理可能会对预防血栓栓塞产生影响（参见第 40 章）。

全膝关节置换手术与止血带的使用

全膝关节置换术（total knee replacements，TKR）经常使用止血带来减少手术区域的血流。止血带应小心地放置在大腿上段并进行适当的衬垫保护。在止血带充气之前可以使用 Esmarch 弹力绷带缠绕四肢以帮助排除四肢的血液。下肢止血带须充气至收缩压 100mmHg 以上，以防止动脉血进入手术的肢体[3, 4, 53]。

由于止血带会使肢体缺血，因此需要设置充气时间的上限，以避免永久性肢体缺血损伤。缺血时间的安全上限约为 2 小时。应在止血带充气时间 1 小时时告知外科医生，并在充气接近 2 小时极限值时及时放气。如果止血带使用总时间超过 2 小时，则应在 2 小时时将其放气至少 15～20 分钟，然后再重新充气。当肢体被含氧的血液再灌注时，酸性代谢产物从缺血肢体流出。随着止血带的释放，缺血肢体的再灌注导致酸性产物回到循环，从而出现动脉血压降低和呼气末二氧化碳升高[3]。必要时，可以静脉输注液体和使用升压药物来解决[3, 53]。

止血带充气时间延长会加重疼痛，通常表现为血压升高和心率增快。过度使用阿片类药物和其他药物治疗升高的血压，松开止血带后会导致低血压。动物模型已经确定了此类疼痛是 C- 纤维发放冲动引发的，在止血带近端进行区域阻滞可防止 C- 纤维发放冲动[3, 53, 54]。

使用止血带引起的并发症包括神经损伤、血管损伤（尤其是动脉粥样硬化患者）、肺栓塞和皮肤损伤。如果在皮肤准备过程时消毒液渗入止血带和其下面的填充物，则可能会引起化学灼伤而损伤皮肤。止血带放气时会遇到的其他问题包括肺栓塞和缺血肢体再灌注时出现核心温度降低[3, 47, 48]。

止血带放气之后应观察到手术区域有出血。有时候会因止血带管子扭结而导致止血带控制箱放气后手术区域却依然没有出血。这是一种严重的并发症，因为止血带仍然有效地充气但患者却面临止血带充气时间延长、肢体缺血和其他并发症的风险。确保止血带放气的方法是将管道从止血带控制箱上断开并观察切口是否出血，这才是止血带放气的标志。

TKR 通常在区域麻醉联合静脉镇静的情况下进行。由于在手术中使用止血带，因此术中出血通常不明显。但是在 PACU 患者会出现大量失血、引流量增加导致低血压。有些外科医生在伤口闭合并完成包扎之前不会松开止血带，尽管这种情况下出血量通常较少，却增加了术后出血的风险[55]。

许多患者在一次住院期间接受了双侧 TKP，但关于是否应该在一次手术中进行双侧 TKP 目前还尚存争议[56-59]。如果安排了双侧 TKP，则应仔细选择适宜的手术患者。许多医院都有指南，所以应该根据患者的 ASA 分级、并存疾病来确定可以接受双侧手术的患者。术中麻醉医师应意识到先前手术一侧的伤口引流可能流入了引流瓶，就像出血流到手术铺巾下那样会掩盖出血量，如果出血明显，也会因为没有识别到而导致低血压。

发生术后疼痛的 TKR 患者较 THR 患者更多。应制定术后疼痛管理计划以应对预期的疼痛。该计划包括口服和静脉使用止痛药以及神经阻滞。术前口服对乙酰氨基酚、加巴喷丁或非甾体抗炎药（需考虑心血管风险）等止痛药物被用于全膝关节置换的疼痛管理路径。随着逐渐采用早期下床活动（甚至是在 PACU），需要进行充分镇痛以促进患者活动。周围神经阻滞（如股神经阻滞和收肌管阻滞）可以缓解这种疼痛[60]。收肌管阻滞可以使股神经的运动感觉分离从而保留股神经的运动功能。目前尚不清楚使用股神经或收肌管阻滞是否会导致更多跌倒发生[61]。缓解术后疼痛的方法还包括经导管持续输注神经阻滞

第四篇

（PCA）、下肢神经阻滞和静脉注射或口服药物。在周围神经阻滞时为延长神经阻滞的持续时间，静脉注射地塞米松被证明是有效的[62]。一些外科医生在手术时超说明书使用脂质体丁哌卡因进行关节腔内浸润代替周围神经阻滞以达到延长术后镇痛的目的。但该技术的有效性还有待查验[63]。

深静脉血栓形成与血栓栓塞的预防

对围手术期深静脉血栓（deep venous thrombosis，DVT）形成的预防必要性和技术因外科医生和医疗机构而异。血栓栓塞的处理应与麻醉医师协调。预防 DVT 的方法包括使用华法林、低分子量肝素（low-molecular-weight heparin，LMWH）、顺序加压靴和阿司匹林。尽管有血栓栓塞治疗的药物指南，但 DVT 预防血栓形成的治疗方法仍是多种多样的。主刀医生对 DVT 预防的药物选择和治疗时间将影响麻醉方法的选择，如全麻、蛛网膜下腔麻醉、腰硬联合麻醉、持续硬膜外麻醉、周围神经阻滞或导管持续神经阻滞。值得关注的是，接受抗凝治疗的患者进行硬膜外导管操作可能会导致出血，如拔除硬膜外导管会导致硬膜外出血、形成硬膜外血肿，甚至瘫痪。一旦形成硬膜外血肿，必须在发生不可逆的瘫痪之前迅速拔除硬膜外导管。尽管硬膜外血肿的典型表现为剧痛、麻木和无力，但在接受硬膜外麻醉的患者中，这些症状可能会被掩盖。

在美国引入 LMWH、依诺肝素后，硬膜外血肿的发生率有所增加。但在欧洲这种情况却不同，与美国一天两次的给药计划相比，欧洲使用一天一次的给药计划。硬膜外血肿形成的因素有很多，包括在使用 LMWH 进行抗凝治疗的同时进行蛛网膜下腔麻醉或拔除硬膜外导管以及同时使用多种抗凝药物并忽略了给药安排。这引起了美国食品药品监督管理局（Food and Drug Administration，FDA）的注意，并发布了"关于在使用 LMWH 的同时进行蛛网膜下腔麻醉/硬膜外麻醉或腰椎穿刺而导致硬膜外血肿或脊髓血肿的报告"。美国区域麻醉与疼痛医学会（American Society of Regional Anesthesia and Pain Medicine，ASRA）达成的共识声明也强调这一问题[64-66]。FDA 最新的建议包括对于术前使用依诺肝素的患者，在接受腰椎穿刺之前应至少停药 12 小时；在拔除硬膜外导管后 4 小时才能使用依诺肝素治疗（之前需要等待 2 小时）；接受华法林治疗的患者只有在国际标准化比值（international normalized ratio，INR）小于 1.5 时才能拔除硬膜外导管。当使用 LMWH 的患者进行硬膜外穿刺置管时，应避免其他抗凝药和抗血小板药物[64-67]。

氯吡格雷的抗血小板作用也增加了患者进行蛛网膜下腔麻醉或硬膜外麻醉时出现椎管内血肿的风险。2010 版 ASRA 关于抗凝药的用药指南建议应在进行神经阻滞前停用氯吡格雷 7 天。而内科医师的参考指南引用的药物用法却建议择期手术只需停药 5 天[65]。第三版接受抗血小板治疗患者的麻醉管理指南里指出"根据指南和术前检查，建议停用噻吩吡啶类药物和进行神经阻滞的间隔时间，塞氯匹定为 14 天、氯吡格雷为 7 天。如果在停用氯吡格雷的 5～7 天内进行了神经阻滞，需要有正常的血小板功能检查报告"[66]。对于需要继续使用氯吡格雷或是没有达到停药时间的患者，需要更改麻醉方式。抗血小板药物的指南可能会随着医生在围手术期氯吡格雷等药物的使用经验增加而进行修订。

思考题

1. 类风湿性关节炎患者在进行髋关节手术时，气道和颈椎可能会发生哪些变化？应怎样进行评估？气道管理的潜在风险有哪些？

2. 对于多节段的脊柱融合手术，可以采用哪些方法来减少失血？

3. 在脊柱手术中可以使用哪些监测来检验脊髓通路的完整性？常用的麻醉药物（如吸入麻醉药、异丙酚、阿片类药物、苯二氮䓬类药物、神经肌肉阻滞剂）是如何影响常用的监测技术？

4. 对于需要进行髋部骨折手术的高龄患者，区域麻醉的优缺点有哪些？何种神经阻滞或区域麻醉最适合此类患者？

5. 对拟行全膝关节置换的患者，有哪些术后镇痛方法？

6. 对拟行全髋关节置换术的患者，低分子量肝素的使用对硬膜外麻醉有何影响？

（陈泓羊 译，李崎 审）

参考文献

1. Okada Y, Wu D, Trynka G, et al. Genetics of rheumatoid arthritis contributes to biology and drug discovery. *Nature*. 2014;506(7488):376–381.

2. Rheumatoid arthritis: epidemiology, pathology and pathogenesis. In: Klippel JII, Crofford LJ, Stone JH, Weyland CM, eds. *Primer on the Rheumatic Diseases*. 12th ed. Atlanta, GA: Arthritis Foundation; 2001:209–232. Chap. 9.

3. Bernstein RL, Rosenberg AD. *Manual of Orthopedic Anesthesia and Related Pain Syndromes*. New York: Churchill Livingstone; 1993.

4. Rosenberg AD. Current issues in the anesthetic treatment of the patient for orthopedic surgery. *ASA Refresher Courses in Anesthesiology*. 2004;32:169–178.

5. Rosenberg AD. Anesthesia for major orthopedic surgery. *ASA Refresher Courses in Anesthesiology*. 1997;25:131–144.

6. Bienenstock H, Ehrlich GE, Freyberg RH. Rheumatoid arthritis of the cricoaretynoid joint: a clinicopathological study. *Arthritis Rheum*. 1963;6:48–63.

7. Skues MA, Welchew EA. Anaesthesia and rheumatoid arthritis. *Anaesthesia*. 1993;48:989–997.

8. Steel HH. Anatomical and mechanical considerations of the atlantoaxial articulations. *J Bone Joint Surg Am*. 1968;50:1481–1490.

9. Keenan MA, Stiles CM, Kaufman RL. Acquired laryngeal deviation associated with cervical spine disease in erosive polyarticular arthritis. Use of the fiberoptic bronchoscope in rheumatic disease. *Anesthesiology*. 1983;58:441–449.

10. Macarthur A, Kleiman S. Rheumatoid cervical joint disease—a challenge to the anesthetist. *Can J Anaesth*. 1993;40(2):154–159.

11. Seronegative spondyloarthropathies, ankylosing spondylitis. In: Klippel JH, Crofford LJ, Stone JH, Weyland CM, eds. *Primer on the Rheumatic Diseases*. 12th ed. Atlanta, GA: Arthritis Foundation; 2001:250–254. Chap. 11C.

12. Rosenberg AD. Annual Meeting 58th Refresher Course Lectures and Basic Science Review RCL American Society of Anesthesiology. *Anesthesiology*. 2007:119.

13. Zakine J, Samarcq D, Lorne E, et al. Postoperative ketamine administration decreases morphine consumption in major abdominal surgery: a prospective, randomized, double-blind, controlled study. *Anesth Analg*. 2008;106(6):1856–1861.

14. Subramaniam K, Subramaniam B, Steinbrook RA. Ketamine as adjuvant analgesic to opioids: a quantitative and qualitative systematic review. *Anesth Analg*. 2004;99:482–495.

15. American Society of Anesthesiologists Task Force on Intraoperative Awareness. Practice advisory for intraoperative awareness and brain function monitoring: a report by the American Society of Anesthesiologists Task Force on Intraoperative Awareness. *Anesthesiology*. 2006;104:847–864.

16. Avidan MS, Zhang L, Burnside BA, et al. Anesthesia awareness and the bispectral index. *N Engl J Med*. 2008;358:1097–1108.

17. Urban MK, Jules-Elysee K, Urquhart B, et al. The efficacy of antifibrinolytics in the reduction of blood loss during complex adult reconstructive spine surgery. *Spine (Phila Pa 1976)*. 2001;26:1152–1156.

18. Zufferey P, Merquiol F, Laporte S, et al. Do antifibrinolytics reduce allogeneic blood in orthopedic surgery? *Anesthesiology*. 2006;105(5):1034–1046.

19. Neilipovitz DT, Murto K, Hall L, et al. A randomized trial of tranexamic acid to reduce blood transfusion for scoliosis surgery. *Anesth Analg*. 2001;93:82–87.

20. Mangano DT, Tudor IC, Dietzel C, et al. The risk associated with aprotinin in cardiac surgery. *N Engl J Med*. 2006;354:353–365.

21. Mangano DT, Miao Y, Vuylsteke A, et al. Mortality associated with aprotinin during 5 years following coronary bypass graft surgery. *JAMA*. 2007;297:471–479.

22. Fergusson DA, Hebert PC, Mazer CD, et al. A comparison of aprotinin and lysine analogues in high-risk cardiac surgery. *N Engl J Med*. 2008;358:2319–2331.

23. Pasternak BM, Boyd DP, Ellis FH. Spinal cord injury after procedures on the aorta. *Surg Gynecol Obstet*. 1972;135:29–34.

24. Owen JH, Laschinger J, Bridwell K, et al. Sensitivity and specificity of somatosensory and neurogenic motor evoked potentials in animals and humans. *Spine (Phila Pa 1976)*. 1988;13(10):1111–1118.

25. Hilibrand AS, Schwartz DM, Sethuraman V, et al. Comparison of transcranial electric motor and somatosensory evoked potential monitoring during cervical spine surgery. *J Bone Joint Surg Am*. 2004;86:1248–1253.

26. MacDonald D. Intraoperative motor evoked potential monitoring: overview and update. *J Clin Monit Comput*. 2006;20(5):347–377.

27. Vauzelle C, Stagnara P, Jouvinroux P. Functional monitoring of spinal cord activity during spinal surgery. *Clin Orthop Relat Res*. 1973;93:173–178.

28. Glassman SD, Rose SM, Dimar JR, et al. The effect of postoperative nonsteroidal antiinflammatory drug administration on spinal fusion. *Spine (Phila Pa 1976)*. 1998;23:834–838.

29. Williams EL. Postoperative blindness. *Anesthiol Clin North Am*. 2002;20:605–622.

30. Lee L, Roth S, Posner K, et al. The American Society of Anesthesiologists Postoperative Visual Loss Registry: analysis of 93 spine surgery cases with postoperative visual loss. *Anesthesiology*. 2006;105(4):652–659.

31. Cheng MA, Todorov A, Tempelhoff R, et al. The effect of prone positioning on intraocular pressure in anesthetized patients. *Anesthesiology*. 2001;95:1351–1355.

32. Lee L, Lam A. Unilateral blindness after position lumbar spine surgery. *Anesthesiology*. 2001;95:793–795.

33. Roth S, Barach P. Postoperative visual loss: still no answers—yet. *Anesthesiology*. 2001;95:575–577.

34. Warner MA. Postoperative visual loss: experts, data and practice. *Anesthesiology*. 2006;105:641–642.

35. American Society of Anesthesiologists Task Force on Perioperative Visual Loss. Practice advisory for perioperative visual loss associated with spine surgery: an updated report by the American Society of Anesthesiologists Task Force on Perioperative Visual Loss. *Anesthesiology*. 2012;116(2):274–285.

36. Roth S. Perioperative Visual Loss: what do we know, what can we do? *Br J Anaesth*. 2009;103(suppl):i31–i40.

37. The Postoperative Visual Loss Study Group. Risk factors associated with ischemic optic neuropathy after spine surgery. *Anesthesiology*. 2012;116(1):15–24.

38. Pohl A, Cullen DJ. Cerebral ischemia during shoulder surgery in the upright position: a case series. *J Clin Anesth*. 2005;17:463–469.

39. Cullen DJ, Kirby RB. Beach chair position may decrease cerebral perfusion pressure. Catastrophic outcomes have occurred. *APSF Newsl*. 2007;22(2):25.

40. Zuckerman J. Hip fracture. *N Engl J Med*. 1996;334:1519–1525.

41. Kenzora JE, McCarthy RE, Lowell JD, et al. Hip fracture mortality: relation to age, treatment, preoperative illness, time of surgery, and complications. *Clin Orthop Relat Res*. 1984;186:45–56.

42. Roche JJ, Wenn RT, Sahota O, et al. Effect of comorbidities and postoperative complications on mortality after hip fracture in elderly people: prospective observational cohort study. *BMJ*. 2005;331(7529):1374.

43. White BL, Fisher WD, Laurin CA. Rate of mortality for elderly patients after fracture of the hip in the 1980s. *J Bone Joint Surg Am*. 1987;69(9):1335–1340.

44. Schultz RJ, Whitfield GF, LaMura JJ, et al. The role of physiologic monitoring in patients with fractures of the hip. *J Trauma*. 1985;25:309–316.

45. Moran CG, Wenn RT, Sikand M, et al. Early mortality after hip fracture: is delay before surgery important? *J Bone Joint Surg Am*. 2005;87:483–489.

46. Shiga T, Wajimaa Z, Ohe Y. Is operative delay associated with increased mortality of hip fracture patients? Systematic review, meta-analysis, and meta-regression. *Can J Anaesth*. 2008;55:146–154.

47. Shah KB, Kleinman BS, Sami H, et al. Reevaluation of perioperative myocardial infarction in patients with prior myocardial infarction undergoing noncardiac operations. *Anesth Analg*. 1990;71:231–235.

48. Valentin N, Lomholt B, Jensen JS, et al. Spinal or general anaesthesia for surgery of the fractured hip? A prospective study of mortality in 578 patients. *Br J Anaesth*. 1986;58:284–291.

49. Davis FM, Woolner DF, Frampton C, et al. Prospective multi-centre trial of mortality following general or spinal anaesthesia for hip fracture surgery in the elderly. *Br J Anaesth*.

1987;59:1080-1088.

50. Neuman MD, Silber JH, Elkassabany NM, et al. Comparative effectiveness of regional versus general anesthesia for hip fracture surgery in adults. *Anesthesiology.* 2012;117:72-92.

51. Chayen D, Nathan H, Chayen M. The psoas compartment block. *Anesthesiology.* 1976;45:95-99.

52. Donaldson AJ, Thompson HE, Harper NJ, Kenny NW. Bone cement implantation syndrome. *Br J Anaesth.* 2009;102(1):12-22.

53. Odinsson A, Finsen V. Tourniquet use and its complications in Norway. *J Bone Joint Surg.* 2006;88:1090-1092.

54. Chabel C, Russell LC, Lee R. Tourniquet-induced limb ischemia: a neurophysiologic animal model. *Anesthesiology.* 1990;72:1038-1044.

55. Rama KR, Apsingi S, Poovali S, et al. Timing of tourniquet release in knee arthroplasty. Meta-analysis of randomized, controlled trials. *J Bone Joint Surg Am.* 2007;89:699-705.

56. Memtsoudis SG, Ma Y, Gonzalez Della Valle A, et al. Perioperative outcomes after unilateral and bilateral total knee arthroplasty. *Anesthesiology.* 2009;111:1206-1216.

57. Chan WC, Musonda P, Cooper AS, et al. One-stage versus two-stage bilateral unicompartmental knee replacement: a comparison of immediate post-operative complications. *J Bone Joint Surg.* 2009;91:1305-1309.

58. Ritter MA, Harty LD, Davis KE, et al. Simultaneous bilateral, staged bilateral, and unilateral total knee arthroplasty: a survival analysis. *J Bone Joint Surg Am.* 2003;85:1532-1537.

59. Restrepo C, Parvizi J, Dietrich T, et al. Safety of simultaneous bilateral total knee arthroplasty. A meta-analysis. *J Bone Joint Surg Am.* 2007;89:1220-1226.

60. Kim DH, Lin Y, Goytizolo EA, et al. Adductor canal block versus femoral nerve block for total knee arthroplasy. *Anesthesiology.* 2104;120:540-555.

61. Memtsoudis AG, Danninger T, Rasul R, et al. Inpatient falls after total knee arthroplasty. The role of anesthesia type and peripheral nerve blocks. *Anesthesiology.* 2014;120:551-563.

62. Abdallah FW, Johnson J, Chan V, et al. Intravenous dexamethasone and perineural dexamethasone similarly prolong the duration of analgesia after supraclavicular block: a randomized, triple arm, double blind, placebo-controlled trial. *Reg Anesth Pain Med.* 2015;40(2):125-132.

63. Surdam JW, Licini DJ, Baynes NT, Arce BR. The use of exparil to manage postoperative pain in unilateral total knee replacement. *J Arthroplasty.* 2015;30(2):325-329.

64. Horlocker TT, Wedel DJ, Benzon H, et al. Regional anesthesia in the anticoagulated patient: defining the risks (the second ASRA Consensus Conference on Neuraxial Anesthesia and Anticoagulation). *Reg Anesth Pain Med.* 2003;28:172-197.

65. Horlocker TT, Wedel D, Rowlingson JC, et al. Regional anesthesia in the patient receiving antithrombotic or thrombolytic therapy: American Society of Regional Anesthesia and Pain Medicine Evidence-Based Guidelines (Third Edition). *Reg Anesth Pain Med.* 2010;35(1):64-101.

66. Horlocker TT, Wedel DJ, Rowlingson JC, Enneking FK. Executive summary: regional anesthesia in the patient receiving antithrombotic or thrombolytic therapy: American Society of Regional Anesthesia and Pain Medicine Evidence-Based Guidelines (Third Edition). *Reg Anesth Pain Med.* 2010;35(1):102-105.

67. Food and Drug Administration. FDA Drug Safety Communication: updated recommendations to decrease risk of spinal column bleeding and paralysis in patients on low molecular weight heparins. Nov. 6, 2013. http://www.fda.gov/Drugs/DrugSafety/ucm373595.htm.

第33章 产科麻醉

Jennifer M. Lucero and Mark D. Rollins

　　围产期镇痛和麻醉的实施要了解妊娠和分娩期间的生理变化,麻醉药物对母亲、胎儿和新生儿的影响,以及各种麻醉镇痛技术的好处和风险。麻醉医生还必须具有分娩生产过程和高危妊娠的相关知识,并具备为这些情况提供多种镇痛和麻醉技术的能力。最后,要对潜在的需要立即干预的产科急诊和并发症（诸如胎儿窘迫和产妇大出血）进行适当的组织培训。

孕妇的生理变化

妊娠、分娩和生产过程中，由于内分泌的改变，持续的胎儿、胎盘和子宫生长引起的代谢增加造成体内的生化改变，逐渐增大的子宫导致的移位，孕妇的解剖和生理也随之发生了重要变化[1, 2]。

心血管系统的变化

妊娠期间心血管系统的变化可归纳为：①血容量增加；②心排血量增加；③外周血管阻力下降；④仰卧位腹主动脉 - 腔静脉压迫（表 33-1）。

血容量

母体血容量在妊娠前 3 个月即有所增加。足月时，血浆容量较非孕期状态时增加约 50%，而红细胞容量仅增加约 25%。血浆容量这种不成比例的增加造成了妊娠期的相对贫血。但是，血红蛋白浓度仍保持在 110g/L 或者更高。足月时，血容量增加的 1 000～1 500mL 可代偿阴道分娩时 300～500mL 的失血量或剖宫产时平均 800～1 000mL 的失血量。另外，分娩后收缩的子宫引起的自体输血，通常超过 500mL。

因为血容量的增加导致总体血浆蛋白浓度的下降。妊娠期处于高凝状态，浓度增加的凝血因子有 I、VII、VIII、IX、X 和 XII，降低的凝血因子有 XI、XIII 和抗凝血酶 III，使得凝血酶原时间（prothrombin time，PT）和部分凝血活酶时间（partial thromboplastin time，PTT）变短，降低约 20%。血小板计数保持不变或降低 10%，白细胞计数增高比较常见。

心排血量

在妊娠第三个月末，心排血量增加 35%，而在娠期后期末由于每搏输出量（25%～30%）和心率（15%～25%）的增加，心排血量会较非孕期增加 50%。心排血量在分娩开始后进一步增加，第一产程比分娩前增加 10%～25%，第二产程增加 40%。胎儿娩出时达高峰，心排血量可以增加 80%。这就增加了心脏病患者特别是瓣膜狭窄患者的产后风险。心排血量在产后的最初几小时开始下降，在产后 48 小时恢复至产前水平。产后 2 周恢复至孕前水平。

外周血管阻力

尽管心排血量和血浆容量增加，但是因为妊

表 33-1 妊娠期间心血管系统变化	
系统参数	**足月妊娠与非妊娠比较**
心血管系统	
血容量	增加 35%～45%
血浆容量	增加 45%～55%
红细胞容量	增加 20%～30%
心排血量	增加 40%～50%
每搏输出量	增加 25%～30%
心率	增加 15%～25%
外周循环	
外周血管阻力	减少 20%
肺血管阻力	减少 35%
中心静脉压	没有变化
肺毛细血管楔压	没有变化
股静脉压	增加 15%～50%
呼吸系统	
分钟通气量	增加 45%～50%
潮气量	增加 40%～45%
呼吸频率	增加 0%～15%
肺容量	
补呼气量	减少 20%～25%
残气量	减少 15%～20%
功能残气量	减少 20%
肺活量	没有变化
肺总量	减少 0%～5%
动脉血气和 pH	
PaO_2	正常或轻度增加
$PaCO_2$	降低 10mmHg
pH	正常或偏碱
氧耗	增加 20%

引自：Cheek TG, Gutsche BB. Maternal physiologic alterations. In Hughes SC, Levinson G, Rosen MA, Shnider SM, eds. *Shnider and Levinson's Anesthesia for Obstetrics*. 4th ed. Philadelphia：Lippincott Williams & Wilkins；2002：3-18；and Gaiser R. Physiologic changes of pregnancy. In Chestnut DH, Polley LS, Tsen LC, Wong CA, eds. *Chestnut's Obstetric Anesthesia：Principles and Practice*. 4th ed. Philadelphia：Elsevier；2009：15-36.

期外周血管阻力下降 20%，全身血压会降低。妊娠
20 周时，收缩压、平均动脉压和舒张压都可能降低
5%～20%，随着孕周增长，会逐渐恢复至孕前水平。
因为静脉容量的增加抵消了血浆容量的增加，因此
妊娠期间中心静脉压并没有变化。

腹主动脉 - 腔静脉压迫

　　孕妇仰卧位时，妊娠的子宫会压迫腹主动脉 - 腔
静脉。腔静脉受压可使前负荷，心排血量和全身血
压降低（图 33-1）。足月时处于仰卧位，下腔静脉的
血液几乎被完全阻断，下肢回流的血液通过硬膜外
静脉、奇静脉和椎静脉回流。此外，有 15%～20% 的
孕妇会发生明显的腹主动脉髂动脉压迫。大约 15%
的孕妇在足月仰卧位时会出现明显的低血压。发生
低血压时，常伴出汗、恶心、呕吐和大脑活动的变化，
这一系列症状称之为仰卧位低血压综合征（supine
hypotension syndrome，SHS）。下腔静脉受压可以使
心排血量减少 10%～20%，下肢血流淤滞，导致踝关
节水肿和静脉曲张，增加静脉血栓形成的风险。

超声心动图的变化

　　妊娠期间超声心动图有显著的变化[3]。心脏向
前和向左移位。右侧腔室的大小增加 20%，左侧腔
室的大小增加 10%～12%，伴随着左心室偏心性肥厚
和射血分数的增加。二尖瓣、三尖瓣和肺动脉瓣瓣
环直径增加，但主动脉瓣瓣环直径保持不变。三尖
瓣和肺动脉瓣反流很常见，约 1/4 孕妇会出现二尖
瓣反流。此外，妊娠期间还可能会出现微量的心包
积液。

代偿性反应和风险

　　大多数孕妇可以通过自身外周血管阻力的增加
代偿前负荷的减少，所以，仰卧位时并不一定出现明
显的低血压。这种外周血管阻力增加的代偿机制会
被区域麻醉技术所破坏。所以妊娠 6 个月后，若对孕
妇行椎管内麻醉应该避免仰卧位。分娩镇痛和剖宫
产时，经常让孕妇右侧垫高向左侧倾斜，可以减轻子
宫对下腔静脉的压迫，减少低血压的发生和保护胎
儿循环（图 33-2）。子宫向左移具体实施可以让孕妇
左侧卧位，也可通过毯子、楔形物、床倾斜等使右髋
垫高 10～15cm。

　　妊娠子宫还可压迫腹主动脉下段。导致下肢的
动脉血压降低，由于血压通常是在上肢测量，因此也
不能表现出全身血压下降的情况。腹主动脉 - 腔静脉
受压会降低子宫和胎盘的血流量。即使对正常的子

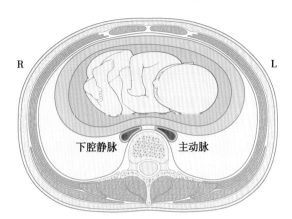

图 33-1　图示产妇仰卧位时妊娠子宫压迫下腔静脉
和腹主动脉

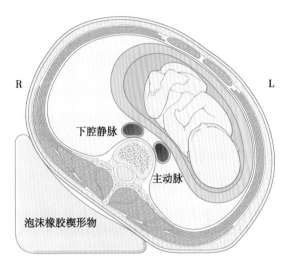

图 33-2　泡沫橡胶楔形物抬高产妇的右臀左移子宫
示意图，这种体位避免妊娠子宫压迫下腔静脉或腹
主动脉

宫胎盘来说，如果母体低血压时间长（平均减少 25%）
达 10～15 分钟，也将明显降低子宫血流量（uterine
blood flow，UBF），导致进行性的胎儿酸中毒。

　　下腔静脉受压后其远端静脉压增加，从而增加
了下半身椎旁静脉丛向奇静脉的回流。奇静脉汇入
上腔静脉，使得静脉回心血量得以维持。扩张的硬
膜外静脉使得硬膜外置管误入血管的概率增加。这
可能导致局部麻醉药误入血管，引发严重的心血管
系统和神经系统不良反应，导致血流动力学衰竭、癫
痫发作和死亡。因此，椎管内阻滞前给予**试探剂量**
以降低局部麻醉药误注入血管的发生。这项技术将
在后面的"硬膜外麻醉"一节中详述（参见第 17 章）。

第四篇

呼吸系统的变化

妊娠期间呼吸系统最明显的变化包括：①上呼吸道；②分钟通气量；③动脉血氧；④肺容量（表33-1）。

上呼吸道（参见第16章）

妊娠期间，上呼吸道黏膜毛细血管充血，组织脆性增加。因此，当试图应用设备开放上呼吸道时容易因为水肿和出血而增加上呼吸道阻塞的风险。所以在吸引、放置通气道（尽量避免鼻腔操作）、直接喉镜窥喉和插管的过程中要格外谨慎。因为声带和杓状软骨周围容易水肿，所以插管用的带套囊气管导管应选择稍小号（内径 6.0～6.5mm）。如果并存先兆子痫、上呼吸道感染、腹部加压增加静脉压，会进一步加重上呼吸道组织水肿，使气管插管和机械通气变得富有挑战。另外，孕妇体重增加，尤其是身材矮小而肥胖的孕妇（参见第29章），颈短胸大，容易发生喉镜置入困难。

分钟通气量和氧合

妊娠前 3 个月每分钟通气量比孕前增加 50%，并且一直持续到足月。每分钟通气量的增加是靠潮气量的显著增加和呼吸频率的轻度增加实现的（表33-1）。孕妇体内孕酮的增加和 CO_2 产生的增加可能激发了每分钟通气量的增加。妊娠前 3 个月，由于每分钟通气量的增加，静息时母体血液中 $PaCO_2$ 从 40mmHg 降低到 30mmHg。因为妊娠期肾脏排泄碳酸氢盐（足月时 HCO_3^- 为 20～21mEq/L）增加，动脉血 pH 保持轻度偏碱（7.42～7.44）。

妊娠早期，因为过度通气和伴随着肺泡 CO_2 降低，孕妇呼吸空气的情况下，PaO_2 会在 100mmHg 以上。后期，PaO_2 变得正常甚至略有下降，很可能反映了气道的关闭和肺内分流。孕妇血红蛋白氧离曲线向右移动，P_{50} 从 27mmHg 增加到约 30mmHg。

足月时，氧耗增加 20%。分娩时，每分钟通气量和氧耗进一步增加。在分娩时，第一产程氧耗比分娩前增加 40%，第二产程增加 75%。分娩痛可导致严重的过度通气，$PaCO_2$ 甚至会低于 20mmHg。椎管内镇痛可以缓解这种与疼痛相关的过度通气和碱血症。

肺容量

每分钟通气量在妊娠早期就开始增加，而补呼气量（expiratory reserve volume，ERV）和残气量（residual lung volume，RV）从妊娠第 3 个月才开始发生变化

（表 33-1）。随着子宫增大，膈肌被迫推向头侧，导致功能残气量（functional residual capacity，FRC）下降 20%。这种变化是由于补呼气量和残气量减少相同所致。仰卧位时，功能残气量比小气道的闭合容积小，易引起肺不张。肺活量没有明显变化。每分钟通气量的增加和功能残气量的减少共同作用使得吸入麻醉药肺泡浓度变化速度加快。呼吸测量参数，FEV_1，FEV_1/FVC（用力肺活量）和闭合容量不会随着妊娠而发生明显变化。

麻醉相关

妊娠期氧储备降低（FRC 降低）和氧耗增加（代谢率增加），在全身麻醉诱导过程中，孕妇的 PaO_2 下降比非孕妇迅速。因此，全身麻醉前给予孕妇足够的氧供进行预充氧十分必要。孕妇在任何预知的呼吸暂停前（麻醉诱导）都应该吸氧 3 分钟，或者急诊全身麻醉诱导前深大呼吸 4 次，吸氧超过 30 秒。麻醉医生应该警惕孕妇的气道水肿可能导致气管插管和机械通气困难，增加潜在的并发症和发病率。

胃肠道的变化

妊娠 20 周以后，胃肠道的变化使得孕妇更容易发生胃内容物反流、误吸和酸性肺炎。妊娠子宫增大使孕妇的胃和幽门抬高，腹腔内的食管部分进入胸腔，食管括约肌的张力下降。孕酮和雌激素水平的增加进一步降低了食管括约肌的张力。经阴道分娩时，增大的子宫和截石位都能够增加孕妇胃压；胎盘分泌的胃泌素刺激胃分泌氢离子，导致孕妇胃液 pH 值降低。基于以上的原因，胃液易流入食管造成食管炎（烧心），并且随着孕周增加而加重。此外，分娩或阿片类药物的使用，均会加重孕妇胃排空的延迟，进一步增加误吸的风险。

麻醉相关

无论进食时间间隔有多长，产妇都应该被视为饱胃和具有误吸高风险的人群。孕周超过 20 周的孕产妇全身麻醉常规给予包括非颗粒型抗酸药、快速顺序诱导、环状软骨压迫、插入带套囊的气管导管等措施。分娩过程中的疼痛、焦虑和阿片类药物的使用，均会加重胃排空的延迟。硬膜外使用局部麻醉药物并不延迟胃排空，但硬膜外单次给予芬太尼会延迟胃排空[4]。误吸较低 pH 的胃液是形成吸入性肺炎的关键因素，所以孕妇全麻诱导前要给予抗酸药物。美国麻醉医师协会（American Society of Anesthesiologists，ASA）现行指南[5]建议，在麻醉诱

导之前,给孕妇"及时口服非颗粒型抗酸药,静脉注射 H_2 受体拮抗剂或甲氧氯普胺"预防误吸。非颗粒性抗酸药物枸橼酸钠(30mL),起效迅速。尽管阿片类药物能够减弱甲氧氯普胺的作用,但它可以在短短 15 分钟内起效,显著减少胃液量[6]。H_2 受体拮抗剂可在孕妇服用后 1 小时起效,提高胃液的 pH,没有副作用。抗酸剂与 H_2 受体拮抗剂合用,在降低胃酸方面,优于单独的抗酸剂[7]。

神经系统的变化

妊娠期孕妇吸入麻醉药最低肺泡有效浓度(minimum alveolar concentration,MAC)可降低 40%[8],有 28% 的人出现在妊娠前 3 个月[9]。然而,一项脑电图监测研究表明,在妊娠期和非妊娠期,七氟烷对大脑的麻醉作用是相似的[10]。因此,孕妇对麻醉药物需求量减少的机制仍不确定。MAC 降低的临床意义在于,使用低于使非孕妇意识丧失的吸入麻醉药肺泡浓度,往往可对孕妇产生较好的麻醉效果。为防止上呼吸道反射意外丧失,以及减少胃内容物误吸的风险,需要合理地使用对中枢神经系统有抑制作用的麻醉药物。

椎管内阻滞时,孕产妇对局部麻醉药更敏感。足月时,孕产妇硬膜外麻醉或脊椎麻醉需要的局部麻醉药量减少。妊娠期前 3 个月孕妇椎管内阻滞所需局部麻醉药量就会减少,这提示了解剖和生理变化的作用。这种所需药量减少出现在腹主动脉 - 腔静脉压迫和硬膜外静脉扩张导致硬膜外腔空间减小之前。虽然妊娠期出现的神经敏感性变化可能与激素浓度变化有关,但也可能涉及物理变化因素。妊娠期增大的子宫使腹内压增加和硬膜外腔静脉扩张,从而导致硬膜外腔空间减少和蛛网膜下腔脑脊液减少,这些空间容积的减少使局部麻醉药易于扩散。但是,妊娠并不增加脑脊液压力。

肾脏的变化

妊娠 3 个月时,肾血流量和肾小球滤过率比非妊娠时增加 50%～60%。直到产后 3 个月才恢复到孕前水平。因此,孕妇的血尿素氮和血清肌酐浓度的正常上限亦降低了约 50%。肾小管对蛋白质和葡萄糖的吸收减少,常常经尿液排泄。在收集的 24 小时尿液中,蛋白质少于 300mg 或葡萄糖少于 10g 均被认为是妊娠期正常的上限。

肝脏的变化

妊娠期间肝血流量变化不明显。妊娠期间血浆蛋白浓度降低,而人血清白蛋白水平降低可导致与有较高血浆蛋白结合率的药物在血浆中游离药物浓度增加。妊娠期末,肝功能检测指标轻度增加。从妊娠第 10 周至妊娠结束后 6 周,血浆胆碱酯酶活性降低 25%～30%。然而,血浆胆碱酯酶活性的降低并不会明显延长琥珀酰胆碱的神经肌肉阻滞效果。此外,妊娠期胆汁的不完全排空和胆汁成分的改变会增加胆囊疾病的风险。即使没有潜在的病理改变,妊娠期间胎盘产生的碱性磷酸酶水平也会加倍。

子宫胎盘的循环生理

胎盘是母体与胎儿进行物质交换的器官。母体血液通过两条子宫动脉传输到子宫和胎盘,交换后营养丰富的新鲜血液通过脐静脉从胎盘进入到胎儿体内,胎儿血液则通过两条脐动脉返回母体循环。

子宫血流量

在整个妊娠期间,子宫血流量从妊娠前的 100mL/min 增加到足月时 700mL/min(约占心排血量的 10%)。其中 80% 供应绒毛间隙(胎盘),约 20% 供应子宫平滑肌。子宫血管系统自主调节能力有限,在正常妊娠情况下达到最大的扩张。子宫灌注压降低或者脐动脉阻力增加都可能造成子宫血流下降。体循环低血压,如低血容量、腹主动脉 - 腔静脉压迫和全身麻醉或硬膜外麻醉导致的循环阻力下降,均可导致子宫灌注压降低,进而降低子宫血流。子宫血流也随着子宫静脉压力的增加而降低。这可能是由于仰卧位腔静脉受压、缩宫素的强烈刺激等导致子宫强烈的收缩,或腹部肌肉的明显收缩(推动过程中的 Valsalva 动作)引起的。此外,分娩痛引起的疼痛导致的过度换气可引起明显的低碳酸血症($PaCO_2 < 20mmHg$)可将子宫血流降低至引起胎儿低氧血症和酸中毒的程度。

只要避免母亲低血压的发生,硬膜外麻醉或脊椎麻醉不会改变子宫血流。母体应激或疼痛时会引起内源性儿茶酚胺的释放,增加子宫血管阻力,降低子宫血流。使用去氧肾上腺素(α- 肾上腺素能激动剂)可以纠正母体的低血压,也没有影响胎儿的健康。临床研究表明,麻黄碱可安全地用于纠正母体的低血压,而去氧肾上腺素的使用可以减少胎儿酸中毒和碱缺乏[11-13]。尽管去甲肾上腺素作为产科患者升压药的安全性和有效性还需进一步研究来验证,但一项 2015 年的研究比较了去甲肾上腺素和去氧肾上腺素在剖宫产时维持动脉血压的作用,发现去甲肾上腺素与产妇心率增加和心排血量增加有关[14]。

第四篇

胎盘交换

从母亲至胎儿的氧气转运取决于多种因素，包括母体子宫血流量与胎儿脐血流量的比率，氧分压梯度，相应的血红蛋白浓度和亲和力，胎盘扩散能力以及胎儿和母体血液的酸碱状态（玻尔效应）。胎儿氧合血红蛋白解离曲线是向左移动的（更大的氧亲和力），而母体血红蛋白结合曲线是向右移动的（氧亲和力降低），从而促进了氧气向胎儿的转移。胎儿的 PaO_2 通常为 40mmHg，即使母体吸 100% 的纯氧也不会超过 60mmHg[15]。这是因为胎盘从母体向胎儿的交换是静脉血，而不是动脉血。二氧化碳很容易穿过胎盘，不受扩散的限制，而受血流的限制。

大部分小于 1 000Da 的药物和其他物质的胎盘交换主要通过从母体循环扩散到胎儿，反之亦然。胎盘到胎儿的物质扩散依赖于母体至胎儿的浓度梯度、母体血浆蛋白结合率、分子量、脂溶性以及物质的离子化程度。减少最终进入胎儿的药物量的最重要的方法是尽可能降低母体的血药浓度。

非去极化神经肌肉阻滞剂的分子量高、脂溶性低，导致这些药物穿过胎盘的能力有限（参见第 11章）。琥珀酰胆碱的分子量小，但离子化程度高，也不易透过胎盘。所以，全身麻醉下实施剖宫产时，肌松药并不会对胎儿起作用。巴比妥类、局部麻醉药和阿片类药物分子量相对小，可透过胎盘，总的来说，能透过血 - 脑屏障的药物也可透过胎盘屏障。

胎儿摄取

胎儿血液 pH 低于母体血（0.1 单位），因此胎儿摄取通过胎盘的物质受到影响。胎儿血 pH 低，意味着以非离子形式透过胎盘的弱碱性药物（局部麻醉药、阿片类药物）在胎血中将转变成离子形式。因为离子形式药物不能自由通过胎血回到母血中，药物将会逆浓度梯度在胎血中蓄积。因此可观察到胎儿窘迫酸中毒时胎血中存在过高浓度的局部麻醉药（离子捕获）。胎血中局部麻醉药浓度的增加会降低新生儿神经肌肉张力。如果局部麻醉药被直接注射到母体血管内，明显的胎儿毒性可导致心动过缓、室性心律失常、酸中毒和严重的心脏抑制。胎盘物质的转移和胎儿对特定镇痛药和麻醉药物的摄取详见"分娩镇痛方法"和"剖宫产麻醉"。

胎儿循环的特点

胎儿循环帮助胎儿的重要器官免受脐静脉中高浓度药物的影响。例如，约 75% 的脐静脉血流经肝脏，大部分药物经代谢后才进入胎儿动脉循环供给心脏和大脑。尽管与成人相比，肝脏酶活性降低，但胎儿 / 新生儿的酶系统仍能代谢大部分药物。而且，通过静脉导管进入下腔静脉的脐静脉血中的部分药物将被从胎儿下肢和骨盆内脏回流的不含药物的血液所稀释。与静脉注射后母体血药浓度相比，这些循环特征降低了胎儿血浆药物浓度。

分娩阶段

熟悉了解分娩的各个阶段是非常重要的，以便于产科医生对可能出现的功能失调，采取措施进行干预。产科往往是难以预测的，患者只有在分娩开始时或数小时后才更改之前特定的分娩计划。分娩可以自发开始，也可以根据母体或胎儿的适应证而诱发。构成正常分娩步骤的因素已有精确的定义[16, 17]。理想情况下，当孕妇尚未积极分娩时，这些因素将防止剖宫产在分娩的第一阶段。

分娩是一个连续的过程，分为三个阶段。**第一产程**是从分娩开始到宫颈完全扩张。第一产程又可进一步分为潜伏期和活跃期两个阶段。潜伏期可持续数小时，有时甚至数天。活跃期开始于宫缩频率增快时，常常是在宫颈口开到 5～6cm 时。**第二产程**是指宫颈完全扩张到胎儿娩出。这一阶段被称为"推入和驱逐"阶段。一旦新生儿娩出后，**第三阶段也是最后一个阶段**，在胎盘娩出后完成。如果分娩的这几个阶段进展被阻止或延迟，则可能会出现分娩异常，常需要产科医生干预。

如果在给予药物干预后，孕妇的宫颈在活跃期（第一产程）未能扩张或扩张缓慢，则认为发生了活跃期停滞，将导致剖宫产。在第二产程，新生儿无法经阴道分娩时，会发生下降停止。分娩方式取决于骨盆下降的程度和新生儿头部的位置。如果新生儿在骨盆的位置足够低，则产科医生可以通过产钳进行阴道分娩（也称为**手术阴道分娩**）。如果新生儿在骨盆的位置过高，则需要行剖宫产。此外，可以通过监测胎心率（fetal heart rate，FHR）反映胎儿状况来指示分娩过程和分娩方式。

在整个分娩过程中，可以随时咨询麻醉医生，以确保分娩安全。在确定选择镇痛或麻醉方法时，需要将分娩过程，分娩方式和孕妇合并症考虑在内。

分娩痛的解剖

子宫收缩、宫颈扩张、会阴伸展导致待产与生产时的疼痛。子宫与宫颈的体表和内脏的感觉传入纤维伴随交感神经纤维传到脊髓（图33-3）。在第一产程（子宫颈扩张），大部分疼痛刺激是来自于子宫下段和子宫颈传入神经冲动的结果，子宫体主要引起内脏痛（局部性、弥散性，常描述为钝而紧张性痛）。这些纤维穿过宫颈旁组织，并与下腹神经和交感神经链相连，到达 T_{10}～L_1 的背根神经节。在分娩的第二阶段（推动和驱逐）期间，进入阴道和会阴的传入神经会引起躯体疼痛（局部疼痛，通常称为"锐痛"）。这些躯体疼痛的神经冲动主要通过阴部神经到达 S_2～S_4 的背根神经节。第二产程的疼痛还由阴道、会阴和盆底肌肉的延伸引起，这与第二产程胎儿下降到骨盆有关。必须将椎管内阻滞技术从第一产程的 T_{10}～L_1 水平延伸到 S_2～S_4 水平，才能在第二产程发挥镇痛作用。

分娩痛可对母体、胎儿和产程产生显著的生理影响。疼痛刺激交感神经系统，使血浆儿茶酚胺水平增加，反射性地引起母体心动过速和高血压，导致子宫血流量降低。此外，椎管内阻滞起效时，血浆肾上腺素迅速下降，也可导致子宫活动改变。母体血浆肾上腺素水平的剧烈波动，可引起子宫发生多种反应，从短暂的子宫速动（极度频繁的子宫收缩）到子宫静止。此外，肾上腺素水平的这些变化可以将宫颈缓慢扩张的异常模式转变为宫颈扩张规则的正常模式[18]。

分娩镇痛方法

非药物技术

分娩镇痛的非药物技术有很多。虽然数据有限，但针灸、穴位按摩，经皮神经刺激，放松和按摩均表现出中度的镇痛作用[19]。其他非药物技术，例如催眠和皮内注水，并未显示出显著的优势。大多数非药物技术可以减轻分娩的痛苦感，但缺乏严格的科学方法，无法将这些技术与药理学方法进行有效的比较。孕妇对分娩和生产的满意度与镇痛效果没有直接关系。一项支持非药物技术的 Meta 分析表明，支持者中的女性患者往往使用了较少的药物镇痛，分娩所需时间也有所减少，阴道分娩的可能性更高，并且对非药物技术的负面反应更少[20]。

全身用药

分娩时通常全身用药，但常受给药剂量、间隔时间、24 小时累积剂量的限制。尽管阿片类药物全身

性用药，但镇静药物、抗焦虑药和解离型药物的使用却很少。全身性阿片类药物使用，可能导致孕妇在临近分娩时出现镇静、呼吸困难、气道保护性反射消失。对于处于自然分娩早期或开始分娩的妇女，选用全身性阿片类药物镇痛可能特别有益。

阿片类

虽然不同阿片类药物之间存在个体差异，但所有的阿片类药物都易通过胎盘屏障，以典型的临床剂量对新生儿发挥作用，包括降低胎心变异性和剂量相关的呼吸抑制。所有的阿片类药物都可能对孕妇产生副作用，包括恶心、呕吐、瘙痒和胃排空延迟。

哌替啶是世界上最常用的阿片类药物之一，可能是由于其成本低、容易获得和使用方便。可以静脉注射 12.5～25mg 或 25～50mg 肌内注射。哌替啶在母体内的半衰期为 2～3 小时，在胎儿和新生儿内的半衰期则更长（13～23 小时），且变化更大。哌替啶的代谢产物是具有活性的去甲哌替啶，反复给药后易累积。随着给药剂量的增加、给药间隔时间的缩短，会出现新生儿的 Apgar 评分降低，血氧饱和度

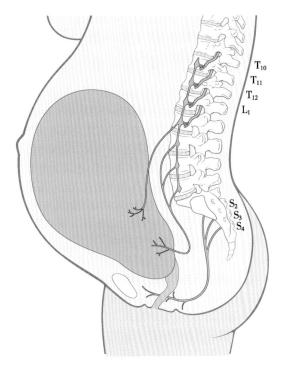

图 33-3 分娩中疼痛通路示意图。第一产程中内脏疼痛来源于子宫收缩和宫颈扩张。交感神经系统伴行纤维传递子宫和宫颈的疼痛冲动进入脊髓 T_{10}～L_1。第二产程的体表疼痛来源于阴道和会阴，由阴部神经传递冲动到达 S_2～S_4

降低以及呼吸暂停时间延长[21]。

在过去，**吗啡**使用较频繁，但目前很少使用。同哌替啶一样，它也具有活性代谢产物（吗啡 -6- 葡糖醛酸），导致作用时间延长。与成人相比，新生儿的半衰期更长，并且对母体有明显的镇静作用。在分娩潜伏期，产科医生可肌内注射吗啡与异丙嗪，用于镇痛、镇静、催眠，称为**吗啡睡眠**。这种镇痛方式起效时间是 10～20 分钟，维持 2.5～6 小时，且不会影响孕妇和新生儿的发病率[22]。

芬太尼常用于分娩镇痛，它的作用持续时间短，没有活性代谢产物。1 小时内静脉给予 50～100μg 的小剂量，与母体未接受芬太尼的新生儿相比，新生儿的 Apgar 评分和呼吸力无显著差异[23, 24]。

对椎管内阻滞有禁忌证的患者，可考虑使用**瑞芬太尼**患者自控镇痛（patient-controlled analgesia, PCA）。虽然瑞芬太尼可以改善分娩痛，但一项将硬膜外镇痛与瑞芬太尼 PCA 比较的随机对照试验显示，硬膜外组的疼痛总体评分更低[25]。在瑞芬太尼使用过程中，观察到大多数会出现镇静和血红蛋白去氧合，但是胎儿和新生儿的结局无差异。另一项等效性试验（2015 年）发现，瑞芬太尼 PCA 在缓解疼痛和减轻疼痛评分方面不如硬膜外镇痛[26]。由于瑞芬太尼可能会导致孕妇严重的呼吸抑制，因此，应在麻醉医生的密切观察下使用。

氧化亚氮

氧化亚氮（N_2O）在分娩镇痛中已使用了数十年，近年来在美国应用的越来越多。通常是间断地吸入 50% 氧化亚氮和 50% 氧气的混合气体。在某些患者中，它可以提供令人满意的镇痛效果，但不如硬膜外镇痛效果好。最常见的副作用是轻度恶心、头晕和嗜睡[27]。不与阿片类药物合用，氧化亚氮是安全的，不会导致缺氧，意识模糊或气道保护性反射消失[28]。对孕妇的心血管和呼吸抑制作用很小，不影响子宫收缩力。此外，分娩时使用氧化亚氮的母体的新生儿 Apgar 评分与采用其他分娩镇痛方法或未实施镇痛的母体的新生儿的 Apgar 评分相似。使用合适的清除设备，无须担心职业暴露。虽然有既往使用的记录，但仍缺乏严谨的科学研究来进一步评估其总体功效，安全性以及对胎儿和新生儿的长期影响[29]。

椎管内（区域）镇痛

椎管内镇痛（如硬膜外、脊椎麻醉、腰 - 硬联合）是目前美国使用最广泛的分娩镇痛方法。宫颈旁阻滞和阴部神经阻滞使用较少。椎管内镇痛包括使用局部麻醉药，或局部麻醉药复合阿片类镇痛药。而辅助药物如肾上腺素、可乐定的使用，可以降低镇痛所需的局部麻醉药或阿片类药物的剂量[30, 31]。但是，鉴于美国食品药品监督管理局（Food and Drug Administration，FDA）发布了黑匣子警告，提示产科使用可乐定可能会导致产妇严重的低血压，应谨慎使用。

局部麻醉药

酯类局部麻醉药（如 2- 氯丙氨酸、普鲁卡因、丁卡因）可被血浆胆碱酯酶快速代谢，从而降低了产妇毒性和向胎盘转移的风险。酰胺类局部麻醉药（如利多卡因、丁哌卡因、罗哌卡因）是在肝脏中被 P-450 酶降解的。丁哌卡因和罗哌卡因是分娩镇痛最常用的局部麻醉药，当给硬膜外或鞘内注射适当的剂量时，两者都是非常安全的。任何局部麻醉药被意外注入大血管内都会导致产妇发病（抽搐、意识丧失、严重的心律不齐和心血管衰竭）或死亡，并可能导致药物在胎儿体内蓄积（离子捕获）；参见"子宫胎盘的循环生理"部分的讨论。应及时识别和治疗（另请见"全身毒性和阻滞平面过高"）。

椎管内阿片类药物（参见第 9 章）

椎管内阿片类药物常用于产科麻醉。脂溶性阿片类药物如芬太尼和舒芬太尼，常用来增强椎管内局部麻醉药的作用。在硬膜外单独给予阿片类药物可以提供中度镇痛作用，但效果不如局部麻醉药。鞘内阿片类药物比硬膜外或全身给药更有效，但持续时间有限（<2 小时），并比椎管内局部麻醉药效果差。阿片类药物与局部麻醉药合用可延长并改善镇痛效果，并可以减少局麻药物的使用。椎管内阿片类药物的使用，会出现剂量相关的副作用，包括瘙痒，镇静和恶心。此外，鞘内注射阿片类药物引起的胎儿心动过缓，与低血压无关[32]。胎儿心动过缓的具体机制尚不清楚，可能是由于镇痛起效后子宫功能亢进引起的。

椎管内技术

椎管内技术是分娩镇痛最有效的方法，满意度最高[33]。患者是保持清醒和警觉，没有镇静作用，降低了母体血儿茶酚胺的浓度，避免了过度换气，促进了母体在分娩过程中合作和积极参与的能力，并且有优于其他镇痛技术的镇痛效果。但是，椎管内镇痛不及时，可能出现镇痛作用不足或关于分娩镇痛的信息交流不畅,可能会使母体产生不良的分娩经历(参见第 17 章)[34]。

操作前评估

在开始任何椎管内阻滞之前,麻醉医生都应评估患者的妊娠和既往史;并有针对性地进行体格检查;讨论风险,收益和替代方案;并获得患者知情同意(参见第 13 章)。对于健康的女性,不需要进行常规的实验室检查。但是要备有复苏设备和药物,以及时处理硬膜外或蛛网膜下腔阻滞后继发的严重并发症(另请见"椎管内麻醉的禁忌证"和"区域麻醉的并发症")。在椎管内阻滞开始后,要密切观察母亲和胎儿(母亲生命体征和 FHR 监测)。目前的指南建议允许健康的产妇饮用适量的清亮液体。但是,在病情复杂的分娩中(例如病态肥胖、呼吸困难与胎儿状况有关),是否需要限制摄入清亮液体应由麻醉医生根据个体情况决定[5]。

置管时机

既往因担心可能对分娩产生不利影响,何时实施硬膜外置管一直有争议。目前 ASA 和美国妇产科医师协会(American College of Obstetricians and Gynecologists,ACOG)指南建议,应该以产妇要求分娩镇痛为硬膜外置管的依据,且该决定不受宫颈扩张程度的影响[5, 35]。有随机对照试验比较了在分娩早期(自发和诱发)接受全身阿片类药物或椎管内镇痛的患者,两者在剖宫产的发生率上没有差异[36, 37]。一项 Cochrane 系统回顾对 2011 年之前的研究进行了分析,比较了椎管内和全身性阿片类药物的镇痛效果,发现剖宫产发生率没有差异,但是椎管内镇痛的妇女的人工阴道分娩率却有所增加[38, 39]。椎管内镇痛与第二产程时间延长有关,第二产程时间平均延长约 20 分钟[38]。2015 年的一项临床研究发现,仅在硬膜外注射芬太尼或局部麻醉药两者之间没有差异,这表明第二产程时间的延长并不是由局部镇痛引起推力下降所致[40]。只要胎儿的状况无异常,这种第二产程时间的延长对婴儿或母亲是无害的,只要分娩在不断进展,第二产程的持续时间就不需要干预[41]。

硬膜外技术

硬膜外镇痛是一种基于导管的技术,可以在分娩过程中持续缓解疼痛(参见第 17 章)。硬膜外镇痛技术包括在脊椎的棘突间刺入一根硬膜外穿刺针(图 33-4)。这种针的针头有一个稍微弯曲的钝尖,以

尽量减少硬膜穿刺。根据麻醉医生的经验和关键解剖标志暴露最佳穿刺部位,女性患者可以坐位或侧卧。根据 ASA 关于椎管内感染并发症的建议,在放置穿刺针和导管时应始终遵循无菌原则,包括:①取出珠宝(例如戒指和手表),洗手,戴上帽子、口罩和无菌手套;②使用单独包装的消毒液进行皮肤准备;③使用氯己定(建议)或聚维酮碘(建议与酒精合用)进行皮肤准备,并且留出足够的时间晾干;④无菌铺巾;⑤在导管置入部位使用无菌敷料覆盖[42]。穿刺针通常插入 $L_2 \sim L_4$ 之间,穿过皮肤和皮下组织,棘上韧带,棘间韧带和黄韧带,进入硬膜外腔(图 33-5)。针的尖端不应穿透硬脑膜,硬膜形成鞘内或蛛网膜下腔和硬膜外腔之间的边界。为了定位硬膜外腔,使用了一种称为阻力消失的试验。随着穿刺针穿过黄韧带(致密阻力)进入硬膜外腔(无阻力),通过带有空气或盐水的注射器的柱塞上的压力观察到的触觉阻力显著降低,此时距皮肤平均距离大约 5cm。一旦穿刺针到位后,将导管置入针头,导管保留在硬

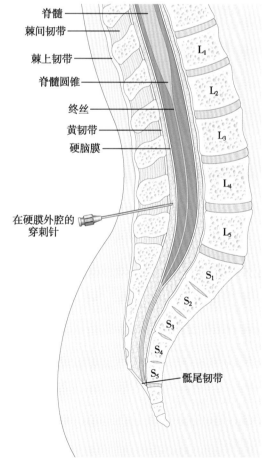

图 33-4 硬膜外阻滞穿刺针位置的腰骶部解剖示意图

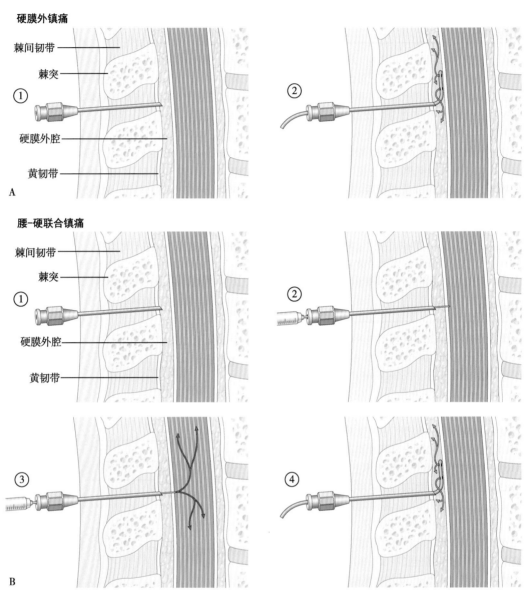

图 33-5　硬膜外镇痛和腰－硬联合镇痛技术。（A）硬膜外导管置入用于分娩镇痛：①确定椎间隙 $L_2 \sim L_4$，然后局部浸润麻醉，在椎体间韧带置入一根空心的硬膜外穿刺针。硬膜外穿刺针上连接一个注射器，便于通过柱塞上的恒定或周期性压力来确认阻力程度。当硬膜外针进入到硬膜外腔时阻力消失，即认为针已到达硬膜外腔，停止进针。②然后置入一根硬膜外导管到硬膜外腔。给予试探剂量后，通过导管给予镇痛药。（B）腰－硬联合镇痛：①将硬膜外穿刺针置硬膜外腔后。②然后将一根非常细的脊椎麻醉针（24～26 号）通过硬膜外穿刺针的引导进入蛛网膜下腔。③观察到脑脊液自由流出确定针尖位置正确。单次将含有局部麻醉药、阿片类药物或两种药物的混合液注射入蛛网膜下腔。④随后拔除脊椎麻醉针，将硬膜外导管通过硬膜外穿刺针置入硬膜外腔。硬膜外导管可用于连续镇痛（引自：Eltzschig HK, Lieberman ES, Camann WR. Regional anesthesia and analgesia for labor and delivery. *N Engl J Med*. 2003；348：319-332, used with permission.）

膜外腔中，拔除针头。固定导管，用于间断或连续给药。一旦导管到位，就可以给予局部麻醉药或阿片类药物或合用这两种药物（见前面的讨论）来实现镇痛，并在整个分娩过程中发挥镇静作用。必要时，该导管还可用于器械助产或剖宫产以及术后吗啡镇痛。

腰 - 硬联合技术

腰 - 硬联合技术（combined spinal-epidural，CSE）技术与之前描述的硬膜外技术相似，但是需在失去阻力后，使用脊椎麻醉针（24～27 号铅笔尖针）插入硬膜外针中。一旦观察到脑脊液流出，就可将局部麻醉药和阿片类药物注入鞘内。剩下的步骤如前所述，拔除脊椎麻醉针，放置硬膜外导管。CSE 的好处包括镇痛作用起效更快，如果仅在鞘内给予阿片类药物，就不会产生运动阻滞作用。一项比较 CSE 和硬膜外效果的系统评价发现，使用 CSE 对产妇的益处或对胎儿的风险没有显著差异，但镇痛的起效时间加快了，产妇瘙痒的发生率也增加了 [43]。

硬膜外和腰 - 硬联合给药和分娩技术

在分娩过程中，可以在硬膜外导管内连续输注局部麻醉药或联合输注阿片类药物。另外，麻醉医生可以用相同或浓度更高的局部麻醉药间断推注。可编程输液泵，采用患者自控硬膜外镇痛（patient-controlled epidural analgesia，PCEA）方法，输送所选的麻醉混合物，可选择设置背景剂量。与单独连续输注相比，PCEA 输注方法可节约人力，减少运动障碍的发生，提高患者满意度并减少局部麻醉药的使用 [5, 44]。向 PCEA 设置背景剂量，可进一步改善分娩镇痛效果，减少大剂量药物的需求，且不会增加孕妇或新生儿的不良事件发生。然而，目前没有足够的证据来确定 PCEA 设置背景剂量是否会影响分娩的时间和剖宫产的发生率 [5, 44]。程序性间歇性硬膜外推注（programmed intermittent epidural bolus，PIEB）是一种以预定间隔自动固定剂量硬膜外推注的最新方法。PIEB 可以单独使用，也可以与 PCEA 技术一起使用。使用 PIEB 可能会轻度减少局部麻醉药的使用，提高产妇的满意度，并减少紧急追加的需要 [45, 46]。硬膜外分娩局部麻醉药的浓度会逐渐降低，而持续的运动阻滞可能会对阴道分娩产生不利的影响。

硬膜外给予丁哌卡因（0.04%～0.125%）或罗哌卡因（0.062 5%～0.2%）的浓度输注均有效。可以向输注液中加入阿片类药物，如芬太尼（2μg/mL）或舒芬太尼（0.2μg/mL），以增强镇痛作用并降低局部麻醉药的需求，但增加了呈剂量相关性的瘙痒，恶心和镇静的副作用。大剂量的阿片类药物也可以通过硬膜外导管以常规剂量芬太尼 50～100μg 或舒芬太尼 5～10μg 给药，以改善镇痛的效果。也可以将稀释的肾上腺素（1：300 000～1：800 000）添加到硬膜外混合物中以增强镇痛作用。

对于 CSE，鞘内初始给药可包括阿片类药物，局麻药或两者的组合。阿片类药物的常规剂量是芬太尼（10～20μg）或舒芬太尼（1.5～5μg），局部麻醉药包括丁哌卡因（1.25～3.5mg）和罗哌卡因（2～5mg）。使用大剂量的阿片类药物（例如舒芬太尼 7.5μg）虽不会引起低血压，但会增加胎儿心动过缓和母体严重瘙痒的风险 [32]。在硬膜外麻醉开始前，应给予试探剂量以防药物意外注入血管内或导管置入鞘管的可能性。通常，使用 3mL 含 1：200 000 肾上腺素的 1.5% 利多卡因。若心率和动脉血压升高超过基线（置入血管）或镇痛和下肢运动阻滞时间迅速（置入鞘内）超过基线的 20% 以上，则表明硬膜外导管置入位置错误。当硬膜外给药时出现突破性疼痛时，建议通过硬膜外导管逐渐增加麻醉药，同时持续监测母体动脉血压和 FHR。器械助产的阴道分娩可能成为镇痛的适应证。使用镊子通常需要对会阴部进行阻滞，往往需要在硬膜外追加 5～10mL 利多卡因（1%～2%）或 2- 氯普鲁卡因（2%～3%）。

蛛网膜下腔镇痛

阴道分娩前可进行蛛网膜下腔镇痛。该技术可用于第二产程提前镇痛以及器械分娩（镊子 / 真空），残留胎盘的评估和清除，会阴部撕裂伤的修复。实施蛛网膜下腔阻滞（3～5mg 丁哌卡因，或合用 10～20μg 的芬太尼）可使镇痛作用快速起效。该剂量明显低于剖宫产，持续时间约为 60～90 分钟。选择 24～27 号笔式腰穿针可降低硬膜穿刺后头痛的风险。如果主要是需要进行会阴裂伤修复的镇痛，则可以在蛛网膜下腔阻滞后，患者保持坐位几分钟，感觉阻滞就会集中在会阴区（鞍区阻滞）。因为来自子宫的传入纤维未被阻滞，真正的鞍麻并不能产生完全的镇痛作用。

椎管内麻醉的禁忌证

在以下情况，禁忌使用椎管内操作：①患者拒绝；②穿刺部位感染；③凝血功能障碍；④低血容量性休克；⑤颅内巨大占位引起的颅内压升高；⑥资源不足或操作者经验不足。其他情况，如全身感染，神经系统疾病和轻度凝血功能障碍，是相对禁忌证，应

第四篇

根据当前指南来评估[47, 48]。HIV 感染和肝炎感染并非孕妇行椎管内技术的禁忌证。

区域麻醉的并发症

在美国一家学术中心，硬膜外镇痛不足或腰 - 硬联合镇痛不足需要重新置管的发生率分别为 7% 和 3%[49]。硬膜外导管时，硬脑膜穿破的发生率为 1%~2%，其中约一半的患者会出现严重的头痛，通常可通过给予镇痛药、补液、卧床休息、咖啡因或自体血补片来改善。椎管内阻滞的其他副作用包括皮肤瘙痒、恶心、寒战、尿潴留、肌无力、腰酸背痛和过度阻滞。脑膜炎，硬膜外血肿以及神经或脊髓损伤等更严重的并发症非常少见。2014 年一项多中心数据分析了 257 000 名产科患者严重神经系统事件的发生率[50]。其中硬膜外脓肿或脑膜炎的发生率为 1:63 000，硬膜外血肿的发生率为 1:251 000，阻滞平面过高为 1:4 300。2006 年对 137 万名接受硬膜外镇痛分娩的妇女进行的荟萃分析显示，硬膜外深部感染的比率为 1:145 000，硬膜外血肿发生率为 1:168 000，持续神经损伤时间超过 1 年的发生率为 1:240 000（参见第 17 章）[51]。

全身毒性和阻滞平面过高

椎管内麻醉导致的并发症不常见，但是偶尔会致命。最严重的并发症是局麻药意外注入血管内或鞘内引起的。局麻药注入血管会引起剂量依赖性的不良反应，从轻微的副作用（例如耳鸣，口周麻木感，动脉血压和心率轻微变化）到主要的并发症（抽搐，意识丧失，严重的心律不齐，心血管麻痹）。并发症的严重程度取决于剂量、局麻药的类型以及患者的既往病情。与利多卡因相比，丁哌卡因对钠通道的亲和力更大，解离速度更慢。此外，其高血浆蛋白结合率使心脏复苏更加困难。防止局麻药误注入血管内的主要措施包括在注射前先回抽，给予试探剂量以及逐步给予治疗剂量。母体的成功支持和复苏将重新建立 UBF。为胎儿提供足够的氧供，并为局麻药从胎儿排泄提供时间。新生儿代谢局麻药的能力极为有限，如果需要紧急分娩，可能会出现持续抽搐。

高位平面阻滞可能是由于硬膜外导管置入到硬膜下，使用过程中导管位置的移动或硬膜外腔内注入过量的局部麻醉药（即高硬膜外）引起的。较高的脊髓阻滞和较高的硬膜外阻滞均可导致严重的低血压，心动过缓，意识丧失以及运动神经对呼吸肌的阻滞。

治疗

血管内注射和高平面脊髓阻滞引起的并发症的治疗目旨在恢复母体和胎儿的氧供，通气和循环。通常需要气管插管，血管加压药，补液和高级生命支持（advanced cardiac life support, ACLS）。对 ACLS 怀孕指南的更改包括推动子宫向左移位（而不是倾斜）来减轻腹主动脉 - 腔静脉压迫，避免下肢血管给药，并且除了事先移除胎儿和子宫监护仪外，没有对药理或除颤方案进行任何修改，除非会延迟干预[52, 53]。如果发生局麻药过量，可考虑使用 20% 脂质乳剂静脉注射来降低毒性[54]。在以下各种母体心搏骤停自主循环没有恢复的情况下，母体在 4 分钟之内没有接受复苏，应立即娩出胎儿。紧急剖宫产术的指南增加了母亲和新生儿的生存机会。此外，使用核对表以及模拟培训还可以在罕见但关键的事件中提高表现。

低血压

交感神经阻滞引起的低血压（收缩压降低 > 20%）是分娩镇痛最常见的并发症，发生率约为 14%[43]。预防措施包括子宫位置向左推移和充分补液。虽然补液的时间、补液量和液体种类的标准尚存争议，但都认为应该避免脱水。用高达 1L 的晶体溶液预充并未显著降低硬膜外麻醉低血压的发生率[55]。虽然预充液体可以降低脊椎麻醉后母体低血压的发生率，但是在预充液体种类晶体和胶体方面，对脊椎麻醉后低血压的发生没有显著差异[5, 56, 57]。低血压的治疗包括子宫移位，静脉补液和应用血管加压药。去氧肾上腺素和麻黄碱均可用于治疗低血压。虽然既往常使用麻黄碱（主要是 β- 肾上腺素），但最近的数据证实：①在脊椎麻醉时，给予去氧肾上腺素（主要是 α- 肾上腺素）可有效预防低血压；②与麻黄碱相比，去氧肾上腺素较少引起胎盘转移和胎儿酸中毒；③去氧肾上腺素目前被认为是治疗母体低血压的首选血管加压药[12, 58]。但是，如果产妇的心率显著下降至基线水平以下，则提示心排血量下降。因此，在孕妇低血压选择血管加压药时，应同时考虑心率和血压[58, 59]。如果治疗及时，短暂性产妇低血压不会导致胎儿窘迫或新生儿发病。

中心体温升高

孕妇中心体温的升高常与硬膜外分娩镇痛有关（参见第 20 章）。接受硬膜外分娩镇痛的产妇中，仅有 20% 出现了发热，其余 80% 的孕妇的中心体温没有升高[60]。尽管孕妇体温升高的原因目前仍不清楚，但促炎性细胞因子介导的非感染性相关炎症是目前认为可能的原因。产妇体温升高与白细胞计数的变化或感染过程无关，因此无须治疗[60]。此外，硬膜外分娩镇痛引起的体温升高不会增加新生儿败血症的发生率，因此不需要进行新生儿败血症相关检查，虽然一些研究表明体温升高对胎儿的健康没有影响，但其他研究提示，当孕妇体温高于38℃时，会导致新生儿不良的结局，包括癫痫发作，肌张力减退需机械辅助通气[60, 61]。

分娩的其他神经阻滞方法

宫颈旁阻滞

产科医师并不常使用宫颈旁阻滞减轻第一产程疼痛。该操作方法是在宫颈交界处的外侧及其后方黏膜下局部浸润局部麻醉药，从而阻止痛觉冲动在宫颈旁神经节的传导。可能发生药物全身吸收或直接导致胎儿创伤的可能。宫颈旁阻滞与15%的胎儿心动过缓发生有关[62]，引起这种现象的机制尚不清楚，因此有必要对胎儿进行密切监测。胎儿心动过缓通常限制在15分钟以内，以支持治疗为主。

阴部神经阻滞

在第二产程，产科并不经常使用阴部神经阻滞来缓解疼痛。在大多数医疗中心，当无法使用椎管内技术时，会采用此技术。操作方法是用带鞘的针通过坐骨棘内，后缘指向阴道黏膜和骶棘韧带。阴部神经阻滞会阻断下阴道和会阴部的感觉。尽管该技术可为阴道分娩和简单的阴道器械助产提供镇痛，但失败率很高[63]。并发症是阻滞失败，局部麻醉药中毒，坐骨直肠窝或阴道血肿，局麻药注入胎儿很罕见。

剖宫产术麻醉

大部分剖宫产手术都是在椎管内麻醉下进行的。区域麻醉的优点：①避免了母亲胃内容物误吸的风险以及与全身麻醉相关的困难气道管理的风险；②减少了新生儿对麻醉药的接触；③母亲可保持清醒；④椎管内可给予阿片类药物以减轻术后疼痛。但在胎儿出现紧急情况时（例如胎儿心动过缓或子宫破裂），需要采用作用迅速的全身麻醉。其他情况下如区域麻醉有禁忌证时（例如，凝血病或严重出血）也可选用全麻。除了起效迅速可靠外，全身麻醉相对于局部麻醉的益处还包括安全的气道管理，

以及避免血液循环波动较大。目前的ASA指南[5]建议，不管情况如何，准备剖宫产时，所有准备全身麻醉的孕妇都要"及时给予口服非颗粒抗酸药，H₂受体拮抗剂和/或甲氧氯普胺预防误吸"。在紧急情况下，口服非颗粒抗酸药可能是最适合的。

蛛网膜下腔麻醉

蛛网膜下腔麻醉可用于没有硬膜外置管的剖宫产孕妇（参见第17章）。麻醉方法较硬膜外麻醉简便，起效更快，由于剂量较小，因此全身性药物中毒的风险降低，麻醉平面可以从中胸段到骶尾部，效果更确切。蛛网膜下腔阻滞采用的是无切割式"笔尖式"腰穿针，硬脊膜穿刺后头痛的发生率有所下降（<1%）。与硬膜外麻醉比较，由于蛛网膜下腔麻醉更加迅速地阻滞交感神经，故更容易发生明显的直立性低血压。蛛网膜下腔麻醉可安全地应用于先兆子痫的患者。常用的蛛网膜下腔麻醉药可以是丁哌卡因（10～15mg）和无防腐剂的吗啡（50～200μg）混合物，以减轻术后疼痛。有的还使用了局部麻醉药和阿片类药物的其他许多组合。局部麻醉药的高比重常被用来促进阻滞平面的延伸。药物将随着脊柱弯曲程度流向T₄附近。单次脊椎麻醉持续时间是不定的，常可在90分钟内提供足够的手术镇痛。在硬膜下放置约3cm的连续蛛网膜下腔麻醉很少使用，有时在尝试放置硬膜外导管时意外将硬膜穿刺的情况下可选择这种方法。这种方法具有可滴定，可靠，麻醉药物浓度高的优势，但是如果鞘内导管误诊为硬膜外导管或操作者不熟悉该技术，则存在高位脊髓阻滞的风险。使用蛛网膜下腔置管的罕见并发症（如脑膜炎或局部麻醉毒性引起的神经系统损害）的发生率可能比其他椎管内技术更高，具体未知。将蛛网膜下腔导管留在原处24小时可降低硬膜穿刺后头痛的风险[64]。

硬膜外麻醉

如果在分娩镇痛时置入了有效的硬膜外导管，那么硬膜外麻醉是剖宫产很好的选择（见第17章）。硬膜外麻醉允许滴定到所需的麻醉水平，并在有需要时能够延长阻滞时间。对于不能耐受交感神经阻滞的患者，以及患有严重心脏病的患者，也是一种理想的选择。与蛛网膜下腔麻醉相比，它的缺点包括起效较慢，母体全身药物毒性的风险更大。用于手术麻醉的局部麻醉药的量和浓度要大于用于分娩镇痛的局部麻醉药的量和浓度。但是，导管放置，试探剂量和潜在并发症相似。剖宫产硬膜外麻醉的标准

剂量包括 15～20mL 的 2% 利多卡因或 3% 2-氯普鲁卡因。对于紧急剖宫产术，通常选择 3% 2-氯普鲁卡因，因为它在所有硬膜外局部麻醉药中起效最快。与利多卡因相比，2-氯普鲁卡因降低了硬膜外使用吗啡术后镇痛时的疗效和持续时间[65]。添加肾上腺素（1:200 000）或芬太尼（50～100μg）可以增加阻滞的效果和持续时间。麻醉医师希望麻醉平面从骶尾部到 T_4。在紧急情况下，剖宫产术后硬膜外阻滞失败率比择期病例要高，范围在 1.7%～19.8% 之间[66]。在某些情况下，可能需要改用全身气管内麻醉。常在手术即将结束时，通过硬膜外导管给予吗啡（1.5～3mg），减少术后疼痛，持续时间长达 24 小时。

腰-硬联合麻醉

在某些特定的情况下，使用 CSE 技术可能起效迅速，可靠的蛛网膜下腔阻滞，以及通过硬膜外导管进行其他局麻药的能力。这种方法可以对持续时间、阻滞水平进行滴定。它的一个缺点是硬膜外导管功能的验证时间较长。

全身麻醉

全身麻醉用于剖宫产，通常是因为椎管内麻醉存在禁忌证或紧急情况下使用。根据 1997—2002 年的数据显示，全身麻醉的相对风险是椎管内麻醉的 1.7 倍。与全身麻醉有关的死亡中，约有三分之二是由插管失败或诱导问题引起的[67]。充分的气道评估，准备以及熟悉困难气道的管理方法是提供安全麻醉的关键（图 33-6）。一项多中心产科麻醉不良事件数据库分析表明，虽然数据库中产科插管失败十次的手术均未导致孕产妇死亡，但目前的插管失败率约为 1:533[50]。剖宫产全身麻醉方法详见知识框 33-1。

给予非颗粒型抗酸剂，预氧并确认手术准备就绪后，常选择进行快速顺序诱导并插入带套囊的气管导管。确认气管导管位置，并充分通气后，开始手术操作。麻醉维持常选用挥发性麻醉剂和苯二氮䓬类药物、阿片类镇痛药、丙泊酚，一氧化二氮和肌松药（必要时）。在常规的剖宫产术全身麻醉过程中，婴儿娩出后才能使用阿片类药物和苯二氮䓬类药物，以避免胎盘将这些药物转移至新生儿。在分娩婴儿之前，用于切口和分娩的主要麻醉药是吸入麻醉药，因为吸入麻醉药常来不及吸收和分配到母亲或胎儿中。如果插管失败，则需要麻醉医生快速使用面罩或喉罩通气[68]，为母亲通气，保证剖宫产术可以继续进行（图 33-6）。分娩后，吸入麻醉药常被其他麻醉药部分替换，以减少吸入麻醉药引起的子宫收缩乏力。也可以用不影响子宫张力的麻醉药〔如异丙酚和阿片类药物的全凭静脉麻醉（total intravenous anesthesia，TIVA）〕，以进一步降低子宫收缩乏力的风险。

全身麻醉的诱导药物（参见第 7 章）

麻醉医生可选用不同种类的药物使患者意识快速消失。

丙泊酚

这种高脂溶性的药物可快速起效，大约 30 秒使患者失去意识。丙泊酚不含防腐剂，所以必须在使用前几个小时内准备好，可以减少恶心、呕吐的发生率，目前不是管控药物。丙泊酚的诱导剂量（2.5mg/kg）对新生儿行为评分无显著影响，但较大剂量（9mg/kg）与新生儿抑制相关。

依托咪酯

与丙泊酚相似，依托咪酯起效迅速，它的高脂溶性和快速水解导致作用时间相对较短。与丙泊酚不同的是，依托咪酯在常规诱导剂量（0.3mg/kg）下对心血管系统的影响微乎其微，但有注射痛，可引起肌肉不自主震颤，恶心和呕吐的发生率更高，并且可能降低癫痫发作阈值从而增加癫痫发作的风险。

氯胺酮

氯胺酮起效迅速，但与丙泊酚不同，氯胺酮的拟交感神经特性可通过对交感神经系统的中枢刺激来引起全身血压升高，心率增快和心排血量增加，是血流动力学不稳定孕妇的理想选择。高于全身麻醉诱导剂量（1～1.5mg/kg）可增加子宫张力，降低子宫动脉灌注压并降低癫痫发作阈值。

与巴比妥类药物不同，氯胺酮在低剂量（0.25mg/kg）时具有深部镇痛作用，但与不良的精神副作用相关（噩梦），可通过合用苯二氮䓬类药物来减轻。氯胺酮和依托咪酯均被认为适合于孕妇的麻醉，尤其是正在大出血，血容量不确定且有发生严重低血压风险的孕妇。

抗焦虑药

地西泮也用于妇产科，但它很容易透过胎盘产生与母体大致相等的血药浓度。因为新生儿代谢能力有限，地西泮的使用与新生儿呼吸抑制相关。咪达唑仑是一种作用较短的抗焦虑药，但也能快速穿过胎盘，且大剂量的诱导剂量可引起严重的新生儿

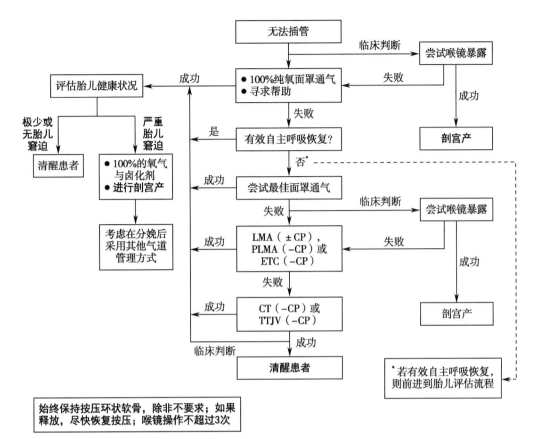

图 33-6 产科意外困难气道的处理流程。CP，环状软骨按压；CT，环甲膜切开；ETC，食管气管联合管；LMA，喉罩；PLMA，喉罩面罩气道（ Laryngeal Mask Company, Henley-on-Thames, England ）；TTJV，气管喷射通气（ 引自 Hughes S, Levinson G, Rosen M, Shnider SM, eds. *Shnider and Levinson's Anesthesia for Obstetrics.* 4th ed. Philadelphia：Lippincott；2002，used with permission. ）

肌张力低下。抗焦虑药的使用一直存在争议。但是，在特定的产科情况下，考虑到其遗忘特性，较低剂量可能是有益的。

麻醉维持药物

剖宫产麻醉的维持通常选择吸入低浓度（ ＜0.75MAC ）的吸入麻醉药。吸入麻醉药是剖宫产术全身麻醉药的重要组成部分。如果不使用这些药物，术中知晓的发生率高得难以接受。

吸入麻醉药是非离子化、低分子量的高脂溶性药物，能迅速经胎盘转运至胎儿。胎儿体内的药物浓度依赖于母体内的药物浓度和用药时间。在剖宫产全身麻醉过程中，待婴儿娩出后再使用阿片类药物，以避免药物通过胎盘转移至新生儿。

对于胎儿窘迫，全身麻醉的使用以及随后抑郁的新生儿的分娩，可能会感到困惑。胎儿抑制可能与新生儿抑制有关，因此选择全身麻醉是因为它是

知识框 33-1　剖宫产术全身麻醉推荐方案

- 麻醉诱导前口服非颗粒型抗酸药（柠檬酸钠）
- 维持左侧卧位
- 通过大血管输入晶体溶液
- 预充氧3分钟
- 手术医师准备就绪，麻醉助手帮助按压环状软骨直到证实气管导管到位且套囊充气不漏气为止
- 快速顺序诱导，30～60秒后，用喉镜开始插管
- 确认气管导管位置后，外科医生可开始操作
- 管理通气和麻醉维持
- 胎儿娩出后，可联合使用 ＜0.75MAC 的卤化剂、苯二氮䓬类、阿片类药物、丙泊酚、氧化亚氮和肌松药来维持麻醉
- 患者完全清醒后拔除气管导管

注：并不是所有人都认为按压环状软骨对患者来说是必需的操作。

行剖宫产术最快速，最可靠的麻醉技术。Cochrane 对 16 项研究进行了比较，比较了在其他简单情况下的剖宫产手术中椎管内阻滞与全身麻醉的新生儿情况，发现在新生儿 Apgar 评分在 6 分或以下，在 1 分和 5 分或 4 分以下，或新生儿需要复苏的情况，没有显著差异[69]。作者得出的结论是，没有证据表明椎管内麻醉对新生儿结局优于全身麻醉。当 UBF 受损并且可能发生胎儿窒息时，诱导分娩间隔对新生儿结局的重要性不如从子宫切口到分娩的间隔重要。从诱导到分娩之间的时间过长可能会导致浅麻醉，但不会导致新生儿窒息。如果长时间使用过量的吸入麻醉药，这些药物则可能会对新生儿的影响，如精神不振、心肺抑制和音调下降。更重要的是我们需要了解到，如果因为麻醉药的转移而导致新生儿抑郁，则婴儿仅需麻醉，对诸如辅助通气的简单措施很容易做出反应，以帮助清除吸入性麻醉剂。促进婴儿迅速好转，如果不是这方面原因，那么寻找其他抑郁的原因很重要。由于这些原因，在全身麻醉下行剖宫产时会要求有新生儿通气经验的临床医生，从切口到分娩的时间可能会更长，或者如果产妇状况需要非典型的诱导和维持麻醉。新生儿科医生，妇产科医生和麻醉医生对手术和麻醉计划的讨论对于优化这种情况下的新生儿疗效至关重要。

神经肌肉阻滞剂（参见第 11 章）

琥珀酰胆碱起效快（30～45 秒），作用时间短，（静脉注射 1～1.5mg/kg）仍然是产科麻醉的首选神经肌肉阻滞药物。由于它高度离子化且脂溶性差，只有少量药物穿过胎盘。在母体血液中被假胆碱酯酶水解，不会干扰胎儿神经肌肉活动。虽然妊娠期假性胆碱酯酶活性降低，但琥珀酰胆碱对神经肌肉的阻滞作用并未明显延长。如果给予大剂量（2～3mg/kg），则会导致脐带血中出现可检测到的水平。发生转移常见于极端剂量（10mg/kg），以导致新生儿神经肌肉阻滞。如果水解酶含量减少或有遗传性变异，则可能会发生长时间的阻滞，并且在给予其他肌松药或气管拔管之前，应确定肌肉力量是否恢复。

罗库溴铵是琥珀酰胆碱的常见替代品。在 0.6mg/kg 的剂量下大约 90 秒内即可提供足够的气管插管条件，在 1.2mg/kg 的剂量下 60 秒内提供适当的气管插管条件。与琥珀酰胆碱不同，它的作用时间更长，如果麻醉医生无法气管插管或者面罩通气，则会降低该药的安全性。子宫平滑肌不受神经肌肉阻滞的影响。可以通过使用新斯的明来解除阻滞。正常情况下，脂溶性差，离子化程度高的非去极化的神经肌肉阻滞药（如罗库溴铵、维库溴铵、顺式曲库铵、泮库溴铵）不能透过胎盘。但是胎盘的这种屏障作用只是相对的，长时间大量用药可能会发生新生儿神经肌肉阻滞。肌松的新生儿有正常的心血管功能和较好的肤色，但无自主呼吸或反射，同时骨骼肌松弛。治疗包括呼吸支持，直到新生儿排泄药物为止，这可能需要长达 48 小时。也可以尝试使用非去极化神经肌肉阻滞药拮抗剂，但是足够的呼吸支持仍然是主要的治疗措施。

先露异常和多胎

多胎妊娠

随着人工生殖技术的广泛使用，美国的多胎妊娠越来越多。在 2013 年，双胎妊娠占活产的 3.4%[70]。多数多胎妊娠是双胎（97%～98%）。三胎及更多者占出生的 0.1%～0.2%。多次怀孕对母亲和胎儿均构成重大风险。多达 80% 的多胎妊娠可能发生产前并发症。这些并发症发生率较高，包括早产，先兆子痫，妊娠糖尿病，胎膜早破，宫内生长受限和宫内胎儿死亡。多胎妊娠占围产期死亡的 9%～12%[71]。2013 年的一项随机对照试验显示，与计划的阴道分娩相比，计划的剖宫产不会降低胎儿或新生儿死亡的风险[72]。大多数双胎妊娠均是头位。如果第二个胎儿是臀位，那么与产科医生讨论分娩方式非常重要。如果存在第一胎分娩后第二胎改变位置或第二胎有胎儿心动过缓，则可能需要紧急行剖宫产。在阴道分娩的情况下，强烈建议进行硬膜外麻醉，以利于分娩和取出第二胎。在第二胎臀位的情况下，硬膜外镇痛得以让会阴充分松弛以便让第二个胎儿的头顺利出来。子宫松弛改善了第二胎的分娩条件，并降低了头部卡住的风险。这可以通过使用能使子宫快速松弛的药物（例如静脉注射硝酸甘油）达到最佳效果。产科医生可能需要对第二胎进行人工分娩。在分娩的第二阶段后期，更多的局部麻醉药将在分娩的这一关键阶段优化会阴麻醉和松弛。这时，发生卡头或胎儿心动过缓的可能性最高，而深度的神经阻滞可以平稳地过渡到剖宫产。

先露异常

臀先露

单胎臀位出现在 3%～4% 孕妇中。外转胎位术（external cephalic version，ECV）的平均成功率约为

60%。该过程包括通过外部触诊胎儿部位，借助压力旋转胎儿。在此过程中，超声和FHR监测可用于评估体位和胎儿窘迫。在整个ECV中。孕妇应放松腹部肌肉。椎管内镇痛可减轻疼痛并可能提高ECV的疗效[73]。ECV的风险包括胎盘早剥，胎儿心动过缓和胎膜破裂。这些风险发生率很低，但是如果需要紧急行剖宫产时要进行ECV，需要麻醉医生支持。很少有医疗中心进行单独的阴道臀位分娩。仅在最近（2006年）才允许产科医师根据其经验和舒适水平进行此类分娩[74]。提供单独阴道臀位分娩的机构应有明确的手术指导方针。孕妇应进行骨密度测定，超声检查以确定胎儿体重，并由产科医生进行咨询，以审查该手术的风险。强烈建议患者在分娩时进行硬膜外麻醉，因为其麻醉管理和风险与第二胎臀娩出相似。

肩难产

肩难产是产科急症。诊断是在胎儿头部娩出后，因为胎儿肩部受产妇骨盆的撞击而阻止了婴儿进一步被娩出。占所有分娩的1%～1.5%。危险因素包括巨大儿、糖尿病、肥胖症、难产史、引产和器械分娩。在肩难产的分娩中，产后出血的风险增加了11%，四级撕裂伤的风险增加了3.8%[75]。一旦产科医生诊断为肩难产，便会进行一系列操作以分娩婴儿。胎儿的pH值在头部和躯干之间下降0.04单位/分钟。肩难产7分钟或更长时间的情况下，新生儿脑损伤的风险显著增加。肩难产分娩失败的最后操作需要将胎儿推回并进行紧急剖宫产。肩难产的胎儿损伤和后遗症包括臂丛神经损伤，窒息引起的神经损伤和锁骨断裂。这些神经系统损伤通常会随着时间的推移而改善，大约不到10%会导致永久性厄尔布麻痹。据估计，肩难产围产期平均死亡率为0.4%～0.5%[75]。

妊娠高血压疾病

妊娠高血压疾病不同时期对孕妇和胎儿有不同的影响。2013年对妊娠高血压疾病的定义进行了更新[76]。妊娠高血压疾病分为四类：①先兆子痫/子痫，②慢性高血压，③慢性高血压并发先兆子痫，④妊娠高血压。**妊娠高血压**是妊娠20周后新发生的高血压，常在近期发生，其原因尚不清楚，但在怀孕期间需要加强监测。如果血压升高持续到产后12周，则该患者被认为是慢性高血压。慢性高血压是在怀孕之前或妊娠20周之前出现的血压升高，这类孕妇更容易发生先兆子痫。

先兆子痫

先兆子痫是妊娠期间一种特定的疾病，涉及多个系统，在过去十年中，其发生率增加了30%，影响了全球7.5%的孕妇，在美国，其发生率为2%～5%[77]。危险因素包括初产、慢性高血压，妊娠/既往糖尿病，肥胖症，先兆子痫家族史，多胎妊娠以及辅助生殖技术的使用。先兆子痫是一种全身性疾病，影响着母体和胎儿的各个器官系统。知识框33-2和33-3详细介绍了当前的诊断标准，将先兆子痫分为两类：先兆子痫和严重先兆子痫。**轻度先兆子痫**一词已被删除，不再需要蛋白尿来诊断先兆子痫。严重先兆子痫的一个子类别是**HELLP综合征**，它是溶血，氨基转移酶升高和血小板计数**低**的综合征。诊断为先兆子痫的患者出现子痫（癫痫发作）较罕见。在子痫中，有10%～15%的患者没有被发现先兆子痫的症状。

先兆子痫始于致病的母体/胎儿界面。在胎盘形成过程中，滋养层细胞完全侵入子宫螺旋动脉失败。螺旋动脉重构失败导致胎盘灌注减少，最终导致早期胎盘缺氧。最终细胞因子和炎性因子升高，如脓毒症所见[78]。

目前，先兆子痫的确切治疗是娩出胎儿与胎盘。如果有严重症状的先兆子痫孕妇无法进行足月妊娠，则必须确定是否分娩或预期处理。这需要对母亲和胎儿进行反复评估。对于麻醉医生和产科医生来说，了解这些患者及其临床病程至关重要，因为它们会迅速恶化并可能需要紧急分娩。即使妊娠之后，先兆子痫和妊娠高血压也与机体生理变化有关，这些生理变化使将来患心血管疾病和卒中的风险增加[79, 80]。

管理

一般情况下，不需要有创监测，中心静脉置管可能会增加风险。但是，在某些严重的先兆子痫和HELLP综合征中，有创血压监测和中心静脉置管可能是有益的。这些临床情况可能包括：①不稳定的高血压的管理；②需要频繁进行血气/实验室检查（严重的肺水肿）；③需要快速泵入血管活性药物；④评估血容量[81]。在椎管内阻滞前，可能需要补液来维持或增加循环血容量。

镁剂

硫酸镁常用于先兆子痫孕妇癫痫发作的预防。虽然使用硫酸镁能降低重度先兆子痫孕妇的癫痫发作率，但最新指南不建议对没有合并严重并发症先兆子痫的孕妇癫痫发作使用硫酸镁[76]。镁通过减

知识框 33-2　妊娠高血压的诊断标准

- 既往血压正常的患者，在妊娠 20 周后，出现至少两次间隔少于 4 小时，测量收缩压大于或等于 140mmHg，舒张压大于或等于 90mmHg

- 收缩压大于或等于 160mmHg 或舒张压大于或等于 110mmHg，可以在短时间间隔（分钟）内确认高血压，以利于及时进行降压治疗

且

- 采集的 24 小时尿液里有大于或等于 300mg 蛋白

或

- 蛋白质 / 肌酐比率大于或等于 0.3*

- 量油尺读数为 1（仅在没有其他定量方法的情况下才使用）

若无蛋白尿，新出现的高血压伴随以下任何一点：

- 血小板减少症：血小板计数低于 100 000/μL

- 肾功能不全：血清肌酐浓度大于 1.1mg/dL 或血清肌酐增加一倍，没有其他肾脏疾病时的浓度

- 肝功能受损：肝转氨酶达到正常浓度的两倍

- 脑或视觉障碍

- 肺水肿或发绀

* 单位均为 mg/dL。

知识框 33-3　具有严重症状的先兆子痫的诊断标准

患者卧床休息时，两次至少间隔 4 小时，测得收缩压为 160mmHg 或更高，舒张压为 110mmHg 或更高（除非在此之前开始抗高血压治疗）

血小板减少症（血小板计数少于 $100 \times 10^9/L$）

肝功能受损，表现为血氨基转移酶浓度异常升高（至正常浓度的两倍），严重的持续性右上腹痛或对药物无反应且不能通过其他诊断来解释的上腹痛

进行性肾功能不全（在没有其他肾脏疾病的情况下，血清肌酐浓度大于 1.1mg/dL 或血清肌酐浓度加倍）

肺水肿

新发脑或视觉障碍

知识框 33-2 和知识框 33-3 引自：American College of Obstetricians and Gynecologists；Task Force on Hypertension in Pregnancy. Hypertension in pregnancy. Report of the American College of Obstetricians and Gynecologists' Task Force on Hypertension in Pregnancy. *Obstet Gynecol.* 2013；122：1122-1131.

少神经肌肉接头的兴奋性来降低中枢神经系统的应激性。因此，它可以增强去极化和非去极化肌肉松弛剂的作用。硫酸镁还可以使子宫及血管平滑肌松弛。根据新的指导方针，应在分娩期间（包括在剖宫产期间和分娩后的 24 小时内）继续使用硫酸镁。肾功能异常或少尿的先兆子痫孕妇必须考虑镁的毒性，因为它是通过肾脏排泄的。监测孕妇的镁毒性，评估其深部肌腱反射，呼吸抑制和神经系统损害。常通过在 20～30 分钟内加量到 4～6g，并以 1g/h 的速度持续泵注给药，直到分娩后 12～24 小时。预防癫痫发作的治疗剂量范围是 6～8mg/dL。当用量超过 10mg/dL 时，深肌腱反射消失，PQ 间隔延长，心电图（electrocardiogram，ECG）上的 QRS 波变加宽。当用量超过 15～20mg/dL 时，可发生呼吸骤停，当用量超过 20～25mg/dL 时发生脉搏停止。如果出现毒性反应，应及时给予静脉注射氯化钙（500mg）或葡萄糖酸钙（1g）。

抗高血压药

在先兆子痫的产前处理中，孕妇经常因疼痛而导致血压进一步升高。需要降压药物降压。目前的指南建议收缩压大于 160mmHg 需要给予治疗，以预防脑出血[76]。常用使用拉贝洛尔和肼屈嗪静脉注射[82]。严重的难治性高血压患者，在紧急情况下，可在有创监测下，使用硝酸甘油和硝普钠。评估母体的动脉血压和 FHR 非常重要，因为药物引起的母体胎盘的灌注压力降低会导致子宫胎盘功能不全和胎儿心动过缓。

椎管内镇痛的考虑

ACOG 认为先兆子痫患者首选椎管内镇痛，但需要仔细滴定局部麻醉药以避免子宫胎盘灌注压降低[76]。虽然对于其他健康产妇而言，常规血小板计数不是必需的检查，但对于先兆子痫的孕妇，应充分评估其当前的血液学状况。考虑到严重先兆子痫和 HELLP 综合征可能引起血小板减少，麻醉医生应在放置任何椎管内阻滞前，仔细检查血红蛋白和血小板水平。尚未确定可预测椎管内麻醉并发症的具体血小板计数，但已建议将血小板提升到（75～80）× $10^9/L$ 作为接受椎管内技术的最低血小板水平，前提是没有其他椎管内禁忌证[79, 83]。无论如何，鉴于硬膜外血肿的风险与其他麻醉和镇痛方法相比，应向患者交代椎管内阻滞的风险和收益。因为分娩后血小板水平通常会进一步降低，因此在拔除硬膜外导管前应注意。尚未证明出血时间是否具有临床价值。如果

在开始椎管内镇痛后发生低血压，应及时给予去氧肾上腺素或麻黄碱，同时需要提前了解先兆子痫患者是否对儿茶酚胺过敏。考虑到先兆子痫可能导致胎盘功能不全，麻醉医生必须为紧急分娩做好准备。先兆子痫患者上呼吸道水肿，如果需要紧急全身麻醉，会增加插管困难的风险。气管内插管时，可能在放置喉镜时进一步加重高血压，当使用丙泊酚诱导时，少量的硝酸甘油（2μg/kg）或艾司洛尔（1.5mg/kg）可能是有益的[84]。如果担心困难气道，应提前考虑合适的替代方法，例如使用可视喉镜。硫酸镁输注更常用于产后子宫收缩乏力，如果使用吸入麻醉药会加剧子宫收缩乏力。催产素和前列腺素用于子宫收缩乏力是安全的，但甲基麦角牛磺酸（甲麦角林）相对禁忌使用，因为它会引起高血压危象。

孕妇出血

孕妇出血是导致产妇死亡的主要原因，而前置胎盘、胎盘早剥和子宫破裂是妊娠中晚期出血的主要原因。产后出血在阴道分娩中的发生率为 3%～5%，原因包括宫缩乏力、胎盘滞留、胎盘植入和宫颈或阴道裂伤。出血导致的产科的重大发病和死亡风险包括：①不能准确量化失血量；②出血相关危险因素未被识别；③治疗开始时间延迟；④准备和资源不足，包括大量出血情况下血液制品的输入不足[85]。

前置胎盘

前置胎盘是指胎盘异常地附着于子宫较低位置。每 200 例孕妇中就有 1 例。危险因素包括高龄、多胎、辅助生殖技术、子宫手术和既往前置胎盘史。既往，前置胎盘的典型表现是无痛的阴道出血，通常在孕早期发生。但是，现在大多数是通过产前超声检查诊断的。如果胎盘边缘距内口的距离超过 2cm，则可以尝试分娩试验。如果胎盘在 1cm 之内，则应行剖宫产术。对于距子宫颈口 1～2cm 的胎盘，最佳治疗方法仍然不确定，目前治疗方法已个体化[86]。如果没有活动性出血或血容量不足的情况，椎管内麻醉是一个不错的选择。考虑到前置胎盘出血风险增加，建议采用剖宫产术并快速输注液体或血液制品，建议准备两条大的静脉通道，并进行有创血压监测[87]。

大出血

对于活动性出血的紧急情况，可能需要全身麻醉。**氯胺酮**（1～1.5mg/kg）或**依托咪酯**（0.3mg/kg）静脉注射是麻醉诱导常用的药物。如果发生大出血，

则可能需要采用大量输血方案，在输入浓缩红细胞的同时应积极输入大量新鲜冷冻血浆，血小板和纤维蛋白原，其输注比例应与创伤复苏相似，以预防因为输入大量红细胞而导致稀释性凝血障碍[88]。在这些无法控制的大出血的情况下，通常没有足够的时间等待实验室检查返回后输注血液制品。虽然许多随机对照试验结果表示，使用氨甲环酸能显著减少产后出血[89]，但这些研究仍不足以证明出血时使用氨甲环酸的安全性和有效性问题。一项正在进行的多中心随机对照试验，招募了 20 000 名产后出血的患者（WOMAN 试验），该临床试验以母体死亡或子宫切除为复合终点，研究氨甲环酸对产后出血患者的影响[90]。失血性休克孕妇分娩的新生儿很可能会出现酸中毒和低血容量，可能需要复苏。如果不能通过标准的药物方法控制出血，产科医生可以考虑：①子宫动脉结扎，② B-Lynch 缝线术，③子宫内球囊，④如果患者病情稳定，便于运输，可以介入下动脉栓塞，⑤子宫切除术。

胎盘早剥

胎盘早剥是指妊娠 20 周到分娩前正常位置的胎盘从子宫壁剥离。每 100 例孕妇中，发生率为 0.4%～1%。危险因素包括高龄、高度紧张、外伤、吸烟、使用可卡因、绒毛膜羊膜炎、胎膜早破、前置胎盘和既往胎盘早剥史。围产期死亡总数的 10%～20% 与胎盘早剥相关，尽管孕产妇很少死亡，但孕产妇死亡率却增加了 7 倍[91]。当剥离仅涉及胎盘边缘时，流出的血液常常表现为阴道流血，伴随子宫压痛。或者，大量失血（> 2L）可完全隐藏在子宫中。子宫和胎盘之间的慢性出血和凝血可引起孕妇弥散性血管内凝血（disseminated intravascular coagulopathy, DIC）。超声检查具有特异性，但敏感度低，即使超声检查结果正常，也不能完全排除胎盘早剥。胎盘早剥的彻底治疗方法是分娩。麻醉方案的制定取决于分娩的紧迫性和剥离的严重程度。如果母体没有血容量不足，活动性出血，凝血异常或胎儿窘迫的迹象，可采用硬膜外镇痛进行分娩。但是，严重的出血则需要紧急剖宫产，并且应采取全身麻醉。可以预见，在这种情况下出生的新生儿会出现酸中毒和低血容量。

子宫破裂

子宫破裂没有明确的定义，包括从瘢痕处裂开到具有严重子宫壁破裂的病例。除子宫先前的瘢痕外，子宫破裂还与快速自发分娩，创伤、器械分娩引起的

创伤,胎儿过大或错位以及催产素过度刺激有关。在上一次分娩采用低横向切口进行剖宫产后,剖宫产术后阴道试产(trial of labor after cesarean, TOLAC)与1%或更少的子宫破裂的发生率有关[92]。无瘢痕的子宫自发破裂的情况更为罕见,临床症状多变,没有一项指标的敏感度是100%,但可能包括胎儿心动过缓、持续性腹痛、阴道出血、子宫停止收缩、不能站立以及硬膜外镇痛过程中出现暴发性疼痛。腹部疼痛并不总是存在,而连续FHR监测提示胎儿心率下降是目前与子宫破裂相关的最常见征象[93]。椎管内镇痛可作为TOLAC的一部分,但不应掩盖子宫破裂的体征和症状。行紧急剖宫产时常需要立即评估,积极复苏和全身麻醉。如果存在轻微的瘢痕裂开,常在剖宫产后可以由产科医生进行子宫修复,但是对于大多数无疤子宫壁破裂的病例,需要行子宫切除术。如果前次分娩是剖宫产,而本次计划经阴道分娩,则建议"备好子宫破裂的抢救设备,确保医护人员能即刻施救,方可实施TOLAC"[93],医护人员包括产科、麻醉、儿科和护理人员。

胎盘滞留

有2%~3%的阴道分娩的产妇可能出现胎盘滞留。常需要行人工探查术。如果阴道分娩时无椎管内麻醉,行子宫探查术时可尝试静脉给予阿片类药物或吸入一氧化二氮辅助镇痛,尝试徒手去除残留胎盘。如果需要子宫松弛后,才能祛除残留胎盘,则可以静脉推注硝酸甘油(200μg),但尚未显示出这种方法能减少徒手祛除残留胎盘的需要性。另外,将患者转移至手术室并实施椎管内镇痛药可能对彻底评估有益。通常不需要通过气管插管的全身麻醉和使用吸入性麻醉药来使子宫松弛。尽量获得准确的失血量对于确定合适的麻醉和复苏计划至关重要,因为残留的胎盘会增加产后出血和输血的风险[94]。

子宫收缩乏力

子宫收缩乏力是导致产后出血常见原因,可在分娩后即刻或数小时后发生。产后子宫收缩乏力的危险因素包括胎盘滞留、分娩时间长、胎次多、巨大胎儿、羊水过多、催产素过多和绒毛膜羊膜炎。一项2013年的系统回顾指出,积极管理第三产程(胎盘分娩)可减少产后出血,不会增加胎盘滞留的风险[95]。双手按摩子宫后,最初静脉用催产素来治疗子宫收缩乏力。预防产后出血的催产素在临床实际使用时用量变化很大。常用的给药方案是在分娩后将20~40IU的催产素稀释至1L的晶体溶液中,然后连续输

注。另一种方案是一次性静脉注射3IU催产素,以减少预防产后出血所需催产素总剂量。在这些不同的催产素给药方法之间,未观察到子宫张力、母体血流动力学、副作用或出血等方面的差异[96]。虽然稀释后的催产素对心血管系统的影响很小,但快速静脉注射3~5IU时,可表现出一定的相关性。伴随心动过速、血管扩张和低血压的患者,给药时间应超过30秒或更长的时间[96]。麻醉医生与产科医生之间的定期交流对于快速评估催产素是否有效或是否应使用其他类型的子宫收缩剂至关重要。甲基麦角新碱(0.2mg肌内注射)是麦角衍生物,可以改善子宫张力。甲基麦角新碱可引起明显的血管收缩,在先兆子痫,肺动脉高压或缺血性心脏病患者中相对禁忌。前列腺素$F_{2\alpha}$(0.25mg肌内注射)是另一种用于治疗子宫收缩乏力的药物。它与恶心、心动过速,肺动脉高压、低氧和支气管痉挛有关。在哮喘患者中应避免使用。前列腺素E_1(600μg口服/舌下/直肠)也可有效治疗子宫收缩乏力。对心脏没有明显影响,但可能引起体温过高。如果使用这些方法仍不能控制产后出血,则应紧急采取有创操作技术和输注血液制品(相关内容在"大出血"一节中已有介绍)。

胎盘植入

胎盘植入包括:①**胎盘植入子宫肌膜**;②**胎盘植入子宫肌层**;③**胎盘穿透子宫肌肉全层**(图33-7)。胎盘穿透植入时可能植入到肠道、膀胱、卵巢或其他盆腔脏器和血管。以上任何一种植入方式都会导致胎盘显著粘连,移除胎盘时都会导致子宫肌层撕裂和危及生命的大出血。

前置胎盘易于出现异常的胎盘植入。在过去50年,胎盘植入的发病率增加了近60倍,目前每533例孕妇中就有1例发生胎盘植入[97]。最近(2015年)的研究表明,超声检查对胎盘植入的诊断具有积极的预测价值,阳性预测值为68%,其灵敏度为55%,阴性预测值为98%,特异度为88%[97]。因此,麻醉处理不应仅由产前超声检查结果指导。既往没有剖宫产史而发生胎盘植入的发病率约为3%。但是,随着剖宫产数量的增加,与前置胎盘相关的胎盘植入的风险增加。据报道,既往有一个子宫切口时,胎盘植入的发生率为11%,而有两个既往子宫切口时,该发生率为40%,而有三个或更多个子宫切口时,其发生率上升至60%以上[87]。

前置胎盘和胎盘植入的产妇术中常常伴有大出血。据报道称平均失血量为2 000~5 000mL,甚至更多。其中有约20%的产妇发生凝血功能障碍,其

中有部分患者需要行子宫切除术。胎盘植入通常只有在子宫切开以后才能明确诊断。麻醉医生需要随时警惕胎盘植入，同时准备处理大量失血。虽然麻醉管理应该个体化，但都应知晓胎盘植入的可能。对于术前诊断或高度怀疑的患者，需要做好大量出血的准备，考虑术中输血[98]。

羊水栓塞

目前，羊水栓塞（amniotic fluid embolism，AFE）的发生率约为每 100 000 例分娩中就有 1～6 例[50, 99]。AFE 的临床表现包括突然发生的低血压、胎儿窘迫、呼吸窘迫、低氧、DIC、心搏骤停、呼吸骤停和精神状态改变。这些表现必须与其他更常见的妊娠和分娩异常情况区分开来。AFE 可能发生在分娩、生产或子宫手术过程中或产后立即发生。AFE 的确切病因和发病机制仍不明确，但认为是患者对羊水某些成分的类过敏反应或超敏反应。AFE 的诊断是排除性的临床诊断。虽然过去认为从孕妇肺循环中吸出的羊水碎片（如胎儿鳞状细胞）是可以用于诊断的，但此后已确定所有孕妇的循环中都存在胎儿细胞，而

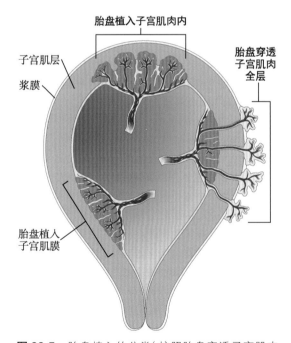

图 33-7 胎盘植入的分类（按照胎盘穿透子宫肌肉深度）（引自：Kamani AAS, Gambling DR, Chritlaw J, et al. Anesthetic management of patients with placenta accreta. *Can J Anaesth*. 1987; 34: 613-617, used with permission.）

没有提出针对 AFE 的实验室检查。促进 AFE 发生的因素包括静脉空气栓塞、肺血栓栓塞、急性出血（即子宫破裂，撕裂，积液）、围产期心肌病、败血症、厌食、局部麻醉药毒性、高位神经阻滞和误吸。AFE 的治疗方式，常为支持性治疗，通过正性肌力药、输血和纠正低氧血症，来进行心肺复苏。常需要气管插管和机械通气支持。可能会迅速出现凝血病并导致威胁生命的出血。即使进展到后期，也很难进行明确的诊断。

妊娠期非产科手术麻醉

孕妇的非产科手术总发生率为 1%～2%，其中外伤、阑尾炎和胆囊炎是最常见的原因[100, 101]。除管理孕产妇意识状态外，血流动力学和呼吸运动以及如前所述孕期生理变化都应该在考虑范畴，孕妇在进行非产科手术时，麻醉管理目标包括避免宫内胎儿缺氧和酸中毒。怀孕初期进行非产科手术会导致自然流产，怀孕后期非产科手术会导致早产。非产科手术应尽量推迟到怀孕后期进行。但切不可对有手术指征的孕妇拒绝手术；然而，为了避免使用大量对胎儿致畸的药物，应将非紧急手术推迟到怀孕前三个月以后，以尽量减少对胎儿的致畸作用。由于中期妊娠早产风险最低，因此认为妊娠中期是最佳干预时间。如果是紧急外科手术，其手术时机应遵循非孕患者。2015 年一项对进行手术的妊娠妇女和匹配队列的非妊娠妇女进行手术的数据比较指出，尽管怀孕期间进行紧急手术的情况较多，但死亡率或发病率没有差异[102]。

对于怀孕期间必须进行的手术，麻醉医生应做好如下工作：①制订对孕产妇和胎儿状况有益的麻醉计划；②咨询产科医生和会诊医师以优化突发事件的处理措施；③制订的胎儿监护计划；④制订需要紧急行剖宫产的计划。ACOG 建议，当计划进行非产科手术时，手术应在有新生儿和儿科服务的机构进行；具有剖宫产分娩资质的产科医师应准备随时到场[103]。在妊娠期间的非产科手术中，没有证据表明区域麻醉技术比全身麻醉更好，而且有一些回顾性研究表明，与全身麻醉相比，使用区域技术来进行FHR，腹部手术可导致更高的早产率[104]。

避免致畸药物

总是有可能会对未确诊的妊娠患者进行麻醉。因此，ASA 指南[105]建议："可为育龄期女性患者提供妊娠试验，可能会改变患者的管理方式。"育龄期

第四篇

女性在手术前是否需要常规进行妊娠试验仍存在争议。据报道大多数药物，包括麻醉药在内，都曾至少在一种动物致畸。人类器官形成最重要的时期在妊娠 15～56 天。除可卡因外，目前尚无证据表明已有的麻醉药（可卡因除外），在孕期使用，对人有致畸作用[103]。FDA 最近停止了 A～D 类和 X 类药物的使用，而采用了新标签，该标签描述了孕期每种药物的实际已知用途和推荐用途[106]。在发育中的动物中，已明确某些药物可导致神经变性和广泛凋亡，部分研究表明，麻醉对新生儿的影响尚不清楚。然而，其他一些研究表明，婴儿和学步者可能会出现神经认知功能障碍[107]。（参见第 12 章）。

避免胎儿宫内低氧和酸中毒

避免 UBF 降低和低氧对胎儿的健康至关重要。妊娠 20 周以后子宫左移可避免母体低血压引起胎儿宫内低氧和酸中毒，同时需要避免动脉低氧和 $PaCO_2$ 剧烈变化，高碳酸血症和低碳酸血症均会导致子宫血流减少，需要将胎儿宫内缺氧和酸中毒的发生率降至最低，较高浓度的氧气不会增加子宫后部纤维化（视网膜病变）的风险，因为胎盘的高氧耗量以及胎盘中母体和胎儿血流的特殊分布，即使母体血 PaO_2 超过 500mmHg，胎儿血 PaO_2 也不会超过 60mmHg[15]。

可以在孕 16～18 周通过多普勒监测 FHR，但是，只有到了孕 25～27 周时，FHR 才可以作为确定的健康指标。ACOG[103] 指出："决定是否使用胎儿监护应个体化，如果使用，应根据胎龄，手术类型和可用的设施而定。"胎儿监护的最大价值在于，通过显示胎儿的指标，可以进一步优化产妇和胎儿的状况。目前，尚无证据表明 FHR 监测的有效性。此外，由于大部分麻醉药会降低 FHR 的变异性，因此解释起来更困难，信号采集可能具有挑战性，且需要专业人员来解释 FHR 的变化。

避免早产

手术操作所致的病理过程（而不是麻醉操作）会增加早产的发生率。腹腔内操作，即使很小的操作都比外周手术操作的影响大。手术成功完成后，应监测胎心和母体子宫活动情况。早产的治疗包括使用硝苯地平或吲哚美辛。虽然硫酸镁没有显示出安胎药的功效，但是在早产的情况下，硫酸镁的使用可以降低脑性瘫痪的风险[108]。此外，建议孕妇在 32 周前服用皮质类固醇来预防早产，以减少新生儿发病率[108]。术后镇痛药可改变对宫缩的感觉，从而需要进行外部监测。

麻醉管理

孕妇的择期手术应当推迟到产后进行。如果必须实施手术，则最好将手术推迟到孕中期。在进行手术之前，应与妇产科医生和会诊医师讨论胎儿监护、潜在的母亲死亡以及紧急剖宫产手术的计划。在可行的情况下，应根据麻醉医生的经验和情况考虑采用椎管内麻醉，因为它们会减少胎儿药物的暴露以及与全身麻醉有关的孕产妇风险。选择全身麻醉时，应采取预氧和将子宫左侧移位的措施。如前所述，诱导方式应类似于全身麻醉下剖宫产的诱导方式。应保持呼气末二氧化碳浓度为 30mmHg，并静脉输入液体以保证子宫充分灌注，并适当使用诸如去氧肾上腺素等升压药。无论选择什么麻醉技术，建议吸入氧浓度至少为 50%。术后应预防深静脉血栓形成，监测 FHR 和子宫活动（至少 24 小时），并确定术后镇痛计划。

腹腔镜手术

腹腔镜检查在任何孕期都被认为是安全的，其使用指征与非妊娠期相同[109]。妊娠并不影响腹腔镜手术并发症的发生率，且中转开腹手术的发生率很低（1%），与开腹手术相比，胎儿流产率稍高，但早产率较低[110]。大多数将腹腔镜与开腹手术进行比较的研究表明，胎儿或产妇的结局无显著差异。如果使用腹腔镜技术，除了前面讨论的考虑因素外，在整个手术过程中还应监测呼气末的二氧化碳，并在可行的情况下使用低气腹压力（10～15mmHg）。

胎儿窘迫的诊断和管理

FHR 的监测始于以下问题：如何探测胎儿的缺氧和代谢性酸中毒？生产时胎儿监测旨在发现产程中的缺氧，并允许临床医生在酸中毒和胎儿中枢神经系统永久性损害之前进行干预。胎儿的大脑对周围和中枢的刺激作出反应，包括：化学感受器、压力感受器和 CNS 内代谢产物变化的直接作用。FHR 监测是一种粗略的监测，非特异性的监测胎儿缺氧和窘迫的方法。可以使用优质的 FHR 监测器，但是通常需要内部使用胎儿头皮电极以获得准确的连续的 FHR 监测。

关键评价指标

基于 2008 年美国国立卫生研究院（National Institutes of Health，NIH）的报告，对 FHR 显示的变

化涉及以下方面的评估：①子宫收缩，②基线 FHR，③基线 FHR 变异性，④加速发生，⑤周期性或偶发性减速，⑥FHR 模式随时间的变化或变化趋势[111]。

子宫收缩

子宫收缩可以从外部或内部进行监测。外部监测仅反映收缩频率，而内部监测则可反映频率和宫腔内压力的变化（以蒙得维的亚为单位）。知识框 33-4 详细介绍了子宫的活动和定义。如果在分娩过程中出现强直性收缩或收缩过快，静脉注射硝酸甘油可暂时使子宫松弛和恢复胎儿灌注。另外，产科医生可以皮下注射特布他林。

胎心率基线

基线 FHR 是通过在约 10 分钟内平均 FHR 数值四舍五入到 5 次 /min 的增量来确定的，不包括加速度、减速度和明显的 FHR 变异性（变化 > 25 次 /min）。基线异常包括心动过缓（< 110 次 /min）和心动过速（> 160 次 /min）。

变异性

基线变异性还可以通过检查 10 分钟内振幅和频率不规则的波动（不包括加速度和减速度）来确定。变性分类如下：

无 FHR 变异性：振幅范围内无法检测到 FHR 最小变异性；

最小 FHR 变异性：振幅范围大到不可检测，5 次 /min 或更小；

中等 FHR 变异性：振幅范围 6～25 次 /min；

显著 FHR 变异性：振幅范围超过 25 次 /min。

加速

加速是 FHR 的突然增加，定义为在小于 30 秒内从加速开始到峰值的增加。此外，峰值必须大于等于 15 次 /min，并且从发作开始持续 15 秒或更长时间才能恢复。在妊娠 32 周之前，将加速定义为峰值为 10 次或更高，持续时间为 10 秒或更长时间。

减速

根据知识框 33-5 和图 33-8 所述的特定标准，减速分为可变或迟变。当 FHR 从基线上明显下降，大于或等于 15 次 /min，持续 2 分钟或更长时间时，就会出现长时间的减速。

晚期减速是子宫胎盘功能不全的结果，在收缩过程中引起胎儿脑缺氧。这种变化可引起交感神经

> **知识框 33-4　子宫活动术语**
>
> - 正常：10 分钟内≤ 5 次收缩，平均 30 分钟
> - 收缩过快：10 分钟内收缩 > 5 次，平均 30 分钟
> - 子宫收缩的特征：收缩过快应始终符合是否存在相关的胎儿心率减速的条件
> - 收缩过快适用于自发性分娩或刺激性分娩。对收缩期收缩的临床反应可能取决于收缩是自发性的还是刺激性的
> - 过度刺激和过度收缩没有确切的定义

引自：Macones GA, Hankins GD, Spong CY, et al. The 2008 National Institute of Child Health and Human Development workshop report on electronic fetal monitoring: update on definitions, inter- pretation, and research guidelines. *J Obstet Gynecol Neonatal Nurs.* 2008; 37(5): 510-515.

> **知识框 33-5　胎心率追踪标准**

类型	颜色	描述
I	绿色	无酸血症
IIa	蓝色	无中枢性胎儿酸血症（充足的氧供）
IIb	黄色	没有中枢性胎儿酸血症，但 FHR 模式表明间歇性氧气减少可能导致胎儿产生氧债
IIc	橙色	胎儿可能即将失代偿
III	红色	出现胎儿即将发生窒息的表现

第一类：具有正常基线速率（110～160 次 /min）、中等 FHR 变异性、无晚期或可变减速以及可能存在早期减速的 FHR 追踪

第二类：所有未包括在第一类和第三类中的内容。大多数机构认为，根据周期性变化的严重程度（IIb）然后降低 FHR 变异性（IIc），需要将该类别进一步细分为三个子类别

第三类：没有 FHR 变异性、反复减速或心动过缓或正弦波模式

引自：Macones GA, Hankins GD, Spong CY, et al. The 2008 National Institute of Child Health and Human Development workshop report on electronic fetal monitoring: update on definitions, interpretation, and research guidelines. *J Obstet Gynecol Neonatal Nurs.* 2008; 37(5): 510-515; and Parer JT, Ikeda T. A framework for standardized management of intrapartum fetal heart rate patterns. *Am J Obstet Gynecol.* July 2007; 197(1): e1-6.

第四篇

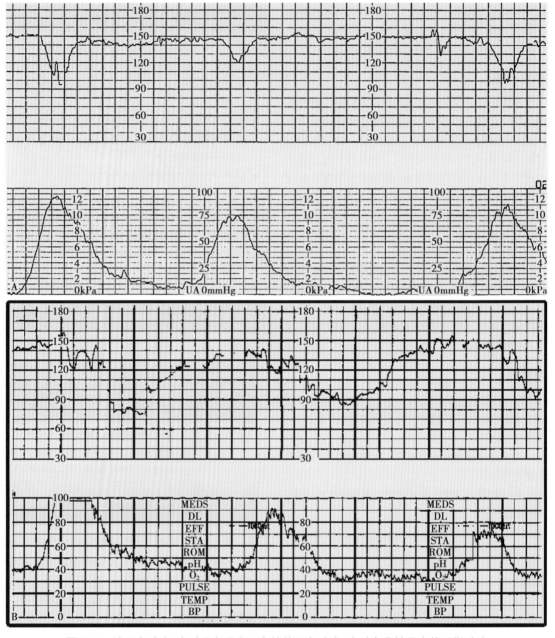

图 33-8　胎心率减速。（A）具有最小可变性的可变减速。（B）变化性最小的后期减速

反应和外周血管阻力增加，从而使胎儿血压升高，胎儿压力感受器受到刺激出现 FHR 减慢。此反应称为**反射性**后期减速。第二种类型的晚期减速是由于在缺氧恶化的情况下心肌抑制引起的。胎心率中度下降表明子宫胎盘功能不全；然而，胎心率更为严重的下降提示胎盘功能接近衰竭。术语**"早期减速"**是有争议的。尽管许多文献将其与头部挤压有关，但也被认为是后期加速的一种变异，同样反应子宫的收缩，只是这个过程是一种良性状态，但可能演变成更典型的后期减速 [112]。**可变减速**通常是脐带压缩的同义词。一个异常的正弦 FHR 模式被定义为具有平滑的正弦波样模式，其循环频率为 3～5/min，持续 20 分钟或更长时间，并可能与胎盘早剥有关 [111]。

人们普遍认为，在减速的情况下，FHR 变异过小提示存在胎儿酸血症。严重的减速（<70 次/min，持续>60 秒）与胎儿酸血症相关，在没有变异的情况下预示着更糟糕的情况[113]。

FHR 监测是对胎儿酸中毒的非特异性评估，应随着时间的推移与临床情况以及胎儿和母体因素进行解释。正常胎儿在分娩过程中也会出现缺氧，并且可以耐受这些时期的缺氧，且不会出现长期的神经系统后遗症。

胎心率分类

目前，FHR 三级分类系统（知识框 33-5）用于一般的胎儿评估[114]。该评估系统会随着时间的推移在不同类别之间改变。

第一类 FHR 追踪被认为是正常的，在观察时断定胎儿处于正常的酸碱状态，不需要进行特殊处理。要符合第一类的条件，必须满足以下所有条件：①基线 FHR 为 110～160 次/min；②基线 FHR 的中度波动；③没有延迟或可变的减速；④可能存在或不存在早期减速；⑤可能存在或不存在加速。

第二类 FHR 跟踪被认为是不确定的，并且包括不属于第一类或第三类中的情况。包括胎儿心动过速，超过 2 分钟但不到 10 分钟的长时间减速以及基线幅度中等的反复晚期减速。第二类追踪需要根据整个临床情况继续进行监测和重新评估。

第三类 FHR 跟踪被认为是异常的，并与异常的胎儿酸碱状态有关。第三类描记包括：①正弦 FHR 模式，②缺乏 FHR 变异性，并伴有反复发作的晚期减速度或可变减速度或心动过缓。这些描记需要迅速评估并努力改善胎儿状况，例如宫腔内复苏，产妇体位改变，低血压治疗，补充氧气以及收缩过速的治疗，如果 FHR 描记没有改善，则应尽快分娩。

新生儿评价和新生儿复苏

从胎儿到新生儿的转变经历了肺和循环系统巨大的生理改变。产后和产前事件对于预测向新生儿过渡时的安全性和成功性非常重要。在分娩时进行脐带血血气分析作为胎儿评估的一种方法。常见值见于表 33-2。

出生后立即进行新生儿评估对于迅速识别需要积极复苏的胎儿很重要。Apgar 评分为分娩后 1、5 和 10 分钟测量，将观察到的 5 个生命体征分配了一个数值（0、1 或 2）（表 33-3）。是目前最好的作为促进识别和指导新生儿复苏管理的评价方法。大约 10% 的新生儿需要一些外界帮助，才能开始正常呼吸，而不到 1% 的新生儿需要进行高级心肺复苏，包括胸部按压和复苏药物[115]。大多数新生儿（Apgar≥8 分）除

了需要吸引鼻子和嘴巴外不需要额外的治疗、触觉刺激以促进呼吸和避免低体温。婴儿的皮肤应擦干，应放在辐射加温的床上，盖上温暖的毯子，或与母亲进行皮肤接触。Apgar 评分 10 分之所以罕见，是因为正常的新生儿在超过 5 分钟后，也会出现肢端青紫。

心肺复苏

在 30 秒的评估和干预后对分娩的新生儿进行管理，如图 33-9 所示。胎儿娩出后，给予一定刺激后，擦干后将婴儿放在热辐射床上，根据 2015 年新生儿复苏指南开始进行前 30 秒的评估[115]。评估时应考虑胎龄，从音调开始，呼吸或哭泣。如果没有呼吸和哭泣，则应在保温的同时进行气道清洁（嘴巴，然后是鼻子）并反复给予刺激。这是下一个 30 秒的评估。

通过 1 分钟的 Apgar 评分和可能的正压通气（positive-pressure ventilation, PPV）辅助干预以及脉搏血氧饱和度和 ECG 监测来评估呼吸抑制、喘息和心率。如果心率低于 100 次/min，则应通过检查胸部

表 33-2　脐动脉和脐静脉血气的正常值

测量值	平均动脉值	平均静脉值
pH	7.27	7.34
PCO_2/（mmHg）	50	40
PO_2/mmHg	20	30
碳酸氢盐/（mEq/L）	23	21
碱剩余/（mEq/L）	−3.6	−2.6

数据引自：Thorp JA, Rushing RS. Umbilical cord blood gas analysis. *Obstet Gynecol Clin North Am.* 1999; 26(4): 695-709.

表 33-3　新生儿评估的 Apgar 评分

评分指标	2 分	1 分	0 分
心率/（次/min）	>100	<100	无
呼吸情况	不规则，哭声响	慢	无
激惹反射	哭	面部扭曲	无反应
肌张力	活跃	四肢稍屈曲	松弛
皮肤色泽	全身粉红	躯体红、四肢青紫	全身青紫

第四篇

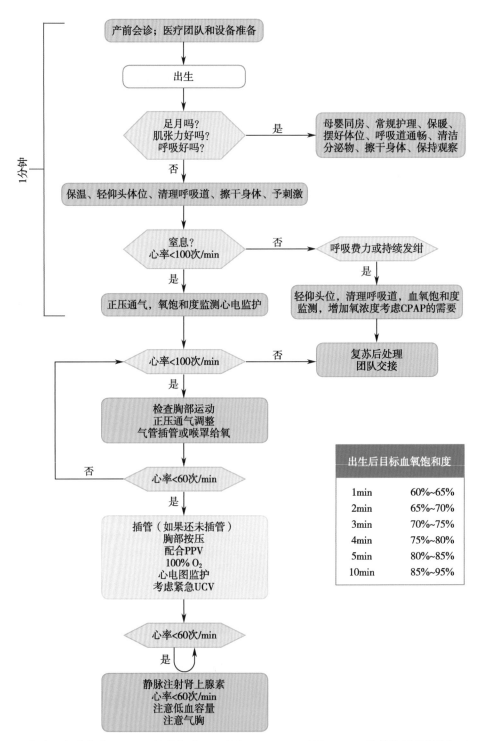

图 33-9　新生儿复苏指南。CPAP, 持续气道正压通气；PPV, 正压通气；UVC, 脐静脉插管［引自：Wyckoff MH, Aziz K, Escobedo M, et al. Neonatal Resuscitation：2015 American Heart Association Guidelines Update for Cardiopulmonary Resuscitation and Emergency Cardiovascular Care. *Circulation*. 2015；132(18 suppl 2)：S543-S560]

运动，优化通气以及考虑是否需要插管或放置喉罩（laryngeal mask airway，LMA）来评估 PPV 疗效。如果心率降至 60 次 /min 以下，则应从 ECG 监测和脐静脉置管准备开始，进行胸部按压，气管插管和 100% 氧气通气。根据 2015 年的指南，合理的做法是开始空气复苏，并逐渐增加氧气浓度，使导管前血氧饱和度接近健康婴儿的预期值（图 33-9）。此外，这些指南支持在需要胸部按压的情况下使用 100% 的氧气。妊娠超过 36 周，如果评估存在中度至重度缺氧缺血性脑病的婴儿应给予治疗性低温治疗方案（参见第 45 章）。

如果存在胎粪，则胎儿出生时应该有气管插管的技术人员。如果婴儿在分娩后有力并且有呼吸动作和肌张力良好，则无须进行重大干预，但是如果肌张力差且呼吸力不足，则应开始复苏，如果婴儿没有呼吸或呼吸不足或心率小于 100 次 /min，应开始 PPV[115]。不建议在这种情况下进行常规气管插管，对无呼吸或呼吸不良的婴儿，而应着重出生后第一分钟内通过清除气道和使用 PPV 开始通气。

肾上腺素

当有 PPV 支持和胸部按压的情况下心率仍然低于 60 次 /min 或者出现心搏骤停，应该开始给予肾上腺素。剂量为静脉给予 1∶10 000 的肾上腺素 0.1～0.3mL/kg。如果需要，可以每 3～5 分钟重复一次。

低血容量

在某些出血情况下，可能会导致新生儿血容量不足，例如胎盘早剥，前置胎盘或前置血管，尽管继发于椎管内阻滞的血容量不足很少见。应该对已经失血或正处于低血容量性休克并且对先前所述其他复苏措施没有反应的新生儿进行容量复苏。血液制品或等渗晶体溶液（等渗液 10mL/kg）可以在分娩室中使用。

葡萄糖

出生时严重窒息缺氧，宫内生长受限或母亲合并糖尿病的新生儿应怀疑是否存在低血糖。新生儿的复苏中可通过针刺足跟测量血糖。

纳洛酮

不再建议将纳洛酮用于分娩的新生儿。如果新生儿表现出呼吸抑制，应保持适当的通气，直到将新生儿运送到重症监护室。对产前阿片类药物暴露史的评估，可以在托儿所和纳洛酮的管理中心继续进行。

思考题

1. 妊娠期间以下心血管参数：血容量、每搏输出量、心率、全身血管阻力、中心静脉压、股静脉压是如何变化的？

2. 足月孕妇的预期动脉血气值（pH、$PaCO_2$ 和 PaO_2）是多少？与非孕时不同的机制是什么？

3. 在分娩的第一阶段，哪些神经介导疼痛？分娩第二阶段的疼痛从何而来？如果在分娩和分娩过程中使用了椎管内镇痛，那么第一和第二产程应阻滞哪一平面？

4. 早期分娩的初孕妇正在考虑选择镇痛方法。她问您硬膜外镇痛是否会延长产程或是增加剖宫产的发生率。您会如何回应？

5. 描述胎心率监测的三级系统，以及将第二类进一步分为Ⅱa、Ⅱb 和Ⅱc 如何改善管理和评估。

6. 从 2013 年开始，先兆子痫的定义和管理有哪些主要变化？

7. 先兆子痫的定义是什么？严重先兆子痫具有其他哪些标准定义？

8. 妊娠中期和分娩期间最常见的产妇出血原因是什么？哪些因素可导致产科患者大量出血的发病率和死亡率风险增加？

9. 分娩后立即有胎粪污染的羊水的新生儿具有良好的呼吸作用和肌张力。接下来应采取什么干预措施？如果新生儿出现呼吸困难，那么下一步应该如何处理？

（徐艳 译，杜彬 审）

第四篇

参考文献

1. Cheek TG, Gutsche BB. Maternal physiologic alterations. In: Hughes SC, Levinson G, Rosen MA, Shnider SM, eds. *Shnider and Levinson's Anesthesia for Obstetrics*. 4th ed. Philadelphia: Lippincott Williams & Wilkins; 2002:3–18.

2. Gaiser R. Physiologic changes of pregnancy. In: Chestnut DH, Polley LS, Tsen LC, Wong CA, eds. *Chestnut's Obstetric Anesthesia: Principles and Practice*. 4th ed. Philadelphia: Elsevier; 2009:15–36.

3. Ain DL, Narula J, Sengupta PP. Cardiovascular imaging and diagnostic procedures in pregnancy. *Cardiol Clin.* 2012;30:331–341.

4. Ewah B, Yau K, King M, et al. Effect of epidural opioids on gastric emptying in labour. *Int J Obstet Anesth.* 1993;2:125–128.

5. Practice Guidelines for Obstetric Anesthesia. An Updated Report by the

American Society of Anesthesiologists Task Force on Obstetric Anesthesia and the Society for Obstetric Anesthesia and Perinatology. *Anesthesiology.* 2016;124:270-300.

6. Hey VM, Ostick DG, Mazumder JK, Lord WD. Pethidine, metoclopramide and the gastro-oesophageal sphincter. A study in healthy volunteers. *Anaesthesia.* 1981;36:173-176.

7. Paranjothy S, Griffiths JD, Broughton HK, et al. Interventions at caesarean section for reducing the risk of aspiration pneumonitis. *Cochrane Database Syst Rev.* 2010;1:CD004943.

8. Palahniuk RJ, Shnider SM, Eger EI 2nd. Pregnancy decreases the requirement for inhaled anesthetic agents. *Anesthesiology.* 1974;41:82-83.

9. Gin T, Chan MT. Decreased minimum alveolar concentration of isoflurane in pregnant humans. *Anesthesiology.* 1994; 81:829-832.

10. Ueyama H, Hagihira S, Takashina M, et al. Pregnancy does not enhance volatile anesthetic sensitivity on the brain: an electroencephalographic analysis study. *Anesthesiology.* 2010;113:577-584.

11. Lee A, Ngan Kee WD, Gin T. A quantitative, systematic review of randomized controlled trials of ephedrine versus phenylephrine for the management of hypotension during spinal anesthesia for cesarean delivery. *Anesth Analg.* 2002;94:920-926.

12. Ngan Kee WD, Khaw KS, Tan PE, et al. Placental transfer and fetal metabolic effects of phenylephrine and ephedrine during spinal anesthesia for cesarean delivery. *Anesthesiology.* 2009;111:506-512.

13. Smiley RM. Burden of proof. *Anesthesiology.* 2009;111:470-472.

14. Ngan Kee WD, Lee SW, Ng FF, et al. Randomized double-blinded comparison of norepinephrine and phenylephrine for maintenance of blood pressure during spinal anesthesia for cesarean delivery. *Anesthesiology.* 2015;122:736-745.

15. Haydon ML, Gorenberg DM, Nageotte MP, et al. The effect of maternal oxygen administration on fetal pulse oximetry during labor in fetuses with nonreassuring fetal heart rate patterns. *Am J Obstet Gynecol.* 2006;195:735-738.

16. Zhang J, Landy HJ, Branch DW, et al. Consortium on Safe Labor. Contemporary patterns of spontaneous labor with normal neonatal outcomes. *Obstet Gynecol.* 2010;116(6): 1281-1287.

17. Laughon SK, Branch DW, Beaver J, Zhang J. Changes in labor patterns over 50 years. *Am J Obstet Gynecol.* 2012;206(5):419. e1-e9.

18. Leighton BL, Halpern SH, Wilson DB. Lumbar sympathetic blocks speed early and second stage induced labor in nulliparous women. *Anesthesiology.* 1999;90:1039-1046.

19. Arendt KW, Tessmer-Tuck JA. Nonpharmacologic labor analgesia. *Clin Perinatol.* 2013;40:351-371.

20. Hodnett ED, Gates S, Hofmeyr GJ, Sakala C. Continuous support for women during childbirth. *Cochrane Database Syst Rev.* 2012;(10):CD003766.

21. Nissen E, Widstrom AM, Lilja G, et al. Effects of routinely given pethidine during labour on infants' developing breastfeeding behaviour. Effects of dose-delivery time interval and various concentrations of pethidine/norpethidine in cord plasma. *Acta Paediatr.* 1997;86:201-208.

22. Mackeen AD, Fehnel E, Berghella V, Klein T. Morphine sleep in pregnancy. *Am J Perinatol.* 2014;31:85-90.

23. Rayburn W, Rathke A, Leuschen MP, et al. Fentanyl citrate analgesia during labor. *Am J Obstet Gynecol.* 1989;161:202-206.

24. Fleet J, Belan I, Jones MJ, et al. A comparison of fentanyl with pethidine for pain relief during childbirth: a randomised controlled trial. *Br J Obstet Gynaecol.* 2015;122:983-992.

25. Volmanen P, Sarvela J, Akural EI, et al. Intravenous remifentanil vs. epidural levobupivacaine with fentanyl for pain relief in early labour: a randomised, controlled, double-blinded study. *Acta Anaesthesiol Scand.* 2008;52:249-255.

26. Freeman LM, Bloemenkamp KW, Franssen MT, et al. Patient controlled analgesia with remifentanil versus epidural analgesia in labour: randomised multicentre equivalence trial. *BMJ.* 2015;350:h846.

27. Likis FE, Andrews JC, Collins MR, et al. Nitrous oxide for the management of labor pain: a systematic review. *Anesth Analg.* 2014;118:153-167.

28. Yentis MY, Cohen SE. Inhalational analgesia and anesthesia for labor and vaginal delivery. In: Hughes SC, Levinson G, Rosen MA, Shnider SM, eds. *Shnider and Levinson's Anesthesia for Obstetrics.* 4th ed. Philadelphia: Lippincott Williams & Wilkins; 2002: 189-197.

29. King TL, Wong CA. Nitrous oxide for labor pain: is it a laughing matter? *Anesth Analg.* 2014;118:12-14.

30. Polley LS, Columb MO, Naughton NN, et al. Effect of epidural epinephrine on the minimum local analgesic concentration of epidural bupivacaine in labor. *Anesthesiology.* 2002;96:1123-1128.

31. Aveline C, El Metaoua S, Masmoudi A, et al. The effect of clonidine on the minimum local analgesic concentration of epidural ropivacaine during labor. *Anesth Analg.* 2002;95:735-740.

32. Van de Velde M. Neuraxial analgesia and fetal bradycardia. *Curr Opin Anaesthesiol.* 2005;18:253-256.

33. Declercq ER, Sakala C, Corry MP, Applebaum S. Listening to Mothers II: report of the Second National U.S. Survey of Women's Childbearing Experiences: conducted January-February 2006 for Childbirth Connection by Harris Interactive(R) in partnership with Lamaze International. *J Perinat Educ.* 2007;16(4):15-17.

34. Attanasio L, Kozhimannil KB, Jou J, et al. Women's experiences with neuraxial labor analgesia in the Listening to Mothers II Survey: a content analysis of open-ended responses. *Anesth Analg.* 2015;121:974-980.

35. American College of Obstetricians and Gynecologists Committee on Obstetric Practice. ACOG committee opinion No. 339: analgesia and cesarean delivery rates. *Obstet Gynecol.* 2006;107(6):1487-1488.

36. Wong CA, Scavone BM, Peaceman AM, et al. The risk of cesarean delivery with neuraxial analgesia given early versus late in labor. *N Engl J Med.* 2005;352:655-665.

37. Sng BL, Leong WL, Zeng Y, et al. Early versus late initiation of epidural analgesia for labour. *Cochrane Database Syst Rev.* 2014;(10):CD007238.

38. Anim-Somuah M, Smyth RM, Jones L. Epidural versus non-epidural or no analgesia in labour. *Cochrane Database Syst Rev.* 2011;(12):CD000331.

39. Wassen MM, Smits LJ, Scheepers HC, et al. Routine labour epidural analgesia versus labour analgesia on request: a randomised non-inferiority trial. *Br J Obstet Gynaecol.* 2015;122:344-350.

40. Craig MG, Grant EN, Tao W, et al. A randomized control trial of bupivacaine and fentanyl versus fentanyl-only for epidural analgesia during the second stage of labor. *Anesthesiology.* 2015;122:172-177.

41. American College of Obstetricians and Gynecologists Committee on Practice Bulletins—Obstetrics. ACOG Practice Bulletin No. 49, December 2003: dystocia and augmentation of labor. *Obstet Gynecol.* 2003;102(6):1445-1454.

42. American Society of Anesthesiologists task force on infectious complications associated with neuraxial techniques. Practice advisory for the prevention, diagnosis, and management of infectious complications associated with neuraxial techniques: a report by the American Society of Anesthesiologists task force on infectious complications associated with neuraxial techniques. *Anesthesiology.* 2010;112(3): 530-545.

43. Simmons SW, Taghizadeh N, Dennis AT, et al. Combined spinal-epidural versus epidural analgesia in labour. *Cochrane Database Syst Rev.* 2012;(10):CD003401.

44. Heesen M, Bohmer J, Klohr S, et al. The effect of adding a background infusion to patient-controlled epidural labor analgesia on labor, maternal, and neonatal outcomes: a systematic review and meta-analysis. *Anesth Analg.* 2015;121:149-158.

45. McKenzie CP, Cobb B, Riley ET, Carvalho B. Programmed intermittent epidural boluses for maintenance of labor analgesia: an impact study. *Int J Obstet Anesth.* 2016;26:32-38.

46. George RB, Allen TK, Habib AS. Intermittent epidural bolus compared with continuous epidural infusions for labor analgesia: a systematic review and meta-analysis. *Anesth Analg.* 2013;116:133-144.

47. Horlocker TT, Wedel DJ, Rowlingson JC, et al. Regional anesthesia in the patient receiving antithrombotic or thrombolytic therapy: American Society of Regional Anesthesia and Pain Medicine Evidence-Based Guidelines (Third Edition). *Reg Anesth Pain Med.* 2010;35(1):64-101.

48. Neal JM, Barrington MJ, Brull R, et al. The Second ASRA Practice Advisory on Neurologic Complications Associated With Regional Anesthesia and Pain Medicine: executive summary 2015.

Reg Anesth Pain Med. 2015;40(5):401–430.

49. Pan PH, Bogard TD, Owen MD. Incidence and characteristics of failures in obstetric neuraxial analgesia and anesthesia: a retrospective analysis of 19,259 deliveries. *Int J Obstet Anesth.* 2004;13:227–233.

50. D'Angelo R, Smiley RM, Riley ET, Segal S. Serious complications related to obstetric anesthesia: the serious complication repository project of the Society for Obstetric Anesthesia and Perinatology. *Anesthesiology.* 2014;120:1505–1512.

51. Ruppen W, Derry S, McQuay H, Moore RA. Incidence of epidural hematoma, infection, and neurologic injury in obstetric patients with epidural analgesia/anesthesia. *Anesthesiology.* 2006;105(2):394–399.

52. Lipman S, Cohen S, Einav S, et al. Society for Obstetric Anesthesia and Perinatology. The Society for Obstetric Anesthesia and Perinatology consensus statement on the management of cardiac arrest in pregnancy. *Anesth Analg.* 2014;118(5):1003–1016.

53. Jeejeebhoy FM, Zelop CM, Lipman S, et al. American Heart Association Emergency Cardiovascular Care Committee, Council on Cardiopulmonary, Critical Care, Perioperative and Resuscitation, Council on Cardiovascular Diseases in the Young, and Council on Clinical Cardiology. Cardiac Arrest in Pregnancy: a scientific statement from the American Heart Association. *Circulation.* 2015;132(18):1747–1773.

54. Neal JM, Mulroy MF, Weinberg GL. American Society of Regional Anesthesia and Pain Medicine. American Society of Regional Anesthesia and Pain Medicine checklist for managing local anesthetic systemic toxicity: 2012 version. *Reg Anesth Pain Med.* 2012;37(1):16–18.

55. Hofmeyr G, Cyna A, Middleton P. Prophylactic intravenous preloading for regional analgesia in labour. *Cochrane Database Syst Rev.* 2004;(4):CD000175.

56. Tawfik MM, Hayes SM, Jacoub FY, et al. Comparison between colloid preload and crystalloid co-load in cesarean section under spinal anesthesia: a randomized controlled trial. *Int J Obstet Anesth.* 2014;23:317–323.

57. Banerjee A, Stocche RM, Angle P, Halpern SH. Preload or coload for spinal anesthesia for elective cesarean delivery: a meta-analysis. *Can J Anaesth.* 2010;57:24–31.

58. Butwick AJ, Columb MO, Carvalho B. Preventing spinal hypotension during Caesarean delivery: what is the latest? *Br J Anaesth.* 2015;114:183–186.

59. Dyer RA, Reed AR, van Dyk D, et al. Hemodynamic effects of ephedrine, phenylephrine, and the coadministration of phenylephrine with oxytocin during spinal anesthesia for elective cesarean delivery. *Anesthesiology.* 2009;111:753–765.

60. Arendt KW, Segal BS. The association between epidural labor analgesia and maternal fever. *Clin Perinatol.* 2013;40:385–398.

61. Greenwell EA, Wyshak G, Ringer SA, et al. Intrapartum temperature elevation, epidural use, and adverse outcome in term infants. *Pediatrics.* 2012;129:e447–e454.

62. Rosen MA. Paracervical block for labor analgesia: a brief historic review. *Am J Obstet Gynecol.* 2002;186:S127–S130.

63. Nikpoor P, Bain E. Analgesia for forceps delivery. *Cochrane Database Syst Rev.* 2013;(9):CD008878.

64. Ayad S, Demian Y, Narouze SN, Tetzlaff JE. Subarachnoid catheter placement after wet tap for analgesia in labor: influence on the risk of headache in obstetric patients. *Reg Anesth Pain Med.* 2003;28:512–515.

65. Toledo P, McCarthy RJ, Ebarvia MJ, et al. The interaction between epidural 2-chloroprocaine and morphine: a randomized controlled trial of the effect of drug administration timing on the efficacy of morphine analgesia. *Anesth Analg.* 2009;109:168–173.

66. Carvalho B. Failed epidural top-up for cesarean delivery for failure to progress in labor: the case against single-shot spinal anesthesia. *Int J Obstet Anesth.* 2012;21:357–359.

67. Hawkins JL, Chang J, Palmer SK, et al. Anesthesia-related maternal mortality in the United States: 1979-2002. *Obstet Gynecol.* 2011;117:69–74.

68. American Society of Anesthesiologists Task Force on Obstetric Anesthesia. Practice guidelines for obstetric anesthesia: an updated report by the American Society of Anesthesiologists Task Force on Obstetric Anesthesia. *Anesthesiology.* 2007;106(4):843–863.

69. Afolabi BB, Lesi FE. Regional versus general anaesthesia for caesarean section. *Cochrane Database Syst Rev.* 2012;(10):CD004350.

70. March of Dimes Foundation. PeriStats website; 2016. www.marchofdimes.org/peristats. Accessed May 17, 2016.

71. Norwitz ER, Edusa V, Park JS. Maternal physiology and complications of multiple pregnancy. *Semin Perinatol.* 2005;29:338–348.

72. Barrett JF, Hannah ME, Hutton EK, et al. Twin Birth Study Collaborative Group. A randomized trial of planned cesarean or vaginal delivery for twin pregnancy. *N Engl J Med.* 2013;369(14):1295–1305.

73. Khaw KS, Lee SW, Ngan Kee WD, et al. Randomized trial of anaesthetic interventions in external cephalic version for breech presentation. *Br J Anaesth.* 2015;114:944–950.

74. American College of Obstetricians and Gynecologists. Committee on Obstetric Practice. ACOG committee opinion No. 340: mode of term singleton breech delivery. *Obstet Gynecol.* 2006;108(1):235–237.

75. Dajani NK, Magann EF. Complications of shoulder dystocia. *Semin Perinatol.* 2014;38:201–204.

76. American College of Obstetricians and Gynecologists; Task Force on Hypertension in Pregnancy. Hypertension in pregnancy. Report of the American College of Obstetricians and Gynecologists' Task Force on Hypertension in Pregnancy. *Obstet Gynecol.* 2013;122(5):1122–1131.

77. Ananth CV, Keyes KM, Wapner RJ. Pre-eclampsia rates in the United States, 1980-2010: age-period-cohort analysis. *BMJ.* 2013;347:f6564.

78. Davidge ST, de Groot CJM, Taylor RN. Endothelial cell dysfunction. In: Taylor RN, Roberts JM, Cunningham FG, Lindheimer MD, eds. *Chesley's Hypertensive Disorders in Pregnancy.* 4th ed. San Diego: Elsevier; 2015:181–207.

79. Leffert LR. What's new in obstetric anesthesia? Focus on preeclampsia. *Int J Obstet Anesth.* 2015;24(3):264–271.

80. Mannisto T, Mendola P, Vaarasmaki M, et al. Elevated blood pressure in pregnancy and subsequent chronic disease risk. *Circulation.* 2013;127:681–690.

81. Report of the National High Blood Pressure Education Program Working Group on High Blood Pressure in Pregnancy. *Am J Obstet Gynecol.* 2000;183(1):S1–S22.

82. Committee on Obstetric Practice. Committee opinion No. 623: emergent therapy for acute-onset, severe hypertension during pregnancy and the postpartum period. *Obstet Gynecol.* 2015;125(2):521–525.

83. Green L, Machin SJ. Managing anticoagulated patients during neuraxial anaesthesia. *Br J Haematol.* 2010;149:195–208.

84. Pant M, Fong R, Scavone B. Prevention of peri-induction hypertension in preeclamptic patients: a focused review. *Anesth Analg.* 2014;119:1350–1356.

85. Scavone BM, Main EK. The National Partnership for Maternal Safety: a call to action for anesthesiologists. *Anesth Analg.* 2015;121:14–16.

86. Silver RM. Abnormal placentation: placenta previa, vasa previa, and placenta accreta. *Obstet Gynecol.* 2015;126(3):654–668.

87. Silver RM, Landon MB, Rouse DJ, et al. Maternal morbidity associated with multiple repeat cesarean deliveries. *Obstet Gynecol.* 2006;107:1226–1232.

88. Butwick AJ, Goodnough LT. Transfusion and coagulation management in major obstetric hemorrhage. *Curr Opin Anaesthesiol.* 2015;28:275–284.

89. Simonazzi G, Bisulli M, Saccone G, et al. Tranexamic acid for preventing postpartum blood loss after cesarean delivery: a systematic review and meta-analysis of randomized controlled trials. *Acta Obstet Gynecol Scand.* 2016;95:28–37.

90. Shakur H, Elbourne D, Gulmezoglu M, et al. The WOMAN Trial (World Maternal Antifibrinolytic Trial): tranexamic acid for the treatment of postpartum haemorrhage: an international randomised, double blind placebo controlled trial. *Trials.* 2010;11:40.

91. Tikkanen M. Placental abruption: epidemiology, risk factors and consequences. *Acta Obstet Gynecol Scand.* 2011;90:140–149.

92. Holmgren CM. Uterine rupture associated with VBAC. *Clin Obstet Gynecol.* 2012;55:978–987.

93. American College of Obstetricians and Gynecologists. ACOG Practice Bulletin No. 115: vaginal birth after previous cesarean delivery. *Obstet Gynecol.* 2010;116(2 Pt 1):450–463.

94. Endler M, Grunewald C, Saltvedt S. Epidemiology of retained placenta: oxytocin as an independent risk factor. *Obstet Gynecol.* 2012;119:801–809.

第
四
篇

95. Westhoff G, Cotter AM, Tolosa JE. Prophylactic oxytocin for the third stage of labour to prevent postpartum haemorrhage. *Cochrane Database Syst Rev.* 2013;(10):CD001808.

96. Kovacheva VP, Soens MA, Tsen LC. A randomized, double-blinded trial of a "rule of threes" algorithm versus continuous infusion of oxytocin during elective cesarean delivery. *Anesthesiology.* 2015;123(1):92–100.

97. Silver RM, Barbour KD. Placenta accreta spectrum: accreta, increta, and percreta. *Obstet Gynecol Clin North Am.* 2015;42:381–402.

98. Goucher H, Wong CA, Patel SK, Toledo P. Cell salvage in obstetrics. *Anesth Analg.* 2015;121(2):465–468.

99. Ito F, Akasaka J, Koike N, et al. Incidence, diagnosis and pathophysiology of amniotic fluid embolism. *J Obstet Gynaecol.* 2014;34:580–584.

100. Heesen M, Klimek M. Nonobstetric anesthesia during pregnancy. *Curr Opin Anaesthesiol.* 2016;29(3):297–303.

101. Lucia A, Dantoni SE. Trauma management of the pregnant patient. *Crit Care Clin.* 2016;32:109–117.

102. Moore HB, Juarez-Colunga E, Bronsert M, et al. Effect of pregnancy on adverse outcomes after general surgery. *JAMA Surg.* 2015;150(7):637–643.

103. ACOG Committee on Obstetric Practice. ACOG committee opinion No. 474: nonobstetric surgery during pregnancy. *Obstet Gynecol.* 2011;117(2 Pt 1):420–421.

104. Hong JY. Adnexal mass surgery and anesthesia during pregnancy: a 10-year retrospective review. *Int J Obstet Anesth.* 2006;15:212–216.

105. Committee on Standards and Practice Parameters, Apfelbaum JL, Connis RT, Nickinovich DG, American Society of Anesthesiologists Task Force on Preanesthesia Evaluation, Pasternak LR, Arens JF, Caplan RA, et al. Practice advisory for preanesthesia evaluation: an updated report by the American Society of Anesthesiologists Task Force on Preanesthesia Evaluation. *Anesthesiology.* 2012;116(3):522–538.

106. Carvalho B, Wong CA. Drug labeling in the practice of obstetric anesthesia. *Am J Obstet Gynecol.* 2015;212:24–27.

107. Rappaport BA, Suresh S, Hertz S, et al. Anesthetic neurotoxicity–clinical implications of animal models. *N Engl J Med.* 2015;372:796–797.

108. Locatelli A, Consonni S, Ghidini A. Preterm labor: approach to decreasing complications of prematurity. *Obstet Gynecol Clin North Am.* 2015;42:255–274.

109. Soper NJ. SAGES' guidelines for diagnosis, treatment, and use of laparoscopy for surgical problems during pregnancy. *Surg Endosc.* 2011;25:3477–3478.

110. Walsh CA, Tang T, Walsh SR. Laparoscopic versus open appendicectomy in pregnancy: a systematic review. *Int J Surg.* 2008;6:339–344.

111. Macones GA, Hankins GD, Spong CY, et al. The 2008 National Institute of Child Health and Human Development workshop report on electronic fetal monitoring: update on definitions, interpretation, and research guidelines. *J Obstet Gynecol Neonatal Nurs.* 2008;37:510–515.

112. Parer JT. Fetal heart rate patterns: basic and variant. In: Parer JT, ed. *Handbook of Fetal Heart Rate Monitoring.* 2nd ed. Philadelphia: WB Saunders; 1997:145–195.

113. Parer JT, King T, Flanders S, et al. Fetal acidemia and electronic fetal heart rate patterns: is there evidence of an association? *J Matern Fetal Neonatal Med.* 2006;19:289–294.

114. American College of Obstetricians and Gynecologists. ACOG Practice Bulletin No. 106: intrapartum fetal heart rate monitoring: nomenclature, interpretation, and general management principles. *Obstet Gynecol.* 2009;114(1):192–202.

115. Wyckoff MH, Aziz K, Escobedo MB, et al. Part 13: neonatal resuscitation: 2015 American Heart Association Guidelines Update for Cardiopulmonary Resuscitation and Emergency Cardiovascular Care. *Circulation.* 2015;132(18 suppl 2):S543–S560.

第 **34** 章　小 儿 麻 醉

Erin A. Gottlieb and Dean B. Andropoulos

　　医务人员为婴儿和儿童实施麻醉会面临独特的挑战，因为在生理学、麻醉药物的药代动力学和药效学方面，以及多元化的手术操作类型方面，这些患儿与成年人均存在着巨大的差异。本章节将详细阐述小儿麻醉中的发育生理学、药理学、输液输血治疗以及气道管理。同时，文中将对小儿患者，尤其是最为特殊的新生儿的麻醉注意事项和麻醉技术进行综述。新的胎儿外科拓展领域也会阐述。最后，将简要讨论小儿患者手术室外麻醉的发展和麻醉药对发育中大脑的神经毒性。

发育生理学

呼吸系统

肺发育

　　肺发育始于妊娠第 4 周，但只有当胚胎发育到 26 周后，当终末肺泡囊开始形成而且已有毛细血管足以进行气体交换时，胎儿才可以在宫外存活。肺泡形成始于矫正胎龄 36 周，但大多数肺泡在出生后形成。在妊娠 24 周左右，Ⅱ型肺泡上皮细胞开始产生表面活性物质，而这种磷脂和表面活性物质蛋白的混合物的产生对于降低肺泡表面张力和促进肺泡扩张至关重要。

胸壁和呼吸肌

成人肋骨是向尾端延伸（椭圆形），而婴儿肋骨垂直于脊柱，呈水平延伸（环形）。这种结构使婴儿的呼吸辅助肌失效，主要依赖膈肌呼吸。由于新生儿和婴儿的肋骨软骨部分多，正常吸气时产生的胸腔内负压可导致胸廓软组织塌陷。这种胸壁反常运动通常发生在全身麻醉时，由肋间肌张力下降和上呼吸道梗阻所致，而此时为保证潮气量，膈肌会增加运动，但可能导致膈肌疲劳。

成熟膈肌中Ⅰ型肌纤维（低颤搐、高氧化能力）含量较低。在矫正胎龄 37 周之前，Ⅰ型膈肌肌纤维含量少于 10%，足月婴儿大约有 25% 的Ⅰ型纤维，而成人大约有 50% 的Ⅰ型纤维。这意味着在早产儿和足月儿中，膈肌更容易疲劳，可导致早期呼吸衰竭。

由于肋骨骨化和胸部肌群的发育，儿童和青少年时期的胸壁顺应性降低，而肺弹性回缩压随着肺弹性纤维的增加而增加。

呼吸参数

不同年龄的儿童和成人在静态肺容量和呼吸参数方面存在一些主要差异（参见第 5 章）。表 34-1 列出了婴儿和成人呼吸参数的主要差异。成人的每公斤体重总肺活量（total lung capacity，TLC）比婴儿大得多，主要取决于深呼吸时成人肌肉的相对效率和肌力。

不同年龄组的每公斤体重功能残气量（functional residual capacity，FRC）是相似的，但这种相似性的产生机制是不同的。成人的功能残气量是指呼气末体积，即肺回缩与胸壁被动弹性平衡时的体积。而婴儿的胸壁弹性回缩力和肺回缩压力都非常小，提示功能残气量约为总肺活量的 10%。然而，实际上功能残气量约为总肺活量的 40%，这是由于**喉制动作用**延长了呼气时间。

呼吸暂停的婴儿肺容积小于功能残气量。因此，呼吸暂停的婴儿肺内氧气储存量比成人要小得多，如果气道不通畅会迅速造成低氧血症。

婴儿的闭合容量（closing capacity，CC）大于功能残气量。婴儿在呼气过程时，小气道开始塌陷并截留空气。而成人的闭合容量则小于功能残气量。

影响呼吸的因素

无论是成人还是婴儿，PaO_2、$PaCO_2$ 和 pH 都可以由呼吸中枢通过反馈机制控制呼吸活动。$PaCO_2$ 的升高将通过增加呼吸频率和潮气量来增加分钟通气量而改善。这种对高碳酸血症的反馈并没有因为低氧血症而增强。而事实上，缺氧可能会抑制对高碳酸血症的通气反应。

高吸入氧浓度会抑制新生儿的呼吸中枢兴奋，而低吸入氧浓度可以刺激新生儿呼吸。但持续的缺氧最终会导致呼吸抑制。低血糖、贫血和低温也会抑制呼吸中枢兴奋。

呼吸系统代谢依赖的是分钟通气量。随着氧耗的增加，肺泡分钟通气量也增加。尽管潮气量也增加，但呼吸频率的增加才是增加婴儿分钟通气量的主要因素。

呼吸模式

正常的新生儿呼吸是周期性的，表现为暂停时间少于 10 秒，呼吸活动增加。周期性呼吸与呼吸暂停不同，呼吸暂停是一种与饱和度降低和心动过缓相关的通气暂停。呼吸暂停与早产有关，可通过呼吸刺激和触觉刺激（如抚摸或摇晃）进行治疗。超早产新生儿术后呼吸暂停是门诊手术计划的重要注意事项。

循环系统

胎儿血液循环

胎儿血液循环具有以下特征：①肺血管阻力（pulmonary vascular resistance，PVR）高，肺血流极少；②全身外周血管阻力（systemic vascular resistance，SVR）低，以胎盘为主要低阻力血管床；③血液通过开放的动脉导管和卵圆孔从右向左分流（图 34-1）。出生后，有三种情况会改变血液循环，使其成为产后状态。第一，随着自主呼吸的建立，肺泡氧浓度增加而二氧化碳浓度降低，肺血管阻力降低。第二，脐带夹闭后，低阻力的胎盘循环消失，全身外周血管阻力增加。第三，肺血管阻力降低，肺血流增加，回流入左心，左心房压力增加，卵圆孔功能上关闭，右向左分流停止。

胎儿出生后有三个通道关闭：动脉导管、静脉导管、卵圆孔。98% 的新生儿在出生后第四天动脉导管功能上关闭。随着动脉氧分压的升高，以及源自胎盘释放的前列腺素减少，动脉导管收缩闭塞，随后纤维样变形成动脉韧带。随着脐静脉的夹闭，门静脉压力降低，静脉导管逐渐闭锁。脐静脉置管可通过静脉导管到达下腔静脉，可作为中心静脉导管进行监测和治疗。许多婴儿卵圆孔未闭，30% 成人也存在卵圆孔未闭。

表 34-1 与年龄相关的呼吸参数

参数	单位	新生儿	6个月	12个月	3岁	5岁	9岁	12岁	成人
体重（估算）	kg	3	7	10	15	19	30	50	70
呼吸频率	次/min	50±10	30±5	24±6	24±6	23±5	20±5	18±5	12±3
潮气量	mL	21	45	78	112	170	230	480	575
	mL/kg	6~8	6~8	6~8	6~8	7~8	7~8	7~8	6~7
每分钟通气量	mL/min	1 050	1 350	1 780	2 460	4 000		6 200	6 400
	mL/(kg·min)	350	193	178	164	210		124	91
肺泡通气量	mL/min	665		1 245	1 760	1 800		3 000	3 100
	mL/(kg·min)	222	125	117	95	60	44		
无效腔量/潮气量		0.3	0.3	0.3	0.3	0.3	0.3	0.3	0.3
耗氧量	mL/(kg·min)	6~8							3~4
肺活量	mL	120			870	1 160		3 100	4 000
	mL/kg	40			58	61		62	57
功能残气量	mL	80			490	680		1 970	3 000
	mL/kg	27			33	36		39	43
总肺活量	mL	160			1 100	1 500		4 000	6 000
	mL/kg	53			73	79		80	86
闭合容积占肺活量的百分比	%					20		8	4
肺泡数量	泡囊×10^6	30	112	129	257	280			300
比顺应性	CL/FRC:mL/(cmH_2O·L)	0.04	0.038			0.06			0.05
小气道电导率	mL/(S·cmH_2O·g)	0.02		3.1	1.7	1.2		8.2	13.4
红细胞比容	%	55±7	37±3	35±2.5	40±3	40±2	40±2	42±2	43~48
动脉 pH	pH 单位	7.30~7.40		7.35~7.45					7.35~7.45
PaCO_2	mmHg	30~35		30~40					30~40
PaO_2	mmHg	60~90		80~100					80~100

经许可修改和复制自：O'Rourke PP, Crone RK. The respiratory system. In Gregory GA, ed. *Gregory's Pediatric Anesthesia*. 2nd ed. New York：Churchill Livingstone：1989：63-91.

在新生儿早期，如果因为低氧血症、酸中毒或者肺动脉高压而发生肺动脉血管收缩，血液可以通过功能性关闭的卵圆孔或者动脉导管从右向左分流，进一步加重低氧血症和酸中毒。这种现象称为持续性胎儿循环，可能危及生命。治疗方案主要围绕降低肺血管阻力进行。

新生儿心肌功能

新生儿心肌的特点是：①心肌细胞发育不成熟，比呈平行排列的成熟心肌细胞的收缩纤维少；②心脏的肌质网发育不成熟，横小管排列杂乱；③心肌收缩力在很大程度上依赖于游离钙离子浓度。新生儿

第四篇

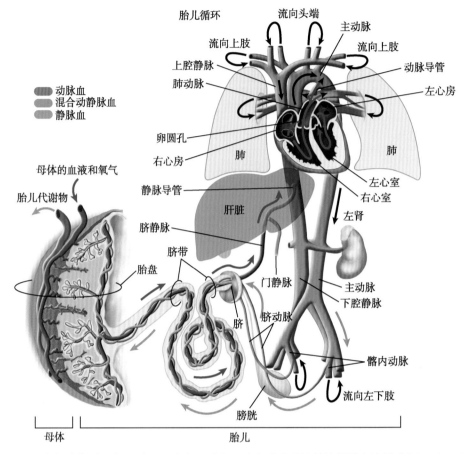

图 34-1 妊娠晚期胎儿循环过程。注意通过卵圆孔和动脉导管的选择性血流模式（Greeley WJ, Cripe CC, Nathan AT. Anesthesia for pediatric cardiac surgery. In Miller RD, ed. Miller's Anesthesia Vol 2. 8th ed. Philadelphia: Saunders; 2015: 2799-2853.）

输血可能导致低钙血症和心功能不全，可以通过补钙治疗（参见第 24 章）。

虽然新生儿的每搏输出量是固定的，心排血量通常也只随心率的增加而增加，但如果后负荷保持低水平状态的话，新生儿可以根据 Frank-Starling 机制在一定程度上增加每搏输出量[1]。

心脏的自主神经支配

副交感神经系统在生命早期占主导地位，而交感神经系统仍在发育中。这种不平衡可以解释为什么在新生儿或婴儿进行喉镜检查、经口置入胃管或气管吸痰等操作过程中出现明显的心动过缓甚至心搏骤停的临床现象。多数麻醉医生会在进行气道操作之前给予抗胆碱能药物、阿托品或格隆溴铵进行预处理。

新生儿心血管功能评估

新生儿心血管系统检查应着重于血流动力学指标，包括心率、动脉血压（四肢）和氧饱和度的测量。其他检查包括毛细血管充盈时间、外周血管搏动强度、呼吸状态、心脏杂音或第三、第四心音是否存在，以及评估尿量。如果怀疑酸中毒，应进行动脉、静脉或毛细血管血气分析，同时需要再次查阅胸片、心电图或超声心动图结果。正常的心血管系统参数见表 34-2。

肾脏系统

出生后，肾脏将代替胎盘维持机体代谢稳态。肾小球滤过率（glomerular filtration rate，GFR）在出生时为成人的 15%～30%，出生后 5～10 天会增加到 50%，在 1 岁时可达到成人水平。低肾小球滤过率会

表34-2 正常心率和收缩压（按年龄分组）		
	正常范围	
年龄组	心率 / （次 /min）	收缩压 [a]/ mmHg
新生儿（＜30天）	120～160	60～75
1～6个月	110～140	65～85
6～12个月	100～140	70～90
1～2岁	90～130	75～95
3～5岁	80～120	80～100
6～8岁	75～115	85～105
9～12岁	70～110	90～115
13～16岁	60～110	95～120
＞16岁	60～100	100～125

[a] 用示波法血压计测量。

影响新生儿排泄钠、水和一些药物的能力。妊娠34周后肾小管开始发挥作用，但此时肾小管尚未完全发育成熟，阈值低，碳酸氢盐不被肾脏完全吸收。这与新生儿对酸中毒的反应能力，以及 pH（7.37）和血浆碳酸氢盐（22mEq/L）的轻微降低有关。新生儿肾脏的浓缩能力有限，尿素的产生和排泄水平低，因此其血尿素氮（blood urea nitrogen，BUN）可以保持正常值。新生儿产后即刻的肌酐水平与母体相当，如果新生儿肾功能正常，其肌酐水平会在产后48小时内逐渐下降到0.5mEq/L或以下。

血液系统

足月新生儿血容量82～93mL/kg，早产儿血容量90～105mL/kg。出生一年后，血容量下降到大约70～80mL/kg。正常新生儿血红蛋白为140～200g/L。出生时胎儿血红蛋白（fetal hemoglobin，HgF）占血红蛋白总量的70%～80%。胎儿血红蛋白对氧的亲和力比成人血红蛋白高，使氧血红蛋白解离曲线左移。胎儿血红蛋白的 P_{50} 为18～20mmHg，而成人血红蛋白的 P_{50} 为27mmHg。两种血红蛋白 P_{50} 的差异有助于胎儿通过胎盘界面从母体摄取氧气。

血红蛋白的生理最低值出现在出生后9～12周，足月婴儿为100～110g/L。血红蛋白值降低不会影响氧输送，因为随着2,3-二磷酸甘油酯（2,3-diphosphoglycerate，2,3-DPG）的增加和成人血红蛋白替代

胎儿血红蛋白，氧血红蛋白解离曲线向右移动，有利于氧气在组织中卸载。在2岁以前血红蛋白浓度维持在115～120g/L，2岁以后逐渐增加，到青春期时达到成人水平。

出生时，新生儿维生素 K 依赖性凝血因子（II、VII、IX、X）为成人水平的20%～60%，这可能导致凝血酶原时间延长。由于未成熟肝脏的合成能力有限，这些凝血因子可能需要几周才能达到正常值。所有新生儿均给予预防性肌内注射维生素 K。此外，母亲摄入的一些药物，包括抗惊厥药和华法林，也可导致新生儿维生素 K 缺乏。

药理学差异

药代动力学

婴儿和成人的药物蛋白质结合能力是不同的，幼儿血清白蛋白浓度较低是造成这种差异的原因之一。与成人相比，新生儿血清白蛋白与蛋白结合药物的结合力也较低。由于蛋白质结合的减少，游离药物浓度增加，药物效应相应增加。在高度蛋白结合药物如苯妥英钠、布比卡因、巴比妥酸盐和地西泮中，蛋白质结合减少的效应最为明显（参见第4章）。

机体组成成分的不同也会影响药代动力学。与年龄较大的儿童和成人相比，早产儿和足月新生儿体内水分比例较大，这反映在分布容积（volume of distribution，Vd）的增加上。当分布容积增加时，需要更大的初始剂量才能达到相同治疗效果的血清含量和疗效。如新生儿使用地高辛、琥珀酰胆碱和抗生素需要更大的初始剂量；以常用麻醉剂之一的芬太尼为例，新生儿使用时也需要更大的初始剂量。此外，新生儿和婴儿可能对某些特定药物很敏感，较低的血清含量就能达到同样的疗效，此时应按预计的效果缓慢或滴定给药。

与年龄较大的儿童和成人相比，小婴儿的脂肪和肌肉含量较少。依赖于重新分布到脂肪和肌肉组织以终止临床效应的药物可能在小婴儿身上持续作用更长时间。例如，患儿的苏醒依赖于硫喷妥钠和异丙酚单次给药后的再分布。

肝代谢

肝脏将脂溶性、具有药理活性的药物转变为非脂溶性、无药理活性的物质进行排泄。新生儿的大多数肝药酶活性低下，流向肝脏的血流也少，这可能导致一些药物的药理作用持续时间更长（例如芬太

尼）。足月新生儿出生时，药物的肝代谢接近成人值的 50%，在出生后的第一个月迅速增加到接近成人值，并在 1～2 岁时完全达到成人水平。

肾排泄

新生儿肾脏随着年龄的增长而逐渐成熟。由于肾小球和肾小管功能不成熟，依赖肾脏排泄的药物如氨基糖苷类药物在新生儿的半衰期延长。肾小球和肾小管功能在出生后 20 周接近成熟，2 岁后完全成熟。

吸入麻醉药的药理学

F_A/F_I 是指吸入麻醉剂肺泡浓度（F_A）与吸入浓度（F_I）的比值。吸入麻醉开始时，F_A 为零，F_I 最大。当 $F_A：F_I$ 增加接近 1 时，麻醉诱导起效。与成人相比，新生儿的肺泡通气量（V_A）与 FRC 比率（V_A/FRC）更大，因此新生儿的 F_A/F_I 值增加更快，也意味着麻醉诱导比成人更快[2]。新生儿和成人的 F_A/F_I 值分别为 5：1 和 1.5：1（参见第 7 章）。

由于术前紧张，婴幼儿在面罩吸入麻醉诱导过程中可能会出现心排血量增加，继而肺血流量增加，肺血从肺泡摄取的麻醉剂增加，降低 F_A 并减缓 $F_A：F_I$ 的增加，从而减慢麻醉诱导的速度。然而，心排血量的增加也增加了血流丰富组织（vessel-rich group，VRG）对麻醉剂的摄取，使得 VRG 与 F_A 中麻醉剂分压达到平衡。静脉血中麻醉剂的分压接近肺泡的分压，并加速 F_A/F_I 的增加。

新生儿的组织 / 血液溶解度和血液 / 气体溶解度较成人更低。高溶解度吸入麻醉剂（异氟烷）在新生儿血液中的溶解度会降低 18%，因此，肺循环从肺泡摄取更少，F_A/F_I 增加更快。而低溶解度吸入麻醉剂（七氟烷和地氟烷）在婴儿和成人之间的血液溶解度没有差异，F_A/F_I 不会像高溶解度麻醉剂一样迅速增加。与成人相比，异氟烷的组织溶解度降低也有助于新生儿 F_A/F_I 的快速增加。

分流对吸入麻醉诱导的影响（参见第 26 章）

左向右分流主要是心内分流（室间隔或房间隔缺损），与肺血流量增加有关，对吸入麻醉诱导起效的时间没有实际影响。右向左分流可以是心内分流（法洛四联症）或肺内分流（支气管插管、肺不张），右向左分流时部分体循环静脉血反流，不经过肺的气体交换，直接进入体循环，导致 F_A/F_I 的增加减缓，麻醉诱导延long。这一点在七氟烷和地氟烷等低溶解度麻醉剂中更为明显。

最低肺泡有效浓度

最低肺泡有效浓度（minimum alveolar concentration，MAC）随年龄而变化。吸入麻醉药的 MAC 在 1～6 月大的婴儿中最高。足月新生儿的异氟烷和地氟烷的 MAC 降低了 30%，而七氟烷 MAC 与 1 月龄婴儿相同[2]。早产会使 MAC 降低，原因可能是中枢神经系统发育不成熟或神经体液因素所致。脑瘫和发育迟缓也会使 MAC 降低 25%。

液体和电解质

术中液体管理

在手术室给儿童输液有四个目的：补充术前液体缺失、液体维持、平衡持续液体丢失和治疗低血容量（参见第 23 章）。虽然手术室外常使用低渗溶液，如 0.2% 盐水加葡萄糖和钾作为维持液体输注，但手术室内一般使用不含葡萄糖的等渗溶液，以避免低钠血症和血清钾浓度异常。针对儿科患者，乳酸林格液和复方电解质溶液是最常用的等渗溶液，5% 白蛋白是使用最多的胶体，但对于胶体与等渗晶体溶液的输液疗效依然存在分歧。

补充术前液体缺失

术前液体缺失量是患者禁食禁饮的小时数乘以患者每小时所需的维持液体量（表 34-3）。一般来说，在麻醉后第一个小时内需要补充缺失量的 50%，剩下的 50% 在之后的 2 小时内补充完成[3]。

急诊手术患者可能会因呕吐、发热、第三间隙液体流失或失血而存在大量的液体缺失，在计算液体缺失量时应考虑在内。在进行大量液体补充时应考虑使用输液加温，以避免出现低体温。

液体维持

应遵循"4-2-1 原则"计算每小时液体维持量，并在整个手术过程中输注等渗溶液。

持续液体丢失

持续的液体丢失包括失血、第三间隙液体丢失和蒸发。当用血液或胶体液来补充失血量时，按 1：1 的比例补充。当用晶体溶液补充失血量时，按 3：1 的比例补充。第三间隙和蒸发的液体丢失量与手术的侵入性创伤程度有关，从非侵入性的如斜视矫正术到创伤较大的如坏死性小肠结肠炎（necrotizing

表 34-3 儿童补液		
	液体需求量	
补液原则	**每小时**	**24 小时**
液体维持		
体重 /kg		
< 10	4mL/kg	100mL/kg
11 ~ 20	40mL + 2mL/kg > 10kg	1 000mL + 50mL/kg > 10kg
> 20	60mL + 1mL/kg > 20kg	1 500mL + 20mL/kg > 20kg
持续性丢失量的补充 [a]		
手术类型		
微创性（如腹股沟疝修补术、马蹄内翻足矫正术）	0 ~ 2mL/kg/h	
轻度创伤（如输尿管再植术）	2 ~ 4mL/kg/h	
中度创伤（如选择性肠吻合术）	4 ~ 8mL/kg/h	
重度创伤（如坏死性肠炎肠切除术）	≥10mL/kg/h	

[a] 用晶体补充持续性丢失的容量，必须始终与患者当前的心肺状态、手术情况、预计需要输血的失血量以及基础疾病状态相结合。

enterocolitis，NEC）的剖腹探查术（表 34-3），第三间隙和蒸发的液体丢失量逐渐增多，可以用等渗晶体溶液替代治疗。

治疗低血容量

可以通过评估各年龄组的血流动力学指标来监测患儿的血容量。心动过速和动脉血压下降提示低血容量。监测尿量或中心静脉压可以提供有关血管内容量的相关信息。如果怀疑存在低血容量，可快速给予 10～20mL/kg 晶体溶液或胶体溶液。

葡萄糖输注

对于儿童患者，术中不应常规使用含葡萄糖的溶液来治疗容量不足、第三间隙液体丢失或出血[3]。在 1 岁以上的儿童中，手术相关的应激反应和儿茶酚胺释放通常可以预防低血糖。葡萄糖补充通常针对小于 1 岁或小于 10kg 的患儿。低血糖风险高的患儿包括早产儿、足月新生儿、危重患儿或肝功能不全的患儿。术前接受高浓度葡萄糖全肠外营养的患儿，可以继续缓慢输注相同的营养液，也可用含 5% 或 10% 的葡萄糖溶液替代，以维持葡萄糖的供应。高浓度葡萄糖溶液应使用输液泵，以避免单次快速给药。血糖不稳定的患者应密切监测血糖浓度。

输血治疗

最大允许失血量

麻醉前，应估算手术患儿的最大允许失血量（maximum allowable blood loss，MABL），并为可能要输血的患儿备血（参见第 24 章）。估算血容量（estimated blood volume，EBV）取决于患儿年龄和红细胞比容（hematocrit，Hct）：

$$\text{最大允许失血量} = \text{估算血容量} \times \frac{\text{患儿 Hct} - \text{最低可接受 Hct}}{\text{患儿 Hct}}$$

失血的初期治疗是通过给予晶体或胶体溶液来维持血容量。当 Hct 达到阈值时，应输注红细胞。最低可接受 Hct 值取决于患儿年龄和合并症。例如，先天性心脏病患儿、严重肺部疾病患儿、存在呼吸暂停和心动过缓的婴儿，或呼吸急促和心动过速的婴儿均需要维持较高的 Hct 值（30%～45%）。

血液制品

浓缩红细胞

输注 10～15mL/kg 的浓缩红细胞（packed red blood

cells，PRBC）可使血红蛋白浓度增加 20～30g/L。应预测浓缩红细胞的需要量，以便将库血分成 10～15mL/kg 的等份。例如，当只需要输血 60mL 时，就可以减少了剩余单位血的浪费，同时也可允许血库保留剩余单位的血，以便之后给同一患儿输血，从而减少患儿暴露于多个供血者。

某些情况下，例如 4 个月以下的婴儿和免疫抑制或移植患儿，使用浓缩红细胞需要经过特殊处理，包括去除白细胞和辐照。去除白细胞是通过过滤的方法以达到每个单位浓缩红细胞中白细胞的最大浓度为 5×10^6。白细胞可能导致发热、非溶血性输血反应、人类白细胞抗原（human leukocyte antigen，HLA）异种致敏以及巨细胞病毒传播。

由于供血内的淋巴细胞会在受者的骨髓中迁移和增殖，因此为了降低潜在的致命疾病——输血相关的移植物抗宿主病的风险，血液制品的辐照是必要的。辐照血应提供给免疫功能低下的儿童和免疫功能正常但与供体有相同的 HLA 单倍型的儿童。因此，所有来自家庭成员的定向供血血液都需要辐照。

血小板

浓缩血小板可以从全血中提取，也可以通过单采获得。它们悬浮在含有凝血因子的血浆中。输注 5～10mL/kg 浓缩血小板可使血小板计数增加 50 000～100 000/dL。血小板输注的适应证取决于血小板数量、功能和是否存在出血。血小板是血液中的一种细胞成分，可能需要遵照上述浓缩红细胞相同的标准对其进行辐照。

新鲜冰冻血浆

新鲜冰冻血浆（fresh frozen plasma，FFP）用于纠正凝血因子不足造成的凝血障碍，它包含所有凝血因子和调节蛋白。输注 10～15mL/kg 新鲜冰冻血浆可使凝血因子水平增加 15%～20%。凝血酶原复合物来源于人血浆，含有维生素 K 依赖性凝血因子，被当作新鲜冰冻血浆的替代物，用于紧急逆转抗凝和体外循环术后的凝血障碍治疗 [3a, 3b, 3c]。

冷沉淀和纤维蛋白原浓缩物

冷沉淀和纤维蛋白原浓缩物用于补充纤维蛋白原。冷沉淀主要补充纤维蛋白原、因子Ⅷ和因子ⅩⅢ。由于少量的冷沉淀中即含有高浓度的这些因子，因此非常适合婴儿使用。每 5kg 使用 1 单位（10～20mL）至最多 4 单位，通常足以纠正由于纤维蛋白原不足导致的凝血障碍。纤维蛋白原浓缩物是血浆来源的纤维蛋白原，它越来越多地被用于小儿心脏手术和其他复杂的小儿手术中纤维蛋白原的补充，包括颅缝早闭和脊柱侧凸手术。血栓弹力图监测通常用于指导纤维蛋白原的补充 [4-6]。

抗纤维蛋白溶解剂

抗纤维蛋白溶解剂包括抑肽酶、丝氨酸蛋白酶抑制物、氨甲环酸和 ε- 氨基己酸（一种赖氨酸类似物）。这些药物可以减少小儿心脏、脊柱和颅骨重建手术中的出血和输血需求。由于在成人中的不良反应，抑肽酶目前禁止使用。

重组因子Ⅶa

重组因子Ⅶa 可用于治疗和预防Ⅶ因子缺乏症患者，以及Ⅷ和Ⅸ因子抑制的血友病患者的出血。在过去的 10 年中，有多篇研究报道称在很多情况下（如体外循环术后出血和创伤）对非血友病患儿使用该药物，可以减少输血并使凝血功能正常化，但业界仍然担心血栓栓塞发生的可能 [7]。

小儿气道

气道评估

对于儿童，没有类似于成人的 Mallampati 分级一样简单有效的气道评估方法，且儿童经常不配合检查。在进行儿童气道评估时应注意检查有无小颌畸形、面部发育不全、张口受限或颈部活动受限，以及其他可预测喉镜暴露困难的颅面部异常。应询问患儿及家长是否存在松动的牙齿或正畸矫治器，这些松动的牙齿或矫治器可能在气道操作过程中脱落或断裂（参见第 16 章）。

气道管理

小儿的气道管理技术与成人类似，但存在解剖结构上的差异。婴幼儿头骨较大，无须在枕下垫枕头即可达到便于通气的"嗅物位（sniffing position）"。幼儿的舌体通常相对较大，更容易阻塞呼吸道。环状软骨环是婴幼儿气道最窄的部位，而成人最窄处是声门。但最新的磁共振成像（magnetic resonance imaging，MRI）和支气管镜检查数据表明，小儿气道是圆柱形的，最窄的部位同成人一样是声门处 [8]。新生儿的喉部位置相对较高（C_4 水平），而成人位于 C_6 水平。婴儿会厌质软，呈"Ω"形，而成人会厌质硬，呈"U"形。使用面罩管理小儿气道较为常见，应选择合适大小的面罩，并注意患儿体位，以免气道阻塞。如果遇到阻塞，可采用持续气道正压 5～10cmH$_2$O 或放置口咽通气道以恢复气道通畅。

声门上气道（supraglottic airway，SGA）工具有小儿型号，可用于常规病例或部分困难气道的处理。SGA 工具允许患儿在没有上呼吸道阻塞和气管插管的情况下自主呼吸，在对患儿进行压力控制机械通气时可安全使用。2014 年一项荟萃分析结果表明，与气管插管相比，在小儿麻醉期间使用喉罩可降低包括氧饱和度下降、喉痉挛、咳嗽和屏气的发生率[9]。

在小儿麻醉中气管插管所占比例很大。既往由于担心声门下狭窄和拔管后损伤，8 岁以下儿童的常规选择不带套囊的气管导管。然而，随着高容低压套囊气管导管的引进，一些研究表明，带套囊的气管导管不会增加气道水肿的风险，使用带套囊的气管导管可能可以减少因导管尺寸选择不当所致的喉镜暴露和气管插管的次数。由于材料和设计的革新，目前气管导管的套囊已很薄，不会影响导管的外径，故不再建议选择较小内径的导管以补偿套囊的体积[10]。表 34-4 显示了无套囊和有套囊的气管导管基本型号的对比，以及对型号选择的建议。

表 34-4 经口气管导管的型号（按年龄分组）

年龄组	无套囊气管导管内径 /mm	有套囊气管导管内径 /mm
早产儿	2.5～3.0	NA
足月儿	3.0～3.5	3.0～3.5
1～6 个月	3.5	3.5
7～12 个月	4.0	3.5～4.0
1～2 岁	4.5	4.0～4.5
3～4 岁	4.5～5.0	4.5
5～6 岁	5.0～5.5	4.5～5.0
7～8 岁	NA	5.0～5.5
9～10 岁	NA	5.5～6.0
11～12 岁	NA	6.0～6.5
13～14 岁	NA	6.5～7.0
14 岁以上	NA	7.0～7.5

插管深度：气管导管内径乘以 3 为合适的经口插管深度（距门齿），单位为 cm。示例：气管导管内径 4.0mm×3 = 插管深度 12cm。

小儿困难气道

由于大多数年龄组的患儿不配合，几乎不可能完成清醒气管插管，使得小儿困难气道的处理存在巨大挑战。大多数情况下，小儿困难气道管理是在深度镇静或全身麻醉下进行的。有颅面畸形或综合征的患者，包括皮 - 罗综合征（Pierre-Robin syndrome）、特雷彻·柯林斯综合征（Treacher Collins syndrome）和戈尔登哈尔综合征（Goldenhar syndrome），应按困难气道制定气道管理计划。

针对小儿，可采用静脉或吸入进行麻醉诱导。应提前确定面罩通气是否可以有效进行，可以通过各种气道管理工具对气道进行可视化评估或操作，包括光杖、可视喉镜、纤维支气管镜和 SGA，所有这些工具都有多种小儿型号[11]。SGA 既可作为小儿困难气道的首选通气工具，也可以作为临时开放气道工具；或在气管插管时的备用，也可以作为放置气管导管的辅助通道[12]。产前诊断的困难气道（例如巨大的淋巴水囊瘤）可能需要进行产时治疗（exutero intrapartum therapy，EXIT）。在这一过程中，胎儿通过剖宫产部分分娩，并通过胎盘循环实现氧合（见后面的讨论）。

麻醉注意事项

麻醉前评估和准备

儿科患者的术前评估与成人不同，原因见第 13 章的介绍。术前了解儿童的年龄和体重非常重要，因为喉镜、气管导管、面罩和静脉输液器等工具都是根据儿童的年龄和体重进行选择；药物使用剂量通常按体重计算，需避免用药不足和过量。应仔细了解早产史，包括患儿出生时的胎龄和早产后遗症，如脑性瘫痪、慢性肺病、呼吸暂停以及心动过缓。如果患儿有遗传或畸形综合征，应评估其是否对麻醉有潜在影响，包括可能导致气管插管困难的颅面部或颈椎异常。应回顾既往麻醉史。睡眠中呼吸道阻塞或大声打鼾提示存在睡眠呼吸障碍（阻塞性睡眠呼吸暂停），可能导致面罩通气困难，以及对阿片类药物引起的呼吸抑制的敏感性更高。

应询问其家族恶性高热（malignant hyperthermia，MH）的危险因素，包括恶性高热家族史、恶性高热患者史和先天性肌病，如中央轴空病或 King-Denborough 综合征。需要询问其父母是否存在肌营养不良。虽然可能与真正的恶性高热无关，但琥珀胆碱和吸入麻醉剂可导致肌营养不良患者出现高钾血症

第四篇

和横纹肌溶解症，而异丙酚可以应用于此类患者的麻醉。

应进行全身各系统情况回顾，并对任何阳性体征症状进行详细询问。应向患儿本人或家长了解近期是否有皮下淤血、咳嗽、发热、呕吐或腹泻等症状，这些可能会影响择期手术的安排。应测量包括心率、呼吸频率、体温和血压在内的生命体征，监测脉搏血氧饱和度可以筛查隐匿性心脏病或肺部疾病。

体格检查须对患儿的生长发育进行全面评估。应尽可能详细评估气道，注意颅面畸形、小颌畸形和扁桃体大小。应听诊心脏和肺部，以评估是否有杂音、喘息或呼吸音减弱。应检查患儿是否存在任何感染迹象，包括鼻漏、扁桃体化脓、发热和咳嗽。为建立静脉通道应进行四肢的检查。

术前实验室检查

对于接受门诊手术的健康儿童，除了尿妊娠试验（urine pregnancy testing, UPT）外，不需要进行常规的术前实验室检查（见后面的讨论）。但对于有器官系统功能障碍的儿童需完善术前实验室检查。例如，肾病患儿术前应检测血尿素氮、肌酐和钾的水平；超早产儿应测量血红蛋白，其贫血风险与术中明显出血有关。不常规进行影像学检查，但如果近期做过 X 线、CT 或 MRI 检查，则应回顾检查结果。如果有既往超声心动图结果或专科医生建议，也应回顾其病史。

对患儿进行术前尿妊娠试验检查是一个有争议的话题。青春期的女性不太可能承认她们有性生活或任何怀孕可能，父母也不愿意相信他们的孩子可能怀孕了。询问是否怀孕对父母和孩子双方都不方便。基于此，大多数医院都有政策要求对初潮开始或特定年龄段（如 10 岁）的所有女性患者进行术前尿妊娠试验。当检测结果呈阳性时，必须有一个再验证过程，还必须根据法律和当地机构规定向患者和家长告知检测结果并提供咨询[13]。

近期上呼吸道感染

近期存在上呼吸道感染（upper respiratory tract infection, URI）病史是另一个有争议的话题。因上呼吸道感染取消手术在过去很常见，但目前的观点认为，上呼吸道感染的儿童的麻醉风险是可控的，并发症发生率很低。然而，与气道高反应性相关的支气管痉挛、喉痉挛和术后肺不张导致的血氧饱和度降低的风险仍略有增加。应询问父母患儿是否存在上呼吸道感染；应检查患者是否有鼻塞、咳嗽、喘息和发热。如果决定麻醉，应注意尽量减少发生呼吸系统不良事件的风险[14]。若存在下呼吸道感染的症状（咳痰、发热、啰音、喘息、干鸣音、呼吸音减弱或消失）则应取消择期手术。当上呼吸道感染患者拟行小手术，尤其是因耳、鼻和喉部病变造成反复上呼吸道感染时，手术应该进行，且手术通常可降低感染复发的概率，但大型择期手术（如腹内、胸内、心脏）通常需要推迟 2～6 周。

术前禁食禁饮指南

长时间禁食禁饮对于父母和患儿都很难，并且可能导致患儿及其家庭在围手术期明显不适应。然而，遵守禁食禁饮指南可将胃内容物反流误吸的风险降至最低。在没有肠梗阻、胃食管反流或其他导致胃排空延迟的情况下，针对儿童的禁食禁饮指导原则如下：麻醉前 6～8 小时允许进食固体食物；麻醉前 6 小时允许进食牛奶、母乳强化剂和婴儿配方奶粉；麻醉前 4 小时允许进食无强化剂的母乳；麻醉前 2 小时允许进食清水[15]。预先计划和进行禁食禁饮的术前宣教，可以最大限度地缩短禁食禁饮的时间，如当天手术时间靠后的患儿通常可以在麻醉前 2 小时摄入清水。

术前用药

父母和患者的焦虑情绪都会导致明显的围手术期压力和不满意。术前检查时应尽量减轻焦虑。如果家庭成员和患儿看起来非常焦虑，术前可能需要用药使患儿安静，从而缓解父母的焦虑情绪。

咪达唑仑，北美使用最广泛的术前用药，它可以通过口服、鼻内、直肠和肌肉注射给药。口服咪达唑仑 0.5～0.75mg/kg 约 20 分钟后可以产生足够的抗焦虑和镇静作用，极少数情况下患儿会表现出兴奋状态。对于年龄较大的儿童来说，地西泮和劳拉西泮是最常用的术前药，可产生镇静和遗忘。

氯胺酮，是一种苯环利定衍生物，也是一种可以经口服、鼻、直肠或肌肉注射的术前用药，可以产生镇静、遗忘和镇痛作用，不抑制咽喉反射，可使支气管平滑肌松弛，气道阻力下降，但可能产生口腔分泌物过多、眼震、术后恶心呕吐（postoperative nausea and vomiting, PONV）和幻觉等不良反应。对于烦躁不安或发育迟缓的患儿，如果拒绝面罩通气或术前给药，可以肌内注射氯胺酮使其安静。

可乐定，一种 α_2 激动剂，口服后可产生与苯二氮䓬类药物类似的术前镇静作用，它作用于中枢和外周以降低动脉血压。联合使用可减少所需麻醉剂剂量，如较低浓度的挥发性麻醉剂就能产生麻醉效应。可乐定不会导致气道阻塞，并可减少术后镇痛药物的使用。可乐定起效时间比大多数其他术前用药都长，必须提前至少1小时给予，因此大大降低了可乐定在快速周转的手术室内的使用率。

右美托咪定，另一种 α_2 激动剂，作为一种术前用药越来越受欢迎。虽然起效时间比咪达唑仑稍长，但当以 $1\sim2\mu g/kg$ 的剂量经鼻给药时，能产生令人满意的镇静作用，便于父母离开和进行面罩通气，同时还减少了急性镇痛的需求以及术后躁动、谵妄和寒战的发生率[16]。

家长陪护下麻醉诱导（parental presence at induction of anesthesia, PPIA），即家长陪同患儿到手术室或诱导室进行麻醉诱导，可减轻双方的焦虑，对家长和患儿都是一种抚慰。然而，这种方式偶尔也会增加家长的焦虑情绪，且可能加重患儿的焦虑情绪，家长也可能出现晕厥等情况。因此在提出 PPIA 方案之前，须评估家长和患儿的性格[17]。近期一项关于非药物干预方法辅助儿童麻醉诱导的系统评价结果显示 PPIA 没有益处，而其他非药物干预技术，包括低感官刺激环境、手持式电子游戏和行为干预，更有可能减少麻醉诱导期间患儿的焦虑恐惧情绪，并提高配合度[18]。

围手术期注意事项

体温调节和热消耗

由于小婴儿的体表面积与体重之比更大，在寒冷的环境中，小婴儿比成人更容易通过辐射和对流的方式散热。小婴儿只能依靠非寒战方式产热，即通过代谢棕色脂肪来产生热量。通过体温调节机制使表皮血管收缩可减少散热。通过升高手术室环境温度、使用辐射取暖器、静脉输液加温、气道湿化和充气加温毯有助于维持儿童的体温正常。

围手术期高热可能是由于感染、炎症状态或过度保温所致。体温过高是恶性高热的晚期征象，而最初的征象通常是心动过速、高碳酸血症和酸中毒。

监测

美国麻醉师协会制定的标准监护包括：心电图（electrocardiography, ECG）、血压、脉搏血氧饱和度和呼气末二氧化碳浓度的监测。在每一例小儿麻醉过程中都应实施标准监护，并建议使用神经刺激器监测肌松状态；通过食管或心前区听诊器持续听诊呼吸音。但一些调查结果表明，这种监护方式已由其他监护手段替代，目前已经使用较少[19]。为了识别恶性高热或低体温，应强制实施术中体温监测。

在对有明显心肺合并症的患者行有创手术时，须监测有创动脉血压和中心静脉压。使用近红外光谱监测脑氧合状态对心脏手术和其他脑灌注可能受影响的患者是有益的。脑电图监测也可用于评估儿童麻醉深度，但这种方法在儿童使用的可靠性存在一些争议[13, 20]。

全身麻醉诱导方法

儿童全身麻醉可通过吸入、静脉注射或肌内注射给药完成麻醉诱导。儿童常用吸入麻醉诱导的方法，可单用七氟烷或与一氧化二氮联用，这种方法不需要静脉通道。患儿被带到手术室或诱导室，安置心电监护，并放置面罩。能配合的患儿吸入麻醉剂的浓度应缓慢增加。随着诱导的进行，患儿逐渐进入第二阶段兴奋期。在这个阶段，咳嗽、呕吐、不自主运动和喉痉挛有可能发生，应特别注意面罩通气的充分有效性和气道梗阻的情况。兴奋期过后，即可建立静脉输液通道。如果在建立外周静脉输液通道之前发生喉痉挛，则可能需要持续正压通气或肌内注射琥珀胆碱紧急处理。

静脉麻醉诱导适用于已有静脉输液通道、要求静脉诱导和优选静脉诱导的患儿（饱胃、持续性胃食管反流、心肺功能严重受损）。在一些医疗中心，所有接受手术的儿童都要留置外周静脉导管。儿童最常用的麻醉诱导药是异丙酚 $2\sim3mg/kg$，肌松药是罗库溴铵 $0.6\sim1.2mg/kg$ 或维库溴铵 $0.08\sim0.1mg/kg$，特别是年龄较大的儿童。无明显心肺合并症的婴幼儿常在七氟烷麻醉诱导后，加用异丙酚 $1\sim1.5mg/kg$ 后可在无肌松药状态下完成气管插管。

肌内注射麻醉诱导最常用于发育迟缓或完全不配合的儿童，可通过肌内注射氯胺酮（5mg/kg）来实现。阿托品或格隆溴铵可以和氯胺酮联合使用，以减少口腔分泌物。肌内注射氯胺酮诱导也可用于烧伤导致外周静脉条件不好，以及大面积烧伤瘢痕所致困难气道的儿童，若使用吸入麻醉诱导可能导致其气道张力降低和无法面罩通气。

麻醉维持

可单用吸入麻醉药或静脉麻醉药或静吸复合进行麻醉维持。肌松药的使用有利于手术术野的暴露，但在儿童使用的频率可能低于成人（参见第11章）。

苏醒期

在儿科麻醉操作中，必须根据具体情况决定是深麻醉拔管还是苏醒后拔管。在某些情况下，允许儿童在咽喉反射恢复后"清醒"时拔管。然而，在深麻醉期拔管，使患儿苏醒时不带气管导管是儿科麻醉的常见做法。患儿清醒后拔管的优点包括防止误吸胃内容物或气道中的血液/分泌物，保障在麻醉复苏兴奋期的相对安全。深麻醉拔管的优点包括无呛咳或避免手术切口紧绷，在气管导管引起气道高反应之前拔除，使苏醒过程更平稳。患儿拔管后需在手术室或苏醒室观察，以确保在向麻醉后恢复室（postanesthesia care unit，PACU）转运途中或转运之后不会出现喉痉挛或气道梗阻。

疼痛管理（参见第40章）

可用于儿童的镇痛药包括对乙酰氨基酚、非甾体抗炎药（nonsteroidal antiinflammatory drugs，NSAID）和阿片类药物，可以通过口服、静脉注射或肌内注射的方式给药。小儿麻醉中最常用的阿片类药物是芬太尼和吗啡，副作用包括镇静、呼吸抑制、瘙痒和恶心呕吐。

在围手术期疼痛管理中，静脉注射对乙酰氨基酚是全身使用阿片类药物以外的一种有效的镇痛方法。重要的是，在围手术期使用乙酰氨基酚时，需要医务人员和家长进行充分的沟通并记录在病历中，以防重复给药和产生肝毒性。

非甾体抗炎药，包括酮咯酸，可能与血小板功能障碍、胃肠道出血和肾功能不全有关。因此，在使用非甾体抗炎药镇痛之前，应考虑患者的合并症，如肾功能不全和出血风险（扁桃体切除术、心脏手术）。对乙酰氨基酚和非甾体抗炎药的优点在于无过度镇静和呼吸抑制，而这些是阿片类药物的常见不良反应。

区域麻醉（参见第17章和第18章）

区域麻醉以最小的副作用为患者提供术中和术后极好的镇痛，并降低患者对阿片类和非阿片类镇痛药的需求。单次骶管阻滞最常用于脐平面及以下的手术，也可以骶部硬膜外置管，持续注射局部麻醉药并保留导管至术后。在5岁以下的儿童中，通常硬膜外导管可以到达任意椎体平面，注射局部麻醉药以阻滞相应的平面。从腰椎或胸椎水平进行硬膜外置管相对容易。

其他常用的阻滞区域包括臂丛神经、髂腹股沟神经、股神经、股外侧皮神经、坐骨神经、腘神经、踝关节和阴茎阻滞。这些区域阻滞即可用超声引导，也可用周围神经刺激器辅助完成。

儿童区域阻滞通常在全身麻醉下进行，由于此时患儿无法表达穿刺注射时诱发的感觉异常或疼痛，因此可能发生神经束内注射，而超声引导可以提高儿童周围神经阻滞的安全性。

蛛网膜下腔阻滞可以单一使用进行麻醉，在很多病例中也可以与全身麻醉联合使用。这项技术可在围手术期呼吸暂停高危早产儿行腹股沟疝修补术中代替全身麻醉。蛛网膜下腔阻滞同样也用于年龄较大的婴儿和可能增加全身麻醉风险的儿童[21]。

麻醉后恢复室

气道监护

PACU是围手术期管理的一个关键阶段，可能会遇到很多问题（参见第39章）。许多患者出手术室时已经拔除气管导管但仍处于深麻醉状态，转运到PACU等待麻醉苏醒。从手术室往PACU转运途中必须严密观察患者呼吸状态，便于及时发现通气不良或气道梗阻；许多医疗机构要求转运时吸氧并监测脉搏血氧饱和度。当患者气道反射恢复时，气道梗阻的风险相应增加，因此必须密切监测是否存在气道梗阻、喉痉挛和低氧血症的迹象，并且必须准备自充气或Jackson-Rees式呼吸回路和面罩，以随时提供氧气、持续气道正压和通气。此外，需准备琥珀胆碱以备用。还应注意观察气道是否有插管后肿胀引起的喘鸣或哮鸣音，可用地塞米松、氧气湿化或肾上腺素雾化治疗。在麻醉复苏区也应密切监测患者的呼吸暂停和低通气状态。

术后恶心呕吐（参见第39章）

PONV是家长最不希望出现的麻醉副作用。最近的一项研究确定了儿童PONV的四个危险因素：①3岁及以上；②斜视手术；③手术时间；④患者、父母或兄弟姐妹的既往术后呕吐史。如果患者属于高风险人群，则应避免使用阿片类药物和一氧化二氮，预防性使用止吐药可降低PONV的发生率。昂丹司琼和地塞米松的药物预防作用预计可使发生PONV的相对风险降低约80%[22]。

苏醒躁动和谵妄

患儿苏醒躁动和谵妄是PACU中经常遇到的另一个问题，它给患者家庭、恢复室护士和麻醉护理人员带来困扰。这些症状主要出现在使用七氟烷或地氟烷之后，以七氟醚的发病率最高。小儿麻醉苏醒期谵妄（pediatric anesthesia emergence delirium，PAED）量表的开发有助于对患儿苏醒期谵妄的诊断。尽管包括丙泊酚、芬太尼、可乐定和右美托咪定在内的许多药物均可能降低谵妄的发生率，但只有小剂量的氯胺酮和纳布啡可以降低发生率且不延长苏醒时间。

镇痛（参见第 40 章）

不管是新生儿还是青少年，各个年龄段的小儿患者都必须评估镇痛是否充分。患者经历各种手术后会伴有不同程度的术后疼痛。患儿无论从言语还是非言语方面，或因发育迟缓，可能均无法表达他们的疼痛程度。可以通过生命体征的变化，以及多种儿童疼痛评估量表来评估患儿疼痛情况，如疼痛行为评估量表（face，legs，activity，cry，consolability，FLACC）和 Wong-Baker 面部疼痛量表。然而疼痛可能与焦虑、苏醒期谵妄和儿童愤怒相混淆。阿片类药物可以有效治疗中度至重度术后疼痛；NSAID 或对乙酰氨基酚也可用于术后镇痛；如果留置有硬膜外导管，则可评估后重新使用。

离室标准

PACU 通常分为两个阶段：患者从手术室转出到 PACU 开始第一阶段，在此阶段将继续评估气道并治疗急性术后疼痛和 PONV；患者清醒后气道情况稳定且疼痛得到控制，即可以进入第二阶段直到完全恢复。改良 Aldrete 评分系统是最常用的评估患者是否可以离开恢复室的评分系统。在门诊环境中，患者可以直接从手术室进入第二阶段的恢复，即所谓的**快通道**（参见第 37 章）。

行为复苏

儿童在手术后可能会出现不良行为改变，包括睡眠和饮食障碍、分离焦虑、新发遗尿和其他行为问题。家长的焦虑、在诱导期的陪同、在 PACU 中的陪护以及术前用药均已被证明会影响这些行为改变的发生率。大多数行为改变在术后不会持续超过 3 天，而避免消极的行为改变与患者 / 家长更高的满意度和更好的围手术期体验相关[17]。

影响新生儿的内外科疾病

坏死性小肠结肠炎

坏死性小肠结肠炎（necrotizing enterocolitis，NEC）是新生儿常见的外科急症，主要发生在早产儿，超过 90% 的患儿胎龄不足 36 周。NEC 在早产儿和低体重儿中的发生率为 3%～7%，且与胎龄成反比。NEC 患儿有 20%～40% 需要手术，手术死亡率为 23%～36%[23]。

NEC 的病理生理学表现为肠系膜血流减少导致的肠系膜缺血性损伤。这些患儿通常合并动脉导管未闭（patent ductus arteriosus，PDA），导致体循环血流减少。细菌感染也是重要的原因之一，表现为明显的腹腔脓毒症迹象。缺血、感染和炎症可能使小肠全层坏死导致肠穿孔，尤其是回结肠区域。

临床表现

需要行 NEC 手术的患儿通常是伴有其他并发症的早产儿，如呼吸窘迫综合征、PDA、出生窒息史或其他心肺功能不全。临床表现包括腹胀、血便、肠袢扩张，腹部 X 线片显示肠腔积气，体温波动，以及脓毒血症的各种表现：包括血小板减少、血流动力学不稳定和弥散性血管内凝血（disseminated intravascular coagulopathy，DIC）。肠穿孔是一种外科急症，可通过腹部 X 线片确诊。这些患儿通常病情危重或不稳定，伴有低血压、DIC、代谢性酸中毒和进行性恶化的呼吸状态。

内外科治疗

无肠穿孔或其他广泛肠坏死征象的 NEC 的初期治疗通常是内科保守治疗，包括广谱抗生素、胃肠减压、多次腹部查体和影像学检查，以及对心肺失代偿征象的严密监测。早期，NEC 穿孔手术为剖腹探查行坏死肠切除和肠造瘘术，术中常切除长段小肠，导致短肠综合征，而后期需要行肠回纳术。近年来，早期腹腔引流术（primary peritoneal drainage，PPD），即腹部开一个小切口后在腹腔留置一根外科引流管的手术，在较小的、病情较重的婴儿中越来越受欢迎，而当其身体状况改善后，再考虑是否进行根治手术。一些患者可能根本不需要进一步治疗，而这种更保守的方法与其他方法相比，存活率相当[23]。

麻醉管理

NEC 手术通常很紧急，术前准备应重点评估和纠正血管内容量、电解质、呼吸、循环和凝血功能紊乱，以及使用广谱抗生素。NEC 手术可以在新生儿重症监护室（neonatal intensive care unit，NICU）的床边进行，需要一个可移动的外科和麻醉团队及设备。大多数患者已行气管插管，而麻醉通常需要建立外周动脉置管和中心静脉置管；不推荐脐带动脉置管，以避免肠系膜进一步缺血，同时不能因为尝试建立有创监测而延误紧急手术。

芬太尼等阿片类药物麻醉是危重新生儿最耐受的麻醉方案。剂量可采用滴定的方法，从 2～5μg/kg 开始缓慢给药，如果患儿可以耐受，可以继续追加芬太尼剂量至 20～50μg/kg。由于挥发性麻醉药有扩张外周血管的作用，患儿通常无法耐受，可以加用小剂量苯二氮䓬类药物，如 0.05～0.1mg/kg 咪达唑仑或 0.5mg/kg 氯胺酮。罗库溴铵、维库溴铵或其他非去极化肌松药的使用可方便术野的暴露。由于暴露腹腔切除肠管时会有大量体液流失，通常需要按照 10～20mL/（kg·h）的大剂量进行静脉输液，在 DIC 和严重失血的情况下，需要补充 5% 的白蛋白、PRBC、FFP 和血小板。当单纯的液体治疗不足以维持循环稳定时，应尽早使用血管活性药物，通常使用多巴胺 5～10μg/（kg·min）或肾上腺素 0.03～0.05μg/（kg·min）静脉泵注。通常需要静脉注射氯化钙或葡萄糖酸钙以维持正常的游离钙水平，以维持心肌收缩力和血管张力，特别是在输注大量枸橼酸血制品之后。动态监测动脉血气分析以评估酸碱和氧合状态，以及电解质、血糖、游离钙和乳酸水平，可指导治疗。调整机械通气参数，使早产儿的 PaO_2 维持在 50～70mmHg，SpO_2 维持在 90%～95%；而对于危重症患儿，最好保持较高的氧分压以保证安全。血红蛋白应维持在 10～15g/dL，以保持携氧能力。温度管理非常关键，这些手术通常在超过患儿头顶的温床上进行。手术室温度必须保持在 29～32℃或更高，必须使用加温毯、加温血液制品等保温方法，以保持患儿核心温度在 36℃或更高。术后需要继续进行机械通气、血管活性药物、补液、抗生素治疗，并向 NICU 小组提供完整的手术和麻醉记录。

腹壁缺损：腹裂和脐膨出

腹裂是一种腹壁缺损，肠膨出且无腹膜覆盖，通常在脐带右侧，脐带不属于缺损的一部分（图 34-2）[24]。这些婴儿通常没有相关的先天畸形或染色体异常。脐膨出是一种脐环中央缺损，肠被腹膜覆盖形成囊，脐带在囊内（图 34-3）。这些新生儿通常伴有其他先天性异常。

内外科治疗

产前检查即可发现并诊断该疾病。术前管理主要包括用塑料或其他合成材料覆盖暴露的肠管，液体复苏，预防肠扭转和肠缺血。安置鼻胃管减压对于减少反流误吸和远端肠胀气非常重要。缺损的大小差异很大，以前即使是大缺损也把一期内脏复位

缺损修补术作为首选手术方式，因为这种手术方式被认为可以预防肠道并发症。然而，随着腹腔内压力的过度增加，腹腔间隔室综合征可能会导致肠缺血和肾衰竭，并对通气功能造成影响，通常需要数天的镇静、肌松和严密监测呼吸循环状态。现在主要

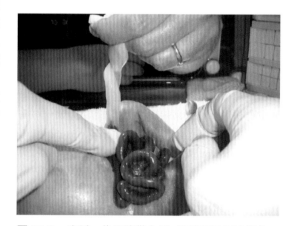

图 34-2 腹裂。位于脐带右侧，脐带不属于缺损的一部分，且膨出物没有被腹膜覆盖（经许可引自：Marven S, Owen A. Contemporary postnatal surgical management strategies for congenital abdominal wall defects. *Semin Pediatr Surg*. 2008; 17: 224.）

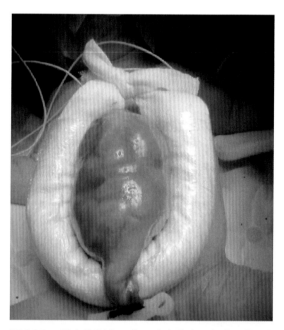

图 34-3 巨大脐膨出。位于腹中线上，腹膜覆盖，脐带包裹在内（经许可引自：Marven S, Owen A. Contemporary postnatal surgical management strategies for congenital abdominal wall defects. *Semin Pediatr Surg*. 2008; 17: 223.）

采用分期手术疗法，先将膨出的内脏放在一个硅胶 Silo 袋中，其边缘与缺损周围的腹膜缝合，通过重力作用、肠道挤压、腹腔牵引和扩张的方法，内脏将在数天到数周内逐渐缩小后进入腹腔，之后进行腹膜和皮肤缺损的外科缝合术。 些小到中等大小的缺损也可以采用上述类似的分期修复策略进行治疗。

麻醉管理

由于采用了现代的分期疗法，为一期复位修补术提供麻醉的挑战很少遇到。不过，最初手术也是缝合硅胶 Silo 袋，并回纳部分内脏。这些患儿可能是早产儿，但通常是足月儿且心肺功能稳定。术前准备包括保持足够的液体补充，以弥补内脏暴露的体液丢失。先前提到的 NEC 手术中关于温度管理和液体治疗也适用于腹壁缺损的手术。术前需准备大管径的静脉通路，并对腹部缺损大或心肺功能不稳定的患儿进行有创动脉血压监测（脐带血管不可用）。术中液体需按 10～20mL/（kg·h）速率进行滴注，并配制 5%～10% 葡萄糖溶液进行维持。可使用多种麻醉药物完成患儿的麻醉诱导和气管插管，注意预防反流误吸。可用挥发性麻醉剂、苯二氮䓬类药物和阿片类药物进行麻醉维持，其剂量取决于手术结束时是否拔除气管导管。如一期手术仅行无内脏回纳的 Silo 袋放置，足月儿可以在手术结束时拔管，随后的回纳术可以使用小剂量镇静剂在床旁进行，最后的腹膜和皮肤缝合则需要再次全身麻醉。如果计划一次性回纳内脏并缝合缺损，则需要建立动脉置管、中心静脉压力监测、导尿和心肺功能状态监测，通常需要增加呼气末正压通气、进一步的输液管理和多巴胺的支持，并延长术后的镇静肌松和通气时间。

气管食管瘘

气管食管瘘（Tracheoesophageal fistula，TEF）有五种不同的解剖结构（图 34-4），最常见的是 C 型，即食管闭锁伴远端气管食管瘘。当新生儿在经口喂食时出现窒息和发绀应进行鉴别诊断，如胸片和腹部片显示胃管无法通过，胃管位于食管盲端，远端的 TEF 使肠道充气。TEF 婴儿通常合并有其他畸形，多数为 VACTERL 相关的畸形（V = 椎体缺陷；A = 肛门闭锁；C = 心脏缺陷；TE = 气管食管瘘；R = 肾畸形；L = 肢体畸形）。须针对这些畸形对患儿进行彻底检查和评估，尤其是心脏缺陷。病情的严重程度可以是轻微的（如无呼吸窘迫的足月新生儿喂养困难），也可能非常严重，若远端 TEF 持续吸入胃内容物导致呼吸窘迫综合征加重，而气体经 TEF 不断进入胃内引起进腹胀加重，呼吸衰竭进一步加重。围手术期发病率和死亡率风险更高的患儿包括患有复杂先天性心脏病、体重小于 2kg、肺顺应性差或隆突周围巨大瘘的患儿，以及计划进行胸腔镜修补术的患儿[25]。

手术方案

早期的手术方案通常是分期进行的，通常是先在局部麻醉下行胃造瘘术，以减少胃内压力并使肺功能部分恢复；再经右侧开胸结扎 TEF，必要时重建食管。其他方法包括颈部食管造口术，以便引流上段食管盲端内容物和防止误吸。近年来，分期手术

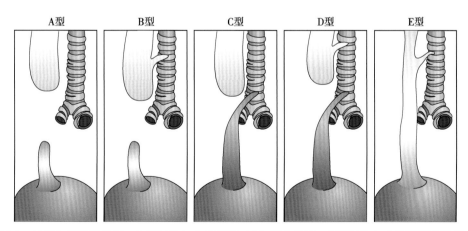

图 34-4 气管食管畸形分型。A 型（8%）：食管闭锁，无气管食管瘘。B 型（1%）：食管闭锁伴近端气管食管瘘。C 型（86%）：食管闭锁伴远端气管食管瘘。D 型（1%）：食管闭锁伴近端和远端气管食管瘘。E 型（4%）："H" 型瘘口，无食管闭锁（引自：Gross RE. Artesia of the esophagus. *The Surgery of Infancy and Childhood.* Philadelphia：WB Saunder；1953：75-102.）

方案基本上被淘汰。目前，一期结扎 TEF 并进行食管修复，不再进行胃造瘘，是 80%～90% 患者的首选治疗方案[26]。但危重早产儿在开胸及 TEF 结扎术前仍需行胃造瘘术；若食管断端间隙过长，开胸术后可先行胃造瘘术，再行食管扩张及延长重建术。新生儿 TEF 手术的预后不尽相同，危重早产儿或多畸形儿的死亡率和发病率较高，无其他合并症的足月新生儿手术成活率接近 100%。

麻醉管理

伴有气道压高和胃扩张的 TEF 危重新生儿，应急诊行全身麻醉下经右侧开胸 TEF 结扎术。这些婴儿可能由于存在巨大的 TEF，大部分潮气量通过 TEF 进入胃内，严重影响肺通气而处于危急状态。因此在结扎 TEF 和胃减压之前，可能需要人工通气、正性肌力药物支持、使用碳酸氢钠和血管活性药物，如肾上腺素和阿托品。而更常见的情况是气管插管后出现不同程度的通气困难。患儿被小心地转运到手术室后，采用静脉或吸入麻醉剂联合肌松药完成麻醉诱导，摆放体位后经右侧开胸进行手术。术前行动脉置管持续监测动脉血压和血气分析，术中要特别注意通气是否有效，因为气管导管有可能会滑入 TEF 并影响通气。呼气末二氧化碳监测，仔细观察肺膨胀和胸部运动，听诊器放置于左腋区均为重要的监测手段。在肺塌陷和 TEF 结扎期间，预计有通气困难和低氧血症可能。但正常情况下，结扎 TEF 后通气功能会显著改善。

对于未插管的患者而言，清醒气管插管被认为是最好的方式，但如今很少实施，取而代之的是，先吸出上段食管盲端内容物，给予吸氧，选择静脉麻醉或吸入麻醉联合肌松药完成全麻诱导，插入气管导管并进入气道远端，仔细评估通气效果后行小潮气量正压通气。当通气困难时应考虑气管导管滑入 TEF 中。一些医疗机构在手术前进行支气管镜检查，以评估 TEF 的大小和位置，并帮助定位气管导管到达准确的位置；只有在靠近隆突的大 TEF（>3mm）存在时，才可能出现通气困难[27]。在结扎 TEF 后，食管通常需要一期修复。一些医疗机构正在开展胸腔镜下 TEF 修补术，人工气胸时可能导致二氧化碳吸收入血和通气困难。尽管对于无合并症的发育良好的足月新生儿来说，可以实现术后即刻拔管，但更为谨慎的方法是保留气管插管，以便在新生儿重症监护室中进行充分的术后镇痛。另外，如果患者需要重新行气管插管，气道操作则可能会损伤修复的食管。外科医生会在术中放置鼻胃管，用于术后早期的胃减压和进食。

先天性膈疝

先天性膈疝（congenital diaphragmatic hernia, CDH）是妊娠早期形成的膈肌缺损，导致腹腔脏器如肠、脾、胃或肝经此缺损疝入胸腔。膈疝最常发生在左侧的 Bochdalek 孔，并可导致严重的肺发育受限（图 34-5）。这种缺损在产前可诊断，合并严重缺损的新生儿常合并呼吸衰竭并需要机械通气。这些患儿可表现为舟状腹、胸部可闻及肠鸣音、呼吸窘迫以及不同程度的发绀。肺发育不全引起的肺动脉高压和产后即刻 PVR 升高，导致出现经未闭的卵圆孔和动脉导管的右向左分流，继而出现持续性胎儿循环，导致严重发绀。在这种情况下，经腹或胸腹联合切口或腹腔镜下减少腹腔内脏疝入胸腔及膈肌修复手术必须推迟，而以稳定婴儿的呼吸循环状态为首要治疗目的，可采用高频振荡通气（high-frequency oscillatory ventilation, HFOV）来改善发育不良肺的气体交换；吸入一氧化氮改善肺动脉高压，或使用体外膜氧合（extracorporeal membrane oxygenation, ECMO）来稳定极危重症新生儿的心肺状态。手术修复在数天后进行，但有时腹腔脏器回纳后仍不能解决肺发育不全和肺动脉高压的问题，则需要数天或数周 ECMO 支持，直到患者的心肺功能得到有效的改善[28]。

麻醉管理

这些婴儿病情往往非常危重，需要小心地转运到手术室。由于此类术中可能无法继续使用高频振荡通气，因此需要过渡到常规机械通气。在整个手术过程中，应继续进行一氧化氮持续吸入。麻醉时应采用大剂量阿片类药物镇痛，如芬太尼 25～50μg/kg 或以上，以减弱因疼痛刺激而激发的肺动脉高压反应。这些婴儿通常不能耐受挥发性麻醉剂，故小剂量的苯二氮䓬类药物或氯胺酮可产生遗忘。应通过脐血管途径监测动脉和中心静脉压力，并持续使用正性肌力药物如多巴胺或肾上腺素。反复进行动脉血气监测，调节通气量以维持最大限度的氧合，降低 $PaCO_2$，并增加 pH 以降低肺动脉压。通常情况下，经左侧肋缘胸腹联合切口入路，腹腔内容物回纳入腹腔后，胸腔压力减小，通气得到明显改善，之后使用合成材料进行膈肌修补。在整个手术过程中，可能需要手控通气或使用 ICU 呼吸机进行通气，因为标准麻醉呼吸机无法为此类患儿提供通气所需的高气流量和小潮气量。术后患儿返回 NICU，可能需要恢复使用高频振荡通气，继续使用一氧化氮。

极危重的 CDH 新生儿需要 ECMO 支持，可以在

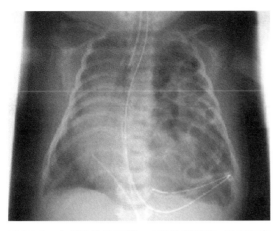

图 34-5 左侧先天性膈疝。左胸充满肠袢，胃内有鼻胃管，也有通过缺损疝入胸腔。心脏右移（经许可引自：de Buys Roessingh AS, Dinh-Xuan A. Congenital diaphragmatic hernia : current status and review of the literature. *Eur J Pediatr*. 2009；168：398.)

ECMO 辅助下进行手术，但可能会出现继发于肝素化后的出血问题。如果在 ECMO 辅助下进行手术，必须预备足够的血液制品，包括 PRBC、FFP 和血小板。可使用大剂量阿片类药物、苯二氮䓬类药物、氯胺酮进行麻醉。

动脉导管未闭

动脉导管未闭最常见于早产儿，可导致肺水肿、通气顺应性降低、因持续性呼吸窘迫综合征或肺炎导致的呼吸机依赖（参见第 26 章）。PDA 会影响呼吸机的脱机，并引发并发症，如喂养不耐受或 NEC。临床表现包括持续性肺水肿、经动脉导管从主动脉流向肺动脉的舒张期血流所产生的洪脉冲和宽脉冲，以及有时通过动脉导管大量左向右分流引起的需要正性肌力药物支持的低血压和心力衰竭。经胸超声心动图可以诊断 PDA。使用吲哚美辛抑制前列腺素的合成，从功能上关闭动脉导管可能有效，但可能会对肾脏和血小板功能产生不良影响，因此针对内科治疗失败而准备行手术治疗的新生儿再次评估肾功能和凝血功能至关重要[29]。

麻醉管理

患者通常是早产儿，体重仅 500～1 000g，且常存在呼吸机依赖、血流动力学不稳定的情况。在一些医疗中心，手术可在 NICU 床旁进行。若需转运至手术室，在转运过程中必须小心谨慎且连续监测生命体征。麻醉通常使用大剂量阿片类药物，如芬太尼 25～50μg/kg，加用非去极化肌松药和小剂量的苯二氮䓬类药物或氯胺酮，这些患儿通常无法耐受挥发性麻醉剂。持续有创动脉血压监测有助于随时评估血流动力学和进行动脉血气分析。左侧开胸，剥离胸膜后暴露动脉导管。由于术中通气很容易受到影响，因此需要采用直视、呼气末二氧化碳监测和心前区或食管听诊来监控通气情况。由于存在早产儿视网膜病变（retinopathy of prematurity，ROP）恶化的风险，通常将 PaO_2 的目标范围设定为 50～80mmHg，SpO_2 为 90%～95%，应尽量避免吸入高浓度氧。由于动脉导管通常比胸段降主动脉粗，所以监测下肢脉搏血氧饱和度和血压对确保外科医生正确识别和结扎动脉导管有很重要的提示作用。PDA 可用缝线或手术夹结扎。如果极细小的动脉导管受损出血，必须立即输注浓缩红细胞。在早产儿 PDA 结扎术中，维持正常体温和补充葡萄糖非常重要。大多数婴儿需要在 PDA 结扎术后一段时间内继续维持机械通气。

与心脏解剖结构正常的且必须结扎 PDA 的早产儿相比，合并肺动脉闭锁或狭窄的先天性心脏病的婴儿可能需要依赖动脉导管提供肺循环血供，或者在左心室结构发育不全的情况下提供体循环血供，例如严重的主动脉缩窄或左心发育不全综合征。在这些病例中，需要以 0.025～0.05μg/（kg·min）的速度持续泵注前列腺素 E_1，并且必须维持到通过外科手术或经导管介入治疗建立稳定的肺循环血供通路后。

早产儿视网膜病变

ROP 是一种影响早产儿或出生低体重儿的血管增生性疾病。ROP 分为五个阶段，在第四和第五阶段会发生视网膜脱离，可导致永久性视力丧失[30]。ROP 的病理生理学改变非常复杂，患儿早产时间越早患病风险越高，但主要原因之一是视网膜血管内氧分压过高，并伴有氧分压的大幅度波动，如呼吸窘迫综合征、动脉导管未闭、脓毒血症、呼吸暂停、心动过缓等导致需要机械通气的呼吸循环不稳定的早产儿，以及与早产相关的其他问题。因此，多数早产儿的 SpO_2 目标范围维持在 88%～93% 之间，PaO_2 为 50～70mmHg。在全身麻醉插管手术中，即使是非常短暂的 PaO_2 升高也要尽量避免。为这些新生儿实施麻醉的医生，需要考虑如何在这些限制条件下管理患儿的氧合状态。

早产儿在 NICU 住院时需定期进行视网膜检查，如果确诊为高危 I 型及以上的 ROP，必须在 24～72

小时内行紧急手术治疗，最大限度地保留视力。激光光凝治疗单眼或双眼视网膜增生血管是首选的治疗方法，也可以选择冷冻疗法，而更严重的阶段则可能需要行玻璃体切割术。

麻醉管理

需行 ROP 急诊手术的患儿可能处于饱胃状态。根据患儿状态，采用吸入或静脉麻醉联合肌松药完成麻醉诱导和气管插管。手术和麻醉时间可能持续数小时，尤其是双眼有广泛病变的患者，必须注意术中体温和血糖监测，而早产儿有术后呼吸暂停风险以及眼部疼痛不适，建议术后维持机械通气 12～24 小时。但无论患儿术后是否继续机械通气，都需在 NICU 中仔细观察是否存在术后并发症。

脊髓脊膜膨出

脊髓脊膜膨出是一种神经管的发育缺陷，导致神经板开放，仅被脑脊液和一层薄膜覆盖。该缺陷通常在产前诊断，大小不一，可能位于椎体的胸腰段或腰骶段。足月儿以腰骶部脊髓脊膜膨出发病率最高。术前，使患儿处于俯卧位，用湿润的纱布覆盖缺损，并保护覆盖脊髓缺损的囊不发生破裂，以避免脑膜炎的反复发生。通常需要在出生后行急诊手术，包括神经根分离及用筋膜和皮肤覆盖缺损。此外，超过 75% 的婴儿合并脑积水或脊髓和脑干的 Arnold-Chiari 畸形，需在初期缺损修复手术后行脑室 - 腹腔分流术。该疾病的长期预后取决于为防止感染进行的早期修复手术和脊髓功能障碍的程度[31]。

麻醉管理

在转运、麻醉诱导和手术过程中的体位需特别注意防止覆盖脊髓脊膜膨出的囊破裂，因此婴儿不能直接仰卧。麻醉诱导和气管插管可在左侧卧位进行，或将婴儿仰卧放置在环形泡沫垫中，使膨出的脊髓脊膜位于中心且不接触手术床。常规麻醉诱导插管后，确认气管导管位置，俯卧位下行外科手术治疗，术中不使用肌松药，以便术中电生理监测，评估运动功能。此外，由于此类患者容易发生乳胶过敏，故所有手套和与患者接触的所有材料都必须是无乳胶的。术后可以采用插管时的体位拔除气管导管，之后需保持俯卧位数天。

幽门狭窄

幽门狭窄是幽门环形平滑肌增厚导致胃流出道的梗阻，主要表现为 2～8 周大的婴儿持续性喷射性呕吐，继而出现体重减轻、脱水和电解质紊乱，包括胃内容物的氢离子和氯离子丢失，导致低氯、低钾和代谢性碱中毒。病情进展可能出现严重脱水、嗜睡、皮肤弹性差、眼眶和囟门凹陷、少尿、血浆氯化物浓度低至 65～70mEq/dL。根据临床表现和病史可诊断，通常发病率男：女 = 5:1，平均发病年龄为 5～6 周，上腹部可触及橄榄状大小的肿块，可通过超声确诊。幽门狭窄的外科治疗不是急诊手术；必须针对患者的脱水进行治疗，可先用 10～20mL/kg 的生理盐水或乳酸林格液进行补液，然后用 5% 葡萄糖溶液与含氯化钾的生理盐水按 1:1 比例维持静脉输液，并根据定期复查的实验室检查结果，指导容量复苏和纠正电解质酸碱失衡。当患者脱水状态和电解质酸碱失衡得到纠正，可行手术治疗。术前准备可能需要 12～72 小时，取决于病情的严重程度[32]。

麻醉管理

充分补液后，患者转运至手术室，在麻醉诱导前放置大口径胃管以排空胃内容物。目前较少使用清醒气管插管技术，推荐采用改良的快速顺序诱导方法，即在 100% 氧气充分预氧和阿托品预处理后，静脉注射半衰期短的异丙酚 2～2.5mg/kg 诱导麻醉，环状软骨加压，静脉注射琥珀酰胆碱 1～2mg/kg 或非去极化肌松药罗库溴铵实现肌松，可给予小潮气量的快速正压通气，以避免耗氧量是成人 2～3 倍的小婴儿出现氧饱和度下降。待确认气管插管成功后，再使用挥发性麻醉剂维持麻醉。由于新生儿的呼吸中枢在 44 周胎龄后才能完全成熟，而多数幽门狭窄患儿又合并代谢性碱中毒，脑脊液 pH 可能升高，导致呼吸中枢兴奋性降低且在 12～48 小时内无法纠正，故这些患者存在术后呼吸暂停的风险，因此术中最好避免使用阿片类药物，而是由外科医生行手术切口局部浸润麻醉和对乙酰氨基酚塞肛用于术后镇痛。手术可以是上腹部小切口开腹手术，也可以在腹腔镜下进行。术毕保留鼻胃管。当非去极化肌松药作用逆转，气道反射完全恢复，呼吸规律，无呼吸暂停和缺氧后可拔除气管导管，术后 12～24 小时内须继续观察监测术后并发症的可能[33]。

特殊麻醉的注意事项

超早产新生儿的麻醉

许多超早产新生儿在住院早期或在门诊接受外科手术。最常见的手术包括腹股沟疝修补术、包皮环切术、眼科检查和斜视手术。大多数婴儿术后恢复良好，没有后遗症；但许多婴儿患有慢性合并症，如支气管肺发育不良（若诊断为呼吸窘迫综合征则需要吸氧 30 天以上）、呼吸暂停和心动过缓、贫血、脑室内出血引起的脑积水、视觉障碍及发育迟缓。了解婴儿的矫正胎龄非常重要，例如在怀孕 28 周时出生、在出生 12 周时接受手术的婴儿，其实际胎龄是 40 周，在许多方面仅相当于一个足月婴儿，而不是 3 个月大的婴儿。麻醉后的主要风险是呼吸暂停，甚至可能因此致命。越早产的新生儿，越早接受麻醉，麻醉后呼吸暂停的风险越大 [34]。虽然麻醉后无呼吸暂停发生风险的胎龄尚不清楚，但通常认为胎龄≤50 周是超早产儿需要在麻醉后接受 24 小时呼吸暂停监测的临界点。

手术室外麻醉

患者在非手术室环境下接受麻醉和镇静以进行诊断或治疗的操作越来越多，其临床复杂性也随之增加（参见第 38 章）。这些操作包括 MRI 和 CT 扫描检查、介入放射检查、骨髓穿刺、胃肠镜、听觉脑干诱发反应测试、心导管检查。所需麻醉方法包括中度或深度镇静，静脉全身麻醉，面罩、喉罩或气管插管吸入麻醉。常用麻醉药包括异丙酚、氯胺酮、巴比妥类、苯二氮䓬类和阿片类药物。中枢性 α_2 激动剂右美托咪定正越来越多地被用于无痛诊疗操作的镇静，如 MRI 检查 [35]。对于手术室外麻醉，术前评估、监测和麻醉复苏都必须保持与手术室内相同的标准，以确保安全 [36]。

子宫外产时治疗和胎儿外科

子宫外产时治疗（EXIT）于 1989 年首次实施，目的是通过胎盘进行氧合，去除阻碍胎儿呼吸的诱因。母体接受全身麻醉，切开子宫，胎儿部分分娩，在使用直接喉镜、硬性支气管镜或气管切开方式建立胎儿人工气道期间，通过胎盘循环维持胎儿氧供。适应证包括颈部大肿块、先天性气道梗阻和继发于膈疝的气道阻塞，以及可能存在新生儿期复苏困难的疾病，如胸部大肿块、先天性膈疝、单侧肺发育不全和一些复杂心脏病。胎盘循环期间可以建立胎儿静脉通道、人工气道、给予复苏药物，必要时建立 ECMO 管道 [37]。

胎儿干预手术即在中期妊娠时切开子宫，暴露胎儿，在胎儿镜、超声和超声心动图辅助下完成微创手术后将胎儿重新放入子宫内。这种开放性手术方法已经成功用于治疗脊髓脊膜膨出、先天性囊性腺瘤样畸形和骶尾部畸胎瘤。目前已采用微创治疗先天性膈疝、膀胱出口梗阻、左心发育不全综合征、双胎输血综合征等。

开放性中期妊娠手术和子宫外产时治疗通常采用母体全身麻醉，微创手术可采用母体局麻、镇静、区域麻醉、全身麻醉或复合麻醉技术。以吸入麻醉为主的全身麻醉对母体和胎儿均产生麻醉效应，且高浓度吸入麻醉药（2MAC）可使子宫松弛。麻醉和复苏药物可以直接给胎儿肌内注射、静脉注射、心内注射或羊膜腔注射。对于微创手术，术前必须明确术中保证胎儿无体动的必要性。对于一些胎儿心脏手术，为了安全起见，在母体接受全身麻醉时，芬太尼、维库溴铵和阿托品必须直接用于胎儿。

术前应制定胎儿宫内复苏预案。母体左侧卧位、吸氧、容量复苏或给予血管活性药物以提高血压，这些措施均可帮助胎儿复苏。可将阿托品、肾上腺素、葡萄糖酸钙、碳酸氢钠和浓缩红细胞直接注入胎儿体内，并进行心脏按压和心包积液引流 [38, 39]。

麻醉对发育中的大脑的神经毒性和神经保护作用

对新生的啮齿动物模型使用 γ- 氨基丁酸激动剂（异氟烷、咪达唑仑、异丙酚）或 N- 甲基 -D- 天冬氨酸拮抗剂（氯胺酮）进行麻醉，可加速发育中的大脑神经元的凋亡或程序性细胞死亡 [40]。这一研究结果提示常用麻醉药可能对发育中的人脑产生类似的影响，这引起了人们的极大兴趣，并由此产生了许多新的研究以确定常用麻醉药是否对人类新生儿和婴儿有这种影响。然而，大多数动物研究是在没有手术刺激的情况下进行的，且其暴露于麻醉药的时间远远长于人类婴儿暴露于麻醉和手术的时间。另外一些动物模型已经证明，在包括手术或疼痛刺激的动物模型中，氯胺酮和地氟烷等麻醉剂具有神经保护作用。目前关于麻醉剂暴露对婴儿早期影响的研究包括：①幼儿行全麻和清醒下区域麻醉后血压的差异（GAS 研究），在婴儿期进行全身麻醉或脊髓麻醉后神经认知功能检测；②儿科麻醉与神经发育评估（PANDA 研究），比较了 3 岁之前接受麻醉的儿童与其未接受麻醉的同胞兄弟姐妹的神经认知功能；③全身麻醉对小儿神经心理和行为学预后的影响（MASK 研究），比较 3 岁前接受麻醉的儿童与未接受麻醉的儿童的神经认知功能 [41]。目前没有足够的证据来改变婴儿目前的麻醉方法（参见第 12 章）。

第四篇

思考题

1. 婴儿的功能残气量（FRC）与成人有什么不同？耗氧量有何不同？为什么婴儿在呼吸暂停发作后会更快地出现低氧血症？

2. 胎儿循环和正常的产后循环系统的主要区别是什么？哪些情况可能造成新生儿"持续性胎儿循环"的发生？

3. 最小肺泡有效浓度（MAC）如何随患者年龄变化而变化？早产对 MAC 有什么影响？

4. 哪些患儿发生低血糖的风险增加，术中应输注含糖溶液？

5. 最近有上呼吸道感染的患儿拟行手术，应该遵循怎样的原则来决定是否推迟手术？

6. 婴儿行脐平面以下的手术，什么类型的区域麻醉适合？

7. 幽门狭窄的婴儿最常见的电解质异常是什么？手术前液体疗法是什么？

8. 超早产儿接受择期斜视手术，哪些情况下患儿术后应入院进行呼吸暂停监测？

（吴朝萌 译，杜彬 审）

参考文献

1. Andropoulos DB. Physiology and molecular biology of the developing circulation. In: Andropoulos DB, ed. *Anesthesia for Congenital Heart Disease.* 2nd ed. Oxford, UK: Wiley Blackwell; 2010:55–76.

2. Lerman J. Inhalation agents in pediatric anaesthesia–an update. *Curr Opin Anaesthesiol.* 2007;20:221–226.

3. Bailey AG, McNaull PP, Jooste E, et al. Perioperative crystalloid and colloid fluid management in children: where are we and how did we get here? *Anesth Analg.* 2010;110:375–390.

3a. Navaratnam M, Ng A, Williams GD, et al. Perioperative management of pediatric en-bloc combined heart-liver transplants: a case series review. Pediatr Anesth. 2016;26:976–986.

3b. Adams CB, Vollman KE, Leventhal EL, Acquiato NM. Emergent pediatric anticoagulation reversal using a 4-factor prothrombin complex concentrate. Am J Emerg Med. 2016;34:1182.e1–2.

3c. Jooste EH, Machovec KA, Einhorn LM, et al. 3-Factor prothrombin complex concentrates in infants with refractory bleeding after cardiac surgery. J Cardiothorac Vasc Anesth. 2016;30:1627–1631.

4. Haas T, Spielmann N, Dillier C, et al. Higher fibrinogen concentrations for reduction of transfusion requirements during major paediatric surgery: a prospective randomized trial. Br J Anaesth. 2015;115:234–243.

5. Galas FR, de Almeida JP, Fukushima JT, et al. Hemostatic effects of fibrinogen concentrate compared with cryoprecipitate after cardiac surgery: a randomized pilot trial. *J Thorac Cardiovasc Surg.* 2014;148:1647–1655.

6. Romlin B, Wahlander H, Berggren H, et al. Intraoperative thromboelastometry is associated with reduced transfusion prevalence in pediatric cardiac surgery. Anesth Analg. 2011;112:30–36.

7. Alten JA, Benner K, Green K, et al. Pediatric off-label use of recombinant factor VIIa. *Pediatrics.* 2009;123:1066–1072.

8. Dalal PG, Murray D, Messner AH, et al. Pediatric laryngeal dimensions: an age-based analysis. *Anesth Analg.* 2009;108:1475–1479.

9. Luce V, Harkouk H, Brasher C, et al. Supraglottic airway devices vs tracheal intubation in children: a quantitative meta-analysis of respiratory complications. *Paediatr Anaesth.* 2014;24:1088–1098.

10. Salgo B, Schmitz A, Henze G, et al. Evaluation of a new recommendation for improved cuffed tracheal tube size selection in infants and small children. *Acta Anaesthesiol Scand.* 2006;50:557–561.

11. Fiadjoe J, Stricker P. Pediatric difficult airway management: current devices and techniques. *Anesthesiol Clin.* 2009;27:185–195.

12. Jagannathan N, Sequera-Ramos L, Sohn L, et al. Elective use of supraglottic airway devices for primary airway management in children with difficult airways. *Br J Anaesth.* 2014;112:742–748.

13. Wheeler M, Coté CJ. Preoperative pregnancy testing in a tertiary care children's hospital: a medico-legal conundrum. *J Clin Anesth.* 1999;11:56–63.

14. Tait AR, Malviya S. Anesthesia for the child with an upper respiratory tract infection: still a dilemma? *Anesth Analg.* 2005;100:59–65.

15. Practice guidelines for preoperative fasting and the use of pharmacologic agents to reduce the risk of pulmonary aspiration. application to healthy patients undergoing elective procedures: a report by the American Society of Anesthesiologists Task Force on Preoperative Fasting. *Anesthesiology.* 1999;90(3):896–905.

16. Sun Y, Lu Y, Huang Y, et al. Is dexmedetomidine superior to midazolam as a premedication in children? A meta-analysis of randomized controlled trials. *Paediatr Anaesth.* 2014;24.863–874.

17. Sadhasivam S, Cohen LL, Szabova A, et al. Real-time assessment of perioperative behaviors and prediction of perioperative outcomes. *Anesth Analg.* 2009;108:822–826.

18. Mayande A, Cyna AM, Yip P, et al. Non-pharmacological interventions for assisting the induction of anaesthesia in children (review). *Cochrane Database Syst Rev.* 2015;(7):CD006447.

19. Watson A, Visram A. Survey of the use of oesophageal and precordial stethoscopes in current paediatric anaesthetic practice. *Paediatr Anaesth.* 2001;11:437–442.

20. Davidson AJ. Monitoring the anaesthetic depth in children–an update. *Curr Opin Anaesthesiol.* 2007;20:236–243.

21. Tobias JD. Spinal anaesthesia in infants and children. *Paediatr Anaesth.* 2000;10:5–16.

22. Engelman E, Salengros JC, Barvais L. How much does pharmacologic prophylaxis reduce postoperative vomiting in children? Calculation of prophylaxis effectiveness and expected incidence of vomiting under treatment using Bayesian meta-analysis. *Anesthesiology.* 2008;109:1023–1035.

23. Henry MC, Moss RL. Neonatal necrotizing enterocolitis. *Semin Pediatr Surg.* 2008;17:98–109.

24. Marven S, Owen A. Contemporary postnatal surgical management strategies for congenital abdominal wall defects. *Semin Pediatr Surg.* 2008;17:222–235.

25. Broemling N, Campbell F. Anesthetic management of congenital tracheoesophageal fistula. *Paediatr Anaesth.* 2011;21:1092–1099.

26. Orford J, Cass DT, Glasson MJ. Advances in the treatment of oesophageal atresia over three decades: the 1970s and the 1990s. *Pediatr Surg Int.* 2004;20(6):402–407.

27. Andropoulos DB, Rowe RW, Betts JM. Anaesthetic and surgical airway management during tracheo-oesophageal fistula repair. *Paediatr Anaesth.* 1998;8:313–319.

28. de Buys Roessingh AS, Dinh-Xuan A. Congenital diaphragmatic hernia: current status and review of the literature. *Eur J Pediatr.* 2009;168:393–406.

29. Malviya MN, Ohlsson A, Shah SS. Surgical versus medical treatment with cyclooxygenase inhibitors for symptomatic patent ductus arteriosus in preterm infants (review). *Cochrane Database Syst Rev.* 2013;(3):CD003951.

30. Sylvester CL. Retinopathy of prematurity. *Semin Ophthalmol.* 2008;23:318-323.

31. Thompson DN. Postnatal management and outcome for neural tube defects including spina bifida and encephalocoeles. *Prenat Diagn.* 2009;29:412-419.

32. Bissonnette B, Sullivan PJ. Pyloric stenosis. *Can J Anaesth.* 1991;38:668-676.

33. Andropoulos DB, Heard MB, Johnson KL, et al. Postanesthetic apnea in full-term infants after pyloromyotomy. *Anesthesiology.* 1994;80:216-219.

34. Coté CJ, Zaslavsky A, Downes JJ, et al. Postoperative apnea in former preterm infants after inguinal herniorrhaphy: a combined analysis. *Anesthesiology.* 1995;82(4):809-822.

35. Mason KP. Sedation trends in the 21st century: the transition to dexmedetomidine for radiological imaging studies. *Paediatr Anaesth.* 2010;20:265-272.

36. Campbell K, Torres L, Stayer S. Anesthesia and sedation outside the operating room. *Anesthesiology Clin.* 2014;32:25-43.

37. De Buck F, Deprest J, Van de Velde M. Anesthesia for fetal surgery. *Curr Opin Anaesthesiol.* 2008;21:293-297.

38. Lin EE, Tran KM. Anesthesia for fetal surgery. *Semin Pediatr Surg.* 2013;22:50-55.

39. Brusseau R, Mizrahi-Arnaud A. Fetal anesthesia and pain management for intrauterine therapy. *Clin Perinatol.* 2013;40:429-442.

40. Loepke AW, Soriano SG. An assessment of the effects of general anesthetics on developing brain structure and neurocognitive function. *Anesth Analg.* 2008;106:1681-1707.

41. Lin EP, Soriano SG, Loepke AW. Anesthetic neurotoxicity. *Anesthesiology Clin.* 2014;32:133-155.

第
四
篇

Sheila R. Barnett

美国和世界人口构成的变化导致了人口年龄和老年患者绝对数量的显著变化。2005 到 2030 年，美国 65 岁以上的人口比例预计将从 12% 增加到 20%。从 3 700 万增加到 7 000 多万人，共增加 3 000 万人口。80 岁以上"超高龄"人群是增长最快的部分。目前有"超高龄"人群大约 1 100 万，预计这个数字在未来 20 年内会增加到 2 000 万以上。人口的增加归因于婴儿潮出生的一代人的老化和平均寿命的延长。美国现在平均预期寿命是 78 岁[1, 2]。老年人口的增加会加重医疗系统负担。会有越来越多的合并多种疾病的老年患者来接受外科治疗或侵入性治疗。麻醉医师必须清楚地了解老年人的基本问题和随之而来的挑战[3-5]。

为什么老年麻醉学很重要

大约三分之一的老年患者在死亡前至少要经历一次需要麻醉的手术，随着无痛技术的开展，这一数字可能还会增加。在美国，超过 30% 的住院手术患者是 65 岁以上的老年患者，如果考虑所有操作和手术，这一比例会增加到 50%。此外，随着年龄的增加麻醉手术后的并发症发生率和死亡率也有所增加[6, 7]。

多项人口研究表明，高龄与不良预后的发生率相关，预测老年患者手术的预后情况存在困难[3, 7]。多项研究支持高龄不应被视为手术的禁忌证。与正常衰老相关的生理储备的减少可能会被某些疾病条件加速，这些疾病条件可能使老年患者更容易出现并发症，并增加严重并发症的发病率和死亡的风险。某些情况下麻醉和手术风险增加，例如急诊手术、高 ASA 分级（大于 II 级）、机体功能衰退、腔镜手术、充血性心衰和创伤。而高 ASA 分级所表示的身体状况比实际年龄更加重要（知识框 35-1）（图 35-1）[5-9]。最近,虚弱也被认为是术后一项重要的预测因素。虚弱是一种超出了正常老化预期的生理储备减少的状态,它与多系统损伤和随后的稳态储备减少有关[8,9]。老年患者认知功能下降也是术后认知功能下降和发病的重要预测因素[10,11]。

发病率和死亡率

老年患者非心脏手术后的并发症发生率和死亡率从 3%~10%。急诊手术的死亡率较高,而非急诊、低侵袭性操作死亡率较低。在美国外科医师协会国

知识框 35-1　老年患者管理面临的挑战

- 人口多样化
- 生理年龄和实际年龄之间的巨大差异是普遍存在的
- 随着年龄的增长器官功能逐渐衰退
- 术前储备器官功能未知
- 多种急性和慢性共存疾病
- 可能存在非典型临床表现
- 急诊手术死亡率和并发症的发生率更高
- 复杂的用药史
- 潜在的智力功能减退导致采集病史困难

家外科质量改进计划数据库的一项回顾性研究中,作者发现术后死亡率、总的并发症发病率和术后并发症的种类均随年龄增长而增加[12]。80 岁以上患者,术后因肾衰竭死亡的高达 43%,应卒中死亡的为 36%,因心肌梗死而导致死亡的占 36%。这些结果与 Hamel 和他的同事先前的研究结果相似[13],他们发现择期微创手术,如经尿道前列腺电切术、疝气修补术、膝关置置换术、颈动脉内膜切除术,老年患者的死亡率不到 2%。80 岁以上且有一种或多种合并症的患者 30 天死亡率为 26%,而无合并症的患者死亡率仅为 4%。最常见的死亡原因是心搏骤停(88%)、急性肾衰竭(52%)和心肌梗死(48%)。在一项对 80 岁及以上患者的手术预后分析中发现,80 岁以上的患者年龄增加一岁其死亡率增加 5%,因此 90 岁患者与 80 岁相比,其死亡风险高 50%[14]。

全膝关节和髋关节置换术是老年患者常见的择期手术。一项回顾性研究共纳入 46 322 名患者(其中 12% 为 80 岁以上),研究者认为患者术后总的心血管并发症发生率较低(<1%),但其重要的危险因素包括 80 岁以上、接受药物治疗的高血压和心脏病史[15]。

年龄相关的生理变化

衰老与全身系统器官功能的衰退有关,40 岁以后每年衰退 1%。这种下降导致全身生理储备能力

第四篇

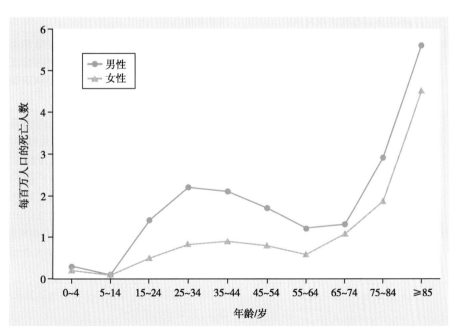

图 35-1　死亡率(重绘自:Redrawn from Li G, Warner M, Lang BH, et al. Epidemiology of anesthesia-related mortality in the United States, 1999-2005. *Anesthesiology*. 2009; 110: 759-765.)

下降，以及对麻醉和手术等急性应激的反应力下降。多种合并症的存在进一步降低了储备能力，增加了麻醉和手术的风险（表 35-1）[1, 16, 17]。

心血管的变化

心血管功能是影响老年患者围手术期结局的最重要因素之一。弹性蛋白丢失，胶原增加，结缔组织中糖基化和自由基的沉积破坏胶原，在这些因素的共同作用下血管和心肌进行性僵硬和顺应性下降。动脉收缩压和脉搏波传导速度增加，左心室流出道阻力增加，随着心肌增厚，心室顺应性进一步下降。舒张功能障碍是指左心室主动松弛性能降低。心室舒张功能受损导致舒张早期充盈减少。老年人与年轻人相比，这可能会降低 50%。这些改变致使老年患者非常依赖足够的心房压力和主动的心房收缩以完成舒张期充盈。因为有的患者症状隐匿，所以术前舒张功能障碍可能难以发现，研究表明有三分之一甚至更多的患者，术前评估左心室功能，但其实际

也可能存在舒张功能障碍。在容量超负荷的情况下，舒张功能障碍的老年患者可能因为短暂的房颤就发展为充血性心力衰竭（图 35-2）[18, 19]。

衰老对心血管自主神经功能的影响表现为迷走神经或副交感神经张力降低，同时交感神经活性增

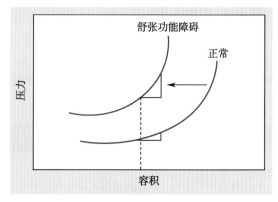

图 35-2 舒张功能的描述

表 35-1 特定器官系统衰老的相关变化

器官系统	结构改变	功能改变
身体成分	骨骼肌质量下降；体脂百分比增加；全身水分减少	脂溶性药物储存量增大；氧耗和产热降低
中枢神经系统	神经组织丢失；血清素、乙酰胆碱和多巴胺受体数量减少	脑血流减少；记忆、推理和感知能力减退；睡眠/觉醒周期紊乱
心血管系统	左室肥厚和顺应性减低；血管硬度增大；静脉血管顺应性下降	副交感神经系统张力降低；交感神经活动增强；β-肾上腺素能受体脱敏；全身血管阻力和收缩压增加；每搏输出量和心排血量减少；左心室舒张障碍；最大可达心率降低
呼吸系统	中央气道变大；小气道直径减小；弹性组织减少，弹性纤维重定位，胶原蛋白数量增加；呼吸肌力量下降；胸壁僵硬度增加；胸壁高度降低和肺动脉直径增粗	呼吸中枢敏感性降低；咳嗽和吞咽的功效降低；肺顺应性增大而胸壁顺应性减小；功能性肺泡表面积减少；一氧化碳弥散量降低；最大吸气压和最大呼气压降低；补呼气量和肺活量降低；在肺总量不变的情况下残气量和功能残气量增加；残气量与肺总量及功能残气量与肺总量的比值增大；闭合气量和闭合容量增加；低肺容量时用力肺活量、1秒用力呼气量、1秒用力呼气量与肺活量的比值以及用力呼气流量降低；肺泡动脉梯度增加；氧分压降低
泌尿系统	组织量减少；灌注减少	肾小球滤过率降低；尿液的稀释浓缩功能和保钠能力降低；药物清除率降低
肝脏系统	组织量减少；血流量减少	底物亲和力可能降低；内在活性可能降低；一些药物的首过消除减少

强,去甲肾上腺素的血浆水平增加。β-肾上腺素能受体对刺激的反应变弱,直接刺激可轻微地增加心率,减少动脉和静脉舒张。α-肾上腺素能受体活动基本没有变化。压力感受反射功能的降低和总体血管硬化导致老年人动脉血压更加不稳定,更容易发生直立性低血压。麻醉期间,特别是血管内容量不足的患者更容易出现血压的剧烈波动。因为老年患者β-肾上腺素能受体功能降低,使得其通过增加心率来调节血压的能力下降,所以老年患者的血压维持更依赖血管张力和前负荷。

心脏起搏细胞的心肌纤维化与脂肪浸润导致传导异常,如病态窦房结综合征、房颤和频发房性期前收缩。在给予瑞芬太尼等阿片类药物时,可能出现严重的心动过缓。

心脏疾病使得老年患者的心功能进一步下降。美国75岁以上人口超过75%都患有心血管疾病。老年患者高血压的发生率显著增加。而高血压是诱发充血性心衰的主要原因,目前认为充血性心力衰竭是术后死亡最重要的原因之一。

肺部的变化

在围手术期,65岁以上的死亡患者中有40%死于肺部并发症。术后肺炎进展缓慢,其增加了术后患者30天的死亡率以及住院时间。老年患者生理储备丧失和免疫能力下降,其上呼吸道的革兰氏阴性菌菌群数增加[20, 21]。

肺部的退行性变包括呼吸肌强度降低,胸部顺应性下降,弹性回缩减弱。

随着年龄的增长,胸壁变得僵硬,肌肉力量减弱,导致呼吸做功增加。老年患者胸部为桶状胸,膈肌变得扁平,呼吸时胸壁动力下降。这些可能导致患者术后膈肌疲劳,甚至呼吸衰竭,尤其对一些年老体弱患者,往往出现呼吸机脱离困难。随着年龄的增长,肺部的变化与吸烟引起的肺气肿相似,都会增加中心气道大小与解剖-生理无效腔量。小气道回弹性下降会导致正压通气后空气潴留。闭合容量增加,65岁以上的患者甚至可以超过功能残气量(functional residual capacity,FRC),导致小气道关闭和分流量增加,使得老年患者更容易发生低氧血症。除了肺的结构改变外,通气-血流比例失调的增加,扩散能力减弱,无效腔增大,这些年龄相关的改变也影响着肺泡气体交换。静息动脉氧分压逐渐降低,使老年患者即便是很少的镇静药效残留也可发展为严重的低氧血症。

呼吸相关的中枢神经系统也发生改变,低氧血症和高碳酸血症的通气驱动力减少50%甚至更多。老年患者更容易出现由麻醉所致呼吸暂停,更容易发生低氧血症和高碳酸血症。

代谢和肾脏的变化

代谢和肾脏的变化会导致麻醉药和镇痛药的药代动力学发生显著变化。全身水分减少,脂肪百分比增加,蛋白质和肌肉量减少。75岁时血浆容量和细胞内水分均下降20%~30%。所以麻醉药的初始分配体积和血浆浓度增加。这会对血流动力学产生重要影响。例如,在给予丙泊酚后,老年患者有长时间的严重低血压反应。其原因为初始血浆浓度较高,以及与年龄有关的异丙酚再分配延迟。所以对于老年患者,我们建议减少初始药物剂量并增加两次给药间隔时间。全身水分减少和脂肪百分比增加,会导致脂质溶性药物的沉积增加和延迟消除。

肾脏改变包括80岁时肾脏皮质减少20%~25%,这可能会使得高血压和糖尿病等疾病恶化。此外还会出现肾血流减少,正常肾小球数量减少以及肾小球硬化加重。肾小球滤过率(glomerular filtration rate,GFR)进行性减少,年轻人平均125mL/min,而到80岁时只有60mL/min。随着年龄的增长肌肉量减少,老年患者的血清肌酐不能准确反映肾功能不全的程度。

肾小管功能的降低,尿液浓缩功能受限,肾素-血管紧张素系统及抗利尿激素(antidiuretic hormone,ADH)的分泌减少。这些因素导致老年患者更容易发生体液和电解质异常,例如低钠血症(如与利尿剂联用)和高钠血症(如口渴感降低)。肾衰竭占所有围手术期死亡原因的20%,老年患者术后急性肾衰竭死亡率很高。

老年患者肝脏血流量减少,肝脏体积和酶系统均缩小。结合蛋白的质量和数量减少,导致药物难以与蛋白相结合。因为肝脏储备空间大,与其他系统相比,老化对代谢方面影响较小(图35-3)[22]。

基础代谢率的变化

老年人的代谢率和外周血管收缩力降低,使他们很难在手术和麻醉时维持体温。低温可导致严重的不良事件,如药物代谢减慢,寒战引起的氧需增加,可能的心肌缺血,以及凝血功能障碍。对于大部分人,积极的保温是一项重要的措施,尤其是对接受手术的老年患者[23]。

中枢神经系统的变化

随着年龄的增长,神经元体积的缩小,大脑体

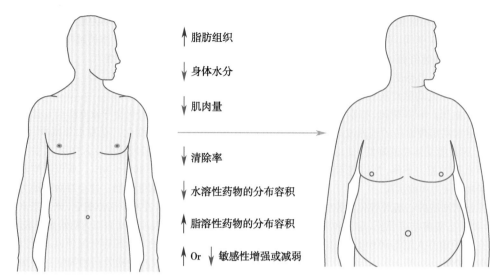

图 35-3　老年患者身体成分的变化(引自 : Rivera R, Antognini JF. Perioperative drug therapy in elderly patients. *Anesthesiology*. 2009 ; 110(5): 1176-1181.)

积逐渐减小。大脑体积的缩小伴随着脑室体积的增加和脑沟变宽。即便没有痴呆或公认的神经退行性疾病，神经受体和神经递质数量也在减少。研究发现皮质的乙酰胆碱和血清素受体，新纹状体的多巴胺受体，黑质和新纹状体的多巴胺水平均有非常显著的下降。正常的衰老伴随着认知的改变，如记忆困难和反应速度下降，但是，在个体之间这些变化的差异很大 [24]。阿尔茨海默病是最常见的失智症，占所有失智症的 60%～80%，其次是血管性痴呆，帕金森病相关痴呆，路易体痴呆，额颞叶痴呆。老年患者阿尔茨海默病的发病率显著增加，85 岁以上的人其发病率约为 45%。轻度认知障碍（mild cognitive impairment，MCI）可能是阿尔茨海默病的前兆。认知障碍（无论是否有正式的失智症诊断）是术后认知功能障碍的一个主要危险因素 [11, 25]。

老年患者的围手术期管理

老年患者的术前评估（参见第 13 章）对于麻醉医师来说十分重要且很具挑战性 [16, 17, 26]。除了后面描述的某些老年人特有的因素外，老年患者手术前应进行标准的心肺风险分级。2014 年美国心脏病学会 / 美国心脏协会（American College of Cardiology/American Heart Association，ACC/AHA）非心脏手术患者围手术期心血管评估和管理指南为进一步心脏测试和评估提供了标准的方法 [27]。如果患者有多种合并症且有心血管相关症状，则应接受相应的实验

室检查 [16, 26, 28]。一般来讲，老年患者在手术和治疗前往往需要接受更多的检查。对于老年患者，术前应重点进行功能评估，根据活动情况进行分级，术前身体状态良好的患者其术后并发症的发生率更低 [29]。此外，一些老年综合征对于预后有重要影响，如虚弱和认知障碍，我们可将这类患者标识为"高危"患者，制定相应的防控措施，并告知患者及家属围手术期可能出现的情况以及注意事项。如前所述，常规实验室检查不应仅在高龄患者进行。所有的实验室检查都应该基于患者的健康状况和手术情况综合决定。不再建议以年龄为条件做心电图（electrocardiograms，ECG）和其他检查。老年患者有心脏病史、高血压或活动性心脏病史，又没有最近的心电图，即使手术风险非常小也应行心电图检查。术前心电图可以发现一些严重的心脏问题并帮助确诊，如左心室肥厚和既往心肌梗死。前后两次的 ECG 比较可以推断心血管事件发生的时间，但术前心电图异常对于预测术后并发症的特异性较低。此外，老年患者即使心电图正常，仍有可能有严重的隐匿性心功能不全。术前胸片可用于评估心肺状况，如肺充血或肺炎。但其不能替代胸部的问诊以及体格检查。

居住在专业护理机构（"疗养院"）或康复机构的老年患者通常有严重合并症，术前评估尤其有挑战性。他们通常不能提前来到医院配合麻醉医师进行术前访视。针对这样的情况，手术日前我们应根据患者的病史和用药史进行一次评估。这种评估方法同样也适用于白内障患者以及拟进行低风险手术的焦虑

患者。对于因精神或神经疾病导致认知功能障碍的患者，确认其监护人以及联系方式，同时在术前评估时讨论是否需要高级别护理。

功能评估是术前评估的另一个重要组成部分。除了术前关于患者既往病史的标准问题以外，对年老体弱患者功能性评估推荐使用活动能力量表，日常生活活动能力量表（activities of daily living, ADL）和工具性日常生活活动能力量表（instrumental activities of daily living, IADL）（知识框 35-2）[16, 26]。

营养不良是全身虚弱的一个常见指标 [17, 26]。13% 的社区老人存在营养不良，而医院或康复中心的老人其发生率分别为 39% 和 50%。营养不良导致伤口愈合不良，可能发生伤口感染或吻合口漏等并发症，增加术后住院时间。推荐的营养评估指标包括计算体重指数（body mass index, BMI），基线血清白蛋白和前白蛋白水平，以及最近 12 月内计划外的体重减轻情况。体重指数小于 $18.5kg/m^2$，血清白蛋白小于 30g/L，6 个月内体重下降超过 10% 提示严重营养风险，需要适当的补充营养，必要时延期手术。

虚弱的特征是多个系统超过了正常老化的生理储备下降。虚弱的根本原因尚未明确，但似乎与炎症状态、自主神经和免疫失调有关。7%～10% 的社区居住老年人存在虚弱，85 岁以上的老年人增加到 25%。而手术患者这种情况的比例在 25%～56% 之间 [8, 30, 31]。虚弱导致术后死亡率、发病率和谵妄发生率增加，延长住院时间，而患者出院后往往需要入住专业的护理机构。

一些工具和方法可用来判断术前虚弱 [8, 32, 33]。2001 年一个临床症状表型模型确定了五个可观测的情况 [9, 33]：计划外的体重减轻（过去一年超过 4.5kg），乏力（通过握力评估），感觉疲惫，步行速度慢，体力活动少。Robinson 的一项研究 [34] 纳入了接受结直肠手术患者，其判断虚弱的指标包括：①日常活动能力量表，如 ADL 或 IADL（知识框 35-2）；②大于或等于 15 秒的计时起立行走测试 TUG（知识框 35-3）[35]；③认知功能评估（如得分 <3 分的简易智力状态评估量表测试（知识框 35-4）；④是否存在并发症；⑤贫血，血细胞比容低于 35%；⑥营养不良，白蛋白水平低于 34g/L；⑦ 6 个月内有摔倒史。如果患者满足其中四个或以上的指标，则认为他们存在虚弱。研究人员发现虚弱与并发症增加和术后住院时间增加有关 [30, 36]。一般来说，虚弱的评分越高手术不良预后越差，虚弱评分正在成为一种更为人们接受的风险评估工具。这对老年患者尤其有价值，可以帮助他们需权衡手术的获益，预测的术后并发症及预后 [17]（图 35-4）。

尽管虚弱评分能够很好地对患者个体进行评估，但有时仍不能满足术前评估以及外科医师的需要 [37]。另一种识别虚弱的方法是计算虚弱指数 [9, 33]，不健康的指标个数除以所有的健康指标个数。分数越高，人们就认为这个人越虚弱。虚弱指数的构建指标数量不定，从 10（改良的虚弱指数）至 30 甚至 70，包括：合并症、实验室检查、日常活动能力量表（如 ADL）和其他一些症状，如乏力和认知功能障碍。与表型分类相比，虚弱指数可以更好地预测患者预后。

知识框 35-2　日常生活活动（ADL）和日常器械活动（IADL）

日常生活活动

沐浴
更
如厕
挪动
进食

日常器械活动

使用电话
使用公共交通
购物
做饭
做家务
正确服药
管理个人财务

注：患者独立、不完全独主或者完全需要帮助以完成上述活动的能力均需记录。

知识框 35-3　用计时起立行走测试 TUG 评估步态和行走能力

患者应该坐在一张标准的扶手椅上，在椅子前面画一条约 3m 长的线。他们应该穿标准的鞋子，使用助行器，不给予任何帮助

让患者完成以下指令：
①从椅子上起来（如果可以，不用扶手）
②走到地板上的线上（3m）
③转弯
④回到椅子上
⑤再坐下

来自美国疾病控制和预防中心，计时起立行走（TUG）测试。

第四篇

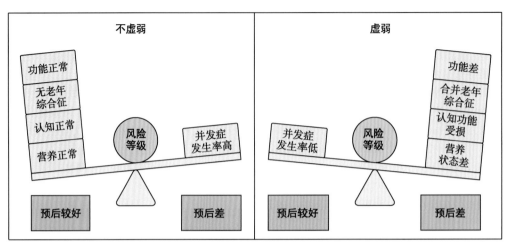

图 35-4　虚弱评分作为老年患者术后并发症的预测指标。其操作简单且适用于不同外科患者（引自：Robinson TN，Wu DS，Pointer L，et al. Simple frailty score predicts postoperative complications across surgical specialties. *Am J Surg.* 2013；206（4）：544-550.）

老年综合评估（comprehensive geriatric assessment，CGA）是系统的多方面的评估，它包括医学评估（通常由老年病学专家进行）、认知和生活能力评估、社会支持以及是否残疾。大多数 CGA 可用以评估虚弱状态。其通常为多学科的建议包括术前合并症的优化以及术后并发症的处理意见，例如，预防和管理术后谵妄。CGA 能够为老年患者手术风险提供有价值的预测[38, 39]。

认知功能评估是老年患者术前评估重要方面。术前存在认知功能问题的患者术后并发症［如谵妄和术后认知功能障碍（postoperative cognitive dysfunction，POCD）］的发生率增加[10, 40, 41]。此外，认知功能障碍或残疾等合并症会影响老年患者的决策力以及其参与有关治疗建议的讨论。相关综述认为，2.8% 的健康老年患者缺乏决策能力，其中 20% 的患者有轻度认知功能障碍，54% 有阿尔茨海默病。美国外科医生学会和美国老年医学会（American College of Surgeons and the American Geriatrics Society，ACS/AGS）的术前指南推荐了一种简单的认知评估工具——简易智力状态评估量表（知识框 35-4）。这个简易测试评估从几个方面对认知功能进行了评估，包括记忆、语言、视觉运动技能和执行功能。研究发现，用简易智力状态评估量表对 60~90 岁的手术患者进行认知功能评估，结果发现存在认知功能受损的比例为 17%~100%，平均为 44%[11]。

用药

术前审查应包括含有非处方药的所有药物史。

> **知识框 35-4**　用简易智力状态评估量表评估认知功能
>
> **三项记忆和时钟绘制**
>
> ①引起受试者的注意，然后说："我会说三个词，希望你现在和以后都能记住。三个词是：香蕉，日出，椅子。现在请你对我说一遍。"给受试者三次重复这些单词的机会。如果三次尝试都失败了，就进入下一项
>
> ②按指示的顺序说出下列短语："请在下面的空白处画一个钟。先画一个大圆圈，在圆圈内标出数字，然后画出指针，让其指向 11：10（11 点 10 分）。"时间限制为 3 分钟
>
> ③说："我让你记住的三个词是什么？"
>
> **评分**
>
> 三项记忆（0~3 分）；时钟绘制（0~2 分）
>
> - 每正确一个词得 1 分；时钟异常得 0 分；时钟正确 2 分
> - 普通时钟具有以下所有元素：
> - 所有数字 1~12，每个只出现一次，在圆圈内的顺序和方向正确（顺时针）
> - 两个指针，一个指向 11，一个指向 10
> - 时钟缺少任何一元素或者受试者拒绝画钟，则被判定为异常
> - 总分为 0、1 或 2 表明可能存在障碍
> - 总分为 3、4 或 5 表示没有障碍

65 岁以上的老人超过 90% 会至少使用一种药物，40% 每周服用五种或更多药物，12% 的人平均每周使用 10 种或更多药物[42]。

这些数字超高龄患者中还在增加，特别是住院患者。一般来说，大多数药物，特别是心脏和抗高血压药物，除血管紧张素转换酶（angiotensinconverting enzyme，ACE）抑制剂和血管紧张素Ⅱ受体阻滞剂（angiotensin Ⅱ receptor blockers，ARB）以外，药物治疗应持续到手术当天上午。持续使用血管紧张素转换酶抑制剂与麻醉诱导后低血压的发生有关，建议此类药物在全麻前至少停用 12 小时。关于血小板拮抗剂和抗凝剂是否停用应该由患者主治医生和外科医生共同决定（表 35-2）。

术中监护

在给任何麻醉药物时都需要标准的 ASA 监测。在老年患者中，开放性的、时间较长的手术和有严重合并症的患者，需要血流动力学监测（参见第 20 章）。

麻醉选择

麻醉方式的选择取决于手术要求、患者的身体状况，以及患者的意愿。在老年患者中没有证据表明哪一种麻醉更安全，尽管局部麻醉可能带来某些好处，如改善术后疼痛，减少髋关节手术中失血，减少术后静脉血栓形成[43]。

全身麻醉

老年患者常常存在缺牙的情况，使得喉镜检查更容易，但面罩通气困难，必要时可使用口腔或鼻咽通气道来保持气道通畅（参见第 16 章）。严重关节炎影响颈部伸展，喉镜检查时会受到限制，椎基底动脉疾病可能使老年患者颈部操作时易出现脑缺血。老年患者可能合并某些严重的疾病增加困难气道的概率（例如重度类风湿性关节炎）。

老年患者在置入喉镜时经常出现严重的血流动力学波动，这对有潜在心脏病的患者是一个严峻考验。麻醉诱导时小剂量利多卡因（如 50mg）静脉注射或短效 β- 肾上腺素能阻滞剂可减轻血流动力学的波动。咽反射减弱使老年患者易发生胃内容物反流误吸，致吸入性肺炎。老年患者术中长时间低血压可能导致术后并发症增加，术中须维持动脉血压在起始水平的 10% 以内。

麻醉药物

由于年龄的增长，药代动力学和药效学发生变化，大多数麻醉药都需要调整剂量[22]。一般来说应遵循"小剂量缓慢追加"的原则（表 35-3）。

丙泊酚常用于全身麻醉诱导。其作用于中枢 γ-氨基丁酸 A（γ-aminobutyric acid A，GABAA）受体，导致意识迅速丧失，大剂量可致呼吸暂停，以及减少血管阻力和前负荷。丙泊酚对老年患者的血流动力学影响更明显，尤其是在血容量严重不足时，其可能导致严重的心脏或脑缺血。老年患者应减少丙泊酚的首次剂量，增加重复给药的间隔时间，以防止出现持续的严重低血压。丙泊酚苏醒迅速，对认知功能影响小。老年人使用丙泊酚所需的镇静剂量减小，在总量较小的情况下可以提供稳定的血流动力学。

依托咪酯，一种羧基咪唑环，它对心血管系统的影响微乎其微，因此常用于不能耐受动脉血压下降的患者，对于急诊患者它是一种很好的麻醉剂。依托咪酯使用时有 30%～60% 的患者可能发生肌颤。依托咪酯的分配体积随着年龄的增加而降低，建议 80 岁或以上的患者剂量降低 50%。

咪达唑仑的抗焦虑和镇静作用使它成为一个很好的麻醉前用药，它持续时间短，无明显活性代谢物或心血管效应，更适合老年患者。老年患者咪达唑仑的消除延长，效价增强[43a]。一般来说咪达唑仑剂量应减少 50%，重复给药应小于 0.5mg。老年患者使用咪达唑仑可能出现呼吸暂停，因此在腰麻期间给药应谨慎。氟马西尼可逆转咪达唑仑的作用。长效的苯二氮䓬类药物由于其清除时间延长和代谢物的

表 35-2　老年患者常用药物及可能导致的不良反应或药物相互作用

药物 / 药物类别	反应
利尿剂	低钾血症，低血容量
中枢性降压药	自主神经系统活动减弱
β- 肾上腺素能拮抗剂	自主神经系统活动减弱，麻醉药用量减少，支气管痉挛，心动过缓
抗心律失常药	增强肌松药的作用
洋地黄	心律失常，心脏传导异常
三环类抗抑郁药	抗胆碱能作用
抗生素	增强肌松药的作用
口服降糖药	低血糖
酒	麻醉需求增加，震颤性谵妄

表 35-3　老年患者麻醉用药和辅助用药的调整

药物 / 药物类别	调整
挥发性麻醉药	吸入浓度降低
静脉诱导药物（硫喷妥钠、丙泊酚）	初始剂量轻中度减小；维持输入速度降低
阿片类	初始剂量减小[a]；骨骼肌强直发生率增加；全身和神经作用时程延长；呼吸抑制发生率增加
局部麻醉药（脊髓和硬膜外）	轻中度减量以获得节段性阻滞需要的药量；预期作用时间延长
苯二氮䓬类	初始剂量中度减小；预期作用时程明显延长
阿托品	需要增加剂量以达到相似的心率反应；可能发生中枢抗胆碱能综合征
异丙肾上腺素	需要增加剂量以达到相似的心率反应

[a] 未提供支持数据。

活性作用，可能导致谵妄，故地西泮和劳拉西泮不推荐给老年患者使用。

吸入麻醉药（参见第 7 章）

吸入麻醉药的最小肺泡有效浓度（minimum alveolar concentration，MAC）对于年龄在 20 岁以上的患者，大概年龄每增长 10 年其 MAC 值减少 6%。因此，90 岁患者的 MAC 与 40 岁患者的 MAC 相比减少了 30%。这个变化很可能反映了与年龄有关的大脑萎缩和神经递质平衡的改变。

肌松药（参见第 11 章）

衰老不会增加神经肌肉接头对肌松药的敏感性，某些与年龄相关的疾病（如肾功能不全）除外。肝脏代谢和肾脏清除功能下降可能导致非去极化肌松药消除延迟。其中最明显的药物为泮库溴铵，85% 通过肾脏清除，老年患者应避免使用这种药物。维库溴铵和罗库溴铵较少依赖于肾脏排泄，其药效在老年患者身上无明显延长。顺式阿曲库铵和阿曲库铵依赖于霍夫曼消除，不受年龄和肝肾功能的影响。为确保肌松完全恢复，应实施肌松监测以确保药物

剂量合适，拔除气管导管前给予新斯的明或舒更葡萄糖完全逆转肌松。实际上，肌松监测正成为大部分或全部患者，尤其是老年患者的必备监测项目。高龄患者很可能在运送至麻醉复苏室（postanesthesia care unit，PACU）途中或在 PACU 期间发生临床上严重的肺部并发症。

阿片类药物（参见第 9 章）

老年患者对阿片类药物的敏感性提高，而药效学改变包括消除和分布随年龄的改变不太明显。老年患者应用阿片类药物剂量应该减少 50%，但由于个体间差异的存在，临床使用时应缓慢追加剂量以达到预期效果。芬太尼是一种常见的阿片类药物，其为短效脂溶性药物，分布容积大，老年患者应用时剂量应减少 50%。瑞芬太尼是一种超短效的 μ- 受体激动剂，通过血浆酯酶代谢。老年患者使用瑞芬太尼应减小注射剂量和输注速率，缓慢加量。吗啡是最常用的术后镇痛药之一。老年患者吗啡的分布容积减少，其潜在的活性代谢物吗啡 3- 葡糖醛酸和吗啡 6- 葡糖醛酸通过肾脏排泄[9, 37, 38]。

哌替啶是病房中常用的一种镇静镇痛类阿片药物。但老年患者使用哌替啶可能发生谵妄，其可能原因抗胆碱能机制和其活性代谢物去甲哌替啶。故不建议哌替啶用于老年患者的镇静或镇痛。

麻醉监护

一些侵入性的检查操作也需要在麻醉状态下完成，如内镜下逆行胰胆管造影（endoscopic retrograde cholangiopancreatography，ERCP，晚期胃肠道检查、支气管镜检查和介入治疗（参见第 14 章、第 37 章和第 38 章）。当一些病情复杂的老年患者需要进行这些操作时，应如何实施麻醉呢？一般来说，遵循一般老年原则，减少剂量和输注速度，缓慢追加剂量。随着年龄的增长患者对麻醉药和苯二氮䓬类药物敏感性增加，同时肺部发生一些退行性改变，这些因素使得老年患者在手术过程中特别容易发生通气不足和呼吸暂停。建议给予氧气吸入同时监测呼气末二氧化碳。MAC 可辅以一些静脉麻醉药包括咪达唑仑和短效阿片类药物（如芬太尼和瑞芬太尼）。此外，操作过程中还可以辅以小剂量氯胺酮 10～30mg 静脉注射，特别是在有疼痛刺激的操作时。小剂量氯胺酮的正性血流动力学作用不明显，如果出现心率增快也可使用小剂量的拉贝洛尔治疗。右美托咪定对呼吸系统无不良影响，既能止痛又能镇静，但它的有镇静延长，心动过缓，还有低血压的副作用。

椎管内麻醉

　　腰麻和硬膜外麻醉与全身麻醉相比并不改变老年患者 30 天死亡率（参见第 17 章）。但对于大范围的矫形手术，如髋部骨折修复、下肢关节置换、经尿道前列腺切除术、妇科和下肢血管手术椎管内麻醉是较好的选择[43-45]。老年患者可能出现棘间韧带和黄韧带钙化、椎间孔狭窄，并伴有柔韧性降低和定位困难，这些使得腰麻或硬膜外阻滞变得相对困难，也会导致硬膜外腔的局麻药过度扩散，麻醉平面高于预期。腰麻的老年患者，其药物向头端的扩散可能更高，故应减少局部麻醉药的剂量。椎管内麻醉阻滞交感神经导致显著的血管扩张，全身血管阻力和中心静脉压降低，血容量从内脏和肠系膜血管床向四肢再分布，患者则表现为低血压。心脏储备有限的高龄患者中或者高血压的患者可能出现严重低血压，可以预先补充晶体溶液或麻黄碱和去氧肾上腺素等升压药来处理。

术后护理

疼痛

　　老年患者的疼痛管理是麻醉计划的重要部分[46,47]。与年龄相关的神经传导变慢和受体下调可使老年患者手术后疼痛减轻。但剧烈的术后疼痛可能引发严重的不良后果，包括住院时间延长、发病率增加、肺部并发症和谵妄。患者住院时间越长，发生并发症的风险越大。传统观念使老年患者术后很少抱怨疼痛，且对成功治疗的期望较低。若认知功能正常，老年患者自控镇痛是术后静脉注射镇痛的首选方法。对于严重痴呆或谵妄患者的疼痛治疗，评估和治疗都具有一定困难。这类患者的疼痛评估应尽可能使用非言语疼痛量表，如晚期老年痴呆症疼痛评估量表（Pain Assessment IN Advanced Dementia，PAINAD），这是一个观察性量表，由呼吸、发声、面部表情、肢体语言和可安慰性五部分组成。对于失语和患有失智症的老年患者，疼痛用药应该按时给药，而不是按需用药（参见第 39 章）。

　　联合使用对乙酰氨基酚可以减少阿片类药物的使用。老年患者使用非甾体抗炎药可引起肾衰竭和胃肠道出血，应谨慎使用布洛芬和酮咯酸等药物。静脉注射酮咯酸静脉注射剂量应减为每 6 小时 15mg，24 小时最大剂量为 60mg。

　　加巴喷丁，最初用于抗癫痫后用于治疗慢性神经病理性疼痛，目前可作为阿片类药物的辅助药用以术后镇痛。它经肾脏代谢，老年患者建议减少剂量以避免患者出现镇静的不良反应。

　　神经阻滞在老年患者术后疼痛控制中的作用越来越重要（参见第 40 章）。充分又安全的术后镇痛对老年人很重要。局麻药总量应该减少，因为高龄患者局麻药代谢和清除延迟。术后硬膜外使用局部麻醉药或阿片类药物镇痛有多种好处，包括：①术后改善疼痛，②减少肺不张，③帮助尽早拔出气管导管，④缩短在重症监护室停留时间[43,44]。

术后神经系统并发症

　　老年患者术后最常见的精神相关并发症是术后谵妄和 POCD[40,48,49]。术后谵妄是指在手术后 1～3 天内出现的一种急性精神错乱状态，其症状可以持续数周或数月。谵妄不只见于手术患者，其也可发生于住院的老年患者，特别是重症监护室的患者。谵妄发病率高，有 15%～60% 的髋部骨折老年患者会发生谵妄[40,50]。术后谵妄的原因有很多，比较常见的包括急性代谢紊乱，如低钠或高钠血症、低氧血症、贫血、尿毒症、败血症、未控制的疼痛，定向障碍、抑郁、抗胆碱能药物的残余效应和戒酒。治疗谵妄应该从寻找可逆的病因开始，如低氧血症或者疼痛；但通常没有一个因素是容易逆转的。躁动的患者可静脉注射小剂量氟哌啶醇来缓解症状[51]。

　　POCD 是一种在麻醉后患者身上发现的明确认知障碍[10,49,52]。它通过神经心理学测试来诊断的，发现患者心智能力上的细微变化。与谵妄患者不同，POCD 患者没有严重的困惑或者不安。但 POCD 可

> **知识框 35-5　老年患者治疗指南**
>
> ①高龄并非手术禁忌
> ②疾病临床表现不典型，导致误诊和延迟诊断
> ③药物使用存在个体差异，缓慢追加药物剂量
> ④复杂性：老年患者有复杂的疾病史和用药史，65 岁以上的患者平均有 3.5 种疾病
> ⑤器官储备减少术前难以估计
> ⑥术前准备不充分导致围手术期风险明显增加，如急诊手术
> ⑦关注细节避免轻微的并发症，这些并发症可能在老年患者中发展严重并发症
> ⑧外部因素的影响难以量化，如吸烟或与环境或社会经济地位有关的因素

第四篇

延长住院时间，通常出院后需要到康复机构继续治疗，患者的术后死亡率也明显增加。在一些研究中，10% 的老年患者在非心脏手术 3 个月后出现 POCD。大多数情况下，它会在 6～12 个月之内解决。麻醉药在 POCD 发展中的作用是当前的一些重要研究的焦点。

围手术期卒中常见于头颈部、血管和心脏手术术后。术后卒中的危险因素包括高龄，合并高血压等并发症以及射血分数小于 40%。卒中最常发生心脏和主动脉手术后。大多数围手术期卒中是由于栓塞和缺血。围手术期卒中与住院时间延长、残疾发生率增加和术后死亡率增加有关 [50]。

降低围手术期风险

老年患者手术后死亡率和并发症发病率都很高，特别是大手术和急诊手术。我们应避免并发症得发生和控制危险因素。患者术前应保持在最佳状态。但紧急情况下延期手术难以实现。围手术期使用 β-肾上腺素能阻断剂可减少术后心血管不良事件的发生，其可能机制包括：降低交感神经张力，改善心肌氧供 / 需，减少心律失常以及减少动脉粥样硬化斑块周围的剪切力。如果患者术前已接受 β- 肾上腺素能阻断剂的慢性治疗，整个围手术期应继续使用，突然停药会增加不良事件的发生率。美国心脏协会分级Ⅰ级或Ⅱa级的患者应接受 β- 肾上腺素能阻断剂治疗（参见第 13 章表 13-10）。老年患者围手术期使用 β-肾上腺素能阻断剂最主要的作用是什么目前仍不明确，还需大量研究来验证 [27, 53]。

如前所述，适当的疼痛控制同样重要，硬膜外镇痛可能在预防肺部并发症方面有重要作用。其他可用于减少肺部并发症的措施包括使用呼气末正压（5～10cmH$_2$O）以保持 FRC 高于闭合容量。术中保持较高的吸入氧浓度（60%～90%）已被评估在减少手术部位感染和术后恶心呕吐方面有潜在益处，但荟萃分析没有明确显示疗效 [55, 56]。

老年患者禁用药物

老年患者用药应注意避免药物副作用引起的医源性并发症。老年患者中枢胆碱能储备减少，使用中枢抗胆碱能药物发生副作用的风险增加。最显著的副作用包括认知功能衰退和谵妄，患有阿尔茨海默病或其他类型痴呆的患者尤其敏感，如多发性腔隙性脑梗死和血管性痴呆。抗组胺药物如马来酸氯苯那敏、异丙嗪和东莨菪碱是围手术期最常遇到的抗胆碱能药物，应注意避免。氟哌啶醇也有抗胆碱能的特性，但小剂量（通常用于焦虑或恶心）使用患者耐受性良好。筛选老年患者用药可使用 2012 年 AGS 针对老年人潜在不合理药物使用的 Beers 标准、老年人处方筛选工具或 STOPP 标准 [17, 54]。

总结

总之，衰老可带来显著的生理变化，增加并发症的发生率，影响麻醉药物的使用和选择。在未来将会有更多的老年患者接受外科手术，麻醉计划的制定应重点关注减少术后并发症。

思考题

1. 老年患者心血管自主功能的改变？哪些因素可能导致老年患者术中出现低血压？

2. 什么是虚弱，如何用临床表现来评估？虚弱的哪些测量参数可用于预测术后并发症？

3. 术前有认知功能障碍的患者术后存在什么风险？简易智力状态评估量表包含哪些要素？

4. 20 岁以上的患者年龄每增加十年，吸入麻醉药的最低肺泡有效浓度（MAC）的变化是什么？

5. 老年患者术后谵妄的发生率是多少？哪些因素会导致谵妄？

6. 接受手术的老年患者应避免哪些药物治疗？什么样的筛选工具可用于评估潜在不合理用药？

（杜润滋 译，王健 审）

参考文献

1. Yang R, Wolfson M, Lewis MC. Unique aspects of the elderly surgical population: an anesthesiologist's perspective. *Geriatr Orthop Surg Rehabil.* 2011;2(2):56–64.

2. Arias E. United States life tables, 2010. National Center for Health Statistics. *Natl Vital Stat Rep.* 2014;63(7):1–63.

3. Peden CJ, Grocott MPW. National research strategies: what outcomes are important in peri-operative elderly care? *Anaesthesia.* 2013;69(Suppl 1):61–69.

4. Strøm C, Rasmussen LS. Challenges in anaesthesia for elderly. *Singapore*

Dent J. 2014;35(C):23–29.

5. Griffiths R, Beech F, Brown A, et al. Peri-operative care of the elderly 2014: Association of Anaesthetists of Great Britain and Ireland. *Anaesthesia.* 2014;69(Suppl 1):81–98.

6. Kheterpal S, O'Reilly M, Englesbe MJ, et al. Preoperative and intraoperative predictors of cardiac adverse events after general, vascular, and urological surgery. *Anesthesiology.* 2009;110(1):58–66.

7. Turrentine FE, Wang H, Simpson VB, Jones RS. Surgical risk factors, morbidity, and mortality in elderly patients. *J Am Coll Surg.* 2006;203(6):865–877.

8. Partridge JSL, Harari D, Dhesi JK. Frailty in the older surgical patient: a review. *Age Ageing.* 2012;41(2):142–147.

9. Joseph B, Pandit V, Sadoun M, et al. Frailty in surgery. *J Trauma Acute Care Surg.* 2014;76(4):1151–1156.

10. Ramaiah R, Lam AM. Postoperative cognitive dysfunction in the elderly. *Anesthesiol Clin.* 2009;27(3):485–496.

11. Robinson TN, Wu DS, Pointer LF, et al. Preoperative cognitive dysfunction is related to adverse postoperative outcomes in the elderly. *J Am Coll Surg.* 2012;215(1):12–17.

12. Gajdos C, Kile D, Hawn MT, et al. Advancing age and 30-day adverse outcomes after nonemergent general surgeries. *J Am Geriatr Soc.* 2013;61(9):1608–1614.

13. Hamel MB, Henderson WG, Khuri SF, Daley J. Surgical outcomes for patients aged 80 and older: morbidity and mortality from major noncardiac surgery. *J Am Geriatr Soc.* 2005;53(3):424–429.

14. Pallati PK, Gupta PK, Bichala S, et al. Short-term outcomes of inguinal hernia repair in octogenarians and nonagenarians. *Hernia.* 2013;17(6):723–727.

15. Belmont PJ, Goodman GP, Kusnezov NA, et al. Postoperative myocardial infarction and cardiac arrest following primary total knee and hip arthroplasty: rates, risk factors, and time of occurrence. *J Bone Joint Surg.* 2014;96(24):2025–2031.

16. Kim S, Brooks A, Groban L. Preoperative assessment of the older surgical patient: honing in on geriatric syndromes. *Clin Interv Aging.* 2014;10:13–27.

17. Oresanya LB, Lyons WL, Finlayson E. Preoperative assessment of the older patient. *JAMA.* 2014;311(20):2110–2111.

18. Martin RS, Farrah JP, Chang MC. Effect of aging on cardiac function plus monitoring and support. *Surg Clin North Am.* 2015;95(1):23–35.

19. Sanders D, Dudley M, Groban L. Diastolic dysfunction, cardiovascular aging, and the anesthesiologist. *Anesthesiol Clin.* 2009;27(3):497–517.

20. Ramly E, Kaafarani HM, Velmahos GC. The effect of aging on pulmonary function: implications for monitoring and support of the surgical trauma patient. *Surg Clin North Am.* 2015;95(1):53–69.

21. Gupta H, Gupta PK, Schuller D, et al. Development and validation of a risk calculator for predicting postoperative pneumonia. *Mayo Clin Proc.* 2013;88(11):1241–1249.

22. Rivera R, Antognini JF. Perioperative drug therapy in elderly patients. *Anesthesiology.* 2009;110(5):1176–1181.

23. Kenney WL, Munce TA. Invited review: aging and human temperature regulation. *J Appl Physiol.* 2003;95:2598–2603.

24. World Health Organization. Health Topics, Dementia. http://www.who.int/topics/dementia/en/. Accessed June 1, 2016.

25. Seitz DP, Gill SS, Bell CM, et al. Postoperative medical complications associated with anesthesia in older adults with dementia. *J Am Geriatr Soc.* 2014;62(11):2102–2109.

26. Chow WB, Rosenthal RA, Merkow RP, et al. Optimal preoperative assessment of the geriatric surgical patient: a best practices guideline from the American College of Surgeons National Surgical Quality Improvement Program and the American Geriatrics Society. *J Am Coll Surg.* 2012;215(4):453–466.

27. Fleisher LA, Fleischmann KE, Auerbach AD, et al. 2014 ACC/AHA guideline on perioperative cardiovascular evaluation and management of patients undergoing noncardiac surgery: a report of the American College of Cardiology/American Heart Association Task Force on Practice Guidelines. *J Am Coll Cardiol.* 2014;64(22):e77–e137.

28. Kirkman KR, Wijeysundera DN, Pendrith C, et al. Preoperative testing before low-risk surgical procedures. *CMAJ.* 2015;187(11):E349–E358.

29. Wilson RJT, Davies S, Yates D, et al. Impaired functional capacity is associated with all-cause mortality after major elective intra-abdominal surgery. *Br J Anaesth.* 2010;105(3):297–303.

30. Makary MA, Segev DL, Pronovost PJ, et al. Frailty as a predictor of surgical outcomes in older patients. *J Am Coll Surg.* 2010;210(6):901–908.

31. Amrock LG, Deiner S. The implication of frailty on preoperative risk assessment. *Curr Opin Anaesthesiol.* 2014;27(3):330–335.

32. Rockwood K, Andrew M, Mitnitski A. A comparison of two approaches to measuring frailty in elderly people. *J Gerontol A Biol Sci Med Sci.* 2007;62(7):738–743.

33. Blodgett J, Theou O, Kirkland S, et al. Frailty in NHANES: comparing the frailty index and phenotype. *Arch Gerontol Geriatr.* 2015;60(3):464–470.

34. Robinson TN, Wu DS, Pointer L, et al. Simple frailty score predicts postoperative complications across surgical specialties. *Am J Surg.* 2013;206(4):544–550.

35. Centers for Disease Control and Prevention. The Timed Up and Go (TUG) Test. http://www.cdc.gov/steadi/pdf/tug_test-a.pdf. Accessed June 1, 2016.

36. Revenig LM, Canter DJ, Taylor MD, et al. Too frail for surgery? Initial results of a large multidisciplinary prospective study examining preoperative variables predictive of poor surgical outcomes. *J Am Coll Surg.* 2013;217(4):665–670.e1.

37. Sternberg SA, Schwartz AW, Karunananthan S, et al. The identification of frailty: a systematic literature review. *J Am Geriatr Soc.* 2011;59(11):2129–2138.

38. Kim SW, Han HS, Jung HW, et al. Multidimensional frailty score for the prediction of postoperative mortality risk. *JAMA Surg.* 2014;149(7):633–640.

39. Stotter A, Reed MW, Gray LJ, et al. Comprehensive geriatric assessment and predicted 3-year survival in treatment planning for frail patients with early breast cancer. *Br J Surg.* 2015;102(5):525–533.

40. The American Geriatrics Society Expert Panel on Postoperative Delirium in Older Adults. Postoperative delirium in older adults: best practice statement from the American Geriatrics Society. *J Am Coll Surg.* 2014;220(2):136–148.e1.

41. van Meenen LCC, van Meenen DMP, de Rooij SE, ter Riet G. Risk prediction models for postoperative delirium: a systematic review and meta-analysis. *J Am Geriatr Soc.* 2014;62(12):2383–2390.

42. Barnett SR. Polypharmacy and perioperative medications in the elderly. *Anesthesiol Clin.* 2009;27(3):377–389.

43. Nordquist D, Halaszynski TM. Perioperative multimodal anesthesia using regional techniques in the aging surgical patient. *Pain Res Treat.* 2014;2014(9):902174.

43a. Jacobs JR, Reves JG, Marty J, et al. Aging increases pharmacodynamic sensitivity to the hypnotic effects of midazolam. *Anesth Analg.* 1995;80(1):143–148.

44. Mason SE, Noel-Storr A, Ritchie CW. The impact of general and regional anesthesia on the incidence of postoperative cognitive dysfunction and post-operative delirium: a systematic review with meta-analysis. *J Alzheimers Dis.* 2010;22(Suppl 3):67–79.

45. Aw D, Sahota O. Orthogeriatrics moving forward. *Age Aging.* 2014;43(3):301–305.

46. Schofield PA. The assessment and management of peri-operative pain in older adults. *Anaesthesia.* 2013;69(Suppl 1):54–60.

47. Sieber FE, Barnett SR. Preventing postoperative complications in the elderly. *Anesthesiol Clin.* 2011;29(1):83–97.

48. Lee HB, Mears SC, Rosenberg PB, et al. Predisposing factors for postoperative delirium after hip fracture repair in individuals with and without dementia. *J Am Geriatr Soc.* 2011;59(12):2306–2313.

49. Sieber FE. Postoperative delirium in the elderly surgical patient. *Anesthesiol Clin.* 2009;27(3):451–464.

50. Mashour GA, Woodrum DT, Avidan MS. Neurological complications of surgery and anaesthesia. *Br J Anaesth.* 2015;114(2):194–203.

51. Mu JL, Lee A, Joynt GM. Pharmacologic agents for the prevention and treatment of delirium in patients undergoing cardiac surgery. *Crit Care Med.* 2015;43(1):194–204.

52. Monk TG, Price CC. Postoperative cognitive disorders. *Curr Opin Crit Care.* 2011;17(4):376–381.

53. Wijeysundera DN, Duncan D, Nkonde-Price C, et al. Perioperative beta blockade in noncardiac surgery: a

systematic review for the 2014 ACC/AHA guideline on perioperative cardiovascular evaluation and management of patients undergoing noncardiac surgery: a report of the American College of Cardiology/American Heart Association Task Force on practice guidelines. *J Am Coll Cardiol.* 2014;64(22):2406–2425.

54. Blanco-Reina E, Ariza-Zafra G, Ocaña-Riola R, León-Ortiz M. 2012 American Geriatrics Society Beers criteria: enhanced applicability for detecting potentially inappropriate medications in European older adults? A comparison with the screening tool of older person's potentially inappropriate prescriptions. *J Am Geriatr Soc.* 2014;62(7):1217–1223.

55. Wetterslev J, Meyhoff CS, Jørgensen LN, et al. The effects of high perioperative inspiratory oxygen fraction for adult surgical patients. *Cochrane Database Syst Rev.* 2015;6,CD008884.

56. Orhan-Sungur M, Kranke P, Sessler D, Apfel CC. Does supplemental oxygen reduce postoperative nausea and vomiting? A meta-analysis of randomized controlled trials. *Anesth Analg.* 2008;106(6):1733–1738.

第 **36** 章　器 官 移 植

Randolph H. Steadman and Victor W. Xia

等待器官移植的患者都期望能够获得器官捐献，但器官获取必须在宣布供体死亡之后。脑死亡后捐献（donation after brain death，DBD）是最常见的捐献方式[1]。但是由于器官短缺，出现了心死亡后的捐献（donation after cardiac death，DCD）[2]。与 DCD 捐献相关的伦理是有争议的，然而 DCD 捐献正随着器官短缺而增加[3, 4]。

器官移植关注的问题

由于供体器官短缺，并不是所有患者都能存活到接受移植手术。有些患者需要等待一年或更久。当确定有器官时，预先完成的术前评估可能已经失效，可能需要再进行额外检查。这些检查可能需要推迟原定的移植手术，所以必须权衡病情进一步恶化导致不适合移植的风险。未治疗的全身性感染、无法治愈的恶性肿瘤、未经治疗的药物滥用以及缺乏足够的社会支持来进行移植后治疗都可能无法进行移植手术。

一旦决定进行移植，往往需要供体和多个受体医院之间进行协调。因为并不是所有的供体器官都适合移植，所以必须在肉眼或者组织病理检查确认器官适合移植之后，才能开始受体的手术。在确认供体至准备手术的这段时间内，必须复核受体最新的实验室检查。必要的情况下，可以进行透析。与患者及家属一起回顾麻醉计划，解答疑问或顾虑，并征得患者的同意。

肾移植

在治疗肾衰竭方面，进行肾移植比透析的患者生存率更高。活体供肾的生存率最高，但是即使肾脏来自边缘的尸体供体也比持续透析生存率高（知识框 36-1）。边缘或扩展标准供者（extended criteria donor，ECD）移植物的存活率低于标准移植物。最近实施的肾脏供体风险指数（kidney donor risk index，KDRI）比非 ECD/ECD 分类更详细地评估了与肾脏供体相关的风险[6]。KDRI 的供体因素包括老年、高血压和糖尿病，以及移植物长时间冷缺血或热缺血，如长时间保存的供体和 DCD 供体。

术前评估

由于缺乏供体，等待移植的患者人数持续增加（参见第 13 章）。在美国，等待死亡供体移植的平均时间超过 5 年[7]。这使得维持最新的移植前评估变得具有挑战性。目前，三分之一的肾脏移植是活体肾移植，这有助于术前评估的实施，并显著缩短等待时间。几乎所有的活体捐献都是通过腹腔镜手术，很少转为开腹[7]。

糖尿病是终末期肾病最常见的病因，其次是高血压和肾小球肾炎（知识框 36-2）。这三种原因占肾衰竭的三分之二以上。这类患者在等待移植前应进行治疗，以达到移植标准。

虽然心血管疾病是透析患者死亡的主要原因，但心血管危险因素往往未得到充分治疗[8]。与普通患者相比，透析患者移植后的心血管风险从 10 倍降低到 2 倍。因此，术前评估应侧重于缺血性心脏病的筛查和高血压、糖尿病、血脂异常的处理。缺血性心脏病可能无症状，尤其是合并糖尿病的患者。由于前期存在血管舒张，超声心动图在预测术后心脏事

知识框 36-1　肾移植现状

- 肾脏是最常被移植的实体器官
- 在美国，每年有超过 1 万名尸体供肾和 6 000 名活体供肾
- 肾移植后 5 年的存活率，活体供体移植受者为 91%，标准尸体供体（非 ECD）移植受者为 83%，ECD 移植受者为 70%
- 肾移植比透析提高了存活率，透析每年有 20% 的死亡风险

引自：Annual Report of the U.S. Organ Procurement and Transplantation Network and the Scientific Registry of Transplant Recipients: Transplant Data 1998-2007. Rockville, MD: U.S. Department of Health and Human Services, Health Resources and Services Administration, Healthcare Systems Bureau, Division of Transplantation; 2008.)

知识框 36-2　肾移植受体：术前评估

心血管
　缺血性心脏病
　充血性心力衰竭
　高血压

糖尿病
　高钾血症
　酸中毒
　贫血
　透析史

件方面可能优于铊成像，尽管两种技术都存在假阳性和假阴性结果[9]。冠脉造影是一种有创操作，但对于合并可逆性心肌缺血或明确危险因素的患者仍然值得考虑。

透析患者往往伴有充血性心力衰竭，但如果不合并缺血性心脏病，并不影响移植的安全性。射血分数通常在移植后改善。术前的重点是心衰的治疗，维持体液的平衡。

贫血可能会导致心血管疾病风险的增加，特别是缺血性心脏病患者。血红蛋白维持到 120g/L，更高浓度的血红蛋白可能增加血栓的风险。使用促红细胞生成素纠正贫血至 120g/L 或者稍低，可降低输血相关的风险（参见第 24 章）。

高钾血症在肾功能不全患者中很常见，高钾血症会增加移植手术特别是在再灌注期间的风险。然而，钾的轻度升高可能反映了肾衰竭的正常稳态，在这类人群中，钾浓度在 5.0～5.5mEq/L 可以接受。依靠透析的患者在移植前立即进行透析是有益的。但是，中心血容量的减少可能抵消钾水平降低的好处。

术中管理

供肾通常被植入髂窝。移植肾血管通常与髂外动、静脉吻合，输尿管直接与膀胱吻合（图 36-1）。

慢性肾病可影响肾脏代谢药物，也可以通过改变血浆蛋白结合或肝脏代谢来影响药物排泄。当结合蛋白减少时，游离的药物增加，引起分布容积和清除容积增加。游离部分的净效应与正常患者相似。

有些药物在肾衰竭患者需要谨慎使用[1]，包括肌松药（neuromuscular blocking，NMB）（参见第 11 章）和某些阿片类药物（参见第 9 章）。通过肾脏代谢的长效肌松药物（如泮库溴铵）最好避免使用。维库溴铵和罗库溴铵在肾衰竭患者中作用时间延长。顺式

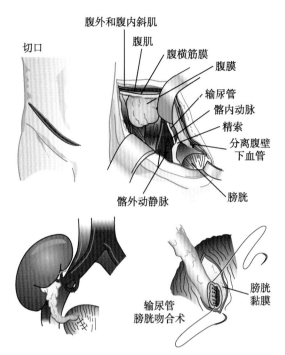

切口

腹外和腹内斜肌
腹肌
腹横筋膜
腹膜
输尿管
髂内动脉
精索
分离腹壁下血管
膀胱

髂外动静脉

膀胱黏膜

输尿管膀胱吻合术

图 36-1　肾移植受体手术（引自：Townsend CM Jr，Beauchamp RD，Evers BM，Mattox KL，eds. *Sabiston Textbook of Surgery*. 18th ed. Philadelphia：Saunders Elsevier；2007.）

阿曲库铵由于可以自行分解，作用时间容易预测（参见第 11 章）。虽然阿曲库铵有类似的消除过程，但它的效力不如顺式阿曲库铵，其分解产物 *N*-甲基罂粟碱的浓度较高。*N*-甲基罂粟碱理论上可能导致癫痫发作，但临床上意义不大。

吗啡的代谢产物 6-葡糖苷酸可以延长临床作用时间。由于哌替啶的代谢物去甲哌替啶可能会引起癫痫，应避免使用。

吸入麻醉药可用于肾衰竭患者。尽管七氟醚的代谢物，复合物 A 在大鼠体内有肾毒性，但在人体内还没有发现类似的作用。使用七氟烷后，血清氟化物浓度可达 30μmol，但不产生肾损害。异氟烷被代谢成氟化物，由于其代谢程度非常小，氟化物水平可以忽略不计。肾衰竭并不是使用地氟醚的禁忌，但与其他挥发性麻醉药一样，地氟醚会剂量依赖性的降低肾血流量和肾小球滤过率。

肾移植手术患者应维持体液平衡，在一些中心，首选晶体溶液。在重症监护病房（intensive care unit，ICU）（参见第 41 章），平衡盐液（如乳酸林格液、Plasma-Lyte）比含高氯的离子晶体溶液如生理盐水更受欢迎。使用平衡盐液的患者，急性肾损伤和需要肾替

代治疗的比率较低[10]。平衡盐液对血清钾水平的影响小于无钾高氯溶液，后者可因为发生高氯性酸中毒而增加血清钾浓度。白蛋白是最经典的胶体，羟乙基淀粉溶液更容易发生急性肾损伤[11]。

为了保护透析血管，一些中心避免使用有创动脉置管监测血压。由于接受透析的老年患者合并症较多，另外的中心则将有创动脉血压监测作为常规。目前认为，中心静脉压（central venous pressure，CVP）在监测前负荷和液体反应性作用有限[12]。当需要高流量静脉注射的药物，如免疫抑制诱导药物、兔抗胸腺细胞球蛋白，应放置中心静脉置管。免疫抑制诱导药物应用越来越普遍，这样可以增加活体器官捐献群体，包括无血缘关系的活体捐献者、非定向供体和捐献者交换计划。

由于移植肾功能延迟恢复和急性肾小管坏死，导致患者在肾移植后需要行肾脏替代治疗。影响因素包括供体血流动力学、移植物热缺血和受体血流动力学。充分的水化可降低急性肾小管坏死的发生率。很少有数据支持术中使用利尿剂，因此术中是否使用利尿剂，在外科医生间也存在相当大的争议[13]。虽然在普通围手术期患者中使用甘露醇等渗透性利尿剂预防急性肾损伤的益处尚未得到证实，但在移植手术中使用可能会有益处[14]。

术后管理

术后最好通过维持足够的血容量来维持肾灌注。多巴胺、大剂量利尿剂和渗透性利尿剂在术后的益处未得到证实。术后可通过硬膜外输注药物来镇痛，但许多医疗机构更倾向于患者自控静脉芬太尼或吗啡镇痛（参见第 40 章）。应避免使用非甾体抗炎药。

肝移植

肝脏是仅次于肾脏的最常见的实体移植器官。肝衰竭患者没有替代治疗，只能进行肝移植[1]。由于区域内移植物共享给最危重的患者[终末期肝病模型（model for end-stage liver disease，MELD）评分在 35 分以上]，受体等待肝移植的平均时间从 2012 年的 14 个月明显下降到了 2013 年的一个多月。

根据患者 90 天的死亡风险采用 MELD 评分来分配移植物。MELD 评分根据凝血酶原时间的国际标准化比值（international normalized ratio，INR）、肌酐和胆红素来计算。在美国，肝移植最常见的适应证是丙肝，其次是酒精性肝病、胆汁淤积性疾病和恶性肿瘤。这几类患者占等待移植患者的 70%。

第四篇

2013 年推出的新型丙型肝炎抗病毒药物,有望在未来减少或完全消除该类患者行肝移植术。非酒精性脂肪性肝炎(nonalcoholic steatohepatitis, NASH)是一种与代谢综合征和肥胖相关的疾病,预计在未来几年会成为进行肝移植的常见原因。

持续的供体短缺会导致边缘供体的增加,如老年供体、DCD 捐献者;存在肝脂肪变性、肥胖、恶性肿瘤、长期住 ICU、细菌感染、高危生活方式的供体;需要使用多种升压药的供体或者心搏骤停的供体 [15]。

术前评估

超过 75% 的肝移植受体年龄在 50 岁以上,但 10 年前这一比例为 63%(参见第 13 章)。住院率和并发症的发生率均有所增加。等候肝移植的患者有多种不同的症状,从疲乏到多器官功能衰竭(知识框 36-3)。脑病常见于终末期肝病(end-stage liver disease, ESLD),其对镇静、镇痛药物的敏感性增加,胃内容物误吸的风险增加,需要进行气管插管来保护气道。

知识框 36-3　肝移植受体:术前评估

神经系统
　脑病
　脑水肿(急性肝衰竭)
心血管
　高动力性的循环
　肝硬化性心肌病
　门脉性肺动脉高压
呼吸系统
　限制性肺疾病
　通气 - 血流比失调
　肺内分流
　肝肺综合征
胃肠道
　门静脉高压
　静脉曲张出血
　腹水
肾脏 / 代谢
　肝肾综合征
酸碱失衡
　血液系统
　凝血功能障碍
　贫血
骨骼肌
　肌肉萎缩

移植前心脏评估包括缺血性心脏病评估和门脉性肺动脉高压(portopulmonary hypertension, PPHTN)的筛查。多巴酚丁胺负荷下超声心动图检查和核素扫描是排除冠心病的常用筛查方法,但是都存在假阳性和假阴性 [9]。在合并有糖尿病、多种危险因素或既往有冠心病的老年患者中,可能需要置入左心导管(参见第 25 章和第 35 章)。超过三分之二的 ESLD 患者存在高动力循环,表现为心排血量高和全身血管阻力(systemic vascular resistance, SVR)低,可能与循环中的血管活性物质没有被肝脏清除有关。这种高动力循环状态可能被误认为是脓毒血症,并且会因移植物再灌注而加重。

静息状态的超声心动图是筛查 PPHTN 的首选检查方法,右心室收缩压小于 50mmHg 可排除 PPHTN。右心导管监测右室压力超过 50mmHg 有预测意义。PPHTN 的确诊指标是当平均肺动脉(pulmonary artery, PA)压力超过 25mmHg,跨肺梯度压(平均肺动脉压 - 肺动脉楔压)> 12 和肺血管阻力增加 [> 3 Wood units 或 >240dynes/(s•cm⁵)]。当平均肺动脉压高于 35mmHg 时,围手术期死亡率为 50%,应在肝移植前进行治疗。

肝肺综合征(超声心动图示存在肺内分流,静息状态吸空气时 $PO_2 < 70mmHg$)在肝移植后得到改善。然而,吸空气时 PaO_2 水平低于 50mmHg,则预示术后住院时间将会延长,有研究发现此类患者术后死亡率更高。

肾脏相关疾病在肝移植患者中很常见。如果持续时间不长,肝肾综合征可能在移植后消退。肝移植前,液体超负荷、酸中毒或高钾血症可能需要进行肾脏替代治疗。多因素可引起 ESLD 患者的凝血功能障碍,在出现活动性出血时需要进行纠正。

急性肝衰竭(acute liver failure, ALF)约占肝移植的 5%。ALF 与慢性肝病的不同在于存在潜在的脑水肿,脑水肿是 ALF 最常见的死亡原因 [16]。脑水肿与其他原因引起的颅内压升高处理类似(参见第 30 章)。引起急性肝衰竭的原因通常可以预测患者是否可以在不进行肝移植的情况下自行恢复。大约 25% 的急性肝衰竭患者进行肝移植,其存活率与慢性肝病患者移植后的存活率相似。

术中管理

术中管理需要考虑肝衰竭对药物代谢的影响。对于术前就有脑病病史的患者应谨慎使用抗焦虑药物。选择麻醉药物时应维持周围血管阻力。经肝脏代谢的肌松药作用时间会延长。但是再灌注后,随着肝功能逐渐恢复，药物的代谢也随之改善。选择经霍夫曼消除的顺式阿曲库铵可以避免以上担忧。甲哌啶累积可引起的癫痫发作，因此应避免使用哌替啶。吗啡的代谢物，吗啡 -6- 葡糖苷酸可能蓄积并延长作用时间。芬太尼和其他阿片类药物可以安全使用。挥发性麻醉药的作用相似，会轻度影响肝脏血流。七氟醚经肝脏代谢，但其代谢物复合物 A 对人体肝脏和肾脏均无毒。

各医疗中心实时的术中监护措施各不相同（知识框 36-4），包括放置动脉导管、中心静脉导管（central venous catheter，CVC）和肺动脉导管（pulmonary artery catheter，PAC），或单独放置 CVC。由于低 SVR、高心排血量和缩血管药物的使用，通过动脉波形分析连续测量的心排血量往往并不能准确反映肝移植受体的心排血量。每搏输出量和脉压变化率虽然在预测体液反应方面比 CVP 更准确，但在小潮气量机械通气（<8mL/kg）和合并心律失常时准确性较低[17]。常采用经食管超声心动图（transesophageal echocardiography，TEE）来替代 PAC 监测。TEE 是反映心脏容量负荷监测的金标准，但是需要操作者的解读，并且不能进行术后监测。

在某些病例，需要使用静脉 - 静脉转流以最大限度减少阻断下腔静脉对循环血量的影响，但是此操作也有风险，并且会延长手术时间。

手术分为三个阶段：无肝前期、无肝期、新肝期。无肝前期是松解粘连并游离肝脏。这个阶段出血较

多，特别是在有静脉曲张和既往腹部手术史的患者。钳夹肝上下腔静脉、肝下下腔静脉和门静脉标志着无肝期的开始。接下来是肝脏切除，然后移植供体肝脏，包括吻合肝上静脉、肝下下静脉和门静脉（图 36-2）。"背驮式"肝移植是将供体肝静脉与受体静脉吻合，然后进行门静脉吻合。"背驮式"肝移植时血流动力学通常没有剧烈变化。门静脉吻合后再灌注开始，新肝期开始。再灌注是手术过程中最危险的阶段，因为移植肝和下肢会释放出冰冷和酸性代谢产物（知识框 36-5）。再灌注综合征以全身血压降低和 SVR 下降为特点[18]。门静脉血中含有血管活性肽，可降低 SVR，增加肺阻力。高血钾可能危及生命。如果担心高钾血症，在无肝期的前期就进行透析是有益的。至少在再灌注前 10～15 分钟给予胰岛素有效，相较于反复多次给药，更推荐持续输注。在再灌注前立

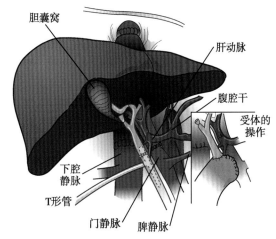

图 36-2　受体肝的手术操作。图示供体与受体肝上下腔静脉、肝下下腔静脉、门静脉、肝动脉、胆管吻合，可采用或不采用 T 形管。另一种选择（插图）是在合并胆管疾病时，通过胆总管空肠吻合进行胆道引流（引自：Townsend CM Jr, Beauchamp RD, Evers BM, Mattox KL, eds. *Sabiston Textbook of Surgery*. 18th ed. Philadelphia：Saunders Elsevier；2007, used with permission. ）

知识框 36-4　肝移植：特殊准备

输血

红细胞：成人 6～10U

新鲜冷冻血浆：成人 6～10U

快速输液装置

药物治疗

升压：去甲肾上腺素、肾上腺素（10μg/mL 和 100μg/mL）、加压素

氯化钙：用于静脉输注和单次给药

胰岛素：输注（类固醇后免疫抑制和 / 或对利尿剂无反应的高钾血症）

监测

动脉血压

中心静脉压导管

肺动脉导管

经食管超声心动图

知识框 36-5　肝移植：纠正再灌注的生理变化

- **高钾血症**：钙、碳酸氢盐、胰岛素和葡萄糖
- **酸中毒**：碳酸氢盐，其他缓冲物如三羟甲基氨基甲烷
- **全身血管阻力降低**：α- 激动剂
- **低体温**：温性盐水腹腔灌洗

第四篇

即补钙会减轻高钾对心肌的影响。α- 肾上腺受体激动剂和碱性药物可以分别用来维持外周血管阻力，调节 pH。

在新肝期，由于纤维蛋白溶解、微血管出血，可能导致持续渗血。如果纤维蛋白溶解不是自限性的，可以使用抗纤溶药物。代谢性酸中毒在无肝期加重，再灌注后达到高峰，当新肝肝功能开始恢复时逐渐改善。其他肝功能恢复的表现包括核心体温升高和钙需求量降低（表明肝脏的柠檬酸代谢）。术前肝肾综合征少尿的患者，术后在手术室尿量即可增加。

术后管理

肝移植患者术后 1 年生存率为 85%～90%，5 年生存率为 72%～78%。活体供肝的肝移植受者 1 年和 5 年生存率最高。术后早期肝动脉血栓形成通常需要再次进行肝移植。感染是肝移植术后最初几个月主要的生存威胁。

心脏移植

心脏移植是终末期心脏疾病的最终治疗方法。目前，心脏移植最常见的三种适应证包括扩张型心肌病、缺血性心脏病和先天性心脏病，占心脏移植的 90% 以上[19]。

术前评估

虽然患者在纳入时经过广泛的多学科评估，但是由于手术紧急、临床表现复杂以及多种并存疾病，术前详细的麻醉评估往往充满了挑战[20]。许多患者在进行心脏移植时需要使用正性肌力药或辅助装置。术前评估应着重于目前的心脏状态、药物（特别是需要使用正性肌力和抗凝血药）、辅助装置如主动脉内球囊泵或心室辅助。患者不应患有严重的、不可逆的肺动脉高压或活动性传染病。对于多器官衰竭的患者，可考虑将心脏和其他器官（如肺、肾、肝）联合移植（参见第 13 章）。

术中管理

除了标准的监测，在心脏移植也常规进行有创的血流动力学监测（动脉血压、中心静脉置管和肺动脉置管）[21]。虽然担心右侧颈内静脉置管会影响术后活检，但这里仍是优选部位。在受体心脏移除之前，需要将肺动脉导管退入颈静脉内。或者先将肺动脉导管插入中心静脉位置，并在供体心脏植入后再向内置入。在一些机构还使用肺动脉导管持续监测混合静脉氧饱和度和心排血量。TEE 在评估血容量、心肌收缩力和瓣膜功能以及监测血栓方面起重要作用（参见第 25 章）。

心脏移植通常是急诊手术，患者往往是饱胃状态，因此，需要使用快速顺序诱导进行麻醉。麻醉药物的选择取决于患者的心脏状况。心力衰竭患者依赖于前负荷，对后负荷敏感。静脉回流、血管阻力、心律、心率和收缩力的微小变化均可导致循环衰竭。通常选择对血流动力学影响最小的麻醉药物进行诱导。依托咪酯是一个合适的选择。麻醉的维持通常联合使用挥发性麻醉药和阿片类药物，或者单用大剂量阿片类药物。避免使用 N_2O，因其可以导致心脏移植患者心肌抑制，推测原因可能是消耗儿茶酚胺和下调 β- 肾上腺素受体。

心脏移植期间的管理在于处理潜在的充血性心力衰竭和避免出现引起肺动脉高压的情况（知识框 36-6）。体外循环撤机与其他心脏病例相似。复温，维持酸碱和电解质正常，使用 100% 纯氧通气，排除心脏各腔室的气体。

一些术中问题是心脏移植所特有的。第一，移植的心脏失去了自主神经支配，在再灌注后会出现心动过缓。心率对血流动力学变化无反应，间接作用于心脏的药物无效。心动过缓可通过起搏（通常为 90～110 次 /min）或异丙肾上腺素等药物纠正。第二，右心衰竭可能导致停机失败。心脏移植后出现右心衰竭的可能机制有：供体心脏再灌注过程中，原有的肺动脉高压可能会加重，右心室容易发生缺血 - 再灌注损伤。治疗的主要目标是增加右心室收缩力，降低肺动脉阻力。如果反应差，可能需要右心室辅

知识框 36-6　心脏移植：围手术期目标

- 维持全身血压保证冠脉灌注
- 优化前负荷
- 减少后负荷以增加射血分数
- 避免肺部血管收缩
  - 维护氧合
  - 避免高碳酸血症
  - 避免潮气量过高
  - 纠正酸碱紊乱
- 改善收缩力
  - 药物
  - 主动脉内球囊反搏
  - 辅助装置

助装置。心脏移植过程中肺动脉高压的加重是多因素的，可能原因有心排血量增加、肺血管痉挛、血栓或气栓。足够的通气和氧合，避免缺氧和高碳酸血症，可以防止肺血管阻力的增加。应用硝酸甘油、硝普钠等非选择性血管舒张药治疗肺动脉高压可降低外周血管阻力，导致全身性低血压。选择性药物如吸入型 NO、雾化吸入伊洛前列腺素（一种前列腺素 I_2 的碳环类似物）和西地那非（吸入或注入）也可能有益。

术后管理

术后管理的目标在于维持充分的氧合、通气、血容量、肺和全身血管压力、凝血和体温。当达到稳定的血流动力学和足够的自主呼吸后可以考虑拔管。有些患者因为窦房结功能丧失需要植入永久起搏器[21]。大多数患者在心脏移植后的最初几天需要正性肌力药物的支持。移植后出血和移植物无功能会危及生命，需要及时诊断和紧急处理。

肺移植

慢性阻塞性肺疾病和间质性肺疾病是成人肺移植两种常见的适应证[22]。在儿童中，囊性肺纤维化是肺移植最常见的指征。肺移植类型（单肺、序贯肺、双肺）的选择取决于外科医生以及疾病的性质和严重程度。每种手术类型对麻醉的选择和术中处理的要求略有不同。

术前评估

术前评估应重点关注肺部疾病的严重程度、其他重要器官的功能、气道功能以及继上次检查后新出现的变化（参见第13章）。术前服用抗焦虑药物者应谨慎，因为过多的镇静或未受控制的焦虑会加重肺动脉高压。大多数行肺移植的患者依赖低氧的刺激，因此在供氧时应谨慎。术后可用硬膜外镇痛（参见第40章）。

术中管理

除了标准的监测，可放置动脉导管，中心静脉导管和肺动脉导管。在一些机构中，肺动脉导管可以进行连续混合静脉氧饱和度和心排血量监测。肺移植过程中需要行支气管镜检查，除了评估双腔气管导管插管的位置，还可以检查气道吻合口是否有狭窄、出血和血液或痰液的阻塞。TEE 也常用于肺移植。

麻醉诱导需要平衡反流误吸的风险与缺氧和血流动力学不稳定。正压通气可导致静脉血回流减少。重度肺动脉高压患者在麻醉诱导过程中有心搏骤停的风险，在这种情况下，需要紧急建立体外循环。正压通气可进一步加重病变肺的损伤，加重缺氧和高碳酸血症。应避免空气潴留和气压伤。术中应考虑小潮气量的保护性肺通气策略[24]。

肺移植术中最具挑战的是通气-再灌注血流失调和肺动脉高压。肺移植过程中治疗低氧血症的策略与胸外科手术相似（参见第27章）。在肺动脉阻断时，肺动脉压力通常会升高。降低肺动脉压的方法包括限液和使用非选择性和选择性肺血管扩张药物。肺移植患者常会出现非心源性肺水肿，因此应避免输液过多。

术后管理

肺移植患者术后需要特殊的治疗，以避免正压机械通气时的气压伤、肺容积伤和吻合口裂开。

胰腺移植

胰腺移植最常见的适应证是1型糖尿病。然而，近年来，越来越多的2型糖尿病患者接受胰腺移植[25]。移植胰腺可提供内源性胰岛素，恢复正常血糖和胰高血糖素反应。糖尿病可以影响心血管、自主神经、肾脏、胃肠和代谢系统。术前评估应关注重要脏器的功能。缺血性心脏病是围手术期死亡的主要原因。在存在神经病变和无症状心肌缺血的情况下，很难诊断冠状动脉疾病。如果怀疑有冠状动脉疾病，应进行术前压力监测或冠状动脉造影。术前评估还应包括肾功能、酸碱平衡、电解质和血红蛋白。大多数胰腺和肾脏同时进行移植。与单纯胰腺移植或肾移植后的胰腺移植相比，胰肾联合移植的成活率最高[25]。

胰腺移植可在全身麻醉或区域麻醉下进行。如果存在心血管疾病，应考虑使用有创监测。麻醉药物的选择应考虑因糖尿病自主神经系统功能障碍导致诱导后严重的低血压。如果肾功能受损，采用不依赖肾脏排泄的肌松药（参见第11章）。应避免严重的术中高血糖，因为它可能会影响移植后的胰腺功能，增加术后感染。

结论

接受器官移植的患者往往出现了一个或多个器官的终末期病变，病情危重。根据患者的合并症而制订相应的麻醉管理方案对移植手术的成功至关重要。重视移植前后的麻醉管理,可以减少并发症,改善移植后患者的结局。成功的移植可以逆转器官衰竭,并且促进移植器官以外其他系统的功能恢复。

思考题

1. 如何评估需要进行肾移植的患者的心血管疾病风险?

2. 在美国,肝移植最常见的适应证是什么?如何用终末期肝病模型(MELD)评分进行供肝分配?

3. 肝移植的三个步骤是什么?再灌注综合征有哪些表现?

4. 患者在心脏移植后立即出现心动过缓,此时患者的血流动力学管理有何独特之处?

（蒋小娟 译，张伟义 审）

参考文献

1. Steadman H, Wray CL. Anesthesia for abdominal organ transplantation. In: Miller RD, Cohen NH, Eriksson LI, et al, eds. *Miller's Anesthesia*. 8th ed. Philadelphia: Saunders Elsevier; 2015:2262–2291. Chap. 74.

2. Centers for Medicare and Medicaid Services. Department of Health and Human Services. Medicare and Medicaid programs, conditions for coverage for organ procurement organizations (OPOs), final rule. *Fed Regist*. 2006;71:30981–31054. http://www.ustransplant.org/annual_reports/current/. Accessed March 7, 2010.

3. Bernat JL, D'Alessandro AM, Port FK, et al. Report of a National Conference on Donation after cardiac death. *Am J Transplant*. 2006;6(2):281–291.

4. Verheijde JL, Rady MY, McGregor JL. The United States Revised Uniform Anatomical Gift Act (2006): new challenges to balancing patient rights and physician responsibilities. *Philos Ethics Humanit Med*. 2007;2:19.

5. Reese PP, Shults J, Bloom RD, et al. Functional status, time to transplantation, and survival benefit of kidney transplantation among wait-listed candidates. *Am J Kidney Dis*. 2015;66(5):837–845.

6. Rao PS, Schaubel DE, Guidinger MK, et al. A comprehensive risk quantification score for deceased donor kidneys: the kidney donor risk index. *Transplantation*. 2009;88:231–236.

7. Matas AJ, Smith JM, Skeans MA, et al. OPTN/SRTR 2013 Annual Data Report: kidney. *Am J Transpl*. 2015;15(suppl 2):1–34.

8. Delville M, Sabbah L, Girard D, et al. Prevalence and predictors of early cardiovascular events after kidney transplantation: evaluation of pre-transplant cardiovascular work-up. *PLoS One*. 2015;10(6):e0131237.

9. Lentine KL, Costa SP, Weir MR, et al. Cardiac disease evaluation and management among kidney and liver transplantation candidates. *Circulation*. 2012;126:617–663.

10. Yunos NM, Bellomo R, Hegarty C, et al. Association between a chloride-liberal vs chloride-restrictive intravenous fluid administration strategy and kidney injury in critically ill adults. *JAMA*. 2012;308(15):1566–1572.

11. Mutter TC, Ruth CA, Dart AB, et al. Hydroxyethyl starch (HES) versus other fluid therapies: effects on kidney function. *Cochrane Database Syst Rev*. 2013;(7):CD007594.

12. Marik PE, Baram M, Vahid B. Does central venous pressure predict fluid responsiveness? *Chest*. 2008;134:172–178.

13. Hanif F, Macrae AN, Littlejohn MG, et al. Outcome of renal transplantation with and without intra-operative diuretics. *Int J Surg*. 2011;9(6):460–463.

14. Yang B, Xu J, Xu F, et al. Intravascular administration of mannitol for acute kidney injury prevention: a systematic review and meta-analysis. *PLoS One*. 2014;9(1):e85029.

15. Attia M, Silva MA, Mirza DF. The marginal liver donor—an update. *Transpl Int*. 2008;21:713–724.

16. Stravitz RT, Kramer AH, Davern T, et al. Intensive care of patients with acute liver failure: recommendations of the U.S. Acute Liver Failure Study Group. *Crit Care Med*. 2007;35:2498–2508.

17. Rudnick MR, de Marchi L, Plotkin JS. Hemodynamic monitoring during liver transplantation: a state of the art review. *World J Hepatol*. 2015;7(10):1302.

18. Paugam-Burtz C, Kavafyan J, Merckx P, et al. Postreperfusion syndrome during liver transplantation for cirrhosis: outcome and predictors. *Liver Transpl*. 2009;15:522–529.

19. Colvin-Adams M. OPTN/SRTR 2012 Annual Data Report: heart. *Am J Transpl*. 2014;14(suppl 1):97–111.

20. Ramakrishna H, Jaroszewski DE, Arabia FA. Adult cardiac transplantation: a review of perioperative management. Part I. *Ann Card Anaesth*. 2009;12:71–78.

21. Fischer S. A review of cardiac transplantation. *Anesth Clin*. 2013;31:383–403.

22. Yusen R. The registry of International Society for Heart and Lung Transplantation–2014. *J Heart Lung Transpl*. 2014;3:1009.

23. Castillo M. Anesthetic management for lung transplantation. *Curr Opin Anesth*. 2011;24(1):32–36.

24. Verbeek GL. Intraoperative protective ventilation strategies in lung transplantation. *Transpl Rev*. 2013;27:30–35.

25. Kandaswamy R, Skeans MA, Gustafson SK, et al. OPTN/SRTR 2013 Annual Data Report: pancreas. *Am J Transpl*. 2015;15(suppl 2):1–20.

第 37 章　日间手术麻醉

David M. Dickerson and Jeffrey L. Apfelbaum

引言

　　日间手术麻醉体现了过去 200 年内众多围手术期技术和药理学的发展进步。目前，大多数手术都以门诊方式进行，患者从家里到达机构，接受介入手术或外科手术，之后在他们的朋友和家人的陪同下回家康复。但日间手术和麻醉的相关工作早就开始了，远不止手术当日。

　　日间手术麻醉始于 100 年前，Ralph Waters 医生在爱荷华州苏城开办了第一个现代化的日间手术中心（ambulatory surgery center, ASC）——"市中心麻醉诊所"[1]。20 世纪 50 年代末 60 年代初，加拿大和英国开办门诊手术机构以缓解医院择期手术的等候患者的压力。1962 年，David Cohen 医生和 John Dillon 医生开设了一个门诊手术诊所，这就是现代"日间手术中心"的前身。他们提出关注手术质量评价、术前患者评估和选择以及有效设备配备，并将患者路径和流程的标准化作为重点。他们证明在获得良好的预后的前提下可以明显节约患者和保险公司的开支[2]。1970 年，当住院手术费用越来越高时，Wallace Reed 医生和 John Ford 医生开设了美国第一个现代化日间手术中心——菲尼克斯手术中心，以在保证质量和安全的前提下降低患者手术费用为首要目标。这些机构所展现的价值与现代日间手术中心相一致，即优质、便利，为患者、家庭以及外科团队节省成本。省时、高效的运作，以及患者的良好临床结果和体验是便捷的基础。

　　本章将简单介绍现代日间手术麻醉实践的独特方面，并重点介绍如何在减少费用的同时，优化预后和患者体验。

感谢 Douglas G. Merrill 为本章上版作出的贡献

日间手术麻醉的特点

1985 年，当日间麻醉学会（Society for Ambulatory Anesthesia，SAMBA）成立时，曾试图定义门诊／日间手术麻醉的范围 [2]。通过颁布治疗标准和无数的指南，日间麻醉学会规范了临床治疗、研究和教学培训。随着手术技术进步和麻醉药理学的发展，许多外科手术在全国范围内转变为日间模式，而日间麻醉实施者的操作模式也随之很快形成。虽然并非所有的麻醉实施者都需要有完成复杂心脏瓣膜置换术麻醉的技术，但他们必须有成功实施日间麻醉的能力。日间或门诊麻醉并不是一种患者出院前的简单的麻醉技术。日间麻醉流程将患者和外科医生的时间视为一种宝贵的资源，通过各种准备和预防工作，最大限度地预测术后数小时到数天时间内可能发生的最轻微的并发症。日间手术麻醉是多学科的、容易实施的、性价比高的、以患者为中心的，是"外科之家"的一个模板（参见第 51 章）。

日间手术麻醉以患者为中心

日间手术要求尽可能减少麻醉的创伤，同时最大限度地优化患者的安全、舒适、恢复。这种挑战要求日间团队不断优化工作流程和高度以患者为中心。为了提供最好的服务，应充分了解患者及其家庭的期望 [3-5]（知识框 37-1）。在实施日间手术麻醉和手术前，应对患者的期望和家庭的支持进行评估和说明，以确保该机构和人员能够满足患者的要求。为了达到患者、家庭和医疗团队所期望的目标，麻醉医师和机构领导者应该制定特定的目标。门诊医疗机构的主要目标在知识框 37-2 中具体描述。

明确日间手术医疗的价值

日间手术可以在不同的场所进行，通常定义为患者在手术当天入院和出院。日间手术可以在靠近或远离医院的办公室、独立的日间手术中心、独立的医院门诊部或以医院为基础的门诊部进行。机构所有者也可以同样多样化（表 37-1）。在加拿大和美国，日间手术机构都有安全记录 [6, 7]。通过认证和多学科监督，通过建立完善的患者安全相关治疗标准、严格掌握日间手术的适应证以及配备专业的工作人员队伍，从而成功地完成大量日间手术，且仅有少量并发症和极低甚至罕见的死亡率。

日间手术对于患者、外科医生和保险公司都有若干经济和社会的益处。日间手术不仅可以降低医疗费用，同时患者的安全度和满意度也能得到保证。从 1981 年到 2011 年，美国日间手术量增长近 10 倍，从全部手术量占比的 19% 增至 60% 以上 [8]。外科医生在日间手术中心花费的时间比住院部少 [9, 10]。从 2008 年至 2010 年，新的独立日间手术中心主要在具有经济优势、竞争最少的市场上开放 [11]。商业付款比例、手术量、成本控制和收费标准影响日间手术中心的盈利。

知识框 37-2 日间手术麻醉成功的主要目标

- 通过不良案例和手术的选择保持环境的可预测性
- 提升超过医院设置的警惕和患者安全文化
- 监测同行评审文献并追踪患者预后和体验来发展基于证据的"最佳实践"
- 采用通过预见性为患者、家庭和外科医生创造一贯性的良好预后的"最佳实践"的标准化工作流程

表 37-1 日间手术的各种场所

机构	潜在所有权结构
医院门诊部	医院或投资集团 根据 2010 年《患者保护与经济适用医疗法案》规定，医生不能拥有
日间手术中心	医院、医生组织、非医生投资者，所有权应排除相关医生，如主要的治疗医生，以符合 Stark 反回扣法
外科医生、牙科医生或手术人员办公室	医院、医生组织、非医生投资者

知识框 37-1 日间手术患者及家属的期望

- 手术的安全性
- 缓解疼痛
- 没有恶心
- 迅速恢复正常的日常生活
- 患者护理人员（包括家人或朋友）负担最小

对象

患者

取得良好结果的前提是需要对患者进行仔细地选择、评估及术前准备，包括对合并症与社会结构的考虑。选择的过程使医生能够预测纳入患者、术前准备、麻醉评估、手术期和恢复期可能需要的时间。理想的手术方案可因相关医务人员、预定流程和实施地点而有所不同。对患者及手术进行筛选来避免意外事件的发生是日间手术中心安全性能得到保证的原因[12]。然而，对于有合并症及病理生理紊乱的患者需进行详细评估，因为这些可能会导致质量和安全问题[13]。

许多合并症需要术中以及术后的关注。对合并症的不了解可能增加治疗成本甚至围手术期并发症发生率。机构通常实施治疗路径以确保一致性的、基于证据的治疗。目前没有适用于所有机构的患者或病种纳入清单。当遇到这些情况时，应该通过有组织的、细致的方式以及结合专业学会现有的指南，来创建个性化的患者治疗计划，以达到降低复杂性和提高可预测性的目的。

医务人员

日间手术的麻醉医生具备不同于其他亚专业的麻醉医生的独特技能。日间手术麻醉医生注重标准化工作、团队有效沟通、节约患者和外科医生的时间、采用性价比高的多模式镇痛并实施微创、短效、快速的日间麻醉，使患者快速安全地恢复。手术室医疗团队的专业性是决定和预测患者在手术室和麻醉复苏室停留时间的主要因素[14-16]。

医学指导

领导能力对门诊医疗机构的良好运行至关重要。虽然具体做法在各个日间手术麻醉机构之间存在差异，但无论在何处，都需要对患者安全、危机应对、人员教育和成本控制进行标准化监测。这些具体的做法取决于机构领导团队的指导。

日间手术中心和办公室的麻醉医生的职责扩展到了医疗管理的角色，帮助监管机构和对法规的遵守。了解并遵守州、付款人和联邦法规对于包括但不限于对医疗记录保存、机构规模限制、应急设备维护、消毒系统、工作人员与患者比率以及病床周转率等问题的要求。由于麻醉医生通常在日间手术中心和办公室的时间最长，因此他们通常成为行政团队的顾问或担任医疗主任的角色。没有关于日间手术机构医疗管理的课程，但美国麻醉医师协会（American Society of Anesthesiologists，ASA）年会的日间手术部分和 SAMBA 提供了一些医疗决策方面的继续教育和指导网络。对于医疗主任来说，对于机构的日常工作流程及患者体验和安全的管理必不可少。维持机构的合格是由医疗主任带头的机构的责任。

多学科协作和标准化治疗

不必要的改变、缺乏透明度与团队合作的等级文化通常是在医疗保健中不安全、低效和高成本的根源[17]。有效的应对措施是将已发表的研究和指导方针与当地的数据分析结合起来，开发数据并使用数据主导的策略来调节或消除不必要的改变[18-20]。日间手术中心或办公室适合进行这些措施。与手术室相比，日间手术中心环境更稳定，因为只需要较少的医务人员实施种类单一的手术[21]。而在稳定的临床环境中做出的医疗决策，可获得最佳结果和最佳实践[22]。

为了实现可预测性最大化，外科医生、机构领导和麻醉医生应就特定患者合并症的管理达成一致的指导方案和决策，并写入流程以供参考。改进标准治疗计划的最有效方法是由医生和护士组成的多学科团队对文献进行分析、参观模范同行机构、制定排除标准、比较采用和不采用方案的临床结果，最后将这些信息报告给整个团队。这类指导方案因地点而异，应经常重新评估，以便与患者管理的动态变化相匹配。除非另一种替代方法可以比公布的指南产生相同或更好的结果，否则医生应遵循既定的实践指南或治疗路径。到那时，则应重新评估目前现有的实践指南。

辅助人员

门诊机构的辅助人员是一支特殊的队伍，他们为实现医疗机构的目标做出了实质性的贡献[14]。由于机构相对独立，专业护理和麻醉人员通常在独立设施或办公室中接受急救培训和演练。因为日间手术中心的医务人员是紧急情况的主要救治人员，通常要求这些人员完成高级心脏生命支持（advanced cardiac life support，ACLS）和儿科高级生命支持（pediatric advanced life support，PALS）培训。

流程

与筛选患者很类似，流程选择力求将复杂性最小化，以确保手术过程和恢复是可预测的。机构的资

第四篇

源、人员和患者群体可以使复杂的手术成为可能。大多数日间手术包括晶状体和白内障手术、矫形手术和腹腔镜胆囊切除术[23]（参见第 29 章、第 31 章和第 32 章）。增加的复杂性应与可能需要推迟手术、延迟出院、意外入院及其对患者满意度和机构效率的影响相权衡。手术持续时间超过 1 小时且 ASA 分级为Ⅲ或Ⅳ级、高龄（参见第 35 章）和体重指数（body mass index，BMI）较大的患者，意外入院的风险增加[24]。

一些择期日间手术的复杂性增加了静脉血栓栓塞的风险[25]。有报道称，日间手术胆囊切除术是安全的，因此经常作为一种日间手术进行[26]。然而，阑尾切除术后当天出院可能是一个挑战。使用预测评分系统评估后需要观察时间少于 12 小时的急性阑尾炎患者，可在日间手术中心实施急诊腹腔镜阑尾切除术[27]。然而，许多患者拟行急诊阑尾切除术的时候，日间中心未开放[27]。当患者满足出院标准时，可减少住院或观察时间。

导致复诊的术后并发症发生率也决定着手术类型的选择。对于手术当日出院的行甲状腺切除术和甲状旁腺切除术患者，其术后并发症发生率和死亡率较低，但需要在术后第一周内复诊是否有低钙血症、出血、积液或血肿等并发症[28]。因为这些并发症可导致术后急性气道梗阻，所以手术需在能够迅速获得住院治疗的地点实施。

地点（手术地点）

可预测性最大化也影响着手术地点的选择，位置和资源通常促进或排除明显复杂的手术。当选择医院外机构来治疗病情较重的患者或进行更复杂的手术时，必须考虑获得医院治疗的途径。如果 98% 的某种手术的患者可以在手术当天出院，而 2% 的患者需要整夜观察，那么这种手术应该选择在可以进行术后 23 小时观察的地方实施。转院事件极少发生，但应作为门诊手术的质量指标[29, 30]。在一个区域中，通过急诊科进行的院内急救治疗的频率是医院转院的近 30 倍[31]。日间手术麻醉现在的挑战是将更复杂的病例安全地纳入门诊流程。

诊所麻醉

历史上，日间手术中心被认为是比诊所更安全的手术场所[32]。原因是独立的日间手术中心对病例和患者的选择更为仔细，现场准备更充分[33]。但 2014 年的一项研究表明，在诊所进行的麻醉与在医院和日间手术中心进行的麻醉一样安全[34]。通过机构认证、合适的手术和患者选择、工作人员资格认证、设备合格、患者安全核查表以及遵守专业学会指南，可提高诊所日间手术的安全性。

目前，越来越多的牙科手术、整形手术和不断扩大的各种外科手术在诊所进行，而不是在日间手术中心或医院内进行。诊所方便、私密，而且性价比高，且其对设备的要求、病例选择和麻醉技术已有详细的规定[35-37]。在诊所内进行手术的结局一般都极好，而发生的不良事件表明无论服务地点在哪，都需要谨慎的麻醉治疗和监督[38]。由于报告机制不完善，因此要比较诊所、日间手术中心或医院中麻醉和手术的风险较为困难[39]。诊所手术安全研究所制定了一份安全检查表，以改进诊所手术的准备工作[40]。大多数诊所手术发生的不良事件通常不是由于患者选择的错误，而是与麻醉相关，且都是因为监测不足造成的[41]。诊所就医风险增高的因素主要包括：使用不合格的外科或麻醉人员，缺乏复苏或紧急情况的设备和培训，以及缺乏应对威胁生命的紧急情况下转运至医院的途径（虽然这些紧急情况极少发生）[42]。如果可以排除这些因素，由合格的医务人员在经认可的机构进行麻醉似乎同样安全[7]。

模拟和演习：现场准备

对于意外紧急情况的现场准备必须仔细。日间手术中心和诊所的医务人员应模拟常见紧急情况，以增强整个体系和工作人员对此类事件的准备。有日间麻醉学会认可的出版物提供了关于日间手术演练场景的教育材料，以评估和改进对常见紧急情况的准备和响应[43]。模拟和演习应与真实情况一样带来相关的压力，随后演习结果应进行正式汇报，并重点关注系统设计和团队合作方面的潜在改进而不是个人失误[44, 45]。模拟还可以帮助改进患者和手术的选择，以及流程和指南。

日间手术患者的围手术期流程

达到成功的流程

在日间手术流程中，患者的体验在到达日间手术中心之前开始，直至从恢复室出院后还会持续很长时间。日间手术的可预测性需要一个形式化的流程图。图 37-1 的示意图说明了从患者选择到手术后随访以及之后的流程。日间示意图可能在不同实施地点而有所不同，但总的来说有几个阶段。了解治疗的各个阶段以及与每个阶段相应的目标和挑战，对于提供有效的门诊治疗至关重要。

日间手术患者流程

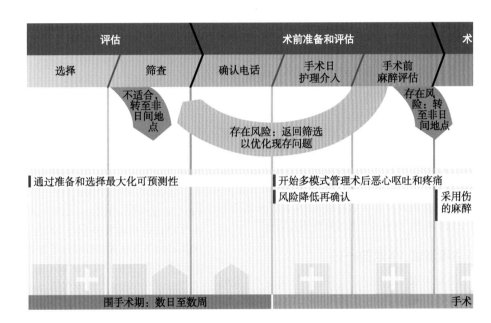

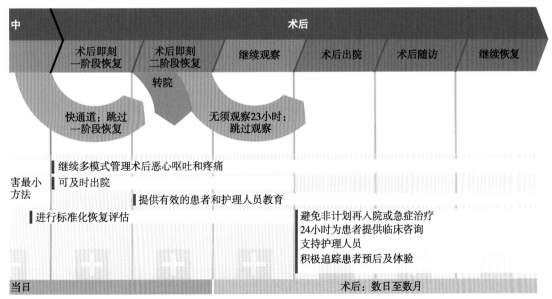

图 37-1　日间手术患者就诊流程（由 design researcher Amanda Rosenberg 绘制）

术前阶段：术前数天到数周

患者、流程和地点选择最初在外科医生办公室进行，要符合医疗机构领导者制定的指南、政策和流程。术前筛查可明确患者可能在术前术后及出院阶段不可预见性、增加复杂性和风险的特征（参见第13章）。

评估是否有足够的社会支持

患者筛查时需询问是否需要社会支持，包括手术当日的护送、接送的司机、术后护理和日常生活活动的护理人员等[46]。在手术当日，每个患者都应有一个陪护在现场或在需要时可立即到场的护工，且有一名随时可用的司机送患者回家。一些中心要求患者签署声明，说明他（她）在手术后第一晚有护理人员陪伴。护送人员在患者入院和手术准备期间需在场。如果患者没有护工、司机或在手术后第一晚进行护理的人员，则不安排日间手术。少数患者不满意这些要求，但在早期识别缺乏这些资源的患者，可降低患者的风险和在手术当日取消手术的可能性。唯一可接受的能单独就诊的情况是，患者只接受小剂量局部麻醉，没有接受其他麻醉相关药物[46-49]。

评估和测试：手术前一日

日间手术中心制定患者筛查工作流程，以避免在手术当日取消手术，并确保选择最佳治疗环境。外科医生将患者纳入门诊手术候选者，但在进行与术中治疗和恢复相关的医学问题的考虑时，可能会被排除。在手术评估时，提交的临床病史可进行初步的术前评估，并且可以通过患者填写的健康评估表来补充。相关的健康状况可以通过现场填写的术前手术评估表来进行评估。完整的表格应包括患者各系统的回顾、疾病史和确定有社会支持的报告。然后，将表格和病例登记一起发送到手术室的麻醉组。麻醉组的执业人员［医生、高级执业护士、注册麻醉护士（certified registered nurse anesthetist, CRNA）或麻醉助理］审核表格，并根据手术类型和患者的合并症情况确定是否需要电话访视。在回顾患者身体状况后进行初步麻醉评估。是否需要进一步检查或评估取决于医学会的指南、机构流程和麻醉医生的判断。

检查应具有高性价比和循证性。术前检查在接受低风险日间手术的患者中被过度使用，尽管这对术后转归没有影响[50]。另一针对择期非心脏手术的系统回顾研究也有相同的发现[51]。虽然在日间手术

中心和诊所进行手术降低了治疗成本，但低风险日间手术的常规术前评估仍然很昂贵。2011年，53%接受白内障手术的医疗保险受益人进行了术前评估。白内障手术当月的医疗费用比之前11个月增加了1 240万美元[52]。随后的Cochrane回顾发现，事先的常规检查并不能提高白内障手术的安全性[53]。然而，并非所有的日间手术都像白内障手术一样风险低且麻醉暴露少。术前筛查应确定患者是否有资格进行特定的日间手术，以及进行这些手术的地点。

根据已发布的指南，目前的术前检查已从常规检查转变为风险分层指导的特定检查，以降低风险并稳定现有的医疗状况。2014年的综述提供了以日间手术患者风险评估和管理为核心的最新证据[54]。成功的日间麻醉小组根据指南对患者进行筛查，并在手术前与患者进行沟通，以最大限度地减少手术取消、延迟出院、意外入院和患者不满意。这里回顾了一些应在手术之前进行更多讨论的重要临床问题。

心血管风险评估（参见第13章）

2014年，美国心脏病学会/美国心脏协会（American College of Cardiology/American Heart Association, ACC/AHA）指南为非心脏手术的冠心病患者的围手术期心血管评估和治疗提供了方法[55]。由于大多数日间手术较少发生围手术期心脏并发症，因此指南建议患者至少有4个代谢当量（metabolic equivalent, MET）的活动能力；例如，患者可以无症状地上两层楼。发生严重心脏不良事件的风险取决于手术流程和患者情况。该指南建议在手术前使用其中一种风险计算方法来确定合并风险，可通过国家外科手术质量改善计划的手术风险计算器或经修订的心脏风险指数来识别高风险患者[56-58]。

经过详细评估和风险分层，并对有风险的患者的医学状况进行适当的分析和处理后，可采用日间手术流程。表37-2罗列了与围手术期并发症风险增加相关的几个关键特征（参见第13章）。具有这些特征的患者需要深入评估，可能不适合进行日间手术。根据指南，术前静息12导联心电图（ECG）仅适用于患有冠心病、严重心律不齐、外周动脉疾病或脑血管疾病并拟行中、高危手术的患者[55]。这些风险评估最好在手术前一天进行（参见第13章）。

阻塞性睡眠呼吸暂停（参见第27章和第50章）

阻塞性睡眠呼吸暂停（obstructive sleep apnea, OSA）影响患者的生理以及术中和术后治疗[59]。阻塞性睡眠呼吸暂停可激活交感神经并导致高血压和

表 37-2	增加围手术期并发症风险的临床因素
器官系统	**症状或医学问题**
心血管	新发或不稳定型心绞痛
	高血压急症
	6 个月内发生心肌梗死
	新诊断的心律失常
	失代偿性心力衰竭
	严重瓣膜疾病
	药物洗脱支架安置后 12 个月内
	裸金属支架安置后 4 周内
肺	有症状的支气管痉挛
	频繁咳嗽
	呼吸做功增加
	严重阻塞性睡眠呼吸暂停
	缺氧（血氧饱和度降低）
肾	未知或近期透析治疗不足
内分泌	有症状的低血糖
	有症状的高血糖
神经	新发的脑血管意外或未控制的短暂
	性脑缺血发作
	痴呆或谵妄
血液	抗凝药物停用不足

心血管异常，从而引起围手术期并发症甚至死亡[60]。绝大多数患者都未被诊断为 OSA[61]，这增加了发生脑血管事件、心肌梗死、出血、围手术期呼吸事件、插管困难和死亡的可能性[62,63]。在日间手术前明确该诊断至关重要。

在一项日间手术队列分析研究中，对已确诊阻塞性睡眠呼吸暂停的患者，无论其严重程度或持续气道正压（continuous positive airway pressure，CPAP）治疗的依从性如何，均未出现再次意外入院或延迟出院的情况，这表明患者筛选得当、监测良好。具备术前识别 OSA 患者的能力，可以通过风险分层和充分准备或转诊到医院来改善预后[64]。美国麻醉医师协会和日间麻醉学会更新了单独的阻塞性睡眠呼吸暂停患者围手术期管理指南[65,66]。可以在手术评估时对患者进行筛查，也可以使用有效的筛查工具（例如 STOP-BANG 调查表）通过电话进行筛查（表 37-3）[67]。ASA 不推荐使用特定的筛选工具。全面的术前评估可识别有风险的患者，并确定相关的合并症是否得到妥善管理。执业人员[医师、注册护士（registered nurse，

RN）、注册麻醉护士、麻醉助手]应在手术前至少通过电话对患有或疑似阻塞性睡眠呼吸暂停的患者进行筛查。评估确认是否存在 OSA 的诊断，是否接受 CPAP 治疗，依从性如何，是否有 CPAP 机器和合适的面罩以及相关合并症的控制。手术的类型，通过局部或区域麻醉技术使阿片类药物的用量降至最低的能力，以及该机构处理未诊断或未控制的 OSA 及其相关并发症的能力，可能决定了患者是否适合进行日间手术。无法提供这种更高级别治疗的机构应将这类患者转至医院进行治疗。表 37-4 列出了与阻塞性睡眠呼吸暂停相关的合并症和围手术期需关注的问题，以及与睡眠呼吸障碍相关的患者特征。

糖尿病（参见第 29 章）

虽然血红蛋白 A_{1c}（hemoglobin A_{1c}, HbA_{1c}）值异常不是排除患者进行日间手术的指征，但是超过 7% 的围手术期的不良结果与 HbA_{1c} 有关。血糖控制不良可能提示存在其他器官系统功能障碍（如心血管和肾脏合并症），故血糖水平与特定的日间流程密切相关。手术当日的基本原则是预防低血糖，同时围手术期维持基础生理胰岛素水平。麻醉医生术前必须知晓患者血糖控制水平、高血糖引起的器官功能障碍以及目前的治疗方法。这些信息应在手术前一日获得。日间麻醉学会的共识声明为日间手术糖尿病患者的围手术期管理提供了实用的专业知识[68]。

慢性疼痛（参见第 44 章）

对于慢性疼痛、阿片类药物依赖、有术后严重疼痛病史或正在接受丁丙诺啡或美沙酮治疗的患者，最好在手术前确认，以便制定适当的治疗计划。由于疼痛和恶心是延迟出院和非计划再入院的常见原因，因此应针对疼痛治疗有潜在耐受性或不耐受性

表 37-3	STOP-BANG 问卷调查的组成部分和分数说明
组成部分（每项 1 分）	**分数说明**
打鼾	<3 分：OSA 可能性低
白天疲倦	3~6 分：阳性表现足
观察到的呼吸暂停	够，需要进一步检查
血压升高	≥5 分：OSA 可能性高
体重指数（BMI）>35kg/m²	
年龄 >50 岁	
颈围 >40cm	
男性	

表 37-4	阻塞性睡眠呼吸暂停相关的合并症和围手术期并发症	
合并症	疾病相关潜在并发症	可能增加 OSA 的特征
高血压	面罩通气困难	唐氏综合征
心律失常	插管困难	神经肌肉疾病
肺心病	氧饱和度下降和低氧血症	脑瘫
缺血性心脏病	心脏合并症恶化	困难插管历史
糖尿病	拔管延迟	舌体或扁桃体增大
卒中	再次插管风险	
白天嗜睡	恢复室停留时间延长	
抑郁	缺氧性脑损伤	
SF-36 量表反映的活力和社交功能下降（生活质量下降）	死亡	

的患者，以及目前接受疼痛医师治疗的患者，制定良好的术后疼痛控制和随访计划[29, 69, 70]（参见第 40 章和第 44 章）。

在没有神经阻滞的情况下，阿片类药物依赖患者术后可能需要增加 100%～200% 的基础阿片类药物剂量。这样的"升级"可能不在某些外科医生或外科机构的可操作范围内。某些手术可能无法在局部麻醉下完成，某些患者可能无法接受局部麻醉。术前筛查和计划可以减少与疼痛相关的非计划再入院、出院延迟或急诊就诊。慢性疼痛患者在术前可能对术后立即回家缺乏信心。此类恐惧或期望应在术前识别并通过治疗计划、患者教育和可能的医院治疗予以解决。

术前阶段：术前一天到数天

一旦完成了术前评估和术前准备，并对筛查结果进行了审核，就可以确认患者的手术预约时间（参见第 13 章）。同样，有关陪同和接送的信息也得到核实。手术前几天通过电话确认患者手术当前到达时间，确认药物治疗和禁食指导，回答患者问题，并再次确认陪同、接送患者及术后陪护的人员。手术前 24 小时内，指定机构的工作人员需再次确认患者到达时间，以及是否有陪同、接送的需求。这些措施减少了手术推迟、取消及治疗无陪护患者所需的资源消耗。

手术前几天或几周是麻醉人员对患者能否进行日间手术的初步评估时间。麻醉医生可能在手术前一天才会被分配相应的患者，然后开始最后的准备工作。手术前一天，负责患者治疗的麻醉医生会回顾患者的健康评估表，及时复核发现治疗计划中的遗漏或疏忽，以便增加医嘱或治疗。尽管这种最后时刻的准备工作并不理想，但如果将资料审核推迟到手术当天早上，那么最后的复核便不可能做到。

术前阶段：手术当日

麻醉术前评估（另请参阅第 13 章）

美国麻醉医师协会和医疗补助服务中心（Center for Medicaid Services, CMS）已确定有必要由麻醉医生对患者的病历和社会史进行术前审核并进行体格检查[71]。由于日间手术机构接受越来越多、复杂的手术和患者，因此详细的病史采集不能省略。麻醉医生经常发现患者健康的重大变化，这些变化可能会影响术后和长期健康[72, 73]。由于身体状况与意外入院和出院延迟有关，因此对患者医疗状况的全面评估可能会影响患者预后。通常只需投入较少的时间，麻醉医生就预防性健康问题（如戒烟）进行简短的激励性谈话和劝导是有效的[74]。

手术当日患者身体状况不佳时，麻醉医生面临着一个具有挑战性的问题，即我们今天是否应该继续为这名患者进行手术？这个问题的实质是患者的风险是否有增加？如果不是，增加的复杂性是否会危及手术的可预测性和麻醉效果？麻醉医生在遇到患者出现急症，入院前评估不完整，患者不遵守先前的必要咨询、检查或治疗建议的情况下，应及时提出这个问题。表 37-2 描述了几种临床情况对预后的显著影响。进行手术的决定始终是基于证据的多学科方式的个性化评估。

急性肺病

如果患者已接受了足以达到最佳身体状况的治疗（例如药物已由主治医生核查，无须其他治疗），但仍有症状（例如休息时喘息，床边用力呼气时间少于6秒，由于呼吸困难而不能爬1层楼梯），或患有肺动脉高压，手术应在具有良好的呼吸治疗服务的医院环境中进行[75-78]。复杂的儿科气道手术不能安排在独立的中心进行，但可以在具有儿科重症医生和小儿呼吸治疗师的院内中心进行（参见第34章）。

在某些情况下，当前或最近发生的急性上呼吸道感染（upper respiratory infection，URI）是推迟手术的主要原因，因为可能会引起围手术期呼吸系统并发症。上呼吸道感染患者在全身麻醉过程中，尤其是在进行气管插管后，可能会发生声门上水肿、喘鸣、喉痉挛、氧饱和度降低及咳嗽[79]。尽管使用声门上气道装置可减少这类患者问题的发生，但仍有可能出现严重的不良后果，例如近期发生 URI 的患者在使用声门上气道装置后出现喉头水肿[80]。目前尚不清楚选择特定类型的麻醉剂或技术，使用止涎药，在患者深麻醉或浅麻醉时拔除气管导管对这类患者的影响[81, 82]。

如果可以在无须气管插管的情况下安全地进行手术，且患者没有其他心脏或肺部疾病（例如先天性心脏病、哮喘或慢性阻塞性肺疾病），手术过程也不会影响到气道，那么现在或近期有轻微症状的上呼吸道感染患者可以进行择期手术[83]。如果需要使用的麻醉药物不仅仅是局部麻醉药，那么严重的、功能受损的、活动性的或近期出现需要进行仔细检查的肺部症状的患者，可能需要延迟择期手术。即使这样，患者最好一开始就寻求治疗，而不是在可能限制功能和日常活动的手术恢复期进行。

高血压（参见第13章和第25章）

需要降压药治疗的高血压患者在手术后30天内发生心血管不良事件的风险高达50%[84, 85]。尽管血管紧张素转换酶（angiotensin-converting enzyme，ACE）抑制剂可改善高血压水平，但该类药物可能与全身麻醉诱导后的严重低血压有关[86, 87]。有人对此结论提出质疑[88]。对于经历麻醉诱导后低血压的患者，术后并发症发生率和死亡率增加[85]。对于术前停用降压药的高血压患者，患者的动脉血压可能会在短短的24小时内升高。虽然镇静和全身麻醉可以降低动脉血压，但手术刺激引起的严重神经体液反应会导致高危人群术后出现不稳定及难以治疗的高血压。

如果患者有新发的心绞痛、慢性不稳定型心绞痛、新发的心律不齐、充血性心力衰竭失代偿、近期行血管成形术或经皮冠状动脉支架置入术，则最好

推迟日间手术[55, 89, 90]。虽然没有定义推迟手术的具体血压范围，但严重的术前高血压应启动多学科讨论。患者的基线动脉血压范围可为术中管理和决定是否推迟手术提供有用的参考。如果患者出现了高血压危象，应重新预约日间手术并将患者转至急诊室治疗。

困难气道（参见第16章）

在日间环境中，困难气道是严峻的挑战。麻醉医生应在手术前通过与患者进行术前沟通或回顾健康调查表来明确患者是否有困难气道病史。在手术当天必须进行术前气道评估以降低风险[91, 92]。每一例患者都应做好充分的准备以进行全面的气道管理。隐匿性扁桃体的特点在于难以预测[93]。基于这些可能的困难气道的情况，ASA 困难气道处理流程中所需的设备应保持随时可用，并应定期检查其功能是否正常[94-96]。如果为困难气道的患者选择了区域麻醉或硬膜外麻醉，术前应与患者和外科医生讨论麻醉不充分的情况，以确保各方均意识到"轻度镇静"可能带来的风险。尽管清醒气管插管（给予小剂量的术前药物）可能会导致日间工作流程延迟，但对于困难气道的患者来说可能是最安全的选择。

妊娠测试（参见第33章和第34章）

一些医疗机构要求对所有育龄妇女进行妊娠测试，而有些机构仅向可能怀孕的妇女提供妊娠测试。一项研究发现，强制所有妇女接受妊娠测试会导致阳性结果的费用超过3 000美元/次，但收益不明确[97]。另一项研究发现每个阳性结果的成本为1 005.32美元，然而这项检查对不进行择期手术的孕妇的好处却不明确[98]。医务人员在术前评估中对患者进行筛查："您是否有可能已经怀孕了？"如果患者回答"是"，则需要进行妊娠测试；若患者回答"否"，则需要医务人员对患者进行确认和进一步建议的声明："如果有任何可能怀孕的机会应该进行确认，以确保不会在医务人员不知情的情况下使正在发育的胎儿发生麻醉暴露。"

术前用药（参见第13章）

焦虑症患者可能会受益于多种非药物抗焦虑治疗方法，包括芳香疗法或听音乐[99-101]。服用短效苯二氮䓬类药物或1 200mg 加巴喷丁同样可以改善焦虑或灾难妄想患者的围手术期体验[102]。术前给予对乙酰氨基酚、加巴喷丁、普瑞巴林和非甾体抗炎药可以启动预防性镇痛，在手术刺激前可达到治疗血清

药物浓度，从而有可能减少继发性痛觉过敏、术后阿片类药物需求以及与阿片类药物相关副作用[103-105]。术前给予地塞米松也可以改善患者术后的情绪状态、身体状态和疼痛范围[106]。可通过术前给予东莨菪碱透皮贴剂缓解高危患者术后恶心呕吐（postoperative nausea and vomiting, PONV）（参见第 39 章）。进入手术室之前给予东莨菪碱贴剂在预防成人术后恶心呕吐方面与氟哌利多或昂丹司琼一样有效[107]。

术中阶段：麻醉技术

今天日间手术麻醉的总体目标与几十年前 Ralph Waters 医生、Wallace Reed 医生和 John Ford 医生所倡导的目标相比并没有变化：方便、低成本、患者安全和麻醉管理符合患者和外科医生的目标。因此，

应选择安全的麻醉方法以减轻或消除术后疼痛、恶心呕吐和长期认知功能障碍。所选择的麻醉方法应要能满足快速恢复的目标，但追求效率时不应使患者处于危险之中，也不应降低他们的舒适感或满意度。例如，瑞芬太尼的代谢是可靠和迅速的，但可能产生痛觉过敏的风险使其不适合用于疼痛明显的手术或有慢性疼痛史的患者[108]。表 37-5 列出了各种麻醉方式的优势和不良反应。

选择镇静、全身麻醉或区域麻醉取决于以下几个因素：患者特征、期望和定位、外科技术水平、外科医生偏好、麻醉医生偏好、风险降低或效率驱动的流程或机构指南（参见第 14 章）。尽管没有任何一种麻醉方法适合所有患者，但标准化的治疗可能会改善预后。治疗路径需要教育患者、选择患者，以及在标

表 37-5　麻醉方法的优势和副作用

麻醉方式	优势	副作用
吸入全身麻醉	神经肌肉阻滞利于腹腔手术 气管插管时可最大程度控制气道	术后 / 出院后恶心呕吐 气道损伤 认知功能障碍 延迟出院 痛觉过敏 琥珀胆碱导致肌痛 残余神经肌肉阻滞
静脉全身麻醉	异丙酚减少术后恶心呕吐 神经肌肉阻滞利于腹腔手术 气管插管时可最大程度控制气道	气道损伤 认知功能障碍 延迟出院 痛觉过敏（瑞芬太尼） 琥珀胆碱导致肌痛 残余神经肌肉阻滞
区域麻醉	术后镇痛时间延长 减少术后恶心呕吐 减少气道损伤的风险 快速恢复 减少麻醉暴露	局麻药全身毒性 周围神经损伤 椎管内阻滞后头痛 设备花费 专业培训 术中回忆及相关压力
麻醉监测管理（MAC）	较低的麻醉暴露剂量 快速恢复 减少术后 / 出院后恶心呕吐 咽喉疼痛发生率低	最低等级气道控制 术中回忆引起患者不满 过度镇静 开放体系致手术室火灾 高碳酸血症、低氧血症 患者不适

准化基础上对路径进行各种潜在的改变以达到个性化治疗。心理问题的存在、对语言翻译的需求或患者的合并症情况可能会将患者排除在经典路径之外[22]。从伦理上讲，在保持门诊中心效率和阻碍获得治疗之间存在着微妙的界限。这种偏离"典型"临床路径的情况应事先确定，并在当天的日程安排、人员和手术室的总体使用计划中加以说明。

镇静

麻醉监测管理（monitored anesthesia care，MAC）是麻醉收费的一个术语，描述麻醉医生提供的镇静。当因患者或手术情况变化时，常常可通过滴定镇静和持续监测的方法使患者进入和脱离全身麻醉状态。只有具有资格的麻醉医生才可以使用这种技术。因此，麻醉医生给予的镇静/全身麻醉或 MAC 不同于其他非麻醉人员使用的轻度镇静技术。

当全身麻醉或区域麻醉被认为侵入性过强、或可能延长患者手术时间时，可选择深度镇静（即介于轻度镇静和全身麻醉之间）。深度镇静的潜在严重后果可能等同于或大于全身麻醉，特别是过度镇静就如像手术室火灾[109]。由于在深度镇静期间可能发生低通气和低氧血症，所以需要警惕和监测[41]。当选择深度镇静或全身麻醉时必须考虑给氧。如果手术不顺利需要患者处于无意识状态时，可能需要增大给氧量。当接近气道的外科手术联合应用电灼术时，在没有安全气道的深度镇静时，可能有导致手术铺巾下积聚的氧气燃烧的风险。全身麻醉时密闭的气道条件可以更安全地给氧。如果预期在深度镇静期间可能需要加深麻醉，那么 OSA、未控制的胃食管反流疾病、困难气管插管或困难通气病史可能会对患者的安全造成挑战或冲突。

区域麻醉（参见第 17 章和第 18 章）

单独使用区域麻醉或与全身麻醉/镇静联合使用时可使患者和机构受益[110-112]。现代日间麻醉医生是区域麻醉专家，其在学习和应用新技术的同时改良以前的技术。与全身麻醉相比，术前在准备区对骨科手术患者进行区域神经阻滞可减少总体麻醉时间且不增加周转时间[113]。同时可缩短患者在麻醉复苏室停留的时间，以及给患者带来更愉快的术后体验[114, 115]。从 1994 年至 2006 年，日间踝关节镜手术使用周围神经阻滞的比例从 6% 增加到 26%[116]。在出院后安全的情况下，可以使用区域麻醉置管来减轻术后几天的疼痛，同时改善康复[117-119]。

区域麻醉技术彻底改革了疝气和乳腺手术。与全身麻醉及椎管内麻醉相比，椎旁阻滞可以降低阿片类药物使用量、术后恶心呕吐、尿潴留和疼痛评分[120-123]。与吸入麻醉或使用阿片类药物的全身麻醉相比，多节段椎旁阻滞联合全凭静脉麻醉用于乳腺肿瘤切除术时，可改善术后镇痛、提高术后恢复质量、加快麻醉复苏室周转[124]。对于乳房切除术患者采用椎旁阻滞，可以降低患者术后慢性胸壁疼痛及肿瘤复发或转移的概率[124-126]。前锯肌平面阻滞和胸神经阻滞（胸肌 I 和 II）是一种新型的用于乳腺手术镇痛的筋膜间平面阻滞[127, 128]。

椎管内麻醉（参见第 17 章）

据报道，合用或不合用镇静药物的椎管内阻滞均可降低下肢、妇科和腹部手术及慢性呼吸系统疾病患者术后恶心呕吐和疼痛的发生率[129, 130]。短效的"快速起效脊椎麻醉"在日间手术中具有重要价值[131]。椎管内注射利多卡因、甲哌卡因和 2-氯普鲁卡因可为膝关节镜和腹股沟疝修补等较短的手术提供极好的麻醉[132-135]。在老年男性患者的尿道手术中采用小剂量丁哌卡因（如 4mg 加 20μg 芬太尼）进行脊椎麻醉，可以达到起效迅速、消退迅速的满意麻醉效果，且不延迟出院[136]。对于日间膝关节镜手术，0.5% 的罗哌卡因 7.5mg 可产生足够的麻醉效果，但其持续时间长达 2.5 小时，离院时间长达 3.5 小时，比使用 2-氯普鲁卡因要长得多[137, 138]。

全身麻醉

自然气道可能会对某些患者-手术组合（尤其是涉及气道的手术）带来潜在的风险。全身麻醉时是否进行气管插管应由患者和手术相关的危险因素决定[92]。与深度镇静或区域麻醉相比，全身麻醉可能会增加术后恶心呕吐、出院后恶心呕吐（postdischarge nausea and vomiting，PDNV）、气道损伤、术后低体温、术后认知功能障碍和出院延迟的风险。但对于需要肌松条件或气腹的手术，采用全身麻醉的方法是有必要的。另外，某些患者可能拒绝局部麻醉或存在局部麻醉禁忌，因此需要全身麻醉。

全身麻醉可通过全凭静脉麻醉、吸入麻醉药和静脉麻醉药联合，或单独使用吸入麻醉药来实施。一氧化二氮是全身麻醉的辅助用药，限制其使用时间可降低术后恶心呕吐的风险[139]。全凭静脉麻醉或全凭吸入麻醉的围手术期并发症发生率较低。小剂量丙泊酚输注、多模式镇痛及止吐可进一步降低全麻后恶心呕吐的风险[140, 141]。知识框 37-3 列出了有文献支持的几项关于麻醉方法选择的原则[111, 142-147]。

第四篇

知识框 37-3　改善患者预后和体验的五项总体原则

①全面的术前评估、患者和病例选择、麻醉实施决策和术后恢复室治疗，可使患者达到最佳预后 [29, 69, 70]

②不使用阿片类药物并进行多模式镇痛，可减轻术后疼痛和恶心，保留认知功能，提高患者满意度 [142, 143]

③在可能的情况下，只选择区域麻醉（周围神经阻滞）或区域麻醉–全身麻醉联合的方法以提高患者满意度 [111]

④对大多数全身麻醉患者使用循证的、预防性的止吐治疗 [144-146]

⑤全凭静脉麻醉在改善患者预后方面优于吸入麻醉 [147]

术后阶段：开始恢复

当患者麻醉苏醒时就进入到恢复期治疗（参见第 39 章）。在将患者从手术室转运至恢复室之前，应制定一项标准的工作流程，便于从手术室到恢复室的沟通。麻醉类型、患者合并症情况、手术类型和是否有恢复室人员，决定患者从手术室转移到恢复室的时间。例如，一名有经验的儿科护士通常可以对一个仍处于深麻醉状态（但健康）的儿科患者进行充分的监测（参见第 34 章），但经验稍欠缺的麻醉后监测护士也可以对离开手术室前已完全清醒，并保持呼吸道通畅的儿科（或不太健康）患者提供较好的监测。

恢复有三个阶段：早期、中期和后期。早期恢复（第一阶段）一直持续到患者的机体保护性反射和运动功能恢复。当患者达到这些标准，且恶心和疼痛得到良好控制时，他们将进入第二阶段的恢复。部分患者在离开手术室前就符合这些标准，则可以直接进入第二阶段恢复。可采用改良后的 Aldrete 标准和 White 标准评分方法评估第二阶段恢复情况，如表 37-6 所示 [148, 149]。第二阶段持续到患者达到出院标准为止，第三阶段恢复是患者在家中恢复到术前生理状态为止。

在到达恢复地点后，麻醉医生应口头向负责恢复的护士交代手术和麻醉的过程、患者的病史和病情，以及其他任何关键的临床数据。交接表或检查表可以保存患者围手术期重要信息，以此避免未交接清楚导致的本可预防的医疗错误及由此产生的不良事件 [150, 151]。

快通道：越过第一阶段

一些患者直接从手术室转到第二阶段的恢复，越过了第一阶段的麻醉复苏室。快通道适用于无须气道支持、心肺指数稳定和镇痛充分的患者。快通道可使患者与亲人迅速团聚，为患者和家人带来更好的体验，并可通过个性化患者管理来降低门诊机构的成本。使用多模式镇痛和提前干预来减少术后恶心呕吐，使得全身麻醉也能实现快通道 [152]。快通道的成功可以通过术前患者的主要特征来预测，如年龄大于 60 岁，ASA 3 级以下，以及非常规手术 [153]。当使用快通道麻醉技术且第二阶段标准明确时，短期术后并发症发生率不会增加 [154, 155]。如果患者的选择不够准确，护理工作量的减少和可能的成本节约是微不足道的，因为工作量从麻醉复苏室转移到了第二阶段恢复区 [156]。

多模式镇痛和系统性疼痛管理（参见第 40 章）

疼痛是一种高度个体化的、令人不愉快的感觉和情绪体验，因此应从多方面对疼痛进行评估。手术疼痛应与潜在的慢性疼痛、焦虑或情绪困扰区分开来。疼痛管理的系统方法是通过风险分层和治疗计划以达到充分管理疼痛、尽量减少副作用、预防患者术后和出院后的不适的目的。一些实践者主张的三点是：识别、实施和干预 [157]。**识别**疼痛高危患者需要了解导致疼痛的因素：手术损伤机制、患者特征和多模式镇痛的时间宽度 [158-160]。美国麻醉医师协会急性疼痛管理指南建议对患者进行个体化治疗，在发生最少不良反应的情况下达到最好的疗效 [161]。手术前告知患者术后疼痛的可能性以及缓解疼痛的方法可能会改善患者的满意度 [162]。

实施联合区域麻醉的无阿片类药物的多模式镇痛计划，可以提供有效的镇痛并使副作用最小化。术前实施区域麻醉时，通过皮下浸润给予局部麻醉药可减少阿片类药物的使用量。手术结束之前不给予阿片类药物，可减轻术后恶心呕吐。术后镇静和阿片类药物需求的增加与术前和术中使用阿片类药物有关 [163-165]。持续外周神经阻滞和单次外周神经阻滞可减少阿片类药物使用量、改善患者舒适度、缩短恢复时间、提高患者满意度并降低不良事件的发生率 [166-168]。多模式镇痛可减轻患者的疼痛，有助于提高患者满意度和快速周转 [70, 169, 170]。多项研究支持术前应用普瑞巴林和加巴喷丁 [104, 169, 171]、COX-2 抑制剂 [105, 172, 173]、术中给予 β- 肾上腺素能阻滞剂 [174-176]、酮咯酸 [177, 178]、亚麻醉剂量的氯胺酮 [179-181]、镁 [182, 183]、

表 37-6 用于决定离开或越过麻醉复苏室的评分系统[148, 149]

改良 Aldrete 评分: 分值≥9 分时可以离室		White 评分系统: 分值达 12 分且没有 <1 分的项目，可采用快通道	
临床表现	分值	临床表现	分值
意识水平			
完全清醒	2	清醒，有定向力	2
言语可唤醒	1	最小刺激可唤醒	1
无反应	0	仅对触觉刺激有反应	0
肢体活动（自主或遵嘱运动）			
可活动四个肢体	2	可活动所有肢体	2
可活动两个肢体	1	肢体活动减弱	1
不能活动肢体	0	不能活动肢体	0
循环 / 血流动力学稳定性			
血压较术前水平变化小于 20mmHg	2	血压较基础平均动脉压变化 <15%	2
血压较术前水平变化 20～50mmHg	1	血压较基础平均动脉压变化 15%～30%	1
血压较术前水平变化大于 50mmHg	0	血压较基础平均动脉压变化 >30%	0
呼吸 / 呼吸稳定性			
可以深呼吸和自主咳嗽	2	能深呼吸	2
呼吸短促、呼吸浅或呼吸受限	1	呼吸急促伴明显咳嗽	1
呼吸暂停	0	呼吸困难伴轻微咳嗽	0
氧饱和度状况			
SaO_2 吸空气状态下在 92% 以上	2	吸空气状态下维持 $SaO_2 > 90\%$	2
吸氧状态下 $SaO_2 > 90\%$	1	需要吸氧	1
吸氧状态下 $SaO_2 < 90\%$	0	吸氧状态下 $SaO_2 < 90\%$	0
术后疼痛评估			
改良 Aldrete 评分未包括		没有或轻度不适	2
		使用静脉镇痛药仍有中到重度疼痛	1
		使用静脉镇痛药仍有持续重度疼痛	0
术后呕吐症状			
改良 Aldrete 评分未包括		没有或轻度恶心不伴呕吐	2
		间歇性呕吐或干呕	1
		持续性中到重度恶心呕吐	0
总分	10	总分	14

地塞米松[106, 184, 185]、甲泼尼龙[186]、右美托咪定[187] 和利多卡因[179, 188]静脉输注可以减少术后阿片类药物的需要，减轻术后急性疼痛，减少术后恶心呕吐，缩短出院时间。由于有无数的非阿片类镇痛药可供使用，其中至少有一种药物适合有手术疼痛风险的日

间手术患者。恢复期的疼痛评分可因在手术室使用了非阿片类药物而降低，并且该评分可以预测患者在麻醉复苏室的停留时间[189]。

当多模式镇痛效果不佳时，麻醉医生必须进行及时有效地干预。在对疼痛进行多方面评估后，对

第四篇

于可能有神经阻滞的患者应追加非阿片类药物。阿片类药物可用于术后不受控制的严重疼痛，但必须考虑由于术后恶心呕吐和其他阿片类药物相关不良事件而导致患者延迟出院的可能[190]。另外，疼痛管理可联合使用非药物方法[102, 191]。

术后恶心呕吐（参见第 39 章）

疼痛、阿片类止痛药和恶心呕吐有明确的联系。患者高度重视预防 PONV，认为它与预防和治疗疼痛同等重要[5, 192]。PONV 和 PDNV 干扰术后日常功能的恢复，因此不符合日间麻醉治疗和围手术期医学的目标[193, 194]。PONV 经常降低恢复质量、延迟出院并可能导致非计划入院[70, 195, 196]。

Apfel 评分系统用于指导预防 PONV[144]。该评分系统可预测患者在麻醉复苏室和出院后 24 小时内的恶心呕吐，但对于 24～72 小时 PDNV 的预测性较差[197]。未经治疗的高危门诊患者中 PONV 发生率高达 74%，而 PDNV 发生率高达 33%[198, 199]。PONV 的治疗从术前评估风险并计划实施多模式镇痛和预防 PONV 时开始。对大多数患者采用指南建议的多模式管理减少了出院早期 PONV 的发生率[47, 146, 200]。术中静脉注射地塞米松 8mg 和昂丹司琼 4mg，出院时、术后第 1 天、第 2 天口服昂丹司琼 8mg 可减少大部分患者（包括高危人群）早期和后期的 PONV/PDNV[201]。然而，最近的荟萃分析和指南支持 4～5mg 的地塞米松同样可以降低 PONV 的发生率[146, 202]。尽管避免了麻醉触发因素，以及采用了地塞米松、昂丹司琼和东莨菪碱进行三重预防，仍有一小部分患者经发生了明显的 PONV[203]。

在某些情况下，静脉补液可以降低 PONV 和疼痛的发生率[204]。大多数健康患儿（参见第 34 章）可以进行积极的补液并给予双重预防（地塞米松和昂丹司琼），可以降低 80% 的 PONV[205]。术中给过昂丹司琼的成人患者在麻醉复苏室重复使用昂丹司琼治疗 PONV 的效果不如静脉给予小剂量（6.25mg）异丙嗪[206]。

术后阶段：患者出院回家

患者评估

恢复可能会持续到出院后数天，大多数患者在家中康复。出院前，会有医生或授权的医疗保健专业人员对患者进行家庭准备状况的评估[49]。麻醉后出院评分系统（postanesthesia discharge scoring system，PADSS）是一个使用标准化指标的评分系统[207]。与

随意的评估相比，使用此类标准可以缩短麻醉复苏室的停留时间。当使用儿科 PADSS 时，大多数儿童在术后 1 小时安全出院[208]。指南进一步制定了能否出院的标准[47]。

患者指导

对患者的教育和术前准备工作对日间手术预后至关重要。在手术开始之前，患者以及作为主要护理者的朋友、家人的准备工作就已开始。接受日间手术麻醉的患者出院后的不良事件可能会带来法律诉讼的风险[209]。对于接受区域麻醉的患者，清晰有效的指导可以防止患者遭受额外的伤害及减少需要紧急治疗的疼痛或恶心。这些指导应包括对无感觉肢体的护理、拐杖或固定装置的使用以及止痛止吐治疗的时机。这种始于术前阶段的指导和教育可以提高患者的准备，减少术后恢复室中资源浪费。其他指导包括应提醒患者在接受任何程度的麻醉或镇静后，不要做出重大的生活或财务决定，不要饮酒、驾驶或操作重型机械[210]。护理人员或护送人员必须具备帮助患者，辨别患者何时需要帮助，促进患者与医务人员的沟通，或患者在需要时获得紧急救护的能力。

麻醉复苏室管理（参见第 39 章）

在没有预先计划的情况下，在快节奏的日间手术室或办公室中，处理呼吸道或心肺紧急情况的麻醉人员的响应是有限的。如果患者无法维持呼吸或生命体征不稳定，麻醉医生应该立即响应。

PACU 通常是对患者教育和指导出院医疗护理的最后地方。日间医疗团队应向护理人员提供对患者病情及关注点的指导。日间中心可提供 24 小时接诊服务或热线以便继续为患者和护理人员提供指导和安慰。

患者转移或 23 小时观察

如果患者的情况未达到出院标准，则将患者转到医院或观察室继续观察或治疗。进入观察室的费用通常低于急诊室或住院的费用[211]。日间手术中心或办公室应具有明确的患者转移管理计划。ASC 制定了一份详细的医生之间的患者交接表，其中详细说明了患者的病史、手术过程、当前状态、关注点和转移时的患者需求。对于预期或意外的 23 小时观察期，临床状态应规定有恰当的护理级别。如果观察室的监测和治疗能力不足，则应将患者转移到医院。及时确定是否需要转院或入院，可以最大限度地减

少患者在繁忙医疗机构等待床位的时间。转移延迟可导致并发症发生率增加，并因为持续消耗恢复室资源而增加费用。

术后阶段：出院后的重要问题

出院后阶段（第三阶段）给患者和日间临床医生带来了挑战[29]。出院后，许多患者遭受中重度疼痛、认知障碍和 PDNV。这些患者可能需要几天才能恢复正常活动[212]。

手术后回家的便利性可能很快就会被康复患者的需求和照顾者的负担所掩盖。患者可能需要比之前预计的更长的恢复期。疼痛加剧和恢复时间延长导致照料者负担加重。非正规护理可导致患者和照料者在日常生活中出现心理和生理紊乱。这些发现与慢性病患者的照顾者负担情况的研究结果相类似[213, 214]。

在表 37-7 中列出了涉及患者身心健康、医院体验和门诊手术后护理方面的内容[215]。2012 年的一项研究发现，在健康志愿者的术前教育课程中，信息保留和解释的准确率为 25%，这表明患者需要有接受再教育和再指导的纵向途径[216]。因此，热线或应答服务应继续采用多学科团队的方式，因为外科医生无法排除外周神经置管的故障，而麻醉医生不能处理外科伤口引流。

一些研究已经评估了患者术后第一周的恢复质量[217, 218]。尽管在短小的腹部手术术后早期即可出院（<24 小时），但 33% 的患者在术后 2 个月的恢复状况欠佳。年龄较大、有合并症、健康相关的生活质量基线水平较低或基础体力活动水平较高的患者在术后 3 周恢复到术前水平的可能性较小。

出院后恶心呕吐（参见第 39 章）

日间手术后 48 小时内的 PDNV 预测模型包括以下几个部分：手术室停留时间、PONV 史、昂丹司琼的使用以及通过出院后 3～7 天的疼痛来预测出院后 3～7 天的 PDNV[219, 220]。高风险患者应接受三重治疗（地塞米松、昂丹司琼、东莨菪碱），适当给予连续区域麻醉，强效非阿片类药物镇痛治疗，以及在三重治疗不足的情况下给予额外的补救药物[201]。虽然新的长效药物已经进入临床使用，但传统的和便宜的药物似乎同样有效[221]。

出院后疼痛

由于疼痛是 PDNV 的决定性因素之一，有效的多模式疼痛管理可以改善两个主要的出院后问题。连续外周神经阻滞的使用提供了持续的镇痛，减少

了对阿片类药物的需求[222, 223]。应每天联系接受连续阻滞治疗的患者，并对其提供全天候的临床服务。应告知患者周围神经导管治疗的疼痛部位。以踝关节手术为例，如果患者因隐神经支配的内侧踝关节疼痛而每小时自行给予追加剂量，那么坐骨神经导管的泵池可能迅速排空。因此，可向患者提供视觉参考资料。这些资料说明了用口服镇痛剂治疗的手术肢体区域，以及采用患者自控剂量进行局部麻醉治疗的手术肢体区域。我们建议避免服用复方片剂（如对乙酰氨基酚 - 羟考酮、对乙酰氨基酚 - 可待因）。可以通过电话指导患者"增加"曲马多或小剂量羟考酮的使用以及停止阿片类药物，而不必使用过度或亚治疗量的对乙酰氨基酚。如有必要，对乙酰氨基酚可以 24 小时服用，但应确认 FDA 建议的每日 3g 的限制量。

神经损伤或运动障碍

作为常规术后随访的一部分，来自麻醉组或日间手术中心代表的回访应确认神经阻滞在术后几天内已完全消失。如果存在持续感觉或运动障碍，应通知参与患者治疗的外科医生和麻醉医生进行评估和管理[224, 225]。骨科手术后医源性损伤有时可能会混淆医生对损伤原因的评估[226-228]。

预后

日间麻醉医生可能知道也可能不知道患者在手术后因严重的不可控的术后疼痛和恶心呕吐而再次入院。如果没有随访，麻醉医生可能不知道患者在出院后的几天到几周内出现的持续急性疼痛，以及在此之后出现的持续 6 个月的严重疼痛。意识到这一结果后，麻醉医生是否更有可能在未来的此类病例中使用替代技术呢？

日间手术的预后包括出院后以及可能在手术后数周至数月内发生的不良事件。对恢复过程的评估是改进术前、术中管理和提高术后及出院后治疗的必要条件。门诊麻醉组应定期追踪不良事件，如出院后恶心呕吐、持续中重度疼痛、区域麻醉失败或并发症、急诊就诊、认知功能障碍和服务不满意。

使用患者结局数据来使治疗标准化，已经成功地改进了包括医疗保健在内的各种行业的安全和服务流程[229-232]。循证医学公认的原则是在选择治疗方法时参考过去的患者预后[233]。应通过麻醉信息系统收集手术当天的数据，结合出院后电话回访的后续数据，并通过大量的结果数据库对个体从业者、同行组织和各种医疗机构进行衡量。

表 37-7　日间手术后患者及照料者体验和负担

生理和心理健康	住院体验	照顾
疼痛控制不足 镇痛相关副作用 便秘 伤口护理指导不充分导致照顾者 压力 丧失功能和独立生活的能力 日常生活必需品、盥洗室、进食、 睡觉时体力的挑战 照料者维护个人和职业关系	尽管有术前评估和手术前一晚的 电话提醒，仍存在围手术期心理 准备不足的感觉 出院指导不清楚或矛盾 对下班后解决患者问题，缺乏机 构或医生的支持	家庭所有任务的负担和提供照顾 尽管医生鼓励患者活动，但照料者 仍担心患者是否能活动

总结

　　日间麻醉的前景是明朗的。患者数量会持续增加，手术地点会越来越远离医疗中心的手术室，外科干预技术会增加日间手术的侵入性。远程医疗和信息技术的进步将优化术前和出院后的相互联系，以便更好地在手术前后对患者进行治疗和沟通。随着按人头付费以寻求降低医疗费用，23 小时的日间围手术期经验将逐渐成为大多数手术的标准。日间手术室将实现远程监控患者，使患者与医疗服务工作人员可随时保持联系，以期安全、及时康复和功能恢复。通过准备、选择和加强沟通，优秀的日间麻醉结果将影响选择这种劳动密集型实践的从业者的投资。

思考题

1. 哪些患者因素增加了日间手术后的围手术期并发症的风险？

2. 必须确保有哪些社会支持才能促进日间手术的安全？

3. 麻醉医生应如何决定近期上呼吸道感染（URI）患者是否应进行日间手术？

4. 手术后（出院回家前）恢复分为哪几个阶段？哪些患者有资格在术后进入"快通道"？

5. 哪些药物可以作为减少阿片类药物使用的多模式术后镇痛方案的一部分？

6. 哪些因素可以预测日间手术后的出院后恶心呕吐的发生？高风险患者可采取哪些措施来预防出院后恶心呕吐？

特别提及

　　作者感谢 Sally Kozlik 在参考文献整理和稿件编辑上的协助，感谢设计研究员 Amanda Rosenberg 根据作者的想法设计了图 37-1，描述日间手术患者围手术期流程。

（张翔 译，王晓 审）

参考文献

1. Waters RM. The downtown anesthesia clinic. *Am J Surg*. 1919;33(7):71–77.
2. Urman RD, Desai S. History of ambulatory anesthesia. *Curr Opin Anaesthesiol*. 2012;25(6):641–647.
3. Macario A, Weinger M, Carney S, Kim A. Which clinical anesthesia outcomes are important to avoid? The perspective of patients. *Anesth Analg*. 1999;89(3):652–658.
4. Macario A, Weinger M, Truong P, Lee M. Which clinical anesthesia outcomes are both common and important to avoid? The perspective of a panel of expert anesthesiologists. *Anesth Analg*. 1999;88(5):1085–1091.
5. Gan J, Sloan F, Dear G, et al. How much are patients willing to pay to avoid postoperative nausea and vomiting? *Anesth Analg*. 2001;92:393–400.
6. Ahmad J, Ho OA, Carman WW, et al. Assessing patient safety in Canadian ambulatory surgery facilities: a national survey. *Plast Surg*. 2014;22(1):34–38.
7. Keyes GR, Singer R, Iverson RE, et al. Mortality in outpatient surgery. *Plast Reconstr Surg*. 2008;122:245–250.
8. American Hospital Association. Chartbook: trends affecting hospitals and health systems. http://www.aha.org/research/reports/tw/chartbook/index.shtml Accessed August 15, 2015.
9. Khadim M, Gans I, Baldwin K, et al. Do surgical times and efficiency differ between inpatient and ambulatory surgery centers that are both hospital owned? *J Pediatr Orthop*. 2016;36(4):423–428.
10. Munnich EL, Parente ST. Procedures take less time at ambulatory surgery centers, keeping costs down and ability to keep demand up. *Health Aff*.

2014;33(5):764–769.

11. Suskind AM, Zhang Y, Dunn RL, et al. Understanding the diffusion of ambulatory surgery centers. *Surg Innov.* 2015;22(3):257–265.

12. Fleisher LA, Pasternak LR, Lyles A. A novel index of elevated risk of inpatient hospital admission immediately following outpatient surgery. *Arch Surg.* 2007;142(3):263–268.

13. Menachemi N, Chukmaitov A, Brown LS, et al. Quality of care differs by patient characteristics: outcome disparities after ambulatory surgical procedures. *Am J Med Qual.* 2007; 22(6):395–401.

14. Sarin P, Philip BK, Mitani A, et al. Specialized ambulatory anesthesia teams contribute to decreased ambulatory surgery recovery room length of stay. *Ochsner J.* 2012;12(2):94–100.

15. Urman RD, Sarin P, Mitani A, et al. Presence of anesthesia resident trainees in day surgery unit has mixed effects on operating room efficiency measures. *Ochsner J.* 2012;12(1):25–29.

16. Eijkemans MJ, van Houdenhoven M, Nguyen T, et al. Predicting the unpredictable: a new prediction model for operating room times using individual characteristics and the surgeon's estimate. *Anesthesiology.* 2010;112:41–49.

17. Leape L, Berwick D, Clancy C. Transforming healthcare: a safety imperative. *Qual Saf Health Care.* 2009;18:424–428.

18. Berwick DM. The clinical process and the quality process. *Qual Manag Health Care.* 1992;1:1–8.

19. Brown EC, Kros J. Reducing room turnaround time at a regional hospital. *Qual Manag Health Care.* 2010;19(1):90–100.

20. Carlhed R, Bojestig M. Improved clinical outcome after acute myocardial infarction in hospitals participating in a Swedish quality improvement initiative. *Circ Card Qual Outcomes.* 2009;2(3):458–464.

21. Macario A. Truth in scheduling: is it possible to accurately predict how long a surgical case will last? *Anesth Analg.* 2009;108(3):681–685.

22. Merrill D. Management of outcomes in the ambulatory surgery center: the role of standard work and evidence-based medicine. *Curr Opin Anaesthesiol.* 2008;21:743–747.

23. Wier LM, Steiner CA, Owens PL. Surgeries in hospital-owned outpatient facilities. https://www.hcup-us.ahrq.gov/reports/statbriefs/sb188-Surgeries-Hospital-Outpatient-Facilities-2012.jsp Accessed August 15, 2015.

24. Whippey A, Kostandoff G, Paul J, et al. Predictors of unanticipated admission following ambulatory surgery: a retrospective case-control study. *Can J Anaesth.* 2013;60(7):675–683.

25. Saad AN, Parina R, Chang D, et al. Risk of adverse outcomes when plastic surgery procedures are combined. *Plast Reconstr Surg.* 2014;134(6): 1415–1422.

26. Gurusamy K, Junnarkar S, Farouk M, et al. Meta-analysis of randomized controlled trials on the safety and effectiveness of day lapa-

roscopic cholecystectomy. *Br J Surg.* 2008;95(2):161–168.

27. Lefrancois M, Lefevre JH, Chafai N, et al. Management of acute appendicitis in ambulatory surgery: is it possible? How to select patients? *Ann Surg.* 2015;261(6):1167–1172.

28. Orosco RK, Lin HW, Bhattacharyya N, et al. Ambulatory thyroidectomy: a multistate study of revisits and complications. *Otolaryngol Head Neck Surg.* 2015;152(6):1017–1023.

29. Coley KC, Williams BA, DaPos SV, et al. Retrospective evaluation of unanticipated admissions and readmissions after same day surgery and associated costs. *J Clin Anesth.* 2002;14(5):349–353.

30. Outpatient quality reporting slated. *OR Manager.* 2007;23(9):5.

31. Fox JP, Vashi AA, Ross JS, et al. Hospital-based, acute care after ambulatory surgery center discharge. *Surgery.* 2014;155(5):743–753.

32. Fleisher LA, Pasternak LR, Herbert R, Anderson GF. Inpatient hospital admission and death after outpatient surgery in elderly patients: importance of patient and system characteristics and location of care. *Arch Surg.* 2004;139(1):67–72.

33. Grisel J, Arjmand E. Comparing quality at an ambulatory surgery center and a hospital-based facility: preliminary findings. *Otolaryngol Head Neck Surg.* 2009;141(6):701–709.

34. Shapiro FE, Punwani N, Rosenberg NM, et al. Office-based anesthesia: safety and outcomes. *Anesth Analg.* 2014;119(2):276–285.

35. Qualifications of anesthesia providers in the office-based setting. http://www.asahq.org/For-Healthcare-Professionals/Standards-Guidelines-and-Statements.aspx Accessed August 30, 2015.

36. Evron S, Ezri T. Organizational prerequisites for anesthesia outside the operating room. *Curr Opin Anaesthesiol.* 2009;22:514–518.

37. American Society of Anesthesiologists guidelines for office-based anesthesia. https://www.asahq.org/quality-and-practice-management/standards-and-guidelines Accessed September 4, 2015.

38. Vila H Jr, Soto R, Cantor AB, Mackey D. Comparative outcomes analysis of procedures performed in physicians' offices and ambulatory surgery centers. *Arch Surg.* 2003;138(9): 991–995.

39. Li G, Warner M, Lang BH, et al. Epidemiology of anesthesia-related mortality in the United States, 1999-2005. *Anesthesiology.* 2009;110(4): 759–765.

40. Institute for Safety in Office-based Surgery. SOBS safety checklist for office-based surgery. http://isobsurgery.org/wp-content/uploads/2012/03/safety-checklist.jpg Accessed August 15, 2015.

41. Metzner J, Posner KL, Domino KB. The risk and safety of anesthesia at remote locations: the US closed claims analysis. *Curr Opin Anaesthesiol.* 2009;22:502–508.

42. Vila H Jr, Desai MS, Miguel RV. Office-based anesthesia. In: Twer-

sky RS, Philip BK, eds. *Handbook of Ambulatory Anesthesia.* New York: Springer Science & Business Media; 2008:283–324.

43. Butz S, ed. *Perioperative Drill-Based Crisis Management.* Cambridge, England: Cambridge University Press; 2015.

44. Salas E, Wilson KA, Burke CS, et al. Using simulation-based training to improve patient safety: what does it take? *Jt Comm J Qual Patient Saf.* 2005;31(7):363–371.

45. Rosen MA, Salas E, Wilson KA, et al. Measuring team performance in simulation-based training: adopting best practices for healthcare. *Simul Healthcare.* 2008;3(1):33–41.

46. Ip HY, Chung F. Escort accompanying discharge after ambulatory surgery: a necessity or a luxury? *Curr Opin Anaesthesiol.* 2009;22:748–754.

47. Apfelbaum J, Silverstein J, Chung F, et al. Practice guidelines for postanesthetic care: an updated report by the American Society of Anesthesiologists Task Force on Postanesthetic Care. *Anesthesiology.* 2013;118:291–307.

48. American Association for Accreditation of Ambulatory Facilities. Medicare Standards and Checklist for Accreditation of Ambulatory Surgery Facilities, version 6.5, 2014. http://www.aaaasf.org/standards.html Accessed September 4, 2015.

49. Whitaker DK, Booth H, Clyburn P, et al. Guidelines: immediate post anaesthesia recovery. *Anaesthesia.* 2013;68:288–297.

50. Bennarroch-Gampel J, Sheffield KM, Duncan CB, et al. Preoperative laboratory testing in patients undergoing elective, low-risk ambulatory surgery. *Ann Surg.* 2012;256(3):518–528.

51. Johansson T, Fritsch G, Flamm M, et al. Effectiveness of non-cardiac preoperative testing in non-cardiac elective surgery: a systematic review. *Br J Anaesth.* 2013;110(6):926–939.

52. Chen CL, Lin GA, Bardach NS, et al. Preoperative medical testing in Medicare patients undergoing cataract surgery. *N Engl J Med.* 2015;372(16):1530–1538.

53. Keay L, Lindsley K, Tielsch J, et al. Routine preoperative medical testing for cataract surgery. *Cochrane Database Syst Rev.* 2012;14:3.

54. Fong R, Sweitzer BJ. Preopeartive optimization of patients undergoing ambulatory surgery. *Curr Anesthesiol Rep.* 2014;4:303–315.

55. Fleisher LA, Fleischmann KE, Auerbach AD, et al. 2014 ACC/AHA guideline on perioperative cardiovascular evaluation and management of patients undergoing noncardiac surgery: a report of the American College of Cardiology/American Heart Association Task Force on Practice Guidelines. *Circulation.* 2014;130(24):e278–e333.

56. Bilimoria KY, Liu Y, Paruch JL, et al. Development and evaluation of the universal ACS NSQIP surgical risk calculator: a decision aid and informed consent tool for patients and surgeons. *J Am Coll Surg.* 2013;217(5):833–842.

57. Ford MK, Beattie WS, Wijeysundera

第
四
篇

DN. Prediction of perioperative cardiac complications and mortality by the Revised Cardiac Risk Index: a systematic review. *Ann Intern Med.* 2010;152:26–35.

58. Lee TH, Marcantonio ER, Mangione CM, et al. Derivation and prospective validation of a simple index for prediction of cardiac risk of major noncardiac surgery. *Circulation.* 1999;100:1043–1049.

59. Memtsoudis S, Liu SS, Ma Y, et al. Perioperative pulmonary outcomes in patients with sleep apnea after noncardiac surgery. *Anesth Analg.* 2011;112(1):113–121.

60. Dincer HE, O'Neill W. Deleterious effects of sleep-disordered breathing on the heart and vascular system. *Respiration.* 2006;73:124–130.

61. Singh M, Liao P, Kobah S, et al. Proportion of surgical patients with undiagnosed obstructive sleep apnoea. *Br J Anaesth.* 2013;110:629–636.

62. Siyam MA, Benhamou D. Difficult endotracheal intubation in patients with sleep apnea syndrome. *Anesth Analg.* 2002;95:1098–1102.

63. Chung S, Yuan H, Chung F. A systematic review of obstructive sleep apnea and its implications for anesthesiologists. *Anesth Analg.* 2008; 107:1543–1563.

64. Bryson GL, Gomez CP, Jee RM, et al. Unplanned admission after day surgery: a historical cohort study in patients with obstructive sleep apnea. *Can J Anaesth.* 2012;59(9):842–851.

65. Joshi GP, Ankichetty SP, Gan TJ, et al. Society for Ambulatory Anesthesia Consensus statement on preoperative selection of adult patients with obstructive sleep apnea scheduled for ambulatory surgery. *Anesth Analg.* 2012;115:1060–1068.

66. American Society of Anesthesiologists Task Force on Perioperative Management of patients with obstructive sleep apnea. Practice guidelines for the perioperative management of patients with obstructive sleep apnea: an updated report by the American Society of Anesthesiologists Task Force on Perioperative Management of patients with obstructive sleep apnea. *Anesthesiology.* 2014;120(2):268–286.

67. Chung F, Subramanyam R, Liao P, et al. High STOP-Bang score indicates a high probability of obstructive sleep apnoea. *Br J Anaesth.* 2012;108:768–775.

68. Joshi GP, Chung F, Vann MA, et al. Society for Ambulatory Anesthesia consensus statement on perioperative blood glucose management in diabetic patients undergoing ambulatory surgery. *Anesth Analg.* 2010;111:1378–1387.

69. Pavlin DJ, Rapp SE, Polissar NL, et al. Factors affecting discharge time in adult outpatients. *Anesth Analg.* 1998; 87:816–826.

70. Chung F, Mezei G. Factors contributing to a prolonged stay after ambulatory surgery. *Anesth Analg.* 1999;89:1352–1359.

71. Committee on Standards and Practice Parameters, Apfelbaum JL, Connis RT, Nickinovich DG. American Society of Anesthesiologists Task Force on Pre-

anesthesia Evaluation, Pasternak LR, Arens JF, Caplan RA, et al. Practice advisory for preanesthesia evaluation: an updated report by the American Society of Anesthesiologists Task Force on Preanesthesia Evaluation. *Anesthesiology.* 2012;116(3):522–538.

72. Chung F, Yegneswaran B, Herrera F, et al. Patients with difficult intubation may need referral to sleep clinics. *Anesth Analg.* 2008;107:915–920.

73. Van Klei WA, Moons KG, Rutten CL, et al. The effect of outpatient preoperative evaluation of hospital inpatients on cancellation of surgery and length of hospital stay. *Anesth Analg.* 2002;94:644–649.

74. Warner DO. American Society of Anesthesiologists Smoking Cessation Initiative Task Force. Feasibility of tobacco interventions in anesthesiology practices: a pilot study. *Anesthesiology.* 2009;110(6):1223–1228.

75. Woods BD, Sladen RN. Perioperative considerations for the patient with asthma and bronchospasm. *Br J Anaesth.* 2009;103(suppl 1):i57–i65.

76. Licker M, Schweizer A, Ellenberger C. Perioperative medical management of patients with COPD. *Int J Chron Obstruct Pulmon Dis.* 2007;2(4):493–515.

77. Carmosino MJ, Friesen RH, Doran A. Perioperative complications in children with pulmonary hypertension undergoing noncardiac surgery or cardiac catheterization. *Anesth Analg.* 2007;104:521–527.

78. Lai HC, Lai HC, Wang KY, et al. Severe pulmonary hypertension complicates postoperative outcome of noncardiac surgery. *Br J Anaesth.* 2007;99:184–190.

79. Tait AR, Pandit UA, Voepel-Lewis T, et al. Use of the laryngeal mask airway in children with upper respiratory tract infections: a comparison with endotracheal intubation. *Anesth Analg.* 1998;86:706–711.

80. Chin KJ, Chee VW. Laryngeal edema associated with the ProSeal laryngeal mask airway in upper respiratory tract infections. *Can J Anaesth.* 2006;53(4):389–392.

81. Tait AR, Burke C, Voepel-Lewis T, et al. Glycopyrrolate does not reduce the incidence of perioperative adverse events in children with upper respiratory tract infections. *Anesth Analg.* 2007;104:265–270.

82. Tait AR, Malviya S, Voepel-Lewis T, et al. Risk factors for perioperative adverse respiratory events in children with upper respiratory tract infections. *Anesthesiology.* 2001;95:299–306.

83. Tait AR, Malviya S. Anesthesia for the child with an upper respiratory tract infection: still a dilemma? *Anesth Analg.* 2005;100:59–65.

84. Wax DB, Porter SB, Lin HM, et al. Association of preanesthesia hypertension with adverse outcomes. *J Cardiothorac Vasc Anesth.* 2010;24:927–930.

85. Kheterpal S, O'Reilly M, Englesbe MJ, et al. Preoperative and intraoperative predictors of cardiac adverse events after general, vascular and urological surgery. *Anesthesiology.* 2009;110:58–66.

86. Coriat P, Richer C, Douraki T, et al.

Influence of chronic angiotensin-converting enzyme inhibition on anesthetic induction. *Anesthesiology.* 1994;81:299–307.

87. Colson P, Saussine M, Seguin JR, et al. Hemodynamic effects of anesthesia in patients chronically treated with angiotensin-converting enzyme inhibitors. *Anesth Analg.* 1992;74:805–808.

88. Reich DL, Hossain S, Krol M, et al. Predictors of hypotension after induction of general anesthesia. *Anesth Analg.* 2005;101:622–628.

89. Hernandez AF, Whellan DJ, Stroud S, et al. Outcomes in heart failure patients after major noncardiac surgery. *J Am Coll Cardiol.* 2004;44:1446–1453.

90. Brotman DJ, Bakhru M, Saber W, et al. Discontinuation of antiplatelet therapy prior to low-risk noncardiac surgery in patients with drug-eluting stents: a retrospective cohort study. *J Hosp Med.* 2007;2:378–384.

91. el-Ganzouri AR, McCarthy RJ, Tuman KJ, et al. Preoperative airway assessment: predictive value of a multivariate risk index. *Anesth Analg.* 1996;82:1197–1204.

92. Cook TM, Woodall N, Frerk C. Major complications of airway management in the UK: results of the Fourth National Audit Project of the Royal College of Anaesthetists and the Difficult Airway Society. Part 1: anaesthesia. *Br J Anaesth.* 2011;106(5):617–631.

93. Ovassapian A, Glassenberg R, Randel GI, et al. The unexpected difficult airway and lingual tonsil hyperplasia: a case series and a review of the literature. *Anesthesiology.* 2002;97(1):124–132.

94. Apfelbaum JL, Hagberg CA, Caplan RA, et al. Practice guidelines for management of the difficult airway: an updated report by the American Society of Anesthesiologists Task Force on Management of the Difficult Airway. *Anesthesiology.* 2013;118(2):251–270.

95. Greenland KB. Difficult airway management in an ambulatory surgical center? *Curr Opin Anaesthesiol.* 2012;25(6):659–664.

96. Berkow LC, Greenberg RS, Kan KH, et al. Need for emergency surgical airway reduced by a comprehensive difficult airway program. *Anesth Analg.* 2009;109(6):1860–1869.

97. Kahn RL, Stanton MA, Tong-Ngork S, et al. One-year experience with day-of-surgery pregnancy testing before elective orthopedic procedures. *Anesth Analg.* 2008;106:1127–1131.

98. Hutzler L, Kraemer K, Palmer N, et al. Cost benefit analysis of same day pregnancy tests in elective orthopaedic surgery. *Bull Hosp Jt Dis.* 2014;72(2):164–166.

99. Ni CH, Hou WH, Kao CC, et al. The anxiolytic effect of aromatherapy on patients awaiting ambulatory surgery: a randomized controlled trial. *Evid Based Complement Alternat Med.* 2013;2013:927419.

100. Angioli R, De Cicco Nardone C, Plotti F, et al. Use of music to reduce anxiety during office hysteroscopy: prospective randomized trial. *J Minim Inva-*

sive Gynecol. 2014;21(3):454–459.

101. Hole J, Hirsch M, Ball E, Meads C. Music as an aid for postoperative recovery in adults: a systematic review and meta-analysis. *Lancet.* 2015;386(10004):1659–1671.

102. Clarke H, Kirkham KR, Orser BA, et al. Gabapentin reduces preoperative anxiety and pain catastrophizing in highly anxious patients prior to major surgery: a blinded randomized placebo-controlled trial. *Can J Anaesth.* 2013;60(5):432–442.

103. Ong CK, Seymour RA, Lirk P, et al. Combining paracetamol (acetaminophen) with nonsteroidal anti-inflammatory drugs: a qualitative systematic review of analgesic efficacy for acute postoperative pain. *Anesth Analg.* 2010;110(4):1170–1179.

104. Kim SY, Song JW, Park B, et al. Pregabalin reduces post-operative pain after mastectomy: a double-blind randomized, placebo-controlled study. *Acta Anaesteshiol Scand.* 2011;55(3): 290–296.

105. White PF, Tang J, Wender RH, et al. The effects of oral ibuprofen and celecoxib in preventing pain, improving recovery outcomes and patient satisfaction after ambulatory surgery. *Anesth Analg.* 2011;112(2):323–329.

106. Murphy GS, Szokol JW, Greenberg SB, et al. Preoperative dexamethasone enhances quality of recovery after laparoscopic cholecystectomy: effect on in-hospital and postdischarge recovery outcomes. *Anesthesiology.* 2011;114(4):882–890.

107. White PF, Tang J, Song D. Transdermal scopolamine: an alternative to ondansetron and droperidol for the prevention of postoperative and postdischarge emetic symptoms. *Anesth Analg.* 2007;104:92–96.

108. Kim SH, Stoicea N, Soghomonyan S, Bergese SD. Intraoperative use of remifentanil and opioid induced hyperalgesia/acute opioid tolerance: systematic review. *Front Pharmacol.* 2014;5:108.

109. Bhananker SM, Posner KL, Cheney FW, et al. Injury and liability associated with monitored anesthesia care: a closed claims analysis. *Anesthesiology.* 2006;104:228–234.

110. Kessler J, Marhofer P, Hopkins PM, Hollmann MW. Peripheral regional anaesthesia and outcome: lessons learned from the last 10 years. *Br J Anaesth.* 2015;114(5):728–745.

111. Liu SS, Strodtbeck WM, Richman J, et al. A comparison of regional versus general anesthesia for ambulatory anesthesia: a meta-analysis of randomized controlled trials. *Anesth Analg.* 2005;101(6):1634–1642.

112. O'Donnell BD, Iohom G. Regional anesthesia techniques for ambulatory orthopedic surgery. *Curr Opin Anaesthesiol.* 2008;21(6):723–728.

113. Mariano ER, Chu LF, Peinado CF, et al. Anesthesia-controlled time and turnover time for ambulatory upper extremity surgery performed with regional versus general anesthesia. *J Clin Anesth.* 2009;21:253–257.

114. Hadzic A, Williams BA, Karaca PE,

et al. For outpatient rotator cuff surgery, nerve block anesthesia provides superior same-day recovery over general anesthesia. *Anesthesiology.* 2005;102:1001–1007.

115. Hadzic A, Alris J, Kerimoglu B, et al. A comparison of infraclavicular nerve block versus general anesthesia for hand and wrist day-case surgeries. *Anesthesiology.* 2004;101:127–132.

116. Best MJ, Buller LT, Miranda A. United States trends in ankle arthroscopy: analysis of the national survey of ambulatory surgery and national hospital discharge survey. *Foot Ankle Spec.* 2015;8(4):266–272.

117. Klein SM, Pietrobon R, Nielsen KC, et al. Peripheral nerve blockade with long-acting local anesthetics: a survey of the Society for Ambulatory Anesthesia. *Anesth Analg.* 2002;94:71–76.

118. Ilfeld BM, Morey TE, Enneking FK. Continuous infraclavicular brachial plexus block for post-operative pain control at home: a randomized, double-blinded, placebo-controlled study. *Anesthesiology.* 2002;96:1297–1304.

119. Swenson JD, Bay N, Loose E, et al. Outpatient management of continuous peripheral nerve catheters placed using ultrasound guidance: an experience in 620 patients. *Anesth Analg.* 2002;103:1436–1443.

120. Hadzic A, Kerimoglu B, Loreio D, et al. Paravertebral blocks provide superior same-day recovery over general anesthesia for patients undergoing inguinal hernia repair. *Anesth Analg.* 2006;102:1076–1081.

121. Iohom G, Abdalla H, O'Brien J, et al. The associations between severity of early post-operative pain, chronic post-surgical pain and plasma concentration of stable nitric oxide products after breast surgery. *Anesth Analg.* 2006;103:995–1000.

122. Naja Z, Lonnqvist PA. Somatic paravertebral nerve blockade. Incidence of failed block and complications. *Anaesthesia.* 2001;56:1181–1201.

123. Eid H. Paravertebral block: an overview. *Curr Anaesth Crit Care.* 2009;20:65–70.

124. Abdallah FW, Morgan PJ, Cil T, et al. Ultrasound-guided multilevel paravertebral blocks and total intravenous anesthesia improve the quality of recovery after ambulatory breast tumor resection. *Anesthesiology.* 2014;120(3): 703–713.

125. Exadaktylos AK, Buggy DJ, Moriarty DC, et al. Can anesthetic technique for primary breast cancer surgery affect recurrence or metastasis? *Anesthesiology.* 2006;105:660–664.

126. Andreae MH, Andreae DA. Local anaesthetics and regional anaesthesia for preventing chronic pain after surgery. *Cochrane Database Syst Rev.* 2012;(10). CD007105.

127. Bashandy GM, Abbas DN. Pectoral nerves I and II blocks in multimodal analgesia for breast cancer surgery: a randomized clinical trial. *Reg Anesth Pain Med.* 2015;40(1):68–74.

128. Bouzinac A, Brenier G, Dao M, Delbas A. Bilateral association of pecs I block and serratus plane block for postoperative analgesia after double modified

radical mastectomy. *Minerva Anestesiol.* 2015;81(5):589–590.

129. Korhonen AM, Valanne JV, Jokela RM, et al. A comparison of selective spinal anesthesia with hyperbaric bupivacaine and general anesthesia with desflurane for outpatient knee arthroscopy. *Anesth Analg.* 2004;99:1668–1673.

130. Kodeih MG, Al-Alami AA, Atiyeh BS, Kanazi GE. Combined spinal epidural anesthesia in an asthmatic patient undergoing abdominoplasty. *Plast Reconstr Surg.* 2009;123(3):e118–e120.

131. Wulf H, Hampl K, Steinfeldt T. Speed spinal anesthesia revisited: new drugs and their clinical effects. *Curr Opin Anaesthesiol.* 2013;26(5):613–620.

132. Lacasse MA, Roy JD, Forget J, et al. Comparison of bupivacaine and 2-chloroprocaine for spinal anesthesia for outpatient surgery: a double-blind randomized trial. *Can J Anaesth.* 2011;58:384–391.

133. Yoos JR, Kopacz DJ. Spinal 2-chloroprocaine for surgery: an initial 10-month experience. *Anesth Analg.* 2005;100:553–558.

134. Casati A, Danelli G, Berti M, et al. Intrathecal 2-chloroprocaine for lower limb outpatient surgery: a prospective, randomized, double-blind, clinical evaluation. *Anesth Analg.* 2006;103: 234–238.

135. Pawlowski J, Orr K, Kim KM, et al. Anesthetic and recovery profiles of lidocaine versus mepivacaine for spinal anesthesia in patients undergoing outpatient orthopedic arthroscopic procedures. *J Clin Anesth.* 2012;24(2): 109–115.

136. Zohar E, Noga Y, Rislick U, et al. Intrathecal anesthesia for elderly patients undergoing short transurethral procedures: a dose-finding study. *Anesth Analg.* 2007;104(3):552–554.

137. Cappelleri G, Aldegheri G, Danelli G, et al. Spinal anesthesia with hyperbaric levobupivacaine and ropivacaine for outpatient knee arthroscopy: a prospective, randomized, double-blind study. *Anesth Analg.* 2005;101:77–82.

138. Smith KN, Kopacz DJ. Spinal 2-chloroprocaine: a dose-ranging study and the effect of added epinephrine. *Anesth Analg.* 2004;98:81–88.

139. Peyton PJ, Wu CY. Nitrous oxide-related postoperative nausea and vomiting depends on duration of exposure. *Anesthesiology.* 2014;120: 1137–1145.

140. Fredman B, Nathanson MH, Smith I, et al. Sevoflurane for outpatient anesthesia: a comparison with propofol. *Anesth Analg.* 1995;81: 823–828.

141. Gupta A, Stierer T, Zuckerman R, et al. Comparison of recovery profile after ambulatory anesthesia with propofol, isoflurane, sevoflurane and desflurane: a systematic review. *Anesth Analg.* 2004;98(3):632–641.

142. Pavlin JD, Horvarth KD, Pavlin EG, et al. Preincisional treatment to prevent pain after ambulatory hernia surgery. *Anesth Analg.* 2003;97: 1627–1632.

143. White PF. The changing role of non-

第
四
篇

opioid analgesic techniques in the management of postoperative pain. *Anesth Analg.* 2005;101(suppl 5): S5–S22.

144. Apfel CC, Laara E, Koivuranta M, et al. A simplified risk score for predicting postoperative nausea and vomiting: conclusions from cross-validations between two centers. *Anesthesiology.* 1999;91:693–700.

145. Kolodzi K, Apfel CC. Nausea and vomiting after office-based anesthesia. *Curr Opin Anaesthesiol.* 2009;22:532–538.

146. Gan TJ, Diemunsch P, Habib AS, et al. Consensus guidelines for management of postoperative nausea and vomiting. *Anesth Analg.* 2014;118(1): 85–113.

147. Visser K, Hassingk EA, Bonsel GJ, et al. Randomized controlled trial of total intravenous anesthesia with propofol versus inhalation anesthesia with isoflurane-nitrous oxide: postoperative nausea with vomiting and economic analysis. *Anesthesiology.* 2001;95:616–626.

148. Aldrete JA. The post-anesthetic recovery score revisited. *J Clin Anesth.* 1995;7:89–91.

149. White PF, Song D. New criteria for fast-tracking after outpatient anesthesia: a comparison with the modified Aldrete's scoring system. *Anesth Analg.* 1999;88(5):1069–1072.

150. Milby A, Bohmer A, Gerbershagen MU, et al. Quality of post-operative patient handover in the post-anesthesia care unit: a prospective analysis. *Acta Anaesthesiol Scand.* 2014;58(2):192–197.

151. Agarwala AV, Firth PG, Albrecht MA, et al. An electronic checklist improves transfer and retention of critical information at intraoperative handoff of care. *Anesth Analg.* 2015;120(1):96–104.

152. Lubarsky DA. Fast-track in the postanesthesia care unit: unlimited possibilities. *J Clin Anesth.* 1996;8: 70–72.

153. Twersky RS, Sapozhnikova S, Toure B. Risk factors associated with fast track ineligibility after monitored anesthesia care in ambulatory surgery patients. *Anesth Analg.* 2008;106:1421–1426.

154. Apfelbaum JL, Lichtor JL, Lane BS, et al. Awakening, clinical recovery, and psychomotor effects after desflurane and propofol anesthesia. *Anesth Analg.* 1996;83:721–725.

155. White PF, Eng M. Fast-track anesthetic techniques for ambulatory surgery. *Curr Opin Anaesthesiol.* 2007;20:545–557.

156. Song D, Chung F, Ronayne M, et al. Fast tracking (bypassing the PACU) does not reduce nursing workload after ambulatory surgery. *Br J Anaesth.* 2004;93:768–774.

157. Dickerson DM. Acute pain management. *Anesthesiol Clin.* 2014;32(2): 495–504.

158. Ip HY, Abrishami A, Peng PW, et al. Predictors of postoperative pain and analgesic consumption: a qualitative systematic review. *Anesthesiology.* 2009;111:657–677.

159. Gerbershagen HJ, Aduckathil S, van Wijck AJ, et al. Pain intensity on the first day after surgery: a prospective cohort study comparing 179 surgical procedures. *Anesthesiology.* 2013;118(4):934–944.

160. Schwenkglenks M, Gerbershagen HJ, Taylor RS, et al. Correlates of satisfaction with pain treatment in the acute postoperative period: results from the international PAIN OUT registry. *Pain.* 2014;155:1401–1411.

161. American Society of Anesthesiologists Task Force on Acute Pain Management. Practice guidelines for acute pain management in the perioperative setting: an updated report by the American Society of Anesthesiologists Task Force on Acute Pain Management. *Anesthesiology.* 2012;116(2):248–273.

162. Hanna MN. Does patient perception of pain control affect patient satisfaction across surgical units? *J Med Qual.* 2012;27:411–416.

163. Lentschener C, Tostivint P, White PF, et al. Opioid-induced sedation in the postanesthesia care unit does not insure adequate pain relief: a case-control study. *Anesth Analg.* 2007;105:1143–1147.

164. Angst MS, Clark JC. Opioid-induced hyperalgesia: a qualitative systematic review. *Anesthesiology.* 2006;104:570–587.

165. White PF. Prevention of postoperative nausea and vomiting: a multimodal solution to a persistent problem. *N Engl J Med.* 2004;350:2511–2512.

166. Carli F, Kehlet H, Baldini G, et al. Evidence basis for regional anesthesia in multidisciplinary fast-track surgical care pathways. *Reg Anesth Pain Med.* 2011;36:63–72.

167. Lenart MJ, Wong K, Gupta RK, et al. The impact of peripheral nerve techniques on hospital stay following major orthopedic surgery. *Pain Med.* 2012;13(6):828–834.

168. Ilfeld BM. Continuous peripheral nerve blocks: a review of the published evidence. *Anesth Analg.* 2011;113(4):904–925.

169. White PF, Kehlet H, Neal JM, et al. The role of the anesthesiologist in fast-track surgery: from multimodal analgesia to perioperative medical care. *Anesth Analg.* 2007;104:1380–1396.

170. Fung D, Cohen MM, Stewart S, et al. What determines patient satisfaction with cataract care under topical local anesthesia and monitored sedation in a community hospital setting? *Anesth Analg.* 2005;100:1644–1650.

171. Turan A, White PF, Karamanlioglu B, et al. Premedication with gabapentin: the effect on tourniquet pain and quality of intravenous regional anesthesia. *Anesth Analg.* 2007;104(1):97–101.

172. White PF. Changing role of COX-2 inhibitors in the perioperative period. Is parecoxib really the answer? *Anesth Analg.* 2005;100:1306–1308.

173. Kaye AD, Baluch A, Kaye AJ, et al. Pharmacology of cyclooxygenase-2 inhibitors and preemptive analgesia in acute pain management. *Curr Opin Anaesthesiol.* 2008;21:439–445.

174. Coloma M, Chiu JW, White PF. The use of esmolol as an alternative to remifentanil during desflurane anesthesia for fast-track outpatient gynecologic laparoscopic surgery. *Anesth Analg.* 2001;92:352–357.

175. Collard V, Mistraletti G, Taqi A, et al. Intraoperative esmolol infusion in the absence of opioids spares postoperative fentanyl in patients undergoing ambulatory laparoscopic cholecystectomy. *Anesth Analg.* 2007; 105(5):1255–1262.

176. White PF, Wang B, Tang J, et al. The effect of intraoperative use of esmolol and nicardipine on recovery after ambulatory surgery. *Anesth Analg.* 2003;97:1633–1638.

177. De Oliveira GS, Agarwal D, Benzon HT. Perioperative single dose ketorolac to prevent postoperative pain: a meta-analysis of randomized trials. *Anesth Analg.* 2012;114: 424–433.

178. Norman PH, Daley MD, Lindsey RW. Preemptive analgesic effects of ketorolac in ankle fracture surgery. *Anesthesiology.* 2001;94(4):599–603.

179. Viscomi CM, Friend A, Parker C, et al. Ketamine as an adjuvant in lidocaine intravenous regional anesthesia: a randomized, double-blind, systematic control trial. *Reg Anesth Pain Med.* 2009;34:130–133.

180. Suzuki M. Role of N-methyl-D-aspartate receptor antagonists in postoperative pain management. *Curr Opin Anaesthesiol.* 2009;22(5):618–622.

181. Laskowski K, Stirling A, McKay WP, et al. A systematic review of intravenous ketamine for postoperative analgesia. *Can J Anaesth.* 2011;58: 911–923.

182. Ryu JH, Kang MH, Park KS, et al. Effects of magnesium sulphate on intraoperative anaesthetic requirements and postoperative analgesia in gynaecology patients receiving total intravenous anaesthesia. *Br J Anaesth.* 2008;100(3):397–403.

183. Hwang JY, Na HS, Jeon YT, et al. I.V. infusion of magnesium sulphate during spinal anaesthesia improves postoperative analgesia. *Br J Anaesth.* 2010;104(1):89–93.

184. Mattila K, Kontinen VK, Kalso E, et al. Dexamethasone decreases oxycodone consumption following osteotomy of the first metatarsal bone: a randomized controlled trial in day surgery. *Acta Anaesthesiol Scand.* 2010;54:268–276.

185. De Oliveira GS, Almeida MD, Benzon HT, et al. Perioperative single dose systemic dexamethasone for postoperative pain. *Anesthesiology.* 2011;115:575–588.

186. Romundstad L, Breivik H, Roald H, et al. Methylprednisolone reduces pain, emesis, and fatigue after breast augmentation surgery: a single-dose, randomized, parallel-group study with methylprednisolone 125 mg, parecoxib 40 mg and placebo. *Anesth Analg.* 2006;102(2):418–425.

187. Salman N, Uzun S, Coskun F, et al. Dexmedetomidine as a substitute for remifentanil in ambulatory gynecologic laparoscopic surgery. *Saudi Med J.* 2009;102:117–122.

188. De Oliveira GS. Fitzgerald P, Streicher LF, et al. Systemic lidocaine to improve

postoperative quality of recovery after ambulatory laparoscopic surgery. *Anesth Analg.* 2012;115(2):262-267.

189. Pavlin DJ, Chen C, Penaloza DA, et al. Pain as a factor complicating recovery and discharge after ambulatory surgery. *Anesth Analg.* 2002;95(3):627-634.

190. Zhao J, Chung F, Hanna DB, et al. Dose-response relationship between opioid use and adverse effect after ambulatory surgery related events. *Pain Symptom Manage.* 2004;28(1):35-46.

191. Chen L, Tang J, White PF, et al. The effect of location of transcutaneous electrical nerve stimulation on postoperative opioid analgesic requirement: acupoint versus non-acupoint stimulation. *Anesth Analg.* 1998;87:1129-1134.

192. Lee A, Gin T, Lau AS, et al. A comparison of patients' and health care professionals' preferences for symptoms during immediate postoperative recovery and the management of postoperative nausea and vomiting. *Anesth Analg.* 2005;100:87-93.

193. White PF, O'Hara JF, Roberson CR, et al. The impact of current antiemetic practices on patient outcomes: a prospective study on high-risk patients. *Anesth Analg.* 2008;107:452-458.

194. Lichtor JL, Glass PS. We're tired of waiting. *Anesth Analg.* 2008;107(2):353-355.

195. Roh YH, Gong HS, Kim JH, et al. Factors associated with postoperative nausea and vomiting in patients undergoing an ambulatory hand surgery. *Clin Orthop Surg.* 2014;6(3):273-278.

196. Dzwonczyk R, Weaver TE, Puente EG, Bergese SD. Postoperative nausea and vomiting prophylaxis from an economic point of view. *Am J Ther.* 2012;19(1):11-15.

197. White PF, Sacan O, Nuangchamnong N, et al. The relationship between patient risk factors and early versus late postoperative emetic symptoms. *Anesth Analg.* 2008;107:459-463.

198. Candiotti KA, Kovac AL, Melson TI, et al. A randomized, double-blind study to evaluate the efficacy and safety of three different doses of palonosetron versus placebo in preventing postoperative nausea and vomiting. *Anesth Analg.* 2008;107:445-451.

199. Gupta A, Wu CL, Elkassabany N, et al. Does the routine prophylactic use of antiemetics affect the incidence of post-discharge nausea and vomiting following ambulatory surgery? A systematic review of randomized controlled trials. *Anesthesiology.* 2003;99:488-495.

200. Scuderi PE, James RL, Harris L, et al. Multimodal antiemetic management prevents early postoperative vomiting after outpatient laparoscopy. *Anesth Analg.* 2000;91:1408-1414.

201. Pan PH, Lee SC, Harris LC. Antiemetic prophylaxis for post-discharge nausea and vomiting and impact on functional quality of living during recovery in patients with high emetic risks: a prospective, randomized, double-blind comparison of two prophylactic antiemetic regimens. *Anesth Analg.* 2008;107:429-438.

202. De Oliveira GS, Castro-Alves LJ, Ahmad S, et al. Dexamethasone to prevent postoperative nausea and vomiting: an updated meta-analysis of randomized controlled trials. *Anesth Analg.* 2013;116(1):58-74.

203. Apfel CC, Korttila K, Abdalla M, et al. A factorial trial of six interventions for the prevention of postoperative nausea and vomiting. *N Engl J Med.* 2004;350(24):2441-2451.

204. Maharaj CH, Kallam SR, Malik A. Preoperative intravenous fluid therapy decreases postoperative nausea and pain in high risk patients. *Anesth Analg.* 2005;100:675-682.

205. Engelman E, Salengros J, Barvais L. How much does pharmacologic prophylaxis reduce postoperative vomiting in children? *Anesthesiology.* 2008;109:1023-1035.

206. Habib AS, Reuveni J, Taguchi A, et al. A comparison of ondansetron with promethazine for treating postoperative nausea and vomiting in patients who received prophylaxis with ondansetron: a retrospective database analysis. *Anesth Analg.* 2007;104:548-551.

207. Chung F. Recovery pattern and home-readiness after ambulatory surgery. *Anesth Analg.* 1995;80(5):896-902.

208. Moncel JB, Nardi N, Wodey E, et al. Evaluation of the pediatric post anesthesia discharge scoring system in an ambulatory surgery unit. *Paediatr Anaesth.* 2015;25(6):636-641.

209. Metzner J, Kent CD. Ambulatory surgery: is the liability risk lower? *Curr Opin Anaesthesiol.* 2012;25:654-658.

210. Chung F, Kayumov L, Sinclair DR, et al. What is the driving performance of ambulatory surgical patients after general anesthesia? *Anesthesiology.* 2005;103(5):951-956.

211. Abbass IM, Krause TM, Virani SS, et al. Revisiting the economic efficiencies of observation units. *Manag Care.* 2015;24(3):46-52.

212. Wu CL, Berenholtz SM, Provonost PJ. Systematic review and analysis of post-discharge symptoms after outpatient surgery. *Anesthesiology.* 2002;96:994-1003.

213. Manohar A, Cheung K, Wu CL, et al. Burden incurred by patients and their caregivers after outpatient surgery: a prospective observational study. *Clin Orthop Relat Res.* 2014;473(5):1416-1426.

214. Yabroff KR, Kim Y. Time costs associated with informal caregiving for cancer survivors. *Cancer.* 2009;115(suppl 18):4362-4373.

215. Bryson GL, Mercer C, Varpio L. Patient and caregiver experience following ambulatory surgery: qualitative analysis in a cohort of patients 65 yr and older. *Can J Anaesth.* 2014;61(11):986-994.

216. Sandberg EH, Sharma R, Sandberg WS. Deficits in retention for verbally presented medical information. *Anesthesiology.* 2012;117:772-779.

217. Chanthong P, Abrishami A, Wong J, et al. Systematic review of questionnaires of measuring patient satisfaction in ambulatory anesthesia. *Anesthesiology.* 2009;110(5):1061-1067.

218. Idvall E, Berg K, Unosson M, et al. Assessment of recovery after day surgery using a modified version of quality of recovery-40. *Acta Anaesthesiol Scand.* 2009;53(5):673-677.

219. Odom-Forren J, Jalota L, Moser DK, et al. Incidence and predictors of postdischarge nausea and vomiting in a 7-day population. *J Clin Anesth.* 2013;25(7):551-559.

220. Apfel CC. Who is at risk for postdischarge nausea and vomiting after ambulatory surgery? *Anesthesiology.* 2012;117:475-486.

221. Meltron M, Nielsen K, Tucker M, et al. Long-acting serotonin antagonist (palonosetron) and the NK-1 receptor antagonists. *Anesthesiol Clin.* 2014;32(2):505-516.

222. Bingham AE, Fur R, Horn JL, et al. Continuous peripheral nerve block compared with single-injection peripheral nerve block: a systematic review and meta-analysis of randomized controlled trials. *Reg Anesth Pain Med.* 2012;37(6):583-594.

223. Ilfeld BM. Continuous peripheral nerve blocks in the hospital and at home. *Anesthesiol Clin.* 2011;29(2):193-211.

224. Neal JM, Barrington MJ, Brull R, et al. The second ASRA practice advisory on neurologic complications associated with regional anesthesia and pain medicine: executive summary. *Reg Anesth Pain Med.* 2015;40(5):401-430.

225. Watson JC, Huntoon MA. Neurologic evaluation and management of perioperative nerve injury. *Reg Anesth Pain Med.* 2015;40(5):491-501.

226. Veljkovic A, Dwyer T, Lau JT, et al. Neurological complications related to elective orthopedic surgery: part 3: common foot and ankle procedures. *Reg Anesth Pain Med.* 2015;40(5):431-432.

227. Dwyer T, Drexler M, Chan VW, et al. Neurological complications related to elective orthopedic surgery: part 2: common hip and knee procedures. *Reg Anesth Pain Med.* 2015;40(5):443-454.

228. Dwyer T, Henry PD, Cholvisudhi P, et al. Neurological complications related to elective orthopedic surgery: part 1: common shoulder and elbow procedures. *Reg Anesth Pain Med.* 2015;40(5):455-466.

229. Laffel G, Blumenthal D. The case for using industrial quality management science in health care organizations. *JAMA.* 1989;262(20):2869-2873.

230. Spear S. Learning to lead at Toyota. *Harv Bus Rev.* 2004;82(5):78-86.

231. Spencer FC. Human error in hospitals and industrial accidents: current concepts. *J Am Coll Surg.* 2000;191(4):410-418.

232. Uhlig P. Interview with a quality leader: Paul Uhlig on transforming healthcare. Interviewed by Jason Trevor Fogg. *J Health Care Qual.* 2009;31(3):5-9.

233. Jamtvedt G, Young JM, Kristoffersen DT, et al. Audit and feedback: effects on professional practice and health care outcomes. *Cochrane Database Syst Rev.* 2006;(2). CD:000259.

第 38 章　手术室外麻醉

Wilson Cui and Chanhung Z. Lee

在手术室外进行的麻醉属于手术室外麻醉（non-operating room anesthesia，NORA），是指在传统手术室以外的任何地方提供麻醉管理（知识框 38-1）。为了满足微创介入治疗的需要、成像和其他技术的快速发展，许多外科专业和其他医学专业的 NORA 数量显著增加，甚至越来越多的杂交手术室建在中心手术室内部或附近，NORA 正逐渐成为麻醉管理的重要组成部分。

许多在手术室外接受治疗的患者被认为"病情过重"，无法进行传统的外科手术。与大多数麻醉一样，此类手术必须同时考虑患者和手术因素（表 38-1）。麻醉相关的问题包括：①维持患者制动和生命体征平稳，②围手术期抗凝治疗，③预防手术过程中突发的并发症，④提供平稳快速的麻醉及镇静复苏（甚至可能在手术过程中），⑤在术后转运过程中进行适当的监测和管理。美国国家麻醉临床结局登记数据库（National Anesthesia Clinical Outcomes Registry，NACOR）的一项研究表明，与手术室中进行的麻醉相比，接受手术室外麻醉的患者年龄更大，进行监测麻醉更为普遍[1]。NACOR 的报告同时指出，手术室外麻醉最常见的并发症是严重的血流动力学不稳定，以及心脏介入和放射治疗中增加的死亡率。本章着重介绍手术室外常见地点的麻醉特点，其中包括特殊治疗、手术的关注点和管理方法。

感谢 Lawrence Litt and William L. Young 为本章上版作出的贡献

谨以本章纪念受人尊敬的同事和导师 William L. Young

知识框 38-1　手术室外麻醉点及需要的服务

放射与核医学
诊断性放射学和核医学
计算机断层扫描
X 线透视

治疗性放射学
介入性躯体血管造影（可能涉及栓塞或支架置入）
介入性神经血管造影（可能涉及栓塞或支架置入）

磁共振成像
正电子发射断层扫描（PET）
超声成像

放射治疗
准直射束标准 X 射线治疗
伽马刀 X 线手术治疗脑部肿瘤和动静脉畸形
射波刀 X 线手术治疗中枢神经系统、躯体肿瘤和
动静脉畸形
电子束放射治疗（通常用于术中）

心脏病学
有/无电生理检查的心导管术
心脏电复律
结构性心脏病治疗

胃肠病学
上消化道内镜检查术
结肠镜检查术
内镜逆行胰胆管造影术

胸科
气管和支气管支架置入
支气管镜检查
肺灌洗

精神病学
电休克治疗

泌尿外科
体外冲击波碎石术
肾造瘘管放置

牙科和口腔颌面外科
牙科手术

生殖健康
体外受精过程

表 38-1　实施麻醉管理应考虑的因素

患者	手术
焦虑史	持续时间
长期阿片类药物依赖	无法仰卧位
高吸氧浓度要求	呼吸支持
睡眠呼吸暂停	制动
精神状态改变	侵入程度
无法配合	
合并症	

手术室外麻醉的特点

沟通的重要性

　　手术室外明显不同于设备齐全的手术室，所以进行有效且安全的管理时，良好的沟通起着很重要的作用。通过良好沟通，麻醉人员可以更好地配合在 NORA 点实施手术的团队。麻醉执行者应制定详细预案，以便与其他麻醉医生和技术人员进行沟通，尤其是在需要紧急帮助时。例如，由于许多手术室外麻醉实施点离中心手术室较远，当遭遇意外的有挑战性的困难气道时，应立即提供更多的麻醉人员和资源。有时在 NORA 地点的麻醉医生会感到在手术室外实施麻醉比手术室内设备更加匮乏，且缺乏相互经验交流和沟通，这将给麻醉医生和其他工作人员带来挑战。麻醉医生和手术医生都应知晓手术具体细节和可能面临的挑战。对于不熟悉手术室外工作的麻醉医师来说，了解参与手术和护理的人员身份和角色很重要。在麻醉医生可能需要帮助时（如气管插管、放置侵入性监测设备或静脉通路），必须要有能够胜任的工作人员随时可参与。拟行手术室外麻醉的患者的术前医疗文书必须包括患者病史和体格检查。患者入手术室流程和术前核查应和在传统手术室中接受手术的患者一致。

标准的监测与设备

　　手术室外的麻醉监测标准应和手术室内相同。美国麻醉医师协会（American Society of Anesthesiologists, ASA）已发布关于在手术室外麻醉点实施 NROA 的最低标准。总的来说，指南建议，必须要配备足够的监测设备，可进行面罩正压通气的供氧条件，吸引

第
四
篇

器，机械通气设备，足够的麻醉药和麻醉辅助设备以及照明装置。虽然便携式麻醉机应放置在患者附近以方便呼吸回路的连接，但由于"C臂"等透视设备的存在往往无法完全满足。

如果要使用麻醉气体，则必须保证废气浓度低于职业安全与健康管理局（Occupational Safety and Health Administration，OSHA）设定的上限。手术室外麻醉医生经常面临其他风险，例如辐射暴露、噪声和重型机械设备，因此应提前准备好所有需要的设备，例如铅围裙、便携式铅屏风和耳塞。麻醉结束时，从手术室外转运患者至复苏室，常比从手术室转运到复苏室或相应科室的距离长。为了能够将患者安全快速地转运到复苏区域，手术室外麻醉点应配备充足的供氧设备、转运监护仪以及电梯和通道钥匙。麻醉医生应清楚知道离手术室外麻醉点最近的除颤仪、灭火器、气体切断阀和安全出口的位置。

放射室的安全和注意事项

影像学诊断和介入手术是目前NORA的主要组成部分。

辐射安全规范

在放射室经常会遇到电离辐射和辐射安全问题[2]。辐射强度和暴露量随着发射源距离的增加而减小。通常麻醉医生可站在可移动铅屏风的后方。但不论是否有铅屏风，麻醉医生都应佩戴铅围裙和甲状腺防护铅围脖，并与放射源保持至少1～2m的距离。2011年的一项研究强调了在放射室长时间工作的麻醉医生需要重视对眼睛的保护[3]。放射科人员与麻醉团队之间的良好沟通对于减少放射暴露至关重要。

辐射剂量的监测

麻醉医师可以通过佩戴辐射暴露徽章来监测其每月辐射量。生物辐射剂量的物理测量单位为希沃特（Sv）：100rem＝1Sv。由于某些类型的电离辐射比其他辐射更具伤害性，因此生物辐射剂量是每克组织所吸收的电离能量与特定类型辐射权重因子（或"质量因子"）的乘积。辐射暴露可以使用一个或者多个监测徽章进行监测。在美国，宇宙射线和天然存在的环状放射性物质的平均年剂量约为3mSv（300mrem）。接受胸部X线检查的辐射剂量为0.04mSv，而接受头部CT扫描的辐射剂量为2mSv。联邦政府制定的指南规定，每年因职业原因接受的最大辐射剂量为50mSv。

造影剂的不良反应

每年有超过1000万例患者在行放射性诊断检查时使用造影剂。1990年，静脉使用造影剂的死亡率约为1/100 000，使用离子剂的严重不良反应发生率是0.2%，使用低渗剂的严重不良反应发生率是0.4%。放射性造影剂可能使敏感患者发生过敏反应，这种过敏反应需要紧急的处理，包括吸氧、静脉输液和肾上腺素，其中给予肾上腺素是治疗的基本措施（参见第45章）。

静脉注射碘造影剂（用于X线检查，如CT）后的药物不良反应比注射钆造影剂[用于磁共振成像（magnetic resonance imaging，MRI）]更常见。过敏反应的症状体征可表现为轻度（恶心、瘙痒、出汗），中度（晕厥、呕吐、荨麻疹、喉头水肿、支气管痉挛），或重度（癫痫发作、低血压休克、喉头水肿、呼吸窘迫、心搏骤停）（参见第45章）。预防过敏反应主要针对由肥大细胞和嗜碱性粒细胞释放的炎性细胞因子（如组胺、5-羟色胺和缓激肽）所引起的大量血管舒张。预防的主要方法是在手术前一天的晚上和手术当日早上服用类固醇激素和抗组胺药。例如70kg成年患者，典型的治疗方案是泼尼松40mg、法莫替丁20mg和苯海拉明50mg[4]。由于造影剂的渗透性利尿作用，患者常存在多尿。在这种情况下，充分补液以防止低血容量或氮质血症非常重要。造影剂的化学毒性反应通常呈剂量依赖性（与类过敏反应和过敏反应不同），且与造影剂的渗透压和离子强度有关。

静脉注射造影剂常用于放射成像。在使用含钆的MRI造影剂后，可能发生一种称为肾源性系统性纤维化（nephrogenic systemic fibrosis，NSF）的严重不良反应，表现为皮肤、结缔组织甚至内脏都可能发生纤维化[5]。NSF的严重程度从轻度到重度不等，甚至有致死的可能。但是NSF只在合并严重肾功能不全（例如依赖透析的肾衰竭）时才会发生。所以麻醉医生不应随便对肾病患者使用含钆的MRI造影剂。

磁共振成像

MRI是一种标准诊断工具，并且有可能会替代传统的X线检查。患者在行磁共振检查时所处的位置即MRI"孔"，是由直径仅为60～70cm，长度约为120cm的电子管构成。然而，由于患者的移动或不配合，MRI图像质量明显下降，且扫描过程可能需要1个小时或更长时间。因此，镇静或全身麻醉的是为了让患者保持制动。通常需要 MRI 麻醉的患者包括儿童、幽闭恐惧症的成年患者、疼痛患者以及危重患者。

MRI 安全注意事项

在磁共振室，由于不涉及 X 线或放射性物质，因此不存在电离辐射安全问题，但存在磁性空间相关的其他安全问题。在扫描过程中，高分贝噪声可能会导致听力受损。如果在患者身上连接了不兼容的监测设备，可能会发生电烧伤。同样，身上带有与磁场不兼容植入物或铁磁材料的患者不能进行 MRI 检查，因为不兼容植入物或铁磁材料在大磁场中会引起设备发热甚至故障继而导致患者受伤。最后，如果将铁磁性物体带入磁场附近，则会造成弹射伤。

磁共振室中的物体必须具备安全性和兼容性。专业术语"MR 中特定条件下安全"（MR conditional）一词由美国测试与材料学会（American Society for Testing and Materials）定义，用于描述在 MRI 特定使用条件下（包括静磁场强度和梯度磁场强度）不发生危险的物品。在进行 MRI 扫描之前，麻醉医生应确保 MRI 技术人员已对患者是否携带金属物品进行检查和清理，例如不兼容的骨科植入物、心脏可植入电子设备（cardiac implantable electronic devices，CIED）、钢丝增强硬膜外导管或带温度测量线的肺动脉导管。在 MRI 扫描中，脉搏氧饱和度监测是必不可少的，只有 MRI 兼容的光纤脉搏氧饱和度监测仪才能使用。如果使用普通的脉搏血氧仪，患者可能会被烧伤。类似的问题可能在各种与患者进行直接或间接接触的监测或管理设备中出现。

在 MRI 室，飞射物伤害是一种严重且危及生命的风险。MRI 扫描设备产生巨大磁场的超导电流总是"接通"状态，因此，MRI 扫描设备总是被巨大的磁场梯度包围（高达 6m 远）。磁场梯度能以惊人的速度和力量把金属物体卷入磁场。某些金属（如镍和钴）具有磁性，因此具有危险性，而其他金属（如铝、钛、铜和银）则不会造成弹射伤，故这些金属用于制造与 MRI 兼容的静脉输液架，固定装置和非磁性麻醉机。MRI 兼容的静脉输液泵也已经进入临床。如果必须将易受影响的金属物品（例如输液泵）带入 MRI 检查室，则应将它们安全地放置并固定，最好用螺栓固定在墙壁或地板上。在患者进入 MRI 扫描仪前，应将随身携带的设备妥善放置并确认其安全。万一物体被拉入磁场引起患者受伤或设备损坏，应立即关闭超导磁体，此过程称为**失超**，只能由 MRI 技术人员执行。MRI 的超导磁体在接近绝对零度的

低温下运行，并且需要液氦等制冷剂来维持低温。失超过程中超导磁体的温度升高，制冷剂逸出，进入 MRI 室外部的通风系统，同时也逸入 MRI 室并置换氧气，从而导致冻伤和窒息。

MRI 室监测问题

在扫描过程中，许多麻醉医生更喜欢在 MRI 室外面。只要麻醉医生可以看到生命体征显示器，并且可以通过窗口或摄像机查看患者，这种做法就可以接受。重症患者进行 MRI 检查时可能需要使用有创动脉血压监测。如果对于特定的 MRI 扫描器，压力传感器被归类为"MR 特定条件下安全"，则可以在检查过程中将其与 MRI 兼容的压力电缆和监测系统一起使用。否则，必须增加较长的压力管，使压力传感器及其电缆可以远离磁体，最好位于磁共振室外面。MRI 产生的射频脉冲会导致压力传感器产生伪像峰，这可能会导致错误的高血压数值，从而误导麻醉医生。观察动脉波形可以快速察觉到该伪像。所有的动脉和静脉通路旋塞阀都应加盖，以免因意外而导致旋塞阀处失血。

兼容设备

放在 MRI 检查室内的 MRI 兼容设备实际上是第二个麻醉工作站。尽管吸引器、监护仪和呼吸机在 MRI 检查室内，但主要的麻醉工作区应在 MRI 室外。如果出现危及生命的意外情况，必须迅速把患者从 MRI 扫描设备上转移至主要的麻醉工作站，以便更有效地提供最佳治疗和获得额外帮助。

无创影像学检查的麻醉

由于无创成像检查过程不会引起疼痛，因此大多数成年患者不需要镇静或全身麻醉。ASA 描述了连续的逐渐加深的镇静深度，包括轻度镇静（抗焦虑）、中度镇静（所谓的"清醒镇静"）、深度镇静和全身麻醉（参见第 14 章表 14-1）。对于需要镇静的成年患者，可能仅需要轻度镇静（药物或非药物）。在许多医疗中心，可以由经过适当培训的非麻醉人员提供轻度镇静和中度镇静，而深度镇静和全身麻醉必须由麻醉医生实施。对于儿童患者，通常需要深度镇静或全身麻醉以完成成像检查。除了镇静要求外，患者若合并气道损伤、严重的心脏或呼吸系统疾病、病态肥胖，也需要麻醉医生介入，以确保患者制动、保持充足的氧合、血流动力学稳定，并最大限度地减少放射过程中的疼痛和焦虑。

生命体征监测

ASA 基本麻醉监测标准（参见第 20 章）适用于所有无创影像学检查。麻醉医生通常使用特殊的具备 CO_2 采样功能的鼻导管。通过二氧化碳描记图可以反映呼吸频率和呼吸波形以及呼气末 CO_2 浓度，但是这个读数在非插管患者中容易出现干扰。如果无法进行二氧化碳描记监测，则必须通过连续的目视检查、听诊或两者相结合进行通气评估。

给氧

鼻导管通常与单独的流量计连接，而不是接在麻醉机的出气口，如果患者在检查中出现通气不足、低氧血症或呼吸暂停，这种方法能更快地使用麻醉机呼吸回路，以便通过面罩输送氧气或正压通气。对于长时间的检查，应通过鼻导管给予湿化的氧气，最大限度地减少鼻腔和咽部干燥程度，从而提高患者的舒适度。某些患者，包括婴儿和小孩，无法耐受鼻导管，但是可以通过"旁气流"供氧技术解决这一问题。

药物镇静

许多药物都可用于成像检查的镇静（参见第 8 章、第 9 章和第 14 章）。例如，持续输注丙泊酚和 / 或阿片类药物、苯二氮䓬类药物（或两者）进行镇静。对于简短的检查过程，小剂量、快速起效的短效阿片类药物（如瑞芬太尼或阿芬太尼）通常是合适的选择。右美托咪定是另一种可选择的药物，主要用于持续 1 个小时以上的检查。由于右美托咪定与丙泊酚相比具有较低的呼吸抑制风险，因此它对于患有严重肺动脉高压或需要经常评估精神状态的患者特别适用。由于右美托咪定有降低全身动脉血压的特点且持续时间较长，因此使用时可能需要静脉使用血管加压素来维持血压。右美托咪定在需要动脉血压保持在基线水平或较高水平的患者中应谨慎使用。合并大脑、心脏或肾脏动脉粥样硬化病变的患者，以及肿瘤压迫大脑或脊髓的患者更容易受到损害。

CT 的麻醉管理

CT 通常用于颅内及胸腹部成像。由于 CT 无痛，无创且通常持续时间短，因此接受 CT 扫描的成年患者很少需要心理安慰。此外，CT 扫描的孔径比 MRI 大，因此很少会引起幽闭恐惧症。CT 扫描是以下几种紧急情况的重要诊断工具，包括外伤（头部和腹部），急性卒中和未知原因的急性精神状态改变。CT 扫描也用于紧急评估重症监护病房（intensive care unit，ICU）中的危重患者的胃肠道完整性，通常这些患者在转运过程中需要更加复杂的管理。故对于此类患者以及难以保持静止的儿童和成人镇静或全身麻醉显得至关重要。

与 MRI 不同，CT 扫描无须担心磁场问题，但是麻醉医生有暴露于电离辐射的风险。在 CT 扫描过程中，机械化手术台将患者移动通过 CT 扫描仪时，麻醉人员应在铅屏风后面。除了患者本身的疾病外，CT 扫描过程中的并发症还可能包括氧气管或呼吸回路断开，静脉导管的误拔和监护仪连接断开。

MRI 的麻醉管理

对于儿童患者（参见第 34 章），常见的技术包括：①七氟醚吸入麻醉诱导；②建立静脉通路；③静脉输注丙泊酚；④根据患儿的合并情况选择使用鼻导管、喉罩或气管插管进行气道管理。对需要全身麻醉进行 MRI 的成年人，计划成像的部位可能会影响气道管理的选择。例如，使用喉罩通气的患者在行脑 MRI 扫描时可能有轻微的气道阻塞，导致不可接受的运动伪影，而使用气管内插管则不会发生这种情况。

某些 MRI 图像序列[如液体衰减反转恢复（fluid-attenuated inversion recovery，FLAIR）]会受到患者氧合的影响。高氧血症可增加脑脊液中的信号强度，因此放射科医生可能会根据情况要求麻醉医师降低吸入氧浓度[6]。

介入放射学

介入放射学（interventional radiology，IR）是近年来随着成像质量的不断提高和技术的不断进步而迅速发展的一个领域。将实时无创的成像技术与以导管为基础的微创介入方法相结合，为原本不得不经历开放手术且可能需要更长康复时间的患者带来了巨大的好处。介入神经放射学（interventional neuro-radiology，INR），又称血管内神经外科，将传统神经外科与神经放射学相结合，同时也包括头颈外科的某些领域。躯体介入放射学将普外科和放射学相结合。在血管造影过程中，对相关血管进行成像，然后选择药物、介入设备或两者进行一种或多种治疗干预。介入放射学适应证很广且还在不断增加。

神经介入放射学

麻醉选择

目前大多数医疗中心对复杂或时间长的手术，

仍常使用气管内插管全身麻醉，尚无更先进的麻醉技术[7]。麻醉方式的选择可根据手术需要以及心脑血管方面的具体情况来制定[8]。全身麻醉通过控制通气和制动，来提高成像质量。介入团队可能要求间歇性呼吸暂停，以减少数字减影血管造影术期间的运动伪影。通常颅内压正常的患者，机械通气应维持血碳酸正常或轻微低碳酸血症。对于颅内压增高的患者，在麻醉诱导前及维持麻醉期间维持轻度的过度通气，可抵消吸入麻醉药引起的脑血管舒张，继而使患者受益（参见第 30 章）。轻度或中度镇静作为全身麻醉的替代方法，具有可以在手术过程中评估神经功能的优势。根据麻醉医生的经验和麻醉管理目标，可以使用多种药物来镇静。

通道和监护

神经介入放射成像装置需要多个成像屏幕和能够在患者周围广泛移动的大型透视 C 臂设备。因此从静脉输液袋到静脉留置针的距离可以是正常距离的两倍。延长的静脉输液导管必须牢固连接并具有足够的长度，以防止意外脱出。静脉麻醉药或血管活性药物的输注应尽可能靠近静脉留置针以减少输液管路无效腔。对于涉及中枢神经系统（central nervous system，CNS）的血液供应的手术，进行连续血压监测的动脉置管应谨慎。除麻醉医生给予的液体外，介入团队可通过置入的导管给予大量液体（如肝素化的冲洗液和放射造影剂）。留置导尿管将有助于评估尿量并协助液体管理决策，此外还可以避免膀胱扩张，提高患者的舒适度。

动脉血压管理

应仔细评估基础动脉血压和心血管储备功能，因为在神经介入放射手术中通常需要进行血压调控，甚至经常出现与治疗密切相关的血压波动。对于脑血管疾病的患者，将动脉血压维持在设定范围内尤为重要。术前应与介入团队沟通动脉血压的控制目标。对于患有闭塞性脑血管疾病的神经介入手术患者，控制性高血压（即维持高于正常的动脉血压）可促进侧支循环以维持血供。此方法同样也适用于行紧急溶栓治疗的患者[9, 10]和动脉瘤破裂引起蛛网膜下腔出血伴血管痉挛的患者。另外，由于肿瘤会影响到脊髓、肾脏和其他器官的血液灌注，故在肿瘤患者行神经介入手术时应维持正常或稍高的动脉血压。相反，在某些患者中预防动脉血压过高至关重要，如新近发生颅内动脉瘤破裂或动静脉畸形闭塞的患者。行脑血管成形术或颈动脉等颅外大血管支架置入术

的患者在治疗后易发生脑灌注损伤，术后需严格控制血压[11]（参见第 30 章）。

神经介入手术的危机管理

神经介入手术的危机管理包括妥善的计划及麻醉团队和放射科团队之间快速有效的沟通。在神经介入手术中，麻醉医生的首要职责是保证患者气道通畅、气体交换足够和血流动力学稳定。术中麻醉医生应与手术人员沟通，明确疾病是出血性还是闭塞性。

如果疾病是由血管闭塞导致的，无论能否溶栓，治疗目标首先是通过增加动脉血压来保证远端的灌注。这种情况往往需要准备和使用升压药。

如果疾病是由出血导致的，麻醉医生应与介入团队讨论是否立即停止肝素的使用并用鱼精蛋白进行逆转。鱼精蛋白的常见不良反应包括低血压、过敏反应和肺动脉高压。大多数血管破裂病例可以在血管造影室中接受处理。介入团队可从血管内封闭破裂的部位，从而替代开放手术。此外，如果怀疑颅内压升高，可以在血管造影室紧急放置脑室造瘘导管。疑似血管破裂的患者需要行急诊头部 CT，但可能不需要行急诊开颅手术。

躯体介入放射学

介入放射科医生使用 X 线、CT、超声、MRI 和其他成像方式引导手术。与传统手术相比，这些手术通常使用穿刺针和导管来进行微创治疗。本节重点介绍常见造影手术的麻醉管理方法和面临的挑战，如造影诊断、置管引流、支架置入、肿瘤消融、血管成形术和栓塞治疗以及治疗药物的靶向治疗（表 38-2）。其中行经颈静脉肝内门体分流术（transjugular intrahepatic portosystemic shunt，TIPS）患者的病情较严重而需要重点关注[12]。

麻醉评估与管理

接受介入手术的患者对麻醉需求各不相同。由于具有微创的特性，很多在介入手术室进行的手术仅需要轻度镇静，并不需要麻醉医生在场。但是，许多因素会促使麻醉医生介入（参见表 38-1）。团队成员之间应该进行明确详细的讨论，这样术者可以提出对手术条件的要求，麻醉医生也可以提出麻醉的考虑。麻醉医生的参与使手术医生可以将他们的全部注意力集中在手术上。

对拟行介入手术的患者在麻醉术前评估时，采用与其他类型手术相同的麻醉评估方法（参见第 13 章）。

第四篇

表 38-2　常见介入造影手术

血管	肝/胆道	肿瘤	其他
血管造影术	胆道引流和支架放置术	经皮(针)活检	脓肿引流术
球囊血管成形术	经颈静脉肝活检	化疗栓塞	安置胸腔引流管
栓塞术	经颈静脉肝内门体分流术	射频消融	安置经皮肾造瘘管
中心静脉/血液透析置管			安置胃造瘘管
溶栓术			
放置静脉滤器			

麻醉方法的选择遵循本章前面所述的原则(参见第14章)。如果在手术过程中需要其配合屏气,某些合并精神状态改变或认知功能障碍(痴呆、谵妄、脑病或发育迟缓)的患者可能不适合采用轻度镇静。应关注患者的用药史。躯体介入手术需特别关注口服二甲双胍治疗的肾衰竭患者,如果在此类患者中使用静脉造影剂可能会导致乳酸酸中毒。而口服二甲双胍治疗的肾功能正常的患者在使用静脉造影剂时,乳酸酸中毒极为罕见。介入手术与其他择期手术均应遵循 ASA 术前禁食禁饮指南。

如果最初的麻醉计划不是采用全身麻醉,则麻醉医生应准备随时根据手术需要提高镇静水平甚至达到全身麻醉,因此相关的设备、监护仪和药物都应准备。

经颈静脉肝内门体分流术

计划接受 TIPS 的患者往往都患有严重的肝脏疾病和门静脉高压症,例如静脉曲张出血、腹水和肝肾综合征。终末期肝病模型(model for end-stage liver disease,MELD)评分可用于判断肝病的严重程度和预测肝病患者近期死亡风险。这些肝病患者中有部分患者可能需要肝移植。此类患者的麻醉评估应重点关注肝衰竭导致的全身多系统影响,包括心血管、肺、神经系统、肾脏和血液系统(参见第28章)。肝性脑病是该类患者中常见的一种疾病,也是 TIPS 的禁忌证。另外,凝血障碍和血小板减少会增加出血风险,所以需要在手术前进行纠正。

对拟行 TIPS 手术的患者进行麻醉管理非常具有挑战性。由于存在手术时间无法预测,患者常合并心肺疾病、凝血功能障碍等因素,大多数手术医生更倾向于采用全身麻醉。麻醉医生应尽量减少或避免使用在肝脏代谢和胆道清除的药物。合并大量腹水和胃食管反流的患者容易发生反流误吸。因在 TIPS

手术中需旋转颈部以方便进行颈内静脉穿刺,故气管插管是首选的气道管理方法。麻醉医生需重点关注几种 TIPS 术后并发症:TIPS 术后脑病导致精神状态改变,肝内出血或血管损伤导致大出血以及门静脉血流减少导致肝衰竭进一步恶化。

挑战:止血和抗凝

许多介入手术都涉及使用大直径导管进入分支动脉。为了最大限度地减少血栓栓塞的风险,通常要求麻醉医生在术中进行抗凝。术中抗凝可采用静脉给予肝素并监测活化凝血时间(activated clotting time,ACT)来实现。肝素具有半衰期短和可用鱼精蛋白逆转的优势。对肝素或鱼精蛋白过敏,或患有肝素诱导血小板减少症的患者可以直接使用凝血酶抑制剂,但是这些药物的抗凝作用无法被逆转。

另一方面,介入栓塞术常作为胃肠道或子宫急性出血的紧急治疗手段。通过诊断性血管造影以明确出血部位和原因。通常,可以采用螺圈和栓塞物进行栓塞止血。对此类出血患者安全地实施麻醉诱导并快速控制气道具有挑战性。此外,麻醉诱导后,患者的基本生命体征可能进一步恶化,需要进行输液和输血复苏(参见第23章和第24章)。由于出血丢失、补液稀释或凝血因子消耗,患者常常出现急性贫血、凝血障碍和血小板减少症。纠正凝血障碍应该以实验室检查结果和临床治疗方案为指导。由于在紧急情况下可能无法获得实验室数据,因此是否进行输血取决于患者的病史(如血友病和肝脏疾病)、药物治疗(如抗凝或抗血小板治疗)、体征(如弥散性血管内凝血障碍)和临床医生的判断。除了血小板、血浆和冷沉淀外,重组凝血因子和凝血因子浓缩物也可用于纠正凝血因子缺乏,且无输血相关并发症的风险(参见第22章和第24章)。

内镜检查和经内镜逆行胰胆管造影术

内镜检查常用于胃肠道疾病的诊断和筛查。上消化道内镜（esophagogastroduodenoscopy, EGD）检查的适应证包括胃食管反流、出血、吞咽困难、长期疼痛或恶心、误食异物、异常影像复查。此外，还可在内镜下进行止血、Barrett 食管射频消融、异常组织活检、狭窄扩张和支架置入、营养管安置等治疗。通过内镜的活检器械通道送入高频内镜超声（endoscopic ultrasound, EUS）探头，可以采集胃肠道良、恶性病变的高分辨率图像。

对于行 EGD 的患者，通常采用左侧卧位、颈部弯曲的体位。检查步骤一般包括：①使用利多卡因或苯佐卡因对患者咽部实施表面麻醉，②放置塑料咬口减少牙齿损伤或内镜损害，③使用药物以达到轻至中度镇静，④通过口腔将内镜插入食管，⑤进行食管、胃食管连接处、胃体、幽门和十二指肠的检查，⑥必要时进行内镜下治疗。

内镜逆行胰胆管造影术（endoscopic retrograde cholangiopancreatography, ERCP）常用于对胆管和胰管疾病的诊断和治疗。ERCP 需要专用设备包括专用透视机。ERCP 的主要适应证包括黄疸、急性胆源性胰腺炎、不明原因的慢性胰腺炎、胰腺假性囊肿、可疑的胆道或胰腺恶性肿瘤、Oddi 括约肌功能异常、胆管狭窄和术后胆漏等。此外，括约肌切开、胆管扩张和支架植入、瘘管支架植入、术后狭窄或胆漏、引流管置入和组织活检等干预措施也可通过 ERCP 进行。患者体位通常是左侧卧位或俯卧位，头朝向内镜医师。ERCP 的检查开始部分类似于 EGD，从口腔将纤维内镜插入食管，当纤维内镜进入十二指肠时，内镜医师旋转探头面朝向十二指肠乳头，并进行乳头插管、注射造影剂，在透视下进行观察。过度的肠蠕动会妨碍内镜检查，可通过服用抗胆碱能药物或胰高血糖素来抑制。

麻醉评估与管理

行胃肠道内镜检查和 ERCP 的患者，常常需要麻醉医生进行麻醉管理。术前评估的方法（参见第 13 章）和麻醉药物的选择（参见第 14 章）也适用于此类检查。在健康的患者中，简单的 EGD 和 ERCP 可在经过训练的非麻醉医务人员实施轻、中度镇静后进行。如果预计手术存在困难或时间较长、需要患者制动、患者有困难气道或其他合并症，则需要麻醉

医生介入（无论是进行监测麻醉还是全身麻醉）。拟行 ERCP 的患者常合并肝胆功能不全；这些患者由于凝血因子合成减少和血小板减少，可能存在凝血障碍（参见第 28 章）。因此在行检查前可能需要输入血制品，尤其是侵入性较高的 ERCP 操作[13]。

麻醉方式需要患者、内镜医师和麻醉医生相互沟通后决定。虽然在简单的 EGD 检查中轻、中度镇静是最常用的方法，但是对于有合并症或病情严重的患者（如大呕血的危重患者），麻醉方式应选择深度镇静或全身麻醉。

由于手术性质和患者人群分布，ERCP 比 EGD 风险更高。第一，拟行 ERCP 的患者通常采用俯卧位且内镜医师站在患者头侧，因此麻醉医生对患者气道管理受限。第二，在进行 ERCP 操作过程中需调暗房间光线，以便更好地观看透视屏幕。第三，麻醉医生必须穿铅衣，以减少电离辐射伤害。对于须多次行 ERCP 的患者，更倾向于选择监护麻醉而不是全身麻醉。

挑战与并发症

EGD 或 ERCP 的并发症可以按镇静与气道因素、手术因素和患者相关因素进行分类（表 38-3）。局部使用苯佐卡因可导致高铁血红蛋白血症（参见第 10 章）。手术相关的并发症，如食管穿孔，少见但可能危及生命[14]。食管穿孔常发生在有狭窄史、穿孔史、手术史或解剖异常的患者。食管穿孔的症状可能有颈部、胸部或腹部疼痛，体征通常呈非特异性（例如心动过速、呼吸急促、低血压、腹胀甚至脓毒症）。如果症状不能缓解或无自限性，临床上则应高

表 38-3 食管胃十二指肠镜或内镜逆行胰胆管造影术的并发症

镇静和气道	手术	患者相关
低氧血症	出血	出血
分泌物过多	穿孔	凝血障碍
误吸	胰腺炎（ERCP）	血小板减少症
喉痉挛	空气栓塞（充气）	心律失常
支气管痉挛	高碳酸血症（CO_2 充气）	
高铁血红蛋白血症	造影剂过敏	

第四篇

度重视。通常使用水溶性造影剂进行放射学检查来确诊穿孔。根据穿孔的情况不同，有些穿孔可以通过药物手段处理，而有些则需要紧急手术。

上消化道出血患者的麻醉管理尤其具有挑战性，气管插管可能因持续呕血而复杂化。大的液体通道（如中心静脉）可用来进行液体复苏、输血和使用升压药。这些患者常常存在出血或其他原因导致的凝血功能障碍。一个典型的上消化道出血的例子是，患者患有终末期肝病，凝血因子缺乏、血小板减少、门静脉高压症和静脉曲张出血。对于管理这些危重患者的麻醉医生来说，由于是在手术室外实施麻醉（通常资源和协助人员匮乏），所以麻醉管理变得尤为困难。

心导管治疗

成人心导管治疗

在无创心脏负荷试验中显示冠状动脉缺血，或存在动脉粥样硬化临床表现的患者，常常需要行冠状动脉或外周动脉血管造影。术前评估和准备应重点关注患者的心肺功能状态、气道、药物治疗情况及合并症（如糖尿病和肾功能不全）。

该手术通常涉及一个或多个周围动脉的穿刺，如桡动脉、肱动脉或股动脉。无创动脉血压袖带应放置在非手术侧的肢体上。除了静脉使用咪达唑仑和芬太尼进行镇静外，心内科医生还会在穿刺部位进行局部麻醉。患者通常对这类手术有良好的耐受，有严重焦虑病史的患者行此类手术时需要麻醉监测，因为麻醉医生实施的镇静更安全。高风险的冠状动脉成形术的实施应有计划性，这类手术可能需要体外循环生命支持（extracorporeal circulatory life support，ECLS），故麻醉医生应随时待命，以便在患者出现血流动力学不稳定时能迅速保护其气道。如果手术需要 ECLS，则需要全身麻醉。这种情况通常极少见，但全身麻醉期间发生血流动力学波动的风险非常高。由于手术时间通常较短，不推荐使用以阿片类药物为主的麻醉诱导，使用小剂量的异丙酚、依托咪酯、氯胺酮或吸入麻醉药进行麻醉诱导可能更为合适。在术中吸入低浓度吸入麻醉药或输注小剂量异丙酚通常足以维持麻醉。对于行该类手术的患者，可能需要使用血管收缩药来维持其全身血管张力；对于左心室射血分数严重降低的患者，可以使用正性肌力药物，如多巴酚丁胺、肾上腺素或多巴胺。另外，麻醉医生可能会被紧急叫到导管室进行

气管插管，帮助患者复苏，并组织向 ICU 或手术室转运患者。

电生理检查

导管消融术

电生理检查（electrophysiology，EP）包括心律失常的诊断、详细的心电图绘制和导管消融治疗[15]。随着心电监护仪、计算机断层扫描技术、MRI、导管技术的快速发展，多种心律失常如心房颤动、室上性心动过速（supraventricular tachyarrhythmias，SVT）、室性心动过速都可以通过 EP 进行诊断和治疗。接受 EP 检查和消融治疗的患者差异很大，从单纯心律失常的健康年轻人到使用左心室辅助装置的终末期心力衰竭患者。术前评估应关注患者的心肺储备功能（尤其是发生心律失常时的症状和体征）、气道情况、合并症及用药情况（特别是抗凝药物，如肝素、华法林和新型 Xa 因子抑制剂、凝血酶抑制剂等）。

除了计划通过股动脉逆行进入左心以外，通常通过股静脉和颈内静脉放置心内导管。心内膜电位标测常通过该导管发放刺激，心内电极和心外电极同时进行记录，然后使用导管消融心内膜（通常使用射频消融），心内膜局部形成瘢痕，从而干扰心律失常的产生或传播。对于大多数患者而言，在穿刺过程中进行皮下注射局部麻醉药联合使用静脉注射镇静剂（参见第 8 章、第 9 章和第 10 章）即可完成检查。事实上，许多电生理学家认为，在检查过程中过度镇静或全身麻醉会抑制心律失常的产生，并影响电位标测。麻醉方式和监测应由患者的整体临床情况决定[16]。心动过速发作期间出现晕厥或心绞痛的病史可能提示心排血量下降和显著的低血压，再者电生理检查中可能诱发心动过速，因此有必要进行有创动脉血压监测。通常在初始穿刺和导管插入过程中采用较深的镇静（通常是深度镇静）和镇痛程度，此后只需较浅的镇静深度。房颤消融是一个例外，该手术涉及心内膜消融，通常将肺静脉口与左心房其余部分的心内膜通过消融分隔开，气管内插管全身麻醉可能有助于此手术。采用气管内插管全身麻醉可以在消融过程中实现呼吸运动可控，监测食管温度以避免左心房穿孔，以及监测任何膈神经刺激。对于涉及左心导管的手术，通常需要静脉注射肝素进行抗凝，以避免血栓栓塞性并发症[17]。最后，电生理检查中导管需要反复用冲洗液冲洗，并且在长时间的手术中冲洗液用量可能很大，有充血性心力衰竭病史的患者可能需要使用利尿剂以避免血容量过多。

心脏植入式电子设备

电生理检查中另一种常见的手术是放置 CIED，例如植入式心脏复律除颤器（implantable cardioverter-defibrillators，ICD）和起搏器（pacemakers）。麻醉医生应了解此类设备的适应证，包括心脏传导阻滞、心肌病心源性猝死的一级预防、室性心动过速的二次预防及用于心脏再同步治疗的双心室起搏。通常应将经皮起搏和除颤装置安装在患者身上，麻醉医生应了解如何使用这些装置以实施紧急起搏或除颤。通常该手术可以通过皮下注射局部麻醉药联合静脉给予镇静镇痛药物完成。但是，麻醉医生认为对于合并有精神疾病的患者，全身麻醉可能更安全。心脏病专家可能会选择进行除颤阈值测试，该测试会人为诱发心室纤颤，并确认设备感知和终止纤颤的能力。某些严重左心室收缩功能障碍（如缺血性心肌病）的患者，短暂的心排血量和心肌灌注减低，即使是几秒钟，也可能难以耐受。有创血压监测有助于及时纠正低血压。在测试之前，给氧和静脉使用小剂量的短效麻醉药来产生遗忘作用是合适的。

心脏电复律

麻醉医生经常参与治疗因心房颤动或心房扑动而接受心脏复律的患者。由于这些患者存在血栓栓塞的风险，故在行心脏电复律前通常需要行经食管超声心动图（transesophageal echocardiogram，TEE）检查左心房是否有血栓。如果患者已经在行正规抗凝治疗，则不必行 TEE 检查。超声心动图医师可以使用局部麻醉药对患者进行上呼吸道表面麻醉，以抑制探头插入时的咽反射。表面麻醉的缺点是气道保护性反射可能会持续到手术结束后，并对患者清除气道分泌物的能力产生潜在的负面影响。一个不错的选择是使用短效镇静剂，例如异丙酚。在插入 TEE 探头之前，给予患者心电监护并给氧，然后滴定异丙酚镇静以保证探头通过，并应在检查过程中让患者保持镇静。为了及时清除分泌物和避免气道阻塞，可能需要进行抬颏、托下颌、咽部吸引等操作。对于无需 TEE 检查的心脏电复律，预氧后给予小剂量丙泊酚使患者产生遗忘即可。心脏复律后，麻醉医生应继续对患者进行监护，解除任何气道梗阻因素，并提供充足的氧气，直到患者意识恢复和呼吸道保护性反射恢复为止，然后再将患者转到恢复室。

结构性心脏病治疗

与 EP 相似，导管介入治疗结构性心脏病是一个发展迅速的领域。所有的心内瓣膜都可以进行球囊瓣膜成形术甚至瓣膜置换术。房间隔缺损（atrial septal defect，ASD）、卵圆孔未闭（patent foramen ovale，PFO）、室间隔缺损（ventricular septal defect，VSD）、冠状动脉瘘可通过封堵器闭合，这些手术是在透视设备和超声心动图的指导下完成。由于这部分患者中有很大一部分曾接受过经胸骨切开入路的心脏手术，因此经导管入路可避免胸骨再次被切开，并减少意外心脏损伤的风险。对此类患者进行全身麻醉具有许多优势：患者制动，呼吸运动可控，易于进行连续 TEE 检查，当血流动力学不稳定或需要开放手术时气道可控。然而，由于存在严重的心脏缺陷，麻醉诱导具有挑战性，发绀型心脏病患儿或先天性心脏病姑息治疗的成人患者带来的挑战可能更为突出。麻醉医生、先天性心脏病专家、心脏介入专家和心脏外科医生应在术前就应对该类患者的心脏解剖、手术史及其影响进行深入讨论。

儿童心导管治疗

对进行侵入性心脏检查或手术的新生儿、婴儿和儿童实施麻醉，是麻醉医生面临的最具挑战性的任务之一（参见第 26 章和第 34 章）。为了安全地麻醉这些患儿，麻醉医生需要掌握新生儿心肺生理学，复杂的心脏病变解剖、药理学、小儿气道特点和其他共存先天性疾病。由于年龄和认知能力的不足，大多数儿科患者需要使用全身麻醉或深度镇静。必须特别注意困难气道的可能性，以及通气储备问题对心血管稳定性产生不利影响的速度、麻醉药物的药效学和药代动力学特性以及避免患儿出现体温过低。由于心内、心外分流的存在，静脉和吸入麻醉药的起效时间将发生明显变化。同样，由于充血性心力衰竭和低心排血量，药物的起效时间可能延长。缺氧、高碳酸血症、气道高压、代谢性酸中毒、低体温和疼痛刺激可导致肺血管阻力增加和右心衰，应避免这些情况出现。然而，存在心内分流的患者，由高氧和由此产生的肺血管扩张可能会导致过多的左向右分流，并导致全身性低血压。另外，发绀患者容易出现红细胞增多症以代偿慢性缺氧，这使得这类患者在手术过程中有更高的血栓发生风险。管理发绀患者的经验法则是让此类患者术中保持与术前相同的血流动力学指标和氧合指标，但这在麻醉过程中是一个相当大的挑战。

挑战与并发症

在心导管室实施麻醉很有挑战性。专门为心血管介入医生设计的房间，其布置常常使麻醉医生离患者较远，介入室其他设备也成为麻醉操作的障碍。尽管在大多数情况下很少使用全身麻醉，但麻醉医生应随时准备加深麻醉深度，确保气道安全，并在紧急情况下提供复苏。心脏介入手术最常见的并发症往往与血管通路有关，包括出血、血肿、气胸和血管损伤。此外，心内导管可导致心律失常和心脏传导阻滞，继而使血流动力学发生巨大变化。

心脏穿孔导致心包积液和心脏压塞的发生率很低。心脏穿孔的临床表现包括与诱发心律失常无关的持续性血流动力学不稳定、对常规使用的升压药和扩容治疗不敏感。如果怀疑有心脏穿孔，应立即通知手术团队。心脏穿孔可以通过 TEE 进行确诊，一旦确诊应立即备输血，同时与手术医生协商是否应该逆转抗凝治疗，可使用一个或多个静脉鞘通道用于血容量复苏。在这种情况下，处理心包积液的方法可能包括以下几种：①如果积液量很小且具有自限性，则采用"密切观察"的方法；②紧急放置心包引流管；③急诊外科手术解除压塞。因此，麻醉医生和心血管医生之间就手术计划的沟通和了解至关重要。在心血管紧急情况下，心脏病医生的专业知识非常重要。此外，心血管医生放置的血管鞘可用于侵入性监测（动脉鞘）和液体复苏（中心静脉鞘）。

电休克治疗

电休克治疗（electroconvulsive therapy，ECT）是治疗严重抑郁症（单相和双相抑郁）、精神障碍和精神分裂症的有效方法[18]。对于重度抑郁症患者，ECT 与抗抑郁药相比能产生更快的缓解，降低急性自杀风险及复发率。大多数指南都建议将 ECT 作为抗抑郁药物治疗失败、严重精神症状（紧张症）或有自杀倾向患者的治疗方法。美国精神病学协会（American Psychiatric Association，APA）也建议将其作为维持治疗。ECT 通过诱发全身性癫痫发作发挥其治疗作用，其疗效受电极放置位置、癫痫持续时间、ECT 治疗时间长短的影响。通常认为癫痫大发作可通过增加中枢神经系统 γ- 氨基丁酸（γ-aminobutyric acid，GABA）浓度，使 5- 羟色胺功能正常化和抑制下丘脑 - 垂体 - 肾上腺轴亢进来改变抑郁症的神经生物学[19]。

电刺激诱发的癫痫发作

受过训练的 ECT 医师通过在患者头部两颞侧（简称双颞式）、单右（或前额）侧放置两个电极使其产生全身性癫痫。选择单右（或前额）侧是为了减

少 ECT 的副作用，尤其是短期认知功能障碍的患者。另一方面，双侧位具有使用方便、能量低、缓解效果好等优点。短暂（0.5~2ms）或超短（<0.5ms）的，通常 100~600μC（微库仑）的脉冲电流，可引发足够持续时间（> 15s）的癫痫发作。癫痫发作阈值可以在 ECT 治疗初期根据经验确定，也可以根据患者的年龄（双颞式）确定。影响阈值的因素有很多，包括药物和血液 pH，也可能在治疗过程中升高。用单通道脑电图（electroencephalography，EEG）可监测癫痫发作时间。运动性癫痫活动也可以随之发生，但通常在正常脑电活动之前停止。发作时间少于 15s 或完全没有发作可能是亚临床癫痫发作，而长时间发作（> 120s）可能对患者有害。此时可能需要由 ECT 医生进行调整能量并由麻醉医生进行可能的干预。一个典型的疗程可能每周需要进行 3 次治疗，总共需要 6~20 次治疗。

麻醉评估

开始 ECT 治疗前，患者应接受 ECT 医师和麻醉医生的全面评估（参见第 13 章）。在接下来的访视中，麻醉医生应该清楚了解患者之前治疗后的健康状况及产生的副作用。应特别注意心肺合并症、中枢神经系统疾病、手术史（如骨科矫形）和相关药物治疗。患者通常年龄较大，常见的问题包括心血管疾病（如高血压、冠状动脉疾病、瓣膜病、心肌病、心律失常或主动脉瘤）和中枢神经系统疾病（如脑血管疾病和高颅压）。有症状或有不稳定型心脏疾病的患者（如恶性高血压、失代偿性心力衰竭或导致血流动力学异常的心律失常）应由心脏病医生评估和优化。携带有 CIED 的患者和孕妇也可安全接受 ECT。有不稳定型骨折的患者可能会因运动性癫痫发作而存在风险。接受 ECT 的患者应当遵循标准的禁饮、禁食（nothing by mouth，NPO）指南。通常用于治疗慢性心血管或肺部疾病的药物应让患者继续服用。但支气管扩张药茶碱是一个例外，它会增加癫痫持续状态的风险。由于行 ECT 出血风险小，长期的抗凝治疗（如华法林）应继续进行。另外，用于治疗胃食管反流病的药物应让患者继续服用，但无证据表明无症状患者需要常规预防性使用抑酸剂、H_2 拮抗剂或质子泵抑制剂。

精神药物

许多接受 ECT 的患者同时在行精神药物治疗，锂剂、抗惊厥药和苯二氮䓬类药物可能会缩短癫痫发作的持续时间，因此患者用药可在 ECT 医师的指

导下逐渐减量。然而，许多精神药物（例如单胺氧化酶抑制剂、5-羟色胺再摄取抑制剂、三环类抗抑郁药、锂剂、苯二氮䓬类药物）具有拟交感、抗胆碱和中枢神经系统作用，并可与常用围手术期药物产生严重的药物相互作用。

麻醉诱导和癫痫发作

ECT 治疗前的准备与全身麻醉诱导的类似[20]。使用标准监护仪进行基本生命体征的连续监测。通常不需要进行有创血压监测，但对于有不稳定型或严重心血管疾病的患者可能需要。通常采用面罩给氧，并鼓励患者在诱导前深呼吸，以最大限度地提高功能残气量（functional residual capacity，FRC）的含氧量。将血压袖带置于远端肢体，周围神经刺激器则放置在袖带远端。神经刺激器可用于确定琥珀胆碱导致的神经肌肉阻滞的起效时间，或监测因假性胆碱酯酶缺乏而产生的长时间神经肌肉阻滞。如果患者有植入 ICD，则应暂时关闭除颤功能以防止 ICD 设备将 ECT 电刺激误判为心律失常。根据 ICD 工作原理，将磁铁放置在 ICD 上可使除颤器功能失效，同样，将磁铁放置在起搏器上会使其转换为非同步模式。否则，ECT 产生的电流干扰以及肌颤会引起起搏器功能受抑制，继而导致严重的心动过缓。对于安置有 CIED 的患者，应准备随时可用的带起搏功能的体外除颤仪。

最常使用的诱导药物是短效巴比妥类药物美索比妥（0.5～1mg/kg），其作用优于丙泊酚。丙泊酚是一种可提高癫痫发作阈值并缩短癫痫发作持续时间的抗惊厥药。另一种选择是静脉注射依托咪酯（0.2～0.3mg/kg）[21]，依托咪酯具有维持血流动力学稳定、降低癫痫发作阈值和延长癫痫发作持续时间的优点，但是单次注射依托咪酯可能诱发非痫性肌阵挛活动甚至导致肾上腺功能不全。氯胺酮是另一种目前存在争议的替代方法，因其使用后可能引起术后谵妄。如果患者曾接受过 ECT，麻醉医生应了解治疗时所用的诱导药物和剂量、癫痫发作持续时间以及不良反应。亚临床癫痫发作可能提示需要调整诱导药物剂量或更换其他诱导药物，麻醉医生应与 ECT 医师讨论后选择更为合适的诱导药物和剂量。

待患者意识消失，静脉注射短效神经肌肉阻滞剂琥珀胆碱（0.5～1mg/kg）。对于有琥珀胆碱使用禁忌证的患者，可用罗库溴铵替代（参见第 11 章）。远端止血带可监测局部肌颤活动。放置咬口，以防患者咬伤；麻醉医生使用球囊面罩来控制患者通气。因低碳酸血症可以降低癫痫发作的阈值，故可轻度过度通气。一旦肌颤停止，便通过电极施加并传递电刺激。此时可以在脑电图上监测癫痫发作的情况并通过目测观察肢体的抽搐情况。长时间的癫痫发作（>2 分钟）可以通过推注小剂量丙泊酚终止。随着神经肌肉阻滞作用的消退，可能需要采取托下颌或抬颏来缓解呼吸道梗阻，通常很少需要进行气管插管。喉罩可用于有面罩困难通气或有阻塞性睡眠呼吸暂停病史的患者的气道管理。

电休克治疗引起的生理反应及治疗

电休克治疗可对患者的生命体征产生较大的影响。第一阶段（紧张期）的特征是副交感神经兴奋，可导致低血压、心动过缓、房室传导阻滞、房性心律失常、房性或室性期前收缩，甚至窦性停搏。如有必要可使用阿托品或格隆溴铵干预。第二阶段（阵挛期）是交感神经兴奋，主要表现为心动过速和高血压。当通气不足和二氧化碳蓄积时会加剧交感神经兴奋。尽管血流动力学反应会在癫痫发作终止后迅速消退，但若出现持续性高血压和心动过速可能需要 β-肾上腺素能受体拮抗剂（如艾司洛尔或拉贝洛尔）和其他降压药（如肼屈嗪）进行治疗，尤其是患有缺血性心血管疾病的患者。

如前所述，这些患者通常需要接受一段时间的 ECT。对于此类患者，麻醉医生应回顾既往麻醉记录，以明确患者术中血流动力学反应并总结经验。如果患者在过去的治疗中有过度的交感神经兴奋表现，可在治疗前预防使用 β-肾上腺素能受体拮抗剂。对于严重的 ECT 后症状如头痛、肌肉疼痛、恶心，可考虑使用小剂量的阿片类药物、对乙酰氨基酚、非甾体抗炎药或止吐药。

思考题

1. 麻醉医生如何将 C 臂透视中电离辐射暴露降至最低？

2. 在磁共振成像（MRI）和监测设备安全中，术语"**MR 特定条件下安全**"是什么意思？

3. 患者需要在麻醉下行 CT 引导下消融肾脏肿块，该手术有哪些具体的麻醉考虑因素？

4. 颅内动脉瘤患者在全麻下行介入动脉瘤栓塞术，动脉瘤在操作过程中突然破裂，该患者下一步处理最重要的是什么？

5. 肝硬化合并上消化道出血的患者拟行急诊食管胃十二指肠镜检查。在这种情况下患者的麻醉重点是什么？

第四篇

6. 有室颤病史的患者拟放置植入式心脏复律除颤器（ICD）。与此手术相关的术中并发症是什么？

7. 重度抑郁症患者拟行电休克治疗，预计诱发癫痫时的心血管反应是什么？如何减轻这些反应？

（李方舟 译，王晓 审）

参考文献

1. Chang B, Kaye AD, Diaz JH, et al. Complications of non-operating room procedures: outcomes from the National Anesthesia Clinical Outcomes Registry. *J Patient Saf.* Epub 2015 Apr 7.

2. Orme NM, Rihal CS, Gulati R, et al. Occupational health hazards of working in the interventional laboratory: a multisite case control study of physicians and allied staff. *J Am Coll Cardiol.* 2015;65:820-826.

3. Anastasian ZH, Strozyk D, Meyers PM, et al. Radiation exposure of the anesthesiologist in the neurointerventional suite. *Anesthesiology.* 2011;114:512-520.

4. Robertson PS, Rhoney DH. Prophylaxis for anaphylactoid reactions in high risk patients receiving radiopaque contrast media. *Surg Neurol.* 1997;48:292-293.

5. Marckmann P, Skov L. Nephrogenic systemic fibrosis: clinical picture and treatment. *Radiol Clin North Am.* 2009;47:833-840.

6. Mehemed TM, Fushimi Y, Okada T, et al. Dynamic oxygen-enhanced MRI of cerebrospinal fluid. *PloS One.* 2014;9:e100723.

7. McDonagh DL, Olson DM, Kalia JS, et al. Anesthesia and sedation practices among neurointerventionalists during acute ischemic stroke endovascular therapy. *Front Neurol.* 2010;1:118.

8. Lee CZ, Young WL. Anesthesia for endovascular neurosurgery and interventional neurology. *Anesthesiol Clin.* 2012;30:127-147.

9. Lee CZ, Litt L, Hashimoto T, et al. Physiologic monitoring and anesthesia considerations in acute ischemic stroke. *J Vasc Interv Radiol.* 2004;15:S13-S19.

10. Davis MJ, Menon BK, Baghirzada LB, et al. Anesthetic management and outcome in patients during endovascular therapy for acute stroke. *Anesthesiology.* 2012;116:396-405.

11. Abou-Chebl A, Reginelli J, Bajzer CT, Yadav JS. Intensive treatment of hypertension decreases the risk of hyperperfusion and intracerebral hemorrhage following carotid artery stenting. *Catheter Cardiovasc Interv.* 2007;69(5):690-696.

12. Scher C. Anesthesia for transjugular intrahepatic portosystemic shunt. *Int Anesthesiol Clin.* 2009;47:21-28.

13. Kapoor H. Anaesthesia for endoscopic retrograde cholangiopancreatography. *Acta Anaesthesiol Scand.* 2011;55:918-926.

14. Garmon EH, Contreras E, Conley J. Tension pneumothorax and widespread pneumatosis after endoscopic retrograde cholangiopancreatography. *Anesthesiology.* 2013;119:699.

15. Patel KD, Crowley R, Mahajan A. Cardiac electrophysiology procedures in clinical practice. *Int Anesthesiol Clin.* 2012;50:90-110.

16. Malladi V, Naeini PS, Razavi M, et al. Endovascular ablation of atrial fibrillation. *Anesthesiology.* 2014;120:1513-1519.

17. Mittnacht AJ, Dukkipati S, Mahajan A. Ventricular tachycardia ablation: a comprehensive review for anesthesiologists. *Anesth Analg.* 2015;120:737-748.

18. Fink M. What was learned: studies by the consortium for research in ECT (CORE) 1997-2011. *Acta Psychiatr Scand.* 2014;129:417-426.

19. Lisanby SH. Electroconvulsive therapy for depression. *N Engl J Med.* 2007;357:1939-1945.

20. Saito S. Anesthesia management for electroconvulsive therapy: hemodynamic and respiratory management. *J Anesth.* 2005;19:142-149.

21. Singh PM, Arora S, Borle A, et al. Evaluation of etomidate for seizure duration in electroconvulsive therapy: a systematic review and meta-analysis. *J ECT.* 2015;31(4):213-225.

第五篇　康　复　期

V

第39章 麻醉复苏

Dorre Nicholau and Melissa Haehn

麻醉后监护病房（postanesthesia care unit，PACU），有时也称为恢复室，其设计和人员配备旨在监测和照护从麻醉和手术所致的生理紊乱中恢复的患者。PACU 的照护涵盖了从手术室里精细的麻醉监护到医院病房里精细级别低一些的监护过渡，以及部分患者回到家中自理生活。此外，PACU 为没有重症监护病床的医疗中心的患者提供重症监护。为了做好这一重要阶段的工作，PACU 一方面必须有能力为不稳定的患者提供监护和抢救，同时又能为稳定患者提供舒适宁静的康复环境。该单元靠近手术室，便于麻醉医生和外科医生能快速查看术后患者。

进入 PACU

到达 PACU 后，麻醉医生应将患者的病史、病情、麻醉和手术相关的详细信息告知 PACU 护士。特别要注意监测患者的氧合（脉搏血氧饱和度），通气（呼吸频率、呼吸道通畅度、呼气末二氧化碳波形）和循环（血压、心率、心电图）。

必要时记录生命体征，但患者在 PACU 时，至少每 15 分钟记录一次。美国麻醉医师协会（American Society of Anesthesiologists，ASA）通过了麻醉后照护标准，该标准规定了 PACU 监测和照护的最低要求 [1]。有关临床评估和治疗干预的更具体建议，请参见 ASA 麻醉后照护实践指南 [2]。

术后早期生理紊乱

患者从麻醉和手术恢复过程会出现影响多个器官系统的各种生理紊乱，在 PACU 必须接受进行诊断和处理（知识框 39-1）。恶心呕吐、上呼吸道需要支持，以及低血压是最常见的并发症 [3]。不足为奇的是，气道、呼吸系统或心血管事件可能导致严重后果 [4]。在 2002 年澳大利亚事故监测研究机构（Australian Incident Monitoring Study，AIMS）报告的 419 例麻醉恢复室事件中，气道问题和心血管事件占了大多数（67%）[5]。另外，将患者从手术室转运到 PACU 是患者特别容易发生气道梗阻的时段，详见后文讨论。

上呼吸道梗阻

咽喉肌肉松弛

呼吸道梗阻是术后常见的潜在严重并发症（参见第 16 章）。在 PACU 中最常见的气道梗阻原因是接受镇静镇痛患者的咽喉肌肉张力丧失。吸入和静脉麻醉药的残留作用以及肌松药的持续作用（参见第 11 章）也会导致术后咽喉肌肉松弛。

在清醒、未麻醉的患者中，咽肌与膈肌同步收缩，将舌头向前拉以对抗由膈肌产生的吸气负压，使得气道打开。睡眠时咽部肌肉张力降低，从而导致气道梗阻。吸气时松弛的咽组织塌陷，可能会出现恶性循环：反射代偿性的用力吸气和吸气负压增大，使气道梗阻更严重。这种应对梗阻气道进行的用力呼吸是一种特征性的反常呼吸，包括胸骨上窝凹陷和腹部肌肉过度的活动。胸壁塌陷加上用力吸气时腹部突出，产生摇摆运动，随着气道梗阻加重而变得更加明显。

只需通过"托下颌"或通过面罩持续正压通气（continuous positive airway pressure，CPAP）（或两者同时使用）即可开放气道，缓解继发于咽肌张力丧失的气道梗阻。需要呼吸道支持直至患者从麻醉药物作用中完全恢复。在某些患者中，可能需要放置口咽或鼻咽通气道、喉罩气道或气管插管（参见第 16 章）。

肌松药残余作用

在 PACU 中评估上呼吸道梗阻时，对于任何在

知识框 39-1　麻醉恢复室出现的生理紊乱

上呼吸道梗阻
动脉低氧血症
通气不足
低血压
高血压
心律失常
少尿
出血
低体温
谵妄（苏醒期躁动）
苏醒延迟
恶心呕吐
疼痛

麻醉期间接受肌松药的患者，都必须考虑其肌松药残余作用（参见第 11 章）。由于膈肌的肌松恢复比咽肌要早，可能肌松药残余作用在到达 PACU 时并不明显。当患者带有气管插管时，尽管呼气末二氧化碳浓度和潮气量显示患者通气量足够，但维持上呼吸道通畅和清除上呼吸道分泌物的能力可能仍然没有恢复。气管拔管的刺激，再加上将患者转移到推床的活动和随后的面罩气道支持，可以在转运过程中保持气道开放。只有当患者在 PACU 中平静地休息后，上呼吸道梗阻才变得明显。即使是使用中、短效肌松药的患者，哪怕在手术室被认为已经充分拮抗，但仍可能在 PACU 中表现出肌松药残余作用。

中效肌松药与术后呼吸道并发症之间的相关性是剂量依赖性的 [6]。此外，拮抗药新斯的明剂量使用不当可导致术后呼吸并发症。对 3 000 多名 PACU 患者进行的一项大型前瞻性研究表明，新斯的明的不合理使用或剂量不当是气管再插管的独立危险因素 [7, 8]。因此，确定新斯的明的适当剂量，特别是避免剂量不当或过量，是保证 PACU 神经肌肉功能完全恢复的关键。多年来，通过触觉感知或视觉目测四个成串刺激（train-of-four，TOF）比率的定性测量是评估手术结束时肌松逆转程度的最常用方法。然而，最近的证据表明，TOF 比率的定性测量可能不能准确反映患者神经肌肉功能的恢复。相反，使用肌加速图描记法定量测量 TOF 提供了一种更客观和准确的监测神经肌肉功能的方法 [9]。希望新批准的拮抗药物舒更葡糖（sugammadex），可以减少神经肌肉阻滞逆转不足的发生。

在 PACU 中，已经清醒但肌松尚未恢复的患者因为呼吸困难可能表现为烦躁。与 TOF 或强直性刺激比较，在清醒的患者中，通过存在肌松药残余作用的患者的临床表现来评估肌松是否恢复的效果更好，因为 TOF 或强直性刺激会让患者感到疼痛。临床评估包括握力、伸舌、将腿抬离床面的能力以及将头部抬离床 5 秒的能力。在这些动作中，5 秒持续抬头被认为是金标准，因为它不仅反映了整体的运动能力，更重要的是反映了患者保持气道开放和保护气道的能力。对于气管导管已拔除的患者，其切牙有力对抗压舌板的能力是评估咽肌张力恢复的另一个可靠指标。该动作对应的平均 TOF 比值是 0.85。如果肌松药已被新斯的明或舒更葡糖（sugammadex）拮抗，则不太可能出现通气不足或气道梗阻（参见第 11 章）。

如果在 PACU 中肌松药残余作用持续存在或者再次出现，则应立即复查可能的原因（知识框 39-2）。常见因素包括呼吸性酸中毒和低体温，或两者皆有。当患者进入 PACU 后，外部刺激减小，残余吸入麻醉药或阿片类药物（或两者）的呼吸抑制可能导致患者出现进行性呼吸性酸中毒。同样，麻醉和手术中发生低体温的患者来到 PACU 后也可能出现肌无力征象，而在手术室拔管时并未发现这种迹象。一些简单的措施，例如保温、呼吸道支持和纠正电解质紊乱，都可以促进肌松的恢复。

喉痉挛

喉痉挛是指声带突然痉挛，导致声带完全阻塞声门开放。典型的喉痉挛发生在患者全身麻醉拔管后苏醒阶段。虽然最有可能发生在手术室全麻拔管时，但全身麻醉未清醒的患者在 PACU 苏醒过程中也面临同样的危险。

托起下颌，持续正压通气（>40cmH$_2$O）通常足够"打断"喉痉挛。如这些措施失败，立即给予肌松药琥珀酰胆碱（0.1～1.0mg/kg 静脉注射或 4mg/kg 肌内注射）松弛骨骼肌。在喉痉挛声门关闭时不应暴力插管。

气道水肿

当患者术中长时间处在俯卧或者头低脚高位时术后就可能并发气道水肿。大量失血进行了大量液体复苏的患者可能特别明显。在舌、咽、颈的手术中，包括甲状腺切除、颈动脉内膜切除、颈部脊柱手术，由于组织水肿、血肿，或两者皆有，都有可能导致上呼吸道梗阻。虽然面部和巩膜水肿是提醒临床医生气道水肿的重要体征，但咽部组织的明显水肿

知识框 39-2 延长肌松的因素

延长非去极化肌松的因素

药物

　吸入麻醉药

　局部麻醉药（利多卡因）

　抗心律失常药（普鲁卡因胺）

　抗生素［多黏菌素、氨基糖苷类、林可胺类（克林霉素）、甲硝唑、四环素类药物］

　皮质类固醇

　钙通道阻滞剂

　丹曲林

　呋塞米

代谢和生理状态

　高镁血症

　低钙血症

　低温

　呼吸性酸中毒

　肝 / 肾衰竭

　肌无力综合征

延长去极化肌松的因素

琥珀酰胆碱过量

血浆乙酰胆碱酯酶活性降低

　水平降低

　极端年龄（新生儿、老年）

　疾病状态（肝病、尿毒症、营养不良、血浆置换）

　激素改变

　妊娠

　避孕药

　糖皮质激素

活性抑制

　不可逆（二乙氧膦酰硫胆碱）

　可逆的（依酚氯铵、新斯的明、吡斯的明）

遗传变异（非典型血浆胆碱酯酶）

并不都伴有这些可见的外部体征。假如在 PACU 内考虑为这些患者拔管，在拔除气管导管（endotracheal tube，ETT）前一定要评估气道通畅性。可以通过吸引口咽、ETT 套囊放气来评估患者能否通过 ETT 周围空间呼吸。阻塞 ETT 的近端，要求患者通过气管导管周围空间呼吸。良好的气流定性评估表明拔管后患者的气道将保持通畅。更多的定量方法包括：①当套囊放气后在 ETT 周围产生可以听到漏气声所需的胸腔内压力；②对于容量控制通气的患者，测量

ETT 套囊放气前后的呼出潮气量。尽管有帮助，但在决定何时安全拔管时，任何套囊漏气"测试"都不能代替可靠的临床判断[10]。如果很担心拔管后气道出现问题，可以在拔管的同时在气管内留置一根换管导管。

阻塞性睡眠呼吸暂停

阻塞性睡眠呼吸暂停（obstructive sleep apnea, OSA）患者在 PACU 中需要医生特别关注（参见第 27 章和第 50 章）[11]。OSA 患者发生术后血氧饱和度降低、呼吸衰竭、术后心脏事件以及需要转重症监护病房的风险更高[12]。因此，在术前识别和诊断阻塞性睡眠呼吸暂停很重要，可以提醒医生这类患者在术中和术后可能发生的问题。许多筛查工具（例如 STOP-BANG 问卷）可以有效预测 OSA[13]。由于 OSA 患者特别容易出现气道梗阻，因此在完全清醒并遵循指令之前，不应拔除气管导管。这些患者的咽喉部软组织较多，不仅会增加气道梗阻的发生率，而且会使面罩通气和直接喉镜插管困难，甚至无法通气和插管。一旦进入 PACU，已拔除气管导管的 OSA 患者对阿片类药物非常敏感，在可能的情况下，应采用区域麻醉和多模式镇痛技术，以提供术后镇痛，并尽量减少阿片类药物的使用。苯二氮䓬类和阿片类药物联合使用可以导致 OSA 患者出现明显的低氧血症和呼吸暂停[14]。

对于 OSA 患者，应在术前制定计划以在术后即刻提供 CPAP。患者通常被要求在手术当天带上他们的 CPAP 机器，以便在患者到达 PACU 之前设置好设备。不经常在家中使用 CPAP 或没有带呼吸机的患者可能需要呼吸治疗师的额外关注，以确保 CPAP 装置（面罩或鼻气道）的正确安装，并确定防止上呼吸道梗阻所需的正压值。对于患有或怀疑 OSA 的患者，还应考虑术后连续脉搏血氧饱和度监测。

气道梗阻的处理

上呼吸道梗阻的患者需要立即接受处理。在气管插管之前应该先尝试无创开放气道的方法。在咽部肌肉张力未完全恢复的患者，用提起下颌、CPAP（5~15cmH₂O）通气的方法通常足够开放上呼吸道。如果 CPAP 无效，可以迅速插入口咽、鼻咽通气道或喉罩。成功开放气道确保足够的通气之后，找出并处理导致上呼吸道梗阻的原因。阿片类药物和苯二氮䓬类药物的镇静作用可以分别通过持续刺激或小剂量滴定的纳洛酮或氟马西尼来逆转（参见第 8 章）。肌松药残余作用可以用药物拮抗或者纠正相关的因素，如低温（参见第 11 章）。

由于水肿或血肿导致上呼吸道梗阻，面罩通气可能不能解决。甲状腺或颈动脉手术引起的血肿可以拆开缝线清除血肿减压。建议将该操作作为一种临时措施，但如果大量的液体或血液（或两者）已渗入咽壁组织间隙，这种方法就不能有效解除气道压迫。如果需要紧急气管插管，则需准备好困难气道设备，如果可能的话还应做好行紧急气管切开术准备。直接喉镜可能无法看到声带，如果患者有自主呼吸，最好行清醒气管插管。

转运过程中气道通畅的监测

在手术室至 PACU 的转运过程中，监测患者上呼吸道开放情况和患者呼吸动力非常重要。在转运过程中，对于充分供氧的患者，仅依赖脉搏氧饱和度监测并不能有效发现通气不足[15]。通过观察患者吸气时胸壁的起伏、听呼吸音或简单地将手置于患者口鼻之上感觉患者呼出的气流，都可以确认患者是否有足够的通气。如前所述，这可能是术后紧接着的一个非常危险的时期。

在 PACU 的低氧血症

术后的初始阶段最常见的导致暂时性低氧的原因是肺不张和肺泡通气不足。在麻醉结束时给肺内充满氧气，也就是给予充足的氧，会减轻弥散性缺氧导致的低氧血症。术后持续低氧的患者应该综合考虑各种因素，复习病史、手术过程、临床症状和体征会帮助找到可能的原因（知识框 39-3）（参见第 5 章）。

肺泡通气不足

术后呼吸衰竭可能是由于呼吸动力降低或肌松药残余作用或潜在神经肌肉疾病导致的呼吸无力所致。限制性肺疾病如先前存在的胸壁畸形、术后腹部捆绑或腹胀也会导致通气不足（知识框 39-4）。

由肺泡通气方程可知，单是通气不足就可以导致患者在吸空气时发生动脉低氧血症（图 39-1）。在海平面上，正常二氧化碳分压的患者呼吸空气时的肺泡氧分压为 100mmHg，因此一个没有明显肺泡-动脉（A-a）氧分压压力梯度的健康成人，PaO_2 约 100mmHg。同样的患者，当 PCO_2 从 40mmHg 增加到 80mmHg 时（肺泡通气不足），会导致肺泡氧分压（PAO_2）降至 50mmHg。这说明即使肺脏正常的患者，在吸入空气、有明显的通气不足时也会出现低氧情况。

正常情况下，动脉血中 PCO_2 增加 1mmHg，每分

第五篇

知识框 39-3　导致术后低氧的因素

右向左肺内分流
　　肺：肺不张
　　心：先天性心脏病
通气血流比例失调
充血性心力衰竭
肺水肿（液体过量、气道梗阻后肺水肿）
肺泡通气不足（麻醉药或肌松药残余作用）
弥散性低氧（如果患者正在吸氧则可能性很小）
误吸胃内容物
肺栓塞
气胸
高通气后低氧
氧耗增加（寒战）
急性呼吸窘迫综合征（ARDS）
败血症
输血相关性急性肺损伤
高龄
肥胖

知识框 39-4　导致术后通气不足的因素

药物导致的中枢神经系统抑制（吸入麻醉药、阿片类药物）
肌松药残余
呼吸肌功能失常
二氧化碳生成增加
合并慢性阻塞性肺疾病

$$PAO_2 = FiO_2 (PB - PH_2O) - \frac{PaCO_2}{RQ}$$

$PaCO_2 = 40mmHg$

$$PAO_2 = 0.21(760 - 47) - \frac{40}{0.8} = 150 - 50 = 100mmHg$$

$PaCO_2 = 80mmHg$

$$PAO_2 = 0.21(760 - 47) - \frac{80}{0.8} = 150 - 100 = 50mmHg$$

图 39-1　通气不足造成的动脉低氧血症
PAO_2 = 肺泡氧分压
FiO_2 = 吸入氧百分浓度
PB = 大气压
PH_2O = 水蒸气压
RQ = 呼吸商

钟通气量就增加 2L/min。在术后即刻，由于麻醉药物（吸入麻醉药、阿片类药物、镇静催眠药）的残留，呼吸对于二氧化碳的这种线性反应会被抑制。对于高碳酸血症引起的低氧血症，通过给予充分供氧或纠正二氧化碳至正常（或两者都采用）就能处理（图 39-2）[16]。在 PACU，纠正二氧化碳至正常的方法包括给予外部刺激使患者保持清醒，给予阿片类或苯二氮䓬类药物的拮抗药，或者进行机械通气。图 39-2 显示的就是在供氧时，为什么脉搏氧不是提示通气不足的一个可靠指标。

肺泡氧分压降低

弥散性缺氧是指氧化亚氮麻醉结束时，氧化亚氮迅速扩散到肺泡。当氧化亚氮进入肺泡使得肺泡气稀释，导致一过性的 PAO_2 和 $PACO_2$ 的降低。当患者吸空气时 PAO_2 的降低会导致低氧血症。在氧化亚氮麻醉之后，如果没有足够的氧供，弥散性低氧血症会持续 5～10 分钟。从而导致患者进入 PACU 的时候发生低氧血症。

在患者转运途中应给予足够的氧气，避免由于大意使得氧源断开或使用空的氧气瓶造成的吸入氧浓度（FiO_2）相对降低。

通气血流比例失调和分流

低氧性肺血管收缩（hypoxic pulmonary vasoconstriction，HPV）是肺调节到最佳通气血流比例的一种

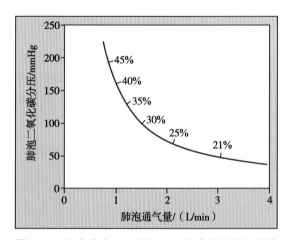

图 39-2　静息状态下，肺泡 PCO_2 作为肺泡通气功能的指标。图中的百分数表示需要将肺泡 PO_2 保持至正常所需要的吸入氧浓度（引自：Lumb AB, ed. *Nunn's Applied Respiratory Physiology*. 6th ed. Philadelphia: Elsevier/Butterworth-Heinemann；2005，used with permission.）

代偿反应。它可以使肺部通气不足区域的血管收缩，引导肺血流到通气良好的区域。这种反应被许多因素和药物所抑制，如肺炎、脓毒血症、血管扩张剂。在 PACU 中，吸入麻醉药和血管扩张药（如硝普钠和多巴酚丁胺）的残余作用会抑制 HPV，从而导致低氧血症。

与通气血流比失调不同，分流并不能因为充分的供氧而改善。导致术后分流的原因有：肺不张、肺水肿、误吸、肺栓塞、肺炎。其中，肺不张是手术结束即刻导致分流最常见的原因。将患者置于坐位，使用有肺活量计量功能的呼吸锻炼仪训练呼吸功能，面罩正压通气可以有效处理肺不张。

静脉血掺杂增加

静脉血掺杂增加通常是指低心排血量状态。这是由于未氧合的静脉血和含氧的动脉血混合。正常情况下，只有 2%～5% 的心排血量通过肺分流，在正常的混合静脉血氧饱和度下这么小量的分流血液对 PaO_2 的影响很小。低心排血量时，回心的血液去氧程度高。另外肺水肿和肺不张妨碍肺泡氧合，分流量增加。这样，氧合的动脉血混合了去氧的分流血，导致 PaO_2 降低。

弥散能力降低

弥散能力降低意味着患者可能存在潜在的肺部疾病，如肺气肿、肺间质病变、肺纤维化、原发性肺动脉高压。所以 PACU 中对于患者低氧血症的鉴别诊断必须考虑到其之前的肺部疾病。

PACU 中的肺水肿

术后即刻肺水肿常为心源性，因血管容量负荷过多或心功能不全所致。在 PACU 中出现非心源性肺水肿的因素可能是误吸胃内容物或脓毒血症。术后肺水肿很少是由于气道梗阻（阻塞性肺水肿）或血液制品的输注（输血相关的急性肺损伤）所致（参见第 24 章）。

气道梗阻后肺水肿

气道梗阻后肺水肿（postobstructive pulmonary edema, POPE），也称负压性肺水肿，其发生动脉低氧血症很少见，但却是上呼吸道梗阻后的严重后果，可能发生在手术结束麻醉拔管之后。POPE 的特征是由两种机制之一产生的渗出性水肿：针对急性气道梗阻（Ⅰ型）或慢性部分气道梗阻缓解后（Ⅱ型）吸气

产生的极度负压所致 [17]。Ⅰ型 POPE 的病理生理学表现为胸内负压升高，增加静脉回流、后负荷和肺静脉压，促进液体渗出。青壮年患者往往吸气十分用力从而发生梗阻后肺水肿的风险更高。

喉痉挛是导致Ⅰ型 POPE 的上呼吸道阻塞的最常见原因，但任何阻塞上呼吸道的疾病包括会厌炎、双侧声带麻痹、甲状腺肿和气管导管阻塞都可能导致Ⅰ型 POPE。伴有呼吸窘迫的动脉低氧血症通常在气道梗阻缓解后 90 分钟内出现，临床表现为呼吸急促、心动过速、干湿啰音、胸片显示双侧肺水肿。一旦排除导致肺水肿的其他原因，就可以临床诊断气道梗阻后肺水肿。治疗为支持治疗，包括充分吸氧、利尿，严重者需要对其采用呼气末正压通气或机械通气。

输血相关性急性肺损伤

对于任何在术中接受血液、凝血因子或血小板输注的患者，在 PACU 中对肺水肿的鉴别诊断应包括输血相关的急性肺损伤（transfusion-related acute lung injury, TRALI），这在第 24 章中进行了描述。通常是支持治疗，包括吸氧和利尿。TRALI 导致急性呼吸窘迫综合征（acute respiratory distress syndrome, ARDS）一般病程不长。过去，缺乏特定的诊断标准导致 TRALI 漏报或误报。在 2007—2008 年的一项研究中，以男性为主要的血浆供者，这种降低 TRALI 风险的政策实施后 TRALI 的发病率显著降低 [18]（参见第 24 章）。

氧供

为了预防可能的低氧血症，麻醉苏醒期通常常规给予患者吸氧。然而，围手术期最佳的氧供方法仍然存在争议。尚不清楚增加氧供是否会减少术后恶心和呕吐（postoperative nausea and vomiting, PONV）的发生并促进手术伤口愈合 [19]。

氧气输送

PACU 中氧供的方式取决于低氧血症的程度、手术类型和患者的依从性。由于切口和微血管皮瓣有受压坏死的风险，接受头颈部手术的患者可能不适合用面罩给氧，而对于鼻腔填塞患者，禁止使用鼻导管吸氧。

传统鼻导管吸氧应限制在 6L/min 的流量，以减少因湿化不足引起的不适和并发症。一般情况下，鼻导管氧气流量每增加 1L/min 时，FiO_2 增加 0.04，6L/min 时 FiO_2 约为 0.44。

第五篇

直到最近,给拔除气管导管的患者提供最大氧气输送仍需要使用无重复呼吸面罩或高流量雾化器。当面罩不匹配或需要高分钟通气量时,通过面罩输送氧气的效率可能很低,这会导致夹带吸入大量空气。或者,可以通过高流量鼻导管以最高 40L/min 的流量输送氧气。这些高流量鼻导管输送系统将气体加温、加湿到 37℃ 和 99.9% 的相对湿度。与无重复呼吸面罩不同,这些设备在整个呼吸周期中直接将氧气输送到鼻咽部。通过高氧流量产生的 CPAP 效应可以提高这些设备的效率。

持续气道正压通气与无创正压通气

有 8%～10% 的腹部手术患者术后需要气管插管和机械通气,来治疗低氧血症。在 PACU 中应用 CPAP 可以降低气管再插管、肺炎、感染和败血症的发生率[18-21]。即便在 PACU 采用了 CPAP,许多患者还需要其他的通气支持。术后即刻发生的呼吸衰竭可能由多种原因所致,包括血管内容量过多、因为疼痛不敢呼吸、膈肌功能障碍、肌无力以及药物抑制了呼吸驱动力。

尽管无创正压通气(noninvasive positive-pressure ventilation,NPPV)已经在慢性和急性呼吸衰竭中得到很好的应用,但其在 PACU 中的应用仍然经验有限。NPPV 可用于 PACU 中肺部并发症风险高的患者,并作为术后呼吸窘迫患者的急救技术。由于存在胃扩张、误吸胃内容物和伤口裂开的可能,因此在术后即刻通常避免使用 NPPV,特别是接受胃或食管手术的患者。因此,必须仔细考量患者和手术因素,来指导在 PACU 中采用的无创通气模式。禁忌证包括血流动力学不稳定或危及生命的心律失常、精神状态改变、胃内容物吸入风险增加、不能使用鼻罩或面罩(头颈部手术)和难治性低氧血症。在适宜的患者人群中,尤其是对减肥手术后患者和术后呼吸窘迫患者进行预防性使用时,NPPV 可有效避免 PACU 内气管插管[22]。

血流动力学不稳定

术后即刻血流动力学不稳定会对预后产生负面影响。令人惊讶的是,与低血压和心动过缓相比,术后高血压和心动过速更能预测非计划转入重症监护室和死亡率[23]。

高血压

有原发性高血压病史的患者在 PACU 中发生严重高血压的风险最高。其他因素包括疼痛、通气不足及相关的高碳酸血症和缺氧、兴奋、高龄、吸烟史和肾脏疾病(知识框 39-5)。术后高血压可能引起的并发症包括心肌缺血、心律不齐、充血性心力衰竭伴肺水肿、卒中和高血压脑病[24]。急性术后高血压增加了开颅术后颅内出血和手术部位术后出血的风险,并可能危害吻合的血管[25]。容易导致患者术后高血压的外科手术包括开颅手术、颈动脉内膜切除术、心胸手术和头颈部手术。

低血压

术后低血压可以归为三类:①低血容量,②心源性,③分布性(知识框 39-6)。不管是什么原因,术后低血压可导致组织灌注减少和终末器官功能受损,需要立即治疗(参见第 5 章)。

低血容量(前负荷降低)

PACU 中的低血压通常是由于血管内液体容量和前负荷减少所致,因此患者对静脉输液治疗有良好的反应。术后即刻发生的血管内容量不足最常见的原因有液体转移至第三间隙、术中液体输注不足(特别是做了腹部大手术的患者,术前做了肠道准备的患者),以及椎管内阻滞后(蛛网膜下腔或者硬膜外麻醉)交感神经张力降低(参见第 23 章)。

行大手术的患者可能会出现明显失血,所以低血压的患者需要排除持续性出血。无论估计的术中失血如何,都是如此。如果患者不稳定应在床旁检查血红蛋白,以减少实验室的周转时间。同样重要的是要记住,如果患者正在服用 β-肾上腺能阻滞剂或钙通道阻滞剂,心动过速可能不是血容量不足或贫血(或两者)的可靠指标。

心源性低血压(内源性泵衰竭)

心源性低血压的重要原因包括心肌缺血和梗死、心肌病和心律失常。鉴别诊断取决于手术类型、术中过程和患者术前疾病状况。

分布性低血压(后负荷降低)

医源性交感神经阻断

继发于区域麻醉技术的医源性交感神经阻断是引起围手术期低血压的重要原因。高位的交感神经阻滞(T4)会降低血管张力,阻断心脏加速神经纤维。如果不及时治疗,严重的低血压会导致心动过缓,甚至在年轻的健康患者中也会导致心搏骤停。血管加

第五篇

知识框 39-5　导致术后高血压的因素

动脉低氧血症

术前原发性高血压

交感神经系统活性增高（通气不足引起的高碳酸血症、疼痛、胃潴留、膀胱潴留）

高血容量

苏醒期躁动

寒战

戒酒或药物戒断：可乐定、β- 受体阻滞剂、阿片类

颅内压升高

知识框 39-6　术后 PACU 出现低血压的原因

血管内液体容量不足

　　持续失液：术前肠道准备、胃肠丢失、手术失血

　　毛细血管通透性增加：败血症、烧伤、输血相关性肺损伤

心排血量下降

　　心肌缺血 / 梗死

　　心肌病

　　瓣膜病

　　心包疾病

　　心包压塞

　　心律失常

　　肺栓塞

　　张力性气胸

　　药物导致：β- 受体阻滞剂、钙通道阻滞剂

血管张力降低

　　脓毒症

　　变态反应：过敏、类过敏

　　脊髓休克：脊髓损伤、医源性——脊椎麻醉或硬膜外麻醉

肾上腺功能不足

压药，包括去氧肾上腺素和麻黄碱用于治疗交感神经阻滞导致的低血压。

危重患者

　　危重患者依赖很高的交感神经张力来维持血压和心率。在这些患者中，即使最小剂量的吸入麻醉药、阿片类药物或镇静催眠药也可以降低交感神经系统张力并导致明显的低血压。

变态反应

　　变态反应（过敏或类过敏）也可能导致患者在 PACU 时出现低血压。变态反应可能被低估了，估计发生率为 100/1 000 000[26]。所有突发难治性极端的低血压病例中，即使没有支气管痉挛和皮疹的典型临床表现，都应考虑过敏反应。血清中纤溶酶含量增高可以确定为变态反应，但是却不能鉴别过敏反应或类过敏反应。检测纤溶酶的血标本必须要在变态反应发生后 30～120 分钟之内抽取，但是结果要几天才能得到。肌松药（参见第 11 章）是手术环境中过敏反应最常见的原因，其次是乳胶和抗生素。治疗措施包括立即停止使用过敏原，处理严重反应的首选药物为肾上腺素。被怀疑过敏反应的患者应接受会诊，建议在初次变态反应后 4～6 周进行过敏原测试[27]。

脓毒血症

　　如果怀疑脓毒血症是导致患者在 PACU 中出现低血压的原因，则应获取血液进行培养，在将患者转移至病房前开始经验性的抗生素治疗（参见第 41 章）。泌尿道操作和胆道手术等介入操作可能导致患者在 PACU 中出现突发的严重低血压。在这些病例中，低血压常伴有发热和寒战。

心肌缺血

　　由于患者无法识别或表达与心脏缺血相关的症状，因此在 PACU 中发现患者心肌缺血具有挑战性。一项研究表明，只有约 35% 的患者术后发生心肌梗死时具有典型的胸痛[28]。《ASA 麻醉后照护实践指南》推荐常规脉搏、血压和心电图监测，以便及时发现心血管并发症，如心肌缺血[2]。

低危患者

　　应根据患者的心脏病史和危险指数来解释 PACU 心电图上的 ST 段改变。低危患者（年龄 <45 岁、没有心脏病史、只有 1 个危险因素）术后心电图 ST 段发生改变，通常并不意味着心肌缺血。在低危患者中，导致 ST 段改变的原因包括紧张、食管反流、过度通气、低钾血症。总的来说，对于低危患者只需要常规的 PACU 监护，除非有症状和体征需要进一步的评估。如果这些变化伴有心律失常、血流动力学不稳定、心绞痛或相关症状，则应进行更积极的评估。

高危患者

　　与低危患者不同，高危患者即使没有典型的心

肌缺血症状和体征，ST 段和 T 波改变也很重要。在该患者人群中，任何与心肌缺血相关的 ST 段、T 波或节律改变均提示应进一步评估，以排除心肌缺血。在 PACU 中，当怀疑有心肌缺血或心肌梗死时，需要检测血清肌钙蛋白水平。一旦完成测量肌钙蛋白的血样采集和 12 导联心电图，就必须安排心脏内科会诊随访。

术后常规 12 导联心电图及肌钙蛋白检测

术后肌钙蛋白即便略有升高也与 30 天死亡率的升高相关。但是目前针对此类患者还没有明确的管理策略[27-30]。因此，目前美国心脏协会 / 美国心脏病学会（American Heart Association/American College of Cardiology，AHA/ACC）的指南指出，没有充分的证据表明需要对有围手术期心肌缺血高危因素却无持续心肌缺血迹象或症状的患者常规进行术后 12 导联心电图或肌钙蛋白检测。这些指南建议不要在患者中不加选择地常规进行肌钙蛋白检测[31]。

心律失常

围手术期心律失常通常是暂时的而且诱因很多（知识框 39-7）。围手术期引起心律失常的可逆因素包括：低氧、通气不足导致的高碳酸血症、内源性或外源性的儿茶酚胺、电解质紊乱、酸血症、容量负荷过多和药物戒断。

快速性心律失常

PACU 中导致窦性心动过速最常见的原因包括术后疼痛、躁动（排除低氧）、通气不足导致的高碳酸血症、容量不足（术后继续出血）、寒战、气管插管。其他原因包括心源性或感染性休克、肺栓塞、甲状腺危象、恶性高热。

房性心律失常

非心脏大手术后，房性心律失常的发生率高达10%。心胸手术后心律失常的发生率甚至更高，而心律失常通常归因于心房刺激。新发的房性心律失常经常会延长住院时间、增加死亡率，所以并不是良性病变[32]。

心房纤颤

在治疗新发的心房纤颤时控制心室率是首要的目标。血流动力学不稳定的患者可能需要立即电复律，但大多数患者可以用静脉注射 β 受体阻滞剂或钙通道阻滞剂进行药物治疗。地尔硫草是使用 β- 受体阻滞剂有禁忌证患者首选的钙通道阻滞剂。对于由儿茶酚胺所致的术后心律失常患者，使用这些药物控制心室率就足以让其心脏复律。如果治疗的目标是药物复律，可以在 PACU 中开始输注胺碘酮。

室性心律失常

室性期前收缩（premature ventricular contractions，PVC）和室性二联律常见，而室性心动过速并不常见。PVC 通常反映患者的交感神经刺激增加，通常伴随气管插管出现或是暂时性的高碳酸血症导致。真正的室性心动过速意味着存在潜在的心脏病变。患者本身就有 QT 间期延长或者药物（胺碘酮、普鲁卡因胺、氟哌啶醇、氟哌利多）导致的 QT 间期延长是尖端扭转型室性心动过速的常见原因。

心动过缓

在 PACU 中患者出现的心动过缓通常都是医源性的。与药物相关的因素包括 β- 受体阻滞剂治疗、新斯的明拮抗肌松药、使用阿片类药物以及右美托咪定。操作或患者相关的原因包括肠扩张、颅内压或眼压升高、脊椎麻醉。高位脊椎麻醉阻滞了源自 $T_1 \sim T_4$ 的心脏加速纤维，会导致严重的心动过缓。即便在健康的年轻人，交感神经阻滞、血管内容量不足和与之相关的回心血流减少可能导致突然的心搏骤停。

治疗

治疗心律不齐的紧迫性取决于心律不齐的生理后果（主要是低血压和心肌缺血）。快速心律失常减少了舒张和冠状动脉灌注的时间，并增加了心肌氧

知识框 39-7　导致术后心律失常的因素
低氧血症
高碳酸血症
容量变化
疼痛、躁动
低体温
胆碱酯酶抑制剂
抗胆碱能药
心肌缺血
电解质紊乱
呼吸性酸中毒
高血压
洋地黄中毒
术前心律失常

耗。它的影响取决于患者潜在的心脏功能，对冠心病患者的危害最大。心动过缓对于每搏输出量固定的患者危害更大，如婴儿和限制性心包疾病或心脏压塞的患者。

谵妄

谵妄是注意力、意识和认知功能的短暂障碍，且不能用其他疾病或原因解释（参见第 35 章）。术后谵妄估计的发生率为 4%～75%，这取决于患者的自身情况和手术类型。与门诊白内障手术相比，某些手术的发病率要高得多，如髋部骨折修复、心脏手术、腹主动脉瘤修复和双侧膝关节置换。术后谵妄的早期识别和治疗很重要，因为它与发病率、死亡率、住院时间和费用的增加有关[33, 34]。此外，心脏手术后的谵妄与术后 1 年的长期认知障碍有关，这表明术后谵妄不仅仅是短期的问题[35]。

危险因素

术后持续谵妄通常出现在老年患者。成年患者应在术前进行筛查，以确定术后谵妄的风险。术后谵妄的危险因素可分为易感因素（如高龄）和诱发因素（如服药或停药）（知识框 39-8）。增加术后谵妄的其他术中和术后可能因素包括手术大失血和术中输血、贫血和使用导尿管[34]。术中血流动力学紊乱和麻醉方法似乎不是术后谵妄的预测因素。应当在术前结合患者病史、体格检查和认知筛查工具（例如 Mini-Cog）来识别术后发生谵妄风险较高的患者[36]。早期识别有谵妄风险的患者将有助于指导术前、术中和术后的管理。

此外，针对术后谵妄的检查必须包括评估排除低氧、高碳酸血症、疼痛、脓毒症、电解质紊乱（知识框 39-9）。在 PACU 中，患者谵妄评估要包括对潜在的疾病和代谢异常的彻底评估，如肝肾相关的脑病。

处理

对术后谵妄的处理从非药物治疗开始，包括停止任何刺激和改善环境，如频繁地改换场所。对于躁动严重的患者，可能需要药物治疗，如果没有禁忌证，典型的抗精神病药物氟哌啶醇（0.5mg 静脉注射）被认为是一线治疗方法。对于严重躁动的患者，可能需要更多工作人员来控制和约束他们的行为，以避免患者自伤或血管内导管和气管内导管的脱出。

由于老年人群（参见第 35 章）可能会因镇静镇痛药物（如阿片类药物）而变得烦躁不安，因此采用

知识框 39-8　谵妄的危险因素

易感因素
认知储备降低：痴呆、抑郁、高龄
身体储备降低：动脉粥样硬化性疾病、肾功能损害、肺病、高龄、术前使用 β- 受体阻滞剂
感觉障碍（视觉、听觉）
酗酒
营养不良
脱水

诱发因素
药物或停药：抗胆碱能药、肌松药、抗组胺药、胃肠道解痉药、阿片类镇痛药、抗心律失常药、皮质类固醇、用药种类超过六种、新住院患者用药超过三种
疼痛
低氧血症
电解质紊乱
营养不良
脱水
环境变化（如进入 ICU）
睡眠 - 觉醒周期紊乱
使用导尿管
使用约束带
感染
精神类药物：抗抑郁药、抗癫痫药、抗精神病药、苯二氮䓬类药物

非阿片类药物的多模式镇痛策略可能有益于降低该人群术后发生谵妄的可能性。相反，对阿片类药物耐受的患者可能需要增加阿片类药物的剂量，以治疗疼痛和焦虑，并避免出现戒断症状。

苏醒躁动

苏醒躁动是全身麻醉苏醒过程中一种短暂的精神障碍，主要表现为与全身麻醉苏醒密切相关的不可安慰的哭泣、激动和谵妄。苏醒躁动常见于儿童，约 30% 的儿童在 PACU 时出现躁动或谵妄（参见第 34 章）。儿童躁动最多见的年龄是 2～4 岁。

与谵妄不同，苏醒躁动通常会很快缓解，然后恢复平稳。苏醒躁动更常见于吸入麻醉后快速苏醒。术前给予患儿咪达唑仑后，其苏醒躁动的发生率和持续时间都会增加，但咪达唑仑是苏醒躁动的一个独立影响因素还是反映其他术前因素仍不清楚。

第五篇

知识框 39-9　PACU 术后谵妄的鉴别诊断

动脉低氧血症

之前存在认知功能障碍：帕金森病、痴呆

通气不足所致的高碳酸血症

代谢紊乱：肾、肝、内分泌

药物：抗胆碱药、苯二氮䓬类、阿片类、β- 受体阻滞剂

药物和酒精戒断

电解质紊乱

肌松药拮抗不完全

急性中枢神经系统事件：出血性、缺血性卒中

感染

癫痫发作

肾功能不全

术后急性肾损伤（acute kidney injury，AKI）的风险为 5%～10%[37]。对于术后肾功能不全的鉴别诊断包括术前、术中和术后原因（知识框 39-10）（参见第 28 章）。通常，病因是多因素的，术中损伤会加重先前存在的肾功能不全。例如，术前或术中血管造影会导致继发于肾血管收缩的缺血性损伤和直接的肾小管损伤。血管内容量减少可加剧败血症所致的肝肾综合征或急性肾小管坏死。在 PACU，应该集中精力去鉴别和处理容易逆转的、导致少尿［尿量 < 0.5mL/（kg·h）］的病因。例如尿管堵塞和脱落是最容易处理的，但也是经常被忽略的。

少尿

术后尿潴留

PACU 报告的尿潴留发生率为 5%～70%。临床上对于术后尿潴留的定义为膀胱体积超过 500～600mL，但仍无法排尿。危险因素包括年龄 50 岁以上、男性、术中血管内液体输注量、手术时间和入院时膀胱容积。手术类型也具有预测性，尿潴留最常见于肛门直肠手术和关节置换手术。围手术期常用药物如抗胆碱能药物、β- 受体阻滞剂和阿片类药物会导致尿潴留。可以通过临床检查、膀胱导尿或超声检查诊断。超声图像测量的膀胱容积与导尿获得的容积有很好的相关性，导尿会引起患者的不适，还会增加导管相关的感染和尿道损伤的风险。膀胱超声是评估患者少尿的有效和准确的方法[38]。

血容量减少

术后即刻少尿最常见的原因是血管内容量减少。快速补液（晶体溶液 500～1 000mL）通常能有效恢复小便量。当怀疑手术有失血时，应测量血细胞比容，并反复快速输注液体以维持尿量。为了防止缺血性损伤的发展和急性肾小管坏死的出现，需要进行液体复苏来保证肾脏最大灌注。

假如进行液体复苏试验受限，少尿持续存在，就需要评价血管内容量和心功能以鉴别低血容量、脓毒血症和低心排血量状态。钠的分泌指数可用于确定肾脏灌注是否充分（假设未给予利尿剂），但是，对肾前性氮质血症的诊断不能区分血容量不足，充血性心力衰竭或肝肾综合征。在这些病例中，用中心静脉监测或超声心动图评估可能有助于诊断。

腹压增高

腹压增高（intra-abdominal hypertension，IAH）是一种腹内压力持续高于 12mmHg，是腹部手术后、严重创伤或烧伤后以及危重患者少尿可能的原因。腹腔间室综合征是指腹腔内压力持续高于 20mmHg，与新发的器官功能障碍或衰竭相关[39]。除心血管系统的作用外，IAH 还可能妨碍肾脏的灌注，导致肾缺

知识框 39-10　术后肾功能不全的原因

肾前性

低血容量：出血、脓毒症、第三间隙丢失、液体复苏不足

肝肾综合征

低心排血量

肾梗死或破裂

腹压增高

肾性

缺血（急性肾小管坏死）

造影剂

横纹肌溶解

肿瘤溶解

溶血

肾后性

外科损伤输尿管

输尿管血凝块或结石堵塞

其他

机械性（尿管堵塞或放错位置）

血和术后肾功能不全。对于怀疑有腹压增高的患者，应监测其膀胱内压力，以便及时进行干预，以缓解腹内压并恢复肾灌注。

横纹肌溶解

横纹肌溶解是严重挤压或热损伤的择期手术患者术后肾功能不全的可能原因。病态肥胖患者的发病率增加，特别是进行减肥手术的患者。危险因素包括体重指数（body mass index，BMI）升高、手术时间延长、男性和患者体位（截石位和侧卧位）[40]。在PACU 是否做肌酸磷酸激酶检查应该根据患者的病史和手术过程而定。严重的术后疼痛是肌肉坏死和横纹肌溶解的特征，通常发生在与手术台接触的部位，例如臀、腰和肩部肌肉。容量治疗、甘露醇和碱化尿液可能有助于防止横纹肌溶解症进展为 AKI。袢利尿剂可以保持尿量，避免液体负荷过多。

照影剂肾病

治疗颈动脉狭窄、主动脉瘤和周围血管疾病，血管造影和血管内支架置入术正在取代开放手术。接受这些手术的患者经常有慢性肾功能不全，并且有可能因静脉注射造影剂而发生肾衰竭。对这些患者在 PACU 中的处理包括特别注意血容量状态，以防止 AKI。尽管用生理盐水进行积极的补液为照影剂肾病提供了最有效的针对性的保护作用，但碳酸氢钠碱化尿液已显示出额外的保护作用。如果在这种情况下使用碳酸氢钠进行肾脏保护，术后应以1mL/（kg·h）的速率注入 154mEq/L，持续 6 小时。可以使用乙酰半胱氨酸，它是一种相对便宜且易于使用的药物（术前和术后单次口服），也可提供肾脏保护作用[27]。

体温和寒战

术后寒战是全身麻醉和硬膜外麻醉后一种显著现象。全身麻醉后寒战发生率高达 65%（5%～65%），硬膜外麻醉后寒战发生率为 33%。已确定的风险因素包括男性和诱导麻醉药物的选择（丙泊酚比硫喷妥钠更有可能发生）。

机制

术后寒战通常与患者体温下降有关。虽然体温调节机制可以解释低体温患者的寒战，现在已经提出一个机制来解释为什么正常体温的患者也会发生寒战。这个机制是基于全身麻醉患者的脑和脊髓恢复不同步。脊髓功能恢复更快，这会导致不可抑制的脊髓反射，表现为阵挛性活动。这一理论得到了以下事实的支持：多沙普仑是一种中枢神经系统兴奋剂，在一定程度上能够消除术后寒战。

治疗

如果患者是低体温，干预措施包括鉴别和处理低温。除寒战外，轻度至中度低温（33～35℃）还能抑制血小板功能、凝血因子活性和药物代谢。它会加重术后出血，延长肌松，并可能导致苏醒延迟。寒战也会增加氧耗，对有心脏病病史或储备有限的术后患者可能有害。使用颞动脉温度计可以最快速、轻松地获得准确的核心体温[41]。术前可以使用强力热风机来预防体温过低，并可以为 PACU 中体温过低的患者积极加热[42]。一些阿片类药物和 α_2- 激动剂在寒战开始时对消除寒战有效，但哌替啶（12.5～25mg 静脉注射）是最有效的治疗药物。

术后恶心呕吐

在 PACU 中，患者发生 PONV 的后果包括 PACU停留时间延长、意外入院、误吸发生率增加、术后严重不适和患者不满意。预防性干预可以显著提高PACU 患者照护质量和满意度（参见第 37 章）。

高危患者

PONV 的危险因素可分为三类：患者、麻醉和与手术有关的因素。每个分类中又有具体原因。与患者相关的最重要因素包括女性（青春期后）、不吸烟、年龄小于 50 岁、晕动病病史或既往有 PONV 史。麻醉相关因素包括使用了挥发性麻醉药或氧化亚氮、大剂量新斯的明和围手术期阿片类药物。最重要的手术危险因素是手术时长（知识框 39-11）。

可以通过简化的风险评分来识别高危患者，该评分由四个主要与患者相关的因素组成：①女性，②晕动病或 PONV 病史，③不吸烟，④术后使用阿片类药物。PONV 的发病率与这些因素的数目有关：0、1、2、3 和 4 个因素分别对应 10%、21%、39%、61%和 79% 的发病率。

管理 PONV 的成本效益应考虑患者的潜在风险。采用单一方法干预可以让有 4 个危险因素（高危）的患者的 PONV 发生率降低 21%，而对于 PONV 发生率只有 10% 的低危患者，其风险仅能降低 3%。这些数字分别与需要治疗的数字 5 和 40 相关（译者注：指PONV 的预防性措施对高危患者效果更显著，而低

知识框 39-11　PONV 发生率增加的相关因素

PONV 或晕动病病史
女性
年龄小于 50 岁
术后使用阿片类药物
不吸烟
手术类型：眼肌手术、中耳手术、胆囊切除术、妇
科腹腔镜手术
手术时长
麻醉药物：阿片类、氧化亚氮、吸入麻醉药
胃扩张：吞咽血液

危患者效果反而不显著。因此针对 PONV 的预防措施对高危患者有更好的性价比）[43]。

预防与治疗

预防 PONV 的措施包括改进麻醉方法和给予药物。降低基础风险的策略包括使用区域麻醉而避免全身麻醉，优先使用异丙酚输注，避免氧化亚氮和挥发性麻醉药，尽量减少术后阿片类药物的使用以及足够的容量[44]。虽然对于 PONV 预防比治疗更有效，但是一部分患者即使进行了正确的预防措施之后，在 PACU 仍然会发生 PONV 而需要治疗。为这些患者选择止吐药时，药物种类和给药时间都是需要考虑的重要因素（知识框 39-12）。例如，地塞米松在手术开始时预防性给予有效，而 5-羟色胺受体拮抗剂在麻醉结束时给予有效。

一进入 PACU，就应注意患者的 PONV 风险特质和麻醉方法，以及术中是否使用了预防性止吐药。如果在适当的时间给予足够剂量的止吐药被证明是无效的，那么仅仅在 PACU 中给予更多的同类药物不太可能有显著的益处。如果未给予预防药物，则推荐的治疗方法是使用低剂量的 5-HT$_3$ 拮抗剂。

苏醒延迟

即使长时间的麻醉和手术后，患者也应该在 60～90 分钟内对刺激有反应。当发生苏醒延迟时，应评估生命体征（血压、动脉氧合、心电图、体温）和进行神经系统检查。应使用脉搏血氧饱和度监测和动脉血气分析来排除低氧血症和通气不足。可能需要进行其他监测，以评估可能的电解质紊乱、代谢紊乱和低血糖。偶尔，还用 CT 成像来排除急性颅内病变。

知识框 39-12　常用的止吐药（成人剂量）

抗胆碱药

东莨菪碱：透皮贴剂 1.5cm^2 手术前贴于耳后无毛区域，术后 24 小时取下

抗组胺药

羟嗪：12.5～25mg 肌内注射

吩噻嗪类

异丙嗪：12.5～25mg 静脉注射 / 肌内注射
氯丙嗪：2.5～10mg 静脉注射 / 肌内注射

丁酰苯类

氟哌利多：0.625～1.25mg 静脉注射
　尖端扭转型室性心动过速警告：术前行 12 导联心电图检查，给药后心电监护 2～3 小时，留意 QT 间期延长

Nk-1 受体拮抗剂

阿瑞匹坦：麻醉诱导前先 40mg 口服

胃动力药

甲氧氯普胺：10～20mg 静脉注射，止吐性能最低，肠梗阻患者避免使用

5-羟色胺受体拮抗剂

昂丹司琼：手术结束前 30 分钟 4mg 静脉注射
格拉司琼：手术即将结束时 0.35～3mg 静脉注射
托烷司琼：手术即将结束时 2mg 静脉注射
帕洛诺司琼：麻醉诱导时 0.075mg 静脉注射
多拉司琼：手术结束前 15～30 分钟 12.5mg 静脉注射（由于存在 QTc 延长和尖端扭转型室性心动过速的风险，因此不再在美国销售）

皮质类固醇

地塞米松：麻醉诱导时 4～8mg 静脉注射
甲泼尼龙：麻醉诱导时 40mg 静脉注射

其他止吐药

异丙酚：术中 20μg/（kg·min）亚麻醉剂量输注

治疗

PACU 中的苏醒延迟最常见的原因是麻醉药物残留的镇静作用。如果苏醒延迟可能是阿片类药物的残留作用所致，则小心地逐渐增加的纳洛酮剂量（成人逐渐增加剂量 20～40μg 静脉注射），同时牢记这种治疗也会拮抗阿片类药物的镇痛作用。毒扁豆碱可以有效逆转抗胆碱能药物（尤其是东莨菪碱）对

中枢神经系统的镇静作用。氟马西尼是苯二氮草类药物残留抑制作用的特异性拮抗剂。如果没有药物的作用能够解释苏醒延迟，就应该考虑其他的原因，如低体温（特别是体温低于33℃）、低血糖。

转出标准

不同的 PACU 转出标准可能有所不同，但某些通用原则是普遍适用的（知识框 39-13）（参见第 37 章）。例如，不需要强制性规定在 PACU 中的最短停留时长。但必须对患者进行观察，直到不再有呼吸抑制的风险为止，并且他们的神志清楚或已经恢复到手术前的水平。血流动力学的标准是基于患者术前的情况，而没有特别的血压、心率的要求（表 39-1）[2]。

为了有助于 PACU 患者转出，已制定出转出评分系统，并对其不断进行改进，以适应当前的技术和麻醉实践（表 39-1 和 39-2）[45]。ASA 照护标准要求医生承担 PACU 转出责任（标准 V），哪怕 PACU 的

知识框 39-13　转出 PACU 的总原则

应常规要求患者在有责任人的陪同下回家
出 PACU 时，患者有排尿不作为常规，只对特定患者才做要求
患者有饮用清亮液体的能力不应作转出 PACU 的常规，但可能适用于特定的患者
PACU 的最短停留时长不做要求
观察患者，直至他们心肺功能抑制的风险不再增加时

表 39-1　转出 PACU 的标准评分

评价指标	得分
活动	
能按要求活动四肢	2
能按要求活动两个肢体	1
不能按要求活动肢体	0
呼吸	
呼吸深度足够，有自主咳嗽	2
呼吸困难	1
呼吸暂停	0
循环（体循环血压）	
血压变化小于麻醉前的 20%	2
血压变化在麻醉前的 20%~49%	1
血压变化大于麻醉前的 50%	0
意识	
完全清醒	2
可以唤醒	1
无反应	0
氧饱和度（脉搏血氧测定）	
吸空气 >92%	2
吸氧才能 >90%	1
吸氧 <90%	0

引自：Aldrete JA. The post anaesthesia recovery score revisited. *J Clin Anesth.* 1995；7：89-91.

表 39-2　有反应的成年患者离开 PACU 回家的评分标准

评价指标	得分[a]
生命体征（稳定且与年龄和麻醉前一致）	
血压、心率变化在麻醉前 20% 以内	2
血压、心率变化在麻醉前 20%~40%	1
血压、心率变化大于麻醉前的 40%	0
活动水平	
步态稳定，无眩晕或达到麻醉前水平	2
需要协助	1
不能下床活动	0
恶心呕吐	
没有或很轻	2
中等	1
严重（反复治疗后持续存在）	0
疼痛（轻度或者不痛，口服止痛药能控制）	
是	2
否	1
外科出血（与外科手术预计出血一致）	
轻（不需要更换敷料）	2
中等（更换敷料不超过 2 次）	1
严重（需要更换敷料 2 次以上）	0

[a] 患者得分至少达到 9 分才能出院回家。

引自：Marshall SI, Chung F. Discharge criteria and complications after ambulatory surgery. *Anesth Analg.* 1999；88：508-517.

护士根据医院批准的转出标准或评分系统做出转出的决定，情况也是如此。如果以这种方式使用 PACU 转出评分系统，必须要经由麻醉科和医院医务人员的批准。记录中必须注明负责医师的姓名。

思考题

1. 麻醉后监护病房（PACU）中患者上呼吸道梗阻最可能的原因是什么？可以采取哪些步骤来区分原因？

2. 对于一个刚刚到达 PACU 的患者，肌松残余的潜在表现是什么？

3. 一名患者在俯卧位进行了长时间的手术，带着气管插管到达了 PACU。拔管前可采取哪些步骤可以确定是否存在明显的上呼吸道水肿？

4. 一位患有冠状动脉疾病的患者非心脏手术后正在 PACU 中恢复。应进行哪些监测以评估术后心肌缺血或梗死？

5. 哪些因素可以预测术后恶心呕吐（PONV）的风险？风险程度如何影响预防和治疗 PONV 的方法？

6. 什么标准可以用来确定患者是否准备好转出 PACU？评分系统在做出转出决策时有什么作用？

（张亚军 译，刘飞 审）

参考文献

1. American Society of Anesthesiologists. Standards for Postanesthesia Care. Last amended on October 15, 2014. http://www.asahq.org/quality-and-practice-management/standards-and-guidelines/ accessed March 24, 2017.
2. Apfelbaum JL, Silverstein JH, Chung FF, et al. Practice guidelines for postanesthetic care: an updated report by the American Society of Anesthesiologists Task Force on Postanesthetic Care. *Anesthesiology.* 2013;118(2):291-307.
3. Hines R, Barash PG, Watrous G, O'Connor T. Complications occurring in the postanesthesia care unit: a survey. *Anesth Analg.* 1992;74(4):503-509.
4. Ellis SJ, Newland MC, Simonson JA, et al. Anesthesia-related cardiac arrest. *Anesthesiology.* 2014;120(4):829-838.
5. Kluger MT, Bullock MF. Recovery room incidents: a review of 419 reports from the anaesthetic incident monitoring study (AIMS). *Anaesthesia.* 2002;57(11):1060-1066.
6. Grosse-Sundrup M, Henneman JP, Sandberg WS, et al. Intermediate acting non-depolarizing neuromuscular blocking agents and risk of postoperative respiratory complications: prospective propensity score matched cohort study. *BMJ.* 2012;345:e6329.
7. McLean DJ, Diaz-Gil D, Farhan HN, et al. Dose-dependent association between intermediate-acting neuromuscular-blocking agents and postoperative respiratory complications. *Anesthesiology.* 2015;122(6):1201-1213.
8. Sasaki N, Meyer MJ, Malviya SA, et al. Effects of neostigmine reversal of nondepolarizing neuromuscular blocking agents on postoperative respiratory outcomes: a prospective study. *Anesthesiology.* 2014;121(5):959-968.
9. Murphy GS, Szokol JW, Marymont JH, et al. Intraoperative acceleromyographic monitoring reduces the risk of residual neuromuscular blockade and adverse respiratory events in the postanesthesia care unit. *Anesthesiology.* 2008;109(3):389-398.
10. Zhou T, Zhang HP, Chen WW, et al. Cuff-leak test for predicting postextubation airway complications: a systematic review. *J Evid Based Med.* 2011;4(4):242-254.
11. American Society of Anesthesiologists Task Force on Perioperative Management of patients with obstructive sleep apnea. Practice guidelines for the perioperative management of patients with obstructive sleep apnea: an updated report by the American Society of Anesthesiologists Task Force on Perioperative Management of patients with obstructive sleep apnea. *Anesthesiology.* 2014;120(2):268-286.
12. Kaw R, Chung F, Pasupuleti V, et al. Meta-analysis of the association between obstructive sleep apnoea and postoperative outcome. *Br J Anaesth.* 2012;109(6):897-906.
13. Chung F, Subramanyam R, Liao P, et al. High STOP-BANG score indicates a high probability of obstructive sleep apnoea. *Br J Anaesth.* 2012;108(5):768-775.
14. Vasu TS, Grewal R, Doghramji K. Obstructive sleep apnea syndrome and perioperative complications: a systematic review of the literature. *J Clin Sleep Med.* 2012;8(2):199-207.
15. Fu ES, Downs JB, Schweiger JW, et al. Supplemental oxygen impairs detection of hypoventilation by pulse oximetry. *Chest.* 2004;126(5):1552-1558.
16. Lumb A. *Nunn's Applied Respiratory Physiology.* 6th ed. Philadelphia: Butterworth-Heinemann; 2005.
17. Udeshi A, Cantie SM, Pierre E. Postobstructive pulmonary edema. *J Crit Care.* 2010;25(3):508.e1-508.e5.
18. Toy P, Gajic O, Bacchetti P, et al. Transfusion-related acute lung injury: incidence and risk factors. *Blood.* 2012;119(7):1757-1767.
19. Meyhoff CS, Staehr AK, Rasmussen LS. Rational use of oxygen in medical disease and anesthesia. *Curr Opin Anaesthesiol.* 2012;25(3):363-370.
20. Squadrone V, Coha M, Cerutti E, et al. Continuous positive airway pressure for treatment of postoperative hypoxemia: a randomized controlled trial. *JAMA.* 2005;293(5):589-595.
21. Ireland CJ, Chapman TM, Mathew SF, et al. Continuous positive airway pressure (CPAP) during the postoperative period for prevention of postoperative morbidity and mortality following major abdominal surgery. *Cochrane Database Syst Rev.* 2014;8:CD008930.
22. Neligan PJ. Postoperative noninvasive ventilation. *Anesthesiol Clin.* 2012;30(3):495-511.
23. Rose DK, Cohen MM, DeBoer DP. Cardiovascular events in the postanesthesia care unit: contribution of risk factors. *Anesthesiology.* 1996;84(4):772-781.
24. Marik PE, Varon J. Perioperative hypertension: a review of current and emerging therapeutic agents. *J Clin Anesth.* 2009;21(3):220-229.
25. Basali A, Mascha EJ, Kalfas I, Schubert A. Relation between perioperative hypertension and intracranial hemorrhage after craniotomy. *Anesthesiology.* 2000;93(1):48-54.
26. Mertes PM, Alla F, Trechot P, et al. Groupe d'Etudes des Reactions Anaphylactoides Peranesthesiques. Anaphylaxis during anesthesia in France: an 8-year national survey. *J Allergy Clin Immunol.* 2011;128(2):366-373.
27. Dewachter P, Mouton-Faivre C, Emala CW. Anaphylaxis and anesthesia: controversies and new insights. *Anesthesiology.* 2009;111(5):1141-1150.
28. Devereaux PJ, Xavier D, Pogue J, et al. Characteristics and short-term prognosis of perioperative myocardial infarction in patients undergoing noncardiac surgery: a cohort study. *Ann Intern Med.* 2011;154(8):523-528.
29. Vascular Events In Noncardiac Surgery Patients Cohort Evaluation (VISION) Study Investigators, Devereaux PJ, Chan MT, Alonso-Coelho P, et al. Association between postoperative troponin levels and 30-day mortality among patients undergoing noncardiac surgery. *JAMA.* 2012;307(21):2295-2304.

30. Botto F, Alonso-Coello P, Chan MT, et al. Myocardial injury after noncardiac surgery: a large, international, prospective cohort study establishing diagnostic criteria, characteristics, predictors, and 30-day outcomes. *Anesthesiology*. 2014;120(3):564–578.

31. Fleisher LA, Fleischmann KE, Auerbach AD, et al. 2014 ACC/AHA guideline on perioperative cardiovascular evaluation and management of patients undergoing noncardiac surgery: executive summary: a report of the American College of Cardiology/American Heart Association Task Force on practice guidelines. *Circulation*. 2014;130(24):2215–2245.

32. Bhave PD, Goldman LE, Vittinghoff E, et al. Incidence, predictors, and outcomes associated with postoperative atrial fibrillation after major noncardiac surgery. *Am Heart J*. 2012;164(6):918–924.

33. Rudolph JL, Marcantonio ER. Review articles: postoperative delirium: acute change with long-term implications. *Anesth Analg*. 2011;112(5):1202–1211.

34. Whitlock EL, Vannucci A, Avidan MS. Postoperative delirium. *Minerva Anes-tesiol*. 2011;77(4):448–456.

35. Saczynski JS, Marcantonio ER, Quach L, et al. Cognitive trajectories after postoperative delirium. *N Engl J Med*. 2012;367(1):30–39.

36. Long LS, Shapiro WA, Leung JM. A brief review of practical preoperative cognitive screening tools. *Can J Anaesth*. 2012;59(8):798–804.

37. Chenitz KB, Lane-Fall MB. Decreased urine output and acute kidney injury in the postanesthesia care unit. *Anesthesiol Clin*. 2012;30(3):513–526.

38. Baldini G, Bagry H, Aprikian A, Carli F. Postoperative urinary retention: anesthetic and perioperative considerations. *Anesthesiology*. 2009;110(5):1139–1157.

39. Kirkpatrick AW, Roberts DJ, De Waele J, et al. Intra-abdominal hypertension and the abdominal compartment syndrome: updated consensus definitions and clinical practice guidelines from the World Society of the abdominal compartment syndrome. *Intensive Care Med*. 2013;39(7):1190–1206.

40. Chakravartty S, Sarma DR, Patel AG. Rhabdomyolysis in bariatric surgery: a systematic review. *Obes Surg*. 2013;23(8):1333–1340.

41. Calonder EM, Sendelbach S, Hodges JS, et al. Temperature measurement in patients undergoing colorectal surgery and gynecology surgery: a comparison of esophageal core, temporal artery, and oral methods. *J Perianesth Nurs*. 2010;25(2):71–78.

42. Horn E, Bein B, Böhm R, et al. The effect of short time periods of pre-operative warming in the prevention of perioperative hypothermia. *Anaesthesia*. 2012;67(6):612–617.

43. Apfel CC, Korttila K, Abdalla M, et al. A factorial trial of six interventions for the prevention of postoperative nausea and vomiting. *N Engl J Med*. 2004;350(24):2441–2451.

44. Gan TJ, Diemunsch P, Habib AS, et al. Consensus guidelines for the management of postoperative nausea and vomiting. *Anesth Analg*. 2014;118(1):85–113.

45. Abdullah HR, Chung F. Postoperative issues: discharge criteria. *Anesthesiol Clin*. 2014;32(2):487–493.

第五篇

第40章　围手术期疼痛管理

Meredith C.B. Adams and Robert W. Hurley

术后疼痛是对组织损伤的一种复杂的生理反应。一般来说，患者最关心的是手术后的疼痛程度。术后疼痛会对多器官系统产生急性不良生理影响，可导致严重的并发症（知识框 40-1）。例如，上腹部或胸部手术后的疼痛（导致骨骼肌反射性收缩）可导致通气不足，促进肺不张，影响肺的通气血流比，增加缺氧和肺炎的可能性。疼痛限制术后活动以及应激反应导致的高凝状态，可能会增加深静脉血栓的发生率。疼痛致儿茶酚胺释放，可能导致心动过速和血压升高，从而导致易感患者心肌缺血。在 2015 年的一项观察性研究中，54% 的患者在出院时经历过中度至重度的术后急性疼痛 [1]。这与 2003 年的一项研究（64% 的患者在出院时有相同程度的疼痛）相比 [2]，在术后疼痛管理方面没有显著或轻微的改善。然而，更值得关注的是，最近有研究显示 [1]，46% 的患者在出院 2 周后出现中度至重度的持续性疼痛。

与术后疼痛严重程度呈正相关的因素包括术前阿片类药物摄入、体重指数升高、焦虑、抑郁、疼痛强度、纤维肌痛体征及手术时间。负相关因素包括患者年龄和外科医生的手术经验水平。虽然这些发现已在许多研究中被重复，但术后即刻疼痛评估可能存在严重的观察者偏倚。除术后疼痛相关因素外，相比于麻醉医生的术中管理，麻醉后监护室（postanesthesia care unit, PACU）的护理对术后初期疼痛评分的影响更大 [3]。

制定围手术期计划应把这些因素考虑在内，以减轻患者术后疼痛程度。尽管老年患者术后疼痛的预测风险较低，但其疼痛管理仍可能面临重大挑战（参见第 35 章）。老年患者围手术期认知功能障碍的风险高于年轻患者，这是多种因素造成的，包括对药物的敏感性增加与其他合并症的存在。术前服用阿片类药物的患者术后即刻疼痛评分较高，阿片类药

知识框 40-1　术后疼痛的不良生理效应

肺系统（肺活量减少）

肺不张

通气血流比例失调

动脉低氧血症

高碳酸血症

肺炎

心血管系统（交感神经系统刺激）

系统性高血压

心动过速

心肌缺血

心律失常

内分泌系统

高血糖

水钠潴留

蛋白质分解代谢

免疫系统

降低免疫功能

凝血系统

增加血小板黏性

降低纤维蛋白溶解

高凝状态

深静脉血栓形成

消化系统

肠梗阻

泌尿生殖系统

尿潴留

物消耗量较多，疼痛阈值较低。因此可能局部麻醉更利于围手术期的恢复，死亡率更低，术后认知功能障碍和疼痛的发生率更低（参见第 17 章和第 18 章）。超前镇痛可能可以增强疼痛控制，减少认知损伤，提高术后整体恢复。控制好术后疼痛可促进术后康复，改善术后短期和长期的恢复，提高患者术后生活质量。

术后疼痛也可能有着长期的影响。术后疼痛控制不佳可能是慢性术后疼痛（chronic postsurgical pain，CPSP）发展的一个重要预测因素。CPSP 的定义是术后持续时间长于正常恢复期的疼痛[4]。CPSP 是一个很大程度上未被认识到的问题，10%～65% 的术后患者可能发生，其中 2%～10% 的患者有严重的

CPSP[5]。患者从急性疼痛到慢性疼痛的转变进展迅速，长期行为学上和神经生物学上的变化比过去预期的早得多[6]。CPSP 在手术后比较常见，如截肢手术（30%～83%）、开胸手术（22%～67%）、胸骨切开术（27%）、乳房手术（11%～57%）和胆囊手术（高达 56%）。

对术后疼痛的流行病学和病理生理学的进一步了解，增加了对疼痛的多模式管理，以改善患者的舒适度，减少围手术期并发症，并通过缩短在 PACU、重症监护室和住院时间来降低成本。多模式方法包括使用多种机制不同的药物，同时应用周围神经或轴索镇痛。围手术期多模式镇痛方法带来的复杂性需要形成围手术期疼痛管理服务，通常由麻醉医生或疼痛科医生来指导。

常用术语

- **疼痛（痛觉）：** 疼痛是与实际或潜在组织损伤有关的一种不良心理感受和情感体验[8]。
- **急性疼痛：** 急性疼痛发生在身体损伤之后，一般在身体痊愈后消失。例如，在炎症消退或急性损伤（如伤口或切口）愈合分离组织时会产生急性疼痛。急性疼痛通常被认为持续 7 天，但延长到 30 天是常见的。急性疼痛通常（但不总是）与自主神经系统活动的客观生命体征有关（如心率增加）。
- **慢性（持续性）疼痛：** 慢性疼痛是在治愈期之后仍然存在的疼痛[8]。时间的长短取决于受伤或手术的性质，但一般认为超过 3 个月为慢性疼痛（持续性的）。
- **疼痛管理：** 疼痛管理是通过实施心理、物理治疗、药理学和介入方法来缓解急性、亚急性和慢性（持续性）疼痛的临床实践。医师和疼痛心理学家在高级医师和物理治疗师的协助下，在住院部和门诊部进行疼痛管理（参见第 44 章）。

疼痛服务

- **围手术期（急性）疼痛药物服务：** 围手术期疼痛药物服务是一个由高度专业化的成员组成的团队，他们为即将接受手术、正在接受手术、正从手术中恢复的患者以及创伤性疼痛患者提供急性疼痛药物和区域镇痛干预。围手术期疼痛医师的作用是为患者减少手术导致的疼痛，缩短恢复期，通过早期干预来抑制慢性（持续性）疼痛的发展。这种服务最常见的是在住院部设

第五篇

置,为了保持治疗的连续性需将其延伸至门诊继续设置。

- **慢性(持续性)疼痛药物服务**：慢性疼痛药物服务是一个多学科的团队,提供治疗慢性(持续性)疼痛和癌症疼痛的服务,使用不同的治疗方式,包括心理干预、镇痛药物、区域镇痛和慢性疼痛操作性干预。被服务的患者群体包括术前即存在慢性/持续性疼痛的患者,因慢性/持续性疼痛问题而不能手术的患者,以及没有接受过手术但伴有持续性疼痛的患者。住院慢性疼痛医师的作用是减轻患者的疼痛,提供合理的疼痛药物治疗,并将患者转到门诊疼痛治疗。慢性疼痛诊断和治疗管理最常见和最成功的是在门诊进行,而不是住院部的急性疼痛处理(参见第44章)。

疼痛的神经生物学机制

痛觉

痛觉是指对疼痛刺激的识别和传递。热、机械或化学组织损伤所产生的刺激可能激活痛觉感受器,它们是游离的传入神经末梢有髓 Aδ 和无髓鞘的 C 纤维。这些外周传入神经末梢将轴突深入脊髓背角,并与二级传入神经元相突触。二级神经元的轴突投射到脊髓的对侧,并通过传入感觉通路(如脊髓丘脑束)上升到丘脑水平[9]。在此过程中,这些新神经元分裂并将轴突投射到网状结构和导水管周围灰质。在丘脑中,二级神经元与三级神经元突触,后者将轴突投射到感觉皮质。

痛觉的调节

手术切口产生组织损伤,随之会释放组胺和炎症介质,如肽(如缓激肽)、脂质(如前列腺素)、神经递质(如血清素)和神经营养素(如神经生长因子)[10]。炎症介质的释放激活了外周痛觉因子,启动痛觉信息并向中枢神经系统传导和传递。有害刺激由外周痛觉感受器传导并通过 Aδ 和 C 神经纤维从内脏和躯体向脊髓背角传递,并在此处进行外周痛觉的整合以及下行抑制作用(如 5- 羟色胺、去甲肾上腺素、γ- 氨基丁酸和脑啡肽)或下行易化作用调节(如胆囊收缩素、兴奋性氨基酸、肌肽)。脊髓内复杂的调节作用决定了损伤信息的进一步传递。某些冲动传递到腹侧和腹外侧角,会引起脊柱反射反应,这些节段性反应可能包括骨骼肌张力增加,膈神经功能抑制,

甚至胃蠕动减弱;其他信号通过脊髓丘脑和脊髓皮质束传输到更高的中枢,在那里产生皮质反应,最终产生痛觉。

慢性疼痛是如何从急性疼痛发展而来的,机制仍不清楚。传统的急性疼痛和慢性疼痛的二分法有些武断,因为动物和临床研究表明急性疼痛可能变成慢性疼痛。疼痛或有害刺激的持续时间、刺激类型、遗传或表型构成或其他可能导致从急性疼痛症状过渡到慢性疼痛疾病的因素尚不清楚。有害刺激可于1小时内在脊髓背角导致新的基因表达(神经敏化的基础),这些变化足以在同一时间内改变表型[11, 12]。此外,术后急性疼痛强度是预测术后慢性疼痛的重要指标[7]。周围炎症介质的持续释放使功能性痛觉感受器敏感并激活休眠痛觉感受器(知识框 40-2)[6]。外周痛觉感受器致敏可导致激活阈值的降低,激活放电次数的升高及自发放电次数的升高。外周强烈的有害刺激也可能导致中枢的敏化和超兴奋。中枢敏化是指中枢神经系统受到持续损伤后的变化,从而导致疼痛过敏[13]。超兴奋性是指在组织损伤后神经元对正常传入信息过度和长期的反应[13]。有害刺激可引发级联反应,导致脊髓背角的功能性改变和其他后遗症。最终,这些变化可能会导致术后疼痛更严重。背角的神经通道极其复杂,我们对各种神经递质和受体在痛觉过程中的具体作用的认识才刚刚开始[10, 12]。

关键受体[如 N- 甲基 -D- 天冬氨酸(N-methyl-D-aspartate, NMDA)]可能在急性损伤发展为慢性疼痛的过程中发挥至关重要的作用。神经递质或第二信使效应器(如 P 物质、蛋白激酶 C-γ)在脊髓致敏和慢性疼痛中也发挥着重要作用(知识框 40-3)[11]。我们对痛觉的神经生物学的认识包括痛觉传递在不同层面的动态整合和调节。然而,各种受体、神经递质和分子结构在痛觉过程中的具体作用尚未被完全了解。

超前镇痛和预防性镇痛

外伤性损伤或手术切口导致的中枢或外周敏化可引发术后疼痛持续扩大。因此,在短期内通过镇痛治疗来阻止改变中枢神经的过程,可能会减轻术后或创伤性疼痛并加速康复。从长远来看,这些益处还包括减轻慢性疼痛,改善患者的康复质量和生活满意度。尽管超前镇痛的概念对于减轻损伤后疼痛是有效的,但临床试验难以客观地进行,这在一定程度上导致了结论的不一致性[14-16]。

超前镇痛的准确定义是围手术期疼痛医学的主要争议之一,由于缺乏精确性的定义导致其临床意

知识框 40-2 内源性炎症介质

前列腺素（前列腺素 E₁ > 前列腺素 E₂）

组胺

缓激肽

血清素

乙酰胆碱

乳酸

氢离子

钾离子

知识框 40-3 调节疼痛神经递质的举例

兴奋性

谷氨酸

天冬氨酸

肠血管活性肽

胆囊收缩素

胃泌素释放肽

血管紧张素

神经肽 P 物质

抑制性

脑啡肽

内啡肽

生长激素抑制素

义混乱。超前镇痛是指在有害刺激发生前，为了阻断周围和中枢疼痛的传导而采取的一种镇痛干预。超前镇痛在功能上可定义为在损伤前（切口）、损伤过程中（手术本身）、损伤后和整个恢复过程中阻止疼痛传播的一种尝试。超前镇痛的概念还没有得到严格的检验，将超前镇痛的定义局限于术前或术中（切口）早期可能并不恰当，因为炎症反应可能持续至术后很长时间，并继续维持外周敏化。然而，预防性镇痛是一种临床相关的现象。Katz 和 McCartney[4] 描述了预防性镇痛的镇痛效果，但超前镇痛却没有这种效果。当有害刺激被完全阻断时，可观察到最大的临床益处，即阻断可延长至术后。手术切口后的中枢敏化和持续性疼痛主要通过围手术期持续袭来的敏化周围疼痛纤维来维持[17]，并一直持续到术后恢复期。通过避免外周刺激导致的中枢敏化及延长，预防性镇痛联合强化的多模式镇痛干预在理论上可以减少术后急性疼痛或痛觉过敏，从而减轻术后慢性疼痛[7]。

阿片类药物引发的痛觉过敏

在围手术期短期服用阿片类药物可以导致痛觉过敏（opioid-induced hyperalgesia，OIH），即患者疼痛严重程度的增加和疼痛耐受力的下降。这已经在临床术中输注阿片类药物镇痛的患者中得到证实，同时在人和动物实验模型中也得到证实。虽然 OIH 的临床影响尚未完全阐明，但仍应考虑其导致术后急性疼痛的可能性。OIH 也被认为是 CPSP 发展的危险因素并且致痛过程涉及 NMDA 受体的激活[18]。

围手术期恢复的多模式镇痛方法

多模式镇痛方法是一个广义概念，可能包括多种介入镇痛技术（硬膜外导管或周围神经导管镇痛）和系统性药物疗法（非甾体抗炎药、α-肾上腺素能受体激动剂、NMDA 受体拮抗剂、膜稳定剂和阿片类药物）（参见第 9 章和第 17 章）。手术后或创伤后疼痛最好通过这种多模式方法管理[19]。例如，基本的围手术期治疗，给予单次剂量的膜稳定剂加巴喷丁，在各种类型手术中可以减轻术后疼痛并减少阿片类药物的用量，副作用最小[20]。

多模式镇痛策略的原则包括充分改善患者的疼痛，使其感到对疼痛的可控性；使患者早期活动，允许早期肠内营养，并减弱围手术期应激反应。这种方法的次要目标是最大限度地提高镇痛效果，同时最大限度地降低风险（例如药物的副作用）。这些目标通常是通过局部麻醉技术（参见第 17 章和第 18 章）和镇痛药物的组合来实现（参见第 9 章和第 10 章）。硬膜外麻醉和镇痛是多模式策略的重要组成部分，因为硬膜外麻醉具有良好的镇痛效果和生理上的优势[21]。在根治性前列腺切除术后的恢复过程中，采用硬膜外镇痛和全身性镇痛药物相结合的多模式方法可减少阿片类药物的使用，降低患者的疼痛评分，缩短其住院时间[22]。采用多模式镇痛可降低已行大型胸腹手术患者的激素水平和代谢压力，维持其全身蛋白水平，缩短气管拔管时间，降低疼痛评分，较早恢复肠道功能，并提早达到重症监护病房出室标准[23]。综合最新的手术麻醉和疼痛治疗的数据和技术，多模式镇痛是临床路径或快通道流程的扩展，将传统的治疗方案改进为有效的术后康复路径[23]。这种方法可潜在地降低围手术期并发症发病率，缩短住院时间，并在不影响安全性的情况下提高患者满意度。然而，项目的广泛实施需要多学科合作，改变传统的术后治疗原则，增加资源，扩大传统的急性疼痛服务，在当前的医疗经济环境下，实施这些可能具有挑战性。

镇痛给药系统

传统的围手术期疼痛管理给药系统包括口服和肠外按需给药。更有效的机制，比如患者自控式镇痛（patient-controlled analgesia，PCA）等被越来越多地使用。PCA机制可指口服、肠外、神经轴索或外周给药镇痛（表40-1至表40-3）。这种给药技术是基于对疼痛的神经生物学和术后疼痛的潜在有害影响的进一步理解。在镇痛药的药理学和区域镇痛方面具有专业知识的麻醉医生指导了围手术期疼痛管理服务的成型，促进了这些技术的广泛应用，改善了术后患者的护理。

患者自控式镇痛

PCA可通过口服、静脉、皮下、硬膜外及鞘内途径给药，也可通过周围神经阻滞导管给药。一旦给药系统启动，就要对单位时间给药的剂量加以限制。在两次给药之间须有一个最小间隔时间（锁定间隔）。此外，患者自控的弹丸给药之后叠加持续的背景剂量也可以实现。大多数患者会确定他们可接受的疼痛程度，在康复过程中逐渐减少剂量。患者通常接受PCA，因为它恢复了患者自身控制治疗的感觉。与传统的间断肌肉注射或静脉注射阿片类药物来处理围手术期疼痛相比，PCA具有更好的镇痛效果，更安全、更少的药物使用，更少的镇静，更少的夜间睡

表40-1 用于围手术期疼痛的口服和非肠道镇痛药

药剂	给药途径	剂量/mg	半衰期/h	发作/h	镇痛作用/h	高峰持续时间/h
阿片和阿片衍生物						
吗啡	静脉注射	2.5~15	2~3.5	0.25	0.125	2~3
	肌肉注射	10~15	3	0.3	0.5~1.5	3~4
	口服	30~60	3	0.5~1	1~2	4
可待因[a]	口服	15~60	4	0.25~1	0.5~2	3~4
氢吗啡酮	静脉注射	0.2~1.0	2~3	0.2~0.25	0.25	2~3
	肌肉注射	1~4	2~3	0.3~0.5	1	2~3
	口服	1~4	2~3	0.5~1	1	3~4
芬太尼	静脉注射	20~50μg	0.5~1	5~10min	5min	1~1.5
	经黏膜[b]	200~1 600μg	2~12	0.1~0.25	0.5~1	0.25~0.5
	经皮	12.5~100μg	20~27	12~24	20~72	72
羟啡酮	口服	5~10	3.3~4.5	0.5	1	2~6
	静脉注射	0.5~1	3~5	0.15	0.25	3~6
	皮下注射	1~1.5	3~5	0.15	0.25	3~6
	肌肉注射	1~1.5	3~5	0.15	0.25	3~6
氢可酮	口服	5~7.5	2~3	30	90	3~4
羟考酮	口服	5	3~4	0.5~1	1~2	4~6
美沙酮	口服	2.5~10	3~4	0.5~1	1.5~2	4~8
丙氧芬	口服	32~65	12~16	0.25~1	1~2	3~6
其他						
曲马多[c]	口服	50~100	5~6	0.5~1	1~2	4~6

[a] 由于遗传性代谢变异，不推荐用于术后镇痛。

[b] 经黏膜芬太尼最适合用于恶性（癌症）爆发痛。

[c] 未被美国食品药品监督管理局（FDA）列为阿片类药物；然而，曲马多具有纳洛酮部分逆转镇痛作用。

眠障碍,更快速地恢复体力活动[24]。一些机构采用脉搏血氧测量监测来评估与阿片类药物有关的呼吸抑制。虽然脉搏血氧测量法比缺乏特定的监测更好,但它可能不能捕捉呼吸抑制和阿片类药物给药之间的关系。吸氧降低了脉搏血氧仪作为呼吸抑制监测的灵敏度,使之无效。二氧化碳监测仪和呼吸频率是更特异性的呼吸抑制监测仪。然而,二氧化碳监测仪并非所有机构都具备,对于接受阿片类药物治疗的患者也不是普遍需要的。二氧化碳监测仪最适合患有合并症的患者,这些患者使用阿片类药物治疗时风险增加。或许不久后就会出现可直接显示呼吸频率且具有足够高灵敏度和特异性的监测仪。

全身性治疗

口服给药

对于中至重度围手术期疼痛的处理,患者口服镇痛药并不是最佳选择,这主要是因为患者处于术后即刻阶段的禁食状态。一般来说,当术后疼痛减轻到不需要快速调整镇痛水平时,患者便可改用口服镇痛药[阿司匹林、对乙酰氨基酚、环氧化酶(COX-1/COX-2)抑制剂、阿片类药物]。患者围手术期服用阿片类和非阿片类镇痛药物是多模式镇痛治疗计划的重要组成部分。随着门诊外科手术的复杂性增加,引入了围手术期镇痛计划的需要,使中到重度的术后疼痛患者能够在门诊得到有效的治疗。膜稳定剂(加巴喷丁和普瑞巴林)可用于术前和术后,减少术后疼痛和阿片类药物的消耗[20, 25]。加巴喷丁的最佳剂量为术前 900mg 或以上,之后 400～600mg,每天 3 次,术后 14 天,普瑞巴林 300mg 之后服用 150mg,每天 2 次,效果最佳。这些药物可以减轻术后疼痛,也可以降低 CPSP[26]。包括 COX-2 在内的非甾体抗炎药,在术中和术后使用均有效,但单独使用和术前使用均无明显影响。然而,如果作为术前多药物治疗的一部分,与加巴喷丁类药物同时使用,它们对于急性术后疼痛和 CPSP 是有效的。术前给予对乙酰氨基酚可以改善术后急性疼痛,但目前没有证据表明其可以降低 CPSP。胺类再摄取抑制剂,如三环类抗抑郁药和 5- 羟色胺 - 去甲肾上腺素再摄取抑制剂,尚缺乏足够的研究支持其在术后急性疼痛或预防 CPSP 疗效方面的结论。术前服用维生素 C 可降低骨科四

表 40-2 用于静脉患者自控镇痛的给药系统指南

药物浓度	弹丸剂量[a]	锁定时间间隔 /min	连续输注
受体激动剂			
吗啡 /(1mg/mL)	0.5～2.5mg	6～10	1～2mg/h
芬太尼 /(0.01mg/mL)	20～50μg	5～10	10～100μg/h
氢吗啡酮 /(0.2mg/mL)	0.05～0.25mg	10～20	0.2～0.4mg/h
阿芬太尼 /(0.1mg/mL)	0.1～0.2mg	5～10	—
美沙酮 /(1mg/mL)	0.5～1.5mg	10～30	—
羟吗啡酮 /(0.25mg/mL)	0.2～0.4mg	8～10	—
舒芬太尼 /(0.002mg/mL)	2～5μg	4～10	2～8μg/h
激动剂 - 拮抗剂			
丁丙诺啡 /(0.03mg/mL)	0.03～0.1mg	8～20	
纳布芬 /(1mg/mL)	1～5mg	5～15	—
喷他佐辛 /(10mg/mL)	5～30mg	5～15	—

[a] 所有剂量均适用于 70kg 成人患者。如有必要,麻醉提供者应继续滴定静脉负荷剂量,以建立初始镇痛。个别患者的需求量差别很大,通常老年人或重症患者服用的剂量较小。对于未使用过阿片类药物的成人患者,不建议连续输注。在癌痛人群中,持续注射阿片类药物的剂量通常要高得多。

改编自: Hurley RW, Murphy JD, Wu CL. Acute postoperative pain. In Miller RD, Cohen NH, Eriksson LI, et al, eds. *Miller's Anesthesia*. 8th ed. Philadelphia: Elsevier Saunders; 2015: 2974-2998.

第五篇

表40-3 神经轴索镇痛药			
药品	鞘内或蛛网膜下腔单剂量	硬膜外单次给药	硬膜外持续输注
阿片类[a]			
芬太尼	5~25μg	50~100μg	25~100μg/h
舒芬太尼	2~10μg	10~50μg	10~20μg/h
阿芬太尼	—	0.5~1mg	0.2mg/h
吗啡	0.1~0.3mg	1~5mg	0.1~1mg/h
氢吗啡酮	—	0.5~1mg	0.1~0.2mg/h
缓释吗啡	不推荐	5~15mg	不推荐
局部麻醉药[b]			
布比卡因	5~15mg	25~150mg	1~25mg/h
罗哌卡因	不推荐	25~200mg	6~20mg/h
辅助药物			
可乐定	不推荐	100~900μg	10~50μg/h

[a] 剂量是基于单独使用神经轴索阿片类药物。不能连续鞘内或蛛网膜下腔输注。当给老年人或在患者颈部或胸部注射时，更小剂量可能是有效的。单剂量（mg *vs.* μg）和持续输注（mg/h *vs.* μg/h）的单位因药物不同而异。

[b] 最常与阿片类药物联合使用，在这种情况下，局部麻醉剂的总剂量减少。

改编自：Hurley RW, Murphy JD, Wu CL. Acute postoperative pain. In Miller RD, Cohen NH, Eriksson LI, et al, eds. *Miller's Anesthesia*. 8th ed. Philadelphia: Elsevier Saunders; 2015: 2974-2998.

肢手术后复杂性区域疼痛综合征的发生率，但缺乏足够的证据支持[27]。

静脉给药

间断静脉注射小剂量阿片类药物（表40-1和表40-2）治疗急性和严重疼痛患者，通常用于具备能够给予持续护理监护和监测的 PACU 或重症监护室内。通过静脉注射小剂量的阿片类药物，使镇痛起效时间以及肌内注射血浆浓度变化最小化。与肌肉注射相比，单次静脉注射后阿片类药物快速再分配产生的镇痛时间更短。

氯胺酮被认为是传统的术中麻醉用药；然而，小剂量[亚麻醉或镇痛剂量，15μg/（kg·min）]的氯胺酮也可有效地进行术后镇痛，部分原因是它可直接通过与 NMDA 受体拮抗产生镇痛。同时它也被证实可降低与术中阿片类药物输注相关的 OIH[18]。服用大剂量阿片类药物的患者可能出现痛觉过敏，导致脊髓兴奋性氨基酸释放增加。氯胺酮可直接抑制兴奋性氨基酸的作用，逆转 OIH，改善术后疼痛。微剂量的氯胺酮[2μg/（kg·min）]对术后疼痛或 CPSP 是

无效的。术前静脉注射 0.5mg/kg 的氯胺酮，合并术中使用亚麻醉剂量[4~5μg/（kg·min）]的氯胺酮可以减少术后疼痛和 CPSP。这种间接的抗痛觉过敏作用可能是通过抑制中枢敏化来实现的[28]。亚麻醉剂量氯胺酮可减少术后恶心和呕吐，其副作用最小。注射氯胺酮不会引起幻觉或认知障碍。副作用（如头晕、发痒、恶心或呕吐）的发生率与阿片类药物的相当。因此，围手术期使用氯胺酮对 CPSP 发展风险高的患者是有必要的。

对乙酰氨基酚除可口服和直肠给药外，还可以静脉给药。这为禁食且拒绝直肠给药的患者提供了使用非阿片类镇痛药的机会。尽管患者和提供者都认为静脉注射制剂更有效，但没有临床试验证明口服制剂和静脉注射制剂的疗效存在差异[29]。虽然这些制剂在生物有效性和镇痛起效时间上有所不同，但静脉给药与疗效的改善并无关联。

当术前给予地塞米松用量超过 10mg 时，可降低患者术后急性疼痛评分并减少阿片类药物的用量[30]。虽然术中给药可减轻患者术后疼痛，但心动过缓和低血压使地塞米松无法成为最佳的镇痛药物。术中

给予镁剂可减少术后疼痛和阿片类药物需求[31]，其作用机制可能是增强了 NMDA 受体的阻滞作用。

皮下给药

某些药物（如氢吗啡酮）的皮下给药是非常有效的，可以为无静脉通道或长期以家庭镇痛为主的患者提供镇痛。无论是皮下给药还是静脉给药，氢吗啡酮的作用基本相同。这种模式主要用于姑息治疗人群。

经皮 / 离子电渗给药

离子电渗芬太尼的发展及其在术后患者中的有效性的不断验证增加了非消化道给药的可能性。由于肌肉或皮下途经起效快速，它可能成为无快速静脉通路给药患者的最佳替代选择。

经黏膜给药

经黏膜给药，如芬太尼，可作为口服非甾体抗炎药和阿片类药物的一种替代方法，特别是在需要快速起效的情况下。然而，由于静脉、肌肉、皮下和口服给药路径通常足以提供止痛药物，经黏膜给药在术后疼痛的处理中作用甚微。

神经轴索镇痛

对于术后疼痛还可采用多种神经轴（硬膜内和硬膜外）和周围区域镇痛方法治疗。一般来说，与全身性阿片类药物相比，硬膜外和外周区域镇痛方法可以提供更好的镇痛效果，尤其是局部麻醉。此外，这些技术可以降低发病率和死亡率[32]。在各种抗凝剂存在的情况下，临床判断对于这些技术的使用是很重要的（见后面的讨论；参见第 17 章）。

鞘内给药

鞘内注射阿片类药物可在单次注射后提供短期至中期的术后镇痛。鞘内给药的优点是能准确、可靠地将小浓度药物放置在作用部位附近。鞘内注射阿片类药物后，镇痛作用的起效时间与药物的脂溶性成正比。亲水性化合物越多，作用时间越长。吗啡在 20～60 分钟内到达镇痛峰值，术后镇痛可持续 12～36 小时。在含吗啡的阿片药物溶液中加入小剂量芬太尼可使镇痛作用起效加快。对于采用脊髓麻醉（剖宫产术、经尿道前列腺电切术）进行的下腹部手术，可在局部麻醉药溶液中加入吗啡以延长镇痛时间。

鞘内注射阿片类药物的主要缺点是由于其单次注射模式，缺乏一定灵活性。当初始剂量的镇痛作用减弱时，临床医生必须重复注射或考虑其他选择。在鞘内留置导管，用于持续或重复地间歇性注射阿片类药物的操作仍存在争议，特别是使用小直径导管连续高压注射局部麻醉溶液进行脊髓麻醉后出现马尾综合征的报道。

硬膜外给药

通过硬膜外导管持续输注局部麻醉药是围手术期镇痛的常用方法（参见第 17 章）。单纯硬膜外注射局部麻醉药可用于术后镇痛，但其镇痛效果通常不如局部麻醉药与阿片类硬膜外镇痛联合用药。这是由于显著的失败率（来自感觉阻滞的消退和镇痛不足）以及相对较高的运动阻滞和低血压的发生率。单纯硬膜外注射局部麻醉药可用于术后镇痛，以避免阿片类药物相关的副作用。

阿片类药物单药硬膜外注射的好处是一般不会引起运动阻滞或交感神经阻滞而导致低血压。连续硬膜外注入的亲脂性（如芬太尼、舒芬太尼）和亲水性（如吗啡、氢吗啡酮）阿片类药物之间存在机制上的差异。持续硬膜外注射亲脂阿片类药物的镇痛起效部位（脊髓或全身）尚不完全清楚，尽管已有一些随机临床试验显示它是全身性的[33]，即接受静脉注射和接受芬太尼硬膜外注射的患者在血浆浓度、副作用和疼痛评分方面均无差异。相比于间歇性输注，持续性硬膜外输注阿片类药物可以提供更好的镇痛效果，副作用更少。亲水性阿片类药物硬膜外输注具有脊髓作用机制。硬膜外镇痛强度取决于给药的总剂量，而不是体积或浓度。因此，在小体积内给予较大浓度的局部麻醉药在功能上等同于在大体积内给予较小浓度的局部麻醉药。

腹部手术硬膜外镇痛（有或无阿片类局部麻醉药）在术后初期提供了更好的镇痛效果，与全身性阿片类药物治疗相比，胃肠道相关的副作用更少，但经常会发生瘙痒的情况。硬膜外镇痛有利于下肢大关节手术，但也存在神经轴索镇痛相关的缺点。胸椎硬膜外镇痛一直是开胸手术镇痛的主要方法，椎旁神经节阻滞可能与硬膜外镇痛同样有效，但副作用更明显[34]。硬膜外镇痛治疗外伤性肋骨骨折的主要好处之一是与单纯使用局部麻醉药相比，减少了机械通气时间。

神经轴索镇痛药的副作用

术后硬膜外镇痛可发生许多药物相关（阿片类

第五篇

药物和局部麻醉药）副作用。当怀疑有副作用时，应评估患者的整体临床状况，以免将严重的合并症误归因于硬膜外镇痛。对于神经轴索镇痛和低血压患者的鉴别诊断还应包括低血容量、出血和心排血量减少。呼吸抑制患者还应评估脑血管意外、肺水肿和进行性的脓毒症。对于所有接受神经轴索和其他类型术后镇痛的患者，常规医嘱和护理方案、镇痛方案、神经学监测、副作用的治疗以及医师关注的重要指标应成为标准。

最常见的副作用

神经轴索镇痛最常见的副作用包括：

- **低血压**（0.3%～7%）：在硬膜外镇痛方案中使用的局部麻醉药可能会阻滞交感神经纤维并导致术后低血压。
- **运动阻滞**（2%～3%）：多数情况下，停止硬膜外注射后 2 小时内运动阻滞消退。应及时评估持续性或渐增的运动阻滞，并将脊髓血肿、脊髓脓肿和鞘内导管移位作为鉴别诊断的一部分。
- **恶心、呕吐和瘙痒**（15%～18%）：瘙痒是硬膜外或鞘内给药阿片类药物最常见的副作用之一，发生率约为 60%，而采用局部硬膜外或全身应用阿片类药物的发生率为 15%～18%。
- **呼吸抑制**（0.1%～0.9%）：神经轴性阿片类药物适当剂量并不会比全身性阿片类药物引起更高的呼吸抑制发生率。神经轴性阿片类药物导致呼吸抑制的危险因素包括大剂量、老年人群、伴随全身性阿片类药物或镇静剂的使用、长期或重大手术、合并症的存在以及胸外科手术。
- **尿潴留**（10%～30%）：硬膜外麻醉和阿片类药物与尿潴留有关。

抗凝

同时使用抗凝剂与神经轴索麻醉和镇痛一直是一个相对有争议的问题。然而，1993 年在北美引入低分子量肝素增加了脊髓血肿的发生率。传统上，硬膜外麻醉的脊髓血肿发生率约为 1/150 000，而蛛网膜下腔麻醉的发生率更低，为 1/220 000[35]。在低分子量肝素被引入北美之前，它在欧洲的使用并未出现大的问题。然而，从 1993 年到 1998 年，美国的脊髓血肿发生率在蛛网膜下腔麻醉中高达 1/40 800，硬膜外麻醉中高达 1/6 600（术后硬膜外镇痛为 1/3 100）。对硬膜外导管拔除后脊髓血肿发生率较高的估计是基于美国食品药品监督管理局（Food and Drug Administration，FDA）的药品监督网页数据。该

数据表明，硬膜外导管拔除可能是一种创伤事件，尽管这仍是一个相对有争议的问题。

不同类型和类别的抗凝药物在药代动力学特性上存在差异，从而影响神经轴索导管或针管插入和导管拔除的时机。尽管有许多观察性和回顾性的研究显示了各种抗凝剂和神经轴索技术背景下脊髓血肿的发生率，但对于神经轴索麻醉和抗凝的绝对安全性还没有明确的结论。美国区域麻醉和疼痛医学学会（American Society of Regional Anesthesia and Pain Medicine，ASRA）基于现有的文献列出了一系列关于不同的抗凝剂在神经轴索技术中给药及移除途径的共识声明，包括了口服抗凝剂（华法林）、抗血小板药物、纤溶剂、标准肝素和低分子量肝素。ASRA 共识声明包括以下概念：①神经轴穿刺针或导管插入或拔除的时机应反映特定抗凝剂的药代动力学特性；②定期的神经内科治疗是必须的；③同时使用多种抗凝药物可能增加出血风险；④镇痛方案应便于神经学监测，有时可在硬膜外导管拔除后持续 24 小时。ASRA 关于神经轴索麻醉和抗凝的共识声明的更新版本可以在其网站上找到[36]，其中一些声明针对的是较新的抗凝药物（参见第 13 章）。

感染

术后硬膜外镇痛导致感染的原因可为外源性或内源性。与硬膜外镇痛相关的严重感染（如脑膜炎、脊髓脓肿）很少见（小于 1/10 000），尽管一些研究人员报道了更高的发病率（2000 年大约是 1/1 000）[37]。对硬膜外脓肿发生率较高的研究进一步分析发现，患者有较长时间的硬膜外镇痛或同时存在免疫缺陷及其他合并疾病（如恶性肿瘤、创伤）。在普通外科手术中使用硬膜外镇痛，术后置管时间平均为 2～4 天，一般与硬膜外脓肿的形成无关。对 4 000 多名外科肿瘤患者的术后硬膜外镇痛（平均导尿 6.3 天）进行了研究，未发现任何脓肿。

手术部位（切口）浸润

为了减少术后疼痛，建议在切口和组织缝合之前在手术部位进行局部麻醉[38]。脂质体布比卡因（EXPAREL，Pacira Pharmaceuticals）在 2011 年被批准用于胆囊切除术和痔疮切除术后的手术部位给药。虽然缓释配方的设计是为了缓释布比卡因到周围组织超过 96 小时，但仅在给药后的第一个 24 小时优于安慰剂[39]。

关节内给药

关节内注射阿片类药物可提供术后 24 小时的镇痛，并可预防术后慢性疼痛的发生。阿片受体位于初级传入神经末梢，这解释了其更好的镇痛效果，然而在周围神经注射阿片类麻醉药物时则缺乏反应。关节内给予阿片类药物优于全身用药的镇痛作用尚未被证实，同时其全身镇痛作用也未被排除。在一项研究中，发现缓释的布比卡因并没有传统的局部麻醉药和阿片类药物浸润有效；同时在另一项研究中发现缓释的布比卡因与单独使用布比卡因无差异[39]。当使用布比卡因时，盂肱关节内的连续导管与软骨溶解有关，因此应避免使用[40]。

胸膜内镇痛

胸膜内局部镇痛是经皮将导管插入胸膜腔注入局部麻醉药溶液而产生的。局部麻醉药经胸膜壁层扩散至肋间神经血管束，并在多个层面产生单侧肋间神经阻滞。有效的术后镇痛需要大约每 6 小时间断注射大量局部麻醉药（20mL 0.25%～0.5% 布比卡因）。这种大剂量的局部麻醉药进入胸膜腔会产生明显的副作用，同时镇痛效果较小。开胸手术后放置的胸腔引流管也会导致大量局部麻醉药溶液的丢失，从而导致镇痛效果不佳。只有在其他所有选项均无用时，才推荐使用此技术。

外周神经阻滞

外周神经阻滞可作为自主或多模式镇痛方案的一部分。单次注射可满足术中疼痛控制。然而，许多医务人员认为，干预的风险可以带来长期获益，包括术后疼痛的控制，并促使患者早期灵活行动。中期疼痛缓解（<24 小时）可以通过单次注射局部麻醉药和辅助药物的组合来实现。较长时间的疼痛控制可以通过手术技术、康复需要和患者的合并症情况来确定，可以通过使用周围神经导管进行持续的局部麻醉药物输注来实现。

技术方法

神经阻滞可以通过解剖标志、神经刺激仪和超声引导来实施。超声引导技术和神经刺激仪的效果不同，这取决于医生的能力，主要会引起安置时的舒适度和操作时长不同。尽管如此，这些技术提供了同等质量的镇痛和类似的并发症[43]。

辅助药物

常用的辅助药物包括肾上腺素、可乐定和阿片类药物。肾上腺素用于周围神经阻滞，可明显延长阻滞时间，副作用最小。肾上腺素也可增加血管内注射的敏感性，通常使用 2.5～5μg/mL 的浓度。这种作用机制主要是通过血管收缩来实现。周围神经阻滞中不应该添加阿片类药物。可乐定有助于延长术前阻滞的时间，但对周围神经置管的应用价值较小。机制可能是通过外周 α_2 肾上腺素能受体介导并具有剂量依赖性。在局部麻醉药中加入可乐定是一种较好的超前镇痛方式。低血压、心动过缓和镇静等副作用在剂量小于 1.5μg/kg 时不太可能发生[44]。使用可乐定可使镇痛和运动阻滞时间延长约 2 小时。最近，在周围神经阻滞药物中加入右美托咪定已被证明可以改善镇痛时间和减少阿片类药物[45]。

局部镇痛

疗效和安全性是实施治疗的主要限制因素。局部镇痛正成为围手术期疼痛控制的一种日益流行的技术，因其具有独特的优点和缺点。这些麻醉阻滞的技术细节在区域麻醉一章中有介绍；本节重点介绍这些阻滞的功能和效能比较（参见第 18 章）。

导管与单次注射技术

上肢

与单次注射技术相比，连续的斜角肌肌间沟神经阻滞效果持续时间更久。这项技术经后斜角肌间隙入路使用增加，用于肩部手术的中到重度疼痛管理。持续给药可提升疼痛缓解的程度，减少阿片类药物使用，同时提高患者满意度和睡眠质量[46]。

下肢

下肢矫形手术可导致中到重度围手术期疼痛，也从长效的局部麻醉技术中受益。下肢周围神经导管注射可用于髋关节、膝关节、踝关节和足部的主要关节手术。这种类型的导管注射可能会减少一些下肢手术的临床炎症症状，但炎症在细胞水平并没有减少。硬膜外导管注射为下肢重大关节手术提供了良好的镇痛效果，但存在轴索镇痛风险，一般具有双侧效应。腰丛导管阻滞已作为多模式治疗方案的一部分，对于单侧髋关节修复术，其与 PCA 复合或不复合股神经置管的多模式方案相比，静息和物理治疗时的疼痛评分均更好[47]。在持续的神经阻滞下进行的大型足部和踝关节手术的患者，不仅有可能获得与单次注射和全身镇痛相当的疼痛缓解，而且可以在更短的时间内离开PACU[48]。

剂组相比，TAP组作为全腹子宫切除术、剖宫产术和腹腔镜胆囊切除术的多模式镇痛方案的一部分，可增加镇痛效果和减少全身用药需求。此外，超声引导已使之成为更可靠有效的治疗方式[49]。

椎旁神经阻滞

椎旁神经阻滞应用的增加与乳腺手术患者的获益直接相关。阻滞为控制与该手术相关的急性疼痛提供了一种有效的机制，与其他镇痛方案相比，也证明了它在减少术后慢性疼痛方面的益处[41]。这项技术可通过单次注射技术或持续的导管输注实现围手术期镇痛。这种技术的应用已经扩展到胸部、心脏和儿科[42]。

腹横肌平面阻滞

在许多腹部手术中，轴索镇痛技术开始面临腹横面（transversus abdominis plane，TAP）阻滞的竞争。理论上，该技术优于其他方法，包括避免神经轴突受累和下肢阻滞，减少尿潴留和全身副作用。与安慰

思考题

1. 有多少器官系统受到术后急性疼痛的影响？每个系统遭受的生理副作用是什么？

2. 采用多模式方案处理围手术期疼痛的基本原理是什么？什么样的药物和给药途径可以作为多模式镇痛计划的一部分？

3. 对于阿片未耐受的患者，使用氢吗啡酮患者自控镇痛（PCA）的经典参数是什么？

4. 一名患者接受术后硬膜外镇痛，输注药物为罗哌卡因和芬太尼。最可能发生的副作用是什么？神经轴索阿片类药物引起呼吸抑制的危险因素是什么？

5. 什么样的手术最适合用经腹横平面阻滞作为术后镇痛（TAP）？

（高蕊 译，林静 周棱 审）

参考文献

1. Buvanendran A, Fiala J, Patel KA, et al. The incidence and severity of postoperative pain following inpatient surgery. *Pain Med.* 2015;16:2277-2283.

2. Apfelbaum JL, Chen C, Mehta SS, et al. Postoperative pain experience: results from a national survey suggest postoperative pain continues to be undermanaged. *Anesth Analg.* 2003;97(2):534-540.

3. Wanderer JP, Shi Y, Schildcrout JS, et al. Supervising anesthesiologists cannot be effectively compared according to their patients' postanesthesia care unit admission pain scores. *Anesth Analg.* 2015; 120(4):923-932.

4. Katz J, McCartney CJ. Current status of preemptive analgesia. *Curr Opin Anaesthesiol.* 2004;15(4):435-441.

5. Kehlet H, Jensen TS, Woolf CJ. Persistent postsurgical pain: risk factors and prevention. *Lancet.* 2006;367(9522): 1618-1625.

6. Carr DB, Goudas LC. Acute pain. *Lancet.* 1999;353(9169):2051-2058.

7. Perkins FM, Kehlet H. Chronic pain as an outcome of surgery. A review of predictive factors. *Anesthesiology.* 2000;93(4):1123-1133.

8. Merskey H. Pain and psychological medicine. In: Wall PD, Melzack R, eds. *Textbook of Pain.* 3rd ed. New York: Churchill Livingstone; 1994:903-920.

9. Basbaum AI, Fields HL. Endogenous pain control systems: brainstem spinal pathways and endorphin circuitry. *Annu Rev Neurosci.* 1984;7:309-338.

10. Julius D, Basbaum AI. Molecular mechanisms of nociception. *Nature.* 2001;413(6852):203-210.

11. Basbaum AI. Spinal mechanisms of acute and persistent pain. *Reg Anesth Pain Med.* 1999;24(1):59-67.

12. Besson JM. The neurobiology of pain. *Lancet.* 1999;353(9164):1610-1615.

13. Kissin I. Preemptive analgesia. *Anesthesiology.* 2000;93(4):1138-1143.

14. Moiniche S, Kehlet H, Dahl JB. A qualitative and quantitative systematic review of preemptive analgesia for postoperative pain relief: the role of timing of analgesia. *Anesthesiology.* 2002;96(3):725-741.

15. Dahl JB, Moiniche S. Pre-emptive analgesia. *Br Med Bull.* 2004;71:13-27.

16. Ong CK, Lirk P, Seymour RA, et al. The efficacy of preemptive analgesia for acute postoperative pain management: a meta-analysis. *Anesth Analg.* 2005;100(3):757-773.

17. Pogatzki-Zahn EM, Zahn PK. From preemptive to preventive analgesia. *Curr Opin Anaesthesiol.* 2006;19(5):551-555.

18. Joly V, Richebe P, Guignard B, et al. Remifentanil-induced postoperative hyperalgesia and its prevention with small-dose ketamine. *Anesthesiology.* 2005; 103(1):147-155.

19. Kehlet H. Multimodal approach to control postoperative pathophysiology and rehabilitation. *Br J Anaesth.* 1997;78(5):606-617.

20. Hurley RW, Cohen SP, Williams KA, et al. The analgesic effects of perioperative gabapentin on postoperative pain: a meta-analysis. *Reg Anesth Pain Med.* 2006;31(3):237-247.

21. Block BM, Liu SS, Rowlingson AJ, et al. Efficacy of postoperative epidural analgesia: a meta-analysis. *JAMA.* 2003;290(18):2455-2463.

22. Ben-David B, Swanson J, Nelson JB, et al. Multimodal analgesia for radical prostatectomy provides better analgesia and shortens hospital stay. *J Clin Anesth.* 2007;19(4):264-268.

23. Kehlet H, Wilmore DW. Multimodal strategies to improve surgical outcome. *Am J Surg.* 2002;183(6):630-641.

24. Egbert AM, Parks LH, Short LM, et al. Randomized trial of postoperative patient-controlled analgesia vs intramuscular narcotics in frail elderly men. *Arch Intern Med.* 1990;150(9):1897-1903.

25. Elia N, Lysakowski C, Tramer MR. Does multimodal analgesia with acetaminophen, nonsteroidal antiinflammatory drugs, or selective cyclooxygenase-2 inhibitors and patient-controlled analgesia morphine offer advantages over morphine alone? Meta-analyses of randomized trials. *Anesthesiology.* 2005;103(6):1296-1304.

26. Buvanendran A, Kroin JS, Della Valle CJ, et al. Perioperative oral pregabalin reduces chronic pain after total knee arthroplasty: a prospective, randomized, controlled trial. *Anesth An-*

alg. 2010;110(1):199–207.

27. Evaniew N, McCarthy C, Kleinlugtenbelt YV, et al. Vitamin C to prevent complex regional pain syndrome in patients with distal radius fractures: a meta-analysis of randomized controlled trials. *J Orthop Trauma.* 2015;29(8):e235–e241.

28. De Kock M, Lavand'homme P, Waterloos H. 'Balanced analgesia' in the perioperative period: is there a place for ketamine? *Pain.* 2001;92(3):373–380.

29. Jibril F, Sharaby S, Mohamed A, et al. Intravenous versus oral acetaminophen for pain: systematic review of current evidence to support clinical decision-making. *Can J Hosp Pharm.* 2015;68(3):238–247.

30. Nielsen RV, Siegel H, Fomsgaard J, et al. Preoperative dexamethasone reduces acute but not sustained pain after lumbar disc surgery: a randomized, blinded, placebo-controlled trial. *Pain.* 2015;156(12):2538–2544.

31. De Oliveira Jr GS, Castro-Alves LJ, Khan JH, et al. Perioperative systemic magnesium to minimize postoperative pain: a meta-analysis of randomized controlled trials. *Anesthesiology.* 2013; 119(1):178–190.

32. Wu CL, Fleisher LA. Outcomes research in regional anesthesia and analgesia. *Anesth Analg.* 2000;91(5):1232–1242.

33. Loper KA, Ready LB, Downey M, et al. Epidural and intravenous fentanyl infusions are clinically equivalent after knee surgery. *Anesth Analg.* 1990;70(1):72–75.

34. Gulbahar G, Kocer B, Muratli SN, et al. A comparison of epidural and paravertebral catheterisation techniques in post-thoracotomy pain management. *Eur J Cardiothorac Surg.* 2010;37(2):467–472.

35. Tryba M. [Epidural regional anesthesia and low molecular heparin: Pro]. *Anasthesiol Intensivmed Notfallmed Schmerzther.* 1993;28(3):179–181.

36. Horlocker TT, Wedel DJ, Rowlingson JC, et al. Regional anesthesia in the patient receiving antithrombotic or thrombolytic therapy: American Society of Regional Anesthesia and Pain Medicine Evidence-Based Guidelines (Third Edition). *Reg Anesth Pain Med.* 2010;35(1):64–101. Also available at www.asra.com.

37. Horlocker TT, Wedel DJ. Neurologic complications of spinal and epidural anesthesia. *Reg Anesth Pain Med.* 2000;25(1):83–98.

38. Group TPW. PROSPECT (Procedure Specific Postoperative Pain Management). http://www.postoppain.org/; Accessed October, 1, 2015.

39. Uskova A, O'Connor JE. Liposomal bupivacaine for regional anesthesia. *Curr Opin Anaesthesiol.* 2015;28(5):593–597.

40. Busfield BT, Romero DM. Pain pump use after shoulder arthroscopy as a cause of glenohumeral chondrolysis. *Arthroscopy.* 2009;25(6):647–652.

41. Vila Jr H, Liu J, Kavasmaneck D. Paravertebral block: new benefits from an old procedure. *Curr Opin Anaesthesiol.* 2007;20(4):316–318.

42. Wardhan R. Update on paravertebral blocks. *Curr Opin Anaesthesiol.* 2015;28(5):588–592.

43. Fredrickson MJ, Ball CM, Dalgleish AJ, et al. A prospective randomized comparison of ultrasound and neurostimulation as needle end points for interscalene catheter placement. *Anesth Analg.* 2009;108(5):1695–1700.

44. Neal JM, Gerancher JC, Hebl JR, et al. Upper extremity regional anesthesia: essentials of our current understanding, 2008. *Reg Anesth Pain Med.* 2009;34(2):134–170.

45. Fritsch G, Danninger T, Allerberger K, et al. Dexmedetomidine added to ropivacaine extends the duration of interscalene brachial plexus blocks for elective shoulder surgery when compared with ropivacaine alone: a single-center, prospective, triple-blind, randomized controlled trial. *Reg Anesth Pain Med.* 2014;39(1):37–47.

46. Mariano ER, Afra R, Loland VJ, et al. Continuous interscalene brachial plexus block via an ultrasound-guided posterior approach: a randomized, triple-masked, placebo-controlled study. *Anesth Analg.* 2009;108(5):1688–1694.

47. Marino J, Russo J, Kenny M, et al. Continuous lumbar plexus block for postoperative pain control after total hip arthroplasty. A randomized controlled trial. *J Bone Joint Surg Am.* 2009;91(1):29–37.

48. Hunt KJ, Higgins TF, Carlston CV, et al. Continuous peripheral nerve blockade as postoperative analgesia for open treatment of calcaneal fractures. *J Orthop Trauma.* 2010;24(3):148–155.

49. El-Dawlatly A, Turkistani A, Kettner S, et al. Ultrasound-guided transversus abdominis plane block: description of a new technique and comparison with conventional systemic analgesia during laparoscopic cholecystectomy. *Br J Anaesth.* 2009;102(6):763–767.

第
五
篇

第六篇　麻醉实践咨询

VI

第41章 重症医学

John H. Turnbull and Linda L. Liu

自 20 世纪末至今,重症医学已发展成为一个不断发展、多学科交叉的学科,专注于治疗危及患者生命的疾病。在手术室和重症监护病房(intensive care unit, ICU),麻醉医师在危重患者的救治过程中均发挥了重要作用。执业麻醉医师应该熟悉重症监护的几个关键问题,包括呼吸衰竭、休克、肾衰竭以及疼痛和镇静的管理。

呼吸衰竭

呼吸衰竭仍然是患者入住 ICU 的首要指征。呼吸衰竭的类型可以根据疾病的进程(如急性和慢性)和出现的生理学紊乱(如高碳酸血症和低氧血症)来分类。这种区别有助于直接确定各种治疗方案。然而,多个疾病状态可能同时发生。例如,患者可能患有急性和慢性呼吸衰竭,同时伴有低氧血症和高碳酸血症。

低氧血症性呼吸衰竭常发生于通气 / 灌注($\dot{V}/\dot{Q}$)失衡导致肺泡 - 动脉(A-a)梯度变大时。病因包括创伤、急性呼吸窘迫综合征(acute respiratory distress syndrome, ARDS)、脓毒症、肺炎、肺栓塞、心源性肺水肿和阻塞性肺病。低氧血症的其他生理学原因包括肺内分流、通气不足和氧耗增加(参见第 5 章)。

高碳酸血症性呼吸衰竭的诱因包括通气不足(如药物中毒或神经肌肉无力)或者无效腔量增加[如慢性阻塞性肺疾病(chronic obstructive pulmonary diseas, COPD)或哮喘]。高碳酸血症也可出现在严重的肺浸润性病变过程中,如 ARDS。高碳酸血症性和低氧血症性呼吸衰竭都可能需要启用机械通气支持。

感谢 Lundy Campbell and Michael Gropper 为本章上版作出的贡献

机械通气

现代 ICU 中，机械通气完全通过正压通气实施。机械通气可通过无创方法（经面罩或鼻面罩）或侵入性方法[经气管导管（endotracheal tube, ETT）或气管切开]来完成。机械通气的目的包括：①减少呼吸做功；②改善氧供；③促进二氧化碳排出；④尽量减轻呼吸机相关性肺损伤。机械通气的参数设置描述了呼吸机与患者之间的相互作用（表41-1）。

模式

辅助控制

在辅助控制（assist control, AC）模式下，呼吸机提供所设定的每分钟最少通气次数，同时兼容患者自己的触发呼吸。所有强制和自主呼吸都会得到同等程度的充分支持。因此，如果潮气量设置为 500mL，所有的呼吸（如强制和自主）均会得到 500mL 的潮气量。

同步间歇指令通气

同步间歇指令通气（synchronized intermittent mandatory ventilation, SIMV）是呼吸机尝试将强制机械通气与患者自主呼吸同步，以减少人机不同步。如在预设的时间间隔内若无自主呼吸，则呼吸机进行强制通气。不同于 AC 模式，强制通气之间的呼吸不会得到充分支持。对于这些非强制性呼吸，可设置呼吸机进行压力支持（pressure support, PS），如下所述。

压力支持

PS 模式仅用于自主呼吸患者，因为所有的通气均由患者触发。驱动压力（ΔP）、呼气末正压（positive end-expiratory pressure, PEEP）和吸入氧浓度（FiO_2）是该模式下设定的可变参数。基于患者的需求设定吸气流速。当吸气流速下降至预定水平（通常为 25% 峰值流速）时，呼吸机停止送气。在 PS 模式下无法补偿呼吸频率，除非与 SIMV 联合使用。

其他模式

当前呼吸机已配置有先进的微处理器，支持新的通气模式，如适应性支持通气、气道压力释放通气和比例辅助通气。这些通气模式可带来潜在的生理益处，但尚无足够效能的大规模临床试验来验证其能否降低死亡率。

表41-1 机械通气的不同参数设定

模式	控制	限制	周期
AC	容量	容量	容量
	压力	压力	时间
SIMV	容量	容量	容量
	压力	压力	时间
PS		压力	流速

AC，辅助控制；PS，压力支持；SIMV，同步间歇指令通气。

限制

在 AC 或 SIMV 模式下，需要确定限制参数或控制参数。容量控制（volume control, VC），吸气时将给予预设的潮气量。压力控制（pressure control, PC），呼吸机将提供预设的吸气压力。

容量控制

AC 和 SIMV 联合 VC 机械通气指令设定的样本见表41-2。必须设定潮气量、频率、PEEP 和 FiO_2。吸气流速通常不是标准呼吸机指令设定的一部分，而是由呼吸治疗师设置。典型的吸气流速为 60L/min。通过增加吸气流速，可在更短的时间内输送设定的潮气量，从而有更多的时间进行呼气。这种策略通过增加呼气时间，可能有益于呼吸窘迫的哮喘患者。VC 中的气流波形可呈减速波或恒定波（即所谓的方波）。

压力控制

AC 或 SIMV 联合 PC 模式，必须设定驱动压力。此外，还需要设置吸气时间或吸呼比（I∶E）。PC 的峰值流速可根据患者的需求发生改变。默认情况下，为了保持恒定的吸气峰压，气流波形必须呈减速。如果肺顺应性发生快速变化，则潮气量无法得到保证，必须保持警惕，以确保静息每分钟通气量不会迅速下降。

双重控制

选择 VC 或 PC 并未得到确凿的证据支持。现代呼吸机可以结合两者的特点，以特定的潮气量为目标，但 PC 模式通过减速气流来输送每次呼吸的潮气量。如果肺顺应性改变，呼吸机经过几次呼吸后逐渐自动调节压力，以保持目标潮气量。对此已有许多专有名称，如压力控制 - 容量保证、压力调节的容量控制或容量控制补偿。

表 41-2 呼吸机指令参数样本

举例	标注的呼吸机指令	可设定的其他指令	注释
例1：辅助控制－容量控制（AC-VC）	模式 AC/VC 频率 10 V_T 500mL PEEP 5cmH$_2$O FiO$_2$ 1.0	流速：通常为 60L/min 触发：流速或压力	呼吸机按照每分钟 10 次输送预先设定的 500mL 潮气量；如果患者呼吸频率大于 10 次，每次呼吸也会达到 500mL 潮气量
例2：辅助控制－压力控制（AC-PC）	模式 AC/PC 频率 10 PIP 20cmH$_2$O PEEP 5cmH$_2$O FiO$_2$ 1.0	I：E 通常为 1:2 吸气时间 触发：流速或压力	呼吸机每分钟输送 10 次通气；每次呼吸将达到 20cmH$_2$O 的气道峰压；如果患者呼吸频率大于 10 次，每次呼吸仍将达到 20cmH$_2$O 气道峰压
例3：同步间歇指令通气－容量控制（SIMV-VC）	模式 SIMV-VC 频率 10 V_T 500mL 压力支持 5cmH$_2$O PEEP 5cmH$_2$O FiO$_2$ 0.5	流速：通常为 60L/min 触发：流速或压力；（适用于所有的呼吸、SIMV 或压力支持）	呼吸机以 500mL 潮气量每分钟 10 次进行通气；如果患者呼吸频率大于 10 次，非强制性呼吸将会接受峰压为 PEEP（5cmH$_2$O）以上 5cmH$_2$O 的吸气压力支持
例4：压力支持通气（PSV）	模式 PSV 驱动压 8cmH$_2$O PEEP 5cmH$_2$O FiO$_2$ 0.5	触发：流速或压力	患者必须有自主呼吸；每次呼吸将接受峰压为 PEEP（5cmH$_2$O）以上 8cmH$_2$O 的吸气压力支持

FiO$_2$，吸入氧浓度；I：E，吸呼比；PEEP，呼气末正压；PIP，吸气峰压；V_T，潮气量。

周期

周期决定呼吸机如何从吸气切换到呼气。对于 AC-VC 或 SIMV-VC 模式，容量决定呼吸机周期。输送潮气量时完成吸气相（表 41-1）。对于 AC-PC 或 SIMV-PC，吸气时间结束时即完成吸气相。在 PS 模式下，吸气流速的下降决定了吸气周期的终止。了解呼吸机周期，可以更好地理解人机不同步。例如，对呼吸窘迫患者在 AC-VC 模式下行机械通气时，可能会出现设置的潮气量过小和"重叠"（即在呼吸机呼气阶段开始时进行下一次呼吸）。或者，接受 AC-PC 通气的患者可能会在设定的吸气时间结束前开始呼气。

其他设定

呼气末正压

PEEP 是恒定的气道正压，适用于整个呼吸周期。PEEP 由呼吸机回路呼气端的减压阀产生。使用 PEEP 可造成平均气道压升高，进而减少肺不张和改善氧合。PEEP 还可增加功能残气量和改善肺顺应性。

如果 PEEP 过高，肺泡会过度膨胀，可能导致气压伤。过高的 PEEP 也可减少前负荷和导致低血压。当呼气时间不足导致呼气末压力增加时，会出现内源性 PEEP。紧急处理内源性 PEEP 需要将患者和呼吸机断开，使 PEEP 得到释放。治疗内源性 PEEP 需要增加呼气时间（即改变吸气时间与呼气时间比值，I：E）。

触发

触发是指呼吸机检测到患者吸气，并输送正压与患者同步的方式。触发变量并非典型呼吸机参数设定的一部分，可基于流速或压力，通常由呼吸治疗师管理。通常的触发条件是流速发生 2L/min 的变化或压力发生 2cmH$_2$O 的变化。可以根据临床情况设置更小或更大的触发值。例如，如果流速触发太敏感，支气管胸膜瘘患者可能会持续触发机械通气。

无创正压通气

无创正压通气（noninvasive positive-pressure ventilation，NIPPV）是通过面罩、鼻枕或头盔，而非气管插管进行的正压呼吸。对于 COPD 和急性高碳酸血症性呼吸衰竭（acute hypercapnic respiratory failure，AHRF）患者，合理使用 NIPPV 可以降低死亡率，避免气管插管，改善呼吸困难以及缩短住院时间。NIPPV 的其他适应证包括急性心源性肺水肿、术后呼吸衰竭和免疫功能低下患者（如器官和骨髓移植受体）的低氧性呼吸衰竭。

NIPPV 的临床研究数据常令人印象深刻，这些实施了密切临床观察的研究，对受试患者进行了审慎的选择。NIPPV 对于患有潜在可快速逆转的肺部疾病且需要呼吸机支持的患者最为有益。气管插管的延迟会导致紧急事件的发生，更容易引发并发症。知识框 41-1 列出了使用无创正压通气的禁忌证。PS 是 NIPPV 最常用的通气模式。

高流量鼻导管

使用高流量鼻导管（high-flow nasal cannula，HFNC）已经成为 NIPPV 的一种替代方式。HFNC 使用加热和加湿的氧气，通过鼻导管高流速输送。该输送系统提供较小的气道正压，通过从上气道吹走呼出的二氧化碳来减少无效腔。大多数患者使用 HFNC 比经面罩 NIPPV 更舒适更容易耐受。2015 年对急性低氧血症性、非高碳酸血症性呼吸衰竭患者的多中心试验显示，高流量氧疗与标准氧疗或无创通气相比，尽管气管插管率没有差异，但其降低了 ICU 及 90 天死亡率[1]。

撤离机械通气和气管拔管

根据开始脱机的定义，脱机过程可能占患者机械通气时间的 40% 以上。为降低呼吸机相关性肺炎

知识框 41-1　无创正压通气的禁忌证

- 神经功能受损状态（昏迷、癫痫、脑病）
- 呼吸停止或上呼吸道梗阻
- 休克或严重心血管功能不稳定
- 严重的上消化道出血
- 近期行胃食管手术
- 呕吐
- 气道分泌物过多
- 面部损伤妨碍使用适合的鼻面罩或面罩

（ventilator-associated pneumonia，VAP）风险，一旦患者从最初进行机械通气的疾病中恢复即应尽早撤离机械通气。

外科 ICU 中气管拔管失败（即气管拔管后通气不足）的发生率平均为 5%·8%，而内科和神经科 ICU 的发生率为 17%。尽管许多标准将在随后章节中予以列出，但仍没有一个流程能够准确地预测成功的气管拔管。虽然缺乏随机试验的确切数据，但谨慎地使用激进的方法撤机和拔管，会减少 ICU 相关并发症。

脱机试验标准

肺泡 - 动脉梯度

患者应该有足够的氧合，通常定义为在 PEEP 小于 8cmH$_2$O 时 PaO$_2$/FiO$_2$ 大于 150mmHg。选择这个氧合指标，是因为可以通过面罩或鼻导管可靠的提供该水平的氧合。若氧需求超过此水平，提示患者仍存在大量分流，潜在的肺疾病可能并未得到充分解决。这些标准只是指导意见。通常基于临床判断和经验最终决定合适的肺泡 - 动脉梯度。

呼吸力学

快速浅呼吸指数

快速浅呼吸指数（rapid shallow breathing index，RSBI）是呼吸频率（呼吸 / 分钟）与潮气量（升）的比值。该指标是研究最广泛且最常用的脱机预测指标。RSBI 小于 105 次 /(min·L)（即 RSBI 阳性）与脱机成功相关，而 RSBI 大于 105 次 /(min·L)（RSBI 阴性）对于识别脱机失败较 RSBI 阳性识别脱机成功的效能可能更好。

最大吸气力

患者必须具有呼吸肌力来驱动产生足够的潮气量。一种尝试测量呼吸肌力的方法是测量最大吸气力（maximum inspiratory force，MIF）。对于脱机，MIF 至少应为 -20cmH$_2$O。MIF 正常提示脱机成功的可能性很小或未增加，但较小的 MIF 则预示脱机失败的可能性小幅增加。对 MIF 预测能力较差的一个原因是精确测量自主呼吸患者 MIF 极具挑战性。在许多 ICU，并不会在脱机前常规测量 MIF。然而，如果患者的脱机过程没有进展，测量 MIF 可提示是否存在肌无力或肌退化等疾病。

其他标准

其他呼吸指标可能会影响成功脱机，包括呼吸道分泌物的性状和量以及清除分泌物的能力，这涉

及咽反射和咳嗽力度。上气道水肿可造成气管拔管后气道梗阻和低氧血症。套囊漏气试验是评估气道水肿的一种方法。ETT 套囊放气后，通过 ETT 给予正压，直到听到漏气声。漏气压力低于 10cmH$_2$O 提示没有气道水肿。相反，漏气压力大于 20cmH$_2$O 提示气道水肿明显，在决定气管拔管前应予以考虑。

其他影响脱机的因素包括患者精神状态和血流动力学状态。患者应具备足够好的意识以保护气道，防止误吸胃内容物。此外，患者的血流动力学应稳定，因停止正压通气后呼吸做功会增加，从而改变左心室前负荷和后负荷。

脱机策略

无论 ICU 中使用何种脱机策略，早期识别能够进行自主呼吸的患者，可改善其预后。常用的策略是对机械通气患者每天进行脱机准备评估[2]。若认为患者已准备完善，就进行一次自主呼吸试验（spontaneous breathing trial，SBT）。如果前面描述的因素（呼吸力学、精神状态、血流动力学）在整个 SBT 期间仍符合标准，则可以决定气管拔管。与医生指导脱机相比，由护士和呼吸治疗师根据脱机策略进行脱机，能更快地拔除进行气管插管。

SBT 可采用不同的通气模式，包括 PS 通气或 T 管通气试验。尚无明确证据表明哪种模式脱机成功率更高、再次气管插管率或 ICU 死亡率更低[3]。然而，对于个体患者，某种特定的模式可能具有临床优势。例如，对于心力衰竭和射血分数降低的患者，由正压通气变为负压通气可导致左室后负荷增加、心血管负荷加重。因为即使很低的正压支持和 PEEP 都可降低后负荷，因此这类患者可能从 SBT 的 T 管通气试验中获益。如果患者在 T 管通气试验期间没有出现肺水肿的征象，则可以做出气管拔管决定。

SBT 的最佳持续时间尚不清楚，但大多在 30 分钟至 2 小时之间。对于长期气管插管的慢性呼吸衰竭患者或首次 SBT 失败的患者，可能需要更长的时间。在选定的患者中，包括 NIPPV 在内的脱机策略可以降低死亡率、VAP 发生率和脱机失败率，而不会增加再次气管插管的风险[4]。对于不存在气道管理困难、分泌物过多或精神状态受损的患者，可以考虑采用这种方法。如果患者仍有呼吸急促或窘迫，应尽早做出再次气管插管的决定。再次气管插管，尤其是延迟插管，与死亡率增加、住院时间延长和出院率降低有关。

已开发自动闭环系统（如 Smart Care/PS、自适应支持通气、比例辅助通气、容量支持通气），以根据患者呼吸力学的实时变化提供适宜的机械通气。最近的一项荟萃分析显示，闭环系统减少了综合（外科和内科 ICU）或内科 ICU 患者的通气时间和 ICU 停留时间。然而，对于外科 ICU 患者和使用其他自动化系统的患者，尚需更多的随机对照试验证实[5]。目前，该研究领域尚处于起步阶段。

急性呼吸窘迫综合征

ARDS 以弥漫性、炎性肺损伤，导致进展性非心源性肺水肿伴通气 / 灌注失衡、低氧血症和肺顺应性下降为特征。ARDS 通常由导致直接或间接肺损伤的诱发事件引起（表 41-3）。虽然肺损伤的潜在原因可预测预后，但患者的特定因素（如年龄、免疫功能低下状态和器官功能障碍）更能预测生存情况。在一些患者中，ARDS 在急性期后会缓解，但其他患者会出现导致肺纤维化的慢性肺泡炎。这些患者经常出现持续性低氧血症、生理无效腔增加和慢性呼吸机依赖的肺顺应性降低。

尽管 ARDS 经典定义为双侧弥漫性、非心源性肺浸润改变时肺泡 - 动脉梯度增加，但 ARDS 的临床定义在持续更新——最新的是柏林标准（表 41-4）[6]。在这一新定义中，取消了 ARDS 与急性肺损伤的临床区别，取而代之的是严重程度的分类（即轻度、中度和重度）。另外，也不再要求测量肺动脉楔压（pulmonary artery occlusion pressure，PAOP）。在无已知心脏事件的前提下，需要客观的检查数据（如超声心动图）以排除心源性肺水肿所导致的双肺浸润。

管理

由于许多关于免疫调节药物的临床试验并未显示出任何益处，ARDS 的治疗在很大程度上仍然是支持性治疗，重点是防止进一步的肺损伤。当需要机械通气时，ARDS 治疗的中心原则是肺保护性通气。在标志性 ARDS 网络（ARDS Network，ARDSnet）试验中，"小潮气量通气（6mL/kg 理想体重）"与标准通气（12mL/kg）相比，能降低死亡率（31% vs. 40%）[7]。理论依据是，通过接受低 PO$_2$ 和高 PCO$_2$ 值（"允许性"低氧血症和高碳酸血症）避免大潮气量和高气道压，进而降低气压伤和容量伤的发生率以及死亡率。

医生指导的肺保护性通气策略允许呼吸治疗师自主调整呼吸机设置，以维持肺保护标准。应使用较低的阈值来启动保护性肺通气，因为采用肺保护性通气策略的患者以及随后排除 ARDS 的患者，其临床预后并不会变差[8]。而且，术中小潮气量通气可降低术后 ARDS 的发生风险。

表41-3 急性呼吸窘迫综合征的病因

直接肺损伤病因	间接肺损伤病因
肺炎	脓毒症
误吸胃内容物	严重创伤
肺挫伤	心肺转流
再灌注性肺水肿	药物过量
羊水栓塞	急性胰腺炎
吸入性损伤	溺水以及输血相关性急性肺损伤

数据引自：Ware LB, Matthay MA. The acute respiratory distress syndrome. *N Engl J Med*. 2000; 342: 1334-1349.

中度至重度ARDS患者可从神经肌肉阻滞药物（neuromuscular blocking drugs, NMBD）的使用中获益（参见第11章）。NMBD常能改善肺顺应性和氧合。临床试验表明，ARDS患者早期给予顺式阿曲库铵，能改善90天生存率，虽然其获益的作用机制尚不清楚[9]。俯卧位可改善氧合和临床预后，应被用于严重ARDS的治疗管理。然而，在开始该措施之前，应考虑医疗机构在照顾俯卧位危重患者方面的经验和患者的舒适度。最后，尽管目前还没有关于改善

ARDS患者预后的数据，仍可能需要行体外生命支持（extracorporeal life support, ECLS）治疗。但已有临床试验正在探索这种资源密集型疗法的效果。

气管切开

小部分但有相当比例的患者在病重期间可能需要长时间的机械通气。气管切开术通常有助于康复和停用镇静药。然而，气管切开的时机仍然是一个有争议的话题。早期气管切开（≤4天）与晚期气管切开（≥10天）相比，不会降低30天死亡率、2年死亡率或ICU停留时间[10]。医生很难预测什么样的患者需要长时间机械通气。对于预计需要7天以上机械通气的患者，仅有45%确实需要行气管切开术，其余55%患者则可成功执行气管拔管。因此，除某些临床情况外，气管切开术通常推迟到气管插管后10～14天。实施气管切开术会导致平均气道压的丧失和肺泡单位的塌陷，因此对于病情不稳定、需要高PEEP以及氧需求高的患者均应推迟气管切开术。

气管切开术术后的前7天，一个潜在且危及生命的问题是气切导管的意外脱出。在该情况下，若盲法置入气切导管可导致导管进入皮下的假性通道，而非进入气管。若情况允许，经口气管插管应是获得安全气道的第一步。否则，可将小儿喉镜片置入气切口，在直视下识别气管环，并置入新的气切导管或ETT。

表41-4 美欧共识会议与柏林成人呼吸窘迫综合征定义的比较

	AECC定义	柏林定义
病程	急性发作	一周内出现已知的临床损害，以及新发或加重的呼吸系统症状
氧合	ALI: $PaO_2/FiO_2 \leq 300mmHg$ ARDS: $PaO_2/FiO_2 \leq 200mmHg$	轻度: PEEP或CPAP$\geq 5cmH_2O$时, $200\ mmHg < PaO_2/FiO_2 \leq 300mmHg$ 中度: PEEP$\geq 5cmH_2O$时, $100mmHg < PaO_2/FiO_2 \leq 200mmHg$ 重度: PEEP$\geq 5cmH_2O$时, $PaO_2/FiO_2 \leq 100mmHg$
胸部影像学	双肺浸润影	双肺浸润影，不能用积液、肺叶/肺不张或结节来完全解释
肺水肿	PAWP$\leq 18mmHg$, 或无左房压增高的临床证据	呼吸衰竭不能用心力衰竭或液体过度负荷来完全解释
危险因素	不包括在定义中	如果无明确肺损伤相关危险因素，则需行客观评估，如超声心动图排除静水压性肺水肿

AECC，美欧共识会议；ALI，急性肺损伤；ARDS，急性呼吸窘迫综合征；FiO_2，吸入氧浓度；PaO_2，动脉氧分压；PAWP，肺动脉楔压；PEEP，呼气末正压。

引自：Liu LL, Gropper MA: Critical care anesthesiology. Ch 101. In Miller RD(ed): Miller's Anesthesia, 8e. Philadelphia: Elsevier, 2015.

第六篇

休克

休克是危重患者常见的临床状况。休克的病因较多，可导致重要器官系统（如脑、心脏、肾脏、肝脏和腹腔脏器）的灌注不足。在不能充分恢复充足灌注时，将进一步导致无氧代谢增加、多器官衰竭以及死亡。休克可根据导致低灌注状态的潜在生理过程来分类，主要类型包括低血容量性休克、心源性休克和血管扩张性休克。血管扩张性休克可进一步分为感染性休克、过敏性休克和神经源性休克。表 41-5 列出了主要类别休克的特征。

低血容量性休克

低血容量性休克发生于循环血容量急性、失代偿性减少（参见第 42 章和第 45 章）。血管内容量减少使得心脏前负荷（左室舒张末期容积）减少，心脏前负荷是心排血量的主要决定因素。低血容量最常发生于创伤、手术或胃肠道出血导致的大量失血（参见第 24 章）。当代偿机制不能恢复重要器官的足够灌注时，休克和血流动力学衰竭随之发生。

临床表现

急性失血最初导致间质液转移进入循环血容量，从而暂时恢复心排血量。这种反应有助于解释在低血容量性休克患者中发现的一些查体表现，包括黏膜干燥和皮肤张力下降。随着体液转移，肾素-血管紧张素-醛固酮系统被激活，导致肾脏保钠和恢复间质液的丢失。

如果循环血容量不足（减少 >15%）导致心排血量持续下降，则压力感受器反射性增加心率以维持心排血量。通过肾上腺释放内源性儿茶酚胺引起交感神经兴奋使非重要器官的血管收缩。血液从皮肤、骨骼肌和内脏循环中转移再分布，以维持重要器官的灌注。患者可能会出现寒冷、湿冷和血管收缩。如果病情持续进展，可能导致肠系膜缺血。在未进行充分复苏的情况下，如果循环容量持续下降（减少 >40%），

代偿机制可能无法维持心排血量，失代偿性低血容量性休克随之发生。

治疗

充分的血管内容量复苏和病因控制是治疗低血容量性休克的关键。首先，必须尽快建立足够的静脉通道。理想的通路是短而大口径的外周静脉导管，首选 16G 或以上型号。对于无法建立大口径外周静脉通路的患者，应建立中心静脉通路。如果无法建立静脉通路，为了启动复苏可行骨髓（intraosseous，IO）置管（参见第 24 章）。通过这一通路可输注液体、血液制品和血管加压药。由于液体外渗会引起骨筋膜隔室综合征或长时间留置导管可能引起骨髓炎，因此一旦患者病情稳定，即应将 IO 通路改为静脉通路。

对于轻度至中度血管内容量丢失的患者，可采用静脉输注等渗液体来启动容量复苏。首选平衡盐溶液（如乳酸林格液或复方电解质注射液），因为它们的成分和渗透压更接近于人体血浆。如果经复苏后生命体征得到改善，则需要进行实验室检查（特别是血红蛋白值）以指导是否需要输注血液制品（参见第 24 章）。创伤患者（参见第 42 章）若需要急诊手术干预，在出血得到控制之前，可采用允许性低血压策略。

对于因急性失血导致的中至重度低血容量性休克患者，在获得实验室检查结果之前，可能需要经验性的输注血液制品。此外，如果代偿机制或晶体溶液复苏并未导致剩余红细胞的稀释，则初始血细胞比容值可能会误导判断。大量输血的定义为 24 小时内需要 10 个单位或 1 小时内需要 4 个单位红细胞，新鲜冷冻血浆和血小板应与红细胞按照 1:1:1 的比例输注[11]（参见第 24 章）。

心源性休克

心源性休克由左心室或右心室不能有效收缩以产生足够的每搏输出量导致。心室舒张末期容积增加导致心室扩张，引起左心衰性肺水肿，或者右心衰的颈静脉扩张、周围性水肿以及肝脏淤血。当左心

表 41-5　各种休克状态的特征

休克类型	心排血量	外周血管阻力	中心静脉压	肺毛细血管楔压	混合静脉血氧饱和度
低血容量性	↓	↑	↓	↓	↓
心源性	↓	↑	↑	↑ [a]	↓
血管扩张性	↑ 或 ↔	↓	↓	↓	↑ 或 ↔

[a] 在右室衰竭时，肺毛细血管楔压正常或降低。

室衰竭引起的肺淤血,进一步导致肺动脉高压伴右心室衰竭时,即发生了双心室衰竭。

临床表现

心源性休克的原因包括急性心肌梗死、严重心肌病、心肌炎、心律失常、瓣膜破裂或室间隔缺损。每搏量的下降会导致心排血量和动脉血压降低。为维持收缩压,机体会出现代偿性心动过速以弥补每搏量的下降。因心动过速会减少舒张期心内膜下的灌注时间从而增加氧耗,该代偿机制常导致心肌氧供需平衡恶化。而舒张末期压力增高会进一步减少心内膜下血流,导致正在衰竭的心室供氧进一步恶化。随着心室功能持续衰竭,代偿性心动过速无法维持心排血量时,低血压随之发生。由于交感神经激活导致外周血管收缩,患者常出现四肢灌注不良。

治疗

药物干预的目的是改善心排血量、心脏充盈压力和心肌氧平衡。有创监测(包括动脉和中心静脉置管)有助于指导治疗。可能需要监测 PAOP,但必须仔细权衡放置肺动脉导管的风险和收益。对于伴有低血压的严重心源性休克,给予正性肌力药和血管加压药支持有助于增加心肌和其他重要器官的灌注,但可能增加心肌氧耗。对于严重低血压患者,去甲肾上腺素较多巴胺相可减少心律失常的发生[12]。

当无低血压时,应给予多巴酚丁胺提供正性肌力支持。作为扩血管药物,多巴酚丁胺在降低动脉血压的同时,可改善重要器官的前向血流与灌注。常联合应用去甲肾上腺素和多巴酚丁胺以改善心排血量,同时保持足够的冠状动脉灌注压力。利尿是改善心脏充盈压的关键,但如果血流动力学尚未稳定,利尿应谨慎。有证据表明,对于心源性休克合并高血压的患者,血管扩张剂(如硝普钠或硝酸甘油)可能有助于降低后负荷和前负荷,改善前向血流。

应明确和处理心源性休克的可逆病因。对于心源性休克合并急性心肌梗死的患者,早期血管重建可降低死亡率[13]。若能在 90 分钟内完成血管造影和支架植入,则该治疗方法应作为首选。否则,如果没有禁忌应考虑溶栓治疗。对于快速性心律失常诱发心源性休克患者,抗心律失常首选胺碘酮,因其负性肌力作用弱于 β 肾上腺素受体阻滞剂或钙通道阻滞剂。

对于严重心力衰竭患者(即左室射血分数 <25% 和血流动力学受损),也可采用机械支持(即主动脉内球囊反搏、体外膜式氧合器或左心室辅助装置)治疗。

血管扩张性休克

血管扩张性休克包括一系列具有确定定义的临床表型,包括感染性休克、过敏性休克和神经源性休克。血管扩张性休克是由动脉血管系统极度扩张导致体循环阻力(systemic vascular resistance,SVR)下降和低血压所致。血管内容量经毛细血管渗漏至细胞外间隙使血流动力学进一步恶化,导致组织低灌注,从而导致无氧代谢和乳酸酸中毒。机体试图通过心动过速和每搏输出量的增加代偿 SVR 下降恢复动脉血压。如果潜在疾病持续进展,将出现多器官缺血和衰竭。

临床表现

对于感染性休克、过敏性休克和神经源性休克,血管扩张的机制各不相同。发生感染性休克的原因是细胞因子的释放和炎症反应。过敏反应是由免疫机制使得白细胞释放介质所致。神经源性休克通常发生在脑或脊髓创伤后,交感神经向外周的传出路径被阻断。低 SVR 导致血液淤积在血管床,引发低血压和循环衰竭。血管扩张性休克早期,患者可能表现为四肢温热。然而,随着疾病进展,皮肤可能因末梢器官灌注差而变冷和发绀。

治疗

治疗应首先包括恢复最初因静脉血淤积或毛细血管渗漏而丢失的有效循环容量。当血管内容量复苏不能恢复循环时,应给予血管加压药。

对于感染性休克,去甲肾上腺素被认为是血管加压的选择。去甲肾上腺素通过其 α_1-肾上腺素能作用有助于恢复 SVR 和动脉血压,同时也通过 β_1-肾上腺素能作用提供心脏支持。与多巴胺相比,去甲肾上腺素更少导致心律失常。当单用去甲肾上腺素不足以恢复动脉血压时,可以加用肾上腺素或血管升压素。肾上腺素也可以替代去甲肾上腺素,但血管升压素不推荐单独用于初始血管加压治疗,大于 0.03～0.04U/min 的剂量应作为挽救性治疗应用。

对于神经源性休克,必须维持损伤脊髓的充分灌注以减少继发的缺血性损伤。因此,治疗目标是尽早给予适当的液体复苏。如果对血管内液体复苏反应不好,应给予 α- 和 β- 肾上腺素能的血管加压药物以对抗交感神经张力的丧失,如果存在心动过缓可提供变时性心脏支持。

治疗过敏性休克首选肾上腺素作为血管加压药物。肾上腺素通过其 β_2- 肾上腺素能作用,有助于缓

第六篇

解伴随严重过敏反应出现的支气管痉挛，同时也可增加 SVR、每搏输出量和心率。过敏反应的后续治疗（即组胺 H_1 和 H_2 阻断剂、支气管扩张剂和糖皮质激素）不能预防气道水肿、低血压或休克，因而不应延迟使用肾上腺素。

血流动力学监测

合理的监测在休克患者的治疗中发挥关键作用。重症监护不仅仅指更频繁地监测，还需要进行连续的有创监测［如动脉导管、中心静脉导管和肺动脉导管（pulmonary artery catheters，PAC）］。

动脉压力

ICU 最常使用动脉置管进行有创监测。除了获得动脉血压的实时信息外，动脉波形分析可作为预测患者血流动力学对扩容反应的工具。第 20 章描述了源于动脉置管的变量，包括收缩压变异（systolic pressure variation，SPV）和脉压变异（pulse pressure variation，PPV）。PPV 比心脏充盈压力［中心静脉压（central venous pressure，CVP）、肺动脉楔压（PAOP）］更能准确地预测补液反应。

中心静脉压

CVP 监测，一般记录上腔静脉与右心房交界处的数值，传统上用来指导液体治疗。然而，CVP 并不能很好地预测补液反应[14]（参见第 20 章）。考虑到这些风险，很少仅为测量 CVP 而置入中心静脉导管。

肺动脉导管

在 ICU 中 PAC 的使用存在置管相关风险，并缺乏确证的益处。对 ARDS 患者的随机对照试验发现，与 CVP 置管相比，PAC 的使用并不能改善预后。临床管理更多的转向利用无创血流动力学监测，提供动态的补液反应监测。

床旁超声

床边超声（包括超声心动图）在 ICU 中的应用越来越多，因其能够快速提供信息，帮助临床诊断和处理。床边超声的目标是进行重点部位的检查，解决某一特定的临床问题。

通过实时心脏超声培训后，重症医生能够正确识别 80% 以上的心室功能不全。超声心动图的局限性是不能进行连续的监测，但可提供其他信息（如瓣膜或心包解剖）。

在液体管理方面，超声评估下腔静脉（inferior vena cava，IVC）已成为一种可评价机械通气患者补液反应的无创方法。IVC 直径可以作为容量状态的指标，但不能作为容量反应性指标（快速补液后改善心排血量）。正压通气时 IVC 直径变化（>15%）与容量反应相关性好。但应在正压通气时测量，潮气量至少为 8mL/kg，且心律应为窦性。自主呼吸期间因潮气量和 IVC 塌陷程度存在变异，测量结果并不可靠。

床边超声还可以指导外周静脉置管、动脉置管和中心静脉置管等操作。实时超声用于颈内中心静脉置管，并发症和失败的尝试次数均更少，操作时间更短。超声引导下进行动脉置管或锁骨下中心静脉置管的研究较少，但超声的使用同样也能提高这些操作的成功率。

在 ICU 行超声检查还可以帮助鉴别许多肺部疾病，如胸腔积液、肺水肿、肺炎和气胸。例如，当肺泡充满液体时，在胸膜表面可以看到回声伪影，称为"B线"或"肺火箭征"。这些 B 线征象提示肺泡性疾病，与 ARDS、肺水肿或肺炎的诊断一致。

脓毒症

脓毒症是 ICU 患者的主要死亡原因，也是其入住 ICU 的最常见原因。感染性休克患者会出现严重的全身炎症反应，常最终导致多器官功能障碍综合征（multiple organ dysfunction syndrome，MODS）和死亡。过去 10 年间，许多方法被提出后又被否定（例如活化蛋白 C、严格控制血糖、使用糖皮质激素）。然而，早期识别、快速心肺复苏、及时使用抗生素以及明确并治疗感染源等基本方法历经时间的考验还在沿用。

2001 年开展的脓毒症早期目标导向治疗（early goal-directed therapy，EGDT）的临床试验，是基于：①血管内液体复苏；②使用血管加压药以达到平均动脉压目标值；③输注红细胞或给予多巴酚丁胺改善中心静脉血氧饱和度。整个方案的流程应于转入 ICU 前 6 小时在急诊科内完成[15]。该试验具有里程碑意义，使用该方案组的临床预后得到了改善（住院时间更短和死亡率更低）。随后，该方案被整合到多个 ICU 脓毒症集束化治疗方案中。然而，最近发表的三项多中心随机对照试验，比较了 EGDT 与常规治疗或基于方案的标准治疗[16-18]。所有三项研究均显示，与常规治疗相比，EGDT 并没有降低死亡率。常规治疗组均未强制实施 2001 年方案中颇具争议的部分（即中心静脉血氧饱和度监测、输血和正性肌力药物）。

最近，拯救脓毒症患者运动（Surviving Sepsis

Campaign，SSC）执行委员会根据目前的新证据修订了指南[19]（知识框 41-2）。基于当前的数据，脓毒症的治疗应包括早期积极的血管内液体复苏，目标终点指标包括补液反应性和乳酸清除（与监测中心静脉血氧饱和度或测量 CVP 相反）。早期使用抗生素和控制原发病是脓毒症管理的重要组成部分。血管内容量充足后可使用血管加压药物支持器官灌注；除非有临床指征，否则不应对所有患者行中心静脉置管。

最后，在脓毒症急性期，目标导向的开放性液体管理具有显著益处。但在脓毒症进展期，当机体生理并不需要过量的液体时，液体过量则无益。在急性肺损伤（主要由肺炎或脓毒症引起）患者的液体和置管治疗试验（Fluid and Catheter Treatment Trial，FACTT）中，"保守补液"（即尽量少使用液体）管理组较开放性补液组相比，患者的肺功能和中枢神经系统（central nervous system，CNS）功能得到更好改善，对镇静、机械通气和重症监护的需求更少[20]。此外，保守补液组患者并发症的发生率没有增加（如器官衰竭或休克）。也许从所有这些研究得到的最终经验教训是，管理应该基于临床检查结果和患者需求，而不是基于有创监测获得的绝对数值。

急性肾衰竭

流行病学

急性肾损伤（acute kidney injury，AKI）的发生率在 ICU 中差异很大，最高可达 35%。尽管肾脏替代技术有所改进，但 ICU 中 AKI 导致的死亡率仍保持在 50% 以上。

知识框 41-2　更新版拯救脓毒症患者行动集束化治疗

感染性休克诊断后 3 小时内完成

测量乳酸浓度

抗菌药物治疗前进行血培养

予以抗生素

低血压或乳酸 ≥4mmol/L 给予 30mL/kg 晶体溶液

感染性休克诊断后 6 小时内完成

血压过低对液体复苏无效时，给予血管加压药物，维持平均动脉压 ≥65mmHg

如果持续性低血压（平均动脉压 <65mmHg）或初期乳酸水平 ≥4mmol/L，评估容量状态和组织灌注

若初期乳酸水平升高，则进行复查

诊断

AKI 的定义并不明确，文献中使用了多种标准。急性透析质量指导（Acute Dialysis Quality Initiative，ADQI）小组是由肾脏病学家和重症专家组成的专家联盟，他们提出了 RIFLE 标准（表 41-6），即风险、损伤、衰竭和两个预后等级（丧失和终末期肾病）[21]。每增加一个 RIFLE 等级，死亡率就会逐步增加，而且与合并疾病无关。即使是预防轻微的 AKI 也可以提高生存率，在 ICU 中应将肾脏功能的恢复视为一特定的治疗目标。

急性肾衰竭（acute renal failure，ARF）的原因通常分类为肾前性、肾性和肾后性（知识框 41-3）。诊断检查应包括仔细的体格检查和血管内容量状态的评估，以区分低血容量导致的肾前性氮质血症和少

表 41-6　RIFLE 标准

RIFLE 分期	GFR 标准	UO 标准	OR 住院死亡率
风险	Cr 升高 ×1.5 或 GFR 下降 >25%	UO <0.5mL/（kg·h）×6h	2.2（95% CI 2.17～2.3）
损伤	Cr 升高 ×2 或 GFR 下降 >50%	UO <0.5mL/（kg·h）×12h	6.1（95% CI 5.74～6.44）
衰竭	Cr 升高 ×3 或 GFR 下降 >75% 或 Cr >4mg/dL	UO <0.3mL/（kg·h）×24h 或 无尿 ×12h	8.6（95% CI 8.07～9.15）
丧失	肾功能完全丧失 >4 周		
ESRD	终末期疾病		

Cr，肌酐；ESRD，终末期肾病；GFR，肾小球滤过率；OR，比值比；UO，尿量。

数据引自：Global KDI, Group OKAKIW. Kidney Disease Improving Global Outcomes（KDIGO）clinical practice guideline for acute kidney injury. *Kidney Int.* 2012;（suppl 2）: 1-138.

知识框 41-3　急性肾衰竭病因

肾前性

低血容量

低有效循环容量（失代偿性心力衰竭或肝病）

肾性

肾小球肾炎

毒素（非甾体抗炎药、顺铂、氨基糖苷类、造影剂、肌红蛋白、血红蛋白）

血管炎（TTP/HUS）

急性间质性肾炎（青霉素、头孢菌素、西咪替丁、系统性红斑狼疮、结节病）

肾小管疾病（急性肾小管坏死、肿瘤溶解综合征）

肾后性

梗阻性肾病

TTP/HUS，血栓性血小板减少性紫癜 / 溶血性尿毒症综合征。

尿导致的高容量血症。实验室评估应包括血清和尿液电解质、尿液分析和尿沉渣检查。尿钠浓度和钠排泄分数有助于鉴别肾前性氮质血症。在接受利尿剂治疗的患者中，尿素排泄分数可能比钠排泄分数更敏感。

治疗

支持性治疗应重点关注维持容量平衡、避免使用肾毒性药物、根据肌酐清除率调整药物剂量、监测电解质和酸碱水平。尿毒症可能会导致血小板功能障碍，如果有出血可能，则需要去氨加压素（desmopressin，DDAVP）支持治疗。改善肾功能的药理学方法如低剂量多巴胺、利尿剂和 N- 乙酰半胱氨酸并未显出益处。肾衰竭晚期患者，通常需要透析帮助解决血管内容量过多和电解质紊乱。

透析

ICU 患者的透析常通过连续性肾脏替代治疗（continuous renal replacement therapy，CRRT）来完成。虽然 CRRT 与间歇性血液透析（intermittent hemodialysis，IHD）相比有一些理论上的优势，但随机试验并未获得相应证据支持其优势[22]。疗效的差异不在于透析的方式（IHD vs. CRRT），而在于透析剂量。透析不充分显然有害，但加强透析剂量也并未在死亡率、肾功能恢复或 ICU 停留时间方面获益[23-24]。重要的因素似乎是完成规定的透析剂量。

镇痛与镇静

在 ICU 中，疼痛和躁动未得到充分的认识和治疗，而未得到缓解的疼痛和躁动对血流动力学和心理产生重要影响，如影响伤口愈合、增加儿茶酚胺水平和出现创伤后应激障碍（参见第 40 章）。不幸的是，ICU 中许多患者无法自述疼痛和不适。虽然生命体征可能提示疼痛和躁动，但不应在评估时仅依靠高血压和心动过速进行判定。

常用的镇静药和镇痛药见表 41-7（参见第 8 章和第 9 章）。选择使用何种药物应取决于其预期的效果。控制疼痛应使用镇痛药，而解除焦虑应使用镇静药。ICU 中使用这些药物相关的具体问题将在下一节中讨论。

镇痛

阿片类药物是治疗疼痛的一线药物（参见第 9 章）。可采用持续输注、按需单次剂量，或者在患者精神正常且未行深度镇静时采用患者自控镇痛的方法给药。芬太尼因其药代动力学（如相对短的作用时间）和代谢物无活性，成为 ICU 最常用的阿片类药物。美沙酮作为一种合成的长效阿片类药物，在 ICU 中具有独特的地位，常用于需要长时间输注镇痛药物或因慢性疼痛需要大剂量镇痛药物的患者。因其半衰期长，应缓慢增加剂量，以避免镇静过度。美沙酮与 QT 间期延长和尖端扭转性室性心动过速相关，因此心电图（electrocardiogram，ECG）监测对 ICU 患者至关重要。

结合非阿片类药物的多模式镇痛可能有助于减少麻醉药物的不良反应，被鼓励用于 ICU 患者。辅助药物包括对乙酰氨基酚、氯胺酮、抗癫痫药（加巴喷丁和卡马西平）、α2- 肾上腺素能激动剂（可乐定和右美托咪定）、曲马多、抗抑郁药和局部麻醉药利多卡因。此外，对于术后疼痛，区域麻醉技术也可减少镇痛药物的总用量（参见第 40 章）。

镇静

ICU 中使用镇静药可以抗焦虑、产生遗忘并增加舒适性，同时可确保生命维持手段的安全实施（例如，病人无意中拔除中心静脉导管、ETT 或引流管）。镇静药对机械通气时的人机对抗、癫痫的控制、颅内压降低和酒精戒断也具有辅助作用。

苯二氮䓬类药物

苯二氮䓬类药物因其抗焦虑和顺行性遗忘作用，

表 41-7　常用的镇静药和镇痛药

药物	清除半衰期	峰效应[a]	推荐剂量
吗啡	2～4h	30min	1～4mg 单次注射 1～10mg/h
芬太尼	2～5h	4min	25～100μg 单次注射 25～200μg/h
氢吗啡酮	2～4h	20min	0.2～1mg 单次注射 0.2～5mg/h
氯胺酮	2～3h	30～60s	1～5μg/（kg·min）
咪达唑仑	3～5h	2～5min	1～2mg 单次注射 0.5～10mg/h
劳拉西泮	10～20h	2～20min	1～2mg 单次注射 0.5～10mg/h
丙泊酚	20～30h	90s	25～100μg/（kg·min）
右美托咪定	2h	1～2min	0.2～0.7μg/（kg·h）

[a] 静脉注射。

常用于 ICU 镇静治疗。此外，也经常用于预防或治疗癫痫和酒精戒断症状。与丙泊酚相比，咪达唑仑较少引起呼吸和心血管抑制。然而，苯二氮䓬类药物可能导致 ICU 患者发生谵妄，尤其是老年患者。

丙泊酚

丙泊酚具有起效快、作用时间短等药理特性，是 ICU 中需频繁评估神经功能的机械通气患者的理想用药。丙泊酚还有助于治疗癫痫和降低颅内压。丙泊酚无镇痛作用，因此可能同时需要阿片类药物。

此外，丙泊酚会降低心肌收缩力和 SVR。因此，丙泊酚可能不是严重低血压患者的首选药物。因其具有呼吸抑制作用，丙泊酚只能用于气管插管患者的镇静或麻醉医师在场对非气管插管患者进行操作时的镇静。

丙泊酚制剂含有卵磷脂，脂肪含量高。因此，对于需要长时间输注丙泊酚的患者，应监测是否发生高甘油三酯血症和胰腺炎。对于 ICU 全肠外营养的患者，在计算热量需求时需要考虑丙泊酚的输注。

丙泊酚输注综合征（propofol infusion syndrome, PRIS）是一种由线粒体功能障碍导致的罕见综合征，以代谢性酸中毒、高钾血症、横纹肌溶解和肝脏脂肪浸润为特征。心脏并发症包括一些非特异性症状，如急性顽固性心动过缓和右束支传导阻滞。PRIS 在儿童更常见，其易感因素包括输注速度超过 5mg/（kg·h）、时间超过 48 小时，同时使用血管加压药物或糖皮质激素治疗的严重疾病。早期识别并停止输注丙泊酚可降低该并发症发生率和死亡率（可高达 80%）。

α₂- 受体激动剂

与其他镇静药相比，右美托咪定的镇静作用更类似一种生理睡眠状态。在 ICU，右美托咪定可以不给初始负荷剂量，开始即以 0.2～1.2μg/（kg·h）进行输注。与丙泊酚、咪达唑仑和劳拉西泮等传统镇静药相比，右美托咪定用于危重症患者能减少机械通气时间和 ICU 停留时间[25]。

N- 甲基 -D- 天冬氨酸受体拮抗剂

输注氯胺酮[1～5μg/（kg·min）]可用于减少 ICU 患者阿片类药物耐受，发挥镇痛作用同时无呼吸抑制。小剂量氯胺酮（0.2～0.8mg/kg 静脉注射）对需要实施短暂而疼痛的手术（如更换烧伤敷料）患者也很有用。氯胺酮的拟交感性能，可更好地维持动脉血压和心率，但氯胺酮对心肌具有直接抑制作用，用于休克患者时可导致低血压。

镇静中断

由于研究之间的异质性，荟萃分析并未显示出针对性镇静和每日镇静中断的有力证据。然而，轻度镇静或每日镇静中断（也称"镇静唤醒"）已取代持续性深镇静，成为预期的镇静标准[26]。单中心研究发现，与重症监护医师自行判断脱机相比，反复行每日镇静唤醒可缩短机械通气时间和 ICU 停留时间[27, 28]。快速中止镇静并未增加意外气管拔管、心肌缺血或谵妄等并发症。将镇静唤醒与计划性脱机相结合，可减少机械通气时间、死亡率和 ICU 停留时间[29]。该法已成为大多数 ICU 的首选方法和标准。

第六篇

重症医学的其他问题

谵妄

谵妄是一种急性起病、时好时坏的精神状态，常发生于危重症患者。谵妄可分为两种亚型：情绪活跃型和情绪低沉型。情绪活跃型谵妄的特征是周期性躁动、不安和情绪不稳定。这类患者经常拔除管路与导管，或者打伤与咬伤他人。情绪低沉型谵妄的特征是情绪平淡和冷漠。患者可能看起来平静而警觉，但其与情绪活跃型患者一样均遭受了认知改变。两种类型的发生率相同。

谵妄可被用做独立预测 ICU 的预后，如死亡率、住院时间、治疗费用及 ICU 后综合征的出现。对所有 ICU 患者都应常规使用工具（CAM-ICU）进行谵妄筛查（表41-8）。

谵妄的原因很多。导致 ICU 患者谵妄的因素包括：已存在的认知障碍、高龄、病情加重、多器官功能不全、脓毒症、制动、睡眠剥夺、疼痛、机械通气和使用苯二氮䓬类药物。非药物预防策略（如尽早活动、理疗和职业心理咨询治疗以及再适应治疗）有助于减少谵妄的发生率并改善其他 ICU 预后指标。当这些策略无效时，可使用抗精神病类药物（包括氟哌啶醇和第二代抗精神病类药物），但尚未有随机对照试验能充分证实其疗效[30]。

营养

ICU 的营养目标是保持去脂体重和避免营养不良，因为营养不良会导致死亡率增加、住院时间延长、伤口愈合不良和感染风险增加。然而，由于危重疾病和多器官功能衰竭会导致容量状态的波动和蛋白合成障碍，因此尚无可靠的实验室指标来评估患者的风险。

每日所需热量的估计值可以从各种方程中计算得出。Harris Benedict 方程是基于体重、身高、年龄和性别估计基础能量消耗，但须根据潜在疾病进程（如感染、多系统器官功能不全、创伤和烧伤）进行调整。基于体重、应激水平或疾病程度，可以快速估计患者是否摄入了足够的热量（表41-9）。有时，可以先根据这些评估指标制定简单的营养计划，然后通过进一步的检查结果（如氮平衡研究）评估以蛋白质为基础的热量是否足够。

为维持肠道完整性，肠内营养通常优于肠外营养，但无须即刻达到目标速度或目标热量，至少第一周应如此[31]。对于经鼻饲管营养的危重症患者，呕吐

表41-8	CAM-ICU 谵妄评估法

CAM-ICU 工作表

特征 1：意识状态急性改变或波动过程	
特征 2：注意力障碍	告诉患者只要听到字母 "A" 时，就捏一下你的手。然后读字母 S…A…V…E…A…H…A…R…T
	在读 "A" 时患者捏手和读其他字母时没有捏手均记录分数
	如果分数≤8 分为阳性
特征 3：思维混乱	提问患者问题，每答对 1 题为 1 分
	石头会浮在水面上吗 海里有鱼吗 一磅比两磅重吗 你能用锤子敲钉子吗
	要求患者左手和右手手指向上抬起：如果能够成功完成整个指令，为 1 分
	如果分数小于 4 分为阳性
特征 4：意识水平改变	如果 RASS 分数不是 0，则为阳性

如果特征 1 和 2，以及特征 3 或 4 中的任何一个为阳性，则整体 CAM-ICU 为阳性。

RASS，Richmond 躁动镇静评分。

数据引自：E. Wesley Ely, MD, MPH, and Vanderbilt University, all rights reserved. Copyright © 2002.

表41-9	热量需求的快速评估

疾病 / 应激水平	估计的热量需求
正常维持状态或最小	25～30kcal/（kg•d）
中度	30～35kcal/（kg•d）
重度	35～40kcal/（kg•d）

营养摄入成分应包含蛋白质 1.2～2g/（kg•d），15%～30% 的热量应来自脂质，其余的热量应来自碳水化合物（30%～70%）。

1kcal≈4.18kJ。

和误吸胃内容物一直备受关注。过去，常通过降低进食量来减少胃残余量（gastric residual volume，GRV），这导致患者随时间推移仅得到预计热量需求的一小部分。目前的文献不再支持这种做法，因此现在可以接受更大的 GRV（某些医院为 500mL 或更多）。

需多次手术的患者（如烧伤清创术）可能会因经常于午夜或手术前 8 小时停止营养，而最终导致营养不良。随着对持续肠内营养的不断强调，对于行外科手术的危重症患者，已经开始向缩短禁饮或禁食（nothing by mouth，NPO）时间的方向转变。对于接受幽门或空肠管喂养的患者，可持续肠内营养直至被转运到手术室[32]。某些医院还将这种"短时间 NPO"的方法用于已安置胃管（口腔、鼻腔或经皮胃造口术）的 ICU 患者，但在转运患者前使用注射器抽吸以排空胃内容物。而对于涉及气道的手术（气管切开或喉切除），执行标准的 NPO 时间仍然很有必要。尚缺乏确切数据来指导临床实践，因此最终决策仍取决于医院的常规流程以及麻醉医师的临床判断。

血糖控制

基于 2001 年里程碑式的研究结果，强化胰岛素治疗将血糖控制在 80～110mg/dL（4.4～6.1mmol/L）之间曾被认为是提高 ICU 生存率的关键[33]。然而，2009 年、2010 年的数据表明，强化胰岛素治疗并不能提高生存率，反而会增加低血糖的风险和死亡率[34, 35]。目前看来，严格的血糖控制，以及常规控制血糖于正常水平，可能均不是正确的目标。相反，中度血糖水平（140～180mg/dL 或 7.8～10mmol/L）更适合 ICU 患者。以中度血糖水平为控制目标，可以降低严重低血糖（低于 40mg/dL 或 2.2mmol/L）和高血糖（高于 200mg/dL 或 11.1mmol/L）的风险。最佳的血糖目标尚不清楚，应随患者、临床情况和血糖变化的平均幅度改变。

预防治疗

静脉血栓栓塞

危重症患者发生静脉血栓栓塞（venous thrombo-embolisms，VTE）的风险增加，包括深静脉血栓形成（deep vein thrombosis，DVT）和肺栓塞。除了一般人群存在的静脉血栓栓塞危险因素外，危重症患者特有的独立危险因素包括机械通气、中心静脉置管、使用血管加压药和输注血小板。

随机对照试验显示，药物预防可显著减少 DVT 的发生。药物预防可以使用普通肝素（unfractionated

heparin，UFH）或低分子量肝素（low-molecular-weight heparin，LMWH）[36]。美国胸科医师学会推荐对 VTE 中度风险的患者使用 UFH 或 LMWH，而对创伤和骨科等高危患者应使用 LMWH。对于出血并发症风险增加的患者，机械性预防血栓（如逐级加压弹力袜、间歇式气动加压装置）可在一定程度上预防静脉血栓栓塞，但其效果不如药物预防。

胃肠道预防

因胃酸的生成增加以及黏膜屏障功能受损，危重症患者可发生胃肠道应激性溃疡。胃肠道出血更易发生于机械通气超过 48 小时和凝血障碍的患者（知识框 41-4）。存在胃肠道出血高风险的 ICU 患者应积极开始预防。H₂ 受体阻滞剂或质子泵抑制剂都能发挥保护作用，研究数据在一定程度上倾向于使用质子泵抑制剂。鉴于用药费用问题，首选肠内给药。对于存在 ICU 相关胃肠道出血风险的患者，应权衡由于胃 pH 升高所引发的医院相关性肺炎或难辨梭菌感染的风险与患者的获益。

医院获得性感染

ICU 最常见的医院获得性感染（hospital-acquired infections，HAI）是尿路感染（31%），其次是肺炎（27%）和原发性血流感染（19%）。通过降低 HAI，医院可改善死亡率并降低医疗费用。医疗保险和医疗补助服务中心已不再向医院报销与 HAI 有关的额外费用。

导管相关性尿路感染

尚无可预防导管相关性尿路感染单一策略。唯一的建议是，置管时采用无菌技术并通过日常需要的评估限制留置尿管的时间。

知识框 41-4　胃肠道预防的适应证

过去一年内有胃肠道出血史
机械通气 > 48 小时
非抗凝药物导致凝血障碍（血小板计数 < 50×10⁹/L、INR > 1.5 或 PTT > 2 × 对照）
创伤
脊髓损伤
严重创伤性颅脑损伤
大面积的热损伤或烧伤
严重脓毒症或感染性休克患者使用大剂量类固醇激素

GI，胃肠道；INR，国际标准化比值；PTT，部分凝血活酶时间。

呼吸机相关性肺炎

头高 30° 是预防 VAP 最经济有效的方法。对于预计需长时间气管插管机械通气的患者，使用 ETT 和声门下吸引对预防 VAP 有效。而过度使用预防应激性溃疡的药物会增加胃液 pH 值及 VAP 的风险。临床医生需要权衡 H_2 受体拮抗剂或质子泵抑制剂的风险和益处。通过集束化治疗（同时实施多个单一干预措施）来预防 VAP 等机械通气不良事件的观念，已在许多 ICU 成为常规[37]。

导管相关性血流感染

预防导管相关血流感染（catheter-related bloodstream infections，CRBSI）可以通过大规模质量改进项目来实现，包括集束化的循证干预措施。推荐使用超声引导置管、氯己定行皮肤消毒、操作部位覆盖氯己定海绵、抗菌涂层中心静脉导管以及置管时尽可能保持无菌操作。广泛实施这些干预措施可大大降低感染风险和并发症发生率[38]。

ICU 人员和组织构建

由于治疗的复杂性增加，ICU 需要更多的专业人员，包括医师、护士、护师、助理医师、呼吸治疗师、物理治疗师、药剂师、营养师和患者看护助理。在美国，随着医疗机构限制住院医师的值班时长，使用非医师人员（如在主治医师指导下的护师和助理医师）变得越来越普遍。药剂师的存在降低了感染和脓毒症患者的死亡率，以及药物不良事件的发生率。呼吸治疗师的参与提高了计划性脱机的依从性，并降低了机械通气时间。这种多学科团队已被证明可改善危重症患者的死亡率[39]。

思考题

1. 一位存在自主呼吸的机械通气患者正在接受压力支持通气。由什么决定其吸气流速和每次呼吸的时间？
2. 哪类 ICU 患者最有可能从无创正压通气（NPPV）中获益？NPPV 最常见的禁忌证是什么？
3. 哪些呼吸标准预示能成功撤离机械通气？哪些非呼吸标准会对脱机过程产生影响？
4. 急性呼吸窘迫综合征（ARDS）患者最适合采用哪种机械通气策略？
5. 引起血管扩张性休克的最常见临床状况有哪些？
6. 床旁超声如何用于预测接受正压通气患者的血管内补液反应（单次静脉输液量对血压的改善）？
7. 对于机械通气患者，镇静中断策略对通气时间和 ICU 停留时间的影响有哪些？
8. 评估谵妄的 CAM-ICU 方法包含哪些内容？有哪些非药物方法可以帮助预防 ICU 患者发生谵妄？
9. 哪些危重症患者最有可能发生胃肠道应激性溃疡？
10. ICU 中最常见的医院获得性感染有哪些？

（郑剑桥 译，余海 审）

参考文献

1. Frat JP, Thille AW, Mercat A, et al. High-flow oxygen through nasal cannula in acute hypoxemic respiratory failure. *N Engl J Med*. 2015;372:2185–2196.
2. McConville JF, Kress JP. Weaning patients from the ventilator. *N Engl J Med*. 2012;367:2233–2239.
3. Ladeira MT, Vital FMR, Andriolo RB, et al. Pressure support versus T-tube for weaning from mechanical ventilation in adults. *Cochrane Database Syst Rev*. 2014;(5):CD006056.
4. Burns KEA, O'Meade M, Premji A, et al. Noninvasive positive-pressure ventilation as a weaning strategy for intubated adults with respiratory failure. *Cochrane Database Syst Rev*. 2013;(12):CD004127.
5. Rose L, Schultz MJ, Cardwell CR, et al. Automated versus non-automated weaning for reducing the duration of mechanical ventilation for critically ill adults and children. *Cochrane Database Syst Rev*. 2014;(6):CD009235.
6. The ARDS Definition Task Force, Ranieri VM, Rubenfeld GD, Thompson BT, et al. Acute respiratory distress syndrome: the Berlin definition. *JAMA*. 2012;307(23):2526–2533.
7. The Acute Respiratory Distress Syndrome Network. Ventilation with lower tidal volumes as compared with traditional tidal volumes for acute lung injury and the acute respiratory distress syndrome. *N Engl J Med*. 2000;342(18):1301–1308.
8. Serpa Neto A, Cardoso SO, Manetta JA, et al. Association between use of lung-protective ventilation with lower tidal volumes and clinical outcomes among patients without acute respiratory distress syndrome: a meta-analysis. *JAMA*. 2012;308:1651–1659.
9. Papazian L, Forel JM, Gacouin A, et al. Neuromuscular blockers in early acute respiratory distress syndrome. *N Engl J Med*. 2010;363:1107–1116.
10. Young D, Harrison DA, Cuthbertson BH, et al. Effect of early vs late tracheostomy placement on survival in patients receiving mechanical ventilation: the TracMan randomized trial. *JAMA*. 2013;309:2121–2129.
11. Holcomb JB, Tilley BC, Baranuik S, et al. Transfusion of plasma, platelets, and red blood cells in a 1:1:1 vs a 1:1:2 ratio and mortality in patients with severe trauma: the PROPPR randomized clinical trial. *JAMA*. 2015;313:471–482.
12. De Backer D, Biston P, Devriendt J, et al. Comparison of dopamine and norepinephrine in the treatment of shock. *N Engl J Med*. 2010;362:779–789.
13. Hochman JS, Sleeper LA, Webb JG, et al. Early revascularization in acute myocardial infarction complicated by cardiogenic shock. SHOCK Investigators. Should we emergently revascularize occluded coronaries for cardiogenic shock. *N Engl J Med*. 1999;341:625–634.

14. Marik P, Baram M, Vahid B. Does central venous pressure predict fluid responsiveness? A systemic review of the literature and the tale of seven mares. *Chest.* 2008;134:172–178.

15. Rivers E, Nguyen B, Havstad S, et al. Early goal-directed therapy in the treatment of severe sepsis and septic shock. *N Engl J Med.* 2001;345:1368–1377.

16. ProCESS Investigators, Yealy DM, Kellum JA, Huang DT, et al. Randomized trial of protocol-based care for early septic shock. *N Engl J Med.* 2014;370(18):1683–1693.

17. ARISE Investigators; ANZICS Clinical Trials Group, Peake SL, Delaney A, Bailey M, et al. Goal-directed resuscitation for patients with early septic shock. *N Engl J Med.* 2014;371(16):1496–1506.

18. Mouncey PR, Osborn TM, Power GS, et al. Trial of early, goal-directed resuscitation for septic shock. *N Engl J Med.* 2015;372:1301–1311.

19. Dellinger RP, Levy MM, Rhodes A, et al. Surviving Sepsis Campaign: international guidelines for management of severe sepsis and septic shock, 2012. *Intensive Care Med.* 2013;39(2): 165–228.

20. The National Heart, Lung, and Blood Institute Acute Respiratory Distress Syndrome (ARDS) Clinical Trials Network, Wiedemann HP, Wheeler AP, Bernard GR, et al. Comparison of two fluid-management strategies in acute lung injury. *N Engl J Med.* 2006;354(24):2564–2575.

21. Bellomo R, Kellum J, Ronco C, et al. Defining and classifying acute renal failure: from advocacy to consensus and validation of the RIFLE criteria. *Intensive Care Med.* 2007;33:409–413.

22. Vinsonneau C, Camus C, Combes A, et al. Continuous venovenous haemodiafiltration versus intermittent haemodialysis for acute renal failure in patients with multiple-organ dysfunction syndrome. A multicentre randomised trial. *Lancet.* 2006;368: 379–385.

23. Joannidis M. Acute kidney injury in septic shock—do not under-treat! *Intensive Care Med.* 2006;32:18–20.

24. Bellomo R, Cass A, Cole L, et al. Intensity of continuous renal-replacement therapy in critically ill patients. *N Engl J Med.* 2009;361:1627–1638.

25. Chen K, Lu Z, Xin YC, et al. Alpha-2 agonists for long-term sedation during mechanical ventilation in critically ill patients. *Cochrane Database Syst Rev.* 2015;(1):CD010269.

26. Aitken LM, Bucknall T, Kent B, et al. Protocol-directed sedation versus non-protocol directed sedation to reduce duration of mechanical ventilation in mechanically ventilated intensive care patients. *Cochrane Database Syst Rev.* 2015;(1):CD009771.

27. Kress JP, Pohlman AS, O'Connor MF, et al. Daily interruption of sedative infusions in critically ill patients undergoing mechanical ventilation. *N Engl J Med.* 2000;342:1471–1477.

28. Burry L, Rose L, McCullagh IJ, et al. Daily sedation interruption versus no daily sedation interruption for critically ill adult patients requiring invasive mechanical ventilation. *Cochrane Database Syst Rev.* 2014;(7):CD009176.

29. Girard TD, Kress JP, Fuchs BD, et al. Efficacy and safety of a paired sedation and ventilator weaning protocol for mechanically ventilated patients in intensive care (Awakening and Breathing Controlled trial): a randomised controlled trial. *Lancet.* 2008;371(9607):126–134.

30. Barr J, Fraser GL, Puntillo K, et al. Clinical practice guidelines for the management of pain, agitation, and delirium in adult patients in the intensive care unit. *Crit Care Med.* 2013;41(1):263–306.

31. National Heart, Lung, and Blood Institute Acute Respiratory Distress Syndrome (ARDS) Clinical Trials Network, Rice TW, Wheeler AP, Thompson BT, et al. Initial trophic vs full enteral feeding in patients with acute lung injury: the EDEN randomized trial. *JAMA.* 2012;307(8):795–803.

32. McElroy LM, Codner PA, Brasel KJ. A pilot study to explore the safety of perioperative postpyloric enteral nutrition. *Nutr Clin Pract.* 2012;27:777–780.

33. van den Berghe G, Wouters P, Weekers F, et al. Intensive insulin therapy in critically ill patients. *N Engl J Med.* 2001;345:1359–1367.

34. The COIITSS Study Investigators. Corticosteroid treatment and intensive insulin therapy for septic shock in adults. *JAMA.* 2010;303:341–348.

35. The NICE-SUGAR Study Investigators, Finfer S, Chittock DR, Su SY, et al. Intensive versus conventional glucose control in critically ill patients. *N Engl J Med.* 2009;360:1283–1297.

36. Minet C, Potton L, Bonadona A, et al. Venous thromboembolism in the ICU: main characteristics, diagnosis and thromboprophylaxis. *Crit Care.* 2015;19:287.

37. O'Grady NP, Murray PR, Ames N. Preventing ventilator-associated pneumonia: does the evidence support the practice? *JAMA.* 2012;307:2534–2539.

38. Pronovost PJ, Goeschel CA, Colantuoni E, et al. Sustaining reductions in catheter related bloodstream infections in Michigan intensive care units: observational study. *BMJ.* 2010;340:c309.

39. Costa DK, Wallace DJ, Kahn JM. The association between daytime intensivist physician staffing and mortality in the context of other ICU organizational practices: a multicenter cohort study. *Crit Care Med.* 2015;43:2275–2282.

第六篇

第42章 创伤麻醉

Marc Steurer, Tony Chang, and Benn Lancman

引言

背景

创伤是全球致死的主要原因，每年造成超过 500 万人死亡，占世界死亡人数的 9%[1]。据疾病预防控制中心（center for disease control and prevention, CDC）报告，2013 年创伤造成美国约 192 900 人死亡，耗费 4 000 多亿元的医疗费用和生产力损失。创伤是 1~44 岁人群死亡的最常见原因，占 1~9 岁死亡总数的 31.9%，10~24 岁死亡的 40.5%，25~44 岁死亡的 27.1%[2]。创伤疾病对较年轻的人群造成了更沉重的负担，在 65 岁以下的人群中，创伤造成 30% 以上的潜在寿命损失[3]。

过去十余年，随着救治重症创伤患者的医疗水平提高，死亡趋势持续下降。重伤者的紧急救治集中在指定的创伤中心，这些中心是依据美国外科医师学会制定的严格标准独立评定出的。I 级创伤中心最为专业，有能力提供 24 小时的多学科专业医疗救治。与非创伤中心相比，I 级创伤中心提供的创伤医疗可使总体死亡风险降低 25%[4]。麻醉医师在重伤患者的急救复苏和管理中，尤其发挥着至关重要的作用。本章将讨论麻醉医师提供的基础创伤医疗。

创伤生理学

创伤性损伤患者的生理紊乱取决于损伤的机制和严重程度。创伤性低血压最常见的原因是严重失血或"失血性休克"，是危重创伤患者死亡的主要原因。调查失血性休克的出血来源后，若创伤时并发低血压还须考虑其他导致休克的原因。对于张力性

感谢 Eric Y. Lin 为本章上版作出的贡献

气胸、心脏压塞、心源性休克和神经性休克患者，由静脉回流受阻导致的相对血容量不足必须加以考虑。

外伤患者失血早期的初始动脉血压值可能误导判断。出血的程度可通过交感神经、颈动脉窦与主动脉弓压力感受器和其他低压感受器的代偿性反射而被掩盖。垂体肾素 - 血管紧张素系统及分泌的垂体后叶加压素则在后期发挥代偿作用。这些反应使小动脉交感性血管收缩，总外周阻力增加，同时静脉收缩、静脉回流增加以及心率增快。在极度的缺氧和酸中毒情况下，中枢神经系统还会产生额外的交感刺激。

失血性休克一般可分为代偿期和进展期。每个阶段依据失血速度和程度不同而有不同的表现（表 42-1）。

失血代偿期，完整的生理代偿机制可使机体在没有临床干预的情况下也能维持全身灌注。10%～15%的失血量可得到充分的生理代偿。随着失血持续，失血性休克将进展并最终导致多器官功能衰竭。如果组织灌注持续不足，就会发生全身性组织和细胞坏死、心功能障碍和代谢性酸中毒。

失血性休克和组织灌注不足随后导致炎性因子、内在抗凝血因子和其他细胞功能障碍之间复杂的相互作用，进而导致创伤后急性凝血功能障碍。这种凝血障碍是由凝血因子缺乏、纤溶亢进和血小板功能障碍共同导致。血液稀释、低钙血症、低体温症和酸中毒等医源性因素会进一步破坏凝血过程，称为创伤性凝血障碍。所有这些过程都会形成一个正反馈循环，最终导致死亡。低体温、凝血障碍和酸中毒通常被称为死亡三联征或致死三联征（图 42-1）。尽管可给予输血和其他治疗，但若失血性休克达到一定程度，会出现严重而不可逆的多器官衰竭，病情因而变得无法治疗。

早期处理

成功管理遭受严重创伤的患者需要采取协调一致的系统方法，开展病史采集、检查、诊断和治疗，且这些过程必须同时进行。通常在确诊前就应开始早期处理。

每个患者都有其独特的创伤表现和机制，结合其受伤前的状态，将有很多潜在的表现。为了应对创伤的不可预测性，许多初级评估和处理方法都是标准化的，临床医师必须熟悉当地机构的政策和指导方针。

本节将集中在严重创伤患者的早期处理，主要关注其在急诊科的处理。初始处理对术中医疗影响重大。成熟的创伤系统组成可分为院前、创伤室、辅助治疗和决定性医疗。

患者抵达前的准备

为严重创伤患者的到来做准备，可使创伤小组能够快速、有效地实施治疗，这对良好的预后至关重要。这些准备不仅包括确认基本设备就位和功能正常，虽然这些检查非常重要，但还需要考虑组织救治以及针对患者的特异性准备工作。

通用 / 组织准备

治疗一名严重创伤患者需将大量不同种类的医疗资源调动和部署至同一地点。筹备工作包括，但不限于以下注意事项：

表 42-1 成人失血性休克分级

观察指标	Ⅰ级	Ⅱ级	Ⅲ级	Ⅵ级
失血量 [a]/mL	小于 750	750～1 500	1 500～2 000	>2 000
失血比例 /%（血容量）	小于 15%	15%～30%	30%～40%	>40%
脉率 /（次 /min）	<100	100～120	120～140	>140
收缩压	正常	正常	降低	降低
脉压	正常或增高	降低	降低	降低
呼吸频率 /（次 /min）	14～20	20～30	30～40	>35
尿量 /（mL/h）	>30	20～30	5～15	无
中枢神经系统 / 精神状态	轻微焦虑	中度焦虑	焦虑、迷糊	迷糊、嗜睡

[a] 对于体重 70kg 的成人。

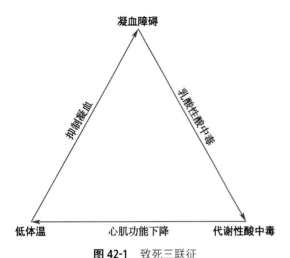

图 42-1 致死三联征

- 急诊科内指定的创伤室。
- 谁参加创伤救治？如何通知他们？
- 启动以下程序的政策和方案：
  - 急诊放射学检查；
  - 急诊手术室（operating room，OR）的使用（第46章）；
  - 大量输血（参见第24章）；
  - 转运；
  - 院内与院外医务人员的会诊途径。

毫无疑问，这些问题应在危重患者到来之前解决。由于创伤的不可预测性，总会出现组织准备不充分或根本没有准备到的情况。这种情况下，作为组织成员的临床医生，有责任提醒相关人员准备所需的资源。

患者 - 特异性准备

应在严重创伤患者抵达之前准备好。救护车人员应向急诊科工作人员提供有关患者创伤和目前状态的资料，以便调集资源。

全世界大部分救护车都使用标准化的交接工具，以利用简洁有效的方式提供必要的患者基本信息。以工具 IMIST 为例，它是一种帮助记忆的交接工具，包括患者信息识别（Identification）、受伤原因 / 主诉（Mechanism/medical complaint），受伤 / 主诉相关信息（Injuries/information），体征 [包括生命体征和格拉斯哥昏迷评分（Glasgow coma scale，GCS）]（Signs），治疗和进展 / 对治疗的反应（Treatment and trends/response to treatment）（知识框 42-1）[5]。结合这些信息，医疗团队便可开始评估患者的临床需求，并做出相应的准备。

抵达前简报

简报的目的是优化团队的效率和表现。使团队所有成员自我介绍，对患者的病情形成团队的情境意识，并分配合适的团队角色。

创伤室

初级评估

一旦患者到达，团队的重点就应转移到迅速诊断和治疗其危及生命的情况。

高级创伤生命支持（advanced trauma life support，ATLS）在世界范围内得到广泛的应用。调查分为初级评估、二级评估和三级评估。本章只讨论初级评估。

初级评估的目的是立即识别和治疗患者危及生命的损伤。它被概括成 ABCDE（气道和颈椎控制、呼吸和氧合、循环和出血控制、功能障碍和暴露；参见知识框 42-2）。ATLS 被推荐为创伤管理的导引。最重要的是，它提供了一个通用的语言和框架来组织最佳的个人和团队表现所需的思维。

气道和氧合（参见第16章）

建立通畅的气道对保证患者的良好预后至关重要。询问患者一些简单的问题，是实现快速评估最容易的方法。如果患者能说话，气道一般是通畅的。即使仍需要干预，也有时间计划最安全的治疗方案。

知识框 42-1　IMIST——护理交接工具	
患者识别	年龄、性别、名字
受伤原因 / 主诉	发生了什么？
受伤情况 / 主诉相关信息	已知或疑似的损伤
体征（生命体征和格拉斯哥评分）	呼吸音、气管偏移
治疗和进展 / 对治疗的反应	生命体征、药物、液体、夹板

知识框 42-2　初级评估
A——气道和颈椎控制（Airway and cervical spine control）
B——呼吸和氧合（Breathing and oxygenation）
C——循环和出血控制（Circulation and hemorrhage control）
D——功能障碍（Disability）
E——暴露（Exposure）

创伤与气道管理

很多原因导致患者需要气道保护（气管插管）（知识框 42-3）。首先，以气管插管为目的的麻醉诱导是一个高风险的过程，要优先保持足够的组织氧合。若能使用简单的气道设备维持通畅气道，则会有更充足的时间优化患者的生理状态，并为气管插管做适当的准备。如果临床情况允许，应考虑进行神经学评估的预诱导，这可以提供在镇静及气管插管患者无法获得的宝贵信息。

在急诊科为创伤患者插管与在手术室为择期手术患者插管的方法有一些不同。

预氧（麻醉诱导前的给氧）

预氧对创伤患者来说是个挑战。预氧的目的是使双肺"去氮"，从而在患者的功能残气量（functional residual capacity，FRC）中储满氧气，以防止气管插管呼吸暂停期发生低血氧（参见第 16 章）。然而，许多创伤患者的预氧无法像轻伤者那样有效。特别是，即使已在技术上进行充分的预氧，但 FRC 的减少或造成分流（肺内通气血流比例失调）的损伤将增加低氧发生的可能性。这类损伤包括肺实质直接损伤、血胸或气胸、误吸血液或胃内容物、腹腔内出血、膈肌损伤和肋骨骨折等。急诊医学相关文献提出，在插管期间增加替代氧源可提高呼吸暂停期间的氧合[6]。尽管理论可行，对于创伤患者的预氧问题，即使是有经验的插管医师也没有证明替代氧源的益处[7]。防止低氧的最好方法仍是减少总的呼吸暂停时间。

禁食

即使距离最后一次进食已数小时，所有创伤患者都应被视为"饱胃"。快速顺序诱导（rapid sequence induction，RSI）下气管插管被认为是标准的饱胃患者插管流程。环状软骨按压是最常见的临床方法，但有可能影响插管的视野。更多证据参见第 16 章。

知识框 42-3　创伤患者气管插管适应证

- 颌面部创伤
- 严重血流动力学不稳定
- 低氧饱和度
- 烧伤
- 头部创伤
- 醉酒/行为/安全问题
- 转运（放射室/手术室/ICU/外部区域）

生理改变

需行紧急气管插管的严重创伤患者往往是医院中最危重的患者。必须明确气管插管的指征和生理损伤对喉镜暴露反应的影响。例如，如果气管插管的原因是肺损伤引起的呼吸窘迫，那么即使最佳的预氧仍可能导致呼吸暂停后的快速低氧合状态。

血流动力学状态

麻醉诱导时麻醉药物引起的血流动力学反应常常被放大，主要有两个原因。第一，由于出血导致的急性血容量丢失，在麻醉药物的血管舒张作用下机体无法维持动脉血压和心排血量。第二，疼痛和痛苦引起的交感神经过度兴奋会掩盖真实的血管内容量状态，这种情况下麻醉诱导常引起明显的血流动力学不稳定。可通过适当扩容（如晶体溶液、血制品和胶体溶液）和使用血管活性药来预防。

麻醉药物的选择

危重患者麻醉诱导药物的选择是一个有争议的领域（参见第 8 章）。异丙酚和硫喷妥钠最常被使用。氯胺酮和依托咪酯用于麻醉诱导时血流动力学可能更平稳。最重要的是，临床医师要对其计划使用的麻醉药物非常熟悉并富有经验，而非使用一种新的、不熟悉的药物。一般情况下，麻醉药物剂量应酌减，因为对于非常危重或低血容量患者其药物分布容积是相对减少的。这类患者的重要器官，如大脑、心脏和肾脏将得到优先灌注。因此，应常备血管收缩药以处理由麻醉药引起的任何短暂性低血压。

手动线性稳定

使用喉镜的过程会对颈椎产生不可承受的力量，应注意设法减小这种力量。任何疑似脊椎受伤的患者都应该戴上颈托。在放置喉镜时，应放松颈托的前方，并由另一名医师稳定患者的头颈部（参见第 16 章），其目的是减少喉镜置入时颈椎的活动。但若气管插管尝试失败，会带来比患者颈椎轻微活动更大的直接风险（如低氧），因此采取实用的插管方法也很重要。若声门结构的可视化效果不佳，在解开颈托之前，应考虑适当放松手动线性稳定的手法（manual in-line stabilization，MILS）以便于气管插管。

喉镜选择

视频喉镜改变了急诊科和手术室内气道管理的方式。视频喉镜的优点非常多：

- 减小压力和用力的同时提供了足够的气管插管视野;
- 让团队成员了解喉镜置放的进程;
- 无须更换设备的情况下,即可改善困难患者的喉部视野;
- 允许监督者和培训师在整个喉镜放置过程中提供动态反馈。

如前所述,临床医师必须熟悉他们希望在创伤室使用的设备。

气管插管失败

气管插管失败很罕见。即便如此,时刻准备应对意外的困难气道(参见第 16 章)依然十分重要。创伤患者的气管插管可能比其他患者更困难。增加这种困难的因素包括脊椎损伤、气道内存在血液或异物以及插管人员所承受的压力。要有详细的计划以应对插管失败,如所需要的设备,及其位置,并在麻醉诱导前讨论能够立即协助插管的人员。在手术室外工作的人员可能不熟悉喉罩或外科气道工具,应提前了解他们使用这类设备的适应度。

插管后管理

气管插管是一种提供生理支持的方式,而不是治疗本身。急诊科团队的重点仍然是患者向决定性医疗的过渡。插管后需立即处理以下几个问题:

- 持续镇静——插管后高血压很常见,应尽量避免,因为可能造成不可控的出血。
- 呼吸机及其参数设置。
- 处置——患者接下来应去哪里? 行计算机断层扫描(computed tomography, CT),或手术室,还是重症监护病房(intensive care unit, ICU)?
- 增加静脉或动脉通路,或两者兼有——这些技术不应延迟向决定性医疗的推进。

特殊人群

在决定创伤患者的气道管理时,需要考虑几种特殊情况。

①气道烧伤:气道烧伤患者的气道需要处理。他们可以在很短的时间内,从完全没有呼吸窘迫进展为由水肿引起的完全性气道梗阻。潜在呼吸道烧伤的警示信号包括面部烧伤、口鼻烟尘、含碳的痰液、上半身爆炸损伤和喘鸣。
②口腔外伤:口腔外伤患者常存在上呼吸道内出血。出血范围可从一个小出血点到危及生命的出血。识别出这种情况(如气道内出血)非

常重要,因为麻醉诱导可能因此导致气道丢失。当血液模糊了气道内视野,视频喉镜和纤维支气管镜不能很好暴露时,应立即启动额外的吸引装置,同时外科气道团队应立即就位。
③直接气道损伤:虽然不常见,但任何颈部有直接穿透或钝性损伤的患者都应怀疑有气管外伤,可能存在喘鸣和皮下气肿等警示信号。这些气道只能由经验丰富的临床医师处理,且头颈外科医师应尽早参与(参见第 31 章)。

控制循环和出血

应重建充足的循环和灌注以确保重要器官得到足够的氧输送。需优先止血,可通过在急诊科处理(直接按压、伤口缝合)、外科干预或血管栓塞止血。同时,麻醉医师的职责是确保足够的氧输送至大脑和心脏等重要器官。损伤控制性复苏(damage control resuscitation, DCR)是指提供足够循环支持以防止永久性末端组织和器官损伤,同时避免过度复苏的复苏策略。损伤控制性复苏在第 24 章有更详细的阐述。此外,还需考虑低体温、酸中毒以及补钙的问题。

功能障碍

神经系统的评估对于识别需要及时处理的、潜在的灾难性损伤非常重要。其快速评估基于 GCS、瞳孔反应和肢体功能。GCS 低于 8 分的患者通常需行气管插管(知识框 42-4)。

暴露

为了避免遗漏不易发现的严重损伤,需要暴露患者以查看包括其背部在内的所有部位,明确是否有其他损伤。同时,应注意避免患者体温过低,因为低温将增加凝血、氧耗和死亡风险。

辅助检查和评估

应选择对疾病诊断与治疗有影响和帮助的辅助检查及评估方法。因为创伤患者可能发生迅速而剧烈的病情变化,及时获取信息的挑战巨大。特别有帮助的检查是可快速出结果,可连续应用以跟踪病情趋势,以及与改善结局的治疗相关的检查结果(知识框 42-5)。

决定性医疗和转运

决定性医疗是修复患者根本生理问题的方法,如止血、处理骨折或切除脾脏。部分决定性医疗需紧急执行,其他可待患者病情改善后再进行。依据

知识框 42-4 格拉斯评分（GCS）

睁眼反应（E）

4—自主睁眼

3—呼唤睁眼

2—刺痛睁眼

1—不能睁眼

语言反应（V）

5—对答切题

4—能交谈，但定向障碍

3—语无伦次

2—只能发声

1—不能发声

运动反应（M）

6—遵嘱活动

5—刺痛定位

4—躲避刺痛

3—刺痛屈曲

2—刺痛强直

1—不能活动

总分＝睁眼、语言和运动的最佳反应

E＝4，V＝5，M＝6；总分＝15

格拉斯哥昏迷评分的得分是睁眼、语言反应和运动反应三项最高得分的总和。15 分量表是最常用的一种。

知识框 42-5 初步评估

严重创伤评估的最低标准

全血常规检查

电解质 / 尿素氮

血气分析（首选动脉血）

胸部 X 线检查

骨盆 X 线检查

凝血检查——理想的黏弹性检查（旋转式血栓弹力计 / 血栓弹力图）

血型和抗体筛查

其他需考虑的评估

心电图

CT 检查

全身 X 线检查

患者的受伤情况和各机构的能力，患者可能需要转诊至其他卫生保健机构进行决定性医疗。无论采取哪种方式，患者都需要离开急诊科。

设定优先级：下一步做什么？

在决定患者最合适的治疗场所时常常产生争议。依据伤情，对最需要紧急临床治疗的损伤以及最适合实施治疗的场所可能存在意见分歧；或者存在治疗的逻辑障碍，如患者无法在同一个地方完成所有的治疗。

例如严重的盆腔和神经外科创伤。处理神经外科创伤最合适的场所是手术室，而当前骨盆损伤的指南则是推荐血管栓塞术（参见第 38 章）。此时很难决定哪种损伤应优先处理，宜根据每个患者的临床情况区别对待。现在很多 I 级创伤中心都具备多功能手术间，可同时进行血管造影和外科手术。这样，患者就能得到合适的治疗。

多数情况下，急性期进行保守治疗是比较合理

的替代选择，这样可以留出时间以恢复正常生理功能、梳理病史和更全面地评估损伤程度。为患者提供重症监护水平的监护并定期检查评估是非常合适且负责任的行为。

就地救治或转运

一旦患者的临床需求超过了接诊机构所能提供的医疗服务，即需要及时转诊。关键是要了解当地的转诊途径，并尽早向接收医院寻求帮助。转移危重患者需要花费时间，要及时与接收医院沟通，以便对方调动所需资源并及时做好转诊准备。无论最终目的地是哪里，均可通过定期回顾 ATLS 优化患者临床状态。转运至新医疗机构的途中，应延续危重患者在医院所接受的治疗。转运前应充分考虑所需的特殊设备、员工的综合技能、转运路线及氧气供应（知识框 42-6）。

创伤中的决策

成熟而复杂的系统，如医疗卫生与创伤，需要多位具有不同和互补技能的成员共同努力，以实现患者最佳预后的共同目标。可以采用一些简单的策略来优化团队表现，并解决可能出现的秩序混乱。

领导和成员

传统的医学教学需要一个明确的领导者来确保复苏的顺利进行。领导者的作用是作为信息和决策的中心点（知识框 42-7）。相反，如何成为一个优秀的成员却很少被讨论。虽然每个团队在任何时候都

点。所有目前适用于重伤和出血患者的概念都可以在不同程度上应用于轻伤患者。

严重外伤和大出血的患者通常表现为血流动力学休克，需要采取抢救措施。创伤患者休克的鉴别诊断包括大出血、张力性气胸、心脏压塞和严重心脏挫伤。潜在的疾病会导致休克程度加重（表 42-2）。

严重出血患者的治疗可分为三个独立的阶段。

知识框 42-6　判断成为有效创伤团队的问题

- 我们如何识别严重创伤？
- 我们如何定义严重创伤？
- 谁来接听创伤电话？
- 我们的大量输血方案是什么？
- 当我们需要时如何获得更多帮助？
- 我们能处理的极限是什么？

知识框 42-7　领导

优秀领导者的品质
善于倾听
对患者治疗提供清晰的指示和预测
分享其中的不确定性
适当地下放权力
居后方却保持大局意识

优秀领导者不需要
知道得最多
是最有经验的临床医师
总是正确

知识框 42-8　成员

优秀成员的品质
　　使用闭环式沟通（如清晰的指令和任务完成后报告）
　　提出建议（如你需要我做什么）
　　在患者病情变化时（如低血压）提醒领导者
　　提供关于个人能力极限、技能和经验的反馈
　　使用沟通技巧，如等级式自信（见知识框 42-9）

知识框 42-9　等级式自信（PACE）

试探（Probe）
"我认为我们的目标是维持动脉血压高于 90"

警示（Alert）
"你有注意到动脉血压过低吗？你希望我输点血吗？"

质询（Challenge）
"为什么你可以忍受这个患者的低血压？"

紧急行动（Emergency action）
"现在动脉血压非常低，我必须现在处理"

只有一个领导者，但却有几个成员。优秀的成员素质能够支持领导者在任何时候做出正确的决定（知识框 42-8）。

等级式自信

等级式自信是一种个人向团队领导表达其对决策或优先级存在疑虑的技巧，这种方式可以保持团队的建设性。它是基于错误的决策源于错误或不充分的信息这一假设。团队成员能够从独特的角度来看待情况和表达他们的疑虑。他们可以使用试探、警示、质询、紧急行动（PACE）技术（见知识框 42-9）以建设性的方式表达他们的疑虑[8]。团队领导非常重要，通常了解成员可能不知道的信息，因此这些疑虑在当时可能不被最优先考虑。

术中管理

需要手术或介入治疗的外伤患者范围非常广，涉及人体所有器官和结构的各种程度的损伤。有些非常轻微和简单，另一些则涉及重要器官。后者包括危及生命的一个或多个脏器的损伤，是本节的重

表 42-2　创伤患者休克的鉴别诊断

疾病	评估手段
大量出血	查体 床旁经胸超声心动图——评估容量状态 FAST 扫描——腹部情况
张力性气胸	查体（叩诊／气管检查） 肺部超声
心脏压塞	经胸超声心动图（首选肋下声窗）
严重心脏挫伤	经胸超声心动图

FAST，创伤的超声快速评估。

基于不同的生理因素、动态变化的治疗手段与治疗原则加以区别。早期,第一阶段时患者发生难以控制的出血。第二阶段开始时,出血至少达到部分可控。到了第三阶段即最后一阶段时,患者的生理功能开始恢复正常(如动脉血压)。这三个阶段的分解考虑了每个阶段不同的治疗目标、病情变化的速度和治疗方法的实用性,它使医务人员能够了解每阶段的特定目标。三个阶段是连续存在的,分界并不固定(表 42-3)。

第一阶段:不可控的出血

这一阶段,医疗团队的唯一目标就是对大出血的创伤患者行急诊手术尽快止血。每个团队成员都应尽一切努力实现这一目标。没有时间等待检查结果、安排额外检查及咨询其他专家。麻醉医师的目

标也是尽快止血。大出血患者被送到手术室抢救和止血对麻醉医师来说是一个巨大挑战,他们面临着紧张和随时可能变化的病情。增派人员可能会很有帮助,但必须加以管理,最好是以标准化的方式进行管理。过多的团队成员可能会妨碍团队的有效运作。首先必须保证气道安全,并使用 100% 的氧气进行通气。关于气道管理的详细信息和注意事项详见本章的初始处理部分和第 16 章。最大限度地增加吸入氧浓度(FiO$_2$)可以在一定程度上通过增加溶解氧的比例来补偿血红蛋白的损失,从而恢复氧供。另一个重要的步骤是制定大量输血方案(massive transfusion protocol, MTP)(参见第 24 章)。MTP 可以简化交流、优化血库的响应时间,并降低错误。虽然所有这些程序都是患者治疗的必要条件,但此阶段重中之重还是对患者的止血复苏。

表 42-3 严重创伤性休克的分期

	第一阶段	第二阶段	第三阶段
病情	危及生命 未控制的出血	持续的出血——非立即危及生命——手术可部分控制	出血得到可控
首选治疗	● 止血 ● 寻求帮助 ● 控制气道,吸纯氧 ● 损伤控制性复苏(DCR) 收缩压 <100mmHg 平均动脉压 50~60mmHg 如存在创伤性颅脑损伤、颈动脉狭窄和冠脉疾病,可考虑修订目标	● 个体化复苏 ● 建立血管通道(动脉/中心静脉) ● 预防低体温 食管温度监测 液体加温 保温毯(上半身和下半身) 提高室温	● 恢复生理功能 ● 快速补液 ● 逐步加深麻醉 芬太尼 增大吸入麻醉药 增加管路(尿管和胃管) 与团队成员和 ICU 交流
血制品	● 启动大量输血方案 ● 考虑紧急(血型不匹配)血制品 ● 早期应用 ● 经验性应用 1:1:1	● 血栓弹力图或旋转式血栓弹力计指导凝血药物使用 ● 血气分析指导红细胞输注	● 根据检查结果应用 ● 适时停止大量输血方案
晶体/胶体溶液	● 谨慎使用	● 用于凝血功能和血红蛋白正常的低血容量患者 ● 用乳酸盐和碱剩余指导补液	● 力求正常的乳酸和碱剩余
注意	● 每输注 3 袋血制品应补充 1g 氯化钙 ● 建立较大的静脉通道(>16G)或中心静脉通路 ● 快速补液系统(如 Belmont) ● 避免使用缩血管药物	● 考虑血液回收 ● 每 30 分钟行血栓弹力图/旋转式血栓弹力计和血气分析 ● 困难病例考虑行经食管超声心动图检查	● 必要时应用血管活性药

既往麻醉医师为了迅速恢复血容量和维持正常的动脉血压，会在早期使用大量晶体溶液。这将导致心排血量和动静脉血管压力增加从而加快出血。这种已被淘汰的做法还会导致凝血因子稀释和低体温，进一步增加出血。在过去的 10～15 年里，初始复苏已发生革命性的变化，其概念也已完全改变[9]。初始复苏的主要目的是尽可能长时间地稳定患者情况，直到止血成功。损伤控制性复苏（DCR）是用来描述这一新概念的术语（知识框 42-10）[10]。

损伤控制性复苏（参见第 24 章）

允许性低血压、限制晶体溶液和胶体溶液的使用和早期应用血液制品是 DCR 的基础[10]。

允许性低血压的目的是利用机体对失血的生理反应，即较低的动静脉压和心排血量可降低出血压力。同时，医务人员还可利用机体对失血的正常反应：非重要脏器血管收缩、血液向最重要脏器转移。最终的目的是使机体尽可能久地受益于这种代偿机制。不幸的是，尚无直接和准确的测量方法预测这一代偿机制何时达到极限，及何时重要器官的氧合开始受损。尽管收缩压和器官微循环之间没有可靠的相关性，但其（无创或有创）仍是目前最基本的评估指标。动物休克模型表明，与常规复苏相比，以恢复平均动脉压基线值的 60% 为目标的复苏并不会减少局部器官的灌注，却可减少失血。同时，两组的脑灌注也没有明显差异。因此，一些专家认为，可以容忍活动性出血患者的收缩压维持在 80～90mmHg，同时根据患者的年龄、既往病情和受伤情况进行调整，直至成功止血。举一个极端的例子，一个健康的年轻患者发生腹部大出血时，短时间内可以忍受其收缩压维持在 60mmHg。而对于合并有多种疾病、遭受脑部等多系统创伤的老年患者，应考虑将收缩压保持在 100mmHg 以上。在成功止血或病情进一步恶化前这些措施都是暂时的。若病情继续恶化，则必须补充血管内容量。

当患者需要补充血管内容量时，晶体溶液和胶体溶液应在早期阶段即加以限制[11]。否则，心排血量和血管内压力会增加，进而加快出血。凝血因子在止血过程中持续消耗，补液也将导致凝血因子的血浆浓度迅速下降。这些情况都将对患者的生存产生负面影响。将生命体征恢复到正常值只在短期内带来更好的生理指标，继而会出现灾难性的失血加速和凝血功能极速恶化，使整个病情急转直下。此外，大量输注晶体会加重再灌注损伤和炎症反应。使用人工胶体还会进一步损害纤维蛋白原聚合和血小板功能，加重凝血障碍。

因此，严重出血时晶体溶液和胶体溶液的应用已在减少。相反，血液制品才是大出血患者复苏的首选液体（参见第 24 章）。浓缩红细胞（packed red blood cells, PRBC）、新鲜冰冻血浆（fresh frozen plasma, FFP）和血小板是初始复苏的主要选择。越来越多的证据支持早期、以固定比例使用这些血液制品（如 PRBC：FFP：血小板为 1：1：1）[12]。这种用法的益处在于，红细胞可以重建和维持携氧能力，新鲜冰冻血浆和血小板的血浆因子可以增强血块形成能力。当大量使用血液制品时，应考虑使用冷沉淀补充纤维蛋白原，因为纤维蛋白原是止血的关键成分之一。冷沉淀的消耗速度远远快于肝脏重新合成的速度，因此，抗纤溶药氨甲环酸可被用于预防严重创伤低血压患者在病程早期的凝血功能障碍（图 42-2 和 43-3）[13, 14]。这一阶段升压药在支持血流动力学稳定中的作用仍备受争议。一般来说应避免使用，因为在严重的低血容量状态下，进一步的血管收缩可能危及重要器官的血液灌注。

知识框 42-10　损伤控制性复苏（DCR）原则

允许性低血压
尽早止血——压迫、血管栓塞、手术室
早期应用止血制品
限制晶体溶液应用

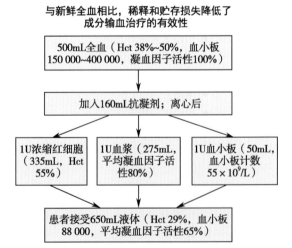

图 42-2　与全血比较输血后血液成分活性（重绘自：Dutton R. Haemostatic resuscitation. *Br J Anaesth*. 2012; 109(suppl 1): i39-i46. ）

第一次冷冻	4 U浓缩红细胞 4 U新鲜冰冻血浆
第二次冷冻	4 U浓缩红细胞 4 U新鲜冰冻血浆 6 U血小板
第三次冷冻	同第一次
第四次冷冻	同第二次
重复	在四次冷冻后或纤维蛋白原低于 1时考虑加用冷沉淀

图 42-3　大量输血方案的例子

血管内复苏的通道

为了救治严重出血的患者,需要建立合适的血管通路。严重创伤患者均应建立两条大口径外周静脉(peripheral intravenous, PIV)导管(16 号或更大,首选上肢血管)。静脉通路的完整性及建立有意义的静脉通道所需时间同等重要。与其浪费宝贵时间去获得一个难以搞定的 14G 的 PIV,不如迅速建立一个通畅可行的 18G 的 PIV。

大口径的中心通路有益于长期或大量输液。传统的做法是在股静脉、颈内静脉或锁骨下静脉置入大口径(如 8.5F)的导管鞘。如果情况允许,应在超声引导下进行。

如果开通外周静脉通路困难或延迟,骨通道(intra-osseous, IO)也可作为一线通路。虽然骨通道不能用于快速液体复苏,但它可以作为给药通路。由于总体流速更高并更靠近心脏,肱骨入路是成人骨通道的首选位置。

利用现代化的快速输液系统至关重要。快速输液系统为麻醉团队提供了快速、安全、输注大量加温血制品的能力。快速输液系统非常高效,应严密监测患者病情,以避免液体复苏过度(图 42-4)。

当所有上述措施和技术都得到合理应用时,麻醉团队可为患者和手术团队赢得宝贵的额外时间,直到成功止血。一旦出血基本得到控制,治疗措施的优先级与治疗的速度均随之改变,复苏的第二阶段便开始了。

第二阶段:可控的出血

在第二阶段,基本控制住出血后,麻醉团队应该关注个体化和具有针对性的治疗。根据特定病例的病情变化以及麻醉医师的队伍和经验,可以将第二

阶段的治疗提前、与第一阶段同时进行。

这一阶段应该开始行有创性监测。穿刺置管不应耽误大量输血、中心静脉插管和外科止血。此外,患者经适当复苏后再行动脉穿刺更易成功。

在第二阶段,病情变化会减慢,治疗将不那么盲目,需重新分析患者的需求。第二阶段的主要工作是使用床旁检验(point-of-care testing, POCT)来指导复苏[15]。为了做到这一点,我们必须反思复苏的主要生理目标:保障足够的氧供和正常的凝血功能。氧供主要依赖于携氧能力和正常的血管内充盈。携氧能力是通过患者血液中血红蛋白(hemoglobin, Hb)浓度或血细胞比容(hematocrit, Hct)来测量。根据患者的年龄、合并症和受伤情况,Hct 的目标值为18%~28%。血管内容积状态可通过生命体征、尿量等多种临床线索来评估,条件允许的话还可以直接检查患者的心脏和大血管。在更具挑战性的病例(如可疑合并心脏疾病、心脏挫伤、心律失常),经食

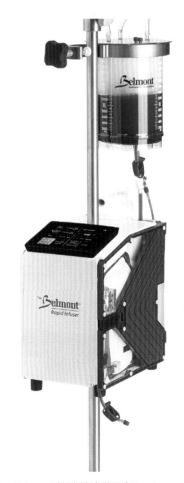

图 42-4　Belmont 快速输液装置(Courtesy of Belmont Instrument Corporation, Billerica, MA.)

管超声心动图（transesophageal echocardiogram，TEE）可以进一步量化血容量。

为更好地评估患者的凝血功能，临床医师必须收集围手术期凝血功能监测的四大方面信息：患者病史、临床表现、标准的实验室凝血检查和床边凝血试验。如果能获得病史，便可了解患者服用的与凝血系统相关的药物和就医史。临床上的出血表现是判断存在凝血功能障碍及其鉴别诊断的简单但关键的工具。任何异常凝血试验结果都与临床表现相关。若没有任何临床相关的弥漫性出血，则不应启动促凝治疗，因其会增加血栓形成的风险。临床表现还可帮助区分手术和非手术出血。非手术性出血常弥漫而广泛，必须通过纠正凝血异常来处理。相反，外科出血必须通过机械性止血来控制。标准的实验室凝血测试包括凝血酶原时间（prothrombin time，PT）和国际标准化比值（international normalized ratio，INR）、活化部分凝血活酶时间（activated partial thromboplastin time，APTT）、血小板计数和纤维蛋白原浓度。但这些测试在敏感性、特异性、有效性和及时性方面存在明显的局限性，使得它们在大量输血的早期几乎无用（参见第 24 章）。

粘弹性检测

在过去的十年中，床边黏弹性凝血检测已经成为及时评估上述情况的主要手段。血栓弹力图（thromboelastograph，TEG）和旋转式血栓弹力图（rotational thromboelastometry，ROTEM）是评估凝血障碍的程度和性质以及帮助指导治疗的标准工具（图 42-5）。这两种装置都可为临床医师提供图像输出，以指导促凝措施。TEG/ROTEM 的输出图像可分为：①血凝块形成前期，②血凝块形成阶段，③血凝块稳定阶段（图 42-6）。第一阶段，血凝块形成前期，始于添加触发血浆凝固级联并激活血小板的试剂。本阶段持续小于 5 分钟，可给麻醉医师提供凝血级联相关信息。如果这个阶段有异常，可给予凝血酶原复合物（prothrombin complex concentrate，PCC）和 FFP。第二阶段开始于血栓形成之初，至达到最大血凝块硬度时结束。这个阶段反映了血小板的功能和纤维蛋白原浓度是否足够。第二阶段的任何异常或缺陷均可通过输注冷沉淀、纤维蛋白原浓缩物或血小板浓缩物纠正。第三阶段反映了血栓的稳定性，可以定性和定量纤维蛋白溶解。如经测定存在异常，抗纤溶药物可有效治疗。

结合凝血监测的四方面信息，可使用目标导向疗法和预定义的算式制定治疗方案。这种方法还必须考虑，任何促凝治疗都必须谨慎使用。凝血障碍不应过度纠正，否则会增加严重血栓栓塞事件风险（图 42-7）。

在出血得到控制后，应多行动脉血气分析以指导浓缩红细胞输注和调整通气参数。此外，电解质紊乱（如低钙血症和高钾血症）常常发生，需积极治疗。

复苏过程应避免低体温，可通过输入加温的液

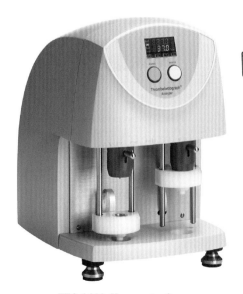

TEG 5 000, Haemoneics Corp.

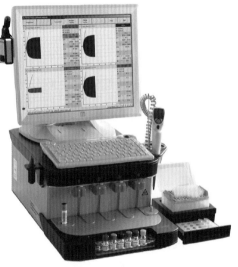

ROTEM Delta, TEM Systems

图 42-5　床旁黏弹性检测工具。左，血栓弹力图（TEG）。右，旋转式血栓弹力图（ROTEM）

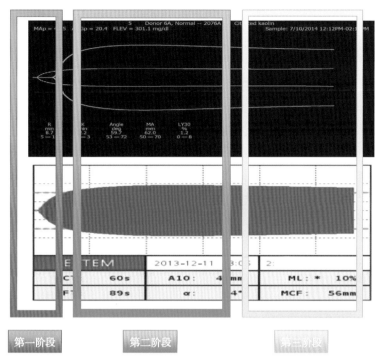

图 42-6 黏弹性试验的三个阶段：第一阶段（预凝块），第二阶段（形成），第三阶段（稳定性）。顶部面板为血栓弹力图（TEG）跟踪图像，底部面板为旋转式血栓弹力图（ROTEM）跟踪图像

体、提高室温和使用强制空气加热器来避免。食管温度探头有助于临床医师监测干预措施是否有效，还可提醒努力达到正常体温。

第三阶段：生理恢复

复苏第三阶段包括细微调整和患者的生理恢复。一旦外科止血成功，复苏的过程得到控制，此阶段即开始。因为潜在的危害可能大于益处，DCR 原则不再适用。这一阶段，血容量已恢复。心排血量监测可以帮助指导循环血量补充。如未达到，则应逐渐增加吸入麻醉麻醉药至 1 个最低肺泡有效浓度（minimum alveolar concentration，MAC）（参见第 7 章）。此时，可考虑使用小剂量的血管活性药物来克服因麻醉而引发的血管扩张，但不应使用血管活性药物来弥补血管内容量不足。持续规律地床旁检测对判断复苏成功与否很有帮助。正常的血乳酸和碱剩余水平即是良好的指标。

麻醉药物

除了最不可控的出血阶段，以动脉血压为指导逐步恢复正常的麻醉深度是非常重要的。恢复麻醉深度应与血管内补液齐头并进，以使所有组织恢复正常的血供。应于第二阶段开始缓慢给药。可通过反复推注阿片类药物或以递增方式增加吸入麻醉剂的浓度来逐步加深麻醉[16]。

特殊人群

创伤性颅脑损伤

创伤性颅脑损伤（traumatic brain injury，TBI）的定义是导致正常大脑功能受损的颅脑损伤（另见第 30 章）。每年有超过 1 500 万人因创伤性颅脑损伤在急诊科就诊，占美国创伤死亡人数的 30%[17]。TBI 长期作用可能导致认知和大脑功能受损、残疾和生活质量整体下降。

原发性神经损伤是不可逆的，它发生在损伤的即刻且立即引起神经损伤。原发损伤的程度是判断 TBI 预后的重要因素。继发性损伤是原发性损伤后对大脑的继发性损伤。继发性损伤的常见原因包括颅内压升高、低血压、缺氧、高热、凝血障碍、高血糖或低血糖以及酸中毒。麻醉医师对 TBI 管理的重点在于围手术期应尽可能避免继发性损伤、改善神经功能预后。

TBI 的神经学表现在很大程度上取决于损伤的机制、严重程度和已出现的损伤类型。损伤类型包

第六篇

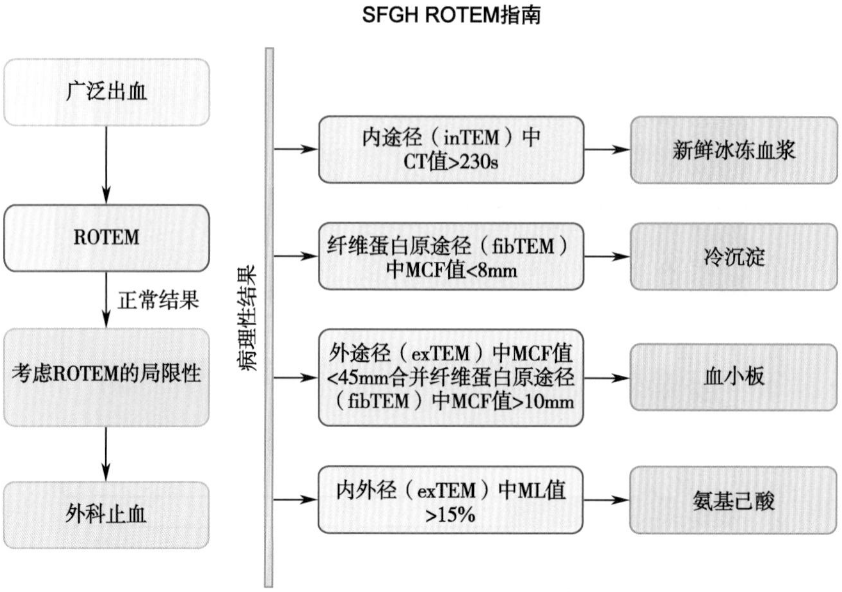

SFGH ROTEM指南

图 42-7　旋转式血栓弹力图（ROTEM）治疗创伤的一个例子（Courtesy of San Francisco General Hospital and Trauma Center.）

括颅骨骨折，颅内、硬膜下、硬膜外血肿，出血性脑挫伤以及弥漫性轴索损伤。这些损伤可能是局灶性或弥漫性的。尽管医源性中毒和其他因素可能误导评估，GCS 评分仍常用于 TBI 患者的初级评估和分级。GCS 评分应分别报告三个部分（睁眼、语言、运动），如遇不可测试的部分应记录下来。早期 CT 检查对描述损伤类型和程度至关重要。

与其他创伤患者一样，最初的评估始于 ATLS。如果 TBI 患者由于反射消失而无法使其维持通畅的气道，且无法保持良好的氧合或通气时，应尽早为其建立确切的气道。这些因素通常与较低的 GCS 评分（≤8 分）或其他并发损伤有关。对于面部或疑似颅底骨折的 TBI 患者，应尽量避免放置鼻咽通气道和鼻胃管，因为存在插入颅内的风险。TBI 患者气管插管的其他适应证包括颅内压升高和无法控制的癫痫发作。如果患者的精神状态和 GCS 评分持续恶化，则应在转运前就考虑进行气道保护。

对 TBI 患者行气管插管时，必须与其他创伤患者一样考虑多种风险，如禁食不充分、缺氧、不确定血管内容量状态以及可能于钝挫伤中合并颈椎损伤。有 4%～8% 的中度到重度 TBI 患者同时存在颈椎损伤，其中高位颈椎损伤和不稳定性损伤的风险更大[18]。麻醉医师应特别注意保持颈椎的稳定性。在行快速顺序诱导麻醉和气管插管过程中，应松开颈托并由经验丰富的人员进行颈椎机械线性固定。其

他因素，如颅内压（intracranial pressure，ICP）升高、即将发生脑疝、合并气道损伤、不合作以及战伤患者也应着重考虑。可视喉镜（如 GlideScope）是否优于常规喉镜插管尚不清楚。经验丰富麻醉医师使用可视喉镜（GlideScope）进行气管插管，可减少颈椎活动并能更好显露声门，只需多花费很短的时间[19, 20]。插管方法的选择应基于建立气道的速度和麻醉医师的经验。

使用麻醉药物应注重稳定血流动力学状态以维持脑灌注压（cerebral perfusion pressure，CPP）。异丙酚和依托咪酯常被用于减少脑血流量（cerebral blood flow，CBF），同时降低脑氧代谢率（cerebral metabolic rate of oxygen，CMRO$_2$）。虽然一直存在争议，但这类人群使用氯胺酮并未导致 ICP 升高或结局恶化[21]。非去极化神经肌松药对脑血流动力学无明显影响。琥珀酰胆碱理论上可能升高 ICP，但这一效应尚未被证实具有临床意义，小剂量非去极化肌松药可减轻这种反应（参见第 11 章）。

有时完成影像学检查后需要急诊手术治疗。吸入麻醉药可增加 CBF，降低 CMRO$_2$，称为"解耦联"。仅当吸入麻醉药超 0.5MAC、七氟烷超过 1MAC 才会升高 CBF。如需使用吸入麻醉药，应小于 1MAC，且应优先选择七氟烷。全静脉麻醉（total intravenous anesthesia，TIVA）可能是首选的麻醉方法，因其可降低 ICP，但对硬膜减压过程中可能发生突然的、严重

的低血压，其可调节性通常较差。虽然已有研究比较吸入麻醉药和 TIVA 对脑血流动力学的影响，但缺乏明确的前瞻性研究。一项关于战争相关 TBI 的回顾性研究显示，两种麻醉方式在患者出院时的神经学评估上没有显著差异[22]。

在手术过程中，患者通常采用反向 Trendelenburg 体位（头高足低体位），约 30°，以促进静脉回流。大口径的静脉通道是术中输液必需的。应检查是否有血液制品可用。静脉窦附近的复合凹陷性颅骨骨折手术有特别高的大出血风险。应通过传统的实验室凝血检查或血液黏弹性检测筛选凝血功能障碍。行动脉置管以连续监测动脉血压和方便抽取血液做实验室分析。整个围手术期应遵循脑外伤基础指南[23]。低血压应及时处理以保持 CPP 在 50～70mmHg。常需血管内液体复苏以达到充足的循环容量，特别是在甘露醇输注后。补液首选等渗晶体溶液，白蛋白与晶体溶液相比可能增加 ICU 脑损伤患者复苏的死亡风险[24]。应避免低氧血症，并注意吸气峰压和呼气末正压，以避免脑静脉回流受阻。除非治疗即将发生的脑疝，否则不建议在受伤后 24 小时内予以过度通气。建议预防性应用甘露醇和抗癫痫药。规律监测血糖，并治疗高血糖和低血糖避免加重继发性损伤。一般建议若血糖高于 180mg/dL（10mmol/L）应予以降糖治疗。最重要的是，在行减压和硬脑膜打开前，必须与手术团队保持密切的沟通。

从机体系统来讲，高 ICP 可能诱发强烈的交感神经活动来维持 CPP。这就是所谓的库欣反射。儿茶酚胺释放和全身血管阻力增加可能掩盖了血管内容量的减少。在 ICP 减压和恢复正常后，有时可能突发严重的低血压，尤其是在没有充分复苏的患者身上。麻醉药物应逐渐减量，并于减压前准备缩血管药物和强心药。如果突发出血，立即输血。

是否保留气管插管或拔管应与外科医师商讨。许多 TBI 患者，由于术后通气差、缺氧、意识水平下降、其他复合损伤以及需要进一步的诊断或治疗等风险，而需要继续带管。这些患者应该在全程监护下转运。如果患者是带管状态，需要良好镇静和呼吸机辅助呼吸。小剂量肌松药可以减少烦躁、体动或呛咳，但如果在手术结束或转运过程中使用大剂量肌松药则可能延迟术后神经功能检查，故不推荐使用。TBI 评估应贯穿整个围手术期。

脊髓损伤

当急性创伤损害了正常的感觉、运动或自主神经功能时，则意味着脊髓损伤（spinal cord injury，SCI）。据估计，美国每年约 12 500 个新发病例，目前有超 20 万人诊断为 SCI[25]。最常见的损伤原因是机动车事故、高坠伤和袭击。

脊髓损伤的表现在很大程度上取决于脊髓损伤的水平、范围和严重程度。如果在损伤水平以下患者没有运动或感觉功能，则为"完全性损伤"。不完全性脊髓损伤是指脊髓部分受损后残存不同程度的感觉和运动功能。美国脊髓损伤协会（American Spinal Injury Association，ASIA）分级是描述神经学检查的首选量表。

当怀疑患者有脊髓损伤时，应立即采取相关预防措施，包括佩戴颈托、转运或移动时严格防范翻身。应迅速评估患者通气和氧合是否充足。颈椎损伤，尤其是完全性的损伤，可致膈肌破损和薄弱，进而导致肺活量下降、不能咳嗽、排痰。创伤合并肺损伤或慢性肺部疾病可能会导致患者通气与氧合功能进一步恶化。通气不足的症状包括呼吸急促、浅呼吸、呼吸做功增加和反常的腹式呼吸。这些症状可出现在胸椎损伤和高位腰椎损伤导致肋间肌与腹肌受累的患者。应采用与 TBI 患者类似的方式行气管内插管。高达 16% 的脊髓损伤患者合并 TBI，其中颈椎损伤最常见[26]。琥珀胆碱可在脊髓损伤后 24 小时内安全使用，但在受伤超过 48 小时应避免使用，因为该药可能增加严重高钾血症的风险。在颈椎或高位胸椎损伤的患者中，使用直接喉镜气管插管可引发心动过缓和低血压。

由于心脏交感神经纤维中断导致副交感神经无法被拮抗，高位胸段（T₄ 及以上）和颈段脊髓损伤急性期可发生显著的心动过缓和房室传导阻滞（atrioventricular block，AV block）。交感神经阻滞也可引起全身血管舒张，导致严重低血压。加上损伤脊髓水平以下的运动和感觉方面的症状，这一综合征被称为"脊髓休克"。治疗以支持性治疗为主，包括输注等渗液、使用缩血管药物和强心药。需要注意的是，应避免静脉补液复苏过度，这可能导致脊髓休克好转后的肺水肿。

对于脊髓损伤患者，除非有合并伤的禁忌，MAP 应维持在 85～90mmHg 以保证足够的脊髓灌注。美国神经外科医师协会已不再推荐使用甲泼尼龙，因为有证据表明大剂量类固醇主要与包括死亡在内的负面效应有关[27]。

烧伤

严重烧伤可以单独发生，也可以合并其他类型的创伤。严重烧伤会导致病情迅速恶化，此时有序的、系统的、高级创伤治疗最为重要。此外，对于烧伤患者还有一些特殊的考虑。本节将讨论严重急烧伤患者的紧急处理，不涉及后期治疗或术中管理出现的问题。

烧伤严重程度

烧伤根据严重程度分为表浅烧伤、部分深度烧伤和全层深度烧伤：

表浅烧伤——烧伤只影响表皮（如晒伤）。除了急救，不需要任何特殊的治疗。表浅烧伤不包括在烧伤体表面积占比（percentage body surface area，%BSA）计算中。

局部深度烧伤——烧伤包括全部表皮和部分真皮。可进一步分为真皮浅层、真皮中层和真皮深层。因为烧伤破坏更多的真皮和血管系统而改变皮肤外观；疼痛从轻微到严重不一；颜色从红色到白色；渗出物从湿性到相对干燥不等。常出现水疱。这类烧伤可能需要手术治疗。

全层深度烧伤——烧伤彻底破坏所有的表皮和真皮。烧伤皮肤呈白色，感觉迟钝，外观为蜡状或皮革状，称为焦痂。

估测烧伤体表面积

患者后续治疗和是否需要转运到三级医疗中心取决于烧伤的体表面积率。虽然可以用患者的手掌约占总体表面积的1%来评估烧伤面积，但有9分法规则对评估烧伤的特定部位更有帮助；该方法可能低估肥胖人群的烧伤率（图42-8）。

烧伤类型：化学烧伤、电烧伤和热烧伤

处理烧伤的首要任务是终止烧伤。最合适的终止烧伤的方法取决于烧伤的原因。脱掉所有容易脱掉的衣服，并用流动水彻底地冲洗烧伤区域。有些化学性烧伤可能需要几个小时。

化学烧伤：特殊注意事项

尽量防止冲洗水流过未烧伤的皮肤。持续冲洗直到皮肤pH或液体pH为中性（使用石蕊试纸检测）。勿用水处理元素金属烧伤（锂、镁、钾、钠），因为它们会与水发生反应而加重烧伤，这种情况应使用矿物油。

电烧伤：特殊注意事项

因为电烧伤是沿着一条轨迹发生的，应寻找轨迹的出入点。因为有筋膜隔室综合征和横纹肌溶解

的危险，应注意潜在的肌肉损伤。这类烧伤对液体的需求略有增加。

热烧伤：特殊注意事项

应尽快清除热源（如燃烧的衣物）。用冷液体持续长时间的冲洗，但也要注意预防低温。还应警惕相关的吸入性或其他形式的创伤。

液体管理

液体管理是现代烧伤管理的重要基石，然而，关于正确的补液量和可监测的补液终点仍然存在争议。越来越多的人认识到过度液体复苏的不良影响，包括导致烧伤后3～5天急性呼吸窘迫综合征（acute respiratory distress syndrome，ARDS）的风险增加。

已有许多用于估算液体复苏量的公式（另见第23章）。大多是于30～40年前发明的。其中最常见的是改良Parkland补液公式：烧伤后24小时内每1%烧伤面积（成人）4mL/kg。

最初的24小时内只能应用晶体溶液，因为在此期间蛋白质漏出到组织间隙的量最大，补充胶体是无效的。最常用的是平衡盐溶液，如乳酸林格液或等渗电解质溶液。

气道（参见第16章）

烧伤的特征是红斑和组织迅速水肿。当这种情况发生在上呼吸道时，肿胀可引起气道完全梗阻而导致死亡。因此，对气道烧伤保持高度警惕，并于肿胀致不能插管前及时建立气道是很重要的。

在知识框42-11中列出了一些警示体征。需考虑选择比正常内径小0.5～1mm的气管导管以应对预期的肿胀。

疼痛（参见第40章）

根据烧伤的严重程度，疼痛可能是一个主要问题。应根据需要为所有患者提供镇痛治疗。一种基于阿片类药物和氯胺酮的治疗方案可有效缓解大多数患者的疼痛。由于烧伤治疗存在长期剧烈疼痛，患者有产生阿片类药物耐受的巨大风险。因此，在该类患者康复的早期，即应寻求专业的疼痛治疗咨询。

吸入

除了直接烧伤，燃烧产物也会产生对人体有毒的气体。最常见的是一氧化碳。与氧相比，一氧化碳对血红蛋白的结合亲和力要高很多。因此，一氧化碳中毒会导致血液携氧能力明显下降。检测一氧

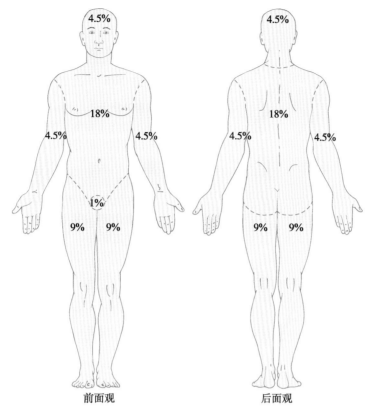

前面观　　　　后面观

图42-8 9分法规则——用于计算烧伤占体表面积比

化碳中毒的唯一方法是对血气样本进行碳氧血红蛋白测定。标准的脉氧监测仪不能检测一氧化碳中毒，即使在重度组织缺氧的情况下其测值仍显示正常。高浓度氧的应用显著降低了血液中一氧化碳的半衰期，任何疑似吸入一氧化碳的患者都应以高浓度氧作为早期处理措施。

感染

感染是疾病反复和死亡的主要原因。虽然立即予以针对皮肤菌群的经验性抗生素是有效方法，但用无菌敷料覆盖烧伤表面对于重建机体的外部屏障也至关重要。过度液体复苏则会增加感染相关并发症的风险。

切痂术

全层深度烧伤的焦痂明显降低了机体组织的顺应性。如果焦痂围绕某一部位形成，就会引起类似间隔综合征的症状，特别是在无法通气的躯干周围。在这种情况下，可能需要行切痂术。切口的最佳位置见图42-9。

烧伤患者的转运

一般来说，大多数场所都有烧伤中心专门为烧伤患者提供治疗。这种专业管理改善了烧伤患者的预后。当需要转运患者时，必须考虑任何其他相关的外伤，及在哪里可以得到最佳治疗。后期转运到烧伤病房之前，应先在创伤中心稳定重要内脏器官的损伤。常用的转移标准见知识框42-12。

知识框 42-11　潜在气道烧伤的征象

- 碳质痰
- 喘鸣
- 声音改变
- 面部烧伤
- 累及上半身/头部的爆炸性损伤
- 困于火灾中较长时间

第六篇

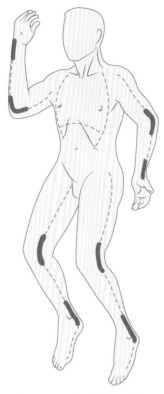

图 42-9 切痂术的切口位置

> **知识框 42-12 转移患者至三级烧伤中心的标准（美国烧伤协会）**
>
> - 部分层烧伤占体表面积比 >10%
> - 任何年龄段的全层深度烧伤
> - 涉及敏感区域的烧伤（手、脚、会阴、脸部、生殖器、主要关节）
> - 吸入性损伤
> - 电 / 闪电烧伤
> - 四肢或躯干周围灼伤
> - 严重的化学性灼伤危及外观或功能转归
> - 合并严重基础疾病

极端年龄人群

小儿创伤（参见第 34 章）

创伤是小儿严重疾病和死亡的最常见原因（知识框 42-13）。被送到医院的受伤儿童对大多数临床医师来说都很棘手。实施高质量的高级创伤治疗可以减轻儿童的伤害并改善预后。

本节将简要概述一些小儿创伤患者特有的问题（知识框 42-14）。从根本上讲，ATLS 的原则构成了小儿患者的治疗基础。

特殊注意事项

非意外损伤

小儿创伤应始终考虑非意外创伤的可能性。大多数司法管辖区都对虐待儿童有强制性报告。警示信号包括：

- 与发育节点不一致的创伤类型（如 2 个月大的婴儿从尿布更换台上滚下来）；
- 多重伤害（特别是这些伤害似乎是在同一段时间内造成的）；
- 频繁出现的创伤；
- 事件的前后矛盾。

小儿生理

小儿强大的生理功能，能够掩盖其严重的血流动力学受损。对于心动过速、疼痛、恐惧或应激反应等体征也存在混杂因素。需警惕一旦达到代偿阈值，病情将迅速恶化。

血管通路

即使是水合良好的患儿，建立血管通路也具有挑战。如果存在失血性休克，则几乎是不可能的。首要任务是恢复循环容量，提倡尽早使用骨通道。一些医疗机构的经验法则是，使用骨通道前可在两个部位进行两次尝试。

药物剂量

因为大部分的药物剂量和液体都是基于体重计算的，所以准确估计患儿的体重至关重要。临床医师可选择询问看护者或父母，或使用诸如 Broselow

> **知识框 42-13 小儿常见创伤**
>
> - 简单的骨折——从高处 / 游乐设备坠落，运动
> - 行人和汽车——更多胸部 / 头部受伤——尤其是越野车
> - 更多不包括骨折的内脏损伤

> **知识框 42-14 小儿创伤的重点**
>
> - 后期生理代谢失调
> - 潜在的建立静脉通道困难——考虑骨通道
> - 注意非意外损伤
> - 任何失血都是显著的

Pediatric 急救带之类的工具来评估。对创伤患者宜减少某些药物剂量的考量也同样适用于小儿。

行为

通常很难让小儿接受和配合治疗。应该考虑诊断性检查，如 CT 是否适当及其对小儿保持静止的要求。必要时需行气管插管。

输血（知识框 42-15）

幼儿的循环血容量很少，即使少量的失血都可能是显著的。对于一个体重 20kg 的 4 岁小儿来说，其循环血容量仅约 1 600mL，而 375mL（相当于一罐 12 盎司的饮料）的损失便超过整个循环血容量的20%。警惕潜在的出血来源并早期干预十分重要。每输注 10mL/kg 的红细胞，就可提升 2～2.5g/dL 的血红蛋白。

老年创伤（参见第 35 章）

与小儿一样，老年创伤患者的管理也有独特之处。虽然创伤不是老年人群发病和死亡的主要因素，但若不给予最高标准的治疗，其高龄、合并疾病与所用药物将使这一群体更容易出现不良预后。再次强调，高级创伤治疗原则最重要，也是所有干预措施的基础（知识框 42-16）。本节将简要概述针对高龄创伤患者的一些特殊考虑。

特殊注意事项

既往合并疾病和生理储备

随着年龄的增长，可能会出现各种各样的疾病和不良状况，这些状况可能会影响患者在严重创伤中的生存能力。当创伤与健康衰老所导致的生理储备能力下降相结合，将使这些患者面临高危重疾或死亡风险。

药物

对于相对较轻且可控的创伤，降压药等药物可能会加剧患者创伤后的血流动力学不稳定。β- 受体阻滞剂可掩盖失血导致的心动过速。

影响最小的创伤

即使是相对次要的机制也可能导致严重的损伤。老年患者更容易发生骨折和头部创伤。硬膜下血肿尤为常见。

虐待老人（参见第 35 章）

身处长期护理设施中的老年人遭受虐待，已是一种日益公认的创伤原因。特别是在处在护理设施中，运动、认知功能降低的患者尤该考虑这种可能性。

临终关怀

当对患者进行干预治疗时，应该考虑什么是适

知识框 42-15　血容量评估

- 早产儿——95mL/kg
- 足月新生儿——85mL/kg
- 婴儿　　80mL/kg
- 成年男性——75mL/kg
- 成年女性——65mL/kg

知识框 42-16　老年患者创伤的终点

- 生理储备降低
- 考虑合并的疾病
- 检查服药——警惕服用 β 受体阻滞剂的出血患者
- 考虑虐待
- 适时讨论临终关怀

当的医疗。在可能的情况下，应明确患者的意愿和任何已有的治疗顺序的限制。持续关注可使患者恢复至令其满意的功能水平的干预措施。这在严重创伤时的混乱时期可能非常困难，但是如果有机会，应与患者或其家人或两者一起讨论。

妊娠期创伤

从根本上讲，对怀孕患者的管理和对任何其他创伤患者的管理是相同的（另见第 33 章）。专注于提供高级创伤管理将优化母亲和胎儿预后。然而，在处理妊娠期的创伤患者时，仍需要考虑一些具体问题（知识框 42-17）。本节将简要概述处理妊娠期创伤患者时的一些注意事项和差异。

创伤的原因

妊娠妇女可遭受非妊娠妇女相同的创伤，但妊娠者更容易受伤。几种特殊情况值得考虑，例如，应始终考虑妊娠期间亲密伴侣暴力增加的可能。此外，孕妇存在安全带使用不当的风险，使该设备的有效性大大降低，并可导致不同的创伤类型。

损伤解剖学

随着妊娠期胎儿的发育，母体和胎儿损伤的性质都将随之改变。

妊娠早期：0～13 周胎龄

子宫仍处于盆腔内，因此在钝挫伤中可以得到很好的保护。母体腹腔脏器损伤比较常见。胚胎不能存活；阴道出血是预后不良的信号。

知识框 42-17　妊娠期创伤的重点

- 正常的失血征象出现较晚——注意尿量或胎儿窘迫
- 胎儿窘迫是母体失代偿的首个征象
- 不要忘记左倾子宫以减轻对主动脉腔静脉的压迫
- 功能残气量降低——导致快速去氧合

妊娠中期：14~26 周胎龄

子宫移至盆腔之外。胎儿直接受伤的风险大大增加，而母体器官逐渐得到保护。

妊娠晚期：27~40 周胎龄

子宫和胎儿对母体器官损伤有一定的保护作用。但是膀胱损伤的风险增加，早产的可能性增加。

特殊注意事项

孕产妇生理

为了适应不断生长的胎儿，母体的生理功能发生了重大变化（参见第 33 章）。医务工作者应了解可能影响治疗的以下生理变化

- 循环血容量增加，可掩盖明显的失血。
- 代偿性呼吸性碱中毒，二氧化碳分压（PCO_2）在 30mmHg 左右。
- 妊娠末期凝血因子增加或高凝状态；足月时，300mg/dL 的纤维蛋白原将是异常的低值。

主动脉腔静脉受压

这是一种子宫和胎儿对下腔静脉和腹主动脉施压的现象，导致心排血量下降达 30%。约 20 周开始，主动脉和腔静脉受压的风险在临床上变得更为显著。为了预防这种现象发生，可右臀部下方放置一个楔形物或使用脊椎板旋转患者，使身体向左倾斜 15°~30°。复苏过程的另一种方法是让助手手动将子宫推移至患者的左侧（图 42-10）。

孕产妇气道

妊娠妇女发生困难插管的风险更高，这主要是由于一些解剖学和生物力学方面的变化：

- 广泛的软组织水肿影响咽喉部结构；
- 乳房增大影响胸廓顺应性和仰卧时的体位；
- FRC 降低导致更快的去氧合；
- 食管下段括约肌功能不全导致较高的误吸风险。

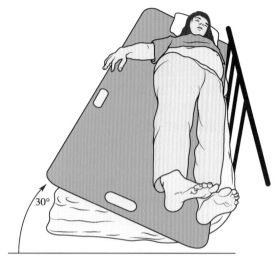

图 42-10　在脊椎板上左倾孕妇

孕产妇的气道管理需要注重细节，以确保不发生任何可预防的不良事件。与未怀孕患者一样，孕产妇也应考虑脊椎固定和辅助设备，如应用可视喉镜插管。

抗 D 免疫球蛋白

Rh 阴性血型的女性存在与 Rh 阳性血型的胎儿发生同种免疫的风险。严重创伤的孕妇，尤其是腹部受伤的孕妇，应考虑存在母体和胎儿循环接触的风险。Rh 阴性血型的孕妇应给予抗 D 免疫球蛋白以预防对后期妊娠产生长久影响。可在产妇血型确定后的任何时间给予，但应在创伤后 72 小时内。

射线暴露

可以理解，人们为减少孕产妇的辐射暴露做出了巨大的努力。在严重创伤情况下，最有可能造成产妇及其胎儿患病或死亡的问题是对严重的且危及生命的疾病的延误诊断。如果有一种立即可用且辐射较少的诊断方式（如超声），则应使用该技术。目的是在尽量减少电离辐射的同时，确保不延迟诊断。

胎儿监护

在产妇病情稳定之前不应进行胎儿监护。胎儿监护应由具有相应技能并受过培训的人员进行。除非有全面抢救和新生儿重症监护计划，否则不建议对 24 周以下的胎儿进行持续监护。监护的持续时间尚存争议，多数专家建议从 2~4 小时开始。子宫胎盘单位的灌注无法自主调节。因此，产妇心排血量任何程度的降低，即使没有症状，都会导致胎儿灌注

的显著减少。胎儿状况发生任何恶化都应立即重新评估产妇的血流动力学状态。

分娩

加快胎儿分娩有利于产妇和胎儿生存。分娩可能是控制子宫或胎盘大出血以及确保复苏成功的唯一方法。在实施手术分娩之前，应征求产科和儿科医师的意见。如果心脏持续停搏 5 分钟后仍不能恢复自主循环，应考虑行剖宫产术[28]。

特殊的鉴别诊断

下列诊断是孕产妇所特有的，除标准鉴别诊断外，还应常规考虑以下诊断。

- 羊水栓塞可导致危及生命的循环衰竭（参见第 33 章）。
- 胎盘早剥是指胎盘自子宫壁非正常剥离的过程。对母亲和胎儿的影响取决于剥离的范围和位置。较大的剥离可导致大出血和胎儿缺氧。
- 子宫破裂：严重的创伤会导致胎儿在宫腔内的约束力丢失。这导致胎儿部分位于母亲的腹腔内。这是一种危及母亲和胎儿生命的产科急症。有剖宫产术经历的妇女风险更高。
- 子痫：较罕见，但任何意识状态发生改变的孕妇都应考虑子痫。它通常与高血压（即动脉血压超过 140/90mmHg）和蛋白尿有关。

手术室外创伤患者的治疗

对手术室外对创伤患者实施的许多操作都需要麻醉医师参与（参见第 38 章）。这些操作可能在复苏的不同阶段进行。由于对环境、设备和人员的不熟悉，在手术室外实施治疗可能会面临独特的挑战。通常在进一步分诊前，需通过 CT 室检查扫描对患者进行评估。其他场所还包括放射室，如磁共振成像（magnetic resonance imaging, MRI）、介入放射室（interventional radiology, IR）和 ICU。重要的是，在时间允许的情况下，应全面评估患者创伤的机制、既往病史、受伤情况、实验室检查、已进行的干预以及拟行的操作。麻醉医师的重点是保证患者气道通畅

和血流动力学稳定。整个转运过程必须保持严密的监护。如果病情出现任何突然、意外的变化，应立即通知创伤外科医师。如果患者需要任何其他的气道干预或已有人工气道，呼吸治疗师可能可以提供额外的支持。应准备好紧急气道设备以及用于麻醉诱导和血流动力学支持的药物。每个地点都应备有吸引器，特别是已经放置了胸腔引流管的情况下。需要麻醉医师在场的介入手术室中进行的干预，应配备麻醉机，及载有基本设备和药物的标准手术室推车。如果患者在手术室外进行手术时仍处于紧急救治阶段，麻醉医师必须做好心肺复苏准备，这可能需要血液、液体加温设备、大口径静脉通道、快速输液装置和有创性监测。应监测患者体温并维持正常。由于有些操作的地方比较偏远，麻醉技术人员、护士和其他辅助人员的帮助可能至关重要。

思考题

1. 高级创伤生命支持（ALTS）中，初级评估的 ABCDE 分别是指什么？

2. 对于存在气道灼伤或口腔外伤的患者，气道管理的潜在风险是什么？应该采取哪些措施来降低建立气道时的并发症风险？

3. 创伤团队中优秀领导者和优秀成员的素质分别是什么？成员应如何以建设性的方式表达他们的意见？

4. 创伤救治中采用的损伤控制性复苏（DCR）的原理是什么？DCR 的关键组成部分是什么？

5. 严重创伤后急性出血患者行剖腹探查术时，应如何逐步加量麻醉药？

6. 外伤性脑损伤（TBI）后，原发性与继发性神经损伤有哪些区别？

7. 在外伤性脊髓损伤（SCI）患者中，脊髓休克的生理表现是什么？

8. 应采用什么标准决定紧急烧伤患者是否应转移至专门的烧伤中心？

（李雪霏 刘新浩 译，杜桂芝 审）

参考文献

1. World Health Organization. *Injuries and Violence: The Facts 2014.* Geneva: World Health Organization; 2014.

2. Heron M. Deaths: leading causes for 2011. *Natl Vital Stat Rep.* 2015;64(7):1-96.

3. Centers for Disease Control and Prevention. *Injury Prevention & Control: Data & Statistics (WISQARS).* Atlanta, GA: Centers for Disease Control and Prevention; 2015.

4. MacKenzie E, Rivara F, Jurkovich G. A national evaluation of the effect of trauma-center care on mortality. *N Engl J Med.* 2006;354:366-378.

5. Dawson S, King L, Grantham H. Improv-

ing the hospital clinical handover between paramedics and emergency department staff in the deteriorating patient. *Emerg Med Aust*. 2013;(25):393–405.

6. Weingart S, Levitan R. Preoxygenation and prevention of desaturation during emergency airway management. *Ann Emerg Med*. 2012;59(3):165–175.

7. Vourch M, Asfar P, Volteau C. High-flow nasal cannula oxygen during endotracheal intubation in hypoxemic patients: a randomized controlled clinical trial. *Intensive Care Med*. 2015;41(9):1538–1548.

8. Lancman B, Jorm C. Taking the heat in critical situations: being aware, assertive and heard. In: Iedema R, Piper D, Manidis M, eds. *Communicating Quality and Safety in Healthcare*. Cambridge, England: Cambridge University Press; 2015.

9. Spahn D. Management of bleeding and coagulopathy following major trauma: an updated European guideline. *Crit Care*. 2013;17(2):R76.

10. Duchesne JC, McSwain Jr NE, Cotton BA, et al. Damage control resuscitation: the new face of damage control. *J Trauma*. 2010;69(4):976–990.

11. Feinman M, Cotton B, Haut E. Optimal fluid resuscitation in trauma: type, timing, and total. *Curr Opin Crit Care*. 2014;20(4):366–372.

12. Study Group PROPPR, Holcomb JB, Tilley BC, Baraniuk S, et al. Transfusion of plasma, platelets, and red blood cells in a 1:1:1 vs a 1:1:2 ratio and mortality in patients with severe trauma: the PROPPR randomized clinical trial. *JAMA*. 2015;313(5):471–482.

13. Roberts I, Shakur H, Coats T, et al. The CRASH-2 trial: a randomised controlled trial and economic evaluation of the effects of tranexamic acid on death, vascular occlusive events and transfusion requirement in bleeding trauma patients. *Health Technol Assess*. 2013;17(10):1–79.

14. Morrison J, Dubose JJ, Rasmussen TE, et al. Military Application of Tranexamic Acid in Trauma Emergency Resuscitation (MATTERs) Study. *Arch Surg*. 2012;147(2):113–119.

15. Steurer M, Ganter M. Trauma and massive blood transfusions. *Curr Anesthesiol Rep*. 2014;4:200–208.

16. Dutton R. Haemostatic resuscitation. *Br J Anaesth*. 2012;109(suppl 1):i39–i46.

17. Frieden T, Houry D, Baldwin G. *Report to Congress on traumatic brain injury in the United States: epidemiology and rehabilitation*. Atlanta, GA: National Center for Injury Prevention and Control, Division of Unintentional Injury Prevention; 2014.

18. Holly LT, Kelly DF, Counelis GJ, et al. Cervical spine trauma associated with moderate and severe head injury: incidence, risk factors, and injury characteristics. *J Neurosurg*. 2002;96(3 suppl):285–291.

19. Robitaille A, Williams SR, Tremblay MH, et al. Cervical spine motion during tracheal intubation with manual in-line stabilization: direct laryngoscopy versus GlideScope videolaryngoscopy. *Anesth Analg*. 2008;106(3):935–941.

20. Turkstra T, Craen RA, Pelz DM, Gelb AW. Cervical spine motion: a fluoroscopic comparison during intubation with lighted stylet, GlideScope, and Macintosh laryngoscope. *Anesth Analg*. 2005;101(3):910–915.

21. Zeiler F, Teitelbaum J, West M, Gillman LM. The ketamine effect on ICP in traumatic brain injury. *Neurocrit Care*. 2014;21(1):163–173.

22. Grathwohl K, Black I, Spinella P. Total intravenous anesthesia including ketamine versus volatile gas anesthesia for combat-related operative traumatic brain injury. *Anesthesiology*. 2008; 109:44.

23. Brain Trauma Foundation; American Association of Neurological Surgeons; Congress of Neurological Surgeons. Guidelines for the management of severe traumatic brain injury. *J Neurotrauma*. 2007;24(suppl 1):S1–106.

24. The SAFE Study Investigators; Australian and New Zealand Intensive Care Society Clinical Trials Group; Australian Red Cross Blood Service; George Institute for International Health; Myburgh J, Cooper DJ, Finfer S, et al. Saline or albumin for fluid resuscitation in patients with traumatic brain injury. *N Engl J Med*. 2007;357(9):874–884.

25. National Spinal Cord Injury Statistical Center. *Facts and Figures at a Glance*. Birmingham, AL: University of Alabama; 2013.

26. Ghobrial G, Amenta P, Maltenfort M. Longitudinal incidence and concurrence rates for traumatic brain injury and spine injury—a twenty year analysis. *Clin Neurol Neurosurg*. 2014;123: 174–180.

27. Walters B, Hadley M, Hurlbert R. Guidelines for the management of acute cervical spine and spinal cord injuries: 2013 update. *Neurosurgery*. 2013;60(suppl 1): 82–91.

28. Enlav S, Sela H, Weiniger C. Management and outcomes of trauma during pregnancy. *Anesthesiol Clin*. 2013;31(1):141–156.

第43章 人为灾害和自然灾难

Catherine Kuza and Joseph H. McIsaac, III

灾难可大致分为两类：一类是发生在其他人身上，另一类是发生在自己身上。我们通常将灾难定义为超出设施或地理区域的一般容量的事件，通常需要借助外部管理资源。灾难可以有多种形式，包括人为的蓄意暴力行为（如恐怖主义、暴乱和战争）和自然灾难（如极端气候、地震或者流行病）。灾难的范围可以从局部到整个地区甚至波及整个大陆。可以是一个时间点发生的单次事件如地震，或是可持续数月甚至数年的灾难（如干旱、流行病）。灾难通常会导致供需失衡，包括医疗物资、药品、食物和水、住所，以及熟练的应急队员，如警察、消防员和专业的医护人员。近年来，灾难导致伤亡人员的数量逐年增加，如地震（2010年海地和2011年日本），枪击事件（2015年巴黎和圣贝纳迪诺以及2016年奥兰多）以及其他恐怖袭击（2001年纽约世贸中心的恐怖袭击，2005年伦敦爆炸和2013年波士顿爆炸）。因此，非常重要的一点就是麻醉医师需接受灾难管理方面的教育和培训，以拯救生命。这就需要纪律严明的人来保证他们的教育和培训，因为这些创伤事件很少发生（除了大城市的创伤中心或者战争地区）。

灾难类型和命名

灾难的严重程度取决于是否需要外界的帮助和国际援助[1]。各种灾难导致大量的人员伤亡事件（mass casualty events，MCE）（表43-1），伤亡人数通常超过医疗中心的救治能力和医疗物资供应能力[2]。即使在已经启动灾难计划的Ⅰ级创伤中心，当每小时超过7个伤员时也很难提供充足的医疗服务[3, 4]。

感谢 Eric Y. Lin 为本章上版作出的贡献

表 43-1　导致大规模伤亡事件的灾难类型

分类	举例
自然灾难	飓风、龙卷风、洪水、地震、火灾、火山爆发、海啸、干旱、雪崩、极端炎热或寒冷、暴雨、结冰、暴雪、细菌性/病毒性流行病
非蓄意灾难	公共交通事故、沉船、核爆炸、工业事故、建筑物坍塌
蓄意灾难	炸弹爆炸、核武器/生物/化学恐怖袭击、环境的破坏
人为灾难	泼汽油、纵火、化工厂/核工厂爆炸、恐怖袭击、战争

引自：Aitken P, Leggat P. Considerations in mass casualty and disaster management. In Blaivas M, ed. *Emergency Medicine-An International Perspective*. Rijeka, Croatia: InTech; 2012: 143-182. Also available from http://www.intechopen.com/books/emergency-medicine-an-international-perspective/considerations-in-mass-casualty-and-disaster-management/; TFQCDM/WADEM(Task Force on Quality Control of Disaster Management/World Association for Disaster and Emergency Medicine). Health disaster management: guidelines for evaluation and research in the "utstein style." Chapter 3: overview and concepts. *Prehosp Disaster Med*. 2002; 17(suppl 3): 31-55; Dudaryk R, Pretto EA. Resuscitation in a multiple casualty event. *Anesthesiol Clin*. 2013; 31: 85-106.

卫生灾难造成受害地区公共卫生和医疗质量下降，社区健康状况全面下降，无法充分恢复。叙利亚就是这样一个持续遭受卫生灾难的极端例子。相反，医疗灾难是指因灾难事件而暂停向个人提供卫生保健。危险是指可能对安全、福祉或环境构成威胁的任何条件，可以是自然的、人为的或混合的[5, 6]。发生这种消极事件的可能性被定义为风险。图 43-1 描述了这些灾难的定义[5]。

流行病学

世界各地经常发生各种灾难导致环境和资源的破坏、大量人员的损伤和死亡。这些灾难可以是自然的、人为的或者自然和人为因素的混杂。表 43-2 显示了 2011—2016 年中全球发生各种灾难的总数及受伤、受影响和死亡的人数[7]。表 43-3 显示了各大洲发生各类灾难的频率[1]。

20 世纪灾难性事件的发生率已明显增加(图 43-2)，可能是因为技术改进，数据库开发以及伤亡的报道增加，但也有其他原因。工业技术、化学物品、武器的增加和交通工具的广泛使用都导致了人为灾难的增加。此外，全球人口数量显著增加也伴随偏远地区的人口数量增加，而这些地区的灾难计划、备灾、资源的供给能力和应急响应远不如大城市[1]。与发达国家相比，欠发达国家的资源获得和紧急事件的应急准备计划并不完善，因此可能导致更多的死亡人数。国际组织如世界卫生组织（World Health Organization，WHO）和泛美卫生组织（Pan American Health Organization，PAHO）致力于帮助这些国家实施具有成本效益的紧急事件备灾计划以减轻灾难的影响[1, 8]。但是，死亡人数并不能反应灾难的严重程度。工作、教育、交通、食品资源和安全的干扰等都可能影响社区生活。灾难导致的巨大破坏也可能影响医护工作者安全到岗工作。此外，电力故障或洪水也可能损害医院的设备并造成二次卫生灾难。

灾难的准备和反应

灾难的阶段

灾难管理的目的是为了减少或阻止灾难的潜在损失，给受害者提供迅速和适当的帮助，使其迅速和有效的恢复。对灾难的应急反应要求响应者、市民和政府机构相互协作来制定计划以减少灾难的影响。灾难的管理包括制定公共政策和计划来阻止灾难或者把灾难对人、建筑物和社会的危害降到最小。如表 43-4 所述，灾难总共包括 4 个阶段。有时这几个阶段可能重叠并不一定按顺序出现[9-12]。

灾难的准备和缓解

灾难的准备包括采取措施阻止或尽量减少灾难的负面影响。既往自然灾难和大规模伤亡事件的经历促进了灾难准备计划和方案的制定完善，以应对将来的灾难。准备工作也包括公共教育、模拟演练和培训、医院和国家组织间的协作以及有预期的管理。并不是所有的灾难都能预防，但良好的计划、教育、疏散和必需物资的准备可以减少其不良影响[1]。

一个地区的经济状态、建筑物（桥梁、道路、房屋）的质量、医院系统和应急医疗服务都是灾难准备中的重要因素。没有良好的灾难物资储备的地区就不能应对这些灾难，因此可能导致伤亡人员的增加、基础设施的破坏和物资的快速耗竭。这些地区就可能需要依靠其他城市或国家的帮助（如2010年地震后的海地）[6]。

个人准备

个人和家庭的应急准备计划应该准备就绪并定期更新。家庭也应该进行演练以应对突发事件。许多组织如联邦应急管理局（Federal Emergency Management Agency，FEMA）的在线网站有许多家庭计划和面向孩子的资料、沟通资源以及在灾难中如何做的最新信息。美国麻醉医师协会创伤和应急准备委员会（American Society of Anesthesiologists Committee on Trauma and Emergency Preparedness，ASA COTEP）也提供了一份文件，记录了在紧急事件或需疏散撤离时的必需品、急救箱和灾难工具包、衣服、装备以及在发生以下情况时需要打包的项目（知识框43-1）[12, 13]。在当电话或者电力不能正常使用时，应该想出其他

与外界联系的方法[14]。此外，应该与邻居共享资源，并且对其或其他人提供帮助。

政府计划

如果灾难和紧急事件影响广泛，需要提供的帮助和物资超过了当地能力，国家机构通常会介入。表43-5显示了各种灾难管理机构针对各类危机事件的具体职责[15]。

在美国，如疾病控制中心（Centers for Disease Control and Prevention，CDC）这些机构，为应对威胁公众健康的疾病灾难提供服务，在宣布疫情出现的6小时内提供设备物资，受过特殊训练的医务人员和药品。国家药品局也能迅速将药品分发到受影响的各个地区。在某些特定情况下，如恐怖主义威胁或恐怖袭击和生化物品暴露，可能需要军队建立野战医院、隔离暴露者、保证公共安全[15]。

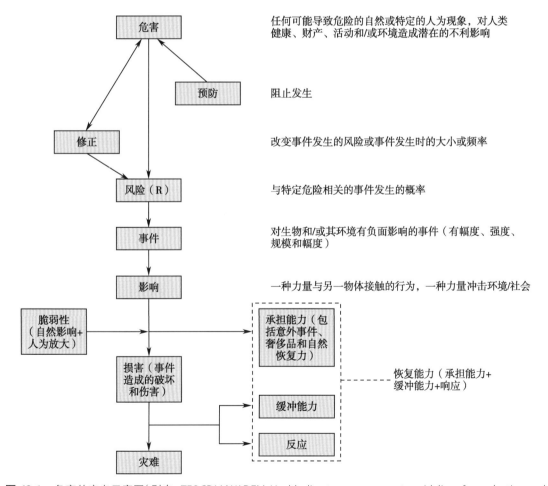

图 43-1　危害的定义示意图（引自：TFQCDM/WADEM. Health disaster management: guidelines for evaluation and research in the "utstein style." Chapter 3: overview and concepts. *Prehosp Disaster Med.* 2002; 17 (suppl 3): 31-55.）

表 43-2 2011—2016 年国际灾难分组和死亡的数据

年份	灾难分组	发生例数	死亡总数	损伤人数	影响人数
2011	生物灾难	27	3 174	420	1 156 317
2011	气候灾难	23	10	5	30 423 594
2011	地球物理灾难	34	20 767	11 663	1 274 378
2011	水文灾难	172	6 472	2 403	135 241 070
2011	气象灾难	94	3 537	34 778	42 341 557
2011	技术灾难	241	6 588	5 640	10 156
2012	生物灾难	25	1 887	149	156 302
2012	气候灾难	25	21	422	23 554 769
2012	复杂灾难	2			1 482 214
2012	地球物理灾难	29	727	41 776	2 799 144
2012	水文灾难	142	3 961	9 144	63 490 304
2012	气候灾难	137	4 922	12 419	20 147 336
2012	技术灾难	185	5 720	10 090	13 504
2013	生物灾难	22	526	2 509	306 851
2013	气候灾难	15	32	17	7 949 631
2013	地球外的灾难	1		1 491	300 000
2013	地球物理灾难	31	1 156	21 566	7 158 348
2013	水文灾难	158	10 071	6 701	31 777 995
2013	气候灾难	116	10 418	92 133	48 878 386
2013	技术灾难	191	6 701	5 032	10 016
2014	生物灾难	22	12 923	69 276	122 941
2014	气候灾难	20	14	500	68 821 066
2014	地球物理灾难	31	876	5 973	3 317 439
2014	水文灾难	146	4 428	5 022	40 237 519
2014	气候灾难	111	2 440	26 493	26 828 377
2014	技术灾难	205	6 389	4 233	284 893
2015	生物灾难	16	1 089	44 108	26 952
2015	气候灾难	30	76	1 017	46 938 206
2015	地球物理灾难	30	9 563	81 865	7 907 683
2015	水文灾难	176	4 455	23 343	34 685 784
2015	气候灾难	118	8 662	22 072	11 151 582
2015	技术灾难	202	9 726	8 643	71 600
2016	生物灾难	5	40	2 160	
2016	气候灾难	10	4		335 107 656
2016	地球物理灾难	13	1 185	234 952	1 172 679
2016	水文灾难	116	3 655	8 190	9 068 011
2016	气候灾难	50	1 953	3 062	5 665 433
2016	技术灾难	118	3 406	2 855	12 202

引自：Centre for Research on the Epidemiology of Disasters（CRED）. Emergency Events Database（EM-DAT）. http://www.emdat.be. Accessed on：December 1, 2016.

表 43-3　各大洲发生各类灾难的频率（次数）

灾难类型	亚洲	美洲	非洲	欧洲	大洋洲	累计
交通	668	233	437	186	11	1 535
洪水	362	216	207	153	25	963
风暴	322	283	49	71	58	783
工业	225	55	37	67	2	386
各种事故	178	45	57	53	5	338
干旱 / 饥荒	77	39	113	13	11	253
地震	112	48	10	37	8	215
雪崩 / 滑坡	101	40	12	25	5	183
森林大火	18	55	11	39	9	132
极端气候	35	30	6	51	4	126
火山爆发	16	23	3	2	6	50

引自：Aitken P，Leggat P. Considerations in mass casualty and disaster management. In Blaivas M，ed. *Emergency Medicine-An International Perspective*. Rijeka，Croatia：In Tech；2012：143-182.

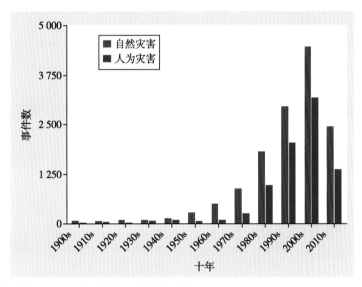

图 43-2　每十年灾难发生频率的图形描述（引自：Centre for Research on the Epidemiology of Disasters（CRED）. Emergency Events Database（EM-DAT）. http://www.emdat.be. Accessed on December 1, 2016.）

　　美国国家灾难医疗系统（National Disaster Medical System，NDMS）是一种相互合作体系，涉及卫生和公众服务部、国防部、国土安全部和退伍军人事务部。它可以对受灾地区提供医疗援助，将患者转移到安全地区并向参与救助的医院提供医疗服务。NDMS 已经形成了特殊的灾难应急队如国际医疗外科应急队、灾难医疗救援队、灾难太平间行动应急队、国家兽医应急队以及最近成立的医学专业强化队。表 43-6 描述了各应急队的责任。虽然有政府的各个应急队，但团队较少，且行动队的启动及资源调度到位需花费近 2 小时[14]。

表 43-4	灾难的四个阶段	
阶段	**行动**	**举例**
缓和期	预防或减少灾难的影响	公共教育、建立代码和分区
准备期	计划如何响应	预备计划、应急演练、报警系统
响应期	努力减少灾难导致的危害	搜查和营救、救急
恢复期	地区重返正常、重建家园、收集数据、总结经验	临时住所、医疗护理

引自：Baird ME. The phases of emergency management. 2010. Prepared for the Intermodal Freight Transportation Institute（ITFI）. http://www.vanderbilt.edu/vector/research/emmgtphases.pdf. Accessed December 1, 2016；Wisner B, Adams J. Environmental health in emergencies and disasters：a practical guide. World Health Organization, 2002. http://www.who.int/water_sanitation_health/hygiene/emergencies/em2002intro.pdf. Accessed December 1, 2016；Federal Emergency Management Agency（FEMA）. Principles of emergency management：independent study. 2006. https://training.fema.gov/emiweb/downloads/is230.pdf. Accessed December 1, 2016；American Society of Anesthesiologists Committee on Trauma and Emergency Preparedness（ASA COTEP）. Emergence Preparedness Resources. https://www.asahq.org/resources/resources-from-asacommittees/committee-on-trauma-and-emergency-preparedness/emergency-preparedness. Accessed December 1, 2016.

知识框 43-1　美国麻醉医师协会创伤和应急准备委员会制定的家庭应急准备清单

Shelter

Supplies (at least 3 days)

- Medications
- Food and water (1 gallon per person per day)
- Pet care
- Batteries

First aid and disaster kit

Communications (battery-powered radio)

Security plan

Sanitation/hygiene plan

Cash

Utilities

- Ability to safely shut off
- Establish alternative power and lighting

Evacuate

Supplies (72 hours or more)

- Medications
- Food and water (1 gallon per person per day)
- Pet care
- Batteries

Communications (battery-powered radio)

Clothing (weather/climate appropriate)

Transportation and fuel

- Preplanned routes and alternatives
- Utilities
- Shut off water and electricity if instructed
- "Go bags"
- Documents/supplies
- Maps/compass
- Flashlight
- First aid and disaster kit
- Cash

Meeting place

- Right outside home
- Outside neighborhood

Critical documents (in waterproof container)

- Identity (passport, driver's license)
- Marriage license, divorce decree
- Birth certificates
- Medical license
- Insurance documents
- Financial records and deeds
- Irreplaceable photos

[a] Make sure every member of the family knows the plan, that you post in it an accessible place, and that you practice yearly. For more details see www.ready.gov.

ASA COTEP, American Society of Anesthesiologists Committee on Trauma and Emergency Preparedness.

From American Society of Anesthesiologists Committee on Trauma and Emergency Preparedness (ASA COTEP). Emergence Preparedness Resources. https://www.asahq.org/resources/resources-fromasa-committees/committee-on-trauma-and-emergency-preparedness/emergency-preparedness. Accessed December 1, 2016.

（表格因版权方要求未翻译）

表 43-5　大规模伤亡事件中的美国政府机构及其责任

机构	责任
联邦调查局(FBI)	国内恐怖主义和危机管理
联邦应急管理局(FEMA)	协调国家应急响应,向地方和州政府提供援助,向受影响的人和企业提供紧急救济,并支持公共安全
卫生和人力服务部(HHS)	提供卫生和医疗服务
国防部(DOD)	处理生物或化学恐怖主义、处理炸弹和净化污染物
疾病控制中心(CDC)	协调应对公共卫生威胁,并向地方和国家组织提供资源

引自: Lin EY. Trauma, bioterrorism, and natural disasters. In Miller RD, ed. *Basics of Anesthesia.* 6th ed. Philadelphia: Elsevier Saunders; 2011: 681-697.

表 43-6　美国政府的应急队的定义和责任

应急队	定义和责任
国际医疗外科应急队(IMSuRT)	3 个小组为在冲突地区受伤的美国公民提供护理
灾难医疗救援队(DMAT)	迅速动员和集合医生,护士和其他支持人员,应急设施和药房到附近的灾难现场 响应人员必须每月完成一个周末的培训
灾难太平间行动应急队(DMORT)	管理大量死者;处理尸体并进行法医检查
国家兽医应急队(NVRT)	提供兽医服务和人畜共患病监测
医学专业强化队(MSET)	该小组由 30 名外科医生、30 名麻醉医师和儿科医生组成,他们在至少两周的部署期间都是联邦政府雇用。应对国内 / 国际危机,并被部署到灾难现场或指定场所

引自: Murray MJ. Emergency preparedness for and disaster management of casualties from natural disasters and chemical, biologic, radiologic, nuclear, and high-yield explosive(CBRNE)events. In Barash PG, ed. *Clinical Anesthesia.* 7th ed. Philadelphia: Lippincott Williams & Wilkins; 2013: 1535-1549.

风险的评估和管理

风险的评估和管理包括预测发生不良后果的可能性，识别和监测灾难事件相关风险，并采取措施将其降低[1, 16-18]。必须优先识别最容易发生和可能导致严重影响的风险。目前有几种风险评估的评分和模型（图 43-3），可以帮助区分这些风险，并让各组织在这些地区予以重点规划和干预。风险的修正和预防策略应该定期评估来调整相应的实施计划[1]。

属于该严重度的可能	可能的严重度分级：低	中	高	灾难
非常可能	中	高	极度	极度
可能	低	中	高	极度
不太可能	极低	低	中	高
几乎不可能	极低	极低	低	中

图 43-3　风险管理所用的风险模型(引自: Risk Assessment. http://www.arriscar.com.au/services/risk-assessment/. Accessed December 1, 2016.)

反应系统

医院事故指挥系统

在美国和国际上，医院事故指挥系统（Hospital Incident Command System，HICS）能够用在紧急情况、计划的事件或者管理威胁中发挥作用。HICS 是分析 20 世纪 70 年代加州发生的森林大火后基于事故指挥系统（Incident Command System，ICS）研发的管理系统。ICS 的组成包括指令、行动、计划、物流和财政 / 行政。像 ICS 一样，HICS 是一种适用于任何医院，适应性强的指令系统。HICS 提出的原则可适用于预防、保护、缓解、应急和恢复等方面的任务。虽然 HICS 经常用于危险事件中，但也可用于非紧急的事件，如大型医院活动的主持和每年流行性感冒疫苗的接种。

　　HICS 采用一种标准形式来响应，该形式有效且被其他反应机构认可，从而促进各种组织在灾难中的合作。HICS 的原则包括：促进医院和应急队之间救治的平稳过渡，给个人和指定的应急队分配任务，计划和协调需要的援助，强调有效的沟通和从外界获得必要的设备及物资。HICS 提供工作表，明确应急队员的角色同时列出需要执行的任务[19-23]。HICS 在各医院实行需要先进行教育和培训以提供一个结构化系统，这样才可以成功的管理任何事件或灾难[24]。

医院应急管理计划

　　医院应该有应急管理的预案以提供及时的医疗服务，公平地分配资源和将灾难或 MCE 所致的死亡降到最低。应急管理计划应该处理大量需要治疗的受害者的情况。例如恐怖袭击导致的大规模伤亡事件和影响医院自身的事件如地震或其他自然灾难。这些计划应该包括教育和培训灾难管理人员，使医院资源合理分配和使用，达到提供最好的医疗服务目的。知识框 43-2 描述了医院灾难计划的主要原则。

　　医院灾难 / 应急管理委员会制定了应急管理计划。该委员会应该包含临床多学科的成员和医院里重要部门的非临床人员。在大型医院，委员会可能包括以下部门成员：医院行政人员，临床各科室主任（如外科、骨科、麻醉科、急诊科、放射科、营养科、护理部），临床辅助科室（放射科、检验科、血库、病理科、社会服务）以及医院的运营部门（如工程部，物资管理部，安全保卫部，卫生 / 环境服务部）。应急计划应该利用 HICS 原则来分配任务。这些计划的特殊细节包括增加床位的方法，向公众发布灾难相关的信息，确保灾难期间医院的安全，与急救人员的沟通（如警察），与其他卫生部门的协作，分配和获取必要的物资和设备，以及在自然灾难中做好医院疏散的准备。

　　最后，医院应急管理计划应该指定何时实施灾

难的善后工作。灾难委员会成员评估医院的状况，总结自身优缺点，并做出相应调整计划后，再开展灾后的任务汇报，以便改进之后的工作[25-27]。

培训、教育和计划

　　计划在应急准备工作中相当重要。它需要几个组织基于目前的证据和经验协调努力来制定一个商定的应急草案。这个计划过程包括进行风险分析，成立计划委员会，分配职责，分析资源，研发应急管理系统和测试应急准备计划。作为质量改进的一部分，这些计划需要定期重新评估和修订[1]。

　　此外，我们推荐进行应急事件的教育和培训，包括市民和医学专业人员。许多培训医院并没有为医疗专业人员做好处理灾难的充分准备。大量的患者和有限的资源给灾难事件提出了巨大挑战。如果医院给员工提供了培训，耽误应急反应，通常是由于时间延误和无法应用所学应对各种情况所导致。在紧急事件中实施应急的救援者，其经验可能在下次应急事件中并不适用，所以大部分人都是新手。因此培训个人应对灾难、具有良好的沟通能力、团队合作和决策能力的需要日益增加[1]。医疗研究与质量管理处（Agency for Healthcare Research and Quality，AHRQ）提供的医院备战练习手册，可为各医院实施及评估医院备战练习提供参考[28, 29]。

　　由于缺乏医院应急事件的演练，世界灾难和应急管理协会（World Association for Disaster and Emergency Management，WADEM）和国际灾难医学会（International Society for Disaster Medicine，ISDM）又研发了几个程序和课程，用来提供培训和改善灾难管理教育[1]。此外，麻醉医师还可以获得一些课程如高级创伤生命支持（Advanced Trauma Life Support，ATLS），WHO 提供的急诊创伤治疗训练课程，初级创伤治疗课程，以及美国外科协会创伤分会（American

---

知识框 43-2　医院灾难计划的主要原则

可预测的管理链

简单

灵活的组织结构，适用于各种灾难

明确定义权限、角色和职责

全面（必须与其他医院兼容，并便于医院间转移）

适应性强

可预期

灾难地区卫生计划的一部分

College of Surgeons Committee on Trauma，ACS COT）提供的灾难管理和紧急事件准备（Disaster Management and Emergency Preparedness，DMEP）课程。这些教学方法可以用在自学自救、基于问题的学习和病案讨论、灾难的演练、计划练习的检测功能（如召唤员工到达医院），以及使用现实中的资源、交通工具、员工和设备进行模拟板块练习。还有一些课程偏重于应急准备，如净化、主动射击和 MCE。尽管有些练习可能昂贵，耗时，需要大量资源[1]，为了提高灾难管理所需的知识和技能，培训对麻醉医师来说十分重要。

大规模伤亡事件

任何时候都可能发生自然灾难、流行疾病[如严重急性呼吸综合征（SARS）、埃博拉]、交通事故、生化和放射性灾难，以及越来越多的恐怖行为，麻醉医师都应该接受培训并准备随时提供治疗。损伤机制包括钝性和穿透性损伤、烧伤、化学损伤和放射损伤。当受害者人数超过医疗中心提供的治疗能力和资源时就会导致大规模伤亡事件的发生。大规模伤亡事件是一个动态的局面，这需要多人协调和组织，通过不同阶段的治疗以努力减轻医护人员和医疗系统的压力。就其本质而言，大规模伤亡事件在资源、设备和应急反应者似乎较少的情况下，对医疗产生了巨大的需求[2]。即使在一级创伤中心启动一个灾难计划，每小时为超过 7 名伤员提供治疗也很困难[3,4]。发生大规模伤亡事件期间需要医疗服务和麻醉。这个管理响应的集中点是医院应急指挥中心（Hospital Emergency Operations Center，HEOC）。医院应急指挥中心可以指派麻醉医师到院前灾难现场、急诊室、净化区、手术室、恢复区或重症监护室（intensive care unit，ICU）提供治疗。随着围手术期患者之家（Perioperative Surgical Home，PSH）的出现，手术室外麻醉医师需求的不断扩大（参见第 38 章和第 51 章），使更多的麻醉医师加入了应急队伍中。

麻醉医师的角色

麻醉医师从生理学到药理学具有广泛的知识基础。他们熟悉外科损伤和手术流程；能够管理危重患者、外科复杂患者和创伤患者；并且拥有娴熟的技能，如气道管理、静脉置管和复苏，这些技能使他们成为灾难／大规模伤亡事件中应急反应团队的重要成员。训练教会他们适应各种情况，在不同的医院环境中为患者提供治疗。很多国家已经将麻醉医师

的角色扩展到创伤和灾难的院前急救、急诊和术后治疗阶段[30]。

伤员的分诊

有几种 MCE 分诊系统：SALT（分诊、评估、救生干预、治疗／转运）（图 43-4）；START（大规模伤亡的简单分诊和快速治疗）（图 43-5）；可用于特定情况的 MASS（移动、评估、分诊和派送）。所有这些分诊系统的共同目标是对伤势最重的人优先照顾，分配有限的物资给有可能生存的人并获得最大的利益[15, 31-33]。麻醉医师可能需要对患者进行分诊并将他们分入四组中的任何一组：即时治疗、延迟治疗、优先救治和可以等待[14, 34]。可以等待的患者包括不太可能存活的患者，应该集中精力优先救治可能的幸存者。麻醉医师可以帮助决定哪些患者需要 ICU 或手术治疗[2, 14]。资源（如图像）应该分配给处于危险中但有可能存活的人。分诊决策应该基于现有的治疗能力和患者的解剖／生理状态，而不是损伤机制。只有可能可逆的受伤者应立即接受干预措施[2]。不太可能存活的人可能需要药物让其舒适，麻醉医师可以减轻他们的痛苦[14]。除了处理 MCE 的受害者外，医院也必须对未受灾难影响的患者如感染性休克、急性阑尾炎、卒中以及急性冠脉综合征的患者提供日常服务，这一点也很重要。这些患者不能忽略，应对其分配资源及优先治疗，或将其重新定向分诊到负担较轻的机构中。特殊患者群体如儿科或产科患者，可能是灾难的受害者，必须有专门的草案来具体管理这些患者。

院前救护

在 MCE 期间，可能需要麻醉医师在院外提供救护。军事麻醉经验证明，在具有良好治疗设备情况下，麻醉医师在创伤早期可提供治疗并具有生命支持、复苏，以及发现休克和多器官系统的功能障碍的技能[30]。麻醉医师可以提供广泛的灾难现场治疗，包括气道管理、静脉置管、复苏以及给药。有时，他们可能甚至为灾难现场附近的现场手术提供麻醉[15, 23, 30, 35]。从一些项目如高级创伤生命支持、基础生命支持（Basic Life Support，BLS）和高级心脏生命支持（Advanced Cardiac Life Support，ACLS）学到的技能也很重要，而且经常使用。有些早期干预可能需要立即执行，如放置胸腔引流管。活动性出血的患者可能需要夹板固定，使用止血带、止血绷带，直接压迫或捆绑骨盆的方法。外科医生在现场，尤其是在战斗中，可能需要做"控制损伤手术"（腹部填塞后快速控制出血）

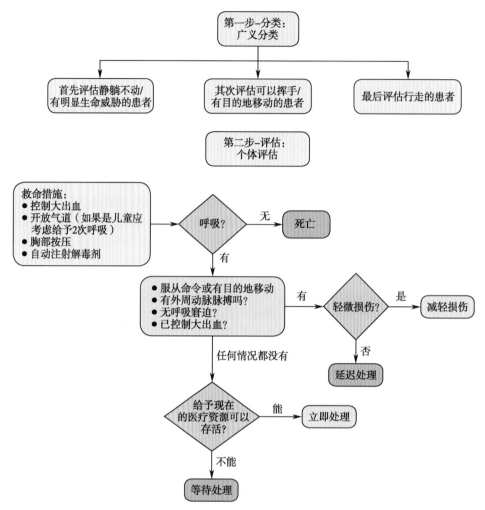

图 43-4　SALT 分诊系统（引自：https://chemm.nlm.nih.gov/salttriage.htm. Accessed December 1, 2016.）

以稳定和拯救患者的生命。在这种情况下通常需要"现场阻滞麻醉"或"就地"麻醉[15]。在法国，30 多年来麻醉医师一直是不可或缺的院前治疗小组成员。患者由同一位麻醉医师为其提供连续的治疗直至到达医院[23,30]。在伦敦地铁爆炸事件中，麻醉医师被派去灾难现场帮助维持患者病情稳定，并为困在碎石下的人提供麻醉与镇痛[30]。另外，如果在生化暴露的情况下，麻醉医师可以协助患者净化现场[15,36]。麻醉医师在院前治疗中的作用降低了 30 天死亡率[37]。

MCE 中的气道管理

麻醉医师通常负责 MCE 中的气道管理（参见第 16 章）。在下面这些情况下，如情况紧急，误吸风险，存在影响气道、血流动力学稳定的损伤，可能接触

传染性生化病原体，气道管理可能特别具有挑战性。早期建立安全气道进行通气比长时间使用袋式面罩更好。对已知的生化毒性，麻醉医师可能需要佩戴危险品材料（hazardous material，HAZMAT）套装以保护气道，但会妨碍手的灵活性，损害气道的可视性，建立气道会需要更多时间。在 MCE 中，气管内插管被是保护气道的金标准和最安全的方法。声门上装置如喉罩可以在困难的插管过程中使用。但是应尽快更换为气管导管[38]。通常推荐使用快速顺序诱导插管[39-42]。必要时应采用手动直列式颈部稳定装置[43]；最好采用环状软骨压迫来建立气道[44]。在神经毒素中毒时应谨慎使用神经肌肉阻滞剂，且应考虑清醒插管[39,45]。判断气管导管的位置一般通过看导管雾化现象以及听诊加以确认[38]。

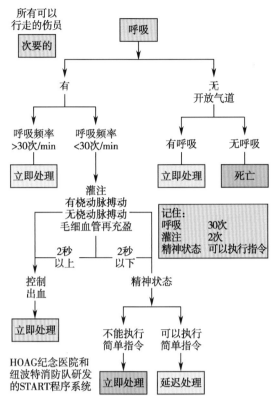

呼吸

所有可以
行走的伤员
次要的

有 — 无
开放气道

呼吸频率
>30次/min
立即处理

呼吸频率
<30次/min

有呼吸
立即处理

无呼吸
死亡

灌注
有桡动脉搏动
无桡动脉搏动
毛细血管再充盈

2秒
以上

2秒
以下

记住：
呼吸　　30次
灌注　　2次
精神状态　可以执行指令

控制
出血
立即处理

精神状态

不能执行
简单指令
立即处理

可以执行
简单指令
延迟处理

HOAG纪念医院和
纽波特消防队研发
的START程序系统

图 43-5 START 分诊系统（引自：http://citmt.org/Start/flowchart.htm#Simplified. Accessed December 1, 2016.）

医院救护

急诊科治疗

尽管一些一级创伤医院在急诊科配有麻醉，但这在很多中心并不普遍。在 MCE 中，麻醉医师在急诊科可能协助救治患者，包括气道管理、建立血管通路、心肺复苏、化学或生物毒性的治疗[14]。如果发生生化或放射性灾难，医院应该有进行净化所需的设备[15]。麻醉医师也有责任确保提供适当的设备和物品[46]。尽管有的麻醉医师通常不在急诊科工作，但在急诊科参与 MCE 的治疗，帮助进行气道管理或患者治疗都可能非常有效[47]。

手术室

手术室应留作危及生命需立即手术之用，如气道受损、失血性休克、空腔脏器损伤、贯通伤和持续性活动性出血，不紧急的手术应延期[34]。外科医生应进行控制损伤性手术，以迅速找到危及生命的损伤部位并稳定患者的病情。择期手术应该推迟，以便其他

需要手术的患者可以及时治疗[2]。麻醉医师在气道管理、复苏、镇痛/麻醉、大量输血中发挥关键作用。麻醉医师应该预料到患者经常出现低血容量，营养不良和血流动力学不稳定。当动脉血压低于正常（收缩压在 80~100mmHg），有再出血风险时，麻醉医师应当采用平衡复苏，将患者维持在可以耐受器官灌注的平衡状态，直至手术出血控制[15, 48]。在没有明确控制出血的情况下并不建议给予大量血液制品（参见第 24 章和第 42 章）以及晶体溶液（参见第 23 章）以达到正常动脉血压。大量输液会导致酸中毒、体温过低、激活炎症级联反应和凝血系统疾病。在失血性休克时，血液制品比胶体溶液和晶体溶液更受欢迎，浓缩红细胞（packed red blood cell, PRBC）、新鲜冰冻血浆（fresh frozen plasma, FFP）和血小板的使用比例应该为 1:1:1，这样可以提高生存率（参见第 24 章和第 42 章）[15, 48, 49]。血管升压素损害组织灌注，应尽可能避免使用[48]。抗纤溶药物，如氨甲环酸，可用于出血性创伤患者，在受伤后 3 小时内降低出血死亡的风险；但 3 小时后给药可能有害并增加死亡率[50]。

与外科医生和手术室员工沟通最为重要[4]。美国麻醉医师协会创伤和应急准备委员会（ASA COTEP）发布了两份清单，一个用于大规模伤亡的手术室管理（知识框 43-3），另一个用于创伤麻醉（知识框 43-4）[51]，帮助组织任务，促进团队合作，确保设备以及血液制品可用[13]。很可能许多复杂手术会持续较长时间，麻醉医师在情绪和体力上消耗较大。应招聘适当的工作人员提供帮助解决这些问题，给予麻醉医师休息，提供 24 小时工作后的救济，帮助补充药品和设备[46]。

术后治疗

因为人员和床位短缺，麻醉医师也可能需要在术后对康复区或 ICU 机械通气的患者提供照护（参见第 42 章）[52]。另外，他们可能需要帮助管理患者的一些并发症，包括但不限于感染、坏疽、急性呼吸窘迫综合征（acute respiratory distress syndrome，ARDS）、筋膜间室综合征、横纹肌溶解症、急性肾衰竭、弥散性血管内凝血、心律失常和电解质异常，以及过量输液引起的并发症[35]。

核暴露

暴露在电离辐射下可能是由于恐怖袭击、核弹爆炸和核电厂事故造成。辐射暴露可能来自外部的辐射源（如 β 粒子、伽马射线）、被污染的碎片，或吸

第六篇

知识框 43-3　ASA COTEP 大规模伤亡事件手术室流程：分步管理

Objective: To be able to manage the flow of patient care in the ORs during a mass casualty situation.

Steps: Indicate date and time for each item

- Refer to facility's operations manual
  Open up appropriate annex.
- Activate call-in tree
  Assign an individual to activate. Use clerical personnel or automatic paging system, if available.
- Assess status of operating rooms
  Determine staffing of ORs 0–2, 2–12, and 12–24 hours. Hold elective cases.
- Alert current ORs
  Finish current surgical procedures as soon as possible and prepare to receive trauma.
- Assign staff
  Set up for trauma/emergency cases.
- Anesthesia Coordinator should become OR Medical Director
  Work with OR Nursing Manager to facilitate communication and coordination of staff and facilities.
- Report OR status to Hospital Command Center (HCC)
  Enter telephone, email address of HCC.
- Ensure adequate supplies
  Coordinate with anesthesia techs/supply personnel to ensure adequate supplies of fluids, medications, disposables, other.

- Contact PACU
  Accelerate transfer of patients to floors/ICUs in preparation for high volume of cases.
- Anesthesiologist should act as liaison in Emergency Department (ED)
  Send an experienced practitioner to the ED to act as a liaison (your eyes and ears) and keep communications open to Anesthesia Coordinator.
- Consider assembly of Stat Teams
  Combination of anesthesia, surgical, nursing, respiratory personnel to triage, as needed.
- HAZMAT/WMD event
  Review special personal protective procedures, such as DECON and isolation techniques. Consider if part of the OR or hallways should be considered "hot" or should have ventilation altered. Good resources include CHEMM/REMM websites.
- Coordinate with blood bank
  Verify blood availability.
- Coordinate with other patient care areas
  ICUs, OB, Peds, etc., to ensure continuity of care for new and existing patients.

DECON, Decontamination; *HAZMAT*, hazardous materials; *ICU*, intensive care unit; *OB*, obstetrics; *OR*, operating room; *PACU*, postanesthesia care unit; *Peds*, pediatrics; *WMD*, weapons of mass destruction.

From American Society of Anesthesiologists Committee on Trauma and Emergency Preparedness (ASA COTEP). Emergence Preparedness Resources. https://www.asahq.org/resources/resources-from-asacommittees/committee-on-trauma-and-emergency-preparedness/emergency-preparedness. Accessed December 1, 2016.

（表格因版权方要求未翻译）

入的气体和微粒。可预测的损伤包括辐射烧伤、骨髓抑制、胃肠道黏膜破坏和出血导致菌群移位，以及感染性休克[15]。患者可能需要在烧伤中心接受治疗，进行适当的复苏、伤口护理和手术。暴露在辐射中的患者，在暴露现场可脱掉所有衣物，并用温肥皂水清洗皮肤进行体外净化。应该冲洗全身所有伤口。在稳定患者病情的同时，穿上防护装置并用剂量仪来测量核暴露水平。必要时通过洗胃、催吐、导泻和利尿剂进行体内净化。治疗危及生命的损伤应优先于放射损伤[15]。

一旦患者稳定下来，需在重症监护室监控他们急性放射综合征的症状（例如血小板减少、粒细胞减少、恶心、呕吐和腹泻）[15]。如果怀疑体内有污染，所有身体的开口（鼻孔、耳朵、口腔、直肠）应该进行拭子检查并收集 24 小时大便和尿液。监测白细胞计数，如果有必要可采取预防中性粒细胞减少的措施。必须在 24 小时内给予碘化钾，可以有效预防核电厂

事故后碘-131（^{131}I）释放辐射所致的甲状腺癌。粒细胞集落刺激因子可能有助于放射治疗后的败血症。可使用一些药物促进肾脏排泄（氯化铵、葡萄糖酸钙、利尿剂），减少放射性核素的胃肠道吸收（钙和锌的二乙烯三胺五乙酸螯合剂）[15]。

化学和生物恐怖行为

生化武器可以迅速导致发病和死亡。同时也会引起恐慌并增加医疗工作者和急救人员次级暴露风险。这些武器包括毒素、细菌和病毒，神经肽，神经毒素，糜烂性毒剂，氰化物，以及其他导致肺损伤的物质。大量具有相似症状和暴露的患者可以提醒急救者可能有生化物质的暴露／攻击。划定污染区，确保穿戴防护装备（包括呼吸器），通知医院、公共卫生和政府部门，给受害者去除污染源都至关重要[36]。一旦发现中毒物质应立即给予解毒剂以便有效解毒。

知识框 43-4　创伤麻醉的清单

患者入室前

- 室温高于 25℃
- 静脉输液加热器
- 检查麻醉机器
- 气道管理设备
- 抢救药
- 血库:"可以拿到 6 个单位 O 型的浓缩红细胞,6 个单位的 AB 型新鲜冰冻血浆,5 ~ 6 个单位任何献血者的血小板(1 个标准的成人剂量)"

患者入室后

- 确认患者做创伤 / 急诊手术
- 血库:"送血至血型鉴定及交叉配血处(T&C),立即启动大量输血策略(MTP)!"
- 建立静脉通道
- 监护仪(血氧饱和度、血压、心电图)
- 外科医生:"消毒和铺巾!"
- 预氧

麻醉诱导

- 镇静药(氯胺酮 *vs.* 丙泊酚 *vs.* 依托咪酯)
- 肌松药(氯化琥珀胆碱 *vs.* 罗库溴铵)

插管

- 确认导管位置,出现呼气末二氧化碳(ETCO₂)后让外科医生切皮
- 安置胃管

麻醉药

- (挥发性麻醉药和 / 或苯二氮䓬类药)+ 阿片类药
- 考虑全凭静脉麻醉
- 如有必要另外建立静脉通道并行动脉穿刺

复苏

- 回归基线
- 根据有创动脉压来调控
- 目标 FFP/PRBC 还有争议,但应尽早给予新鲜冰冻血浆
- 目标尿量 0.5 ~ 1mL/(kg·h)
- 发生损伤的 3h 内给予 1g 氨甲环酸 10min 以上,8h 后再给 1g
- 给予氯化钙 1g
- 给予氢化可的松 100mg
- 给予血管升压素 5 ~ 10U
- 适当给予抗生素
- 创伤性脑损伤的特殊要求(SBP > 90 ~ 100mmHg,SaO₂ > 90%,PCO₂ 35 ~ 45mmHg)

手术结束 / 术后

- 联系 ICU 床位
- 采用低潮气量通气(潮气量 6mL/kg 理想体重)

引自: Tobin JM, Grabinsky A, McCunn M, et al. A checklist for trauma and emergency anesthesia. *Anesth Analg*. 2013; 117(5): 1178-1184.

即使在现场对患者去除污染后,急救者也应一直穿戴防护设备和呼吸器以防止皮肤吸收。这里将讨论最常见的生化制剂,有关更多的生物恐怖武器的最新信息可以在疾病预防控制中心、国防部、联邦和州公共卫生组织的网站查询[15, 35]。

去除污染

在化学灾难时,急救人员必须去除患者身上的污染。医护人员应穿戴适当的防护服,在指定的有单独排水口的净化区进行去污,防止造成环境污染。在大规模伤亡事件中,去除患者污染前应先进行去污分诊。化学灾难管理的一个关键步骤是消除有害物质;去除的东西和衣物应存放在双聚氯乙烯(polyvinyl chloride, PVC)口袋中。为了首先解决危及生命的伤害,或服用解毒剂或其他药物治疗,有可能会延迟对患者去污处理。用温水或冷水进行去污(尽管用冷水有低体温的危险);热水会增加化学物质的吸收故不能使用。用柔软的刷子或海绵以及温和的肥皂清洗皮肤,然后全身用自来水冲洗 1 分钟[53]。

个人防护装置

麻醉医师应接受自我保护的教育和培训,因为他们在创伤和 MCE 患者的管理中至关重要。受害者可以轻易传播感染(如肺结核),化学物质(如神经毒素)污染物可能蔓延到未穿戴适当防护服的医护人员。

麻醉医师需要知道医院消毒区及基本的消毒方法,包括正确使用防护装备,如防护服和呼吸器。当危险因素已知时,可提前准备适当的防护设备。然而,在危险因素未知或者院前急救人员未在受害者身

第六篇

边时很难确定应穿戴何种防护设备。1995 年东京发生的沙林事件中，受害者没有去除污染而直接送到医院，因此传染给毫无防备的医护人员[54]。如表 43-7 所示，有四个级别的防护设备[55]。在大多数中毒病例中，C 级设备已足够，并且在医护治疗时方便灵巧[35]。当有较大可能性暴露在危险中时需要使用 A 级设备[55]。

生物恐怖武器

基于它们潜在的广泛传播的危害性，生物武器分为 A、B、C 三类（表 43-8）[15]。A 类对公共卫生构成最大威胁，后面将进行更详细的讨论。医护人员应认识到各类症状以及提示生物恐怖袭击的诊断线索（知识框 43-5）[15]。

炭疽热

炭疽杆菌是一种革兰氏阳性的芽孢杆菌，从受污染的动物或者其排泄物传给人类。炭疽杆菌主要的传播途径有三种：皮肤、吸入和胃肠道。炭疽武器是通过吸入传播，并出现流行性感冒样症状。经过无症状期后就是胸痛、发绀、咯血以及呼吸衰竭。胸片常见因中央淋巴结肿大导致的纵隔扩大。当出现严重呼吸困难时，在 1～2 天内发生死亡。炭疽武器病对青霉素 G 有耐药性，通常可用环丙沙星或多西环素治疗[15]。

表 43-7　不同等级的个人防护装置

等级	个人防护装置
A	自给式正压空气呼吸器（SCBA） 全封装气密式防化套装 双层防化手套 防化靴 防护服与手套和靴子间气密
B	正压式 SCBA 防化长袖套装 双层防化手套 防化靴
C	全脸空气净化装置（呼吸器） 防化服 外层防化手套 防化靴
D	不需特殊的呼吸器或者皮肤保护装置，可使用手套、长袍、安全眼镜或面罩

引自：Baker DJ. The role of the anesthesia provider in natural and human-induced disasters. In Miller RD, ed. *Miller's Anesthesia*. 8th ed. Philadelphia: Elsevier Saunders; 2015: 2479-2511; Personal Protective Equipment. U.S. Environmental Protection Agency（EPA）. https://www.epa.gov/emergency-response/personal-protectiveequipment. Accessed December 1, 2016.

表 43-8　生物恐怖武器及所致疾病

	A 类	B 类	C 类
定义	最高优先级；容易播散或传播，死亡率高，公众恐慌	第二优先级；传播和发病率适中，死亡率较低	第三优先级；新出现的病原体，尚未大规模流行
举例	炭疽杆菌（炭疽病）	贝纳柯克斯体（Q 热）	各种马脑炎病毒
	重型天花病毒（天花）	霍乱弧菌（霍乱）	
	鼠疫杆菌（鼠疫）	鼻疽假单胞菌（鼻疽病）	
	肉毒杆菌（肉毒中毒）	肠内病原菌（大肠杆菌、沙门菌属、志贺菌属）	
	土拉杆菌（兔热病）	饮水隐患（霍乱弧菌、隐孢子虫）	
	病毒性出血热（埃博拉病毒、拉沙热、阿根廷出血热）	各种脑炎病毒、各种生物毒素	

引自：Lin EY. Trauma, bioterrorism, and natural disasters. In Miller RD, ed. *Basics of Anesthesia*. 6th ed. Philadelphia: Elsevier Saunders; 2011: 681-697.

知识框 43-5　流行病学特征提示生物武器的暴露或感染

异常高的发病率或病死率的群体

一例不寻常的病原体（吸入炭疽、天花）

有可疑临床疾病的患者群（如流行性感冒样疾病导致的 ARDS、休克、炭疽性脑膜炎；天花导致的急性发热伴脓疱病）

自然地理边界以外发生的疾病（出血热、土拉热病、鼠疫）

急性弛缓性麻痹（肉毒中毒）患者群

影响动物和人类的疾病聚集

引自：Lin EY. Trauma, bioterrorism, and natural disasters. In Miller RD, ed. *Basics of Anesthesia*. 6th ed. Philadelphia: Elsevier Saunders; 2011: 681-697.

天花

世界卫生组织在 1980 年宣布消除天花。美国在 1972 年停止接种天花疫苗。这种病传染性很强，只需要 10～100 个微生物就可以感染一个人。通过吸入气溶胶的液滴和直接接触到脓疱物质进行传播。病程始于疲劳、头痛和高热。在接下来的 3～4 天退烧，并出现皮疹等病变。立即隔离是最重要的，对暴露的接触者在暴露后的前 3～7 天进行疫苗接种后会有效[15]。

瘟疫

鼠疫杆菌是啮齿动物和跳蚤身上的一种革兰氏阳性杆菌，通过跳蚤叮咬传播给人类。腺鼠疫和肺炎性鼠疫是由鼠疫杆菌引起的两种类型的疾病。肺炎性鼠疫患者，是通过吸入含鼠疫杆菌的气溶胶导致人与人之间的传播，具有高度传染性。含鼠疫杆菌的气溶胶已被研究作为一种生物武器；然而，它只有在被播散后 1 小时内有效。如果由飞机释放的话只有方圆 10 公里的范围内有效[14]。腺鼠疫主要是由受感染的跳蚤叮咬传播的。经过 2～6 天的潜伏期，患者突然出现发热、畏寒、头痛和虚弱。当出现疼痛和轻微淋巴结肿大或腹股沟淋巴结炎（直径高达 10cm）时，通常皮肤周围会出现损伤如脓疱。未经治疗的患者接下来会出现坏疽和感染性休克。这种感染可以播散到肺部，导致肺鼠疫，表现为咳嗽、肺炎并迅速发展为呼吸衰竭。这两种疾病的死亡率都超过 50%。血和痰的革兰氏染色和细菌培养可以诊断。治疗选择链霉素，但庆大霉素、四环素和氯霉素也是有效的替代品，可作为直接暴露的预防措施[15]。

兔热病

土拉热杆菌是一种革兰氏阴性球杆菌，由几种动物宿主携带，最显著的是棉尾兔。可以通过几个途径传播，包括直接接触受感染的动物，摄入受感染的食物、受感染的蜱虫或鹿虻咬伤，或吸入含细菌的气溶胶。暴露后的 3～5 天开始出现急性呼吸系统症状，发热、胸痛、肺门淋巴结肿大和肺炎。因为没有人传人的案例记录，不需要隔离。治疗首选链霉素。在暴露的个体中，链霉素、多西环素或环丙沙星可作为预防性治疗[15]。

肉毒杆菌中毒

肉毒杆菌毒素是已知最强的导致神经麻痹的毒素。这类疾病是由毒素引起，因此，活的微生物并不具有传染性。C 型肉毒杆菌是一种存在于海洋、农产品和土壤中的厌氧革兰氏阳性菌。当摄入或吸入时，直到细菌释放毒素才会出现毒性效应。毒素到达胆碱能受体并抑制细胞内乙酰胆碱囊泡和神经末梢膜的融合，从而阻止乙酰胆碱释放。症状通常在毒素释放后的 12～36 小时内出现，包括复视、吞咽困难、构音困难、呼吸困难，最后出现瘫痪。毒蕈碱效应包括肠梗阻、尿潴留和唾液减少。治疗需要三价抗毒素，必要时气管插管和机械通气以及使用泻药、灌肠和洗胃祛除毒素[15]。

蓖麻毒素

蓖麻毒素是一种具有严重恐怖威胁的天然多肽，因为很容易从蓖麻类植物的种子中提取，且有很高的死亡率。蓖麻毒素的毒性作用机制是对蛋白质合成的深度抑制。接触后有一个潜伏期，然后是发热、腹泻、虚弱、癫痫发作、呼吸衰竭、心血管崩溃，最终导致多器官衰竭并在 36～72 小时内死亡。患者在重症监护室需要支持治疗（参见第 41 章）。尽管没有特异性治疗方法，目前已研制出用于动物的抗毒素[35]。

病毒性出血热

有许多由节肢动物和啮齿动物携带的病毒引起的病毒性出血热综合征。潜伏期为 2～18 天。症状包括发热、肌痛、不适，最后演变成休克、广泛的黏膜出血、水肿和死亡[36]。其中一些病毒已被制成武器，因为它们具有很强的传染性，只需要少数微生物就能传播疾病。死亡率高达 60%，取决于病毒种类。对疑似病例，需早期隔离，向医院和公共卫生部门报告以预防疾病传播[15]。初始是支持治疗，在某些个例中曾使用利巴韦林、干扰素 -α 和免疫球蛋白，但大多数病毒没有特定的治疗方法[14, 15]。除了黄热病有减毒活疫苗外，其他传染源没有疫苗[14]。目前正在研发最具生命威胁病毒的疫苗，如埃博拉病毒[14, 56]。

化学恐怖物质和有毒工业化学品

有毒工业化学品（toxic industrial chemical，TIC）或 HAZMA35 定义为作为工业用途的物质由于其天然的生化特性可能产生有害的影响。不当存放或意外释放后，TIC 可能会对环境、社区和动物造成损害，以及大量人身伤害或死亡。TIC 的毒性明显不如传统的化学战，但是大量释放可造成重大损害和破坏。TIC 的释放可能是因自然灾难、恐怖袭击（有毒战争或化学工厂的渗漏）和运输过程或工业现场事故中的意外释放。由于之前的 TIC 灾难，美国通过了紧急计划和社区知情法案（Emergency Planning and Community Rightto-Know Act，EPCRA），要求行业披露关于危险 TIC 的安全和储存报告，提供化学品排放清单，并准备好紧急排放通知和应急计划。恐怖组织倾向使用化学制剂，因为它们很容易获得，安保程度不高，很容易进入或撤离，而且更便宜。它们可以用作毒药、燃烧物和炸药的制造。大约有 70 种已知的化学战物质和 70 000 个 TIC 在各国家生产、储存和运输。清单列出了被北大西洋公约组织（North Atlantic Treaty Organization，NATO）国际工作队 -25 确定为武器使用的 TIC，表 43-9 提供了几个例子[57]。

用于恐怖袭击和战争的化学武器会引起恐慌，并给卫生保健系统带来巨大压力[15, 36]。接下来将讨论化学武器最常见的种类，包括神经、肺及血液制剂和糜烂性毒剂[15, 35]。

神经毒素

最初作为杀虫剂的神经毒素是第二次世界大战后为军事目的而开发的。这些化学试剂的结构与有机磷酸盐相似。它们的化学名称和两个字母的军事名称。比如梭曼（GD）、N, N- 二乙基 -2（甲基 -（2- 甲基丙氧基）磷酰）（VR）、22-（二异丙基氨基）乙基磷酸苯乙酰胺 -O- 乙基甲基膦酸盐（VX）、环沙林（GF）、塔崩（GA）和沙林（GB）。恐怖分子最常用的毒剂是沙林[35]。大多数神经毒剂是在室温下挥发的亲脂性透明液体，通过肺、黏膜、皮肤和胃肠道吸收。作为一种强效药（一滴即可致命），它们也能穿透衣服和皮革[15, 36]。基于它们的挥发性，神经毒素可以分为"持久性"或"非持久性"。塔崩、VX 和 VR 是持续挥发并通过皮肤吸收，而沙林、梭曼、环沙林是非持续

表 43-9　可用作武器的有毒工业化学品

高危险有毒工业化学品	中危险有毒工业化学品	低危险有毒工业化学品
组织刺激物：	丙烯醛	砷
氨	二氧化氮	三氯
氟化物	磷化氢	溴
甲醛	一氧化碳	一氧化氮
光气	甲基溴	对硫磷
氯化氢	锑化氢	四乙基铅
硝酸		甲苯 2, 4- 二异氰酸酯
二氧化硫		
全身性毒物：		
砷化氢		
二硼烷		
氟化氢		
氰化物		
六氟化钨		

改编自：Hincal F, Erkekoglu P. Toxic industrial chemicals (TICs)-chemical warfare without chemical weapons. *FABAD J Pharm Sci.* 2006; 31: 220-229.

挥发的，会影响呼吸。这些气体抑制乙酰胆碱酯酶，导致乙酰胆碱在神经末梢聚集。患者会出现唾液和气道分泌物增多、流涕、支气管收缩、瞳孔缩小、出汗、恶心、腹泻、精神状态改变、心动过缓（毒蕈碱效应）、肌肉痉挛和无力、肌颤、高热，最重要的是呼吸衰竭（烟碱效应）。早期认识这种毒性症状对防止延迟解毒具有重要作用。阿托品能减轻烟碱症状，可每 5～10 分钟静脉或肌肉注射 2～6mg，直到分泌物减少和通气改善。安定是一种抗焦虑药，可预防癫痫发作。2- 丙啶肟是一种长效的抗胆碱能药物，通过解开乙酰胆碱酯酶和神经毒素的结合并激活乙酰胆碱酯酶。吡斯的明与乙酰胆碱酯酶可逆结合并在接触毒素前 30 分钟给药提供神经保护[15]。大多数患者接触神经毒素后为了保护气道需要气管插管。接触 G 系列毒素的患者用碱性溶液去污；但是，不建议用在接触 V 系列毒素的患者，因为会产生毒副产物[35]。V 系列毒素渗透衣服和皮革，因此急救者应穿着可以抵抗神经毒素的橡胶或合成材料制成的防护设备。这些患者需要重症监护室的支持治疗，麻醉医师在其管理中可发挥至关重要的作用[58]（参见第 41 章）。

肺毒剂

光气和氯是恐怖分子最有可能使用的两种毒物[14]。

光气是最致命的肺毒剂。闻起来像刚切好的干草，无色，在低洼处堆积。光气极易溶于脂质，容易渗透到肺上皮细胞和肺泡。它与水反应形成二氧化碳和盐酸，刺激软组织，导致肺水肿和急性肺损伤（acute lung injury，ALI）。当释放足够数量时，二者均可以通过阻止氧气交换导致死亡，导致窒息[14]。接触以后可能有 1～24 小时的无症状期，但是在此期间已经发生肺损伤，肺水肿最终会随之而来。没有解药，属支持性治疗，气管插管和肺保护性机械通气方案同 ARDS 患者[15]。

血液毒剂

这些物质通常是氰化物，如氰化氢和氯化氰。氯化氰是高挥发性毒素，难以作为生物武器。作为气雾剂的氰化氢更可能被恐怖分子使用[14]。吸入氰化物通过与细胞色素 C 氧化酶结合破坏线粒体中的电子传递链，从而防止电子转移到氧并阻碍三磷酸腺苷（adenosine triphosphate，ATP）的产生[14, 35]。这导致细胞缺氧和代谢性酸中毒最终死亡。有呼吸困难和躁动症状的患者可能出现癫痫、昏迷和心搏骤停[15]。暴露于高浓度氰化物会在几分钟内导致死亡[35]。这种支持治疗是气管插管，纯氧机械通气，心血管支持用加压素和 / 或肌醇。类似硝普盐的毒性，硫代硫酸盐或羟钴胺素静脉注射以后促进从氰化物转变为毒性更小的硫氰酸盐[14, 15]。

糜烂剂

这些化学物质也被称为"起泡剂"，一旦接触就会灼伤并形成水疱。最有名的发疱剂包括硫芥子气、氮芥子气、路易斯毒气和光气肟。吸入后会导致肺损伤和多器官衰竭综合征。接触路易斯毒气和光气肟会立即出现症状，而接触芥气可能在 2～24 小时内不会导致症状。暴露的个人应该去污，医护人员应该穿戴防护服和防毒面具。轻度症状包括红斑、流泪、声音嘶哑和咳嗽，除了支持性治疗不需要额外的治疗。严重中毒可导致失明、红斑和大疱样皮肤损伤，白细胞减少，中枢神经系统影响，呼吸衰竭和永久性呼吸损伤。支持性治疗包括气管插管以及机械通气。没有特效的解药用于硫芥子气，但硫代硫酸盐、维生素 E 和地塞米松的联合应用可以改善结果。路易斯毒气可以用二巯基脯氨酸来解毒[15, 36]。

传染病和流行病

麻醉医师应熟悉传染病如流行性感冒、SARS、

塞卡病毒、西尼罗河病毒（WNV）等。禽病毒会变异、感染人类并在人与人之间传播后导致大流行和高死亡率。2009 年甲型流行性感冒导致全球近 60 万人死亡。目前只有奥司他韦、扎那米韦和佩拉米韦用于治疗流行性感冒[59]。支持治疗、气管插管和机械通气通常对这些患者的治疗至关重要。医护人员在传染病灾难面前有几个重要的职责。必须对疑似感染高度警觉，穿戴适当的防护装备，采取适当的接触和隔离措施，并通知相关公共卫生机构协助诊断、治疗和预防传染病的传播[15]。大流行是按半规律的基础，对医疗资源构成巨大压力并导致严重的发病率和死亡率。尽管大流行通常是渐进的，2009 年的甲型流行性感冒大流行表明，也可能在没有预警的情况下突然暴发[60]。疾控中心传染病专家和流行病学家帮助研发疫苗，确定治疗方案，并向医院、社区以及医护人员提供教育疾病传播和预防策略的材料和资源，以减轻传染病的疾病灾难[60]。疾病预防控制中心网站还提供了传染源、传播方式和当患者被感染时需要采取的预防措施类型[61]。表 43-10 总结了解毒剂以及生化毒剂的治疗方案。

网络攻击和高空电磁脉冲事件

网络攻击会危害政府和地方机构的计算机基础设施。这些计算机系统的破坏会干扰协调、制定行动决策和资源分配。消防、执法部门、医院和公共卫生机构之间的沟通也会受到干扰。网络攻击会危及经济和国家安全，随之而来的混乱会阻碍应急小组在灾难管理期间的努力，导致死亡[62, 63]。可采取的防止网络攻击的预防措施包括使用强效安全协议，锁定医院操作系统，备份和保护硬盘和在安全位置储存备份。

高空电磁脉冲事件是地球上空核武器爆炸的结果，产生的 γ 射线与大气作用产生对人类无害但破坏地球磁场的电磁能。产生的电流和电压会熔化电路，损坏计算机和其他电子设备；设备可能立即或者是几天到几周内失效。高空电磁脉冲事件会影响数平方英里的地区，造成广泛的电力浪涌和中断，累及电网、电信基础设施和通信系统。在较远的距离处，断电的电子设备在事件发生时受影响的可能性较小[64]。影响可能会严重到持续停电几个月到几年。还可以破坏可能数年后才需更换的变压器和关键电网基础设施中的发电机[65]。这些攻击会影响医院设备和计算机系统。防止此类事件的措施包括屏蔽以及过滤一些关键设备，比如监测仪、脉搏血氧计，关闭未使

第六篇

表 43-10 生化制剂的解毒剂及治疗方案总结

生化制剂	解毒剂	治疗
炭疽杆菌		链霉素、环丙沙星、多西环素
鼠疫杆菌		链霉素、多西环素、氯霉素
病毒性出血热		利巴韦林，免疫球蛋白
土拉杆菌		链霉素、庆大霉素
天花		西多福韦
马利伯克霍尔德菌		复合阿莫西林克拉维酸
贝纳柯克斯体		多西环素
布鲁菌		多西环素
埃希菌		无
氰化物；氰化氢	硫代硫酸钠、亚硝酸戊酯和亚硝酸钠、依地酸二钴、4-二甲氨基吡啶、羟钴胺	
神经毒素/有机磷酸酯类	解磷定	阿托品、苯二氮䓬类药物
硫芥子气		硫代硫酸盐、维生素 E、地塞米松
路易斯毒气	二巯丙醇	
甲流病毒		奥司他韦、扎那米韦、佩纳米韦

引自：Lin EY. Trauma, Bioterrorism, and Natural Disasters. In Miller RD, ed. Basics of Anesthesia, 6th ed. Philadelphia: Elsevier Saunders：2011：681-697, and references 24, 36, 59, and the CDC website：https://emergency.cdc.gov/agent/agentlist.asp.

用电子设备并拔除插头、给备用设备的电池充电，备用电源系统、电池以及太阳能设备。存放小物件如脉搏血氧计用铝箔包装也可以保护它免受大多数高空电磁脉冲事件的影响。

灾后综合征监控

遭受严重自然灾难后由于家园和医疗系统以及可用资源的破坏，会出现多种灾后疾病模式。所见的疾病类型可能反映了多种因素，包括受灾地区特点，自然灾难类型，缺乏医疗和药品资源，以及生活条件（例如，拥挤的避难所）。在菲律宾经历了三次自然灾难之后，研发了一种被称为监控极端紧急情况和灾难（Surveillance for Post Extreme Emergencies and Disasters, SPEED）的监控工具，用来监测发现灾后疾病趋势。在发生三种自然灾难（洪水、地震和台风）后，传染病流行是最主要的综合征。其他症状包括急性呼吸道感染、开放性伤口、淤伤和烧伤、高血压、皮肤病、发热和急性水样腹泻（钩端螺旋体病）。

同样，2010 年海地地震之后，美国建立了国家前哨现场监视系统（National Sentinel Site Surveillance, NSSS）以监测疾病趋势和检测疾病的暴发。呼吸道感染、损伤、疑似症疾和不明原因的发热是最常见的报告情况。监测灾后疾病趋势反映了由于这场灾难导致的卫生系统破坏程度。该疾病发病率的下降预示着开始恢复阶段。通过疾病监测工具获取的数据，有助于识别恢复阶段不同的卫生需求以及某一地区或某类灾难的特定需求。从这些工具获得的数据可以帮助识别必要的公共卫生干预措施，建议资源分配，指导决策。旨在提供干净的水源、住所、卫生条件和日常医疗服务，以预防大部分灾后已经发现的疾病[66, 67]。

恢复

恢复阶段可能比响应阶段持续更长的时间，取决于灾难破坏的严重程度。恢复阶段包括提供受害者支持服务（医学的和心理学的治疗），清除和重建受损的建筑以及重建经济。最重要的是在响应阶段开始时就计划恢复阶段。当发生灾难时，告知政府机构和媒体提供物资和帮助，增加受害者的财政支持。早期确定灾后重建的物资可以明确未来恢复阶段需要的物资。对参与该过程的社会成员，在恢复阶段确保他们关心和参与的问题和计划得到重视。重建一个地区所需的财政物资是限制其从灾难中快速恢复的主要因素，尤其在不发达国家保险计划并不可行[1]。该阶段可能需要其他国家的支持。灾难会对物资、社会和受害者产生巨大的压力，并且可能需要数年时间才能恢复。

思考题

1. 哪些类型的事件可以导致灾难？它们的共同特点是什么？
2. 灾难的四个阶段是什么？家庭准备清单的内容是什么？
3. 个人防护设备在生物或化学灾难事件中的作用是什么？这些不同等级的保护设备在照顾患者的过程中有什么影响？
4. 在大量伤亡事故中实行分诊系统的目的是什么？
5. 管理已经接触过神经毒素的患者时最重要的是做什么？
6. 发生自然灾难后可能出现哪些疾病模式？

（邱燕 译，梁鹏 审）

参考文献

1. Aitken P, Leggat P. Considerations in mass casualty and disaster management. In: Blaivas M, ed. *Emergency Medicine–An International Perspective*. Rijeka, Croatia: InTech; 2012:143–182. Also available from http://www.intechopen.com/books/emergency-medicine-an-international-perspective/considerations-in-mass-casualty-and-disaster-management.
2. Bar-Joseph G, Michaelson M, Halberthal M. Managing mass casualties. *Curr Opin Anaesthesiol*. 2003;16:193–199.
3. Hirshberg A, Holcomb JB, Mattox KL. Hospital trauma care in multiple-casualty incidents: a critical view. *Ann Emerg Med*. 2001;37:647–652.
4. Murray MJ. Communicating during a disaster. *Anesth Analg*. 2010;110(3):657–658.
5. TFQCDM/WADEM (Task Force on Quality Control of Disaster Management/World Association for Disaster and Emergency Medicine). Health disaster management: guidelines for evaluation and research in the "utstein style." Chapter 3: overview and concepts. *Prehosp Disaster Med*. 2002;17(suppl 3):31–55.
6. Dudaryk R, Pretto EA. Resuscitation in a multiple casualty event. *Anesthesiol Clin*. 2013;31:85–106.
7. Centre for Research on the Epidemiology of Disasters (CRED). Emergency Events Database (EM-DAT). http://www.emdat.be. Accessed on December 1, 2016.
8. Iwan WD, Cluff LS, Kimpel JF, et al. Mitigation emerges as major strategy for reducing losses caused by natural disasters. *Science*. 1999;284(5422):1943–1947.
9. Lindsay BR. Federal emergency management: a brief introduction. *Congressional Research Service*. 2012. https://www.fas.org/sgp/crs/homesec/R42845.pdf. Accessed December 1, 2016.
10. Baird ME. The phases of emergency management. 2010. Prepared for the Intermodal Freight Transportation Institute (ITFI). http://www.vanderbilt.edu/vector/research/emmgtphases.pdf. Accessed December 1, 2016.
11. Wisner B, Adams J. Environmental health in emergencies and disasters: a practical guide. World Health Organization, 2002. http://www.who.int/water_sanitation_health/hygiene/emergencies/em2002intro.pdf. Accessed December 1, 2016.
12. Federal Emergency Management Agency (FEMA). Principles of emergency management: independent study. https://training.fema.gov/emiweb/downloads/is230.pdf; 2006. Accessed December 1, 2016.
13. American Society of Anesthesiologists Committee on Trauma and Emergency Preparedness (ASA COTEP). Emergence Preparedness Resources. https://www.asahq.org/resources/resources-from-asa-committees/committee-on-trauma-and-emergency-preparedness/emergency-preparedness. Accessed December 1, 2016.
14. Murray MJ. Emergency preparedness for and disaster management of casualties from natural disasters and chemical, biologic, radiologic, nuclear, and high-yield explosive (CBRNE) events. In: Barash PG, ed. *Clinical Anesthesia*. 7th ed. Philadelphia: Lippincott Williams & Wilkins; 2013:1535–1549.
15. Lin EY. Trauma, bioterrorism, and natural disasters. In: Miller RD, ed. *Basics of Anesthesia*. 6th ed. Philadelphia: Elsevier Saunders; 2011:681–697.
16. Carey R, ed. *Australian Emergency Management Handbook. Handbook 1*. Canberra: Australian Emergency Management Institute (AEMI), Commonwealth Attorney General's Department; 2011:1–112.
17. Arriscar. Risk Assessment. http://www.arriscar.com.au/services/risk-assessment/. Accessed December 1, 2016.
18. City Redland. Disaster Risk Management. http://www.redlandsdisasterplan.com.au/disaster-risk-management/. Accessed December 1, 2016.
19. Yarmohammadian MH, Atighechian G, Haghshenas A, Shams L. Establishment of hospital emergency incident command system in Iranian hospitals: a necessity for better response to disasters. *Iran Red Crescent Med J*. 2013;15(12):e3371–e3373.
20. Djalali A, Castren M, Hosseinijenab V, et al. Hospital incident command system (HICS) performance in Iran; decision making during disasters. *Scand J Trauma Resusc Emerg Med*. 2012;20:14–21.
21. Zane RD, Prestipino AL. Implementing the hospital emergency incident command system: an integrated delivery system's experience. *Prehosp Disaster Med*. 2004;19(4):311–317.
22. Hospital Incident Command System. California Emergency Medical Services Authority. http://www.emsa.ca.gov/disaster_medical_services_division_hospital_incident_command_system_resources; 2014. Accessed November 13, 2016.
23. Katoh K, Marukawa S. The anesthesiologist's role in the French emergency medical system. *Masui*. 1990;39(11):1547–1553.
24. Backer H. *California Emergency Medical Services Authority (EMSA). HICS Guidebook*. 5th ed. 2014. http://www.emsa.ca.gov/media/default/HICS/HICS_Guidebook_2014_10.pdf. Accessed December 1, 2016.
25 Gupta A. Guidelines for Hospital Emergency Preparedness Planning. Assam State Disaster Management Authority. http://asdma.gov.in/pdf/publication/undp/guidelines_hospital_emergency.pdf. Accessed December 1, 2016.
26. World Health Organization. Mass casualty management systems: Strategies and guidelines for building health sector capacity. http://www.who.int/hac/techguidance/tools/mcm_guidelines_en.pdf. 2007. Accessed December 1, 2016.
27. Barbera JA, Macintyre AG. *Medical Surge Capacity and Capability: A Man-*

第六篇

agement System for Integrating Medical and Health Resources During Large-Scale Emergencies. 2nd ed. Washington, DC: U.S. Department of Health and Human Services; 2007:1–274. http://www.phe.gov/preparedness/planning/mscc/handbook/documents/mscc080626.pdf. Accessed December 1, 2016.

28. Cheung M, Vu AT, Varlese D, et al. *Hospital Preparedness Exercises Guidebook.* Rockville, MD: Agency for Healthcare Research and Quality (AHRQ); 2010: 1–104.

29 Healthcare Security Services. Hospital preparedness exercises. http://hss-us.com/emergency-management/preparedness-exercises/. Accessed December 1, 2016.

30. Baker DJ, Telion C, Carli P. Multiple casualty incidents: the prehospital role of the anesthesiologist in Europe. *Anesthesiol Clin.* 2007;25:179–188.

31. SALT triage algorithm. SALT mass casualty triage: concept endorsed by the American College of Emergency Physicians, American College of Surgeons Committee on Trauma, American Trauma Society, National Association of EMS Physicians, National Disaster Life Support Education Consortium, and State and Territorial Injury Prevention Directors Association. *Disaster Med Public Health Prep.* 2008;2(4):245–246. https://chemm.nlm.nih.gov/salttriage.htm. Accessed December 1, 2016.

32 START triage flowchart. http://citmt.org/Start/flowchart.htm#Simplified. Accessed December 1, 2016.

33. Lerner EB, Schwartz RB, Coule PL, et al. Mass casualty triage: an evaluation of the data and development of a proposed national guideline. *Disaster Med Public Health Prep.* 2008;2:S25–S34.

34. Frykberg R. Triage: principles and practice. *Scand J Surg.* 2005;94:272–278.

35. Baker DJ. The role of the anesthesia provider in natural and human-induced disasters. In: Miller RD, Cohen NH, Eriksson LI, eds. *Miller's Anesthesia.* 8th ed. Philadelphia: Elsevier Saunders; 2015:2479–2511.

36. Murray MJ. Chemical weapons compromise provider safety. *Anesth Patient Safety Found Newsletter (Spring).* 2002:12–14. http://www.apsf.org.

37. Yeguiayan JM, Garrigue D, Binquet C, et al. Medical pre-hospital management reduces mortality in severe blunt trauma: a prospective epidemiological study. *Crit Care.* 2011;15: R34–R45.

38. Talmor D. Airway management during a mass casualty event. *Respir Care.* 2008;53(2):226–231.

39. Weinbroum AA, Rudick V, Paret G, et al. Anaesthesia and critical care considerations in nerve agent warfare trauma casualties. *Resuscitation.* 2000;47: 113–123.

40. Sansom GW. Emergency department personal protective equipment requirements following out-of-hospital chemical biological or radiological events in Australasia. *Emerg Med Australas.*

2007;19(2):86–95.

41. Morrison JJ, Oh J, DuBose JJ, et al. En-route care capability from point of injury impacts mortality after severe wartime injury. *Ann Surg.* 2013;257: 330–334.

42. Alfici R, Ashkenazi I, Kessel B. Management of victims in a mass casualty incident caused by a terrorist bombing: treatment algorithms for stable, unstable, and in extremis victims. *Milit Med.* 2006;171(12):1155–1162.

43. Como JJ, Smith CE, Grabinsky A. Trauma epidemiology, mechanisms of injury, and pre-hospital care. In: Varon AJ, ed. *Essentials of Trauma Anesthesia.* New York: Cambridge University Press; 2012:1–15.

44. Grissom TE, Varon AJ. Airway management controversies. *ASA Monitor.* 2013;77(4):12–14.

45. Ben-Abraham R, Rudick V, Weinbroum AA. Practical guidelines for acute care of victims of bioterrorism: conventional injuries and concomitant nerve agent intoxication. *Anesthesiology.* 2002;87:989–1004.

46. Shamir MY, Weiss YG, Willner D, et al. Multiple casualty terror events: the anesthesiologist's perspective. *Anesth Analg.* 2004;98:1746–1752.

47. Lavery GG, Horan E. Clinical review: communication and logistics in the response to the 1998 terrorist bombing in Omagh, Northern Ireland. *Crit Care.* 2005;9:401–408.

48. American College of Surgeons. *Advanced Trauma Life Support (ATLS) Student Course Manual.* 9th ed. Chicago: American College of Surgeons; 2012:63–75.

49. Holcomb JB, Tilley BC, Baraniuk S, et al. PROPPR Study Group. Transfusion of plasma, platelets, and red blood cells in a 1:1:1 vs a 1:1:2 ratio and mortality in patients with severe trauma: the PROPPR randomized clinical trial. *JAMA.* 2015;313(5):471–482.

50. CRASH-2 Collaborators, Roberts I, Shakur H, Afolabi A, et al. The importance of early treatment with tranexamic acid in bleeding trauma patients: an exploratory analysis of the CRASH-2 randomised controlled trial. *Lancet.* 2011;377(9771):1096–1101.

51. Tobin JM, Grabinsky A, McCunn M, et al. A checklist for trauma and emergency anesthesia. *Anesth Analg.* 2013;117(5):1178–1184.

52. Dara SI, Ashton RW, Farmer JC. Engendering enthusiasm for sustainable disaster critical care response: why this is of consequence to critical care professionals? *Crit Care.* 2005;9:125–127.

53. Sarc L. Incident caused by hazardous material. In: Lennquist S, ed. *Medical Response to Major Incident and Disasters: A Practical Guide for all Medical Staff.* New York: Springer; 2012:229–274.

54. Candiotti KA, Kamat A, Barach P, et al. Emergency preparedness for biological and chemical incidents: a survey of anesthesiology residency programs

in the United States. *Anesth Analg.* 2005;101:1135–1140.

55 Personal Protective Equipment. U.S. Environmental Protection Agency (EPA). https://www.epa.gov/emergency-response/personal-protective-equipment. Accessed December 1, 2016.

56. Centers for Disease Control and Prevention. Sierra Leone Trial to Introduce a Vaccine against Ebola (STRIVE) Q&A. http://www.cdc.gov/vhf/ebola/strive/qa.html. April 20, 2016. Accessed on December 1, 2016.

57. Hincal F, Erkekoglu P. Toxic industrial chemicals (TICs)—chemical warfare without chemical weapons. *FABAD J Pharm Sci.* 2006;31:220–229.

58. Talmor D. Nonconventional terror—the anesthesiologist's role in a nerve agent event. *Anesthesiol Clin.* 2007;25:189–199.

59 Centers for Disease Control and Prevention. Treating Flu. https://www.cdc.gov/flu/pdf/freeresources/updated/treating-influenza.pdf. Accessed February 24, 2017.

60. Rebman T. Infectious disease disasters: bioterrorism, emerging infections, and pandemics. In: Grota P, ed. *APIC Text of Infection Control and Epidemiology.* 4th ed. Arlington, VA: APIC Text Online; 2014:1201–1202.

61. Centers for Disease Control and Prevention. Isolation Precautions. Updated 2007. http://www.cdc.gov/hicpac/pdf/isolation/Isolation2007.pdf. Accessed December 1, 2016.

62 Federal Emergency Management Agency (FEMA). Cyber Security Guidance. https://www.fema.gov/pdf/government/grant/hsgp/fy09_hsgp_cyber.pdf. Accessed December 1, 2016.

63 Lesperance A, Stein S. Cybersecurity as an Emergency Management Function. Domestic Preparedness. Updated: January 21, 2015. https://www.domesticpreparedness.com/resilience/cybersecurity-as-an-emergency-management-function/. Accessed December 1, 2016.

64. Wilson C. *High Altitude Electromagnetic Pulse (HEMP) and High Power Microwave (HPM) Devices: Threat Assessments.* CRS Reports for Congress; 2008:1–22. https://www.fas.org/sgp/crs/natsec/RL32544.pdf.

65. Schnurr A. *The Catastrophic Effect of an EMP Attack or Severe Solar Storm: Our alarming and needless vulnerability to subcontinent-scale disaster.* A publication of the EIS council; 2013. https://www.centerforsecuritypolicy.org/wp-content/uploads/2013/08/Catastrophic-Effect-of-an-EMP-Attack-or-Severe-Solar-Storm-5-13.pdf. Accessed December 1, 2016.

66. Salazar MA, Pesigan A, Law R, Winkler V. Post-disaster health impact of natural hazards in the Philippines in 2013. *Glob Health Action.* 2016;9:31320–31327.

67. Maglorie R, et al. Launching a national surveillance system after an earthquake—Haiti. *MMWR.* 2010;2010(59):933–938.

第 **44** 章 慢性疼痛的治疗

Omar Hyder and James P. Rathmell

麻醉医生率先以区域阻滞法挑战慢性疼痛的治疗,并促使区域阻滞从手术室内走出手术室外。如今,疼痛医学已成为一门成熟的麻醉学亚专业,许多医疗工作者将毕生精力奉献给慢性疼痛患者,其丰富多样的诊断和治疗模式已经远远超出了区域阻滞的范畴。国际疼痛研究协会(International Association for the Study of Pain, IASP)将疼痛定义为"一种与组织损伤或潜在组织损伤相关的不愉快的主观感觉和情感体验",将慢性疼痛定义为"超过正常的组织愈合时间(一般为 3 个月)的疼痛"。慢性疼痛患者常常丧失劳动力,长期进行徒劳无功的治疗,增加了巨大的个人成本和社会成本。

慢性疼痛的分类

慢性疼痛可分为癌性疼痛和非癌性疼痛,前者通常与终末期疾病有关。然而,随着更有效的癌症治疗方法的出现,越来越多的癌症患者可以存活很长时间,甚至长期存活,但其中部分患者仍要忍受持续的疼痛。慢性疼痛通常分为伤害性疼痛(持续的组织损伤激活外周疼痛神经元,如骨性关节炎)和神经病理性疼痛(神经系统功能异常导致的持续疼痛,如带状疱疹后神经痛(postherpetic neuralgia, PHN)或糖尿病周围神经病变(diabetic peripheral neuropathy, DPN)。

多学科的疼痛治疗

慢性疼痛是一种复杂的疾病,患者通常患有与认知、情感、行为和社会因素密不可分的生物学疾病。

感谢 Pankaj Mehta 为本章上版作出的贡献

因此,管理慢性疼痛患者需要一系列各个专业的医学专家来共同正确处理患者所有的生理和心理方面的问题,使患者能够重新回到自己的生活,并提高整体功能水平。建立多学科的团队是治疗慢性疼痛最有效和最具成本效益的方法。多学科疼痛团队的核心组成如下:一名医生、一名心理学家和一名物理治疗师(通常与一名职业理疗师和护理专家一起工作)。医生负责诊断和治疗,包括药物治疗和适当缓解疼痛的介入治疗;心理学家通常把患者教育、认知行为治疗(cognitive behavioral therapy,CBT)和放松训练结合起来;物理治疗师制定各种锻炼方案,包括肌肉锻炼和有氧运动,以优化患者的整体功能水平。

常见的疼痛综合征

慢性腰痛

定义

慢性腰痛(一个非特指的术语),指以腰骶交界处为中心的疼痛,其诊断和治疗必须尽可能精确。腰痛主要集中在脊柱中轴,与主要来自腿部的疼痛不同(图 44-1)[1]。腰椎疼痛是指第十二胸椎棘突尖端以下、第一骶椎棘突尖端以上区域的疼痛。骶椎疼痛则是位于第一骶椎棘突下方、骶尾部关节上方的疼痛。腰骶椎痛是指腰、骶椎一个部位或者两个部位的疼痛,这种疼痛就组成了"腰痛"。其他患者疼痛表现为"坐骨神经痛",或疼痛主要集中在腿部。因为激惹脊神经或脊神经的背根神经节会诱发疼痛,所以这种疼痛的确切术语应该是神经根痛。

疼痛是一个正常的生理过程,是组织损伤或者潜在组织损伤的信号。组织损伤引起的疼痛通常为局部性,并与该区域的敏感性有关。疼痛信号通过周围感觉神经传递到中枢神经系统,这类疼痛称为伤害性疼痛,或生理性疼痛。与之不同的是,神经系统损伤后持续的疼痛则称为神经病理性疼痛。

流行病学

腰痛是患者求医最常见的疾病之一。一项全美的健康调查显示,28% 美国成年人在调查前 3 个月发生腰痛[2];大部分为急性腰痛,伴或不伴神经根性疼痛,无须治疗疼痛即可消失。总体而言,60%~70%患者患病 6 周后可恢复,80%~90% 患者 12 周后恢复(图 44-2)[3]。然而,12 周后的恢复缓慢且预后不确定。超过 6 个月病程的患者中,只有不到一半患

者能够重返工作岗位。患病 2 年且不能工作的患者重返工作岗位的比率接近于零。腰痛经常复发;绝大多数首次发病的患者在以后的某个时间都可能再次发作。罹患慢性腰痛的危险因素包括年龄、性别、社会经济地位、教育程度、体重指数、吸烟、健康状

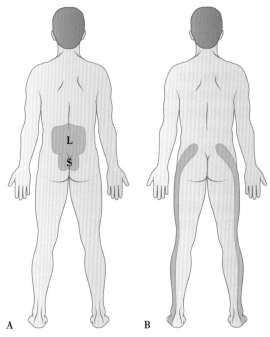

图 44-1 腰痛的定义。(A)更准确地说,"腰痛"应该称为腰骶部痛,包括腰椎痛(L)和骶椎痛(S)两种疼痛。(B)神经根痛指的是由脊神经受激惹引起的下肢疼痛

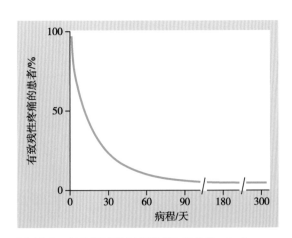

图 44-2 急性腰痛的时间进程(重绘自:Andersson GB. Epidemiological features of chronic low-back pain. *Lancet*. 1999; 354(9178): 581-585, used with permission.)

况、体力活动(如弯腰、抬举、扭转)、重复性劳动、工作不顺、抑郁、脊椎解剖变异和影像学异常[4]。

病理生理学

脊柱的基本功能单位包括两个相邻的椎体、两个关节突关节、椎间盘及周围的韧带结构。椎间盘可以吸收加载到脊柱的压力,并将重量从脊柱的一个节段均匀分布到另一个节段,同时让保护性的骨骼系统进行运动。抬举、弯曲、扭转或全身振动会损害脊柱的各个组成部位。随着损伤和老化,脊柱功能单位会出现退行性变,并表现出特征性症状(图44-3)。腰椎小关节最早出现的病变为滑膜炎,然后逐渐进展

为关节面退化、关节囊松弛和半脱位,最后进展为关节突增大(小关节肥大)。椎间盘也会发生退行性变性,开始是髓核含水量减少,接着纤维环出现环状或者放射状撕裂(椎间盘内破裂)。腰骶痛可由小关节或纤维环引起[5]。随着纤维环的内部破裂,部分胶状的中央髓核延伸到椎间盘边缘外,形成椎间盘突出(椎间盘髓核突出,herniated nucleus pulposus, HNP)。突出的椎间盘髓核在邻近的脊神经区域会引起强烈的炎症反应。典型的HNP患者表现为急性神经根痛。关节肥大和韧带结构的钙化导致椎间孔和中央椎管狭窄(椎管狭窄),并伴有根性疼痛和神经源性跛行。

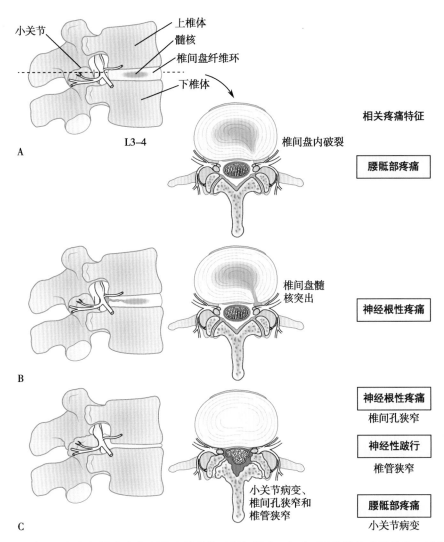

图44-3 导致腰骶部和根性疼痛的脊柱功能单位及退行性变。(A)正常的脊柱功能单位。(B)导致腰骶部疼痛的退行性改变(椎间盘内破裂、小关节病变),导致神经根性疼痛的退行性改变(髓核突出)。(C)腰椎病的退行性改变导致腰骶(小关节)痛、神经根性(椎间孔狭窄)痛、神经性跛行(椎管狭窄)

第六篇

既往的腰椎术后出现复发性腰痛或持续性腰痛，通常称为背部手术失败综合征，可能需要更复杂地评估该类疼痛。以下情况的评估至关重要：手术类型、手术适应证、手术结果，以及术后疼痛类型与严重程度的时间进程和特点的变化。反复疼痛或进行性症状加重提示需要进一步的诊断评估。

初步评估和治疗

第一次评估腰痛时，需要立即评估一些红旗示警征象，包括创伤、感染或既往癌症后的新发或恶化的腰痛。患者如果出现进行性神经功能障碍（如典型麻木或无力加重）或排便或膀胱功能障碍时，也需要立即进行影像学检查以排除压迫性病变[5]。诊断和治疗通常取决于症状的位置和持续时间，确定疼痛是急性还是慢性，疼痛本质上主要是神经根痛还是腰骶部痛。急性腰痛是指持续时间少于 3 个月的疼痛，而慢性腰痛则定义为持续时间更长的疼痛。

急性神经根性疼痛

HNP 通常导致急性神经根性疼痛，伴或不伴神经根病变（包括麻木、无力的神经功能障碍，或与特定脊神经有关的深部腱反射消失）。对于老年患者和广泛腰椎疾病患者，可能出现一个或多个椎间孔狭窄导致的急性神经根性症状。最初是对症治疗，约 90% 患者即使没有特殊治疗，症状也会消失[6]。硬膜外类固醇注射可有效控制 HNP 患者的急性根性疼痛症状[7]。HNP 持续疼痛超过 6 周，可能需要腰椎间盘切除术。一项手术和非手术治疗的对照试验（纳入择期患者）表明，短期和长期的随访中，两组患者的疼痛、生活质量和身体功能均有显著改善，但两种方法孰优孰劣仍无定论[8]。

慢性神经根性疼痛

无论有无后续手术治疗，腰椎间盘突出患者都可能出现持续性沿脊神经分布的下肢痛。如果有持续疼痛，首先寻找导致神经根压迫的可逆因素。许多患者手术部位脊髓神经周围的磁共振成像和电生理测试出现异常，提示慢性神经根病变。如何进行慢性神经根性疼痛的检查和治疗，目前疼痛治疗领域缺乏相关共识。因为此类患者的疼痛与其他神经损伤（某些特定药物治疗有效）相似，所以最开始的药物治疗包括神经病理性疼痛药物，如加巴喷丁、普瑞巴林、三环抗抑郁药（tricyclic antidepressants，TCA）或 5- 羟色胺 - 去甲肾上腺素再摄取抑制剂（serotonin-norepinephrine reuptake inhibitors，SNRI）[9]。

急性腰骶疼痛

大多数急性起病且无根性症状的腰骶痛患者，没有明显的生理学异常表现，影像学检查没有特殊异常[10, 11]。急性疼痛的重要因素包括，腰椎或关节突关节的肌肉和韧带的外伤性劳损，早期椎间盘内破裂；应及时对症处理伴随根性症状的急性腰骶痛。

慢性腰骶疼痛

慢性腰骶痛的病因很多，多数情况下都不能确定其解剖学病因。最常涉及的结构包括骶髂关节、腰椎小关节和椎间盘[12]。慢性腰痛中，椎间盘内破裂的发生率为 39%（29%～49%），小关节痛为 15%（10%～20%），骶髂关节痛为 15%（7%～23%）。骶髂关节疾病和小关节痛的诊断金标准是疼痛部位注射局部麻醉药。然而目前的研究缺乏对照，诊断性局部麻醉药阻滞可能受到安慰剂效应的干扰。诊断性阻滞后疼痛明显缓解但效果短暂者，射频治疗（一种简单的微创介入治疗）可使其小关节疼痛减轻 3～6 个月。椎间盘退变也是慢性中轴性腰痛的原因之一。药物和手术无效的慢性中轴性腰痛，硬膜外腔置入电极的脊髓电刺激具有一定疗效[13]。

神经病理性疼痛

神经系统损伤后的持续性疼痛称为**神经病理性疼痛**，这类疼痛具有如下特征：

- 自发性疼痛——没有刺激发生疼痛（如描述 PHN 的突发性刺痛）。
- 痛觉过敏——轻微伤害性刺激（如轻微的针刺）导致极度、持久的疼痛反应。
- 痛觉超敏——对非伤害性刺激发生疼痛反应（如轻触导致疼痛）。

损伤的组织愈合后，导致周围和中枢神经系统敏化（在愈合过程中提供的保护性敏化）的神经系统持续存在，就会产生神经病理性疼痛。三种最常见的神经病理性疼痛包括 PHN、痛性糖尿病周围神经病变和复杂区域性疼痛综合征（complex regional pain syndrome，CRPS）。

痛性糖尿病周围神经病变

糖尿病是神经病理性疼痛最常见的病因。DPN 由无髓鞘的小神经纤维损伤引起，导致无痛性感觉丧失或疼痛性神经病变。DPN 通常以脚趾对称麻木开始，伴感觉异常、感觉障碍和疼痛。疼痛通常被描述为灼痛，同时受影响区域通常出现深部酸痛。这种神经病变进展缓慢,持续数年。当感觉变化到达足部的近端时,手部通常也会出现同样的症状。痛性 DPN 的发生率与血糖控制直接相关,血糖控制最严格的患者,其神经病变的发病率、严重程度和进展程度显著降低。能够有效治疗疼痛相关症状的药物中,最强的证据来自 TCA(阿米替林、去甲丙米嗪、丙米嗪)、SNRI(度洛西汀、文拉法辛)和抗惊厥药(加巴喷丁、普瑞巴林、卡马西平、奥卡西平)。因为阿片类药物可能有长期依赖、滥用,以及其显著的副作用,所以其使用具有争议。临床研究表明,替戈多尔缓释片和羟考酮比其他阿片类药物更有效。

交感神经维持性疼痛

交感神经介导的疼痛是神经病理性疼痛的一个亚型,疼痛中交感传出活动增加慢性疼痛程度,加速功能丧失。因此,对于某些急性疼痛疾病,早期阻断交感神经传递可减少慢性疼痛的发生。交感神经介导疼痛的典型例子包括 PHN、CRPS 和截肢后残端神经瘤。

带状疱疹后神经痛

水痘 - 带状疱疹病毒引起一种高度传染性的原发性病毒感染,称为**水痘**,常见于儿童,其特征是弥漫性水疱疹,通常愈合无瘢痕[13]。原发感染消退后,水痘 - 带状疱疹病毒就潜伏于背根神经节。免疫功能抑制或免疫功能下降,该病毒可继发感染,称为**带状疱疹**。该疾病中,病毒从神经节复制并传播,沿着一条或多条脊神经暴发出急性水疱性皮疹,通常局限于身体一侧的一个或两个神经皮节。此继发感染可损伤小的无髓鞘神经纤维,导致严重和持久的疼痛,称为 PHN。PHN 的特点是受影响的皮肤出现阵发性刺痛和严重痛觉超敏。近年来,随着有效疫苗的出现,PHN 的发病率已经降低。水疱暴发后的最初几天内,阿昔洛韦、泛昔洛韦或伐昔洛韦进行抗病毒治疗,似乎可以减少 PHN 的发病率。健康人群的带状疱疹发病率为 1.2～3.4/1 000 人年,65 岁以上人群带状疱疹发病率为 3.9～11.8/1 000 人年。交感神经阻滞对急性带状疱疹有良好的镇痛作用,但对 PHN 无效[14]。PHN 的治疗很困难。外用利多卡因可减轻患者明显的痛觉超敏。TCA 和抗惊厥药仍是 PHN 的主要治疗方法。

复杂区域性疼痛综合征

四肢创伤后 4～6 周内的局部疼痛障碍可发展为 CRPS(知识框 44-1)[15]。CRPS 的发病率为 5.5～

26.2/100 000 人年。女性的发病率是男性的 2 倍,通常继发于创伤。随着创伤区域的愈合,CRPS 患者会残留持续性疼痛,这种疼痛具有神经病理性疼痛的特征,与交感神经系统功能障碍的症状和体征相关(肿胀、水肿、红斑或发绀、与对侧肢体的温度不对称)。按照是否存在明显的神经损伤,CRPS 可分为两个亚型:CRPS 1 型,无神经损伤;CRPS 2 型,存在损伤。

CRPS 可导致患者长期、严重、持续的疼痛,以及疼痛肢体废用后丧失功能。人们一致认为,早期的治疗干预是可取的,可能阻止其发展成慢性 CRPS。管理 CRPS 患者的核心原则是,通过积极的身体和职业康复治疗以维持和恢复功能。因为使用患肢可能导致疼痛的短暂加剧和症状明显恶化,所以患者常常害怕使用患肢,安慰和减轻疼痛有助于促进患者的功能恢复。无论是疾病早期(最初 6 到 9 个月)或已发生 CRPS,双膦酸盐都可以减少患者的疼痛。尽管大量药物可用于 CRPS,但能长期改善疼痛的临

知识框 44-1　布达佩斯复杂区域性疼痛综合征临床诊断标准

1. 与原发伤害性事件不相称的持续性疼痛
2. 至少包含以下 4 类症状描述中的 3 类中的一项:
   - 感觉:感觉异常或痛觉超敏
   - 血管舒缩功能:皮肤温度不对称或皮肤颜色变化或肤色不对称
   - 出汗 / 水肿:水肿或出汗的变化或出汗不对称
   - 运动 / 营养:运动度减小或运动功能障碍[虚弱、震颤、肌张力障碍或营养改变(毛发、指甲、皮肤)]
3. 评估时至少表现以下 2 个及以上体征分类中的一项征象:
   - 感觉:表现为痛觉过敏(对针刺)或痛觉超敏(对轻触或躯体深压或关节运动)
   - 血管舒缩:表现为温度不对称或肤色改变不对称
   - 出汗 / 水肿:表现为水肿或出汗变化或出汗不对称
   - 运动 / 营养不良:表现为活动度减少或运动功能障碍(虚弱、震颤、肌张力障碍)或营养改变(毛发、指甲、皮肤)
4. 没有其他诊断可以更好地解释这些症状和体征

第六篇

床研究的证据要么阴性（加巴喷丁），要么缺乏证据（TCA、卡马西平），这些药物可能解决 CRPS 的神经痛成分。交感神经阻滞已经用于治疗 CRPS 多年，能够显著减轻患者疼痛，提高物理治疗的效果，但很少用于此类患者的长期治疗[16]。近年来，脊髓电刺激（spinal cord stimulation, SCS）已成为缓解 CRPS 患者疼痛、促进功能恢复更为有效的长期治疗手段。多学科治疗团队（包括监督医疗治疗的人员）与物理治疗师和心理学家密切合作，似乎能最有效地帮助这类患者。

肌肉骨骼疼痛

涉及肌筋膜或广泛的肌肉骨骼疼痛的两个常见综合征是肌筋膜疼痛综合征（myofascial pain syndrome, MPS）和纤维肌痛症。MPS 的典型特征是局部疼痛，纤维肌痛的特征是全身疼痛。尽管两者的典型病例的诊断标准和临床特征不同，但两种疾病经常共存于同一患者，且病理生理上可能相互关联。

肌筋膜疼痛综合征

虽然 MPS 的定义和诊断标准上缺乏共识，但其特点是肌肉或筋膜中存在明确的压痛和过度刺激的区域性痛点，称为**肌筋膜触发点**。患者主诉常为急性、反复或慢性的区域性肌肉骨骼疼痛，称为肌筋膜疼痛综合征，中年男女比例分别为超过 30%～50%[17]。除了物理治疗外，触发点注射经常用于治疗 MPS。虽然触发点注射能够有效缓解相当大部分患者的症状，但其镇痛机制却知之甚少。

纤维肌痛症

纤维肌痛症是一种广泛的慢性肌肉骨骼疼痛引起的疾病，病程持续 3 个月以上，伴有其他躯体症状，如疲劳、睡醒后萎靡不振和认知功能障碍等。三分之二的症状负担来自疼痛[18]。该疾病在美国的发病率超过 2%，主要是女性（女性占 3.4%，男性占 0.5%）。25%～65% 患者同时患有类风湿性关节炎、系统性红斑狼疮和强直性脊柱炎等其他疾病，且发病率随着年龄的增长而增加。尽管纤维肌痛症的确切病因仍然大多是推测性的，但疼痛处理失调和中枢性敏化是其临床表现的主要机制。非药物治疗（主要是促进体力活动）是治疗的基石。TCA 是传统的药物治疗方法，其剂量通常小于抑郁症的治疗剂量。SNRI 如度洛西汀和米那普仑，可以持续促进疼痛缓解和功能改善。虽然阿片类药物可用于治疗纤维肌痛症，但除了曲马多外，还没有正式的研究。曲马多对 5- 羟色胺和去甲肾上腺素的摄取有影响，这可以解释曲马多对纤维肌痛患者疼痛和生活质量的积极影响[19]。

癌性疼痛

癌性疼痛及其治疗很常见；事实上，疼痛是恶性肿瘤未确诊前最常见的症状。疼痛可能来自恶性肿瘤的直接侵袭或癌症治疗；各种类型的慢性疼痛常常与癌性疼痛共存。因为成功的肿瘤治疗往往能完全缓解疼痛，所以癌性疼痛缓解的主要焦点集中在恶性肿瘤的直接治疗。尽管如此，肿瘤治疗或疾病进展中持续的疼痛仍然很常见。30 多年前，世界卫生组织（World Health Organization, WHO）通过引入一种简单的三阶梯镇痛法（知识框 44-2），彻底改变了癌性疼痛的治疗方法。全世界都采用这种方法并积极开展治疗，通过疼痛的严重程度调整镇痛药物，从口服非阿片类药物开始，必要时转向更有效的口服和非口服的非阿片类和阿片类镇痛药[20, 21]。小部分采用 WHO 方法中保守治疗无效的患者，麻醉专业人员经常实施区域阻滞和椎管内给药以缓解疼痛。其中一项常用的成功治疗腹部恶性肿瘤相关疼痛的神经阻滞称为腹腔神经丛阻滞（见后文）。随着植入式鞘内药物输注系统的出现，长期使用鞘内阿片类药物和其他药物（局部麻醉药、可乐定、齐考诺肽）治疗难治性癌痛已成为常规。

知识框 44-2 世界卫生组织（WHO）三阶梯镇痛治疗癌性疼痛

一阶梯：轻度疼痛
非阿片类镇痛药（对乙酰氨基酚、非甾体抗炎药）
± 神经病理性疼痛药（TCA、抗惊厥药）

二阶梯：中度疼痛
起始剂量中使用短效阿片类药物（如氢可酮、羟考酮）
± 非阿片类镇痛药（对乙酰氨基酚、非甾体抗炎药）
± 神经病理性疼痛药物（TCA、抗惊厥药）

三阶梯：重度疼痛
大剂量使用强效阿片类药物（如吗啡、氢吗啡酮）
± 非阿片类镇痛药（对乙酰氨基酚、非甾体抗炎药）
± 神经病理性疼痛药物（TCA、抗惊厥药）

慢性疼痛的药物治疗

对乙酰氨基酚和非甾体抗炎药

对乙酰氨基酚和非甾体抗炎药（nonsteroidal anti-inflammatory drugs，NSAID）是治疗疼痛最常用的药物，包括从头痛到急性肌肉扭伤和劳损等轻、中度疼痛。NSAID 能减少与骨关节炎相关的长期疼痛和僵硬感。对乙酰氨基酚是一种新型的非阿片类镇痛药，其作用机制尚不清楚；阿司匹林和非甾体抗炎药能有效抑制环氧化酶，导致前列腺素水平下降。非甾体抗炎药和对乙酰氨基酚通常长期使用治疗其他慢性疼痛（如腰痛），但缺乏科学证据的支持，这表明这些药物的长期作用有限[22, 23]。这两类镇痛药也代表了 WHO 镇痛阶梯的第一步，推荐作为治疗轻度至中度癌性疼痛的初始药物。

抗抑郁药

作为治疗神经病理性疼痛（包括 PHN 和痛性 DPN）的一线药物，TCA（如阿米替林、去甲替林、去甲丙米嗪）和较新的选择性 SNRI（如文拉法辛、度洛西汀）具有悠久的历史。这种情况下，TCA 的处方剂量通常小于抑郁症的治疗剂量。长期维持治疗可能出现副作用。TCA 的常见副作用包括口干和尿潴留，还可能恶化既往患有的心脏传导阻滞。与 TCA 相比，SNRI 副作用较少，但疗效较小[24]。米那普仑是最近引进的 SNRI，可一定程度缓解纤维肌痛症。虽然米那普仑治疗慢性神经病理性疼痛的临床经验是肯定的，但尚待强有力的研究证据支持其进一步用于该适应证[25]。

抗惊厥药

抗惊厥药物（如加巴喷丁、普瑞巴林）是治疗神经病理性疼痛的一线药物。这些药物通常耐受性良好；最常见的副作用是头晕、嗜睡和周围性水肿。神经病理性疼痛的药物治疗（知识框 44-3）的决策可能基于需治疗人数（number needed to treat，NNT）的分析；NNT（95% 可信区间）为 TCA 3.6（3.0～4.4）、SNRI 6.4（5.2～8.4）、加巴喷丁 7.2（5.9～9.1）和普瑞巴林 7.7（6.5～9.4）。

阿片类药物

慢性阿片类药物治疗

阿片类药物对急性疼痛有确切疗效，常规用于中、重度癌痛。慢性阿片类药物用于非癌性疼痛的长期治疗仍有争议。支持者认为阿片类药物对腰痛等慢性疼痛能长期镇痛和改善功能。反对者认为患者难以长期获得这些药物。基于高质量随机对照研究（randomized controlled trials，RCT）的最大疗效评估显示，治疗慢性疼痛方面，阿片类药物与其他药物和非药物治疗相比没有统计学差异。虽然阿片类药物能够抑制痛觉，是否会改善或恶化其他诱发和维持慢性非癌性疼痛的因素，如心理、认知、社会和卫生保健的财务方面，仍存在很大争议。阿片类药物耐受患者急性疼痛的治疗很困难，而且通过诱发痛觉过敏，长期使用阿片类药物很明显地加重疼痛[26-28]。虽

知识框 44-3　分步管理神经病理性疼痛药物

第一步

评估和诊断神经病理性疼痛综合征，详细解释疼痛管理计划，制定实施目标

第二步

初始药物治疗，包括以下药物之一：

一线用药

- TCA（去甲替林、去甲丙米嗪）或 SNRI（度洛西汀、文拉法辛）
- 抗惊厥药，加巴喷丁或普瑞巴林
- 局部利多卡因

二线用药

- 阿片类镇痛药和曲马多，可单独或联合使用，用于急性加重、神经病理性癌痛或需要迅速缓解的疼痛

第三步

如果随访评估显示疼痛明显缓解，且可耐受副作用（疼痛＜3/10），则继续治疗。如果部分缓解（疼痛＞4/10），则添加另一种一线药物。如果目标剂量不能明显缓解疼痛（疼痛缓解＜30%），则换用另一种一线药物

第四步

如果初始治疗失败，则考虑使用二线或三线药物

三线药物

- 某些其他抗惊厥药物（卡马西平、奥卡西平）和抗抑郁药（西酞普兰、帕罗西汀）、N-甲基-D-天冬氨酸受体拮抗剂、局部辣椒素

改编自：Dworkin RH, O'Connor AB, Backonja M, et al. Pharmacologic management of neuropathic pain: evidence-based recommendations. *Pain*. 2007; 32: 237-251, used with permission.

然阿片类药物是治疗背痛最常用的一类药物，但没有高质量的长期随访 RCT 来指导阿片类药物在治疗这类疾病中的应用。比较阿片类药物和安慰剂的研究表明，短期内可改善疼痛，但长期获益不明确。目前没有比较阿片类和非阿片类镇痛药治疗慢性背痛的高质量研究。尽管缺乏长期疗效的确凿证据，慢性阿片类药物仍然普遍用于治疗背痛和其他慢性疼痛疾病。患者需要长期使用阿片类药物时，可以选择许多药物。阿片类药物治疗的传统模式基于癌性疼痛管理：长效阿片类药物用于明显慢性疼痛患者以持续镇痛；短效阿片类药物可能引起疼痛控制的波动。单独使用长效药物所不能控制的爆发痛，小剂量的短效药物可用于控制发作的间歇性疼痛。几乎所有阿片类药物都已成功用于治疗慢性腰痛，包括单用或与布洛芬或对乙酰氨基酚联合使用的短效镇痛药（如氢可酮、羟考酮），长效药物（如美沙酮、吗啡控释剂、芬太尼透皮贴剂、羟考酮控释剂）。"超快速起效"类阿片（如口服柠檬酸芬太尼透黏膜片、芬太尼含片）也可用于爆发痛的快速治疗。阿片类药物种类和剂量的选择仍然是经验性的，根据每个患者的个体特征，选择单独或联合使用短或长效药物阿片类药物。

慢性疼痛与阿片类药物泛滥

数以千万计的美国人长期遭受着疼痛。美国每年治疗慢性疼痛的花费超过 5 000 亿美元[29]。过去的 20 年里，阿片类药物用于治疗非癌性疼痛（有争议）的数量猛增，处方阿片类药物过量导致的死亡人数也因此上升[30]。美国人消耗了全世界 84% 的羟考酮和 99% 的氢可待因[31]。接受阿片类药物治疗的慢性疼痛患者中，虽然与药物相关的行为异常（如不按处方使用药物、剂量增加）相对常见，但是随着每日缓释/长效制剂剂量和使用的增加，死亡人数也显著增加。慢性疼痛患者容易受到药物滥用和药物过量的伤害；阿片类药物的转让也是一个重大问题。美国国家药品使用与健康调查显示，12 岁及 12 岁以上首次使用药物的人群中，近三分之一的人并不是为了治疗疾病。70% 的人从朋友或亲戚那里得到处方阿片类药物，而只有 5% 的人从毒贩或互联网上获得药物[32]。阿片类药物已经持续泛滥，且随着医师的处方量增加而加剧。虽然处方类阿片药物能短期有效缓解疼痛，但长期使用以缓解疼痛和改善机体功能的证据有限[33]。对于使用慢性处方阿片药物的患者，预防其药物滥用的重要方法包括定期监测、定期尿检、制定阿片药物处方协议、制作阿片药物使用检查表、进行动机咨询，积极使用国家资助的处方药监测系统监测所有阿片药物处方，同时逐渐减少阿片类药物。重要的是，有处方权的医生要积极考虑给阿片类药物未耐受的患者使用非阿片类镇痛药，以防长期慢性阿片类药物依赖。

阿片类药物减量

长期使用阿片类药物治疗慢性非癌性疼痛的风险和治疗获益证据有限，随着此类关注的增加，有处方权的医生也考虑停止使用阿片类药物。人们已经提出了标准以确定哪些患者能够从减量长期使用阿片类药物获益（表 44-1）。长期阿片类药物逐渐减量的主要问题很多，可分为短期和长期风险。在短期风险中，阿片类药物戒断综合征、恐惧疼痛加重、拒绝阿片类药物减量或使用新的处方药替代长期的阿片类药物，以及对处方医生的攻击行为引起许多临床医生的关注。长期的问题包括复用、改善或维持功能的干预措施、精神病合并症的治疗，以及围绕意外过量用药或者自杀导致死亡的法医鉴定问题，都是严重关切的问题。

退出阿片类药物减量或复用的关键预测因素包括抑郁、疼痛评分高、阿片类药物剂量大以及缺乏减量失败的应对措施。目前缺乏阿片类药物减量的有效方案。经典的方法是首先将阿片类药物剂量减少至最小的常用单位剂量，然后延长给药时间间隔。例如，某患者每 8 小时使用 60mg 缓释吗啡，首先应

表 44-1　需要停止长期使用阿片类药物患者的确认标准

1. 合理增加剂量仍无法达到或维持预期的疼痛缓解或功能改善目标
2. 最低有效镇痛剂量仍出现不可耐受的不良反应，合理阿片类药物转换的尝试失败
3. 持续不依从患者治疗协议，包括不当使用、不服从监控（排除个人不能承担经济负担），出售处方药物、伪造处方、盗窃或借用药品，对阿片类药物需求强烈，增加口服或外用阿片类药物，未经批准使用阿片类药物，未经批准增加剂量，同时使用其他非法药物，从多个医生或多家药店获得阿片类药物，经常到急诊室获得慢性疼痛药物
4. 阿片类药物引起的身体、情绪或社交功能恶化
5. 疼痛疾病已经得到解决或者治愈

将剂量减少到 15mg，然后将两次给药的时间间隔增加到 12h，再增加至 24h。最好是逐渐减量患者长期使用的阿片类药物，而不是替换为美沙酮或丁丙诺啡（没有强有力的证据支持）。还应该提供持续的疼痛治疗，包括优化的非阿片类药物治疗方案和介入治疗。α₂- 激动剂（如可乐定、洛非西定、胍法辛、替扎尼定）可降低交感神经活性，NSAID 或对乙酰氨基酚减少肌肉酸痛，这些都是都是逐渐减量的方案内容之一。如前所述，考虑到这些患者有退出和不良功能预后的危险因素，可能需要通过心理干预（例如CBT）来提供心理支持，以解决减量的焦虑、潜在的抑郁以及疼痛和压力应对策略不足等问题。

疼痛介入性治疗

疼痛介入性治疗是指　组用于特定脊柱疾病的治疗，包括硬膜外类固醇激素注射、经皮椎间盘穿刺技术等。有些技术已经进行了严格的随机对照研究，另外一些技术未经严格评估就已经广泛使用。这些治疗技术应用于最有可能受益的疾病可能是非常有效的（表 44-2）；然而，如果无适应证却随意使用这些技术，就可能无效，且费用昂贵，甚至可能伤害患者。

表 44-2　腰痛的治疗措施

Type of Pain	Initial Therapy	Therapy for Persistent Pain
Acute radicular pain	• A 7– to 10–day course of an oral analgesic (NSAID or acetaminophen, ± opioid analgesic) with a relaxant drug, for those with superimposed muscle spasm. (LEVEL I)	• Between 2 and 6 weeks after onset of acute radicular pain, consider lumbar epidural steroid injection for attenuation of radicular symptoms. (LEVEL II)
Chronic radicular pain	• Initial treatment of chronic radicular pain is similar to treatment of other types of neuropathic pain and should begin with a trial of a tricyclic antidepressant, SNRI, or anticonvulsant. (LEVEL 1) • Chronic radicular pain may respond to treatment with chronic opioids, but neuropathic pain is less responsive to opioids than nociceptive pain. (LEVEL II)	• Consider evaluation for a trial of spinal cord stimulation. (LEVEL II)
Acute lumbosacral pain	• A 7– to 10–day course of an oral analgesic (NSAID or acetaminophen, ± opioid analgesic) with a relaxant drug, for those with superimposed muscle spasm. (LEVEL I)	• Between 2 and 6 weeks after onset of chronic radicular pain, consider referral for physical therapy for stretching, strengthening, and aerobic exercise in conjunction with patient education. (LEVEL I)
Chronic lumbosacral pain	• Diagnostic medial branch blocks of the nerves to the facet joints. If >50% pain relief is obtained with the diagnostic blocks, radiofrequency treatment may be effective. (LEVEL II)	• Consider enrollment in a formal pain program that incorporates medical management, behavioral therapy, and physical therapy. (LEVEL I) • Consider cognitive–behavioral therapy. (LEVEL I) • If no response is obtained with diagnostic facet blocks and MRI shows evidence of early degenerative disk disease affecting fewer than two intervertebral disks, consider diagnostic provocative diskography. (LEVEL III) If diskography is concordant (pain is reproduced at anatomically abnormal level[s] and no pain is present at an adjacent anatomically normal level), consider treatment with intradiskal electrothermal therapy (IDET) at the symptomatic level(s). (LEVEL II)

Note: Level of evidence is based on the Oxford Evidence-Based Medicine Levels for Treatment: LEVEL I, high-quality RCTs or systematic reviews of RCTs; LEVEL II, low-quality RCTs, cohort studies, or systematic reviews of cohort studies; LEVEL III, case-control studies or systematic reviews of case-control studies; LEVEL IV, case-series; LEVEL V, expert opinion.
MRI, Magnetic resonance imaging; *NSAID*, nonsteroidal antiinflammatory drug; *RCTs*, randomized controlled trials; *SNRI*, serotonin-norepinephrine reuptake inhibitor.
Modified with permission from Rathmell JP. A 50-year-old man with chronic low back pain. *JAMA*. 2008;299:2066-2077.
（表格因版权方要求未翻译）

第六篇

硬膜外类固醇激素注射术

许多 RCT 已经研究了硬膜外类固醇激素注射治疗急性神经根性疼痛的疗效[22]。硬膜外腔注射术可以消除急性椎间盘突出导致的炎症反应。对于伴有 HNP 的急性根性疼痛，如果在患者发病后 3～6 周内给予硬膜外腔类固醇激素注射，可以降低其下肢疼痛的严重程度和持续时间。治疗的不良反应，如注射部位疼痛和短暂的根性疼痛加重，发生率不到 1%。治疗后 3 个月，疼痛不会继续缓解，功能不能继续改善。没有研究证明这种治疗方法对无神经根症状的腰骶部疼痛有帮助。硬膜外注射类固醇可经椎板间入路（图 44-4）或经椎间孔入路（图 44-5）。经椎间孔入路的基本原理是将高浓度类固醇直接注射到邻近炎症部位的脊神经旁。经椎间孔入路可能比经椎板间入路更有效，但还需要进一步的研究证实。

小关节阻滞和射频治疗

腰椎小关节疼痛占慢性腰痛患者的 15%[12]。诊断根据典型牵涉痛的性质来确定，小关节处最痛，触诊小关节时出现疼痛；影像学检查表现多种多样，但通常存在不同程度小关节疾病。类固醇激素注射可使炎症活跃期患者的疼痛得到中期缓解（1～3 个月）。通过置入绝缘细针于小关节的感觉神经附近（图 44-6），射频可以形成一个小范围的组织凝固，使小关节失神经支配。射频神经热凝治疗小关节相关性疼痛可能比假手术更有效。约 50% 患者至少可以缓解 50% 的疼痛。治疗后 6～12 个月疼痛通常会复发，重复进行神经射频神经热凝术不会降低疗效。该治疗不良反应少见，仅 1% 患者有不超过 2 周的穿刺部位疼痛。

交感神经阻滞

交感神经阻滞可以缓解特殊疼痛综合征的疼痛，包括 CRPS 和血管功能不全引起的缺血性疼痛。几乎没有科学证据支持交感神经阻滞可以长期缓解患者疼痛或改善生理功能；尽管如此，交感神经阻滞仍然广泛用于缓解短期疼痛，以促进患者积极参与物

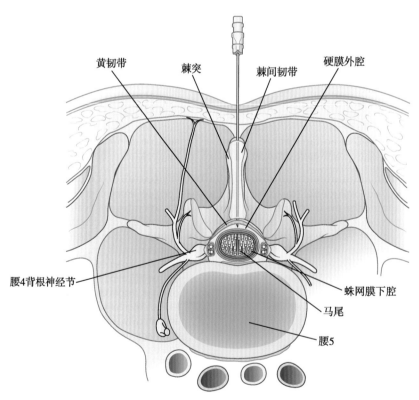

图 44-4　椎板间入路硬膜外注射横截面图。硬膜外穿刺针从相邻棘突之间的中线进入，穿过黄韧带，从正中进入硬膜外后间隙。正常的硬膜外间隙大约为 4～6mm 宽（横截面中，从黄韧带到硬脑膜的距离）。腰段硬膜外注射时，注意邻近下方的马尾神经（重绘自：Rathmell JP. Atlas of image-guided intervention in regional anesthesia and pain medicine. Philadelphia：Lippincott Williams & Wilkins；2006：47, used with permission.）

理治疗[16]。腹腔神经丛毁损治疗腹部恶性肿瘤引起的疼痛是一个例外，治疗后疼痛可显著缓解数周至数月。

星状神经节阻滞

星状神经节阻滞是诊断和治疗头、颈、上肢交感神经持续性疼痛的有效方法。头部、颈部和上肢的交感神经纤维在星状神经节相互交通。大多数人的星状神经节由颈下交感神经节和第一胸交感神经节融合而成。该神经节常见于颈长肌外侧缘、第一肋骨颈和 C_7 横突的前方（图 44-7）。此处的神经节位于后侧，下界为锁骨下动脉第一段，内侧为肺尖后侧的椎动脉起始部。虽然星状神经节阻滞有几种穿刺路径，但最常见的方法是以 C_6 为表面标志的气管旁前侧入路。C_6 水平阻滞可以降低气胸的风险，而 C_7 水平（靠近肺尖）附近进行阻滞，气胸的风险更大。大多数人 C_6 横突前结节（Chassaignac 结节）很容易触

及。如果没有影像技术引导，操作者触摸环状软骨，然后将手指向外侧滑入气管和胸锁乳突肌之间的沟中，将肌肉和邻近的颈动脉及颈静脉推向外侧。C_6 水平的沟中很容易触及 Chassaignac 结节。一旦确定了结节，穿刺针穿过皮肤，抵达结节表面，注射局部麻醉药。局部麻醉药沿着椎前筋膜向尾端扩散，阻滞位于注射点下方同一平面的星状神经节。实践证明，Chassaignac 结节大小和形状的显著变化降低了阻滞的成功率。星状神经节阻滞成功的标志是出现霍纳综合征，包括瞳孔缩小（瞳孔收缩）、上睑下垂（上眼睑下垂）和眼球内陷（眼球内陷于眼眶内）。其他阻滞成功的标志包括无汗（没有出汗）、鼻塞、手和前臂静脉扩张以及被阻滞侧肢体的温度升高至少 1℃。安全的阻滞则必须避免邻近的椎动脉和 C_6 神经根。有人对此技术进行了简单改良，即在 X 线引导下将穿刺针从正中直接穿刺到横突根部，此法安全简便，可提高星状神经节阻滞的可靠性（图 44-7）。

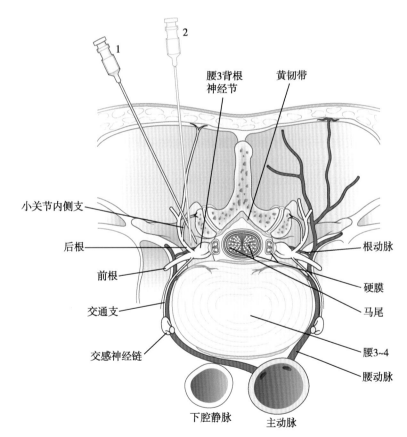

图 44-5　腰椎间孔硬膜外注射和选择性神经根阻滞的横截面图。右（1）L_3 ~ L_4 经椎间孔注射和（2）L_3 选择性神经根阻滞的解剖和正确的针尖到位（横截面观）（重绘自：Rathmell JP. Atlas of image-guided intervention in regional anesthesia and pain medicine. Philadelphia：Lippincott Williams & Wilkins；2006：58，used with permission.）

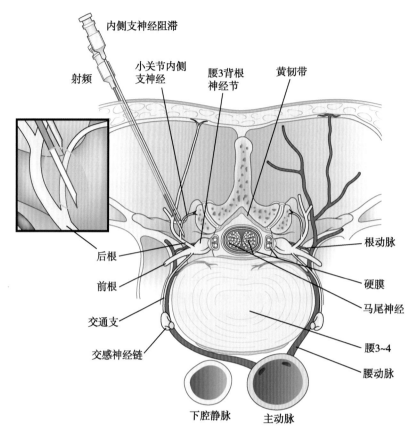

图 44-6　腰椎小关节内侧支阻滞和射频治疗的横截面图。使用 22 号、3.5 英寸腰穿针（或 22 号、10cm 长、5mm 工作裸露端射频套管针）向横突底部与上关节突连接的部位进针。常规射频治疗的时候，应将射频套管针与 C 臂成 25°～30° 的尾角，使裸露端针尖轴线平行于小关节内侧支神经的走行（横突和上关节突移行沟）（重绘自：Rathmell JP. Atlas of image-guided intervention in regional anesthesia and pain medicine. Philadelphia：Lippincott Williams & Wilkins；2006：89，used with permission.）

　　一直以来，星状神经节阻滞是诊断和治疗涉及上肢交感神经持续性疼痛综合征（如 CRPS）的标准方法。星状神经节阻滞也能有效治疗其他神经病理性疼痛综合征，包括缺血性神经病变、带状疱疹、早期 PHN 和放射后神经炎。星状神经节阻滞也能成功减轻血管功能不全疾病的疼痛并改善血流，如顽固性心绞痛、雷诺病、冻伤、血管痉挛、闭塞性和栓塞性血管疾病。最后，因为交感神经纤维控制出汗，所以星状神经节阻滞可以非常有效地控制多汗症（手反复和无法控制的出汗）。星状神经节阻滞穿刺到位后（图 44-7），紧邻针尖有许多结构。局部麻醉药扩散可阻滞邻近的喉返神经，通常会导致声音嘶哑，喉咙有肿块感，以及呼吸短促和吞咽困难的主观感觉。星状神经节阻滞不应双侧同时进行，因为双侧喉返神经阻滞很可能导致喉反射丧失和呼吸损害。局部麻醉药的直接扩散也很可能阻滞膈神经，从而导致单侧膈肌麻痹。局部麻醉药的扩散以及直接注射局部麻醉药在后结节附近，将导致上肢躯体神经完全阻滞。这可能是由于局部麻醉药注入神经鞘以后，药物扩散或者是完全性臂丛神经阻滞造成的小范围感觉丧失。有严重上肢躯体神经阻滞的患者应佩戴肩关节吊带回家，就像臂丛神经阻滞的患者一样，指导他们保护自己的上肢。

　　星状神经节阻滞的主要并发症包括椎管内阻滞（蛛网膜下腔或硬膜外）和抽搐。针头从皮肤稍外侧进针的最内侧角度，可能导致针尖通过前外侧的椎间孔进入椎管。这种情况下，局部麻醉药可能注入硬膜外腔；如果针尖进得足够深，可以穿透围绕神经根的硬脑膜并注入蛛网膜下腔。更多见的是，针尖到达后结节上，药液沿神经根进入硬膜外腔。在这种情况下，可能发生局部或深部的椎管阻滞，包括高位的蛛网膜下腔或硬膜外麻醉，意识丧失和呼

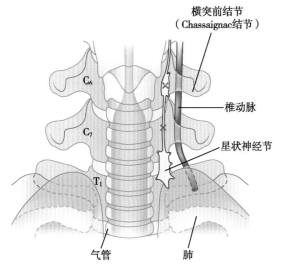

横突前结节
（Chassaignac结节）

椎动脉

星状神经节

C₆

C₇

T₁

气管　　肺

图 44-7　星状神经节的解剖。星状神经节向上肢和头颈部发出交感神经纤维。神经节由第一胸神经节和颈下神经节融合而成，因其星形而得名（许多人的两个神经节是分开的）。星状神经节位于第一肋骨的上方，T_1 横突与钩突交界处。星状神经节位于肺尖的后内侧，椎动脉的内侧。为了避免发生气胸，通常在 C_6 或 C_7 水平进行星状神经节阻滞，同时使用一定容量的药液可以沿着椎前筋膜向下扩散到星状神经节（通常为 10mL）。没有 X 线引导时，操作人员触摸 C_6 横突前结节（Chassaignac 结节），并将针穿刺到该位置。有 X 线引导下，针穿刺到 C_6 或 C_7 钩突下方的椎体上即可，此操作更简单、更安全。在 C_7 水平进行阻滞时应特别小心，确保针尖不会偏离钩突的侧面，因为此处有椎动脉走行在横突的前面，且通常不在有保护性的骨性横突孔内（改编自：Rathmell JP. Atlas of image-guided intervention in regional anesthesia and pain medicine. Philadelphia：Lippincott Williams & Wilkins；2006：116，used with permission.）

吸暂停可能随之而来。及时给予气道保护、机械通气和静脉镇静，直至患者气道反射恢复和意识恢复。因为硬膜外使用长效局部麻醉药时，可能需要 15～20min 才达到最大效果，所以星状神经节阻滞后，患者至少需要监测 30min。星状神经节阻滞时局部麻醉药入血管可能会导致全身抽搐发作。颈动脉位于 Chassaignac 结节前内侧，椎动脉位于结节后内侧的横突孔内。

假如注射到以上任何一个结构中，局部麻醉药进入动脉供应区，进而直接进入大脑，通常少量的局部麻醉药就可以导致全身性抽搐迅速发作（0.2mL

0.25% 丁哌卡因即可导致抽搐发作）。然而，由于局部麻醉药迅速再分布，抽搐发作通常短暂，不需要特殊治疗。如果抽搐发作，立即停止注射，拔除针头，开始对症支持治疗。

腹腔神经丛阻滞

腹腔神经丛阻滞毁损术（neurolytic celiac plexus block，NCPB）是所有神经毁损术中应用最广泛的一种。NCPB 对 70%～90% 胰腺癌和其他腹腔恶性肿瘤患者具有长期疗效 [29]。很多技术用于腹腔神经丛的定位。经典的方法采用经皮后入路法，借助体表和骨性标志将穿刺针置于腹腔神经丛附近。大量报道描述了通过 X 线片、X 线透视、计算机断层扫描（computed tomography，CT）和超声（经胃镜技术）引导下腹腔神经丛定位的新方法。

在安全性和成功率方面，没有一种新方法皆具有显著优越性。近年来，人们普遍认为，X 线引导实施腹腔神经丛定位是必不可少的。很多医师已经常规使用 CT，以利用其可以使邻近结构显影更加清晰的优势。腹腔神经丛由分散的神经纤维网和位于主动脉前外侧相当于 T_{12}～L_1 椎体水平的独立神经节组成。腹腔内脏的交感神经由 T_5～T_{12} 水平脊髓前外侧角发出。来自腹腔内脏的伤害性刺激由伴行于交感神经的传入神经传递。节前交感神经纤维自胸交感神经链发出至交感神经节，横越低位胸椎的前外侧部，分别形成内脏大神经（T_5～T_9）、内脏小神经（T_{10}～T_{11}）和内脏最小（T_{12}）神经（图 44-8）。大概在 L_1 椎体水平，节前纤维经过腹腔神经节内的内脏神经突触走形，经过主动脉前外侧表面，周围有腹腔和肠系膜上动脉的根部。腹腔神经节的节后纤维支配除降结肠、乙状结肠、直肠和盆腔脏器外的所有腹腔脏器。腹腔神经丛阻滞采用经膈脚入路，将局部麻醉药或神经毁损药直接注入位于主动脉前外侧的腹腔神经节（图 44-8）。穿刺针直接穿过膈肌脚至腹腔神经丛，药液向主动脉后表面扩散受限，可能减少神经根或脊髓节段动脉受累的机会。相比之下，内脏神经阻滞术（图 44-8）避免了穿透主动脉的风险，而且需要的药物容量较小，成功率不受胰腺肿瘤扩散或淋巴结肿大而造成解剖变异的影响。因为穿刺针位于膈肌脚的后方，与 T_{12} 椎体紧密并排，故此法被称为膈脚后穿刺技术。内脏神经阻滞术是经典的经膈肌脚后腹腔神经丛阻滞的一个小改进，唯一的区别是内脏神经阻滞术的穿刺针要超过 T_{12} 椎体的中部，而不是超过 L_1 椎体的头端。L_1 椎体上方的膈肌脚后腹腔神经丛阻滞术和 T_{12} 椎体中部的内脏神经

第六篇

阻滞术都有报道过，它们本质上是同一种技术，都是在膈肌脚后方定位，依靠药物的投向扩散以阻滞内脏神经。大多数情况下，腹腔神经丛（经膈脚或膈脚后入路）和内脏神经阻滞可以互换，以达到相同的效果。尽管有人更喜欢其中的某种穿刺入路，但没有任何证据表明其中哪一种入路临床效果更佳。腹腔神经丛和内脏神经阻滞可用于控制来源于腹腔内脏器的疼痛。这些脏器包括胰腺、肝脏、胆囊、大网膜、肠系膜以及从胃到横结肠的消化道。NCPB 最常见的应用是治疗腹腔内恶性肿瘤引起的疼痛，特别是由胰腺癌引起的疼痛。内脏神经或腹腔神经丛毁损术可以显著缓解疼痛，减少或无须使用额外镇痛药，并改善胰腺癌和其他腹腔内恶性肿瘤患者的生活质量。

　　NCPB 对慢性非恶性肿瘤疼痛，尤其是慢性胰腺炎引起的疼痛，其长期疗效是有争议的。许多胰腺癌患者的寿命很短，镇痛有时会持续患者的余生。

　　腹腔神经丛阻滞后会发生一些生理学上可预期的副作用，包括腹泻和直立性低血压。腹腔内脏的交感神经阻断导致消化道副交感神经过度兴奋，从而引起腹部痉挛和突发腹泻。同样的，随之而来的血管扩张常常造成直立性低血压。这些反应总是一过性的，但是神经毁损术后可能持续存在数天。对于直立性低血压，除了静脉补液外，很少需要其他治疗。

　　腹腔神经丛和内脏神经阻滞的并发症包括血尿、血管内注射和气胸。肾脏位于 T_{12} 与 L_3 之间，左肾略高于右肾。主动脉位于脊柱左前外侧缘。腹腔干起源于 T_{12} 水平的主动脉前表侧，分为肝动脉、胃左动脉和脾动脉。使用经主动脉技术时，必须小心避免穿刺针直接穿刺入前方的腹主动脉干。下腔静脉位于主动脉右侧、椎体的前外侧表面。中央胸膜反折部向下延伸至 T_{12}～L_1 水平。NCPB 的其他不良反应发生率低但严重。血管内注射 30mL100% 乙醇将导致血液乙醇水平刚好超过法定醉酒上限，但不会有严重酒精中毒的危险。血管内注射苯酚的临床表现与局部麻醉药中毒相似：CNS 兴奋，继而出现抽搐，严重中毒时可出现心血管衰竭。

　　酒精或苯酚行 NCPB 最严重的并发症是截瘫。其理论机制是神经毁损药向主动脉后方扩散，包绕脊髓节段性动脉。在 T_{12} 或 L_1 水平，通常有一条独立的、主要供应脊髓节段的动脉，即 Adamkiewicz 动脉。某些个体中，这条动脉是在低位胸段为脊髓的前三分之二供血的主要动脉。神经毁损药可造成 Adamkiewicz 动脉痉挛甚至坏死和闭塞，从而导致瘫痪。这种并发症的实际发生率尚不清楚，但似乎低于 1∶1 000。

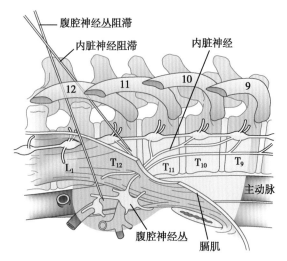

图 44-8　腹腔神经丛与内脏神经的解剖。腹腔神经丛由分散的神经纤维网和位于主动脉前外侧上缘相当于 T_{12}～L_1 椎体水平独立的神经节组成。交感神经节前纤维自胸交感神经链发出至交感神经节，横越下胸椎的前外侧表面，形成内脏大神经（T_5～T_9）、内脏小神经（T_{10}～T_{11}）和内脏最小神经（T_{12}）。腹腔神经丛阻滞采用经膈脚入路，将局部麻醉药或神经毁损药直接注入位于主动脉前外侧的腹腔神经节。穿刺针直接经膈肌脚至腹腔神经丛。而内脏神经阻滞术中，穿刺针位于膈肌脚后侧邻近 T_{12} 椎体处。图中阴影部分为这两种技术的药液扩散范围（改编自：Rathmell JP. Atlas of image-guided intervention in regional anesthesia and pain medicine. Philadelphia：Lippincott Williams & Wilkins；2006：124，used with permission. ）

腰交感神经阻滞

　　交感神经系统参与了多种慢性疼痛的病理生理过程，包括 CRPS 和缺血性疼痛。腰交感神经链由四到五对神经节组成，位于 L_2～L_4 椎体的前外侧表面（图 44-9）。细胞体（来自 T_{10} 和 L_3 的细胞数不等）穿行到腰交感神经节，位于 T_{11}～L_2 脊髓的前外侧区。节前纤维与相应的脊神经根一起离开椎管，以白交通支的形式连接交感神经链，然后在相应的神经节内形成突触连接。节后纤维退出交感链，加入髂、股动脉周围弥漫性血管周围丛或者通过灰交通支加入神经根，形成腰骶丛。交感神经纤维伴随着所有的主要神经到达下肢。下肢的大多数交感神经支配主要来自 L_2 和 L_3 腰交感神经节，阻滞这些神经节可导致下肢交感神经几乎完全失神经支配。腰交感神

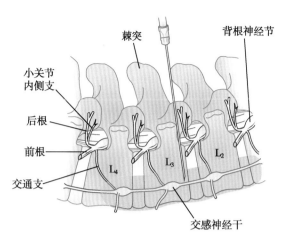

图 44-9 腰交感神经链解剖。腰交感神经节的数目和位置因人而异。最常见的是，神经节位于 $L_2 \sim L_4$ 椎体前内侧面。局部麻醉药行暂时性腰交感神经阻滞最好是单个穿刺针从 L_3 横突上缘进针，以避免损伤出孔根。针尖靠近 L_3 椎体上部前内侧的表面。$15 \sim 20 \text{mL}$ 的局部麻醉药能扩散到多个椎体水平（阴影部分）（改编自：Rathmell JP. Atlas of image-guided intervention in regional anesthesia and pain medicine. Philadelphia: Lippincott Williams & Wilkins; 2006: 136, used with permission.）

阻滞广泛用于治疗下肢交感神经持续性疼痛综合征。其中最常见的是 CRPS 1 型（反射性交感神经萎缩）和 2 型（灼性神经痛）。局部麻醉药阻滞可产生明显的长期镇痛作用，该阻滞作为综合治疗方案的一部分，具有镇痛和促进功能恢复的作用。小血管闭塞导致周围血管功能不全，腰交感神经阻滞治疗也可以有效缓解这类患者的疼痛。肢体近端固定的血管闭塞最好采用介入手术，使用旁路移植术或动脉内支架置入术恢复血流。腰交感神经阻滞可改善弥漫性小血管闭塞的微血管循环，缓解缺血性疼痛。如果局部麻醉药阻滞能改善血流和减轻疼痛，这些患者通常能从外科或化学交感神经切除术中获益。

腰交感神经阻滞对其他下肢神经病理性疼痛患者的效果各有不同，可以减轻急性带状疱疹和早期 PHN 患者的疼痛，但是对已发生的 PHN（发病后 $3 \sim 6$ 月）几乎无效。同样的，脊髓损伤后的去神经后疼痛综合征，如幻肢痛和下肢神经性疼痛，交感神经阻滞的效果也各不相同，且大多令人失望。

腰交感神经阻滞时，针头误入血管和血管内注射可引起显著和潜在的局部麻醉药中毒。穿刺针直接穿刺到肾脏会导致血尿，通常是自限性的。穿刺

针穿过椎间孔时，可能发生神经根、硬膜外或蛛网膜下腔阻滞，通过适当的影像技术引导通常可以完全避免。腰交感神经毁损后，多达 10% 的患者可能出现大腿前部 L_1 和 L_2 神经根分布区的明显疼痛。这观察结果来源于开放性交感神经切除术后，交感神经化学和射频毁损中也有报道这种神经痛。交感神经切除术后大腿前部的神经痛可能是邻近的感觉神经部分纤维毁损所致，最常见的是生殖股神经。

脊髓电刺激

基于非伤害性感觉输入干扰疼痛感知的理论，直接激活脊髓脊柱内传递非伤害性刺激的上升纤维，可以治疗慢性背痛。现代脊髓电刺激系统利用类似起搏器的植入性脉冲发生器，连接到位于脊柱硬膜外腔的小电极阵列。系统的植入是一个简单、简短的过程。脊髓电刺激（SCS）可安全有效地治疗 CRPS、单侧神经根性疼痛、背部手术后疼痛综合征。通常患者需要接受约 1 周的初始体外测试。测试成功的患者可以置入脊髓刺激器，可以通过经皮穿刺或外科手术来完成[34]。癌性疼痛患者植入脊髓刺激器后，疼痛评分降低，镇痛药量也减少[35]。随着新设备的出现和外科技术的改进，不良反应正在减少，并发症也越来越少。常见并发症及发生率如下：脑脊液漏（0.3%～7%），脉冲发生器植入部位的疼痛或不适（1%～12%），皮下血肿或积液（0%～9%）[36]。

鞘内药物输注系统

早在 20 世纪 70 年代中期，吗啡首次直接应用于脊髓产生脊髓水平镇痛。腹壁植入小型可编程泵，通过导管精确、连续输注药物到鞘内，此泵的出现使得这项技术可以应用于慢性非癌性疼痛患者。鞘内药物输注系统通常应用于以下情况，对保守治疗无效的严重疼痛，或长时间口服镇痛药加量到副作用无法耐受，或疼痛控制无效[37]。大量的药物治疗（口服或非口服阿片类药物）与鞘内给药治疗癌性疼痛的对比研究发现，两者镇痛效果相似，但是鞘内药物治疗的阿片类药物副作用（较少嗜睡和疲劳）较少。吗啡是目前唯一被美国食品药品监督管理局批准的用于鞘内的阿片类药物，其他药物也可以单独或者与吗啡联用。鞘内注射齐考诺肽（Ziconotide）对严重慢性疼痛患者有显著镇痛作用，但副作用很常见，最常见的是 CNS 副作用。非癌性疼痛使用鞘内给药系统尚未进行对照试验，且仍有争议，但许多观察性研究表明，鞘内给药可显著减轻一些对保守治疗效果差的慢性腰痛。

结论

本章简要概述了现代疼痛医学实践中最常见的慢性疼痛的问题和治疗方法。作为与神经系统离散的疾病，我们对慢性疼痛的理解在不断发展，对急性和慢性疼痛之间联系的理解也在不断深入。麻醉医生做好围手术期准备，有助于更好地理解，如何采用新技术治疗术后急性疼痛才能更有效地减少慢性疼痛的发生率和严重程度，并将新技术精准应用到神经轴。

思考题

1. 急性腰痛患者的典型临床过程是什么？慢性腰痛的危险因素是什么？

2. 神经病理性疼痛的临床特点是什么？糖尿病周围神经病变（DPN）和疱疹后神经痛（PHN）最常见的表现是什么？

3. 复杂区域性疼痛综合征（CRPS）的诊断标准是什么？CRPS的治疗最重要的方面是什么？

4. 对于癌性疼痛的患者，应该使用什么镇痛的方法？

5. 阿片类药物治疗以下类型疼痛的疗效如何：急性术后疼痛、中度及重度癌痛、慢性非癌痛？

6. 美国阿片类药物的滥用程度如何？可以使用哪些方法预防慢性阿片类药物滥用？

7. 经气管旁前入路星状神经节阻滞的解剖标志是什么？

（李俊 曾宪政 译，叶菱 审）

参考文献

1. International Association for the Study of Pain Task Force on Taxonomy. In: Merskey NB, ed. *Classification of Chronic Pain.* 2nd ed. Seattle: IASP Press; 1994:209–214.

2. Blackwell DL, Lucas JW, Clarke TC. Summary health statistics for U.S. adults: National Health Interview Survey, 2012. National Center for Health Statistics. *Vital Health Stat.* 2014;10(260):1–171.

3. Andersson GB. Epidemiological features of chronic low-back pain. *Lancet.* 1999;354(9178):581–585.

4. Rubin DI. Epidemiology and risk factors for spine pain. *Neurol Clin.* 2007; 25(2):353–371.

5. Koes BW, van Tulder MW, Thomas S. Diagnosis and treatment of low back pain. *Br Med J.* 2006;332(7555):1430–1434.

6. Saal JA, Saal JS. Nonoperative treatment of herniated lumbar intervertebral disc with radiculopathy. An outcome study. *Spine (Phila PA 1976).* 1989;14(4):431–437.

7. Cohen SP, Bicket MC, Jamison D, et al. Epidural steroids: a comprehensive, evidence-based review. *Reg Anesth Pain Med.* 2013;38(3):175–200.

8. Lurie JD, Tosteson TD, Tosteson AN, et al. Surgical versus nonoperative treatment for lumbar disc herniation: eight-year results for the spine patient outcomes research trial. *Spine (Phila PA 1976).* 2014;39(1):3–16.

9. Yildirim K, Deniz O, Gureser G, et al. Gabapentin monotherapy in patients with chronic radiculopathy: the efficacy and impact on life quality. *J Back Musculoskelet Rehabil.* 2009;22(1):17–20.

10. Deyo RA, Weinstein JN. Low back pain. *N Engl J Med.* 2001;344(5):363–370.

11. Jarvik JG, Deyo RA. Diagnostic evaluation of low back pain with emphasis on imaging. *Ann Intern Med.* 2002;137(7):586–597.

12. Bogduk N, McGuirk B. Causes and sources of chronic low back pain. In:

Bogduk N, McGuirk B, eds. *Medical Management of Acute and Chronic Low Back Pain. An Evidence Based Approach: Pain Research and Clinical Management.* Amsterdam: Elsevier Science; 2002:115–126.

13. Stidd DA, Rivero S, Weinand ME. Spinal cord stimulation with implanted epidural paddle lead relieves chronic axial low back pain. *J Pain Res.* 2014;7:465–470.

14. Javed S, Petropoulos IN, Alam U, Malik RA. Treatment of painful diabetic neuropathy. *Ther Adv Chronic Dis.* 2015;6(1):15–28.

15. Birklein F, O'Neill D, Schlereth T. Complex regional pain syndrome: an optimistic perspective. *Neurology.* 2015;84(1):89–96.

16. Cossins L, Okell RW, Cameron H, et al. Treatment of complex regional pain syndrome in adults: a systematic review of randomized controlled trials published from June 2000 to February 2012. *Eur J Pain.* 2013;17(2):158–173.

17. Giamberardino MA, Affaitati G, Fabrizio A, Costantini R. Effects of treatment of myofascial trigger points on the pain of fibromyalgia. *Curr Pain Headache Rep.* 2011;15(5):393–399.

18. Wolfe F, Clauw DJ, Fitzcharles MA, et al. The American College of Rheumatology preliminary diagnostic criteria for fibromyalgia and measurement of symptom severity. *Arthritis Care Res (Hoboken).* 2010;62(5):600–610.

19. Fitzcharles MA, Ste-Marie PA, Shir Y, Lussier D. Management of fibromyalgia in older adults. *Drugs Aging.* 2014;31(10):711–719.

20. Vardy J, Agar M. Nonopioid drugs in the treatment of cancer pain. *J Clin Oncol.* 2014;32(16):1677–1690.

21. Auret K, Schug SA. Pain management for the cancer patient—current practice and future developments. *Best Pract Res Clin Anaesthesiol.* 2013;27(4):545–561.

22. Machado LA, Kamper SJ, Herbert RD, et al. Analgesic effects of treatments for non-specific low back pain: a meta-analysis of placebo-controlled randomized trials. *Rheumatology (Oxford).* 2009;48(5):520–527.

23. Machado GC, Maher CG, Ferreira PH, et al. Efficacy and safety of paracetamol for spinal pain and osteoarthritis: systematic review and meta-analysis of randomised placebo controlled trials. *BMJ.* 2015;350:h1225.

24. Finnerup NB, Attal N, Haroutounian S, et al. Pharmacotherapy for neuropathic pain in adults: a systematic review and meta-analysis. *Lancet Neurol.* 2015;14(2):162–173.

25. Derry S, Gill D, Phillips T, Moore RA. Milnacipran for neuropathic pain and fibromyalgia in adults. *Cochrane Database Syst Rev.* 2012;(3):CD008244.

26. Jamison RN, Mao J. Opioid analgesics. *Mayo Clin Proc.* 2015;90(7):957–968.

27. Cheung CW, Qiu Q, Choi SW, et al. Chronic opioid therapy for chronic non-cancer pain: a review and comparison of treatment guidelines. *Pain Physician.* 2014;17(5):401–414.

28. Reinecke H, Weber C, Lange K, et al. Analgesic efficacy of opioids in chronic pain: recent meta-analyses. *Br J Pharmacol.* 2015;172(2):324–333.

29. Gaskin DJ, Richard P. The economic costs of pain in the United States. *J Pain.* 2012;13(8):715–724.

30. Franklin GM. Opioids for chronic non-cancer pain: a position paper of the American Academy of Neurology. *Neurology.* 2014;83(14):1277–1284.

31. Manchikanti L, Helm S 2nd, Fellows B, et al. Opioid epidemic in the United States. *Pain Physician.* 2012;15(suppl 3):ES9–ES38.

32. *Epidemic: responding to America's prescription drug abuse crisis.* Washington, DC: Office of National Drug Control Policy; 2011.

33. Berna C, Kulich RJ, Rathmell JP. Tapering long-term opioid therapy in chronic noncancer pain: evidence and recommendations for everyday practice. *Mayo Clin Proc.* 2015;90(6): 828–842.

34. Walsh KM, Machado AG, Krishnaney AA. Spinal cord stimulation: a review of the safety literature and proposal for perioperative evaluation and management. *Spine J.* 2015;15(8):1864–1869.

35. Lihua P, Su M, Zejun Z, et al. Spinal cord stimulation for cancer-related pain in adults. *Cochrane Database Syst Rev.* 2013;(2):CD009389.

36. Bendersky D, Yampolsky C. Is spinal cord stimulation safe? A review of its complications. *World Neurosurg.* 2014;82(6):1359–1368.

37. Wilkes D. Programmable intrathecal pumps for the management of chronic pain: recommendations for improved efficiency. *J Pain Res.* 2014;7: 571–577

第六篇

第**45**章　心 肺 复 苏

Krishna Parekh and David Shimabukuro

心肺复苏（cardiopulmonary resuscitation，CPR）最初被定义是在近 50 年前，指的是为无脉搏的患者实施口对口通气和闭合性胸外心脏按压。从那时起，心肺复苏和心血管生命支持取得了重大进步。今天，对 CPR 的早期描述被称为基础生命支持（basic life support，BLS），而成人高级心血管生命支持（advanced cardiovascular life support，ACLS）和儿童高级心血管生命支持（pediatric advanced cardiovascular life support，PALS）则包含了由有经验的医生提供的额外的侵入性技术。

院外复苏得以很好地描述，而对院内复苏和生命支持的研究较少。一项关于院内 CPR 的回顾性研究发现，2000—2009 年期间，393 例住院患者中就有 1 例接受 CPR，其中 23% 存活出院 [1]。围手术期心搏骤停的独特之处在于其往往是可预见的，并且医护人员和资源是可以立即获得的。

美国心脏协会（American Heart Association，AHA）与国际复苏联络委员会（International Liaison Committee on Resuscitation，ILCOR）联合于 2015 年发布了更新版的 CPR 和心血管急救（emergency cardiovascular care，ECC）管理指南。这些指南是基于 2010 版本进行修订的，新指南更加重视院前、院内和复苏后的救治系统，以及对施救者 CPR 技能的继续教育。此外，将会持续对新的证据进行评估，修订后的指南也将在网上提供，以取代定期的全面更新 [2, 3]。

基础生命支持

BLS 包含一系列关键措施，包括识别无反应和心脏停搏，启动应急响应系统，尽早实施 CPR，必要

感谢 Linda Liu 为本章上版作出的贡献

时尽早除颤。在医院内，医护人员需按照 AHA 的流程依次实施如下步骤：①确保安全；②检查患者反应；③启动复苏团队；④同时检查有无正常呼吸和脉搏；⑤取回自动体外除颤仪（automated external defibrillator，AED）和急救设备；⑥开始 CPR，如果除颤仪可用则开始除颤；⑦救援到来后提供 2 人 CRP（图 45-1）[4]。

识别

非专业人员和医护人员对于无反应患者心搏骤停的识别与处理是不同的。AHA 指南认识到了这一不同，并增加了医护人员在呼吸和脉搏评估前后启动应急响应系统的灵活性。2015 年指南同时也强调了急救调度员指导下的 CPR 在非专业人员救治院外心搏骤停中的作用。

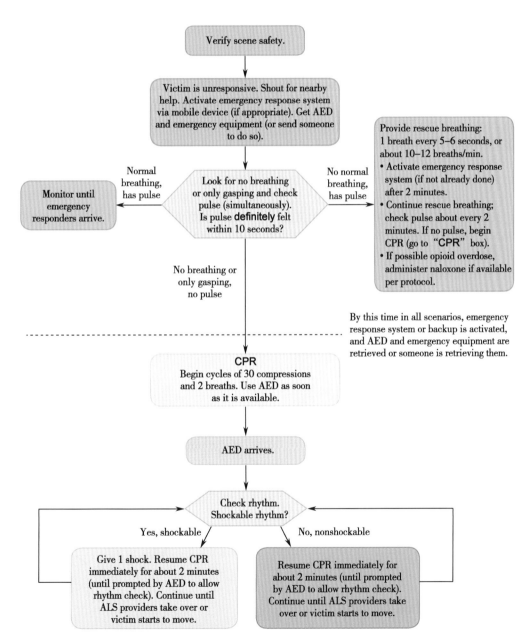

图 45-1　针对医护人员的成人心搏骤停基础生命支持（BLS）流程（2015 年更新版）。AED，自动体外除颤仪；ALS，高级生命支持；CPR，心肺复苏（©2015 American Heart Association）（图片因版权方要求未翻译）

第六篇

医护人员在检查脉搏时应同时评估呼吸是否正常。脉搏应在颈动脉或股动脉处评估。脉搏检查用时不应超过 10 秒，以尽快开始胸外按压。检查呼吸时，避免将偶尔的喘息误认为正常的呼吸。

尽早心肺复苏

开始胸部按压时，手掌跟部纵向放置在胸骨的下半部分，两乳头之间。胸骨至少下压 5cm，按压速率至少 100 次/min，但不应快于 120 次/min。按压速率超过 120 次/min 会导致按压深度的下降[5]。指南同时推荐按压深度不超过 6cm，因为按压过深与胸部损伤发生率增加有关。胸廓完全回弹对于静脉回流是必需的，对有效 CPR 而言非常重要。不论一位还是两位救援人员在场，30 次按压和 2 次呼吸（30:2）组成一个 CPR 循环。

自 2010 年起，气道管理的重要性已经处于胸部按压之后的次要地位。既往的 ABCD（气道、呼吸、循环、除颤）已经由 CAB 取代（按压、气道、呼吸）。这是因为早期开始高质量的胸部按压提高自主循环恢复（return of spontaneous circulation，ROSC）的可能性。气道处理仍需尝试，但应快速、有效地完成，尽量减少胸部按压的中断。开放气道可以通过简单的仰头 - 抬颏技术完成（图 45-2）。下颌上举的手法可用于怀疑有颈椎损伤的患者。置入简单的气道装置，如鼻咽或口咽通气道，可使舌体离开咽后部。

尽管数项大型院外研究已显示，单纯胸部按压的 CPR 不逊于传统按压 - 通气的 CPR，但急救中仍然希望医护人员能提供辅助通气[6, 7]。应注意避免快速或用力地通气。过度正压通气可能降低前负荷和心排血量，也可能发生胃充气和继发的胃内容物误吸[8]。院内心搏骤停（in-hospital cardiac arrest，IHCA）时建立高级气道可减少 CPR 时胸部按压的中断[9]。提供尽可能高的吸氧浓度以提供最佳的动脉血氧饱和度。用超过 1 秒的时间给予 400～600mL 的潮气量，并且产生可见的胸廓抬起。因为过度通气对神经系统转归是有害的，所以一旦建立高级气道，呼吸频率的目标值为 10 次/min。由于复苏期间心排血量明显低于正常状态，因此低通气是适宜的。

尽早除颤

除颤仪应尽快连接于患者身上。胸部正确的电极板放置位置为：右侧放置于锁骨下胸骨后上缘，左侧放置于乳头左侧、中心在腋中线上（图 45-3）。目前多数电极板都有显示正确位置的图示。替代位置包括前 - 后、前 - 左肩胛下、前 - 右肩胛下。不推荐右前腋窝至左前腋窝。

给予的能量大小（焦耳，J）由除颤仪类型决定。市面上主要有两种类型除颤仪（单相和双相）。单相波除颤仪释放单相能量电荷，而双相波除颤仪释放串联双相能量电荷。基于植入性除颤仪的证据表明，双相能量传递终止室性心动过速（ventricular tachycardia，VT）和室颤（ventricular fibrillation，VF）的成功率似

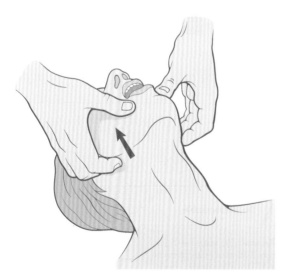

图 45-2 仰头 - 抬颏手法通过牵拉附着于舌体的肌肉，将舌体牵离咽后壁，从而提供通畅的上呼吸道。通过双手抓握和上抬下颌角，以实现下颌前移和头后倾

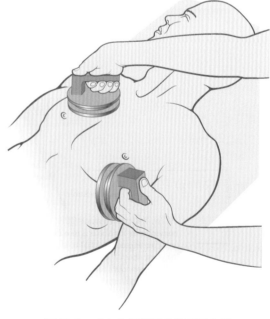

图 45-3 成人电极板正确放置示意图

乎更高。此外，双相波除颤较传统的单相波除颤所需的能量更少（双相波120～200J，单相波360J），由此产生的心肌损伤也更轻。

除颤开始时间对患者的生存至关重要，尤其是成年患者，其心搏骤停最常见的初始心律为VT或VF。一旦识别为VT或VF所致的心脏停搏，应尽快除颤。在获取急救设备的同时应启动CPR。在一项IHCA的研究中，约30%的患者接受电除颤的时间是延迟的。接受延迟电除颤治疗的患者，其ROSC和出院存活率更低。并且，每多耽搁一分钟，结局都会更差[10]。除颤后应立即恢复胸外按压。

辅助设备和替代技术

2015年AHA指南回顾了心肺复苏过程中使用的辅助设备的证据，发现没有足够的证据来支持推荐以下任何一种设备：阻抗阈值装置、使用阻抗阈值装置的主动按压减压CPR、用于胸外按压的机械活塞装置以及负荷分布带装置。

同样没有足够的证据支持在心搏骤停患者中常规应用体外CPR［静脉-动脉体外膜氧合（venoarterial extracorporeal membrane oxygenation，ECMO）］。然而，对于继发于可逆性原因的院内目击的心搏骤停患者，ECMO可能有一定益处。

成人高级心脏生命支持

除BLS外，成人ACLS还包括其他数项处理心搏骤停的措施。这些措施包括处理气道、用药、处理心律失常以及转向复苏后治疗。然而，ACLS的核心要素仍然是高质量的CPR，包括正确的胸部按压、尽量少地按压中断和早期心脏除颤。ACLS的其他要素以及特殊心律失常的处理将在后续讨论。由于心动过速和心动过缓的处理流程自2010年起未有更新，将不再详述。图45-4和图45-5总结了有脉搏的心动过速或心动过缓患者的处置流程。所有流程均可在网上获得[3]。

心肺复苏的监测

许多生理参数可用于监测心肺复苏。复苏期间连续监测呼气末二氧化碳分压（pressure of end-tidal carbon dioxide，$PETCO_2$）的波形可能是有益的。除了可以确认高级气道的位置，$PETCO_2$还可指导救援人员进行适当的胸外按压[11]。CPR期间其他生理监测包括动脉舒张压、动脉压力监测、中心静脉血氧饱和度。复苏期间的具体目标值仍有待评估[12]。长时间

降低的$PETCO_2$不应单独用于预后评估，并且没有气管内插管的患者不能使用。处理心搏骤停时也可以考虑行床边心脏超声检查，但不作为常规推荐。如果要用，应该由一个有经验的超声医师实施超声检查，并尽量少干扰胸外按压。

气道管理

2015年AHA指南与ILCOR综述一致推荐，在CPR期间使用球囊-面罩或高级气道设备（气管内插管或声门上气道）提供吸氧和通气[13]。医护人员根据自己的专长选择相应的技术。由于在气管插管时往往无法进行胸部按压，因此施救者应权衡更需要的是胸部按压还是可靠的气道。气道建立期间胸部按压中断时间不应超过10秒，并且要在气管内插管后立即继续按压。如果气管插管尝试失败，可以考虑放置喉罩（参见第16章）。高级气道的置入可以推迟至患者对数个循环的CPR和除颤无反应后进行。然而，心脏停搏的临床过程需纳入考虑。例如，严重肺水肿的患者可能从尽早的气管插管中获益。尚无关于高级气道放置时机的正式推荐。

推荐使用连续二氧化碳波形图来评估高级气道放置的位置。临床评估也需要进行，包括听诊双肺呼吸音和观察双侧胸廓起伏。如果没有二氧化碳波形图，食管探测设备、非波形二氧化碳图和超声可以作为替代方法。一旦确认气管导管在气管内，应妥善固定。每6秒给予一次通气（10次/min），无需与胸部按压同步。

流程

无脉性心搏骤停

可产生无脉性心搏骤停的心律失常包括：①VF，②VT，③无脉性电活动（pulseless electrical activity，PEA），④心脏停搏（图45-6）。无脉性心搏骤停期间，首要目标是给予有效胸部按压，以及对VF或VT心律尽早实施除颤。用药是次要选择，因为药物干预的有效性难以评估或证实。启动CPR和除颤后，在持续胸部按压和通气的同时，施救者可进一步建立静脉通道、获取更可靠的气道、考虑药物治疗。

心室颤动/室性心动过速

如果目击心搏骤停发生，医护人员应立即将除颤电极板放置于患者胸壁，判断心律，对于VF或VT给予电除颤（图45-6）。除颤结束后立即开始CPR，持续5个循环或2分钟，而后再次评估心律。如果患

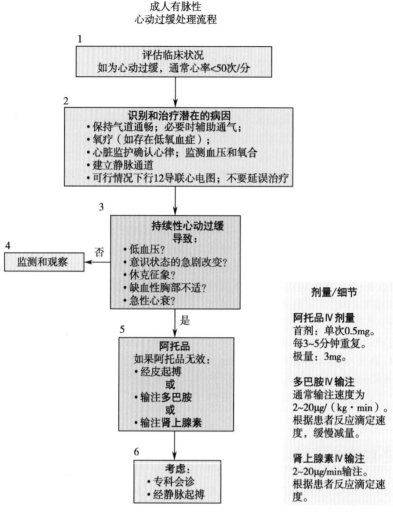

成人有脉性
心动过缓处理流程

1 评估临床状况
如为心动过缓，通常心率<50次/分

2 识别和治疗潜在的病因
- 保持气道通畅；必要时辅助通气；
- 氧疗（如存在低氧血症）；
- 心脏监护确认心律；监测血压和氧合
- 建立静脉通道
- 可行情况下行12导联心电图；不要延误治疗

3 持续性心动过缓
导致：
- 低血压？
- 意识状态的急剧改变？
- 休克征象？
- 缺血性胸部不适？
- 急性心衰？

否 → **4** 监测和观察

是

5 阿托品
如果阿托品无效：
- 经皮起搏
或
- 输注多巴胺
或
- 输注肾上腺素

6 考虑：
- 专科会诊
- 经静脉起搏

剂量/细节

阿托品IV剂量
首剂：单次0.5mg。
每3~5分钟重复。
极量：3mg。

多巴胺IV输注
通常输注速度为
2~20μg/（kg·min）。
根据患者反应滴定速度，缓慢减量。

肾上腺素IV输注
2~20μg/min输注。
根据患者反应滴定速度。

图45-4 有脉搏的心动过缓复苏流程。IV, 静脉注射（引自：From American Heart Association. Web-based Integrated Guidelines for Cardiopulmonary Resuscitation and Emergency Cardiovascular Care-Part 7: Adult Advanced Cardiovascular Life Support. ECCguidelines.heart. org © Copyright 2015 American Heart Association, Inc.）

者心律仍为 VF 或 VT，在继续 CPR 的同时，参照生产商的推荐对除颤仪进行充电。双相波除颤仪优于单相波除颤仪，单次电除颤优于连续除颤。

如果 1~2 个 CPR- 除颤循环后 VF 或 VT 仍持续，可给予缩血管药物（表 45-1）。给予肾上腺素 1mg 静脉注射，可每 3~5 分钟重复用药。定时给药，以减少胸部按压中断。如果患者仍然为 VT 或 VF，抗心律失常药胺碘酮可以提高 ROSC 恢复和维持的可能性。抗心律失常药在 VF 或 VT 心搏骤停中改善生存率的作用尚不明确。正在进行中的 ROC-ALPS 临床试验试图评价在心搏骤停期间利多卡因、胺碘酮和安慰剂对心律失常中的作用[14]。当怀疑存在尖端扭转型室性心动过速时，可考虑应用硫酸镁。

心脏停搏 / 无脉性电活动

心脏停搏即心室无任何电活动，通常是一种濒死心律，然而 PEA 通常是由可逆的因素所致，明确诱发因素后则可治疗（表 45-2）。这两种心律的处理具有相似性，合并为无脉性心搏骤停处理流程的第二部分（图 45-6）。两者均无法从除颤中获益，干扰最少的有效 CPR、明确和治疗可逆性病因以及建立高级气道是主要的干预手段。床旁心脏超声可以为明确心搏骤停的原因提供有价值的信息。此外，超声显示心室壁运动消失预示 ROSC 可能性低[15]。在启动 CPR

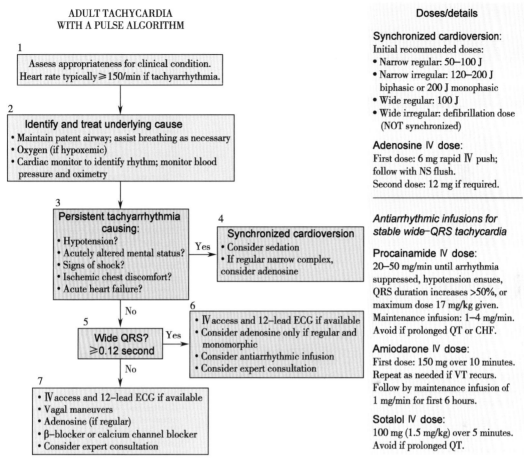

ADULT TACHYCARDIA
WITH A PULSE ALGORITHM

Doses/details

Synchronized cardioversion:
Initial recommended doses:
- Narrow regular: 50–100 J
- Narrow irregular: 120–200 J
  biphasic or 200 J monophasic
- Wide regular: 100 J
- Wide irregular: defibrillation dose
  (NOT synchronized)

Adenosine IV dose:
First dose: 6 mg rapid IV push;
follow with NS flush.
Second dose: 12 mg if required.

*Antiarrhythmic infusions for
stable wide-QRS tachycardia*

Procainamide IV dose:
20–50 mg/min until arrhythmia
suppressed, hypotension ensues,
QRS duration increases >50%, or
maximum dose 17 mg/kg given.
Maintenance infusion: 1–4 mg/min.
Avoid if prolonged QT or CHF.

Amiodarone IV dose:
First dose: 150 mg over 10 minutes.
Repeat as needed if VT recurs.
Follow by maintenance infusion of
1 mg/min for first 6 hours.

Sotalol IV dose:
100 mg (1.5 mg/kg) over 5 minutes.
Avoid if prolonged QT.

1
Assess appropriateness for clinical condition.
Heart rate typically ≥150/min if tachyarrhythmia.

2
Identify and treat underlying cause
- Maintain patent airway; assist breathing as necessary
- Oxygen (if hypoxemic)
- Cardiac monitor to identify rhythm; monitor blood pressure and oximetry

3
Persistent tachyarrhythmia causing:
- Hypotension?
- Acutely altered mental status?
- Signs of shock?
- Ischemic chest discomfort?
- Acute heart failure?

4 — Yes →
Synchronized cardioversion
- Consider sedation
- If regular narrow complex, consider adenosine

No

5
Wide QRS?
≥0.12 second

6 — Yes →
- IV access and 12–lead ECG if available
- Consider adenosine only if regular and monomorphic
- Consider antiarrhythmic infusion
- Consider expert consultation

No

7
- IV access and 12–lead ECG if available
- Vagal maneuvers
- Adenosine (if regular)
- β–blocker or calcium channel blocker
- Consider expert consultation

图 45-5　有脉搏的心动过速复苏流程。IV，静脉注射；VT，室性心动过速（引自：American Heart Association. Web-based Integrated Guidelines for Cardiopulmonary Resuscitation and Emergency Cardiovascular Care-Part 7：Adult Advanced Cardiovascular Life Support. ECCguidelines.heart.org © Copyright 2015 American Heart Association, Inc.)（图片因版权方要求未翻译）

后，可以考虑使用缩血管药物。每 3～5 分钟给予肾上腺素 1mg 静脉注射。每 5 个循环或 2 分钟 CPR 后检查心律。若条件允许，可以通过监测 $PETCO_2$、冠脉灌注压力、中心静脉氧饱和度（central venous saturation，$ScVO_2$）来实现高质量的胸部按压。若出现规律的心律，施救者应检查有无脉搏。如无脉搏，应继续 CPR。如有脉搏，施救者应检查心律并给予相应处理。

药物治疗

建立静脉通道非常重要，但不应影响 CPR 或除颤。单个大的外周静脉或骨髓腔通道可满足多数无脉患者的复苏所需。给药需快速，如果外周给药，则需要随即给予 20mL 液体推注。如果无法建立静脉或骨髓腔通道，或通道脱失，特定药物（肾上腺素、利多卡因、阿托品、纳洛酮）可经气管导管给药。气管

导管内给药剂量为静脉推荐剂量的 2～10 倍，并且需用 5～10mL 灭菌水稀释。

肾上腺素和胺碘酮是 ACLS 流程中最常用的药物之一，值得特别关注（表 45-1）。肾上腺素兼有 α- 和 β- 肾上腺素受体激动效应。多项动物实验表明，肾上腺素有利于自主循环恢复。肾上腺素可提高舒张压，进而恢复冠脉灌注和心肌灌注。然而，肾上腺素亦可通过增加心率和后负荷增加心肌氧耗量。

胺碘酮最初于 20 世纪 50 年代被研发用作抗心绞痛药物，但因其副作用而被弃用。由于可作用于心脏钠、钾通道以及 α-、β- 受体，胺碘酮的抗心律失常作用被重新研究。在这方面，胺碘酮可延长窦房结、心房肌、心室肌、房室结、希氏 - 浦肯野心脏传导系统的复极化和不应期。胺碘酮有可能加重或诱发心律失常，尤其是尖端扭转型室性心动过速。本药

第六篇

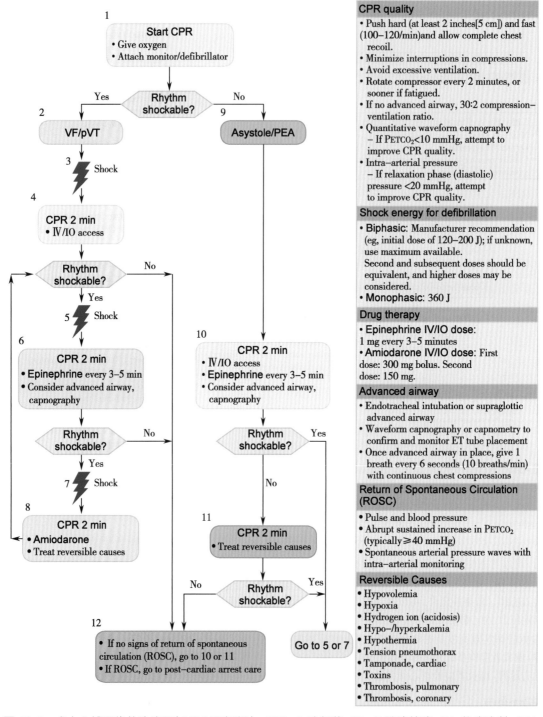

图 45-6 成人心搏骤停救治流程（2015 更新版）。CPR，心肺复苏；IO，骨髓腔输液；IV，静脉注射；PEA，无脉性电活动；PETCO₂，呼气末二氧化碳分压；pVT，无脉性室性心动过速；VF，心室颤动（引自：Link MS, Berkow LC, Kudenchuk PJ, Halperin HR, Hess EP, Moitra VK, Neumar RW, O'Neil BJ, Paxton JH, Silvers SM, White RD, Yannopoulos D, Donnino MW. Part 7: adult advanced cardiovascular life support: 2015 American Heart Association Guidelines Update for Cardiopulmonary Resuscitation and Emergency Cardiovascular Care. Circulation. 2015; 132(suppl 2): S444-S464. © Copyright 2015 American Heart Association, Inc.）(图片因版权方要求未翻译）

表 45-1　成人心肺复苏用药

药物名称	剂量	用药指征
腺苷	6mg IV/IO 可重复给药 12mg IV/IO（中心静脉给药时，剂量减半）	稳定性窄 QRS 波心动过速或单形性 VT（预激综合征禁用）
胺碘酮	300mg IV/IO 可重复给药 150mg IV/IO 150mg IV/IO 给药时间大于 10min 维持剂量：静脉输注 1mg/min，持续 6h，而后改为 0.5mg/min 最大剂量：2.2g/24h	无脉性 VT/VF 稳定性 VT 或不明类型的宽 QRS 波心动过速和窄 QRS 波心动过速
阿托品	0.5mg IV/IO 可重复给药至总剂量 3mg	心动过缓
地尔硫䓬	15～20mg（0.25mg/kg）IV/IO，给药时间 > 2min 15min 后可重复给药 20～25mg/kg（0.35mg/kg） 维持剂量：5～15mg/h，根据心率调整	稳定性窄 QRS 波心动过速（预激综合征禁用）
多巴胺	2～10μg/（kg·min）静脉输注	心动过缓等待安置起搏器或起搏器无效或不耐受时替代起搏器
肾上腺素 [a]	1mg IV/IO 每 3～5 分钟重复给药 2～10μg/min 静脉输注	无脉性心搏骤停 心动过缓等待安置起搏器或起搏器无效或不耐受时替代起搏器
艾司洛尔	负荷剂量 0.5mg/kg IV/IO，继而 0.05mg/（kg·min）静脉输注 可重复给药 0.5mg/kg，增加静脉输注剂量至 0.1mg/（kg·min） 最大输注剂量：0.3mg/（kg·min）	稳定性窄 QRS 波心动过速（预激综合征禁用）
利多卡因 [a]	1～1.5mg/kg IV/IO 可重复给药 0.5～0.75mg/kg 最大剂量：3 剂或 3mg/kg	无脉性 VT/VF（无胺碘酮可用时）
镁剂	1～2g IV/IO	尖端扭转型室速
美托洛尔	5mg IV/IO 可每 5 分钟重复给药 最大剂量：15mg	稳定性窄 QRS 波心动过速（预激综合征禁用）
普鲁卡因胺	10～50mg/min IV/IO（最大剂量 17mg/kg）直至心律失常好转 维持剂量：1～4mg/min 静脉输注	稳定性宽 QRS 波心动过速
索他洛尔	100mg（1.5mg/kg）IV/IO，给药时间 > 5min	稳定性宽 QRS 波心动过速
维拉帕米	2.5～5mg IV/IO，给药时间 > 2min 15～30min 后可重复给药 5～10mg 最大剂量：20mg	稳定性窄 QRS 波心动过速（预激综合征禁用）

[a] 通过气管导管给药，经气管黏膜吸收同样有效。IO，骨髓腔输液；IV，静脉注射；VF，心室颤动；VT，室性心动过速。

第六篇

表 45-2 围手术期心血管衰竭主要原因

8H	8T
低血容量（Hypovolemia）	中毒（过敏 / 麻醉药）[Toxins（anaphylaxis/anesthesia）]
低氧血症（Hypoxia）	心脏压塞（Tamponade）
酸中毒[Hydrogen ion（acidosis）]	张力性气胸（Tension pneumothorax）
高 / 低钾血症（Hyperkalemia/hypokalemia）	冠脉血栓（Thrombosis in coronary artery）
低血糖（Hypoglycemia）	肺动脉血栓（Thrombus in pulmonary artery）
低体温（Hypothermia）	创伤（Trauma）
恶性高热（Malignant hyperthermia）	QT 间期延长（QT interval prolongation）
高迷走反应（Hypervagal response）	肺动脉高压（Pulmonary hypertension）

改编自：the 5Hs and 5Ts proposed by the American Heart Association（AHA）.

亦可与挥发性麻醉药发生相互作用，导致心脏传导阻滞、显著血管舒张、心肌抑制和严重低血压。胺碘酮与多种药物相互作用，可延长抗凝药物、苯妥英、地高辛、地尔硫䓬的作用时间。尽管存在诸多缺点，胺碘酮与安慰剂和利多卡因相比，可提高院外 VF 或 VT 停搏成人患者住院存活率[8, 9]。胺碘酮用 VF 或 VT 治疗的推荐剂量为 300mg IV。针对持续性 VF 或 VT，可再次给予 150mg 静脉注射。

血管加压素，一种非肾上腺素能缩血管药物，由于与肾上腺素相比缺乏明显益处，被移出 2015 年 ACLS 指南[16]。ACLS 中应用的药物有利于自主循环恢复，但不一定增加出院存活率或改善神经功能。关于 ACLS 的给药时机没有具体建议，但对于不可除颤的心律推荐尽快应用肾上腺素。尽管使用血管活性药物同时应用类固醇激素可能改善 IHCA 的生存率和神经功能恢复，但目前不推荐常规应用[17]。对于怀疑因阿片类药物过量所致的心搏骤停，应考虑应用纳洛酮（参见第 9 章）。

儿童高级心血管生命支持

婴儿和儿童的心肺复苏的基本原则与成人相同（参见第 34 章）。多数儿童的心脏事件是由于动脉低氧血症和呼吸功能不全所致，因此气道管理和通气是儿童成功复苏的关键。与之对照，成人往往是心肌缺血诱发 VT 或 VF 导致心搏骤停。尽管如此，儿童 BLS 遵循与成人相同的流程：CAB。成人和儿童患者存在诸多不同。婴儿是指年龄不足 1 岁者，儿童则年龄介于 1 岁和青少年之间。成人 BLS 复苏指南可用于青春期患者（表 45-3）。儿童高质量 CPR 的要素与成人一致，包括：①适当的胸部按压速率；②适当的胸部按压深度；③按压间隙胸廓充分回弹；④尽量减少胸部按压中断；⑤避免过度通气[18]。

循环

对于儿童患者，将单手或双手掌跟部放置在胸部下半段，两乳头之间，剑突以上，保持手指不接触胸廓。对于婴儿，采用两指法行胸部按压。单手两指并放于胸骨下半部，距双乳连线一指间距，剑突以上。对于婴儿和儿童，胸骨下压幅度至少达到 1/3～1/2 胸廓前后径（婴儿 4cm，儿童 5cm），按压速率 100～120 次 /min。

儿童和婴儿的脉搏检查和闭合胸部按压有少许区别。儿童与成人类似，在颈动脉或股动脉处触诊脉搏。婴儿在肱动脉或股动脉处检查脉搏。同成人一样，PETCO$_2$ 监测可用于评估 CPR 的质量。若条件允许，有创监测（如动脉置管）亦可用于评估和指导 CPR。

对于标准常规治疗效果不佳的心跳骤停患儿，可考虑应用 ECMO。

气道

儿童气道与成人稍有不同，但仰头 - 抬颏法仍然是开放气道的首选技术。儿童的舌体、会厌相较于其口腔和咽喉较大。此外，儿童的头部相较于其身体也较大。头部过度伸展或过度屈曲可使直接喉镜暴露声门困难。相比于弯喉镜片，直喉镜片可能更易于向前挑起会厌，显露声门（参见第 34 章）。

通气

鉴于儿童心搏骤停的可能原因，较之单独胸外按

表 45-3 成人、儿童和婴儿复苏技术比较（成人、儿童和婴儿 [a]BLS 关键要点）

Component	Recommendations		
	Adults	Children	Infants
Recognition	Unresponsive (for all ages)		
	No breathing or no normal breathing (i.e., only gasping)	No breathing or only gasping	
CPR sequence	C-A-B		
Compression rate	At least 100–120/min		
Compression depth	At least 2 inches (5 cm) but not more than 2.4 inches (6 cm)	At least one third AP diameter of chest (about 2 inches [5 cm])	At least one third AP diameter of chest (about $1^1/_2$ inches [4 cm])
Chest wall recoil	Allow complete recoil between compressions		
Compression interruptions	Minimize interruptions and limit interruptions to <10 s		
Airway	Head tilt-chin lift Jaw thrust, if suspected trauma		
Compression-to-ventilation ratio (until advanced airway is placed)	30 : 2 (1 or 2 rescuers)	30 : 2 (single rescuer) 15 : 2 (2 rescuers)	
Ventilations: when the rescuer is not proficient	Compressions only		
Ventilations with advanced airway	1 breath every 6 seconds (10 breaths/min) Asynchronous with chest compressions (about 1 second/breath) Visible chest rise	1 breath every 6 seconds (10 breaths/min) Asynchronous with chest compressions (about 1 second/breath) Visible chest rise	1 breath every 6 seconds (8–10 breaths/min) Asynchronous with chest compressions (about 1 second/breath) Visible chest rise
Defibrillation	Attach and use AED as soon as available. Minimize interruptions in chest compressions before and after shock. Resume CPR beginning with compressions immediately after each shock.		

[a] Excluding the newly born, in whom the cause of an arrest is nearly always asphyxial.
AED, Automated external defibrillator; *AP*, anteroposterior; *C-A-B*, compression, airway, breathing; *CPR*, cardiopulmonary resuscitation.
(From 2015 AHA Summary of Key Basic Life Support Components [Adults, Children, Infants].)
（表格因版权方要求未翻译）

压的复苏，更推荐常规 CPR（胸部按压和通气）。单人施救时，CPR 模式为 30 次按压和 2 次通气（30 : 2）；双人施救时，CPR 模式为 15 次按压和 2 次通气（15 : 2）。

除颤

对于儿童，如果存在可电击的无脉性心律（VT、VF）时，应进行除颤。不论何种波形，初始能量可尝试 2～4J/kg。再次除颤能量应至少为 4J/kg，但不超过 10J/kg。双相波 AED 可用于 1 岁以上院外心搏骤停的患儿。AHA 指南推荐使用儿童能量衰减器系统以减少输出能量。如果无该设备，可以用标准体外除颤仪代替。

药物

大多数药物的剂量是根据当前已知体重或基于身高的标准体重来计算的。多数儿童病房配有根据体重划分的急救推车，以便于急救时给药，而不再需要计算，避免浪费时间。同成年人一样，肾上腺素可提高儿童 ROSC 成功率，可应用于儿童心搏骤停。对于难治性 VF 或无脉性 VT 患儿，可以给予利多卡因或胺碘酮治疗。

复苏后治疗

复苏成功（自主循环恢复）后，患者被转运至重症

第六篇

监护室接受进一步的正式支持治疗（图 45-7）。心搏骤停后治疗包括优化心肺功能以保障器官灌注充足。这种治疗应当是持续性、综合的、多学科合作的治疗。如果心搏骤停发生在不具备复苏后救治条件的医疗中心，则应考虑将患者转运至更大的区域医疗中心[19]。

急性冠脉综合征

自主循环恢复后尽快行心电图检查，以评估是否存在 ST 段抬高型心肌梗死。如果发现 ST 段抬高，患者需紧急行血管造影检查。血管造影检查对

部分非 ST 段抬高型心肌梗死也有益处[20]。不论神经系统状态如何，上述检查均需完成。

血流动力学目标

患者自主循环恢复后，需评估和优化其氧合和通气状况。可考虑放置高级气道，避免过度通气。氧合的目标为氧饱和度 >94%，通气的目标为维持 $PaCO_2$ 于 35～45mmHg。完善胸部放射检查。处理低血压，避免动脉收缩压低于 90mmHg 或平均动脉压低于 65mmHg，可联合应用液体治疗和血管活性药物。由

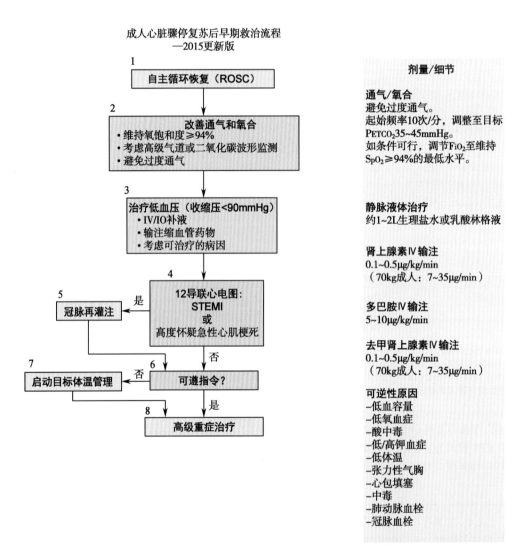

图 45-7　成人心搏骤停复苏后救治流程（2015 年更新版）。FiO_2，吸入氧分数；IO，骨髓腔输液；IV，静脉注射；$PETCO_2$，呼气末二氧化碳分压；SpO_2，脉搏血氧饱和度；STEMI，ST 段抬高型心肌梗死（引自：American Heart Association. Web-based Integrated Guidelines for Cardiopulmonary Resuscitation and Emergency Cardiovascular Care-Part 8: Post-Cardiac Arrest Care. ECCguidelines. heart.org. © Copyright 2015 American Heart Association, Inc. ）

于动脉血压、心排血量、静脉氧饱和度，或尿量个体间差异较大，没有特定的血流动力学变量可以推荐。评估引起心搏骤停的可逆性原因。行心电图、超声心动图以及心肌酶学检查。监测血浆乳酸水平，以评估组织灌注是否充分。

神经系统监测

除心脏复苏外，神经系统功能恢复也至关重要，尤其在复苏后早期更是如此。可行脑电图检查评估有无癫痫，癫痫持续状态可给予抗癫痫药物治疗。

目标体温管理

体温需密切监测，高热可加重缺血性脑损伤，始终要避免体温过高（参见第 30 章）。2010 年 ACLS 指南推荐，对于院外 VF 或 VT 心搏骤停后昏迷的患者，建议采用治疗性低体温（32～34℃）。轻度治疗性低体温（34～36℃）同样有效[21]。对于 IHCA 患者或不可除颤的心搏骤停患者，体温管理的作用尚不明确。鉴于体温控制的便捷性和安全性以及高热恶化神经系统转归的危害性，2015 年指南推荐所有心搏骤停患者在自主循环恢复后仍昏迷即可使用目标体温管理，维持体温于 32～36℃。治疗性低体温的并发症包括凝血功能损害、感染风险增加。然而感染风险增加主要发生于较低的目标体温，36℃时风险较小。此外，在选用目标体温管理时，也需将患者的因素纳入考虑。不推荐院前诱导低体温。

血糖控制

心搏骤停复苏后血糖升高与不良神经功能转归有关。然而，严格控制血糖没有被证实可以改善神经功能。无论如何，心肺复苏后需严密监测血糖水平，避免低血糖和高血糖。

预后

多数情况下，患者不应在自主循环恢复后或目标体温管理 72h 内被评估预后。

围手术期特殊注意事项

尽管相关研究尚不足，目前数据显示，术中心搏骤停发生率高达 43/10 万例。一项研究发现，出血和过敏是导致术中心搏骤停最常见的两个原因[22]。麻醉期间发生的心搏骤停不同于其他，麻醉患者具有不同的病理生理改变。麻醉期间的心搏骤停通常是在麻醉医师眼前发生的，且常常是可预见的。并且，

诱因经常是手术或其他更易于逆转的原因。因此，与其他院内心搏骤停相比，围手术期心搏骤停存活率更高，神经功能转归更优[23]。传统的指南并不完全适用于围手术期心搏骤停。鉴于此，美国麻醉医师协会（American Society of Anesthesiologists, ASA）危重症医学委员会发布了一篇专门讨论麻醉中高级生命支持的专题文章。将心搏骤停常见的原因拓展为如下类别和因素[24]。

1. 药物：麻醉药过量，椎管内阻滞平面过高，局部麻醉药中毒，用药错误。
2. 呼吸：低氧血症，内源性呼气末正压（positive end-expiratory pressure, PEEP），急性支气管痉挛。
3. 心血管：血管迷走神经反应、低血容量/失血性休克、分布性休克、梗阻性休克、右心室衰竭、左心室衰竭、心律失常、急性冠脉综合征。

ASA 专题文章同时建议在手术室内行心肺复苏时遵照如下措施：①呼叫帮助；②开始胸部按压；③停用麻醉药；④停止手术；⑤获取急救设备；⑥增加吸入氧分数（fraction of inspired oxygen, FiO_2）至 100%；⑦手控通气；⑧开放所有静脉通道；⑨应用二氧化碳波形图评估 CPR。

针对麻醉医师的 4 种特殊情形在下文详述。

过敏

轻微药物反应，如皮疹，在手术室中时有发生。严重药物反应，如过敏性休克，则少有发生。常见的致过敏药物包括乳胶、β-内酰胺类抗生素、琥珀胆碱、所有肌松药和静脉造影剂。过敏的治疗包括应用肾上腺素，以打断严重血管扩张和血管渗漏的瀑布反应。如果可能，去除或停止使用诱发过敏的药物。肾上腺素和血管升压素可用于稳定血压，类固醇激素和抗组胺药可用于进一步减轻过敏反应。由于血管渗漏，静脉液体治疗是必须的。若脉搏不可扪及，应立即启动 CPR 和 ACLS。如果心血管完全衰竭，则需要更大剂量的肾上腺素（知识框 45-1）。

气体栓塞

气体栓塞尽管非常罕见，但随着世界范围内腹腔镜手术、脊柱后路手术、支气管内激光手术的增加，其发生率有增加的趋势（参见第 30 章）。其早期处置包括：去除可能的原因（如停止吹气），封闭开放的静脉，用生理盐水灌满手术区域。患者应置于左侧低的 Trendelenburg 体位，使气体停留于心室顶部，保证心室充盈。完全性循环衰竭应采用 CPR 和 ACLS 进行治疗。

局部麻醉药全身毒性

局部麻醉药可影响全身的钠通道，包括大脑和心脏。一般而言，局部麻醉药中毒具有剂量依赖性，心血管衰竭是最严重的表现（参见第 10 章）。对于清醒的患者，密切关注中枢神经系统症状，因其可能进展为心脏表现。局部麻醉药中毒的心律可以是室性期前收缩，也可以是心脏停搏。如果可能，停用局部麻醉药，给予脂肪乳剂治疗心血管毒性[25]。尽管复苏时间较长，这类患者往往神经功能转归良好（知识框 45-2）。血管加压素应避免使用，肾上腺素应减量使用（<1μg/kg）[26]。

知识框 45-1　过敏的治疗

停止使用或去除诱发物质或药物

吸入纯氧

静脉补液

脉搏不可扪及，立即启动 CPR/ACLS

肾上腺素，静脉给药

- 单次给药：有脉搏，10～100μg
- 单次给药：无脉搏，1～3mg
- 输注：4～10μg/min

血管升压素，静脉给药

- 单次给药：有脉搏，0.5～2U
- 单次给药：无脉搏，40U

H₁ 阻滞剂，静脉给药：苯海拉明 50mg

H₂ 阻滞剂，静脉给药：法莫替丁 20mg

类固醇激素，静脉给药：氢化可的松 50～150mg

ACLS，高级心血管生命支持；CPR，心肺复苏；H₁、H₂，1 型、2 型组胺受体。

知识框 45-2　局部麻醉药中毒的治疗

停止使用局部麻醉药

脉搏不可扪及，立即启动 CPR/ACLS

20% 脂肪乳 IV：

- 负荷量：1.5mL/kg
- 输注：0.25mL/（kg·h）

长时间复苏，使用碳酸氢钠维持 pH > 7.25

心动过缓者考虑经皮或经静脉起搏

CPR 持续至少 60min

ACLS，高级心血管生命支持；CPR，心肺复苏；IV，静脉注射。

椎管内麻醉导致的心血管衰竭

椎管内麻醉引起的心血管衰竭已有报道，但并未得到充分认识[27]。常发生于椎管内麻醉下行常规手术的年轻、健康患者（参见第 17 章）。其导致心搏骤停的可能机制包括副交感神经系统的相对亢进，内脏静脉回心血量减少，压力感受器激活诱发反常的 Bezold-Jarisch 反射。高阻滞平面的椎管内麻醉是最常见的原因。无论如何，其治疗遵循标准 CPR 和 ACLS 的建议。

救治系统

院外心搏骤停和 IHCA 的救护系统明显不同。AHA 讨论了这两种不同的系统，在此我们将阐述 IHCA 以及麻醉医师可能发挥的作用。具有 IHCA 风险的患者的救治有赖于适当的监测和预防措施，及时识别，多学科团队的及时响应，高质量 CPR，早期除颤，以及必要时的 ACLS[28]。尽管近几十年来 IHCA 的转归得以改善，但仍有相当大的可变性和改进空间。

AHA 指南建议建立快速反应小组或医疗急救小组，以降低高风险患者心搏骤停的发生率。该类患者应转运至更严密的治疗环境，如重症监护室。理想情况下，在心搏骤停事件实际发生前，应与患者本人或其家属沟通是否接受积极的复苏。应用危机资源管理技术优化复苏团队协作。包括一个指定的复苏小组，预先确定的角色和沟通策略，以及一个事后的反思讨论计划。

2015 年，美国国家医学院（前身为医学研究所）发布了一份题为《提高心搏骤停存活率的策略：行动的时刻》的报告。该报告指出了心搏骤停的高发病率以及改善预后的必要性[29, 30]。这份报告提出了 8 项改进复苏实践的建议：①稳健的数据收集和传播，②改善公众反应，③提高紧急医疗服务（EMS）能力，④更新国家认证标准，⑤持续的质量改进，⑥增加复苏科学的研究经费，⑦加快采用现有策略，⑧建立新的全国性心搏骤停协作组织。AHA 响应这一号召，宣布改善医疗系统和复苏研究和建立全国性的心搏骤停合作组织[31]。

思考题

1. 婴儿、儿童和成人有效胸外按压的组成部分是什么？

2. 根据高级心血管生命支持（ACLS）指南，肾上腺素、胺碘酮、血管加压素在心搏骤停管理中的作用是什么？

3. 哪些患者最有可能从心搏骤停后目标体温管理中获益？

4. 在围手术期，哪些因素可能导致心搏骤停？

5. 什么干预措施应该成为手术室心搏骤停管理的一部分？

（郝学超 译，方利群 校）

参考文献

1. Kazaure HS, Roman SA, Sosa JA. Epidemiology and outcomes of in-hospital cardiopulmonary resuscitation in the United States, 2000-2009. *Resuscitation.* 2013;84(9):1255-1260.

2. Neumar RW, Shuster M, Callaway CW, et al. Part 1: Executive Summary 2015 American Heart Association Guidelines Update for Cardiopulmonary Resuscitation and Emergency Cardiovascular Care. *Circulation.* 2015;132(18 suppl 2):S315-S367.

3. American Heart Association. Emergency Cardiovascular Care (ECC) Guidelines. eccguidelines.heart.org.

4. Kleinman ME, Brennan EE, Goldberger ZD, et al. Part 5: Adult Basic Life Support and Cardiopulmonary Resuscitation Quality 2015 American Heart Association Guidelines Update for Cardiopulmonary Resuscitation and Emergency Cardiovascular Care. *Circulation.* 2015;132(18 suppl 2):S414-S435.

5. Idris AH, Guffey D, Pepe PE, et al. Chest compression rates and survival following out-of-hospital cardiac arrest. *Crit Care Med.* 2015;43(4):840-848.

6. Rea TD, Fahrenbruch C, Culley L, et al. CPR with chest compression alone or with rescue breathing. *N Engl J Med.* 2010;363(5):423-433.

7. Bobrow BJ, Spaite DW, Berg RA, et al. Chest compression-only CPR by lay rescuers and survival from out-of-hospital cardiac arrest. *JAMA.* 2010;304(13):1447-1454.

8. Aufderheide TP, Sigurdsson G, Pirrallo RG, et al. Hyperventilation-induced hypotension during cardiopulmonary resuscitation. *Circulation.* 2004;109(16):1960-1965.

9. Yeung J, Chilwan M, Field R, et al. The impact of airway management on quality of cardiopulmonary resuscitation: an observational study in patients during cardiac arrest. *Resuscitation.* 2014;85(7):898-904.

10. Chan PS, Krumholz HM, Nichol G, Nallamothu BK. American Heart Association National Registry of Cardiopulmonary Resuscitation Investigators. Delayed time to defibrillation after in-hospital cardiac arrest. *N Engl J Med.* 2008;358(1):9-17.

11. Sheak KR, Wiebe DJ, Leary M, et al. Quantitative relationship between end-tidal carbon dioxide and CPR quality during both in-hospital and out-of-hospital cardiac arrest. *Resuscitation.* 2015;89:149-154.

12. Link MS, Berkow LC, Kudenchuk PJ, et al. Part 7: adult advanced cardiovascular life support 2015 American Heart Association Guidelines Update for Cardiopulmonary Resuscitation and Emergency Cardiovascular Care. *Circulation.* 2015;132(18 suppl 2):S444-S464.

13. Callaway CW, Soar J, Aibiki M, et al. Advanced Life Support Chapter Collaborators. Part 4: advanced life support 2015 International Consensus on Cardiopulmonary Resuscitation and Emergency Cardiovascular Care Science With Treatment Recommendations. *Circulation.* 2015;132(16 suppl 1):S84-S145.

14. Kudenchuk PJ, Brown SP, Daya M, et al. Resuscitation Outcomes Consortium-Amiodarone, Lidocaine or Placebo Study (ROC-ALPS): rationale and methodology behind an out-of-hospital cardiac arrest antiarrhythmic drug trial. *Am Heart J.* 2014;167(5):653-659. e4.

15. Blyth L, Atkinson P, Gadd K, Lang E. Bedside focused echocardiography as predictor of survival in cardiac arrest patients: a systematic review. *Acad Emerg Med.* 2012;19(10):1119-1126.

16. Mukoyama T, Kinoshita K, Nagao K, Tanjoh K. Reduced effectiveness of vasopressin in repeated doses for patients undergoing prolonged cardiopulmonary resuscitation. *Resuscitation.* 2009;80(7):755-761.

17. Mentzelopoulos SD, Malachias S, Chamos C, et al. Vasopressin, steroids, and epinephrine and neurologically favorable survival after in-hospital cardiac arrest: a randomized clinical trial. *JAMA.* 2013;310(3):270-279.

18. Atkins DL, Berger S, Duff JP, et al. Part 11: pediatric basic life support and cardiopulmonary resuscitation quality 2015 American Heart Association Guidelines Update for Cardiopulmonary Resuscitation and Emergency Cardiovascular Care. *Circulation.* 2015;132(18 suppl 2):S519-S525.

19. Tagami T, Hirata K, Takeshige T, et al. Implementation of the fifth link of the chain of survival concept for out-of-hospital cardiac arrest. *Circulation.* 2012;126(5):589-597.

20. Callaway CW, Donnino MW, Fink EL, et al. Part 8: post-cardiac arrest care 2015 American Heart Association Guidelines Update for Cardiopulmonary Resuscitation and Emergency Cardiovascular Care. *Circulation.* 2015;132(18 suppl 2):S465-S482.

21. Nielsen N, Wetterslev J, Cronberg T, et al. Targeted temperature management at 33°C versus 36°C after cardiac arrest. *N Engl J Med.* 2013;369(23):2197-2206.

22. Predictors of functional outcome after intraoperative cardiac arrest. http://anesthesiology.pubs.asahq.org/article.aspx?articleid=1921498. Accessed October 24, 2015.

23. Ramachandran SK, Mhyre J, Kheterpal S, et al. Predictors of survival from perioperative cardiopulmonary arrests: a retrospective analysis of 2,524 events from the National Registry of Cardiopulmonary Resuscitation. *Anesthesiology.* 2013;119(6):1322-1339.

24. *Adapting ACLS to the Perioperative Period.* American Society of Anesthesiologists Annual Meeting; 2011. http://www.icaa.ir/Portals/0/Adapting%20ACLS%20to%20the%20Perioperative%20Period.pdf. Accessed August 8, 2016.

25. Rosenblatt MA, Abel M, Fischer GW, et al. Successful use of a 20% lipid emulsion to resuscitate a patient after a presumed bupivacaine-related cardiac arrest. *Anesthesiology.* 2006;105(1):217-218.

26. American Society of Regional Anesthesia and Pain Medicine (ASRA). Checklist for Treatment of Local Anesthetic Systemic Toxicity.pdf. https://www.asra.com/content/documents/checklist-for-local-anesthetic-toxicity-treatment-1-18-12.pdf Accessed October 26, 2015.

27. Kopp SL, Horlocker TT, Warner ME, et al. Cardiac arrest during neuraxial anesthesia: frequency and predisposing factors associated with survival. *Anesth Analg.* 2005;100(3):855-865.

28. Kronick SL, Kurz MC, Lin S, et al. Part 4: systems of care and continuous quality improvement 2015 American Heart Association Guidelines Update for Cardiopulmonary Resuscitation and Emergency Cardiovascular Care. *Circulation.* 2015;132(18 suppl 2):S397-S413.

29. Institute of Medicine. Strategies to improve cardiac arrest survival, a time to act. http://iom.nationalacademies.org/~/media/Files/Report%20Files/2015/Cardiac-Arrest/CardiacArrestReportBrief.pdf; Accessed October 26, 2015.

30. Becker LB, Aufderheide TP, Graham R. Strategies to improve survival from cardiac arrest: a report from the institute of medicine. *JAMA.* 2015;314(3):223-224.

31. Neumar RW, Eigel B, Callaway CW, et al. American Heart Association response to the 2015 Institute of Medicine Report on strategies to improve cardiac arrest survival. *Circulation.* 2015;132(11):1049-1070.

第六篇

第 **46** 章　手术室的管理

Amr E. Abouleish

治疗是一门艺术，医学是一门科学，而医疗保健是一门生意。

佚名

作为医生，麻醉医生的地位是独一无二的。麻醉医生是内科与外科的桥梁，在工作中直接与许多专科的医生合作，包括外科医生、妇产科医生、急诊科医生，以及介入放射科、胃肠专科、心脏内科、血液肿瘤科和其他科室的检查医生。此外，在评估患者时，麻醉医生也与初级保健医生和内科医生合作，以了解潜在的合并症以及如何优化这些状况的治疗。由于与其他科室医生的存在广泛联系，麻醉医生常常被指定在医院或医学院里协助行政管理工作。虽然这些行政职位可以是所有级别，但麻醉医生最常见的行政管理角色是手术室医疗主任，包括麻醉后恢复室（postanesthesia care unit，PACU）（参见第 39 章）和日间手术病房（参见第 37 章）。通常，这个角色并不负责手术室的采购和物资管理或护理人员的管理。

另一方面，这个角色负责日常流程管理、整体工作安排及人事管理。这个角色也负责麻醉科的管理，其决策将影响手术室的人员安排、收费、收入，并最终影响到麻醉科的成功运行。本章的目的是就手术室管理的问题进行一个基本讨论，这些问题也会影响麻醉科，是手术室医疗主任每天需要面对的：①人员配备，②效率和利用率，和③周转时间和手术室周转量。在本章的最后，将提供更多的资源和参考资料，以便对这些问题和其他主题进行更深入的探讨。

围手术期领导

麻醉医生也能胜任围手术期医生的角色，因为他们每天都与外科医生、检查医生、病房医生、内科医生、护理人员和医院管理人员打交道。因为与这些不同的临床医生和管理人员打交道，一个高效的麻醉领导人需要能够擅长团队工作，能够传达所在医疗机构总体目标的愿景，并确保始终将提供优质医疗服务作为第一要务。

医疗主任通常直接与围手术期医疗护士长和手术室管理委员会合作。在这种情况下，医疗主任利用其临床技能为政策决策提供专业背景。此外，麻醉医生可能是唯一在所有不同的场所（如手术室、重症监护病房、术前评估诊所）都有实践经验的医生，所以他们通常最了解围手术期医疗的所有不同方面是如何相互联系的。在领导工作流程改进（包括手术室的周转量）和制定临床和医院的政策时，这种广阔的视角非常重要。

有兴趣在所在的医疗团队或机构担任领导和行政管理职务的麻醉医生通常会寻求接受商业和领导力方面的额外培训。美国的麻醉医生很幸运，因为除了医师管理教育计划，还有许多专门针对麻醉医生和围手术期医疗的选择。这些培训课程包括来自美国麻醉医生协会（American Society of Anesthesiologists，ASA）的会议、专业研讨会，以及由商学院提供的商业认证、会议和课程。

麻醉人员配备

在当今的医疗经济中，手术室的麻醉人力成本常常超过了麻醉工作所产生的收入，因此就需要医疗机构提供经费来配备麻醉人员[1, 2]。可以采用多种人员配置来实施术中麻醉，包括麻醉主治医生、麻醉护士、住院医生、专科培训医生和其他几种类型的医护人员。这种可变性使得必须对人员需求以及如何确定和满足这些需求都进行审查。医疗中心可能会承担部分麻醉人员的费用，他们希望尽可能减少所需的工作人员数量，但提供服务的麻醉科则希望确保工作人员数量足够。此外，不同地方的法律规定可能有所不同（如州、国家、地区）。这种差异使得每个人都希望以一种客观的方式来确定实际的员工需求。

综合医学杂志已经开始就为术中患者管理采用不同的人员配备方法进行讨论。例如，《美国医学会杂志》最近的一篇社论就概述了"并行手术"的风险[3]。虽然这篇社论是针对外科医生的，但同样的问题也可以针对麻醉医生。其中一个重要的结论是，应向患者提供与其麻醉相关的相同类型的信息。这对麻醉医生的潜在影响是显而易见的。

最合理的方法是先确定总的工作量和每个全时工作当量（full-time equivalent，FTE）的平均工作量。然后简单的划分就可以得到任意一天所需的 FTE 数量（参见稍后关于将 FTE 转换为实际员工数量的讨论）。

这种方法常被应用于麻醉人员配备。通过工作量确定人员需求。仅简单地回答"你的手术室明天需要多少人在一大早做麻醉？"[4]就能发现这种方法是有问题的。可惜，答案很少包括要完成的麻醉例数。相反，人员需求的主要决定因素是需要开放的麻醉点数量和人员配置比例（如并行麻醉）。其他决定因素包括是否需要安排晚上接班人员以及值班人员和补休人员数量。换句话说，如果麻醉科需要在早上 7 点半在 20 个手术间实施麻醉，那么不管手术间是在中午结束还是下午 3 点结束，实施麻醉的人员数量都是一样的。因此，工作量应被用来确定所需的手术间的数量，而不是用来确定人员需求，假设这个决定仅仅是基于工作量。

可利用电子化的人员配置表格确定人员配置需求[4]（参见附加资源 1 和在线电子表格）。电子表格的第一列是临床工作点或职责的类型，第二列是麻醉实施者的数量；对于采用团队模式的麻醉科，第三和第四列是在麻醉主治医生监督和指导下工作的麻醉实施者的数量[（住院医生、注册麻醉护士（certified registered nurse anesthetist，CRNA），麻醉助理（anesthesiologist assistant，AA）]（表 46-1）。有几个因素会影响人员配置比例。第一，对于受训的住院医生来说，认证规则将人员配置比例限制为最多两个。也就是说，一个麻醉主治医生只能负责管理两个手术间。但按照医疗保险的收费指导，这个限制应该是四个手术间。第二，手术的类型可以决定为第二个房间配备人员的安全性。例如，新生儿手术病例可能不允许麻醉主治医生同时再管理另一个手术间。第三，临床工作点的位置可能不允许同时管理第二个手术间。第四，必须考虑担任其他职责的情况。例如，排班医生（负责排班的麻醉主治医生）可能只能管理一个手术间。在确定最终的人员数量前，所有这些影响人员配置比例的因素都必须弄清楚。比如，麻醉科可能希望排班主治医生、负责介入手术间的麻醉主治医生，以及另外两个带领住院医生或注册麻醉护士工作的麻醉主治医生都只能管理一个手术间，结果是四个麻醉点都是麻醉主治医师一对一的管理手术间。但医院却觉得只有排班医生和介入手术间的麻醉主治医生才需要一对一的管理手术间。

第六篇

表格的下一部分是非手术室的工作点，如分娩室、疼痛诊断室和治疗室、术前访视门诊及会诊、重症监护室，以及学术部门常驻人员轮换。此外，还列出了当天晚些时候上班的值班人员数量和因值班后补休而不上班的人员数量。最终人员数量需要由麻醉科和医院商定。

人员配置表格确定每天所需的全职员工数量。但这个全职员工的数量并不能简单地转换为确定所需的员工数量。例如，一名全职麻醉医生不可能在一年中的 52 周内每个工作日都上班，甚至不会在除去两周假期也就是 10 个工作日假期后剩下的 50 周内每个工作日都上班。因此，如果计算需要 1 名全职

表 46-1　覆盖 22 个手术间的学术型麻醉科的人员配置表格示例：单轮白班加单轮值班

项目	手术间数量	麻醉主治医生人数	住院医生人数	注册麻醉护士 / 麻醉助理人数
临床需要的全职员工数量				
医疗指导手术间 (包括手术室外)	18.0	9.0	13.0	5.0
一对一手术间	1.0	1.0	1.0	
主治医生直接管理的手术间	2.0	2.0		
排班主治医生管理的手术间	1.0	1.0		1.0
全部手术间	**22.0**			
术前访视门诊		1.0	1.0	
分娩室		1.0	3.0	
疼痛门诊和会诊		1.0	2.0	
重症监护室		1.0	3.0	
补休		2.0	6.0	
每日临床需要的全职员工数量		**19.0**	**29.0**	**6.0**
非临床需要的全职员工数量				
相当于临床工作的比例		0.75	0.89	0.80
非临床员工数量		**6.50**	**4.00**	**1.50**
请假的全职员工数量				
开会		1.15	0.21	0.19
休假		2.31	1.38	0.77
病假		1.00	1.00	0.50
请假的全职员工数量合计		**4.46**	**2.59**	**1.46**
全科需要的全职员工数量合计		29.96	35.59	8.96
在职员工数量				
当前的		30	36	10
离开的		5	12	1
雇佣的		6	12	0
可用的全职员工数量合计		31	36	9
预计超出 (或不足) 员工数量		1.04	0.41	0.04

科室细节信息请参阅正文。这是通过 Amr Abouleish 的 Anesthesia Staffing Worksheet 用 Excel 电子表格计算得到的结果。最初没考虑到麻醉主治医师直接管理手术间的情况，结果显示住院医生和麻醉护士 / 麻醉助理人数不够。最终的安排包括两个主治医师直接管理的手术间。

员工，则实际需要 1 名以上的麻醉人员。可以通过确定全职麻醉人员在一年中工作的周数，或者说通过确定一个麻醉医生在一年中休息的周数来进行估计。举例进行说明，假设每个麻醉医生一年有医院假期 2 周，休假 4 周，继续医学教育活动 1 周，病假 1 周，总共 8 周。因此，这个科的麻醉医师年实际工作时间是 44 周（即 86%）。换一种说法就是，每个麻醉医生代表 0.86 个全职员工。因此，如果需要 6 名全职员工，则实际需要 7 名麻醉医生。此外，对于学术科室，非临床轮转的问题也需要考虑在内（在表 46-1 中，这些计算是在人员配置表的末尾。有关详细信息，请参阅附加资源 1 和在线电子表格）。上述过程只描述了确定人员需求的第一步。由于每天工作时间限制、轮班人员的工作类型、通常无法雇用部分全职员工、医院的其他特殊考虑等原因，人员配置表格可能会变得很复杂。但最后的结论和最初的观点是一样的：人员配置需求是由要开放的临床麻醉点决定的，而不是由工作量决定的！

手术室效率

因为人员配置需求以及费用取决于开放的麻醉点的数量而不是在这些麻醉点实际完成的工作量，所以任何手术室管理的目标都应该着眼于高效的人员利用。换句话来说，就是花钱请一个人来的目的就应该是让这个人来工作，而不是让他可以工作。对麻醉科以及医院工作人员（手术室护士和外科技术员）都是如此。

麻醉人员上班的每一分钟都应该在工作（如实施麻醉）的想法实际上会导致意想不到的后果。正确理解未充分利用工时和过度利用工时的概念是很重要的。当员工（和手术室）在上班期间不工作时，会出现未充分利用工时数。也就是说，如果员工应该工作到下午 5 点，但在下午 4 点完成最后一台手术，那么就有 1 个未充分利用的工时。相反，如果最后 1 个病例在下午 6 点结束，则有 1 个工时被过度利用。在后一种情况下，一开始人们可能会认为这是好事，因为员工们一班接一班地工作。不幸的是，过度利用的工时可能会很昂贵。根据科学研究，过度利用的工时成本是正常轮班工时成本的 1.75～2.0 倍。增加的费用可能是直接费用（补偿）或间接费用（征聘新的工作人员以取代因经常留到很晚而离职的前工作人员）。因此，1 个未充分利用的工时成本低于 1 个过度利用的工时。衡量效率的方法是未充分利用的工时数和过度利用的工时数的总和（乘以系

数）。高效的手术室应尽量使这个总和最小化 [5]。因此，高效的人员配置系统的目标之一是使人员轮班符合实际需要。工作班次应与麻醉医生、手术室工作人员和手术排程保持一致。例如，如果手术室允许外科医生将手术安排在下午 5 点完成，那么低效的人员安排是将手术室员工的班次安排到下午 3 点，然后让员工延时工作。相反的，高效的人员安排方法是通过事先安排好延长个人轮班时间或计划在当天晚些时候开始第二轮轮班来增加人员配置。

或者，手术室效率可以通过其运行的好坏来评估。在评估手术室效率方面，Macario 推荐了 7 项考核指标（表 46-2）[6]。除了人力成本，这些考核指标还包括手术室运行成本和调度成本。诸如首台开台延迟、周转时间延长、耽误和 PACU 周转缓慢等因素都是导致手术室效率低下的原因。低手术取消率和对手术时间的准确预估是高效手术室的标志。最后，衡量边际收益（收入减去成本，包括人力成本）是衡量医院效率的最佳指标。

手术室利用率

与效率不同，利用率更容易衡量，也更容易报告和跟踪。利用率最简单的定义是手术室用于患者治疗的时间百分比，这个值可以通过患者在手术室内的时间除以手术室可用于安排手术的时间得到。更精确的分子，除了患者在手术间的时间外，还应包括手术室准备和清理的时间。此外，确定正确的分母，即手术室可用于安排手术的时间非常重要。可惜，这一定义在手术室护理人员、医院管理人员、麻醉科和外科医生之间并不总是相同的。从手术的角度来看，定期计划时间的利用是一个重要的数字。因此，如果这其中包含下班后的轮班时间的话，就可能会混淆最终的计算结果。确定什么是定期计划的工作时间的这项工作，实际上指出了工作人员的轮班安排与可用于患者治疗的时间不匹配。例如，外科医生可能会觉得每个工作日每个手术间都有工作人员可以配合进行手术直到下午 5 点。但实际上，下午 3 点以后只有 40% 的手术间安排了手术护士。也就是说，从下午 3 点到 5 点 60% 的手术间不设护理人员。此外，麻醉人员可以在下午 4∶30 将工作交给值班组人员，并计划在此之后只安排几个房间的工作人员。缺乏对手术时间的一致意见会导致混乱、不满和挫败感。对这一定义达成一致对任何手术室管理团队都是至关重要的。

但是什么是好的利用率呢？这同样取决于谁在回答这个问题。例如，医院管理者可能认为 100% 的

表46-2 手术室效率评分系统[a]

指标	计分		
	0	1	2
多余的人力资源成本 /%	>10	5～10	<5
开台时间延迟,指每天每个手术间的择期手术平均开台延迟时间 /min	>60	45～60	<45
手术取消率 /%	>10	5～10	<5
入 PACU 延迟率,指至少发生一例延迟入 PACU 的工作日占比 /%	>20	10～20	<10
手术间平均每小时的边际收益 /(美元 /h)	<1 000	1 000～2 000	>2 000
周转时间,指所有手术进行准备和清理的平均周转时间 /min	>40	25～40	<25
预测偏差,指一个手术间每 8 小时的预测手术时间偏差 /min	>15	5～15	<5
周转延迟率,指周转超过 60min 的例数所占的比例 /%	>25	10～25	<10

[a] 手术室效率评分系统需要考虑人力成本、调度成本和运行成本。有关如何使用此系统的详细信息请参见表内。

引自: Macario A. Are your hospital operating rooms "efficient" ? A scoring system with eight performance indicators. *Anesthesiology.* 2006; 105 : 237-240.

利用率应该是目标,而护理和麻醉科则希望是 75%。而且,外科医生也可以从低利用率中获益。当一名外科医生想追加一台手术时,他 / 她可以在想要的任意时间、任意手术间做,并且可以选择喜欢的工作人员来配合;因此,低利用率意味着手术室更容易对追加手术开放。如前所述,常规工作时间利用率 100% 则意味着没有未充分利用工时的存在。但是,并非所有手术间都能在正常工作时间结束时结束手术,所以必然存在过度利用的工时。这就带来了高昂的直接员工补偿薪酬或雇用新工作人员来代替因经常加班而沮丧地离开的人的间接成本。而 70%～80% 的利用率则会有一些未充分利用的工时,这实际上意味着能更好地管理手术室。这同时也为急诊手术留了一些回旋余地。

分析利用率最常用的方法是确定区段时间;也就是外科医生可以安排手术的时间量。不幸的是,单纯依靠区段时间利用率可能会导致糟糕的手术室管理决策。例如,如果外科医生 A 的利用率为 120%,外科医生 B 的利用率为 75%,仅基于利用率的手术室管理决策就会给外科医生 A 更多的时间,而减少外科医生 B 的时间。但是,如果外科医生 A 和 B 每天所做的是相同数量的同一类型手术呢?显然,外科医生 B 的手术时间更短。如果两个外科医生的付款人构成相同,那么两个人的收入也是相同的。但是外科医生 A 的成本会更高,因为他占用了更多的手术室时间和手术室工作人员的加班时间。所以,外科医生 B 的边际收益(即净利润 = 收益 - 成

本)更好。外科医生 B 的另一个好处是还空余一些常规手术时间可用于追加手术。一篇关于区段化排程、特定医疗人员配置和手术室生产力的影响的详细教程对这些问题进行了深入的探讨[7]。

利用率的另一个用途是确定是否需要医院资金来支付麻醉人员的费用。这种情况常出现在医院和麻醉科之间关于扩展新的麻醉点的谈判协议中。每小时麻醉平均费用(每 ASA 单元平均收入和 ASA 单元按小时麻醉收费)可用于估计支付一个手术间的麻醉人员费用所需的患者麻醉小时数。用所需的小时数除以商定的预定工作小时数,可以估计保本利用率。医院协议可以注明,如果手术室利用率低于这个点,医院需要帮助支付人力成本。相反,如果利用率高于盈亏平衡点,就不需要医院支付。

手术室的周转量和周转时间

一旦医院和麻醉科同意再开设一个麻醉点或一个手术间,其目标就是最大限度地提高这个手术间产量(效率),而不增加额外的成本(如加班)。因此,手术室管理的一个共同焦点是如何让每个手术间完成更多的手术,也就是如何让手术室的周转量最大化。

对手术室周转量的完整评价要从流程的最初开始,即从患者被转诊到外科医生办公室开始。接下来,手术排程(包括区段化排程)、正确预测手术时间、术前评估和检测(术前门诊)均在手术日之前进行。在手术当天,日间手术病房必须为患者做好准备,并及时将患者转送到手术室。手术完成后患者

被送入 PACU，然后日间手术后出院或被收治住院。整个流程结束于患者回到外科医生办公室进行术后门诊随访。可见，手术室的周转流程涉及很多其他科室和人员，而不仅仅是手术当天手术室的工作人员和麻醉人员[7]。

手术室周转时间延长经常被认为是不能完成更多手术的原因。正如前面对手术室周转流程的描述所表明的，这种对周转时间的批评过于简化了。但为什么这种批评如此普遍呢？答案是，周转时间很容易衡量和理解。手术室周转量的其他部分是复杂的或涉及许多不同的方面，但周转时间却集中在一个手术间及少量工作人员，这其中就包括了该手术间的麻醉人员。因此，手术室管理人员必须理解周转时间的问题，特别是与手术室周转量相关的问题。

周转时间

有一种常见的说法是"如果周转时间更短，那我们就可以做更多的手术"。这种说法显然在通常情况下是不正确的。研究已经证实，进一步减少合理的周转时间通常并不会增加一个工作日内可以完成的手术数量[8, 9]。如果由于某些原因无法找到有空的麻醉人员和外科医生，则是例外。在这种情况下，周转时间会非常长。例如，如果接台手术与第一台手术是不同手术医生和麻醉医生负责的话，他们就可能没有及时到场。周转时间是指前一个患者离开手术间到下一个患者进入手术间的时间。对于非门诊外科中心医院的手术室而言，两台手术之间合理的最长周转时间大概是 35 分钟。将这个数字再减少 20% 只能在两台手术之间节省 7 分钟。如果每天每个手术间做三台手术，这意味着每天节省 14 分钟的时间，这只相当于一台手术时间的一小部分。因此，即使努力减少 20% 的周转时间，也不可能再多完成一例手术。显然，在安排了很多手术的手术间（如 7～10 台白内障手术或儿童耳鼻喉外科手术），每台手术减少 7 分钟的周转时间是有意义的。但是，在这些特定手术间，周转时间已经比其他手术间短得多（如 15 分钟），进一步减少是不太可能的。

尽管有前面的讨论，但对周转时间的评估还是有价值的。关注重点应该是减少延迟，而不是所有的周转，否则将得不到什么收益。延迟是指周转时间超过合理的最长周转时间。关注延迟而不是所有的周转，可以发现流程中更多需要改进的地方。假定允许的最长周转时间是 35 分钟。那么，如果周转时间超过 35 分钟（延迟），则必须报告延迟的原因。通过分析可避免的延迟经常可以发现系统性问题，

这些问题不仅出现在这一台手术，而且在一周内甚至每天都会出现多次。系统问题的例子包括（但不限于）术前准备过程（麻醉评估）、未完成或未提供正确的手术文书（病史和体格检查、知情同意书）、在手术当天患者准备过程延迟（从到达医院到准备好可以转送到等候室）、转运问题、设备问题（包括准确的操作流程图）和手术室的流程。与检查所有周转相比，通过关注周转延迟，每台手术可以节省的时间不只几分钟，这些时间加起来可以处理更多患者。

手术当天的周转量

传统方法

传统上，手术室周转方案侧重于如何改进现有的员工工作流程[10, 11]。成功的方案需要一个跨学科团队，包括从医生（外科医生和麻醉人员）和护理人员到运输人员和保洁人员的所有人员。技术高效的外科医生加快了手术病例的周转。改进过程着眼于工作流程评估和工作的重新设计。至少在短期内，这个过程是有效的。不幸的是，要保持任何成果，改进过程必须包括持续不断的教育努力和监督。此外，现有的人员编制也会限制潜在收益。

并行处理

还有其他方法可以进一步提高手术室的周转量，但是需要增加工作人员并进行工作流程的模式变更。大多数手术室工作流程是按顺序进行的。具体来说，一个任务需要在开始下一个任务之前完成。例如，后一台手术的准备要等到前一个患者送到 PACU 并且手术间被清理之后才能进行。此外，在手术设备完全安装准备好之前，也不能在开始下一个手术患者的麻醉诱导。在并行处理模式下，在非手术时间内完成的任务没有更快或减少，而是同时进行。通过同时进行这些操作，减少了总的非手术时间（图 46-1）。并行处理模式可以成功地完成一台额外的手术[12-17]。实际上，所有并行处理方案都需要额外的人员配置，人员配置的类型取决于方案设计。在繁忙的三级医院中，并行处理的使用频率越来越高。

并行处理的一个例子是为一个外科医生提供两个手术间。这是一个如此重要的概念，以至于 2016 年的《美国医学会杂志》发表了对这一方法的研究[3]。在这种模式下，外科医生的手术时间应等于或小于非手术时间（麻醉复苏、手术室清理/准备、麻醉诱导），并且外科医生的手术数量足以支撑两个手术室。换言之，当外科医生在手术室 A 中给患者 1 做手术

时，下一个患者（患者 2）在手术室 B 中接受麻醉诱导。当患者 1 在手术间 A 中麻醉复苏、手术间 A 被清洁和重新准备、患者 3 在手术间 A 进行麻醉诱导的同时，外科医生正在手术间 B 中给患者 2 做手术。然后，当患者 2 在手术间 B 中麻醉复苏时，外科医生再回到手术间 A 给患者 3 开始手术。

并行处理的另一个例子是使用区域阻滞麻醉间。在这种模式下，外科医生在手术间手术，麻醉诱导在阻滞麻醉间进行的。当外科医生正在结束前一个患者的手术时，就可以对下一个患者进行区域阻滞。当手术间打扫干净并准备就绪时，下一个患者被送进手术间，准备工作立即开始。此外，这种模式下的麻醉复苏的时间是最短的，这也节省了时间。

另一个例子是不占用额外的手术间，而是利用另一个区域来完成工作。这个区域可以用于全身麻

醉诱导和进行侵入性监测。或者（另外）提供一个无菌空间，方便在可移动的桌上将外科手术器械准备好。这两种解决方案都允许在前一位患者仍在手术间或进行手术间清洁准备时执行其他任务。

并行处理也存在一些限制。首先，所有的解决方案都需要额外的资源，有时需要额外的物理空间，而额外的人员是必需的。从经济上讲，如果增加的收入大于增加的人力成本，那么这些解决方案是有意义的。另一方面，如果存在过度利用的时间，即使雇佣了更多的工作人员也可能节省人员费用。例如，雇佣一名助手来帮助外科技术人员安装手术设备可能比让整个手术室工作人员（包括注册护士）加班要便宜。其次的限制是要做的额外手术的时间不能太长。例如，对需要 12 小时才能完成的手术实施并行处理是没有意义的，但对于少于 1 小时的手术则可能

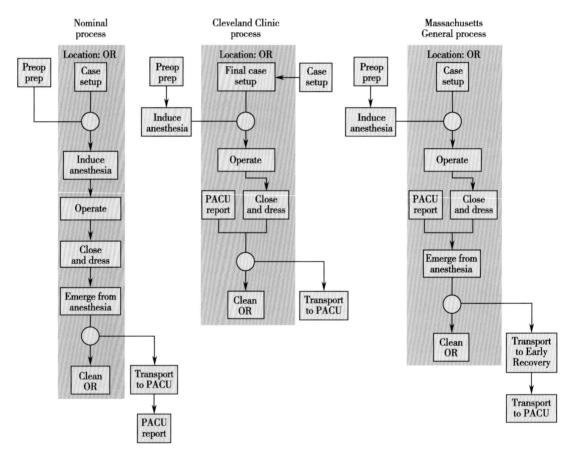

图 46-1 手术室周转的并行处理流程图。举例说明了三种方案流程。标准流程是一个传统的续贯过程，所有的活动都是按顺序进行的。克利夫兰医院流程[15] 和麻省总医院流程[12] 是并行处理的例子。在这两个过程中，非手术性工作不是串联完成的，而是可以同时完成（即并行完成），但可能需要额外的人员和空间。PACU，麻醉恢复室（改编自：Sandberg WS. Engineering parallel processing perioperative systems for improved throughput. ASA Monitor. 2010; 74(1): 26-30. http://monitor.pubs.asahq.org/article.aspx?articleid= 2446748&resultClick=3; last accessed February 16, 2017.)（图片因版权方要求未翻译）

是有意义的。此外,外科医生应该有更多的患者来填补空闲的手术室时间。外科医生可以要求两个手术间,手术时间短,那么提供第二个手术间似乎是合理的。但如果患者数量太少,那么外科医生就是把一个本可以排满的手术间变成了两个排不满的手术间。最后,如果"暂停核查"模式变了,则可能会出现最后一个限制。"暂停核查"目前是要求在切皮前进行的。但如果这个过程要求外科医生在麻醉诱导或区域阻滞之前在场,那么这里提到的一些解决方案可能就不可行。所有参与者,包括外科医生、麻醉人员、护士和其他手术室人员的技术和临床技能是手术室高效管理的重要组成部分。

思考题

1. 在一个有 10 个手术间的手术中心,麻醉团队模式中的人员配置比例如何影响所需的麻醉人员总数?
2. 什么样的指标可以用来评估手术室效率?
3. 在什么情况下,减少手术室周转时间可以增加手术间在一天 10 小时时间内完成的手术量?
4. 关于手术室周转量的叙述中什么是"并行处理"?在什么情况下会提高周转量?并行处理有哪些限制?

（刘光跃 译，方利群 校）

参考文献

1. Sandberg WS. Barbarians at the gate. *Anesth Analg.* 2009;109:695-699.
2. Kheterpal S, Tremper KK, Shanks A, et al. Six-year follow-up on work force and finances of the United States anesthesiology training programs: 2000 to 2006. *Anesth Analg.* 2009;109:263-272.
3. Mellow MM, Livingston EH. Managing the risks of concurrent surgeries. *JAMA.* 2016;315:1563-1564.
4. Abouleish AE, Zornow MH. Estimating staffing requirements: how many anesthesia providers does our group need? *ASA Newsletter.* 2001;65:14-16. The 2013 update to this reference can be found at http://monitor.pubs.asahq.org/article.aspx?articleid=2431404&resultClick=3#103544379/; Last Accessed December 15, 2016.
5. Strum DP, Vargas LG, May JH. Surgical subspecialty block utilization and capacity planning. A minimal cost analysis model. *Anesthesiology.* 1999;90:1176-1185.
6. Macario A. Are your hospital operating rooms "efficient"? A scoring system with eight performance indicators. *Anesthesiology.* 2006;105:237-240.
7. McIntosh C, Dexter F, Epstein RH. Impact of service-specific staffing, case scheduling, turnovers, and first-case starts on anesthesia group and operating room productivity: a tutorial using data from an Australian hospital. *Anesth Analg.* 2006;103:1499-1516.
8. Dexter F, Abouleish AE, Epstein RH, et al. Use of operating room information system data to predict the impact of reducing turnover times on staffing. *Anesth Analg.* 2003;97:1119-1126.
9. Dexter F, Macario A. Decrease in case duration required to complete an additional case during regularly scheduled hours in an operating room suite: a computer simulation study. *Anesth Analg.* 1999;88:72-76.
10. Overdyk FJ, Harvey SC, Fishman RL, et al. Successful strategies for improving operating room efficiency at academic institutions. *Anesth Analg.* 1998;86:896-906.
11. Cendan JC, Good M. Interdisciplinary work flow assessment and redesign decreases operating room turnover time and allows for additional caseload. *Arch Surg.* 2006;141:65-69.
12. Sandberg WS, Daily B, Egan M, et al. Deliberate perioperative systems design improves operating room throughput. *Anesthesiology.* 2005;103:406-418.
13. Hanss R, Buttgereit B, Tonner PH, et al. Overlapping induction of anesthesia: an analysis of costs and benefits. *Anesthesiology.* 2003;103:391-400.
14. Torkki PM, Marjamaa RA, Torkki MI, et al. Use of anesthesia induction rooms can increase the number of urgent orthopedic cases completed within 7 hours. *Anesthesiology.* 2005;103:401-405.
15. Smith MP, Sandberg WS, Foss J, et al. High-throughput operating room system for joint arthroplasties durably outperform routine processes. *Anesthesiology.* 2008;109:25-35.
16. Abouleish AE. Increasing operating room throughput: just buzzwords for this decade? *Anesthesiology.* 2008;109:3-4.
17. Sandberg WS. Engineering parallel processing perioperative systems for improved throughput. *ASA Monitor.* 2010;74(1):26-30. http://monitor.pubs.asahq.org/article.aspx?articleid=2446748&resultClick=3; last accessed February 16, 2017.

第六篇

第47章 术中知晓

Karen B. Domino and Daniel J. Cole

在介入检查/治疗过程中，患者可能因接受影响中枢神经系统的药物而经历从清醒状态到全身麻醉的过程。根据手术性质和患者意愿，可以使用麻醉药物来达到不同程度的镇静或全身麻醉。同意仅使用镇静药物的患者应知晓他们可能回忆起术中发生的事件。相反，全身麻醉的一个基本组成部分是无意识和随后的遗忘。同意全身麻醉的患者希望他们不会看到、听到、感觉到或记得术中发生的事件。

遗忘一直是麻醉医学培训和继续教育的基本原则。然而，许多接受全身麻醉的患者术前对术中知晓感到恐惧，而术中知晓是患者对麻醉不满意的最重要原因[1]。

发生率

记忆由外显的或有意识的记忆和内隐的或无意识的记忆组成。外显记忆是指对过去经历的有意识回忆，相当于记忆。术中知晓是指对术中事件的有意识回忆（外显记忆）。然而，更多的麻醉患者可能对指令有反应，但缺乏对术中事件的有意识回忆（内隐记忆）。阻断内隐记忆的麻醉深度大于阻断外显记忆（术中知晓）的麻醉深度。

术中知晓的最佳评估方法是在患者离开麻醉复苏室后对其进行正规访视[2]。但是，对术中知晓的记忆形成可能会延迟到意识恢复之后。Sandin 及其团队研究显示，在患者离开麻醉复苏室之前，只发现三分之一的术中知晓患者[2]。通常情况下，患者不会主动告知发生术中知晓，原因是他们没有受到术中知晓的困扰，或者不好意思说出口，或者疲于应对大手术后的疼痛和恢复。因此，建议采用一个结构化的访视（如改良的 Brice 问卷）来评估术中知晓的发生率[3]：

①你在手术室入睡前记得的最后一件事是什么？

②你清醒后记得的第一件事是什么？

③你还记得任何麻醉期间发生的事情吗？

④你做梦了吗？

⑤手术和麻醉中，你所记得的最不愉快的事情是什么？

由于术中知晓发生率评估方法不一致，结果有可预测的变化（表 47-1）[2, 4-10]。在使用 Brice 问卷的前瞻性研究中，术中知晓的发生率令人惊讶[（1～2）/1 000 或更高]。在瑞典进行的首次前瞻性研究中，研究人员对近 1.2 万名接受全身麻醉的患者进行术中知晓评估，发现使用神经肌肉阻断药物的患者术中知晓发生率为 0.18%，未使用此类药物的患者术中知晓发生率为 0.10%，总体发生率为 0.13%（表 47-1）[2]。在美国三级医疗中心也观察到类似的发生率（每 1 000 名患者中 1 例）。存在合并症的患者往往有更高的术中知晓发生率[7]。在浅麻醉下，如产科和心脏麻醉，术中知晓的发生率可能更高[11]。当使用改良问卷和患者自我报告进行评估时，术中知晓的发生率被低估（表 47-1）[8-10, 12, 13]。2013 年，Mashour 团队比较了接受标准麻醉后评估的患者与接受单独改良的 Brice 问卷的患者术中知晓发生率。他们发现使用改良的 Brice 问卷时，19 000 名患者中有 19 例术中知晓被检测到，而通过自我报告发现的仅有 3 例。值得注意的是，Brice 问卷也检测到了这 3 例自我报告的病例[14]。这意味着许多患者的术中知晓可能未被发现。

术中知晓的病因和危险因素

术中知晓的三个主要因素是浅麻醉、患者麻醉药物需求增加和麻醉交接问题[11, 12]。当麻醉药物导致血流动力学状态不稳定时，或在麻醉药物刻意保持小剂量的过程中（如剖宫产术和开胸手术），容易发生麻醉药物剂量减少导致的麻醉深度不足。对于低血容量患者或心脏储备功能有限的患者，可能需要减少麻醉药物剂量来维持理想的生理状态以保证安全。美国麻醉医师协会（American Society of Anesthesiologists，ASA）分级 3～5 级、接受大手术的患者发生术中知晓风险增加，且发生率确实较高[7]。有心血管病变、接受急诊手术或接受较小剂量的挥发性麻醉药以及麻醉过程中经历过技术困难的患者更有可能发生术中知晓[15]。儿童发生术中知晓的风险可能性较高[16]。

麻醉技术在术中知晓的发病机制中起重要作用。术中知晓更可能发生在氧化亚氮麻醉诱导和使

表 47-1	报告的术中知晓发生率		
发生率	报告的病例数	是否为前瞻性研究	参考文献 a
0.007%	384 786	否	[10]
0.1%	10 811	否	[2]
0.13%	18 575	是	[8]
0.15%	11 785	是	[3]
0.2%	1 000	是	[7]
0.23%	44 006	否	[9]
0.41%	11 101	是	[6]
0.6%	4 001	是	[5]

a 数字对应本章末尾所列的参考文献编号。

用静脉麻醉时，而不太可能发生在使用挥发性麻醉剂时[16, 17]。使用浓度在 0.7 最低肺泡浓度（minimum alveolar concentration，MAC）或以上的挥发性麻醉剂可防止患者发生术中知晓，这与通过脑功能监测麻醉深度所获得的结果相似[18-20]。不幸的是，神经肌肉阻滞剂掩盖了麻醉深度不足的早期迹象，即患者的体动。可能需要增加麻醉药物浓度以避免发生术中知晓，而不是仅仅使患者制动；麻醉深度不足且未使用肌松药的患者通常会先有体动，明显提示麻醉深度不足。

有些患者，如嗜酒或使用阿片类药物、苯丙胺类药物和可卡因的患者，可能需要增加麻醉药物剂量[11]。此外，遗传因素也可能影响麻醉药使用剂量。与没有知晓史的患者相比，有术中知晓史的患者更有可能发生术中知晓[21]。最后，设备问题如挥发罐或静脉输液装置故障可能导致术中知晓，但这些都不是术中知晓的常见原因，特别是使用呼气末麻醉气体分析时，更不容易发生[15]。

心理后遗症

全身麻醉状态下的术中知晓可能是一种创伤体验，大约三分之一的患者会经历长期的心理后遗症[22-24]。然而，一些患者在术中知晓后并没有出现长期的心理后遗症[25]，而许多没有发生术中知晓的患者却出现与创伤后应激障碍（post traumatic stress disorder，PTSD）相一致的心理症状[23]。其中最常见的术中知晓体验包括听觉、麻痹、光感、无助、恐惧或焦虑[26]。疼痛不太常见，尽管它确实发生在一些患

者身上，特别是使用了神经肌肉阻滞药而不能活动的患者。术中知晓的心理后遗症可能包括闪回、焦虑/紧张、孤独、噩梦和恐惧/恐慌发作，这些症状使患者轻则感到困扰，重则痛苦不堪[22, 26]。一些患者出现严重的、持续的症状，严重影响人际关系和日常活动[26]。

目前还不完全清楚术中知晓后发生 PTSD 的危险因素。对知晓经历强烈的情绪反应明显预示着长期心理后遗症的发生[22]。脱离手术后，生命受到威胁的感觉与 PTSD 相关[23]。因神经肌肉阻滞造成的麻痹尤其痛苦[27]。发病前抑郁和其他心理状态的影响尚不清楚，但可能会增加 PTSD 的风险[23, 28]。再次发生的创伤会触发先前的心理症状。

更多病例报告能增加人们对这些经历的理解。2007 年，ASA 创立了麻醉术中知晓登记处，以应对患者对术中知晓的担忧[29]。登记处收集了患者在全身麻醉期间发生术中知晓的自我报告，从患者的角度来了解他们的期望和体验。登记表的设计与"以患者为中心"的理念一致，并关注患者的喜好、需求和价值观。虽然登记表依赖于患者自愿参与而导致反应结果有偏倚，但它仍有效地指出患者不满的原因和可能的解决方案。

登记处的一项发现表明，关于在区域麻醉或镇静期间是否应该保留明确记忆，患者可能与麻醉医生有不同的期望。麻醉术中知晓登记处的研究纳入了自认为在全身麻醉期间发生知晓的患者。然而，回顾围手术期记录，三分之一的患者错误地认为他们接受了全身麻醉；实际上他们接受的是镇静或区域麻醉[26]。这个结果显示了对于术中是否保留意识，患者和麻醉医师的预期存在偏差。这种偏差可以通过加强关于镇静过程中可能发生知晓的医患沟通以及改进知情同意书来解决。

患者也抱怨在区域麻醉或镇静期间发生知晓后出现心理后遗症[8, 22, 26, 27]。有些患者可能会因为对区域麻醉过程中的清晰回忆而产生心理后遗症，与全身麻醉时的术中知晓产生的症状相似[26]。大约40% 的患者有持续的心理后遗症，与在全身麻醉时发生术中知晓的患者相似[26]。

早期的心理治疗可以降低发生急性和长期心理后遗症的可能性[23]。对术中知晓事件的解释或确认可能影响心理症状的出现和持续时间。然而，如果患者不告知麻醉医生自己对全身麻醉过程有回忆，他们不太可能知道应该寻求心理治疗。

麻醉知晓登记处发现大多数（75%）发生术中知晓的全身麻醉患者对医护人员处理问题的方式感到不满[30]。一半的患者报告麻醉医生和外科医生都没有对他们的知晓体验表示关注。医生很少就此事道歉（10%）或者引导患者转诊咨询（35%），做出解释（28%），或者讨论和随访术中知晓事件（26%）。有患者提到，他们的病情太严重以至于在术后恢复期无暇关注自己的知晓体验，或在手术后的几天或几周内，他们的记忆变得更加清晰。有些患者建议麻醉工作人员给他们一张名片，以便出院后联系。显然，患者需要更系统的反馈和医护人员的随访。

术中知晓的预防

常规的麻醉深度监测包括基本的体征，如患者的体动、自主神经反射、流泪、排汗和主观的临床本能。自主神经反射（如动脉血压和心率的增加）不能可靠地预测术中知晓。事实上，在没有心动过速或高血压的情况下，也可能出现术中知晓[31]。随着麻醉气体分析仪的出现，麻醉深度也可以通过替代数据来评估，比如准确测定挥发性麻醉药物的剂量[18]。此外，人们正致力于建立一个能可靠地测定患者的麻醉深度，从而降低术中知晓风险的监测系统。市场上有几种不同的设备，但没有一种设备保证 100% 有效。这些监测仪通常收集自发或诱发的脑电活动，然后用特定算法处理原始数据，并以定量数据的形式呈现给临床医生（如数字 0～100）。

目前，想要以脑电活动为基础开发一种"万无一失"的麻醉深度监测器来监测术中知晓，至少存在三个固有的障碍。第一，目前全身麻醉的机制尚未彻底明确，不同麻醉药可能在特定的麻醉深度产生独特的脑电活动。因此，每一种特定的麻醉方案可能都需要一种独特的算法来建立大脑电信号与麻醉深度之间的最佳相关性。第二，全身麻醉是一个连续的过程，没有一个定量的指标，而且同样的麻醉方式在不同患者间有相当大的药效学差异。试图将一种有意识或无意识的状态转变成一个定量的数字，充其量就是在假阳性和假阴性概率之间找到一个平衡点（图 47-1）[32]。第三，脑电活动可能对形成记忆的皮质下结构（海马体）的生化反应具有敏感性和特异性（图 47-2）。

已发表的预防术中知晓的建议包括：使用致遗忘的术前药物，如苯二氮䓬类，诱导时给予足够剂量的麻醉药物，尽量避免使用肌松药，以及保持0.7MAC 或以上的挥发性麻醉剂浓度，同时监测呼气末麻醉药物浓度，以确保使用了足量的挥发性麻醉剂[18, 33]。

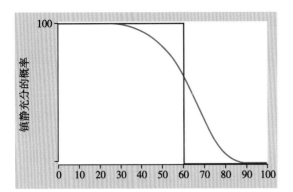

图 47-1 基于脑功能监测指标的充分镇静概率。直线是理想的概率曲线，具有 100% 的敏感度和特异度。曲线是一种更现实的监测期望，监测指标值的逐渐降低与镇静充分的概率增加相关（引自：Cole DJ, Domino KB. Depth of anesthesia: clinical applications, intraoperative awareness and beyond. In Schwartz AJ, ed. *ASA Refresher Courses in Anesthesiology*. Philadelphia: Lippincott, Williams & Wilkins; 2007. ）

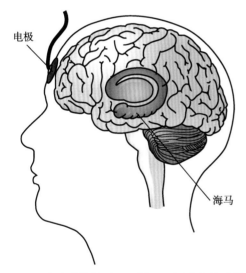

图 47-2 大脑功能监测器通常记录额头上传感器的皮质电活动。记忆是发生在海马的生化功能，与脑电活动记录点有一定距离

2004 年，联合委员会发布了**预警事件**，其中包含了预防和管理术中知晓的建议[34]。他们的建议包括制定和实施麻醉知晓的应对政策，包括对工作人员进行教育，取得高危患者的知情同意，麻醉设备的及时维护。并对所有全身麻醉患者进行术后随访，为发生术中知晓的患者提供咨询。

脑功能监测

一般来说，用于麻醉深度监测的装置是通过记录脑电图（electroencephalographic，EEG）来进行分析评估的（参见第 20 章）。一些设备处理自发的脑电和肌电活动，另一些设备测量对听觉刺激的诱发反应。大多数关于麻醉深度的研究是在脑电双频指数（bispectral index，BIS）监测下进行的。

BIS 监测仪使用了一种专有的算法将单个的额叶脑电活动频道转换成催眠水平的指数，范围从 100（清醒）到 0（等电位脑电图）。在全身麻醉期间，建议维持在 40～60 这个范围来降低术中知晓的风险。利用 BIS 进行了五项关于术中知晓发生率的重要随机对照试验（表 47-2）[18-20, 35, 36]。大多数研究是在术中知晓风险较高或可能较高的患者中进行的（如高危心脏手术、心血管疾病患者、创伤手术、剖宫产术、长期使用苯二氮䓬类或阿片类药物、大量酒精摄入或有术中知晓病史的患者）[18, 19, 35]。Myles 团队比较了 BIS 监测协助管理（BIS 40～60）与常规麻醉管理。在使用 BIS 监护仪指导麻醉时，2 例患者（0.17%）发生术中知晓，而在临床常规管理中发生了 11 例（0.91%）（$P < 0.02$）[35]。随后的两项研究同样是在高危患者中进行，他们比较了 BIS 监测指导下的麻醉和呼气末气体浓度监测指导下的麻醉（0.7～1.3 依据年龄调整的 MAC）术中知晓的发生率[18, 19]。这些研究发现两种监测方式在术中知晓方面没有差异。在全静脉麻醉（total intravenous anesthesia，TIVA）期间，与常规麻醉管理相比，BIS 监测指导下的麻醉降低了术中知晓的发生率[36]。一项针对未经筛选手术人群的大型有效性研究发现，BIS 监测指导下的麻醉和麻醉浓度监测指导下的麻醉在术中知晓上没有差异[20]。然而，事后分析表明，与常规麻醉相比，BIS 监测指导下的麻醉可能降低术中知晓的发生。一项 Cochrane 系统评价也指出，BIS 监测指导下的麻醉优于单纯依靠临床体征判断的常规麻醉管理，特别是对于接受全静脉麻醉的患者和术中知晓高发的患者[37]。相比之下，BIS 监测和呼气末麻醉药物浓度监测在降低术中知晓发生率上无差异[37]。这些发现并不令人惊讶，因为 TIVA 个体差异更大[10]。虽然所有的研究都是使用 BIS 监测仪进行的，但是其他经过处理的脑电图监测仪由于种种原因可能会产生相同的结果。由于术中知晓的发生率很低，脑电活动监测仪很难检测或阻止某个患者个体的术中知晓。因此，此监测手段应用于全身麻醉的低危患者成本很高[38]。

表 47-2 评估 BIS 监测和术中知晓的研究

研究 [a]	方法	病例数 / 例	患者选择	对比	结果
Myles, 2004[35]	RCT	2 500	知晓风险高	BIS(40～60)	BIS 组知晓减少(0.17% vs. 0.91%)
Avidan, 2008[18]	RCT	2 000	知晓风险高	BIS vs. ETAG (0.7～1.3MAC)	BIS 组 vs. ETAG 组知晓发生率无差别(0.2%)
Avidan, 2011[19]	RCT	6 041	知晓风险高	BIS vs. ETAG (0.7～1.3MAC)	BIS 组 vs. ETAG 组知晓发生率无差别
Zhang, 2011[36]	RCT	5 228	TIVA	BIS(40～60) vs. 对照组	BIS 组知晓减少(0.14% vs. 0.65%)
Mashour, 2012[20]	RCT	21 601	未经筛选的手术患者	BIS(40～60) vs. 麻醉浓度	BIS 组 vs. 麻醉浓度组知晓发生率无差别(0.08% vs. 0.12%) 事后分析：相比常规麻醉，BIS 可能降低知晓程度

[a] 上标数字对应于本章末尾列出的参考文献。BIS，脑电双频指数；ETAG，呼气末麻醉气体；MAC，最低肺泡浓度；RCT，随机对照试验；TIVA，全静脉麻醉。

ASA 关于术中知晓和脑功能监测的实践公告

2005 年 ASA 推出了关于"术中知晓和大脑功能监测"的实践建议 [33]。由于建议仍然有效，所以近年来暂未更新。实践建议是一个系统研发报告，旨在当某个领域现有的科学证据不足以出台一个强制性决策时帮助大家进行临床决策。只有在综合和分析专家意见、获得临床可行性数据、提供公开论坛评论和获得共识调查之后，建议才会被批准。该建议并不是作为标准或指南。它包含四个方面，分别是术前评估、麻醉诱导前阶段、术中监测、术中及术后管理(知识框 47-1) [33]。

术前评估应包括回顾过去的医疗记录，以了解术中知晓的潜在危险因素。此外，应访视患者，评估是否存在其他潜在的麻醉和手术危险因素。最后，建议提出对于高危患者知情同意的讨论应包括术中知晓的可能性 [33]。

麻醉诱导前阶段应包括麻醉机及设备检查清单、确认静脉通路通畅、输液设备正常工作并且有适当的防回流阀。最后，麻醉医生应考虑对特定的患者，特别是术中知晓高风险的患者，在常规麻醉基础上加用苯二氮䓬类药物。尽管支持术前苯二氮䓬类药物降低术中知晓发生率的证据并不充分，术前苯二氮䓬类药物还可能引起老年患者术后谵妄，但仍推荐使用(参见第 35 章)。

建议采用多种方式监测麻醉深度。这些模式包括临床技术，如检查自主运动或反射运动，常规监测(如心电图、动脉血压监测、心率)，最后，用呼气末麻醉分析仪分析患者吸入的挥发性麻醉剂的剂量。该建议指出是否使用脑功能监测仪由麻醉医生视患者情况而定 [33]。

关于术中及术后的处理，若患者术中意外苏醒，是否使用苯二氮䓬类药物视具体情况而定 [33]。虽然苯二氮䓬类药物可以在这样的事件后使用，但是几乎没有科学依据支持这样的治疗。麻醉医生应与报告术中知晓的患者交谈，以获得事件的详细信息，并讨论其发生的可能原因。可以使用问卷调查或结构化访视来详细了解患者的经历。一旦发生了术中知晓，应完成关于该事件的报告，以持续改进麻醉质量。最后，麻醉医生应该为报告术中知晓的患者提供心理咨询或帮助。

术中知晓的法律后果

与大多数麻醉并发症一样，术中知晓的出现并不一定意味着医疗事故的发生。每 25 个因管理疏忽而受到伤害的患者中只有 1 个会提出医疗事故索赔，基于标准管理而导致的伤害索赔甚至更少 [39]。根据麻醉终审索赔项目数据库提供的数据，可能发生术

知识框 47-1　全身麻醉期间预防术中知晓的建议

术前评估

- 识别潜在的术中知晓危险因素
- 访视患者
- 请知晓风险增加的患者签署知情同意书

麻醉诱导前阶段

- 使用清单检查机器/设备
- 检查静脉通道和输液设备的功能
- 考虑术前苯二氮䓬类药物

术中监测

- 采用多种方式监测麻醉深度
- 临床体征（如自主运动或反射性的运动）
- 常规监护仪（如呼气末麻醉气体分析仪、心率、血压）
- 脑功能监测视患者情况而定。最近的研究表明，如果挥发性麻醉剂是主要麻醉剂，在高危患者中使用经年龄调整的大于 0.7MAC 的呼气末麻醉剂浓度可降低术中知晓的发生率。在全静脉麻醉期间，维持 BIS 40～60 比常规麻醉术中知晓发生率低

术中及术后管理

- 如果患者术中意外苏醒，考虑使用苯二氮䓬类药物
- 术后与患者交谈
- 考虑结构式访谈或利用 Brice 问卷来确定患者的经历
- 完成知晓事件的报告，以持续改进麻醉质量
- 为患者提供心理咨询

注：本实践建议尚未更新；附加的建议是基于多个通过处理脑电图信号来监测脑功能的随机对照试验。

BIS, 脑电双频指数；MAC, 最低肺泡浓度。

改编自: American Society of Anesthesiologists Task Force on Intraoperative Awareness. Practice advisory for intraoperative awareness and brain function monitoring: a report by the American Society of Anesthesiologists Task Force on Intraoperative Awareness. *Anesthesiology*. 2006; 104: 847-864.

中知晓的患者数量很多（根据发病率统计数据），而因此提出索赔的患者数量很少（大约每年 10 例）。该数据库收集了责任保险公司的索赔信息，这些保险公司为美国大约三分之一的麻醉医生提供保险。产生术中知晓发生率和医疗事故索赔诉讼率差异的原

因可能跟术中知晓的性质和伤害程度有关，也可能与医疗鉴定和伤害赔偿制度相关。术中知晓如果未导致短期严重的或明显的长期后遗症，将不会进入医疗事故系统。对术中知晓的原因进行耐心解释或道歉不仅可能有治疗作用，而且还有助于防止问题升级到医疗事故索赔的地步。此外，医疗事故索赔专门针对重大疏忽或不规范医疗，并将其视为基本的侵权行为。

索赔诉讼率提高的因素可能包含：沟通不畅、未达到预期疗效以及患者的经济压力。Huycke 进行了一项研究，调查就医疗事故索赔问题联系了律师事务所的患者，结果发现 50% 的潜在原告认为他们与医生的关系不佳[40]。麻醉医生有一个非常短暂的时间，可以在术前与患者建立良好的关系（参见第 13 章）。但是存在一个问题，患者在术后没有机会与麻醉医生讨论其术中知晓。此外，他们对术中知晓的关注可能被医护人员所忽视。若麻醉医生和其他医护人员对患者的术中知晓报告未引起重视，可能会加重伤害，并导致患者提出医疗事故索赔。发生术中知晓的患者可能会避免回忆痛苦经历，而诉讼过程则可能会强化这种经历。此外，大多数原告律师的工作都是以酬金为基础的，他们收取一定比例的赔偿金作为酬金，如果原告败诉，他们将一无所获。由于原告律师必须承担诉讼初始费用，他们将权衡任何潜在案例的价值。律师对于胜诉可能性很小或历史上经济补偿有限的案例可能缺乏兴趣。因此，律师实际上是法律体系的看门人。

麻醉索赔终审库中的数据

已结案的麻醉索赔项目是一个具有结构化的评估系统，包含美国 20 家责任保险公司对不良麻醉事件的结果统计。该统计中包含超过 10 000 起医疗事故索赔，包括 2000 年发生的 1 800 起伤害。该数据库的主要不良结果是死亡、脑损伤和神经损伤。与此相反，全身麻醉期间的知晓索赔只占医疗事故索赔的一小部分。在 1 800 例与外科麻醉或产科麻醉有关的麻醉索偿中，只有 2.6%（n=46）的患者是因为术中知晓。其中女性占多数（74%），健康人群（ASA 分级 1～2，57%），年龄小于 60 岁（80%），行择期手术（83%）。这些数据统计显示患者术中知晓风险较小。三分之一涉及明显的麻醉药物输入问题，包括用药错误（n=7）、麻醉药物输入问题[挥发罐故障（n=7）]和静脉通道渗漏（n=1）。

63% 的术中知晓原告获得了赔偿，与麻醉索赔项目数据库中的伤害索赔率相似。然而，与数据库中的

其他伤害相比（中位数 342 000 美元，范围 660 万～3 580 万美元）术中知晓的赔偿金额较小（支付中位数 78 000 美元，范围 1 000～469 000 美元，按照 2015 年美元货币价值）。

总结

遗忘是全身麻醉的基本组成部分。因此，麻醉深度的监测是麻醉管理的一个重要因素。考虑到麻醉深度与术中知晓风险相关，以下几点是关键：

- 前瞻性试验定义的发病率一般是每 1 000 名患者中有 1～2 人。
- 当患者在全身麻醉下出现术中知晓时，可能会导致严重的心理后遗症和法律索赔。
- 设备检查对预防术中知晓至关重要。
- 致遗忘的药物可以考虑用于术中知晓的预防，也可以用于麻醉深度不足的患者（但需指出，支持这种治疗的数据有限）。
- 在有术中知晓风险的临床情况下（如困难气道），建议使用更多的镇静药。
- 血流动力学作为麻醉深度是否足够的预测是不可靠的。

- 没有一种意识状态监测手段被证实具有 100% 的敏感性和特异性。建议使用多模态监测手段。包括观察临床症状，呼气末挥发性麻醉气体监测，适当的脑功能监测，特别是对接受 TIVA 的患者。
- 挥发性麻醉剂至少维持在 0.7MAC 以上。
- 神经肌肉阻滞剂会掩盖麻醉深度不足的重要表现。

思考题

1. 全身麻醉时术中知晓的主要原因是什么？神经肌肉阻滞是如何增加术中知晓风险的？
2. 术中知晓的潜在心理后遗症是什么？
3. 在降低术中知晓风险方面，脑功能监测或呼气末麻醉气体监测与常规临床体征相比如何？
4. ASA 对全身麻醉过程中防止术中知晓的主要建议是什么？
5. 在患者经历术中知晓后，什么因素增加了医疗事故索赔的可能性？

（张璐　郑寅曦 译，李茜 审）

参考文献

1. Myles PS, Williams DL, Hendrata M, et al. Patient satisfaction after anaesthesia and surgery: results of a prospective survey of 10,811 patients. *Br J Anaesth.* 2000;84:6–10.
2. Sandin RH, Enlund G, Samuelsson P, et al. Awareness during anaesthesia: a prospective case study. *Lancet.* 2000;355:707–711.
3. Brice DD, Hetherington RR, Utting JE. A simple study of awareness and dreaming during anaesthesia. *Br J Anaesth.* 1970;42:535–542.
4. Errando CL, Sigl JC, Robles M, et al. Awareness with recall during general anaesthesia: a prospective observation evaluation of 4001 patients. *Br J Anaesth.* 2008;101:178–185.
5. Xu L, Wu AS, Yue Y. The incidence of intra-operative awareness during general anesthesia in China: a multi-center observational study. *Acta Anaesthesiol Scand.* 2009;53:873–882.
6. Nordstrom O, Engstrom AM, Persson S, Sandin R. Incidence of awareness in total i.v. anaesthesia based on propofol, alfentanil and neuromuscular blockade. *Acta Anaesthesiol Scand.* 1997;41(8):978–984.
7. Sebel PS, Bowdle TA, Ghoneim MM, et al. The incidence of awareness during anesthesia: a multicenter United States study. *Anesth Analg.* 2004;99:833–839.
8. Mashour GA, Wang LY, Turner CR, et al.

A retrospective study of intraoperative awareness with methodological implications. *Anesth Analg.* 2009;108:521–526.
9. Pollard RJ, Coyle JP, Gilbert RL, et al. Intraoperative awareness in a regional medical system: a review of 3 years' data. *Anesthesiology.* 2007;106:269–274.
10. Mashour GA, Avidan MS. Intraoperative awareness: controversies and non-controversies. *Br J Anaesth.* 2015;115(suppl 1):i20–i24.
11. Ghoneim MM, Block RI, Haffarnan M, Mathews MJ. Awareness during anesthesia: risk factors, causes and sequelae: a review of reported cases in the literature. *Anesth Analg.* 2009;108(2):527–535.
12. Pandit JJ, Andrade J, Bogod DB, et al. 5th National Audit Project (NAP5) on accidental awareness during general anaesthesia: summary of main findings and risk factors. *Br J Anaesth.* 2014;113:549–559.
13. Pandit JJ, Cook TM, Jonker WR, et al. A national survey of anaesthetists (NAP5 Baseline) to estimate an annual incidence of accidental awareness during general anaesthesia in the UK. *Br J Anaesth.* 2013;68(4):343–353.
14. Mashour GA, Kent C, Picton P, et al. Assessment of intraoperative awareness with explicit recall: a comparison of 2 methods. *Anesth Analg.* 2013;116:889–891.
15. Myles PS. Prevention of awareness

during anaesthesia. *Best Pract Res Clin Anaesthesiol.* 2007;21:345–355.
16. Davidson AJ, Smith KR, Blusse von Oud-Ablas HJ, et al. Awareness in children: a secondary analysis of five cohort studies. *Anaesthesia.* 2011;66:446–454.
17. Moerman N, Bonke B, Oosting J. Awareness and recall during general anesthesia. Facts and feelings. *Anesthesiology.* 1993;79:454–464.
18. Avidan MS, Zhang L, Burnside BA, et al. Anesthesia awareness and the bispectral index. *N Engl J Med.* 2008;358:1097–1108.
19. Avidan MS, Jacobson E, Glick D, et al. Prevention of intraoperative awareness in a high-risk surgical population. *N Engl J Med.* 2011;365:591–600.
20. Mashour GA, Shanks A, Tremper KK, et al. Prevention of intraoperative awareness with explicit recall in an unselected surgical population: a randomized comparative effectiveness trial. *Anesthesiology.* 2012;117:717–725.
21. Aranake A, Gradwohl S, Ben-Abdallah A, et al. Increased risk of intraoperative awareness in patients with a history of awareness. *Anesthesiology.* 2013;119:1275–1283.
22. Samuelsson P, Brudin L, Sandin RH. Late psychological symptoms after awareness among consecutively in-

cluded surgical patients. *Anesthesiology.* 2007;106:26–32.

23. Whitlock E, Rodebaugh T, Hassett A, et al. Pyschological sequelae of surgery in a prospective cohort of patients from three intraoperative awareness prevention trials. *Anesth Analg.* 2015;120:87–95.

24. Leslie K, Chan MT, Forbes A, et al. Posttraumatic stress disorder in aware patients from the B-Aware trial. *Anesth Analg.* 2010;110:823–828.

25. Laukkala T, Ranta S, Wennervita J, et al. Long-term psychosocial outcomes after intraoperative awareness with recall. *Anesth Analg.* 2014;119:86–92.

26. Kent CD, Mashour GA, Metzger NA, et al. Psychological impact of unexpected explicit recall of events occurring during surgery performed under sedation, regional anaesthesia, and general anaesthesia: data from the Anesthesia Awareness Registry. *Br J Anaesth.* 2013;110(3):381–387.

27. Cook TM, Andrade J, Bogod DG, et al. 5th National Audit Project (NAP5) on accidental awareness during general anaesthesia: patient experiences, human factors, sedation, consent, and medicolegal issues. *Br J Anaesth.* 2014;113:560–574.

28. Ranta SO, Laurila R, Saario J, et al. Awareness with recall during general anesthesia: incidence and risk factors. *Anesth Analg.* 1998;86:1084–1089.

29. Anesthesia Awareness Registry. www.awaredb.org.

30. Kent CD, Posner KL, Mashour GA, et al. Patient perspectives on intraoperative awareness with explicit recall: report from a North American anaesthesia awareness registry. *Br J Anaesth.* 2015;115(suppl 1):i114–i121.

31. Domino KB, Posner KL, Caplan RA, et al. Awareness during anesthesia: a closed claims analysis. *Anesthesiology.* 1999;90:1053–1061.

32. Cole DJ, Domino KB. Depth of anesthesia: clinical applications, intraoperative awareness and beyond. In: Schwartz AJ, ed. *ASA Refresher Courses in Anesthesiology.* vol. 35. Philadelphia: Lippincott, Williams & Wilkins; 2007:51–52.

33. American Society of Anesthesiologists Task Force on Intraoperative Awareness. Practice advisory for intraoperative awareness and brain function monitoring: a report by the American Society of Anesthesiologists Task Force on Intraoperative Awareness. *Anesthesiology.* 2006;104:847–864.

34. The Joint Commission. Preventing, and managing the impact of, anesthesia awareness. *Sentinel Event Alert*; Oct. 6, 2004: 1–3. https://www.jointcommission.org/sentinel_event_alert_issue_32_preventing_and_managing_the_impact_of_anesthesia_awareness. Accessed May 11, 2015.

35. Myles PS, Leslie K, McNeil J, et al. Bispectral index monitoring to prevent awareness during anaesthesia: the B-Aware randomised controlled trial. *Lancet.* 2004;363:1757–1763.

36. Zhang C, Xu L, Ma YQ, et al. Bispectral index monitoring prevent awareness during total intravenous anesthesia: a prospective, randomized, double-blinded, multi-center controlled trial. *Chin Med J.* 2011;124(22):3664–3669.

37. Punjasawadwong Y, Phongchiewboon A, Bunchungmongkol N. Bispectral index for improving anaesthetic delivery and postoperative recovery (review). *Cochrane Database Syst Rev.* 2014;(6): CD003843.

38. O'Connor MF, Daves SM, Tung A, et al. BIS monitoring to prevent awareness during general anesthesia. *Anesthesiology.* 2001;94:520–522.

39. Studdert DM, Mello MM, Gawande AA, et al. Claims, errors, and compensation payments in medical malpractice litigation. *N Engl J Med.* 2006;354:2024–2033.

40. Huycke LI, Huycke MM. Characteristics of potential plaintiffs in malpractice litigation. *Ann Intern Med.* 1994;120:792–798.

第
六
篇

第 **48** 章　麻醉质量和安全

Avery Tung

在医学界，麻醉实践是质量和安全的典范。1999年，美国医学研究院（现为美国国家科学院健康与医学部）在一篇报告"人孰无过：建立更为安全的卫生系统"中特别指出，麻醉"在保障患者安全方面取得了显著成效"。之所以对麻醉专业如此关注，是因为虽然麻醉医生在美国医师中仅占 5%，但对围手术期质量和安全做出了巨大贡献。尽管麻醉相关死亡率的实际下降比仍有争议[1]，但与几十年前相比，患者可以在麻醉状态下接受更多的有创性操作。以往麻醉医师的职责是可逆性地钝化患者对疼痛和物理性伤害的反应，维持重要的生命功能，现如今，这种高风险的工作已成为安全且几乎常规的操作，所有实施麻醉的医护人员都应与时俱进，熟练掌握所需技能。

本章回顾了麻醉质量和安全的发展历程，明确探讨了对麻醉甚至其他专业都有价值的重要方法和策略，探究了当前以及未来麻醉质量和安全所面临的挑战。

定义：质量和安全

质量和安全两者有相关性，但不完全相同。安全是指没有伤害，侧重于避免不良事件发生。如果患者未发生意外伤害，则该过程是安全的。与其相比，质量是指最优化的工作流程，除了避免意外伤害，还可能涉及效率、成本、满意度，以及其他指标。

显而易见，质量和安全并不总是重叠的。例如，原则上我们可以通过安装附加检查或添加额外的设备使流程更加安全。极端地讲，如果麻醉诱导时手

感谢 Vinod Malhotra and Patricia Fogarty-Mack 为本章上版作出的贡献

术室中没有纤维支气管镜，麻醉医师就无法保证此过程绝对安全。又比如，如果手术间有第二（或第三）位麻醉医生在场，则更加安全。显然，通过添加设备或人员可以使手术更加安全，但不一定会明显提高麻醉质量。与此相比，质量包括"优化"要素，例如，通过改善流程可提高患者满意度，或者缩短住院时间，这表明医疗质量更高，但不一定更安全。

在麻醉领域，超声引导中心静脉置管就是同时提高麻醉质量和安全的范例。超声引导可减少误穿刺入颈动脉的概率[2]，从而提高操作的安全性；同时也缩短了置管时间（减少失误的次数），提高了操作的效率。与此相对，备份氧气罐虽增加了安全性，但并没有真正改变医疗质量。

纵观历史，临床麻醉的进步已经解决了质量和安全问题，正如本章所述。

确保麻醉安全的具体方法

经验学习

由于大多数麻醉药的作用机制尚不完全清楚，并且许多术中状态（如单肺通气、肌肉松弛、体外循环）并不是正常的生理过程，因此麻醉的安全性很大程度上来自经验性的观察和总结。麻醉应用初期，为了减少因麻醉而导致的死亡，麻醉医师经过长时间系统性的观察，积累了关于医疗安全的一系列经验[3]。Emery A. Rovenstine 于 1951 年发表的病例系列报道就是基于观察的经验总结示例，文中描述了 9 例心搏骤停事件[4]。尽管他没有提出确切的解决方案，但他的实践观察（例如通过隔膜进行心脏按压无效，休克与心脏停搏的鉴别诊断很困难）使麻醉医师能够基于经验逐步提高麻醉安全性。

Beecher 和 Todd 在 1954 年进行了深入研究，该研究历时 4 年，调查了 10 个医疗机构的麻醉相关死亡案例，该研究是通过经验总结提高麻醉安全性的最好例证[3]。Beecher 联合超过 21 名医生和 11 名秘书耗时 5 年追踪了 599 548 例麻醉记录，最终死亡病例 7 977（100 例中超过 1 例死亡），同时将患者死亡原因按患者疾病、手术失误、麻醉事故三方面进行分类。结果发现，术中使用了神经肌肉阻滞剂的患者围手术期并发症发病率明显升高，该问题一直延续至今。

经过观察，对于麻醉安全性的其他经验总结包括：难以鉴别气管插管误入食管（或动脉低氧），某些麻醉药（例如地氟醚）可能触发高血压及心动过速反应[5]，管路脱落，低氧混合气体输送的潜在风险。总而言之，提高麻醉安全的方法就是通过描述诸如此类的事件，判断不良事件在临床实践中会如何发生，制定对策并检验，通过技术改进或宣教来推广成果。尽管这些麻醉相关不良事件现在极少发生，但也强调了一种重要方法：识别潜在的可预防事件，评估其可能性，并系统性制定对策以降低发生率。综上所述，诸如此类的观察显著降低了麻醉相关死亡率，据估计，目前健康患者的麻醉死亡率为 1∶250 000[6]，有复杂合并症的患者麻醉死亡率为 1∶1 500[1]。

除了对患者安全的经验性观察，麻醉医师还阐述了与麻醉实施者行为相关的安全性问题。一个常见的例子就是麻醉医师使用麻醉给药系统（参见第 15 章），与航空业一样，特别设计的麻醉机交互界面可以减少因人为疏忽而导致的错误。例如，飞机上用于起落架和襟翼控制的操纵杆具有与轮子和襟翼形状类似的旋钮。同样的，麻醉机上用于调节氧气的旋钮形状也不同于空气和氧化亚氮的旋钮，并且始终在右侧。类似地，可以采用氧气和氧化亚氮联动装置防止低氧混合气体输送的潜在风险，从而保证新鲜气流中始终有氧气存在。非通用连接器可确保氧气通过氧气流量计输送，呼吸回路氧分析仪可对输送的混合气体做最终检查，这些都是避免意外输出低氧混合气体所采用的安全措施。

即使已基本消除了因机械通气失败或氧气输送不足导致的不良事件，但这种经验性观察一直沿用至今。近期意识到的高风险事件包括脊柱手术中贫血（参见第 32 章）[7]，直立性低血压（参见第 19 章）[8]以及发现纤维蛋白原在产妇大出血凝血障碍中的作用（参见第 33 章）[9]，这些都是通过经验性观察发现问题的实例。

专业标准化

由于麻醉通常是伴随治疗或诊断性操作，因此鉴别麻醉操作相关的不良事件具有一定的困难。实际上，Beecher 和 Todd 的研究具有里程碑意义，他们的目标之一就是定义"若手术患者术中出现问题，麻醉必须承担的责任范围"[3]。因为明确由麻醉导致的不良事件很少发生，所以很难在整个专业范围内制定合适的对策。然而，麻醉是首个采用通用标准的医学专业，其制定和颁布了一系列麻醉监测建议，旨在减少麻醉相关不良事件的发生。在某种程度上，昂贵的医疗事故赔偿金也推动了这些标准的实施，例如麻醉医师需持续在场，持续监测生命体征包括血压、心率、心电图、呼吸系统氧浓度和体温。这些标准最初是由一个联盟医疗体系作为一项研究制定出来[10]，随后结合不良事件数据库将其不断完善。

尽管不是基于循证医学证据，但这些标准在2个月后被美国麻醉医师协会（American Society of Anesthesiologists，ASA）纳入为术中监测标准，并且仍然是ASA认可的仅有的三种执业标准之一（其他两项是术前和术后标准）[11]。虽然采用了这些标准，但目前还没有确切证据表明其有效性，但是回顾性观察研究表明这些标准是有价值的。在一项随访研究中，这些监测标准的制定者发表了病例系列报道，文中总结出1976—1988年发生的11例重大术中麻醉事故，并发现在监测标准推广使用后仅发生了一次麻醉事故[12]。基于ASA终审索赔案数据库的观察研究也发现在此期间死亡或永久性脑损伤的索赔数量减少[13]。

无论是监测标准还是新技术的实施都是不良事件减少的原因。麻醉医师希望在这个行业领域都能实施相关的规范操作，这是麻醉医师独创的方法，也是麻醉医师在安全性上需要优先考虑的。

以患者安全为中心的项目

保障患者麻醉安全的第三个要素是形成以患者安全为中心的专业组织。这些组织成立的唯一目的是推广安全性，也是保障患者麻醉安全的重要体现。

在这些组织中，最著名的是麻醉患者安全基金会（Anesthesia Patient Safety Foundation，APSF），它是一个独立的非营利性机构，成立于1985年，其宗旨是"确保所有的患者不会因麻醉而受到伤害"。在ASA和企业赞助商的支持下，目前APSF涵盖了麻醉医师，麻醉护士，相关设备和药物制造商，工程师和保险公司。

APSF的临床影响巨大。每季度一次的APSF通讯期刊专门致力于麻醉安全，已成为世界范围内发行最广泛的麻醉出版物之一[14]。APSF通讯期刊主要关注麻醉实践中可能导致患者发生严重不良后果的相关问题，例如麻醉机检查，阿片类药物导致的呼吸抑制，残余肌松药的影响，术后视力丧失和如何运用应急手册。制定教学视频，获得资金支持和举行其他相关会议也是APSF为推进患者安全这一任务所做的工作。

ASA终审索赔项目是另一个促进患者安全的措施[13]。终审索赔项目组与医疗事故律师合作，审查已结案的麻醉诉讼的相关数据，找出可能需要进一步努力的方向，从而提高麻醉安全性。从1988年到现在的学术期刊中，终审索赔项目探讨了许多话题（表48-1），重点关注了难以系统性研究的罕见事故。尽管此类分析无法估算发生率或寻找出危险因素，但它们提供了大量描述性信息，帮助麻醉医师解决

表48-1　重要的终审索赔案例总结

年份/年	标题	索赔数量/件	重要发现
1988	椎管内麻醉期间发生心搏骤停[17]	14	最常见的症状是心动过缓，其次是低血压 心搏骤停发生后8min（平均）才给予肾上腺素
1990	麻醉期间发生呼吸系统不良事件[15]	522	85%案例发生了死亡或脑损伤 48%食管插管案例有呼吸音听诊并且有记录信息
1999	麻醉相关神经损伤[18]	670	最常见的是尺神经损伤，与全身麻醉有关，多见于男性患者
2006	麻醉监测管理相关损伤[19]	121	麻醉监测管理的案例主要涉及老年衰弱患者，其数量超过全麻案例 损伤最常见的原因是镇静/阿片类药物使用导致的呼吸抑制（21%） 高氧环境下使用电凝导致烧伤是另一个公认的损伤机制（17%）
2014	大出血[16]	3 211	30%案例是产科手术，胸腰椎手术比例也较高
2015	术后阿片类药物引发的呼吸抑制[20]	357	88%的案例发生在术后24h内，其中62%的案例在事故发生前都有嗜睡

患者安全问题。例如，胸部听诊可能不是判断气管插管误入食管的可靠方法 [13]，导致患者预后不良的常见因素是大出血 [16]。

麻醉质量研究院（Anesthesia Quality Institute，AQI）是 2008 年新近成立的机构，极有可能是麻醉组织发起的最大规模的患者安全改进项目 [21]。AQI 的宗旨是"成为麻醉临床实践质量改进的主要信息来源"。AQI 隶属于 ASA，其主要负责管理麻醉不良事件报告系统（Anesthesia Incident Reporting System，AIRS）和国家麻醉临床结果登记系统（National Anesthesia Clinical Outcomes Registry，NACOR），目前可获取美国国内 25% 麻醉病例信息量。这两个系统的应用目的是获取足够的麻醉数据，以便对与麻醉有关的临床结局进行准确评价，进而切实推动麻醉质量的改进。

从安全到质量：使麻醉更安全、更舒适

尽管大多数研究者认为如今的临床麻醉比 50 年前更安全，但还不清楚临床麻醉质量是否有所提高。医疗不仅要考虑安全性，还要考虑效率、成本、患者的舒适度和满意度，麻醉质量除了避免不良事件的发生，还有其他很多评价指标。

衡量和改善麻醉质量存在许多障碍。正如我们很难确定麻醉对手术结局的贡献度，分析麻醉行为可能产生的影响也同样具有挑战性。这点不难理解，比如一名患者在结肠切除术后第二天就出院回家，我们很难判断此结果到底与麻醉、手术还是住院治疗有关。其实这种改善很有可能是所有环节共同的结果。

流程评估

麻醉质量评估的最大障碍是对患者预后的了解。由于大多数患者术前和术后诊疗过程是在麻醉门诊、手术室和麻醉恢复室之外的其他医疗场所进行，了解麻醉策略的改变对患者临床过程的影响，需要在术后阶段付出大量的精力对患者进行随访。因此，既往对于麻醉质量的改进措施，我们更多关注的是围手术期而不是患者结局。外科疗效改进计划（Surgical Care Improvement Project，SCIP）是美国推行的关注患者结局的项目之一。该项目鼓励公众上报医疗机构对于流程评估的实施情况，而这些流程评估来源于循证医学证据，例如及时使用抗生素，围手术期继续使用 β- 受体阻滞剂，流程评估的制定者希望通过此项计划来改善围手术期诊疗质量。然而，令人困惑的是，SCIP 项目推行了 8 年（2006—2014 年），项目中几乎所有的流程评估都按计划进行，但临床结局（无论是外科切口感染率 [22, 23] 还是死亡率 [24]）并没有得到改善。实际上，考虑到某些流程评估可能会造成潜在伤害，带来不良后果 [25]，因此废除了这部分内容。其中包括检测心肌梗死患者入院 24 小时内是否使用 β- 受体阻滞剂 [26]；确保肺炎患者到急诊室就诊后 4 小时内给予抗生素 [27]。

在文献支持下制定的一套流程评估，在实施后并不能明显改善患者预后。其中原因仍然是一个谜。由此可见，通过推行某一项医疗流程来提高质量并不容易，这就导致了医疗质控专家更不愿意把流程评价作为评估医疗质量的唯一方法。

机构评估

机构的组织要素也可以反映医疗质量的好与坏。这涉及该机构是否存在能够提供高质量医疗服务的必要条件。如果存在，则表明医疗机构的医疗质量很高。

与医疗质量服务相关的组织要素，例如，随时可使用的放射诊断检查，有医师时刻待命应对突发事件，电子病历系统，所有重症监护室都有指定的专科医师。积极的质量改善机制也是优质医疗的体现。不熟悉医疗保健环境多样性的实习生对于机构质量的影响是比较隐晦的，但其他方面例如护士与患者比例，随时待命的产科麻醉医生，手卫生规范等对机构质量的保证具有重要意义的。

尽管机构评估通常易于实施，但机构评估和临床结局改善之间的联系通常难以辨认。例如，重症监护室值班的主诊医生夜间待命在直观上是合理的，也容易评价。但是，不止一项研究表明，实施了住院夜间呼叫系统的医院医疗质量并没有得到显著成效 [28, 29]。

结果评估

若无法进行临床上相关流程评估，我们则需要将注意力集中在临床结局上。由于麻醉实施中存在较大的可变性 [30, 31]，因而结果可能存在差异。原则上，通过找出临床结局更好的"亮点"医疗机构，就能找出与之相对应的优质医疗服务并加以宣传。尽管 NACOR 尚不成熟，无法进行结局分析，但手术数据库正在努力接近此目标。美国胸外科医师协会（Society of Thoracic Surgeons，STS）成人心脏外科手术数据库也许是最好的例子，该数据库涵盖了美国 90% 以上的

心脏手术数据[32]。其他类似的数据库有国家外科手术质量改进计划（National Surgical Quality Improvement Program，NSQIP）和国家住院患者样本数据库（National Inpatient Sample，NIS）。由于历史上没有足够完整的结果报告数据，因此几乎没有医疗机构能够定期向其医护人员提供结果数据。此外，对于麻醉医师而言，结果报告尤为困难，因为术后发生的事故可能与麻醉本身无关。但是，随着医院认识到反馈的价值，结局评估正在发生变化。这些变化包括：每月公布重症监护室中心静脉导管和导管相关的尿路感染率，手术室公布患者满意度评分。

结果报告似乎很直观，可以给个人或机构提供衡量后续绩效的标准。但是准确比较个人或机构之间的结果需要适当调整患者本身的情况，这种情况与麻醉或手术（住院）无关。这种"风险调整"可能非常困难，因为不同的调整模型可能会得出不同的结果[33]，分析模型因为容易诱导出有利于患者的选择而可能被认为是"数字游戏"[34]，数据的准确性可能受到质疑[35]，而且模型本身的调整每年可能不一样[36]。

关于结果报告是否可以改善医疗质量，目前仍没有确凿的证据。2015年的两项研究显示[37,38]，仅靠分析临床结果可能并不足以推动医疗质量的改善。此外，认可具有突出良好结局的"亮点"机构，吸取和推广该机构的经验可能有利于制定一套流程措施，但如SCIP项目所证实的，这些措施并不一定能达到预期效果。

尽管如此，流程和结果评价的使用对于质量改进至关重要。正如管理顾问Peter Drucker曾经说的："你无法管理自己无法衡量的事情。"然而仅凭评估是不够的。目前，我们在流程和结果评估方面的总结是，这两种方法都无法轻易提高质量。需要做进一步的工作以更好地了解如何使用结果和流程评估来促进医疗质量的改善。

改善地区层面结局的工具

除了经验性观察，提高医疗质量与安全的努力仍在地区级别继续进行，并且得到了医院、部门乃至个人的积极参与。本节将讨论广泛用于质量改进的工具。

结构化质量改进项目：FADE、PDSA 和 DMAIC

由于临床诊疗极其复杂，涉及多个方面，因此很难决定从哪一方面开始进行质量改进项目。这些缩略词 FADE、PDSA 和 DMAIC 是指用于启动和执行质量改进项目的常用方案。尽管这三个方案各不相同，但是它们都有一个共同的基本构架：评估，执行，评价。

FADE 代表重点（Focus）/ 分析（Analyze）/ 发展（Develop）/ 执行评估（Execute-evaluate）。顾名思义，首先是确定需要改进的流程，分析数据以建立原始信息和基础情况，根据数据制定行动计划，然后执行计划并评估结果。PDSA 代表计划（Plan）/ 实施（Do）/ 研究（Study）/ 行动（Act）。同理，PDSA 的基本原理类似于 FADE。DMAIC 代表定义（Define）/ 评估（Measure）/ 分析（Analyze）/ 改进（Improve）/ 控制（Control），基本上遵循同样的原理。

因为识别、干预和结果评估是众多麻醉技能的核心内容，所以麻醉医师可能对 FADE 或 PDSA 质量改进计划的总体构架并不陌生。毕竟，滴定式给予麻醉药这一简单操作也要求对患者状态进行判断，然后调整麻醉药剂量，最后评估实施效果。但是，不断地适应变化比看起来要更困难得多。制定质量改进方案常见的误区是，当发现问题时仅采取了相应的补救措施，而没有进一步了解问题是如何出现的。例如，如果输血申请这一过程没有解决，那么改善手术室取血流程的计划则可能无效（参见第 24 章）。质量改进中另一个经常被忽视的问题是计划的实施无相应的效果评估。例如，如果实施了术中交接单，但交接错误这一问题仍未改善，一种可能性是交接单使用的依从性差。因此，注意这些细节将有助于优化任何一项质量改进计划。

多学科流程改进：根本原因分析，"绝不该发生的"事件，失效模式与效应分析

制造行业在 1950 年提出了根本原因分析（root cause analysis，RCA）方法，以更好地对工业事故进行调查。顾名思义，其目的是通过分析找出问题的主要原因或"根本"原因。这项技术的最早使用者之一是丰田佐吉先生，他提出了著名的"5 个为什么"分析法。在调查意外事故的过程中至少要询问五次"为什么"，只有这样，质量把控者才能逐层深入分析以找到问题根源所在。

在医学领域应用时，根本原因分析首先是建立多学科小组，讨论和评估引发事故的每一个步骤。讨论应集中在体系和流程上，而不是个人行为。讨论中，事故原因以框架结构罗列出来，然后各专业的医师增加其专业相关的详细信息。图 48-1 是术中输血反应 RCA 的样例[39]（参见第 24 章）。

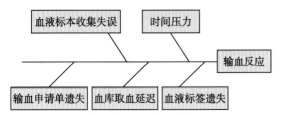

图 48-1　根本原因分析示例图（引自：Tung A. Sentinel events and how to learn from them. *Int Anesthesiol Clin*. 2014; 52: 53-68. ）

尽管此类图表通常是从左向右阅览，但制定却是从右向左开始。以事故发生为起始，在逻辑和时间轴上添加相应的信息。还应注意到，此特殊事件涉及了血库，医院信息部门，术前护理，麻醉和手术，这也体现了 RCA 的合理实施需要多学科合作。

美国医疗机构评审联合委员会（Joint Commission）是负责医疗机构和项目认证的非营利性机构。该机构要求其认证的医疗机构一旦发生了委员会预设的不良事故类型中的某一种，就必须执行 RCA。此类事件被称为"预警事件"，之所以用"预警"，表明医疗中存在安全隐患，此类信号需要立即调查并要求相关部门立即作出回应。可以在联合委员会的官方网站上查询其预设的事故类型[40]。与围手术期有关的预警事件已列举在知识框 48-1 中。

联合委员会还明确定义了**不需要**重点报告和审查的事件，包括：未遂事故，用药错误**未导致**死亡或功能丧失，轻微溶血，未遵医嘱所导致的死亡或功能丧失。

联合委员会要求（作为认证的条件之一），医院必须在 45 天内对此类事件做出回应，将事件报告给联合委员会，并执行 RCA，制定计划以明确医院下一步的策略，降低未来发生类似事故的风险。此类计划必须包括拟采取的措施，由谁实施，实施的时间表，结果评价和可持续发展的策略。尽管向联合委员会报告是自愿的，但识别此类事件是机构认证的关键组成部分。

其他保障患者安全的组织建议对联合委员会的事件清单进行修改。例如，美国国家质量论坛（National Quality Forum，NQF）也创建了绝不该发生的"严重上报事件"清单。除了联合委员会的清单，NQF 还增加了"ASA I 级患者术中死亡"，因重要脏器不可逆的损伤而致死致残，电休克致死。

RCA 尽管从直观上讲是合理的，但在现实世界中的作用是不确定的[41]。不良事件及其调查通常会有情绪在里面，事故鉴定会议可能会受限于以责任为

知识框 48-1　**联合委员会所列的围手术期相关警讯事件（2015 年版）**

● 输血溶血反应（参见第 24 章）
● 侵入性操作时患者信息错误，手术部位错误，拟行手术信息错误
● 长时间暴露于辐射吸收剂量超过 1 500rads 的环境
● 患者诊疗过程中出现火花、火焰，或异常的烟、高温或闪光
● 任何围生期产妇的死亡或严重并发症

rads 为辐射吸收剂量单位。

导向的分析（可能形成相对较弱的"责难和培训"补救措施）。有关行动计划和实施的研究表明，这些行动计划很少针对真正的"根本"原因[42]。RCA 实施欠佳可能是由于时间不足、资源不足，甚至是审核者之间就"根本"原因存在分歧[43]。即便制定了合适的行动计划，资源不足也可能会阻碍计划的有效实施。

联合委员会预警事件项目获得的一项非常有用的成果是这些事件所产生的预警作用[44]。通过管理不良事件报告数据库，联合委员会可以判断安全事件的趋势，发布公告以提醒临床医生存在的潜在问题。迄今为止，该项目已收集到 50 多例事件，其中几例与麻醉有关，例如浓缩氯化钾溶液导致的死亡，呼吸机相关的死亡，医用气体混淆使用，输血错误，破坏性行为，磁共振成像事故。报告包括案例描述和分析，涉及制造商和用户设施设备使用（Manufacturer and User Facility Device Experience，MAUDE）数据库[45]。

RCA 流程的一个主要缺点是不具备前瞻性。也就是说其无法预先修复医疗实践中存在的流程缺陷，以防止事故的发生并避免由此造成的伤害。为了解决此问题，专家提出了失效模式与效应分析（Failure Mode Effects Analysis，FMEA）来前瞻性发现临床治疗中的高风险问题。

FMEA 是对特定流程进行资源整合、全面分析，其目的是发现所有潜在的问题。例如，如果调查人员未能准确发现过敏症状，或是医疗文书记录难以阅读和理解，或是药物听起来很相似，则鉴别和记录患者过敏情况的流程可能会存在问题。除了模拟和想象，团队还应该利用其他资源来识别潜在的风险，包括预警事件的提醒，美国用药安全研究所的信息，以及食品药品管理局的数据库和建议。

一项流程简单的 FMEA 分析看似容易，实则非常耗时。即使确定了大部分相关的失效模式，也很难执行实际的改变，部分原因是不良事件并未发生。因此，FMEA 分析应该应用于大量的且风险较高的流程改进，因为灾难性事件的潜在风险很明确。

总结

麻醉医师要时刻力争完成高质量的麻醉。由于操作方法和麻醉策略随需要而不断变化发展，因此麻醉的质量和安全要紧跟时代潮流。

从历史上看，麻醉医师通过采用多种实践方法来保证患者的安全。其中包括事件的经验性总结和分类，人机交互界面故障（不良事件发生的重要因素）的排查，借鉴其他高科技领域的策略，以及与早期提出的临床实践标准达成专业内共识。

专业内组建以患者安全为中心的组织，这些组织提供了许多具有创新性的方法并为麻醉安全做出了巨大贡献。其中包括 APSF 和 ASA 终审索赔项目。

在某种程度上，由于缺乏有关临床结局的信息，麻醉医师直到近期才开始以统一的方式关注医疗质量。利用如 STS 成人心脏外科手术数据库等专业注册机构，以及像 NACOR 和 NSQIP 等大型外科手术数据库，麻醉医师不仅意识到对流程和机构评价的重要性，也逐渐意识到结果评价的重要性。尽管对于质量改进还没有出现"灵丹妙药"，但是流程、机构和结果都是综合医疗质量项目的关键要素。

最后，医疗机构在部门和机构层面上采用多种工具来提高质量。这些工具包括地区质量项目计划，国家发布的预警事件程序，以及针对不良事件的根本原因分析、失效模式与效应分析。

总之，对于麻醉行业所关心的患者安全问题，我们可以使用多种提高质量和安全的工具及方法。随着大型围手术期数据库的建立和发展，以及术中电子记录在围手术期应用潜力的开发，将来会有更多的方法可以提高麻醉的安全与质量。

思考题

1. 麻醉的质量和安全有何区别？
2. 使用流程评估，机构评估或结果评估作为改善医疗质量的手段，其原理是什么？
3. 如何应用 PDSA（计划／实施／研究／行动）作为框架来制定当地医疗质量改进新方案？
4. 进行根本原因分析（RCA）的关键步骤是什么？RCA 实施的潜在价值和缺点是什么？

（张璐　郑寅曦 译，李茜 审）

参考文献

1. Lagasse RS. Anesthesia safety: model or myth? A review of the published literature and analysis of current original data. *Anesthesiology*. 2002;97:1609–1617.
2. Brass P, Hellmich M, Kolodziej L, et al. Ultrasound guidance versus anatomical landmarks for internal jugular vein catheterization. *Cochrane Database Syst Rev*. 2015;1:CD006962.
3. Beecher HK, Todd DP. A study of the deaths associated with anesthesia and surgery: based on a study of 599,548 anesthesias in ten institutions 1948-1952, inclusive. *Ann Surg*. 1954;140:2-35.
4. Ament R, Papper EM, Rovenstine EA. Cardiac arrest during anesthesia; a review of cases. *Ann Surg*. 1951;134:220–227.
5. Ebert TJ, Muzi M. Sympathetic hyperactivity during desflurane anesthesia in healthy volunteers. A comparison with isoflurane. *Anesthesiology*. 1993;79:444–453.
6. Lienhart A, Auroy Y, Péquignot F, et al. Survey of anesthesia-related mortality in France. *Anesthesiology*. 2006;105:1087–1097.
7. Postoperative Visual Loss Study Group. Risk factors associated with ischemic optic neuropathy after spinal fusion surgery. *Anesthesiology*. 2012;116:15–24.
8. Pohl A, Cullen DJ. Cerebral ischemia during shoulder surgery in the upright position: a case series. *J Clin Anesth*. 2005;17:463–469.
9. Butwick AJ. Postpartum hemorrhage and low fibrinogen levels: the past, present and future. *Int J Obstet Anesth*. 2013;22:87–91.
10. Eichhorn JH, Cooper JB, Cullen DJ, et al. Standards for patient monitoring during anesthesia at Harvard Medical School. *JAMA*. 1986;256:1017–1020.
11. American Society of Anesthesiologists. Standards & Guidelines. http://www.asahq.org/quality-and-practice-management/standards-and-guidelines.
12. Eichhorn JH. Prevention of intraoperative anesthesia accidents and related severe injury through safety monitoring. *Anesthesiology*. 1989;70:572–577.
13. Lee LA, Domino KB. The Closed Claims Project. Has it influenced anesthetic practice and outcome? *Anesthesiol Clin North Am*. 2002;20:485–501.
14. APSF Newsletter. http://apsf.org/resources.php.
15. Caplan RA, Posner KL, Ward RJ, et al. Adverse respiratory events in anesthesia: a closed claims analysis. *Anesthesiology*. 1990;72:828–833.
16. Dutton RP, Lee LA, Stephens LS, et al. Massive hemorrhage: a report from the anesthesia closed claims project. *Anesthesiology*. 2014;121:450–458.
17. Caplan RA, Ward RJ, Posner K, et al. Unexpected cardiac arrest during spinal anesthesia: a closed claims analysis of predisposing factors. *Anesthesiology*. 1988;68:5–11.
18. Cheney FW, Domino KB, Caplan RA, et al. Nerve injury associated with anesthesia: a closed claims analysis. *Anesthesiology*. 1999;90:1062–1069.
19. Bhananker SM, Posner KL, Cheney FW, et al. Injury and liability associated with monitored anesthesia care: a closed claims analysis. *Anesthesiology*. 2006;104:228–234.
20. Lee LA, Caplan RA, Stephens LS, et al. Postoperative opioid-induced respiratory depression: a closed claims analysis. *Anesthesiology*. 2015;122:659–665.
21. Anesthesia Quality Institute. www.aqihq.org.
22. Hawn MT, Vick CC, Richman J, et al. Surgical site infection prevention: time to move beyond the surgical care

improvement program. *Ann Surg.* 2011;254:494–499.

23. Hawn MT, Richman JS, Vick CC, et al. Timing of surgical antibiotic prophylaxis and the risk of surgical site infection. *JAMA Surg.* 2013;148:649–657.

24. LaPar DJ, Isbell JM, Kern JA, et al. Surgical Care Improvement Project measure for postoperative glucose control should not be used as a measure of quality after cardiac surgery. *J Thorac Cardiovasc Surg.* 2014;147:1041–1048.

25. POISE Study Group, Devereaux PJ, Yang H, Yusuf S, et al. Effects of extended-release metoprolol succinate in patients undergoing non-cardiac surgery (POISE trial): a randomised controlled trial. *Lancet.* 2008;371:1839–1847.

26. Chen ZM, Pan HC, Chen YP. Early intravenous then oral metoprolol in 45,852 patients with acute myocardial infarction: a randomised placebo-controlled trial. *Lancet.* 2005;366:1622–1632.

27. Wachter RM, Flanders SA, Fee C, et al. Public reporting of antibiotic timing in patients with pneumonia: lessons from a flawed performance measure. *Ann Intern Med.* 2008;149:29–32.

28. Kerlin MP, Small DS, Cooney E, et al. A randomized trial of nighttime physician staffing in an intensive care unit. *N Engl J Med.* 2013;368:2201–2209.

29. Wallace DJ, Angus DC, Barnato AE, et al. Nighttime intensivist staffing and mortality among critically ill patients. *N Engl J Med.* 2012;366:2093–2101.

30. Lilot M, Ehrenfeld JM, Lee C3, et al. Variability in practice and factors predictive of total crystalloid administration during abdominal surgery: retrospective two-centre analysis. *Br J Anaesth.* 2015;114:767–776.

31. Fleischut PM, Eskreis-Winkler JM, Gaber-Baylis LK, et al. Variability in anesthetic care for total knee arthroplasty: an analysis from the anesthesia quality institute. *Am J Med Qual.* 2015;30:172–179.

32. Jacobs JP, Shahian DM, Prager RL, et al. Introduction to the STS National Database Series: outcomes analysis, quality improvement, and patient safety. *Ann Thorac Surg.* 2015;100(6):1992–2000.

33. Shahian DM, Wolf RE, Iezzoni LI, et al. Variability in the measurement of hospital-wide mortality rates. *N Engl J Med.* 2010;363:2530–2539.

34. Cooper AL, Trivedi AN. Fitness memberships and favorable selection in Medicare Advantage plans. *N Engl J Med.* 2012;366:150–157.

35. Brown ML, Lenoch JR, Schaff HV. Variability in data: the Society of Thoracic Surgeons National Adult Cardiac Surgery Database. *J Thorac Cardiovasc Surg.* 2010;140:267–273.

36. Sigakis MJ, Bittner EA, Wanderer JP. Validation of a risk stratification index and risk quantification index for predicting patient outcomes: in-hospital mortality, 30-day mortality, 1-year mortality, and length-of-stay. *Anesthesiology.* 2013;119:525–540.

37. Etzioni DA, Wasif N, Dueck AC, et al. Association of hospital participation in a surgical outcomes monitoring program with inpatient complications and mortality. *JAMA.* 2015;313:505–511.

38. Osborne NH, Nicholas LH, Ryan AM, et al. Association of hospital participation in a quality reporting program with surgical outcomes and expenditures for Medicare beneficiaries. *JAMA.* 2015;313:496–504.

39. Tung A. Sentinel events and how to learn from them. *Int Anesthesiol Clin.* 2014;52:53–68.

40. The Joint Commission. Patient Safety Systems Chapter, Sentinel Event Policy and RCA2. https://www.jointcommission.org/sentinel_event.aspx.

41. Wu AW, Lipshutz AK, Pronovost PJ. Effectiveness and efficiency of root cause analysis in medicine. *JAMA.* 2008;299:685–687.

42. Wallace LM, Spurgeon P, Adams S, et al. Survey evaluation of the National Patient Safety Agency's Root Cause Analysis training programme in England and Wales: knowledge, beliefs and reported practices. *Qual Saf Health Care.* 2009;18:288–291.

43. Smits M, Janssen J, de Vet R, et al. Analysis of unintended events in hospitals: inter-rater reliability of constructing causal trees and classifying root causes. *Int J Qual Health Care.* 2009;21:292–300.

44. The Joint Commission. Sentinel Event Alert/Topics Library Updates. https://www.jointcommission.org/topics/hai_sentinel_event.aspx.

45. The Joint Commission. Topic Library Resources. https://www.jointcommission.org/topics/default.aspx.

第**49**章 姑息治疗

Sarah Gebauer

引言

重症患者往往有严重而治疗效果欠佳的症状，如疼痛、呼吸困难、焦虑和抑郁[1]。这些患者与医疗团队的互动也常常不令人满意，这通常是由于沟通不当导致的[2]。**姑息治疗**，通过早期识别、评估及治疗疼痛与其他生理、心理和精神问题来预防并缓解痛苦，可以提高患者及其家庭在面对危及生命的疾病时的生活质量[3]。**姑息医学**是指姑息治疗团队所提供的医学专业知识。姑息治疗强调目标设定和症状管理，旨在改善对这些患者及其家属的治疗。许多姑息治疗技巧可用于各种环境和场景，如共享决策和生物 - 心理 - 社会 - 精神方法，不应只为重症患者保留。

现代姑息治疗始于 20 世纪 60 年代的临终关怀运动，并已扩展到世界各地的许多医疗卫生系统。在美国，至少有三分之二的医院有姑息治疗团队[4]，临终关怀服务广泛存在。尽管临终关怀和姑息治疗有着共同的根源，但他们并不是可以互换的术语。**临终关怀**的意义和所提供的服务因国家而异，通常侧重于晚期疾病。在美国，临终关怀是指为预期寿命不足 6 个月的患者提供的保险福利。**姑息治疗**是一个更具包容性的术语，适用于"严重疾病的任何年龄和任何阶段，并可与治愈性治疗一起提供"[5]。在过去，有两种选择，一种是积极的治疗，另一种是在治疗失败后去临终关怀。现在，姑息治疗提供了临终关怀前更精细的治疗，患者接受姑息治疗和疾病治疗的同时，如果病情进展，姑息治疗的程度也会增加，直到临终关怀（图 49-1）[6]。在本章中，姑息治疗将包括姑息治疗和临终关怀，除非另有说明。

姑息治疗并不意味着放弃，甚至不提供积极的治疗。它意味着与患者和家属交谈，了解他们的价

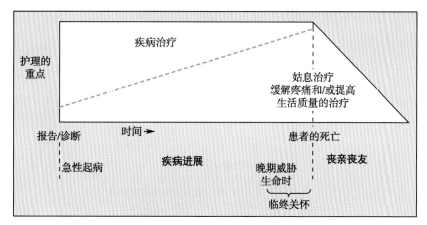

图 49-1 临终关怀和姑息治疗在疾病和丧亲期间的作用（重绘自：Ferris FD，Balfour HM，Bowen K. A model to guide patient and family care：based on nationally accepted principles and norms of practice. *J Pain Symptom Manage*. 2002；24：106-123.）

值观和目标，并根据这些价值观和目标提出医疗建议和决策。这种方法有时被称为**共享决策**。姑息治疗团队提倡更积极的治疗并不罕见，因为它符合患者的愿望，在医学上是合理的，或者因为积极治疗特定的医疗问题可以减轻患者的症状。

姑息治疗团队通常通过评估患者病情的多个方面来处理症状，包括身体和情感上的疼痛。这一观点表明，患者感到的痛苦可能部分是由于身体的不适，部分是由于精神上的痛苦。这可能是一种信仰的形式，认为即将到来的死亡是来自更高权力的惩罚，或者没有对世界做出足够的贡献。姑息治疗专家试图确定可能导致疼痛的生理或心理社会因素，并利用药物或其他团队成员的专业知识，如牧师、社会工作者或艺术治疗师，在广义上帮助减轻患者的症状。

住院姑息治疗小组在改善患者治疗的同时**降低了医疗成本**。人口老龄化导致重症患者人数增加。即使许多人说不想在医院死亡，但处于生命最后关头的人使用了最多的医疗保险资金。2010 年，开支最大的 5% 的参保人消耗了医疗保险支出的 39%[7]。不仅治疗费用昂贵，而且患者和家属经常描述症状痛苦、社会心理需求不被满足和整体治疗不佳[8]。姑息治疗咨询服务可降低医院成本。例如，一项研究显示，每位患者的平均费用降低 6 900 美元的同时，重症监护室的死亡人数也减少了[9]。降低成本并不是姑息治疗的主要目标。相反，接受了姑息治疗的患者希望更少的干预和资源[10]。重要的是，姑息治疗团队不会增加住院死亡率。在某些情况下，姑息治疗甚至可以**提高生存率**。例如，在转移性肺癌患

者中，接受姑息治疗患者的预期寿命比接受标准治疗的患者长 2 个月[11]。

什么是临终关怀？

在美国，临终关怀一般是指医疗保险或私人保险公司提供的一系列福利。美国超过 40% 的患者死亡发生在临终关怀医院[12]。临终关怀减轻了患者的症状，增加了患者和家属的满意度，并可以节约成本，特别是长时间进行临终关怀的患者[13]。临终关怀是为患者及其家庭提供在家照顾患者时所能得到的最大帮助，包括图 49-2 所列内容。与一些患者的理念相反，绝大部分的临终关怀在患者家中提供，并且医院不为其付费。临终关怀医院的护士和工作人员教导患者家属如何照顾重病患者，由患者家属提供照顾。一些家庭可能会选择养老院提供临终关怀服务，尽管由养老院提供的"监护护理"，或日常的护理如吃饭和洗澡，往往并不包括在患者的保险范围内。少数患者因有特定的顽固性的症状，如呕吐和疼痛，将住院接受治疗，但是住院治疗并不会贯穿整个临终关怀的过程（图 49-3）。

临终关怀与姑息医学分科

临终关怀和姑息治疗医学是一个由委员会认证的亚专科，需要专科医师资格认证。来自包括麻醉学在内的 10 个医学专业的医生，超过 100 名麻醉医师获得了临终关怀和姑息治疗的委员会认证[14]。委员会认证的医生提供专业的姑息治疗，包括顽固性症状管理和困难家庭会议[15]。虽然大多数麻醉医师不会成为姑息治疗医师，但所有麻醉医师都应该熟

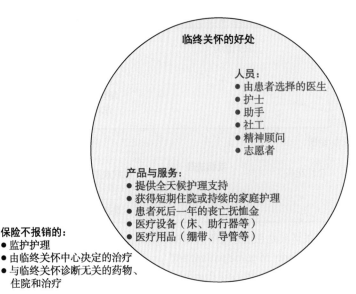

图 49-2 医疗临终关怀福利的各个方面

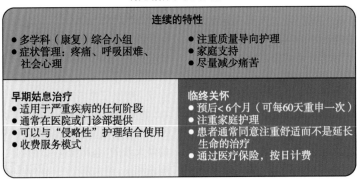

图 49-3 美国姑息治疗和临终关怀的特点

悉初级姑息治疗。除麻醉实践中常见的危重患者的症状管理技巧外，还包括针对治疗目标的谈话和围手术期的预先指示[16]。

麻醉医师对姑息治疗的贡献

除了标准的围手术期治疗外，麻醉医师还可为重症患者提供特殊的治疗。许多老年人（参见第35章）和重症患者需要做手术时[17]，疼痛问题（参见第44章）和重症问题（参见第41章）是关键。在这些情况下，麻醉医师会与接受姑息治疗和临终关怀的患者发生互动。接受姑息治疗的患者经常表现出疼痛和恶心等症状，而麻醉医师正擅长处理这些症状。至关重要的是，他们还能洞悉患者整个围手术期的风险，并能在与患者和家属关于治疗目标的对话时提供有价值的信息。疼痛医学（参见第44章）和重症监护麻醉医师（参见第41章）能提供先进的技能和知识，在姑息治疗患者的治疗中非常重要。

姑息治疗团队可以做什么？

姑息治疗是一个跨学科的领域，涉及多个专业人员，包括医生、护士、社会工作者、牧师等。姑息治疗医师擅长于重症患者及其家属的症状管理和沟通。姑息治疗护士，包括提供临终关怀的护士，掌握的技能包括症状管理，沟通技巧，以及评估患者及其家庭的社会心理和精神需求[18]。社工处理患者及其家庭的社会心理需要，并可协助处理复杂的出院流程[19]。牧师帮助患者及其家属识别和处理与严重疾病有关的精神痛苦，并提供适当的精神或宗教仪式[20]。麻醉疼痛专家可参与晚期疼痛（参见第40章和第44章）管理，麻醉危重治疗专家经常参与复杂治疗目标的讨论。

姑息治疗团队评估和治疗患者的症状，讨论治疗目标，评估和治疗患者及其家庭的心理 - 社会问题。姑息治疗团队采取了一种生物 - 心理 - 社会学 - 精神的方法，管理和识别这些因素之间的相互作用，以改善整体患者治疗。姑息治疗团队像顾问一样，可以关注团队关心的特定问题，也可以执行全面的评估。

咨询一般分为两大类：治疗目标咨询和症状管理咨询。针对治疗目标咨询而言，姑息治疗专家共享信息，了解患者的目标和价值观，并根据这些目标和价值观提出医疗建议。例如，一个患者的目标可能是不住院，和他的狗生活在一起，而另一个患者的目标可能是活到他的孙子出生。另一些人可能有着其他的目标，比如与家人和好，或者能够在家里没有痛苦地走动。姑息治疗小组也会进行深入的社会 - 心理评估，如知识框49-1所列问题。与患者和家属交谈，了解他们对医疗问题的理解，他们希望如何接收信息，以及他们的家庭和精神生活如何有助于他们对医疗状况的思考，可以为初级团队提供宝贵的指导。这些对话通常包括共同决策并帮助患者和家属制定一个合理的计划，因为每个患者的治疗都因人而异。让患者和家属参与决策，并不意味着医疗团队可以提供或同意有害或者增加痛苦的治疗计划。

症状处理的咨询通常是为了让患者更舒适，经常涉及疼痛或顽固性恶心和呕吐的处理。知识框49-2列出了姑息治疗团队通常关注的症状。处理这些症状需要对病理生理学有深入的了解，例如，呕吐可能由于腹部肿瘤，药物副作用引起。患者有影响肠道的腹腔内疾病，需要评估持续性梗阻和间歇性梗阻，并考虑使用奥曲肽或地塞米松治疗，可能还需要安置胃管。其他临终前的症状，如晚期谵妄，可能需要大剂量的苯二氮䓬类药物甚至苯巴比妥治疗。对标准疗法无效的患者，应进行姑息治疗会诊。

在重症监护室的姑息治疗

在外科重症监护室（intensive care unit, ICU）中，住院超过7天患者的死亡率超过35%[21]，应接受姑息治疗会诊[22]。虽然有些患者术后常规留在ICU进行特殊治疗，但仍有相当比例的患者及其家属需要艰难地对治疗方案作出决定。姑息治疗帮助患者和家属确定治疗目标，帮助解决问题，并对ICU患者进行症状管理（知识框49-3）[23]。尽管姑息治疗更强调舒适而非治愈，但姑息治疗团队介入时，患者在ICU的**死亡率并未增加**（参见第41章）。

在外科ICU中，患者、家属和医务人员之间的交流尤其困难。"开放式模式"的普遍使用可能使医护工作者和患者家属难以形成一个一致的计划[21]。此外，有报道显示，外科医生与患者之间就预后达成的"外科契约"，存在外科医生对患者结局的夸大，会使预后复杂化，使各方难以就什么是"好"结果达成一致[21]。尽管传统的手术思维认为姑息治疗与手术目标不一致，美国外科医师学会发表的声明仍鼓励对患有多种疾病的外科患者进行姑息治疗，而不只是针对生命即将结束的患者[21]。因此，麻醉医师应与外科医生、姑息治疗专家密切合作，以确保患者在危重疾病期间得到最佳治疗。

知识框 49-1　姑息治疗咨询时的常见的心理问题

"你有没有宗教信仰，如果有的话，宗教在你的生活中扮演什么角色？"
"你住在哪？和谁住在一起？"
"在你的人生中，你认为最重要的价值观是什么？"
"你如何应对正在发生的变化？"
"你现在最大的担忧是什么？"

知识框 49-2　在姑息治疗期间通常评估的症状

失眠
呼吸困难
疲劳
疼痛
焦虑
抑郁症
恶心和呕吐
便秘

知识框 49-3　ICU姑息治疗的益处

- 在ICU内的时间减少
- 缩短住院时间
- 死亡率没有增加
- 减少家庭成员创伤后应激障碍和焦虑
- 减少家庭和医院之间的分歧
- 减少医护人员之间的分歧

撤去生命支持

对于预后很差的患者，如果其家属认为继续进行生命支持不符合患者的目标，许多麻醉医师可能会对其撤去生命支持。对这些患者来说，放弃生命支持是一个伦理上的决定。当医护人员讨论撤销生命支持（停止人工维持患者生命的机器）和停止治疗（停止对患者的舒适和健康的所有关心）时，与家属的沟通方式是很重要的。不管治疗计划如何，高质量的护理和症状管理都是所有患者最关心的问题，医护人员应该向家属保证将继续为患者提供护理。

举一个重要的例子，许多家庭成员希望在停用呼吸机的同时撤除气管内插管，使患者家属做好拔管准备是很重要的一点，包括会出现的咳嗽和分泌物，并准备好阿片类药物和镇静剂，以减少患者在拔管中或拔管后可能出现的不适，如呼吸急促。麻醉医师擅长使用芬太尼和咪达唑仑，这两种药物是最常用的撤除机械通气设备时的辅助药物。为了减少痛苦，在停止呼吸机时，应该有医护人员能够很好地使用这些药物。患者不应在停用呼吸机前被麻醉，因为这将难以评估阿片类药物和镇静剂的用量。监督停止生命支持的医生应该停用各种静脉通路，联系医院牧师以帮助患者家属走出困境。

严重疾病中的精神性问题

严重的疾病和可能的死亡往往会带来精神上的问题，比如质疑生命的意义或幻想死后会发生什么。许多患者说，宗教信仰对于他们适应绝症诊断很有帮助。大多数医生不会询问患者的宗教信仰，尽管许多患者和家属认为宗教信仰在他们的医疗决策中很重要，并且他们想和主治医师谈论这个问题[24]。有时候一个简单的问句，像"你有没有宗教信仰，如果有的话，宗教在你的生活中扮演什么角色？"可以起到很大的作用。患者也可能有宗教仪式，比如人死后的身体处理方式，这些对医疗团队来说很重要。

姑息治疗和疼痛

疼痛管理是保障重症患者生活质量很重要的一个方面，麻醉医师作为疼痛管理方面的专家，在这方面有着独特的技能。许多重病患者会进行手术治疗，并可能由此导致慢性疼痛（参见第44章）。

在生命末期使用阿片类药物

一些医护人员可能会担心阿片类药物对患者产生不利的影响，并担心所给的药物会"杀死"患者。双重效应的伦理原则认为，只要医生的初衷是产生一个好的结果，比如减轻疼痛、缓解痛苦，而不是产生一个不好的结果，比如死亡，那就可以将这不利影响作为一种副作用来治疗[25]。只有在这些患者出现疼痛不适的症状时，才应服用阿片类药物，而不是滥用。阿片类药物不会缩短患者的预期寿命，甚至会延长他的预期寿命时间[25]。因此，从医学和伦理学的角度指出，在生命末期适当使用阿片类药物是可行的。如果经过讨论，治疗团队中的一名成员在这种情况下感到道德痛苦，则应为该患者分配另一名团队成员。

癌痛

癌痛是重症疾病患者最常见的疼痛类型。大多数癌痛患者可以使用世界卫生组织的三阶镇痛原则进行管理[26]，但有些患者仍需要疼痛医学专家的指导。各种控制癌痛的技术和方法见慢性疼痛的管理（参见第44章）。管理癌痛时的重要因素是疼痛的原因（如肿瘤或与化疗有关），以及癌痛病史，后者通常会恶化而不是好转。癌症疼痛的原因通常很复杂，可能是由于肿瘤本身，肿瘤周围水肿，或组织、神经或骨的转移；也可能与癌症治疗本身有关，如周围神经病变或放疗引起的臂丛病[27]。治疗应尽可能对因治疗，许多患者可能是由多种原因导致的疼痛。考虑到癌痛的复杂性，辅助治疗非常重要（表49-1）。

对一些患者来说，化疗、放疗或手术治疗旨在减轻肿瘤带来的癌痛，即使这样并不能延长预期寿命[27]。麻醉医师可能会对患者行腹腔神经丛阻滞，它可以降低疼痛评分，但不会改变阿片类药物的需求或生活质量[28]。骨痛可能是由成骨或溶骨成分引起的，而诸如鞘内导管、激素治疗、骨修饰剂或放疗等方法可能会对缓解疼痛有帮助。还可能存在悲伤、焦虑或抑郁等心理因素，这些因素会加重患者的癌痛，解决这些问题通常会增强疼痛治疗的效果。同样，对于对传统止痛药没有反应的疼痛患者，应该进行精神或情感上的疼痛治疗，应该为这些患者提供资源和支持来缓解他们的痛苦。精神痛苦的治疗可涉及社会工作、精神病学、心理学、牧师、综合医学或其他领域。随着癌症患者的增加，医生应该更加关注因长期使用阿片类药物产生的依赖和成瘾问题。

非癌痛

对于患有严重疾病的患者来说，非癌痛或非癌症患者的疼痛，仍是一个重要而尚未充分研究的问题。由于医生缺乏对疾病与疼痛相关的认知，非癌症患者可能更难以控制疼痛。因为麻醉医师在医院提供很多关于疼痛管理的专业知识，所以他们应该对这些重症患者进行疼痛管理。大多数老年痴呆症患者在生命的终末期都会遭受疼痛，如溃疡或肌肉骨骼疼痛，但是疼痛的确切原因是未知的。慢性阻塞性肺疾病患者通常有疼痛感，但通常未予积极治疗，这可能是由于麻醉医师对是否向这类患者提供

阿片类药物犹豫不决所致。然而美国胸科医师协会认为，阿片类药物是治疗晚期肺部疾病呼吸困难的一种方式[29]。即使有证据支持阿片类药物的使用，但在这种情况下因为医生担心呼吸抑制，慢性阻塞性肺疾病患者的疼痛仍可能得不到治疗。与所有的疼痛一样，理想情况下应当确定疼痛的原因，进行对因治疗。

表 49-1 癌痛管理中的辅助镇痛药物

类别	举例	备注
多用途的止痛剂		
糖皮质激素	地塞米松，泼尼松	骨痛、神经痛、淋巴水肿痛、头痛、肠梗阻
抗抑郁药		
三环抗抑郁药	地昔帕明，阿米替林	用于阿片类难治性神经性疼痛，若合并抑郁症则首选；仲胺类化合物（如地昔帕明）副作用较少，优先选用
SNRI	度洛西汀，米那普仑	在某些情况下有很好的效果，但总的来说不如三环类药物；然而，它的副作用比三环类更明显，但常优先使用
SSRI	帕罗西汀、西酞普兰	证据很少，如果疼痛是治疗目标，其他类是首选
其他	安非他酮	几乎没有有效的证据，与其他抗抑郁药相比镇静效果更差，经常在疲劳或嗜睡时早期使用
α₂-肾上腺素受体激动剂	替扎尼定，可乐定	由于副作用，很少全身用药，但替扎尼定是试验的首选；可乐定用于神经轴索镇痛
大麻素	THC/大麻二酚，大麻隆，THC	THC/大麻二酚在癌症疼痛中的证据良好；其他市场上可用化合物证据稀少
外用制剂		
麻醉药	利多卡因贴剂，局部麻醉剂	
辣椒素	8%贴剂；0.25%、0.75%乳膏	高浓度贴剂用于带状疱疹后神经痛
NSAID	双氯芬酸等	局部肌肉骨骼疼痛的证据
三环类	多塞平乳膏	用于止痒，也可用于镇痛
其他		经验上，不同的药物配制的乳膏有效，但没有试验证据
用于神经性疼痛		
多用途药物	如上	如上
抗痉挛药		
加巴喷丁类	加巴喷丁、普瑞巴林	首选用于阿片类难治性神经性疼痛，除非伴有抑郁；考虑到术后疼痛的证据，可能是多用途的；这两种药物作用于中枢神经系统中的N型钙通道，但个体对其反应不同

表 49-1 癌痛管理中的辅助镇痛药物(续)

类别	举例	备注
其他	奥卡西平,拉莫三嗪,托吡酯,拉考沙胺,丙戊酸钠,卡马西平,苯妥英钠	几乎少有证据能证明所有列出药物有效;药物由于减少了副作用所以优先使用,个体差异很大;如果抗抑郁药和加巴喷丁无效,考虑用于阿片类药物难治性神经性疼痛的药物
钠离子通道药物		
钠离子通道阻断剂	美西律,静脉注射利多卡因	静脉注射利多卡因的有力证据
钠离子通道调节剂	拉考酰胺	新型抗惊厥药,但缺乏镇痛作用的证据
GABA 受体激动剂		
GABA$_A$ 受体激动剂	氯硝西泮	罕见的证据证明,用于神经性疼痛和焦虑
GABA$_B$ 受体激动剂	巴氯芬	三叉神经痛的证据是其他类型神经痛试验的基础
N- 甲基 -D 抑制剂	氯胺酮、金刚烷胺、其他	缺乏氯胺酮的证据,但有在晚期疾病或疼痛危象中合理使用氯胺酮的积极经验;几乎没有口服药物的证据
用于治疗骨痛		
双膦酸盐	帕米膦酸二钠,伊班膦酸钠、氯膦酸二钠	具有良好的证据;如非甾体抗炎药或糖皮质激素,通常优先考虑一线治疗;也减少了其他骨骼相关的不良事件;考虑到副作用导致的颌骨骨坏死和肾功能不全可能限制使用
降钙素		证据很少,但通常耐受性很好
放射性药物	锶 -89、钐 -153	具有很好的证据,但由于骨髓效应和专业知识的需要,使用受到限制
用于肠梗阻		
抗胆碱药	东莨菪碱,格隆溴铵	与糖皮质激素一起被认为是非手术性肠梗阻的一线辅助治疗药物
生长抑素类	奥曲肽	与糖皮质激素一起被认为是非手术性肠梗阻的一线辅助治疗药物

GABA, γ- 氨基丁酸;SNRI,选择性去甲肾上腺素再摄取抑制剂;SSRI,选择性血清素再摄取抑制剂;THC,四氢大麻酚。
引自:Portenoy RK. Treatment of cancer pain. *Lancet.* 2011;377:2236-2247.

姑息治疗的挑战

确定姑息治疗和临终关怀

了解哪些患者适合接受姑息治疗或临终关怀是困难的,这可能取决于医院或社区的规范。无明确治疗偏好或决策的重症患者应进行姑息治疗咨询,同样,治疗存在冲突以及存在顽固症状的患者,也应进行姑息治疗咨询。

住院患者姑息治疗咨询

一般来说,有危及生命的疾病(如转移性癌症、肝硬化或慢性肾衰竭)或有可能死亡的疾病(如多器官衰竭、严重创伤,或脓毒症)应考虑姑息治疗咨询[22]。次年可能死亡的患者应当提前制定治疗计划。此外,若患者存在难以控制的症状,如疼痛或恶心,或复杂的社会心理或家庭问题,往往需要跨学科的姑息治疗。

临终关怀咨询

对于预期寿命为 6 个月或不到 6 个月的患者，如果他们目的是治疗症状，而不是治疗疾病，则应该寻求临终关怀咨询。临终关怀服务最初主要是为癌症患者设计的，他们在生命的最后 6 个月有相对可预测的治疗。然而，癌症患者现在只占进行临终关怀患者数的不到一半。对于痴呆、慢性阻塞性肺疾病和慢性心力衰竭来说，决定哪些患者应该接受临终关怀是比较困难的，因为这些疾病缺乏良好的预后标准[12]。临终关怀通常是在病程晚期进行的，2015 年美国临终关怀的平均时间只有 17 天[12]。这意味着相当数量的患者在符合条件的情况下并未接受临终关怀服务。

决定开始临终关怀有时很简单，但有时甚至对临终关怀医疗主任来说也是一个挑战。大多数医生依据医疗保险和医疗补助服务中心为临终关怀医疗团队制定的指南，决定患者是否符合医疗条件[30]。例如，一个患有肺部疾病的患者，如果他在休息时出现呼吸困难，急诊或住院的次数随之增加，同时吸空气时氧饱和度低于或等于 88%，那么他就有资格接受临终关怀[30]。然而，如果存在明显的合并症或快速的器官功能衰竭，即使患者不符合所有标准，他也应当接受临终关怀。因此，在决定是否临终关怀时，有医学解释的余地，一些患者可能有资格接受一项临终关怀服务，但不符合另一项标准。

门诊姑息治疗咨询

门诊姑息治疗咨询不存在明确的标准。然而，若患者有复杂的症状，心理 - 社会问题，或提前需要治疗计划的，往往很适合门诊姑息治疗咨询[31]。门诊姑息治疗可以帮助患者提前制定治疗计划，也可以为患者提供难以控制的疼痛或恶心等症状的咨询。

预后

预后的概念涉及许多关于姑息治疗和临终关怀的讨论，以及麻醉医师讨论治疗目标的能力。麻醉医师需要对预后有一个大致的了解，以便做出适当的医疗建议。

医师评估

许多临床决策受感知预后的影响，如是否停止呼吸机，是否进行化疗，是否手术等等。尽管感知预后非常重要，但其仍然非常难以确定。预后的准确性往往较差，大多数医生往往高估预后，并且医生与患者相识的时间越长，其估计的准确性越差[32]。然而，ICU 医生往往对患者的生存过于悲观[33]。护士和医生在患者生存的可能性和生活质量上往往存在分歧，护士往往更悲观[34]。有人提出一种"惊讶式"提问方式。"如果患者在未来 12 个月内死亡，你会感到惊讶吗？"，一位能够较准确预测患者预后的医生对这个问题的回答往往是"不"[22]。虽然这个问题并不能预测未来，也不能向临床医生提供患者的具体寿命，但它可以帮助医师制定一些决策，比如手术或治疗，并帮助家庭更好地了解医疗团队的想法。

疾病轨迹

疾病轨迹可以帮助医生向患者传达疾病的相关信息。例如，大多数癌症患者遵循一个相对可预测的过程，而慢性阻塞性肺疾病患者死亡前往往有一个长期反复的住院治疗过程。这些疾病轨迹可以用来与患者和家属讨论未来可能会发生什么（图 49-4）。

预测预后的工具

目前已经开发了多种预测预后的工具，特别适用于危重患者[35]，以及对有其他特殊情况的患者。这些工具可以将有关患者疾病严重程度的各种信息合成为单个数字或百分位数，使护理人员、患者和家属更容易理解。因此，它们可能非常有用，但可能没有考虑到患者所有的合并症情况。他们无法预测患者会活下来或死去，而这正是患者和家属真正需要的信息。尽管有这些局限性，预后计算器可以帮助医师与家属讨论患者可能的病程。

功能状态

一般情况下，病情与预后关系密切[36]，卧床患者的寿命可能要比可自由走动的患者短得多。例如，一名卧床不起的患者现在无法进食，他的预期寿命可能是几天到数周；而另外一个有相同诊断的患者，只是需要帮助洗漱穿衣便可下地行走，他的预期寿命可能是数周到数月。

沟通

与患者和家属沟通是医疗问题的一个重要部分，能确保让患者了解医疗进程。医疗团队可能自然而然地认为一名肾衰竭的患者需要开始透析，但患者和家属可能不会自动将这两条信息联系起来。此外，医疗团队的不同成员可能会给患者和家属不同的信息。例如，心内科医师可能会告诉患者家属，患者的心肌梗死的情况有所改善，而重症监护医生告诉患

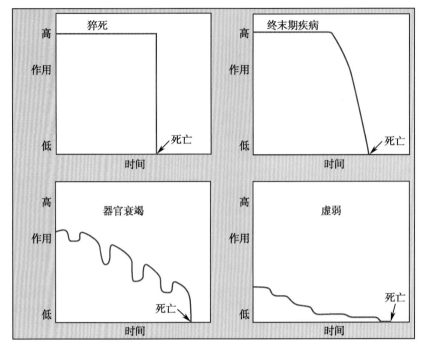

图 49-4　死亡轨迹（引自：Lunney JR，Lynn J，Hogan C. Profiles of older medicare decedents. *J Am Geriatr Soc.* 2002；50：1108-1112. ）

者家属，他的病情因为肺炎和脓毒症恶化。询问患者想知道多少，以及希望如何接收信息（如概括的或具体的细节）有助于引导沟通。有些患者可能不想知道他们的病情，可以指定一个代理人来接收医疗信息，并代表他们做出决定。

询问患者和家属已被告知的病情情况，可以让临床医生更加了解如何与其进一步谈论病情。与患者和家属"确认"他们对这些信息的反应，比如说："这对你来说突然吗？"可以给他们一个机会来表达对新信息的感受。患者和家属应该有机会提问，如果可以，应该为患者的治疗和未来的谈话制定计划。在可能的情况下，召开医患家庭会议除了要有患者或患者的代理人，还应包括患者或代理人要求的其他家庭成员，以及各个专科的代表。尽管找到大家都合适的时间见面是很难的，但这种方式通常会为患者带来一个更专业、更合理的治疗计划。

许多医生为如何开始家庭会议而苦恼，常见的方法包括介绍你的团队成员，简短地解释为什么要见面并与患者及其家属坐下来沟通，表现出同理心，事先与医护团队成员进行一次简短的沟通，分享专业领域的见解，这对理解会议期间所需要做出的决定有帮助。应邀请护士、牧师、社会工作者和其他专业人员参加会议。

有时候，医疗团队的成员会对患者的预后、治疗计划或其他各种问题产生分歧。这是意料之中的，但应该迅速而且专业地解决。被掩盖的分歧很快就会变得很棘手，可能导致患者得不到良好的治疗，甚至家属产生争执。许多缓和医患纠纷的技巧，也可以帮助解决医师团队的分歧。在考虑这些情况下进行姑息治疗咨询，以帮助制定一个完整的治疗计划，并提供最好的治疗。

医生进行艰难话题的沟通

大多数医生从未接受过如何与患者讨论艰难话题的培训，但他们不得不这样做。各级医生在与患者讨论艰难话题时，往往使患者感到不舒服。医生的记录显示，他们倾向于关注技术细节，避免情绪化的话题，并主导谈话[37]。这有很多原因，包括缺乏谈话技巧的训练，或这些行为可能是阐述病情的事实。医生应该意识到这些问题，并努力通过使用通俗易懂的语言、表达同情、让患者和家属说话来克服这些痛苦。理想的情况下，患者以及家属的说话时间应该在谈话中至少占据一半。

患者及其家属希望谈及预后

由于准确预测单个患者的生存期存在困难，许多医生避免给出任何类型的估计以避免出错[38]。然而，一项研究表明，87% 的患者家属希望医师可以给出关于预后的看法，即使这个预后不一定准确[39]。然而，当给出预后时，患者家属往往过于乐观，尤其是预后较差的时候[40]。许多医生选择明确地表达，任何关于预后的估计都是猜测，并会使用一个范围，如数小时到数天，数天到数星期，以及数星期到数月来传达患者的预期寿命。

交流艰难信息的框架

与在围手术期或疼痛治疗时情况一样，ICU 内的麻醉医师经常需要向患者及其家属传达有关预后的敏感信息，确保患者了解自己的病情是麻醉知情同意的重要前提。大多数情况下，医生会与家属交谈，因为许多危重患者无法参与到谈话。ICU 内家属与临床医生的沟通往往并不充分，一项研究显示，只有一半的家庭在与 ICU 医生讨论后对患者的预后、治疗或诊断有充分的了解[41]。

几个正式的框架可被用于与患者和家属沟通预后。SPIKES 方案（知识框 49-4）最初是用来描述坏消息的，但是这个概念适用于很多情况，其中包括询问患者或其家人对医疗问题的当前理解，以同理心回应，并就后续计划达成一致等[42]。

讨论患者状态

姑息治疗框架也可用于制定抢救医嘱。理想情况下，讨论应该基于患者总体状况和目标大背景下进行。在 1 400～1 800 名患者中，会有 1 人在手术室经历过心搏骤停[43]，这些患者围手术期死亡率约为 60%[43]。这一存活率明显好于院外骤停或者直接倒地的患者，这可能是一个患者围手术期状态决策的重要原因。

有时间限制的试验

有时间限制的试验是指，"临床医生和患者及其家庭之间的协议，在规定的时间内使用特定的药物治疗，根据商定的临床结局看看患者病情改善或恶化"[44]。限时试验是处理预后不确定性的一种方法，也是家庭讨论的有效工具。例如，慢性阻塞性肺疾病加重患者的家属不愿接受心肺复苏，但可能希望进行为期数天的双水平正压通气试验，以评估患者是否能耐受干预并改善症状[44]。在开始限时的治疗试验前，医疗队应采取以下步骤：①明确患者的医疗问题和任何治疗的风险和好处；②决定并与家人讨论一个合理重新评估的时间；③进行试验；④在商定

> ### 知识框 49-4　告知坏消息的框架（SPIKES）
>
> **环境（Setting）**：为所有参与者安排一个安静的、足够大的私人空间
> **洞察（Perception）**：评估日前情况，"关于你妻子的病，医生告诉你什么了？"
> **邀问（Invitation）**：询问对方想知道多少信息。"有些人喜欢所有的细节，有些人只喜欢整体。你想要什么？"
> **知识（Knowledge）**：说出你所知道的。使用容易理解的语言，避免使用复杂的医学短语
> **共情（Empathy）**：同理心。**"我希望事情有所不同。"**
> **后续（Sequelae）**：就下一步达成一致。**"我们明天下午见，这样我就可以告诉你她的最新情况。"**

的时间框架结束时重新评估患者。有时间限制的试验并不适用于每个患者，特别是临床进展快速的患者，但它们可以帮助患者、家属和医师在存在分歧时制定统一的计划。

确认即将死亡的患者

麻醉医师可能在 ICU 治疗垂死的患者，同时死亡进程尚未被识别的患者可能偶尔会出现在手术室。因此，麻醉医师应该能够识别死亡过程的迹象，以便为这些患者提供适当的治疗。此外，麻醉医师应该能够为患者家属提供有关死亡的征兆。不幸的是，对于死亡征兆而言，很少有既敏感又特异的征兆。例如，意识改变、吞咽困难和进食减少的敏感度较好，但不是特异性的[45]。呼吸时的下颌运动，外周青紫和 Cheyne-Stokes 呼吸对 3 天内死亡的患者有一定的特异性，但仅有少于 60% 的患者可能出现这些症状[45]。

姑息治疗患者的围手术期管理

围手术期注意事项详见列表（知识框 49-5）[46]。

预先指示

预先指示包括各种法律文件，如"生前遗嘱""五种愿望"或"各州特定的预先指示"，这些文件描述了患者对医疗治疗的期望。其中许多描述了如果患者没有康复的希望，应进行人工营养支持。尽管这些文档可以作为有用的指南，但它们很少对广泛的临床场景的整体提供明确的指导[47]。许多临床医生提

知识框 49-5　接受姑息治疗的患者在围手术期的注意事项

术前注意事项

在图表中查找患者状态的预先指示或文档

确定患者是否需要代理人,如果需要,那么这个人是谁

如果列出了拒绝心肺复苏或其他治疗限制,根据美国麻醉医师协会指南阐明患者的需要[46]:

- 全力抢救
- 根据特定程序进行有限的复苏尝试
  - 应告知患者或代理人哪些程序对提供麻醉至关重要(例如气管内插管)和非气管内插管(如胸外按压)
  - 例如:广泛的肋骨转移患者拒绝胸部按压,但需要其他适当的药物和治疗
- 根据患者的目标和价值观确定复苏尝试的次数
  - 患者或代理人允许医疗团队决定哪些处理是合适的
  - 例如:在复苏室中用药过量导致呼吸抑制,但不希望接受可能导致神经系统损害的治疗(如延长 CPR)

在图表中清楚地记录治疗过程中的任何变化

- 包括参与讨论的人
- 何时恢复至预先指示
  - 根据美国麻醉医师协会指南"患者何时离开 PACU 或何时从麻醉和手术的急性影响中恢复"

与外科医生、护士或其他相关人员讨论治疗的任何变化

确保患者在术前接受预定的止痛药

如果有很高的死亡风险,可以考虑进行适当的宗教仪式

回顾过去阿霉素和博来霉素等药物治疗

回顾转移部位的记录,包括肺转移或脑转移,这些可能影响生理机能的部位

评估脑转移或疑似认知障碍患者的决策能力

术前考虑适当的硬膜外麻醉

评估基线功能状态和一般预后

术中注意事项

对于恶病质患者和皮肤完整性差的患者要特别注意体位

考虑危重症患者术后恶心呕吐的预防

与即将提供治疗的医生沟通治疗上的任何限制

术后注意事项

考虑可能出现术后疼痛的情况下,对基线阿片类药物的使用

确保对有风险的患者提供紧急的止吐药

与麻醉后复苏室医师沟通治疗中的任何限制

CPR,心肺复苏;PACU,麻醉后恢复室。

倡患者指定代理人,并在患者、代理人和医疗团队之间讨论价值观和目标[47]。准备了预先指示的患者更有可能得到符合他们偏好的治疗[48],许多预先指示的一部分包括指定代理人。

决策能力

许多在围手术期或重症监护室的患者可能由于无法沟通、医疗问题或药物治疗而没有决策能力[49]。确定患者是否有能力做出医疗决定是很困难的,事实上,识别患者的决策能力[49]会随着时间的推移而改变,因此医生必须认识到,以前能够做出决策的患者可能已经神志不清,如不再能够理解手术的风险。用来决定一个人是否有决策能力的标准是:"交流选择的能力,理解相关信息的能力,理解医疗后果的能力,以及对治疗进行选择的能力"。问一些诸如此类的问题:"你能告知我们要做什么手术吗? 为什么?"

及"你能告诉我手术的风险吗?",能帮助明确患者是否具有决策能力。如果医生不确定患者是否有决策能力,可能需要请精神科会诊。判断患者是否具有决策能力是围手术期评估的重要环节,没有决策能力的患者不能对麻醉给予知情同意,所以必须为患者找到代理人。

代理决策者

代理决策者是代表患者做出医疗决定的人,患者可以在任何时候指定代理决策者。有决断能力的患者可以继续自己做决定,也可以把决定权交给他们的代理人。有些州列出了未指定代理人时,家属代理决策的优先顺序。代理人的愿望不一定总是与患者的愿望一致[50],所以关于目标和价值观的交流是至关重要的。代理人应该从患者的最大利益出发做出决定,代理人需要想到患者需要什么,而不是代

理人会选择什么。用这样的问题来阐明这种区别，"你认为如果你的父亲能够和我们坐在一起理解这些信息，他会怎么说？"可能会有帮助。

如何进行围手术期"拒绝心肺复苏"谈话

美国麻醉医师协会的建议

接受手术的患者中约15%有拒绝心肺复苏的要求[51]，因此，所有的麻醉医师都应该与患者和家属讨论这些重要的问题。此外，近25%拒绝复苏的患者在手术后30天内死亡[52]，美国麻醉医师协会发布了拒绝心肺复苏和有治疗限制患者的治疗指南[53]。就本节而言，包括事先指示拒绝心肺复苏和有其他限制治疗的患者。该指南强调，自动暂停拒绝心肺复苏指令（或其他事先指令）可能侵犯患者的自决权，所以在手术前与患者或代理人进行讨论是必要的。美国麻醉医师协会描述了三种讨论结果，用于准备手术但拒绝心肺复苏的患者（表49-2）。重要的是，拒绝心肺复苏的指令可以完全或部分暂停，以满足患者的需求。美国麻醉医师协会准则的一个重要部分，包括讨论说明是否以及何时恢复原来的拒绝心肺复苏的指令。根据美国麻醉医师协会准则，"这发生在患者离开PACU或患者从麻醉/手术的副作用中恢复时"[53]。这些讨论应该被清楚地记录下来。

美国外科医师学会和围手术期注册护士协会的建议

由麻醉医师、外科医生和护士组成的专业团体所提出的建议惊人地相似（表49-3）[54, 55]。与美国麻醉医师协会一样，他们建议采用更适合的方法，而不是自动暂停。尽管如此，30%的医生认为拒绝心肺复苏指令应在手术期间自动暂停，大部分患者希望与医生讨论拒绝心肺复苏指令的围手术期变化[56]。2012年的一项研究表明，只有一半的外科医生会在手术前讨论预先指示，另一半的医生由于治疗受限，所以不会带患者去手术室[57]。

接受手术的临终患者

临终患者可能会在任何时候拒绝接受临终关怀服务，有手术可以缓解疾病痛苦的案例存在，例如创伤后开放性骨折的外科修复。应就临终关怀患者的手术风险和收益，以及任何限制围手术期治疗的医嘱进行讨论。

结论

姑息治疗是一个新的领域，其重点是缓解生命受限患者的痛苦。对于姑息治疗患者与危重患者，麻醉医师应具备提供包括疼痛管理和症状控制的技

表49-2 ASA 对于有围手术期治疗限制的患者的方案

Full Attempt at Resuscitation	Limited Attempt at Resuscitation Defined With Regard to Specific Procedures	Limited Attempt at Resuscitation Defined With Regard to the Patient's Goals and Value
Full suspension of existing DNR. Any procedures may be used.	Specific procedures, for example chest compressions, may not be used. The anesthesiologist should inform the patient which procedures can, or cannot, reasonably be refused during an anesthetic.	Anesthesiologist may use clinical judgment to determine which resuscitation procedures are appropriate. Full resuscitation may be desired for events that are likely to be easily reversible, but not those likely to lead to an unwanted outcome.
A woman who was recently diagnosed with breast cancer decides to suspend her DNR during the surgery, saying, "I have two kids at home, and I want to live as long as I can for them."	A woman with breast cancer with extensive metastases to her ribs agrees to all interventions except chest compressions, saying, "Even if it worked, I don't want to be on a ventilator with shattered ribs."	A woman with breast cancer whose greatest fear is being unable to recognize her children says, "If you think you can fix the problem and I'll go back to being myself, please do that. If my brain is unlikely to recover, then please don't pursue more aggressive measures."

DNR, Do not resuscitate.
From American Society of Anesthesiologists (ASA). Ethical Guidelines for the Anesthesia Care of Patients with Do-Not-Resuscitate Orders or Other Directives That Limit Treatment. Accessed June 24, 2015. http://www.asahq.org/quality-and-practice-management/standards-and-guidelines.
（表格因版权方要求未翻译）

表 49-3	专业协会对拒绝复苏的手术患者声明的比较		
主题	美国麻醉医师协会	美国外科医师协会	围手术期注册护士协会
关于手术患者的拒绝复苏指令自动暂停的声明	自动暂停在涉及麻醉操作之前限制治疗的拒绝复苏指令，或其他指令可能不足以充分处理患者	所有人自动执行拒绝复苏指令，无视或自动取消此类指令并不足以支持患者的自我决定权	需要重新考虑"拒绝复苏"或"允许自然死亡"的指令，这是接受手术或其他侵入性操作的患者治疗的重要部分
DNR 患者的护理指南	在麻醉护理的程序之前，任何现有的限制复苏操作的指令……都应该在可能的情况下与患者或指定的代理人一起进行审查[53]	对这些患者来说最好的办法是，患者或指定的代理人必须和负责患者医疗的医生一起重新考虑现有的拒绝复苏的指令	在实施麻醉或其他侵入性操作前，医护应与患者或其代理人讨论与麻醉、手术相关的"拒绝复苏"或"允许自然死亡"的指令，其风险、利益以及潜在的临床结果

DNR: 拒绝复苏。

数据引自: the American Society of Anesthesiologists[53], American College of Surgeons[54], and Association of periOperative Registered Nurses[55].

能。姑息治疗不应仅在临终患者中进行，麻醉医师还应具备如下工作知识，包括姑息治疗和临终关怀的意义，如何使麻醉医疗贯穿整个姑息治疗过程，以及围手术期限制治疗的法律和伦理问题。

思考题

1. 姑息治疗团队最常进行哪种类型的咨询？
2. 在患者生命的最后阶段，阿片类药物如何以合乎伦理的方式使用？什么是双重效应原理？
3. 对于生命垂危的患者，可采用什么策略召开家庭会议？
4. 如何对存在预后不确定性的危重患者，进行一次有时间限制的治疗试验？
5. 麻醉医师应如何进行围手术期拒绝复苏的谈话？美国麻醉医师协会的建议是什么？美国外科医师协会和围手术期注册护士协会的建议是什么？

（高蕊 译，林静　周棱 审）

参考文献

1. Robinson J, Gott M, Ingleton C. Patient and family experiences of palliative care in hospital: what do we know? An integrative review. *Palliat Med.* 2014;28(1):18–33.
2. Nelson JE, Puntillo KA, Pronovost PJ, et al. In their own words: patients and families define high-quality palliative care in the intensive care unit. *Crit Care Med.* 2010;38:808–818.
3. World Health Organization. Definition of Palliative Care. http://www.who.int/cancer/palliative/definition/en/. Accessed July 12, 2016.
4. Morrison RS, Augustin R, Souvanna P, Meier DE. America's care of serious illness: a state-by-state report card on access to palliative care in our nation's hospitals. *J Palliat Med.* 2011;14:1094–1096.
5. Center to Advance Palliative Care. About Palliative Care. http://www.capc.org/about/palliative-care/. Accessed July 12, 2016.
6. Ferris FD, Balfour HM, Bowen K, et al. A model to guide patient and family care: based on nationally accepted principles and norms of practice. *J Pain Symptom Manage.* 2002;24:106–123.
7. Medicare Payment Advisory Commission. *A Data Book: Health Care Spending and the Medicare Program.* www.medpac.gov; 2016.
8. Meier DE. Increased access to palliative care and hospice services: opportunities to improve value in health care. *Milbank Q.* 2011;89(3):343–380.
9. Morrison RS, Dietrich J, Ladwig S, et al. Palliative care consultation teams cut hospital costs for Medicaid beneficiaries. *Health Aff.* 2011;30:454–463.
10. Scheunemann LP, McDevitt M, Carson SS, Hanson LC. Randomized, controlled trials of interventions to improve communication in intensive care: a systematic review. *Chest.* 2011;139:543–554.
11. Temel JS, Greer JA, Muzikansky A, et al. Early palliative care for patients with metastatic non-small-cell lung cancer. *N Engl J Med.* 2010;363:733–742.
12. Rothenberg LR, Doberman D, Simon LE, et al. Patients surviving six months in hospice care: who are they? *J Palliat Med.* 2014;17:899–905. http://www.nhpco.org/sites/default/files/public/Statistics_Research/2015_Facts_Figures.pdf.
13. Kelley AS, Deb P, Du Q, et al. Hospice enrollment saves money for Medicare and improves care quality across a number of different lengths-of-stay. *Health Aff.* 2013;32:552–561.
14. American Board of Internal Medicine. Hospice and Palliative Medicine Policies. http://www.abim.org/certification/policies/imss/hospice.aspx. Accessed June 15, 2015.
15. Quill TE, Abernethy AP. Generalist plus specialist palliative care–creating a more sustainable model. *N Engl J Med.* 2013;368:1173–1175.
16. Gebauer SL, Fine PG. Palliative medi-

cine competencies for anesthesiologists. *J Clin Anesth.* 2014;26:429–431.

17. Kwok AC, Semel ME, Lipsitz SR, et al. The intensity and variation of surgical care at the end of life: a retrospective cohort study. *Lancet.* 2011;378:1408–1413.

18. Hospice and Palliative Nurses Association. http://hpna.advancingexpertcare.org/wp-content/uploads/2014/09/Value-of-Professional-Nurse-in-Palliative-Care-position-statement-080311_062413corrected.pdf. Accessed July 12, 2016.

19. National Association of Social Workers. The Certified Hospice and Palliative Social Worker. http://www.socialworkers.org/credentials/credentials/chpsw.asp. Accessed July 12, 2016.

20. Board of Chaplaincy Certification, Inc. Palliative Care Specialty Certfication Competencies. http://bcci.professionalchaplains.org/content.asp?admin=Y&pl=45&sl=42&contentid=49. Accessed July 12, 2016.

21. Mosenthal AC, Weissman DE, Curtis JR, et al. Integrating palliative care in the surgical and trauma intensive care unit: a report from the Improving Palliative Care in the Intensive Care Unit (IPAL-ICU) Project Advisory Board and the Center to Advance Palliative Care. *Crit Care Med.* 2012;40:1199–1206.

22. Weissman DE, Meier DE. Identifying patients in need of a palliative care assessment in the hospital setting: a consensus report from the Center to Advance Palliative Care. *J Palliat Med.* 2011;14:17–23.

23. Aslakson R, Cheng J, Vollenweider D, et al. Evidence-based palliative care in the intensive care unit: a systematic review of interventions. *J Palliat Med.* 2014;17:219–235.

24. Phelps AC, Maciejewski PK, Nilsson M, et al. Religious coping and use of intensive life-prolonging care near death in patients with advanced cancer. *JAMA.* 2009;301:1140–1147.

25. Mazer MA, Alligood CM, Wu Q. The infusion of opioids during terminal withdrawal of mechanical ventilation in the medical intensive care unit. *J Pain Symptom Manage.* 2011;42:44–51.

26. Zech DF, Grond S, Lynch J, et al. Validation of World Health Organization Guidelines for cancer pain relief: a 10-year prospective study. *Pain.* 1995;63:65–76.

27. Portenoy RK. Treatment of cancer pain. *Lancet.* 2011;377:2236–2247.

28. Wong GY, Schroeder DR, Carns PE, et al. Effect of neurolytic celiac plexus block on pain relief, quality of life, and survival in patients with unresectable pancreatic cancer: a randomized controlled trial. *JAMA.* 2004;291:1092–1099.

29. Romem A, Tom SE, Beauchene M, et al. Pain management at the end of life: a comparative study of cancer, dementia, and chronic obstructive pulmonary disease patients. *Palliat Med.* 2015;29:464–469.

30. Gazelle G. Understanding hospice—an underutilized option for life's final chapter. *N Engl J Med.* 2007;357:321–324.

31. Smith AK, Thai JN, Bakitas MA, et al. The diverse landscape of palliative care clinics. *J Palliat Med.* 2013;16(6):661–668.

32. Christakis NA, Lamont EB. Extent and determinants of error in doctors' prognoses in terminally ill patients: prospective cohort study. *BMJ.* 2000;320:469–472.

33. Rocker G, Cook D, Sjokvist P, et al. Clinician predictions of intensive care unit mortality. *Crit Care Med.* 2004;32:1149–1154.

34. Frick S, Uehlinger DE, Zuercher Zenklusen RM. Medical futility: predicting outcome of intensive care unit patients by nurses and doctors—a prospective comparative study. *Crit Care Med.* 2003;31(2):456–461.

35. Vincent JL, Moreno R. Clinical review: scoring systems in the critically ill. *Crit Care.* 2010;14:207.

36. Olajide O, Hanson L, Usher BM, et al. Validation of the palliative performance scale in the acute tertiary care hospital setting. *J Palliat Med.* 2007;10:111–117.

37. Fine E, Reid MC, Shengelia R, Adelman RD. Directly observed patient-physician discussions in palliative and end-of-life care: a systematic review of the literature. *J Palliat Med.* 2010;13:595–603.

38. Ridley S, Fisher M. Uncertainty in end-of-life care. *Curr Opin Crit Care.* 2013;19:642–647.

39. Evans LR, Boyd EA, Malvar G, et al. Surrogate decision-makers' perspectives on discussing prognosis in the face of uncertainty. *Am J Respir Crit Care Med.* 2009;179:48–53.

40. Zier LS, Sottile PD, Hong SY, et al. Surrogate decision makers' interpretation of prognostic information: a mixed-methods study. *Ann Intern Med.* 2012;156:360–366.

41. Curtis JR, White DB. Practical guidance for evidence-based ICU family conferences. *Chest.* 2008;134:835–843.

42. Baile WF, Buckman R, Lenzi R, et al. SPIKES—A six-step protocol for delivering bad news: application to the patient with cancer. *Oncologist.* 2000;5(4):302–311.

43. Nunnally ME, O'Connor MF, Kordylewski H, et al. The incidence and risk factors for perioperative cardiac arrest observed in the national anesthesia clinical outcomes registry. *Anesth Analg.* 2015;120:364–370.

44. Quill TE, Holloway R. Time-limited trials near the end of life. *JAMA.* 2011;306:1483–1484.

45. Hui D, dos Santos R, Chisholm G, et al. Clinical signs of impending death in cancer patients. *Oncologist.* 2014;19:681–687.

46. Ethical Guidelines for the Anesthesia Care of Patients with Do-Not-Resuscitate Orders or Other Directives That Limit Treatment. http://www.asahq.org/For-Members/Standards-Guidelines-and-Statements.aspx; 2008.

47. Sudore RL, Fried TR. Redefining the "planning" in advance care planning: preparing for end-of-life decision making. *Ann Intern Med.* 2010;153:256–261.

48. Silveira MJ, Kim SY, Langa KM. Advance directives and outcomes of surrogate decision making before death. *N Engl J Med.* 2010;362:1211–1218.

49. Appelbaum PS. Clinical practice. Assessment of patients' competence to consent to treatment. *N Engl J Med.* 2007;357:1834–1840.

50. Shalowitz DI, Garrett-Mayer E, Wendler D. The accuracy of surrogate decision makers: a systematic review. *Arch Intern Med.* 2006;166:493–497.

51. Scott TH, Gavrin JR. Palliative surgery in the do-not-resuscitate patient: ethics and practical suggestions for management. *Anesthesiol Clin.* 2012;30:1–12.

52. Kazaure H, Roman S, Sosa JA. High mortality in surgical patients with do-not-resuscitate orders: analysis of 8256 patients. *Arch Surg.* 2011;146:922–928.

53. American Society of Anesthesiologists. Ethical Guidelines for the Anesthesia Care of Patients with Do-Not-Resuscitate Orders or Other Directives that Limit Treatment. Amended on October 16, 2013. http://www.asahq.org/~/media/sites/asahq/files/public/resources/standards-guidelines/ethical-guidelines-for-the-anesthesia-care-of-patients.pdf/.

54. Statement on Advance Directives by Patients. "Do Not Resuscitate" in the Operating Room. American College of Surgeons. https://http://www.facs.org/about-acs/statements/19-advance-directives; 2014. Accessed Jul 12, 2016.

55. Association of periOperative Registered Nurses. AORN Position Statement on Perioperative Care of Patients with Do-Not-Resuscitate or Allow-Natural-Death Orders. http://www.aorn.org/guidelines/clinical-resources/position-statements; 2014. Accessed July 12, 2016.

56. Burkle CM, Swetz KM, Armstrong MH, Keegan MT. Patient and doctor attitudes and beliefs concerning perioperative do not resuscitate orders: anesthesiologists' growing compliance with patient autonomy and self determination guidelines. *BMC Anesthesiol.* 2013;13:2.

57. Redmann AJ, Brasel KJ, Alexander CG, Schwarze ML. Use of advance directives for high-risk operations: a national survey of surgeons. *Ann Surg.* 2012;255:418–423.

第50章 睡眠医学与麻醉

Mandeep Singh and Frances Chung

引言

近年来，学者们已经确认控制睡眠和觉醒的神经生理机制。这些机制的发现为解释不同觉醒状态的机制，以及不同麻醉药物如何调控睡眠 - 觉醒神经回路关键部分提供了新的见解。为了判断患者对麻醉以及不同麻醉药物的敏感性，麻醉医生需要理解睡眠与麻醉状态之间的异同。这些差异也可能决定了患者在睡眠或麻醉状态下发生并发症的可能性，比如上呼吸道塌陷、通气不足，以及其他呼吸系统问题。

人类睡眠

睡眠是由下丘脑、脑干，以及前额基底核团主动产生的一种觉醒降低状态，对维持健康至关重要[1, 2]。人的一生有三分之一的时间在睡眠。睡眠由以下两种过程所控制：①昼夜节律（昼夜节律驱动），调整每天 24 小时内睡眠和觉醒的时间，以及②内平衡进程（内平衡驱动），根据睡眠或觉醒时间的分配来调整睡眠的需求以及强度[3]。每天的睡眠驱动由下丘脑视交叉上核团根据昼夜（24 小时）节律来调整。困倦可能是昼夜节律、C 进程（人类根据 24 小时周期内的惯有的睡眠时间）、内平衡驱动和 S 进程（睡眠剥夺导致倦意增加）共同作用的结果[4]。后两种睡眠驱动是附加的。另外，须保留额叶的组织协调作用以获得精神恢复和放松的感觉[5, 6]。例如，慢性失眠患者常常由于两种睡眠驱动并未相互协同而使额叶难以发挥组织作用；在这些患者中，午睡可弥补睡眠不足却可能使夜间入睡延迟[2, 5, 6]。

正常睡眠并非处于均一状态，而是具有动态的特点，可分为非快速眼动（non-rapid eye movement，NREM）睡眠及快速眼动（rapid eye movement，REM）睡眠。这两种睡眠以次昼夜节律循环出现，每次间隔时间 90～120 分钟，持续 6～8 小时。

美国睡眠医学会（American Academy of Sleep Medicine，AASM）根据脑电图（electroencephalogram，EEG）特点将觉醒和睡眠状态分成不同的时期[7，8]。**觉醒**或者 **W** 期，特征为睁眼时为 β 脑电活动（低幅，12～40Hz），闭眼时为 α 脑电活动（低幅，8～13Hz）。根据脑电图特征，NREM 睡眠分为三期（图 50-1）。**N1 期睡眠**的特征表现为觉醒期 α 活动衰减为低幅的混合频率信号（4～7Hz），以及顶尖波（时长超过 0.5 秒的显著峰波，并在中央区到达最高）。**N2 期睡眠**的特征是出现 K- 复合波（易描记的、负向尖波，随之出现正向偏斜，持续时间超过 0.5 秒）以及睡眠纺锤波（11～16Hz 的高频爆发波，尾部尖细，易与背景波区别，持续时间超过 0.5 秒）。**N3 睡眠期**的特征为高电压（75μV）、低频（0.5～2Hz）节律，也称作 δ 波，伴随肌张力增强或减弱，体温降低和心率减慢[2]。**R 期睡眠**或 **REM 睡眠期**特征为快速的眼球运动、做梦、呼吸和心率不规律，以及骨骼肌张力下降[1]。REM 期睡眠的脑电图出现活跃的高频、低电压节律（图 50-1）。相对于 NREM 期的"安静"睡眠，REM 睡眠由于脑电图活跃的特点常被描述为"活跃的"或"反常的"睡眠[9，10]。众所周知，感知能力的改变和生动的梦境发生于 REM 睡眠。

全身麻醉

全身麻醉可描述为药物诱导的可逆性昏迷。然而由于**昏迷**一词的负面含义，麻醉医生通常将全身麻醉描述为麻醉药物诱导的与**睡眠**类似的非清醒状态。以下将从三个不同阶段来介绍全身麻醉所诱导的不同意识状态下的脑电图特点（图 50-1）。

麻醉诱导前，患者的脑电图正常，活跃，闭眼时可见明显的 α 波（10Hz）。小剂量的催眠药物作用于 γ- 氨基丁酸受体（GABA$_A$）产生镇静状态，患者常闭眼、平静、易唤醒。随后出现短暂的反常兴奋期，特征是脑电图中 β 波（13～25Hz）增多。

麻醉维持阶段有四个不同的时期[12]。1 期为浅麻醉期，特征为脑电图中 β 波（13～30Hz）减少，而 α 波（8～12Hz）和 δ 波增加（0～4Hz）。2 期为中间期，β 波减少而 α 和 δ 波增加，亦称为异化现象，即相对于后脑脑电图导联，前脑导联中 α 和 δ 活动增加。3 期的脑电图表现与 2 期类似，即 NREM（或慢波）睡眠。3 期麻醉深度增加，其脑电图特征为平稳中散布 α 和 β 活动（爆发抑制）。随着此期麻醉深度加深，相邻 α 活动之间的间隔变长，且 α 和 β 波的波幅减小。外科手术通常在 2 期和 3 期进行。4 期是全身麻醉中最有特点的时期，脑电图呈等电位（完全平直），可见于昏迷或

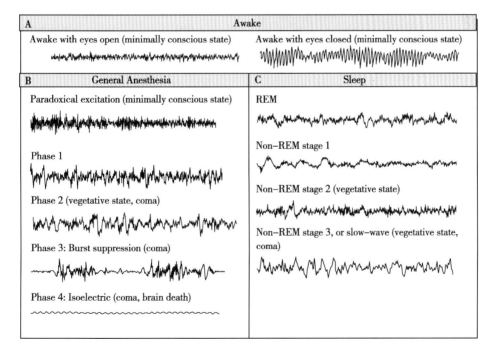

图 50-1　清醒及唤醒（清醒状态、全身麻醉及睡眠期）不同时期脑电波改变。NREM，非快速眼动；REM，快速眼动（引自：Brown EN, Lydic R, Schiff ND. General anesthesia, sleep, and coma. *N Engl J Med*. 2010; 363（27）: 2638-2650, used with permission.）（图片因版权方要求未翻译）

者神经外科手术中行脑保护的患者(参见第30章)[12]。

在从全身麻醉中苏醒时,脑电图模式会从维持阶段的第2期或第3期近似地逆序地前进到与完全清醒状态一致的活跃脑电图。麻醉药物通过改变大脑皮质、脑干和丘脑多个部位的神经传递来诱导意识丧失。最近在脑电图频谱分析方面取得的进展使我们能够对各种静脉注射和吸入麻醉剂的作用进行时空分析[13]。

其他觉醒状态

昏迷以无反应为显著特征,可由药物或者脑损伤导致。昏迷患者的脑电图表现各不相同,类似于全麻患者可见的高幅、低频活动。脑电图的模式也取决于大脑抑制或损伤的严重程度(图50-1)[2]。

睡眠与麻醉:两者有何不同?

麻醉医生应理解睡眠与麻醉之间的相似点与区别[14]。睡眠为觉醒自然减弱的状态,由昼夜节律及内平衡稳态驱动力控制。而麻醉是由药物诱导,与人体内在节律无关。睡眠可被诸如精神及环境等因素所干扰和影响。而这些干扰对麻醉无效。睡眠具有特异性,表现为非均一的状态,包含不同的时期、姿势各异、周期性出现。麻醉是相对均一的过程,其深度及维持时间取决于药物的药效动力学及药代动力学。在强烈的感觉刺激下,睡眠阶段被打乱,受试者出现觉醒。然而,麻醉的目的之一为抑制觉醒,使个体保持对手术中的损伤不敏感。睡眠状态可在身体功能恢复后逆转,而麻醉需在停用药物并且药物被有效地消除后才可能逆转。

睡眠及觉醒旁路的功能神经解剖

麻醉药物也可激活常见的睡眠神经生理机制及神经通路[12, 15]。睡眠剥夺及昼夜节律紊乱都可减少镇静药物用量。麻醉本身在没有外科刺激时也具有类似睡眠的身体恢复作用[16, 17]。

麻醉药物与调控睡眠及觉醒状态的神经回路之间相互作用,从而导致意识丧失。皮质下活动上行激活大脑皮质维持觉醒。影像学研究发现睡眠和麻醉状态下丘脑活动消失,提示丘脑和丘脑外路径参与睡眠状态的调节[18]。

睡眠状态受两组中枢调控中心调节。促觉醒中心为蓝斑核(locus ceruleus,LC)、中缝背核(dorsal raphe,DR)及大脑结节乳头核(tuberomammillary nucleus,TMN);促睡眠中心主要为下丘脑腹外侧视前区核团(ventrolateral preoptic nucleus,VLPO)[19, 20]。

视前区中央区域例外,其包含了觉醒-激活神经元以及睡眠-激活神经元[19, 20]。各种神经化学调控因子参与了睡眠不同时期的转变,其中胆碱能(脑干及前脑)、肾上腺素能(蓝斑核)和血清素能(中缝背核)因子在NREM睡眠期活性降低,而胆碱能因子的活性在REM睡眠中增强[19]。REM睡眠中,由于阻滞了组胺能TMN、VLPO的GABA能/生长激素神经肽能因子活性增加[19]。穹窿周围核区的促食欲素能旁路在NREM睡眠失活,可能是典型的日间嗜睡和夜间睡眠紊乱的原因,在嗜睡症中也可见到[19]。

觉醒时,LC活跃并抑制下丘脑VLPO。当睡眠开始时,LC的活动减少,不再抑制VLPO,后者可对核心脑干和丘脑中央产生抑制性的影响,限制上行促觉醒通路到达皮质(图50-2)[14, 20]。VLPO投射回LC产生反馈抑制。上行促觉醒通路受到广泛抑制,且LC输出抑制受到强化,导致睡眠开始。VLPO和LC之间的相互抑制在某个阈值上将产生觉醒和睡眠之间双稳态的转换。

睡眠所致呼吸障碍或睡眠相关呼吸障碍

睡眠所致呼吸障碍(sleep-disordered breathing,SDB)的特征为睡眠中呼吸模式异常。异常的呼吸模

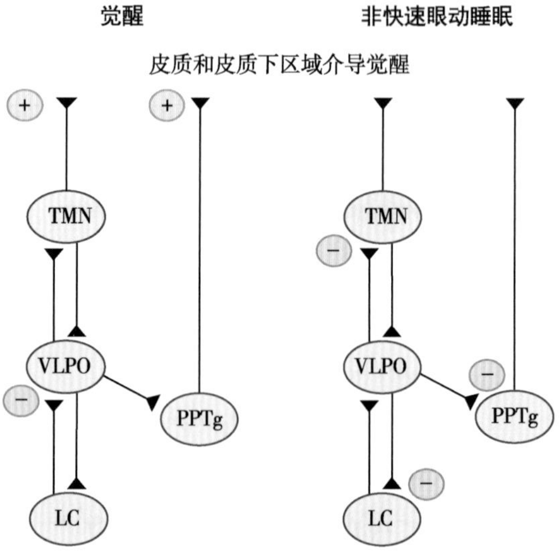

图50-2 部分主要的觉醒通路以及其通过结节乳头核(TMN)的相互联系示意图。*LC*,蓝斑;*PPTg*,脚桥被盖核团;*VLPO*,下丘脑腹外侧视前区核团(引自:Harrison NL,General anesthesia research:aroused from a deep sleep? *Nat Neurosci.* 2002;5(10):928-929,used with permission.)

式大体上分为阻塞性睡眠呼吸暂停（obstructive sleep apnea，OSA），中枢性睡眠暂停（central sleep apnea，CSA），睡眠相关低通气障碍，以及睡眠 - 相关低氧障碍[21]。OSA 的特征是睡眠中上呼吸道完全或非完全关闭。CSA 障碍的特点是呼吸动力的缺失或减少导致的呼吸气流减少（呼吸不足）或呼吸气流停止（呼吸停止）。中枢性呼吸停止或呼吸不足的发作可为周期性、间歇性或不规则（混乱）性。我们将主要阐述 OSA，因为这是围手术期最常见的情况。

阻塞性睡眠呼吸暂停

OSA 指睡眠期间出现呼吸停止或者低通气，从而导致不同程度的低氧和高二氧化碳血症。这种阻塞性的呼吸停止或低通气是由反复发作的咽喉部完全性或者部分性关闭所致，同时伴有通气不足及低氧合，可由脑电图觉醒终止[22-25]。

OSA 上呼吸道塌陷的病理生理

上呼吸道的塌陷和通畅取决于塌陷和扩张力量的相互平衡，受睡眠 - 觉醒影响。睡眠检查数据中的重要生理变量可用于研究阻塞性呼吸暂停的特征[26]（图 50-3）。清醒时，颏舌肌张力增加，将舌体向前牵拉，以维持上呼吸道的稳定性和通畅度[27]。睡眠时，OSA 患者上呼吸道塌陷是多种因素相互作用的结果，其中包括扩张上呼吸道的肌肉张力丧失，咽内压力机械感受器反应受损，通气过度（呼吸调控系统的高环路增益），以及觉醒阈值增加[27]。再者，OSA 患者上气道横截面积缩小以及闭合压力增加，比非 OSA 患者更易塌陷[28]。在 NREM 睡眠及麻醉过程中，觉醒皮质影响、反射增益以及通气驱动力都减少，更易发生气道塌陷和通气不足[14]。全身麻醉中这些影响更为突出，此时患者肌张力及肌肉活动减弱，保护性觉醒反射被削弱，更易出现长时间的阻塞以及更严重的氧饱和度下降。

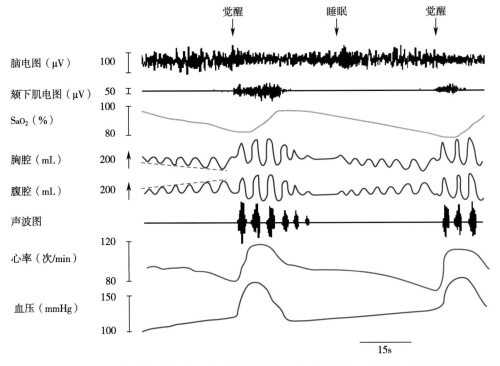

图 50-3 一阻塞性睡眠呼吸暂停患者多导睡眠图所记录的阻塞性呼吸暂停。需注意在通气不足时，胸廓和腹部出现矛盾运动（例如：呈相反的方向运动提示上呼吸道梗阻）。上呼吸道阻塞导致氧饱和度下降。无效的呼吸动作会一直持续直到患者脑电图显示觉醒，此时咽部梗阻得以解除。呼吸的恢复使氧饱和度恢复正常，直到下一次梗阻的发生。伴随清醒，心率和血压剧烈变化，提示此类患者交感兴奋，存在远期心血管并发症的高风险。箭头提示由脑电图和颏下肌电图观察到的睡眠中觉醒以及睡眠开始。声波图显示由于打鼾引起的呼吸音。SaO$_2$，氧饱和度（引自：Thompson SR, Ackermann U, Horner RL. Sleep as teaching tool for integrating respiratory physiology and motor control. *Adv Physiol Educ.* 2001；25：101-116, used with permission.）

临床诊断标准

OSA 的经典诊断金标准需进行夜间全程多导睡眠描记（polysomnography，PSG）或者睡眠研究。根据 AASM 的推荐，呼吸暂停及低通气定义为由鼻内压测定的气体流速分别下降至少 90%，或介于 50%～90% 之间，持续至少 10 秒，伴有氧饱和度下降 3%～4% 或者脑电图觉醒[8]。阻塞性通气不足定义为胸腹运动不协调或者鼻内压力测定提示气流受限，而中枢性通气不足定义为胸腹运动协调且鼻内压力信号没有提示气流受限[29]。混合型呼吸暂停定义为开始为中枢性呼吸暂停持续至少 10 秒并以阻塞性呼吸暂停结束，期间至少有三次阻塞性的呼吸动作。共济失调性呼吸、陈 - 施呼吸模式也可观察到[29, 30]。

睡眠呼吸暂停低通气指数（apnea-hypopnea index，AHI）定义为睡眠期间每小时异常呼吸发生次数的均值。OSA 的严重程度由 AHI 决定：轻度，5～15 次 /h；中度，15～30 次 /h；重度，超过 30 次 /h[8, 31]。OSA 的临床诊断为 AHI>15 次 /h，或者 AHI≥5 次 /h 且有伴随症状，如白天睡眠过度，清醒时的意外睡眠，睡眠不能恢复精力，伴侣报告鼾声响亮，或睡眠期间观察到呼吸暂停[21, 32]。

多导睡眠描记及便携设备

睡眠研究由注册过的技术员采用标准技术完成和进行分析[8]。所有研究都需进行一系列电生理检查，包括中央区、枕区、额叶脑电图；双侧眼电图；下颌肌电图；心电图；以及双侧胫前肌电图。胸腹运动通常由呼吸电感描记（respiratory inductance plethys-mography，RIP）监测，气流用鼻压传感器或鼻热敏电阻监测。动脉血氧饱和度（oxygen saturation，SaO$_2$）由脉搏氧饱和度记录，体动及打鼾手动记录。

家庭睡眠检测可替代标准 PSG 成为部分患者诊断 OSA 的依据[33, 34]。AASM 的便携监测工作小组将这些设备分为 2 级（大于 7 条记录通道的家用便携式 PSG），3 级（4～7 条记录通道），以及 4 级（1～2 条记录通道，其中包括夜间血氧饱和度监测）[33]。2 级便携 PSG 的诊断准确性与标准 PSG 相似[35]，而夜间血氧监测在外科高危者中具有敏感性及特异性[36]。术前夜间血氧监测作为筛查手段可预示术后不良事件的发生（当术前夜间平均血氧饱和度低于 93%，每小时氧减饱和度指数超过 29 次，氧饱和度低于 90% 的时间超过总睡眠时间的 7% 时）[37]。当患者有很大可能患有中到重度 OSA 而无其他重大合并症[33]，并可恰当进行检测解释结果时，可考虑使用便携式设备。

普通人群及外科患者中 OSA 的发病率

普通人群中，中到重度 OSA（AHI≥15 次 /h）在男性中的发病率为 13%，在女性中的发病率为 6%[38]。发病率随着年龄和体重指数的增加而上升[39]。由于 80% 中到重度的 OSA 没有确诊，这一差异可能源自未诊断的 OSA 患者[38, 40]。普通人群中，OSA 是心血管疾病和死亡的独立危险因子[41-44]。

外科患者中未诊断的中到重度 OSA（AHI≥15 次 /h）的比例难以预测，但可能比普通人群更高[45, 46]。60% 中到重度的 OSA 患者并未在术前得到麻醉医生诊断（参见第 13 章）[47]。

OSA 及并发症

OSA 与长期心血管疾病相关，包括心肌缺血、心力衰竭、高血压、心律不齐、脑血管疾病、代谢综合征、胰岛素抵抗、胃食管反流，以及肥胖（知识框 50-1）[48]。颅面部畸形（如巨舌症、下颌退缩、面中部发育不良），内分泌紊乱（如甲减、库欣病），人口学特点（男性，超过 50 岁），以及生活方式（如抽烟、饮酒）与 OSA 紧密相关[48]。围手术期医师（参见第 13 章）应该认识上述可在术前得到改善的相关因素，应在手术时完成危险分级。

手术及 OSA 的严重程度

术后 OSA 恶化的因素已经确认[49, 50]。与术前基线相比，AHI 在术后第一晚显著增多，在术后第三晚达到高峰[49, 50]。术前 AHI、年龄、阿片类药物用量为术后 AHI 的重要预测因子[50]。这些发现可能对术后第 2～3 晚未进行严密监护的手术患者非常重要。

术后第 2～3 晚发生诸如心肌梗死，充血性心衰，以及肺栓塞等并发症的可能性更大。根据 2015 年美国麻醉协会（American Society of Anesthesiologists，ASA）公布的已经结案的投诉分析，由阿片类药物导致的呼吸抑制事件中有 88% 发生在术后 24 小时内，其中 97% 被判定为可预防[51]。其他促进因素有重复处方（33%）、同时给予非阿片类镇静药物（34%）及护理评估或反应不充分（31%）[51]。对所有患者来说，阿片类药物导致的危及生命的呼吸事件大多发生在术后 24 小时之内[52]，而 OSA 患者则在术后 72 小时内[53]。OSA、深度镇静、夜间事件、术后急性肾衰竭等因素与致死相关[54]。术后第 2 天或第 3 天术后并发症的增加可能与 AHI 增加和氧饱和下降相关。

知识框 50-1　阻塞性睡眠呼吸暂停(OSA)的症状及临床特征	
症状及表现	**合并症**
白天嗜睡	肥胖
鼾声响亮	颈围过大
睡后精力不恢复	颅面部畸形(下颌退缩、面中部发育不良)
家属发现的呼吸暂停	咽腔较小
睡眠中呛咳并觉醒	系统性高血压
失眠及频繁短暂的夜间惊醒	高碳酸血症或血碳酸氢根浓度增高
不能集中注意力	心血管疾病
感知障碍	脑血管疾病
情绪变化	心律不齐
晨起头痛	代谢综合征
梦游, 清醒时混乱感(NREM 睡眠觉醒)	肺动脉高压
生动的, 奇怪的, 或噩梦(REM 睡眠觉醒)	肥胖通气不足综合征
胃食管反流	肺心病
遗尿	红细胞增多
驾驶时嗜睡, 及机动车事故	眼睑松弛综合征

NREM, 非快速眼动; REM, 快速眼动。

改编自: Olson E, Chung F, Seet E. Surgical risk and the preoperative evaluation and management of adults with obstructive sleep apnea. In Post TW, ed. *UpToDate*. Waltham, MA: UpToDate; 2015.

OSA 及术后并发症

一项针对 65 个研究的系统回顾[55] 以及针对 13 个研究的 meta 分析表明 OSA 患者与非 OSA 患者相比, 发生急性呼吸衰竭、低血氧及转入 ICU 等术后事件的风险显著增高[56]。大样本研究表明, 诊断为 OSA 的患者其围手术期发生并发症的风险增加, 包括需要紧急气管插管[57-59], 胃肠道内容物引起的吸入性肺炎[58], 肺栓塞[58], 及房颤等[57, 59]。

2015 年, 运用一大型围手术期数据库(50 所美国医院, 26 000 例患者) 分析了 OSA 患者的围手术期并发症[60]。与经过治疗的 OSA 患者相比, 未经治疗的 OSA 患者更易发生心肺并发症, 包括非计划再次气管插管及心肌梗死[60]。

手术时未诊断的 OSA 患者发生术后并发症的风险增加[61]。Matter 及同事进行了针对多导睡眠监测数据和健康管理数据的配对队列分析。他们发现未诊断的 OSA 患者的心血管并发症是已确诊 OSA 并接受持续性正压通气(continuous positive airway pressure, CPAP) 治疗患者的 3 倍, 心血管并发症主要包括心搏骤停及休克[61]。OSA 的严重程度可能是重要的因素。重度 OSA(AHI > 30 次 /h) 患者术后出现

呼吸系统并发症的风险增加 2.7 倍[61]。麻醉前评估应尽可能获取有关 OSA 诊断和严重程度的信息。

临床路径及围手术期管理原则

对 OSA 患者的进行围手术期管理具有挑战性, 需要麻醉医生参与到该类患者的治疗中。麻醉与睡眠医学协会(Society of Anesthesia and Sleep Medicine, SASM) 发布了 2016 年版针对成年 OSA 患者的术前筛查及评估指南, 指南推荐对 OSA 患者进行筛查有助于达到高度重视及采取恰当措施降低潜在风险(表 50-1)[62]。另外, ASA 更新了"阻塞性睡眠呼吸暂停患者的围手术期操作指南", 对 OSA 患者围手术期管理提供了指导[63, 64]。急诊麻醉协会(Society for Ambulatory Anesthesia, SAMBA) 的共识为选择适合的 OSA 患者做急诊手术提供了指南[65]。针对围手术期 OSA 患者处理已有不同的临床路径及策略[63, 64, 66-68]。

术前评估(参见第 13 章)

诊断 OSA 的患者

完善的病史收集和体格检查至关重要。应重点询问患者 OSA 症状的性质和严重程度。应该尽可能

表 50-1	麻醉协会与睡眠医学（SASM）指南的实用总结
推荐：实用总结	
• 阻塞性睡眠暂停（OSA）患者在麻醉下行手术时，出现围手术期并发症的风险比没有 OSA 的患者增加。术前识别 OSA 高风险患者并针对性地给予术前预防及干预可能有助于减少围手术期并发症 • 对怀疑 OSA 患者使用筛查工具有助于准确的危险分层。治疗小组应考虑将 OSA 筛查纳为麻醉前评估的标准内容 • 现有文献资料没有足够的证据支持为了确诊（实验室或家庭睡眠多导监测）疑似 OSA 患者而取消或推迟手术，除非患者伴有严重的或未控制的系统疾病，或者额外的通气及气体交换问题	
• OSA 患者及治疗小组都应该了解已确诊的 OSA（不论已经治疗，部分治疗，还是未治疗）以及疑似 OSA 都可能与术后并发症增加有关 • 如条件允许，应考虑获得睡眠检测结果，以及术前使用适合患者的气道正压（PAP）装置 • 如资源允许，围手术期应考虑使用 PAP 设备，或让患者使用自己的 PAP 设备	
• 术前应考虑对诊断 OSA 的患者，部分治疗/未治疗的，以及疑似 OSA 的患者进行额外的心肺功能优化。上述情况提示患者可能合并严重的或未经控制的系统性疾病或者有额外的通气或气体交换问题，比如（ⅰ）低通气综合征，（ⅱ）严重肺动脉高压，（ⅲ）无其他心肺疾病时出现静息低氧血症 • 在优化处理合并症、制定减少术后并发症的策略后，诊断 OSA 的患者，部分治疗/未治疗的，以及疑似 OSA 的患者可以继续进行手术治疗 • 应与外科医生和患者讨论继续或推迟手术的获益及风险 • 对未诊断但怀疑 OSA 的患者，术前应个体化使用 PAP 装置。由于缺少随机对照研究的证据，我们不能将其作为常规推荐 • 推荐住院期间、术前及术后的睡眠中继续使用 PAP 治疗。由于围手术期可能出现面部肿胀、上气道水肿、液体转移、药物治疗及呼吸功能的改变，这些情况下需要对 PAP 的治疗进行调整	

引自：Chung F, Memtsoudis SG, Ramachandran SK, et al. Society of Anesthesia and sleep medicine Guidelines on Preoperative Screening and Assessment of Adult Patients With Obstructive Sleep Apnea. *Anesthesia and Analgesia*. 2016; 123（2）: 452-473.

查阅患者之前就诊的睡眠医学专家的意见以及睡眠分析报告（图 50-4）。

长期 OSA 的患者可能合并病态肥胖、代谢综合征、未经控制或顽固的高血压、心律失常、脑血管疾病以及心衰等严重并发症[69]。术前评估应该排查严重的睡眠期低血氧、高碳酸血症、红细胞增多，以及肺心病等表现。OSA 患者还应排查肥胖低通气综合征（obesity hypoventilation syndrome，OHS）及肺动脉高压[70, 71]。OSA 合并有 OHS 的患者非心脏术后出现呼吸衰竭的可能性比仅患 OSA 的患者高 10 倍[72]。血清碳酸氢钠水平超过 28mmol/L 提示慢性高碳酸血症代偿，可作为 OHS 的筛查指标（图 50-5）[73]。可以考虑术前对怀疑有严重肺动脉高压的患者和术中可能出现急性肺动脉增高（高危或长时间手术）的患者进行经胸超声检查[66]。

OSA 患者可能使用气道正压装置治疗，比如 CPAP、双相气道正压（bilevel positive airway pressure，BiPAP），及自动压力滴定（auto-titrating positive airway

pressure，APAP）装置。APAP 通过内在程序进行气流、压力波动或气道阻力测定以保证睡眠期间上气道的稳定性。这一方法可以解决患者每晚 OSA 严重程度不一致的问题[74]。SASM 指南推荐通过回顾睡眠研究以及从 PAP 设备获得的顺应性数据来评估当前 PAP 设置，以及说明呼吸事件得到正确的 AHI[62]。根据 SASM 指南，对已诊断 OSA、不依赖或较少依赖 PAP 且提示患有未控制的系统情况或者合并通气或换气障碍问题的患者，应进行额外的术前评估以优化心肺功能。这些情况包括，但不限于：①通气不足综合征，②严重肺动脉高压，③不能归因于其他心肺疾病的静息性低氧血症[62]。

2015 年一项涉及 6 个研究，904 个患者的 meta 分析评价了围手术期使用 CPAP 后 OSA 患者的术后转归[75]。围手术期应用 CPAP 使术后 AHI 较术前 AHI 基线显著降低，并适度缩短了住院时间[75]。

不接受 PAP 治疗的患者应该劝说其术前恢复治疗[76]。并且需要对合并严重疾病、血碳酸氢根浓度增

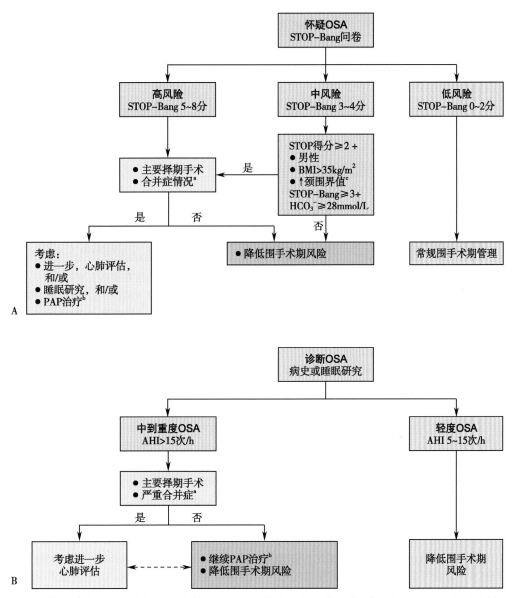

图 50-4　院前门诊中对已知或怀疑阻塞性睡眠呼吸暂停患者的术前评估。(A)怀疑 OSA 及(B)诊断 OSA。(A)根据 2016 年 SASM 指南,对未经控制的系统性疾病,或有通气不足综合征、严重肺动脉高压及除外其他心肺疾病仍有静息低氧血症的通气或者换气障碍的患者,可能需要进一步的心肺功能评估[62]。ª 严重合并症:心衰、心律失常、未控制的高血压、脑血管疾病、代谢综合征、肥胖(体重指数 > 35kg/m²)、肥胖通气不足综合征、肺血管高压。ᵇ 气道正压通气(PAP)治疗:包括持续性 PAP,双水平 PAP,及自动滴定 PAP。ᶜ 颈围(NC)男性不超过 43cm,女性不超过 41cm[84]

高(提示慢性高碳酸血症)以及无呼吸系统疾病但有低氧血症的患者进行术前评估以及进行 PAP 治疗[76]。现有指南推荐若合并中到重度 OSA 的外科患者愿意使用 PAP 治疗,应该将设备带入院继续使用[64]。普通人群中,轻度 OSA 并非死亡率增高的独立危险因素[42]。轻度 OSA 患者行手术及麻醉的风险可能不

会增加,这类患者不推荐术前使用 PAP。

围手术期筛查 OSA 的方法

夜间 PSG 是 OSA 诊断金标准。但是用 PSG 进行常规筛查较为昂贵,资源紧张。因此催生了许多针对疑似患者的简单、经济及敏感的筛查手段。

第六篇

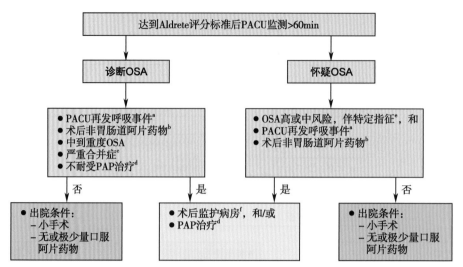

图 50-5　阻塞性睡眠呼吸暂停患者及疑似患者全麻后的术后管理。[a] 麻醉后恢复室再发呼吸事件：再次发生氧饱和度低于 90%，或呼吸减慢 <8 次 /min，或呼吸停止超过 10 秒，或疼痛 - 镇静不匹配（疼痛评分及镇静评分均高）[88]。[b] 术后非肠道阿片药物需求超过常量，比如多途径、长效或泵注高剂量。[c] 根据 2016 年 SASM 指南，未治疗的系统性疾病、或有通气不足综合征、严重肺动脉高压及除外其他心肺疾病仍有静息低氧血症的通气或者换气障碍 [62]。[d] 气道正压通气治疗（PAP）：包括持续性 PAP，双水平 PAP，及自动调节 PAP。[e] 中危险及特定指征包括：STOP 评分≥2 + 男性或 BMI >35kg/m² 或颈围值超标（男性不超过 43cm，女性不超过 41cm[82]）以及 STOP-Bang≥3 分 +[HCO₃⁻]≥28mmol/L。[f] 监护病房：持续氧饱和度监测以及可以早期医疗干预的唤醒（例如重症监护室、观察病房或远程脉搏氧饱和度遥测的外科病房）

术前可使用敏感的临床标准来确诊及对潜在的 OSA 患者进行危险分层。2014 年 ASA 更新了针对阻塞性睡眠呼吸暂停患者的围手术期处理操作指南，推荐术前进行全面的评估，包括医疗病史回顾，患者 / 家庭访视、筛查策略以及体格检查 [63,64]。可使用基于 OSA 严重程度、操作的侵入性以及预期术后阿片类药物使用量的评分系统对患者的围手术期风险进行预测 [64]。其他可有效用于外科手术患者的筛查工具包括 STOP-Bang 问卷 [77]、柏林问卷 [78] 以及围手术期睡眠呼吸暂停预测（Perioperative Sleep Apnea Prediction，P-SAP）评分 [79]。

STOP-Bang 问卷是一种简洁、易使用的筛查 OSA 的工具，由八个简单问题组成，首字母缩写为 STOP-Bang（知识框 50-2）[77,80]。患者可以自行检测，包括四个答案为"是 / 否"的问题（打鼾、疲惫、观察到呼吸停止、高血压），并包括人口学特征如体重指数 *b*（BMI）（ >35kg/m²）、年龄 *a*（>50 岁）、颈围 *n*（>40cm）以及性别 *g*（男性）。评分 0~2 分为低危险，3~4 分为中度危险，5~8 分为高危 [77,80-82]。对中到重度 OSA 患者，STOP-Bang 问卷的敏感性和阴性预测值较高 [77]。STOP-Bang 问卷评分超过 3 分对诊断中度（AHI >15 次 /h）和重度（AHI >30 次 /h）OSA 的敏感度分为

93% 及 100%。相对的阴性预测值分别为 90% 及 100%。随着 STOP-Bang 分值从低危（0~2）到高危（7~8），中度 OSA 的概率从 18% 增加到 60%，重度 OSA 的概率从 4% 增加到 38%[81]。如患者的 STOP-Bang 评分在中间范围（3~4），则需要进一步的区分指标。例如，STOP-Bang 分值≥2 +（BMI >35kg/m² 或男性颈围 >43cm，女性颈围 >41cm）或 STOP-Bang 分值≥3 + 血碳酸氢根浓度≥28mmol/L，则该患者为中到重度 OSA 高风险（知识框 50-2 及图 50-4）[81]。另外，若 OSA 高危患者 STOP-Bang 评分为 5~8 分，该患者 OSA 的严重程度较高且发生术后并发症的风险增加 [83,84]。

怀疑 OSA 的患者

对疑有 OSA 的患者，应针对 OSA 相关症状和表现行专门的临床检查（知识框 50-1）。来自患者家属的信息在术前评估鼾声及睡眠中的呼吸暂停发作是有帮助的。对于急诊患者应安排手术以挽救生命或者肢体。在围手术期应该围绕疑似 OSA 实施危险预防措施（图 50-4）[67,85]。

针对择期非急诊手术，2016 年版 SASM 指南指出，对于术前 OSA 高危患者，没有足够证据支持为了正式诊断 OSA 而取消或延迟手术，除非有证据表明患

者有未控制的系统性疾病或者伴有通气或换气障碍，比如通气不足综合征、严重肺动脉高压，以及无其他心肺疾病的情况下出现静息性低氧血症[62]（表 50-1，图 50-4）。推荐对这类患者进行额外的心肺功能评

知识框 50-2	更新版 STOP-Bang 问卷
打鼾？ "S"	您的鼾声很响亮吗（隔门可闻及鼾声或家属对您的夜间鼾声感到烦恼）？
疲倦？ "T"	您是否经常白天感到疲倦、劳累或爱打瞌睡（如开车时睡着）？
其他人观察？ "O"	是否有他人发现您在睡眠中出现停止呼吸或者呛咳/喘气样呼吸？
血压？ "P"	您是否患有高血压或者正接受降压治疗？

体重指数超过 35kg/m^2？

年龄超过 50 岁？

颈部粗大？（在喉结处测量）

如您为男性：您的衬衣领口达到或超过 17 英寸/43cm？

如您为女性：您的衬衣领口达到或超过 16 英寸/41cm？

性别：男性？

评分规则：

普通人群

OSA 低风险：0～2 个问题的答案为"是"

OSA 中度风险：3～4 个问题的答案为"是"

OSA 高风险：5～8 个问题的答案为"是"

或者：2 个回答为"是"/问题"S""T""O""P"回答均为"是"+男性

或者：2 个回答为"是"/问题"S""T""O""P"回答均为"是"+BMI > 35kg/m^2

或者：2 个回答为"是"/问题"S""T""O""P"回答均为"是"+颈围过大（男性超过 17 英寸/43cm，女性超过 16 英寸/41cm）

OSA，阻塞性睡眠呼吸暂停。

改编自：Chung F, Yegneswaran B, Liao P, et al. STOP questionnaire: a tool to screen patients for obstructive sleep apnea. Anesthesiology. 2008; 108(5): 812-821; Chung F, Subramanyam R, Liao P, et al. High STOP-Bang score indicates a high probability of obstructive sleep apnoea. Br J Anaesth. 2012; 108: 768-775; Chung F, Yang Y, Brown R, et al. Alternative scoring models of STOP-Bang questionnaire improve specificity to detect undiagnosed obstructive sleep apnea. J Clin Sleep Med. 2014; 10: 951-958. Proprietary to University Health Network. www.stopbang.ca.

估，以优化健康状态，计划术中及术后管理[63, 64]。如果术前合并症得到了尽可能的优化，在制定减少术后并发症的策略后，对于诊断为 OSA 的患者，部分治疗/未治疗的，以及疑似 OSA 的患者可以进行手术治疗。继续或者延迟手术的利弊应该与外科医师协商，并与患者讨论[62]（表 50-1）。如果接下来的术中及术后过程提示患者患有 OSA 的风险增加，如困难气道[87]，或者术后反复出现氧饱和度下降、通气不足或呼吸暂停[88]等呼吸道事件，术后需睡眠诊疗医师进行长期随访。

围手术期危险缓解策略

未进行监护的患者应该避免术前给予预防性镇静药物。手术室内，麻醉医师应做好面罩通气困难、喉镜暴露困难以及气管插管困难的准备[89, 90]。ASA 针对困难气道的操作指南可能有帮助，进行气道管理时需确保有经验的医师和高级气道管理设备在场[91]。麻醉诱导前应采用头高位，进行充分的预氧，并实施降低胃酸反流误吸的措施，比如术前应用质子泵抑制剂、抑酸药物以及环状软骨压迫下行快速顺序诱导。

应使用短效麻醉药比如丙泊酚、瑞芬太尼和地氟烷，将长效麻醉药物的使用降至最少。对可能发生肺动脉高压的患者，如有右心衰竭的征象以及活动耐量降低，需在评估时进行额外的检查。应注意预防肺动脉压力增高、低氧血症、低体温，以及酸中毒。

应用阿片类药物可能引起肺泡通气不足伴中枢性呼吸抑制，意识不佳以及上呼吸道梗阻，从而导致呼吸抑制[92]。OSA 类似的碎片化睡眠以及间断性低氧可改变疼痛的表现并增加患者对阿片类药物的敏感性[92]。应使用非阿片类镇痛药物，比如对乙酰氨基酚或非甾体抗炎药（塞来昔布）；人工合成阿片类镇痛药（曲马多）；抗癫痫药物（普瑞巴林或加巴喷丁）；皮质激素（地塞米松）；天冬氨酸受体拮抗剂，氯胺酮[93]；以及 α_2-肾上腺素受体激动剂，可乐定或右美托咪定[94]。完全清醒，没有肌松药残余，能遵嘱行动且气道通畅的患者方可拔除气管导管。气管导管拔除后，患者不应平卧，而应处于半卧或侧卧位（参见第 13 章）[64]。

局部或区域麻醉技术可减少术后阿片类药物用量，避免气道操作及降低术后镇静镇痛药物的需求。入院前在家使用 PAP 的患者可以在轻度到中度镇静下继续使用他们的 PAP 设备[95]。操作需要深度镇静时，安全可控的气道优于无保护的气道[64]。

OSA 患者的术后处理（参见第 39 章）

OSA 患者的术后处理取决于手术性质、OSA 严

重程度以及术后静脉阿片类药物的需求（图 50-5）。严重 OSA 患者行大手术后接受大剂量的静脉阿片类药物，对比另一个怀疑 OSA、局麻下行浅表的白内障手术，术后阿片类药物需求极少的患者，更有可能需要持续的监护。负责该患者的麻醉医师需考虑与患者相关的所有因素后作出最终的决定。

图 50-5 显示了根据 2016 年版 SASM 指南及专家意见制定的 OSA 患者术后管理的简易流程[62, 67, 86]。所有已诊断和怀疑 OSA 的患者在全身麻醉后都需要在麻醉后恢复室（postanesthesia care unit，PACU）进行包含持续氧饱和度在内的密切监测。目前尚无关于 PACU 最佳监护时长的循证医学指南。而有一些推荐意见也较难实施，尤其是其中的费用和资源占用内容[95]。怀疑或确诊 OSA 的患者即使在 PACU 中已经达到改良 Aldrete 出室标准后，也可在安静环境下进行额外 60min 监护[67]。

患者在 PACU 中再次出现呼吸事件，这提示需要术后持续监护[88]。患者在 PACU 中再发呼吸事件定义为：①呼吸暂停超过 10 秒，②每分钟呼吸次数低于 8 次，③疼痛 - 镇静不匹配，以及④反复出现氧饱和度低于 90%。若怀疑为 OSA 的患者（例如问卷中得分为高危）在 PACU 出现再发呼吸事件，则其术后呼吸系统并发症的风险增加[88]。提示该患者应该在外科病房中给予持续的血氧监测。根据经验，术后可以启用 PAP 治疗，以杜绝再次发生严重缺氧等阻塞性的气道事件[95]。之前已经接受 PAP 治疗的 OSA 患者应该在术后继续使用 PAP 治疗[76]。

结论

对睡眠与麻醉相似点和不同点的理解增加了我们对调控觉醒的神经通路，以及药物相互作用的认识。常见的睡眠紊乱进一步影响这一关系，麻醉受训人员需具备及时诊断、治疗的知识，并在围手术期保持警惕。目前正在进行的研究以及新的诊断和监测技术将改变诊断和处理，从而对医疗保健费用和资源管理产生影响。

思考题

1. 全身麻醉的脑电图（EEG）特征是什么？
2. 阻塞性睡眠呼吸暂停（OSA）患者上呼吸道塌陷的原因有哪些？
3. 睡眠研究中睡眠呼吸暂停低通气指数的定义是什么？基于症状和 AHI 的 OSA 临床诊断标准是什么？
4. OSA 相关的最常见的健康问题是什么？
5. 与没有 OSA 的患者相比，OSA 患者最容易发生的术后不良事件是什么？
6. OSA 筛查的 STOP-Bang 问卷内容是什么？STOP-Bang 评分对诊断中度到重度 OSA 的敏感性如何？
7. 为降低围手术期 OSA 患者不良预后可以采用哪些策略？

（尹芹芹　译，吕沛林　审）

参考文献

1. McCarley RW. Neurobiology of REM and NREM sleep. *Sleep Med.* 2007;8:302-330.
2. Lydic R, Baghdoyan HA. Sleep, anesthesiology, and the neurobiology of arousal state control. *Anesthesiology.* 2005;103:1268-1295.
3. Borbély AA, Achermann P. Sleep homeostasis and models of sleep regulation. *J Biol Rhythms.* 1999;14:557-568.
4. Borbély AA. A two process model of sleep regulation. *Hum Neurobiol.* 1982;1(3):195-204.
5. Kryger MH, Roth T, Dement WC. *Principles and Practice of Sleep Medicine.* 4th ed. Philadelphia: Elsevier Saunders; 2005:1-1517.
6. Aldrich MS. *Sleep Medicine.* New York: Oxford University Press; 1999:1-382.
7. Berry RB, Budhiraja R, Gottlieb DJ, et al. Rules for scoring respiratory events in sleep: update of the 2007 AASM manual for the scoring of sleep and associated events. *J Clin Sleep Med.* 2012;8:597-619.
8. Iber C, Ancoli-Israel S, Cheeson Jr AL, Quan SF. *For the American Academy of Sleep Medicine. The AASM Manual for the Scoring of Sleep and Associated Events: Rules, Terminology and Technical Specifications.* Westchester, IL: American Academy of Sleep Medicine; 2007.
9. Lydic R, Baghdoyan HA, Hibbard L, et al. Regional brain glucose metabolism is altered during rapid eye movement sleep in the cat: a preliminary study. *J Comp Neurol.* 1991;304:517-529.
10. Nofzinger EA. Functional neuroimaging of sleep disorders. *Curr Pharm Des.* 2008;14(32):3417-3429.
11. Stickgold R, Hobson JA, Fosse R, et al. Sleep, learning, and dreams: offline memory reprocessing. *Science.* 2001;294:1052-1057.
12. Brown EN, Lydic R, Schiff ND. General anesthesia, sleep, and coma. *N Engl J Med.* 2010;363:2638-2650.
13. Purdon PL, Sampson A, Pavone KJ, et al. Clinical electroencephalography for anesthesiologists: part I: background and basic signatures. *Anesthesiology.* 2015;123:937-960.
14. Hillman DR, Eastwood PR. Upper airway, obstructive sleep apnea, and anesthesia. *Sleep Med Clin.* 2015;8:23-28.
15. Allada R. An emerging link between general anesthesia and sleep. *Proc Natl Acad Sci U S A.* 2008;105:2257-2258.
16. Tung A, Lynch JP, Mendelson WB. Prolonged sedation with propofol in the rat does not result in sleep deprivation. *Anesth Analg.* 2001;92:1232-1236.
17. Tung A, Bergmann BM, Herrera S, et al. Recovery from sleep deprivation occurs during propofol anesthesia. *Anesthesiology.* 2004;100:1419-1426.
18. Saper CB, Scammell TE, Lu J. Hypothalamic regulation of sleep and circadian rhythms. *Nature.* 2005;437:1257-1263.
19. Vacas S, Kurien P, Maze M. Sleep and anesthesia. *Sleep Med Clin.* 2015;8:1-9.
20. Harrison NL. General anesthesia re-

search: aroused from a deep sleep? *Nat Neurosci.* 2002;5(10):928–929.

21　American Academy of Sleep Medicine (AASM). *The International Classification of Sleep Disorders*–Third Edition (ICSD-3). Online version. Accessed on July 30, 2014.

22　Remmers JE, DeGroot WJ, Sauerland EK, et al. Pathogenesis of upper airway occlusion during sleep. *J Appl Physiol.* 1978;44:931–938.

23　Mezzanotte WS, Tangel DJ, White DP. Waking genioglossal electromyogram in sleep apnea patients versus normal controls (a neuromuscular compensatory mechanism). *J Clin Invest.* 1992;89:1571–1579.

24　Strollo PJ Jr, Rogers RM. Obstructive sleep apnea. *N Engl J Med.* 1996;334:99–104.

25　Petrof BJ, Hendricks JC, Pack AI. Does upper airway muscle injury trigger a vicious cycle in obstructive sleep apnea? A hypothesis. *Sleep.* 1996;19:465–471.

26　Thompson SR, Ackermann U, Horner RL. Sleep as a teaching tool for integrating respiratory physiology and motor control. *Adv Physiol Educ.* 2001;25:101–116.

27　Eckert DJ, White DP, Jordan AS, et al. Defining phenotypic causes of obstructive sleep apnea. Identification of novel therapeutic targets. *Am J Respir Crit Care Med.* 2013;188:996–1004.

28　Isono S, Remmers JE, Tanaka A, et al. Anatomy of pharynx in patients with obstructive sleep apnea and in normal subjects. *J Appl Physiol.* 1997;82:1319–1326.

29　Yumino D, Bradley TD. Central sleep apnea and Cheyne-Stokes respiration. *Proc Am Thorac Soc.* 2008;5:226–236.

30　Farney RJ, Walker JM, Cloward TV, Rhondeau S. Sleep-disordered breathing associated with long-term opioid therapy. *Chest.* 2003;123(2):632–639.

31　Berry RB, Brooks R, Garnaldo CE, et al. *for the American Academy of Sleep Medicine. The AASM Manual for the Scoring of Sleep and Associated Events: Rules, Terminology and Technical Specification, Version 2.2.* Darien, IL: American Academy of Sleep Medicine; 2015. www.aasmnet.org.

32　Fleetham J, Ayas N, Bradley D, et al. Canadian Thoracic Society 2011 guideline update: diagnosis and treatment of sleep disordered breathing. *Can Respir J.* 2011;18:25–47.

33　Collop NA, Anderson WM, Boehlecke B, et al. Portable Monitoring Task Force of the American Academy of Sleep Medicine. Clinical guidelines for the use of unattended portable monitors in the diagnosis of obstructive sleep apnea in adult patients. *J Clin Sleep Med.* 2007;3:737–747.

34　Collop NA. Home sleep testing: it is not about the test. *Chest.* 2010;138:245–246.

35　Chung F, Liao P, Sun Y, et al. Perioperative practical experiences in using a level 2 portable polysomnography. *Sleep Breath.* 2011;15(3):367–375.

36　Chung F, Liao P, Elsaid H, et al. Oxygen desaturation index from nocturnal oximetry: a sensitive and specific tool to detect sleep-disordered breath-

ing in surgical patients. *Anesth Analg.* 2012;114:993–1000.

37　Chung F, Zhou L, Liao P. Parameters from preoperative overnight oximetry predict postoperative adverse events. *Minerva Anestesiol.* 2014;80(10):1084–1095.

38　Peppard PE, Young T, Barnet JH, et al. Increased prevalence of sleep-disordered breathing in adults. *Am J Epidemiol.* 2013;177:1006–1014.

39　Young T, Evans L, Finn L, et al. Estimation of the clinically diagnosed proportion of sleep apnea syndrome in middle-aged men and women. *Sleep.* 1997;20:705–706.

40　Young T, Palta M, Dempsey J, et al. The occurrence of sleep-disordered breathing among middle-aged adults. *N Engl J Med.* 1993;328:1230–1235.

41　Sánchez-de-la-Torre M, Campos-Rodriguez F, Barbé F. Obstructive sleep apnoea and cardiovascular disease. *Lancet Respir Med.* 2013;1:61–72.

42　Marshall NS, Wong KKH, Liu PY, et al. Sleep apnea as an independent risk factor for all-cause mortality: the Busselton Health Study. *Sleep.* 2008;31:1079–1085.

43　Gami AS, Olson EJ, Shen WK, et al. Obstructive sleep apnea and the risk of sudden cardiac death: a longitudinal study of 10,701 adults. *J Am Coll Cardiol.* 2013;62:610–616.

44　Marin JM, Carrizo SJ, Vicente E, et al. Long-term cardiovascular outcomes in men with obstructive sleep apnoea-hypopnoea with or without treatment with continuous positive airway pressure: an observational study. *Lancet.* 2005;365:1046–1053.

45　Frey WC, Pilcher J. Obstructive sleep-related breathing disorders in patients evaluated for bariatric surgery. *Obes Surg.* 2003;13:676–683.

46　Candiotti K, Sharma S, Shankar R. Obesity, obstructive sleep apnoea, and diabetes mellitus: anaesthetic implications. *Br J Anaesth.* 2009;103(suppl):i23–i30.

47　Singh M, Liao P, Kobah S, et al. Proportion of surgical patients with undiagnosed obstructive sleep apnoea. *Br J Anaesth.* 2013;110(4):629–636.

48　Olson E, Chung F, Seet E. Surgical risk and the preoperative evaluation and management of adults with obstructive sleep apnea. In: Post TW, ed. *UpToDate.* Waltham, MA: UpToDate; 2015. (Accessed on October 01, 2015.)

49　Chung F, Liao P, Yegneswaran B, et al. Postoperative changes in sleep-disordered breathing and sleep architecture in patients with obstructive sleep apnea. *Anesthesiology.* 2014;120:287–298.

50　Chung F, Liao P, Elsaid H, et al. Factors associated with postoperative exacerbation of sleep-disordered breathing. *Anesthesiology.* 2014;120:299–311.

51　Lee LA, Caplan RA, Stephens LS, et al. Postoperative opioid-induced respiratory depression: a closed claims analysis. *Anesthesiology.* 2015;122(3):659–665.

52　Ramachandran SK, Haider N, Saran KA, et al. Life-threatening critical respiratory events: a retrospective study of postoperative patients found unresponsive during analgesic therapy. *J Clin Anesth.* 2011;23:207–213.

53　Gupta RM, Parvizi J, Hanssen AD, et al. Postoperative complications in

patients with obstructive sleep apnea syndrome undergoing hip or knee replacement: a case-control study. *Mayo Clin Proc.* 2001;76:897–905.

54　Ramachandran SK, Nafiu OO, Ghaferi A, et al. Independent predictors and outcomes of unanticipated early postoperative tracheal intubation after nonemergent, noncardiac surgery. *Anesthesiology.* 2011;115:44–53.

55　Opperer M, Cozowicz C, Bugada D, et al. Does Obstructive Sleep Apnea Influence Perioperative Outcome? A Qualitative Systematic Review for the Society of Anesthesia and Sleep Medicine Task Force on Preoperative Preparation of Patients with Sleep-Disordered Breathing. *Anesth Analg.* 2016;122(5):1321–1334.

56　Kaw R, Chung F, Pasupuleti V, et al. Meta-analysis of the association between obstructive sleep apnoea and postoperative outcome. *Br J Anaesth.* 2012;109:897–906.

57　Mokhlesi B, Hovda MD, Vekhter B, et al. Sleep-disordered breathing and postoperative outcomes after elective surgery: analysis of the nationwide inpatient sample. *Chest.* 2013;144:903–914.

58　Memtsoudis S, Liu SS, Ma Y, et al. Perioperative pulmonary outcomes in patients with sleep apnea after noncardiac surgery. *Anesth Analg.* 2011;112:113–121.

59　Mokhlesi B, Hovda MD, Vekhter B, et al. Sleep-disordered breathing and postoperative outcomes after bariatric surgery: analysis of the nationwide inpatient sample. *Obes Surg.* 2013;23:1842–1851.

60　Abdelsattar ZM, Hendren S, Wong SL, et al. The impact of untreated obstructive sleep apnea on cardiopulmonary complications in general and vascular surgery: a cohort study. *Sleep.* 2015;38(8):1205–1210.

61　Mutter TC, Chateau D, Moffatt M, et al. A matched cohort study of postoperative outcomes in obstructive sleep apnea: could preoperative diagnosis and treatment prevent complications? *Anesthesiology.* 2014;121:707–718.

62　Chung F, Memtsoudis SG, Ramachandran SK, et al. Society of Anesthesia and Sleep Medicine Guidelines on Preoperative Screening and Assessment of Adult Patients With Obstructive Sleep Apnea. *Anesthesia and Analgesia.* 2016;123(2):452–473.

63　Gross JB, Bachenberg KL, Benumof JL, et al. Practice guidelines for the perioperative management of patients with obstructive sleep apnea: a report by the American Society of Anesthesiologists Task Force on Perioperative Management of patients with obstructive sleep apnea. *Anesthesiology.* 2006;104:1081–1093. quiz 1117–1118.

64　American Society of Anesthesiologists Task Force. Practice guidelines for the perioperative management of patients with obstructive sleep apnea: an updated report by the American Society of Anesthesiologists Task Force on Perioperative Management of patients with obstructive sleep apnea. *Anesthesiology.* 2014;120:268–286.

第
六
篇

65. Joshi GP, Ankichetty SP, Gan TJ, et al. Society for ambulatory anesthesia consensus statement on preoperative selection of adult patients with obstructive sleep apnea scheduled for ambulatory surgery. *Anesth Analg.* 2012;115:1060–1068.

66. Adesanya AO, Lee W, Greilich NB, et al. Perioperative management of obstructive sleep apnea. *Chest.* 2010;138:1489–1498.

67. Seet E, Chung F. Management of sleep apnea in adults–functional algorithms for the perioperative period: continuing professional development. *Can J Anaesth.* 2010;57:849–864.

68. Porhomayon J, El-Solh A, Chhangani S, et al. The management of surgical patients with obstructive sleep apnea. *Lung.* 2011;189:359–367.

69. Bradley TD, Floras JS. Obstructive sleep apnoea and its cardiovascular consequences. *Lancet.* 2009;373:82–93.

70. Chau EH, Lam D, Wong J, et al. Obesity hypoventilation syndrome: a review of epidemiology, pathophysiology, and perioperative considerations. *Anesthesiology.* 2012;117:188–205.

71. Bady E, Achkar A, Pascal S, et al. Pulmonary arterial hypertension in patients with sleep apnoea syndrome. *Thorax.* 2000;55:934–939.

72. Kaw R, Bhateja P, Paz Y, et al. Postoperative complications in patients with unrecognized obesity hypoventilation syndrome undergoing elective non-cardiac surgery. *Chest.* 2016;149(1):84–91.

73. Balachandran JS, Masa JF, Mokhlesi B. Obesity hypoventilation syndrome: epidemiology and diagnosis. *Sleep Med Clin.* 2014;9(3):341–347.

74. Liao P, Luo Q, Elsaid H, et al. Perioperative auto-titrated continuous positive airway pressure treatment in surgical patients with obstructive sleep apnea. *Anesthesiology.* 2013;119:837–847.

75. Nagappa M, Mokhlesi B, Wong J, et al. The effects of continuous positive airway pressure on postoperative outcomes in obstructive sleep apnea patients undergoing surgery. *Anesth Analg.* 2015;120:1013–1023.

76. Chung F, Nagappa M, Singh M, et al. CPAP in the perioperative setting: evidence of support. *Chest.* 2016;149(2):586–597.

77. Chung F, Yegneswaran B, Liao P, et al. STOP questionnaire: a tool to screen patients for obstructive sleep apnea. *Anesthesiology.* 2008;108(5):812–821.

78. Netzer NC, Hoegel JJ, Loube D, et al. Prevalence of symptoms and risk of sleep apnea in primary care. *Chest.* 2003;124:1406–1414.

79. Ramachandran SK, Kheterpal S, Consens F, et al. Derivation and validation of a simple perioperative sleep apnea prediction score. *Anesth Analg.* 2010;110:1007–1015.

80. Chung F, Subramanyam R, Liao P, et al. High STOP-Bang score indicates a high probability of obstructive sleep apnoea. *Br J Anaesth.* 2012;108:768–775.

81. Chung F, Abdullah HR, Liao P. STOP-Bang questionnaire: a practical approach to screen for obstructive sleep apnea. *Chest.* 2016;149(3):631–638.

82. Chung F, Yang Y, Brown R, et al. Alternative scoring models of STOP-BANG questionnaire improve specificity to detect undiagnosed obstructive sleep apnea. *J Clin Sleep Med.* 2014;10:951–958.

83. Chung F, Yegneswaran B, Liao P, et al. Validation of the Berlin questionnaire and American Society of Anesthesiologists checklist as screening tools for obstructive sleep apnea in surgical patients. *Anesthesiology.* 2008;108(5):822–830.

84. Vasu TS, Doghramji K, Cavallazzi R, et al. Obstructive sleep apnea syndrome and postoperative complications: clinical use of the STOP-BANG questionnaire. *Arch Otolaryngol Head Neck Surg.* 2010;136:1020–1024.

85. Olson E, Chung F, Seet E. Intraoperative management of adults with obstructive sleep apnea. In: Post TW, ed. *UpToDate.* Waltham, MA: UpToDate; 2015.

86. Seet E, Han TL, Chung F. Perioperative clinical pathways to manage sleep-disordered breathing. *Sleep Med Clin.* 2013;8:105–120.

87. Chung F, Yegneswaran B, Herrera F, et al. Patients with difficult intubation may need referral to sleep clinics. *Anesth Analg.* 2008;107:915–920.

88. Gali B, Whalen FX, Schroeder DR, et al. Identification of patients at risk for postoperative respiratory complications using a preoperative obstructive sleep apnea screening tool and postanesthesia care assessment. *Anesthesiology.* 2009;110:869–877.

89. Kheterpal S, Martin L, Shanks AM, et al. Prediction and outcomes of impossible mask ventilation: a review of 50,000 anesthetics. *Anesthesiology.* 2009;110:891–897.

90. Siyam MA, Benhamou D. Difficult endotracheal intubation in patients with sleep apnea syndrome. *Anesth Analg.* 2002;95:1098–1102.

91. Apfelbaum JL, Hagberg CA, Caplan RA, et al. Practice guidelines for management of the difficult airway. *Anesthesiology.* 2013;118:251–270.

92. Lam KK, Kunder S, Wong J, et al. Obstructive sleep apnea, pain, and opioids: is the riddle solved? *Curr Opin Anaesthesiol.* 2016;29(1):134–140.

93. Eikermann M, Grosse-Sundrup M, Zaremba S, et al. Ketamine activates breathing and abolishes the coupling between loss of consciousness and upper airway dilator muscle dysfunction. *Anesthesiology.* 2012;116:35–46.

94. Ankichetty S, Wong J, Chung F. A systematic review of the effects of sedatives and anesthetics in patients with obstructive sleep apnea. *J Anaesthesiol Clin Pharmacol.* 2011;27:447–458.

95. Sundar E, Chang J, Smetana GW. Perioperative screening for and management of patients with obstructive sleep apnea. *J Clin Outcomes Manage.* 2011;18:399–411.

第**51**章 麻醉医疗新模式：围手术期医学、围手术期患者之家与人群健康

Neal H. Cohen

麻醉实践的发展与壮大

　　麻醉学已由仅负责手术室内手术患者管理的专业，发展至对接受多种诊疗服务的患者提供医疗服务的医学专业，包括住院与门诊患者的麻醉医疗。麻醉实践范围的扩展很大程度上得益于麻醉药物和其他新药研究的重大突破和麻醉医师评估与术前准备能力的提升，包括更有效地处理手术过程及术后即刻患者生理指标变化，以及提供更好的重症监护与疼痛管理的能力[1]。这些临床诊疗与结局方面的进步使得麻醉医师能够管理合并有更复杂疾病的患者，这些患者过去可能无法进行任何外科手术或操作。因此，有些麻醉医师在即刻手术操作范围以外，基于已有的手术室内的成功经验，更进一步扩展着麻醉执业范围。这些麻醉医师正与其他外科医师及从业人员合作，将在手术室内学到的经验应用到院内、外其他领域的治疗中。

　　麻醉实践范畴的扩大正处于重要时期，尤其是在美国。治疗方法的选择使可接受治疗的有合并症的患者数量明显增加；与此同时，老龄化也导致对医疗服务的需求进一步增加。美国65岁以上人口占比持续增加，预计在2050年占比超过21%[2]。为满足由此产生的医疗服务需求增长，医疗从业人员需增加20%~50%[3]。人口数量的变化与医疗成本的持续增长并驾齐驱，给原本就很紧张的医疗卫生体系再次加压。要应对这些挑战，就必须对医疗服务方式——为谁与由谁医治，以及如何筹集医疗经费进行重大改变。

　　同时，为了响应不断变化的患者人群和临床需求，麻醉学整体已扩大了其亚专业数量，并创建了其他教育及多样化的培训计划以支撑临床实践的变化。例如心脏外科、儿科、器官移植、创伤和神经外科麻醉

（参见第 25 章、第 30 章、第 34 章、第 36 章和第 42 章）会专注于特定患者人群及其所需外科手术；某些亚专业具有毕业后医学教育认证委员会（Accreditation Council for Graduate Medical Education，ACGME）认证的正式培训课程，而其他亚专业则使用未被认证的培训课程。美国麻醉学委员会（American Board of Anesthesiology，ABA）已实施认证考试，并对许多亚专业提供特殊资格。除了扩展麻醉实践职责范围外，这些进展还重新定义并扩大了麻醉专业的范围。这也使得手术医生能够在外科领域实施创新性手术。此外，基于手术室的经验，麻醉已经踏出了传统医疗环境。更多有创和微创手术正在手术室外，包括在院内[手术室外麻醉（non-operating room anesthesia，NORA）]和诊所机构内实施。基于手术室内的麻醉实践，麻醉学已扩展到包括急、慢性疼痛治疗（参见第 40 章、第 44 章）、重症监护医学（参见第 41 章）、姑息治疗（参见第 49 章）、睡眠医学（参见第 50 章）及其他相关的临床服务。角色和职能的不断扩展为麻醉医师提供了巨大的机遇，麻醉医师应抓住这些医疗服务与管理发展变化的机遇，不断拓展新的角色以满足患者、医院以及医疗卫生体系的需求。

改变医疗现状

麻醉实践本身发生变化的同时，患者安全、医疗质量和成本也正日益受到重视，这促使美国及许多其他国家医疗卫生体系的重大重组。这些国家竭力强调健康、保健以及预防措施，以减轻医疗及其相关成本负担，同时提高人群生存质量[4]。这些目标的实现极具挑战性，尤其是对于大多数长期实行分隔医疗体系，在公共卫生与预防方面投入相对较少的国家。虽然已有的昂贵药品和干预措施，这听起来很有希望，但对很多疾病的生存质量及预后作用有限。近年来，个体化与精准医学的发展令人鼓舞，但同时也加重了原已超负荷的医疗体系的负担。

由于削减成本的同时要提高人群生存质量和健康的竞争压力，医疗保健体系及其支持者面临着要对该系统的主要方面进行重新规划的挑战。医学及麻醉实践组织结构的改变既具有挑战性，有益，有时亦令人沮丧，甚至有可能会影响麻醉质量。首先，医院和医师之间的关系正在迅速地发生巨大改变。医院正在结盟合并、扩大，更好地为患者群体提供纵向医疗服务，包括院外医疗、多次住院服务以及出院后协同服务（如康复训练、技术性看护、家庭保健与远程医疗等）[5]。为了成功地将医疗范围拓展到

传统住院医疗以外，医院及医疗保健系统与医师的沟通变得更加紧密了。某些情况下，医院直接聘请医师，若当州法律禁止时，则设立与医疗卫生体系紧密相关的医学基金会。独立的小型集团诊所正在整合为单一或多专业集团诊所。在美国，整合为大型集团诊所的做法在过去五年持续加快[6]，这种增长正对麻醉实践产生影响。麻醉业务的整合使得麻醉团队——相比个人和小组拥有了更大的话语权。此外，多专业领域诊所的整合，使麻醉医师与其他同事更有效率地合作，并促进与医疗体系及支付机构的交流。

随着医护成本持续提高，以及医疗开销的飞涨，尤其是在美国，政府以及私人支付机构都面临着削减成本和不必要医疗的挑战。最近，已开始试行根据预期质量、患者满意度和成本的数据来减少医师补偿并提高支付比例。在美国不断变化的医疗环境中，最引人注目的推动因素是实施了备受争议的《平价医疗法案》（Affordable Care Act，ACA），该法案于 2010 年颁布[7]。其中许多条款鼓励采取不同形式的诊疗协作方式，针对性地解决质量和价值超成本问题。ACA 的另一个重大变化是责任医疗组织（accountable care organizations，ACO）的扩展，以管理并全面负责患者的诊疗工作[8, 9]。为了负责任地管理好各类患者，医疗卫生体系需要采取不同的诊治方式，兼顾包括住院和门诊医疗的连续性，医疗的平稳过渡，以及将更多的精力从高成本、高科技的医疗手段转移到预防和健康平衡方面。因此，要取得 ACO 的成功，需要医师、医院、各个医疗机构、家庭医疗机构及其他医疗组织紧密的合作、协调和沟通，更有效地利用和运作医疗服务来满足所负责的患者的需求。

医疗卫生体系的发展、提供医疗服务的方式以及医疗资金筹措等方面的重大变化，尽管对麻醉从业人员充满挑战，同时也有重要意义。首先是临床服务扩展到麻醉医师不熟悉的场合，对部分麻醉科这可能是最艰难的。非手术室麻醉点的不断增加可能难以应付，但同时也为麻醉医师提供了一个机会，使手术室外的医疗团队更加显眼。亚专业的扩展，包括重症医学和疼痛医学，提供麻醉医师解决未必与外科手术相关的临床需求的机会，积累主要针对住院患者医疗服务的过渡和连续性方面的经验。新的诊疗模式允许麻醉科将其诊疗范围从手术室和手术区域扩展到其他院内环境，在某些情况下扩展到社区环境，但值得注意的是，麻醉医师仍需专注于提供高质量、安全和以价值为基础的围手术期麻醉管理，这是任何麻醉实践的支柱。

从业人员变化影响麻醉管理模式

在过去的十年中，从业人员的变化同样影响着医师，尤其是麻醉医师的作用。由于 ACGME 限制了工作时长以及医疗服务中的其他变化，导致产生更多的医疗服务交接，尤其是在患者住院诊疗期间。随着临床需求增加，许多外科部门聘用住院医师和其他相关从业者来共同协调完成围手术期诊疗工作。在多数时候，麻醉医师包括重症监护麻醉医师、疼痛医师以及其他相关人员都与外科医师、住院医师共同合作，以优化整个临床诊疗过程，不仅仅局限于手术室内的麻醉管理，而是以加快患者出院的进程以及减少再入院的概率为目标。这些变化创造了多种多样的临床和管理模式，其中许多模式在减少成本的同时改善了医疗质量和患者的预后[10-13]。与医生角色变化相对应，高级执业护士以及助理医师的培训也已大大扩展，包括注册麻醉护士（certified registered nurse anesthetist, CRNA）认证培训计划的增加。大多数情况下，高级职业护士与医生紧密合作，并作为临床医疗团队的一部分接受监督，尤其是在麻醉实践方面。虽然在一些地区或国家，允许麻醉护士单独执业的做法仍备受压力，但是对于绝大部分麻醉团队，麻醉医师和麻醉护士之间保持着良好的工作合作关系，不仅对患者有利也保证了临床治疗的协调性。这一协作模式利用了 CRNA 和麻醉医师的培训与专业知识来管理整个围手术期，协调术前管理、术中管理和出院后的临床需求。国际上，麻醉管理方式和组织方式各不相同。

新型支付方式

在大多数国家，麻醉医生的经济补偿差异很大，从直接工资到某种类型的"服务费"都有。为了顺应对价值和质量关注的变化，美国的支付方式正在发生巨大调整。传统的服务性收费模式正受到挑战；对于政府和私人付款者来说，正加速从按照服务数量计费的模式向以服务价值计费的模式过渡。最值得一提的是，2015 年颁布的《医疗保险准入和 CHIP 重新授权法案》（Medicare Access and CHIP Reauthorization Act, MACRA）改变了医生和医院服务的付款现状。虽然实施细节仍在讨论中[14]，无论最终如何修改，都将使支付方式从按量收费的服务体系过渡到强调价值的收费体系。MACRA 法案的具体实施步骤正在审查中。方案的主要部分是要求医师选择以激励为基础的制度（merit-based incentive program, MIPS）或其他支付模式下工作（alternative payment model, APM）[15, 16]。

从以服务模式为主的支付方式，向替代模式或基于价值的支付模式的改变，需要新的策略解决如何提供医疗服务，以及怎样在费用上衡量服务的"价值"及其对支付的影响。此外，从理论上讲，医师和医疗卫生体系将在改进医疗服务的同时分享风险与回报。目前量化医疗品质和价值的方法还不够精细，也没有基于结果的方法来实现这些目标。由于 Medicare 承诺在未来 18 个月内将约 50% 的支付服务过渡到替代支付模式，并将 90% 的付款与价值挂钩，因此每一次诊疗都要确定具体的质量衡量方法以支持支付。

将对每位从业人员产生重大影响的最重要的支付变更之一是过渡到捆绑式医疗服务支付（如对外科手术患者进行 90 天的诊疗服务）[17, 18]。捆绑式支付的目标构建经济激励措施，鼓励整个诊疗过程的协调管理，使医疗体系而不是 Medicare 面临不必要服务的风险。在这种模式下，医疗服务的支付是以从业人员或团队对患者医疗服务所贡献的"价值"来计量的。因此，麻醉医师将不得不证明为什么他们提供的医疗服务需要更多的（或者更少的）固定捆绑支付。如果麻醉团队广泛参与整个患者的整个医疗过程（如包括重症监护和急性疼痛的术前和术后管理），且可以记录由于参与而带来的服务品质与降低成本的指标，该团队可以在协商时处于优势以争取支付其相关的款项。

医疗卫生体系的变化、不断扩大的临床治疗需求以及对价值的日益重视，正在并将持续对麻醉实践产生重要影响。这些改变为麻醉医疗拓展到围手术期以外，以及为麻醉医师在住院与门诊患者的连续诊疗过程中发挥更广泛的作用，创造了机遇。过去的几年中，已为麻醉医师定义了几种新的诊疗模式，包括在整个围手术期患者诊疗中的作用不断扩大，对围手术期诊疗，以及最近在围手术期患者之家与人群健康中的管理作用。

麻醉学向围手术期医学的转变

随着临床诊疗能力的提高，麻醉实践不断发展。在控制成本和改善医疗质量上，麻醉学面临新机遇，也在应对一系列挑战。如前所述，麻醉实践最明显的改变是拓展了在手术室、其他操作地点、重症监护室及对急慢性疼痛提供诊疗的亚专业。麻醉学拓展至包括"围手术期医学"已非常成功，为麻醉医师创造了各种临床实践机会和管理角色[19]。在实践范围向围手术期医学拓展过程中，尤其是同时改变医疗方式的情况下，需要新医疗模式以便更有效地满足临床以及管理的需求。例如，由于手术当日之前收治的患者较少，因此需要开展术前门诊（参见第 13 章）。术前评估程序的发展已在许多方面取得成功。同时，由于为患者实施术前评估的麻醉医师和最后实施麻醉的医师往往不是同一个人，故导致了诊疗的分散程度增加。有时，实施术前评估的是其他内科医师或者高级执业护士，而不是麻醉医师。术前评估提供了患者病史记录，可能还包括对气道的详细评估以及与术中麻醉管理相关的全面评估。当然还可能包括有对术前潜在临床疾病的优化处理，例如优化哮喘或慢性阻塞性肺疾病（chronic obstructive pulmonary disease，COPD）患者的肺功能，控制糖尿患者的血糖，以及对难治性高血压患者进行血压的调控。因此，当指定的麻醉医生于手术即将到来临前首次看诊患者，若发现存在未充分解决的问题，则可能需要取消所计划的手术。更重要的是，这种方法不允许麻醉人员于术前准备间或手术间见面之前与患者建立关系。

术后管理也存在类似的挑战。对大多数患者来说，麻醉主治医师的术后管理包括在麻醉后监护室（postanesthesia care unit，PACU）内的评估（参见第 39 章），如果患者仍然住院，还需对住院患者进行术后随访确认是否有麻醉相关并发症的发生。对于接受日间手术的患者，麻醉医师需要与患者或其家属进行电话沟通，确保出院回家无碍。对于住院患者，其中许多实施了复杂的外科手术，或者存在潜在的医疗问题，术后通常由外科医师管理，同时有或没有其他内科医师与高级执业护士协助。有些情况下，术后管理由不参与术中管理的院内内科或外科医生负责。有时候，与外科的医疗人员共事的医生负责管理潜在的或相关的内科问题，而外科医师则负责解决手术问题。还有情况是，招募外科医师来协助患者术后早期进行管理。尽管这些模式可能有很多优点，但他们无法促进医疗协作，也无法让围手术期各个阶段无缝衔接。而且，绝大多数模式并没有认识到麻醉医师可能将某些术中管理策略延伸至术后而发挥的作用。由于熟知患者对麻醉药物的反应、容量变化以及对术中情况的全面了解，麻醉医师通常能更充分地判断患者的术后生理情况，从而可以优化患者的术后管理。另外，参与术后管理可以对术中管理措施的长期意义有更好的了解，例如，麻醉管理对伤口愈合的影响、导管相关血源性感染、应激性溃疡风险、肺功能情况及气道完整性。由于对麻醉实践重新定义为包含围手术期医学，许多麻醉团队已成功创建了有凝聚力的医疗人员团队，在围手术

期的整个过程中管理患者，从而成功解决了这些问题。虽然用于区分该模式与传统方法差异的数据有限，但麻醉医师扩大其关注范围，至涵盖整个围手术期管理的重要意义变得越来越重要。

尽管将麻醉管理的范围扩大至每个手术患者围手术期的连续过程非常重要，但目前已经实施或提出了许多其他麻醉管理模式。这些模式扩展了麻醉实践的范围，将标准化和经过循证的实践内容纳入围手术期管理，支持临床管理质量标准的制定，以及麻醉从业者在医疗卫生体系管理和人群健康方面的新职能，尤其是当其与 ACO 的发展相关时。

术后加速康复

术后加速康复（enhanced recovery after surgery，ERAS）是一种用于改进特定手术患者临床管理的方法。ERAS 利用循证实践来改善患者的预后，缩短其住院时间，并在降低总成本的同时优化术后管理[20-24]。ERAS 的成功是基于这一原则，即包括麻醉医师、外科医生和其他医疗人员在内的多学科协作可改善诊疗与结局。每种 ERAS 方案的具体执行取决于手术操作、预期的临床需求和资源。例如，对于接受腹腔镜手术的患者，麻醉医师与理疗师、营养师和其他人协作，以确保患者术后早期下床活动、提供营养支持和促进肠道功能恢复。在确定手术方式后，其他能有效改善患者预后的方法包括目标导向的液体管理，多模式镇痛以及围手术期合理选择抗生素。

围手术期患者之家

围手术期患者之家（perioperative surgical home，PSH）是另一种围手术期管理模式，它扩展了前述围手术期协作医疗的一些概念。在许多方面，患者人群的变化和围手术期诊疗的复杂性增加，需要更好地医疗协作和促进 PSH 概念的发展。PSH 这一概念的发展是基于"以患者为中心的医疗之家（patient-centered medical home，PCMH）"相同的原则演变而来，PCMH 旨在优化疑难患者的诊疗过程[25, 26]。在某种程度上，PSH 是一些 ERAS 基本原则的延伸。然而，尽管已经实施了 ERAS 模式来优化特定外科手术的诊疗，但 PSH 背后的概念已超出围手术期任何单一手术或时间段[27]。

PSH 将患者整个围手术期的临床管理纳入其中，以优化手术预后，同时解决其他临床问题，以促进患者从院内环境安全过渡至回家、康复机构或专业护理机构[28, 29]。在此诊疗模式下，麻醉医师在临床工作中承担着更广泛的角色，同时与外科医生和

其他医疗人员合作，以优化外科手术、潜在疾病或其他相关临床问题的诊疗工作。

PSH的目标包括以下五点：

①协作拟行外科手术的患者管理，促进所有医疗人员间的沟通以确保识别并解决各种临床问题；

②提供全面的术前评估并对任何潜在的疾病进行优化管理（参见第13章）；

③定义并实施围手术期适当的（如有，也应是循证的）管理方法；

④在整个连续的过程中管理临床诊疗服务；

⑤根据预定的指标评估和记录疗效。

PSH概念已被用于不同的临床环境中，在效率、医疗质量、患者和医护满意度方面都取得了相当大的成功[29]。随着在PSH实施和选定患者疗效方面的经验的积累，最优实践方法的普及应该有助于对模式的改善，以最好地满足患者、医师和医疗卫生体系的需求。

人群健康

ERAS与PSH对麻醉医师的实践机会和角色转变以及临床治疗的结果均产生了重大影响。同时，在大多数情况下，这些模式关注的是特定患者群体或操作的急性诊疗过程。随着ACA和其他旨在提高质量和降低成本的举措的实施，许多医疗卫生体系正在开发旨在管理广大患者群体的ACO模型。这种向人群健康的过渡方式，对患者、医疗人员及医疗卫生体系都产生了重要影响[30]。"人群健康"概念的基础是基于，若医疗卫生体系承担了任何情况下管理人群健康及协调医疗临床和资金的责任，将能优化对整体人群的医疗这一假设[30-33]。在这个模式里，医疗卫生体系包括其机构人员管理医疗的各个方面，包括对预防医学、保健以及慢性和急性疾病的管理。人群健康的概念为所有医疗人员创造了向医疗卫生体系和患者展现自身价值的机会，同时也为他们定义了新的角色，不仅需要优化急慢性疾病诊疗，也要在降低成本的同时在改善预后方面展示价值。为了保障成功，医疗卫生体系需要确保临床工作以患者为中心进行协调与协作，临床诊疗策略以质量和成本后的客观结果为基础[34]。

尽管人群健康这个概念在许多麻醉实践中并未彰显，但人群健康管理为麻醉医师得以发挥重要作用带来许多新的机遇。最明显的作用和职责与外科手术患者的围手术期历程，围手术期医学的延伸，以及ERAS和PSH背后的理念相关。除了这些特定角色，麻醉实践还有其他方面可被用于患者人群的管理。麻醉医师可以在术前患者管理中承担更多工作，包括管理或协调潜在慢性病的管理。作为术中麻醉管理的延伸，正如已在PSH模型中为某些患者所做的，麻醉医师可以更积极地参与到术后诊疗工作中去。重症监护麻醉医师（参见第41章），疼痛麻醉医师（参见第40章、第44章）和姑息医学医师（参见第49章）在院内医疗及其向拓展型医疗机构、专业养老院、临终关怀中心等机构过渡过程中都扮演重要的角色。某些情况下，麻醉医师可以与病例管理者合作以确定适当的医疗需求，并促进医疗人员与其他机构之间的协调和沟通[35]。

除了在人群健康管理战略中可发挥的临床角色，麻醉医师还可经常参与管理及卫生政策的制定。作为围手术期的医疗主管，关注手术室的效率管理即是一个例子（参见第46章）。为了最好地协调急性病医院和其他机构之间的资源使用，有必要将围手术期医疗的职责扩大到包括过渡医疗服务以及与医院或医疗卫生机构以外的从业人员进行协调。人群健康管理还需要新的方法来处理个体患者的疼痛管理，并开发能更有效利用多模式途径管理慢性疼痛患者的程序，以最大程度减少使用和滥用阿片类药物（参见第9章和第44章）。重症监护麻醉医师可为需要长期机械通气支持的住院患者，以及促进和协调其向更适合的其他环境的医疗过渡，在总体管理策略上提供重要的建议（参见第41章）。同样地，重症医师也可以帮助解决如何最有效地管理有紧急医疗需求以及全面康复的患者，确定最佳诊疗方案与治疗场所。同样，具有姑息治疗经验的麻醉医师可以解决患者个体诊疗目标及临床需求，以及协助医疗卫生体系确定如何更恰当的为这类群体提供医疗服务（参见第49章）。确定麻醉医师在人群健康中的新角色对医疗人员、患者和医疗卫生体系都有明显的好处。由于医疗卫生体系和医疗服务人员共同承担治疗患者群体的财务风险，因此扩大业务范围并记录这些服务的价值对于一个部门及其成员的财政真实性至关重要。虽然这些扩展角色对于麻醉科整体来说非常重要，但是每个麻醉医师均需要在患者的临床管理中发挥不同作用，某些成员还需要参与到支持医疗体系所需的管理工作中。同时，人群健康的财政基础要求从业人员理解人群健康管理背后的理念，并在整个过程中，参与基于客观质量指标和记录结果优化医疗与资源使用的策略之中。

第六篇

新型医疗模式对麻醉培训计划的影响

医疗服务方式的变化和新的临床机遇对麻醉住院医师和麻醉执业医师所需的知识和技能产生巨大的影响。为了满足患者和医疗卫生体系不断革新的需求，住院医培训、毕业后继续教育以及保证持续胜任能力的方法必须纳入新的实践技能和知识，以确保每位麻醉医生能力的广度和深度。

为了满足这一需求，许多麻醉住院医师培训项目已将针对围手术期医学与人群健康各个方面的新内容纳入课程。许多培训计划安排了新的轮转，以便为麻醉医师在不断发展的医疗体系中提供了更多机会。尽管特定的教育需求不断发展，仍要界定某些核心的教育需求。大多数住院医师培训项目，在临床团队管理，监督其他医疗人员以及与其他专业医师的协作医疗方面提供一些经验。ACGME 核心能力有助于确保住院医师在系统化实践中获得知识和技能。每位住院医师应了解如何制定和实施质量改进计划，以及如何评估医疗质量。为了加入基于价值的激励补偿模型，这些知识是每个麻醉医师都必须了解的。此外，需要有客观的数据来支持临床管理决策，这就要求每位住院医师对电子健康记录的优点与局限性，以及如何利用临床数据库来评估治疗结果、质量和成本有全面的了解。随着临床诊疗变得越发复杂，团队和危机管理显得尤为重要。应在资源利用、谈判、冲突管理、沟通技巧、组织行为和其他管理方面提供更多培训，所有这些将有助于优化即将毕业的住院医师在任何行医环境下的临床管理。由于临床实践将继续根据循证指标进行评估，培训中还应包括如何评估资源使用率和临床结果，与遵循检查清单的价值，确保达到医疗标准的其他方法，以及对根本原因分析的价值与如何评估风险和实施降低风险的战略。住院培训项目还应概述医疗保健筹资、麻醉服务的当前支付方法（ASA 相对价值指南）和其他医师支付方法［基于资源的相对价值体系（resourse-based relative value system，RBRVS）］以及医疗卫生体系管理策略实践。

所有培训计划的挑战在于确保每位住院医师都具备麻醉管理、亚专业麻醉、疼痛医学和重症医学各个方面的临床经验，同时还需要提供麻醉学新的临床和管理机会。每一个培训计划都必须在住院医师和专科医师计划的培训中找到平衡点，以便每个学员都能接触到麻醉学专业的广度和深度。许多麻醉计划已在围手术期医学、支持 PSH 的理念和人群健康方面开展了专科医师培训。对于有兴趣在围手术期医疗或医疗卫生体系中人群健康方面发挥领导作用的麻醉医师，附加的业务培训（如管理科学或商业管理方面的证书或高级学位）可能对其有利。随着 PSH 和人群健康概念的发展，对当前教育计划及其范围的评估将有助于确定和提炼为麻醉人员成功履行新角色所需的教育。

结论

医疗服务的提供和管理正经历着巨大的变化，这将影响麻醉学的实践以及麻醉医师未来的角色。在某些方面，围手术期医疗的发展及其对医疗卫生体系的影响是麻醉及其科学基础进步的结果。同时，正在发生的变化又影响着医护、患者和医院之间的关系，而这些都受到支付方式以及以患者为中心和基于价值的医疗体系过渡的影响。尽管在不断发展的医疗卫生体系中，所有医务工作者都面临着挑战，但 PSH 和其他新型诊疗模式的发展为麻醉医师在临床诊疗和医疗卫生体系管理中扮演更多角色创造了机会。在许多模式中，这种拓展的角色要求麻醉医师了解患者群体和每位医护人员应发挥的作用，以及各部门和机构的能力。这些新的机遇应当是麻醉医师职能的扩展与增加，而并不是取代麻醉医师在围手术期医疗中的核心作用。麻醉实践的进步以及在改善临床诊疗、医疗质量和医疗安全的成功源于手术室和其他手术场所提供的专业麻醉管理。麻醉医师必须在优化围手术期医疗服务中继续发挥重要作用。同时，每种实践都应确定新的角色和机会，以促进医疗的连续性，确定如何最好地利用这些机会，并在适当的情况下，通过连续治疗患者，结合以患者为中心、目标为导向和基于价值的诊疗服务，获得管理患者的知识和技能。

思考题

1. 医疗从业人员的变化如何影响麻醉管理模式？
2. 什么是"捆绑支付"，它与按服务支付有何区别？
3. 随着术后加速康复（ERAS）的发展对临床结果有哪些改善？
4. 围手术期患者之家（PSH）模式的目标是什么？
5. 作为医疗卫生体系诊疗患者的方式，人群健康的理念是什么？

（何裔 译，姜春玲 审）

参考文献

1. Committee on Quality of Care in America, Institute of Medicine. *To Err is Human: Building a Safer Health System.* Washington, DC: National Academy Press, 2000.

2. Administration for Community Living. Administration on Aging. Profile of Older Americans. http://www.aoa.acl.gov/Aging_Statistics/Profile/2015.

3. Kirch DG, Henderson MK, Dill MJ. Physician workforce projections in an era of health care reform. *Annu Rev Med.* 2012;63:435-445.

4. Berwick DM, Nolan TW, Whittington J. The triple aim: care, health and cost. *Health Affairs.* 2008;27:759-769.

5. Cuellar AE, Gertler PJ. Trends in hospital consolidation. The formation of local systems. *Health Affairs.* 2003;23:77-87.

6. Anesthesiology Practice Acquisitions – May 2016. *Special report on mergers and acquisitions of anesthesiology practices.* Haverford Healthcare Advisors; May 2016. www.haverfordhealthcare.com. Accessed July 10, 2016.

7. Read the Law. http://www.hhs.gov/healthcare/about-the-law/read-the-law.

8. Taylor B. Accountable care organizations. *Public Health Rep.* 2011;126:875-878.

9. Fisher ES, Shortell SM. Accountable care organizations: accountable for what, to whom and how. *JAMA.* 2010;304:1715-1716.

10. Cheng HQ. Comanagement hospitalist services for neurosurgery. *Neurosurg Clin North Am.* 2015;26:295-300.

11. Tadros RO, Faries PL, Malik R, et al. The effect of a hospitalist comanagement service on vascular surgery inpatients. *J Vasc Surg.* 2015;61:1550-1555.

12. Kuo YF, Goodwin JS. Effect of hospitalists on length of stay in the Medicare population: variation according to hospital and patient characteristics. *J Am Geriatr Soc.* 2010;58:1649-1657.

13. Auerbach AD, Wachter RM, Cheng HQ, et al. Comanagement of surgical patients between neurosurgeons and hospitalists. *Arch Intern Med.* 2010;170:2004-2010.

14. Medicare Access and CHIP Reauthorization Act of 2015. 42 USC 1305. https://www.congress.gov/114/plaws/publ10/PLAW-114publ10.pdf.

15. Medicare MIPS and APM Proposed Regulations. https://s3.amazonaws.com/public-inspection.federalregister.gov/2016-10032.pdf.

16. Quality Initiatives. https://www.cms.gov/Medicare/Quality-Initiatives-Patient-Assessment-Instruments/Value-Based-Programs/MACRA-MIPS-and-APMs/MACRA-MIPS-and-APMs.html.

17. Creating physician-owned bundled payments. http://catalyst.nejm.org/creating-physician-owned-bundled-payments/. Accessed July 10, 2016.

18. Bozic KJ, Ward L, Vail TP, Maze M. Bundled payments in total joint arthroplasty: targeting opportunities for quality improvement and cost reduction. *Clin Orthop Relat Res.* 2014;472:188-193.

19. Grocott MPW, Pearse RM. Perioperative medicine: the future of anaesthesia? *Br J Anaesth.* 2012;108:723-726.

20. Ljungqvist O. ERAS—enhanced recovery after surgery: moving evidence-based perioperative care to practice. *J Parenter Enteral Nutr.* 2014;38(5):559-566.

21. Oda Y, Kakinohana M. Introduction of ERAS® program into clinical practice: from preoperative management to postoperative evaluation: opening remarks. *J Anesth.* 2014;28:141-142.

22. Fierens J, Wolthuis AM, Penninckx F, D'Hoore A. Enhanced recovery after surgery (ERAS) protocol: prospective study of outcome in colorectal surgery. *Acta Chir Belg.* 2012;112:355-358.

23. Lee L, Li C, Landry T, et al. A systematic review of economic evaluations of enhanced recovery pathways for colorectal surgery. *Ann Surg.* 2015;259:670-676.

24. Varadhan KK, Neal KR, Dejong CH, et al. The enhanced recovery after surgery (ERAS) pathway for patients undergoing major elective open colorectal surgery: a meta-analysis of randomized trials. *Clin Nutr.* 2010;29(4):434-440.

25. Graham J, Bowen TR, Strohecker KA, et al. Reducing mortality in hip fracture patients using a perioperative approach and "Patient-Centered Medical Home" model: a prospective cohort study. *Patient Saf Surg.* 2014;8:7.

26. Schwenk TL. The patient-centered medical home: one size does not fit all. *JAMA.* 2014;311:802-803.

27. Perioperative surgical home. http://www.periopsurghome.info/index.php; asahq.org. Accessed March 28, 2014.

28. Paloski D. Forum Focus—Perioperative surgical home model. American Hospital Association Physician Forum 7/3/13. http://www.ahaphysicianforum.org/news/enews/2013/070313.html. Retrieved March 30, 2014.

29. Vetter TR, Goeddel LA, Boudreaux AM, et al. The perioperative surgical home: how can it make the case so everyone wins? *BMC Anesthesiol.* 2013;13:6.

30. Kindig D, Stoddart G. What is population health? *Am J Public Health.* 2003;93:380-383.

31. Kindig DA. Understanding population health terminology. *Milbank Q.* 2007;85:139-161.

32. Nash DB. Population health: where's the beef? *Popul Health Manag.* 2015;18:1-3.

33. Kindig DA. What are we talking about when we talk about population health? http://healthaffairs.org/blog/2015/04/06/what-are-we-talking-about-when-we-talk-about-population-health/. Accessed July 10, 2016.

34. Boudreaux AM, Vetter TR. A primer on population health management and its perioperative application. *Anesth Analg.* 2016;123:63-70.

35. Casarett D, Teno J. Why population health and palliative care need each other. *JAMA.* 2016;316(1):27-28.

第六篇